# 中药监管科学

主编◎赵军宁

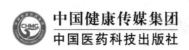
中国健康传媒集团

中国医药科技出版社

# 内 容 提 要

本书共分为上、中、下三篇及附篇，系统总结了中药监管科学支撑中药科学监管全过程的理论、方法和实践。上篇概论篇，重点阐述中药监管科学基本概念、科学内涵、学科体系，以及中药监管科学发展战略、重点任务与组织实施；中篇工具篇，聚焦符合中药特点的有效性、安全性、质量及综合性能评价思路与方法，创制中药监管科学新工具、新标准与新方法；下篇转化篇，重点以珍稀濒危药材的新药材发现及替代品评价等中药监管科学成果转化应用为例，阐释中药科技创新驱动与监管应对的对立统一关系和监管促进创新措施。附篇是按照时间顺序列出本书的重要事项及编写过程，图文并茂，以飨读者。本书不仅是对国际药品监管科学内涵的极大丰富，还为广大中医药、中西医结合科学工作者提供了广阔的探索与思考空间，为参与中药监管科学学科体系和人才培养体系建设的各方主体提供了新的启迪与参考。

**图书在版编目（CIP）数据**

中药监管科学 / 赵军宁主编 . — 北京：中国医药科技出版社，2024.8. — ISBN 978-7-5214-4746-0

Ⅰ . R288

中国国家版本馆 CIP 数据核字第 2024KM4907 号

**责任编辑** 王连芬
**美术编辑** 陈君杞
**版式设计** 也 在

出版 **中国健康传媒集团** | 中国医药科技出版社
地址 北京市海淀区文慧园北路甲 22 号
邮编 100082
电话 发行：010-62227427 邮购：010-62236938
网址 www.cmstp.com
规格 880×1230mm $\frac{1}{16}$
印张 67 $\frac{3}{4}$
字数 2096 千字
版次 2024 年 8 月第 1 版
印次 2024 年 8 月第 1 次印刷
印刷 北京盛通印刷股份有限公司
经销 全国各地新华书店
书号 ISBN 978-7-5214-4746-0
定价 398.00 元

获取新书信息、投稿、为图书纠错，请扫码联系我们。

# 编委会

| | | | | | |
|---|---|---|---|---|---|
| 周 贝 | 周 昆 | 周立红 | 周思源* | 周雪忠 | 周植星 |
| 庞 博 | 庞道然 | 郑 蕊 | 郑天骄 | 孟康康 | 赵 旭 |
| 赵 巍 | 赵军宁* | 赵宇新 | 赵梦杰 | 赵渤年 | 郝佳梦 |
| 荆文光 | 胡友财* | 胡瑞学 | 胡镜清* | 柏兆方 | 侯晨晨 |
| 昝 柯 | 姜 泉 | 贺 强* | 耿兴超* | 聂黎行 | 夏桂阳 |
| 顾 杰 | 党海霞 | 钱竞扬 | 徐 洋 | 徐文慧 | 高 健 |
| 高 鹏 | 高 蕊 | 高 燕 | 郭子瑜 | 郭弘妍 | 唐 溱 |
| 唐自闽 | 唐健元* | 海程玮 | 黄宇虹 | 黄志宏* | 黄芳华* |
| 黄娜娜 | 曹璐佳 | 龚后武 | 庚石山* | 康 帅 | 梁 丹 |
| 梁爱华 | 谌 攀 | 董 鑫 | 蒋 露* | 韩 炜* | 韩佳寅 |
| 曾 瑾 | 路 遥* | 褚新颖 | 魏 锋* | | |

秘 书 于江泳　　陈燕飞　　华 桦

# 陈　序

　　中医药为中华民族的繁衍生息作出了巨大历史贡献，其核心理念与当代医学科学的发展方向融会贯通，与我国卫生健康事业发展方式的转变高度契合。中医药不仅在服务人民群众全生命周期健康方面发挥了重要作用，还成为产业经济的新增长点、国际交流的靓丽名片。依靠科技创新加强中医药标准化建设和规范化管理，对新时代中医药高质量发展具有重要意义，是中医药传承创新发展的内在要求，也是加快健康中国建设的迫切需要，更是充分激发释放中医药多元功能和价值的关键所在。

　　中药是中医药传承创新发展的重要物质基础，我国早在西周时期就认识到药物的特殊性，建立了相应的医药管理制度。伴随着中药工业化、现代化、国际化进程，我国的中药监管经历了传统中药质量监管（感官性状鉴别）、现代中药质量监管（理化性质分析）、中药注册标准建立（有效性、安全性与质量控制技术）、中药监管科学行动及科学监管（新工具、新标准、新方法）等制度演进。中药管理的现代化离不开循证基础，用现代科学手段探究传统中药有效成份、作用机制、配伍原理的工作，已有诸多成功案例。然而，中药自身的复杂性和独特性，使得中药的监管工作具有更大难度，中药监管决策往往会面临包括现代药品属性与传统中医药属性差异在内的诸多矛盾和挑战。令人高兴的是，近年来国家药品监督管理局中药监管团队创新构建"政产学研用"跨学科联合的中药监管科学研究者联盟工作机制与转化机制，推动中药监管科学研究及研究成果转化、中药科学监管进入快车道。作为中药监管科学领域的首部奠基性学术专著，由赵军宁研究员担纲编撰的《中药监管科学》，聚集全国近 200 位富有创新精神和学术思想的专家团队，聚焦中药监管科学新工具、新标准、新方法创制，探索中西医融合发展新范式和新路径，加快中药新技术、新产品研发上市，推进实现高水平中药安全监管和高质量中医药传承创新。这本著作的出版，不仅标志着中药监管领域的基础性、关键性、前沿性技术问题取得初步突破，还将为国家药品监督管理局制定中药监管政策文件及中药新药研制相关技术指导原则，推动中药新药审评审批全程加速和中药新药临床试验申请（IND）、新药上市申请（NDA）受理及审评审批数量持续增长，为建立具有中国特色、符合中药特点、全球领先的中药卓越监管体系提供重要的科技支撑。

　　"明者因时而变，知者随事而制"。中医药的生命力在于开放和创新。中医药只有在保持自身特色、传承发展的同时，更好地汇聚、融合现代科学技术，才能创造出一个中西合璧的全新医学。中药监管科学具有融合科学问题导向性、多学科交叉、覆盖创新价值链、多元主体协同参与等特点。中药监管科学从名词概念的提出，到《中药监管科学》专著的问世，不仅展示了监管科学作为国际前沿科学在中药监管领域的全新应用场景，更是根植于传统中医药学土壤的中西医融合研究新模式和原创性科学思维方式的大拓展，意味着中药监管科技创新朝向融合科学发生根本性变革，是多年来中药监管实践历程中的一次飞跃。

　　在该书即将付梓之际，受邀欣然为序。

中国科学院院士

中国红十字会会长

2024 年 7 月 24 日

# 白　序

　　生命健康始终是世界各国都高度关注的战略领域。世界卫生组织发布《国家卫生安全行动计划战略（2022—2026）》支持会员国加快制定、实施和监测其国家卫生安全行动计划。我国也发布了国民健康规划，提出要完善中国特色基本医疗卫生制度，提高重大疫情和突发公共卫生事件防控应对能力，发挥中医药独特优势，推动健康科技创新能力明显增强。

　　中药在我国有着悠久的历史和广泛的应用，在某些领域具有独特的优势。据统计，约40%的医药产品源自天然物质，历史上就有许多从传统用途中获取线索发现新的临床有效药物。比如，青蒿素的发现、阿司匹林的发现等。当前，科技创新各个领域的持续突破，为解决人民健康问题提供有力手段，也为中药的发展提供有力支持。例如，人工智能技术用于快速、高效地分析中药的化学成份；基因组学技术用于中药材的基因组测序和分析，发现新的中药靶点和药物活性成份，为中药研发提供新思路；蛋白质组学技术可以用于中药作用机制的研究，阐明中药的药理作用和毒理作用，为中药的合理应用提供科学依据；代谢组学技术可以用于中药代谢的研究，分析中药在人体内的吸收、分布、代谢和排泄过程，为中药的安全性和有效性评价提供数据支持。

　　推进中医药现代化，推动中医药高质量发展和走向世界，更好保障人民的生命健康，是我国人民生命健康领域发展的重要任务。其中很重要的内容就是推进中药和现代科学相结合，以最新的科学证据为基础，通过严格的临床试验确定其功效和安全性，需要对中药监管涉及的科学问题进行系统的研究。中药监管科学（TCM Regulatory Science，TCMRS）正是基于此而提出和发展。它以科学方法为基础，融合了化学、生物学、药学、医学、法学等多学科知识，致力于研究中药的安全性、有效性和质量可控性，建立中药监管的理论、方法和技术体系，保障中药适宜、安全、有效使用。

　　"满眼生机转化钧，天工人巧日争新"。《中药监管科学》作为我国首部中药监管科学领域学术专著，立足于基础科学，瞄准交叉前沿，不仅总结近年来中药监管科学理论、工具、标准、方法的重大成果和最新进展，探索中药与科学融合发展新范式和新路径，有利于中药新技术、新产品的安全性、有效性验证，对推进实现高水平中药安全监管和高质量中医药传承创新发展具有重要的理论价值和应用价值。希望此书的出版，能够推动中药监管科学不断发展和完善，为我国中医药与科学的融合发展发挥作用。

　　是为序。

中国科学院院士、化学家和纳米科技科学家

"一带一路"国际科学组织联盟（ANSO）创始主席

中国科学院前院长、发展中国家科学院前院长

2024 年 7 月 18 日

# 张　序

中药有着几千年的应用历史，在保障民族繁衍昌盛、维护人民健康中发挥了重要作用，积累了丰富的临床经验，凝练了系统的理论基础，并历经千百年临床验证，保存了确有疗效的海量方药。这些传统知识是中华民族的瑰宝，要继承好、发展好、利用好，可为健康中国建设作出新贡献。

中医药在几千年的发展过程中，逐步形成了一套独特的种植、采收、炮制、研发、生产、应用及评价的规则和办法。这是非常宝贵的知识财富和历史遗产，值得倍加珍惜。近代国际上关于药品监管，也从无到有，逐渐深入，日趋成熟，值得我们学习和借鉴。如何建立一套具有中国特色、符合中药特点、全球领先的中药监管体系是几代中医药人努力奋斗的追求目标，并为之进行了艰苦的探索和实践。

我亲历并见证了中药监管科学概念的提出和学科的快速发展的历程。从20世纪80年代开始实施《中华人民共和国药品管理法》，90年代有过"大发展"时期，21世纪初又有过"以西律中""严苛管理"的经历。直到近些年来，引进了"药品科学监管"的理念。中药监管科学新工具、新标准、新方法及成果转化在中药监管领域的基础性、关键性、前沿性技术问题不断出现突破，推动高水平中药科学监管进入快车道。"中药配方颗粒国家标准体系初步建立""学术研究助力'三结合'中药注册审评证据体系构建""中药监管科学体系初步构建及转化应用"等中药监管科学重大成果分别被中华中医药学会评为2021年度、2022年度、2023年度"中医药十大学术进展"。"中药新药审评理念革新推动一批代表性新药获批"入选中华中医药学会《新时代中医药标志性科技成果（2012—2022）》。"国家药品监督管理局发布《中药注册管理专门规定》，加快推进完善中医药理论、人用经验和临床试验相结合（'三结合'）的中药审评证据体系，加速中药新药研发和产业发展"被《中国中医药报》评为"2023年度十条最具影响力和新闻价值的中医药新闻"。"中药科学监管开创新局面"入选《中国医药报》"2023年度中国医药十大新闻"。中药监管科学为国家药品监督管理局制定《关于进一步加强中药科学监管 促进中药传承创新发展的若干措施》《中药注册管理专门规定》《中药标准管理专门规定》《中药生产管理专门规定》《全面强化药品监管科学体系建设实施方案》等系列政策文件，审核发布中药新药研制相关技术指导原则，推动中药新药审评审批全程加速和中药新药临床试验申请（IND）、新药上市申请（NDA）受理及审评审批数量持续增长，为建立具有中国特色、符合中药特点、全球领先的中药卓越监管体系提供强有力的科技支撑。

国家药品监督管理局中药监管团队基于强化药品安全监管职责和促进中医药传承创新使命，创新构建"政产学研用"跨学科联合的中药监管科学研究者联盟工作机制与转化机制。2024年2月中药监管科学研究者联盟（TCMRSC）工作机制第一次专题工作会议在天津召开。我作为现代中药创制全国重点实验室主任主持会议，国家药品监督管理局副局长赵军宁研究员、成都中医药大学陈士林院士以及来自中药科研、教学、监管、产业等领域的30余名专家、学者参加会议，围绕"中药提取物投料"和"中药濒危药材替代"涉及的中药监管科学问题进行专题研究讨论。

在党的二十届三中全会闭幕之际，欣然看到《中药监管科学》要正式出版，无限感慨。二十届三中全会提出进一步全面深化改革，构建支持全面创新体制机制，而《中药监管科学》恰是中药监管体制机制创新实践的结晶。这部整合了监管机构、高等院校、科研机构、医疗机构、产业界等多方资源的跨界学术著作，汇集了国内顶尖的 50 余家政产学研用单位近 200 位专家、学者的原创思维、专业功底和实践经验，系统介绍了中药监管科学的形成与发展历程，科学总结中药监管科学新理论、新工具、新标准、新方法及其转化实践，创新探索中西医融合发展新范式和新路径，为中药监管科学体系建设的各主体方以及广大中医药、中西医结合科学工作者提供了全新的参考文献和探索空间，也为中药事业健康可持续发展奠定了坚实的科学支撑。

"凿井者，起于三寸之坎，以就万仞之深"。正值我国中医药传承创新和生物医药产业高质量发展的关键阶段，《中药监管科学》这部奠基之作，对于加快中药新技术、新产品研发上市，助力我国中药监管从单纯的行政监管事务，到基于科学的高效监管，再到中药卓越监管体系的迭代跨越构建，必将起到重要基础性的支撑作用。

爰为之序。

中国工程院院士、国医大师
中国中医科学院名誉院长　　张伯礼
天津中医药大学名誉校长
2024 年仲夏于天津静海团泊湖畔

# 学术顾问

邵明立　国家食品药品监督管理局前局长，中国药品监督管理研究会创会会长

孙咸泽　国家食品药品监督管理总局前副局长，中国药学会理事长，中药管理战略决策专家咨询委员会主任委员

王　辰　中国工程院院士、副院长，中国医学科学院（北京协和医学院）院（校）长、教授

黄璐琦　中国工程院院士，中国中医科学院院长、研究员

陈凯先　中国科学院院士，中国科学院上海药物研究所研究员

刘昌孝　中国工程院院士，天津药物研究院研究员，释药技术与药代动力学国家重点实验室主任

王军志　中国工程院院士，中国食品药品检定研究院研究员，药品监管科学全国重点实验室主任

王广基　中国工程院院士，中国药科大学教授

赵宇亮　中国科学院院士，中国科学院高能物理研究所研究员，中国科学院纳米生物效应与安全性重点实验室主任

程　京　中国工程院院士，清华大学医学院讲席教授，生物芯片北京国家工程研究中心主任

王　琦　中国科学院院士，国医大师，北京中医药大学终身教授、主任医师、研究员

肖　伟　中国工程院院士，中药制药工程新技术国家重点实验室主任

刘　良　中国工程院院士，广州中医药大学中西医融合创新研究院院长、教授，中医证候全国重点实验室主任

陈士林　中国工程院院士，成都中医药大学首席教授，中国中医科学院首席研究员

晁恩祥　国医大师，中日友好医院主任医师、教授

李 波 国家药品监督管理局前安全总监，中国食品药品检定研究院前院长、研究员

杜冠华 中国医学科学院北京协和医学院药理学教授，中国药理学会第九届、第十届理事长，《中药药理与临床》杂志主编

侯世祥 四川大学华西药学院药剂教研室前主任、教授，世界中医药学会联合会中药新型制剂专业委员会副会长

王一涛 澳门大学讲座教授，中药质量研究国家重点实验室（澳门大学）创始主任

卞兆祥 香港浸会大学协理副校长（中医药发展）兼中医药学院临床部主任，香港浸会大学中医药讲座教授

# 前　言

20 世纪初，人们开始认识到知识进步和科技创新在解决传统社会所面临的贫困、疾病、残疾等问题的同时，也带来了"风险社会"暴露出的威胁、不确定性、不受控性。公共决策学者最早提出了应对所面临的客观风险的监管新工具、新方法和新模式，这便是"监管科学"思想出现的初期萌芽，并开始在食品、药品、农业、环保等领域实践和应用，成为监管部门履行职责的科学基础。1962 年，美国食品药品管理局（FDA）在沙利度胺（反应停）事件后颁布《Kefauver-Harris 修正案》，开始对药品上市实行严格监管，要求制药企业必须提供能证明药物疗效的实质性证据（substantial evidence），需要监管部门作出超越科学本身的决策和判断。1970 年，美国国家环境保护局（EPA）Alan Moghissi 博士在一份未标注日期的内部备忘录中，最早使用"监管科学"（Regulatory Science）一词，用于描述在面临着必须在法定时限内依据不符合传统要求的新的科学证据作出监管决策的挑战。2010 年，FDA 首次在"公共卫生的高级监管科学（Advancing Regulatory Science for Public Health）"报告提出了监管科学的基本架构，将监管科学定义为研发新工具、新标准和新方法，以评估受 FDA 监管的产品的安全性、有效性、质量和性能的科学。近 10 年来，在美国、欧盟、日本、中国等世界主要药品监管机构的共同推动下，监管科学有力促进了全球技术创新和药品上市应用，已经发展为 21 世纪新兴的战略性前沿学科。

我国早在西周时期就认识到药物的特殊性，建立了相应的医药管理制度雏形。其后中国历代政府组织编修和颁布的本草、药局方，在一定程度上起到统一标准、规范加工的作用。我国现代意义的药品监管始于 20 世纪 50 年代。1953 年 8 月，《中华人民共和国药典》颁布标志着我国药品监管科学化进程的开始。1984 年 9 月，第六届全国人民代表大会常务委员会第七次会议通过我国首部《中华人民共和国药品管理法》（简称《药品管理法》）标志着药品监督管理进入法制化阶段。2001 年 2 月，第九届全国人民代表大会常务委员会第二十次会议审议通过修订的《药品管理法》首次明确了国务院药品监督管理部门主管全国药品监督管理工作和执法主体地位。2006 年 8 月，全国食品药品监督管理座谈会在"科学发展观"战略思想指导下提出"科学监管"概念，这是药监部门主动依据客观事实、客观规律和使用实证方法进行合理有效监管，或者可以称之为中国式监管科学的肇始。2010 年前后，我国学界开始关注并向国内介绍国际监管科学概念和研究进展，并通过全球监管科学研究机制（Global Coalition for Regulatory Science Research，GCRSR）及年度性国际会议"全球监管科学峰会"（Global Summit on Regulatory Science，GSRS）加强与国际先进监管机构监管科学的交流与合作。2017 年 8 月，中国工程院向国家食品药品监督管理总局提交《药品监管科学发展战略研究报告》。2019 年 4 月，国家药品监督管理局（简称国家药监局）印发《关于实施中国药品监管科学行动计划的通知》，明确 3 项重点任务：建设 3~5 家药品监管科学研究基地；启动一批监管科学重点项目；推出一批药品审评与监管新制度、新工具、新标准、新方法。2023 年 3 月，中国食品药品检定研究院、国家药监局药品审评中心、国家药典委员会等单位建设的"药品监管科学全国重点实验室"正式获批。2023 年 7 月，国家药监局印发《全面强化药品监管科学体系建设实施方案》，强化新时期监管科学体系战略性、前瞻性、系统性布局和建设，标志着我国药品监管科学研究和科学体系建设进入新的发展阶段。

我国的中药监管经历了基于感官性状鉴别的传统中药质量监管、基于理化性质分析的现代中药质量监管、基于临床价值发现与评价的科学监管等阶段，通过中药注册标准建立（有效性、安全性与质量控制技术）、药品监管科学行动计划及中药监管科学新工具、新标准、新方法创制等驱动，目前已进入全过程审评审批加速、全产业链质量管控、全生命周期技术创新、全球化监管协调的科学监管新阶段。"中药监管科学"一词最早出现在 2019 年 4 月国家药监局"中国药品监管科学行动计划"实施的重点项目。国家药监局在 2020 年 12 月印发《关于促进中药传承创新发展的实施意见》，2023 年 1 月印发《关于进一步加强中药科学监管 促进中药传承创新发展的若干措施》，要求大力发展中药监管科学，全面加强中药全产业链质量管理、全过程审评审批加速、全生命周期产品服务、全球化监管合作、全方位监管科学创新，向纵深推进中国式现代化药品监管实践和具有中国特色的中药科学监管体系建设。2023 年5 月，国家药监局中药监管团队创新构建"政产学研用"跨学科联合的中药监管科学研究者联盟工作机制与转化机制，把中药监管科学（TCM Regulatory Science，TCMRS）定义为：基于中药产品特殊的中医和药品"双重"属性，通过中、西医药学、监管科学等的跨学科知识、技术融合研究，研发符合中药特点的新工具、新标准和新方法，用以评估受监管的中药材、中药饮片、中成药等中药产品的安全性、有效性、质量和风险获益综合性能的新兴科学，以加速中药新兴技术产品转化和促进中医药传承创新发展。2023 年 6 月，国家药监局药品注册司（中药民族药监管司）组织研究完成《中药监管科学发展战略研究》报告。从"中药监管科学"一词出现，到中药监管科学的科学定义，再到中药监管科学新工具、新标准、新方法创制及转化应用，标志着新时期中药科学监管领域的关键科学问题有了初步突破。中药监管科学为国家药监局制定《关于进一步加强中药科学监管 促进中药传承创新发展的若干措施》《中药注册管理专门规定》《中药标准管理专门规定》《中药生产管理专门规定》《全面强化药品监管科学体系建设实施方案》等政策文件，审核发布中药新药研制相关技术指导原则，推动中药新药审评审批全程加速和中药新药临床试验申请（IND）、新药上市申请（NDA）受理及审评审批数量持续增长，为建立具有中国特色、符合中药特点、全球领先的中药卓越监管体系提供了重要的科技支撑。"中药监管科学体系初步构建及转化应用"等重大成果被中华中医药学会评为"2023 年度中医药十大学术进展"，"中药新药审评理念革新推动一批代表性新药获批"入选中华中医药学会《新时代中医药标志性科技成果（2012—2022）》，"国家药监局发布《中药注册管理专门规定》，加快推进完善中医药理论、人用经验和临床试验相结合（'三结合'）的中药审评证据体系，加速中药新药研发和产业发展"被《中国中医药报》评为"2023 年度十条最具影响力和新闻价值的中医药新闻"。"中药科学监管开创新局面"入选《中国医药报》"2023 年度中国医药十大新闻"。

中药监管科学作为一门新兴的中西医融合交叉学科，具有典型的融合科学问题导向性、多学科交叉、覆盖创新价值链、多元主体协同参与等特点，其发展有赖于监管机构、高等院校、科研机构、医疗机构、产业界、患者等多方资源整合，以期突破中药监管领域的基础性、关键性、前沿性科技问题。2022 年 7 月，我们在首届国家中药科学监管大会期间开始酝酿、筹划《中药监管科学》编撰工作，旨在全面总结中药监管科学理论、工具、标准、方法的重大成果和最新进展，构筑中药科技创新与中药科学监管的桥梁及应用转化新机制，探索中西医融合发展新范式和新路径，加快中药新技术、新产品研发上市，推进实现高水平中药安全监管和高质量中医药传承创新。我们通过"政产学研用"跨学科联合的 TCMRS 研究者联盟工作机制，与各界致力于推动中药监管科学研究和发展的专家、学者近 2 年的共同努力，《中药监管科学》作为首部中药监管科学领域学术专著终于得以面世，充分体现了我们对发展中药监管科学重要性和紧迫性的高度重视和使命担当。本书分为上、中、下三篇及附篇，共计 22 章 121 节近 210 万字，系统总结了中药监管科学支撑中药科学监管全过程的理论、方法和实践。上篇概论篇，介绍国际、国内药品监管科学发展概况、中药监管的科学轨迹与立法进程，重点阐述中药监管科学基本概念、科学内涵、学科体系，以及中药监管科学发展战略、重点任务与组织实施；中篇工具篇，阐述中药监管科学新工具开发方法论、新工具评价与资格认定，聚焦符合中药特点的有效性、安全性、质量及综合性能评价思路与方法，创制中药监管科学新工具、新标准与新方法；下篇转化篇，围绕中药卓越监管体系战略目标与构建策略，阐述中药注册与审评审批全过程加速、中药生产全产业链安全监管、中药产品全生命周期科学监管、中药监管全球化合作与国际协调推进思路与方法，重点以珍稀濒危药材的新药材发现及替代品评价、中药注射剂上市后再评价、含马兜铃酸中药质量安全性评价、重大公共卫生事件防控用中药应急审评审批及中药品种保护评价研究等中药监管科学成果转化应用为例，阐释中药科技创新驱动与监管应对的对立统一关系和监管促进创新措施。附篇对《中药监管科学》的编写背景、重要事项及编写过程的薄物细故按照时间顺序补记于此，图文并茂，以飨读者。

随着我国中药监管从单纯的行政监管事务，到基于科学的高效监管，再到中药卓越监管体系的构建，《中药监管科学》的编撰正好处在我国中医药传承创新和生物医药产业高质量快速发展的关键阶段。在此期间，促进中医药传承创新发展、强化药品安全监管、新药创制等成为我国新时代新征程的重大使命任务和发展新质生产力重要组成部分。在此期间，我们经历并见证了中医药在新型冠状病毒感染疫情防控中发挥的重要作用，加深了对进一步加强中药监管科学新工具、新标准、新方法的研究，以促进中药新技术新产品加快上市重要性的认识。《中药监管科学》的成功编撰，得到北京中医药大学、北京中医药大学东直门医院、北京中医药大学东方医院、天津中医药大学、天津中医药大学第二附属医院、天津中医药大学药物安全评价中心、成都中医药大学附属医院、上海中医药大学、上海中医药大学附属曙光医院、广州中医药大学第一附属医院、黑龙江中医药大学、山东中医药大学、清华大学药学院、清华大学医学院、清华大学北京市中医药交叉研究所、四川大学华西公共卫生学院、四川大学华西医院、浙江大学药学院、浙江大学长三角智慧绿洲创新中心、首都医科大学中医药学院、首都医科大学附属北京中医医院、中国人民解放军海军军医大学、山东大学第二医院基础医学研究所、北京交通大学、哈尔滨工业大学（深圳）、澳门大学转化医学创新研究院、厦门大学公共卫生学院、南京医科大学、天津理工大学、大理大学药学院、中国中医科学院西苑医院、中国中医科学院中药研究所、中国中医科学院广安门医院、中国中医科学院中医临床基础医学研究所、中国中医科学院中医药发展研究中心、中国医学科学院药物研究所、中国医学科学院药用植物研究所、中国科学院上海药物研究所、四川省中医药转化医学中心、解放军总医院第五医学中心肝病医学部研究所、浙江省中医院、广东省药品监督管理局、深圳市药品检验研究院、江苏省药品监督管理局审评中心、中国中医药科技发展中心、中华中医药学会、天士力研究院现代中药创制全国重点实验室、中国北京同仁堂（集团）有限责任公司、北京博奥晶方生物科技有限公司、国家药品监督管理局药品审评中心、国家药典委员会、国家药品监督管理局药品评价中心、中国食品药品检定研究院安全评价研究所、国家中药品种保护委员会以及国家药品监督管理局药品注册司（中药民族药监督管理司）、药品监管司、科技国合司等 50 余家政产学研用单位近 200 位知名专家、学者的鼎力支持，通过团队合作，克服种种困难，投入了大量的时间、精力和勇气，用创新的原创思维、深厚的专业功底、丰富的实践经验和充分的理解和信任，共同为编著《中药监管科学》这本新兴学科首部专著而携手并进，努力把这项极具挑战性的尝试变为现实。在这里，我们要特别感谢中国红十字会会长、中国科学院陈竺院士，"一带一路"国际科学组织联盟（ANSO）主席、中国科学院白春礼院士，国家荣誉称号"人民英雄"获得者、中国工程院张伯礼院士拨冗专门为本书作序，让处于发展的中药监管科学更加系统、完整和富有应用前景！在这里，我们要衷心感谢邵明立会长、孙咸泽理事长、王辰院士、黄璐琦院士、陈凯先院士、刘昌孝院士、王军志院士、王广基院士、赵宇亮院士、程京院士、王琦院士/国医大师、肖伟院士、刘良院士、陈士林院士、晁恩祥国医大师、李波教授、杜冠华教授、侯世祥教授、王一涛教授、卞兆祥教授、Alan Moghissi 博士、Dennis McBride 教授、Mei Wang（王梅）教授等知名专家学者作为本书学术顾问给予的热忱鼓励和专业指导，为本书增添了众多创新性思想和科学价值。在这里，我们还要感谢广大从事中医药传承创新、中药产业发展与安全监管的专家、学者以及中药研制、生产、经营、使用等环节的各位专家、企业家生动的工作实践与贡献的优秀案例！在这里，我们要特别提到成就本书的两段跨国翰墨因缘：2023 年 9 月 27 日，在意大利帕尔马参加第十三届全球监管科学峰会期间，与美国 FDA 国家毒理研究中心（NCTR）主任 Tucker Patterson、副主任 Denny Skiles、生物信息学与生物统计学部门主管 Weida Tong 及纳米技术部门主管 Anil Patri 就中美药品监管科学合作及中药复方监管进行建设性交流。2024 年 6 月 18 日，在美国华盛顿与 54 年前"监管科学"一词首次提出者、已 95 岁高龄的美国监管科学研究所（RSI）创始人 Alan Moghissi 博士以及 RSI 现任主席 Dennis McBride 教授等就监管科学提出背景及全球推广等进行亲切交流。令人殊为恸惜的是，在《中药监管科学》即将付梓之际，本书学术顾问刘昌孝院士、Alan Moghissi 博士于 2024 年 7 月先后因病辞世，中医药事业及监管科学发展痛失巨擘。两位学者音容笑貌宛如昨天，再思良言愈加怆然，这将激励我们继续加倍努力工作。

新时代，新征程，新伟业，要进一步全面深化改革，推进中国式现代化，健全支持创新药和医疗器械发展机制，完善中医药传承创新发展机制，推动生物医药和医疗装备产业发展。2024 年 1 月全国药品监督管理工作会议明确提出"加快打造具有中国特色、符合中药特点、全球领先的中药卓越监管体系，建立中药监管科学研究转化新机制"新任务。这是没有先例可循、没有经验可借鉴的伟大战略目标，我们需要立足时代方位，大胆探索，创造先例，创新中药监管科学新工具、新标准、新方法，探索中西医融合发展新范式和新路径，强化中药卓越监管体系战略性、前瞻性、系统性设计，统筹中药高水平安全监管和中药产业高质量发展，为加快中药新技术、新产品研发上市，推进中药传承创新发展贡献智慧与力量。我们相信本书的出版，不仅是对国际药品监管科学内涵的极大丰富和创造性贡献，更重要的是为广大中医药、中西医结合科学工作者提供了广阔的探索与思考空间，为参与中药监管科学学科体系和人才培养体系建设的各方主体提供了新的启迪与参考。

囿于中药监管科学本身尚处于亟待加快发展的历史阶段，加之我们的专业水平及编写时间限制，本书编写体例、创新理论、关键技术、重点内容等方面尚存在诸多不足，希望广大从事、关心、支持中药监管科学发展的专家学者、读者朋友在阅读和使用本书的过程中多提宝贵意见，尤其是对本书涉及的部分史料、知识，犹恐挂一念万漏，尚祈读者汲直补过，帮助我们不断完善、改进工作。让我们携手并进，共同为促进中药监管科学的发展与转化应用，为建立具有中国特色的中药卓越监管体系而努力奋斗。

《中药监管科学》主编

医学博士、研究员　赵军宁

于京西扣钟胡同北露园

2024 年 7 月 28 日

# 目 录
# Contents

上篇 概论篇

Part One General Introduction

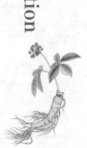

## 第一章 国际药品监管科学概述
## Chapter 1 Introduction on International Drug Regulatory Science

002

第一节 监管科学的起源 ………………………………………………………… 2

Ⅰ. Origin of Regulatory Science

　一、历史背景 ……………………………………………………………… 2

　1. Historical Background

　二、"监管科学"的由来 ……………………………………………………… 2

　2. Birth of "Regulatory Science"

　三、"监管科学"涵义界定 …………………………………………………… 3

　3. Definition of "Regulatory Science"

　四、监管科学研究的科学范畴 ……………………………………………… 3

　4. Scientific Scope of Regulatory Science Research

第二节 监管科学的发展历程 ………………………………………………… 5

Ⅱ. The Evolution of Regulatory Science

　一、医学发展与监管科学 …………………………………………………… 5

　1. Medical Development and Regulatory Science

　二、新兴科技与监管科学 …………………………………………………… 7

　2. Emerging Technologies and Regulatory Science

第三节 监管科学战略计划 …………………………………………………… 12

Ⅲ. Strategic Plans for Regulatory Science

　一、美国监管科学战略计划 ………………………………………………… 12

　1. Strategic Plan for Regulatory Science in the U.S.

　二、欧盟药品监管科学战略计划 …………………………………………… 13

　2. Strategic Plan for Regulatory Science in the EU

　三、日本药品监管科学战略计划 …………………………………………… 14

　3. Strategic Plan for Regulatory Science in Japan

第四节　监管科学研究的组织架构与人才培养·················· 15

Ⅳ. Organizational Structure and Personnel Training of Regulatory Science
　　Research

　一、监管科学研究的组织架构 ·················· 15

　1. Organizational Structure of Regulatory Science Research

　二、监管科学的学科体系与人才培养 ·················· 16

　2. Discipline System and Personnel Training of Regulatory Science

第五节　全球监管科学研究机制与全球监管科学峰会 ·················· 19

Ⅴ. GCRSR and GSRS

　一、全球监管科学研究机制 ·················· 19

　1. Global Coalition for Regulatory Science Research (GCRSR)

　二、全球监管科学峰会 ·················· 22

　2. Global Summit of Regulatory Science (GSRS)

　三、中国参与全球监管科学研究机制工作情况 ·················· 24

　3. China's Participation in GCRSR

## 第二章　中国药品监管科学的发展
## Chapter 2　Development of Drug Regulatory Science in China

027

第一节　我国药品监管的科学化进程 ·················· 27

Ⅰ. Scientific Progress of Drug Regulation in China

　一、起步阶段 ·················· 28

　1. The Beginning Stage

　二、发展阶段 ·················· 28

　2. The Development Stage

　三、改革阶段 ·················· 28

　3. The Reform Stage

　四、提升阶段 ·················· 29

　4. The Improvement Stage

第二节　中国药品监管科学发展规律和特点 ·················· 31

Ⅱ. Rules and Characteristics of Drug Regulatory Science Development
　　in China

　一、建立国家层面多方协同的创新支撑体系 ·················· 32

　1. Establishment of National Level Innovation Supporting System with
　　Multiple Coordination

　二、形成国际化的新指南、新标准、新方法开发模式 ·················· 32

　2. Formation of Internationalization on New Guidelines, New Standards and
　　New Methods

三、创新中药监管科学体系促进中药传承创新发展 ……………… 33

   3. Innovation on the Regulatory Science System on Traditional Chinese

      Medicines (TCM) to Promote the Inheritance, Innovation and Development

      of TCM

第三节 监管科学在我国药品监管中的重要作用 ……………… 34

Ⅲ. Significance of Regulatory Science on Drug Regulation in China

   一、筑牢药品监管的科学基础 ……………………………………… 34

   1. Consolidation on the Scientific Basis of Drug Regulation

   二、提升药品监管的能力 …………………………………………… 34

   2. Improvement on the Capacity of Drug Regulation

   三、助力药物研发创新 ……………………………………………… 35

   3. Facilitation on Drug Research and Innovation

   四、促进监管国际化现代化 ………………………………………… 35

   4. Promotion on the Internationalization and Modernization of Drug Regulation

# 第三章 中药监管的科学化进程
# Chapter 3　Scientific Progress of TCM Regulation

036

第一节 传统经验鉴别 ………………………………………………… 36

Ⅰ. Identification Based on Traditional Experience

   一、技术方法演进及应用 …………………………………………… 36

   1. Evolution and Application of Technical Methods

   二、传统中药质量监管制度 ………………………………………… 39

   2. Regulatory System on the Quality of TCM

   三、科学意义与价值 ………………………………………………… 40

   3. Scientific Significance and Value

第二节 理化分析技术 ………………………………………………… 42

Ⅱ. Technology of Physical and Chemical Analysis

   一、理化分析技术的应用 …………………………………………… 42

   1. Application on the Technology of Physical and Chemical Analysis

   二、基于"标准"的监管制度 ……………………………………… 43

   2. Regulatory System Based on "Standards"

   三、科学意义与价值 ………………………………………………… 46

   3. Scientific Significance and Value

第三节 获益 - 风险评估 …………………………………………… 47

Ⅲ. Benefit-Risk Assessment

   一、中药有效性、安全性与质量评价 ……………………………… 48

   1. Evaluation on the Efficacy, Safety and Quality of TCM

二、中药监管科学与获益 – 风险综合性能评估 ················· 50

2. TCM Regulatory Science and the Comprehensive Benefit–Risk Assessment

三、中药注册标准及科学监管体系的建立 ················· 51

3. Establishment of TCM Registration Standards and Scientific Regulatory System

四、科学意义与价值 ················· 54

4. Scientific Significance and Value

第四章　中药监管科学的基本概念与科学内涵
Chapter 4　Basic Definitions and Scientific Connotation of TCM Regulatory Science

**059**

第一节　中药监管：从单纯行政管理到基于科学的监管 ················· 59

Ⅰ. TCM Regulation: From Simple Administrative Management to Science–Based Regulation

一、中药监管发展现状与监管需求 ················· 59

1. Development Status and Regulatory Demand of TCM Regulation

二、中药监管科学与中药科学监管 ················· 63

2. TCM Regulatory Science and Science–Based TCM Regulation

第二节　中药监管科学的科学内涵与特殊性 ················· 67

Ⅱ. Scientific Connotation and Particularity of TCM Regulatory Science

一、中药监管科学的定义与科学内涵 ················· 67

1. Definitions and Scientific Connotation of TCM Regulatory Science

二、中药监管科学的特殊性 ················· 69

2. Particularity of TCM Regulatory Science

三、中药监管科学的知识体系 ················· 73

3. Knowledge System of TCM Regulatory Science

第三节　中药监管科学的研究内容 ················· 77

Ⅲ. Research Contents of TCM Regulatory Science

一、创制中药监管科学新工具 ················· 78

1. Creation of New Tools on TCM Regulatory Science

二、完善中药监管科学新标准 ················· 79

2. Improvement of New Standards on TCM Regulatory Science

三、发展中药监管科学新方法 ················· 80

3. Development of New Methods on TCM Regulatory Science

第四节　中药监管科学与中医药传承创新 ·············· 85

Ⅳ. TCM Regulatory Science and TCM Inheritance and Innovation

一、中药监管科学有助于推动中西医融合创新发展 ·············· 85

1. Promotion of the Integration, Innovation and Development of TCM and Western Medicine

二、中药监管科学有助于加速中药新技术新产品转化上市 ·············· 86

2. Acceleration of the Marketing of TCM New Technology and New Products

三、中药监管科学有助于实现高水平中药安全监管 ·············· 87

3. Achievement of High-Level Regulation on TCM Safety

四、中药监管科学有助于中药产业高质量发展 ·············· 88

4. High-Quality Development of TCM Industry

五、中药监管科学有助于中药全球化监管协调 ·············· 89

5. International Regulatory Harmonization on TCM

## 第五章　中药监管科学的学科体系
## Chapter 5　Discipline System of TCM Regulatory Science　092

第一节　中药监管科学学科建设必要性 ·············· 92

Ⅰ. Necessity on the Establishment of TCM Regulatory Science Discipline

一、高质量中药监管亟需建立标准化和系统化的学科体系 ·············· 93

1. Establishment of Standardized and Systematic Discipline System for High-Quality TCM Regulation

二、完善学科体系建设有助于维护公众健康 ·············· 93

2. Promotion of Public Health by Improving Discipline System

三、建立完善专业人才培养体系是中药监管可持续发展的保障 ·············· 93

3. Establishment of Professional Training System to Guarantee the Sustainable Development of TCM Regulation

四、中药监管科学研究助推中药传承创新发展和国际化进程 ·············· 94

4. Promotion of TCM Inheritance, Innovation, Development and Internationalization by TCM Regulatory Science

第二节　中药监管科学学科体系基本内容 ·············· 95

Ⅱ. Basic Contents of TCM Regulatory Science Discipline System

一、中药监管科学学科体系概念与涵盖范围 ·············· 95

1. Concept and Scope of TCM Regulatory Science Discipline System

二、中药监管科学学科体系与中药监管挑战应对 ·············· 97

2. TCM Regulatory Science Discipline System and Response to the Challenges of TCM Regulation

第三节　中药监管科学人才培养模式 ……………………………………… 100

Ⅲ. Personnel Training Model of TCM Regulatory Science

　一、课程教学 ……………………………………………………………… 100

　1. Teaching Courses

　二、交叉科研团队 ………………………………………………………… 102

　2. Cross Disciplinary Research Team

　三、高水平学科平台 ……………………………………………………… 103

　3. High–Level Discipline Platform

　四、高质量科研成果 ……………………………………………………… 104

　4. High–Quality Scientific Research Achievements

第四节　学历教育与证书教育 ……………………………………………… 105

Ⅳ. Academic Education and Certificate Education

　一、本科生教育 …………………………………………………………… 105

　1. Undergraduate Education

　二、研究生教育 …………………………………………………………… 106

　2. Postgraduate Education

　三、继续教育与培训 ……………………………………………………… 106

　3. Continuing Education and Training

　四、各高等院校中药监管科学教育项目介绍 …………………………… 107

　4. Introduction of TCM Regulatory Science Education Programs in Higher
　Education Institutions

## 第六章　中药监管科学发展战略、重点任务与组织实施
## Chapter 6　Development Strategy, Key Tasks and Implementation of TCM Regulatory Science

### 111

第一节　中药监管科学发展战略与重点任务 ……………………………… 111

Ⅰ. Development Strategy and Key Tasks of TCM Regulatory Science

　一、中药监管科学面临的重大难题 ……………………………………… 111

　1. Key Problems on TCM Regulatory Science

　二、中药监管科学战略的定位和目标 …………………………………… 112

　2. Position and Objectives of TCM Regulatory Science Strategy

　三、中药监管科学重点任务与路径 ……………………………………… 113

　3. Key Tasks and Pathways of TCM Regulatory Science

第二节　中药监管科学发展支持政策 ……………………………………… 124

Ⅱ. Supporting Policies on the Development of TCM Regulatory Science

　一、监管科学相关促进政策 ……………………………………………… 124

　1. Relevant Favorable Policies on Regulatory Science

二、监管科学发展战略研究 ···························· 127

2. Research on the Development Strategy of Regulatory Science

三、中国药品监管科学行动计划 ···················· 127

3. Action Plan on the Drug Regulatory Science in China

四、《全面强化药品监管科学体系建设实施方案》 ··· 128

4. *The Implementation Plan on the Comprehensive Strengthening of Drug Regulatory Science System*

第三节　中药监管组织架构与各方责任 ················ 129

Ⅲ. Organizational Structures and Responsibilities of TCM Regulation

一、国家药监局机关相关司和直属单位 ··············· 130

1. Relevant Departments and Affiliate Institutions of NMPA

二、中药监管科学基地与重点实验室 ················· 131

2. The Research Bases and Key Laboratories of TCM Regulatory Science

三、其他中药监管科学研究机构及人才培养 ··········· 132

3. Other TCM Regulatory Science Institutes and Personnel Training

第四节　中药监管科学重点项目实施 ················· 134

Ⅳ. Implementation of Key Programs on TCM Regulatory Science

一、中国药品监管科学行动计划第一批中药重点项目（2019—2021 年）··· 134

1. The First Batch of Key TCM Programs in the Action Plan on the Drug Regulatory Science in China (2019–2021)

二、中国药品监管科学行动计划第二批中药重点项目（2021—2023 年）··· 135

2. The Second Batch of Key TCM Programs in the Action Plan on the Drug Regulatory Science in China (2021–2023)

三、药品监管科学体系建设中药重点项目（2024 年—至今）················ 136

3. The Key TCM Programs in the Discipline System of Drug Regulatory Science (2024–now)

第五节　中药监管决策咨询与中药监管科学推进措施 ······· 138

Ⅴ. Consultation of the Decision Making Process in TCM Regulation and Promotion of TCM Regulatory Science

一、中药管理战略决策专家咨询委员会 ··············· 138

1. The Expert Consultation Committee on the Strategic Decisions for TCM Regulation

二、中药科学监管重点领域专家工作组 ··············· 138

2. The Expert Panels on Key Aspects for the Science–Based TCM Regulation

三、中药监管科学研究者联盟机制 ···················· 139

3. The Mechanism on the Coalition of TCM Regulatory Science Researchers

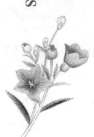

中篇 工具篇
Part Two Tools

# 第七章 中药监管科学新工具开发方法论
## Chapter 7 Methodology on the Development of New Tools for TCM Regulatory Science

第一节 监管科学视角下的中西医药认知比较·················· 142
Ⅰ. Comparison of Cognition between TCM and Western Medicine from the
  Vision of Regulatory Science

　一、中西药在物质内涵特质性方面"禀赋"迥异 ·················· 143
　1. Different Characteristics on the Connotation of Material Resources between
  TCM and Western Medicine

　二、中西药在研发路径方面存在"志同道不同" ·················· 143
　2. "Same Aspirations, Different Paths", Different Research Pathways between
  TCM and Western Medicine

　三、中西医在诊疗理念与疗效认知方面"各有所好" ·················· 143
　3. Different Preferences in the Field of Diagnos and Treatment Concepts and
  Efficacy Cognition between TCM and Western Medicine

　四、中药监管科学新工具新标准新方法开发的一般原则 ·················· 145
　4. General Principles on the Development of New Tools, New Standards and
  New Methods of TCM Regulatory Science

第二节 中药监管科学助推中药新药研发新策略 ·················· 147
Ⅱ. New Strategies on TCM Research and Development Promoted by TCM
  Regulatory Science

　一、中药新药研发导向：解决尚未满足的临床需求 ·················· 147
　1. Orientation of New TCM R&D: Satisfy the Unmet Clinical Needs

　二、中药新药研发的上佳路径：双向转化医学研究 ·················· 147
　2. The Best Pathway of New TCM R&D: the Two-Way Translational Medicine
  Research

　三、中西医融合药物研发新范式：系统辨靶创药 ·················· 148
　3. New R&D Paradigm for Integrated TCM and Western Medicine: Target-
  Combined Holistic Research

　四、中药新药研发的"富矿"：毒剧药、鲜药和大剂量用药 ·················· 149
　4. "High-Grade Ore" of New TCM R&D: the Highly Toxic Medicine,
  the Fresh Medicine and Large-Dose Medicine

五、创新中药发现的新上策：跨器官通讯与间接调控作用 ················ 149

5. New Strategies on the Discovery of New TCM: the Cross–Organ Communication and Indirect Adjustment

六、中药新药研发的"神助手"：人工智能＋大数据 ················· 149

6. The Best Assistant on New TCM Research and Development: AI and Big Data

第三节　符合中药特点的中药监管科学方法学创新 ················· 150

Ⅲ. Innovation on the Methodology of TCM Regulatory Science with the Characteristics of TCM

一、中药质量监管方法学创新：中药大质量观及新方法 ··············· 150

1. Innovation on the Methodology of TCM Quality Regulation: the Great Quality Concept and New Methods

二、中药安全性监管方法学创新：中药新安全观及新方法 ·············· 154

2. Innovation on the Methodology of TCM Safety Regulation: the New Safety Concept and New Methods

三、中药有效性评价方法学创新：整合证据链法 ··············· 158

3. Innovation on the Methodology of TCM Efficacy Assessment: the Integrated Evidence Chain

第八章　中药监管科学新工具的评价与资格认定
# Chapter 8　Assessment and Qualification of New TCM Regulatory Science Tools

**163**

第一节　美国FDA药物研发工具资格认定及程序 ················· 163

Ⅰ. Qualification and Procedures of Drug Research and Development Tools by U.S. FDA

一、药物研发工具的产生背景 ················· 164

1. Background of Drug Research and Development Tools

二、药物研发工具资格认定 ················· 165

2. Qualification of Drug Research and Development Tools

三、FDA药物研发工具资格认定类型 ················· 165

3. Patterns on the Qualification of Drug Research and Development Tools by U.S. FDA

四、药物研发工具资格认定程序 ················· 168

4. Procedures on the Qualification of Drug Research and Development Tools

第二节　中药监管测量和评价新工具的资格认定策略 ·················· 169

Ⅱ. Qualification Strategies on the Measurement and Assessment of
　　New TCM Regulatory Tools

一、中药监管新工具的发展与需求 ···················· 170

1. Development and Demand of New TCM Regulatory Tools

二、中药监管测量和评价新工具资格认定策略 ············ 171

2. Qualification Strategies on the Measurement and Assessment of New TCM
　　Regulatory Tools

三、认证管理与实施 ···················· 172

3. Management and Implementation of Qualification

第三节　中药临床评价核心指标集研制遴选程序 ·················· 173

Ⅲ. Research and Selection Procedure on the Core Indicator Sets of
　　TCM Clinical Evaluation

一、核心指标集概念和作用 ···················· 174

1. Definitions and Functions of Core Indicator Sets

二、中医药核心指标集研究现状 ···················· 174

2. Current Status on the Research of Core Indicator Sets of TCM

三、中医药核心指标集研制基本原则 ···················· 175

3. Basic Principles on the Research of Core Indicator Sets of TCM

四、中医药核心指标集研制遴选程序 ···················· 175

4. Research and Selection Procedures of Core Indicator Sets of TCM

第四节　我国药品技术指导原则发布程序 ···················· 180

Ⅳ. Release Procedures of Technical Guidelines of Drugs

一、药品技术指导原则发展历程 ···················· 180

1. Development of Technical Guidelines of Drugs

二、药品技术指导原则监管成效 ···················· 181

2. Regulatory Achievements on Technical Guidelines of Drugs

三、药品技术指导原则发布程序 ···················· 182

3. Procedures on the Release of Technical Guidelines of Drugs

第五节　国家药典委员会药品标准编制程序 ···················· 183

Ⅴ. Procedures on the Formulation of Drug Standards by China Pharmacopoeia
　　Commission

一、药品标准的编制要求 ···················· 183

1. Requirements on the Development of Drug Standards

二、药品标准的编制程序 ···················· 184

2. Procedures on the Development of Drug Standards

## 第九章 中药临床价值发现与有效性安全性评价
## Chapter 9 Discovery of Clinical Value and Evaluation on the Efficacy and Safety of TCM

第一节 中药临床评价的特殊性与监管需求 ……………………………………………… 188

Ⅰ. Characteristics and Regulatory Demands on the Clinical Evaluation of TCM

一、中药临床价值的特点 …………………………………………………………… 188

1. Characteristics of TCM Clinical Value

二、中药有效性评价的特殊性 ……………………………………………………… 192

2. Characteristics on the Efficacy Evaluation of TCM

三、现行中药临床评价方法问题与监管需求 …………………………………… 193

3. Problems and Regulatory Demands on the Current Methods of TCM Clinical Evaluation

第二节 中药临床有效性评价的原则及基本方法 ……………………………………… 197

Ⅱ. Principles and Basic Evaluation Methods on TCM Clinical Efficacy

一、中药临床评价研究现状 ………………………………………………………… 197

1. Current Status on the Research of TCM Clinical Evaluation

二、中药临床有效性评价的考虑 …………………………………………………… 199

2. Consideration on the TCM Clinical Efficacy Evaluation

第三节 真实世界评价方法 ……………………………………………………………… 208

Ⅲ. Methods of Real World Assessment

一、真实世界研究相关概念及其价值 ……………………………………………… 208

1. Relevant Definitions and Values of Real World Research

二、观察性真实世界研究 …………………………………………………………… 211

2. Observational Real World Research

三、试验性真实世界研究 …………………………………………………………… 216

3. Experimental Real World Research

第四节 适应性设计与中药有效性评价 ………………………………………………… 222

Ⅳ. Adaptive Design and Efficacy Evaluation on TCM

一、适应性设计与创新临床试验方法学 …………………………………………… 222

1. Adaptive Design and Innovative Clinical Trial Methodology

二、几种常见适应性设计方法及其在中药有效性评价中的可能应用场景 … 224

2. Common Methods of Adaptive Design and Potential Application Scenarios on the Evaluation of TCM Efficacy

第五节 基于新型生物标志物及替代终点的审评决策 ……………………………… 229

Ⅴ. Evaluation Decisions Based on the New Biomarkers and Alternative Endpoints

一、新型生物标志物与替代终点分类 ……………………………………………… 230

1. Categories of New Biomarkers and Alternative Endpoints

二、新型生物标志物与替代终点认定 ·················· 231

2. Cognition of New Biomarkers and Alternative Endpoints

三、替代终点在中药新药审批中的现状及展望 ·················· 232

3. Current Status and Expectation of Alternative Endpoints for the Evaluation of New TCM

第六节 临床试验中的中药安全性评估 ·················· 237

VI. Evaluation of TCM Safety in Clinical Trials

一、中药新药临床试验安全性研究的一般原则 ·················· 238

1. General Principles on the Safety Research in New TCM Clinical Trials

二、中药新药临床试验安全性观测 ·················· 238

2. Safety Observation on the New TCM Clinical Trials

三、中药新药临床试验安全性评价 ·················· 241

3. Safety Evaluation on the New TCM Clinical Trials

第七节 中药临床试验的质量管理 ·················· 243

VII. Quality Management on TCM Clinical Trials

一、国内外临床试验质量管理规范概述 ·················· 244

1. General Introduction on GCP in China and Foreign Countries

二、中药临床试验质量管理中的偏倚风险 ·················· 245

2. Risk of Bias on the Quality Management of TCM Clinical Trials

三、中药临床试验中偏倚控制难点问题的解决方案 ·················· 246

3. Solution on Bias Control in TCM Clinical Trials

四、应用实例 ·················· 249

4. Case Studies

五、结语 ·················· 251

5. Conclusion

## 第十章　中药"三结合"审评证据体系及方法
## Chapter 10　The "3 in 1 Combination" Evidence System and Methods on TCM Evaluation

254

第一节 中药"三结合"审评证据体系的构建 ·················· 254

I. Establishment of "3 in 1 Combination" Evidence System on TCM Evaluation

一、中药"三结合"审评证据体系的提出 ·················· 254

1. Proposal on "3 in 1 Combination" Evidence System on TCM Evaluation

二、中药"三结合"审评证据体系框架 ·················· 255

2. Framework of "3 in 1 Combination" Evidence System on TCM Evaluation

三、中药"三结合"审评证据体系对新药转化的作用 ······················ 257

3. Functions on New Drug Translation by the "3 in 1 Combination" Evidence System on TCM Evaluation

四、中药"三结合"审评证据体系的初步构建 ···························· 258

4. Basic Establishment of "3 in 1 Combination" Evidence System on TCM Evaluation

第二节 人用经验的规范收集整理 ····································· 259

Ⅱ. Standardized Collection and Reorganization of Human-Use Experience

一、拟定处方的中医药理论证据 ······································ 259

1. TCM Theoretic Evidence on Drafted Prescription

二、人用经验的内涵及形成 ·········································· 259

2. Contents and Formation of Human-Use Experience

三、人用经验数据的规范收集整理 ···································· 260

3. Standardized Collection and Reorganization of Human-Use Experience

四、从人用经验数据到人用经验证据 ································· 264

4. From Human-Use Experience to Human-Use Evidence

五、中药"三结合"理论展望 ········································· 265

5. Prospects of the "3 in 1 Combination" TCM Theory

第三节 基于"三结合"思路的中药有效方药临床研究新思路 ············ 266

Ⅲ. New Thoughts on the Clinical Research of Effective TCM Based on the "3 in 1 Combination" Theory

一、中药新药的研发理念 ············································ 266

1. R&D Rationales of New TCM

二、发挥医疗机构基于"三结合"中药研发的主体作用 ················· 267

2. The Major Role Played by Medical Institutes in the Field of TCM R&D Based on the "3 in 1 Combination" Theory

三、临床实践中的高质量人用经验研究 ······························ 269

3. Researches on the High-Quality Human-Use Experience in Clinical Practices

四、假设性实例——以干燥综合征为例 ······························ 270

4. The Hypothetical Case Study: Sjögren's Syndrome

# 第十一章 中药非临床有效性研究与评价
# Chapter 11 Research and Evaluation on Non-clinical Efficacy of TCM 272

第一节 中药药理研究与药效学评价关注问题 ························· 272

Ⅰ. Concerned Issues on Pharmacology Research and Pharmacodynamics Evaluation of TCM

一、中药新药药理研究与药效学评价的特殊性 ························ 272

1. Particularity of Pharmacological Research and Evaluation of New TCM

二、中药药效学评价研究关注的问题 ……………………… 275

2. Concerned Issues of Pharmacodynamics Evaluation

三、技术挑战与监管应对 …………………………………… 277

3. Technical Challenges and Regulatory Response

第二节　中药药理学研究动物模型 ………………………… 279

Ⅱ. Animal Models on Pharmacology Research of TCM

一、动物模型的分类 ………………………………………… 279

1. Classification of Animal Models

二、中药药理动物模型的制备思路 ………………………… 280

2. Thoughts on the Development of Animal Models

三、不同动物模型的评价方法 ……………………………… 282

3. Evaluation Methods on Different Animal Models

四、动物模型的选择和应用 ………………………………… 284

4. Selection and Application of Animal Models

五、中药药理动物模型在研究中存在的问题 ……………… 286

5. Existing Issues on Animal Model Research of TCM Pharmacology

第三节　动物模型补充技术与方法 ………………………… 289

Ⅲ. Alternative Technologies and Methods for Animal Models

一、3D 细胞 ………………………………………………… 290

1. 3D Cell

二、组织 ……………………………………………………… 291

2. Tissues

三、模式生物 ………………………………………………… 293

3. Model Organism

四、类器官 …………………………………………………… 297

4. Organoid

第四节　中药药效物质发现研究新方法 …………………… 302

Ⅳ. New Methods on the Research of Phramacodynamics Substance Discovery of TCM

一、新型仪器和新兴技术 …………………………………… 302

1. New Equipment and Emerging Technologies

二、新方法新策略 …………………………………………… 307

2. New Methods and New Strategies

第五节　中药药理作用机制研究新方法 …………………… 310

Ⅴ. New Methods on the Research of Pharmacology Mechanism of TCM

一、基因芯片 ………………………………………………… 310

1. Gene Chips

二、单细胞组学技术 ………………………………………… 311

2. Single Cell Genomics Technology

三、靶点"钓钓"技术 ···································· 311

3. Target "Fishing" Technology

四、免标记药物靶点鉴定技术 ···················· 312

4. Identification Technology on Unlabeled Drug Targets

五、生物信息、大数据及计算机虚拟筛选技术 ···················· 313

5. Bioinformation, Big Data and Virtual Screening Technology

六、靶蛋白共结晶技术 ···································· 313

6. Co-crystallization of Target Protein

七、蛋白质水解靶向嵌合体 ···················· 313

7. Proteolysis Targeting Chimeras (PROTAC)

八、定点突变技术 ···································· 314

8. Site Mutation Technology

九、网络药理学与人工智能 ···················· 314

9. Network Pharmacology and AI

十、多组学联用技术 ···································· 315

10. Multi-omics Technology

十一、整合药理学技术 ···································· 315

11. Integrated Pharmacology

## 第十二章 中药非临床安全性评价研究
## Chapter 12 Research and Evaluation on Non-clinical Safety of TCM 317

第一节 中药毒性认知与安全性评价方法创新 ···················· 317

Ⅰ. Cognition on TCM Toxicology and Innovation on Safety Evaluation

一、传统中药毒性理论与安全性评价 ···················· 317

1. Traditional TCM Toxicology Theory and Safety Evaluation

二、符合中医药特点的毒理学与安全性评价思路与方法 ···················· 319

2. Thoughts and Methods on Toxicology and Safety Evaluation with TCM Characteristics

三、与时俱进提升中药安全监管水平 ···················· 324

3. Move with the Times to Improve the Regulation on TCM Safety

第二节 中药安全性评价的常规要求 ···················· 328

Ⅱ. Regular Requirements on the Safety Evaluation of TCM

一、药物单次给药毒性研究 ···················· 328

1. Toxicology Research on Single Dose Administration

二、药物重复给药毒性研究 ···················· 330

2. Toxicology Research on Repeated Dose Administration

三、毒代动力学研究 ·············································· 333

3. Toxicokinetics Research

第三节　中药毒理学评价的病证动物模型 ····················· 335

Ⅲ. Symptoms Animal Models on Toxicology Evaluation of TCM

一、证候背景下的中药毒理学动物模型制备与评价 ············· 336

1. Formulation and Evaluation of Animal Models on TCM Toxicology with the Background of Syndromes

二、疾病背景下的中药毒理学动物模型制备与评价 ············· 337

2. Formulation and Evaluation of Animal Models on TCM Toxicology with the Background of Diseases

三、病证结合背景下的中药毒理学动物模型制备与评价 ········· 339

3. Formulation and Evaluation of Animal Models on TCM Toxicology with the Background of Both Syndromes and Diseases

第四节　适用于中药毒理学评价的新型动物模型 ··············· 341

Ⅳ. New Animal Models for Toxicology Evaluation of TCM

一、斑马鱼 ···················································· 341

1. Zebrafish

二、果蝇 ······················································ 342

2. Drosophila

三、线虫 ······················································ 343

3. Nematode

四、基因修饰动物 ·············································· 343

4. Genetically Modified Animals

五、其他动物模型 ·············································· 344

5. Other Animal Models

第五节　中药注射剂超敏反应评价动物模型 ··················· 346

Ⅴ. Animal Models on Hypersensitivity Evaluation of TCM Injections

一、Ⅰ型过敏反应评价试验 ····································· 347

1. Experiments on the Evaluation of Type Ⅰ Anaphylaxis

二、类过敏反应评价试验 ······································· 348

2. Experiments on the Evaluation of Anaphylactoid Reactions

三、过敏、类过敏反应性质评价试验 ··························· 348

3. Experiments on the Evaluation of Nature of Anaphylaxis and Anaphylactoid Reactions

第六节　中药毒理学类器官等替代模型与方法 ················· 349

Ⅵ. Alternative Models and Methods for TCM Toxicology Organs

一、中药毒性评价替代新模型 ··································· 350

1. Alternative New Models on the Evaluation of TCM Toxicology

二、毒理学替代新模型在中药安全性评价中的展望 ························ 355

2. Expectation on the Application of Alternative New Models in TCM Safety
   Evaluation

第七节　中药微小毒性发现与评价新方法 ······························ 358

Ⅶ. New Methods on the Discovery and Evaluation of Minor Toxics in TCM

一、中药的微小毒性与非典型药理效应 ······························ 358

1. Minor Toxics and Atypical Pharmacology Reaction of TCM

二、基于 Microtox 技术的中药毒性发现新方法 ······················ 361

2. New Methods on the Discovery of TCM Toxics Based on Microtox
   Technology

三、技术方法评价与应用实例 ······································ 363

3. Evaluation on Technical Methods and Case Study

四、总结与述评 ················································ 366

4. Summary and Review

第八节　中药毒理机制研究新思路新方法 ···························· 368

Ⅷ. New Thoughts and New Methods on the Research of TCM Toxicology
   Mechanism

一、固有型毒性 ················································ 369

1. Inherent Toxicity

二、特异质型毒性 / 间接型毒性 ···································· 371

2. Specific Toxicity / Indirect Toxicity

第九节　中药配伍减毒新策略新方法 ································ 376

Ⅸ. New Strategies and New Methods on TCM Compatibility Detoxification

一、中药配伍安全用药面临问题 ···································· 376

1. Safety Issues of TCM Compatibility

二、成份靶标效应互作中药配伍减毒新策略 ·························· 377

2. New Strategies on Component Targeting Effects of TCM Compatibility
   Detoxification

三、成份靶标效应互作中药配伍减毒应用研究 ························ 378

3. Research on the Application of Component Targeting Effects of TCM
   Compatibility Detoxification

四、总结与展望 ················································ 381

4. Summary and Prospects

第十节　中药毒理学与安全性评价数据库 ···························· 384

Ⅹ. Database of TCM Toxicology and Safety Evaluation

一、中药毒性数据库简介 ·········································· 384

1. Introduction on the TCM Toxicity Database

二、毒性预测工具 ·············································· 387

2. Methods on Toxicity Prediction

三、中药安全性评价工具 ················································· 389

3. Tools on TCM Safety Evaluation

四、总结与展望 ························································· 391

4. Summary and Expectation

## 第十三章　中药质量控制与评价方法
## Chapter 13　Methods on the Quality Control and Evaluation of TCM　395

第一节　中药质量控制的监管需求 ····································· 395

Ⅰ. Regulatory Demands on the Quality Control of TCM

一、中药质量控制体系的形成与发展 ····························· 395

1. Formulation and Development of TCM Quality Control System

二、现行版《中国药典》中药质量控制模式与监管问题 ············· 398

2. Quality Control Models and Regulatory Issues with the Latest Version of China Pharmacopoeia

三、中药质量控制与评价体系的发展思路与方法 ················· 400

3. Thoughts and Methods on the Development of TCM Quality Control and Evaluation

第二节　中药材基原与道地性 ········································· 409

Ⅱ. The Origin and Authenticity of Chinese Crude Drugs

一、中药材的基原与监管方法 ································· 409

1. The Origin of Chinese Crude Drugs and Regulatory Methods

二、中药材的道地性与评价方法 ································· 414

2. The Authenticity of Chinese Crude Drugs and Evaluation Methods

三、科学问题与监管应对 ····································· 418

3. Scientific Issues and Regulatory Responses

第三节　中药传统经验鉴别与客观化表征 ··························· 420

Ⅲ. TCM Identification with Traditional Experience and Objective Representations

一、中药传统经验鉴别的历史沿革 ····························· 420

1. History of TCM Identification with Traditional Experience

二、中药传统经验鉴别的主要内容 ····························· 422

2. Main Contents of TCM Identification with Traditional Experience

三、中药传统经验鉴别的现代化研究思路与方法 ················· 425

3. Thoughts and Methods on the Modernization of TCM Identification with Traditional Experience

四、科学问题与监管应对 ····································· 430

4. Scientific Questions and Regulatory Response

第四节　中药化学及指纹图谱和谱－效相关的质量控制 ······················ 432

Ⅳ. Chemical Methods, Fingerprint Spectrum and Spectrum–Efficacy Related
  TCM Quality Control

一、中药化学质量控制技术与方法 ·································· 432

1. Technologies and Methods on the Chemical Quality Control of TCM

二、中药指纹图谱质量评价方法 ···································· 437

2. Methods on the Quality Evaluation Based on Fingerprint Spectrum of TCM

三、中药谱－效相关质量评价模式与方法 ··························· 440

3. Models and Methods on the Spectrum–Efficacy Related TCM Quality
  Evaluation

四、科学问题与监管应对 ········································· 443

4. Scientific Questions and Regulatory Response

第五节　中药质量的生物评价 ······································· 448

Ⅴ. Biological Evaluation of TCM Quality

一、中药质量生物评价的概念与发展历史 ·························· 448

1. Concepts and Development History of Biological Evaluation of TCM
  Quality

二、中药质量生物评价方法 ······································· 450

2. Methods on Biological Evaluation of TCM Quality

三、科学问题与监管应对 ········································· 459

3. Scientific Issues and Regulatory Responses

第六节　中药质量标志物 ··········································· 462

Ⅵ. Quality Markers of TCM

一、中药质量标志物的提出与科学内涵 ··························· 462

1. Proposal of TCM Quality Markers and Scientific Connotation

二、中药质量标志物的研究思路与实现路径 ························ 463

2. Research Thoughts and Implementation Pathways of TCM Quality Markers

三、中药质量标志物的研究方法及应用实例 ························ 465

3. Research Methods and Case Studies on TCM Quality Markers

四、科学问题与监管应对 ········································· 472

4. Scientific Issues and Regulatory Responses

第七节　中药标准汤剂的制备与质量控制 ····························· 476

Ⅶ. Development and Quality Control of Standard TCM Decoction

一、中药标准汤剂的形成与发展 ···································· 476

1. Formation and Development of Standard TCM Decoction

二、中药标准汤剂的制备与质量表征 ······························ 479

2. Development of Standard TCM Decoction and Quality Characterization

三、中药标准汤剂的应用 ········································· 482

3. Application of Standard TCM Decoction

四、中药标准汤剂的价值 ················· 484

4. Value of Standard TCM Decoction

五、科学问题与监管应对 ················· 486

5. Scientific Issues and Regulatory Responses

第八节 中药内源性毒性成份与安全控制 ············· 487

Ⅷ. Endogenous Toxic Ingredients of TCM and Safety Control

一、中药内源性毒性成份 ················· 488

1. Endogenous Toxic Ingredients of TCM

二、中药内源性毒性成份的安全性控制方法 ············· 492

2. Methods on the Safety Control of TCM Endogenous Toxic Ingredients

三、科学问题与监管应对 ················· 495

3. Scientific Issues and Regulatory Responses

第九节 中药外源性毒性成份与安全控制 ············· 497

Ⅸ. Exogenous Toxic Ingredients of TCM and Safety Control

一、风险控制的基本概念与中药质量安全监管 ············· 498

1. Basic Concepts of Risk Control and Regulation on the Safety and Quality
  of TCM

二、中药外源性有害物质残留初步外暴露评估 ············· 500

2. Primary Exposure Assessment on the Exogenous Toxic Residues of TCM

三、中药外源性有害残留物检测技术与方法 ············· 503

3. Testing Technologies and Methods on the Exogenous Toxic Residues
  of TCM

四、科学问题与监管应对 ················· 505

4. Scientific Issues and Regulatory Responses

第十节 中药材、饮片及中成药的质量等级 ············· 507

Ⅹ. Quality Grades on Chinese Crude Drugs, Prepared Slices and TCM

一、中药材及饮片的质量等级 ············· 508

1. Quality Grades on Chinese Crude Drugs and Prepared Slices

二、中成药的质量等级 ················· 514

2. Quality Grades on TCM

三、科学问题与监管应对 ················· 523

3. Scientific Issues and Regulatory Responses

第十一节 中药标准形成机制与研究方法 ············· 526

Ⅺ. Formation Mechanism and Research Methods on TCM Standards

一、中药国家标准与地方标准的形成与发展 ············· 526

1. Formation and Development of National Standards and Local Standards of TCM

二、以《中国药典》为核心的中药标准体系构建思路 ············· 527

2. Thoughts on the TCM Standard System with Chinese Pharmacopoeia as
  the Core

三、符合中医药特点的中药标准体系实施路径与方法 ·········· 531

3. Implementation Pathways and Methods on TCM Standard System with TCM
Characteristics

四、科学问题与监管应对 ·········· 536

4. Scientific Issues and Regulatory Responses

第十二节　中药标准数字化技术与方法 ·········· 541

Ⅻ. Digital Technologies and Methods of TCM Standards

一、中药标准数字化的提出与概念 ·········· 542

1. Proposal and Concepts of TCM Standards Digitalization

二、中药标准数字化的实现方法 ·········· 544

2. Implementation Methods of TCM Standards Digitalization

三、科学问题与监管应对 ·········· 550

3. Scientific Issues and Regulatory Responses

# 第十四章　中药不良反应监测及风险预警
# Chapter 14　Adverse Reaction Monitoring of TCM and Risk Warning
553

第一节　中药安全性认识与不良反应流行特征 ·········· 553

Ⅰ. Knowledge of TCM Safety and the Epidemiological Characteristics of
Adverse Drug Reaction

一、中药安全用药的古籍记载 ·········· 553

1. TCM Safety Records in Ancient Literatures

二、中药不良反应的流行特征 ·········· 556

2. Epidemiological Characteristics of TCM Adverse Drug Reaction

三、科学问题与挑战 ·········· 558

3. Scientific Issues and Challenges

四、监管应对展望与思考 ·········· 560

4. Expectations and Thoughts on Regulatory Responses

第二节　中药不良反应的监测方法 ·········· 562

Ⅱ. Monitoring Methods on TCM Adverse Drug Reaction

一、不良反应监测的发展 ·········· 563

1. Development of Adverse Drug Reaction Monitoring

二、不良反应监测方法 ·········· 565

2. Methods on Adverse Drug Reaction Monitoring

三、中药/传统药不良反应监测 ·········· 570

3. Adverse Drug Reaction Monitoring on TCM and Traditional Medicines

四、科学问题与监管应对 ·········· 573

4. Scientific Issues and Regulatory Responses

第三节　中药风险信号的检测方法 ···················· 576

Ⅲ. Detection Methods on the Risk Signals of TCM

　　一、基于自发报告的常规信号检测方法 ···················· 576

　　1. Regular Signal Detection Methods Based on Voluntary Reporting

　　二、基于健康大数据的信号检测方法 ···················· 581

　　2. Signal Detection Methods Based on the Big Data of Health

　　三、人工智能技术在信号检测中的应用进展 ···················· 582

　　3. Application of AI Technology on Signal Detection

　　四、符合中药特点的信号检测方法研究 ···················· 583

　　4. Research on the Signal Detection Methods with TCM Characteristics

第四节　中药风险的评估与管理 ···················· 589

Ⅳ. Evaluation and Management on TCM Risks

　　一、风险信号的筛选 ···················· 589

　　1. Screening of Risk Signals

　　二、风险信号的评价 ···················· 592

　　2. Evaluation of Risk Signals

　　三、风险评估 ···················· 594

　　3. Risk Evaluation

　　四、风险管理 ···················· 599

　　4. Risk Management

　　五、中药风险的评估与管理应用实例 ···················· 599

　　5. Case Studies on the Risk Evaluation and Management of TCM

第五节　中药风险的预警与处置 ···················· 603

Ⅴ. Warning and Handling of TCM Risks

　　一、风险处置与预警的各方责任 ···················· 604

　　1. Different Responsibilities on Warning and Handling of Risks

　　二、临床试验期间风险的处置 ···················· 604

　　2. Handling of Risks during the Clinical Trials

　　三、上市药品预警信号的处置 ···················· 605

　　3. Handling of Risk Signals for Marketed Drugs

　　四、主要风险控制措施 ···················· 606

　　4. Major Risk Control Measures

　　五、典型案例 ···················· 608

　　5. Case Studies

## 第十五章　中药新药获益－风险评估要素与方法
## Chapter 15　Elements and Methods on the Benefit−Risk Assessment of New TCM

**611**

第一节　中药新药获益－风险与综合性能评估的一般原则 ················ 611

Ⅰ. General Principles of Benefit−Risk Assessment and Comprehensive Assessment of New TCM

一、基本概念 ·········· 611

1. Basic Concepts

二、中药新药获益－风险评估的一般原则 ·········· 612

2. General Principles of Benefit−Risk Assessment of New TCM

三、中药新药获益－风险评估的总体考虑 ·········· 612

3. Overall Consideration of Benefit−Risk Assessment of New TCM

第二节　中药新药临床前研究的获益－风险评估 ·········· 613

Ⅱ. Benefit−Risk Assessment of New TCM Pre−clinical Research

一、中药临床前研究获益－风险评估要素 ·········· 613

1. Elements of Benefit−Risk Assessment of New TCM Pre−clinical Research

二、中药临床前研究获益－风险评估的新工具 ·········· 614

2. New Tools for the Benefit−Risk Assessment of New TCM Pre−clinical Research

第三节　中药新药临床研究过程中的获益－风险评估 ·········· 619

Ⅲ. Benefit−Risk Assessment of New TCM Clinical Study

一、中药新药临床研究过程中获益－风险评估的方法与路径 ·········· 619

1. Methods and Pathways of Benefit−Risk Assessment of New TCM Clinical Study

二、中药新药研发过程中获益－风险决策评估角色 ·········· 621

2. Decision Making Roles on the Benefit−Risk Assessment of New TCM Clinical Study

三、中药新药研发临床研究过程中获益－风险评估新标准、新方法 ······ 623

3. New Standards and New Methods on the Benefit−Risk Assessment of New TCM Clinical Study

第四节　中药新药获得上市许可前的获益－风险评估要素与方法 ········ 633

Ⅳ. Elements and Methods of Benefit−Risk Assessment for New TCM Market Authorization

一、中成药上市许可前获益－风险评估的评估要素 ·········· 633

1. Evaluation Elements of Pre−Authorization Risk−Benefit Assessment of TCM

二、国际上主要药品获益－风险评估框架 ·········· 634

2. International Main Benefit−Risk Assessment Framework

三、药品获益 – 风险定量分析方法 ·················· 638

3. Quantitative Analyzing Methods on Drug Benefit–Risk Assessment

四、中药新药上市前获益 – 风险评估指标体系 ·················· 641

4. Indicator System of Pre–authorization Benefit–Risk Assessment of New TCM

第五节　中药新药上市后获益 – 风险评估 ·················· 643

Ⅴ. Post–Marketing Benefit–Risk Assessment of New TCM

一、中药新药上市后药品获益 – 风险评估的评估要素 ·················· 643

1. Evaluation Elements on the Post–Marketing Benefit–Risk Assessment of New TCM

二、上市后中成药获益 – 风险评估指标体系 ·················· 643

2. Indicator System of Post–Marketing Benefit–Risk Assessment of TCM

三、案例验证 ·················· 644

3. Case Studies

# 第十六章　中药复杂性药理研究与评价新工具
# Chapter 16　New Tools of Complex Pharmacology Research and Evaluation of TCM

## 647

第一节　中药网络药理学原理与方法 ·················· 647

Ⅰ. Principles and Methods of Network Pharmacology of TCM

一、中药网络药理学概述 ·················· 647

1. Introduction on Network Pharmacology of TCM

二、中药网络药理学算法与工具 ·················· 650

2. Algorithm and Tools of Network Pharmacology of TCM

三、中药网络药理学应用范围与实例 ·················· 654

3. Application Scope and Cases of Network Pharmacology of TCM

四、中药网络药理学评价方法与流程 ·················· 659

4. Evaluation Methods and Procedures of Network Pharmacology of TCM

第二节　系统生物学原理与方法 ·················· 667

Ⅱ. Principles and Methods of System Biology

一、系统生物学概述 ·················· 667

1. Introduction on System Biology

二、系统生物学与中药复杂性研究 ·················· 668

2. System Biology and Complex Research of TCM

三、系统生物学应用实例 ·················· 671

3. Case Studies on System Biology

四、系统生物学发展与监管应对 ································· 672

4. Development of System Biology and Regulatory Response

第三节　生物信息学原理与方法 ····································· 673

Ⅲ. Principles and Methods of Bioinformatics

一、生物信息学概述 ················································ 674

1. Introduction on Bioinformatics

二、生物信息学与中药复杂性研究 ································ 674

2. Bioinformatics and Complex Research of TCM

三、生物信息学应用实例 ·········································· 675

3. Case Studies on Bioinformatics

四、生物信息学发展与监管应对 ··································· 676

4. Development of Bioinformatics and Regulatory Response

第四节　中医方证代谢组学原理与方法 ··························· 678

Ⅳ. Principles and Methods of Chinmedomics

一、中医方证代谢组学概念与原理形成思路 ················· 678

1. Formation of Concepts and Principles of Chinmedomics

二、中医方证代谢组学研究方法 ································· 679

2. Research Methods of Chinmedomics

三、基于中医方证代谢组学方法的中药监管科学新技术 ········· 684

3. New Regulatory Science Technologies Based on the Methods of
   Chinmedomics

第五节　人工智能原理与方法 ······································· 689

Ⅴ. Principles and Methods of AI

一、人工智能概念与技术 ·········································· 689

1. Concepts and Technologies of AI

二、中医药人工智能研究 ·········································· 690

2. AI Research on TCM

三、人工智能辅助技术挑战与监管应对 ························· 697

3. Challenges of AI Auxiliary Technologies and Regulatory Response

第六节　中医药人工智能大模型及分子本草研发新模式 ········· 700

Ⅵ. New Research Model on the AI Big Model and Molecular Materia Medica
   of TCM

一、中医药人工智能大模型 ······································· 700

1. AI Big Model on TCM

二、分子本草技术平台构建与应用 ································ 703

2. Establishment and Application of Molecular Materia Medica Platform

三、技术挑战与监管应对 ·········································· 706

3. Technical Challenges and Regulatory Response

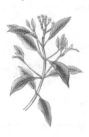

下篇 转化篇

Part Three Transformation

## 第十七章 中药卓越监管体系战略目标与构建策略
## Chapter 17 Strategic Goals and Development Policies on the Excellent Regulatory System of TCM  712

第一节 中药卓越监管体系战略目标和核心内容 ·················· 712

I. Strategic Goals and Core Contents of the Excellent Regulatory System of TCM

一、时代背景 ·················· 712

1. Historic Background

二、核心内容 ·················· 713

2. Core Contents

三、推进措施 ·················· 714

3. Promotion Measures

第二节 《关于进一步加强中药科学监管 促进中药传承创新发展的若干措施》中的监管科学 ·················· 716

II. Regulatory Science Mentioned in *the Several Measures to Further Strengthen the Scientific Regulation of Traditional Chinese Medicine and Promote the Inheritance, Innovation and Development of Traditional Chinese Medicine*

一、中药全链条科学监管策略 ·················· 716

1. Full Chain Strategy on Scientific Regulation of TCM

二、中药全链条科学监管的若干措施（《新35条》） ·················· 718

2. Several Measures on the Full Chain Scientific Regulation of TCM

第三节 《中药注册分类及申报资料要求》中的监管科学 ·················· 719

III. Regulatory Science Mentioned in *the Requirements of Registration Classification and Application Dossiers*

一、中药注册分类改革 ·················· 719

1. Reform on TCM Registration Classification

二、基于新注册分类的中药申报资料要求的特点 ·················· 723

2. Characteristics of Application Dossier Requirements Based on New Registration Classification

三、支撑新中药注册分类实施的工具、方法与标准举隅 ·················· 724

3. Examples of Implementation Tools, Methods and Standards Supporting the New Registration Classification

第四节 《中药注册管理专门规定》中的监管科学 …………………… 726

Ⅳ. Regulatory Science Mentioned in *the Special Regulations on Registration and Management of Traditional Chinese Medicine*

一、制定背景 ……………………………………………………… 727

1. Background

二、主要内容及特点 ……………………………………………… 729

2. The Main Contents and Characteristics

三、《专门规定》施行的监管科学支撑 ………………………… 731

3. Regulatory Science Supporting the Implementation of *the Special Regulations on Registration and Management of Traditional Chinese Medicine*

第五节 《中药标准管理专门规定》中的监管科学 …………………… 732

Ⅴ. Regulatory Science Mentioned in *the Special Regulations on Management of Traditional Chinese Medicine Standards*

一、制定背景及主要原则 ……………………………………… 732

1. Background and Main Principles

二、主要内容和特点 ……………………………………………… 733

2. Main Contents and Characteristics

三、中药标准工作中的监管科学 ………………………………… 734

3. Regulatory Science in TCM Standards Management

# 第十八章 中药注册与审评审批全过程加速
# Chapter 18 Acceleration of TCM Registration, Review and Approval
**739**

第一节 中药审评技术标准体系建设 ………………………………… 739

Ⅰ. Establishment of the Technical Standard System of TCM Evaluation

一、中药注册管理与审评技术标准体系发展历程 …………………… 740

1. Development History of TCM Registration and Review Technical Standard System

二、符合中药特点的审评标准体系的建立 ……………………… 740

2. Establishment of Review Standard System with TCM Characteristics

三、中药审评全程加速新机制的建立 …………………………… 746

3. Establishment of New Mechanism to Speed-up the TCM Review

四、总结与展望 ………………………………………………… 748

4. Summary and Prospects

第二节 中药创新药的审评技术要求与监管实践 …………………… 751

Ⅱ. Technical Requirements and Regulatory Practice for Reviewing Innovative TCM

一、优化中药创新药的注册分类 ……………………………… 752

1. Optimization of Innovative TCM Classification

二、中药创新药研发模式的思考 ·································· 756

2. Thoughts on the Research Model of Innovative TCM

三、创新药审评审批全过程加速与激励 ·················· 756

3. Acceleration and Encouragement of Innovative TCM Review and Approval

四、监管实践和成果 ·············································· 759

4. Regulatory Practice and Achievements

第三节 中药改良型新药的审评技术要求与监管实践 ·················· 761

III. Technical Requirements and Regulatory Practice for Reviewing Improved New TCM

一、中药改良型新药的注册监管历史 ·················· 762

1. History on the Registration of Improved New TCM

二、中药改良型新药注册分类的改革 ·················· 763

2. Reform on the Classification of Improved New TCM

三、中药改良型新药的研发逻辑和审评技术要求 ·················· 764

3. R&D Rationale and Review Technical Requirements on the Improved New TCM

四、中药改良型新药的监管实践 ·················· 766

4. Regulatory Practice on Improved New TCM

第四节 古代经典名方中药复方制剂的审评技术要求与监管实践 ········· 770

IV. Technical Requirements and Regulatory Practice for Reviewing the Compound Preparations of TCM Based on Classic Formula

一、古代经典名方中药复方制剂的简化注册管理 ·················· 770

1. Simplified Registration of the Compound Preparations of TCM Based on Classic Formula

二、古代经典名方中药复方制剂简化注册的研发逻辑和技术要求 ········· 771

2. R&D Rationale and Technical Requirements on the Simplified Registration of the Compound Preparations of TCM Based on Classic Formula

三、监管实践和成果 ·················· 773

3. Regulatory Practice and Achievements

四、总结与展望 ·················· 774

4. Summary and Prospects

第五节 同名同方药的审评技术要求与监管实践 ·················· 777

V. Technical Requirements and Regulatory Practice for Reviewing TCM with Same Name and Same Formula

一、中药仿制药的注册监管历史 ·················· 777

1. History on the Registration of Generic TCM

二、同名同方药的科学内涵 ·················· 778

2. Scientific Content of TCM with Same Name and Same Formula

三、构建符合中药特点的同名同方药研究技术要求 ………………… 780

3. Establishment of Technical Requirements System with TCM Characteristics on TCM with Same Name and Same Formula

四、监管实践与思考 ……………………………………………… 783

4. Regulatory Practice and Thoughts

第六节 中药制剂变更创新的监管促进与审评技术要求 ……………… 785

VI. Regulatory Promotion and Technical Requirements on the Innovative Variation of TCM

一、中药变更管理历史 …………………………………………… 786

1. History on the Management of TCM Variation

二、中药变更审评技术要求 ……………………………………… 787

2. Technical Requirements on Reviewing the TCM Variation

三、监管实践 ……………………………………………………… 789

3. Regulatory Practice

四、思考与展望 …………………………………………………… 790

4. Thoughts and Prospects

# 第十九章 中药生产全链条监管实践
# Chapter 19　Full Chain Regulatory Practice on TCM Manufacturing　792

第一节 中药生产全链条安全监管概述 ……………………………… 792

I. Introduction on the Full Chain Safety Regulation on TCM Manufacturing

一、中药产业发展与监管挑战 …………………………………… 792

1. Development of TCM Industry and Regulatory Challenges

二、中药产业全链条安全监管内涵 ……………………………… 793

2. Conotation of Full Chain Safety Regulation on TCM Industry

第二节 中药材生产监管实践 ……………………………………… 795

II. Regulatory Practice on the Production of Chinese Crude Drugs

一、中药材生产监管法规 ………………………………………… 795

1. Laws and Regulations on the Production of Chinese Crude Drugs

二、中药材标准管理与技术要求 ………………………………… 796

2. Standard Management and Technical Requirements on Chinese Crude Drugs

三、中药材生产流通管理 ………………………………………… 797

3. The Regulation on the Distribution of Chinese Crude Drugs

四、中药材生产监管问题与监管应对 …………………………… 800

4. Regulatory Issues and Regulatory Response on the Production of Chinese Crude Drugs

第三节 中药饮片及中药配方颗粒生产监管实践 ·········· 802

Ⅲ. Regulatory Practice on the Manufacturing of Prepared Slices and Dispensing Granules

一、中药饮片生产监管法规 ·········· 802

1. Laws and Regulations on the Manufacturing of Prepared Slices

二、中药饮片标准管理与技术要求 ·········· 802

2. Standard Management and Technical Requirements on Prepared Slices

三、中药饮片生产监管问题与监管应对 ·········· 805

3. Regulatory Issues and Regulatory Response on the Manufacturing of Prepared Slices

四、中药配方颗粒生产监管实践 ·········· 806

4. Regulatory Practice on Dispensing Granules

第四节 中成药生产监管实践 ·········· 808

Ⅳ. Regulatory Practice on the Manufacturing of TCM

一、中成药生产监管法规 ·········· 808

1. Laws and Regulations on TCM Manufacturing

二、中成药标准管理与技术要求 ·········· 809

2. Standards Management and Technical Requirements on TCM

三、中成药生产监管问题与监管应对 ·········· 809

3. Regulatory Issues and Regulatory Response on TCM Manufacturing

四、中药提取物的生产监管 ·········· 810

4. Regulation on TCM Extracts

第五节 医疗机构中药制剂配制监管实践 ·········· 812

Ⅴ. Regulatory Practice on Hospital TCM Preparations

一、医疗机构中药制剂配制监管法规 ·········· 812

1. Laws and Regulations on Hospital TCM Preparations

二、医疗机构中药制剂监管的技术要求 ·········· 813

2. Technical Requirements on Hospital TCM Preparations

三、医疗机构中药制剂监管问题与监管应对 ·········· 814

3. Regulatory Issues and Regulatory Response on Hospital TCM Preparations

第六节 中药生产技术创新、智能制造与智慧监管 ·········· 815

Ⅵ. Technical Innovation, Intelligent Manufacturing and Smart Regulation on TCM Manufacturing

一、中药生产技术创新 ·········· 815

1. Technical Innovation on TCM Manufacturing

二、中药智能化生产与示范 ·········· 818

2. Intelligent Manufacturing of TCM and Pilot Programs

三、中药智慧监管 ·········· 818

3. Smart Regulation on TCM

## 第二十章 中药产品全生命周期科学监管
## Chapter 20　Whole Life-Cycle Scientific Regulation on TCM

第一节　中药产品全生命周期监管体系 …………………………………… 821

Ⅰ. Whole Life-Cycle Regulatory System on TCM

　一、中药产品全生命周期介绍 …………………………………………… 821

　1. Introduction on the Whole Life-Cycle of TCM

　二、中药产品全生命周期监管 …………………………………………… 825

　2. Whole Life-Cycle Regulation on TCM

第二节　中药产品上市前科学监管 ………………………………………… 830

Ⅱ. Pre-market Scientific Regulation of TCM

　一、中药产品研发立项 …………………………………………………… 830

　1. Project Approval on the R&D of TCM

　二、中药产品临床前研究 ………………………………………………… 830

　2. Pre-clinical Research of TCM

　三、中药产品临床试验 …………………………………………………… 838

　3. Clinical Trials of TCM

　四、中药产品申请上市许可 ……………………………………………… 840

　4. Application for Market Authorization of TCM

第三节　中药产品上市后科学监管 ………………………………………… 842

Ⅲ. Post-Market Scientific Regulation on TCM

　一、中药产品上市后研究 ………………………………………………… 842

　1. Post-Market Research on TCM

　二、中药产品上市后评价 ………………………………………………… 846

　2. Post-Market Surveillance on TCM

　三、中药产品上市后获益 - 风险评估 …………………………………… 852

　3. Post-Market Benefit-Risk Assessment of TCM

　四、中药产品上市后变更管理 …………………………………………… 855

　4. Post-Market Variation Management

　五、中药上市后再注册 …………………………………………………… 857

　5. Post-Market Re-registration

　六、完善说明书 …………………………………………………………… 857

　6. Improvement of Insert Sheet

　七、撤市 …………………………………………………………………… 858

　7. Removal from the Market

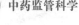

第二十一章　中药监管全球化合作与国际协调
# Chapter 21　International Cooperation and Harmonization of TCM

860

第一节　国际药品监管制度和草药监管政策 ················· 860

Ⅰ. International Drug Regulatory System and Herbal Medicine Regulatory System

一、草药的定义、分类与监管应对 ················· 860

1. Definitions, Classifications and Regulatory Response on Herbal Medicines

二、WHO 六大区域的草药监管 ················· 862

2. Herbal Medicine Regulation in WHO's Six Regional Offices

三、美欧日药品监管机构的草药监管 ················· 870

3. Herbal Medicine Regulation in the U.S. , EU and Japan

第二节　中药及植物药国际标准研究与协调 ················· 881

Ⅱ. Research and Harmonization of International Standards of TCM and

Herbal Medicine

一、主流药典及相关组织标准概况 ················· 881

1. Introduction on Key Pharmacopoeias and Relevant Organizations

二、中药标准国际化进展及主要成效 ················· 885

2. Internationalization of TCM Standards and Main Achievements

三、中药标准国际化发展前瞻 ················· 886

3. Prediction on the Internationalization of TCM Standards

第三节　中药及植物药注册法规比较及国际注册 ················· 888

Ⅲ. Comparative Study on Registration Regulations and International

Registration of TCM and Herbal Medicine

一、国内外植物药注册法规和技术要求 ················· 888

1. Registration Regulations and Technical Requirements on Herbal Medicines

in China and Abroad

二、中药产品标准的国际协调及监管应对 ················· 890

2. International Harmonization and Regulatory Response on TCM Standards

三、主要海外注册及进展 ················· 892

3. International Registration and Achievements

四、总结与展望 ················· 895

4. Summary and Prospects

第四节　世界卫生组织国际草药监管合作组织 ················· 897

Ⅳ. International Regulatory Cooperation for Herbal Medicines (IRCH) in WHO

一、IRCH 组织结构与工作机制 ················· 897

1. Organization Structure and Working Mechanism of IRCH

二、中国参与 IRCH 工作成效 ················· 899

2. China's Participation in IRCH

三、IRCH 重点工作展望 ·························· 900

3. Key Expectations on IRCH

第五节　世界卫生组织西太区草药监管协调论坛 ·················· 901

Ⅴ. Forum for the Harmonization of Herbal Medicines in WPRO

一、论坛背景 ·························· 901

1. Background

二、组织机构 ·························· 902

2. Organization Structure

三、常务委员会会议及关注议题 ·················· 902

3. The Steering Committee Meeting and Concerned Topics

第六节　世界卫生组织世界传统医药合作中心 ·················· 904

Ⅵ. WHO Collaboration Centers on Traditional Medicines

一、WHO 合作中心 ·························· 904

1. WHO Collaboration Centers

二、WHO 在华合作中心 ·················· 905

2. WHO Collaboration Centers in China

三、WHO 世界传统医药合作中心（CHN-139） ·················· 905

3. WHO Collaboration Centers on Traditional Medicines (CHN-139)

第七节　中药监管双边国际合作与协调 ·················· 907

Ⅶ. Bilateral Cooperation and Harmonization of TCM Regulation

一、国际合作背景 ·························· 907

1. Background of International Cooperation

二、合作机制与成效 ·················· 908

2. Cooperation Mechanism and Achievements

三、发展前瞻 ·························· 909

3. Development Expectations

## 第二十二章　中药监管科学转化应用与监管促进
## Chapter 22　Transforming Application and Regulatory Promotion of TCM Regulatory Science

910

第一节　中药传承创新发展的监管科学与监管促进 ·················· 910

Ⅰ. Regulatory Science and Regulatory Promotion on the Inheritance, Innovation and Development of TCM

一、中药产业驱动与监管应对 ·················· 910

1. Driving Forces from Industry and Regulatory Response

二、中药监管科学研究转化与监管促进机制 ·················· 921

2. Mechanism on Research Transforming and Regulatory Promotion

第二节 珍稀濒危药材的新药材发现及替代品研究与科学监管 ············ 931

II. Discovery of New Chinese Crude Drugs from Cherish Endangered Species
   and Research and Scientific Regulation on Alternatives

　一、珍稀濒危药材现状 ······················································· 931

　1. Current Status on Chinese Crude Drugs from Cherish Endangered Species

　二、替代品开发的科学探索与技术路径 ································· 933

　2. Scientific Exploration and Technical Pathway on the Development
   of Alternatives

　三、濒危药材替代品的科学监管实践 ······························· 937

　3. Scientific Regulation Practice on the Alternatives of Chinese Crude Drugs
   from Cherish Endangered Species

　四、加强珍稀濒危药材替代品研究与科学监管的对策与建议 ·············· 940

　4. Strategies and Proposals on Strengthening the Research and Scientific
   Regulation on the Alternatives of Chinese Crude Drugs from Cherish
   Endangered Species

第三节 中药注射剂上市后研究评价技术规范与监管 ·················· 942

III. Technical Guidelines and Regulation on Post-Market Evaluation of TCM
   Injection

　一、中药注射剂生产使用现状 ··············································· 942

　1. Current Status of TCM Injection Manufacturing and Use

　二、中药注射剂重点关注问题 ··············································· 946

　2. Key Concerns on TCM Injection

　三、中药注射剂上市后研究和评价 ········································ 948

　3. Post-Market Research and Evaluation on TCM Injection

　四、中药注射剂上市后研究和评价的监管科学与科学监管发展建议 ······ 952

　4. Proposals on Regulatory Science and Scientific Regulation for Post-Market
   Research and Evaluation of TCM Injection

第四节 含马兜铃酸中药安全性评价研究与科学监管 ·················· 954

IV. Safety Assessment Research and Scientific Regulation on TCM with
   Aristolochic Acids

　一、含马兜铃酸中药安全性问题背景 ····································· 954

　1. Background on the Safety of TCM with Aristolochic Acids

　二、含马兜铃酸中药安全监管现状 ········································ 955

　2. Current Status on the Regulation of TCM with Aristolochic Acids

　三、含马兜铃酸中药的风险评估与监管前瞻 ··························· 959

　3. Risk Evaluation and Regulatory Expectations on TCM with Aristolochic Acids

第五节　突发公共卫生事件中药研发与科学监管 ·················· 962

Ⅴ. Research and Scientific Regulation on TCM during the Public Health
　 Emergency

一、中药传承创新对于疫情等突发公共卫生事件防控的重要性 ············ 963

1. Significance on the Inheritance, Innovation and Development of TCM during
　 the Public Health Emergency

二、中药监管科学新标准、新方法加速中药防疫产品上市 ················ 965

2. New Standards and New Methods in Regulatory Science to Speed-up the
　 Marketing of TCM for Epidemic Prevention

三、疫情防控用中药的科学监管与健康促进 ················ 966

3. Scientific Regulation and Health Promotion of TCM for Epidemic Prevention

四、总结与展望 ················ 967

4. Summary and Expectations

第六节　中医治未病类中药研发与科学监管 ················ 970

Ⅵ. Research and Scientific Regulation on TCM for the "Preventive Treatment
　 of Disease"

一、中医"治未病"类中药研发方向与定位 ················ 970

1. Direction and Position of TCM for the "Preventive Treatment of Disease"

二、中医"治未病"类中药评价技术要求 ················ 973

2. Technical Requirements on Reviewing TCM for the "Preventive Treatment
　 of Disease"

三、监管实践与发展前瞻 ················ 976

3. Regulatory Practice and Development Expectations

第七节　证候类中药研发与科学监管 ················ 980

Ⅶ. Research and Scientific Regulation on TCM for Syndrome Differentiation

一、证候类中药注册法规变迁 ················ 980

1. Changes of Regulations on the Registration of TCM
　 for Syndrome Differentiation

二、证候类中药研究转化和评价现状 ················ 982

2. Current Status on Transforming and Evaluation of TCM for Syndrome
　 Differentiation

三、证候类中药研制与监管实践 ················ 983

3. R&D and Regulatory Practice of TCM for Syndrome Differentiation

四、总结与展望 ················ 988

4. Summary and Prospects

第八节　中药区域协调发展与科学监管 ························ 989

VIII. Regional Harmonization and Scientific Regulation on TCM

　　一、粤港澳大湾区药品监管协作的背景 ················· 990

　　1. Background of Drug Harmonization in the Guangdong–Hong Kong–Macao Greater Bay Area

　　二、粤港澳大湾区药品监管协作机制的确立 ··········· 995

　　2. Establishment of drug Harmonization Mechanism in the Guangdong–Hong Kong–Macao Greater Bay Area

　　三、粤港澳大湾区药品监管协作机制的实践与成效 ·········· 996

　　3. Practice and Achievements on Drug Harmonization in the Guangdong–Hong Kong–Macao Greater Bay Area

　　四、粤港澳大湾区药品监管协作的展望 ··········· 1003

　　4. Expectations on Future drug Harmonization in the Guangdong–Hong Kong–Macao Greater Bay Area

第九节　中药品种保护与科学监管 ···················· 1004

IX. Protection of TCM Varieties and Scientific Regulation

　　一、监管需求 ·············· 1004

　　1. Regulatory Demands

　　二、中药保护品种的技术审核要求 ·············· 1011

　　2. Technical Review Requirements on the Protection of TCM Varieties

　　三、基于监管科学的中药品种保护制度完善与修订思路 ··········· 1014

　　3. Thoughts on Perfection and Revision of TCM Varieties Protection System Based on Regulatory Science

附篇　编写记事
Appendix　Chronicles　　　　　　　　　　　　1020

关于防范利益冲突的声明
Announcement on the Conflict of Interests　　1033

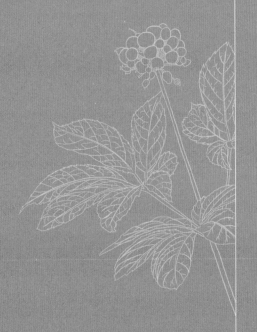

上篇 概论篇

# 第一章
# 国际药品监管科学概述

## 第一节　监管科学的起源

### 一、历史背景

科学与监管之间的密切联系和相互作用由来已久。在 19 世纪末和 20 世纪初，科学与社会决策过程缺乏有效连接。

随着社会经济的发展，新产品、新产业、新业态不断出现，对相关业务的监管问题随之出现，制药业、环保行业、采矿业、制造业、农业、环保和食品等行业均面临各种各样的监管问题。法律制定者、监管者、产业界和公众逐渐意识到监管活动和监管决策需要获得相关的科学信息。

二战结束以后，工业快速发展，同时伴随着环境的恶化，包括水污染、核污染、化学污染，以及因汽车工业的飞速发展所带来的空气和噪音污染等，与公众追求更高质量、更健康的生活品质的需求背道而驰。20 世纪 60、70 年代，美国公众卷入了声势浩大的环境保护运动中。20 世纪 70 年代，美国和日本在实施限制汽车尾气排放的法规方面出现分歧。1970 年，美国国家环境保护局（EPA）成立。然而，EPA 成立之初，法规制定依据尚不充分，仅能根据尚不完整的科学信息作出决策，经常受到质疑。"监管科学"（Regulatory Science）一词在此期间被创造出来，旨在满足监管机构的科学需求。自 20 世纪 50、60 年代起，欧洲国家开始开展大规模的环境立法工作，监管者对科学和技术的环境影响的认知和评估能力逐渐得到提升。

### 二、"监管科学"的由来

第一个认识到监管科学本质的研究者是 Alvin Weinberg，他在 1970 年首先用监管科学的理念评估电离辐射的影响[1]。他在 1972 年发表的《Science and Trans-Science》一文中指出，一些问题需要用科学方法解决，但科学方法又无法完全回答，为此他提出"跨科学 / 转化科学（Trans-Science）"的概念，这是监管科学理念的原始萌芽[1]。"监管科学"一词的真正出现是在 1970 年 12 月 EPA 成立后不久，由 Alan Moghissi 博士提出，用于描述该机构制定法规所用的科学。1985 年春，Alan Moghissi 在弗吉尼亚州成立了一个非营利性的监管科学研究所（Institute for Regulatory Science），其目标是在科学与监管体系之间进行科学研究。将监管科学进行学科构建的是美国哈佛大学从事科学技术研究的 Sheila Jasanoff 教授。美国食品药品管理局（FDA）于 1991 年使用"监管科学"这一概念解决医药等"科学产品"（包括有型产品、知识和信息）的监管问题，并将其确定为 FDA 重点推动的学科[2]。

1987 年，曾在日本国立卫生研究院（National Institutes of Health Sciences）工作的内山博士被认为是日本第一个提出监管科学概念的人[3]。内山博士认为，在美国，监管科学是为回答政治问题而产生的科学，而在日本，监管科学主要被用来讨论医药科技与产品研发[4]。

### 三、"监管科学"涵义界定

各方对"监管科学"有不同的理解和定义。FDA 科学委员会将监管科学描述成公众健康机构为履行职责所需的基于科学的决策过程[2]。监管科学涵盖了广泛的学科，不仅包括传统上与监管相关的学科，如统计学和临床试验科学，还包括生物医学之外的学科，例如经济学、风险沟通和社会学。监管科学可以是确定指引美国 FDA 监管规则、原则和法律的制订和价值的一种方法论。监管科学和转化科学之间的紧密关系为创建一个完整的新学科提供了路径。

FDA 前任局长 Margaret Hamburg 于 2009 年指出监管科学是用来评估和评价产品安全性的科学和工具[2]。美国监管科学研究所所长 Alan Moghissi 于 2009 年在《The Scientist》发文称，监管科学是科学在各个层面上对社会决策过程的独特应用。美国医学研究所（Institute of Medicine）认为监管科学是应用科学方法来改进新药、生物制品和需要上市前审批的医疗器械的研发、审评和监管的科学。FDA 将监管科学定义为研发新工具、新标准和新方法，以评估 FDA 监管的产品的安全性、有效性、质量和性能（performance）的科学[2]。

监管科学在欧洲监管机构网络内逐渐达成共识。欧洲药品监管网络是由所有成员国药品监管机构，欧洲药品管理局（EMA）和欧盟委员会组成。在《EMA 监管科学战略 2025》中，EMA 将监管科学定义为应用于药品质量、安全性和有效性评估的一系列科学学科，并在药物的整个生命周期中为监管决策提供信息，包括基础和应用生物医学和社会科学，并有助于制定监管标准和工具[3]。

日本药品和医疗器械管理局（PMDA）通过改革计划（2004—2013），成功地将医疗产品的审评时限缩短至世界最高标准。为了回应国内和全球的期望，PMDA 制定并发布"2015 年 PMDA 国际化战略计划"，提出的关键国际化行动是建立"监管科学中心"，开展全球首创产品的审评等，启动"亚洲制药培训中心"，以加强亚洲制药业的能力。《促进医疗保健和医疗战略法》第 13 条第 2 款规定，根据科学发现，应用监管科学对产品的质量、有效性和安全性进行适当和及时的预测、评估和判断，加快产品转化上市[3]。

监管科学是研究如何运用各种传统的、新兴的科学知识进行药品审评、检查、监测评价等监管决策，并加以实践的超科学或者跨界科学、边缘科学。监管科学的基础是药品监管的战略、理念、法律、制度、程序和机制，监管科学的成果是为创新的或者改良的评估产品安全性、有效性，质量的标准、方法和工具。

### 四、监管科学研究的科学范畴

#### （一）决定因素：科学信息的成熟度、再现性

尽管监管科学是一门独特的科学学科，但与其他科学学科如物理、化学或生物学一样，包括许多研

究领域，统称是"监管科学"，实际包括环境监管科学、药品监管科学、医疗器械监管科学、食品监管科学以及中药监管科学等。

监管科学范畴取决于科学信息的成熟度和再现性，监管科学属于部分可再现的科学类别（partially reproducible science class）[2]。再现性（reproducibility）是指使用科学证据中所述的相同方法对同一被测变量重新测量后的结果一致性[5]。与再现性相关的另一个概念是复制（replication），即当采样、研究程序和数据分析方法可能存在差异时，独立获得至少相似的不完全相同结论的能力[4]。再现性（reproducibility）可以被认为是复制的第一步，也是非常重要和必要的一步[5]。

## （二）科学信息的可靠性

监管科学研究中的另一项考虑因素是可靠性，需要一个正式的、普遍可接受的过程来对科学信息的可靠性进行分类，实际上就是区分监管科学中的"好科学"和"坏科学"。由图1-1-1可见，科学信息按可靠性水平升序排列依次为个人意见、灰色文献、同行评审的科学和达成共识的科学。

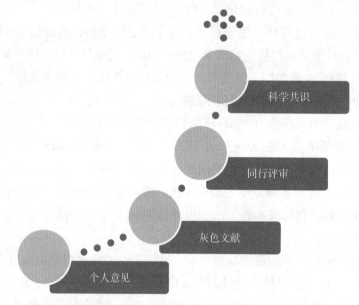

图 1-1-1　科学信息可靠性水平

## （三）科学范畴之外的维度

监管科学还会受到社会性目标、意识形态、信仰和许多其他非科学问题影响。有时，从监管机构角度必须在科学活动中考虑社会目标，包括保护人类健康、生态系统和价格等许多其他价值目标。尽管这些目标看似合理并且令人期待，但都不属于科学的范畴，必须在科学问题得到解决之后再加以解决。

监管机构进行监管决策的专家咨询程序是必要的，专家咨询委员会通常基于严格证据的科学作出判断，而监管机构则往往基于法律标准，即按照法律程序和法定标准，而非科学和技术标准来执行，通常依据法律标准作出的决策比专家咨询委员会作出的决策更加宽容，也更少受到产业界的质疑[5-6]。

监管科学的研究范畴聚焦在演进科学和边缘科学领域，这些领域尚未得到科学上的证实，或者尚未达成科学上的一致，是有争议或需要监管合理性判定的领域。已证科学因已经成熟，通常不在监管科学的研究范畴。非科学不应当作为监管科学的研究领域，但应当加以识别并排除在监管决策考虑之外。

（杨悦）

# 参考文献

［1］WEINBERG A M. Science and trans–science［J］. Science, 1972, 177: 211.

［2］杨悦. 美国药品监管科学研究［M］. 北京：中国医药科技出版社, 2020.

［3］杨悦. 监管科学的起源［J］. 中国食品药品监管, 2019（4）: 13–23.

［4］JASANOFF S. What is the Regulatory Science? Concept and history in United States and in Japan interview with Professor Sheila Jasanoff［J］. Clinical Evaluation, 2011, 39（1）: 1–16.

［5］OLSON S, CLAIBORNE A B. Building a national framework for the establishment of regulatory science for drug development［M］. Washington（DC）: National Academies Press（US）, 2012.

［6］HONIG P, ZHANG L. Regulation and innovation: role of regulatory science in facilitating pharmaceutical innovation［J］. Clinical Pharmacology & Therapeutics, 2019, 105（4）: 778–781. DOI: 10.1002/cpt.1367.

# 第二节　监管科学的发展历程

## 一、医学发展与监管科学

医学对疾病的认知是药品研发创新的源泉。医学科学的发展经历了经验医学、循证医学、转化医学、精准医学等的发展阶段。这是一个漫长的、循序渐进的发展过程。

### （一）经验医学与证据强度

古希腊哲学的研究方法，一般分两种：理性的方法和经验的方法。理性方法脱离具体的个别事物而上升到高度抽象层面，在理念层次上对世界进行整体的把握。而经验的方法，则是从感性的具体事物中去寻找万物本源的认识论秩序，在认识事物本质时突出感觉经验的存在，从某种现象而不是概念入手，去寻找事物的本质[1]。在经验医学阶段，临床实践大多以经验和推论为基础，监管机构对药品的上市监管缺乏系统的评价。无论传统西方医学还是东方医学的实践一般表现为模糊科学，其突出特点是理论的独特、玄妙性和结果的不可再现性。

在传统医学中，权威和疗效是不需要证明的，古方永远是对的。在西方的传统医学中，同样崇拜经典。古罗马名医盖伦著作，享誉整个西方医学界，曾经不可撼动长达千年之久。盖伦在继承希波克拉底学派医学思想的基础上，以亚里士多德的自然哲学思想为基础，结合解剖学研究、生理学实验及临床观察所见，建立了一整套较为完整的医学理论，被奉为西方医学的绝对权威，一直延续到17世纪，对欧洲医学产生了巨大的影响。以感觉经验作为认识的出发点，突出观察的作用，这在亚里士多德的哲学研究和盖伦的医学研究中是共有的特点。盖伦把感觉经验当作全部医学知识的源泉，认为临床试验和观察是通往医学真理的唯一道路[1]。盖伦曾经做过大量巧妙的医学实验，通过仔细观察，获得了一些科学价值极高的结论。但是，他对人的解剖学和生理学都建立在错误的结论基础之上。在盖伦的论述中存在着许多错误，或者说谬误，例如他所说的心室结构猜想实际上根本不存在。屈从于宗教神学的需要，原因是他并未解剖过人，他认为身体的构造和一切生理过程都有一定的目的性，并把机体内所进行的各种过程在无法解释时均归结为非物质力量的作用。对盖伦的信奉持续地阻碍着医学的发展，总体上，他对医学造成了最好与最坏双重的影响。

中医学体系中广泛采用取类比象的原则推演疾病性质、发生机理等，而且据此建立了庞然的传统医学理论体系。但是，与其他推理相比，类比推理是一种平行式的推理。中医理论博大精深，四气五味的药性理论、君臣佐使的配伍理论、五脏六腑的脏腑理论、四时六气的病因理论、司外揣内的病机理论、天人相应的发病理论等，五行学说和天人相应思维方式都属于类比推理范畴。

现代医学研究的是因果关系，这与经验医学的类比方法有很大不同，用类比方法来研究因果关系，可能得出或然性结论的概率极高，甚至严重地干预了经验医学自身总结模式。类比方法可以作为一种建立假说的思路，但要想取得可靠的结论，必须经历严格的科研设计、严密的研究步骤、科学的论证方法，通过实验研究得到证明。

此外，经验医学更多以来自专家意见和病例系列的积累。在循证医学证据体系中，专家意见、病例系列等的证据等级较低，但仍然可以作为循证证据使用，也可以用于在特定情况下支持监管决策，但绝非普遍适用。

### （二）循证医学与监管决策证据

随着医学的进步，20 世纪初开始，越来越多的临床证据暴露了经验医学的局限性。1990 年，《美国医学会杂志》（JAMA）开辟"临床决策——从理论到实践"专栏，David Eddy 在 "Practice policies: where do they come from?" 一文中首次提出 "Evidence-based" 一词，并指出"医疗决策要以证据为基础，且要对相关证据进行甄别、描述和分析"[1]。1992 年，David Sackett 教授首次提出循证医学的概念。循证医学以临床流行病学和药物流行病学等相关学科和方法作为基础，自身理论体系和方法逐渐形成和发展，并成为了临床决策遵循的主要原则，促使临床医生超越传统的经验医学，从直觉走向科学。循证医学的核心思想就是在临床医疗实践中，应当尽量以客观的科学研究结果为证据，制定患者的诊治决策，将最好的证据应用于临床实践。

循证医学证据是当今时代药品监管机构制定监管决策的重要依据。2000 年，循证医学奠基人 David Sackett 等将临床证据定义为"以患者为研究对象的各种临床研究（包括防治措施、诊断、病因、预后、经济学研究与评价等）所得到的结果和结论"[2]。

循证证据按照证据的等级依次为系统评价、随机对照临床试验（randomized controlled trials，RCT）、队列研究、病例对照研究、病例系列、专家意见（理论研究）、动物试验、体外研究等。这些证据均可作为监管决策的依据。循证医学的证据分级理念对药品监管评估的指导意义重大，良好设计的 RCT 一直以来是评价药品或治疗方法对于患者结局的金标准，也是支持药品审评的关键性证据最普遍的类型之一。

监管机构在长期的监管实践中，综合考虑疾病的类型、需求紧迫程度、证据可靠性、偏倚控制等，建立客观一致的审评决策证据标准，将 RCT 与真实世界研究、队列研究、专家意见、疾病机理、体外和动物试验等有机结合，形成了实质性证据 + 确证性证据的证据链模式，有效地指导药品监管决策。

### （三）转化医学阶段

转化医学是应用科学方法解决健康问题。监管科学是应用科学方法来改进新药、生物制品和在上市前需要监管部门审评的医疗器械的研发、审评和监管。

1996 年，《The Lancet》杂志第一次出现"转化医学"，提出 "B to B" 双向模式[3]，即"从实验室到临床和临床到实验室"的过程，也就是 "bench to bedside to bench，B to B to B" 的过程[4-5]。

20 世纪末，美国国立卫生研究院（NIH）提出转化医学的概念，旨在让基础知识向临床治疗转化，促进健康水平的提升。2005年，NIH开始实施其医学研究发展路线图计划，倡导开展临床与转化医学研究，最终目标是打破基础研究与临床研究之间的隔阂和界限。2012年初，美国国家转化科学促进中心（NCATS）成立，这是美国创新疗法依托的国家级转化科学研究平台。临床与转化科学基金会（CTSA）支持临床与转化医学研究领域中的所有创新技术的研发以及研究资源共享[6]。

监管科学是转化科学的一个子集。传统上，转化科学分为四个阶段，监管科学分为四个类似的阶段，与转化科学保持一致（见表1-2-1）。

**表1-2-1　转化科学与监管科学的对应关系**

| 阶段 | 转化科学 | 阶段 | 监管科学 |
| --- | --- | --- | --- |
| T1 | 发现候选疗法 | RS1 | 安全性和有效性的临床前评估 |
| T2 | 从疗法到循证证据指南 | RS2 | 临床试验设计和分析 |
| T3 | 从循证证据指南到医疗实践 | RS3 | 上市后安全性监测和优化临床使用 |
| T4 | 从医疗实践到人群健康的整体影响 | RS4 | 健康政策，包括监管科学的社会学方面 |

### （四）精准医学阶段

精准医学是针对疾病病因复杂性，综合考虑由个体生物学特征、环境、生活方式引起的个体差异，而制定有效健康干预方案和策略的医学研究与实践模式。精准医学体现了医学科学的发展趋势，也代表了临床实践发展的方向。其形成是人类在医学发展至不同时期，从不同角度对医学的探索和思考，是学科融合和技术交汇的产物[7]。

2011年首次提出"精准医学"概念。在对疾病进行重新分类的基础上，对具有相同基因、共同发病机制的患者亚群精准诊断、评估、预测、治疗和预防，实现患者价值最大化。

精准医学关注的科学问题主要包括：疾病发生发展机制的阐释、回答疾病发生的本质问题；生物标志物的发现和早期诊断方法的探索建立，提供疾病治疗的有效时机；靶向治疗药物的研发、特异性地有效治疗疾病；分子诊断，为个体化治疗和预后判断提供科学依据。精准医学的研究发现是监管科学中的创新标准、工具和方法以及创新疗法的开发的源泉，生物标志物、靶点的发现和确认为监管审评中优化临床试验设计、临床结果评价提供了新的思路。

## 二、新兴科技与监管科学

除了医学的变革，新兴科学和技术变革对于监管机构构成挑战。药物研发创新始于诊断技术的突破和变革。

### （一）诊断技术发展与监管科学

现代医学诊断技术包括病因诊断技术、病理解剖诊断技术和病理生理诊断三方面。新兴技术的突破重点在病因诊断技术和病理生理诊断技术方面，包括组学技术、影像技术和人工智能（AI）等领域。

现代医学诊断通过在大样本中研究获得疾病发病分子机制，以生命组学数据为依据，根据"患者个体"在基因型、表型、环境和生活方式等各方面的特异性，应用现代遗传学、分子影像学、生物信息学和临床医学等方法与手段，发现相关变异与疾病发生发展的关系，进而对疾病进行精准分型，制定精准预防诊治方案，最终实现个体化治疗。

精准医学对患者进行精准分类的思想需要获得大规模的患者组织样本与临床资料，生物样本库建设、大型疾病数据系统共享平台成为精准治疗实现路径上的基石。而分子探针、成像系统和计算机融合的分子影像学成像技术研发、计算机断层扫描（CT）、核磁共振波谱法（NMR）、超声多模态分子影像融合技术使疾病的精准诊断、分析、多靶点检测成为可能。大数据挖掘技术则彻底改变了以往小样本生物样本数据描述的方式，可以管理、分析、解读多种类型、低价值密度的海量数据，从海量信息中找到有意义的疾病或反应线索，并且在大样本队列人群中进行验证。

精准诊断创新技术最终会在临床上转化为诊断型医疗器械、检测试剂、可穿戴设备等，对利用这些先进技术制造的器械在上市前审评时往往没有成熟的标准，监管机构面临挑战。另外，从国际上看，监管机构也在以开放的思维引入大数据为背景的决策支持系统，实现依靠真实世界证据的监管决策。

AI解决方案可以提高医疗器械的自动化和学习能力，提高诊疗方法开发和商业制造的效率，可以应用在监管审评和上市后监测等方面。AI提高了预测建模的准确性，对于监管机构来说，人工智能的应用包括代码和基础设施的持续改进。为了实现和提高监管机构内部和行业的效率，应当首先提高对AI潜力和局限性的理解，包括人工智能的技术和实际应用，人工智能可能引入的新的监管问题，以及人工智能解决方案在产品生命周期中的影响等方面。

### （二）制药技术创新与监管科学

#### 1. 化学合成与生物合成技术

化学提纯及合成技术，开启了现代制药产业。合成化学是研究物质创造与转化的学科，是化学科学的基础和核心，是人类认识物质、创造物质的重要途径和手段。合成化学创造了数以千万种功能多样的物质，药物的合成挽救了无数人的生命。

合成生物技术是一种利用工程化设计对自然生物系统进行改造和优化的方法。它的核心在于人工设计和编写基因组，进而生产出人类所需的物质[8]。合成生物技术分为基于细胞的生物合成学和无细胞合成生物学。基于细胞的合成生物学通常使用的微生物工厂，包括细菌、酵母、放线菌和真菌。底物如乙醇、葡萄糖和淀粉等被转化成各种产物，包括氨基酸、有机酸、醇类、维生素、类黄酮和萜类化合物等，利用荧光激活细胞分选（FACS）技术进行胞内产物的高通量筛选，以及应用微流控技术对胞外产物进行筛选，有助于提升这些微生物积累目标产物的能力，这些底物通常通过如玉米或甘蔗这样的作物来获取得到。无细胞合成生物学核心技术主要包括基于细胞提取物体系、纯化体系及多酶体系的合成。

现代药物研发过程中，植物提取、生物合成与化学合成往往联合应用。如图1-2-1所示，生物化工全产业链包含6个主要环节：基因工程、菌种培育、发酵过程、分离纯化、改性合成和开发应用[9]。在生物化工产业链中，值得注意的是，生物合成与化学合成并非对立，而是互补的关系。在制备药物制剂的过程中，可以同时采用生物合成和化学合成，或者结合植物提取和化学合成等多种方法。

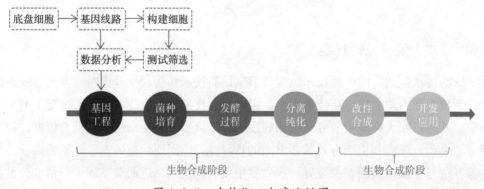

图1-2-1　生物化工全产业链图

根据麦肯锡全球研究院在2020年发布的《生物革命：创新改变经济、社会和人们的生活》报告的研究，生物合成产品具备替代传统化学合成产品的 70% 的潜力，并且这一领域正在不断扩展[10]。从 2030 年到 2040 年，合成生物学应用对人类健康可能产生 0.5 万亿至 1.2 万亿美元的影响[11]。合成生物学将广泛应用于人类健康、农业、水产养殖、食品、消费品、服务、材料和能源等多方面。

化学合成技术应用于药品监管的经验比较成熟，而生物合成技术应用于药品领域则可能出现挑战性，由于化学合成、生物合成、中药提取存在替代或者互补，从原料药来源来看，可能改变初始原料药的监管分类，如原来按照中药提取的原料药采用生物合成技术路线应当如何监管的问题，也可能出现生物合成与化学合成联合生产的原料药如何监管的问题。

### 2. 智能化生产技术

智能制造（intelligent manufacturing，IM）源于人工智能的研究，广泛应用于各行各业，药品领域也不例外。智能制造包含智能制造技术和智能制造系统，智能制造系统不仅能够在实践中不断地充实知识库，而且具有自学习功能，还有搜集与理解环境信息和自身的信息，并进行分析判断和规划自身行为的能力。

智能制造技术是建立在现代传感、互联网、全自动化以及拟人智能技术等最新技术的基础之上，利用智能识别、人机交互、决策和执行系统，达到设计流程、制造流程的智能化。智能制造不仅仅是自动化，是信息技术、智能技术和设备制造技术的全面创新和融合，将制造自动化变得更加智能和高度集成。以药品智造工厂为例，通过端到端的数据流作为基础、互联网作为技术支持，可以缩短药品的生产周期，降低能耗，降低不合格品率，提高生产率，提高药品质量。

在药品领域，智能制造有助于实现制药工业体系的转型，产品更新换代加快，设计周期减小，生产效率高。有助于合作生产，持有人和生产企业（CMO 或者 CDMO）建立联系，智能制造过程进入制药各个环节，有利于提升价值链。有助于药品智能制造装备的研发创新，企业需求具有感知、分析、控制等多功能的智能装备，包括高档数控机床、智能控制系统、智能仪器设备、智能工业机器人等。

智能制造也可以改变以往按批生产的间断性生产模式，形成连续生产能力，既可以支持大规模生产，也可以支持小规模生产，也可以支持 3D 打印等技术的引入和应用。

智能制造对于药品申请中的技术文件、参数设计、质量控制和检查等都将产生影响，从传统生产向智能制造转型需要监管科学的全面跟进。

### 3. AI 辅助药物设计技术发展

AI 的出现将引发新药开发的大爆炸。通过深度学习和大数据分析，人工智能能够高效处理和解读大规模的生物信息学数据，挖掘隐藏在庞大数据集的模式和关联，提高对潜在药物靶点的识别准确性，加速药物筛选和设计的过程。

在药物发现中，第一步也是最重要的一步是确定与疾病病理生理学有关的适当靶点（如基因、蛋白质），然后找到可以干扰这些靶点的药物或类药物分子。人工智能的发展使得大数据分析变得更为容易，可以帮助提取这些大型生物医学数据集中的有用特征、模式和结构。在确定和验证了合适的靶点之后，下一步是寻找合适的药物或类药物分子。随着技术的进步和高性能计算机的发展，在计算机辅助药物设计（CADD）中补充人工智能算法，可以帮助我们找到针对特定靶点的完美药物。在过去的 20 年里，发展了许多用于计算药物发现、定量结构活性关系（QSAR）和自由能最小化技术的工具。

AI 辅助药物设计可以用于先导化合物的筛选，肽分子和小分子设计、药物剂量和给药效果识别、药物释放预测、生物活性预测、毒性预测、QSAR 建模、临床试验设计等方面。

AI 辅助药物设计既可以应用在企业端，也可以应用在监管机构端，用于开发评估药物的安全性、有效性的工具，指导临床试验设计等方面。

### （三）生物疗法的创新与监管科学

生物治疗是继疾病传统的手术治疗、药物治疗、放射治疗之后的又一新型疾病治疗策略。这些治疗方法从不同角度描述生物治疗策略，很难准确划分治疗方法之间的界限，如抗体治疗属于免疫治疗，又属于靶向治疗[12]，细胞治疗既属于免疫治疗，也可以融合基因治疗的方法[13]。

1. 基因治疗与细胞治疗

基因治疗是用一个新的正确的基因拷贝来取代或是补充突变基因，通过改变一个人的基因来治疗或治愈疾病的技术。基因治疗的方式包括基因置换（gene replacement）、基因修正（gene correction）、基因修饰（gene augmentation）、基因失活（gene inactivation）、免疫调节（immune adjustment）。

基因治疗产品有多种类型，包括质粒 DNA、病毒载体、细菌载体、人类基因编辑技术、患者源性细胞基因治疗产品等。

基因治疗的技术不同，风险也有所不同。离体基因治疗是直接取自异体正常细胞或患者自身的病变细胞，通过体外基因导入的方式修饰细胞，将修饰后的细胞体外扩增后回输到患者体内，从而达到治疗疾病的目的。在体基因治疗则是利用非病毒或病毒载体直接将治疗基因递送到患者体内的方式来治疗疾病。离体基因治疗由于步骤繁琐，细胞的离体操作容易导致其活力下降，且一些整合型病毒的使用更易引起体内的随机插入，进而诱发癌变。在体基因治疗的操作相对简便，但体内编辑的不确定性导致这一方法无法避免随机整合和脱靶效应的发生，可能在体内出现严重的免疫反应[14-15]。

在过去的 30 年里，临床基因治疗面临着无数的障碍和失败，但是现在它已经在现代医学上取得了巨大的进步，并且正在寻求开展临床试验和上市的路径[16]。

基因治疗产品对监管的挑战来自于不同于以往的临床疗效和安全性评价方法、标准。

2. 免疫治疗产品

免疫治疗（immunotherapy）是指针对机体低下或亢进的免疫状态，人为地增强或抑制机体的免疫功能以达到治疗疾病目的的治疗方法。免疫治疗的方法有很多，适用于多种疾病的治疗。

肿瘤免疫治疗通常分为四类，即特异性主动免疫治疗、特异性被动免疫治疗、非特异性过继免疫治疗以及非特异性免疫增强剂治疗。

特异性主动免疫治疗将经致死剂量照射过的"肿瘤疫苗"重新接种于人体，可促进机体特异性的肿瘤抗原产生特异性免疫应答，从而克服肿瘤对机体造成的免疫抑制状态并达到清除肿瘤细胞的目的。根据负载肿瘤抗原成份及方法的不同，可将肿瘤疫苗分为多肽疫苗、核酸疫苗、重组病毒疫苗、细菌疫苗、树突状细胞（dendritic cell，DC）疫苗、抗独特性抗体疫苗、基因修饰的肿瘤细胞疫苗等[17]。

特异性被动免疫治疗是将抗体、效应淋巴细胞等免疫应答产物直接输入机体，可促进机体对某些肿瘤产生快速免疫应答。特异性被动免疫治疗以单克隆抗体、单克隆抗体偶联物为代表。非特异性过继免疫治疗是将免疫细胞如 DC、细胞因子诱导的杀伤细胞（CIK）、细胞毒性 T 淋巴细胞（CTL）等或免疫因子如白细胞介素 -2（IL-2）、干扰素（IFN）、肿瘤坏死因子（TNF）、粒细胞 - 巨噬细胞集落刺激因子（GM-CSF）等转输或者回输给患者，以增强患者免疫功能、杀伤肿瘤细胞的治疗方法。

免疫治疗产品对监管的挑战来自于不同于以往的临床疗效和安全性评价方法、标准。

3. 再生医学产品

再生医学是研究如何促进创伤与组织器官缺损生理性修复以及如何进行组织器官再生与功能重建的学科[18]。再生医学主要包括干细胞、组织工程、器官移植等多个研究领域。其中，干细胞与组织工程研究是再生医学的核心内容。

再生医学综合了干细胞、组织工程、细胞与分子生物学、发育生物学、生物化学、材料学、工程学、生物力学、计算机科学等多个学科的最新进展，横跨基础研究、转化研究、产品开发、临床应用多个领域。

　　干细胞领域目前存在很多重要的科学问题。首先是标准问题。1998 年第一株人胚胎干细胞建系以来，全世界已经有几百株胚胎，通常沿用美国 NIH 的鉴定标准，但该标准太粗糙，无法准确反映各个细胞系的特征[18]。第二，胚胎干细胞的连续生产问题不同于传统药品批量生产。人胚胎干细胞的规模化培养技术是实现其临床应用所必须解决的问题。第三，不同的胚胎干细胞系存在生物学异质性，有效筛选合适的细胞系是产业化开发的前提。第四，安全性问题。胚胎干细胞具有分化为机体任何类型细胞的能力，但是如果将其移植入机体中就会引发很多问题，比如畸胎瘤形成的风险及免疫排斥等问题。免疫豁免位点，即不能够产生强烈免疫反应的部位，比如眼睛，就将成为人类机体因干细胞移植首先获益的部位[19]。

　　干细胞研究的监管科学问题主要关注疾病动物模型评价、细胞移植途径优化剂量确定、安全性有效性指标检测技术平台、免疫排斥反应防治、相关临床准入标准等领域。

（杨悦）

# 参考文献

［1］涂江波 . 最好的医生也是哲学家：古希腊时期哲学与医学之关系刍议［J］. 医学与哲学（A），2013，34（9）：27-30.

［2］李幼平 . 实用循证医学［M］. 北京：人民卫生出版社，2018.

［3］GERAGHTY J. Adenomatous polyposis coli and translational medicine［J］. Lancet, 1996, 348: 422

［4］MANKOFF S P, BRANDER C, FERRONE S, et al. Lost in translation: obstacles to translational medicine［J］. J Transl Med, 2004, 2（1）: 14.

［5］MARINCOLA F M. Translational medicine: A two-way road［J］. J Transl Med, 2003, 1（1）: 1.

［6］LESHNER A I, TERRY S F. 转化医学的研究与探索：解读 NIH-CTSA 2.0［M］. 时占祥，译 . 北京：科学出版社，2014.

［7］许丽，徐萍，孙学会，等 . 趋势观察：精准医学领域发展态势分析［J］. 中国科学院院刊，2023，38（6）：935-942. DOI: 10.16418/j.issn.1000-3045.20230109004.

［8］冉冰冰，梁楠，孙辉 . 组学技术在肿瘤精准诊疗中应用的研究进展：从单组学分析到多组学整合［J］. 中国肿瘤生物治疗杂志，2019，26（12）：1297-1304.

［9］李春 . 合成生物学［M］. 北京：化学工业出版社，2019.

［10］ZENG W, GUO L, XU S, et al. High-throughput screening technology in industrial biotechnology［J］. Trends in Biotechnology, 2020, 38（8）: 888-906.

［11］刘万鹏 . 合成生物学：属于未来的生产方式［R］. 华安证券，2021-06-24.

［12］周爱萍 . 生物治疗药物和生物类似药研究进展［J］. 中国新药杂志，2017，26（3）：296-299.

［13］詹启敏 . 精准医学总论［M］. 上海：上海交通大学出版社，2017.

［14］陈曦，陈亮，李大力 . 基因治疗在临床应用中的研究进展［J］. 生物工程学报，2019，35（12）：2295-2307.

［15］李春辉，胡泊，翁郁华，等 . 基因治疗的现状与临床研究进展［J］. 生命科学仪器，2019，17（增刊 1）：3-12.

［16］CORRIGAN-CURAY J, O'REILLY M, KOHN D B, et al. Genome editing technologies: defining a path to clinic: genomic editing: establishing preclinical toxicology standards［J］. Molecular Therapy, 2014, 23（5）: 796-806. DOI: 10.1038/mt.2015.54.

［17］任军，黄红艳 . 中国肿瘤细胞免疫治疗的现状与趋势［J］. 转化医学研究：电子版，2014（3）：63-69.

［18］中国科学院 . 中国学科发展战略·再生医学［M］. 北京：科学出版社，2017.

［19］SCHWARTZ S D, REGILLO C D, LAM B L. Human embryonic stem cell-derived retinal pigment epithelium in patients with age-related macular degeneration and Stargardt's macular dystrophy: follow-up of two open-label phase 1/2 studies［J］. Lancet, 2015, http: //dx.doi.org/10.1016/S0140-6736（14）61376-31.

# 第三节　监管科学战略计划

## 一、美国监管科学战略计划

2004 年 3 月，FDA 发布《创新或是停滞：新医药产品关键路径上的挑战与机遇》的白皮书，正式提出了"关键路径计划"（The Critical Path Initiative, CPI），最主要目的在于通过创造新的、能更准确地判断和预测新医药产品的安全性及有效性的工具，确保最新的生物医学基础研究成果能够更快、更确定、更低成本地转化为新的、更有效的治疗手段。FDA 将关键路径定义为新药、新生物制品及新医疗器械在研发过程中的关键性环节。当企业选定某个新化合物、新的生物制品或器械的原型设计进行新产品研发时，就开始进入关键路径，经过严格的临床前研究及临床试验、申请、审评并获得批准后，才能生产上市。

2006 年 3 月，FDA 发布"关键路径机遇清单"，包含 76 个对新医药产品的研发及审评有重要意义的领域，诸如如何将基因组学、蛋白质组学、影像学及生物信息学等应用到新医药产品的研发过程，提高安全性及有效性预测的准确度。关键路径计划中六大优先发展领域为：更好的评价工具；简化的临床试验；生物信息学的应用；21 世纪的产业化生产开发；针对公众健康急需的产品；特殊的高风险人群用产品。2009 年 FDA 发布 CPI 主要成就报告，重点展示生物标志物和其他科学工具、简化临床试验、确保产品安全性，以及多个具体领域诸如临床试验转化项目（clinical trials transformation initiative, CTTI）、治疗乳腺癌的新生物标志物等方面取得的进展。

在关键路径计划等取得重大成就的基础上，2010 年，FDA 启动了监管科学计划，将监管科学融入到 FDA 监管活动的方方面面。监管科学的推进和创新是 FDA 保护和提升公众健康核心任务的基础。作为一个以科学为基础的机构，FDA 必须使用最佳的、最可及的科学数据来支持监管决策，以此改善有益于公众健康的 FDA 监管产品并增强对所有产品的监管。重视监管科学发展的现实意义就是在于促进了药物创新，为预防、治疗和诊断疾病提供了新手段。2011 年 8 月 17 日，FDA 发布了《促进 FDA 监管科学：战略计划》（Advancing Regulatory Science at FDA: A Strategic Plan），在 FDA 监管药品、食品、化妆品等产品上推行以科学为基础的监管理念。

FDA 的监管科学战略计划确定了支持监管决策制定所要求的科学知识之间关键差距的策略，包括提供新的医药产品研究工具、模型；提高临床试验的质量和效率；识别和评估缺乏最佳终点指标试验领域的临床终点和相关生物标志物等手段，解决监管科学和创新的需求，促进产品开发和审评。FDA 明确了 8 个重点科学优先领域，包括：①提高产品安全性的毒理学现代化；②促进临床评价和个体化医疗创新的激励政策，改善产品开发及患者治疗结果；③促进产品生产改进和质量提高的新方法；④确保 FDA 做好评价创新技术的能力储备；⑤通过信息科学使用多种数据，提高健康结局水平；⑥实施新的预防为主的食品安全体系，促进患者健康保护；⑦促进保护美国乃至全球健康和安全免受威胁的医疗对策产品开发；⑧加强社会和行为科学，帮助消费者和专业人员使用产品时作出明智的决策。2013年FDA又新增了第9个重点发展领域，即加强全球产品安全网络。

2020年，FDA成立了一个机构范围的科学领导者委员会，通过调查研究，编写了《推进FDA监管科学：监管科学的重点领域》（FARS）报告[1]。该报告的目的是识别FDA需要持续有针对性地投入的领域，这些领域适合持续更新和修订，以适应科学的快速发展以及不断变化的优先事项和研究活动。FARS报告并非旨在全面列出FDA所有监管科学领域。FARS由4个重点领域组成，包括公共卫生应急准备和响应；通过创新增加选择机会和促进竞争；释放数据的能量；患者和消费者赋能。

## 二、欧盟药品监管科学战略计划

欧洲药品管理局（EMA）的理念是"科学、药物、健康"，科学是EMA为公众健康努力让人和动物获得药物的基础。近年来，创新步伐加快，监管机构需要支持日益复杂的药物研发的准备，通过融合不同的技术来促进和保护人类和动物健康，更好地提供医疗保健解决方案。EMA有责任不断挑战自身监管能力极限，关注在大数据、精准医学、新型制造、创新临床试验设计和合成生物学革命等新兴科技创新的准备程度，识别监管技能和能力、专业知识方面的差距，审视在监管法规和指导原则方面的不足，通过与主要利益相关者合作，提出未来的监管科学战略。自2004年EMA重组以来，制定系列战略路线图计划。

第一阶段：2006路线图计划，明确提出促进欧盟药物研发创新，加快安全有效的药品上市，应对公共卫生突发事件，促进产业发展的目标，其首要任务是实现欧盟体系化，整合各国监管资源，建立卓越网络工作模式，建立科学工作组和创新小组开展监管领域的科技攻关活动。

第二阶段：2011路线图计划，进入战略优先点聚焦阶段，选定公共卫生、罕见病、儿童用药等未满足的治疗需求领域作为战略重点，试图发现新兴科学与现有法律框架不能适应的领域，将风险获益评价以及应对安全性问题的评价工具、伦理以及环境问题纳入战略重点，同时，提出了监管科学的概念。

第三阶段：2015路线图计划，进一步聚焦在新技术、个体化医疗、先进疗法、组合产品等对审评的挑战方面，EMA联合国家监管机构网络建立了全新的欧盟药品监管系统，与各利益相关方紧密合作。为了在欧盟层面创建卓越网络工作模式，EMA分两个阶段建立卓越工作模式。首先，重点关注进一步加强全面的药品质量体系建设，促进高质量科学专业知识的可获得性；通过整合欧盟范围内的药品监管领域专家，建立广泛的、时时更新的、覆盖药品监管的各个方面的专家名单，加强EMA自身能力发展；建立欧盟基准评估系统（EU Benchmarking System），加强同行评价系统，提高药品科学审评的质量，以及监管与科学的一致性。第二，对欧盟监管系统的组织机构进行重新设计，将该系统进一步演化成为不同的审评中心和专业中心。在应对新技术以及新治疗方法带来的挑战上，例如细胞治疗和基因治疗、异种器官移植、纳米技术、反义分子、组织工程学、药物基因组学等，EMA在其内部建立了人用药品委员会（CHMP）下的几个工作组以及其他部门工作组。EMA还在内部创建了EMA创新工作小组（Innovation Task Force，ITF），ITF重点关注EMA在技术要求和审评上未建立审评经验、并且技术和法律方面都需要给出明确方向的创新药，为创新药研究者提供科学咨询。另外，为更好应对新技术带来的挑战，EMA将通过与科学委员会合作研究"新技术战略计划"（Strategic Plan for New Technologies）进一步扩展其科学能力，以持续跟进新技术，并最终促进指南文件的制定或修订，促进基于新技术的新疗法的研发。

第四阶段：2020年3月EMA发布《EMA监管科学战略2025》，旨在建立一个更具适应性的监管体系，鼓励药物创新。该战略认为，"监管科学"是指应用于药品质量、安全和疗效评估的一系列科学学科，并在药品的整个生命周期内为监管决策提供信息。它包括基础科学、应用生物医学和社会科学，并有助于制定监管标准和工具。监管者需要拥有最佳的工具跟上科技进步的步伐，并确保对突破性的、更复杂的疗法进行合理的评估。

该战略提出监管科学发展的 5 个主要目标：促进科学与技术在药品研制中的融合；推动综合证据生成，提高审评的科学性；与医疗保健系统合作，促进以患者为中心的药品可及性；应对新出现的健康威胁、新疗法可及性和挑战；支持和利用监管科学研究和创新成果。这一战略可以发现科学与健康医疗系统之间的空白，并团结众多利益相关方填补该空白，使 EMA 在新药研发领域维持国际领先地位[2]。

促进科学与技术在药品研制中的融合方面：支持精准医学、生物标志物和组学工具的开发，支持将先进疗法，如细胞、基因治疗转化应用到患者治疗、促进新型制造技术的应用，为医疗器械、体外诊断医疗器材和临界产品的评估创建综合评估途径，增进对纳米技术和药物新材料在药品中的应用的理解和监管响应。

推动综合证据生成，提高审评的科学性方面：促进新型非临床模型和 3Rs 原则应用，促进临床试验的创新，为新兴的临床数据的生成制定纳入监管决策的监管框架，扩大风险获益评估和沟通，加强特殊人群疗法创新计划的资金投入，优化建模、模拟和外推方法，探索数字技术和人工智能在监管决策中的应用。

与医疗保健系统合作，促进以患者为中心的药物可及性方面：应用卫生技术评估（HTAs）做好创新药物纳入医保报销的决策准备，与支付方合作建立从审评到可及的桥梁，加强患者在证据生成中的参与，促进在决策中使用高质量的真实世界数据，应用"大数据"加强网络能力和专业协作能力。

应对新出现的健康威胁、新疗法可及性和挑战方面：实施 EMA 的健康威胁预防计划，统筹资源和改进防范措施；继续支持开发新的抗菌药物及其替代品；促进全球合作，以预测和解决供应问题；支持创新的疫苗研发和上市后监测；支持重新调整的研发框架的开发和应用，包括第三方数据库、真实世界证据等。

支持和利用监管科学研究和创新成果方面：与学术界建立合作伙伴关系，开展监管科学领域研究；利用学术界和网络科学家之间的合作，解决迅速出现的监管科学研究问题；在整个监管网络及其利益相关者中传播和分享知识、专长和创新。

## 三、日本药品监管科学战略计划

日本医药品医疗器械综合机构（Pharmaceuticals and Medical Devices Agency，PMDA）是日本的药品医疗器械审评机构。PMDA 认为，监管科学是其一切监管活动的基础。PMDA 所有的科学活动必须基于清晰的证据、结合最新的科学发现，以作出准确的预测、评估和判断。在美国，监管科学被认为与政策科学不同，而在日本，监管或指南制定等政策研究被纳入监管科学。

2011 年 8 月，日本通过《基本科学技术计划》，认为监管科学是基于证据精准预测评估和判断，以最优方式将科技成果用于社会和人类需求[3]。该文件确定了 PMDA 开展基本研究的政策，确保 PMDA 推进监管科学研究的准确性、公平性和透明性。2012 年 5 月，PMDA 成立科学委员会，作为高端咨询机构研究讨论药品医疗器械审评的科学问题。科学委员会成员帮助 PMDA 共同探讨工作中遇到的实际科学问题，以合适的方式运用先进的学科交叉和融合性科学技术提升药品医疗器械监管水平，推进监管科学发展。

2014 年，日本发布《促进保健和医疗战略法》，监管科学的研究有助于基于科学对于医药产品的质量、有效性和安全性作出适当和及时的预测、评估和判断。

2015 年 6 月，PMDA 发布了《国际药事监管协调策略监管科学倡议》，将监管科学作为 PMDA 活动的基础[4]。PMDA 将努力实施战略计划，设定监管科学和决策的 3 个愿景：一是通过监管创新为世界作出贡献，PMDA 将以监管科学为基础，通过传递全球领先的产品审评、安全监管和药害救济的成果，促进全球公共卫生事业发展。二是为扩大其他国家或者地区的健康利益，使全球患者更快获得更有效、更安全的医疗产品，PMDA 将与世界各国更密切地沟通，以促进监管协调与合作。三是与其他国家及地区分享监管科学成果，充分利用积累的知识和经验，提供监管能力建设至关重要的信息和培训计划。

（杨悦）

## 参考文献

［1］FDA. Advancing Regulatory Science［R/OL］.（2022-06-09）. https://www.fda.gov/science-research/science-and-research-special-topics/advancing-regulatory-science.

［2］徐非，左禹. 关于加快推进药品监管科学的若干思考［EB/OL］.（2020-06-17）. http://www.cnpharm.com/c/2020-06-13/736077.shtml.

［3］毛振宾，张雷. 国外药品监管科学技术支撑体系研究及思考［J］. 中国药事，2020，34（9）：993-1000.

［4］时君楠，梁钻姬，赖云锋，等. 发展和应用监管科学：中国、美国、欧盟和日本的药品监管机构的经验［J］. 中国食品药品监管，2020（5）：38-55.

## 第四节 监管科学研究的组织架构与人才培养

### 一、监管科学研究的组织架构

在药品监管科学研究方面，FDA 采用内部与外部融合式研究创新模式相结合，FDA 与顶尖大学和研究机构合作设立的监管科学与创新卓越中心（Centers of Excellence in Regulatory Science and Innovation，CERSI）成为 FDA 的"外脑"和"智库"。为了确保早期阶段的密切合作，FDA 选择了两所高校通过合作协议（U01）机制进行资金支持，这两所高校分别是乔治城大学和马里兰大学。2013 年，FDA 设立第二阶段竞争申请流程，建立更多的 CERSI，包括加州大学旧金山分校（UCSF）联合斯坦福大学的 CERSI 以及约翰霍普金斯大学 CERSI。随后又建立了耶鲁大学-梅奥诊所 CERSI（Yale University-Mayo Clinic CERSI），截至 2018 年 12 月，FDA 共设立了 5 个 CERSI，到 2020 年 5 月，乔治城大学 CERSI 项目已经停止，目前只有 4 个 CERSI 处于活跃状态。

为了进一步加强医药技术产品的性能评价和监管，研究制定医药创新产品的审评规则，构建审评快速通道，加快新药上市、促进创新产品临床应用，加强产品上市后潜在不良反应的监测能力等，2011 年，美国 FDA 牵头组建全球监管科学研究机制（Global Coalition for Regulatory Science Research，GCRSR），包括了来自美国、欧盟、中国、加拿大、日本、澳大利亚、新加坡、巴西、阿根廷、新西兰等 16 个国家监管机构的研究机构和研究实验室。自 2011 年起每年一次定期组织召开监管科学全球峰会（Global Summit on Regulatory Science，GSRS），邀请全球药品监管机构的研究机构和实验室通过大会学术交流来分享药品监管的经验，药品监管科学的新技术和方法，提高与加强健康产品的监管科学研究，促进基础科学向监管应用的转化，支持监管决策[1]。

欧盟 EMA 迁入荷兰阿姆斯特丹后，成立了 4 个工作组，包括监管科学与创新、数字化业务转型、数据分析与研究方法、临床研究与生产。欧盟委员会联合研究中心在 5 个欧盟国家设立 6 个分中心，包括布鲁塞尔、赫尔、伊斯普拉、卡尔斯鲁厄、佩滕、塞维利亚[2]。丹麦哥本哈根监管科学中心（Copenhagen Centre for Regulatory Science，CCRS）提出了监管科学的相关重点研究领域。2009 年，亚太经济合作组织成立了监管协调指导委员会（Regulatory Harmonization Steering Committee，RHSC）及其监管科学卓越中心（RHSC CoEs），在亚太探讨统一的监管策略。

2010 年，日本成立监管科学学会，由工业界、学术界和政府的专家组成，促进药物和医疗器械等相关问题的研究，并举办了多种监管科学学术研讨会和学术年会[3]。

## 二、监管科学的学科体系与人才培养

所谓学科或学术领域是在学院或大学水平上为培养某一类专业人才而传授和研究的一类专门知识，一般是在整个科学体系中相对独立，理论相对完整的科学分支。学科通常包括专业知识、人才队伍、研究领域、学术社区和研究设施条件等，与学科相关的个人通常被称为专家或专业人员。

### （一）美国的监管科学学科与人才培养

如果从学科知识体系的来源完整性来看，监管科学学科属于交叉学科范畴，其学术方法综合了多学科知识领域的各个方面，聚焦解决监管机构在监管某个或多个行业或产业范围内可能产生的任何及科学问题。

FDA 是美国主要的监管研究和培训中心。美国国会自 1989 年通过的所谓"E 部分法规"（Subpart E Regulation）授权 FDA 进行监管研究的权力，即"FDA 可对药物研发和评估的临床前、化学和生产以及临床阶段的关键限速问题进行重点监管研究[4]。"监管研究是 FDA 监管活动的固有组成部分，FDA 通过与发起人合作推动加快药物研发和评估，为药物研发作出贡献。为了确保"监管实践者"充分理解监管所需掌握的学科知识的广度及与监管事务活动之间的差异，FDA 为审评人员和其他监管人员提供了长期培训课程。美国 FDA 药品评价与研究中心（CDER）设有员工学院（Staff College），共设有 50 多门课程，大部分为研究生水平课程。FDA 的监管事务办公室（ORA）也设有相应的培训机构，叫做监管事务办公室大学（Office of Regulatory Affairs University，ORAU）。

监管科学研究和培训资源主要来自美国和欧洲药学高等院校、研究基金以及 NIH 项目，以及利物浦大学药物安全科学医学研究中心（Medical Research Council Centre for Drug Safety Science，CDSS）和南加州大学旧金山分校（UCSF）药物研发科学中心等研究机构。

巴塞尔大学欧洲药物医学中心（European Center of Pharmaceutical Medicine，ECPM）在提供和开发有关药物研发和监管科学高级课程方面已有 20 年的历史。UCSF 于 2007 年开设美国药物研发和监管科学课程，该课程是模仿 ECPM 推出的课程，由 UCSF 生物工程与药物治疗学系开设，并得到 FDA、兄弟院校和行业的大力支持。这项为期 2 年的课程在 UCSF 的旧金山分校和华盛顿特区分校开设[5]。此外，提供监管科学研究培训课程的院校还有南加州大学（University of Southern California）、天普大学、马里兰大学（University of Maryland）等。

目前，美国已有多个高校设立了监管科学学科，包括马里兰大学、加州大学旧金山分校（University of California，San Francisco）、约翰霍普金斯大学（Johns Hopkins University）、南加州大学、宾夕法尼亚大学（University of Pennsylvania）等。FDA 为乔治城大学（Georgetown University）和马里兰大学等提供专项资助，建设 FDA 指导的全面监管科学课程，授予监管科学硕士学位，课程主要关注药品、医疗器械、生物制剂方向。美国现有约 10 所大学开设了监管科学专业的本科以上学位教育、培训和研究。其中，南加州大学是世界上第一个授予监管科学博士学位的大学，与 FDA 合作研究，授予硕士、博士学位。

2020 年，美国国家教育统计中心（National Center for Education Statistics，NCES）发布的第六版《学科专业目录》（Classification of Instructional Programs，CIP），正式将"监管科学"纳入专业条目[1]。

### （二）欧盟和日本的监管科学学科与人才培养

EMA 积极参与欧洲监管科学的发展，促进了欧洲对监管人才培养体系建设。欧洲药品监管机构领导组织（Heads of Medicines Agencies，HMA）和 EMA 在 2012 年联合成立一个培训项目团队（training project team，TPT），并正式发布了欧洲监管网络内监管和科学培训策略。在此项战略中，一方面，明确建立一个 TPT 协调欧盟整个监管网络开展培训项目；另一方面，制定一套培训方法，加大对电子学习工具的投入与构建、增设学员自学模式、协调培训项目、共享培训资料和资源、制定培训课程统一标准等，提升欧盟监管人员培训水平[6]。EMA 还特别重视与院校、科研院所合作模式的构建，鼓励建立监管科学研究中心。例如，丹麦的哥本哈根大学建立了监管科学哥本哈根中心（Copenhagen Centre for Regulatory Science，CCRS），设立硕士、博士项目，以及博士后培养基地，召开研讨会及交流会，为监管专业人员提供专业培训平台[7]。

PMDA 在 2016 年设立了亚洲药品和医疗器械监管事务培训中心（Asia Training Center for Pharmaceuticals and Medical Devices Regulatory Affairs），中心利用 PMDA 积累的知识和经验为亚洲监管机构提供培训。

### （三）监管科学课程设置

药品监管科学的兴起，是药品领域科学技术迅猛发展、公众健康需求持续提升、公共政策研究日益凸显、社会协同治理不断深化的产物。无论是自然科学、社会科学、管理科学，还是监管科学，都有其独特的研究范畴和发展规律。全球药品监管部门和著名高等院校、科研机构高度重视的药品监管科学课程建设。药品监管学历教育与证书教育历时多年，药学、医学、公共卫生等学院有不同教学形式和内容。项目和奖学金体系各具特色。

美欧日高校监管科学的课程设置大致包括：基础课程，主要内容是监管法规、监管科学概念、重要性和意义等；监管事务与法律法规课程，主要内容是各国监管法律体系和法律框架；监管科学，主要内容是监管科学的含义，与药学研究、非临床、临床试验相关的科学问题及监管考虑；监管路径与监管程序，主要内容为科学确定药品分类和优先事项，设定监管路径，一般程序和加快程序，促进药物研发创新，平衡仿制；产品生产与质量体系，主要为医疗产品质量管理规范和监管方式并探索如何与国际标准化组织（ISO）及欧洲标准、欧盟 CE 认证和质量体系法规相结合；监管科学的工具、方法开发，着眼于影响临床试验设计、证据获取、评价和利用的工具和方法创新与开发应用；医疗产品研发进展与创新，聚焦特定创新疗法，如基因治疗、细胞治疗、药械组合产品等开展专项监管工具、方法、标准方面的深入解读等。

约翰霍普金斯大学监管科学相关项目，为从事监管科学职业的学生提供专门的学习课程参见表 1-4-1，强调针对全球和国内生物技术产品的监管批准流程中的前沿主题。教育目标：奠定了监管科学的坚实基础，并亲身介绍了当前的良好制造，实验室和临床实践以及产品开发，为毕业生提供了针对联邦、学术和行业工作领域的监管科学专业工作的独特指导。

表 1-4-1　约翰霍普金斯大学监管科学课程体系内容

| 课程代码 | 课程名称 | 课程代码 | 课程名称 |
| --- | --- | --- | --- |
| 410.649 | 监管科学介绍 | 410.648 | 临床试验设计与实施 |
| 410.650 | 生物技术的法律方面 | 410.651 | 药物和生物制剂的临床开发 |
| 410.675 | 国际监管事务 | 410.715 | 医疗器械监管 |
| 410.676 | 食品药品法 | 410.717 | 风险评估与管理 |
| 410.678 | 监管环境下的市场 | 410.718 | 食品安全审核与监督 |
| 410.679 | 监管科学实习 | 410.719 | 上市后监管 |
| 410.683 | cGMP 合规性简介 | 410.720 | 美国农业部食品安全，卫生和标签规定 |
| 410.686 | 良好的食品生产监管 | 410.727 | 生物制药监管策略 |
| 410.687 | 生物技术企业的伦理，法律和监管 | 410.737 | 生物医学产品：监管方面的考虑 |
| 410.756 | 生物技术企业补助金和联邦资助 | 410.799 | 监管政策最新进展 |
| 410.802 | 监管科学研究 | 410.803 | 监管科学论文 |

亚利桑那州立大学监管科学硕士学位课程设置见表 1-4-2。包括 8 门核心课（24 学时），限制选修课（6 学时），高级实践（3 学时），33 学时。该课程通过强调跨学科方法来满足监管机构和监管行业的独特需求，帮助应对临床领域面临的挑战，并且和其他硕士学位不同的是，监管科学硕士学位不需要工作经验，因此毕业生可以比以往任何时候都有更好的准备。

表 1-4-2　亚利桑那州立大学监管科学硕士学位课程体系内容

| 课程代码 | 课程名称 | 课程代码 | 课程名称 |
| --- | --- | --- | --- |
| 核心课（24 学时） | | 指选课（选两门，6 学时） | |
| HCR552 | 医疗器械开发与法规 | HCR545 | 生物样本库管理基础 |
| HCR553 | 质量保证和临床研究 | HCR555 | 药品安全与风险管理 |
| HCR561 | 临床研究的责任 | HCR557 | 临床研究设计与方法 |
| HCR563 | 监管事务基础 | HCR558 | 监管专业写作 |
| HCR576 | 药物发现、开发和法规 | HCR568 | 医疗保健项目管理 |
| HCR577 | 全球监管事务 | HCR575 | 行业赞助临床试验的承包和预算 |
| HCR578 | 临床研究的法律问题 | 高级实践（3 学时） | |
| HCR579 | 药物发现和开发中的转化研究 | HCR566 | 临床研究管理压顶石 |

美国南加州大学药学院学位项目（MS in Regulatory Science：USC Alfred E. Mann School of Pharmacy and Pharmaceutical Sciences）设置见表 1-4-3[4]。

表 1-4-3　美国南加州大学药学院药品监管科学学位项目

| 项目名称 | 监管科学博士项目 | 监管科学硕士项目 | 医疗产品质量硕士项目 | 药物研发管理硕士课程 | 监管管理硕士课程 |
| --- | --- | --- | --- | --- | --- |

续表

| 课程目标 | 为更高职业阶段的学生培养研究，使其具备领导力和全球能力 | 提高学生监管能力，包括对医疗产品和食品等综合监管 | 培养学生具备高水平监管能力，提供确保全球医疗产品安全所需的知识和技能 | 培养学生具备对动物用药和人用药质量管理和检测相关的技能和知识 | 培养学生具备为科研者和临床医生提供监管管理所必需的知识和技能 |
|---|---|---|---|---|---|
| 课程类型 | 线上/线下 | | | | |
| 学位 | 监管科学博士学位（DRSc） | | 自然科学硕士学位 | | |
| 授课对象 | 对于有兴趣学习药品注册事务、临床研究和质量体系的知识的全日制和非全日制学生 | | | | |
| 师资 | 本校和校外专家 | | | | |
| 课程要求 | 64学分，论文（4学分），GPA3.0以上（5年内） | | 36学分必修或选修课程，GPA3.0以上 | | |

（张雅娟　杨悦　季光）

<h2 style="text-align:center">参考文献</h2>

［1］毛振宾，张雅娟，林尚雄. 中国特色监管科学的理论创新与学科构建［J］. 中国食品药品监管，2020（9）：4-15.

［2］EMA. Strategy for regulatory and scientific training within the European regulatory network［EB/OL］.（2021-03-06）. https://www.ema.europa.eu/en/documents/other/strategy-regulatory-scientific-training-within-european-regulatory-network_en.pdf.

［3］王芷薇，郑信信，茅宁莹，等. 监管科学视角下国外药品监管人才能力与素质研究以及对我国人才培养的思考［J］. 中国新药杂志，2022，31（2）：193-200.

［4］ADAMO J E, WILHELM E E, STEELE S J. Advancing a vision for regulatory science training［J］. Clin Transl Sci, 2015, 8（5）：615-618.

［5］OLSON S, CLAIBORNE A B. Strengthening a workforce for innovative regulatory science in therapeutics development: workshop summary［R/OL］.（2012-05）. https://www.zhangqiaokeyan.com/ntis-science-report_other_thesis/02071144207.html.

［6］毛振宾，林尚雄. 打造中国特色的监管科学学科体系、学术体系和话语体系［J］. 中国食品药品监管，2020（4）：4-13.

［7］张雅娟，张琳，陈俊辉，等. 监管科学的学科建设和人才培养［J］. 中国食品药品监管，2022（1）：20-31.

# 第五节　全球监管科学研究机制与全球监管科学峰会

## 一、全球监管科学研究机制

### （一）机制概况

为了进一步加强全球范围内医疗产品的性能评价与科学监管，研究制定医药创新产品的审评规则，

19

构建审评审批快捷通道，加快新药上市，促进创新产品临床应用，加强上市后产品潜在不良反应监测等，2013 年美国 FDA 国家毒理研究中心（National Center for Toxicology Research，NCTR）牵头成立了全球监管科学研究机制（Global Coalition for Regulatory Science Research，GCRSR）[1-3]。倡导建立全球范围内每年定期大会交流机制，邀请世界各个国家食品药品监管部门的研究机构和实验室通过大会学术交流分享食品药品监管经验，加强健康产品的监管科学研究。通过交流监管科学的新技术、新方法、新工具和新标准，促进基础科学向监管应用的快速转化，支持全球监管决策。

GCRSR 主要工作范围包括：探讨全球监管机构合作模式，研究促进监管科学发展及其对公共卫生影响方面的作用；探索监管科学研究的未来发展方向，促进食品、医疗产品安全监管科学的新技术、新方法、新工具的开发与监管，重点关注纳米技术、基因组学、蛋白质组学、代谢组学、转录组学、脂类组学、二代测序、生物影像技术、人工智能、创新替代模型等前沿技术在监管科学中的应用，快速有效地评价医疗健康产品的安全性和有效性；在全球范围内制定监管科学专业人员培训策略等[4-12]。

目前，来自美国、欧盟、中国、加拿大、日本、韩国、澳大利亚、新西兰、新加坡、巴西、阿根廷、瑞士等全球 15 个监管部门及研究机构参加了该交流机制（见表 1-5-1）。

表 1-5-1 全球监管科学研究机制（GCRSR）的主要成员单位

| 序号 | 单位中文名称 | 单位英文名称 |
|---|---|---|
| 1 | 阿根廷国家药品食品医疗器械管理局 | National Administration of Drugs, Food and Medical Devices（ANMAT） |
| 2 | 澳大利亚新西兰食品标准局 | Food Standards Australia New Zealand（FSANZ） |
| 3 | 巴西国家卫生监督局 | National Health Surveillance Agency（ANVISA） |
| 4 | 加拿大食品检验局 | Canadian Food Inspection Agency（CFIA） |
| 5 | 加拿大卫生部 | Health Canada |
| 6 | 中国食品药品检定研究院 | National Institutes for Food and Drug Control（NIFDC） |
| 7 | 欧盟委员会联合研究中心 | European Commission, Joint Research Center（JRC） |
| 8 | 欧洲食品安全局 | European Food Safety Authority（EFSA） |
| 9 | 日本食品安全委员会 | Food Safety Commission of Japan（FSCJ） |
| 10 | 日本厚生劳动省 | Ministry of Health, Labour and Welfare（MHLW） |
| 11 | 日本国立医药品食品卫生研究所 | National Institute of Health Sciences（NIHS） |
| 12 | 韩国食品药品安全部 | Ministry of Food and Drug Safety（MFDS） |
| 13 | 新加坡食品局 | Singapore Food Agency（SFA） |
| 14 | 瑞士药品管理局 | Swissmedic |
| 15 | 美国食品药品管理局 | U.S. Food and Drug Administration（FDA） |

注：数据统计截至 2024 年 4 月。

（二）组织架构

GCRSR 设有主席和副主席，负责领导和组织协调机制各项工作。目前，美国 FDA 国家毒理研究中心（NCTR）的 Weida Tong 博士担任机制主席（见表 1-5-2）。

**表 1-5-2　历届 GCRSR 主席和副主席**

| 年度 | 主席 / 副主席 | 单位 |
|---|---|---|
| 2013 年 | Dr. William Slikker Jr. | 美国 FDA 国家毒理研究中心（NCTR） |
| 2014—2015 年 | Dr. William Slikker Jr.<br>Dr. Marion Healy | 美国 FDA 国家毒理研究中心（NCTR）<br>澳大利亚新西兰食品标准局（FSANZ） |
| 2016—2017 年 | Dr. William Slikker Jr.<br>Dr. Carlos Chile | 美国 FDA 国家毒理研究中心（NCTR）<br>阿根廷国家药品食品医疗器械管理局（ANMAT） |
| 2018—2021 年 | Dr. William Slikker Jr.<br>Dr. Marta Hugas | 美国 FDA 国家毒理研究中心（NCTR）<br>欧洲食品安全局（EFSA） |
| 2022—2023 年 | Dr. Weida Tong<br>Dr. Georges Kass | 美国 FDA 国家毒理研究中心（NCTR）<br>欧洲食品安全局（EFSA） |
| 2023 年—至今 | Dr. Weida Tong<br>Dr. Das Neves Carlos | 美国 FDA 国家毒理研究中心（NCTR）<br>欧洲食品安全局（EFSA） |

GCRSR 下设秘书处，由当选主席在其任期内为委员会成立秘书处，协助主席组织开展各项具体工作。秘书处主要负责协调安排各类会议，分发会议议程和文件，编写成果说明，并记录委员会的各项活动，包括与 GCRSR 工作组有关的活动，协助"全球监管科学峰会"（Global Summit on Regulatory Science，GSRS）大会组委会制定会议材料。秘书处还负责面向公众的沟通，与执行委员会成员和其他有关方面进行沟通，并在网站上发布信息。

### （三）GCRSR 执行委员会

GCRSR 执行委员会（简称委员会）负责研究机制的主要工作和重要发展决策，通过组织和加强国际监管机构间的合作，共同推动全球监管科学研究的发展，保证全球公众健康。协调推进和发展支持监管决策所需的各项创新研究，促进基础科学向食品药品监管应用的创新转化。

目前，委员会的主要活动包括：建立可持续的年度 GSRS、促进监管科学的全球合作、确定 GSRS 的大会主题，制定和实施促进基础研究到监管决策新技术的发展战略，制定全球范围内培训监管科学家战略，如交换研究生和科学家，评估 GCRSR 活动的影响等。委员会重点关注与推进解决食品和医疗产品相关的监管科学问题。化妆品等其他受管制产品有关的科学问题不在委员会的任务范围之内。

委员会成员主要由世界各国负责食品或医疗产品安全的监管机构代表组成。全球各食品药品监管机构均可主动提出申请加入，或应委员会邀请加入。委员会将每年组织讨论酌情增加新的成员。委员会负责人由 GCRSR 主席和副主席担任，主席一般任期 5 年，副主席一般任期 3 年，经委员会审议，可适当延长一届。

委员会至少每半年举行一次会议，其中一次会议与 GSRS 同时举行。主席和副主席将参与制定议程和共同主持执行委员会会议，并组织策划年度峰会和主持会议。

GCRSR 的相关决策通常由委员会以协商一致方式作出决定。如果无法就某一事项达成共识，委员会将对该事项进行表决，即每个成员国或机制成员单位在其管辖范围内达成协商一致意见后进行投票，最终以少数服从多数的原则形成统一意见。

### （四）GCRSR 工作组

GCRSR 委员会根据工作需要设立专项工作组以协助其更好地组织和开展活动。每个工作组将确定自己的任务并选举组长。每个工作组的任务要求、预期成果和工作期限应由委员会集体商定。工作组应定期向委员会汇报工作进展，并提出战略和活动规划，供委员会审议。

目前，GCRSR 共设立 6 个工作小组，分别为新兴技术、生物信息学、纳米技术、交叉培训、共享监管研究优先事项、大语言模型[4-12]。

新兴技术工作组：主要负责组织协调制定监管科学相关新技术、新方法、新工具的开发及战略评估，确定其适用于监管决策的可靠性、优势和局限性。研究制定可接受的技术和质量标准，推进新兴技术在监管领域内信息共享，以更好地评估和预测其对人类健康的影响。

生物信息学工作组：主要负责组织协调 GCRSR 成员机构之间建立共同的生物信息学方法，以处理来自新兴技术的复杂数据集，用于监管决策。该工作组通过调查、评估和开发用于分析和管理复杂数据集的生物信息学方法，以便高效和有效地支持适用于食品和医疗产品安全的监管科学。

纳米技术工作组：重点关注纳米技术在农业、食品、纳米塑料和纳米医学等领域的应用情况和监管策略，组织协调全球纳米相关研究机构之间的合作与交流。探讨制定纳米产品和纳米技术相关指南与标准，组织开展纳米相关技术的联合测试等，探索纳米技术监管的未来方向。

交叉培训工作组：主要负责培养一批对监管科学感兴趣的科学家、合作者和管理者，组织协调创新研究方法和监管科学等相关培训，推进新工具、新标准和新方法等在评估监管产品的安全性、有效性、质量和性能等方面的科学应用。培训内容涉及为监管人员设计的线下和线上培训课程、研讨会、奖学金、专题讨论会和各类培训资源等。

共享监管研究优先事项工作组：主要负责收集监管科学未来研究的优先事项，并就 GCRSR 成员之间的共同优先事项与相关资助组织进行沟通协商。积极推进上市前审评阶段的关键技术创新，促进监管科学快速发展。

大语言模型工作组：主要专注于开发概念验证，制定大语言模型（large language models，LLM）应用的相关标准。监管机构通常需要庞大的知识库，然而这些知识主要封装在受保护的文件中，这些文件有时是加密的，并且充满了专业术语，因此无法采用简单的算法解决方案。该工作组开发了一种 LLM 模型，一旦接受训练，就可以在 GCRSR 成员国中普遍部署，从而显著降低维护成本，通过技术促进监管科学的卓越发展[10-12]。

此外，为了在全球范围内扩大应对全球食品药品安全监管风险和可持续发展的影响，GCRSR 将继续争取更多的新机构成员加入，启动新增加的工作组承办未来的 GSRS 会议和（或）专项研讨会，为人工智能、机器学习、新一代测序和纳米技术等特定领域的监管科学人员提供培训平台，起草新技术和新方法国际共识白皮书。

## 二、全球监管科学峰会

为推动监管科学的发展和国际交流合作，2011 年美国 FDA NCTR 发起全球监管科学峰会（Annual Global Summit on Regulatory Science，GSRS），每年一届。每届会议都邀请来自世界各国的监管科学技术专家学者和行政管理部门领导，共同讨论监管科学领域发生发展的重要问题，加强全球范围内基础科学转化应用。通过组织政府监管部门、工业界和学术界的专家学者共同讨论评估新兴技术的开发，如纳米技术、影像学技术、组学技术、个性化医学、人工智能等，以期解决监管研究的共性问题，探索新技术的快速转化应用途径[1-3]。

经过 10 多年的发展，GSRS 为全球食品、医疗创新产品的监管政策制定者、前沿科学家、转化医学以及生物尖端科技创业者提供了一个协同创新平台。目前已经有中国、美国、加拿大、意大利、英国、法国、德国、瑞士、新加坡、日本、韩国、印度、巴西、阿根廷、澳大利亚、欧盟等几十个国家的药监部门、制药行业和学术机构的代表及专家学者参会交流。其中，代表性机构包括 EMA、欧洲食品安全局（EFSA）、欧盟委员会联合研究中心（JRC）、加拿大食品检验局（CFIA）、FDA NCTR、巴西国家卫生监督局（ANVISA）、日本食品安全委员会（FSCJ）、PMDA、新加坡农粮兽医局（AVA，为新加坡食品局前身）以及 NIFDC 等。

为了让全球更多国家参与解决监管科学研究和培训需求，GSRS 每年选择在不同国家举办。一般由 GCRSR 成员单位在上一年度提出申办 GSRS 会议的意向书，交由委员会集体讨论研究，确定举办会议的国家、时间、地点和主题。截至目前，已成功举办了 13 届 GSRS 会议（见表 1-5-3）。

表 1-5-3　历届全球监管科学峰会的举办情况

| 会议名称 | 时间 | 地点 | 主办单位 | 主题 |
| --- | --- | --- | --- | --- |
| GSRS11 | 2011 年 8 月 11~13 日 | 美国阿肯色州小石城 | 美国 FDA NCTR | 监管科学研究和创新 |
| GSRS12 | 2012 年 5 月 9~11 日 | 中国浙江省杭州 | 浙江大学 | 现代毒理学 |
| GSRS13 | 2013 年 9 月 10~11 日 | 美国阿肯色州杰斐逊 | 美国 FDA NCTR | 纳米技术 |
| GSRS14 | 2014 年 8 月 21~22 日 | 加拿大蒙特利尔 | 加拿大食品检验局 | 基因组学监管技术及展望 |
| GSRS15 | 2015 年 10 月 12~13 日 | 意大利帕尔马 | 欧洲食品安全局 | 生物信息学监管科学 |
| GSRS16 | 2016 年 9 月 7~9 日 | 美国马里兰 | 美国国立卫生研究院 | 纳米技术标准和应用 |
| GSRS17 | 2017 年 9 月 18~20 日 | 巴西巴西利亚 | 巴西国家卫生监督局 | 食品药品安全监管新兴技术 |
| GSRS18 | 2018 年 9 月 26~27 日 | 中国北京 | 中国食品药品检定研究院 | 数字时代下的草药和膳食添加剂的风险和效益 |
| GSRS19 | 2019 年 9 月 25~26 日 | 意大利伊斯普拉马焦雷湖 | 欧盟委员会联合研究中心 | 纳米技术和纳米塑料 |
| GSRS20 | 2020 年 9 月 28~30 日 | 美国华盛顿 DC | 美国国立卫生研究院 | 监管科学新兴技术 |
| GSRS21 | 2021 年 10 月 4~6 日 | 线上会议 | 美国 FDA NCTR | 真实世界和人工智能与食品药品安全监管 |
| GSRS22 | 2022 年 10 月 19~21 日 | 新加坡 | 新加坡食品局 | 食品药品先进纳米技术创新、安全性和标准 |
| GSRS23 | 2023 年 9 月 26~28 日 | 意大利帕尔马 | 欧洲食品安全局 | 生物信息学、人工智能等先进技术在食品药品监管中的应用 |
| GSRS24 | 2024 年 9 月 18~19 日 | 美国阿肯色州小石城 | 美国 FDA NCTR | 监管科学中的数字化转型 |

世界各国的监管部门、研究实验室、研发企业等专家学者代表均可在会议上就如何在各自国家的监管评估中开发、应用和实施创新技术方法以及通过全球协调战略交换意见和进行深入讨论，并初步形成一致意见。会务组一般在每次会议结束后将及时总结本次会议的主要讨论内容并形成论文予以公开发表（见表 1-5-4）。

表 1-5-4　公开发表的历届 GSRS 会议总结论文

| 序号 | 发表时间 | 题目 | 发表期刊 |
| --- | --- | --- | --- |
| 1 | 2012 年 4 月 | 通过监管科学研究促进全球健康：监管科学研究与创新全球峰会[1] | 《Regulatory Toxicology and Pharmacology》 |
| 2 | 2013 年 1 月 | 全球监管科学峰会（GSRS2012）——毒理学现代化[2] | 《Toxicological Sciences》 |
| 3 | 2014 年 12 月 | 2013 年全球监管科学峰会[3] | 《Regulatory Toxicology and Pharmacology》 |
| 4 | 2015 年 6 月 | 监管科学领域中的基因组学[4] | 《Regulatory Toxicology and Pharmacology》 |
| 5 | 2016 年 10 月 | 食品药品安全监管生物信息学[5] | 《Regulatory Toxicology and Pharmacology》 |
| 6 | 2017 年 5 月 | 应用基因组数据支持监管食品安全的基线实践[6] | 《Journal of AOAC International》 |
| 7 | 2018 年 10 月 | 食品药品安全监管新兴技术[7] | 《Regulatory Toxicology and Pharmacology》 |
| 8 | 2020 年 7 月 | 从全球视角看膳食补充剂和草药的监管格局[8] | 《Regulatory Toxicology and Pharmacology》 |
| 9 | 2021 年 6 月 | 从全球视角看纳米技术和纳米塑料的监管格局[9] | 《Regulatory Toxicology and Pharmacology》 |
| 10 | 2022 年 1 月 | 新兴技术及其对监管科学的影响[10] | 《Experimental Biology and Medicine》 |
| 11 | 2023 年 5 月 | 用于食品药品安全的人工智能和真实世界数据——监管科学视角[11] | 《Regulatory Toxicology and Pharmacology》 |
| 12 | 2024 年 4 月 | 在大语言模型（LLM）的监管应用中，Context 就是一切[12] | 《Drug Discovery Today》 |

注：表中更多相关数据可在 GCRSR 官网（https://www.gcrsr.net）查询。

### 三、中国参与全球监管科学研究机制工作情况

中国国家药品监督管理局中国食品药品检定研究院（简称中检院）是我国承担健康产品安全监管相关复验和技术仲裁工作及检验新方法和新技术的研究机构，与美国 FDA NCTR 具有良好的合作基础。鉴于我国监管科学的快速发展得到了国际同行的高度关注，2017 年美国 FDA NCTR 特别邀请中检院参加 GCRSR，正式成为该学术团体的一员，每年定期参加 GCRSR 委员会内部会议和 GSRS 会议交流，参与创新技术方法的联合测试与评估，共同探讨全球监管科学共性问题，推进全球监管科学发展。

国家药品监督管理局（简称国家药监局）分别于 2012 年、2014 年、2017 年、2018 年、2019 年、2020 年（线上）、2023 年派出代表团参加 GSRS 会议，先后进行大会特邀报告 12 人次。其中，2018 年 9 月 26~27 日，中检院受 GCRSR 委托在北京成功举办了第八届 GSRS。来自中国、美国、欧盟、加拿大、日本、韩国、澳大利亚、新加坡、印度等 10 多个国家的 170 名专家学者围绕"数字时代下的草药和膳食添加剂的风险和效益"会议主题，从 21 世纪全球监管需求和展望、挑战与机遇、毒性与安全性评价、新兴技术与数据分析等方面进行了充分讨论与交流[8]。

2023 年 9 月 26~30 日，应 GCRSR 和欧洲食品安全局（EFSA）邀请，国家药监局副局长赵军宁博士率团出访意大利参加了第 13 届 GSRS，并与美国 FDA 以及有关药品企业、行业协会进行了交流。本次会议主题为"食品药品安全新兴技术"，来自欧盟、美国、中国、日本、加拿大、新加坡、瑞士、德国、新西兰等 20 多个国家和地区约 200 名专家和代表参加了本次会议。会议围绕"新兴技术全球概况与展望，新兴技术在监管研究中的应用，监管研究新需求，新兴技术研究，人工智能与机器学习，未来

走向与变化"共 6 个模块进行了汇报和讨论交流。应大会组委会特别邀请，赵军宁以"中国药品监管的科学化进程"为题进行了大会报告，详细介绍了国家药监局近年来通过监管科学计划的实施，在提高监管能力和水平，推动公共健康急需产品尽快上市等方面取得的积极成效。会议上，来自美国、欧盟、日本等 30 位专家进行了学术汇报和交流，主要涉及人工智能在毒理学中应用及未来发展，3R 原则（减少、替代、优化）在欧洲药品管理局的实施情况，日本替代方法验证中心（JaCVAM）对于新毒性测试方法的开发及其在监管中的应用，工业化学品危害评估中对新研究方法的监管情况和关键需求，诱导多能干细胞（iPSCs）相关细胞治疗产品的安全性评估，体外微生理系统（MPS）创新与监管，大语言模型（LLM）的最新进展等。通过现场调研及参会交流，了解了当前国际药品监管领域最新的研究技术及其进展，对我国国家药监局监管科学发展具有很好的借鉴价值，提示应重视和加强生物信息学领域建设和新工具的开发，加强器官芯片、人工智能等新技术的验证与监管，加强与国际替代方法研究机构的沟通联系。

通过参加 GCRSR 活动，进一步加强了与国际监管机构之间的合作与交流，为中国医药研发企业、研究机构提供了一个良好的国际学术交流平台，向世界展示了中国在监管科学方面取得的最新研究成果，让世界了解中国，显著提升了中国在国际监管科学领域的影响力，使中国的基础研究在国际上占有了一席之地，人工智能、纳米技术、生物制品等方面创新应用开发研究也打开了新局面[13-15]。同时，通过监管科学领域相关法规文件、技术标准等国际交流与讨论，有利于促进国际监管法规的协调一致，共同为保障全球公众健康和生命安全贡献中国智慧和力量。

（汤瑶　耿兴超）

# 参考文献

［1］SLIKKER W, MILLER M A, VALDEZ M L, et al. Advancing global health through regulatory science research: Summary of the global summit on regulatory science research and innovation［J］. Regul Toxicol and Pharmacol, 2012, 62（3）: 471-473.

［2］MILLER M A, TONG W, FAN X, et al. 2012 Global summit on regulatory science（GSRS-2012）: Modernizing toxicology［J］. Toxicol Sci, 2013, 131（1）: 9-12.

［3］HOWARD P C, TONG W, WEICHOLD F, et al. Global summit on regulatory science 2013［J］. Regul Toxicol and Pharmacol, 2014, 70（3）: 728-732.

［4］TONG W, OSTROFF S, BLAIS B, et al. Genomics in the land of regulatory science［J］. Regul Toxicol and Pharmacol, 2015, 72（1）: 102-106.

［5］HEALY M J, TONG W, OSTROFF S, et al. Regulatory bioinformatics for food and drug safety［J］. Regul Toxicol and Pharmacol, 2016, 80: 342-347.

［6］LAMBERT D, PIGHTLING A, GRIFFITHS E, et al. Baseline practices for the application of genomic data supporting regulatory food safety［J］. J AOAC Int, 2017, 100（3）: 721-730.

［7］SLIKKER W, de SOUZA LIMA T A, ARCHELLAC D, et al. Emerging technologies for food and drug safety［J］. Regul Toxicol and Pharmacol, 2018, 98: 115-128.

［8］THAKKAR S, ANKLAM E, XU A, et al. Regulatory landscape of dietary supplements and herbal medicines from a global perspective［J］. Regul Toxicol and Pharmacol, 2020, 114: 104647.

［9］ALLAN J, BELZ S, HOEVELER A, et al. Regulatory landscape of nanotechnology and nanoplastics from a global perspective［J］. Regul Toxicol and Pharmacol, 2021, 122: 104885.

［10］ANKLAM E, BAHL M I, BALL R, et al. Emerging technologies and their impact on regulatory science［J］. Exp Biol and Med, 2022, 247（1）: 1-75.

［11］THAKKAR S, SLIKKER W, YIANNAS F, et al. Artificial intelligence and real-world data for drug and food safety: a regulatory science perspective ［J］. Regul Toxicol and Pharmacol, 2023, 140: 105388.

［12］TONG W, RENAUDIN M. GCRSR Interagency LLMs Taskforce. Context is everything in regulatory application of large language models（LLMs）［J］. Drug Discov Today, 2024, 29（4）: 103916.

［13］赵军宁. 我国药品监管科学体系建设与发展前瞻［J］. 中药药理与临床, 2024, 40（2）: 3-17.

［14］赵军宁, 王军志, 李波. 中国药品监管的科学化进程与监管科学发展［J］. 中国科学: 生命科学, 2024, 54（3）: 507-524.

［15］赵军宁, 黄璐琦. 中药监管科学: 发展中的新兴融合科学［J］. 中国科学基金, 2024, 38（3）: 396-405.

# 第二章
# 中国药品监管科学的发展

我国早在西周时期就认识到药物的特殊性，建立了相应的医药管理制度雏形。中国历代政府组织编修和颁布的本草、药局方，在一定程度上起到统一标准、规范中药加工使用的作用。从1840年鸦片战争至1949年中华人民共和国成立的100余年间，西方医药、科学技术及管理制度引入中国，对我国的中西药监管产生显著影响。20世纪50年代，1953年《中华人民共和国药典》（简称《中国药典》）颁布标志着我国药品监管科学化进程的开始。1984年我国首部《中华人民共和国药品管理法》（简称《药品管理法》）颁布标志着药品监督管理进入法制化阶段。2001年修订的《药品管理法》首次明确了国务院药品监督管理部门主管全国药品监督管理工作和执法主体地位。2019年4月，国家药品监督管理局（简称国家药监局）印发《关于实施中国药品监管科学行动计划的通知》，正式启动药品监管科学行动计划，建设药品监管科学研究基地，组织实施监管科学重点研究项目，研究制定药品监管相关新工具、新标准、新方法。2019年最新修订的《药品管理法》进一步明确药品管理应当以人民健康为中心，坚持风险管理、全程管控、社会共治的原则，建立科学、严格的监督管理制度，全面提升药品质量，保障药品的安全、有效、可及。2021年国务院办公厅发布《关于全面加强药品监管能力建设的实施意见》，要求通过实施中国药品监管科学行动计划和建立科学、高效、权威的药品监管体系，全面提升药品质量，保障药品的安全、有效、可及，充分体现出党中央、国务院对加快建立科学、高效、权威的药品监管体系的紧迫要求和更高期望。2021年12月，国家药监局等8部门联合印发《"十四五"国家药品安全及促进高质量发展规划》，深入实施中国药品监管科学行动计划，统筹推进监管科学研究基地和重点实验室建设，开展监管科学等研究。伴随着中国药品监管科学化进程和药品监管科学行动计划的实施，近年来我国对全球医药研发的贡献实现了历史性跨越，正朝向建立科学、高效、权威的药品监管体系战略目标迈进，加速从制药大国向制药强国的历史性转变[1]。

## 第一节　我国药品监管的科学化进程

基于监管政策演进中的科学轨迹和技术特征，我国药品监管的科学化进程和监管科学发展大致分为4个阶段：起步阶段——药物分析技术应用（1949—1984年），发展阶段——药品注册标准建立（1985—2014年），改革阶段——监管科学理念导入（2015—2018年），提升阶段——监管科学行动计划（2019—2023年）[1]。

## 一、起步阶段

1953 年 8 月，中华人民共和国首部《中国药典》颁布，标志着我国药品监管科学化进程的开始。

1979 年 2 月，卫生部与国家医药管理总局根据 1978 年《药政管理条例》的有关规定，联合发布了《新药管理办法（试行）》，除创新的重大品种及国内未生产过的放射性药品、麻醉药品、中药人工合成品、避孕药品由卫生部审批外，其他新药均由省级卫生行政部门审批。

1984 年 9 月，我国首部《药品管理法》颁布，标志着药品监督管理进入法制化阶段。1985 年 7 月卫生部《新药审批办法》，规定新药（含生物制品）由国务院卫生行政部门审批，仿制药品由省级卫生行政部门审批。

## 二、发展阶段

1999 年 3 月，国家药品监督管理局《新药审批办法》，首次规定新药定义系指我国未生产过的药品，官方第一次开始使用"化学药品"替代"西药"一词。

2001 年 12 月，第一次修订的《药品管理法》，首次明确国务院药品监督管理部门主管全国药品监督管理工作和执法主体地位。正值中国正式加入世界贸易组织，《药品管理法》首次修订，在药品领域全面履行入世承诺，不断扩大开放，是我国药品领域改革开放、药品产业现代化和监管科学化进程中的一个重要里程碑。中国药品产业迎来快速发展阶段，原料药和制剂产业逐步满足国内市场需求，供应国际市场，成为制药大国。

2002 年 10 月，国家药品监督管理局《药品注册管理办法（试行）》、2005 年 5 月国家食品药品监督管理局《药品注册管理办法》、2007 年 7 月国家食品药品监督管理局《药品注册管理办法》以及最新的 2020 年 1 月国家市场监督管理总局《药品注册管理办法》，体现了我国药品监管理念不断进步的科学轨迹。

2006 年 8 月，全国食品药品监督管理座谈会在"科学发展观"战略思想指导下提出"科学监管"概念，这是药监部门主动依据客观事实、客观规律和使用实证方法进行合理有效监管。

2013 年 2 月，国家食品药品监督管理局《关于深化药品审评审批改革进一步鼓励药物创新的意见》（国食药监注〔2013〕37 号），鼓励创新药物和具有临床价值仿制药。

2013 年 9 月，国家食品药品监督管理总局科技与标准司在北京召开第一次药品监管科学研究立项会议。

## 三、改革阶段

2015 年 8 月，国务院《关于改革药品医疗器械审评审批制度的意见》（国发〔2015〕44 号），将新药定义由之前的"未曾在中国境内上市销售的药品"调整为"未在中国境内外上市销售的药品"。正式开启中国药品审评审批制度改革新篇章，主要任务是提高药品审批标准，推进仿制药质量一致性评价，加快创新药审评审批，开展药品上市许可持有人制度试点，改进药品临床试验审批，完善药品再注册制度。困扰监管机构和行业多年的药品审评审批积压问题得到有效解决，系列改革重点措施逐步转向鼓励创新和高质量发展。

2015 年 11 月，国家食品药品监督管理总局《关于药品注册审评审批若干政策的公告》（2015 年第 230 号），提高药品审评审批质量和效率，实行新的药品注册审评审批政策。

2017年8月，中国工程院向国家食品药品监督管理总局报送《药品监管科学发展战略研究报告》，阐明药品监管科学之于药物研发创新的重要价值。建议启动中国药品监管科学发展规划、设立国家专项、培养专业人才队伍、改革监管机制，促进创新技术和产品转化。

2017年10月，中共中央办公厅、国务院办公厅《关于深化审评审批制度改革鼓励药品医疗器械创新的意见》，针对药品医疗器械发展面临的突出问题，进一步提出改革临床试验管理、加快上市审评审批、促进药品创新和仿制药发展、加强药品医疗器械全生命周期管理、提升技术支撑能力、加强组织实施等改革措施，药品审评审批制度改革加速推进。加快审评审批，将附条件批准正式写入法规。

2018年1月，国家食品药品监督管理总局印发《国家食品药品监督管理总局重点实验室总体规划（2018—2020年）》的通知，国家药监局据此分两批建设局药品监管重点实验室。

## 四、提升阶段

2019年4月，国家药监局印发《关于实施中国药品监管科学行动计划的通知》，正式启动药品监管科学研究，分两批建设药品监管科学研究基地14家，组织实施监管科学重点项目19个，研究制定药品监管相关新工具、新标准、新方法共337项。这是监管科学行动计划的顶层设计文件，明确围绕"创新、质量、效率、体系、能力"主题，推动监管理念制度机制创新，针对新时期药品、医疗器械、化妆品监管工作中存在的突出问题，通过创新监管工具、标准和方法等，进一步增强监管工作的科学性、前瞻性和适应性，更好地满足新时代公众对药品安全的新需要。与以往药品审评审批制度改革主要针对制度和程序不同，中国药品监管科学行动计划是针对监管决策的科学基础层面的机制创新，是对监管决策底层逻辑的再塑造。中国药品监管科学行动计划的提出和实施，改变了主要依赖行政管理手段实现审评审批制度结构性优化的机制，将监管决策能力提升置于工具、方法和标准的创新基础之上。如果将药物研发与审评审批系统比作一台"发动机"，中国药品监管科学行动计划则是对这台"发动机""关键动力系统"的革命[2]。

2019年10月，中共中央、国务院《关于促进中医药传承创新发展的意见》，建立健全符合中医药特点的中药安全、疗效评价方法和技术标准。

2019年12月，《药品管理法》经第十三届全国人民代表大会常务委员会第十二次会议第二次修订颁布实施，进一步明确药品管理应当以人民健康为中心。坚持风险管理、全程管控、社会共治的原则。建立科学、严格的监督管理制度，全面提升药品质量，保障药品的安全、有效、可及。

2020年3月，国家市场监督管理总局令第27号《药品注册管理办法》，创新药品分类方式，药品注册按照中药、化学药和生物制品等进行分类注册管理，将药品上市许可持有人制度、临床试验默示许可制度、优先审评审批制度以及附条件批准制度等固化。

2020年7月，国家药监局发布《突破性治疗药物审评工作程序（试行）》《药品附条件批准上市申请审评审批工作程序（试行）》《药品上市许可优先审评审批工作程序（试行）》。

2020年12月，国家药监局发布《关于促进中药传承创新发展的实施意见》，加强中药监管科学研究，积极推动中药监管理念、制度、机制创新，强化成果转化应用，推出一批中药监管新工具、新方法和新标准。

2021年4月，国务院办公厅发布《关于全面加强药品监管能力建设的实施意见》，紧跟世界药品监管科学前沿，加强监管政策研究，依托高等院校、科研机构等建立药品监管科学研究基地，加快推进监管新工具、新标准、新方法研究和应用。将药品监管科学研究纳入国家相关科技计划，重点支持中药、生物制品（疫苗）、基因药物、细胞药物、人工智能医疗器械、医疗器械新材料、化妆品新原料等领域的监管科学研究，加快新产品研发上市。正式提出加快建立健全科学、高效、权威的药品监管体系，实施中国药品监管科学行动计划。监管科学成为药品监管能力提升的核心助推器。

2021 年 12 月，国家药监局等 8 部门印发《"十四五"国家药品安全及促进高质量发展规划的通知》，要求深入实施中国药品监管科学行动计划，统筹推进监管科学研究基地和重点实验室建设。开展监管科学等研究，将药品监管科学研究纳入国家相关科技计划。重点支持中药、疫苗、基因药物、细胞药物、人工智能医疗器械、医疗器械新材料、化妆品新原料等领域的监管科学研究，加快新产品研发上市。

2023 年 1 月，国家药监局印发《进一步加强中药科学监管 促进中药传承创新发展的若干措施》，准确把握当前中药质量安全监管和中药产业高质量发展面临的新形势、新任务和新挑战，全面加强中药全产业链质量管理、全过程审评审批加速、全生命周期产品服务、全球化监管合作、全方位监管科学创新，向纵深推进中国式现代化药品监管实践和具有中国特色的中药科学监管体系建设。

2023 年 2 月，国家药监局组织制定《中药注册管理专门规定》（简称《专门规定》）。《专门规定》遵循中医药发展规律，突出中药特色，在《中药注册管理补充规定》实施基础上，充分吸纳药品审评审批制度改革成熟经验，结合疫情防控中药成果转化实践探索，借鉴国内外药品监管科学研究成果，全方位、系统地构建了中药注册管理体系。《专门规定》是介于《药品注册管理办法》和系列药品研制技术指导原则之间的规范性文件，内容既涉及中药注册方面的行政管理事务，又涉及中药审评审批专业技术内容。《专门规定》对中药人用经验的合理应用以及中药创新药、中药改良型新药、古代经典名方中药复方制剂、同名同方药等注册分类的研制原则和技术要求进行了明确。《专门规定》通过必要的技术要求表述，进一步落实加快推进完善中医药理论、人用经验和临床试验相结合（简称"三结合"）的中药审评证据体系，体现中药注册管理的新理念和改革举措，并加强了对中药研制的指导，具有较强的实操性。

2023 年 3 月，药品监管领域唯一的国家级实验室"药品监管科学全国重点实验室"正式获批建设，标志着我国药监监管领域科技创新能力正式成为国家战略科技力量的组成部分。

2023 年 6 月，国家药监局印发《药品安全巩固提升行动方案》，深入实施药品监管科学行动计划，持续创新药品监管工具、标准、方法，着力解决药品监管基础性、关键性和前沿性技术问题。

2023 年 7 月，国家药监局印发《全面强化药品监管科学体系建设实施方案》，旨在强化新时期监管科学体系战略性、前瞻性、系统性布局和建设，标志着我国药品监管科学研究和科学体系建设进入新的发展阶段。

2024 年 1 月，国家药监局全国药品监管工作会议要求，药品监管科学研究要更加注重提高质效，根据中央科技委员会部署做好药品监管领域科技创新平台基地清理规范工作。贯彻落实《全面强化药品监管科学体系建设实施方案》，按照新型举国体制要求，围绕适应新产业、新模式、新动能和监管急需，提出重大科技项目需求，积极争取纳入国家科技发展计划。加强药品监管科学全国重点实验室建设，坚持边建设边出成果，有效发挥在全系统的龙头引领作用。持续完善监管科学技术创新体系、成果转化体系、国际协调体系，在中药、生物制品、儿童用药、罕见病药物、创新医疗器械等重点领域强化前瞻性研究。继续推进《关于进一步加强中药科学监管 促进中药传承创新发展的若干措施》落实，加快打造具有中国特色、符合中药特点、全球领先的中药卓越监管体系。建立中药监管科学研究转化新机制。

2024 年 2 月，国家药监局全国中药注册管理和质量安全监管工作会议指出，中药卓越监管体系建设作为我国"科学、高效、权威"药品监管体系的重要组成部分，聚焦中国特色、中药特点、全球领先 3 个层次进行立体布局，综合法规制度、组织机构、科技支撑、产业发展、国际影响 5 个维度进行系统设计，围绕中药全链条监管工作协调会商机制、中药监管科学研究者联盟工作机制及中药监管全球化政策协调机制 3 个工作进行方法创新，是实现中药高水平安全监管和高质量产业发展的综合、高效、先进的管理系统，是以中医药传承创新为目标、以中药监管科学为基础、以高水平科学监管为特征的新型监管组织体系。

2024年4月，国家药监局全国药品监管科技工作会议强调，药品监管科技工作要以习近平新时代中国特色社会主义思想为指导，全面贯彻落实党的二十大和二十届二中全会精神，推进落实中央科技委员会重要工作指示，做好科技体制建设有关工作。全面强化药品监管科学体系建设，研究破解药品监管领域重大科技问题。

监管科学研究的根本目的是为行政决策提供科学与技术支撑，在甲型H1N1流感、严重急性呼吸综合征（SARS）和中东呼吸综合征（MERS）等传染病大流行期间，特别在近年新型冠状病毒感染疫情爆发期间，国家药监局通过建立健全完善突发重特大公共卫生事件中检验检测、审核查验、审评审批、监测评价、紧急使用等工作机制，药品监管科学新工具、新标准、新方法支持下的疫苗及药物研发在疫情防控中发挥了重要作用，有力支持了抗病毒药物和疫苗的研发，大幅度提升药品监管应急处置能力。2020年中国新药研发管线产品数量对全球贡献占比从2015年的4%跃至14%，仅次于美国；中国全球首发上市新药数量占比6%，仅次于美国、日本，对全球医药研发的贡献实现了历史性跨越。可见，中国药品监管的科学化进程和药品监管科学行动计划的实施，有力地支撑了我国医药研发和监管实现了历史性跨越，正朝向建立科学、高效、权威的药品监管体系战略目标迈进，加速从制药大国向制药强国的历史性转变[2-3]。

（杨悦 赵军宁）

## 参考文献

[1] 赵军宁，王军志，李波，等. 中国药品监管的科学化进程与监管科学发展［J］. 中国科学：生命科学，2024，54（3）：507-524.

[2] 杨悦. 药品监管科学行动计划实施推动中国式现代化药品监管实践［N］. 中国医药报，2023-03-23.

[3] 赵军宁. 我国药品监管科学体系建设与发展前瞻［J］. 中药药理与临床，2024，40（2）：3-17. DOI:10.13412/j.cnki.zyyl.2024.02.003.

# 第二节 中国药品监管科学发展规律和特点

早在2006年，我国就明确提出"科学监管"理念。2015年以后，药品审评审批制度改革加速药物研发创新，药品监管进一步与国际监管规则融合协调。2019年4月启动中国药品监管科学行动计划，2023年7月开始《全面强化药品监管科学体系建设实施方案》，初步构建药品监管科学全国重点实验室、药品监管科学基地、局重点实验室"三位一体"支撑体系。

我国药品监管科学发展战略要坚持以习近平新时代中国特色社会主义思想为指导，坚持问题导向、系统观念、协同创新、国际视野，支撑服务药品监管能力和水平显著提升，助力建立健全科学、高效、权威的药品监管体系。我国药品监管科学重点方向要围绕药品审评审批制度改革创新，完善监管科学技术创新、成果转化、学科建设、国际协调等保障体系，聚焦研究新工具、新标准、新方法以突破化学药、生物制剂、中药、医疗器械、化妆品及交叉领域关键核心技术瓶颈，形成审评指导原则、核查检查指南、检验检测方法及标准，尤其是建立中药监管科学研究与转化新机制，为中国式现代化药品监管实践提供工具、方法支撑[1-2]。

## 一、建立国家层面多方协同的创新支撑体系

中国从国家层面全面强化药品监管科学战略实施。监管科学是应对科技创新、产业发展、健康需求等多方位挑战的时代产物，是监管机构根据新兴科技证据作出监管决策的前沿交叉科学。监管科学已经成为我国药品安全监管、新兴科技转化应用和医药产业更高水平发展的重要支撑工具，是药品监管机构实现药品监管现代化的重大战略选择，发展监管科学已经成为政府、学界、企业界的共识。"十四五"期间，中国药品监管的科学化进程进入新的发展时期，全面强化药品监管科学体系建设的新阶段，以监管科学助力强大监管机构，造就强大产业。

要深入贯彻落实国务院办公厅《关于全面加强药品监管能力建设的实施意见》、国家药监局等8部门《"十四五"国家药品安全及促进高质量发展规划》，围绕2023年全国药品监管工作会议关于提升监管科学化水平、深入推进药品监管科学研究的工作部署，要从国家战略高度进一步全面强化药品监管科学行动，完善药品监管科学工作新机制，多方参与，协同共治，注重实效。发展监管科学意味着利益相关方的资源整合和跨学科、跨行业的融合创新，各方采用资源整合的合作模式，落实监管科学各自相对明晰的责任和使命。

发展监管科学意味着利益相关方的资源整合和跨学科、跨行业的融合创新，各方采用资源整合的合作模式，落实监管科学各自相对明晰的责任和使命。国家及相关部委从国家战略高度进一步做好顶层设计和统筹协调，全面强化药品监管科学行动，研究实施国家药品监管科学发展战略和重大专项计划，药监、科技、卫生、中医药、工业和信息化、发展和改革、财政、教育等相关各部委（局）部门分工协作、共同推进。药品监管机构作为监管科学发起者、倡导者、实践者，是监管科学问题的发现者和相关科学决策规则、原则、法律的制定者。行业学会、产业界联盟、患者是监管科学研究的需求方、参与方、支持方和利益相关方，公众参与对监管决策的重要性日渐明显。大学、科研机构、医院是监管科学学科建设和人才培养的中坚力量，大力发展监管科学学科，鼓励我国有药学基础的高校发展监管科学专业，培养专业的药品监管人才。专家委员会或工作组从跨越学科界限并考虑监管机构面对的政治角度来整合多领域的知识，重点关注监管机构的决策行为是否符合实质性合理性标准，监管机构与专家委员会合作应当有严格的法定程序，并确保决策方法是平衡的、理性的，并有严格的科学证据作为支持[3]。

监管科学行动计划的实施，开启了我国药品监管科学研究的大幕，受到了业界高度关注和积极响应，经过3年多的努力，形成了以重点项目监管、科学研究基地、重点实验室"三位一体"的支撑创新体系。依托国内知名高等院校、科研机构，通过签署战略合作协议、共建、认定等多种方式，分领域建设监管科学研究基地，分两批认定重点实验室，对"两品一械"形成全覆盖。有力支撑了我国药品监管能力和水平的提升。

## 二、形成国际化的新指南、新标准、新方法开发模式

国家药监局凝聚各方力量，完善项目、基地和重点实验室项目实施机制，实现各主体的良性互动和"多赢"局面。通过深入开展监管科学的研究和技术的创新，已经形成药品监管相关新指南、新标准、新方法共197项。一些成果在服务保障疫情防控工作大局、促进我国医药产业创新发展方面发挥了积极作用。比如，肺炎CT影像辅助分诊与评估相关审评要点等成果，有力支撑产品创新研发和监管，助力打赢新冠肺炎疫情防控阻击战。再比如，已上市中药药学变更研究技术指导原则，进一步完善了符合中

药特点的审评标准体系，有力推动中药传承创新发展。

对标国际前沿，推动药品监管国际化。国家药监局持续深化国际交流合作，积极参与相关国际组织工作，加快推动药品监管"中国式现代化"。一方面，借鉴国际药品监管先进做法和成功经验，着力提升我国药品监管能力水平。2022 年 8 月，在世界卫生组织疫苗国家监管体系（NRA）评估体系标准大幅提升的情况下，第三次成功通过评估。全部转化应用 ICH 指导原则，有力推动药品注册技术提升。经国务院批准，启动国际药品检查合作计划（PIC/S）正式申请程序，积极推进加入 PIC/S 的工作。另一方面，推动我国监管科学研究成果参与国际标准制定，提升我国药品监管国际话语权。深入参与国际医疗器械监管机构论坛（IMDRF）管理委员会工作，推动我国牵头的临床评价工作组"上市后随访研究"指南发布。我国主导的肠道病毒 71 型灭活疫苗指导原则成为国际标准。

### 三、创新中药监管科学体系促进中药传承创新发展

我国的药品监管科学注重中西药并重，在中药、化学药品和生物制品监管科学领域均衡发展。化学药品、生物制品的监管科学有较多的国际成熟经验，但是在中药监管科学领域，我国走出了中国特色。开展了中药饮片高质量发展监管政策、中药配方颗粒质量标准、动物源原料药与注射剂质量标准、纳米类医疗器械安全性有效性和质量控制评价、化妆品安全与功效评价标准体系等与监管现代化紧密结合的研究工作。国家药监局发布了《用于产生真实世界证据的真实世界数据指导原则（试行）》，实施药品电子通用技术文档申报，完成中药"三方"抗疫成果转化，这些指南及措施的出台，加快了审评能力现代化建设。在检验检测机构能力建设方面，为强化检验检测机构在药品监管中的技术支撑，国家药监局组织开展了药品检验检测能力验证工作，鼓励省、市、县级各药品检验检测机构参加能力验证工作。

党的十八大以来，在党中央国务院的大力支持和推动下，中医药事业成就卓著，中医药发展迎来了天时、地利、人和的大好时机。国家药监局全面落实党中央、国务院决策部署，支持和推动中药传承创新发展，实施药品监管科学行动计划，深化中药审评审批制度改革，建立完善符合中药特点的监管体系，持续强化中药质量安全监管，促进中药产业高质量发展，我国的中药监管工作已经进入全过程审评审批加速、全产业链质量管控、全生命周期服务、全球化合作的全方位科学监管新阶段。

中药注册全过程加速，推动符合中药特点的审评审批体系建设。国家药监局实施靠前服务、研审联动、全程加速；推动构建中医药理论、人用经验、临床试验相结合的中药注册审评证据体系，并基于该体系制定出一系列审评标准和技术指导原则；优化已上市中药药学变更技术要求，以解决长期困扰企业的难点、痛点问题；研究优化注册分类，突出中药特色，从制度层面最大程度地释放了中药创新潜能。近年来，中药新药临床试验和上市申请数量均呈现上升趋势，新药上市申请批准数量同步增加。

全产业链质量管控，确保中药质量安全的生命线。中药材及中药饮片是中药产业的源头，其质量优劣直接影响中药全产业及中医药大健康产业。国家药监局联合其他部门完成了《中药材生产质量管理规范》的修订和发布实施，从源头提升中药质量；协同各级药监部门加大对中药饮片的监督检查和抽查力度，积极推进中药安全专项整治。中药全产业链、全生命周期监管的组合拳取得突出效果，中药总体质量水平稳步提升，为提升中医药服务能力发挥了重要作用，为保障疫情防控大局贡献了积极力量。

推动建立全球化合作机制，提高中药监管在国际社会的话语权。国家药监局高度重视传统医药及天然药物领域的国际合作，从监管协调开始，逐渐走向趋同，不断取得新的进展。我国通过世界卫生组织国际草药监管合作组织（WHO-IRCH）、西太区草药监管协调论坛（FHH）、世界卫生组织传统医药合作中心等监管多边合作和协调机制，积极参与传统药质量标准、安全性评价、药物警戒等国际规则的制订、协调工作，提高了中药监管在国际社会的话语权。

（赵军宁）

## 参考文献

［1］赵军宁. 我国药品监管科学体系建设与发展前瞻［J］. 中药药理与临床，2024，40（2）：3-7.

［2］赵军宁：努力构建具有中国特色的中药监管科学新体系［Z/OL］.（2022-07-18）. http://www.cnpharm. com/c/2022-07-15/830852.shtml.

［3］赵军宁. 努力构建具有中国特色的中药监管科学新体系［N］. 中国医药报，2022-07-18.

# 第三节　监管科学在我国药品监管中的重要作用

## 一、筑牢药品监管的科学基础

基于科学是药品监管的本质属性，是所有产品审评和监管问题的核心，在整个药物研发创新链条中具有至关重要的地位。药品监管科学的意义不仅在于加速创新药物上市的经济和社会效益，而在于对推动前沿技术突破、促进科技技术与产品研发和转化的紧密结合，形成紧跟科技步伐、产业步伐、疾病步伐的持续创新机制。实践证明，监管科学的突破能够带来创新产品的深刻变革和社会的巨大进步。因此，只有夯实科学根基，才能有更多机会引入创新产品，推动药物研发创新和产业发展。

加强药品监管机构的监管科学基础是建设制药强国的必由之路。我国已进入创新型国家行列，正在向创新型国家前列、世界科技创新强国的更高目标迈进，但是在药物研发创新领域，我国仍然处于制药大国地位，距离制药强国尚有距离。新一轮科技革命和产业变革浪潮已经袭来，创新药物的领域、范式、方式发生深刻变革，迫切需要监管机构提升监管科学能力，适应医药产业原始创新能力和水平需要，应对日趋激烈的国际竞争，发挥新型举国体制优势，努力建设制药强国。

## 二、提升药品监管的能力

工欲善其事，必先利其器。在药品监管法律法规、制度、程序等框架基本成熟的情况下，科技的进步使监管机构原来依赖的科学决策工具、标准和方法落伍了，迫切需要给监管机构装上"发动机"，配置"新引擎"，开发所谓的"新标准""新方法""新工具"，作为监管系统中的"预制件"或者"创新部件"，并组装进入法律、制度、程序当中，全面提升药品监管机构的科学决策能力。

目前，各方对于药品监管科学中的新工具、新方法、新标准的认识存在差异，对监管事务性的行政管理工作与监管科学之间的关系也不够清楚，相关概念和内涵有待明确。"方法"指为达到某种目的所用的方式和步骤；药品监管科学中的"新方法"主要指评价药品、医疗器械、化妆品安全性和有效性、质量和综合表现的方法，包括直接评价和间接评价方法，涵盖临床前评价、临床试验、上市后评价等阶段。新方法是与旧方法相对而言的概念，临床前评价阶段包括模型方法、模拟方法、虚拟方法、体外方法；临床试验阶段包括随机对照试验方法和创新临床试验方法，涉及成组序贯设计、样本量适应性设计、患者人群适应性设计、治疗组选择适应性设计、患者分配适应性设计、终点选择适应性设计、多重设计特征适应性设计等；上市后评价方法包括随机对照研究、观察性研究、回顾性研究、流行病学研究、真实世界研究等；质量评价方法包括监管阈值方法、毒性限度方法、指纹图谱方法、参数放行方法等。"新工具"指药品监管中评估安全性、有效性、质量所使用的有形或者无形的器具与设备，在药品监管中泛指安全性、有效性的测量工具、评价工具等。安全性测量工具包括生物标志物、不良反应/事件发生率（报告率）；有效性测量工具包括生物标志物、替代终点、临床结果评估工具和动物模型、虚拟人等；决策支持工具包括基因组数据库、药物毒性数据库等。"新标准"包括新的质量标准、数据标准、毒性限度标准和特定新兴技术标准等。新方法、新工具和新标准能否为监管机构所用，取决于开发过程的规范性和可靠性，最终需要国家药监局确认。行业和研究机构迫切需要关于新方法、新工具和新标准开发的指导，急需建立新方法、新工具和新标准的开发指南和转化应用路径及程序。

## 三、助力药物研发创新

药品监管科学有助于前瞻地、积极地、主动地应对新科技和新产品的挑战。新科技、新产品往往不再适用旧体系、旧工具、旧方法、旧标准。监管科学就像一扇大门，只有大门打开了，才能迎来新的产品、新的技术。

坚持"产品在先、监管在后"的理念。药品监管科学强调疾病在先、科技在先、产品在先、产业在先的理念，监管机构则要紧紧跟上创新步伐，创新工具、方法和标准，适应药物研发创新的需求。监管科学对于各类产品研发创新均具有中药作用。在中药领域，应当优先研究打造中医药特色监管科学体系，促进实现中医疾病诊断、疗效和安全性评价工具的突破，合理采用循证证据和经验证据体系，助力中药传承创新发展。在现代药物领域，应当进一步深化疫苗、基因治疗、细胞治疗等的监管科学研究，提升创新疗法的审评和评价的决策能力及水平。在医疗器械领域，急需集中优势资源，针对创新药械组合产品、人工智能医疗器械、数字化产品等，开展重点攻关。在复杂仿制药和生物类似药领域，应当深入研究评价方法的改进，不断优化申请证据要求上市后持续评估的有效路径。

## 四、促进监管国际化现代化

监管科学是从工业时代向信息化时代过渡的时代产物，是监管全球化和现代化的动力源。监管科学战略中处处体现的是监管人才现代化、基础设施现代化、标准、工具和方法现代化的方向、目标和措施。

从国际监管科学的发展来看，全球各国已经认识到监管科学的重要性，在监管科学研究和应用领域持续发力，将监管科学议题和优先领域广泛融入药品、医疗器械和化妆品等产品的监管领域。

药品供应链、药物研发、药品生产、药品流通具有高度的全球化特征，国际监管合作成为必然趋势。监管科学的发展将打破国家间药品监管差异的壁垒，促进全球药品监管科学的广泛合作，加快药品监管的国际化进程，是我国实现从制药大国向制药强国跨越的重要支撑[1]。

（杨悦）

# 参考文献

［1］杨悦.药品监管科学行动计划实施推动中国式现代化药品监管实践［N］.中国医药报，2023-03-23.

# 第三章
# 中药监管的科学化进程

我国是世界上最早认识到药物的特殊性并进行监管的国家之一，在西周时期就建立了相应的医药管理制度雏形。在数千年中医药发展进程中，中药监管经历了基于感官性状鉴别的传统中药质量监管、基于理化性质分析的现代中药质量监管、基于临床价值发现与评价的科学监管等阶段，通过中药注册标准建立（有效性、安全性与质量控制技术）、药品监管科学行动计划及中药监管科学新工具、新标准、新方法创制驱动，目前已经进入全过程审评审批加速、全产业链质量管控、全生命周期技术创新、全球化监管协调的中药科学监管新阶段。

## 第一节 传统经验鉴别

传统的中药质量监管主要凭借传统的感官性状评价方法，即通过眼看、手摸、鼻闻、口尝、水试、火试等主观感受对中药材和饮片的形状、大小、表面（色泽与特征）、质地、断面（折断面或切断面）及气味等特征进行初步评价，进而判别药材真、伪、优、劣。该法为历代医药学家经验累积所得，又称为感官性状鉴别法或者经验鉴别法。这种中药品种传统经验鉴别的"辨状论质"论，被誉为中药鉴别之精髓[1-2]。

### 一、技术方法演进及应用

#### （一）方法演进

感官性状鉴别的记载最早可以追溯到公元前139年的《淮南子》，迄今仍然在中药生产监管、流通使用等得到广泛应用，已有2100余年。西汉淮南王刘安及其门客所著《淮南子》记载："炎帝之时，民食莜粟，服木石之实。炎帝欲观百草之性以救民疾苦，乃身试百草之味，日遇七十二毒。"认为神农氏是上古时期尝百草的英雄，从中发现了许多有益或有害的药材。

由图3-1-1可见，传统中药感官性状鉴别到现代综合品质评价方法的发展历程，中药感官性状鉴别不仅是传统中药品质鉴别之精髓，也是现代中药质量生物评价与整合控制体系的基础。东汉《神农本草经》首次提到的"五味"，并据功效、毒性将365种药物分为上、中、下三品。梁代陶弘景《本草经集注》对药材形态、鉴别等有所论述，认识到可药用、不可药用植株的真伪及类似植株如何区别。唐代苏敬等《新修本草》开始增加了药物图谱，少数图谱还画出相应的生长环境，首次出现图文鉴定法，开创了图文对照法编撰本草著作先例。宋代苏颂等《本草图经》对可做药用者进行形态细致鉴别后作图。明代李时珍《本草纲目》记载人参："秋冬采者，坚实；春夏采者，虚软，非地产有虚实也。辽参，连皮者，黄润色如防风；去皮者，坚白如粉；伪者，皆以沙参、荠、桔梗采根造作乱之"，并对中药材有不同的处理方法，还熟知某些中药材常见的伪品。清代徐大椿《神农本草经百种录》"凡药之用，或取其气，或取其味，或取其色，或取其形，或取其质，或取其性情，或取其所生之时，或取其所成之地，各以其所偏胜而即资之疗疾"，体现传统药用是以滋味、形色、气嗅、质地等进行归纳分类。

现代感官性状鉴别发展以 1994 年谢宗万先生首次提出"辨状论质"论为标志，随着新技术引进而逐步衍生出基原鉴定、性状鉴别、显微鉴别、薄层鉴别、生物鉴定等鉴定法，进而整合感官评价、化学检测和生物检定等技术优势，探索建立以临床效应为核心的中药品质加权评价体系（见图 3-1-1），促进了中药材质量评价及鉴别体系的现代化发展[3-6]。

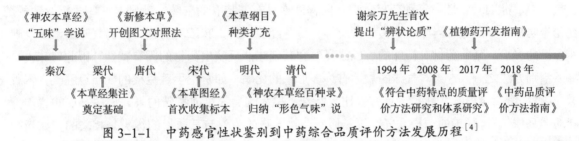

图 3-1-1　中药感官性状鉴别到中药综合品质评价方法发展历程[4]

这种方法的思想基础是我国古代认识论的"取类比象"，及后来的"法象药理"[4]，认为药物疗效与其外在特征如形色气嗅、生态环境相联系。

这种方法的最初实践源自道地药材的中药品质感官评价标准[7]。"道地药材"指经过中医临床长期应用优选出来的，产在特定地域，与其他地区所产同种中药材相比，品质和疗效更好，且质量稳定，具有较高知名度的中药材，是中医药界对经过长期实践，特定地理区域生产的品质和疗效突出的优良药材的习称。我国历代医家以"道地性"作为辨识和评价中药材品质优劣的独特标准、综合标准和最高标准，在科学技术发达的今天，仍具有相当重要的现实意义。

（二）应用实践

中药感官性状鉴别无需过多检验成本，最为简便实用，不会造成环境污染。在实际工作中，尤其在基层中药店、药房、药材仓库、中药市场等应用最为广泛。感官性状鉴别的独到之处还在于一个有丰富经验的中药师，不但可以通过外部性状的观察，迅速得出比较可靠的结论，还能判别多数药材的真伪优劣，而且对部分药材的产地，是野生或家种，生长年限也能作出一个大致的评估[3-7]。

外形特征是性状鉴定的重要内容，许多容易混淆的中药均可以通过外形的比较而得到区分。古人在描述药材形状时多采用类比法，生动而形象。如黄连"其根如鹰、鸡爪，根若连珠者佳"；木香"形如枯骨者佳"；川芎"形如雀脑者佳"；升麻"今惟出益州，好者细削，皮青绿色，谓之鸡骨升麻"。对一些药材的外观特征作经验总结，形成术语，如："党参有狮子盘头者真；防风头节坚如蚯蚓头者为好"。如容易混淆者白前与白薇，前者根茎横走生长，断面中空，后者根茎直立生长，根丛生于根茎上，形如马尾，断面实心，据此特点可以将二者区别。野山参"芦长、碗密、枣核艼、紧皮细纹、珍珠须"，可与栽培人参鉴别。优质天麻"鹦哥嘴、圆盘底、扁圆体、有点环、断面角质一条线"。中药经验鉴别"珍珠鳞"描述的是蛤蚧体表灰色圆形如珍珠状微凸小鳞片的特征；"罗盘纹"则形象地描述了商陆断面同心的环纹等。

药材大小的描述古人也常采用类比的方法，给出药物的大约尺寸，并以此来判断药物优劣。如《本草原始》图载地黄有三类："钉头鼠尾沉水者佳，形肥大者俗呼顶条。二条，今多用，俗呼中条，再小者不堪用"；《本草衍义》记载牛膝："长三尺最佳"。《炮炙大法》言："牛膝二尺五以上者为佳。"

药材颜色也是性状鉴定的一个重要特征。古人根据药材种类的不同，对其颜色有特殊的要求。如《本草原始》记载白术："凡用不拘州土，惟白为胜"；黄连："凡用黄连，选粗大，黄色鲜明，多节坚重，相击有声者，为胜"；丹参"其根皮丹而肉紫者佳"等。并且古人常把药物的颜色与其功效联系起来，如《本草纲目》在丹参释名时即说"五参五色配五脏"。麻黄的"玫瑰心"特征就是指麻黄的近红色髓部，实验证明"玫瑰心"正是麻黄生物碱的含量较高之处。颜色除了可以判断中药材品质外，对于鉴定中药饮片亦十分有效。很多中药饮片经过炮制后，其颜色往往发生变化，如蜜炙后变黄，清蒸后颜色加深等。

中药气味是鼻闻后的感觉，如香、臭等。这一点与中医对"气"的认识不同，中医认为气是构成人体以及维持人体生命活动的基本物质。同时在中医理论中，中药的四气是指药物的效果所反映出来的寒、热、温、凉四种特性。每种药材，都不同程度地具有其特有的气味，特别是一些含挥发油的药材，气香尤为明显，如川芎、当归、辛夷、薄荷等，传统经验认为，味浓者为佳，因为气味的浓淡反映了挥发油含量的多少。某些药材有特殊的香气或臭气，其气味能反映出药材的固有特性，因此气味也是中药的特征鉴别方法之一。古人对气味的表达有许多形象的比喻。如常把生黄豆样的气叫豆腥气，木香（蜜香）"气香如蜜"，红花"气膻"，有些气比较特殊，称为"臭气"或特殊的气，如白鲜皮的"羊膻气"、天麻的"马尿气"、琥珀的"松香气"等。通常药物气味的浓烈与其质量的优劣是相关的，如当归"取其气香体润者为佳"；白芷"色白气香者为佳"。

中药滋味或者味道，古今典籍中的记载差异较大。中医典籍所记载药味是根据临床疗效而推断出，不同医家往往有不同的学术见解，不同文献中所记载的也有不同程度的差异。一般中医认为"辛能散能行，酸能收能涩，甘能缓能补，苦能燥能泻，咸能软能下"。药材学上所说的味，就是口尝后所感觉的味道，如酸、苦、甘、辛、咸、涩等，正如不同地区的人所说辣与不辣的敏感程度不一样。大部分中药的味与中医概念的"味"相一致，但也有不少例外的，如紫草，口尝味微苦、涩，而中医认为紫草味甘、咸。中药的味与其内含化学成份的种类以及含量密切相关。如黄连，味苦，与黄连所含的生物碱类成份有关，一般来说味越苦，生物碱含量越高。甘草，味甜，则与其所含甘草甜素有关，甘草甜素是甘草的甜味成份，也是有效成份，其本身的水溶液亦带甜味。一些中药因含有不同类型的化学成份而产生多种味道，如人参，味甘，微苦，这与其同时含人参多糖和人参皂苷有关。

中药材入水后会产生各种特殊的变化，有些药材，因质地不同，入水后，沉、浮有异；有些药材由于内在成份的析出，发生颜色改变、产生泡沫、黏性、滑腻等。根据入水后的变化，可以区别部分不同来源的药材。如荆三棱坚实体重，泡三棱则体轻，两者入水即可辨别。红花与番红花，红花用水浸泡后，水变成金黄色，花不褪色；番红花浸泡后先呈现一条黄色线状带，直接下垂，柱头膨胀呈长喇叭状，水渐渐变成黄色，不显红色。胖大海投入热水中，膨大呈海绵状，可达原体积的数倍以上。种子类中药葶苈子和车前子，加水浸泡后会变得黏滑且体积膨大。一些来源于动物的药材经水试后也产生一些特有的变化，如蟾酥断面沾水即呈乳白色隆起。

将中药火烧或烘焙后观察产生的气味、颜色、烟雾、声响、膨胀、熔融及燃烧程度等现象。如乳香，火烧后微有香气，熔化慢；而掺有枫香脂的乳香则燃之香气浓烈，熔化快。

近年来，一些新方法、新技术在性状鉴定中的应用也丰富了其内容，并提供新的鉴别手段，如模拟人嗅觉器官和味觉系统的电子鼻、电子舌，有助避免性状鉴别中气味判断的主观性。这些新方法、新技术均属于性状鉴定的延伸，有助于学科的发展。

## 二、传统中药质量监管制度

中药在我国古代被称为"药""毒药""本草"等。其中，"本草"之名，始于西汉，使用已有2000多年。其含义一指中国传统医药学中的药物；二指中国传统药物学及药物学专著，如《本草纲目》。从远古的西周到近代的民国，在长达数千年的中药质量管理主要是建立在感官性状鉴别方法基础之上，相关医药制度演进也与此时期中药品质性状鉴别科技发展水平相一致[8]。

西周时期（公元前1046年—公元前771年）已经认识到药物的特殊性，建立了我国最早的医药管理制度，有较为完整的医政组织和相当严格的考核制度。据《周礼·天官》记载："医师上士二人，下士四人，府二人，史二人，徒二十人，掌众医之政令，聚毒药以供医事。"战国时期《黄帝内经》是我国的第一部医学总集，包括现存的《素问》和《灵枢》两部分，共载方剂12首。

秦朝（公元前221年—公元前207年）《通典职官七》记载："秦有太医令丞，亦主医药，属少府。"太医令丞掌管医药政令，药府中的药长主持药物之事，设有药藏府贮存药物。

汉代的医官中职位最高者为太医令丞，其内部有分工，负责与管理方药者各司其职。管理方药者又有典领方药和本草待诏之分。典领方药侧重于方剂的研制，以供宫廷方药之需而本草待诏则主要为皇家采集各种药材。东汉的医官制度较西汉完善，《后汉书百官志》中说："太医令一人六百石，掌诸医，药丞、方丞各二人，药丞主药，方丞主方，右属少府。"可见当时，即公元1世纪以后，在我国已经将医与药分成两种职业。汉代帛书《五十二病方》是我国已发现的最古老且首尾完整的医方专书，全书分52题，共收载药物247种。现存最早的本草专著《神农本草经》约于东汉初年成书，共收载药物365种。东汉时著名医学家张仲景所著《金匮要略》，共分为3卷25篇，包括40余种疾病，载方剂262首。

晋代沿袭汉魏官制，仍设太医令掌管医药行政，并设有御医及太医。宋、齐、梁、陈医制如前，大都设有太医令、太医丞以理医政。梁时已将太医令归属门下省，并设有药藏臣以理药政。北魏除置太医令外，开始在门下省设尚药局，并置有太医博士、太医助教等。《册府元龟》载"北齐门下省，统尚药局，有典御二人，侍御师四人，尚药监四人，总御药之事"，设有专职人员负责管理药物工作。南朝齐梁时期陶弘景撰著《神农本草经集注》，共7卷，载药730种。

隋唐医事制度主要建立有3个系统：一是为帝王服务的尚药局和食医；二是为太子服务的药藏局和掌医；三是百官医疗兼教育机构的太医署及地方医疗机构。公元659年唐朝政府主持修订颁布了《新修本草》，全书共54卷，载药844种，为我国和世界第一部由国家编撰颁布的药典。它比世界上有名的1542年欧洲纽伦堡药典要早800余年。

宋代医药管理制度沿袭唐制而有所改革。医药行政与医学教育各设机构，分别进行管理。翰林医官院是中央较高品位的医疗兼行政管理机构，掌管医政和医疗。药事管理体制主要包括药政管理机构和药品贸易供应机构。他们分别为专门服务于帝王宫廷的御药院、最高药政机关尚药局和世界医学史上最早的国家药局——熟药所、惠民局等。药局是国家经营的面向社会的经济实体，同时兼有政府药政管理部门职能。药局内部有分工，和剂局主要承担制药，供惠民局出售；和剂局下设"杂买务药材所"设有"辨验药材"一职，是我国早期的药检机构。宋代药政较为进步，药物被列为专卖品。宋代另一个最突出的特点就是官修本草的兴起，有《开宝新详定本草》《开宝重定本草》《嘉祐补注本草》《图经本草》《大观经史证类备急本草》《政和新修经史证类备用本草》《绍兴校定经史证类备急本草》七部官修本草问世，对宋以前本草文献的整理作出了巨大的贡献。宋代自太宗开始就很注意药方的收集和研究，于公元992年编成《太平圣惠方》百卷，1670门，16834个验方。此后又编成《圣惠选方》《太平惠民和剂局方》《圣济总录》等书，对以后方剂学和药物学发展产生重要的影响。

金代药政机构置尚药局和御药院，均隶属于宣徽院。尚药局，掌管宫中汤药茶果事宜。御药院，掌管进御汤药。金代仿照宋制，设有惠民局，掌管制剂和发卖汤药，施医药于平民。

元代太医院为独立的最高医药管理机构，掌管宫中医药事宜。元代药政机构置御药院，掌管各路及藩国进贡药品、药物的制剂和煮药。行典药局和典药局都是管理东宫太子的药物机构。前者掌管供奉，后者掌管制剂。元代的贫民医疗机构，设有广济提举司和惠民局，掌药物制剂，施给贫病民众。

明代设置了全国性的医药行政管理机构——医药提举司，不久改医药提举司为"太医监"。其后"太医监"又改名为"太医院"，设太医令、丞等官职。明代宫廷也设尚药局，负责皇帝的医药。内府设御药房，主要任务是监制御用药饵，兼管收储各地进贡的名贵药材。明代官药局沿袭宋元旧制，于1370年在南京、北京及各府、州、县均设惠民药局，两京惠民药局由太医院统辖。各府惠民药局设提领，州、县设医官。明代医药学的进步超过了以往的任何时代，主要有明代徐彦纯《本草发挥》、明代朱橚《救荒本草》、明代王纶《本草集要》、明代刘文泰等《本草品汇精要》、明代陈嘉谟《本草蒙筌》、明代兰茂《滇南本草》和明代李时珍《本草纲目》等。其中《本草纲目》是我国药学史上的重要里程碑，共载药1892种，附方11000余个。

清代医事制度在鸦片战争以前多沿袭明朝旧制。清初设太医院为最高的医药管理机关，为帝后及宫内人员诊视疾病、配制药物。后又设御药房，是供应宫内所需药物的炮制及各型成药加工制备的机构。1654年清政府曾于景山东门外筑药房三间，令医官奉旨施药，惠泽满汉军民人等。清代前中期赵学敏《本草纲目拾遗》是补充修正《本草纲目》的一部具有重要价值的药学专著，收载药品921种。公元1425年由周王朱橚主持的《普济方》，成方6万多个。

近代从1840年鸦片战争至中华民国的100余年间，西方医药、科学技术及医药分业的管理制度进入中国，对我国的中西药管理产生重大影响，中西医之争也就此肇始。

1907年清廷成立修订法律馆，陆续制定大清新刑律、民法等法典，其中便有关于医药卫生的法规。

1912年（民国元年）沿袭清制，于内务部设卫生司，掌管卫生行政。

1926年国民党政府第一次中央卫生委员会议通过了余云岫提出的"废止旧医以扫除医事卫生之障碍"，即近代医学史上所称的"废止中医案"，尽管后经15省132个团体组织赴南京请愿团，使这一提案最终未能核准执行，但种种歧视、限制中医的措施却使祖国医学的发展受到了严重的摧残。

1927年国民政府在内政部下置卫生司，掌管卫生行政事宜。

1928年改设立卫生部，成为全国卫生行政专管机构。

1930年国民政府卫生部第二次年会决定出版我国近代第一部药典——《中华药典》，正文763页，收载药物718种，其中也收载了常用中药60味，附录收载有试药试液、规定液、一般试验方法等。这是民国时期唯一一部管理药物品质的国家法典，也是史上第一部同时包含中药及西药质量标准的法典，堪称这个时期中医药抗争运动的一个缩影。

1931年国民政府撤消卫生部，改设卫生署，隶属于内政部。

1947年国民政府恢复卫生部的建制，设立医政、药政、防疫、保健、地方卫生、总务六司。

## 三、科学意义与价值

### （一）中药外观性状和某些特性与内在质量具有相关性

中药的特定外观性状和某些特性与内在质量具有相关性，即药材的外形特点，也是其内部组织结构、内含化学成份的外在表现，这些主要是由于生物的遗传决定的[3-6]。

中药横断面的性状特征与内部组织构造的关系密切：来源于双子叶植物根的药材，其断面常有栓皮；一圈较大的环纹；具放射状纹理；皮部较小、木部较大等。古人在药材形态鉴别时，曾使用不少形象的术语，如菊花心、金井玉栏、玫瑰心、车轮纹、筋脉点、罗盘纹、云锦花纹等。

中药化学成份的研究，阐明了不少"口尝"之味的内在道理。具酸味的中药一般含有机酸类成份，如山楂、山茱萸等；具有苦味的中药与其含有生物碱、以及一些皂苷类成份有关，如黄连、栀子等；具有甜味的中药往往含有大量糖类成份，如党参、枸杞等；具有辛味的中药往往含有挥发油类成份，如干姜、细辛等；具有咸味的中药则与其富含无机盐类物质有关，如牡蛎、大青盐等；具有涩味的中药与其含有鞣质类成份有关，如五倍子、诃子等。可见中药"味"的浓淡与中药内在质量密切相关。

中药的气味也较直接地反映了与内在化学成份的联系。不同中药所含的化学成份不同，产生的气味亦不同，如鱼腥草具有鱼腥气，与其所含鱼腥草素有关；鸡屎藤的鸡屎臭气与其挥发油中的不饱和脂肪酸有关等。

### （二）传统中药感官性状鉴别法的局限性

"辨状论质"理论是经验鉴别的精髓，早在千百年前就已出现，是中药鉴定发展史无数客观事实的总结和概括。但古人在对药物外观性状与质量作评价时，常以"以……者为佳""以……次之，不堪用"等字眼评判。缺乏具体参照标准，不利于客观评价药物的质量。

由于对中药材的判断多为人的感官判断，而人体感官系统又是极为复杂的体系且存在个体差异性，所以就造成"辨状论质"缺少客观量化的指标。这就意味着通过经验挑出合格的药材可能不够准确，辨别中药材品质工业化仍有很多困难和阻碍，评价的客观性有待提高[5, 9-10]。

### （三）大力发展新方法、新技术在性状鉴定的应用

尽管其评价标准上存在大量的模糊性概念，缺乏明确的定量特征，有待实现中药材及饮片"形色气味"主要特征的客观数字化评价，但迄今仍是《中华人民共和国药典》（简称《中国药典》）中药材标准收载的中药及饮片质量鉴别的重要方法之一，在中药监管实践中发挥不可替代的"老药工"作用[1, 11]。

进一步应逐步扩大选择代表性中药进行性状和品质（成份和药理作用等）关联分析，为"辨状论质"提供科学支撑。针对化学背景明确的中药，重点结合以有效成份鉴定为核心的品质评价体系；化学背景尚不清晰的，以生物检定为核心建立的中药品质评价体系；而化学检测、生物检定暂时空白的，重点以建立中药商品规格等级为核心。此外，遵循"辨状论质"经验理论，以客观量化性状经验鉴别为突破口，按照"理论与技术、传统与现代"相结合的研究思路，创新性地采用智能感官分析等大数据和人工智能技术将中药性状特征客观化，将经验"辨状"转变为客观"辨状"[3-6]。

总之，从传统中药感官性状鉴别到现代中药综合品质评价方法的发展历程可见，传统感官性状鉴别不仅是传统中药鉴别之精髓、中药品质评价的基础，同时在现代中药质量生物评价与整合控制体系构建中发挥重要作用，基于感官性状评价技术和科技创新也为构建符合中药特点的中药监管政策、法规体系提供了坚实基础。

（华桦　于江泳　赵军宁）

## 参考文献

[1] 谢宗万. 中药品种传统经验鉴别"辨状论质"论[J]. 时珍国药研究, 1994（3）: 19-21.

[2] 赵中振, 邬家林. 中药鉴别之精髓: 写在谢宗万教授逝世五周年之际[EB/OL]. 汉唐古籍斋, （2023-07-18）. https://mp.weixin.qq.com/s?__biz=MzkxMDEzMTIwMg==&mid=2247495587&idx=1&sn=81e0f2205d87ad7a9ebad9e922643998&chksm=c13286cef6450fd86a66d584b652e3dc0d886201bbc3ce79824125f9edb7ebbe72a8f8fc94c3&scene=27.

[3] 杜丹, 蒋淼, 刘海. "辨状论质"发微[J]. 中药与临床, 2012, 3（6）: 6-8.

［4］王皓南，田滢琦，刘大会，等. 中药"辨状论质"的历史、发展与应用［J］. 中药材，2021，44（3）：513–519.

［5］刘天睿，金艳，孟虎彪，等. 论中药"辨状论质"之辨色泽与品质评价的生物学内涵研究［J］. 中国中药杂志，2020，45（19）：4545–4554.

［6］李佳园，魏晓嘉，万国慧，等. "辨状论质"的历史沿革与现代研究进展［J］. 中国实验方剂学杂志，2021，27（6）：189–196.

［7］赵军宁，华桦，戴瑛，等. 道地药材药理学与道地药材标准构建新思路［J］. 中国中药杂志，2020，45（4）：709–714.

［8］田丽娟. 中国现代药学史研究［D］. 沈阳：沈阳药科大学，2012.

［9］张世臣，许铭珊，钟琳瑛，等. 本草经典理论体系之万物皆药论［J］. 中国现代中药，2024，26（1）：176–180.

［10］马忠明，李同辉，张丰聪. 从历史维度展望中药发展［J］. 中国食品药品监管，2023（3）：16–27；126–127.

［11］赵军宁，王军志，李波，等. 中国药品监管的科学化进程与监管科学发展［J］. 中国科学：生命科学，2024，54（3）：507–524.

# 第二节　理化分析技术

1949—1997 年间，国家药监管理体制处在医药合一管理到药品专门管理的调整过渡期。自 20 世纪 70 年代开始，随着光谱、色谱技术的不断普及，中药监管和质控模式逐步借鉴化学药的质控方法，即对其中的相关成份采用光谱、色谱技术进行测定。这种质控模式一直延续至今，在现有的中药质量标准中发挥最重要的作用[1]。在此期间，1985 年《中华人民共和国药品管理法》（简称《药品管理法》）、《新药审批办法》颁布实施后，我国中药新药研制和审评审批也逐渐步入法治化和科学化轨道。

## 一、理化分析技术的应用

### （一）《中国药典》

以《中国药典》中药材的质控标准为例，质控项目主要包括名称、来源、性状、鉴别、检查、含量测定等，其中鉴别（如薄层鉴别）及含量测定项多采用光谱或色谱的方法对其中的指标性成份进行定性或定量分析。中成药是中药材的终产品，除了要覆盖中药材关键质量属性项目外，还要增加涉及其药品剂型相应的质控项目。从现有标准质控的项目来看，药典标准以保证中药产品的安全性、真实性、有效性和稳定可控为主要目标[2]。

从检测技术来看，2000 年前颁布的《中国药典》主要以传统性状、显微鉴别为主结合薄层色谱法以实现对药材的真伪鉴别，后期在中药质量控制中的新技术、新方法的应用显著增加。自《中国药典》2000 年版以来，色谱法尤其是高效液相色谱法（HPLC）广泛地应用于中药（药材、饮片及中成药）中指标成份的定性及定量分析。

据统计，《中国药典》1995 年版仅在化橘红等 5 个品种项下采用 HPLC 进行含量测定，到 2000 年版增加到 105 个品种，到 2005 年版更是在 518 个中药品种项下都采用了 HPLC 法进行分析。HPLC 法具有快速易操作、方法准确稳定、耐用性佳等特点使其成为中药质控的首选方法。现有的中药质量监管多采用传统经验鉴别与化学成份分析相结合的方式，新的化学及化学－生物指纹图谱技术，中药质量生物评价技术等综合性评价方法也逐步开始得到应用。

### （二）中药新药研究与审评技术要求

参考发达国家和化学药相关技术要求，我国开始制定中药新药研究技术要求，分别在 1987 年、1988 年先后印发了第一批"20 个病证的中药临床研究指导原则（试行）"和第二批"29 个病证的新药（中药）临床研究指导原则（试行）"，开启了中药新药研究向科学化、标准化和规范化迈进的新阶段。

卫生部《中药新药药效学研究指南》（1990）、《〈新药审批办法〉有关中药部分的修订和补充规定》（1992）、《中药新药研究指南》（1993）、卫生部《76 个病证的中药新药临床研究技术指导原则》（1993）、《中药新药研究指南》（药学、药理学、毒理学）（1993）、《中药新药一般药理学研究技术要求》（1993）、《57 个病证的中药新药临床研究技术指导原则》（1995）、《88 个病证的中药新药临床研究技术指导原则》（1997）等一系列的技术文件陆续制定或修订，成为当时中药新药研制和审评审批的主要技术文件。之后，国家药品监督管理局颁布《中药新药研究的技术要求》（1999），组织修订了中药新药有关药理、毒理、临床、质量标准、稳定性、对照品及注射剂研究的技术要求，针对中药的特点制定了制备工艺研究技术要求。

## 二、基于"标准"的监管制度

从卫生部医药合一管理到国家医药管理局药品归口管理的近 50 年间（1949—1997 年），中药监管主要科技手段是理化分析检验技术，检验药品在"标准"或者"一致性"上是否合格，而很少涉及新药的有效性、安全性问题。此阶段中药质量管理主要是建立在理化分析技术方法基础之上，《药品管理法》等相关医药制度演进主要是医药合一管理到药品归口管理探索，对医药管理制度的改革与完善[1,3-4]。

### （一）机构改革

中华人民共和国成立初期，国家即设立卫生部，统一领导管理药政、药检、药品生产、经营、使用、药物科研和药学教育等。

1950 年，国家药典委员会成立，是我国最早成立的标准化机构，是负责组织制定和修订国家药品标准的技术委员会，是法定的国家药品标准化机构。

1952 年，国家开始对药事管理体制进行调整，先后将药品生产企业划归化工部领导，医药商业、中药材经营划归商业部领导，并成立医药工作委员会、中药管理委员会，由卫生部部长担任主任委员。

1954 年，中央财经委员会批转商业部和全国供销合作总社《关于中药材经营问题的报告》，决定成立中国药材公司，加强中药经营，统一中药的领导和管理。1957 年，国务院决定将中药材交由卫生部统一领导。1963 年，根据中共中央、国务院批转卫生部、商业部《中西药品、医疗器械经营管理体制的报告》恢复中国药材公司，建制在商业部，以商业部为主与卫生部共同领导。

1963 年，我国建立药品审批制度，结束了中华人民共和国成立初期各地方乃至化工、轻工部门都可自行审批新药的局面，明确新药审批收归卫生部或省级卫生厅局。

1978 年，国务院批转卫生部《关于建议成立国家医药管理总局的报告》，揭开了药品统一管理的新篇章。

1979 年，中药行业由原商业部移交原国家医药管理总局管理，恢复中国药材公司建制。原化工部中国医药工业公司的中药业务合并到中国药材公司，实现了中成药工业统一归口、统一规划、统一管理，解决了过去中药厂存在多头领导的问题。

1982年，国家医药管理总局改名为国家医药管理局，由卫生部代管改为国家经济委员会领导。

1988年，国务院机构改革，国家医药管理局成为国务院直属机构。同年，为进一步规范中医药市场，国务院常务会议决定成立国家中医药管理局，承袭了原属国家医药管理局承担的中医药管理职能。这一时期由原有的卫生部药政司、新设的国家医药管理局和国家中医药管理局共同负责医药行政管理和行业管理。

1993年，国家医药管理局由国家经济贸易委员会管理。药品价格管理由国家计划部门会同医药管理局商定。

### （二）法规制度

1953年，我国发布首部《中国药典》，配套建设检验、检测机构，正式开启中国药品监管的现代历史进程。

1958年，国务院发出《关于发展中药材生产问题的指示》，提出中药材实行就地生产、就地供应的方针，积极发展"道地药材"，有步骤地变野生动、植物药材为家养家种，并加强中药材经营。

1962年，卫生部先后印发《关于加强中药质量管理的通知》《关于进一步加强中药质量管理的通知》《关于不得使用中药材原植物的非药用部分供药用的通知》，严格加强中药材质量、中药饮片炮炙和中成药生产的监督工作。

1963年，卫生部、化工部、商业部《关于药政管理的若干规定》（因故未实际实施），这是中华人民共和国第一部药政综合性法规，开始中国的药品审评进程。规定了药品新产品的管理原则，从新产品的定义、设立药品审定委员会、新产品的报批程序、临床和生产的审批。

1964年，卫生部、商业部发布《管理毒性中药的暂行办法》，加强医疗用毒性中药的管理。

1978年，国务院批转卫生部印发《药政管理条例（试行）》（国发〔1978〕154号），对我国的药品质量标准进行了明确的分类管理，开启了药品监管的法治化探索。这也是中华人民共和国成立以来我国发布的第二个、真正执行的第一个药品监督管理法规，为我国现代药品监管制度建设奠定了框架。

1979年，卫生部、国家医药管理总局印发《新药管理办法（试行）》，对新药的分类、科研、临床、鉴定、审批、生产到管理进行了比较全面的规定。根据规定，重大新药及国内未生产过等四类新药由卫生部审批，仿制药和其他新药由各省级卫生部门审批。该法规在一定程度上调动了地方医药产业发展的积极性，但也带来各省级卫生管理部门审批尺度宽严不均、药品技术标准和注册要求不统一的问题。

1981年，国务院印发《关于加强医药管理的决定》（国发〔1981〕87号），明确提出加强中药材生产管理。1981年在苏州和1986年在衡阳先后两次召开全国中药工业会议，制定了《中成药生产管理若干规定》和《中成药工艺技术管理办法》《中成药质量管理办法》《中成药设备管理办法》等部门规章，使中成药生产从传统小生产模式转向现代工业生产。

1984年，国家医药管理局发布《药品生产质量管理规范》，标志着我国药品GMP开始实施。1988年，卫生部颁布实施我国首部具有法律效力的《药品生产质量管理规范》，要求药品生产企业实施药品GMP，并接受卫生行政部门的监督检查，国家将药品生产的全过程实施药品GMP纳入法治轨道。1992年，卫生部对药品GMP进行了一次全面修订，要求到2000年全国药品生产企业符合GMP要求组织生产，推动企业实施GMP认证。1995年卫生部发布《关于开展药品GMP认证工作的通知》（卫药发〔1995〕35号），决定自1995年10月1日起凡具备条件的中成药生产企业（车间）和药品品种均可按《中国药品认证委员会认证管理办法》规定申请药品GMP认证，并出台了配套的认证检查项目。至此，我国已形成基本上与世界卫生组织（WHO）等接轨的、具有中国特色的、强制与自愿相结合的药品GMP实施制度。

1984 年 9 月，第六届全国人民代表大会常务委员会第七次会议通过，并经中华人民共和国主席签署公布了《药品管理法》（1985 年 7 月 1 日施行），从建立监管机构、设立行政审批制度、建立国家药品标准和法律责任体系等方面回应了药品质量管理现状对监管工作提出的需求，确认了政府监管机构的法律地位、法定职权和法律责任，我国的药品监督管理工作进入法治管理的新阶段。《药品管理法》实施后，国家又先后制定并发布了一系列规章和规范性文件，如《中华人民共和国药品管理法实施办法》（简称《药品管理法实施办法》）、《新药审批办法》、《药品生产质量管理规范》（GMP）、《进口药品管理办法》，对药品生产、销售、进口等环节实施监管，构成了我国药品监督管理的法律体系。《新药审批办法》是第一个专门的药品注册法规，建立了一套比较完整的新药审批程序，规定新药由卫生部集中统一审批，各省级卫生行政部门为初审单位，新药进行临床研究由省级卫生行政部门初审后转报卫生部审批，其中第四、五类新药的临床研究由省级审批抄报卫生部备案。1987 年，卫生部《〈新药审批办法〉中有关中药问题的补充规定和说明》，就有关中药新药审批的某些问题做了以下五个方面的补充规定及说明：新药（中药）分类和申报资料项目的补充规定和说明；药材引种、试种栽培品种申报资料项目；新药（中药）药理、毒理研究的技术要求补充说明；新药（中药）稳定性试验资料的补充规定；新药（中药）临床研究的技术要求补充说明。

1986 年 12 月，卫生部下发《关于全面开展中成药品种整顿的通知》，在全国范围内对已生产的中成药品种分阶段进行了全面整顿，使中成药品种朝着规范化、标准化方向发展。先后从各省、自治区、直辖市卫生行政部门收集到中成药地方标准 22000 余个，涉及 6 万个品种。经统一新旧度量衡制，合并相同处方，归并同方异名，整理建档 31 个剂型，8488 个品种，9024 种中成药处方，汇编成《全国中药成方制剂集》。并进一步通过医学审查和疗效再评价，制定《基本药物（中药制剂品种目录）》，收载 1699 个。分期颁布了《中华人民共和国卫生部药品标准·中药成方制剂》第 1~10 册和第 11~20 册。

1989 年 1 月，国务院批准施行《药品管理法实施办法》。2002 年 9 月，国务院配套制定《中华人民共和国药品管理法实施条例》（简称《药品管理法实施条例》）（国务院令〔2002〕360 号）于 2002 年 9 月 15 日施行。

1992 年 4 月 1 日，卫生部再次颁发《关于药品审批管理若干问题的通知》，印发《〈新药审批办法〉有关中药部分的修订和补充规定》，开始新药审批、审评统一归口管理，中药新药审批法规体系建设和新药审评技术要求进入适应成长阶段。

1992 年，国务院决定对中药采取特殊的行政保护办法，颁布实施《中药品种保护条例》。

1993 年，卫生部发布《关于制定民族药部颁标准的通知》（卫药发〔1993〕第 64 号文），对全国藏、蒙、维药材及其成方制剂制定部颁标准进行统一部署，陆续颁布实施《中华人民共和国卫生部药品标准（藏药）》（1995 年 9 月 1 日正式实施，收载藏药材 136 种，成方制剂 200 种）、《中华人民共和国卫生部药品标准（蒙药分册）》（1998 年 11 月 1 日正式实施，收载蒙药材 57 种，制剂 145 种）、《中华人民共和国卫生部药品标准（维吾尔药分册）》（1998 年 10 月 1 日正式实施，收载维药材 115 种，制剂 87 种）。

综上，有学者根据发展导向和管控导向两个维度对中国药品管理模式加以划分：认为 1949 年到 1978 年属于行政型模式。这一时期的特点是以计划命令和对生产的直接干预对企业进行管理，但药品生产企业的盈利动机不强。1978 年到 1998 年是发展型模式。从 20 世纪 80 年代中期开始，国家在城市推行经济体制改革改革的思路渗入到医疗卫生领域，药品生产和经营企专业的发展动机逐步提升，中央政府也专门设立国家医药管理（总）局，对医药企业进行行业管理，直接干预相应减少[5]。

### 三、科学意义与价值

#### （一）1953 年首部《中国药典》开启中国药品监管的现代历史进程

国家药品标准是国家药品发展水平的体现，是药品监管工作的技术依据。中华人民共和国成立之初，党和政府就把药品标准建设作为迅速改变公众缺医少药、产业基础薄弱、药品供不应求的落后局面的战略措施之一。1949 年 11 月，卫生部召集在京有关医药专家研讨编纂药典问题，确立了中华人民共和国药典"民族化、科学化、大众化"的编纂思路。1950 年，卫生部成立第一届中国药典编纂委员会，组织编印了第一部 1953 年版《中国药典》，结束了中华人民共和国没有国家药品标准的状况。1953 年我国发布首部《中国药典》，收载品种 531 种，其中化学药 215 种，植物药与油脂类 65 种，动物药 13 种，抗生素 2 种，生物制品 25 种，各类制剂 211 种。配套建设检验、检测机构，正式开启中国药品监管的现代历史进程。1955 年卫生部组建第二届药典委员会，1962 年完成 1963 年版《中国药典》送审稿编制工作，报请国务院批准后付印，1965 年 1 月 26 日颁布。1966 年后由于历史原因，药典委员会工作陷于停顿。1972 年 4 月 28 日经国务院批准，同意恢复药典委员会，由卫生部牵头，卫生部、燃料化学工业部、商业部和解放军总后卫生部参加。1977 年 4 月 5 日，国务院批转国家标准计量局、卫生部、商业部、总后勤部等单位关于改革中医处方用药计量单位的请示报告，对中药计量单位的换算统一采用公制单位。1979 年 10 月 4 日，卫生部颁布 1977 年版《中国药典》，自 1980 年 1 月 1 日起执行。

伴随着《药品管理法》的颁布实施，我国逐渐形成了以《中国药典》和局颁药品标准等为核心的较为完备、水平较高的国家药品标准体系。药典编纂工作开始进入规范化、法治化轨道，从 1985 年版开始，每 5 年发行一版，已陆续颁布了 1990 年版、1995 年版、2000 年版、2005 年版、2010 年版、2015 年版、2020 年版《中国药典》。并先后出版了 1985 年版、1990 年版、1995 年版、2000 年版、2005 年版、2010 年版、2015 年版、2020 年版《中国药典》共 8 版英文版。此外，国家药典委员会还组织编制了《中国药典注释》《国家药品标准工作手册》《临床用药须知》《中药彩色图集》《中药材显微鉴别彩色图鉴》《中药材薄层色谱彩色图集》《中药薄层色谱彩色图集》《数字化中药材标准》及《中国药品通用名称》等《中国药典》的配套丛书。

#### （二）1985 年《药品管理法》标志着药品监督管理进入法制化阶段

1984 年 9 月 20 日第六届全国人民代表大会常务委员会第七次会议通过我国首部《药品管理法》，标志着药品监督管理进入法制化阶段。2001 年 2 月 28 日第九届全国人民代表大会常务委员会第 20 次会议审议通过修订的《药品管理法》首次明确了国务院药品监督管理部门主管全国药品监督管理工作和执法主体地位。我国药品监管体制演进经历了从指令型体制，走向发展型体制，再走向监管型体制的过程。

《药品管理法》实施，标志着我国药品注册法治化新阶段的开始，同年成立药品审评办公室（国家药品审评中心前身），新药由药品审评办公室组织专家进行审评，国务院卫生行政部门审批，进口药由卫生部国际交流中心审批，仿制药仍然由省级卫生行政部门审批。至此，长达 30 多年的地方审批新药的历史结束。《药品管理法》颁布实施后，卫生部药政局依法加强对中成药的药政管理，把中成药的审批纳入了药品的现代管理轨道。同时，配套出台了《新药审批办法》《中药审批办法》等系列文件。

在中药监管制度的发展初期阶段，国家针对中药行业发展水平和存在问题，从早期重点抓中药材管理开始，逐渐重视中成药管理，在研制、生产、经营、管理体制、发展方向、扶持政策等方面确立了一系列制度设计，并及时作出重大调整和决策。这些政策措施的逐步到位，使我国中药监督管理水平逐渐上了一个新的台阶。

### （三）我国现代医药工业体系和研究开发体系的初步构建

该阶段是世界医药技术和药品监管快速发展期，我国现代药品监管制度才开始起步，主要是服务于这时期以仿制药品为主体的医药工业体系。1950年全国制药工业专业会议提出"以发展原料药为主，制剂为辅"方针。1953年我国发布首部《中国药典》，配套建设检验、检测机构，开启中国药品监管的历史进程。1963年颁布的《关于药品管理的若干规定》第一次要求对药品实行审批。1978年国务院批转卫生部颁发《药政管理条例（试行）》，为我国现代药品监管奠定了框架。1979年卫生部、国家医药管理局发布《新药管理办法（试行）》，对新药的分类、科研、临床、鉴定、审批、生产到管理进行了比较全面的规定。1979年卫生部《药品检验所工作条例》，首次明确药品检验机构职责职能。此阶段药品监管主要科技手段是化学分析检验技术，检验药品在"标准"或者"一致性"上是否合格，而很少涉及有效性、安全性问题。我国相关监管制度的出台尤其是新药管理主要以行政审批为主，而且基本是省市区的地方管理的状态，存在各省卫生管理部门审批尺度宽严不均、药品技术标准和注册要求不统一等问题。

值得指出的是，这阶段我国已逐步建立起了一定规模的、比较配套的医药工业体系和初步的研究开发体系，全国医药工业已有专业院（所）13个，拥有17000人的专业科技人员队伍，许多较大的药厂还建立了厂办研究所、室。全国已有化学药厂844个，生产化学原料药1100多种，十二大类化学原料药年生产能力6.3万吨，生产制剂30多种剂型3000多个品种。中成药厂也达80多个，中成药3000多个规格品种。由于此阶段我国主导药品是仿制药，分析化学及标准检验成为药品监管主要方法，创新药研发基本处于停滞状态，但也不乏一些亮点药物，如"523"药物（防治疟疾药物）、血吸虫病药物、计划生育药物和中草药产品等[1,3-4]。

（于江泳 马双成 赵军宁）

# 参考文献

[1] 赵军宁. 中药监管科学：助力更高水平的中药科学监管 [J]. 中国药学杂志，2023，58（9）：749-761.

[2] 马双成，王莹，魏锋. 我国中药质量控制模式十年来的实践与探索 [J]. 中国药学杂志，2023，58（1）：2-9.

[3] 国家药品监督管理局. 中国中药监管政策法规与技术指引 [M]. 北京：中国医药科技出版社，2023.

[4] 赵军宁，王军志，李波，等. 中国药品监管的科学化进程与监管科学发展 [J]. 中国科学：生命科学，2024，54（3）：507-524.

[5] 胡颖廉. 我国药品安全监管：制度变迁和现实挑战（1949—2005）[J]. 中国卫生政策研究，2009，2（6）：45-51.

## 第三节 获益-风险评估

1998—2017年间，随着新的国家药品监督管理局及其直属单位国家药品审评中心成立，《新药审批办法》重新修订发布，明确提出与国际标准一致的技术要求。在此阶段药品监管科学化进程的重点是基于现代药品质量、临床疗效、用药安全三大评价要素，鼓励研究、创制新药，建立集中化、规范化、专业化的药品审评审批制度体系。原国家药品监督管理局先后颁布 2002 年版《药品注册管理办法（试行）》，2007 年版《药品注册管理办法》，同时配套出台了《新药审批办法》《〈新药审批办法〉中有关中药问题的补充规定和说明》等系列文件。2008 年以后，国家药监技术部门加大研究和转化美国食品药品管理局（FDA）、欧洲药品管理局（EMA）、国际人用药品注册技术协调会（ICH）等发达国家和组织有关药物临床试验、临床试验质量管理、临床试验相关的统计学、主要适应症的临床试验指导原则，推动药物临床试验和审评审批的国际接轨。中药临床试验及其技术审评工作开始吸收相关国际共识性的指导原则和技术要求，以及相关适应症临床试验设计中共识性的意见，通过对中药新药临床试验技术要求的探索，使中药新药临床试验的科学性逐步得到了提高，规范性也得到了进一步的加强。如临床试验中样本量的估算，预先明确定义主、次要疗效指标，预先明确统计方法、非劣效界值等临床试验技术细节问题逐渐开始重视起来，明显增强了临床试验的科学性。中药新药研究的起步、规范和科学化是伴随着药品注册监管法规、技术要求和研究技术指导原则的颁布、实施和修订而逐渐发展起来的[1-3]。这期间中药新药申报与审评审批在 2004 年前后达到高峰后，2008—2019 年陷入长达 10 余年的低谷期，中药新药临床试验申请和生产上市申请的申报数量明显下降，中药新药生产上市申请批准数量从 2016 年至 2019 年这 4 年间仅批准了 7 个中药新药上市。2015 年国家食品药品监督管理总局关于开展药物临床试验数据自查核查工作的公告，大量新药申请主动撤回，2016 年和 2017 年连续 2 年没有新申报中药新药生产上市申请[4]。

2018 年新的国家药品监督管理局机构改革完成，我国开启了建立现代"科学、高效、权威"药品监管体系的新进程。2019 年国家药品监督管理局（简称国家药监局）正式启动中国药品监管科学行动计划，聚焦药品安全"四个最严"要求，围绕"创新、质量、效率、体系、能力"主题，推动监管理念制度机制创新，并确定中药安全评价研究等首批 9 个重点研究项目，通过中药监管科学体系构建及新工具、新标准、新方法创制，加快打造具有中国特色、符合中药特点、全球领先的中药卓越监管体系（TCM-ERS）建设。2023 年国家药监局先后印发《关于全面强化药品监管科学体系建设实施方案》《关于进一步加强中药科学监管 促进中药传承创新发展的若干措施》《中药注册管理专门规定》等里程碑式政策文件，致力发展中西融合的中药监管科学新学科，推动具有中国特色的中药卓越监管体系建设[1-2, 5-6]。

## 一、中药有效性、安全性与质量评价

1999 年，国家药品监督管理局基于《新药审批办法》附件二中"分类与申报资料的说明与注释"的规定，组织修订了中药新药有关药理、毒理、临床、质量标准、稳定性、对照品及注射剂研究的技术要求，发布《中药新药研究的技术要求》。内容包括中药新药制备工艺研究，中药新药质量标准研究，中药新药质量稳定性研究，中药新药质量标准用对照品研究，中药新药药理毒理研究（包括主要药效学、一般药理学、药代动力学及毒理学研究等），中药新药临床研究等的技术要求，以及中药注射剂研究的技术要求。

2002 年，国家药品监督管理局发布了新的《中药新药临床研究指导原则》《78 个病证的中药新药临床研究技术指导原则》。

2005 年，国家食品药品监督管理局《关于印发中药、天然药物原料药的前处理等 12 个技术指导原则的通知》，包括《中药、天然药物原料的前处理技术指导原则》《中药、天然药物提取纯化工艺研究的技术指导原则》《中药、天然药物制剂研究的技术指导原则》《中药、天然药物中试研究的技术指导原则》《中药、天然药物一般药理学研究技术指导原则》《中药、天然药物急性毒性研究技术指导原则》《中药、天然药物长期毒性研究技术指导原则》《中药、天然药物刺激性和溶血性研究的技术指导原则》

《中药、天然药物免疫毒性（过敏性、光过敏反应）研究的技术指导原则》《中药、天然药物申请临床研究的医学理论及文献资料撰写原则》《中药、天然药物临床试验报告的撰写原则》《中药、天然药物药品说明书撰写指导原则》等。

2006年，国家食品药品监督管理局《关于印发中药、天然药物处方药说明书格式内容书写要求及撰写指导原则的通知》《关于印发中药、天然药物稳定性研究技术指导原则的通知》。

2007年，国家食品药品监督管理局《关于印发中药、天然药物综述资料撰写的格式和内容的技术指导原则的通知》，包括《中药、天然药物综述资料撰写的格式和内容的技术指导原则——对主要研究结果的总结及评价》《中药、天然药物综述资料撰写的格式和内容的技术指导原则——药学研究资料综述》《中药、天然药物综述资料撰写的格式和内容的技术指导原则——药理毒理研究资料综述》《中药、天然药物综述资料撰写的格式和内容的技术指导原则——临床试验资料综述》，以及《关于印发中药、天然药物注射剂基本技术要求的通知》。

2008年，国家食品药品监督管理局发布《关于印发中药工艺相关问题的处理原则等5个药品审评技术标准的通知》，包括《中药工艺相关问题的处理原则》《含毒性药材及其他安全性问题中药品种的处理原则》《中药改剂型品种剂型选择合理性的技术要求》《中药外用制剂相关问题的处理原则》《中药质量控制研究相关问题的处理原则》。

2010年，国家食品药品监督管理局发布《关于印发药物致癌性试验必要性的技术指导原则的通知》。

2011年，国家食品药品监督管理局发布《关于印发中药、天然药物治疗冠心病心绞痛和女性更年期综合征临床研究技术指导原则的通知》《关于印发已上市中药变更研究技术指导原则（一）的通知》。

2013年，国家食品药品监督管理局发布《关于印发天然药物新药研究技术要求的通知》。

2014年，国家食品药品监督管理总局《关于发布中药、天然药物改变剂型研究技术指导原则的通告》《关于发布药物安全药理学研究技术指导原则等8项技术指导原则的通告》，包括《药物安全药理学研究技术指导原则》《药物单次给药毒性研究技术指导原则》《药物重复给药毒性研究技术指导原则》《药物刺激性、过敏性和溶血性研究技术指导原则》《药物非临床药代动力学研究技术指导原则》《药物刺激性、过敏性和溶血性研究技术指导原则》《药物非临床药代动力学研究技术指导原则》《药物毒代动力学研究技术指导原则》《药物QT间期延长潜在作用非临床研究技术指导原则》《药物非临床安全性评价供试品检测要求的Q&A》。

2015年，国家食品药品监督管理总局《关于发布中药辐照灭菌技术指导原则的通告》;《关于发布中药新药临床研究一般原则等4个技术指导原则的通告》，包括《中药新药临床研究一般原则》《中药新药治疗原发性骨质疏松症临床研究技术指导原则》《中药新药治疗中风临床研究技术指导原则》《中药新药治疗恶性肿瘤临床研究技术指导原则》。

2016年，国家食品药品监督管理总局《关于发布中药新药治疗流行性感冒临床研究技术指导原则的通告》。

2017年，国家食品药品监督管理总局《关于发布已上市中药生产工艺变更研究技术指导原则的通告》《关于发布中药资源评估技术指导原则的通告》《关于发布中成药规格表述技术指导原则的通告》;《关于发布中药新药用于肠易激综合征临床研究技术指导原则等5个临床研究技术指导原则的通告》，包括《中药新药用于肠易激综合征临床研究技术指导原则》《中药新药用于功能性消化不良临床研究技术指导原则》《中药新药用于咳嗽变异性哮喘临床研究技术指导原则》《中药新药用于类风湿关节炎临床研究技术指导原则》《中药新药用于慢性心力衰竭临床研究技术指导原则》。

## 二、中药监管科学与获益－风险综合性能评估

2013 年，我国专家学者开始关注并著文介绍国际药品监管科学进展。

2017 年，中国工程院向国家食品药品监督管理总局提交专门的《药品监管科学发展战略研究报告》。

2019 年 4 月，国家药监局正式启动《中国药品监管科学行动计划》，聚焦药品安全"四个最严"要求，围绕"创新、质量、效率、体系、能力"主题，推动监管理念制度机制创新，加快推进我国从制药大国向制药强国迈进。针对药品、医疗器械、化妆品监管工作中存在的突出问题，通过创新监管工具、标准和方法，进一步增强监管工作的科学性、前瞻性和适应性，进一步提升监管的科学化、法治化、国际化、现代化水平，更好地满足新时代公众对药品安全的新需要。"中药监管科学"一词最早在该计划中出现。在此前后，刘昌孝等（2019）、李菲菲等（2020）、黄哲等（2021）、赵军宁等（2022）、黄明等（2022）、乔靖怡等（2022）开始在学术报告及学术论文使用"中药监管科学"，推进中药监管科学研究和学科发展[1, 7]。

2022 年 3 月，国家药监局组建由中医药领域和其他相关学科领域的院士、国医大师以及资深专家组成的中药管理战略决策专家咨询委员会（组长：孙咸泽理事长，副组长：张伯礼院士、黄璐琦院士、王辰院士），并在战略决策专家咨询委员会专门成立"含马兜铃酸类成份中药安全风险控制专家工作组（组长：刘良院士）""中药材 GAP 专家工作组（组长：黄璐琦院士）""珍稀濒危中药材替代品监管政策与技术要求专家工作组（组长：陈士林院士）""中药注射剂再评价专家工作组（组长：张伯礼院士）"等。

2022 年 7 月，首届国家中药科学监管大会（北京），2023 年 7 月第二届国家中药监管科学大会（上海）成功召开。同时期召开的重要会议包括"国家药监局中药管理战略决策专家咨询委员会""国家药典委员会中药相关专业委员会""国家中药科学监管大会""第六届中国药品监管科学大会""中药监管科学研究——中药新药审评审批新工具新标准新方法研讨会""中国药学会监管科学与国际规范专业委员会成立大会暨第一届监管科学与国际规范大会""中药科学监管大会中药监管科学平行论坛"等。

2023 年 3 月，依托中国食品药品检定研究院、国家药监局药品审评中心、国家药典委员会、国家药监局药品评价中心组建的"药品监管科学全国重点实验"正式获批，中药监管科学新工具、新标准、新方法成为重点研究方向之一。

2023 年 3 月，"中国药品监督管理研究会中药监管研究专业委员会""中国药学会监管科学与国际规范专业委员会"等获准成立。

2023 年 6 月，国家药监局组织研究完成《中药监管科学战略研究报告》。2023 年 7 月国家药监局编制出版《2021 国家中药监管蓝皮书》《2022 国家中药监管蓝皮书》以及《中国中药监管政策法规与技术指引》。

2023 年 9 月，赵军宁等出席意大利帕尔马召开的第 13 届全球监管科学峰会（GSRS）并作大会特邀报告"中国药品监管的科学进程"，与美国 FDA 国家毒理研究中心（NCTR）专家讨论中药复方监管科学问题。

2024 年 1 月，国家药监局根据《全面强化药品监管科学体系建设实施方案》，启动新的一轮"药品监管科学体系建设重点项目"（药监综科外函〔2024〕34 号），重点开展中药、化药、生物制剂、医疗器械、化妆品等领域监管科学新工具、新标准、新方法及监管科学共性技术问题研究，确定相关领域40 个重点项目，旨在突破一批核心技术瓶颈，加速监管科学成果转化与应用。

2024 年 3 月，国家药监局中药监管科学研究及监管事务团队最新成果"中药监管科学体系初步构

建及转化应用"，为建立具有中国特色、符合中药特点、全球领先的中药卓越监管体系提供科技支撑，被中华中医药学会评为"2023 年度中医药十大学术进展"[8]。

## 三、中药注册标准及科学监管体系的建立

### （一）机构改革

1997 年 1 月，中共中央、国务院发布《关于卫生改革与发展的决定》，明确指出"要积极探索药品监管体制改革，逐步形成统一、权威、高效的管理体制"，这是我国药品监管体制向统一、权威迈进的起点和政策基础。

1998 年 3 月，国务院在机构改革中决定成立新的国家药品监督管理局，直属国务院领导，将原属国家医药管理局的药品质量安全监管、原属国家中医药管理局的中医药质量安全监管和原属卫生部的药政工作一并纳入新机构承担，统一负责药品研制、生产、流通、使用的行政和技术监管。新机构强化了在市场经济新形势下，政府对中药及各类药品、医疗器械的市场准入监督管理。这是我国第一次建立独立于药品生产管理体系的药品监督管理机构，意味着我国药品安全监管进入了政府专门部门监管模式。

1998 年新的国家药品监督管理局及所属国家药品审评中心成立，二级药品审评体制正式升级为一级药品审评体制，药品注册审评审批工作进入规范化阶段。

2000 年 6 月，国务院再次统一改革药品监管体制，实行省级以下垂直管理的新体制，各级地方成立职能集中统一的药监机构，纵向配置监管权。自此，我国建立了省级以下药品垂直管理体制，有利于在纵向上建立医药统一市场，打破地方保护主义，加强执法监督力量，确保药品质量安全。

2003 年 3 月，经第十届全国人民代表大会第一次会议审议，按照同一部门承担相同或相近职能的原则，将食品、药品等涉及人体健康安全的产品统一归口管理，整合对食品、保健食品和化妆品的监管职能，组建国家食品药品监督管理局，使药品监管的独立性得以保障，也是监管权横向配置的一次新举措。

2008 年，国家食品药品监督管理局划归卫生部管理，同时取消省级以下垂直管理，改由地方分级管理，业务接受上级主管部门和同级卫生部门的监督指导。

2013 年，根据第十二届全国人民代表大会第一次会议批准的《国务院机构改革和职能转变方案》和《国务院关于机构设置的通知》（国发〔2013〕14 号），整合有关食品安全的监管职责，设立国家食品药品监督管理总局并加挂国务院食品安全委员会办公室牌子，作为国务院直属机构。

2018 年 3 月，根据党的十九届三中全会审议通过的《中共中央关于深化党和国家机构改革的决定》《深化党和国家机构改革方案》和第十三届全国人民代表大会第一次会议批准的《国务院机构改革方案》，国家印发《国家药品监督管理局职能配置、内设机构和人员编制规定》，将国家食品药品监督管理总局的职责整合入新成立的国家市场监督管理总局，组建国家药品监督管理局，成为由国家市场监督管理总局管理的国家药品监督管理局。

### （二）中药注册标准建立

1999 年，国家药品监督管理局颁布实施修订后的《新药审批办法》以及《新生物制品审批办法》《进口药品管理办法》《仿制药品审批办法》《新药保护和技术转让的规定》等系列法规，并印发《关于实施＜仿制药品审批办法＞有关事宜的通知》（国药管注〔1999〕102 号）。《新药审批办法》（1999 年）中很多条款都参考了国际上通用的做法，标志着我国新药审批管理逐步与国际法规接轨。

2001 年、2013 年、2015 年《药品管理法》在国家层面开始多次修订、修正，药品注册集中化审评审批制度最终得以得到确立。

2002 年，国务院配套出台《药品管理法实施条例》，去除了部分计划经济的痕迹，进一步向市场经

济过渡，药品审评从以"外审"为主过渡到"内审"为主的新阶段。

2002 年，国家药品监督管理局颁布《药品注册管理办法（试行）》，第一次明确提出药品注册的概念。至此，我国有了统一、系统的规章对药品注册管理工作进行指导，这也标志着我国的药品审评制度正式向规范化、专业化方向迈进。2003 年 12 月，国家食品药品监督管理局研究制定了《关于药品注册管理的补充规定》，对新药商品名、技术转让、监测期等一系列问题作了补充规定。2005 年再次对《药品注册管理办法（试行）》进行修订，以适应《行政许可法》（2004 年）和《药品管理法》及《药品管理法实施条例》的规定，并相应规范了药品注册受理方式，确立了新的药品注册审批模式。2007 年、2020 年，基于公众的用药需求和药物研制发展新形势，又分别对《药品注册管理办法》进行修订，进一步规范了药品注册管理工作，对药品的注册申报提出了更细、更高、更严的要求。

2002 年，国家药品监督管理局发布《中药材生产质量管理规范（试行）》（GAP），2003 年发布实施《中药材生产质量管理规范认证管理办法（试行）》及《中药材 GAP 认证检查评定标准（试行）》，并于 2003 年 11 月正式开始中药材 GAP 认证工作。2016 年，国家食品药品监督管理总局发布《关于取消中药材生产质量管理规范认证有关事宜的公告》（2016 年第 72 号），明确取消中药材 GAP 认证，对中药材 GAP 实施备案管理。

2008 年，国家食品药品监督管理局专门出台了《中药注册管理补充规定》。这一阶段中药监管主要是引入和建立了药品注册标准，树立了药品有效、安全、质量可控 3 个维度的新药综合评价理念，逐步脱离仿制药的审评逻辑，药品审评逐渐向集中化、统一化、专业化过渡。

2015 年，国务院针对药品医疗器械审评审批中存在日益突出的问题出台了《关于改革药品医疗器械审评审批制度的意见》（国发〔2015〕44 号）。同年，国家食品药品监督管理总局《关于药品注册审评审批若干政策的公告》（2015 年第 230 号），开启药械监管制度改革的新阶段。

2016 年，《中华人民共和国中医药法》颁布。对仅应用传统工艺配制的中药制剂品种和委托配制中药制剂，由许可管理改为备案管理；明确了生产符合国家规定条件的来源于古代经典名方的中药复方制剂，在申请药品批准文号时，可以仅提供非临床安全性研究资料。

2017 年，中共中央办公厅、国务院办公厅发布《关于深化审评审批制度改革鼓励药品医疗器械创新的意见》，针对新面临的突出问题，着眼长远制度建设，再次从改革临床试验管理、加快上市审评审批、促进药品创新和仿制药发展、加强药品医疗器械全生命周期管理、提升技术支撑能力、加强组织实施六个方面进一步鼓励药品、医疗器械创新。这是继 2015 年 8 月《国务院关于改革药品医疗器械审评审批制度的意见》之后，又一个深化药品医疗器械审评审批制度改革的纲领性文件，对我国医药产业创新发展具有里程碑意义。

### （三）中药科学监管体系建立

2019 年 4 月，国家药监局正式启动中国药品监管科学行动计划，聚焦药品安全"四个最严"要求，围绕"创新、质量、效率、体系、能力"主题，推动监管理念制度机制创新，加快推进我国从制药大国向制药强国迈进。针对药品、医疗器械、化妆品监管工作中存在的突出问题，通过创新监管工具、标准和方法，进一步增强监管工作的科学性、前瞻性和适应性，进一步提升监管的科学化、法治化、国际化、现代化水平，更好地满足新时代公众对药品安全的新需要。"中药监管科学"一词开始最早出现。

2019 年 7 月，国家药监局正式下发《关于实施中国药品监管科学行动计划的通知》（国药监科外〔2019〕23 号），明确目标任务、工作原则、重点项目、时间安排及保障措施。同时，国家药监局综合司印发《中国药品监管科学行动计划分工方案的通知》（药监综科外〔2019〕63 号）。2021 年 6 月，国家药监局印发《关于实施中国药品监管科学行动计划第二批重点项目的通知》（国药监科外〔2021〕37 号），加快推动中国药品监管科学行动计划实施，在系统总结首批监管科学重点项目实施情况的基础上，发布了中国药品监管科学行动计划第二批重点项目。

2019年8月，新修订的《药品管理法》经十三届全国人民代表大会常务委员会第十二次会议表决通过，于2019年12月1日起施行。标志着以《药品管理法》为核心的药品监督管理法律法规体系基本形成。国家支持以临床价值为导向、对人的疾病具有明确或者特殊疗效的药物创新，鼓励具有新的治疗机理、治疗严重危及生命的疾病或者罕见病、对人体具有多靶向系统性调节干预功能等的新药研制，推动药品技术进步。明确规定建立和完善符合中药特点的技术评价体系，促进中药传承创新。

2019年10月，中共中央、国务院《关于促进中医药传承创新发展的意见》，建立健全符合中医药特点的中药安全、疗效评价方法和技术标准。及时完善中药注册分类，制定中药审评审批管理规定，实施基于临床价值的优先审评审批制度。加快构建中医药理论、人用经验和临床试验相结合的中药注册审评证据体系，优化基于古代经典名方、名老中医方、医疗机构制剂等具有人用经验的中药新药审评技术要求，加快中药新药审批。鼓励运用新技术新工艺以及体现临床应用优势的新剂型改进已上市中药品种，优化已上市中药变更技术要求。

2020年3月，国家市场监督管理总局令第27号《药品注册管理办法》，创新药品分类方式，药品注册按照中药、化学药和生物制品等进行分类注册管理。中药注册按照中药创新药、中药改良型新药、古代经典名方中药复方制剂、同名同方药等进行分类。化学药注册按照化学药创新药、化学药改良型新药、仿制药等进行分类。生物制品注册按照生物制品创新药、生物制品改良型新药、已上市生物制品（含生物类似药）等进行分类。

2020年12月，国家药监局《关于促进中药传承创新发展的实施意见》（国药监药注〔2020〕27号），改革中药注册分类，构建"三结合"审评证据体系，改革完善中药审评审批制度，健全符合中药特点的审评审批体系。加强中药质量源头管理，加强生产全过程的质量控制，加强上市后监管，加大保护中药品种力度，强化中药质量安全监管。完善中药法规标准体系，强化技术支撑体系建设，加强中药监管科学研究，加强监管队伍建设，积极推动国际传统药监管合作，推进中药监管体系和监管能力现代化。

2021年1月，国务院办公厅《关于加快中医药特色发展若干政策》（国办发〔2021〕3号），充分利用数据科学等现代技术手段，建立中医药理论、人用经验、临床试验"三结合"的中药注册审评证据体系，积极探索建立中药真实世界研究证据体系。

2021年5月，国务院办公厅《关于全面加强药品监管能力建设的实施意见》（国办发〔2021〕16号），紧跟世界药品监管科学前沿，加强监管政策研究，依托高等院校、科研机构等建立药品监管科学研究基地，加快推进监管新工具、新标准、新方法研究和应用。将药品监管科学研究纳入国家相关科技计划，重点支持中药、生物制品（疫苗）、基因药物、细胞药物、人工智能医疗器械、医疗器械新材料、化妆品新原料等领域的监管科学研究，加快新产品研发上市。

2021年12月，国家药监局等八部门《"十四五"国家药品安全及促高质量发展规划》，深入实施中国药品监管科学行动计划。统筹推进监管科学研究基地和重点实验室建设，开展监管科学等研究。将药品监管科学研究纳入国家相关科技计划，重点支持中药、疫苗、基因药物、细胞药物、人工智能医疗器械、医疗器械新材料、化妆品新原料等领域的监管科学研究，加快新产品研发上市。

2022年3月，国务院办公厅《"十四五"中医药发展规划》（国办发〔2022〕5号），改革完善中药注册管理。优化中药临床证据体系，建立中医药理论、人用经验和临床试验"三结合"的中药注册审评证据体系，积极探索建立中药真实世界研究证据体系。探索中药饮片备案、审批管理，优化医疗机构中药制剂注册管理。推进古代经典名方目录制定发布，加快收载方剂的关键信息考证。加强中药安全监管。提升药品检验机构的中药质量评价能力，建立健全中药质量全链条安全监管机制，建设中药外源性有害残留物监测体系。

2022年3月，国家药监局、农业农村部、国家林草局、国家中医药管理局联合印发《中药材生产质量管理规范》（GAP），适用于中药材生产企业规范生产中药材的全过程管理，是中药材规范化生产和管理的基本要求。

2023 年 1 月，国家药监局发布《关于进一步加强中药科学监管 促进中药传承创新发展若干措施》，要求大力发展中药监管科学，全面加强中药全产业链质量管理、全过程审评审批加速、全生命周期产品服务、全球化监管合作、全方位监管科学创新，向纵深推进中国式现代化药品监管实践和具有中国特色的中药科学监管体系建设。

2023 年 2 月，国家药监局发布《中药注册管理专门规定》，充分吸纳药品审评审批制度改革成熟经验，结合疫情防控中药成果转化实践探索，借鉴国内外药品监管科学研究成果，对中药人用经验的合理应用以及中药创新药、中药改良型新药、古代经典名方中药复方制剂、同名同方药等注册分类的研制原则和技术要求进行了明确，全方位、系统地构建了中药注册管理体系。

2023 年 7 月，国家药监局发布《全面强化药品监管科学体系建设实施方案》，进一步推动新时代药品监管科学体系战略性、前瞻性、系统性布局和建设，对未来一定时期内我国监管科学发展进行系统的、重大的、全局性的或决定全局的谋划，对于创建中国特色的"科学、高效、权威"新型药品监管体系，推进中国式现代化药品监管实践，实现药品高水平安全监管和高质量产业发展，促进中医药传承创新发展均具有重大意义[9]。

## 四、科学意义与价值

### （一）中药注册标准及审评审批技术体系

在此期间《药品管理法》《药品管理法实施条例》及《药品注册管理办法》在国家层面开始多次修订、修正，药品注册集中化审评审批制度最终得以确立，药品审评从以"外审"为主过渡到"内审"为主的新时期。第一次引入和建立了药品注册标准，明确提出药品注册的法规概念，明确了管理方式、审评方式和审评技术要求的基本规范，标志着我国药品注册法规进入统一完善阶段[3]。

1999 年《中药新药研究的技术要求》作为中药审评审批基本依据，针对中药的特点制定了制备工艺研究的技术要求。包括中药新药制备工艺研究的技术要求，中药新药质量标准研究的技术要求，中药新药质量稳定性研究的技术要求，中药新药质量标准用对照品研究的技术要求，中药新药药理毒理研究的技术要求（包括主要药效学、一般药理学、药代动力学及毒理学研究等），中药新药临床研究的技术要求，中药注射剂研究的技术要求。

2001 年 2 月 28 日第九届全国人民代表大会常务委员会第二十次会议第一次修订《药品管理法》，明确取消了省、自治区、直辖市药品标准。但由于种种原因，仍有一些中成药地方标准品种没有纳入国家药品标准管理。2001 年，国务院办公厅印发《关于施行药品管理法有关药品标准延期执行问题的复函》（国办函〔2001〕68 号），要求国家药品监督管理局从 2001 年 12 月 1 日起至 2002 年 11 月 30 日必须解决药品地方标准问题。为全面、稳妥地解决药品标准管理方面存在的问题，强化中成药国家标准管理工作，维护药品监督管理法规的严肃性，确保人民用药安全有效，2001 年 2 月 16 日，国家药品监督管理局出台《关于强化中成药国家标准管理工作的通知》（国药监注〔2001〕第 83 号），制定中成药地方标准审查的技术指导原则，成立解决中成药地方标准工作办公室。2002 年 1 月 31 日，国家药品监督管理局发布《关于有关地方药品标准执行问题的公告》（国药监注〔2002〕42 号），规定从 2001 年 12 月 1 日起至 2002 年 11 月 30 日，对《药品管理法》修订前各省、自治区、直辖市药品监督管理部门按照当时实行的地方药品标准批准生产的药品品种逐个进行审查，对符合《药品管理法》有关规定的，纳入国家药品标准，可以继续生产；对不符合规定的，立即停止该品种的生产并撤销其批准文号。分四个阶段完成了中成药地方标准审查工作，颁发新的药品标准 1518 个（即地方标准升为国家标准 13 册），核发批准文号 3020 个。从 2002 年 12 月 1 日起，按地方标准生产中成药成为历史[3]。

2008 年专门出台《中药注册管理补充规定》，突出中医药特点，进一步细化和明确关于中药注册管理的要求，突出了中药复方制剂的研制与注册申报相关要求，树立了药品有效、安全、质量可控 3 个维度的新药综合评价理念，逐步脱离仿制药的审评逻辑，中药审评逐渐向集中化、统一化、专业化过渡。

### （二）中药审评审批制度改革初见成效

2015 年国务院《关于改革药品医疗器械审评审批制度的意见》（国发〔2015〕44 号）、2015 年国家食品药品监督管理总局《关于药品注册审评审批若干政策的公告》（2015 年第 230 号）、2017 年中共中央办公厅、国务院办公厅《关于深化审评审批制度改革鼓励药品医疗器械创新的意见》等文件发布，主要围绕"提高审评审批质量、解决注册申请积压、提高仿制药质量、鼓励研究和创制新药、提高审评审批透明度"等五大目标进行改革。明确指出"建立完善符合中药特点的注册管理制度和技术评价体系，处理好保持中药传统优势与现代药品研发要求的关系。中药创新药，应突出疗效新的特点；中药改良型新药，应体现临床应用优势；经典名方类中药，按照简化标准审评审批；天然药物，按照现代医学标准审评审批。提高中药临床研究能力，中药注册申请需提交上市价值和资源评估材料，突出以临床价值为导向，促进资源可持续利用。鼓励运用现代科学技术研究开发传统中成药，鼓励发挥中药传统剂型优势研制中药新药，加强中药质量控制"。

新一轮药品医疗器械审评审批制度改革初见成效：①将新药由现行的"未曾在中国境内上市销售的药品"调整为"未在中国境内外上市销售的药品"，药品审评审批标准大幅度提高；②对治疗严重危及生命且尚无有效治疗手段疾病以及公共卫生方面等急需的药品医疗器械，临床试验早期、中期指标显示疗效并可预测其临床价值的，可附带条件批准上市，加快临床急需药品医疗器械审评审批；③提出中药创新药应突出疗效新的特点，中药改良型新药，应体现临床应用优势，经典名方类中药按照简化标准审评审批，天然药物按照现代医学标准审评审批，建立完善符合中药特点的注册管理制度和技术评价体系[10]。

### （三）创新构建中药注册分类与管理专门体系

自 1985 年《药品管理法》实施以来，在不同历史阶段，国家药品监督管理部门针对中药的特点和研制规律，曾先后出台过《中药审批办法》《＜新药审批办法＞有关中药问题的补充规定和说明》《中药注册管理补充规定》等文件，不断探索完善对中药审批工作的管理。2018 年新的国家药监局成立以后，为全面落实中共中央、国务院《关于促进中医药传承创新发展的意见》，并与新修订《药品管理法》《药品注册管理办法》有机衔接，研究部署对《中药注册管理补充规定》作进一步修订完善，并将《中药注册管理补充规定》的名称修改为《中药注册管理专门规定》，于 2023 年 2 月正式发布[11]。

《中药注册管理专门规定》是在《中药注册管理补充规定》实施基础上，充分吸纳药品审评审批制度改革成熟经验，结合疫情防控中药成果转化实践探索，借鉴国内外药品监管科学研究成果，全方位、系统地构建了中药注册管理体系。主要特点包括：①将药品的基本要求与中药特殊性有机结合；②辨证处理好中药传承与创新的关系；③充分尊重中药人用经验；④系统阐释了中药注册分类研制原则要求；⑤明确了中药疗效评价指标的多元性。

《中药注册管理专门规定》是介于《药品注册管理办法》和系列药品研制技术指导原则之间的规范性文件，内容既涉及中药注册方面的行政管理事务，又涉及中药审评审批专业技术内容。《中药注册管理专门规定》对中药人用经验的合理应用以及中药创新药、中药改良型新药、古代经典名方中药复方制剂、同名同方药等注册分类的研制原则和技术要求进行了明确。《中药注册管理专门规定》通过必要的技术要求表述，进一步落实加快推进完善中医药理论、人用经验和临床试验相结合的中药审评证据体系，体现中药注册管理的新理念和改革举措，并加强了对中药研制的指导，具有较强的实操性。

### （四）打造全球领先中药卓越监管体系

#### 1. 创新发展中药监管科学学术体系

监管科学（Regulatory Science，RS）从最初公共管理为应对所面临的客观风险而提出监管新工具、新方法和新模式，到现今世界主要药品监管机构共同推动成为 21 世纪战略性前沿学科，有力促进了全球创新药同步研发、注册与审评。我国药品监管科学的形成和发展，从"科学发展观"战略思想指导下理念萌芽，到药品审评审批制度改革，中国药品监管科学行动计划，药品监管科学全国重点实验室建设，以及中药监管科学（TCM Regulatory Science，TCMRS）的提出与融合创新，具有鲜明的中国特色和独特的科学内涵[7]。通过中国药品监管科学行动第一批、第二批重点项目在中药领域建设了 2 家监管科学研究基地，并分两批认定了 27 家中药重点实验室，系统开展中药监管科学基础理论研究，推进中药监管科学学科建设，培养中药监管科学领军人才，开发系列新工具、新标准和新方法，夯实我国中药监管科学基础，助力中药监管科学可持续发展。国家药监局中药监管科学研究及监管事务团队为适应新时期中药传承创新崇高使命和监管需求，主动采取变革性措施，首次定义并阐述中药监管科学（TCMRS）科学内涵、战略重点和关键路径。研究成果为 2023 年国家药监局制定《关于进一步强化中药科学监管 促进中药传承创新的若干措施》《中药注册管理专门规定》《中药标准管理专门规定》《中药生产监督管理专门规定》及《全面强化药品监管科学体系建设实施方案》等政策文件，审核发布中药新药研制相关技术指导原则，推动中药新药临床试验申请（IND）、新药上市申请（NDA）受理数量持续增长，中药新药审评审批全程加速并首次实现注册分类全覆盖等提供重要技术支撑。相关成果 2023 年发表于《中国科学：生命科学》《科学通报》《中国药学杂志》等，被中华中医药学会评为"2023 年度中医药十大学术进展"[8]。

TCMRS 作为新兴的中西医药融合科学，聚焦创新研发符合中药特点的新工具、新标准和新方法，用以评估受监管的中药材、中药饮片、中成药等中药产品的安全性、有效性、质量、获益风险等性能，创新构建"政产学研用"跨学科联合的 TCMRS 研究者联盟工作机制与转化机制，发展中药监管科学的创新体系、转化体系、学科体系及国际协调体系，突破中药监管领域的基础性、关键性、前沿性技术问题，为建立具有中国特色、符合中药特点、全球领先的中药卓越监管体系提供科技支撑。TCMRS 的提出是为适应新时期中药传承创新崇高使命和安全监管需求而主动采取变革性措施，旨在突破中药监管领域的基础性、关键性、前沿性技术问题，推动中药新药审评审批全程加速，为建立具有中国特色、符合中药特点、全球领先的中药卓越监管体系提供科技支撑。中药监管科学的建立是以满足群众中医临床需求为价值基点的交叉学科，既涉及中药学、中医学、中药药理学、中药化学等中医药学学科群，也涉及医学、药学、统计学及转化科学、循证医学、精准医学等自然科学学科群，还涉及经济学、管理学、法学等社会科学学科群。中药监管科学的发展，有赖于监管机构、大学、科研机构、医疗机构、产业界、患者等多方资源整合，构建全新的工作机制与转化机制[12]。

#### 2. 打造全球领先中药卓越监管体系

尽管我国的药事管理最早可以追溯到 3000 年前的西周时期，但现代意义的独立的药品监管体系建设始于 1998 年成立的国家药品监督管理局（直属国务院），2018 年机构改革设立国家药品监督管理局划归新成立的国家市场监督管理总局管理，中国药品监管体制改革历经 25 年。国家药监局坚决贯彻落实习近平总书记关于药品监管的重要指示批示精神，持续深化药品医疗器械审评审批制度改革，持续强化药品全生命周期质量监管，有效维护了药品安全形势的总体稳定，推动我国从制药大国向制药强国跨越，有力保护和促进了公众健康。

伴随着中药工业化、现代化、国际化进程，中药监管体系构建与能力提升正处在全球化监管合作与监管协调发展的战略机遇期。2024 年 1 月国家药监局对新时期中国式现代化药品监管实践的中药监管提出新要求和新目标：加快打造具有中国特色、符合中药特点、全球领先的中药卓越监管体系。这是我国构建"科学、高效、权威"药品监管体系战略的重要组成部分，是中国式现代化药品监管实践的新要求，是统筹高水平安全监管和产业高质量发展的新举措。

中药卓越监管体系作为新时代赋予药监人的新任务和新目标（见图3-3-1、图3-3-2），其构建策略可概括为3个层次、5个维度和3个机制：要聚焦中国特色、中药特点、全球领先3个层次进行立体布局，要综合法规制度、组织机构、科技支撑、产业发展、国际影响5个维度进行系统设计，要围绕全链条中药监管工作协调会商机制、全方位中药监管科学研究者联盟机制及全球化中药监管政策协调机制3个工作进行方法创新，强化基础学科向监管应用转化，支持中药科学监管决策，推进高质量中药传承创新发展和高水平中药监管国际合作协调。这是没有先例可循、没有经验可借鉴的伟大奋斗目标，需要我们立足时代方位，大胆探索，创造先例。我们要更加准确把握党中央对药品监管的新要求，准确把握药品安全面临的新挑战，准确把握医药创新呈现的新态势，强化中药卓越监管体系战略性、前瞻性、系统性设计，统筹中药高水平安全监管和中药产业高质量发展，为推进中药传承创新发展贡献药监力量[4]。

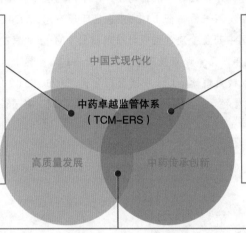

1. 中国特色
- 中国式现代化药品监管实践，统筹高质量发展和高水平安全
- 以科学为基础的"科学、高效、权威"的药品监管体系，更好履行公众健康守护者的职责
- 创新型混合决策模式，兼顾专业权威、政策法规和社会声誉
- 三医协同发展治理，更好发挥中药应对科技创新、产业驱动、健康需求发展以及新型冠状病毒感染等突发公共卫生事件挑战作用

2. 中药特点
- 促进中医药传承创新，加快中药新技术新产品上市，以满足中关临床需求
- 遵循中医药理论指导，加强中医药理论＋人用经验＋临床试验"三结合"临床价值证据研究和转化
- 重视中药药性理论和配伍理论，特殊的复方组合用药以及质量与安全性控制方法
- 尊重传统制药经验，全链条体现从中药材/道地药材、饮片炮制，到复方制剂的"品质性效用"传递规律

中药卓越监管体系
（TCM-ERS）

中国式现代化

高质量发展　　中药传承创新

3. 全球领先
- 打造全球领先的中药卓越监管体系，体现在中药监管全过程审评审批加速、全产业链安全监管、全生命周期监管服务、全球化监管合作协调
- 强化中药监管科学新工具、新标准、新方法研究，建立中药全链条监管工作协调会商机制，中药监管科学研究协调机制，全球中药注册标准与监管协调机制
- 构建具有中国特色、科学、高效、权威的中药监管组织体系
- 完善符合中药特点的法律法规、部门规章、规范性文件、技术指导原则等法规技术体系，促进中药产业高质量发展

图 3-3-1　中药卓越监管体系战略目标[4]

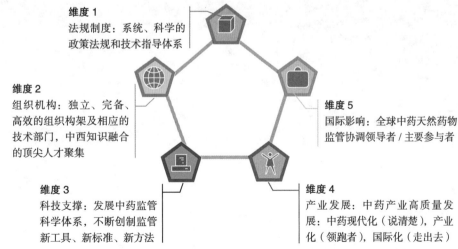

维度1
法规制度：系统、科学的政策法规和技术指导体系

维度2
组织机构：独立、完备、高效的组织构架及相应的技术部门，中西知识融合的顶尖人才聚集

维度5
国际影响：全球中药天然药物监管协调领导者/主要参与者

维度3
科技支撑：发展中药监管科学体系，不断创制监管新工具、新标准、新方法

维度4
产业发展：中药产业高质量发展：中药现代化（说清楚），产业化（领跑者），国际化（走出去）

图 3-3-2　中药卓越监管体系的关键内容[4]

（赵军宁　于江泳　华桦　唐健元）

# 参考文献

［1］赵军宁. 中药监管科学：助力更高水平的中药科学监管［J］. 中国药学杂志, 2023, 58（9）: 749–761.

［2］赵军宁, 王军志, 李波, 等. 中国药品监管的科学化进程与监管科学发展［J］. 中国科学: 生命科学, 2024, 54（3）: 507–524.

［3］国家药品监督管理局. 中国中药监管政策法规与技术指引［M］. 北京: 中国医药科技出版社, 2023.

［4］唐健元. 关于中药新药研制技术要求的思考和建议［J］. 中国中药杂志, 2020, 45（16）: 4009–4016.

［5］唐健元, 艾彦伶, 孙搏, 等. 面向中医药高质量发展的中药监管科学概论［J］. 科学通报, 2023, 68（22）: 2934–2942.

［6］赵军宁. 中药卓越监管体系的构建策略与前景展望［J］. 中国食品药品监管, 2024（2）: 4–15.

［7］赵军宁. 我国药品监管科学体系建设与发展前瞻［J］. 中药药理与临床, 2024, 40（2）: 3–17.

［8］黄蓓. 中医药十大学术进展呈四方面特征［J］. 中医药管理杂志, 2024, 32（6）: 27.

［9］国家药品监督管理局. 中国中药监管政策法规与技术指引［M］. 北京: 中国医药科技出版社, 2023.

［10］陈一飞, 金德庄. 我国近年药品审评审批政策文件分析［J］. 世界中医药, 2020, 15（2）: 286–295.

［11］《中药注册管理专门规定》政策解读［J］. 中国医药导刊, 2023, 25（2）: 226–228.

［12］赵军宁, 黄璐琦. 中药监管科学: 发展中的新兴融合科学［J］. 中国科学基金, 2024, 38（3）: 396–405.

# 第四章
# 中药监管科学的基本概念与科学内涵

## 第一节　中药监管：从单纯行政管理到基于科学的监管

中药作为中华民族的瑰宝，自古以来就在维护人民健康方面发挥着不可替代的作用。随着全球对天然药物和替代疗法需求的增长，中药的国际影响力逐渐扩大，成为连接东西方医疗体系的桥梁。然而，中药产业的快速发展同时也带来了一系列监管问题。中药的复杂性和多样性使得其质量控制、安全性评价以及疗效验证等方面的监管工作面临诸多挑战，中药产业发展和科技进步也对中药监管提出了更高的要求和更深层次的思考。中药科学监管的实现需要监管科学的技术支撑以保证监管决策过程的客观，加强中药监管科学研究，推动研究用于中药评价的新工具、新方法和新标准，并建立促进其用于中药监管的转化认定程序，建立完善具有中国特色的中药监管科学体系，将有助于更好地满足新时代公众对药品安全的需求。

### 一、中药监管发展现状与监管需求

#### （一）政策法规配套逐渐完善

党的十八大以来，我国药品监管领域经历了深刻的变革。党中央、国务院针对国内外新形势，提出了深化改革、促进医药产业发展的战略部署，强调自主创新和科技强国的重要性，旨在推动我国从制药大国向制药强国的转变，为药品监管事业的发展指明了方向和目标。

2017 年《中华人民共和国中医药法》（简称《中医药法》）实施以来，中医药发展被提升至国家战略，确立了中医药的法律地位和发展政策，为中药产业提供了坚实的法律保障[1]。2019 年，《中华人民共和国药品管理法》（简称《药品管理法》）修订，强调中药注册管理和技术评价体系的建立。同年，中共中央、国务院发布《关于促进中医药传承创新发展的意见》，提出了加强中药质量安全监管、改革完善中医药管理体制机制的措施。2020 年，国家药品监督管理局（简称国家药监局）发布《关于促进中药传承创新发展的实施意见》，提出加强中药监管科学研究，鼓励创新监管理念。2021 年，国务院办公厅印发的政策措施进一步指出，完善中药分类注册管理和优化审评审批流程是提高中药产业发展活力的关键。2022 年，《"十四五"中医药发展规划》明确了发展目标，包括建设中医药高地和监管机制。2023 年，国家药监局发布《关于进一步加强中药科学监管 促进中药传承创新发展的若干措施》的通知，强调中药监管科学发展，制定战略和路径，构建具有中国特色的监管体系，推进中药特色审评审批制度的形成，促进药品监管现代化[2]。

这些政策文件的出台，展现了国家对中药监管的高度重视，为中药产业的规范化、科学化和国际化发展提供了政策支持和行动指南。通过这些措施，将有效提升中药质量控制水平，满足人民群众的健康需求，并推动中药产业的创新和可持续发展。

### （二）监管体系强化分工协同

2018 年 3 月，根据第十三届全国人民代表大会第一次会议审议通过的《国务院机构改革方案》，组建国家药品监督管理局，由国家市场监督管理总局管理，不再保留国家食品药品监督管理总局，主要负责药品（含中药、民族药）、医疗器械和化妆品安全监督管理、标准管理、注册管理、质量管理、上市后风险管理等。

2022 年，国务院办公厅印发《"十四五"中医药发展规划》提到"研究推进中药材、中药饮片信息化追溯体系建设，强化多部门协同监管"。当前，中药监管工作由多个国家机构共同承担，形成了一个全面而协调的监管体系。国家药监局作为中药监管的核心机构，负责中药的研发、生产、流通和使用等全链条的监管工作，确保中药的质量和疗效。科学技术部、工业和信息化部、自然资源部、农业农村部、卫生健康委员会、海关总署、知识产权局、中医药管理局等多部门协同参与中药材育种和种植，中药资源的保护和合理利用，中药材进出口，中医药人才的培养和发展等环节。各部门协同合作，共同推动中药产业的创新和可持续发展，确保中药质量安全，促进公众健康[3]。

### （三）科技创新驱动产业升级

我国中药产业经过近 30 年的快速发展，已建立了较为完备的全产业链质量安全监管体系和中药产业生态。截至 2022 年底，中药生产企业达到 4569 家，其中中成药生产企业 2319 家，中药饮片生产企业 2250 家，专营中药材、中药饮片的药品经营企业 486 家。在此背景下，中药产业的营业收入和利润总额均实现了显著增长，营业收入达到 6919 亿元，利润总额为 1005 亿元，增长 37.1%。具体来看，中成药营业收入为 4862 亿元，增长 11.8%，利润总额 755 亿元，增长 23.2%；中药饮片营业收入为 2057 亿元，增长 13.7%，利润总额为 249 亿元，大幅增长 102%[4]。

尽管如此，中药产业仍面临诸多挑战。自 20 世纪 90 年代中期以来，中药产业经历了快速增长，但近年来增速放缓，受到新医改深入和医保控费政策的影响。中药工业总产值曾从 1996 年的 235 亿元增长至 2016 年的 8653 亿元，但之后主营收入和利润出现下降，2019 年降至 6520 亿元，2020 年进一步降至 6196 亿元。2020 年后中药行业扭转过去较长时间的被动发展局面，逆势增长，2021 年、2022 年和 2023 年中药工业营业分别为 6919 亿元、7304 亿元和 7095 亿元（见图 4-1-1），其原因主要受益于国家政策鼓励扶植，包括中药审评审批制度改革、中药配方颗粒试点放开等[5]。面对生物制药的快速发展和产业内部的创新不足、集中度低等问题，中药产业亟需加强技术创新和产品质量提升，以适应市场竞争，实现可持续发展[6]。

在此背景下，新兴科学技术的应用成为推动中药产业转型升级的关键力量。智能制造技术的引入，如自动化生产线和机器人技术，正在提高中药生产的效率和质量控制水平。信息化追溯系统的建立，通过物联网和区块链技术，确保了中药材和产品的来源清晰、流向可追踪，增强了消费者信心[7]。同时，监管科学研究的深入，如系统生物学的应用，为中药复杂成份的解析和作用机制的研究提供了新途径，即使这也带来了数据处理和解释的复杂性[8]。人工智能和机器学习在中药配方分析和疗效预测中的应用，虽然要求有大量高质量的数据支持，但它们正在改变中药研发和审评的模式[9-10]。此外，生物信息学在基因资源利用和保护方面，以及纳米技术在中药制剂和递送系统中的创新应用，都为中药产业带来了新的增长点[11]。然而，中药产业在利用新兴科学技术促进发展的同时也为中药监管带来了一系列挑战，需要通过跨学科合作和政策制定，确保技术的健康发展和产业的可持续发展。

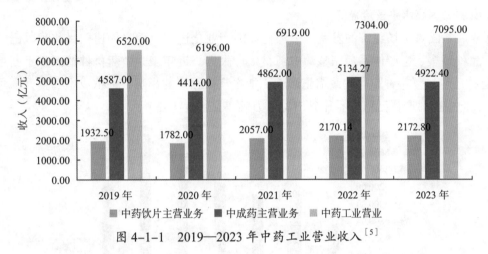

图 4-1-1 2019—2023 年中药工业营业收入[5]

### （四）监管应对肩负全新使命

#### 1. 传承创新要求监管符合中药特点

中医药作为中华民族原创的医学科学，是中华文明的杰出代表，深刻反映了中华民族的世界观、价值观、生命观、健康观和方法论，兼具科学和人文的双重属性。2019 年 10 月，中共中央、国务院《关于促进中医药传承创新发展的意见》强调，建立健全符合中医药特点的中药安全、疗效评价方法和技术标准。2023 年 2 月，《中医药振兴发展重大工程实施方案》对中医药发展的具体工作进行了相关部署，与前期规划一脉相承探索中医药发展的方法路径。2023 年 5 月，习近平总书记在考察石家庄市国际生物医药园时强调，要坚持人民至上、生命至上，研发生产更多适合中国人生命基因传承和身体素质特点的"中国药"，特别是要加强中医药传承创新发展。中药兼有中医属性和药品属性，在新的时代背景和任务下，中药监管也面临多方面的挑战和困难。一是在中药监管的立法环节，面对中医个体化治疗与现代药品群体性应用的理论差异，需审慎构建一个既体现中医特色又满足集体用药效能、安全性、质量与风险效益评估标准的中药新药评审准则和体制，避免"以西律中"，简单套用西药标准来衡量中药。二是中药的生产实践也与国外传统药、草药或现代药存在明显差异。中药在物质基础和制备工艺上与生物制剂相似，而质量控制方法上却与化学药类似，但中药质量管理方面则与两者都存在差别。这些问题凸显了制定一套既与中医药特质相符，又适应其安全性和疗效评估需求的技术规范和标准的紧要性和必要性[4]。

#### 2. 科技创新亟需提升中药监管能力

科技进步正驱动中药监管科学的发展，为应对中药产业的挑战提供了新的解决方案。但随着科学技术的发展和应用，新型的中药产品和服务不断涌现，从药材种植、饮片切制到组方配伍等，现代科技手段的融入使传统的现场检查、样品检测等监管手段难以应对复杂多变的中药市场。例如，传统中药饮片由于携带和服用不便等问题使应用和发展受到一定限制，因此新型中药饮片：中药袋泡剂、超微粉中药、纳米中药、中药配方颗粒、定量压制饮片及流动性饮片等随之产生，但目前监管层面对新型饮片的质量控制与评价的方法和技术、药理学、毒理学等方面研究不充分。同时，中药监管正逐步引入现代信息技术，以提高监管效率和质量。通过建立中药材信息化追溯体系，利用大数据分析技术，监管部门可以更有效地监控中药材的质量和流向，确保中药材的安全和可追溯性。但大数据、人工智能等现代科技手段在中药监管中的应用尚处于初级阶段，未能充分发挥其优势。中药监管需要创新理念和方法，以应对中药产业的特点和挑战。同时，需要加强高端智库建设，研究制定中药监管科学发展战略和关键路径，以推动监管实践的不断进步和完善。监管机构应当鼓励创新，支持中药产业的科研和技术创新，同时加强对新出现的问题和挑战的研究，以便及时调整监管策略。

3. 产业发展倒逼高水平安全监管

改革开放后，随着市场经济的发展，中药行业的产业化进程也随之加速，目前我国已成为世界上规模最大、品种最多、生产体系最完整的中药材生产大国。近年来，中药材种植面积不断增长，直至2022年受退林还耕、复耕种粮等政策措施影响，加之气候因素的影响，种植成本的上升，种植面积较前两年缩小，但中药材产量已稳步上升至518.52万吨（见图4-1-2）。

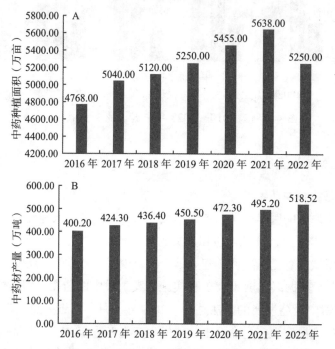

图 4-1-2　2016—2022 年中药种植面积（A）与中药材产量（B）

中药产业的快速发展给中药全产业链监管带来重重挑战，从种植、采收、加工、包装、运输，直至最终销售的每个环节均需要确保药品符合质量安全标准，这要求监管部门具备专业知识和协调能力，同时建立高效的信息共享机制。然而，中药材品种的多样性增加了监管的复杂性，鉴别真伪和保证疗效成为关键任务。而流通追溯的困难，如标准化包装的缺乏和许可管理的不完善，使得质量问题追溯变得更为复杂，从而对监管标准提出了更高要求。为应对这一挑战，监管部门需提升标准，并采用新技术手段，确保中药产业的质量安全与健康发展[7]。

此外，中药材的质量控制因其受自然环境、气候变化等多种因素影响而显得尤为复杂。其资源性特点导致质量稳定性难以保证，同时中医药知识产权保护的不足以及新药定价机制的不完善进一步加剧了质量控制的难度[12-13]。另外，中药材市场的参与者众多，包括个体农户、药材经销商、药品生产企业等，这使得市场行为的监管难度加大。市场的盲目性和滞后性导致无序采收现象普遍，而源头监管和生产过程监管的不充分可能引发"劣药驱逐良药"的问题。同时，中药材经营者流动性大、专业性低且守法意识不强，也增加了监管的难度。因此，监管部门需要建立更加科学有效的监管措施和技术方法，以确保中药材和中成药的质量安全。

4. 临床需求呼唤科学审评证据体系

临床需求的增长对中药监管体系提出了更为严格的要求。为了满足人们对精准和个性化医疗服务的期待，中药的临床应用必须更加注重科学性和针对性。2020年12月，国家药监局发布《关于促进中药传承创新发展的实施意见》明确指出，中药新药研制应坚持以临床价值为导向，重视临床获益与风险评估，并发挥中医药的独特优势和作用。这表明监管政策正逐步与临床需求紧密结合，以促进中药的传承与创新。

一方面，中药新药研发应遵循"坚持以临床需求为核心的原则"，这要求监管工作不仅要关注药品的化学成份，更要重视中医理论的指导。确保新药研发工作能够准确反映疾病的流行病学特点和临床治疗方案的需求，并强调新药注册监管工作需要重视疾病发病率和患者诉求，深化中药注册分类改革，构建与中药特点相适应的审评证据体系。另一方面，中药在临床应用中的有效性和安全性需要进一步得到保障，不良反应监测是监管中的难点，但也是确保用药安全的关键环节。监管工作需重视药物临床价值与证据，确保中药能够在临床上提供明确的疗效和安全性证据。此外，监管工作还需在保持中医药特色的同时，推动其现代化和标准化。这要求监管策略和技术路径与中医药理论相适应，监管工作应支持基于中医理论的临床定位、处方选择和科研设计，以及基于中药有效性表达特点的质量控制方法的建立。

5. 中药国际化强化国际监管协调合作

在中药国际化的进程中，与国际标准的对接和监管合作成为关键挑战。一方面，我国中药企业在国际市场的竞争力尚显不足，难以与国际知名企业竞争；另一方面，我国与国际药品监管组织的交流合作尚未充分，缺乏有效的国际合作机制。为此，监管机构需强化与国际组织的合作，推动中药监管政策和技术指导原则的国际推广，以便中药产品更顺利进入国际市场，并吸收国际先进的监管理念和技术。鉴于药品准入要求和标准在各国间存在差异，中药在国际推广中面临诸多困难。例如，欧盟、美国对药品准入设有严格标准，涵盖安全性、有效性、质量可控性等，而中药因其成份复杂性和独特治疗机制，往往难以满足这些要求。此外，中药在国际市场上的认知度和消费者信任度不足，也是阻碍其国际化的重要因素。因此，提升中药的国际形象和信任度，是推动中药走向世界的关键任务。

## 二、中药监管科学与中药科学监管

### （一）萌芽阶段：科学监管思想融入中药监管

中药是我国特有的医疗卫生与科技资源，其监管问题一直备受重视。2006年全国食品药品监督管理工作座谈会在"科学发展观"战略思想指导下提出"科学监管"概念。1985年实施的我国首部《药品管理法》，标志着我国新药的审批管理进入法制化阶段。其中，1987年卫生部出台"《新药审批办法》中有关中药问题的补充规定和说明"是科学监管思想在中药监管工作的早期体现。1998年根据《国务院关于机构设置的通知》（国发〔1998〕5号），我国组建国家药品监督管理局，将技术监督与行政监督统一起来。1999年国家药品监督管理局颁布《新药审批办法》，对包括中药在内的新药临床前研究、临床研究、新药的申报与审批、新药的质量标准、新药的补充申请加以系统规定。2002年国务院配套出台《中华人民共和国药品管理法实施条例》（简称《药品管理法实施条例》）[中华人民共和国国务院令（2002年）第360号]，药品审评从以外审为主过渡到以内审为主的新阶段。同年，国家药品主管部门印发的《药品注册管理办法》（国家市场监督管理总局令第27号），第一次明确提出了药品注册的概念，进一步加强了药品监督管理为中心的内容，标志着药政管理工作正式进入了法制化、专业化的新阶段，也是我国首次从规章层面对药品注册管理工作给予明确指导。随着《药品管理法》2001年修订、2013年和2015年修正，我国药品监管体制逐步完善。

总体而言，在这一发展阶段，科学监管理念在中药监管事务中逐渐萌芽，主要体现为引入了现代药品的质量、药品疗效、用药安全这三大评价要素，鼓励研究创制中药新药，建立集中化、规范化、专业化的药品审评审批制度体系[14-15]。

### （二）早期阶段：中药审评制度改革与注册标准建立

随着我国医药产业的快速发展，较好满足公众用药需要的同时，也逐渐暴露出药品审评审批过程中存在的问题。2015年8月，国务院发布《关于改革药品医疗器械审评审批制度的意见》（国发〔2015〕44号）。同年11月，国家药监局发布《关于药品注册审评审批若干政策的公告》（2015年第230号），明确提出要提高仿制药审批标准、规范改良型新药的审评审批等。2016年2月，国务院印发《中医药发展战略规划纲要（2016—2030年）》（国发〔2016〕15号），从国家层面系统部署了中医药中长期发展战略和重点任务，提出要健全中医药法律体系，进一步完善中药审批管理制度，构建适应中医药发展需要的法律法规体系。2017年7月1日，《中医药法》[中华人民共和国主席令（第五十九号）]正式实施，中医药传承创新发展进入法制化时代，对鼓励支持基于经典方、医院制剂的中药新药研发提出了明确要求。2017年10月，中共中央办公厅、国务院办公厅出台《关于深化审评审批制度改革鼓励药品医疗器械创新的意见》，首次明确提出了支持中药传承和创新的指导思想，提出要建立完善符合中药特点的注册管理制度和技术评价体系、处理好保持中药传统优势与现代药品研发要求的关系。这一系列政策文件的发布，不仅开启了新一轮药品医疗器械审评审批制度的改革，也为中药的科学监管问题注入了监管科学理念。这一发展阶段，我国中药的监管开始有了监管科学理念和方法的导入，与国际接轨的审评审批新理论以及新工具、新技术、新标准得到快速引进和应用。通过建立综合的药品风险获益评价方法，提升药品审评审批标准，优化审评审批制度，如加快创新药上市速度和与国际接轨，药品审评审批制度改革取得阶段性成效[16-17]。

2019年10月25日，习近平总书记对中医药工作作出专门指示，强调要遵循中医药发展规律，传承精华，守正创新，加快推进中医药现代化、产业化，坚持中西医并重，推动中医药和西医药相互补充、协调发展，推动中医药事业和产业高质量发展，推动中医药走向世界，充分发挥中医药防病治病的独特优势和作用，为建设健康中国、实现中华民族伟大复兴的中国梦贡献力量。这确立了中药监管科学的根本理论基础，为新时期下中药的科学监管提供了根本遵循。次日，中共中央、国务院印发《关于促进中医药传承创新发展的意见》，将传承创新发展中医药作为新时代中国特色社会主义事业的重要内容和中华民族伟大复兴的大事，提出大力推动中药质量提升和产业高质量发展，并对改革完善中药注册管理提出明确具体的要求，即及时完善中药注册分类，制定中药审评审批管理规定，实施基于临床价值的优先审评审批制度；加快构建中医药理论、人用经验和临床试验相结合的中药注册审评证据体系，优化基于古代经典名方、名老中医验方、医疗机构制剂等具有人用经验的中药新药审评技术要求，加快中药新药审批。这些要求对推动中药注册审评制度改革具有重要指导意义，也是监管科学理念在中药监管改革中逐步形成的重要体现。

### （三）发展阶段：中药监管科学的提出与中药监管促进

1970年，美国国家环境保护局Alan Moghissi最早提出"监管科学"一词，用以描述正在面临着必须在法定时限内依据不符合传统要求的新的科学证据作出监管决策的挑战。2010年，美国食品药品管理局（Food and Drug Administration，FDA）将监管科学定义为研发新工具、新标准和新方法，以评估受监管的产品的安全性、有效性、质量和综合性能的科学。近年来，美国FDA、欧洲药品管理局、日本医药品医疗器械综合机构、中国国家药品监督管理局等不约而同提出了推动监管科学发展的战略计划和重点任务，使之发展为21世纪药品监管部门重点推动的战略性前沿学科，成为争夺新一代医药产业国际话语权的重要阵地[17-18]。

我国从监管科学概念的引入到药品监管科学行动计划实践成效显著。2019年4月，国家药监局正式发布《关于实施中国药品监管科学行动计划的通知》，首批启动了细胞和基因治疗产品技术评价监管体系研究、纳米类药物安全性评价及质量控制研究、以中医临床为导向的中药安全评价研究、上市后药品的安全性监测和评价方法研究、药械组合产品技术评价研究、人工智能医疗器械安全有效性评价研究、医疗器械新材料监管科学研究、真实世界数据用于医疗器械临床评价的方法学研究、化妆品安全性评价方法研究等9项监管科学行动计划项目。与此同时，国家药监局重视推动重点实验室体系建设，搭建开展原创性研究和科技攻关的技术支撑平台，解决制约药品监管体制机制创新发展的基础性、关键性、前沿性、战略性的技术问题。实施中国药品监管科学行动计划和建设中药监管重点实验室，是国家持续推进药品监管科学和科技创新的两大重要举措。随着中国药品监管科学行动计划的实施，2019年"中药监管科学"一词首次出现在国家药监局官方文件。其中，以中医临床为导向的中药安全评价研究被列为首批监管科学行动重点项目之一[19-20]。

2020年12月国家药监局印发的《关于促进中药传承创新发展的实施意见》（国药监药注〔2020〕27号）。该文件明确提出了加强中药监管科学研究，鼓励运用现代科学技术和传统中医药研究方法深入开展中药监管科学研究，积极推动中药监管理念、制度、机制创新，强化成果转化应用，推出一批中药监管新工具、新方法和新标准。2019年4月、2021年6月先后启动两批药品监管科学行动计划重点项目，其中包括首批重点项目"以中医临床为导向的中药安全评价研究"和第二批重点项目"中药有效性安全性评价及全过程质量控制研究"。通过创新监管工具、标准和方法，中国药品监管科学行动计划旨在进一步增强监管工作的科学性、前瞻性和适应性，提升监管的科学化、法治化、国际化、现代化水平，更好地满足新时代公众对药品安全的需求。为整合优势资源开展中药监管科学研究，国家药监局设立27家中药监管重点实验室，开展中药监管科学重点项目研究并形成一批中药监管新工具、新标准、新方法，并在北京中医药大学和中国中医科学院分别成立了"监管科学研究院"和"监管科学研究中心"，这一举措为中药监管科学研究提供了专业和深入的平台[17-18]。

我国专家学者自2013年前后开始密集关注国际药品监管科学进展，以便更加充分利用科学技术力量，加速新兴产品上市进程。在第一批中国药品监管科学行动计划启动后，中药监管科学凝聚业界关注，逐渐有相关主题的文章陆续发表。依托更专业的中药监管科学研究平台，在2023年国家药监局中药监管科学研究团队首次对中药科学监管的概念和科学内涵进行阐述，后续的高水平文章中专家学者对中药科学监管的定义、属性和科学内涵进一步完善，推动中药科学监管体系建设的持续优化[18, 21-22]。

随着部分举措的深入实施，目前中药科学监管体系的建设已经取得了显著的成效。在业界共同努力下，"中药监管科学体系初步构建及转化应用"荣获"2023年度中医药十大学术进展"。国家药监局中药监管科学研究及监管事务团队首次定义并阐述中药监管科学的科学内涵、战略重点和关键路径，聚焦创新研发符合中药特点的新工具、新标准和新方法，用以评估受监管的中药材、中药饮片、中成药等中药产品的安全性、有效性、质量、获益－风险等性能，创新构建"政产学研用"跨学科联合的中药监管科学研究者联盟工作机制与转化机制，发展中药监管科学的创新体系、转化体系、学科体系及国际协调体系，突破中药监管领域的基础性、关键性、前沿性技术问题，为建立具有中国特色、符合中药特点、全球领先的中药监管体系提供科技支撑。

鉴于中药监管所面临的复杂挑战和日益增长的监管需求，中药监管科学的发展势在必行。当前，中药监管科学已经被提出并逐渐完善，通过引入现代科学技术和传统中医药研究方法，开展中药监管科学研究，有望更有效地应对中药监管中的各种复杂问题。通过不断深化研究、创新方法、完善标准，成为21世纪药品监管部门的战略性前沿学科，为推动中药产业的健康发展和国际竞争提供重要支持。此外，建立中药监管科学的相关机构和平台，推动中药监管体系的科学化、法治化、国际化、现代化水平，将有助于更好地满足新时代公众对药品安全的需求。

（张雪涟　唐健元）

# 参考文献

［1］陈滢滢，庞震苗，郭健炜，等．我国中医药立法历程简述［J］．中国医药科学，2020，10（8）：283-286.

［2］《中药注册管理专门规定》政策解读［J］．中国医药导刊，2023，25（2）：226-228.

［3］黄哲，赵祥琦，林学怡，等．基于药品全生命周期的中药监管模型的构建研究［J］．中草药，2021，52（17）：5465-5474.

［4］赵军宁．中药卓越监管体系的构建策略与前景展望［J］．中国食品药品监管，2024（2）：4-15.

［5］吴少祯，严文君，张燕玲，等．《中国医药产业高质量发展状况调研（2021—2023）》研究报告综述［J］．中国食品药品监管，2024（3）：4-17.

［6］黄菊，李耿，张霄潇，等．新时期下中医药产业发展的有关思考［J］．中国中药杂志，2022，47（17）：4799-4813.

［7］赵润怀，温川飙，焦炜，等．中药材追溯体系建设10年回顾与展望［J］．中国现代中药，2022，24（10）：1823-1829.

［8］郭晶晶，李硕，杨志军，等．中药四性的本草源流、药理学及系统生物学研究进展［J］．中药药理与临床，网络首发日期：2023-10-19，DOI：10.13412/j.cnki.zyyl.20231019.001

［9］李梢，汪博洋，曹亮，等．基于网络靶标理论和技术的中药研发实践［J］．中国中药杂志，2023，48（22）：5965-5976.

［10］陈祺焘，倪璟雯，徐君，等．生成式人工智能GPT-4驱动的中药处方生成研究［J］．中国药房，2023，34（23）：2825-2828.

［11］杨卉，吴广均，何轩辉．纳米技术在中医药中的应用进展［J］．世界中西医结合杂志，2022，17（8）：1679-1684；1690.

［12］屠鹏飞，姜勇，何轶，等．中药材和饮片质量控制与质量标准体系的构建［J］．中国食品药品监管，2022（10）：34-45.

［13］邓鑫，刘丽静，许克祥．《中医药法》下中药知识产权保护现状分析及策略［J］．中国卫生法制，2022，30（4）：23-26；37.

［14］刘昌孝，张铁军，黄璐琦，等．发展监管科学，促进中药产业传承创新［J］．药物评价研究，2019，42（10）：1901-1912.

［15］黄明，杨丰文，张俊华，等．新时代中药传承创新发展呼唤科学监管［J］．中国中药杂志，2023，48（1）：1-4.

［16］刘昌孝．药品监管科学发展十年（2010—2020）回顾［J］．药物评价研究，2020，43（7）：1197-1206.

［17］赵军宁，黄璐琦．中药监管科学：发展中的新兴融合科学［J］．中国科学基金，2024，38（3）：396-405.

［18］唐健元，艾彦伶，孙博，等．面向中医药高质量发展的中药监管科学概论［J］．科学通报，2023，68（22）：2934-2942.

［19］赵军宁，王军志，李波，等．中国药品监管的科学化进程与监管科学发展［J］．中国科学：生命科学，2024，54（3）：507-524.

［20］杨悦，宁艳阳．科学监管助力我国成为制药强国［N］．中国医药报，2023-04-28.

［21］李菲菲，雷海民．监管科学研究精准服务中药科学监管［N］．中国医药报，2021-09-14.

［22］赵军宁．中药监管科学：助力更高水平的中药科学监管［J］．中国药学杂志，2023，58（9）：749-761.

# 第二节　中药监管科学的科学内涵与特殊性

中医药源远流长，是民族原创的医药科学，也是中华文明的杰出代表，其独特的理论体系和丰富的实践经验为人类健康作出了巨大贡献。随着现代科学技术的发展和全球化进程的加快，中药产业面临着前所未有的机遇和挑战。2019 年 5 月，为全面贯彻落实习近平总书记有关药品安全"四个最严"要求，围绕"创新、质量、效率、体系、能力"主题，推动监管理念制度机制创新，加快推进我国从制药大国向制药强国迈进，国家药监局启动实施中国药品监管科学行动计划，并确定包含"以中医临床为导向的中药安全评价研究"在内的首批九个重点研究项目。在此背景下，中药监管科学应运而生。中药监管科学不仅关乎中药质量安全，也关系到中药产业的可持续发展和国际竞争力。中药监管科学赋能中药科学监管，因此需要厘清中药监管科学的科学内涵与特殊性。

## 一、中药监管科学的定义与科学内涵

### （一）中药监管科学的定义

1970 年美国国家环境保护局 Alan Moghissi 博士最早在一份内部文件提出监管科学（regulatory science）概念。2010 年美国 FDA 将监管科学定义为研发新工具、新标准和新方法，以评估 FDA 监管的产品安全性、有效性、质量和性能的科学。2019 年随着我国实施国家药品监管科学行动计划，"中药监管科学"一词逐渐出现在大众视野。

2020 年版的《药品注册管理办法》将中药注册分为 4 类，分别是中药创新药、中药改良型新药、古代经典名方中药复方制剂及同名同方药。相较于 2007 年版《药品注册管理办法》的 9 类中药注册分类，这一简化体现了国家药监局对中药监管指导思想的转变，将以物质基础创新来进行注册类别设计改变为以临床价值为核心导向，带动物质基础创新，凸显了对"临床急需、临床价值和临床可及"的重视[1]。实际上，中药监管科学是我国药监部门对中医药创新发展提出的重大举措。中药监管科学的建立基于对中药产品有效性、安全性、质量和综合性能多维度的把控，其根本目的是为了保护和促进公众健康，同时促进基础研究和临床应用间的相互转换，使中医药新技术尽快转化为具有临床价值的药品，并推动行业的技术创新和产业转型升级。中药监管科学与中药转化创新本质上是相辅相成的，前者为后者提供了严格的监管框架和质量保证，而后者则是前者监管工作的重要内容和发展方向。两者的深度融合将有力推动中医药现代化进程，使其更好地服务于人类健康。

作为一门新兴的、中西医融合的前沿学科，中药监管科学具有多学科（multidisciplinary）、跨学科（transdisciplinary）和交叉（interdisciplinary）学科特征。其基本概念内涵和外延、创新研究方法和工具亟需探索完善，理论体系和实践经验有待系统总结[2]。相对主要基于生物医药的药品监管科学，中药监管科学更具复杂性和挑战性：一是中药监管科学或基于传统植物药的药品监管科学在我国刚刚起步，国外也尚无成熟借鉴和参考，相关人才队伍建设不足；二是如何将中药自身的复杂性和传统医学理论的先验知识"说清楚、讲明白"需要引入交叉融合学科的创新思维去指导；三是如何以中药监管科学的工具、标准和方法为内核推动传统植物药监管科学的国际合作需要站在战略高度深入思考，以上问题和挑战都是中药监管科学需要通过系统研究去解决和回答的[3]。

刘昌孝等（2019）[4]提出中药监管科学发展与现实存在问题，就加强药材和饮片的基础研究、中药注射剂质量疗效的再评价研究、经典名方的开发和简化申请的监管科学研究提出监管科学研究顶层设计建议。

李菲菲等（2020）[5]提出中药监管科学做好中药配方颗粒有效性及安全性评价、中药注射剂再评价和中药监管科学人才培养，对我国中药的长远健康发展至关重要。

黄哲等（2021）[6]提出基于全生命周期理念的中药新药监管科学研究，将会促进中药监管体系与治理能力的发展，为中药研发提供政策指导。

赵军宁等（2022）[7]强调要大力发展中药监管科学研究，进一步全面提升中药监管能力和水平，全面强化中药质量安全监管，进一步健全符合中药特点的审评审批体系，提高产品质量，满足公共需求。

乔靖怡等（2022）[8]提出中药监管科学包括了中药质量安全监管外，还包括系统规范的药理毒理学研究、中药新药临床研究及中药上市后的再评价的中药全生命周期。

赵军宁等（2023）[2]给出中药监管科学（TCM Regulatory Science，TCMRS）完整定义：是基于中药产品特殊的中医和药品"双重"属性，通过中西医药学、监管科学等的跨学科知识、技术融合研究，研发符合中药特点的新工具、新标准和新方法，用以评估受监管的中药材、中药饮片、中成药等中药产品的安全性、有效性、质量和风险获益综合性能的新兴科学，以加速中药新兴技术产品转化和促进中医药传承创新发展。中药监管科学既是监管科学在中药监管领域应用的新兴前沿学科，也是中西医融合研究的新策略和新范式。

唐健元等（2023）[3]提出中药监管科学是指需要通过科学研究不断优化和发展与中医药传承创新以及公众健康相适应的创新体系，包括法律法规、管理机制、工作流程和工具方法标准等。

国家药监局委托的中药监管科学战略研究课题组（2024）在《中药监管科学发展战略研究》中的定义，中药监管科学是遵循中医药自身特点和产业发展规律，研究用于评估被监管的中医药类产品安全性、有效性、质量可控性和性能的工具、标准、方法的科学。

## （二）中药监管科学的科学内涵

药品监管科学作为一个广泛的领域，涵盖了所有类型药品的监管工作，包括化学药、中药、生物制品等。中药监管科学借鉴药品监管科学的部分先进思想和理念，聚焦于中药这一特定类别的药品，针对中药的特性和使用情况进行专门的监管。在一般原则上，中药监管科学遵循药品监管科学的基本框架和标准。这包括确保药品的质量、安全性和有效性，以及通过合理的法规和指导原则来监督药品的研发、生产、流通和使用等各个环节。

虽然它们共享一套基本原则，但由于中药在药物组成、炮制工艺、用药经验、医药理论等方面具有其独特性，故在实际应用中必须考虑到中药自身的特点，并构建相应的监管方法和技术。

1. 中药监管科学是药品监管科学在中药监管领域的全新应用场景

随着全球化的不断深入，中药逐渐走向世界，其安全性、有效性和质量控制成为国际关注的焦点，中药监管科学正是在这样的背景下应运而生。中药监管科学将现代科学技术应用于中药的特殊属性，形成了一套适应中药特点的监管体系，包括对中药的生产过程、质量控制、临床应用等方面进行系统的监管，以及采用高新技术手段，如大数据、人工智能等，来提升监管效率和精准度。这不仅有助于确保中药的质量、安全性和有效性，提升中药在国际市场上的竞争力，也为全球药品监管领域提供了新的视角和方案。

2. 中药监管科学是我国根植于传统中医药学土壤的原创性科学

中医药学历史悠久，其理论体系和实践经验丰富而独特。中药监管科学正是基于对中医药学原理的深刻理解的基础上，结合现代科学发展观，形成的一门独特的监管科学分支。这种原创性不仅体现在理论探索上，更在实践应用中发挥着重要作用。这意味着在尊重和保护传统中医药文化的同时，也在不断探索和发展适应现代社会需求的新理念、新方法。

3. 中药监管科学是亟待发展的中西医融合研究新范式

当前，中西医结合已成为医学发展的重要趋势。通过对中西医学理论与实践的深入分析，中药监管科学不断吸收多学科交叉融合的先进技术和经验，同时保留并强化中医药的独特优势。这种融合研究新范式旨在构建一个全面、科学、系统的中药监管框架，既能够体现中医药的独特性，又能够与国际药品监管接轨。

4. 中药监管科学的核心内容是创制符合中药特点的评价新工具、新标准、新方法

由于中药的复杂性和特殊性，传统的药品评价方法往往难以完全适用。因此，作为中药监管科学的核心内容，开发专门针对中药成份复杂、作用机制多样、临床应用个体化等特点的评价新工具、新标准和新方法是其发展的关键。这包括但不限于研发能够准确反映中药疗效和安全性的评价模型、探索适合中药特性的临床试验设计等。这些工具和方法的创新与完善，将极大提升中药监管的科学性和权威性，确保中药产品能够在全球范围内得到公正、严格的评价。

### （三）中药监管科学对中药科学监管的支撑作用

#### 1. 中药监管科学的转化应用

中药监管科学的研究成果能够直接转化为监管实践中的具体技术指导和规范要求。例如，通过对中药复杂成份的研究，可以建立起相应的质量控制标准和方法，确保中药产品的安全性、有效性和一致性。此外，中药监管科学还可以指导中药临床研究设计，优化临床试验方案，提高临床研究的科学性和规范性。转化应用还涉及中药新药的研发流程优化、不良反应的监测与评估方法以及风险管理策略等方面，这些都是确保中药监管质量和效率的关键因素。

#### 2. 对中药科学监管的作用

中药监管科学为中药的科学监管提供了理论基础和技术支持。它通过研究中药的特点和规律，为制定合理的监管政策和标准提供了科学依据。例如，在中药审评审批过程中，监管科学可以提供评价中药安全性和有效性的科学方法，帮助监管机构作出准确判断。同时，中药监管科学还可以帮助监管机构对市场上的中药产品进行有效监控，及时发现问题并采取措施，保护公众健康。

#### 3. 对建立中药卓越监管体系的作用

建立一个卓越的中药监管体系需要系统性的规划和实施，在这一过程中，中药监管科学起到了框架构建和实施指导的作用。它不仅能够提供构建监管体系所需的科学理论和方法论支持，还能够在实践中不断完善监管策略，提升监管效能。通过对国内外监管经验的比较研究和借鉴，结合中国国情和中药特点，中药监管科学有助于形成具有国际视野、符合本土实际的高效率、高质量的监管体系。这样的体系能够确保中药行业健康有序发展，同时促进中药走向国际市场。

## 二、中药监管科学的特殊性

现代药品的研发随着科学技术的进步而不断发展。在早期的药物研发中，各类候选物质主要通过在动物疾病模型上进行"黑箱"验证。20世纪初，诺贝尔奖得主Paul Ehrlich首次提出"Magic bullets"（魔法子弹）设想，即将毒素安装在能精准瞄准癌细胞的载体上，从而实现不伤害正常细胞的前提下精准杀死癌细胞。这一理论激发了单靶点、单疾病和高特异性的治疗药物的筛选。随着肿瘤、代谢疾病、心血管疾病和神经系统疾病等复杂多因性疾病发病率不断上升，新的"多靶点药物可以同时作用于疾病

网络中多个靶点，产生协同效应"应运而生，据此发展出了多种药物组合疗法、固定剂量药物组合疗法以及多靶点药物疗法等多种不同的多靶点治疗方法[1]。然而，中药研发不同于现代药学研发体系下的化学药或生物制品，其在安全性、有效性、质量控制等方面都面临着诸多挑战。我国数千年卓有成效的治病理念及实践经验表明，尽管中药产品具有不同的呈现形式，但都体现出颇具中医药特色的评价标准和评价方法。

## （一）中药安全性评价

### 1. 药性/毒性分级理论

中药毒性是中药药性理论的重要组成部分，有"广义"和"狭义"之分。广义的中药毒性指中药的作用或偏性，是中药发挥效用的基础。狭义的中药毒性则指治疗剂量与中毒剂量比较接近，较低的剂量与机体交互作用即可引起机体损伤，使用不当会导致人体中毒或者死亡的有毒中药对人体产生的毒害作用。中药的毒性分级，迄今为止尚无统一标准，大多依据历代医疗实践经验和本草记载，按照毒性剧烈的程度及治疗量与中毒量接近的程度进行分级[9]，见表4-2-1。

**表 4-2-1　中药毒性分级[4]**

| 分类 | 定义 |
| --- | --- |
| 大毒 | 使用小剂量即可发生毒副反应，且症状发生快而重 |
| 有毒 | 使用较大剂量才出现毒副反应，且症状发生较慢、较轻 |
| 小毒 | 使用大剂量或蓄积到一定程度才出现毒副反应，且程度较轻 |
| 无毒 | 一般不发生毒副反应，用超大剂量或蓄积到相当程度才出现毒副反应 |

古代医药学家对于中药毒性的分级往往涵盖了毒性反应和偏性两部分。如《神农本草经》仅将中药分为有毒、无毒二类，未作毒性程度上的具体分级，而《黄帝内经》中只有大毒、常毒、小毒的记载。直至明代，李时珍在《本草纲目》才明确地将有毒与无毒药物区别开来，将312种药物标明有毒，并基本按照传统分类原则，按毒性大小分为大毒、有毒、小毒、微毒四类，且将毒草类专门集成一卷，载药47种。进入近现代后，传统的、经验的分级方法仍被广泛采用，如《中药学》教材，仍按大毒、有毒、小毒三级记述有毒中药，《中华人民共和国药典》（简称《中国药典》）也一直采用大毒、有毒、小毒标示中药毒性的大小。

### 2. 炮制理论

中药炮制是制备中药饮片的一门传统制药技术。"炮"代表各种与火有关的加工处理技术，"制"则代表各种更广泛的加工处理方法，如切制、净选加工等，历史上又被称为"炮炙""修治""修事"等。我国历代医药学家在辨证施治、遣方用药过程中，通过综合考虑人体阴阳盛衰，气血及脏腑寒热虚实，气候、环境及生活起居对人体的影响，针对患者的具体病证，以炮制技术来调整中药药性，降低毒副作用，达到安全有效的治疗效果。一些原本毒副作用较强的药物，经过加工炮制后，可以明显降低药物的毒性和副作用，使之广泛用于临床，并保证安全用药。如甘草银花水煮川乌、草乌，姜矾水制半夏、南星，胆巴水制附子等。具体举例详见表4-2-2。

有关中药的安全性的风险防控和识别自古有之，是我国传统医药对药物毒性和科学应用的特有发明和贡献。但是，由于缺少公认的评价方法和统一标准，以及充分的现代研究数据作支持，源于经验的毒性分级也为中药的转型带来了障碍。基于新形势下中药产业化、现代化、国际化的发展需求，需要建立一套科学、系统的安全性评价体系来评估中药中复杂的有效成份以及潜在的毒性成份，包括临床安全性数据、临床前安全性评估、毒理学研究、不良反应监测等多个方面。

表 4-2-2 中药炮制减毒方法举例

| 名称 | 定义 | 药品 |
|------|------|------|
| 净制去毒 | 将重要原材料中存在一定毒性的部位利用人工的方式去除 | 莲子去心，甘草去头尾的尖端 |
| 水制去毒 | 指药物经过水洗、水漂、水泡、水浸等过程处理时，其所含的某些毒性成份溶于水而随水流失或水解 | 乌头、附子经水浸泡减少乌头碱 |
| 加热去毒 | 利用高温破坏或者分解药物的有毒成份 | 斑蝥加米热炒、蜈蚣烘焙去除腥臭味和毒性 |
| 压榨去毒 | 有些中药材脂肪油太高，脂肪油对人体的伤害较为严重，因此采用压榨去油取霜的方法进行去毒 | 巴豆加热压榨除去油脂 |

### （二）中药有效性评价

#### 1. 阴平阳秘

中药防病治病的基本作用不外是通过祛邪去因和扶正固本，纠正阴阳偏盛偏衰，使机体恢复到阴平阳秘的正常状态。《素问·生气通天论》中记载"阴平阳秘，精神乃治，阴阳离决，精气乃绝"。面对复杂病证，中药基于纠正身体的"偏性"，采用复方配伍以兼顾主次、标本、缓急，最终达到恢复人体平衡的作用。由于阴平阳秘是一个动态平衡，缺乏具体的量化指标，故这种调节作用的评价更多是通过患者治疗前后的症状、体征、面色、舌色、脉搏、语声语调、情绪等多个方面进行综合判断。同是治疗疾病，现代医药主要采用"对抗"的思维方式，即针对病灶进行干预，对于治疗方法的临床试验及疗效评价也是依据疾病的病因、部位、病理及临床表现等建立的多轴心系统[10]。

#### 2. 适度调节

《素问·五常政大论》曰："大毒治病，十去其六；常毒治病，十去其七；小毒治病，十去其八；无毒治病，十去其九；谷肉果菜，食养尽之，无使过之，伤其正也。"治疗疾病的实质是祛除致病因素，调节人体免疫功能。因此，必须权衡所感病邪之轻重、深浅，并根据药性的峻猛程度，决定方药的轻重和大小。在用药物攻邪的同时，还应结合食疗，随五脏所宜而进食谷肉果菜等食品，以扶助正气，尽其余病。这样，就能最大限度地保存正气，消除病邪，收到良好的疗效。在现代药理学中，中药复方与化学药品的不尽相同，一般表现为较低的药理活性（效价）和弱毒性作用（微小毒性），但长时间累积药物可达理想的最大药理效应（效能），反映出中药复方较理想的内在活性和相对更高的安全性。换言之，中药复方更应考虑的是微小作用的长时间累积效应，效能（药物的最大效应）>效强（药物到达一定效应所需的剂量，它反映药物与受体的亲和力）[11]。

当前，当前中药有效性评价不足之处主要为其机制研究、基础研究与中医药理论、临床经验及应用中的互动体现不充分[12]。一方面，中药在传统使用中积累了大量宝贵经验，但是这些经验往往停留在理论层面，缺乏严格的科学验证。另一方面，中药多为复方制剂，成份间的相互作用机制未完全明确，这使得现代科学技术无论是在准确界定单个成份作用，还是全面评估复方整体疗效方面都面临挑战。因此，中药监管科学需要开发适合中药特点的疗效评价方法。

### （三）中药质量可控性评价

#### 1. 道地药材

道地药材是指经过中医临床长期应用优选出来的，产在特定地域，与其他地区所产同种中药材相比，品质和疗效更好，且质量稳定，具有较高知名度的药材。历史上道地药材多数来源于野生资源，区域特征明显，数量有限。近代特别是改革开放以来，随着技术进步和用药量的增加，人工栽培药材逐步取代野生药材的步伐不断加快，道地药材加快发展。目前，我国常用中药材 600 多种，其中 300 多种已实现人工种养，种植面积达到3300多万亩，初步形成了四大怀药、浙八味、川药、关药、秦药等一批产品质量好、美誉度高的道地药材优势产区，见表4-2-3。我国已成为世界上规模最大、品种种类最多、生产体系最完整的中药材生产大国。有关道地药材的用药传统经验沿袭至今，已成为评价和控制中药材质量的重要指标[13]。

表4-2-3 中药道地药材产区

| 道地产区 | 区域特点 | 主要品种 |
| --- | --- | --- |
| 东北道地药材产区 | 大部属温带、寒温带季风气候，是关药主产区。包括内蒙古东北部、辽宁、吉林及黑龙江等省（区），中药材种植面积约占全国的5% | 人参、鹿茸、北五味、关黄柏、辽细辛、关龙胆、辽藁本、赤芍、关防风等 |
| 华北道地药材产区 | 大部属温带季风气候，是北药主产区。包括内蒙古中部、天津、河北、山西等省（区、市），中药材种植面积约占全国的7% | 黄芩、连翘、知母、酸枣仁、潞党参、柴胡、远志、山楂、天花粉、款冬花、甘草、黄芪等 |
| 华东道地药材产区 | 属热带、亚热带季风气候，是浙药、江南药、淮药等主产区。包括江苏、浙江、安徽、福建、江西、山东等省，中药材种植面积约占全国的11% | 浙贝母、温郁金、白芍、杭白芷、浙白术、杭麦冬、台乌药、宣木瓜、牡丹皮、江枳壳、江栀子、江香薷、茅苍术、苏芡实、建泽泻、建莲子、东银花、山茱萸、茯苓、灵芝、铁皮石斛、菊花、前胡、木瓜、天花粉、薄荷、元胡、玄参、车前子、丹参、百合、青皮、覆盆子、瓜蒌等 |
| 华中道地药材产区 | 属温带、亚热带季风气候，是怀药、蕲药等主产区。包括河南、湖北、湖南等省，中药材种植面积约占全国的16% | 怀山药、怀地黄、怀牛膝、怀菊花、密银花、荆半夏、蕲艾、山茱萸、茯苓、天麻、南阳艾、天花粉、湘莲子、黄精、枳壳、百合、猪苓、独活、青皮、木香等 |
| 华南道地药材产区 | 属热带、亚热带季风气候，气温较高、湿度较大，是南药主产区。包括广东、广西、海南等省（区），中药材种植面积约占全国的6% | 阳春砂、新会陈皮、化橘红、高良姜、佛手、广巴戟、广藿香、广金钱草、罗汉果、广郁金、肉桂、何首乌、益智仁等 |
| 西南道地药材产区 | 气候类型较多，包括亚热带季风气候及温带、亚热带高原气候，是川药、贵药、云药主产区。包括重庆、四川、贵州、云南等省（市），中药材种植面积约占全国的25% | 川芎、川续断、川牛膝、黄连、川黄柏、川厚朴、川椒、川乌、川楝子、川木香、三七、天麻、滇黄精、滇重楼、川党、川丹皮、茯苓、铁皮石斛、丹参、白芍、川郁金、川白芷、川麦冬、川枳壳、川杜仲、干姜、大黄、当归、佛手、独活、青皮、姜黄、龙胆、云木香、青蒿等 |
| 西北道地药材产区 | 大部属于温带季风气候，较为干旱，是秦药、藏药、维药主产区。包括内蒙古西部、西藏、陕西、甘肃、青海、宁夏、新疆等省（区），中药材种植面积约占全国的30% | 当归、大黄、纹党参、枸杞、银柴胡、柴胡、秦艽、红景天、胡黄连、红花、羌活、山茱萸、猪苓、独活、青皮、紫草、款冬花、甘草、黄芪、肉苁蓉、锁阳等 |

**2.感官性状**

有关中药材的经验鉴别起始于秦汉时期，经历几代发展后在明清时期达到鼎盛。中药质量鉴别的传统方法主要依赖于"五感"，即利用人体的感觉器官（如嗅觉、味觉、触觉等）对药材性质进行感知，并对药材的质地、外观（形状、颜色等）、色泽、气味、味道、质构特性（硬度、黏性、弹性、颗粒感等）等方面作出分析[14]。其中，一些指标仅用来区分中药的商品规格，如大小、形状、颜色和硬度等。与中药材药效相关的感官指标包括颜色、味道和气味等。中药材的优劣归根到底是由药效决定的，所以药效相关的中药感官评价具有更加重要的意义。药效相关的感官指标是感官定量评价的主要研究对象，它反映的是临床使用过程中中药能够发挥疗效的强弱，如味道和气味等评价指标是传统中药药性理论中

"四气""五味"的体现，是中医理论指导用药的重要依据[15]。

中药产品的质量直接关系到其疗效和安全性，建立精准可靠的质量标准和控制方法是中药监管科学的重要内容。除了包含道地药材、感官性状在内的传统评价方法，中药质量评价也借助色谱、光谱等理化分析技术，建成了以指标性成份检测为核心的现代评控体系。然而，传统的中药质量评价大多为主观描述性指标，评判结果的重现性较弱，且部分地区资源的过度开发使适宜产区的道地性逐渐丧失。因此，需本着实用性（快速、简便）、相关性（能够较好反映品种、产地、疗效的差异）、客观性（定性或定量评价有据，重现性好）的原则，筛选出与药材疗效优劣具有直接关系且稳定、可靠的指标，以达到对药材的质量进行定性或定量化评价和控制的目标。

### （四）综合性能——获益 - 风险比

获益 - 风险评估是根据药物显示的获益与风险特征，针对拟定适应症判定其预期获益是否大于风险，并作出决策的过程。获益是指药物对目标人群产生的任何有益影响，例如延长生存期、治愈疾病、改善疾病、延缓疾病进展、改善功能或生活质量、缓解症状、预防疾病、提高患者依从性。风险是与药品质量、安全性或药效相关的，涉及患者或公众健康的不良事件和其他不利影响的可能性，主要从频率和（或）严重程度等方面进行评价。获益 - 风险评估贯穿于药物的全生命周期中，是药物临床研发、上市申请和上市后监管决策的重要考虑因素。

中药新药研制应当坚持以临床价值为导向，重视临床获益与风险评估，发挥中医药防病治病的独特优势和作用，注重满足尚未满足的临床需求。应当根据处方组成及特点、中医药理论、人用经验、临床试验及必要的非临床安全性研究结果，综合评判中药的安全性和获益 - 风险比，加强中药全生命周期管理。

（1）**中药的复杂性**　与西药相比，中药通常由多种药材组成，其有效成份复杂，作用机制多样，因此在进行综合性能评价时需要考虑的变量和因素更多。这就要求监管机构在评估获益 - 风险比时，不仅要关注单一成份的效果，还要考虑多成份之间的相互作用和协同效应。

（2）**个体差异性**　中医理论强调辨证施治，即同一种中药对不同体质、不同病状的患者可能有不同的疗效和副作用。在进行获益 - 风险比评价时，监管科学需要结合个体化医疗的原则，评估在不同人群中的安全性和有效性。

（3）**经验与证据的结合**　中药的使用往往拥有悠久的历史和丰富的临床经验，但这些传统经验在现代药品监管中需要以科学证据为基础。综合性能评价中，需要将传统经验与现代临床试验、药理学研究相结合，形成全面的获益风险评估。

（4）**质量控制标准**　由于中药材质地、产地等因素的差异，中药产品在质量上可能存在较大波动。监管科学在评价中药的获益 - 风险比时，必须建立严格的质量控制标准和流程，确保不同批次药品的稳定性和一致性。

（5）**安全性监测体系**　复方中药的长期使用和慢性作用特点要求建立一个长期有效的安全性监测体系。这样的体系能够及时发现和评估中药使用过程中出现的不良反应和长期风险，以便不断调整和优化获益 - 风险比。

（6）**法规与指南**　中药监管科学需要特定的法规和指南来指导综合性能评价。这些法规和指南应当反映中药特有的属性和使用特点，以及在全球范围内对中药安全性和有效性要求的共识。

## 三、中药监管科学的知识体系

中药监管科学是中、西医药与监管科学的融合科学，是一个多学科交叉领域，其不仅包含了自然科学知识体系，还融入了社会科学等多个专业的理论和方法。这些知识体系之间相互关联，不仅为中药监管提供了理论基础和技术支持，也为保障公众用药安全提供了有力保障。其核心目标是通过研究和应用新工具、新方法和新标准，来提升监管机构对中药产品有效性、安全性、质量和综合性能的评价能力。通过这些跨学科知识体系的综合运用，可以从多个角度和层面对中药进行有效监管，促进中药监管科学向着更加规范化、科学化以及国际化的方向发展[16]，见图4-2-1。

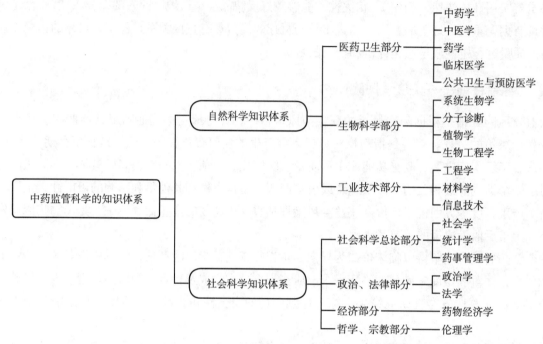

图 4-2-1　中药监管科学知识体系总结导图

## （一）自然科学知识体系在中药监管中的应用

### 1. 医药卫生部分

中药学：中药学是研究中药的来源、成份、性质、功能、临床应用以及制备方法和质量控制标准的科学。它是中药监管科学的核心内容，直接关系到中药的标准化和规范化。通过研究中药学，监管部门能够制定出科学合理的中药质量标准，指导中药的生产、加工和使用，确保其安全性和疗效。

中医学：中医学是研究人体生命活动规律、疾病发生发展规律及其预防、诊断和治疗原则的科学。它包括基本理论、诊断方法和治疗技术等内容。在中药监管科学中，中医学提供了中药使用的理论基础和临床应用指导，使得监管工作能够更好地与中医药的特点相结合，保障中药的安全性、有效性和质量控制。

药学：药学是研究药物的发现、开发、制备、质量控制、合理使用以及药物政策等方面的科学。此外，药学还涉及药效学、药理学、毒理学、药代动力学等领域，为中药监管提供了从原料采集到成品出厂全过程的质量管理知识，确保每一个环节都符合规定的标准。

临床医学：临床医学是研究疾病的病因、诊断、治疗和预后，提高临床治疗水平，促进人体健康的科学。临床医学知识对于评价中药的疗效和安全性至关重要，通过临床试验来确定其在人体内的作用机制和代谢过程，评估适应症、剂量、用法以及可能的不良反应，为监管决策提供科学依据。

公共卫生与预防医学：公共卫生与预防医学是一门致力于通过预防措施来提高人群健康水平的科学。公共卫生知识有助于从群体健康的角度评估中药使用的影响，预防医学则关注中药预防疾病的策略。这一领域的知识有助于监管部门了解中药在群体中的使用情况，评估其对公共健康的影响，并制定相应的预防措施和干预策略。

**2. 生物科学部分**

系统生物学：系统生物学是一个综合性的新兴学科，它通过整合生物信息学、功能基因组学、蛋白质组学等多个领域的数据来研究生物系统的结构和功能。在中药监管科学中，系统生物学可以帮助揭示中药成份在分子水平上的作用机制，为中药的作用靶点和作用途径提供科学依据。

分子诊断：分子诊断是利用分子生物学技术进行疾病诊断的分支学科。它能够在分子水平上准确判断疾病状态或预测治疗效果。在中药监管科学中，分子诊断技术可以用来评估中药成份对特定疾病靶标的影响和作用机制，从而指导个体化治疗方案的制定。

植物学：植物学主要研究植物的形态、分类、生理、生态、分布、发生、遗传、进化等。中药多源自植物，植物学知识有助于指导中药材的种植、采集、鉴定和保护，确保药材来源的质量和可持续性。

生物工程学：生物工程学是利用生物学和工程学理论与方法，系统性设计、优化和改造生物结构与功能，满足人类对生物制品需要的一门综合学科，包括基因工程、细胞工程、酶工程、发酵工程等。生物工程学可应用现代生物技术手段对中药进行遗传工程改造、药材品种改良和活性成份量产。

**3. 工业技术部分**

工程学：工程学在中药监管科学中主要体现在对中药生产过程和设备的设计、优化和管理。例如，如何通过自动化技术和计算机技术设计出既符合传统工艺又满足现代生产要求的生产线，如何确保生产设备和环境达到规定的标准。工程学不仅提高了中药生产的效率和质量，也为确保生产过程符合监管要求提供了技术保障。

材料学：材料学在中药监管科学中的应用主要体现在对中药包装材料、辅料等方面的研究。高质量的包装材料可以有效保护中药成份不受外界因素如光、热、湿气等影响，而合适的辅料则可以调节中药的剂型设计、制备工艺、稳定性及释药特性。

信息技术：信息技术是指利用计算机硬件、软件及网络资源进行信息处理和传递的技术。在中药监管科学领域，药品监管信息系统建设，包括数据收集、处理、分析和共享。运用信息技术建立中药电子化监管平台，提高监管效率和透明度，挖掘中药使用的潜在风险和规律。

## （二）社会科学知识体系在中药监管中的应用

**1. 社会科学总论部分**

社会学：社会学是一项对社会行为和人类群体的科学研究。社会学研究中药使用与社会文化之间的关系，包括患者认知、行为、健康信念和传统习俗等。社会学知识有助于理解中药使用与社会文化、经济发展、人群行为等因素之间的关联，为制定合理的中药监管政策提供社会层面的考量。

统计学：统计学是研究数据收集、处理、分析和解释以及作出推断的科学。在中药监管科学中，统计学方法被广泛应用于临床试验设计、数据分析和结果解释等环节。它能够为中药的临床研究提供科学的数据支持，保证研究结果的客观性和可靠性。

药事管理学：药事管理学关注的是药品从研发到市场的全过程管理。在中药领域，这包括中药的生产、流通、使用等各个环节的规范化管理。通过对中药生产质量管理规范（GMP）、药品经营质量管理规范（GSP）、药物临床试验质量管理规范（GCP）等国际通行的管理规范的研究与实施，可以提高中药的质量安全水平，保障患者用药安全。药品监管机构的组织管理、人力资源管理、质量管理体系等。

**2. 政治、法律部分**

政治学：政治学是一门以研究政治行为、政治体制以及政治相关领域为主的社会科学学科。政治学涉及国家药品政策的制定与执行，以及国际合作与交流。政治学理论可以帮助解读和预测国内外政策环境对中药监管的影响，指导监管机构在复杂政治环境下作出适应性调整。

法学：法学在中药监管科学中扮演着框架和基础的角色。包括药品法、医疗法、知识产权法等相关法律法规，为中药的研发、生产、销售和使用提供法律依据和监管标准。通过对相关法律法规的深入研究和正确应用，可以确保中药监管工作在法治轨道上运行。

### 3. 经济部分

药物经济学：药物经济学是研究药品在卫生保健系统中的价值和成本效益的学科。在中药监管科学中，药物经济学的作用主要体现在评估中药的经济效益，包括药品定价、市场准入、健康保险报销等方面。通过药物经济评价，可以为中药的合理使用提供决策支持，确保资源的有效配置。

### 4. 哲学、宗教部分

伦理学：伦理学在中药监管科学中主要涉及药品研发、临床试验以及市场推广等过程中的伦理问题。例如，如何确保临床试验的受试者权益、如何避免利益冲突、如何保护医疗数据隐私等。伦理学为中药监管提供了道德规范和行为指南，保证监管活动合法、合理、合情。

## （三）中药监管科学知识体系"内核"与"生态"

### 1. 中药监管科学知识体系的"内核"

中药监管科学知识体系的"内核"主要指用于中药监管的工具、标准和方法。这包括但不限于如下几方面。

中药质量标准：制定一系列中药材、中成药的质量标准，包括但不限于药材的鉴别、纯度、含量测定等方面。这些标准旨在确保中药产品的质量和安全。

检验检测技术：发展和应用先进的检验检测技术，如色谱法、光谱法、生物技术等，用以准确鉴定中药材的真伪，评估中药产品的质量。

药效评价方法：研究和制定科学的药效评价体系和方法，以评估中药的疗效和安全性。

药品审评工具：开发有效的药品审评工具，以指导中药新药的研发和审批过程。

药事服务与信息化：建立健全中药信息服务体系，利用现代信息技术提升中药审评审批效率和监管水平。

### 2. 中药监管科学知识体系的"生态"

中药监管科学知识体系的"生态"则涉及监管理念、体制、法制和机制等方面，这些是中药监管工作得以顺利执行的外部条件和环境。

监管理念：树立以人民健康为中心的监管理念，确保中药监管工作始终围绕保障公众健康安全展开。

监管体制：构建集中统一、权责明确的中药监管体制，打造专业化、高效化的监管队伍。

法制建设：完善中药法规法律体系，形成覆盖中药研发、生产、流通、使用全过程的法律法规网络。

监管机制：创新监管机制，如实施风险评估和风险管理，提高监管透明度和公众参与度。

国际合作：加强与国际药品监管机构的交流合作，推动我国中药监管科学知识体系与国际接轨。

综上所述，中药监管科学知识体系的"内核"与"生态"是相辅相成的。通过不断完善"内核"的工具、标准和方法，并在"生态"层面上加强监管理念、体制、法制和机制建设，可以有效地提升我国中药的监管水平，保障公众用药安全。

（艾彦伶　唐健元）

## 参考文献

[1] 唐健元. 关于中药注册分类的思考和建议 [J]. 中国中药杂志, 2020 (16): 4004-4008.

[2] 赵军宁. 中药监管科学: 助力更高水平的中药科学监管 [J]. 中国药学杂志, 2023 (9): 749-761.

[3] 唐健元, 艾彦伶, 孙搏, 等. 面向中医药高质量发展的中药监管科学概论 [J]. 科学通报, 2023, 68 (22): 2934-2942.

[4] 刘昌孝, 张铁军, 黄璐琦, 等. 发展监管科学, 促进中药产业传承创新 [J]. 药物评价研究, 2019, 42 (10): 1901-1912.

[5] 李菲菲, 吴倩文, 顾昱昊, 等. 中医药防治新冠肺炎疫情现状引发的对中药监管科学的一些思考 [J]. 中国食品药品监管, 2020 (3): 10-21.

[6] 黄哲, 李美辰, 施卉, 等. 基于全生命周期理念的中药新药监管科学研究 [J]. 中草药, 2021, 52 (17): 5132-5138.

[7] 赵军宁. 传承精华 守正创新 努力构建具有中国特色的中药监管科学新体系 [N]. 中国医药报, 2022-07-15.

[8] 乔靖怡, 李汉伟, 田硕, 等. 中药监管科学的现状分析与思考 [J]. 中医药管理杂志, 2022, 30 (22): 147-149. DOI:10.16690/j.cnki.1007-9203.2022.22.047.

[9] 魏湘萍, 白莉, 苗明三. 毒性中药分级变化的思考 [J]. 中华中医药杂志, 2021 (4): 2158-2161.

[10] 许小微. 有毒中药的毒性分级探述 [J]. 浙江中医杂志, 2006 (5): 308.

[11] 赵军宁. 中药复方适度调节原理与中药复方新药转化中的药理学问题 [J]. 中国中药杂志, 2017 (5): 836-843.

[12] 张翼冠, 谭蕊蓉, 任思冲, 等. 基于中药复方适度调节原理与广义免疫组平衡监测的中医证候研究与中药复方药效评价新思路、新方法 [J]. 中国中药杂志, 2018 (16): 3229-3234.

[13] 赵军宁, 华桦, 戴瑛, 等. 道地药材药理学与道地药材标准构建新思路 [J]. 中国中药杂志, 2020 (4): 709-714.

[14] 吴杭莎, 杜伟锋, 吕悦, 等. 感官技术在中药饮片质量识别中的研究进展 [J]. 中华中医药杂志, 2023 (4): 1702-1705.

[15] 张天翼, 郭成杰, 郭宁, 等. 药效相关的中药感官指标测定方法的研究进展 [J]. 中草药, 2021 (2): 594-602.

[16] 李菲菲, 雷海民. 监管科学研究精准服务中药科学监管 [N]. 中国医药报, 2021-09-14.

# 第三节 中药监管科学的研究内容

随着我国医药产业的发展, 科学技术的进步, 中医药事业高质量发展的需要, 中药监管科学随之兴起。创新驱动发展, 中医药传承创新是促进中医药产业持续发展的动力, 而中药监管科学是中医药传承创新的重要前提和保障。

2023 年初, 国家药监局印发《关于进一步加强中药科学监管 促进中药传承创新发展的若干措施》的通知, 提出要建立完善具有中国特色的中药监管科学体系, 解决中药监管基础性、关键性、前沿性和战略性技术问题。我国相关学者对中药监管科学提出了一系列的概念, 提出中药监管科学是基于中药产品特殊的中医和药品"双重"属性，通过中西医药学、监管科学等的跨学科知识、技术融合研究，研发符合中药特点的新工具、新标准和新方法，用以评估受监管的中药材、中药饮片、中成药等中药产品的安全性、有效性、质量和风险获益综合性能的新兴科学，以加速中药新兴技术产品转化和促进中医药传承创新发展[1]。其中提出中药监管科学的研究内容包括新工具、新方法、新标准。

## 一、创制中药监管科学新工具

2023年1月23日，《Nature》杂志发表了题为"Seven technologies to watch in 2023"的文章，论述了7项对2023年科学创新具有重大影响的新技术，其中有5项涉及生物医药领域。随着这些先进科学技术的快速发展，与医药相关的科学知识呈爆发式增长，而现有药品监管体系对最新科学技术知识的吸收和应用相对滞后。中药监管科学的新工具的完善也需要吸纳最新的科学技术。中药监管科学新工具包括使用在药物研发过程中的研发工具和药物转化过程中的评价工具。这些工具可以促进中药新药的研发，或对中药新药的安全性、有效性进行评价，评价获益是否大于风险。

中药新药的设计研发周期长、费用高。现代中药研发过程中，研究者借助计算机辅助药物设计通过模拟、分析和预测小分子与生物大分子之间的相互作用关系，实现先导化合物的发现、设计、优化以及机制验证，可以加快新药研发进程，提高药物研发成功率。例如，刘天一等研究者[2]利用计算机辅助药物设计工具从中药天然产物库中挖掘儿童神经母细胞瘤靶点极光激酶A（aurora akinase，AURKA）抑制剂，从数据库6220种中草药的47696种中药天然化合物中筛选出5种能与AURKA结合的化合物。经分子动力学模拟验证发现Compound X能够在AURKA抑制活性口袋中形成稳定的受体–配体二元复合物。在Compound X存在的情况下，AURKA–MYCN复合物的稳定性明显降低。因此，结合多种虚拟筛选技术从中药天然产物数据库发现了神经母细胞瘤治疗靶点 *MYCN* 基因的AURKA抑制剂Compound X。所以，计算机辅助药物设计可以作为药物研发的新工具，促进中药新药治疗疾病的药物成份和靶点筛查，缩短研发周期。

在新药转化过程中，FDA允许利用类器官或器官芯片替代动物模型进行药效研究。2021年，全球16个国家的60多位专家共同明确了类器官的定义：类器官是干细胞、前体细胞和（或）分化细胞通过细胞–细胞间以及细胞–基质间的相互作用而自发组织形成的体外三维结构，能在多个方面再现体内相应组织或器官的结构与功能[3]。类器官更加接近器官生理状态的细胞组成和行为。2022年，FDA首次完全基于在人类器官芯片或组织芯片研究中获得的临床前疗效数据，与已有的安全性数据相结合，批准一款在研疗法进入临床试验。这个类器官模型是关于一种罕见病——自身免疫性神经病包括多灶性运动神经病变和慢性炎症性脱髓鞘性多发性神经病的模型。由于缺乏针对该罕见疾病的动物模型以及现有动物模型的预测能力较差，研究人员使用器官或组织芯片模型来模拟疾病，并测试候选药物的安全性和有效性[4-5]。这项工作给科学家提供了主要使用器官或组织芯片数据进行FDA研究性新药申请的首批例子之一。美国众议院更是批准了FDA现代法案2.0，将允许新药不需要在动物上进行实验也能获得美国FDA的批准。也就是说，在进入临床开发阶段时，可以使用非动物实验数据评估药品的有效性和安全性。新法案的批准标志着药物监管中动物使用的重大转变；也意味着正式将类器官等新工具纳入药物非临床实验环节。非动物的数据检测手段，包括细胞模型、器官芯片和微生理系统、生物打印或计算模型等，将与动物模型视为同等重要的研究手段。由于中药新药主要药效学评价的动物模型欠缺，可以利用类器官等新工具进行中药药效研究，为临床前研究提供数据支持。

中药临床疗效生物标志物是重要的药物研发工具，在药物发现和研究的各个阶段的重要性已经得到普遍认可。孙梦佳等研究者[6]寻找诊断糖尿病神经病理性疼痛的生物标志物，结果显示，神经生长因子水平和肿瘤坏死因子α（TNF-α）水平是诊断糖尿病神经病理性疼痛的独立危险因素。对于中药新药研发而言，寻找出代表中药疗效的特征性生物标志物，可以对中药临床疗效进行客观评价，可供中药多靶点、多途径、多成份协同起效评价提供参考[7-8]。

2018年，国家发布的《证候类中药新药临床研究技术指导原则》提出，可采用基于科学原则开发的中医证候疗效工具进行疗效评价，为证候类中药新药临床试验的开展和有效性、安全性评价提供基础性指导[9]。国内唐健元团队对中医证候进行了评价工具的探索研究，将传统主观证候的发展变化构建成了客观的效应指标。团队成员在医院管理信息系统（Hospital Information System，HIS）开展了回顾性研究，并结合代谢组学分析，寻找中医证候的生物标志物，研发了智能工具客观化地来评价证候药的临床疗效。智能工具对证候变化的效应指标进行直接测量并自动化上传至数据库，对患者症状变化的访视也避免了传统的问答模式，比传统日记卡更具有简便、客观、准确的优势。中医证候评价工具的研究有利于促进证候药的创新与转化。

在中药生产制造过程中，如何对中药生产质量进行监管控制，产出质量高度均一的制剂产品，仍是当前中药产业面临的重要挑战。这一问题也是中医药重大产业技术难题[10]。传统中药制剂的生产过程包括提取（提取时间、温度等）、浓缩（常压浓缩、减压浓缩等方法和浓缩温度）、干燥（干燥时间、温度等）等前处理工艺及混合、制粒、压片、包衣等成型工艺，每一个环节都会对中药制剂的品质产生影响。而这些环节都是分段式生产，除了批生产结束后对药品进行抽检，制药生产过程中各关键节点还需人工定期取样进行离线检测，以保证最终产品的质量和疗效，但这种质量控制手段具有滞后性、局限性、取样不完全具备代表性等问题，无法对整个过程进行质量管控[11]。2018年，国际人用药品注册技术协调会（The International Council for Harmonisation of Technical Requirements for Pharmaceuticals for Human Use，ICH）启动ICH Q13原料药和制剂连续制造指南的制定。2021年，国家药监局实施中国药品监管科学行动计划第二批重点项目，在"中药有效性安全性评价及全过程质量控制研究"和"恶性肿瘤等常见病、多发病诊疗产品评价新工具、新标准和新方法研究"项目中分别设置了连续制造子课题，深入研究连续制造科学监管方式和工具[12]。生产连续制造和智能制造逐渐被应用到中药生产领域[13]。通过基于过程分析技术（process analytical technology，PAT）的智能化控制系统，建立质量偏差预警系统，促进药品生产质量管理规范（GMP）严格规范执行，有效保证产品质量稳定。PAT是以实时监测原材料、中间体及工艺流程中的关键质量和性能特征为手段，建立起来的一种设计、分析和控制生产过程的技术集成系统，其目的是保证最终产品的质量[14]。这种自动化和智能化的中药生产制造工具，可以对中药生产制造全过程进行监管，促进中药产品的质量稳定，是促进中药产业发展的重要工具。

中药监管科学新工具的研发需立足于广大人民群众的健康需求、中药产业发展的技术需求和市场需求，不断吸纳新技术，跟随时代发展对工具进行迭代更新，促进中医药传承创新发展，促进中药新药研发、生产制造等全过程与国际化接轨。

## 二、完善中药监管科学新标准

中药从种植到生产再到上市的过程繁复，中药材成份复杂多样，所以中药监管科学新标准的完善也十分重要。中药监管科学的新标准就是中药产品要达到的法定技术标准，包括《中国药典》规定的质量标准和药品注册上市标准。《中国药典》规定的质量标准是中药生产需达到的最低标准，质量标准的完善需要结合药品生产中的实际情况进行修订。比如川射干饮片总灰分超过2020版《中国药典》规定的标准范围（不得超过2.0%）[15]。四川省中医药科学院在研究中发现川射干饮片总灰分不易合格，收集四川、云南、贵州、甘肃等地23批川射干饮片总灰分的检测均大于2.0%。孟杰等[16]也对川射干饮片总灰分影响因素进行了研究，采用灰分测定法、显微鉴别法、高效液相色谱法（high performance liquid chromatography，HPLC）对6个主产区及3批市售川射干样品及其肉质茎和外皮进行总灰分、酸不溶性灰分检查，草酸钙含量测定，结果显示川射干饮片因含有大量的草酸钙，饮片总灰分为 4.06%~6.31%，均大于药典标准。所以药典标准在制定或修订时要根据实际的情况进行，在中药研发过程中发现的不合理标准也应及时修订和完善。

药品注册上市标准主要包括药学标准、药理毒理标准和临床试验标准等。

中药新药的药学研究主要包括药材来源与质量控制、生产工艺研究与工艺验证、质量研究及质量标准制订、药物稳定性研究、直接接触药品的包装材料和容器的选择等内容。临床试验前研究和评价的重点围绕对临床试验样品的安全性进行相应研究，保证临床试验用样品的质量安全；临床试验期间药学研究继续完善提高；上市申请前研究和评价关注生产工艺是否满足规模化生产，与临床安全有效试验验证的药品质量一致；上市后根据生产实际和质量控制要求进一步研究完善[17]。

中药新药研究的药理毒理标准按照《中药注册分类及申报资料要求》进行。比如马晓慧等[18]对芪苓温肾消囊方的药理毒理研究，针对芪苓温肾消囊方的适应症（多囊卵巢综合征）和用药人群特点（本品用药人群为女性），动物性别仅选择雌性大鼠，进行单次给药毒性研究、26周重复给药毒性研究、生育力与早期胚胎发育毒性（Ⅰ段）试验和胚胎-胎仔发育毒性（Ⅱ段）试验。毒理研究结果提示长期使用安全性好，生殖毒理研究结果提示临床使用不会对生殖细胞、受孕、妊娠等亲代生殖功能产生不良影响。毒理药理达到注册标准后可以进行新药申报。

随着科技的快速发展，器官芯片和组织芯片逐渐被应用到药效、毒理药理研究中。比如用于临床前药物发现的微流控肝脏芯片。肝脏芯片技术在体外管理肝脏微环境方面具有创新性，它允许细胞培养基在细胞环境中动态流动，具有良好的鲁棒性和可重复性。肝脏芯片技术系统也可以作为临床前测试，以预测体外人体实验。这类新技术的应用要求与之适应的新标准的制定[19]。

临床试验的标准强调人用经验与临床试验结果相结合。2019年中共中央、国务院《关于促进中医药传承创新发展的意见》指出"改革完善中药注册管理。建立健全符合中医药特点的中药安全、疗效评价方法和技术标准"。2023年1月发布的《中药注册管理专门规定》，中药注册分为中药创新药、中药改良型新药、古代经典名方中药复方制剂、同方同名药四类，突出中药临床应用实际和临床价值。2023年度中医药重大科学问题、工程技术难题和产业技术问题提出构建中医药临床疗效评价标准体系仍是关键性难题[20]。2022年、2023年国家药监局发布了《中药注册管理专门规定》《基于人用经验的中药复方制剂新药临床研发指导原则（试行）》《基于"三结合"注册审评证据体系下的沟通交流指导原则（试行）》《基于人用经验的中药复方制剂新药药学研究技术指导原则（试行）》等系列局颁文件和技术指导原则，初步构建了具有中国特色的中医药理论、人用经验和临床试验相结合（简称"三结合"）的中药注册审评证据体系，强调"三结合"下的人用经验是基于固定处方的对当代临床实践的高质量总结。申请人在完成支持药品上市注册的药学、药理毒理学和药物临床试验等研究，达到药品注册上市的标准后才能申请药品上市许可。

《中国药典》规定的质量标准和药品注册上市标准的修订和完善需要结合实际情况，更加明确、直观的指导药物研发和展现审评审批要点，促进中药研发与转化。

## 三、发展中药监管科学新方法

中药监管科学新方法是在中药研发与转化过程中使用的方法，可以缩短药物研发周期和成本，促进药物创新转化。临床试验是新药研发中耗时最长、成本最高的过程。由于药物临床试验进展落后于疾病步伐，许多严重危及生命患者仍在等待治疗之中。所以创新各种监管方法，在保证研究质量的同时，缩短临床研究时间是中药研发转化的关键。

中药材种类繁多，研究基础薄弱，通过加强中药材组学研究为其新品种优质基因筛选提供标记。本草基因组学是陈士林研究团队研发出的一种新的中药材鉴定方法。陈士林团队[21]在国际上率先完成510个中药基原物种核基因组和细胞器基因组图谱，揭示中草药品质形成遗传密码。本草基因组学是利用组学技术研究中药基原物种的遗传信息及其调控网络，阐明中药防治人类疾病分子机制的学科，主要包括中草药结构基因组、转录组、功能基因组、蛋白质组、代谢组、表观基因组、宏基因组等[22]。本草基因组学使研究者从基因遗传背景角度来研究中医药，使每种中药材都有自己的"DNA条形码"，可以辅助中药材育种，为加速中药材新品种选育提供思路，促进了中药产业的可持续发展。

中药研发过程中，合成生物学的应用推动新药开发和中药工业化生产。黄璐琦团队探索了几种与雷公藤甲素生物合成相关的蛋白质，寻找生物合成途径，为发掘中药活性成份生物合成途径提供了一种有效方法，推动了新药开发[23]。合成生物学也应用于青蒿素生产领域。目前，中国市场上最经济和主要获取青蒿素的方法是通过栽培黄花蒿药材提取黄花蒿植物。而合成生物学通过现代干细胞及组织胚胎技术，定向培育新的物种黄花蒿，能在短时间内获得大量的青蒿酸，不受环境和土地的制约，能稳定世界市场上青蒿素的供应[24]，促进了中药产业的发展。

定量药理学也可在中药研发临床前研究及临床研究的各阶段为研发决策提供合理依据。定量药理学是利用少量的药代动力学的数据，通过参数估算来构建数学模型，对模型药动学、药效学机体功能、疾病机制和试验进程等进行定量分析，可以弥补传统药动学研究方法的缺点[25]。袁晓燕等[26]基于穿心莲内酯前期的研究基础及临床用药现状，将穿心莲内酯与多种抗菌药物联合，采用体外药物敏感性实验和动物模型，考察药物联用的抗菌增效作用，系统探索用药合理性及相关机制，为临床用药提供定量药理学的相关实验学依据。

新方法的使用也体现在临床试验方法中。临床试验是新药研发中耗时最长、成本最高的过程。由于药物临床试验进展落后于疾病步伐，许多严重危及生命患者仍在等待治疗之中，所以创新各种临床试验方法，在保证研究质量的同时，缩短临床研究时间是关键。适应性设计比传统分段式的临床Ⅰ、Ⅱ、Ⅲ期临床试验更为实用、新颖，通过新的设计方法，从统计学上把握，减少样本量，缩短研发周期。适应性设计可分为成组序贯设计、样本量重新估计、无缝剂量选择、富集设计、适应性主方案设计（包括篮式设计、伞式设计和平台设计等）[27]。证候类中药中中成药的使用疗程和剂量都是固定不变的，但国内应建立团队对证候类中药中中成药的相同剂量不同给药时间、不同给药疗程进行探索研究。这种方法更加符合中医个性化治疗的特点，是证候类中药新药研究方法的一次探索。

中药监管科学新方法的应用和完善是促进中药新药研发和转化的重要内容。研究者应吸纳当下科学技术和临床试验方法，优化新药研发和转化的流程，促进中医药事业高质量迅速发展。

另外，我国还有学者提出，中药监管科学是指"需要通过科学研究不断优化和发展与中医药传承创新以及公众健康相适应的创新体系，包括法律法规、管理机制、工作流程和工具方法标准等"[28]。其中强调，中药监管科学研究范围不仅包括中药监管的工具标准方法，也应包括法律法规、工作机制。

在我国药品监管法律法规体系逐步形成的过程中，中药管理的有关法规经历了不断的补充和完善，相关监管文件涵盖了法律、行政法规、部门规章、规范性文件和一般技术标准（技术指导原则）等5个法规层级，逐渐成为药品监管法律法规体系的一个重要分支，构成了独立的中药监管法规体系[29-30]。从20世纪90年代至今，我国颁布了许多有关中药监管的法律法规和部门规章等（见表4-3-1）。但法律法规的修订和完善具有滞后性，落后于中医药产业的发展和科学技术的进步。因此，现有的法律法规可能会束缚中医药产业的发展和中医药传承创新转化。随着生物医药的不断发展，现代科技技术以及新兴技术在中药行业的应用，中药监管法规应不断纳入对新技术使用的监管法规，促进法律法规及时修订和完善。做好法律法规的顶层设计，通过法规明确各部门之间的职责范围，推动卫生部门、农业部、药监部门、知识产权局、林业和草原局等部门之间的工作融合。这就需要对法律法规进行持续性的研究，通过法律推动中药发展与创新。良好的法律环境对于中医药传承创新发展具有重要的促进作用。

表 4-3-1  中药监管相关的主要法律法规和部门规章

| 效力级别 | 法规名称 | 实施年份 |
|---|---|---|
| 法律 | 《药品管理法》 | 2019 年 |
| 法律 | 《中医药法》 | 2017 年 |
| 法律 | 《促进科技成果转化法》 | 1996 年 |
| 法律 | 《专利法》 | 1985 年 |
| 行政法规 | 《医疗用毒性药品管理办法》 | 1988 年 |
| 行政法规 | 《药品管理法实施条例》 | 2019 年 |
| 行政法规 | 《野生药材资源保护管理条例》 | 1987 年 |
| 行政法规 | 《中药品种保护条例》 | 1993 年 |
| 行政法规 | 《麻醉药品和精神药品管理条例》 | 2005 年 |
| 部门规章 | 《药品经营许可证管理办法》 | 2017 年 |
| 部门规章 | 《药品流通监督管理办法》 | 2017 年 |
| 部门规章 | 《互联网药品信息服务管理办法》 | 2017 年 |
| 部门规章 | 《药品注册管理办法》 | 2020 年 |
| 部门规章 | 《药品生产监督管理办法》 | 2020 年 |
| 部门规章 | 《药品不良反应报告和监测管理办法》 | 2020 年 |
| 部门规章 | 《药品上市后变更管理办法》 | 2021 年 |
| 部门规章 | 《中药材生产质量管理规范》 | 2022 年 |
| 部门规章 | 《药品生产质量管理规范》 | 2011 年 |
| 部门规章 | 《药品经营质量管理规范》 | 2015 年 |
| 规范性文件 | 《中药注册分类及申报资料要求》 | 2021 年 |
| 规范性文件 | 《中药注册管理专门规定》 | 2023 年 |

2019 年 4 月 30 日，国家药监局为进一步推动监管理念制度机制创新，加快推进我国从制药大国向制药强国迈进，启动了中国药品监管科学行动计划，印发《关于实施中国药品监管科学行动计划的通知》（国药监科外〔2019〕23 号），围绕"创新、质量、效率、体系、能力"主题，推动中药监管理念制度机制创新。中药监管工作机制的完善与优化也是促进中药创新转化的重要环节。我国药品监管建立的是"以中央为主导，以地方为基础，省级以上单设药监，省级以下综合监管的分级管理体制"[31]。实行的是申报受理、注册检验、技术审批、行政审批分段式管理，由国家药监局下设的不同机构各司其职。中药转化上市的审评审批工作不同阶段由不同部门负责，就可能出现申报耗时久、审评工作衔接不紧凑的问题。这不利于促进医药创新的积极性，从而阻碍中药的研发与上市。国家药监局对药品（包括中药）的研制、生产、流通和使用环节进行管理。中药监管不仅要确保中药新药转化的安全性，也要推动新药的快速转化，促进我国在生物医药域领先于世界其他国家。

目前国家药监局工作机制包括：①临床试验申请 60 个工作日默示许可；②沟通交流机制。申请人与审评审批专家进行沟通交流，可以在申请临床试验前、二期完成后至三期完成前、三期完成后上市许可申请前。沟通交流的往来函件可以形成文件，对双方进行约束；③特殊审评审批、优先审评审批。重大公共卫生事件如新型冠状病毒感染疫情时期加快特殊药品和疫苗的应急审评审批和优先审评审批。

我国中药监管工作中应加强完善审评审批工作机制，审评报告内容应尽量详细，包括退回的申请，也应完全透明。审评程序接受监督，或者以听证会的方式公开讨论、决策。促进审评工作的透明化，提升监管机构的权威性，取信于民众。加强专家沟通机制透明，对所有往来函件进行公开，形成相关文件。在审评过程中，以专家为主导开展审评工作，形成专家共识或相关技术指导原则。对于审评分歧机制的解决可以采取听证会的方式进行，对有分歧的新药申请，可以开展二次听证会，对分歧的地方进行再讨论、决策。另外，中药监管科学工作机制的完善离不开优秀的人才队伍，包括临床医学、药学、法学等多学科人才，培养能理解并掌握符合中医药特点的中药安全、疗效评价方法和技术标准的审评人才队伍，并不断开展监管能力和实务培训，持续更新知识结构，培养一支适应中药高质量发展的监管队伍，才能更好地开展审评工作。中药的监管应该是"监管与服务"结合，加快完善审评审批工作机制，才能更好地促进中医药传承创新发展。

中药监管工作机制还要围绕公开、效率、科学、能力这几个方面进行加强。形成完善的中药监管工作机制，满足中药传承创新发展的需求，促进中医药产业的发展。

中药监管科学是解决中药监管基础性、关键性、前沿性和战略性问题的新兴技术领域，中药监管科学研究内容包含了法规、工作机制、新工具、新标准、新方法的研究。研究内容的构建与完善是促进中药传承创新发展、中药转化的关键内容。近年来，我国药品监管国际化水平显著提升，国际交流合作日益密切，促进了中药的现代化和"走出去"。中药监管科学国际平台建设是国际传统药物高质量合作发展的新赛道，是推进中药监管全球化的有力途径。与时俱进，持续探索中药新药监管模式，不断完善中药监管科学体系建设，为中药科学监管提供有力技术支撑，是推动我国成为制药强国，建设国际领先药品监管机构的重要突破口[32]。

（万李娜　唐健元）

# 参考文献

［1］赵军宁. 中药监管科学：助力更高水平的中药科学监管［J］. 中国药学杂志，2023，58（9）：749–761.

［2］刘天一，胡清洋，东雪，等. 基于计算机辅助药物设计从中药天然产物库中挖掘儿童神经母细胞瘤靶点极光激酶 A 抑制剂［J］. 中国现代应用药学，2023，40（22）：3104–3016.

［3］MARSEE A, ROOS F J M, VERSTEGEN M M A, et al. Building consensus on definition and nomenclature of hepatic, pancreatic, and biliary organoids［J］. Cell Stem Cell, 2021, 28（5）：816–832.

［4］SERVICES U S D O H H. Researchers create 3–D model for rare neuromuscular disorders, setting stage for clinical trial［Z］. 2022

［5］RUMSEY J W, LORANCE C, JACKSON M, et al. Classical Complement Pathway Inhibition in a "Human–On–A–Chip" Model of Autoimmune Demyelinating Neuropathies［J］. Adv Ther（Weinh）, 2022, 5（6）.

［6］孙梦佳，王理. 诊断糖尿病神经病理性疼痛的生物标记物及护理意义［J］. 临床医药实践，2024，33（2）：125–130.

［7］牛江涛，曹瑞，司昕蕾，等. 基于网络药理学的化学标志物与生物标志物对接研究模式概述［J］. 甘肃中医药大学学报，2020，37（5）：80–84.

［8］汪晴，周攀宇，张雅婷，等. 脾虚湿阻证生物标志物的组学技术研究进展［J］. 四川中医，2023，41（12）：217–222.

［9］国家药品监督管理局. 关于发布证候类中药新药临床研究技术指导原则的通告（2018 年第 109 号）［EB/OL］.（2018–11–01）. http://www.gz-hipower.com/page60.html?article_id=351.

［10］中华中医药学会. 2022 年度中医药重大科学问题、工程技术难题及产业技术问题［J］. 中医杂志，2022，63（14）：1301–1312.

［11］关欢欢，白雷，袁冬平，等. 中药制造全过程的品质传递控制与一致性评价研究进展［J］. 中草药，2024，55（5）：1728–1737.

［12］国家药品监督管理局. 国家药监局关于实施中国药品监管科学行动计划第二批重点项目的通知［EB/OL］.（2021-06-24）. https://baijiahao.baidu.com/s?id=17038264112590887001&wfr=spider&for=pc.

［13］梁子辰，唐雪芳，杨平，等. 中药连续制造研究进展和成熟度评估［J］. 中国中药杂志，2023，48（12）：3162-3168.

［14］朱卫丰，沈玉，邓攀，等. 过程分析技术在中药制造工业中的应用［J］. 中国中药杂志，2024（9）：1-11.

［15］国家药典委员会. 中华人民共和国药典（2020年版）［S］. 北京：中国医药科技出版社，2020.

［16］孟杰，宋英，张高菊，等. 影响川射干总灰分超标的因素探析［J］. 中成药，2023，45（4）：1377-1381.

［17］赵巍，马秀璟，屠鹏飞. 中药新药药学研究的思考［J］. 中草药，2019，50（23）：5872-5875.

［18］马晓慧，周莉，孙祖越，等. 芪苓温肾消囊方的药理毒理研究：源于临床验方的中药新药药理毒理研究设计与实践［C］//2019年生殖毒理药理学理论与技术及科技产品研发学术交流大会暨2019年中国实验灵长类养殖开发协会第五届二次全体会员大会，山东临沂，2019.

［19］FU J, QIU H, TAN C S. Microfluidic liver-on-a-chip for preclinical drug discovery［J］. Pharmaceutics, 2023, 15（4）: 1300.

［20］程海波，张磊，付勇，等. 2023年度中医药重大科学问题、工程技术难题和产业技术问题［J］. 中医杂志，2023，64（14）：1405-1421.

［21］底伊乐. 中国工程院院士陈士林：以"本草基因组学"助力中医药走向世界［N］. 四川日报，2024-03-15.

［22］尉广飞，董林林，陈士林，等. 本草基因组学在中药材新品种选育中的应用［J］. 中国实验方剂学杂志，2018，24（23）：18-28.

［23］张逸风，赵瑜君，苏平，等. 比较蛋白质组学揭示茉莉酸甲酯诱导的雷公藤甲素生物合成［J］. 中国现代中药，2024，26（2）：316-327.

［24］马婷玉，向丽，徐志超，等. 青蒿素资源保障策略及影响因素研究进展［J］. 世界科学技术：中医药现代化，2022，24（5）：1716-1728.

［25］张露丹，左旭锐，刘凡琪，等. 应用定量药理学模型开展中西药相互作用的研究进展［J］. 中草药，2024，55（6）：1799-1805.

［26］袁晓燕. 穿心莲内酯改善抗菌药物对铜绿假单胞菌敏感性的定量药理学研究［Z］. 2022.

［27］吕蕊婷，路冰清，李文元，等. 适应性设计在临床研究中的优化及中医药研发应用［J］. 中国实验方剂学杂志，2024-02-23. DOI:10.13422/j.cnki.syfjx.20240822.

［28］唐健元，艾彦伶，孙搏，等. 面向中医药高质量发展的中药监管科学概论［J］. 科学通报，2023，68（22）：2934-2942.

［29］赵军宁，黄璐琦. 中药监管科学：发展中的新兴融合科学［J］. 中国科学基金，2024，38（3）：396-405.

［30］杜晓娟，魏锋，王冰，等. 中药产业法律体系构建对中药高质量发展作用研究［J］. 中国食品药品监管，2021（10）：98-106.

［31］胡颖廉. 中国药品监管体制改革25年回顾［J］. 中国食品药品监管，2023（3）：4-15.

［32］吴函蓉，李菲菲，雷海民，等. 传统药物监管科学国际共享的重要实践［J］. 中国新药与临床杂志，2024，43（4）：257-262.

# 第四节 中药监管科学与中医药传承创新

中医药学是中华民族的伟大创造，是中国古代科学的瑰宝，也是打开中华文明宝库的钥匙，为中华民族繁衍生息作出了巨大贡献，对世界文明进步产生了积极影响。促进中医药传承创新发展是新时代中国特色社会主义事业的重要内容，是中华民族伟大复兴的大事。以习近平同志为核心的党中央始终高度重视中医药工作。2019年，中共中央、国务院《关于促进中医药传承创新发展的意见》中提出"传承创新发展中医药是新时代中国特色社会主义事业的重要内容，是中华民族伟大复兴的大事"。2022年，在党的第二十次全国代表大会的报告中，明确提出"促进中医药传承创新发展"。

在中医药传承创新过程中，中医药的"五种资源"，即卫生资源、经济资源、科技资源、文化资源和生态资源，发挥着至关重要的作用。卫生资源体现在中医药对人类健康的积极影响，通过其独特的预防和治疗疾病的方法，为维护和促进人类健康提供了宝贵的医疗手段。经济资源则反映在中医药产业的发展上，它不仅带动了相关产业链的经济增长，还为社会创造了就业机会，促进了经济的可持续发展。科技资源是推动中医药现代化的关键，现代科学技术的应用，如人工智能、多组学等，为中医药的深入研究和创新提供了强有力的工具，使得中医药的疗效和作用机制更加清晰，增强了其科学性和可信度。文化资源是中医药传承创新的灵魂，它蕴含着深厚的历史积淀和民族智慧，通过文化教育和国际交流，中医药的价值观和治疗理念得以广泛传播，促进了中医药文化的传承与发展。生态资源是中医药可持续发展的基石，中医药强调与自然和谐共生，药材的种植和采集需遵循生态保护原则，确保药材资源的可持续利用，同时也保护了生物多样性和生态环境。这五种资源相辅相成，共同构成了中医药传承创新的全面框架，确保了中医药在现代社会中的健康发展和持续创新。综合运用这五种资源，中医药的监管科学将更加有力推动其传承创新，而其传承创新也将更加充满活力和时代意义。中医药作为我国宝贵的传统医学资源，始终保持开放的态度，积极吸收时代精华，推动创新发展。中医药坚持"传承精华、守正创新"的原则，这是其保持生机与活力的根本所在。

中药监管科学既遵循中医药自身特点和发展规律，又统筹考虑监管政策的时代性、科学性和系统性，通过科学监管，可以更好地服务于中医药的传承与创新发展，确保中医药在新时代背景下焕发新的光彩，为人民群众的健康福祉作出更大贡献。

## 一、中药监管科学有助于推动中西医融合创新发展

中药监管科学在尊重中医药临床特点的基础上，通过科学化的监管策略，不断优化和完善中药的审评审批流程。这一过程旨在建立一个既符合中医药独特治疗理念和实践，又体现中西医融合创新的卓越监管体系。中医药临床特点之一在于临床医生可自主进行遣方用药，因此区别于化学药物，中药研发也应从临床出发[1]。

2021年国务院办公厅印发《关于加快中医药特色发展若干政策措施的通知》，提出："充分利用数据科学等现代技术手段，建立中医药理论、人用经验、临床试验'三结合'的中药注册审评证据体系，积极探索建立中药真实世界研究证据体系。优化古代经典名方中药复方制剂注册审批。完善中药新药全过程质量控制的技术研究指导原则体系。"2022年12月，苓桂术甘颗粒通过技术审评获批上市，成为国

家药监局首个按古代经典名方目录管理的中药复方制剂。苓桂术甘颗粒来源于古代经典名方苓桂术甘汤，该方由茯苓、桂枝、白术、甘草组成，是国家中医药管理局发布的《古代经典名方目录（第一批）》中的第 19 方。古代经典名方经长时间的临床使用及验证，具备极高的转化价值，完善审批流程，可助力中医药在更多疾病中发挥其独特优势，切实促进中医药传承创新发展。除人用经验证据标准外，中医药临床评价也需要构建更为符合中医药特点的评价体系。如 2018 年，国家药监局以加强药品全生命周期风险管理为主要导向，发布了《中药药源性肝损伤临床评价技术指导原则》，旨在指导和帮助相关机构及人员有效捕捉和识别中药药源性肝损伤风险信号，科学评估患者肝损伤与中药的因果关系，有效减少误判，全面评估相关中药的安全性以及风险与获益情况。

中药兼具药物及中医学属性，其特殊性增强了科学监管的难度与挑战，中医药传承创新亟需既具有中医药特色又推动中西医融合的卓越监管体系的指导。药物有效性是决定上市的关键。中医药创新发展的关键之一在于以科学、客观、合理、严谨地评价中医药临床疗效。目前中医药临床研究通常基于"一方一药"，该方式与临床实际情况不完全相符，这也造成了研究结果与临床实际间的冲突。如国医大师张大宁教授创立了"肾衰灌肠液"（药物组成：大黄 20g、蒲黄炭 20g、茵陈 20g、赤芍 20g、煅牡蛎 20g、蒲公英 20g、败酱草 20g）外用灌肠配合碳药内服，内外合治，可保证慢性肾功能患者每日排软便 2 次或 3 次，还可降低血肌酐及尿素氮水平[2]。国医大师夏桂成教授临证根据患者病情缓急及出血量、出血时间长短，灵活运用"塞流、澄源、复旧"三法，采用五味调经汤、二甲地黄汤、补肾促排卵汤帮助崩漏患者重建月经周期[3]。中医药临床治病往往不局限于"一方一药"，而是临证时动态采用多种方剂进行治疗。传统"一方一药"的研究转化模式会造成中医药有效性被低估，无法真正展现出中医药的实际疗效。鉴于此，更为还原中医药临床实际的"系列方药"被提出。疾病的复杂性决定了临床实际不会是"一病一方""一方一药"的简单对应。"系列方药"指基于名医名家的前期临证经验和理论指导，采用 2 个以上的多首中药方剂对该治疗方案进行研究和评价，而非"一方一药"[4]。"系列方药"将一方治疗一病的有效性评估转换为拟研究治疗方案对目标人群的有效性。采用"系列方药"模式评价中医药有效性更符合中医药临床实际与特色。该方式更符合中医药临床实际与特色，同时也对中医药临床研究的方法学提出了更高的要求。适应性设计（adaptive design，AD）及"主方案"（master protocols）设计等创新临床试验方法为中医药有效性研究提供了方向[5]。2023 年，国家药监局发布《与恶性肿瘤治疗相关中药新药复方制剂临床研发技术指导原则（试行）》，在"三结合"中药注册审评证据体系下，依据中医药理论、人用经验和临床试验共同构成支持与恶性肿瘤治疗相关中药新药复方制剂上市的证据，通过三者之间相互印证、相互支撑，说明中药新药的临床价值。中药监管科学作为我国新兴的、亟待发展的中西医交叉融合科学，不仅是监管科学作为国际前沿科学在中药监管领域的全新应用场景，更是一种根植于传统中医药学土壤的中西医融合研究新模式和原创性思维方式[6]。在尊重中医药特色的前提下，重视人用经验的支持作用，完善中药审评审批制度，加速中药新技术新产品转化，用"现代科学"说清楚、讲明白中医药，促进中医药疗效验证及审批的规范化及科学化，推动中西医跨学科知识、技术融合研究及应用转化，构建符合中医药特点的中药卓越监管体系，该方式可切实有效地推动中西医融合创新发展。

## 二、中药监管科学有助于加速中药新技术新产品转化上市

FDA 是世界上第一个将监管科学纳入监管策略的机构，并指出监管科学是 21 世纪促进全球社会健康的动力。在 2013 年，3/4 的全球新药在美国更早获得批准上市，美国被认为是绝大多数情况下率先批准全球新药的国家。近年来，在严重疾病有效药物的批准方面，只要有足够的数据显示该药物的疗效大于风险就可提供给患者。许多疾病患者迫切需要新的治疗药物，然而药物的临床转化与应用仍需

经历较长的研究及审批过程。FDA通过科学的监管策略致力于缩短这一进程。2023年，FDA批准的新药比2022年增加了近50%，高于2022年的37种和2021年的51种。2023年10月17日，一项发表于《Annals of Internal Medicine》的文章统计了2011—2020年美国、欧洲（欧盟和瑞士）批准的新药，指出：①在首个适应症的审评持续时间中，FDA比欧洲药品管理局（European Medicines Agency，EMA）短3.7周，比瑞士药品管理局（Swissmedic）短0.3周；②在过去10年中，FDA与EMA的平均审评时间均在持续缩短；③约2/3在美国获批的新药、约1/5在欧盟获批的新药及1/3在瑞士获批的新药获得至少1条加速途径资格[7]。在药品监管科学的指导下，缩短审批流程加快新药上市，不仅能使患者更早地获得需要的药物治疗，也能激励药物研发机构加大投入并提升其创新能力。

药品监管科学致力于推动审评审批程序现代化与科学化，旨在确保创新产品可快速、及时传递至患者手中。2019年，为全面贯彻落实习近平总书记有关药品安全的"四个最严"要求，围绕"创新、质量、效率、体系、能力"主题，推动监管理念制度机制创新，加快推进我国从制药大国向制药强国迈进，国家药监局启动了中国药品监管科学行动计划，药品监管科学在中国也拥有了清晰的战略计划及具体方向。在科学监管策略的指导下，中药新药上市不断加速。2021—2023年分别有12、10、11个新药获批上市[8]。国家药监局充分尊重中医药特点，2023年国家药监局发布《中药注册管理专门规定》，调整中药注册分类，创新构建中医药理论、人用经验和临床试验"三结合"的重要审评证据体系。在相关制度的支持下，我国中药新药临床试验、上市申请数量及批准数量均呈上升趋势。2019年及2021年发布的《关于促进中医药传承创新发展的意见》《关于加快中医药特色发展的若干政策措施》中均提出，健全中西医协同疫病防治机制，更好发挥中医药在流感等新发突发传染病防治和公共卫生事件应急处置中的作用。"三药三方"（金花清感颗粒、连花清瘟胶囊、血必净注射液及清肺排毒汤、化湿败毒方、宣肺败毒方）快速获批，并投入到新型冠状病毒感染的临床治疗。其中，金花清感颗粒的临床有效率超过80%，临床痊愈达36%，可有效改善咳嗽、咳痰、咽痛、呼吸困难、头痛、鼻塞、乏力和肌痛等症状[9]。巴基斯坦卫生部门、伊斯兰合作组织科技委员会及卡拉奇大学联合发布的试验结果指出金花清感颗粒的是新型冠状病毒感染后轻度症状的有效治疗药物[10]。因能大幅缩短核酸阴性转化时间、改善肺部计算机断层扫描（computed tomography，CT）影像特征和炎症反应、减少后遗症，"三药三方"从数百项注册临床研究中脱颖而出，其潜在药理机制主要与病毒毒性、内皮损伤、炎性风暴、免疫反应和微血栓之间的串扰有关[11]。"三药三方"能及时投入新型冠状病毒感染的临床使用有赖于快速获批流程。"三药三方"在新型冠状病毒感染治疗中的显著成果使更多人认识到中医药不可忽视的临床价值。2023年2月10日，国家药监局发布《中药注册管理专门规定》的公告，并指出"在突发公共卫生事件时，国务院卫生健康或者中医药主管部门认定急需的中药，可应用人用经验证据直接按照特别审批程序申请开展临床试验或者上市许可或者增加功能主治"。此次新规曾在2020年4月和2022年11月两次公开征求意见，直至2023年才最终确定。该规定也为今后类似"三药三方"的特殊情况提供了相关文件依据。此外，新型冠状病毒感染等突发公共卫生事件也对药品监管产生了深远影响，突出了建立和完善协助药品紧急研发攻关机制、应急审评审批机制、应急检验检测机制、应急监督检查机制的重要性。在缺乏监管科学指导的情况下，具备潜力的中医药产品可能因为缺少准确评估其疗效的工具、方法和标准而遭到抛弃，或者由于评估方法不符合中医药临床情况而导致药效低估及产品批准延误。然而，随着中药监管科学的形成与发展，伴随着新工具、新方法和新标准的不断涌现，审评审批流程的速度、效率和质量均得到了显著提升。

## 三、中药监管科学有助于实现高水平中药安全监管

中药安全性评价与监管是中药临床应用、推广的关键，构建高水平的中药安全监管体系，对于保

护公众健康、促进中药产业的可持续发展具有重要意义。中药监管科学通过一系列科学化、标准化的监管措施，推动高水平中药安全监管，筑牢中药安全底线。中药毒性具有多成份、多层次、多靶点、多路径、低剂量、长时间、联合作用、多种毒效应的独特性[12]。何首乌作为一种具备一定毒性的中药，其安全性问题是该药物监管的重点之一。为了准确评估和控制何首乌可能引起的肝损伤风险，研究者已经开发出一系列与中药特性相匹配的检测方法，这些方法专注于炮制、制备和配伍等多个环节，此外，还构建了一种以"整合证据链法"为核心的药源性肝损伤因果关系评价体系，这种方法已被纳入多个权威指南和标准中，包括 2016 年发布的《中草药相关肝损伤临床诊疗指南》、国家药监局于 2018 年发布的《中药药源性肝损伤临床评价技术指导原则》以及国际医学科学组织理事会于 2020 年发布的《药物性肝损伤国际共识》[13]。这些研究不仅克服了以往主要依赖"排他法"进行药源性肝损伤因果关系评价的局限性，也为传统药物的风险防控和管理提供了创新的"中国方案"[13]。通过这些科学的方法和标准，可以更准确地识别和评估何首乌等中药的潜在风险，从而为临床医生和患者提供更安全的用药指导，同时也为中药的国际推广和应用奠定了坚实的科学基础。此外，中药的安全性评价应贯穿于药物发现或人用经验到上市应用的全过程，即"全程式的重要安全性评价"[14]。中药临床研究及上市后再评价中的毒性评价是中药安全性评价的关键[15]。中药新药获批上市后仍有可能存在安全性问题，还需在上市后开展更广泛用药人群的安全性再评价及毒性机制研究[16]。药品生命周期涵盖药物研发、注册、上市、上市后等多个阶段，安全性监管也应贯穿该过程的始终[17]。基于药品全生命周期管理理念，中药质量控制策略包括：①关注质量控制的"整体观"与"阶段性"特点，加强基于顶层设计的质量控制策略的建立；②强化基于质量风险管理的中药质量控制研究，关注质量控制指标与中药安全性、有效性的关联性，建立符合中药特点的质量评价体系；③质量控制策略的建立应考虑不同注册分类的特点；④重视质量相关性研究，加强量质传递研究，保证质量可追溯，建立完善的质量管理体系；⑤加强已上市药品质量研究，实现动态质量标准提高[17]。中药药学独特的质量控制评价体系，既强调整体的质量控制，又突出对重点环节的控制。中药监管科学通过完善法规体系、建立科学评价体系、加强质量控制、加强安全监测和风险管理、促进科学研究等措施，为构建高水平的中药安全监管体系提供了有力支撑。通过这些措施，可进一步确保中药的安全性、有效性和质量可控性，保障公众健康，促进中药产业的可持续发展，为中药的传承创新及全球化发展作出贡献。

## 四、中药监管科学有助于中药产业高质量发展

中药监管科学提倡在中医药传承的基础上，大胆拥抱现代科学技术，促进传统中医药与现代技术、研究方法融合，助力中药产业的高质量发展。2020 年 3 月，经国家药监局审批，桑枝总生物碱片作为我国首个原创降糖天然药物成功获批上市。桑枝总生物碱片的研发始于 21 世纪初，该研发过程融合了药理学、中药学、临床医学等多个学科理论及技术，是中医药特色与现代科学技术融合的典型代表。该药的研发涵盖了传统中药筛选、有效成份提取及药物合成优化等多个环节，在充分了解中药桑枝的基础上，通过现代科学技术解决了总生物碱提取困难，并通过严格且标准的临床试验以验证降糖效果，确保了药物的安全性和有效性。桑枝总生物碱片的上市与推广为糖尿病患者提供了一种新的治疗药物，也显示了中医药的独特价值。在科技高速发展的时代，中医药的传承创新应将中医药特色与现代科学技术相融合，通过引入现代科学技术，合理运用高通量筛选技术、分子对接技术、网络药理学、生物芯片技术、类器官技术、计算机辅助设计、系统生物学、人工智能等现代科学技术方法，将中医药有效成份、治病原理及确切疗效"说清楚、讲明白"，实现真正的中医药创新发展。如医学影像技术、超声技术、可穿戴技术及人工智能技术等为中医药的客观评价提供了支撑。华为研发的 WATCH D 腕部心电血压记录仪已通过药监局二类医疗器械注册，采用创新的 Hybrid 血压测量技术，实现动态血压监测、日

间高压提醒、血压昼夜节律等功能，还可通过高性能心电图（ECG）及光电容积脉搏波（PPG）传感器实现动脉硬化风险筛查及心律失常风险筛查。可穿戴技术可使研究者获取患者居家的真实世界数据，提高数据的可信度，增强了中医药临床研究的真实性及科学性。2017年，国务院印发的《新一代人工智能产业发展规划》中提出，围绕医疗加快人工智能创新应用。运用人工智能等现代化信息技术助推智慧中医药建设也被不断写入国家纲领性文件。人工智能算法在海量古籍文献及复杂临床经验分析中具有独特的优势，可深度挖掘其中的复杂关联。自然语言处理、深度学习和光学字符识别等算法也可用于临床研究中，加速临床研究效率。系统生物学等学科的发展也有助于从新角度解释中医理论知识。2018年，国家药监局在《证候类中药新药临床研究技术指导原则》中指出证候是中医临床诊断与治疗的依据。证候是中医学的特有概念，是对疾病所处一定阶段的病因、病性、病位等的概括。清代著名医家叶天士于《临证指南医案》中亦指出"医道在乎识证、立法、用方，此为三大关键，一有草率，不堪司命。然三者之中，识证尤为紧要"。辨证论治是中医药诊断疾病及治疗疾病的基本原则。国家中医药管理局在《中药注册管理补充规定》中还提出中药新药的疗效评价也可采用证候为研究载体。然而，证候是一个非线性的"内实外虚""动态时空"和"多维界面"的复杂系统，需要采用与证候复杂性相适配的研究方法对其进行探索。系统生物学与证候在不同组学层面存在多层次、网格化的立体关联。将多组学（蛋白质组学、基因组学、转录组学、代谢组学等）相结合，可用于挖掘证候标志物，客观、科学的分析证候内涵，促进中医学从"经验"向"精准"的方向发展。中医药的传承创新需正视并吸纳高速发展的科学技术，方能实现真正的中医药创新。中药监管科学提倡将新工具、新标准、新方法融合入中医药领域研究，为中医药传承创新发展凝聚了新动能，也有力推动了中药产业的高质量发展。

## 五、中药监管科学有助于中药全球化监管协调

我国高度重视药品监管国际协调，共同应对不断出现的新问题和新挑战。2022年7月，国家药监局指导的首届国家中药科学监管大会在北京召开，国家药监局中药管理战略决策专家咨询委员会正式成立，中药监管进入全球化监管政策协调的新阶段。国家药监局持续深化和世界卫生组织国际草药监管合作组织、西太区草药监管协调论坛等传统药监管国际组织及相关国家和地区药品监管机构的交流，加快中药监管相关政策规定和技术指导原则的国际推广。经过多年不懈努力，充分发挥西太区草药监管协调论坛、第7届中国－东盟药品合作发展高峰论坛、澜湄国家、金砖国家传统药监管研讨会议及亚洲合作资金项目、中国－东盟合作基金作用，于2023年2月，西太区草药监管协调论坛秘书处永久落户澳门大学，为中药国际化、传递中国传统药监经验构建了新的交流协调平台[8]。2023年，国家药监局发布《关于进一步加强中药科学监管 促进中药传承创新发展的若干措施》提出"推进中药监管全球化合作"，具体体现为以下三方面。

（1）为深化中药全球化监管协调的进程，加强与相关国际机构（如世界卫生组织、国际草药监管合作组织等）的合作至关重要 这些国际合作不仅在标准制定和监管实践上形成更为广泛的国际共识，同时也能通过国际合作交流以促进解决中药科学监管在全球范围内面临的监管挑战，推动中药的国际标准化进程，从而为中药的国际贸易和文化交流铺平道路。在"一带一路"倡议和"中国－东盟药品合作发展高峰论坛"等国际合作框架下，中药的国际合作和交流可得到进一步的加强。这些框架不仅可为中药的国际注册和认证提供政策支持和交流平台，同时通过促进技术交流和监管协调，可增强中药在全球传统医药领域的影响力。此外，通过与沿线国家的深入合作，可以共同开发和利用中药资源，推动中药的现代化和国际化进程。

（2）支持中药开展国际注册是中药全球化战略的重要组成部分 通过国际注册政策宣贯和国际交流，可提高中药企业的国际注册意识和能力，促进具有临床优势的中药产品走向国际市场。同时，鼓励

和支持中药企业开展国际多中心临床试验，不仅能够为中药的国际注册提供科学依据，还能够提升中药的国际科学认可度。此外，组织对进口药材和境外中药（天然药物）的生产现场进行检查，是确保中药全链条质量安全的关键环节，有助于提升中药的国际信誉和市场竞争力。

（3）**传播中药监管的"中国经验"也是提升中药国际影响力的重要途径**　通过加快中药监管政策和技术指导原则的翻译工作，可以让更多的国家和地区了解和认可中国的中药监管体系。印制中药相关技术指导原则的外文版本，不仅有助于国际推广，还能够为国际传统草药监管规则和标准制修订提供参考和借鉴。通过分享中国在中药监管方面的经验和成果，可以为全球传统医药的监管和发展作出贡献，同时也能够提升中国在国际传统医药领域的地位和影响力。

在全球化背景下，中药监管科学还面临着如何与国际药品监管体系进行协调和接轨的问题。中药监管科学在推动中药全球化监管协调中扮演着至关重要的角色。随着全球化的深入发展，中药作为中国传统医学的重要组成部分，其国际影响力日益增强，对全球健康事业的贡献愈发显著。然而，由于中药的特殊性，包括其复杂的成份、多样化的制备工艺以及独特的治疗理念，使得中药在走向国际市场的过程中面临着诸多监管挑战。在中药监管科学的指导下，深化国际合作、支持中药国际注册、传播中药监管的"中国经验"，可有力推动中药全球化监管协调、提升中药国际地位。因此，在中药监管科学指导下，通过科学化的监管措施、标准化和规范化的监管体系、深入的科学研究和临床验证，以及与国际药品监管体系的协调和接轨，可有效应对中药全球化过程中的监管挑战，促进中医药的传承创新，推动中药在全球范围内的健康发展，为人类健康事业作出更大的贡献。

（陈芷涵　唐健元）

# 参考文献

［1］黄明，杨丰文，张俊华，等. 新时代中药传承创新发展呼唤科学监管［J］. 中国中药杂志，2023，48（1）：1-4.

［2］赵亚，焦剑，樊威伟. 张大宁治疗慢性肾功能衰竭用药经验［J］. 中医杂志，2020，61（21）：1867-1870.

［3］王嘉，赵可宁. 夏桂成治疗崩漏经验述要［J］. 浙江中医药大学学报，2018，42（8）：607-609；612.

［4］艾彦伶，唐健元，周刚，等. 对"系列方药"同步转化的创新中药研发注册路径的思考［J］. 中国中药杂志，2022，47（4）：1120-1125.

［5］吕蕊婷，路冰清，李文元，等. 适应性设计在临床研究中的优化及中医药研发应用［J/OL］. 中国实验方剂学杂志，2024-02-23，DOI：10.13422/j.cnki.syfjx.20240822.

［6］赵军宁，黄璐琦. 中药监管科学：发展中的新兴融合科学［J］. 中国科学基金，2024，38（3）：396-405.

［7］VOKINGER K N, SERRA-BURRIEL M, GLAUS C E G, et al. Regulatory review duration and differences in submission times of drugs in the United States and Europe［J］. Ann Intern Med, 2023, 176（10）: 1413-1418.

［8］赵军宁. 中药卓越监管体系的构建策略与前景展望［J］. 中国食品药品监管，2024（2）：4-15.

［9］中华中医药学会. 2022 年度中医药十大学术进展［J］. 中国实验方剂学杂志，2023，29（15）：179-198.

［10］U.S. Department of Health and Human Services, Food and Drug Administration. Strategy and implementation plan for advancing regulatory science for medical products［R/OL］.（2013-07-08）［2024-03-30］. https://www.fda.gov/media/86053/download.

［11］XIAO G, WANG S, WANG R, et al. "Three medicines and three formulas" in COVID-19: from bench to bedside［J］. Acupuncture and Herbal Medicine, 2023, 3（4）: 309-322.

［12］赵军宁，杨明，陈易新，等. 中药毒性理论在我国的形成与创新发展［J］. 中国中药杂志，2010，35（7）：922-927.

［13］宋海波，沈传勇. 中药安全用药与风险防控的探索及实践：以何首乌为例的安全风险管理［J］. 中国食

品药品监管，2020（12）：12-18.

　　[14] 赵军宁. 中药监管科学：助力更高水平的中药科学监管 [J]. 中国药学杂志，2023，58（9）：749-761.

　　[15] 乔靖怡，李汉伟，田硕，等. 中药监管科学的现状分析与思考 [J]. 中医药管理杂志，2022，30（22）：147-149.

　　[16] 韩玲，孙祖越，杨威，等. 全程式中药安全性评价和监管 [J]. 中国药理学与毒理学杂志，2020，34（11）：801-810.

　　[17] 郑天骄，韩炜. 基于药品全生命周期管理的中药质量控制策略 [J]. 中国中药杂志，2023，48（5）：1407-1412.

# 第五章
# 中药监管科学的学科体系

## 第一节　中药监管科学学科建设必要性

中药监管科学（TCM Regulatory Science，TCMRS）是一门新兴的、亟待发展的具有中西医融合科学特征的学科，是药品监管科学在中药监管领域的全新应用场景，更是根植于传统中医药学土壤的中西医融合研究新模式和原创性科学思维方式[1]。TCMRS 具有融合科学（convergence science）问题导向性、多学科交叉、覆盖创新价值链、多元主体协同参与等特点[2]。作为新兴的前沿融合学科，具有典型的"后学术科学"特点，其基本概念内涵和外延、创新研究方法和工具尚处在发展和完善过程中。其学科建设和人才培养尤其重要。目前，中药学一级学科下的中药监管科学的学科体系尚处于初创阶段。学科是指特定的科学领域或科学分支。学科建设是提升教育质量和科研水平的关键环节。中药监管科学学科体系的建设对于提升中药监管水平、促进中药传承创新与产业高质量发展、保障公众健康和安全、推动中药国际化进程以及培养中药监管科学专业人才都具有重要意义（见图 5-1-1）。

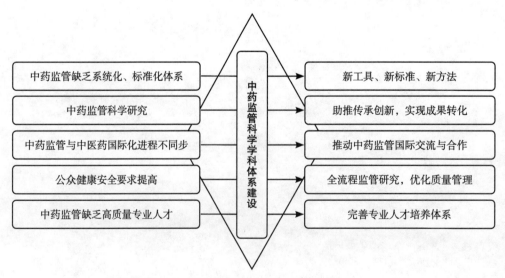

图 5-1-1　中药监管科学学科建设意义

## 一、高质量中药监管亟需建立标准化和系统化的学科体系

监管科学（Regulatory Science）是 20 世纪 80 年代提出、90 年代形成的一门高度交叉、研究范围和应用领域广泛的学科。1991 年，美国食品药品管理局（FDA）开始基于监管科学开展医药等科学产品问题研究，并将其作为 21 世纪重点推动的学科。世界各国都在积极推进药品监管科学体系的建设[3]，我国高度重视药品监管科学体系建设，2021 年发布的《关于全面加强药品监管能力建设的实施意见》（国办发〔2021〕16 号）[4]中提出了"中国药品监管科学行动计划"，并强调要"紧跟世界药品监管科学前沿，加强监管政策研究，依托高等院校、科研机构等建立药品监管科学研究基地，加快推进监管新工具、新标准、新方法研究和应用"。监管科学与科学监管是不同的概念，监管科学是科学监管的基础，是科学监管的技术基础。中药监管科学具有药品监管科学的共性，也具有中医药传统医学的特征性。

中药监管科学学科体系的建设，是提高中药监管的科学性和规范性的有效手段。通过深入研究中药监管的特性和规律，提出中药监管领域的关键问题和治理措施，形成标准化和系统化学科体系，为中药监管提供科学依据和指导，切实提升中药的监管水平和能力。通过中药监管科学学科建设，推进中药标准、中药饮片炮制规范、中药配方颗粒标准的制定和发布实施；基于多学科交叉和现代技术，建立中药监管的技术评价体系，合理设置中药农药残留、重金属与有害元素、真菌毒素等有害物质以及植物生长调节剂等的限量要求和检测方法；加强中药内源性有毒成份检测技术研究和风险评估体系建设，制订符合中药特点的内源性有毒成份限度标准和完善用法用量。此外，在监管科学研究过程中形成的中药质量管理规范，经过中药监管实践检验和修正，也能促进注册标准的形成和优化。

## 二、完善学科体系建设有助于维护公众健康

我国把保障人民健康放在优先发展的战略位置，其中"强化食品药品安全监管"是推进国家安全体系和能力现代化、坚决维护国家安全和社会稳定的重要抓手。中药监管科学学科体系的建设，通过对中药监管全流程的系统研究和分析，建立中药规范化质量控制标准和安全性评价体系[5]，为保障中药产品的安全性和有效性提供有力的科学指导[1]。

当前，随着改革不断向纵深推进，中药材规范种植、道地药材良种繁育、中药全生命周期质量追溯等方面还需要进一步优化，实现"从种子到杯子""从田间到车间"的全流程监管。中药监管科学学科体系建设，践行"人民至上、生命至上"发展思想，聚焦于目前中药领域存在的安全问题，筑牢药品安全防线，为全面提升中药监管水平提供思路方法，坚决落实"四个最严"要求，保障公众健康安全。

## 三、建立完善专业人才培养体系是中药监管可持续发展的保障

药品监管系统人才建设是我国药品监管工作的基础，是保障人民群众安全用药的支撑。高质量的中药监管，对于专门人才的培养提出了新的需求。面对日益复杂的监管环境和形势，建立具备实践能力和创新精神的中药监管队伍、提升中药行业相关从业人员的监管科学素养、加深学生对中药监管科学学科的认识和掌握，都离不开中药监管科学学科体系的建设和稳步实施推进。当前，由于缺乏完善的中药监管科学学科体系，传统中药学科中对于监管科学涵盖内容广度和深度有待加强，中药监管科学人才培养课程体系不完善，无法对监管科学专门人才培养形成全方位、系统化、规范化的科学指导，一定程度上制约了中药监管队伍和中药卓越监管体系的发展。

新时代药品监管人才建设，是促进医药产业高质量发展的基本保障。全面建立和完善中药监管科

学的学科体系，加强高水平研究机构、高等院校以及行业学会、研究会等合作，推动传统中医药学科与多学科交叉融合，拓宽中药监管人才培养模式和体制机制，将进一步提升中医药人才的监管科学学科素养和实践水平，培养一批具有中药监管科学学科背景的、能够适应新时期中药监管需要的专门人才，以满足在中药监管领域日益提升的人才质量和数量上的需求，为中药行业的可持续发展提供充足的人才保障；同时也有助于实现中医药人才培养模式创新，探索中医药人才培养的综合评价体系，为中医药复合型人才培养开创新格局。

## 四、中药监管科学研究助推中药传承创新发展和国际化进程

中药监管科学学科体系的建设，为中药监管的科学研究提供典型范式。通过引入现代科学技术和研究方法，深入开展中药监管科学研究，积极推动中药监管理念、制度、机制创新，强化成果转化应用，为中药行业的可持续发展提供坚实的技术支撑。

近年来，我国中医药在"走出去"方面取得系列显著成果，中医药已传播至196个国家和地区，我国与40余个国家和地区签订专门的中医药合作协议，开展30个较高质量的中医药海外中心、75个中医药国际合作基地、31个国家中医药服务出口基地建设工作[6]。但是，由于缺乏中药安全与质量控制相关的国际标准，中药监管过程中难以形成有效监督合力，是目前制约中药国际化的重要因素。中医药"走出去"对于中药监管水平提出更高要求，中药监管科学学科体系的建设为中药的国际化进程提供有力支持。依托于完善的中药监管科学学科体系，深化世界卫生组织（WHO）、国际草药监管合作组织（IRCH）、西太区草药监管协调论坛（FHH）国际合作，充分发挥"一带一路"国际合作框架、"中国 – 东盟药品合作发展高峰论坛"、世界卫生组织传统医药合作中心等平台作用，广泛开展与国际接轨的中药监管标准和规范的研究和制定，探索中药国际注册的实施路径，进一步提高中药在国际市场的认可程度和竞争力，推动中药的国际化发展。

（季光　陈红专　张磊　张峰玮　王停　徐文慧　高健）

# 参考文献

［1］赵军宁. 我国药品监管科学体系建设与发展前瞻［J］. 中药药理与临床，2024，40（2）：3–17.

［2］赵军宁，黄璐琦. 中药监管科学：发展中的新兴融合科学［J］. 中国科学基金，2024，38（3）：396–405.

［3］唐健元，艾彦伶，孙搏，等. 面向中医药高质量发展的中药监管科学概论［J］. 科学通报，2023，68（22）：2934–2942.

［4］国务院办公厅. 关于全面加强药品监管能力建设的实施意见［EB/OL］.（2021–04–27）［2024–04–15］. https://www.gov.cn/gongbao/content/2021/content_5609083.htm.

［5］乔靖怡，李汉伟，田硕，等. 中药监管科学的现状分析与思考［J］. 中医药管理杂志，2022，30（22）：147–149.

［6］柴嵘. 中医药传播至196个国家和地区［N］. 北京日报，2022–09–23.

# 第二节　中药监管科学学科体系基本内容

学科体系是涵盖学科知识的完整系统，包括其核心概念、理论体系、研究方法以及内部结构的总和。中药监管科学学科体系建设，聚焦于监管科学国际理论前沿和药品监管基础性、关键性、前沿性问题，结合中医药监管的历史经验和监管现实，构建中药监管科学学科的知识体系、人才培养体系、教材建设体系。中药监管科学学科体系具有独特的学科特点和发展规律，其具体内容包含中药监管科学的基本概念、原理、方法；中药监管科学的知识体系构建与分类方法；中药监管相关政策法规；中药全生命周期的监管工具、标准与方法；智能化时代中药监管的挑战和对策等。

## 一、中药监管科学学科体系概念与涵盖范围

### （一）基本概念

中药监管科学是基于中药产品特殊的中医和药品的"双重"属性，通过中西医药学、生命科学、监管科学、管理学等跨学科知识、技术融合研究，创新研发符合中药特点的新工具、新标准和新方法，用以评估受监管的中药材、中药饮片、中成药等中药产品的安全性、有效性、质量和风险获益综合性能的新兴科学，以加速中药新兴产品转化和促进中医药传承创新发展[1]。中药监管与化学药品监管不同，从种植生产到最终应用于临床的全过程各有特点，其监管更加特殊和复杂。我国中药监管与国外植物药监管有区别，中药监管科学的研究与发展，是国家的要求、人民群众的需求和中医药行业的期盼，也为世界上传统药物监管提供了"中国方案"。

中药监管科学学科体系是围绕中药监管科学领域构建的包含相关理论、方法、技术和实践经验的完整知识体系，系统全面地涵盖了中药监管科学的研究内容、方法和应用，为中药监管科学的深入研究和发展提供了基础和支持。

### （二）学科体系内涵

中药监管科学的形成与发展源于社会对新技术和新产品监管的需求，特别是当行政监管方式的局限性与监管对象的专业性之间存在差距和矛盾时，需要借助自然科学和社会人文科学的综合手段对监管对象进行科学有效地评估，并为行政决策提供支撑。中药监管科学的原理体现在：首先，中药监管的首要目标是保障公众健康。这要求中药监管科学必须确保药品的安全性、有效性和质量可控性，从药品的研发环节开始，一直到流通和使用过程，都需要进行严格的监管。其次，中药监管科学强调科学、公正原则。这意味着在中药监督管理中，必须以科学为依据，遵循科学规范，运用科学手段，确保监管工作的科学性和公正性。这包括对中药的安全性和有效性进行科学评估，对中药的质量进行科学控制等。此外，中药监管科学还致力于促进科学合理的药品使用。中药使用不当会带来一系列的负面影响，因此，中药监管科学需要通过宣传教育、制定政策等手段，引导医生和公众科学合理地使用药品，防止药品滥用问题的发生。最后，中药监管科学具有前瞻性、创新性和融合性。它关注前沿问题，展现创新精神，并呼吁跨界协同，以推动药品监管工作的不断进步和发展。综上所述，中药监管科学的原理在于以科学为基础，保障公众健康，促进中药产品的合理使用，并通过创新手段提升中药监管工作的质量和效率。

### （三）学科体系涵盖范围

中药监管科学学科体系涵盖范围与中药监管科学知识体系密切相关，中药监管科学学科体系涵盖了多个学科和专业知识，具有独特的学科体系和组成部分，主要体现在其跨学科、多学科、融合科学和新兴科学的综合特性。通过构建综合的知识体系，融合自然科学、管理科学、社会科学的知识和技术，聚焦演进科学和边缘科学，创新研究符合中药监管特点的新工具、新标准和新方法，体现"适应性进化"和"创新发展"的内在要求。同时，对监管科学的知识内涵进一步拓展，探索其在循证医学、精准医学、转化医学领域的应用，共同促进中药监管科学学科体系的完善和发展。

1. 法律法规与标准建设

中药监管科学的基础是法律法规和政策体系。这包括了解国内外药品监管的法律法规、政策导向和最新发展趋势。通过深入研究法律法规，监管人员能够确保中药监管工作的合规性和科学性。

中药监管科学关注中药的质量控制和质量标准的制定。这包括了解药品的制备工艺、质量控制方法、药品标准和药品检验技术。监管人员需要确保药品符合质量标准，以保障患者的用药安全。

不断完善中药监管的法律法规和标准体系，为中药监管提供有力的法律保障和依据。这包括制定和修订相关法律法规、发布中药监管指南和标准等。

2. 药材质量监管

这是中药监管的基石。监管部门会建立中药材质量标准体系，明确中药材的品种、产地、采收、加工和贮存等方面的要求，并对中药材进行严格的质量检验和检测，确保其符合标准。同时，加强中药材流通环节的监管，确保中药材的质量和安全。

3. 中药研究过程与数据真实性监管

中药监管科学涉及药物研发的全过程，包括药学研究、药理毒理研究、临床试验等。监管人员需要了解药物研发的基本原理和方法，以便对药物的安全性、有效性和质量进行科学评估。

对于中药的药学研究、药理毒理研究、临床试验，监管部门会进行规范和管理，确保其科学性和公正性。此外，还会建立中医药研究数据记录和分析的标准体系，确保数据的真实性和完整性，从而保障中药治疗的科学性和有效性。

4. 中药产品准入与市场监管

监管部门会严格把控中药产品的准入标准，确保只有符合规定的产品才能进入市场。同时，加强对中药市场的日常监管，打击假冒伪劣产品和非法销售行为，维护市场秩序。

5. 中药生产监管

监管部门会对中药生产企业进行严格的监督和管理，规范药品生产流程，加强药品质量控制，确保中药产品的质量安全。这包括了对生产环节的监督、对原料药的管控以及对生产设备的检查等。

6. 药品追溯与信息管理

随着信息化技术的发展，中药监管科学也涉及药品追溯和信息管理。监管工作需要利用信息化手段，建立药品追溯体系，实现对药品全过程的监控和追溯。监管部门会利用信息化手段，建立中药监管信息平台，实现对中药产品、市场、临床试验、生产等各个环节的全面监管。这有助于提高监管效率，及时发现和处理问题。

7. 药品不良反应监测与评估

中药监管科学还包括药品不良反应的监测和评估。监管人员需要关注药品在临床使用过程中可能出现的不良反应，并采取有效措施进行监测和评估，以确保患者的用药安全。

8. 国际合作与交流

中药监管科学是一个面向全球的领域，需要各国之间的合作与交流。中药监管需要了解国际药品监管的最新动态和趋势，参与国际药品监管组织的活动，分享经验和信息，共同提高全球药品监管水平。

综上所述，中药监管科学的知识体系是一个综合性和复杂性的领域，它涵盖了法律法规、药物研发、质量控制、不良反应监测、药品追溯和国际合作等多个方面。中药监管科学学科体系内容涵盖了法律法规与标准建设、药材质量监管、中药研究监管、中药产品准入与市场监管、中药生产监管、药品追溯与信息监管以及药品不良反应检测与评估等多个方面。这些方法相互补充、相互支持，共同构成了中药监管的完整体系，旨在确保中药的安全、有效和质量可控。

### （四）建设中药监管科学学科体系的建议

#### 1. 建议中药监管科学学科作为中药学的二级学科

当前，中药监管科学作为一门新兴的交叉学科，已经成为我国中药安全监管、新兴科技转化应用和中医药产业更高水平发展的重要支撑工具，是药品监管机构实现中药监管现代化的重大战略选择，发展中药监管科学已经成为政府、学界、企业界的共识。目前，多所中医药大学依托自身完备的学科体系，已经开始探索建立在中药学一级学科下设立中药监管科学二级学科。中药监管科学相关本科专业开设、研究生学位授予，对中药监管科学学科发展意义重大，是中药监管科学被认可成为一门成熟和独立学科的标志之一，也是中药监管科学学科建设的重要努力方向。高等院校、监管部门、教育主管部门应该加强沟通，拓宽中药监管科学的学科内涵，完善中药监管科学的理论体系，共同推动中药监管科学成为一门独立学科，培养更多优秀的中药监管人才，为我国中药监管体系和监管能力现代化夯实基础。

#### 2. 建立完整的中药监管科学学科体系

中药监管科学学科体系具有复杂和多样性。从学科维度而言，中药监管科学是融合自然科学和社会科学的一门基础性、战略性大科学学科，是中医药和监管科学的融合科学。既涉及中药学、中医学、中药药理学、中药化学等中医药学学科群，也涉及医学、药学、统计学及转化科学、循证医学、精准医学等自然科学学科群，还涉及经济学、管理学、法学等社会科学学科群。从过程维度而言，中药监管科学是指导政府监管工作，涵括中药产品全生命周期监管的一系列基础科学和应用科学。按照中医药产品评价的关键过程节点，包括中药检定监管科学、中药受理监管科学、中药审评监管科学、中药核查监管科学、中药评价监管科学、临床应用监管科学、决策监管科学等。从产品维度而言，中药监管科学涵括了中药材监管科学、中药饮片监管科学、中药配方颗粒监管科学、中成药监管科学、医疗机构中药制剂监管科学等。中药监管科学学科体系不同于一般的学科体系，它顺应中药监管需求而产生，在中药监管实践中发展，在不断创新中完善，并最终回归到中药监管应用中去，完成指导中药监管实践、服务监管决策的终极使命。重视中药监管科学学科体系建设，培养具备中医药思维的中药监管人才，可以帮助监管部门不断提高中药监管能力，在日益复杂的监管问题中，作出最优的中药监管决策。

## 二、中药监管科学学科体系与中药监管挑战应对

随着国内新兴制药技术的应用，以及中药制药行业国际化进程的加快，为应对目前以及将来面临的中药监管上的挑战，应进一步加强中药监管科学的学科建设，积极学习和吸收国内外先进的技术和监管理念，积极开展中药监管的热点、重点、难点问题的研究，系统地培养中药监管科学不同研究方向的人才，为未来面临的挑战提前做好知识和人才的储备。

### （一）中药全生命周期的监管工具、标准与方法

药品的生命周期是指产品从研发到上市，直至产品终止上市的整个过程，包含药品研发、技术转移、商业生产、产品终止 4 个方面[2]。药品生命周期理念的提出将"分段式"的药品研发、上市、上

市后的单一阶段贯穿成了一个整体[3]。随着《中华人民共和国药品管理法》(简称《药品管理法》)和《药品注册管理办法》的更新,引入了药品全生命周期管理概念,积极开展从药品注册到生产流通再到不良反应监测的全链条监管构建[4]。中药全生命周期包含中药产品上市前、上市后的各个阶段。基于药品全生命周期构建中药监管模型[5],提升中药监管水平和能力,有力促进中医药传承创新和高质量发展。

2022年12月,国家药品监督管理局(简称国家药监局)等8部门联合印发《"十四五"国家药品安全及促进高质量发展规划》[6],指出实施药品安全全过程监管,涵盖药品研制、生产、经营使用全过程。在研制环节,要严格监督执行非临床及临床试验质量管理规范,加强临床试验核查,完善药品注册管理。在生产环节,要严格监督执行生产质量管理规范,加强高风险产品监管。在经营环节,要严格监督执行经营质量管理规范,加强对药品经营单位的监管。此外,要严格监督执法,强化各级监管部门的执法职责,完善稽查办案机制,将办案情况作为考核的重要依据;同时针对重要品种重要领域持续开展专项整治,严厉打击违法犯罪行为。2023年1月,国家药监局发布《关于进一步加强中药科学监管 促进中药传承创新发展的若干措施》(国药监药注〔2023〕1号)[7],要求全面加强中药全产业链质量管理,包括加强中药材、中药饮片和中药配方颗粒的监管力度。2023年8月,为推动药品注册技术标准与国际接轨,国家药监局经研究决定适用《Q12:药品生命周期管理的技术和监管考虑》国际人用药品注册技术协调会(ICH)指导原则[8],为药品上市后变更管理提供了新的实现方法和监管工具,提升药品全生命周期管理的适应性和预见性[9]。基于中药全生命周期的监管新工具、新标准、新方法的开发应用是监管机构履行职责和使命的现代化装备和手段,能够帮助监管部门履行中药监管事务和监管决策提高效能,从而加快临床急需的创新中药产品上市。

### (二)智能化时代中药监管的挑战和对策

近年来,数智化(digital intelligence)技术迅速发展,传统行业的智能化进程明显加快。通过数字技术和数据驱动的方法,可以更好地在中药监管实践中实现智能化、自动化和最佳决策。它结合了人工智能、大数据分析、机器学习等先进方法,可以提高监管效率、加强质量控制、改善监测手段、提升监管水平。依靠大数据、风险预警平台等工具,对突出问题及时发现、研判、预警,弥补当前中药监管中的不足,实现风险把控关口前移。但同时数智化的应用过程中也面临一些挑战和不足,如具备监管科学和数智化技术研究背景的复合型人才缺口较大,中药监管数据来源不统一、质量参差不齐,缺乏匹配中药监管分析和决策的对应模型,以及法律与伦理问题[10]等。

大数据(big data)技术指的是一系列用于处理、分析和管理大规模数据的技术和工具。2023年国务院提出大数据利用的若干意见[11],指出"充分运用大数据的先进理念、技术和资源,是提升国家竞争力的战略选择,是提高政府服务和监管能力的必然要求"。目前,大数据技术广泛应用于药物研发与设计、药物安全监测、药物流通与销售管理、个体化用药和上市药品再评价等方面[12]。基于大数据技术,可以满足中药监管领域涉及的数据存储、数据处理、数据分析和数据可视化的需求,帮助监管人员从大量数据中提取有用的信息、发现隐藏的模式和趋势,实现对中药产业全链条的监控,包括中药材采集、生产加工、流通销售以及临床应用等方面,并支持监管决策制定和优化。此外,通过建立中药监管大数据平台、整合多来源数据、应用数据挖掘和机器学习算法等,可以进一步优化中药监管的实施方法和效率。在中药监管科学学科体系中,通过开设跨学科课程,将大数据技术与中药监管科学知识相结合,引入中药监管的真实大数据案例,在教学中让学生分析解决问题,加深对大数据技术的理解和应用;鼓励学生参与大数据相关的科研项目,提升中药监管科研能力和创新意识,推动中药监管领域与大数据技术的融合与发展。

人工智能(artificial intelligence,AI)是一种模拟人类智能的技术,其包括机器学习、深度学习和自然语言处理等技术，用于让计算机系统能够模仿、学习和执行人类智能任务，契合中医学的整体观念[13]。在药品监管中，人工智能技术可以应用于药品质量监控、不良反应预测、药品流通监管等方面[14]，通过分析海量的药品数据和监管信息，提高监管效率和准确性[15]。2019年5月，国家药监局印发《国家药品监督管理局关于加快推进药品智慧监管的行动计划》（国药监综〔2019〕26号）[16]，加快推进药品智慧监管，构建监管"大系统、大平台、大数据"，实现监管工作与云计算、大数据、"互联网+"等信息技术的融合发展，创新监管方式，服务改革发展。2023年12月，欧洲药品管理局（EMA）发布药品监管人工智能工作计划[17]，旨在控制风险的基础上最大限度地在药品监管工作中获得人工智能的益处。在中药监管科学学科体系中，开展深度学习、机器学习、人机交互、生物信息技术、智能芯片技术等前沿技术培训，推动人工智能赋能高质量中药监管实践，培养具备人工智能技术应用能力的专业人才，推动药品监管工作的智能化和信息化发展。

（陈红专　张峰玮　王停　徐文慧　高健）

# 参考文献

［1］赵军宁. 中药监管科学：助力更高水平的中药科学监管［J］. 中国药学杂志，2023，58（9）：749-761.

［2］任学毅，杨惠莲，杨帆，等. 基于智慧监管的药品质量大数据库构建探索［J］. 中国药学杂志，2021，56（17）：1432-1436.

［3］郑天骄，韩炜. 基于药品全生命周期管理的中药质量控制策略［J］. 中国中药杂志，2023，48（5）：1407-1412.

［4］王平，杨胜，张建武. 新时代药品注册管理体系的设计与构建：2020年版《药品注册管理办法》的新理念、新内容、新要求及实施进展［J］. 中国食品药品监管，2021（6）：8-17.

［5］黄哲，赵祥琦，林学怡，等. 基于药品全生命周期的中药监管模型的构建研究［J］. 中草药，2021，52（17）：5465-5474.

［6］国家药品监督管理局. "十四五"国家药品安全及促进高质量发展规划［EB/OL］.（2021-12-30）. https://www.nmpa.gov.cn/zwgk/ghcw/ghjh/20211230192314164.html.

［7］国家药品监督管理局. 国家药监局关于印发进一步加强中药科学监管促进中药传承创新发展若干措施的通知［EB/OL］.（2023-01-04）[2024-04-15]. https://www.nmpa.gov.cn/xxgk/fgwj/gzwj/gzwjyp/20230103172324162.html.

［8］国家药品监督管理局. 国家药监局关于适用《Q12：药品生命周期管理的技术和监管考虑》国际人用药品注册技术协调会指导原则的公告（2023年第108号）［EB/OL］.（2023-08-25）[2024-04-15]. https://www.nmpa.gov.cn/yaopin/ypggtg/20230825171502197.html.

［9］王立杰，翟铁伟. ICH Q12对药品上市后变更管理的启示［J］. 中国药事，2021，35（11）：1207-1212.

［10］任文岱. 人工智能立法如何回应行业发展与监管需求［N］. 民主与法制时报，2024-04-03.

［11］国务院办公厅. 充分运用大数据的先进理念、技术和资源，是提升国家竞争力的战略选择，是提高政府服务和监管能力的必然要求［EB/OL］.（2015-07-01）[2024-04-15]. https://www.gov.cn/zhengce/zhengceku/2015-07/01/content_9994.htm.

［12］孙伟春，颜久兴. 借鉴欧美国家经验，完善我国药品安全保障体系［C］//2012年中国药学会药事管理专业委员会年会暨"十二五"医药科学发展学术研讨会论文集（上册）.2012.

［13］赵军宁，黄璐琦. 中药监管科学：发展中的新兴融合科学［J］. 中国科学基金，2024，38（3）：396-405.

［14］李华. 多源异构健康医疗数据融合平台研究及应用［M］. 2022.

［15］王涛，郑明节，刘红亮，等. 人工智能在美国药物警戒中的应用现状及启示［J］. 中国药物警戒，2023，20（10）：1129-1133.

［16］国家药品监督管理局. 国家药品监督管理局关于加快推进药品智慧监管的行动计划［EB/OL］.（2019-

05–24）［2024–04–15］. https://www.nmpa.gov.cn/xxgk/fgwj/gzwj/gzwjzh/20190524175201644.html.

［17］AGENCY E M. Artificial intelligence workplan to guide use of AI in medicines regulation［EB/OL］.［2024–04–15］. https://www.ema.europa.eu/en/news/artificial–intelligence–workplan–guide–use–ai–medicines–regulation.

# 第三节　中药监管科学人才培养模式

中药监管科学人才队伍培养是加强中药科学监管，促进中药传承创新发展的有力保障。创新人才培养模式，构建人才培养生态链，形成教学教育、科学研究、人才培养"三位一体"的中药监管科学人才培养模式（见图5-3-1），培养新时代具有扎实理论和实践水平的中药监管专门人才，形成中药监管科学学科体系的人才培养路径，满足高质量中药监管的需要。

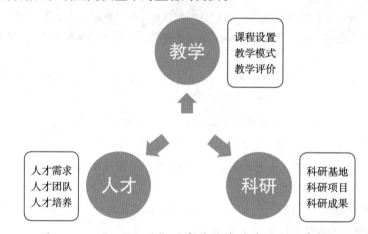

图 5-3-1　"三位一体"的中药监管科学人才培养模式

## 一、课程教学

建立完善的中药监管科学教学体系，包括课程设置、教材建设、教学模式构建、教学质量评估等方面。整合中药监管科学学科优势教学资源，保障图书期刊、实验实训室、教学设备等基础设施建设；提高教学质量和水平，满足中医药人才培养要求，在培养目标、修业年限、教学形式、教学内容、教学评价及学术水平评价标准等方面，体现中医药学科特色，符合中医药学科发展规律。

### （一）课程设置

目前，北京中医药大学、上海中医药大学、天津中医药大学和成都中医药大学等高校已经开设了中药监管科学相关课程，这些课程不仅涵盖了中药监管科学的基本概念、研究方法，还结合了最新的技术和工具，形成完善的中药监管全链条知识体系，推动创新性技术方法向支持中药科学监管的新工具、新标准、新方法转化，为中药监管人才培养和中医药产业的高质量发展提供有力保障。2019年6月国家药监局和北京中医药大学联合创建中药监管科学研究院，通过从中药学院课程体系中精选出与中药监管科学相关的专业课程，借鉴国内外监管科学课程设置内容，进行中药监管科学课程体系和学科体系建设，并在中药学一级学科下开展中药监管科学方向研究生学历教育。课程实行学分制，由公共课、专业

课、专业基础课、选修课四部分组成，共 21 学分。其中公共课 11 学分，专业课 2 学分，专业基础课 7 学分，选修课 1 学分，专业课不做硬性限制，一般在导师指导下，按照专业培养方案的要求，结合自身学习情况和专业研究方向，在全校研究生课程库中选择 1~2 门课程作为专业课，学分为 2 学分。2019 年，上海中医药大学开设中药监管科学本科生及研究生选修课程，每学期总课时 60 学时，目前已经有 820 名本科生及研究生参与选课。2021 年，课程团队通过科学出版社完成《中药监管科学》教材立项。2024 年，天津中医药大学中医药研究院开设中药监管科学选修课程，每学期总课时 18 学时，由天津市药品监督管理局和天津中医药大学组织专家授课，推动中药监管科学的深入研究和应用，为培养具有跨学科知识背景的复合型人才提供了有力支持。2024 年，成都中医药大学临床医学院开设中药监管科学选修课程，每学期总课时 36 学时，由中药监管科学教研室教师负责授课。

坚持理论性和实践性相统一，推动课堂教学和实践教学有机结合。有计划地组织学生和监管人员到中药生产企业、中药市场、中药监管部门开展实训实习。2023 年 12 月，国家药品监督管理局食品药品审核查验中心举办中药材 GAP 检查员实训培训班，开展了中药材 GAP 实施政策解读、中药材及饮片抽检情况及质量评价、中药材重金属及农残质量评价及风险评定等理论培训，此外还在云浮市国家南药种苗繁育和种植基地（三九银田南药园）实训基地内进行实地教学。2024 年 1 月，江西省药品监督管理局成立了省内首批 14 家药品、医疗器械、化妆品检查员实训基地。开展检查员实训基地建设和药品检查员队伍业务实训，有助于提升检查员的实战能力，还将搭建起政企双向交流、服务企业高质量发展的优势平台。

结合上述学科体系建设实践，以及国内外监管学科体系进展，中药监管科学课程设置应该具备以下基本内容（见表 5-3-1）。

表 5-3-1　中药监管科学课程体系内容

| 课程分类 | 课程名称 | 主要内容 |
|---|---|---|
| 基础课程 | 药品监管导论 | 介绍药品监管的基本概念、发展历程和现状，以及药品监管的重要性和作用 |
| | 中药监管法律法规概论 | 讲解国家中药管理法律法规，包括中药注册、生产、流通、使用等环节的法律规定 |
| | 中药质量控制概论 | 介绍中药生产工艺、GMP、质量控制方法以及中药检验的基本方法和技能 |
| | 中药临床监管概论 | 介绍 GCP、临床试验核查、数据管理、有效性和安全性评价 |
| | 中药药理毒理概论 | 介绍中药药理研究、毒理研究基本概念和方法 |
| 专业课程 | 中药研究与注册管理 | 详细讲解中药研究过程、注册分类及技术要求、注册的流程和申报资料要求 |
| | 中药生产监管 | 介绍中药生产企业的资质管理、生产许可、GMP 认证等方面的内容 |
| | 中药流通监管 | 讲解中药流通环节的监管要求，包括中药批发、零售、物流等方面的规定 |
| | 中药使用监管 | 介绍医疗机构和医师在中药使用中的责任和义务，以及中药不良反应监测和报告制度 |
| | 中药饮片全过程监管 | 介绍中药材种植、采收、初加工、贮存、运输、质量控制和追溯等过程的监管，以及特殊类型饮片（免煎颗粒、超微粉碎等）的监管 |
| | 中药监管前沿进展 | 介绍与中药监管相关的前沿技术，如大数据、云计算、物联网、区块链、人工智能、移动监管、智能化监管平台等 |
| 实践课程 | 中药监管实训 | 组织学生到中药监管部门、医疗机构、药品研究机构、中药企业进行见习 / 实习，了解实际工作情况，提升实践能力 |
| | 案例分析 | 选取典型的中药监管案例进行分析和讨论，帮助学生深入理解中药监管的实际操作和应对策略 |
| 其他 | 其他课程 | |

## （二）教学模式

创新中药监管科学教学模式，探索案例式教学（CBL）、问题导向学习（PBL）、翻转课堂式教学等，提升中药监管科学课程的教学效果，培养学生的实践能力和综合素质。

CBL教学以案例引导和问题导向方式，引导学生积极参与和思考中药监管实际问题。通过引入真实案例，如中药质量安全事故、中药注册审批和中药监管案例等，学生可以直观地了解到中药药品监管中的问题和挑战，并思考应对措施。同时，由于案例往往涉及复杂的法规、政策和特殊情况，通过分析不仅可以加深对中药监管运作机制的理解，还可以提升综合应用多学科知识解决实际问题的能力。

PBL教学能够帮助学生深入理解并解决中药监管的实际问题，培养批判性思维和解决问题的能力，提高团队合作和沟通能力，并激发学生的学习兴趣和主动性。通过设定与中药科学监管紧密相关的问题，如中药质量标准制定、中药安全性评价等，引导学生主动探索和学习相关知识。学生围绕这些问题进行资料查找、分析讨论和提出解决方案，从而更加深入地理解中药科学监管的复杂性和重要性。

## （三）教学评价

完善教学质量监控评价与保障体系建设，对教学内容、教学过程、教学资源、教师素质等评估，及时发现教学中存在的问题和不足，为中药监管科学教学改进提供有力支持。

教学内容：评估教学内容是否丰富、前沿，是否与学生的实际需求和社会需求相匹配，以及是否体现了学科的核心知识和能力。

教学方法与手段：考察教师是否采用了多样化和创新性的教学方法和手段，是否有效激发学生的学习兴趣和主动性，以及是否有利于培养学生的创新能力和实践能力。

教学过程：评估教学过程的组织是否严密、有序，教师是否注重与学生的互动和沟通，以及是否为学生提供了充分的思考和讨论的空间。

教学效果：通过考察学生的学习成果，如考试成绩、作业完成情况、课堂表现等，来评估教学效果是否达到预期目标，以及学生在知识、技能、态度等方面的提升情况。

教学资源：评估教学资源的利用情况，包括教材、教辅材料、教学设备、教学场地等是否满足教学需求，以及教师是否能够有效利用这些资源提高教学效果。

教师素质：评价教师的专业知识、教学能力、教育理念以及师德师风等方面，以判断教师是否具备胜任教学工作的能力和素质。

结合中药监管科学学科内涵，依据教育部、国家药监局、国家中医药管理局指导要求，基于成果导向教育（OBE），将"SPADE"教学质量评价体系［即教师发展五特（Special）、专业建设五力（Power）、学生成长五到（Achievement）、课程建设五度（Dimension）、学校发展五重（Emphasize）］与学校实际情况的深度融合，探索中药监管科学教学质量评估标准，构建五横五纵的完整的教学诊断和评价体系。

## 二、交叉科研团队

监管科学涉及诸多自然科学学科群，包括基础医学、生物学、化学、药学、药物和医疗器械研发、毒理学、制药工程、信息技术等；也涉及诸多社会科学学科群，包括经济学、流行病学、政策学、临床试验设计与管理、沟通学、决策学、伦理学、法律、医学信息学、公共卫生、药品监管、质量管理、风险管理、系统分析等。在交叉科研团队建设方面，加强与中药监管部门、教育主管部门的沟通，以中药监管领域的实际问题为导向，增强科研机构、监管部门的学术交流与合作，提升科研团队的综合素质。

组建由中医药领域和其他相关学科领域的院士、国医大师以及资深专家组成的中药管理战略决策专家咨询委员会，建立中药监管科学工作专家组，为国家药监局提供相关政策、法律咨询，提出决策参考、工作建议，确保中药监管工作重大决策的科学性、权威性[1]。

学科建设的基础是师资队伍，良好的师资队伍是建设高水平中药监管科学学科的重要保障。培养和凝聚学科人才，形成一支实力雄厚、结构合理、能力较强、学术水平较高的中药监管科学教师团队，满足高质量教学实践需求、支撑各级科研平台建设。建设由两院院士、国家"万人计划"专家、"长江学者奖励计划"入选者、国家杰出青年科学基金获得者、中药监管行业资深专家等构成的高层次人才师资队伍。打造一流的研究生导师队伍，试点遴选具备行业背景、实践经验的中药监管专业人员作为兼职导师，组建科研创新团队，充分利用社会优秀人才资源推动专业建设、人才培养、教学科研；同时，从相关科研机构、检验检测机构、高等院校中聘用符合资格条件的人员作为兼职监管人员，作为高质量中药监管人才队伍的储备补充。

推动"集智攻关"科学布局和新型智库建设，以中药监管科学重大项目为依托，聚焦和解决中药监管领域的关键问题。2023 年 5 月，为强化中药材质量控制，推进中药材追溯体系建设，从源头提升中药质量，进一步发挥行业内技术专家的指导和支撑作用，国家药监局决定设立中药材 GAP 专家工作组[2]。专家组成员由从事中药材质量控制、品质评价和行政管理等领域的专业人员组成，具有较高的学术造诣和业务水平。同年 6 月，国家药监局决定在中药管理战略决策咨询委员会下设立珍稀濒危中药材替代品监管政策与技术要求研究专家工作组[3]，涵盖中医临床、中药资源、药学、药理毒理、审评、标准、检验等领域专家，为珍稀濒危中药材替代品监管政策与技术要求制定提供技术支撑、决策建议。通过专家咨询、资源共享、紧密合作、协同攻关，推动中药科技创新、加强学术研究、提升实践能力、促进产学研合作，以及高水平、标志性重大成果的产出。

## 三、高水平学科平台

依托高校和科研院所优势，建设高水平的中药监管科学学科平台，包括科研基地、重点实验室等，吸引优秀的科研人才和团队，提升中药监管科学科研实力，推动学科领域的发展和创新。强化中药监管科学和相关交叉学科的平台建设，重视学生实践技能的培训，优化实训基地管理机制[4]，实现培养中药监管专业人才知识与技能全面发展目标。

目前全国已建立多家中药监管科学研究基地。2019 年 6 月，中国中医科学院、北京中医药大学分别成立了中药监管科学研究中心、中药监管科学研究院。2020 年 9 月，天津市药品监督管理局与天津中医药大学共同成立了天津中药监管科学研究中心。2022 年 12 月，湖南省药品监督管理局中药监管科学研究中心在湖南省中医药研究院挂牌成立。2024 年 1 月，山东中医药大学与山东省食品药品检验研究院、省食品药品审评查验中心和省药品不良反应监测中心联合共建山东中医药大学中药监管科学研究中心。

随着中国药品监管科学行动计划的实施，国家药监局重点实验室建设稳步推进。国家药监局按照围绕急需、分类实施、区域统筹、合理布局原则，分两批认定了 27 家中药重点实验室[5]。依托中国食品药品检定研究院、河南省食品药品检验所等单位，开展了中药质量研究与评价、中药材及饮片质量控制等重点实验室建设。随着研究基地和重点实验室的建成和投入使用，中药监管科学科研实力得到显著增强，实现以中药监管科学平台建设为抓手、以中药鉴定和质量控制关键核心技术攻关为突破、以中药监管相关标准与决策制定为牵引，强化顶层布局、统筹协同和评估问效，大力促进创新链、产业链、资金链、人才链深度融合，持续优化科技创新生态，奋力打造具有核心竞争力的科技创新高地。

## 四、高质量科研成果

2019 年 4 月，国家药监局启动中国药品监管科学行动计划[6]，拟通过监管工具、标准、方法等系列创新，经过 3~5 年的努力，制定一批监管政策、审评技术规范指南、检查检验评价技术、技术标准等，有效解决影响和制约药品创新、质量、效率的突出性问题，加快实现药品治理体系和治理能力现代化。在首批 9 个重点研究项目中，"以中医临床为导向的中药安全性评价研究"旨在对中药的安全性进行全面、系统的评估。该课题分为 3 个子课题："中药国家标准制定与监管体系建设——以中药配方颗粒为例""中药相关指导原则制修订研究""中药整体质量控制及安全性检测研究"。随着研究的有序推进，在中药配方颗粒标准制定、中药内源性及外源性有毒有害成份检测等方面研究取得重要成果。

2021 年 6 月，中国药品监管科学行动计划的第二批重点项目发布[7]。其中，"中药有效性安全性评价及全过程质量控制研究"主要围绕"三结合"审评证据体系的构建以及中药注册分类的实施，开展中药疗效评价与安全性数据库建设、质量控制研究，探索新工具、新标准、新方法的开发。

加强国际交流与合作，与国际先进水平接轨，提高中药监管科学学科的国际知名度和影响力，增强监管人才的国际视野。近年来，国家药监部门积极推进与全球主要药品监管机构的协调合作，与 50 余个国家和地区的药品监管部门建立了双边合作关系，持续深化与相关国际组织的多边合作，与国际药品监管机构联盟（ICMRA）、亚洲医疗器械法规协调会（AHWP）等 46 个国际组织建立了工作关系，与 WHO 等国际组织签署了 5 份合作文件，中国药品监管逐步走向国际舞台的中央。

加大国际复合型中医药人才培养力度，实施中医药英才海外培养合作项目，有助于加强中药监管国际人才队伍建设。2022 年 1 月，国家中医药管理局、推进"一带一路"建设工作领导小组办公室联合印发《推进中医药高质量融入共建"一带一路"发展规划（2021—2025 年）》（国中医药国际发〔2021〕6 号），指出完善中医药国际标准化体系建设，协调制定国际传统医药标准和监管规则。北京中医药大学中药监管科学研究院开展"关于国内外传统药物监管科学的信息搜集及翻译"课题研究，通过梳理我国传统药物监管科学思想沿革，完成传统药物监管科学有关的国内外指南、规范等信息的搜集、整理。依托于国际药品监管资源优势和我国中药监管实践经验，广泛参与国际注册标准的制订，开展中药监管的跨区域协同合作，探索多渠道中药监管人才联合培养机制。

（季光　王停　张磊　元唯安）

## 参考文献

［1］国家药品监督管理局. 国家药监局关于印发进一步加强中药科学监管 促进中药传承创新发展的若干措施的通知［EB/OL］.（2023-01-04）［2024-04-15］. https://www.nmpa.gov.cn/xxgk/fgwj/gzwj/gzwjyp/20230103172324162.html.

［2］国家药品监督管理局综合司. 国家药监局综合司关于组建中药材 GAP 专家工作组的通知［EB/OL］.（2023-05-05）［2024-04-15］. https://www.nmpa.gov.cn/xxgk/fgwj/gzwj/gzwjyp/20230505162913157.html.

［3］国家药品监督管理局综合司. 国家药监局综合司关于组建珍稀濒危中药材替代品监管政策与技术要求研究专家工作组（第一批）的通知［EB/OL］.（2023-06-30）［2024-04-15］. https://www.nmpa.gov.cn/xxgk/fgwj/gzwj/gzwjyp/20230630214530143.html.

［4］乔靖怡，李汉伟，田硕，等. 中药监管科学的现状分析与思考［J］. 中医药管理杂志，2022，30（22）：147-149.

［5］赵军宁. 中药监管科学：助力更高水平的中药科学监管［J］. 中国药学杂志，2023，58（9）：749-761.

［6］国家药监局启动中国药品监管科学行动计划［J］. 中国化妆品，2019（6）：11.

[7] 国家药品监督管理局. 国家药监局关于实施中国药品监管科学行动计划第二批重点项目的通知 [EB/OL].
（2021-06-28）[2024-04-15]. https://www.nmpa.gov.cn/xxgk/fgwj/gzwj/gzwjyp/20210628172854126.html.

# 第四节 学历教育与证书教育

在中药监管科学学科中，学历教育与证书教育共同构建了完善的人才培养体系。如图 5-4-1 所示，学历教育侧重于提供系统的理论知识和科研技能培训，包括中药学、药学、中医学、监管科学等相关专业的本科和研究生教育，培养学生扎实的中药监管科学学科基础知识和综合素质；而证书教育则注重职业技能的培训与认证，例如中药监管从业人员资质证书教育和继续教育等，通过实践操作和考核评价，培养具备专业技术和实践能力的从业人员。

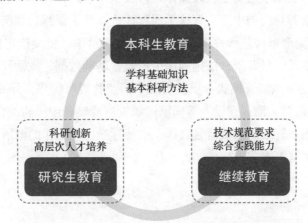

图 5-4-1 中药监管科学教育体系

## 一、本科生教育

本科生课程的教学设计根据本科院校相关专业人才培养目标要求，联系中药学、监管科学的专业特点，坚持"以学生为主体""以能力为重"。中药学、药学、中医学专业本科生，完成中药学、中医学基础、中药药理学、中药鉴定学等基础课程学习后，在高年级（二年级或三年级）开设中药监管科学课程作为必修或者选修课程，总课时 60 学时左右。

本科生教学总体目标为系统掌握中药监管科学的基本理论知识和技能，熟悉中药监管科学相关法律法规和政策意见，了解中药监管前沿技术标准和发展动态，培养学生具备利用监管科学的基本理论、基本知识、基本技能，研究中药的质量与标准相关问题，为培养高素质中医药学人才奠定基础。

课程学习以课堂授课和实训学习为主，鼓励课程考核采用形成性评价与总结性评价相结合的方式。以阶段性测试或小组讨论案例分析、个人学习小结、PPT 汇报的方式，考察所学习中药监管科学知识的掌握和应用情况，并计入平时成绩。在实训见习中实地参观中药种植基地、中药材和中成药市场、中药监管部门，以考勤、案例分析、小组讨论的方式进行评价。将课堂教学 – 见习教学 – 实习教学三者有机结合，注重提高学生的对中药监管科学常见问题的思辨能力。课程总结性评价采用考卷作答、调查报告或论文撰写等方式进行。

## 二、研究生教育

建立研究型教学模式。积极开展中药学、中医学研究生中药监管科学教学培养，开设中药监管科学必修或选修课程，提供中药监管科学研究技术平台和实验指导；完善人才培养体系，探索中药监管科学二级学科硕士点和博士点建设。目前，北京中医药大学中药监管科学研究院设立中药监管科学方向专业硕士学位自 2020 年开始招生，致力于培养中药监管科学专业人才，为学生提供从中药种植、中药饮片质量验收、贮存养护、临方炮制、处方调配和审核，到中药监管等各环节必要的知识和技能，以满足国内和国际的紧迫需求。

研究生教学总体目标为系统掌握中药监管科学的学科内涵和实践要求，理解中药监管科学的基本原理和规范要求，熟悉多元化中药评价技术标准和临床疗效评价方法，开展中药监管科学相关的理论和实验研究，培养学生应用中药及中药材质量控制关键技术、中药科学监管工具解决实际问题，强化中药监管科学和中药学相关学科的思维水平和科研能力。

课程学习以课堂授课和实训学习为主，鼓励课程考核采用形成性评价和总结性评价相结合方式，建立主体多元、方式多样、素养导向的中药监管科学课程评价体系。课程设置统筹监管科学全生命周期的六大领域进行设计[1]，将受理审评监管科学、审核查验监管科学、检验检定监管科学与中药学基础知识融会贯通。结合研究生阶段学科背景，挖掘利用中药监管基础数据，鼓励开展数据科学研究，引领学生探索以数据为核心的中药智慧监管模式。积极利用中药监管资源优势，开展"京津冀协同发展""长江三角洲区域一体化""粤港澳大湾区建设"等国家区域发展战略和中医药综合改革示范区的参观学习。充分发挥国际合作平台作用，开展跨区域监管合作、中药标准协调工作的调研。课程总结性评价采用考卷作答、调查报告或论文撰写等方式进行。

## 三、继续教育与培训

构建中药监管人才继续教育培养课程体系，定期组织从业人员的监管能力和实务培训[2]，提升监管队伍的实践水平和综合素质，以适应中药行业不断发展和变化的监管需求。中药监管科学培训旨在培养具备专业知识和技能的中药监管人才，培训涉及对中药材、中药饮片以及中药制剂的质量、安全性、有效性监管的技术指标和法律法规等。从事中药监管科学教育培训的机构包括高等院校、科研机构以及行业协会等，通过开设相关课程、组织定期培训项目、开展学术交流等方式，提升中药监管从业人员的业务水平和综合素质。通过定期举办培训班、研讨会和讲座，邀请行业专家和学者授课，分享最新的中药监管法规政策、技术标准和实践经验，以及组织实地考察和学习，深入了解中药种植基地、中药材市场、中药企业的生产、销售和管理情况，增强实践能力和经验。

根据 2017 年国务院办公厅发布的《关于建立职业化专业化药品检查员队伍的意见》（国办发〔2019〕36 号）[3]，通过建立统一规范的职业化专业化药品检查员培训体系，强化药品检查员业务培训，构建教、学、练、检一体化的教育培训机制，并指出从业人员每年需接受不少于 60 学时的业务知识和法律法规培训。

国家药品监督管理局高级研修学院（简称高研院）成立于 1984 年，主要负责培养药品监管领域高级人才。学院开设了针对药品监管人员、中药企业管理人员等的专业培训课程。高研院作为国家药监局唯一的教育培训机构，重点培养高层次审评员、检查员。通过紧密结合中药监管的实际需求，注重理论与实践的结合，通过案例分析、实地考察等方式，使学员能够深入了解中药监管的各个环节，提高解决实际问题的能力。近年来，通过构建线上线下相结合的立体化培训体系，学院灵活运用专家讲座、基地实训、情景模拟等多种形式，确保培训内容的丰富性和实效性，年均举办面授培训班超过 300 期，培训学员 6.6 万余名。

此外，加强高层次国际化人才培养，实现核心监管人才数量、质量"双提升"，对于药品监管能力提升及监管队伍建设发挥了重要作用[4]。积极开展各级各类药品监管人员培训通过继续教育，能够进一步拓宽中药监管从业人员的监管国际化视野，围绕中药监管科学创新工具、标准、方法，进行系统性研究，促进中药监管政策法规的完善，以及监管模式、监管能力的提升。

## 四、各高等院校中药监管科学教育项目介绍

截至 2024 年 7 月，中国已有多所高等院校开设中药监管科学教育项目，其中北京中医药大学设立中药监管科学方向专业硕士学位，另有 3 所高校设有中药监管科学课程。

### （一）北京中医药大学中药监管科学教育

#### 1. 研究生学历教育

北京中医药大学中药监管科学研究院设立中药监管科学方向专业硕士学位。中药监管科学方向专硕是在中药学专业下面开设的专业方向，双导师制。导师均具有中药学、中药监管科学等相关背景。该学位是为有中药学、药学、生物、化学和法律等背景的学生而设，目标是培养中药监管科学专业人才，为学生提供从中药种植、中药饮片质量验收、贮存养护、临方炮制、处方调配和审核，到中药监管等各环节必要的知识和技能，以满足国内和国际的紧迫需求。自 2020 年开始招生，目前中药监管科学方向硕士研究生人数大约在 10 人以上。

#### 2. 中药监管科学方向专硕课程设置

根据北京中医药大学研究生课程目录（境内研究生用），北京中医药大学研究生课程由必修课程、选修课程、补本科课程组成，其中必修课程又分为公共课程和学位课程，学位课程包括了专业课和专业基础课，不同的课程类别包含关系（见图 5-4-2）。

中药监管科学相关专业课程依托北京中医药大学优质丰富的教学资源开展。中药监管科学方向专业学位硕士研究生课程实行学分制，由公共课、专业课、专业基础课、选修课四部分组成，共 21 学分，其中公共课 11 学分，专业课 2 学分，专业基础课 7 学分，选修课 1 学分。中药监管科学方向专业学位硕士研究生的专业课不做硬性限制，一般在导师指导下，按照专业培养方案的要求，结合自身学习情况和专业研究方向，在全校研究生课程库中选择 1~2 门课程作为专业课，共计 2 学分。

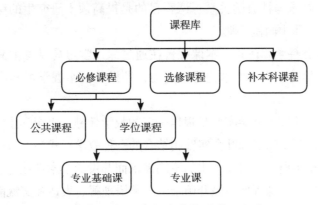

图 5-4-2　北京中医药大学中药监管科学方向专硕课程设置

目前，中药监管科学方向研究生课程设置见表 5-4-1。

表 5-4-1　北京中医药大学中药监管科学方向研究生（专硕型）课程设置

| 类别 | 分组情况 | 课程名称 | 学分 | 备注 |
|---|---|---|---|---|
| 公共课 | 思政类（含思想政治理论、创新创业及社会实践等） | 中国特色社会主义理论与实践研究 | 2 | 共计 11 学分 |
| | | 自然辩证法概论或马克思主义与社会科学方法论 | 1 | |
| | | 研究生社会实践 | 2 | |
| | 外语类 | 硕士英语 | 2 | |
| | 名师大讲堂 | 名师大讲堂 | 2 | |
| | 创新创业 | 研究生创新创业实训 | 2 | |
| 专业基础课 | 自选类 | 中药学专论 | 2 | |
| | 工具方法类 | 医学统计学 | 3 | 美国监管科学课程里有《监管统计学》;《医学统计学》是管理学院的专业基础课，可以用来放在监管科学方向 |
| 专业课 | | 中药特色监管科学 | 1.5 | 有本科生选修课基础 |
| | | 中药法规 | 2 | 参考资料:《中国中药监管政策法规与技术指引》国家药监局编，2023 年出版 |
| | | 化学药品与生物制品法规 | 1 | 参考书:《中药监管科学初探》 |
| | | 临床试验的组织架构与管理 | 2 | 参考美国南加州大学（University of Southem Califomia）的监管科学教育项目 |
| 选修课（二选一） | | 药品监管科学概论 | 1 | 有本科生选修课基础 |
| | | 医疗产品监管介绍 | 1 | 参考书:《中药监管科学初探》 |
| 总计 | | | 23.5 | |

（1）**中国特色社会主义理论与实践研究**　本课程的目的是深化对中国特色社会主义重大理论与实践问题的认识，掌握中国特色社会主义理论体系的主要内容，提高运用这一理论分析和解决实际问题的能力和本领。硕士研究生是青年中思想活跃、知识层次较高的群体。学习这门课程，对于硕士研究生掌握中国特色社会主义理论体系，提高马克思主义理论素养，坚定中国特色社会主义信念，具有重要意义。

（2）**自然辩证法概论**　本课程主要介绍自然界及其发展规律，阐述人与自然的辩证关系；了解科学技术及其发展规律、科学技术与社会的关系。课程目的是提高硕士研究生的综合素质，为促进绿色发展、生态文明建设、建设美丽中国做贡献。

（3）**马克思主义与社会科学方法论**　本课程旨在通过深入学习马克思主义观察和分析社会历史问题的立场、观点、方法，培养硕士生的理论思维能力，帮助他们掌握学习和研究哲学社会科学的科学方法。

（4）**研究生社会实践**　研究生社会实践是根据一定的教学任务，组织学生深入现实社会，参与具体的生产劳动和社会生活，使理论知识和社会实践相结合的一种教学形式。

（5）**硕士英语**　硕士英语是针对硕士生的不同需求而开设的学术性或综合性英语课程。专业型硕士英语课程偏重英语综合应用。课程旨在提升硕士生的英语理解、表达和交流能力。

（6）**名师大讲堂**　名师大讲堂课程邀请国内外知名教授走进校园，现场解读医药各专业的热点话题、最新研究进展等，提高学生对所学专业的认识水平，为日后科研和工作奠定坚实基础。

（7）**研究生创新创业实训**　本课程包括高校专创融合意识培养及创业准备，创业团队组建及执行能力、领导能力专项强化，创新创业团队心理能量专项培育，创业者语言能力及人格魅力专项培育，企业通用职务能力深度认知，基于商业要素的行企业研究和高校创新创业项目实践等教学内容。本课程旨在创新研究生教育模式，提高本校研究生创新创业意识，提升研究生的创新创业能力、职业竞争能力和社会适应能力。

（8）**中药学专论**　本课程是中药学及其相关专业研究生的必修课之一。要求研究生在学习中药及其复方的有效物质基础、作用及作用机制的基础上，进一步与中医药理论及医学学科相关联，更高层次地理解中医药理论及其防治疾病的现代科学本质。

（9）**医学统计学**　本课程是运用概率论和数理统计的原理及方法，研究医学数据的收集、整理、分析和推断的一门应用科学，是医学科学研究的重要工具。

（10）**中药特色监管科学**　本课程以中药监管科学为核心，介绍最新的用于中药产品科学监管的新工具、新标准、新方法和新技术，涉及法学、管理学等多学科知识，紧密贴合监管实际，构建研究生中药监管科学理论研究体系，为研究生中药监管科学实践奠定基础。

（11）**中药法规**　本课程旨在学习中药注册管理专门规定及相关技术研究要求，了解中药立题研究及研发思路、申报资料撰写、研究与沟通策略；了解医疗机构制剂注册、备案与转化；了解经典名方审评与立项；研讨中药品种保护策略；研讨中药说明书修改有关要求与补充申请案例。

（12）**化学药品与生物制品法规**　本课程旨在学习化学药品与生物制品研发、注册、生产、经营、使用和监督管理等方面的法律规范，对化学药品与生物制品质量、假劣药品等概念及药品安全问题进行探讨。

（13）**临床试验的组织架构与管理**　本课程旨在学习临床试验的组织管理架构与职能，学习掌握临床研究计划和预算的制定、质量管理及临床试验各阶段的运行操作及在实际操作中解决各类问题的方法。

（14）**药品监管科学概论**　本课程主要采用专题讲座式教学模式，分为总论、药品监管科学、医疗器械监管科学、化妆品监管科学、其他产品监管科学、社会治理体系与治理能力现代化中的监管科学以及监管科学展望等模块，并相应地邀请多位来自药品监管部门或药品监管科学研究方面经验丰富的专家分别进行授课。

（15）**医疗产品监管介绍**　本课程旨在学习医疗产品检测与评价、医疗器械注册与质量管理、医疗器械临床评价与监管实务能力，使研究生灵活运用医疗产品管理和医药政策等方面的知识和技能。

### （二）上海中医药大学中药监管科学教育

2019 年，上海中医药大学开设中药监管科学本科生及研究生选修课程，每学期总课时 60 学时，共计 2 学分，开课系部为交叉科学研究院，目前已经有 820 名本科生及研究生参与选课。

2021 年，课程团队通过科学出版社完成《中药监管科学》教材立项。

### （三）天津中医药大学中药监管科学教育

天津中医药大学重视中药监管科学研究，与天津市药品监督管理局联合开展中药监管科学战略合作，2020 年成立了天津中药监管科学研究中心，充分发挥管理部门和高等院校的人才、技术及政策优势，共同开展中药监管科学研究，服务中药产业高质量发展。

为推动中药监管科学研究和人才培养，在张伯礼院士指导下，2024 年天津中医药大学开设了《中药监管科学》选修课程，由天津市药品监督管理局和天津中医药大学专家共同授课。《中药监管科学》共设 18 学时，课程内容覆盖我国中药监管体系与政策法规、中药全生命周期监管理念、中药材及中药饮片质量管理相关要求、中药质量控制、中药质量安全、中药注册相关法规要求等内容。课程设置完善了中药创制的全链条知识体系，让学生了解科研成果实现产品转化相关政策要求，有利于培养综合能力强且熟悉中药产业化路径和监管科学的专业人才。

### （四）成都中医药大学中药监管科学教育

2024 年，成都中医药大学临床医学院开设中药监管科学选修课程（见表 5-4-2），课程内容涵盖监管科学的提出与发展、我国药品监管发展历程与国家战略、中药监管科学的理论基础与特点、内涵，新工具、新标准和新方法及人才培养与学科发展等，总计 36 学时，由中药监管科学教研室授课，课程内容主要面向硕士生、博士生。

表 5-4-2　成都中医药大学中药监管科学课程设置

| 课程名称 | 课程类别 | 学分 | 章节及主要内容 / 实验内容 |
|---|---|---|---|
| 中药监管科学 | 选修课 | 2 | 监管科学的提出与发展（3 学时）<br>我国药品监管发展历程（3 学时）<br>药品监管科学与国家战略（3 学时）<br>药品审批审批改革与中药监管科学（3 学时）<br>中药监管科学的理论基础与特点（3 学时）<br>中药监管科学的核心内涵（3 学时）<br>中药监管科学新工具、新标准和新方法（9 学时）<br>中药监管科学与中医药传承创新（3 学时）<br>中药监管科学的其他研究内容（3 学时）<br>中药监管科学的人才培养与学科发展（3 学时） |

（陈红专　元唯安　张峰玮　王停　高健　徐文慧）

## 参考文献

［1］张雅娟，张琳，陈俊辉，等. 监管科学的学科建设和人才培养［J］. 中国食品药品监管，2022（1）：20-31.

［2］国家药品监督管理局. 国家药监局关于印发进一步加强中药科学监管 促进中药传承创新发展的若干措施的通知［EB/OL］.（2023-01-04）［2024-04-15］. https://www.nmpa.gov.cn/xxgk/fgwj/gzwj/gzwjyp/20230103172324162.html.

［3］国务院办公厅发布《关于建立职业化专业化药品检查员队伍的意见》［J］. 中国化妆品，2019（8）：10.

［4］翟取，苗采烈，刘强，等. 新形势下药品监管队伍培训体系的建立［J］. 中国食品药品监管，2022（5）：108-113.

# 第六章
# 中药监管科学发展战略、重点任务与组织实施

## 第一节　中药监管科学发展战略与重点任务

### 一、中药监管科学面临的重大难题

中药材、中药饮片、中药配方颗粒、中药提取物、中成药、医疗机构中药制剂等受国家严格监管的中药原材料及其制剂繁复多样，中药"药性理论""道地药材""饮片炮制""复方配伍""辨证施治"等特有的理论，其性状、品质、作用机制与功效殊异，加之中药从"田间地头"到患者/消费者跨越第一、二、三产业超长的产业链，构建高质量和高水平的中药监管科学体系，尤其是建立符合中药特点的审评审批体系，是人类药品监管科学历史上从未遇到过的巨大挑战和难题。与此同时，中药超长的产业链给监管的实施带来巨大压力。此外，伴随科技的持续进步以及人们对健康需求的日益提升，对中药的品质与安全性提出了更高要求。直面中医个体化用药与现代药品群体用药这些挑战，我们亟需大力发展中西医融合新学科——中药监管科学，强化中药监管新工具、新标准、新方法研究，不断探求新的监管范式与方法，提升中药监管的质量科学性与效率有效性。

#### （一）中药成份和作用机制复杂，质量控制难度大

中药来源于植物、动物、矿物等物质，成份多样，作用路径、靶点和机制复杂，中药临床有效性、安全性与其成份之间的关系及其体内代谢过程多样，当前仅以一个或几个指标成份代表中药质量的模式亟需改进。用于质量控制的指标成份的选择，可能仅仅是因为其成份在某一方面具有活性，或者是因为其含量较高或易于提取，未必能够全面地反映中药产品质量。寻找既能有效地体现中药复杂、多靶点的整体作用，同时又兼备质量控制应具备的易操作、稳定、准确要求的指标，一直是制约科学构建中药质量评价体系的瓶颈问题。

## （二）中药产业链长，监管系统性要求高

中药产业链是指从中药材种植，到中药产品（中药材、中药饮片、中药配方颗粒、中药提取物、中成药、天然药物制剂等）的生产加工过程，再到终端消费者的应用，具有环节多，产业链长，参与部门多等特点。其中，中药产业链上游是中药原材料的生产，涉及育苗/育种业和种植/养殖业，中游是中药制造业，下游是中医药临床服务业，还包括中医药相关商业和文旅产业。中药产业链的上游是整个产业链的基础和前提保证，中药产业链的中游是整个产业链的核心，中药产业链的下游是整个产业链的最终价值体现。中药产业涉及农业、工业、服务业三大产业，产品链、技术链、服务链长，生产、流通、使用过程复杂。中药监管跨度大，涉及管理部门多。同时，中药"药材－饮片－成药"全产业链过程中的"复杂性"和"变异性"大，对其"安全性、有效性、质量可控性"的科学监管极具挑战性。

## （三）中药监管科学相关基础研究薄弱，学术支撑不足

中药监管具有独特性，可资借鉴的国际经验少。中药一般是基于临床应用实践进行研发，属于"临床－试验－临床"的研发模式，因此中药产品的评价与监管不能完全套用化学药物研发的"基础－发现－试验－临床"的转化模式来制定政策法规、指导原则和评价标准；加之涉及中医药理论及人用经验等因素，这使得中药监管更具有独特性和复杂性。中药监管科学的体系构建和实施，有赖于评估中药产品安全性、有效性、质量可控性和成效的新工具、新标准、新方法的研发，但目前该主题相关研究既存在着研究的深度和广度不足，研究成果不多、学术支撑基础薄弱，又存在着研究成果转化应用不够等问题，许多评价工具、方法、标准的研究成果出现"研究后无人用、评审时没得用、企业开发不敢用"的尴尬局面。

## （四）中药监管科学战略规划仍需强化，管理体系与实施体系亟待提升

由于中药监管科学发展时间短，加之中药监管的复杂性，中药监管面临着巨大的挑战，管理体系和实施体系均亟待加强。目前，产业界和学术界对监管科学之于我国创新驱动战略以及中药监管科学对于中医药传承创新的重要性认识还不够；科技项目对中药监管科学的研究支持不足；缺少对中药监管工具、方法、标准的认定机制。另外，在我国高等教育中尚未建立中药监管科学学科体系，人才培养机制有待完善，人才队伍仍不足。

## 二、中药监管科学战略的定位和目标

### （一）中药监管科学的战略定位

中药监管科学的体系构建及其实施是中医药现代化的重要支撑，是加快中药高质量发展的重要举措，是健康中国战略的重要组成部分，是推动中药监管国际协调和推动中医药"走出去"的必由之路。

1. 中医药现代化的重要支撑

中国式现代化不能没有中医药的现代化。中药监管科学体系的建立，为中医药的科学研究、临床应用和产业发展提供了规范和标准。这不仅确保了中医药在全球化背景下的竞争力，也为其可持续发展奠定了基础。通过构建科学、系统的监管体系，促进中医药的规范化、标准化和国际化，从而为提升中医药现代化提供有力支撑。

2. 加快中药高质量发展的重要举措

高质量发展要求中药产业在保障安全、有效的基础上，实现创新驱动和转型升级。监管科学的实施有助于规范中药的生产流程、提高产品质量、优化产业结构，并推动中药企业采用现代科技手段，实现中药的现

代化生产和管理。这不仅有助于提升中药的市场竞争力，也是满足人民群众对健康生活需求的重要保障。

3. 健康中国战略的重要组成部分

健康中国战略追求的是全面提升国民健康水平。中药作为中华民族的传统医药，具有独特的健康维护和疾病治疗作用，在全生命周期健康管理服务中发挥着至关重要的作用。加强中药监管，确保其安全性和有效性，为公众提供更安全、更有效的健康服务，是实现全民健康、推动健康中国目标的关键。

4. 推动中药监管国际合作协调和推动中医药"走出去"的必由之路

中药监管科学的体系构建和实施也是推动中药监管国际合作协调的关键，通过构建与国际接轨的中药监管体系，可以促进中药在全球范围内的标准化和规范化，加强与其他国家在中药监管方面的交流与合作，提升中药在国际医药市场中的竞争力和影响力。中医药作为中国的文化瑰宝，其国际化是中华民族文化自信的体现，也是中医药产业发展的必然趋势。通过加强中药监管，可以提高中医药的国际认可度，消除国际贸易壁垒，促进中医药产品和服务走向世界。这不仅有助于传播中医药文化，也是推动中医药产业全球化发展的重要途径。

### （二）中药监管科学的战略目标

1. 建立科学严谨的监管体系

建立科学严谨的监管体系以确保中药生产、流通和使用全过程的质量、安全和有效性。制定全面覆盖生产、流通、使用各个环节的中药监管标准，确保监管的科学性和严谨性。完善监管执法机制，加强对中药产业各方面的监督检查，严格打击违法行为，维护行业秩序。提升监管效率，采用信息化、智能化等技术手段，优化监管流程，加快监管响应速度，以更有效地保障中药的质量和安全。

2. 加强风险评估与应对能力

加强风险评估与应对能力以建立健全中药风险评估体系，及时识别和应对中药可能存在的安全风险，最大限度地保障公众健康和安全。建立科学、客观的中药风险评估机制，包括对中药原材料、生产工艺、使用方法等进行全面评估。健全中药风险监测和预警机制，及时发现和报告中药安全风险，采取有效措施应对风险事件，最大限度地减少可能的危害。加强中药安全知识的宣传教育，提高公众对中药安全的认识和意识，增强自我保护能力。

3. 促进中药产业创新与发展

促进中药产业创新与发展以推动中药产业向现代化、高端化方向发展，提升中药产品的附加值和国际竞争力[2]。鼓励中药企业增加科研投入，加强技术研发，推动中药生产技术的创新和进步。支持中药企业引进先进生产设备和管理经验，提高生产效率和产品质量水平。推动中药产业向价值链高端延伸，开发高附加值的中药产品，拓展国际市场。

4. 强化国际合作与交流

强化国际合作与交流以加强与国际相关监管机构的合作，提升中药监管的国际影响力和竞争力。加强与国际组织和其他国家监管机构的交流合作，分享中药监管经验和技术，促进监管标准的国际化和标准化。积极参与国际标准的制定和修订工作，推动中药行业在国际标准体系中的话语权和地位。

## 三、中药监管科学重点任务与路径

党中央、国务院高度重视中医药工作，2019 年以来，对于促进中药"传承精华，守正创新"作出了一系列重要指示批示，要求改革完善中药审评审批机制，加快构建中医药理论、人用经验和临床试验相结合的中药注册审评证据体系，"讲清楚、说明白"中医药的疗效，注重用现代科学解读中医药学原理，推动中医药走向世界。开展中药监管科学研究是贯彻落实党中央、国务院促进中药传承创新发展要求，实现中药科学监管的重要内容。近年来，国家药品监督管理局（简称国家药监局）发布了《关于促进中药传承创新发展的实施意见》《关于进一步加强中药科学监管 促进中药传承创新发展的若干措施》《中药注册管理专门规定》《中药注册分类及申报资料要求》《中药标准管理专门规定》以及系列技术指导原则等，改革中药注册分类，构建符合中药特点的技术评价标准体系，持续深化中药审评审批改革，并取得了系列进展。新的形势下，更加需要坚持"传承精华，守正创新"，坚持以临床价值为导向，以科技创新为引领，加快培育发展中药创新的新质生产力，推动中药高质量发展。中药监管科学重点任务与路径见图 6-1-1。

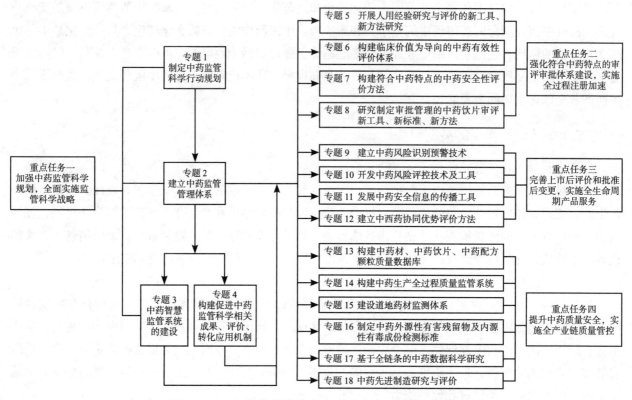

图 6-1-1　中药监管科学战略研究重点任务实施路径

### （一）加强中药监管科学规划，全面实施监管科学战略

结合国家战略、公众需求和行业发展，明确中药监管科学战略目标、重点任务与实施路径，做好系列顶层设计和前瞻规划，打造新时代科学公正、权威、高效的中药监管科学体系，促进中药产业高质量发展。

1. 制定中药监管科学行动规划

大力发展中药监管科学，借鉴国际药品监管科学先进经验，对现有监管薄弱环节定向加强。深化开展中药监管科学行动计划战略研究，完善符合中药自身特点和产业发展规律的监管科学顶层设计，制定并持续完善中药监管科学行动计划，出台《中药监管科学行动规划 2035》。

（1）系统谋划中药监管科学体系　以中医药监管全链条为索引，以中医药全链条质量控制为目标，对薄弱环节定点加强。研究制定中药监管科学发展战略和关键路径，实施开展监管科学行动计划。

（2）持续开展中药监管科学行动计划　编制印发《中药监管科学行动规划 2035》，按周期发布中药监管科学支持项目及专项计划，引导中药监管科学发展及实施。

2. 建立中药监管管理体系

设置科学的中药监管科学研究机构与组织，设立以中药监管办公室为首的系列机构，完善管理体系建设。强化部门联动，加强与卫生健康委员会（简称卫生健康委）、医疗保障局（简称医保局）、中医药管理局（简称中医药局）等部门协同联动，在中药相关重大政策制定过程中加强沟通交流，形成各部门共同高效决策的良好格局。

（1）**管理体系建设**　设置中药监管科学办公室，每年定期拨付专项经费支持，用以统筹管理中药监管科学体系相关组织机构的建设建立。加强共建基地和实验室管理，设立每年一审、量化动态考核机制。强化部门联动，加强与卫生健康委、医保局、中医药局等部门协同联动，在中药相关重大政策制定过程中加强沟通交流，形成各部门共同高效决策的良好格局。

（2）**研究体系建设**　强化药品监管科学全国重点实验室建设，依托国家药监局药品监管科学基地、重点实验室和重点项目实施，推动用于中药评价的新工具、新方法和新标准研究，并建立促进其用于中药监管的转化认定程序，建立完善具有中国特色的中药监管科学体系，解决中药监管基础性、关键性、前沿性和战略性技术问题。加强与高水平研究机构、高等院校以及行业学会、研究会等合作。

（3）**学科和人才队伍体系建设**　构建中药监管人才培养课程体系，分类别开展监管能力和实务培训，培养擅长药材资源评估、中医药理论研究、古代经典名方考证、医史文献、方剂学、中医统计学、循证医学、大数据分析、临床中药学、药物经济学、中药药事法规管理等中医药特色人才。根据中药审评的特点完善中药审评人员和特色人才配置，支持专业论著、研究方法推广，充分发挥好中药审评指挥棒的作用，以顺应中药发展的新形势和新要求，培养一支适应中药高质量发展的监管队伍。

3. 中药智慧监管系统的建设

强化中药监管整体性顶层设计，构建统一的中药智慧监管系统。从技术标准、质量传递、过程追溯、市场监控、风险监测和法规引领等多维度，整合注册、生产、流通、评价、监管等多维度大数据资源，探索建立基于人工智能辅助决策的中药智慧监管创新模式，并通过针对性模型算法开发和人工智能技术应用，创新性探索具有中国特色的中药智慧监管系统实践。

（1）设计并架构中药智慧监管基础大数据平台，将现有多种关系型数据库及相关数据资源汇总、整合、迁移至大数据体系下，完成中药智慧监管系统的底层大数据一期建设；并根据管理需求，开发自动化大数据采集系统，便于实时管理数据的不断累积。

（2）按早期预警、应急响应、日常监管和行业引领等多方面智慧监管需求，分别开发对应的算法体系，或引入适合的人工智能技术，针对前置预警响应、辅助决策分析和趋势预测评估以实现基于大数据、人工智能辅助决策的中药智慧监管系统。

4. 构建促进中药监管科学相关成果、评价、转化应用机制

在评估标准、评估方法和评估工具等中药监管科学相关成果基础上，创建相关机制，促进相关成果在中药监管科学实施过程中的转化应用，为中药监管科学发展提供学术源泉。借鉴美国食品药品管理局（FDA）的工作制度，设立新工具、新方法、新标准的资格认定程序，由申请人或科学家提出后，经过一个严格的同行评议程序确认后作为评价工具。

（1）定时发布中药监管科学成果清单，包括各项监管科学的研究成果，包括新的理论观点、研究发现和实践创新等，推动中药监管科学的实践应用和社会效应的提升。

（2）筛选出部分评价案例进行示范和讲解，进一步提高成果转化的效率和质量。

（3）发布新工具、新方法、新标准的资格认定程序。审查征求的新工具、新方法、新标准，符合条件的进行试运行，综合评定其实用性后，进行正式采纳并公告。

（4）按年度发布新工具、新方法、新标准指南类文件，详尽阐述新工具、新方法、新标准的操作细节和应用范围，对相关内容进行认定和指导，促进相关成果在实施过程中的转化应用。

## （二）强化符合中药特点的审评审批体系建设，实施全过程注册加速

开展中药新药评价标准及方法研究，聚焦中药新药研发关键和难点问题，开发符合中药特点的中药

新药研究新工具、新方法和技术标准，研究完善中药各注册类别和不同研发路径下中药新药研究技术要求，引导以临床价值为导向、采用符合中医药特点与实际的中药研发路径或模式研制中药新药，加快推动中药新药研发，充分发挥中医药特色和优势，满足患者的临床需求。

1. 开展人用经验研究与评价的新工具、新方法研究

围绕构建中医药理论、人用经验和临床试验相结合的审评证据体系，深入研究探索人用经验研究与评价的新工具、新方法，制定人用经验收集整理与评估的规则和标准，明确人用经验用于支持中药注册申请的技术要求，推动基于名老中医经验方、医疗机构中药制剂等具有中医长期临床实践的中药新药的研发注册。

起草基于人用经验的中药新药研发系列技术指导原则，明确人用经验收集整理与评估的标准和技术要求，明确基于高质量人用经验研究数据替代非临床研究及临床试验的评价标准，明确名老中医方、医疗机构制剂等转化为中药新药的临床评价关键技术要求，引导申请人利用规范的人用经验数据充分挖掘药物的疗效特点，促进中药在疾病防治中发挥独特优势。建立人用经验研究过程中关键信息追溯平台，便于人用经验数据的收集和整理，保证人用经验关键信息可追溯，充分发挥人用经验在中药新药审评中的证据作用。

建立完善不同注册分类下用于支持注册申请的人用经验的技术评价标准体系，打通不同研发途径、模式和不同申请类别的中药新药研发注册通道，推动一批基于名老中医经验方、医疗机构中药制剂等具有中医长期临床实践且临床价值显著的中药新药成果转化，促进中药传承创新发展。

（1）遵循中药研发规律，构建中医药理论、人用经验和临床试验相结合的评价标准体系。在中药研究与开发过程中，融合中医药理论、人用经验和临床试验的综合评价，形成完备、全面的评价体系。

（2）开展关于古代经典名方、名老中医方和医疗机构制剂等转化为中药新药的关键技术研究。实施基于名老中医方、医疗机构制剂等具有人用经验的中药研发示范研究。

（3）开发新工具、新方法，用于支持研发决策和注册申请中的人用经验收集、整理与评价。基于中医药领域大量的人用经验，研发和应用新的工具和方法，用于收集、整理和评价人用经验的有效性和可靠性，为中药新药的研发决策和注册申请提供科学依据。

2. 构建临床价值为导向的中药有效性评价体系

突破中药新药有效性评价瓶颈，研究制订中药新药有效性评价的新工具、新方法和技术标准，构建符合中药特点的中药有效性评价体系，推动中药新药的"守正创新"发展。

开展中药临床评价核心指标集研究，探索研究以有效治疗方案转化为主的系列方药临床评价关键技术，形成符合中医药临床应用特点的不同给药方案的中药临床有效性评价方法。强化循证医学应用，发挥医患共建平行病历等混合研究方法在临床真实疗效评价中的应用，研究针对中药长期反复用药有效性的评价机制，构建用于支持监管决策的中药真实世界研究方法体系，将真实世界研究新工具转化应用于中药研发当中。开展以患者为中心的中药临床有效性评价方法学研究，制定符合中药特点的、以患者为中心的中药临床有效性评价指导原则。将患者报告的临床结局新工具引入中药研发。

形成一批中药新药临床研究公认的可供使用的有效性评价方法和工具，建立完善中药有效性评价体系。在重大疾病、尚无有效治疗手段的疾病、中药临床治疗优势等领域，实现中药新药研发注册的全面突破。

（1）真实世界证据在中药监管决策中的应用技术研究　研究建立对研发实践中真实世界研究设计、沟通交流要求、中药疗效评价应用等技术规范；针对真实世界数据薄弱环节，规范真实世界数据的收集、丰富真实世界数据来源，研究相关技术要求。

（2）符合中医药特点的临床疗效评价关键技术研究　运用以患者为中心的药物研发（PFDD）、患者报告结局（PRO）、数字健康技术等，研究具有中医治疗优势和特点病证的疗效评价新标准。

3. 构建符合中药特点的中药安全性评价方法

开展符合中药特点的中药安全性评价方法和标准体系研究，丰富中药安全性风险评价手段，完善评价方法和决策路径，制定相关安全性评价指导原则，为新药上市前和药品上市后的安全性技术审评、药物警戒及监管决策提供参考。

开展处方含毒性药味中药制剂安全性评估方法研究，注重中药临床前的安全性研究，关注人用历史中暴露出的安全性问题，加大对来源于经典名方或国医大师、名老中医等具有丰富临床经验的中医临床专家经验方、中药医疗机构制剂等具有人用经验的中药安全性评价技术标准的研究。通过调研文献，系统梳理临床前、临床试验期间、上市后安全性数据以及汇总相关研究成果等，深入研究中药安全性风险评价所需信息，完成中药安全性数据库框架的构建。通过对高风险品种信息的不断收集整理，丰富完善中药安全性风险评价手段，形成评价方法，完善决策路径，制定相关安全性评价指导原则，并建立中药安全性评价专家队伍。

制定完善心、肝、肾、神经、生殖等毒性靶器官中药药源性损害评估技术要求，形成可以覆盖常见中药材和高风险品种的中药安全性（毒性）数据库，起草涉及毒性药材中药复方制剂质量控制技术指导原则，建立有关安全和质量控制新方法，完善中药注册监管要求。

（1）**中药非临床安全性评价关键技术研究**　针对我国中药非临床安全性评价方面"多组分复杂性、毒性微量性、长期蓄积性、器官趋向性"等一系列评价技术难题，借鉴国外先进的毒理学评价技术手段，开展符合中药特点的非临床安全性评价新技术和创新中药的毒理学评价研究，建立中药制剂安全性相关质量控制技术、毒性靶器官早期评价和筛选方法，建立和完善中药安全用药、风险评控的系列检测技术。开发符合中医中药特点的"病－症－证"中医证候动物模型、建立基于中医联创诊断标准的中医动物模型评价技术，解决我国中药安全评价中缺少应用模型评价不同机体状态下毒－效关系的技术难题。

（2）**中药、天然药物创新药研发模式与技术要求研究**　针对如网络药理学、转基因技术、人工智能、合成生物学等新技术、新领域及其涌现的新药研发新思路、新模式，探索中药创新研发的新模式，制定完善相适应的技术要求。系统梳理国际重点国家和地区的植物药注册管理技术要求，分析监管思路、技术要求和我国中药企业出海现状，并与我国相关注册管理技术要求进行比较研究，明确中药在目标注册国或地区注册的主要技术壁垒，助力中药"走出去"；在深入研究天然药物的特点和要求基础上，提炼国际天然药物可借鉴之处，凝聚多方共识，修订天然药物研究技术要求，指导和促进天然药物的研发，推动中药国际化。

（3）**改良型新药创制的技术标准体系研究**　深入调研中药行业对改良型新药研究的重点、难点问题，推动研发，促进相关法规和技术要求落地实施，同时合理吸收现代科学技术研究进展和实践经验，了解中药研发新技术、新方法等，凝聚各方共识，形成更加符合产业发展实际的技术要求，加快中药改良型新药上市。

4. 研究制定审批管理的中药饮片审评新工具、新方法、新标准

根据实施审批管理中药饮片的特点和实际情况，研究开发支持中药饮片注册申请的新工具、新方法、新标准，制定实施审批管理的中药饮片评价技术要求，保证产品安全、有效和质量可控，促进产业高质量发展。

围绕加强饮片过程质量控制、促进饮片质量标准提高、有效防控风险等问题，研究建立实施审批管理的中药饮片质量控制研究技术要求，推动产品研发和注册申报。

构建完善支撑中药饮片注册管理的中药饮片技术评价标准体系。

## （三）完善上市后研究评价和变更管理，实施全生命周期产品服务

中药监管科学在上市后领域的研究，重点针对影响公众用药安全的共性关键问题及其技术瓶颈，主

要目标是通过监管科学研究：进一步提升中药风险的早期识别感知能力，及时发现潜在的严重风险，强化创新中药的全生命周期安全监管；完善中药风险的评价工具及管控能力，评估风险特征及影响因素，产出高质量的证据，支撑中药上市后监管决策；改进中药监管及安全用药信息的传播获取能力，避免已知风险的重复发生，进一步筑牢安全用药防线，增强公众安全有效使用中药的能力及信心。

1. 提升中药风险的早期识别感知能力

研究信号检测新方法，开发新型生物标志物，提高安全性有关的主动监测评价能力，研制基于互联网数据的风险识别技术，开发中药风险预测预警模型及工具，加强网售药品的风险预警识别技术研究。开展含毒性中药及其相关制剂的全程溯源管理，支持毒性中药全程电子追溯制度及关键信息追溯平台的建设。建立中药风险识别预警技术，提升风险的早期识别感知能力，推动实现中药潜在风险的早期发现、及时评控，为防范系统性、区域性药品安全风险提供技术手段。

（1）符合中药特点的信号检测新方法研究与应用 目前对上市药品的风险识别主要基于不相称测定分析理论，利用自发报告数据，发现潜在的风险信号。随着人工智能及大数据的不断发展，传统的风险信号发现方法的局限性日益凸显，如存在时间滞后性、准确性不足，难以检测涉及联合用药等复杂高维的安全问题；在利用电子健康数据进行信号检测时，难以控制混杂因素的干扰等。

有必要开展符合中药特点的信号检测新方法研究，针对中药多复方、多联合用药等特点，以多来源数据为基础，探索应用大数据、人工智能等技术和方法，分析中药使用环节风险的来源及影响因素，研究更为敏感准确的风险信号发现、识别新方法，推动实现中药风险的早期发现、及时评控的目标。重点包括：①复方制剂、联合用药的信号检测；②基于随机森林、极限梯度提升机、邻近算法等机器学习技术的信号检测；③信号检测的混杂因素控制；④高维风险的信号检测；⑤基于多源数据的信号检测等。

（2）新型生物标志物的开发与应用 生物标志物可用于严重不良反应的诊断、监测，或用于预测药物治疗的风险及（或）预后等。目前只有少数药品严重不良反应时具备生物标志物，如药物性肝损伤、药物性肾损伤、药源性粒细胞减少、药源性横纹肌损害等，已有的生物标志物多数敏感性不高，特异性相对缺乏。以药物性肝损伤为例，临床的生物标志物如血清谷丙转氨酶（ALT）、谷草转氨酶（AST）、碱性磷酸酶（ALP）、补体（TBL）和 γ- 谷氨酰转移酶（GGT）等在诊断和评估风险方面存在局限性，相当比例的指标异常患者不涉及药物性肝损伤的发生。如某些患者使用肝素和他克林等药品后，血清 ALT 大幅度升高，但并未发生严重药物性肝损伤。

有必要开展中药严重不良反应风险发生机制研究，开发敏感性高、特异性强的新型生物标志物，预测预警药物相关严重过敏反应、重要脏器损害等风险，识别药物相关风险的易感人群，有助于避免易感患者用药，也可以作为诊断的指标。如 HLA-B*5701 等位基因携带者使用氟氯西林后发生药物性肝损伤（DILI）的风险较其他患者高 36 倍，国内学者首次发现何首乌特异质性肝损伤易感人群基因标志物 HLA-B*35：01，针对易感人群基因研制相应的检测试剂盒有助于加强中药风险早期预警能力，提升中药临床安全精准使用的水平及临床应用价值。重点包括：①中药风险相关生物标志物适用性的评价指标及技术标准；②中药相关肝损伤、肾损伤等重要脏器损害的易感人群及生物标志物；③中药相关严重过敏反应等严重风险的易感人群及生物标志物等。

（3）中药安全性主动监测评价模式的研究与应用 基于自发报告的被动监测存在漏报率较高等局限性，无法获取药品不良反应（ADR）发生率、判定因果关系，一般不适用于观察背景发生率较高、与疾病临床表现类似或涉及复杂高维因素的 ADR 等。主动监测一般不干预诊疗活动，所获取的数据属于真实世界数据范畴，获取的个例报告信息一般更为全面，得到的结果也更为准确，可以弥补被动监测的不足。

研究建立中药安全性主动监测评价模式，有助于提升中药安全风险的主动发现评价能力。为药品全生命周期风险管理提供真实世界研究数据 / 证据支持，为缓解药物伤害、避免风险扩散，防范系统性、区域性药品安全风险提供有效技术手段。重点包括：①药品安全相关电子诊疗数据标准及通用数据模型；②基于 Min-Max、Z-Score、多元回归模型等方法的标准化及混杂因素控制；③倾向评分匹配、分层、回归调整、加权等偏倚控制；④人工智能技术在主动监测的应用。

（4）**基于互联网数据的风险识别工具的研究与应用** 互联网工具在公众安全用药信息获取及合理用药指导的作用日益重要，研究基于互联网数据的风险识别工具，有助于及时发现中药相关风险。重点包括：①基于互联网"搜索指数""问答"热度及文本信息的风险识别；②网络"百科""短视频"的热点信息及阅读/播放频次的风险识别；③基于网售药品处方事件等数据的风险识别。

（5）**中药风险预测预警模型及工具的研究与应用** 中药在预防疾病、缓解病情、提高患者生存质量等方面有独特优势，也有某些常用中药因可能涉及重要脏器及系统损害、过敏性休克等非预期、严重风险，引起社会广泛关注。

基于多源数据开展数据库特征分析、重复报告过滤及术语规范化研究，针对影响药品风险发生、发展的内在原因及外部因素，研究开发中药非预期、罕见严重不良反应风险预测预警模型，制定技术指南评估数字工具（人工智能和算法等）的有效性及可靠性，指导数字工具在中药上市产品安全监测评价的科学合理应用。重点包括：①中药风险识别评估相关数字工具适用性评价；②中药非预期、罕见严重不良反应风险预测预警模型；③基于多源数据的重复报告过滤及术语规范化。

2. 完善中药风险的评价工具及管控能力

系统梳理影响中药使用的重大及（或）共性问题，研究符合中药特点的中药风险半定量/定量评估方法和安全性证据体构建路径。以中医临床为导向的中药安全性分类分级评价策略，开发中药风险管理辅助决策模型及药物警戒工具，分析中药短缺成因并提出改进措施及建议。基于中药特点评估临床用药风险，为中药监管科学决策提供依据。

（1）**中药安全相关重大/共性问题研究** 通过监测数据分析、文献研究、问卷调查等多种形式，对影响中药安全合理使用的重大/共性问题进行系统研究，分析优化中药获益－风险、减少或缓解中药使用环节严重风险所需的战略知识差距（strategic knowledge gaps，SKGs），提出需重点关注的问题及中药品类，梳理形成问题清单并提出建议措施。重点包括：①需重点关注的中药安全相关重大/共性问题及中药品类；②影响中药安全合理使用的重大/共性问题清单；③中药安全相关重大/共性问题应对措施及建议。

（2）**符合中药特点的风险半定量/定量评估工具的研究与应用** 获益大于风险是中药上市或可在临床继续使用的前提。基于中药成份、治疗人群及疾病、用药方式的复杂性，应用风险综合评价法、风险度评价法、影响与可能性矩阵、SWOT 分析［优势（Strength）、劣势（Weakness）、机会（Opportunity）、威胁（Threats）］及效应函数、数据包络分析、因子分析等方法，建立中药获益－风险评价的半定量/定量评价工具，基于中药特点评估临床用药风险，为中药监管科学决策提供依据。重点包括：①符合中药特点的风险半定量评估工具；②探索中药风险定量评估工具。

（3）**中药安全性证据体构建路径的研究与应用** 应用中医药循证理论及方法，基于全国、区域人群的多来源药品不良反应数据、医疗大数据，融合中药知识资源及已有证据，建立基于本体的知识图谱，多维度、碎片化证据整合、分级和赋权，研究中药安全性证据体构建路径、评价原则与方法，为中药安全监管决策提供技术支撑。重点包括：①中药安全性证据体构建路径；②中药安全性证据体适用性评价原则。

（4）**以中医临床为导向的中药安全性分类分级评价策略的研究与应用** 基于中药不良反应临床风险特征及流行特点，应用关联规则、聚类分析、粗糙集及定量决策树等工具构建中药风险分类策略；基于中药风险定性/半定量/定量评估结果，应用综合指数法、等级全息建模等方法，探索建立以临床需求为导向的中成药安全风险分级评估标准，并制定处置原则及综合评价策略，为应对系统性、区域性药品安全风险提供技术手段。重点包括：①以临床需求为导向的中成药安全风险分类分级评估标准；②中成药安全风险综合评价策略；③中成药安全风险处置原则。

（5）**中药风险管理辅助决策模型及药物警戒工具的研究与应用**　中药创新药尤其是采用附条件批准或特别审批程序加快批准上市的产品，安全性数据相对不够充分。应用多学科融合评价、多目标决策等方法，利用自然语言处理、机器学习、人工智能等技术，研究开发中药风险管理辅助决策模型及药物警戒工具，有效提升中药风险的监管能力。重点包括：①中药风险管理辅助决策模型；②中药药物警戒工具。

（6）**中药短缺成因及改进措施研究**　从科研、监管、产业政策导向、创新能力、研发投入、生产技术瓶颈、销售渠道、诊疗需求等多环节，梳理分析导致中药供给不足的政策性、结构性成因，以及一过性成本波动、新型冠状病毒感染等疾病大流行等暂时性诱因，从改进科研产业规划及政策、优化药品分类管理及药品网售管理等方面，提出改进措施及建议，提高中药的可及性，避免或缓解短缺风险，满足人民群众使用中药治病防病、健康保健的临床需求。重点包括：①中药短缺成因研究型报告；②改进中药短缺的措施及建议。

（7）**中药风险最小化管理工具的研究与应用**　针对中药安全性特点，特定风险的影响因素、易患人群、严重程度和发生频率、可逆性等特征，以及用药人群特点、可采用的防控方法等，开发符合中药特点的风险最小化管理技术，研制科学、均衡的中药风险最小化管理工具。重点包括：①针对用药禁忌、药物过量、药物伤害、联合用药等进行风险警示、监测/研究的常规风险最小化措施；②预防或减少中药相关伤害发生的几率，缓解中药相关伤害的严重程度及（或）缩短风险持续时间的附加风险最小化措施；③针对中药创新药、附条件批准上市中药及含马兜铃酸中成药、中药注射剂等药品，研究风险最小化管理工具。

3. 改进中药监管及安全信息的传播获取能力

研究建立中药说明书和标签信息的评估方法，制订电子化、结构化的中药临床安全用药指南/患者安全用药手册的编制要求及标准，编撰权威、易用的中药临床用药指南/手册。开发中药安全用药信息数据交换接口标准，拓宽中药安全用药信息传播及获取途径，编制中药安全信息公开及重点问题应对程序及预案。扩大支撑监管的信息数据来源，指导中药的安全合理使用。

（1）**中药说明书和标签信息的评估方法研究与应用**　研究中药说明书和标签信息评估方法，开发标准化调查问卷和量表工具。通过测试非中医专业的医疗人员及（或）公众对中药说明书和标签相关信息的理解程度，评估上述人群利用中药说明书和标签信息，作出正确的药物选择和用药决策的能力，系统评价中药说明书和标签的科学性、可读性和易理解程度。基于问题改进中药说明书和标签布局及可读性，优化信息传递方式，指导中药的安全合理使用。重点包括：①中药说明书标签可读性和易理解程度的评估工具；②公众药物选择和用药决策能力的评估工具。

（2）**中药安全用药指南/手册的结构化、标准化研究与应用**　组织专业学会协会制订电子化、结构化的中药临床安全用药指南/患者安全用药手册的编制要求及标准，编撰权威、易用的中药临床安全用药指南/患者安全用药手册，将中药说明书中涉及的中医病名、西医病名、中医证候、中西医临床症状和体征等专业内容，转化为非中医专业的医疗人员及（或）公众更加易于理解的信息，指导中药安全合理使用。重点包括：①电子化、结构化的中药临床安全用药指南/患者安全用药手册的编制要求及标准；②临床常用中药及高风险中药的临床安全用药指南/患者安全用药手册。

（3）**中药安全用药信息数据交换接口标准的开发与应用**　组织中药监管科学基地/研究院/重点实验室牵头制订中药安全用药信息数据交换接口标准，指导上市许可持有人或第三方通过标准化的接口向公众提供访问服务，推动移动互联网等信息技术在安全用药信息传播中的应用，拓宽获取中药安全用药信息、反馈相关问题的可靠途径；同时实现与其他相关信息系统的互操作性及数据可移植性，扩大支撑监管的信息数据来源。重点包括：①中药安全用药信息数据交换接口标准；②用于上市许可持有人或第三方安全用药信息数据交换、公众访问服务的标准化接口开发。

（4）**中药安全用药及监管信息的传播要素研究**　研究影响中药安全信息有效传播的要素，优化安全用药信息的传播路径，提高传播效率。针对社会关注度高的中药安全性问题，建立信息公开及重点问题应对程序及预案，及时回应社会关切，合理引导各方预期。营造良好社会氛围，增强公众安全使用中药的能力及信心。重点包括：①中药安全信息公开范围及公开程序；②中药重点问题应对程序及预案。

4. 建立中西药协同优势评价方法

基于多来源数据研究中药及中药保健食品、化学药之间，可能存在的药剂学、药动学及药效学相互作用，分析药物的配伍禁忌，联合用药对吸收、分布、代谢和排泄等药动学特性的影响，以及药效及毒性的相加、协同或拮抗作用，研究建立以临床价值为导向的中西药协同优势评价方法，基于大数据、人工智能探索中西药并用可能涉及的配伍禁忌、药效拮抗、毒性相加或协同等风险识别及防控方法，充分发挥中西药并用在疾病预防、治疗、康复中的独特作用及协同优势。

研究归纳中药及中药保健食品、化学药之间，可能存在的药剂学、药动学及药效学相互作用表现及类型，提出需重点关注研究的相互作用表现。

以疫病防治及疑难杂症医治中经验证有效的10~20个中西药并用治疗方案及用药规律为对象，收集包括临床诊疗数据、不良反应监测数据等在内的多来源数据，分析中西药并用在提高药效、缩短病程、改良生存质量、减少或避免不良反应等优势，研究建立以临床价值为导向的中西药协同优势评价方法，基于大数据、人工智能探索中西药并用相关风险识别及防控方法。

## （四）提升中药质量安全，实施全链条质量管控

围绕产业发展需求和中药质量控制的难点、痛点问题，改进优化中药质量控制评价方法和技术要求，建立完善符合中药特点的中药质量控制标准体系，推动中药质量的提升和产业高质量发展。

1. 构建中药材、中药饮片、中药配方颗粒质量数据库

开展中药材、中药饮片、中药配方颗粒评价方法研究，建立符合中药特点的质量评价新方法，建立中药指纹图谱数据处理系统，构建质量数据库，进一步提升中药质量与监管力度。

（1）**制定中药饮片质量标准技术指导原则**　制定符合中药特点的质量标准技术指导原则，确保中药饮片的质量。研究并制定适用的质量标准，涵盖中药饮片的有效成份含量、无毒有害物质的检测、农药残留和重金属含量等方面。

（2）**探索建立中药配方颗粒质量标准和数据库**　建立全国统一的中药配方颗粒质量标准，并初步建立相关的质量数据库，包括成份组成、质量标准、生产工艺以及药效评价等数据，以为质量控制提供可靠支持。

（3）**建立中药材质量数据库**　建立中药材质量数据库，以收集和整理中药材的质量信息，包括药材的产地、生产工艺、质量标准、有效成份含量等方面的数据，为中药材的质量控制提供参考和依据。

2. 构建中药生产全过程质量监管系统

提升中药制剂质量控制水平，根据中药特点，结合生产实际情况，加强药材、饮片源头质量控制，建立中药材资源质量控制数据库，建立中药材、中药饮片提取物、中药配方颗粒质量控制技术指导原则，促进中药质量不断提高。加强从研发、生产到流通环节的监测，建立中药生产全链条追溯体系。

研究建立包含药材、饮片和中成药在内的质量标准体系，搭建代表性中药全产业链质量追溯体系。围绕中药材产地加工，特别是趁鲜切制存在的监管难点和关键问题开展研究，制定符合中药特点和实际情况的中药材产地加工管理和技术要求，推动中药生产企业将质量管理体系向中药材种植加工环节延伸，进一步加强源头质量控制。加强饮片炮制基础研究，针对特殊复杂炮制工艺的中药饮片，如生熟异制类、发酵类等，开展炮制对质量影响及相关机理研究，阐明饮片炮制科学内涵。

构建包含药材、饮片和中成药在内的质量可追溯平台，完善中药安全性质量控制标准体系，形成中

药全链条监管和质量控制的新工具。加强中药制剂生产过程控制，提高中药制造水平和产品质量，促进中药高质量发展。

（1）**中药整体质量评价关键技术研究**　利用指纹图谱、特征图谱、对照品替代技术、分子生物学技术、基于临床的中药生物活性评价方法等质量评价新技术和新方法，开展中药中多糖、多肽等水溶性大分子、掺杂、染色、增重、非法添加化学药品、中药注射液质量控制等检验检测技术研究，完善中药整体质量评价标准，形成基于性状特征、化学分析、生物活性和综合分析的质量评价模式。开展中药质量追溯体系研究、特色产地加工研究以及复杂炮制工艺研究，加强源头和全过程质量控制。

（2）**搭建全产业链质量追溯体系**　侧重于构建代表性的质量追溯体系，覆盖中药全产业链。特别关注中药材产地加工环节中的监管难点和关键问题，制定符合中药特点和实际情况的中药材产地加工管理和技术要求，推动中药生产企业将质量管理体系延伸至中药材种植加工环节，加强源头质量控制。

（3）**强化饮片炮制基础研究**　针对特殊复杂炮制工艺的中药饮片，如生熟异制类、发酵类等，加强饮片炮制的基础研究。研究炮制对饮片质量的影响及相关机理，以揭示饮片炮制的科学内涵，为质量控制提供科学依据。

（4）**构建质量可追溯平台**　建立包含药材、饮片和中成药在内的质量可追溯平台，完善中药安全性质量控制标准体系。该平台将为中药全链条的监管和质量控制提供新的工具和手段。

（5）**强化中药制剂生产过程控制**　加强中药制剂生产过程的控制，提升中药制造水平和产品质量。确保中药制剂的一致性和稳定性，增强产品的安全性和有效性。

3. 建设道地药材监测体系

加强道地药材生产体系、标准体系、追溯体系的建设。加强道地药材生产、标准、追溯等关键体系的支撑性平台建设和研究。

（1）组建专门的药材监测实验室，建立完备的监测机构和网络，涵盖道地药材产地、加工环节和市场销售环节。

（2）制定科学合理的监测指标和方法，以适应道地药材的特点和质量需求，包括有效成份含量、有毒有害物质检测、农药残留和重金属监测等。

（3）建设高效的信息系统和可追溯体系，通过现代化技术手段实现对道地药材生产、流通和消费等环节的信息化管理和监控。追溯系统可以通过生产批次号、产品追溯码等方式，提供道地药材的来源、生产过程和加工流程等重要信息，保障产品真实可信。

（4）加强监督管理和执法力度。相关部门应加强对道地药材生产、加工和销售环节的监督检查，对违法行为采取严厉惩处。同时，与药材生产企业和药材市场加强沟通与合作，共同推动道地药材监测体系的建设和运行。

4. 制定中药外源性有害残留物及内源性有毒成份检测标准

开展中药外源性有害残留物及内源性有毒成份质量控制新方法和新工具研究，建立中药安全性质量控制标准体系，保证中药使用安全。

研究中药重金属及有害元素、农药残留、真菌毒素检测方法和安全性控制标准。开展毒性药材及制剂中毒性成份的确认、检测及风险评估研究，制定科学、合理、可行的安全性控制标准。

完善中药安全性质量控制标准体系，形成中药全链条监管和质量控制的新工具。

（1）开展毒性中药材及饮片安全性评价及质量控制研究，针对处方含马兜铃酸、吡咯里西啶生物碱等内源性毒性成份中药，研究建立准确、可靠、专属、灵敏、通用的内源性毒性成份检测分析方法，研究建立处方含细辛、马兜铃的中成药的质量控制标准。

（2）开展外源性有害残留物安全性风险评估技术研究，建立限量标准指导原则及限量标准；针对中药材种植过程中植物生长调节剂等农业投入品，开展残留检测及中药质量和安全性评价研究。

（3）开展有毒中药材的全面毒理学研究，阐明毒性成份作用机制、制定限量标准，支持风险管理决策。

### （五）基于全链条的中药数据科学研究

基于中药全链条的时间线序贯连接属性，分别从安全性、有效性和质量可控性三方面开展数据科学研究。建立中药安全监管通用数据模型及标准，整合中药的动物实验安全性评价数据、多层次基础及临床研究数据，生产及质量检验数据，临床应用及监管数据，融合中药安全性知识资源，构建中药安全性数据科学信息平台。创新中药多维证据综合评价技术及方法，与来自医疗机构、区域医疗中心、医保系统等中药真实世界数据资源整合，构建中药有效性证据数据体系；针对中医药特色，以互联网模式建立患者对中药疗效评价的反馈机制；构建身体健康检测数据与患者自述感官量化数据双支撑的疗效评价数据体系。按生产链条开展中药质量数据科学研究，积累中药种养殖、产地加工、炮制、中成药生产、流通、使用过程数据并开展研究，对关键技术节点的数据体系建设进一步深化，对数字化标准及标准物质、数字化标本、图谱及智能鉴别、智能化真伪鉴别、DNA 分子鉴定与基原确证、智能化中药风险评估、有效性检测和评价技术，以及以整体质量控制为理念的定量化快速检测筛查和质量优劣等级评价等工作以数据科学理念量化开展研究。

1. 构建监管链条框架

将 GLP、GCP、GAP、GMP 和 GSP 等关键节点进行数据量化，并按照药品监管的顺序进行连接，建立一个完整的序贯监管链条框架。

2. 设计信息基础框架

基于数据科学的方法和技术，设计和搭建一个信息系统框架，包括安全性、有效性和质量可控性三方面的基础信息。这个信息框架将为注册、生产和市场监管等环节提供必要的技术支持，确保中药的质量和安全性。

3. 构建知识图谱

建立注册、生产和市场监管相关技术要点的知识图谱，整合和归纳各类关键知识和信息。该知识图谱将提供全面和准确的信息支持，帮助决策者作出科学的决策。

4. 建立动态数据积累框架

设计一个能够不断更新和积累中药监管数据的框架，以保持监管体系的持续完善。这包括数据收集、处理、分析和更新，使数据始终保持最新和具有高质量。

5. 发展数据科学算法体系

建立适用于中药数据的数据科学算法体系，包括关键功能和模块的算法开发。同时，探索并应用针对性的人工智能（AI）模型，以及大模型人工智能算法，以提高中药数据的处理、分析和应用效率。

### （六）中药先进制造研究与评价

结合我国制药工业发展现状，明确中药先进制造的研究思路、方向和突破点，以及中药先进制造的技术路径和相关要求，制定中药先进制造研究技术要求，推动先进制造新技术、新方法、新设备在中药制药领域的应用，加强中药制剂生产过程控制，提高中药制造水平和产品质量，促进中药高质量发展。

深入了解我国中药制药行业先进制造的需求、现状、应用前景及存在问题，明确实现中药先进制造的技术路径和必要要求，研究制定中药先进制造相关技术指导原则。

构建中药先进制造研究与评价体系，加快推进新技术、新方法、新设备的应用，全面提升中药全过程质量控制水平、提高中药产品质量。

（1）鼓励中药产业采用绿色制造、低碳制造、智能制造等先进制造技术，以满足行业对设备更新换代、智能化、自动化和数字化等产业发展升级的需求。这将为中药产业提供更先进的生产工具和方法，推动产业的可持续发展。

（2）针对已上市中药变更相关情况，研究存在的难点和堵点问题。通过深入调研和分析已上市中药变更过程中的挑战和问题，为其研发和监管提供有益的意见和建议。

（3）优化变更分类和完善变更技术要求。通过对不同类型中药变更的分类和技术要求的完善，为中药企业在变更过程中提供明确的指导，确保变更的安全性和有效性。

（4）推动先进生产新技术、新设备和新方法在中药产业的研究和应用。鼓励中药企业采用先进的生产技术与设备，促进中药产业的高质量发展和现代化进程。

（5）致力于提升中药质量水平。通过先进制造技术的应用和评价技术要求的研究，提高中药的生产过程控制和质量保障能力，推动中药行业的质量提升[1]。

（胡镜清）

# 参考文献

[1]国家药监局中药监管科学战略研究课题组. 中药监管科学发展战略研究报告[R].（2023-07-04）.

# 第二节　中药监管科学发展支持政策

党的十八大以来，我国中药审评审批制度改革持续深化，创新、质量、效率得到进一步提升，中医药产业快速高质量发展，人民群众希望用到好中药的需求得到更好满足。随着审评审批制度改革不断向纵深推进，中药产业创新飞速发展，我国中药监管体系和监管能力存在的短板问题日益凸显[1]。

中药监管在监管立法、决策和能力方面面临新理论、新技术、新方法、新模式的挑战。新药研制环节，开始采用合成生物学、系统生物学、AI+、纳米药物等创新技术；生产环节，涉及智能制造、过程控制和自动化等大量应用；流通环节，已有采用区块链技术助力药品追溯的实践案例。中药研发、生产、流通、使用过程融合了各种科学技术，先进科学技术在中药领域的发展和应用，必然导致许多中药创新产品的涌现和前所未有的监管挑战[2-3]。面对飞速发展的医药科技变革和艰巨繁重的中药监管任务需求，需要主动探索采取变革性措施，推动加速开展中药监管科学研究。

## 一、监管科学相关促进政策

随着"监管科学"在药品监管领域从概念引入到实践发展，其展示的重要意义和卓有成效的实践成果不断被业界和公众认识和接受。尤其是2019年以后，无论是国家层面出台的改革措施还是科学界的研究报告，从不同层面推动了中药监管科学的快速发展。

### （一）党中央、国务院相关文件

2021年2月19日，中央全面深化改革委员会第十八次会议审议通过《关于全面加强药品监管能力建设的实施意见》（简称《实施意见》）作为推进我国药品监管现代化建设的纲领性文件，对于促进药品监管事业发展具有重大而深远的意义。5月10日，国务院办公厅印发《实施意见》，正式提出加快建立健全科学、高效、权威药品监管体系，实施中国药品监管科学行动计划，进一步提升药品监管工作科学化、法治化、国际化、现代化水平，推动我国从制药大国向制药强国跨越，更好满足人民群众对药品安全的需求[4]。

《实施意见》聚焦我国药品监管体系和监管能力存在的瓶颈问题，着眼长远，从 6 个方面提出 18 项重点工作。一是完善法规和标准体系建设。加快制修订配套法规规章，及时清理完善规范性文件，有序推进技术指南制修订。加快完善政府主导、企业主体、社会参与的标准工作机制。加强标准信息化建设，提高公共标准服务水平。二是提高审评能力，优化审评机制。优化中药和生物制品（疫苗）等审评检查机构设置，优化应急和创新药品医疗器械研审联动工作机制，鼓励新技术应用和新产品研发。优化中药审评机制，遵循中药研制规律，建立中医药理论、人用经验、临床试验相结合的中药特色审评证据体系，促进中药传承创新发展。三是完善检查执法体系和办案机制，强化部门协同。加快构建有效满足各级药品监管工作需求的检查员队伍体系，建立检查力量统一调派机制。鼓励市县从事药品检验检测等人员取得药品检查员资格。完善省级市场监管与药品监管工作机制，推动落实市县药品监管能力标准化建设要求。各级药品监管部门与公安机关建立健全行刑衔接机制。强化国家、省、市、县四级负责药品监管的部门在药品全生命周期监管上的协同，形成药品监管工作全国一盘棋格局。四是提高检验检测能力，完善应急管理体系。完善科学权威的药品、医疗器械和化妆品检验检测体系，推进省级药品检验检测机构的批签发能力建设，加强不良反应（事件）监测体系建设和各级不良反应监测机构能力建设。《实施意见》强调，要完善各级人民政府药品安全事件应急预案，健全应急管理机制。强化应对突发重特大公共卫生事件中检验检测、体系核查、审评审批、监测评价等工作的统一指挥与协调。加强国家药监局安全应急演练中心建设。强化应急关键技术研发。五是完善信息化追溯体系，提升"互联网＋药品监管"应用服务水平。构建全国药品追溯协同平台，实现药品全生命周期追溯，逐步实施医疗器械唯一标识。加强药品、医疗器械和化妆品监管大数据应用，推进监管和产业数字化升级。推动工业互联网在疫苗、血液制品、特殊药品等监管领域的融合应用，推进审评审批和证照管理数字化、网络化，推进网络监测系统建设。六是实施中国药品监管科学行动计划，提升监管队伍素质和监管国际化水平。建立药品监管科学研究基地，加快推进监管新工具、新标准、新方法研究和应用。强化专业监管要求，加强对监管人员培训和实训。深入参与国际监管协调机制，推动实现监管互认，推动京津冀、粤港澳大湾区、长三角等区域监管能力率先达到国际先进水平。

《实施意见》强调，要加强组织领导、完善治理机制、强化政策保障、优化人事管理、激励担当作为，全面加强药品监管能力建设，更好保护和促进人民群众身体健康。

## （二）国家药监局系列文件

2020 年 12 月，国家药监局印发《关于促进中药传承创新发展的实施意见》，将"加强中药监管科学研究"作为推动中药监管体系和监管能力现代化的重要抓手，鼓励运用现代科学技术和传统中医药研究方法，深入开展中药监管科学研究，积极推动中药监管理念、制度、机制创新，强化成果转化应用，推出一批中药监管新工具、新方法和新标准。同时，强调要深化与国内一流大学、科研机构之间合作，建立中药监管科学合作研究基地和国家药监局重点实验室，强化中药监管基础性、战略性问题研究[5]。

2021 年 10 月，国家药监局联合发展和改革委员会、科技部、工业和信息化部（简称工信部）、卫生健康委、市场监督管理总局（简称市场监管总局）、医保局、中医药局等部门联合印发《"十四五"国家药品安全及促进高质量发展规划》（简称《规划》），提出围绕"加强技术支撑能力建设"，深入实施中国药品监管科学行动计划[6]。在"十四五"期间，国家药监局将统筹推进监管科学研究基地和重点实验室建设，开展监管科学等研究；将药品监管科学研究纳入国家相关科技计划，重点支持中药、疫苗、基因药物、细胞药物、人工智能医疗器械、医疗器械新材料、化妆品新原料等领域的监管科学研究，加快新产品研发上市；支持国家审评、检验、评价、核查等机构参与国家相关科技项目，鼓励开展药品快速检测新技术、药品研发生产及质量控制等研究，开展数字诊疗装备、个体化诊疗产品、生物医用材料的质量评价、检测技术及检测规范等研究，开展化学药品、疫苗、新型药物和特殊药物剂型等安全性、有效性评价技术以及创新医疗器械标准体系研究；鼓励运用现代科学技术，结合我国传统优势项目和特色植物资源，加强化妆品新原料研究。《规划》还专门设置"监管科学重点实验室建设"重点建设项目专栏，主要内容包括：①在中药、化学药品、生物制品、辅料包装材料等领域布局开展药品监管科学重点实验室建设；②支持药品创新发展，在创新药品、特殊药品以及仿制药质量和疗效一致性评价等领域布局开展药品监管科学重点实验室建设；③紧跟国际医疗器械科技前沿，在人工智能、生物材料以及体外诊断试剂等领域布局开展医疗器械监管科学重点实验室建设；④在检验检测技术、安全性评价以及风险监测与预警等领域布局开展化妆品监管科学重点实验室建设；⑤提高应对新型冠状病毒感染疫情等重大新发突发公共卫生事件中的药品、医疗器械审评保障能力，在创新产品、5G 等新技术领域布局开展创新性多领域监管科学重点实验室建设。

2023 年 1 月，国家药监局以 1 号文件印发《关于进一步加强中药科学监管　促进中药传承创新发展的若干措施》（简称《若干措施》）[7]，从加强中药材质量管理，强化中药饮片、中药配方颗粒监管，优化医疗机构中药制剂管理，完善中药审评审批机制，重视中药上市后管理，提升中药标准管理水平，加大中药安全监管力度，推动中药监管全球化合作等 9 个方面提出 35 条具体措施，向纵深推进中国式现代化中药监管实践和具有中国特色的中药科学监管体系建设。《若干措施》将大力发展中药监管科学作为促进中药传承创新发展的重要保障措施，全方位部署中药监管科学创新。一是研究制定中药监管科学发展战略和关键路径，积极筹建药品监管科学全国重点实验室，依托国家药监局药品监管科学基地、重点实验室和重点项目实施，推动研究用于中药评价的新工具、新方法和新标准，并建立促进其用于中药监管的转化认定程序。二是建立完善具有中国特色的中药监管科学体系，解决中药监管基础性、关键性、前沿性和战略性技术问题。三是重视监管科学人才队伍培养。加强与高水平研究机构、高等院校以及行业学会、研究会等合作，构建中药监管人才培养课程体系，分类别开展监管能力和实务培训，培养一支适应中药高质量发展的监管队伍。四是加强中药监管基础数据建设，开展数据科学研究，从技术标准、质量追溯、过程监控、风险监测等方面，推动构建以数据为核心的中药智慧监管模式。

### （三）国家药监局重点实验室总体规划

重点实验室是药品监管科学技术创新的重要平台，也是组织开展药品监管领域高水平的基础研究和应用研究、聚集和培养优秀人才、促进科技成果转化、带动药品检验检测水平和技术支撑能力提升的专业龙头机构。建设一批国家级、创新型的重点实验室，对于完善药品监管科学体系，推动科学监管水平提升具有引领和示范作用。因此，紧密围绕药品监管面临的焦点和难点技术问题，系统谋划重点实验室的区域、学科、监管领域布局，有效推进重点实验室建设，对提升药品监管科技自主创新能力，解决重大监管难题具有重要意义。

为科学高效推进重点实验室建设，有力强化药品监管技术支撑，2018 年 1 月，国家食品药品监督管理总局印发《重点实验室总体规划（2018—2020 年）》[8]。根据不同环节、不同品种的药品监管特点及监管重点，在中药、化学药品、生物制品、包材辅料及多学科交叉的关键技术等领域规划五类药品监管重点实验室。根据监管关键共性问题的急迫程度和技术可行性等因素，逐步在各领域建立具有国际领先水平的综合性实验室和针对具体问题的专业性实验室。

在药品监管新方法、检验检测技术发展前沿、标准制修订、风险预警和分析、应急处置、毒理学、生物风险监测等重点领域开展创新性研究和科技攻关，解决基础性、关键性、前瞻性和战略性的技术问题，建成高水平监管科技智库，培养造就一批领军人物和核心骨干人才，显著提升我国药品安全技术保障水平。

关于中药监管领域的重点实验室建设，一般分为中药监管综合性重点实验室和专业性重点实验室。

（1）建设中药监管综合性重点实验室，发挥引领作用，在中药质量安全领域，围绕全产业链开展多学科、多领域的综合性研究，为中药民族药监管提供全面系统的技术支撑。

（2）以专业性重点实验室为突破，紧紧围绕中药民族药的质量和安全控制需求，开展深入研究，突破检验检测、风险评估以及标准研究中关键共性技术瓶颈，为本领域风险因素的有效识别、安全评价、科学控制、溯源预警以及突发的重大技术难题解决提供专业先进的技术支撑。规划在中药全产业链质量研究、民族药质量评价研究、中药材市场质量监测研究、中药材及饮片全产业链质量控制研究、中药注射剂安全性评价研究、中成药质量控制和评价研究等 6 个领域建设专业性重点实验室。

## 二、监管科学发展战略研究

### （一）《药品监管科学发展战略与研究报告》

2016 年初，中国工程院启动了"药品监管科学发展战略研究"咨询项目，由中国工程院医药卫生学部杨胜利院士牵头，组织了侯惠民、宁光、张伯礼、刘昌效、丁健、王广基等 7 位院士，以及数十位来自高校、科研院所、产业界的专家学者共同参与。通过该项目研究，凝练出我国药品监管科学发展面临的挑战和机遇，提出我国药品监管科学发展的对策建议，形成《药品监管科学发展战略与研究报告》（简称《战略与研究报告》）。2017 年 8 月，中国工程院正式以《关于报送〈药品监管科学发展战略与研究报告〉的函》（中工发〔2107〕89 号）报送国家食品药品监督管理总局。《战略与研究报告》明确提出"发展药品监管科学是推进'健康中国 2030'的必然选择""以监管科学研究为基础，调整我国药品监管思路和策略，发挥监管科学在促进科技创新转化方面的技术支撑作用，实现监管理念的全新转变""发挥政府主导作用，建立监管科学研究机构、人才等融为一体的监管科学体系，才能有效发挥我国体制优势，促进监管科学的全面发展"3 个基本判断，并基于上述判断提出战略建议：一是启动中国监管科学发展规划，从国家层面布局监管科学研究工作，到 2030 年建立起符合国际标准的监管科学支撑体系；二是设立国家专项，支持创新技术和产品的转化研究。三是培养和建立一支专业的"监管科学"人才队伍。四是改革监管机制，促进创新技术和产品转化，满足公众对健康产品不断增长的需求。

### （二）《中药监管科学战略研究报告》

2023 年 3 月，国家药监局组织相关直属单位和国家中医药管理局中国中医药科技发展中心的中医药专家成立"中药监管科学战略研究课题组"，系统开展中药监管科学发展战略和关键路径研究，并于 6 月正式提交《中药监管科学战略研究报告》（简称《战略研究报告》）。《战略研究报告》首次对中药监管科学的定义与战略定位、国内外药品监管科学发展态势、中药监管的挑战、重点任务与目标进行系统研究和阐释。明确"中药监管科学是遵循中药自身特点和产业发展规律，研究用于评估被监管的中医药类产品安全性、有效性、质量可控性和成效的新工具、新标准、新方法的科学"。重点任务与目标包括：①加强中药监管科学规划，全面实施监管科学战略；②强化符合中药特点的审评审批体系建设，实施全过程注册加速；③完善上市后评价和批准后变更，实施全生命周期产品服务；④提升中药质量安全，实施全产业链质量管控。在此基础上，提出 4 个方向，共计 17 个重点专题。

## 三、中国药品监管科学行动计划

2019 年 4 月，国家药监局印发《关于实施中国药品监管科学行动计划的通知》[9]，启动实施"中国药品监管科学行动计划"。"中国药品监管科学行动计划"立足我国药品监管工作实际，围绕药品审评审批制度改革创新，紧紧跟踪国际监管发展前沿，通过监管工具、标准、方法等系列创新，经过 3~5 年的努力，制定一批监管政策、审评技术规范指南、检查检验评价技术、技术标准等，有效解决影响和制约药品创新、质量、效率的突出性问题，加快实现药品治理体系和治理能力现代化。具体有三方面重点任务。

一是建设 3~5 家药品监管科学研究基地。依托国内知名高等院校、科研机构，系统开展药品监管科学基础理论研究，推进监管科学学科建设，培养监管科学领军人才；围绕药品全生命周期，开展监管科学重点项目研究，开发系列新工具、新标准和新方法，夯实我国药品监管科学基础，助力药品监管科学可持续发展。

二是启动一批监管科学重点项目。围绕监管工作急需，突出问题导向，聚焦细胞和基因治疗、再生医学、药械组合等前沿性、交叉性产品，启动一批重点项目，由相关业务司局牵头，会同有关直属单位和部分省级局，联合高校、科研机构、行业协会等开展创新性研究。启动中国药品监管科学行动计划，首批确定 9 个重点项目。

三是推出一批药品审评与监管新制度、新工具、新标准、新方法。通过中国药品监管科学行动计划首批项目研究，制定 10~15 项审评技术规范指南，开发 10~15 项检查、检验、评价技术及指南，制定 50~100 项技术标准，拟定若干项监管政策，推进药品监管系统创新，提升药品审评审批效率，提高药品监管效能和水平。

中国药品监管科学行动计划首批开展的中药项目主要是"以中医临床为导向的中药安全评价研究"。该项目基于中医临床疗效的生物学评价和测定方法研究，探索建立以相关标志物相融合的中药质量标准，构建以中医临床为导向的中药安全性和质量控制体系，有效控制外源性污染物（农药残留、重金属与有害元素等）、内源性有毒成份。开展中药材、中药饮片及中成药品种的示范性研究，制定中药质量标准技术指导原则。

## 四、《全面强化药品监管科学体系建设实施方案》

2023 年 7 月国家药监局印发《全面强化药品监管科学体系建设实施方案》（简称《实施方案》），旨在强化新时期监管科学体系战略性、前瞻性、系统性布局和建设，标志着我国药品监管科学研究和科学体系建设进入新的发展阶段。

《实施方案》以药品监管科学全国重点实验室建设为"重中之重"，带动提升国家药监局监管科学研究基地、国家药监局重点实验室、省市级药品检验检测机构等监管科学条件平台建设水平，培育和强化药品监管领域战略科技力量。完善监管科学技术创新体系、成果转化体系、监管科学学科体系、国际协调体系等监管科学服务保障体系，加速监管科学成果转化与应用。突破化学药、生物制品、中药、医疗器械、化妆品、交叉学科重点领域关键核心技术瓶颈，研究开发监管科学新工具、新标准、新方法等 200 项以上，支撑服务药品监管的能力和水平显著提升，助力建立健全科学、高效、权威的药品监管体系。

根据《实施方案》的部署，在中药监管科学方面有 4 项重点任务。一是创新中药监管科学中西医融合研究新模式，重点发展中药监管科学多学科理论和方法，组织开展符合中药特点的有效性、安全性、质量及风险获益评价技术研究，为建立符合中医药特点的中药审评审批体系提供技术支撑；二是探索建立从中医动物模型、生物标志物到优化的临床试验的中药监管新工具、新标准、新方法，开展基于真实世界证据的具有人用经验中药的风险获益评价新方法、人工智能与中药科学监管、中医治未病的监管科学与审评决策研究；三是建立人用经验收集与整理的方法和工具，研究符合中医药特点的用于紧张型头痛、小儿便秘、糖尿病视网膜病变等适应症的临床疗效评价新方法，进一步完善中医药理论、人用经验和临床试验相结合的中药注册审评证据体系；四是组织开展符合中药特点的药学评价技术体系，持续推进中药质量控制技术研究，突破中药复杂体系质量的高级表征和系统控制技术瓶颈。

（于江泳　蒋露　赵军宁）

# 参考文献

［1］赵军宁．我国药品监管科学体系建设与发展前瞻［J］．中药药理与临床，2024，40（2）：3-17．DOI：10.13412/j.cnki.zyyl.2024.02.003.

［2］赵军宁．中药卓越监管体系的构建策略与前景展望［J］．中国食品药品监管，2024（2）：4-15.

［3］吴函蓉，李菲菲，雷海民，等．传统药物监管科学国际共享的重要实践［J/OL］．中国新药与临床杂志：1-10.［2024-04-26］．http://kns.cnki.net/kcms/detail/31.1746.R.20240129.1727.006.html.

［4］国务院办公厅．国务院办公厅印发《关于全面加强药品监管能力建设的实施意见》［EB/OL］．（2021-05-10）［2024-05-06］．https://www.nmpa.gov.cn/yaowen/ypjgyw/zhyw/20210510191205129.html.

［5］国家药品监督管理局．国家药监局关于促进中药传承创新发展的实施意见［EB/OL］．（2020-12-21）［2024-06-01］．https://www.nmpa.gov.cn/xxgk/fgwj/gzwj/gzwjyp/20201225163906151.html.

［6］"十四五"国家药品安全及促进高质量发展规划［EB/OL］．（2021-12-30）［2024-06-01］．https://www.nmpa.gov.cn/zwgk/ghcw/ghjh/20211230192314164.html.

［7］国家药监局关于印发进一步加强中药科学监管 促进中药传承创新发展的若干措施的通知［EB/OL］．（2023-01-03）［2024-06-01］．https://www.nmpa.gov.cn/directory/web/nmpa/xxgk/fgwj/gzwj/gzwjyp/20230103172324162.html.

［8］总局关于印发国家食品药品监督管理总局重点实验室总体规划（2018—2020年）的通知［EB/OL］．（2018-01-19）［2024-06-05］．https://www.nmpa.gov.cn/xxgk/fgwj/gzwj/gzwjzh/20180124164001471.html.

［9］国家药监局启动中国药品监管科学行动计划［EB/OL］．（2019-05-02）［2024-06-05］．https://www.nmpa.gov.cn/yaowen/ypjgyw/zhyw/20190430213401392.html.

# 第三节　中药监管组织架构与各方责任

中药监管科学是应对中药监管挑战的主动变革性措施，不仅是监管科学在中药监管领域应用的新兴前沿学科，更是中西医融合研究的新策略、新措施和新范式，需要构建不同层次的研究平台，依托国内科研院所和研究型大学，建设一批队伍强、水平高、学科综合交叉的中药监管科学研究基地、重点实验室，跨领域、跨行业整合优势资源，开展中医药交叉学科研究，在破解中药审评与监管难题、推动中药创新的政策研究、中药监管科学学历教育、中药监管人才培养合作、构建以数据为核心的中药智慧监管模式等方面加强合作。药监部门是监管科学的发起者、倡导者和实践者，大学、行业协会、产业界、患者则是监管科学的参与者、利益相关方，各方资源整合和融合创新成为复杂性中药监管科学得以发展的基础。在新形势下，大力发展中药监管科学需要科学设置组织构架，聚集更多资源要素，推动建立由药品监管部门主导、社会各界全面参与的监管科学协同创新体系[1]。

## 一、国家药监局机关相关司和直属单位

根据《国家药品监督管理局职能配置、内设机构和人员编制规定》（2018年9月10日发布）[2]，国家药监局局内各司和各直属单位与中药监管相关职责如下。

### （一）局机关相关司

#### 1. 药品注册管理司（中药民族药监督管理司）

组织拟订并监督实施国家药典等药品标准、技术指导原则，拟订并实施药品注册管理制度。监督实施药物非临床研究和临床试验质量管理规范、中药饮片炮制规范，实施中药品种保护制度。承担组织实施分类管理制度、检查研制现场、查处相关违法行为工作。参与制定国家基本药物目录，配合实施国家基本药物制度。

#### 2. 药品监督管理司

组织拟订并依职责监督实施药品生产质量管理规范，组织拟订并指导实施经营、使用质量管理规范。承担组织指导生产现场检查、组织查处重大违法行为。组织质量抽查检验，定期发布质量公告。组织开展药品不良反应监测并依法处置。承担放射性药品、麻醉药品、毒性药品及精神药品、药品类易制毒化学品监督管理工作。指导督促生物制品批签发管理工作。

#### 3. 科技和国际合作司

组织研究实施药品、医疗器械和化妆品审评、检查、检验的科学工具和方法。研究拟订鼓励新技术新产品的管理与服务政策。拟订并监督实施实验室建设标准和管理规范、检验检测机构资质认定条件和检验规范。组织实施重大科技项目。组织开展国际交流与合作，以及与我国港澳台地区的交流与合作。协调参与国际监管规则和标准的制定。

此外，国家药监局的综合和规划财务司、人事司的职责也与中药监管科学密切相关。其中，综合和规划财务司主要负责拟订并组织实施发展规划和专项建设规划，推动监督管理体系和信息化建设。人事司主要承担机关和直属单位的干部人事、机构编制、劳动工资和教育工作，拟订人事管理及干部监督制度并组织实施；指导相关人才队伍建设工作，统筹管理干部培训，加强人才队伍建设。

### （二）局直属单位

中药监管科学涉及中药的审评审批、检验检测、审核查验、监测评价等各个环节，分别与国家药监局相关直属单位承担的中药相关工作密切相关。

#### 1. 中国食品药品检定研究院（国家药品监督管理局医疗器械标准管理中心，中国药品检验总所）

承担中药及有关药用辅料、包装材料与容器的检验检测工作，组织开展中药抽验和质量分析、进口中药注册检验以及上市后有关数据收集分析等工作。承担中药质量标准、技术规范、技术要求、检验检测方法的制修订以及技术复核工作，组织开展检验检测新技术、新方法、新标准研究。承担相关产品严重不良反应、严重不良事件原因的实验研究工作。组织开展中药有关国家标准物质的规划、计划、研究、制备、标定、分发和管理工作。

#### 2. 国家药典委员会

组织编制、修订和编译《中华人民共和国药典》（简称《中国药典》）及配套标准。组织制修订中药国家药品标准。参与拟订有关药品标准管理制度和工作机制。组织《中国药典》收载中药品种的医学和药学遴选工作。负责药品通用名称命名。组织评估《中国药典》和国家药品标准执行情况。开展药品标准发展战略、管理政策和技术法规研究。承担药品标准信息化建设工作。

3. 国家药品监督管理局药品审评中心

负责药物临床试验、药品上市许可申请的受理和技术审评。参与拟订药品注册管理相关法律法规和规范性文件，组织拟订药品审评规范和技术指导原则并组织实施。开展药品审评相关理论、技术、发展趋势及法律问题研究。

4. 国家药品监督管理局食品药品审核查验中心（国家疫苗检查中心）

组织制修订药品、医疗器械、化妆品检查制度规范和技术文件。开展检查理论、技术和发展趋势研究、学术交流、技术咨询以及国家级检查员等培训工作。

5. 国家药品监督管理局药品评价中心（国家药品不良反应监测中心）

组织制修订中药不良反应监测与上市后安全性评价以及药物滥用监测的技术标准和规范。组织开展中药不良反应监测、上市后安全性评价以及相关监测与上市后安全性评价的方法研究。

此外，国家市场监督管理总局的直属单位国家中药品种保护审评委员会，参与制修订中药品种保护注册备案管理的制度措施。组织制修订中药品种保护相关配套技术文件并组织实施。承担中药品种保护的受理和技术审评工作。

## 二、中药监管科学基地与重点实验室

目前，国家药监局已经形成了中药监管科学基地、重点实验室、省市药品检验检测机构"三位一体"的监管科学创新支撑体系。

### （一）中药监管科学基地

依据"国家药品监管科学行动计划"建设目标，国家药监局中药监管科学基地依托国内知名高等院校、科研机构，围绕中药全生命周期，开展监管科学重点项目研究，开发系列新工具、新标准和新方法，是中药监管科学技术创新的重要平台，也是推进中药监管科学发展、科技成果转化、高端人才培养，提升监管科技发展能力和水平的主力军。

为整合优势资源开展中药监管科学研究，2019年6月27日，国家药监局与中国中医科学院、北京中医药大学合作，建立中药监管科学研究基地[3]，探索破解中药审评与监管难题，推动中药创新的政策研究，加强中药监管科学人才培训工作。

1. 中药监管科学研究中心

2019年6月27日，国家药监局与中国中医科学院签署中药监管科学研究合作协议，成立中药监管科学研究中心，并制定《国家药品监督管理局中药监管科学研究中心运行管理办法（试行）》《中药监管科学研究中心专家委员会章程》。中药监管科学研究中心实行技术与行政两线并行的运行模式，其中，中心专家委员会作为技术咨询机构，在把握中药监管科学学科发展方向，提供技术咨询和政策建议。该中心成立以来以国家药监局委托课题为支撑，开展了古代经典名方关键信息考证、已上市中药生产工艺变更、中药饮片审批技术要求等研究。

2. 中药监管科学研究院

2019年6月，由国家药监局和北京中医药大学联合共建监管科学研究基地。研究领域及方向：①中药监管政策与法规研究；②中药监管标准规范化研究；③中药监管科学关键技术研究；④中药安全警戒与预警监管研究；⑤中药智慧监管研究：利用现代大数据等新技术，研究构建以数据为核心的中药智慧监管模式；⑥中药监管科学学历教育、人才培训；⑦"三结合"中药注册核查证据的评价技术和方法研究。

### （二）重点实验室

根据《国家食品药品监督管理总局重点实验室总体规划（2018—2020 年）》，经过国家药监局组织形式审查、答辩评审、现场核查和综合评审等层层遴选，2019 年 7 月 11 日，国家药监局认定并发布《国家药监局首批重点实验室名单》。为加快推进国家药监局重点实验室建设，满足我国药品、医疗器械和化妆品创新发展和监管科学战略需求，2021 年 2 月 7 日，国家药监局组织完成了第二批重点实验室的评审工作，认定并发布《国家药监局第二批重点实验室名单》。在认定的两批 117 家重点实验室中，中药方向为 27 家，占重点实验室总数的 23%，与化药、生物制品、医疗器械、化妆品和创新性前沿技术领域相比，占比最高，体现出对中药监管科学研究的重视。其中，2019 年 7 月公布的首批名单中包括 13 家中药重点实验室；2021 年 2 月公布的第二批名单中遴选重点向民族区域中药倾斜，评定了 14 家中药重点实验室，涵盖蒙、藏、维药等民族药。

各重点实验室主管部门和各依托单位按照《国家药品监督管理局重点实验室管理办法》（国药监科外〔2019〕56 号）及相关文件要求，认真做好组织运行和管理保障工作，不断提升科学研究水平，更好地保护和促进公众健康。目前，作为国家药监局认定的重点实验室，开展的各项工作已取得一定成效。未来，将继续加强科技攻关，为医药健康产业规范发展和科学监管提供技术支撑，切实保障公众用械安全。

2023 年 3 月中国食品药品检定研究院等获准建设药品监管科学全国重点实验室（简称全国重点实验室），标志着我国药品监管领域科技创新能力正式成为国家战略科技力量，对于保证创新药品、疫苗、医疗器械等医疗产品的安全性和有效性，守护人民生命、健康和福祉，高质量推进中国式现代化药品监管实践新征程意义重大。

全国重点实验室是国家科技创新体系的重要组成部分，具有唯一性、前瞻性、公益性等优势特色，以促进药物创新和转化，助力医药产业高质量发展为目标，解决创新药物转化中"卡脖子"关键共性评价技术，建立药品监管科学的新工具、新方法、新标准，转化形成药品全生命周期的法规、标准、技术指南与国际接轨。全国重点实验室整合了我国药品检验检测、审评审批、标准、评价等优质资源及高校科研院所和新药研发企业，采取开放合作协同机制，共同形成促进创新药转化的监管科学网络体系。重点围绕包括中药监管科学在内的研究方向重点开展创新药物靶点确认、成药性评价、临床前、临床到上市后的全链条开展前瞻性研究，攻克关键技术，建立评价技术平台；开放共享，形成国际水平的药品研发和评价技术标准和指南，提高我国创新医药国际竞争力，服务于医药产业高质量发展和健康中国战略需求。

## 三、其他中药监管科学研究机构及人才培养

随着我国医药创新能力持续提升，从"制药大国"迈向"制药强国"的步伐不断加速，国家药监局在监管理念和体系方面进行了一系列的改革。在监管理念方面，率先提出"科学监管"的理念，并应用于监管实践。在监管实践方面，先后实施了新药临床试验审批程序简化、仿制药质量和疗效一致性评价等切实有效的措施。在科学研究方面，逐步重视与高校、科研院所的紧密合作。2013 年 7 月 19 日，我国就成立药品监督管理研究会（CSDR）[4]，填补了我国在药品监管政策理论研究与交流领域没有专门学术研究组织和社会团体的空白。2015 年 11 月，国家食品药品监督管理总局以北京大学为依托平台，申报成立亚太经合组织监管科学卓越中心。除了前文所述国家药监局在高校、科研院所建立的中药监管科学研究基地之外，2020 年 9 月，国家药品监督管理局与北京大学签署战略合作协议，共建北京大学国家药品医疗器械监管科学研究院，把国家药监局药品监管实践经验与北京大学众多"双一流"优势学科有机结

合，深化干部和人才队伍培养与交流，加强科研、科普、信息等资源共享，推动科技成果转化，统筹提升重点合作项目，协调推进我国药品监管科学创新和发展，共同助力制药强国和健康中国建设。

近年来，监管科学的研究及人才培养工作也日益受到业界重视，各地纷纷依托高校级科研院校建立中药监管科学研究机构，积极开展中药监管科学学科和人才培养体系建设。2013 年，刘昌孝院士牵头成立了国内第一个监管科学研究中心——天津滨海食品药品监管科学研究中心[5]，重点针对药品监管科技的新技术新方法开展转化研究及技术攻关。2016 年 12 月，根据《中共四川省委机构编制委员会关于设立省中医药转化医学中心的批复》（川编发〔2016〕70 号），设立四川省中医药转化医学中心，并获准建立中医药转化医学四川省重点实验室，联合创办成都中医药大学转化医学研究院[6]，专门承担中医药转化医学研究和临床应用以及中药监管科学研究等工作。2018 年 4 月，清华大学中药研究院由清华大学药学院牵头发起，旨在结合自身优势与科研布局，努力打造跨学科、多融合、有特色的国际领先的中药研究平台，将信息化、数字化手段融入到中药传统工艺中，从而运用现代科学技术促进中药理论与实践的发展。2020 年 8 月，安徽省药品监督管理局与安徽中医药大学合作共建"安徽省中药监管科学研究中心"[7]。2020 年 9 月，天津中医药大学与天津市药品监督管理局共同签署《中药监管科学战略合作协议》，推动中医药研究成果尽快转化为生产力，助力地方经济发展和中药产业发展。张伯礼院士担任天津中药监管科学研究中心首席科学家[8]。2020 年 11 月，中国药科大学药品监管科学研究院成立并作为国家药监局药品监管科学研究基地[9]。2022 年 5 月，甘肃省药品监督管理局与甘肃中医药大学签署"甘肃省药品监督管理局－甘肃中医药大学合作协议"，成立"甘肃中药监管科学研究中心"[10]，在标准制定、GAP 落实、监管科学研究、人才培养、药物警戒、"两品一械"研发和大健康产业发展等方面加大合作力度。2022 年 12 月，湖南省药品监督管理局中药监管科学研究中心在湖南省中医药研究院成立[11]，重点围绕中药传承创新、完善中药监管体制、加强中药全生命周期监管、促进中药产业高质量发展等方面进行科学研究，建立并完善符合中医药特点和规律的科学监管体系，为政府主管部门提供决策依据。2024 年 1 月，山东中医药大学成立了中药监管科学研究中心[12]，构建中药监管科学学科体系，培养中药监管专业人才，搭建中药监管科研和教学一体化平台。2023 年 11 月，中国药学会成立了监管科学与国际规范专业委员会[13]，充分发挥科技社团和学术交流对监管科学和科技创新的支撑作用。

（于江泳 蒋露 华桦）

# 参考文献

［1］赵军宁. 我国药品监管科学体系建设与发展前瞻［J］. 中药药理与临床，2024，40（2）：3-17. DOI：10.13412/j.cnki.zyyl.2024.02.003.

［2］国家药品监督管理局职能配置、内设机构和人员编制规定［EB/OL］.（2018-09-10）［2024-06-01］. https://www.nmpa.gov.cn/yaowen/ypjgyw/zhyw/20180910201301359.html.

［3］深化中药监管科学研究合作 服务支持中药传承发展国家药监局与中国中医科学院、北京中医药大学签署中药监管科学研究合作协议［EB/OL］.（2019-06-27）［2024-06-01］. https://www.nmpa.gov.cn/yaowen/ypjgyw/ypyw/20190627215001205.html.

［4］中国药品监督管理研究会成立［EB/OL］.（2013-07-26）［2024-06-01］. http://www.ce.cn/cysc/sp/info/201307/26/t20130726_828402.shtml.

［5］天津成立国内首家食品药品监管科研中心［EB/OL］.（2013-09-28）. http://paper.cfsn.cn/content/2013-09/28/content_7964.htm.

［6］四川成立国内首家中医药转化医学院［EB/OL］.［2024-06-03］. http://www.cntcm.com.cn/news.html?aid=224124.

［7］安徽省药监局与安徽中医药大学共建"安徽省中药监管科学研究中心"揭牌［EB/OL］.［2024-06-01］. http://jyt.ah.gov.cn/xwzx/gdjy/40230077.html.

［8］天津中药监管科学研究中心成立［EB/OL］.（2020-09-11）［2024-06-02］. https://scjg.tj.gov.cn/tjsscjdglwyh_52651/xwdt/gzdt/202009/t20200911_3653113.html.

［9］国家药品监督管理局药品监管科学研究基地挂牌仪式在我校举行［EB/OL］.（2020-12-03）［2024-07-01］. https://m.cpu.edu.cn/_t194/1f/e2/c9617a139234/page.htm.

［10］甘肃省药监局与甘肃中医药大学签署合作协议［EB/OL］.（2022-05-20）［2024-06-01］. http://finance.gscn.com.cn/system/2022/05/20/012765504.shtml.

［11］湖南省药品监督管理局中药监管科学研究中心落户湖南省中医药研究院［EB/OL］.（2022-12-09）［2024-06-01］. http://mpa.hunan.gov.cn/mpa/xxgk/gzdt/sjdt/202212/t20221209_29156905.html.

［12］山东中医药大学中药监管科学研究中心成立［EB/OL］.（2024-01-12）［2024-06-01］. https://www.sdutcm.edu.cn/info/1002/13993.htm.

［13］中国药学会监管科学与国际规范专业委员会成立大会暨首届学术年会在沪召开［EB/OL］.［2024-06-01］. https://www.cpa.org.cn/%2F?do=info&cid=76573.

# 第四节　中药监管科学重点项目实施

我国中药监管科学研究起步较晚，但恰逢党中央、国务院高度重视中医药事业发展，将促进中医药传承创新发展作为国家战略，国家药监局持续推进中药审评审批制度改革，这一重要历史机遇，强调突出中医药特色，尊重中药研发规律，注重运用现代科学技术和传统中药研究方法开展中药科学技术研究和药物开发，给中药监管科学的发展注入了不竭的活力源泉。

为此，国家药监局立足我国药品监管工作实际，围绕药品审评审批制度改革创新，密切跟踪国际监管发展前沿，拟通过监管工具、标准、方法等系列创新，经过3~5年的努力，制定一批监管政策、审评技术规范指南、检查检验评价技术、技术标准等，有效解决影响和制约药品创新、质量、效率的突出性问题，加快实现药品治理体系和治理能力现代化。监管科学重点项目将分批分期推出，实现关键领域突破。

## 一、中国药品监管科学行动计划第一批中药重点项目（2019—2021年）

国家药监局于2019年4月30日发布通知，决定开展药品、医疗器械、化妆品监管科学研究，启动实施中国药品监管科学行动计划，并确定首批9个重点研究项目。

首批启动的行动计划项目共有9项，涉及中药监管科学研究的，"以中医临床为导向的中药安全评价研究""上市后药品的安全性监测和评价方法研究"。

开展"以中医临床为导向的中药安全性评价研究"课题研究，拉开了我国中药监管科学研究的大幕。该课题分为：国家药典委员会（简称国家药典委）牵头的"中药国家标准制定与监管体系建设——以中药配方颗粒为例"、国家药监局药品审评中心牵头的"中药相关指导原则制修订研究"、中国食品药品检定研究院牵头的"中药整体质量控制及安全性检测研究"3个子课题，从标准制定、技术审评、检查检验3个方面多维度协同开展研究。

第一批中药重点项目研究团队汇聚了药品监管部门和中国中医科学院、北京中医药大学等科研院所的成员，从药品监管、标准制定、技术审评、检查检验等方面多维度进行研究，先后研究出台了《中药配方颗粒质量控制与标准制定技术要求》《中药新药用药材质量控制研究技术指导原则（试行）》等11项新工具、新方法、新标准，为促进中药传承创新、健全符合中药特点的审评审批体系、强化中药质量安全监管提供了有力支撑[1]。

第一批重点项目课题研究产出的一系列新工具、新标准、新方法，进一步完善了中药监管政策和技术评价体系，为中药监管提供了很好的技术支撑，在探索解决中药基础性、关键性、前沿性和战略性技术问题上取得了一定成果，为第二批监管科学中药课题的确立奠定了坚实基础。

## 二、中国药品监管科学行动计划第二批中药重点项目（2021—2023年）

按照国务院办公厅《关于全面加强药品监管能力建设的实施意见》（国办发〔2021〕16号）的部署，加快推动中国药品监管科学行动计划实施，国家药监局在全面总结中国药品监管科学行动计划首批重点项目实施情况的基础上，于2021年6月24日印发《关于实施中国药品监管科学行动计划第二批重点项目的通知》（国药监科外〔2021〕37号），确定并发布了中国药品监管科学行动计划第二批10个重点项目[2]。其中，单独设置中药项目"中药有效性安全性评价及全过程质量控制研究"，另外在"真实世界数据支持中药、罕见病治疗药物、创新和临床急需医疗器械评价方法研究""药品、医疗器械警戒技术和方法研究"2个项目中也将中药作为重要的研究内容。

1. 中药有效性安全性评价及全过程质量控制研究

围绕加快推进中医药理论、人用经验、临床试验"三结合"审评证据体系的构建以及中药注册分类的实施，开展中药疗效评价，中药安全性（毒性）数据库构建，中药材、中药饮片、制剂生产等全过程质量控制方法，以及中药材、中药饮片评价方法与质量标准研究，开发符合中药特点的审评审批新工具、新标准、新方法。该项目牵头单位是国家药品监督管理局药品注册司，实施单位是国家药监局药品审评中心（简称药审中心）、中国食品药品检定研究院（简称中检院）、国家药品监督管理局食品药品审核查验中心（简称核查中心）、国家药典委员会。为保证课题研究的代表性，还组织中药监管科学研究中心平行开展研究。

2. 真实世界数据支持中药、罕见病治疗药物、创新和临床急需医疗器械评价方法研究

以鼓励创新、提高临床评价质量和效率、拓展临床证据来源为目的，围绕应用于中药审评的真实世界证据技术评价要求，研究符合中国国情的真实世界数据收集、质量评价、处理和分析标准，形成真实世界证据支持监管决策的评价新工具、新标准、新方法。该项目牵头单位是药品注册司、器械注册司，实施单位是药审中心、器审中心、核查中心。

3. 药品、医疗器械警戒技术和方法研究

围绕上市后中药不良反应监测关键技术，加强信号识别与预警、验证及风险评估、自动化报告质量评估等关键技术研究。建设药品自发报告和主动监测系统，持续提高警戒智能化和现代化监测评价能力。该项目牵头单位是药品监管司、器械监管司，实施单位是药品评价中心。

第二批重点项目执行周期为2年。各项目分别由国家药监局药品注册司和药品监管司牵头，中检院、药审中心等直属单位实施，合作单位主要依托国家药监局监管科学研究基地和重点实验室。各牵头单位、实施单位按照聚焦前沿、突出重点、强化实效、稳步推进的原则，研究制定项目实施方案，明确研究计划，细化研究目标和任务，加快创新监管工具、标准和方法，进一步提升药品监管能力和水平，加快创新产品上市步伐，更好满足公众健康需要。

第二批重点项目成果中，《其他来源于古代经典名方的中药复方制剂药学专业审评要点（试行）》，

进一步完善了符合中药特点的中药药学技术评价标准体系;《中药、罕见病真实世界研究药品注册核查要点》(征求意见稿),填补了国内真实世界研究核查标准的空白。

通过上述重点项目的实施,按照聚焦前沿、突出重点、强化实效、稳步推进的原则,加快创新监管工具、标准和方法,进一步提升药品监管能力和水平,加快创新产品上市步伐,更好满足公众健康需要。

## 三、药品监管科学体系建设中药重点项目(2024 年—至今)

2024 年,国家药监局以问题为导向,开展政策布局和前瞻性研究,推动研究成果转化,启动实施药品监管科学体系建设重点项目研究。中药监管领域,聚焦监管工作重点,通过征集课题研究方向、任务书填报、课题答辩、立项等环节在中药监管科学战略等方面开展研究,形成审评指导原则、检查核查指南、检验检测方法及标准等。进一步规范项目管理,完善监管科学成果转化资格认定程序,统筹监管科学经费使用,持续推进监管科学研究,为药品监管事业改革发展提供技术支撑。

1. 医疗机构中药制剂价值与风险评价模型研究

(1)深入探讨面向临床优势导向和全生命周期监管的医疗机构中药制剂监管策略及路径。全面梳理我国医疗机构制剂发展脉络,着眼监管现实问题,明确我国医疗机构中药制剂注册、备案及日常监管法律法规与规章之间的衔接,分析促进高价值医疗机构制剂的研发、临床应用及向中药新药转化的关键瓶颈因素,提出针对性的对策建议。

(2)研究构建医疗机构中药制剂价值与风险评价模型。通过医疗机构中药制剂的功能主治、应用情况(用量、用法、价格、医患反馈)、处方来源、原料药材等综合分析,凝聚行业共识,完善评价指标体系和指标权重,评价医疗机构中药制剂临床价值(临床独特性、治疗优势)、安全风险和供给保障分析潜在风险点位、风险管控等维度构建多元评价指标体系,探讨构建起医疗机构中药制剂价值与风险评价模型。通过模型来实现对已上市医疗中药制剂的价值研判,引导树立形成医疗机构中药制剂"朝向临床优势",在临床应用中持续优化、迭代更新的意识,也可为防控医疗机构中药制剂的监管风险,提供监管评测工具。

2.《国家中药材质量规范》编制示范研究

针对中药材质量的关键影响因素,选取代表性常用中药材为示范研究对象,研究确定质量控制项目、方法、参数或限度,制定中药材的质量规范,指导中药材生产企业实现对质量全过程精准控制。组织全国优势科、教、研、监、企资源,整合本草、鉴定、栽培、加工等方面专家,按照文献数据收集、质量安全分析、实地调研、专家评议,确定关键质量控制项目、制定关键控制方法、参数或限度、监测验证、征求意见、专家评议、审核等环节,制定《国家中药材质量规范》及具体代表性品种示例。《国家中药材质量规范》的内容可以分为"编制说明""凡例""品种正文""通则"等内容。"品种正文"按品种可以分成"总则"和"各论"。"总则"部分可收载基原、药用部位、道地产区、种子种苗、栽培方式、栽培年限、采收时间、加工方法等内容;"各论"部分可按照药材品种,制定其种子种苗、栽培、采收、加工、贮藏等环节,分别制定关键的控制参数或要求。

3. 中药监管科学重点科技问题及关键路径研究

系统梳理国内外有关药品监管科学发展进程,对 FDA、欧洲药品管理局(EMA)、日本药品及医疗器械管理局(PMDA)等国家监管机构在药品监管上的相关政策、法规、工作、方法等现况进行比较研究。对比中药监管科学的发展进程,明晰中药监管的特殊性及所面临的挑战,明确中药监管科学的必要性和战略定位。

参照国内外药品监管科学发展经验与技术,根据中国药品监管实施现状,在国家药监局《关于进一步加强中药科学监管 促进中药传承创新发展的若干措施》基础上，结合最新政策和成果，形成适宜中医药自身发展规律的中药监管科学顶层设计和战略报告，起草《中药监管科学重点科技问题及关键路径研究报告》，内容涵盖中药监管科学的必要性、特殊性与战略定位，国内外监管科学发展态势，重点任务，实施路径，保障措施等内容。形成适宜中医药发展及监管特点的中药监管科学政策建议及重点任务表，推动中药监管科学规划的出台与实施。

4. 服务于中药监管的新工具新方法转化认定程序研究

基于国际开发药品监管资格认定的基础程序，结合中药需求，研制申请—评估—认证全链条的服务于中药监管的新工具、新方法转化认定的技术方案。形成一套完整、规范的服务于中药监管的新工具新方法转化认定程序研究，为生物标志物、功效标志物、研究终点、质量标准、远程或分散试验工具等临床及非临床类新工具、新方法的转化认定提供依据，服务于国家药品监管。基于国际开发药品监管资格认定的基础程序，结合中药需求，研制申请—评估—认证全链条的服务于中药监管的新工具、新方法转化认定的技术方案。重点解决：平台建设、评估主体确立、流程（及周期）制定，材料递交标准等关键问题。认证范围包括：①临床类［核心指标集（COS）、临床结局评估（COA）、生物标志物、功效标志物、远程或分散试验工具/方法、数字测量类工具/方法］；②非临床类（研究终点、质量标志物、质量标准、动物模型、生药检测类工具）；③其他需要认证的内容。

5. 中药监管科学学科体系建设

阐述中药监管学科基本概念内涵和学术框架、提出有价值创新研究监管新工具、新方法、新标准，构建理论学术体系和应用实践，形成《中药监管学科体系建设研究》书面研究报告。探讨中药学一级学科下的中药监管科学的教育体系等基础性、关键性、适应性问题，创立人才培养体系和教材建设体系模式。

6. 新技术新方法在中药质量控制中的应用

开展中药民族药（包括中药材、中药饮片、中药配方颗粒、中药提取物、中成药）掺伪、染色、非法添加物、污染物（外源性污染物）及有毒有害成份（内源性）的检测方法、筛查数据库建立（建立掺伪、染色、非法添加物、污染物及有毒有害成份的专属性检测数据特征、信息特征，为快速筛查和质量安全监测，以及数字化信息化检验和监管提供基础数据）、检验标准制定以及风险评估的研究。开展中药民族药数字化研究包括标本数字化建设技术规范制定研究（围绕数字化标本馆的建设、各地共建共享需求，研究制定中药标本数字化的技术规范、标本数字化新技术新方法的应用指南，为我国药检系统建立统一权威、实现共建共享的数字化标本馆建设提供技术指引）、数字化标准、数字化标准物质、智能检验检测等。

7. 具有中医药特点的中药药效学评价方法及技术指导原则

针对中药新药开发中药效学研究的热点、难点问题，以及新方法进行调研分析，研究和探索具有中医药特点的中药药效学评价方法和策略，起草符合中医药特点的中药非临床药效学评价技术指导原则，提出中药药效学研究的一般原则和基本内容、研究结果的分析与评价、不同开发路径下中药药效学研究的阶段性，并引入符合中药特点的新技术、新方法以用于支持中药药效学研究。

（于江泳　蒋露）

# 参考文献

［1］落楠. 药品监管科学行动计划重点项目实施获新进展［N］. 中国医药报，2021-12-10.

［2］国家药监局关于实施中国药品监管科学行动计划第二批重点项目的通知［EB/OL］.（2021-06-28）. https://www.nmpa.gov.cn/xxgk/fgwj/gzwj/gzwjyp/20210628172854126.html.

# 第五节　中药监管决策咨询与中药监管科学推进措施

当前我国中药研发、生产、经营结构正在发生历史性重构，中药质量安全风险治理模式正在发生历史性转型，监管面临新的机遇和挑战，亟需建立中药监管科学研究转化新机制，进而加速推动一批高质量监管科学研究成果转化为中药科学监管的政策或审评、检验、评价技术标准[1-2]。在此过程中，各项监管政策、措施的出台，需要建立相应工作机制，充分听取相关专家的咨询意见和建议。

## 一、中药管理战略决策专家咨询委员会

为进一步构建完善符合中药特点的审评审批体系，保障和促进中药监管工作重大决策的科学性、权威性，依据《药品注册管理办法》有关规定，国家药监局 2022 年 6 月 23 日印发《关于成立中药管理战略决策专家咨询委员会的通知》（国药监药注〔2022〕27 号）[3]决定成立由两院院士、国医大师、资深专家组成的中药管理战略决策专家咨询委员会（简称专委会）。专委会主任委员为孙咸泽，副主任委员为张伯礼、黄璐琦、王辰，秘书处设在国家药监局药品注册管理司。

## 二、中药科学监管重点领域专家工作组

### （一）中药材 GAP 专家工作组

根据国家药监局印发《关于进一步加强中药科学监管 促进中药传承创新发展的若干措施》的通知（国药监药注〔2023〕1 号）工作部署，为促进中药材规范化发展，推进《中药材生产质量管理规范》（简称中药材 GAP）有序实施，强化中药材质量控制，推进中药材追溯体系建设，从源头提升中药质量，进一步发挥行业内技术专家的指导和支撑作用，2023 年 5 月 5 日，国家药监局印发《关于组建中药材 GAP 专家工作组的通知》[4]，决定设立中药材 GAP 专家工作组（简称专家组）。第一期专家组成员由从事中药材种子种苗研究、种植/养殖、采收加工、质量控制及品质评价和行政管理等领域的专业人员组成。专家组办公室在国家药监局核查中心设立，负责专家组日常工作。办公室成员由国家药监局药品注册司、药品监管司和中检院、药典委、核查中心等直属单位相关工作人员共同组成。专家组设组长 1 名、副组长 3 名。所有成员任期 5 年，根据工作需要和专家意愿，专家组成员可以增补和调整。第一期专家组组长为黄璐琦，常务副组长为魏建和，副组长为郭兰萍、高天兵。

专家组遵循科学、依法、公开、公正、客观的原则，为中药材生产质量安全监管和促进中药材规范化发展，推进中药材 GAP 实施提供技术支持、决策建议，具体职责如下。

（1）为国家药监局研究制定推进中药材 GAP 实施的技术指南、检查工作程序和检查评定标准等技术指导文件提供支持，必要时直接参与相关文件起草。

（2）为国家药监局研究完善中药材规范化、产业化和适度规模化发展，加强中药材质量安全监管的管理政策提供技术咨询。

（3）按照国家药监局安排，参与中药延伸检查相关的中药材 GAP 符合性检查、有因检查等监督检查。

（4）按照国家药监局安排，为全国各地推进中药材 GAP 实施，促进中药材规范化生产提供技术指导。

（5）按照国家药监局安排，为中药材 GAP 实施及检查工作中可能存在的重大争议提供研判意见。

（6）调研收集整理并汇总分析中药材 GAP 实施、检查，以及中药材规范化生产等相关工作中的问题和风险，并向国家药监局提出解决建议。

（7）其他与中药材规范化生产质量管理相关的技术咨询工作。

专家组成员应当按照国家药监局安排参加会议及中药材 GAP 相关检查等活动；客观公正、严谨负责地提供具体明确的专业意见和建议；主动回避与本人有利害关系的相关活动；不得以专家组成员名义参与中药材规范化生产、中药材 GAP 实施等相关商业活动；依法依规承担保密义务。

### （二）珍稀濒危中药材替代品监管政策与技术要求研究专家工作组

为进一步落实中共中央、国务院发布的《关于促进中医药传承创新发展的意见》关于"支持珍稀濒危中药材替代品的研究和开发利用"的要求，加强和推进相关监管政策与技术要求研究，2023 年 6 月 29 日，国家药监局印发《关于组建珍稀濒危中药材替代品监管政策与技术要求研究专家工作组（第一批）的通知》（药监综药注函〔2023〕350 号），决定在中药管理战略决策咨询委员会下设立珍稀濒危中药材替代品监管政策与技术要求研究专家工作组（简称专家工作组），涵盖中医临床、中药资源、药学、药理毒理、审评、标准、检验等领域专家。专家工作组遵循科学、依法、公正、客观、严谨、负责的原则，为珍稀濒危中药材替代品监管政策与技术要求制定提供技术支撑、决策建议[5]。专家工作组由陈士林教授担任组长，王停教授、阳长明主任药师担任副组长。

### （三）已上市中药注射剂上市后研究和评价专家工作组

为落实中共中央办公厅、国务院办公厅《关于深化审评审批制度改革鼓励药品医疗器械创新的意见》《药品管理法》有关规定，国家药监局积极推动药品上市许可持有人中药注射剂上市后研究和评价工作，2023 年 11 月 8 日，在中药管理战略决策咨询委员会下设已上市中药注射剂上市后研究和评价专家工作组，为中药注射剂上市后研究和评价工作的监管政策与技术要求的制定提供技术咨询。

### （四）含马兜铃酸类成份中药安全风险控制专家工作组

为保证人民群众用药安全，根据对含马兜铃酸药材及其制剂不良反应的报道以及毒副作用研究和结果的分析，国家药监局采取多项措施加强对含马兜铃酸药材及其制剂的监督管理。为进一步做好含马兜铃酸类成份药品监管工作，积极稳妥推进含马兜铃酸类成份中药材、中药饮片及中成药的马兜铃酸控制限度、处置策略等，切实保障公众用药安全，2022 年 8 月，国家药监局决定组建涵盖中药药学、药理毒理、临床、审评、检验、监测、检查等领域专家组成的专家工作组（简称专家工作组），为监管决策提供技术支撑。专家工作组由刘良院士担任组长，肖小河研究员、果德安研究员担任副组长。

## 三、中药监管科学研究者联盟机制

按照国家药监局《全面强化药品监管科学体系建设实施方案》关于"推动建立药监部门主导、社会全面参与的监管科学协同创新体系"以及 2024 年全国药品监督管理工作会议上关于"加快打造具有中国特色、符合中药特点、全球领先的中药卓越监管体系，建立中药监管科学研究转化新机制"的部署要求[6]，为进一步加快推进中药监管科学研究，完善工作机制，2024 年，国家药监局经过前期调研和专家论证，借鉴全球监管科学研究机制成功实践，组织推动建立中药监管科学研究者联盟（TCMRSC）工作机制，旨在进一步全面强化中药监管科学新工具新标准新方法研究、成果转化及学科体系建设，研究讨论中药创新产品的审评审批规则，促进创新产品临床应用及上市后可能不良反应的监测能力提升，促进中医药传承创新发展。

TCMRSC 由致力于中药监管科学研究的中青年专家学者自愿成立，为致力于中药监管科学研究的专家学者提供一个以公益性、纯学术性为原则的学术研究创新交流平台，推动理论、思想、创新和经验的交流，为中药监管科学发展提供思想动力、智力支持。成员主要来自于中药相关学科，政、产、学、研、用等多领域。

国家药监局积极推进构建"平等自由、开放协作、高效共享、融合创新"的中药监管科学研究者联盟机制，整合成员多学科交叉研究优势资源，解决中药科学监管所面临的科学问题，协调研究者互相合作，紧密联系，通过开展各项活动凝聚中药监管科学研究共识，促进学科快速发展，助力中药卓越监管体系构建。

2024 年 2 月 26 日，TCMRSC 工作机制第一次专题工作会议在天津召开[7]。国家药监局副局长赵军宁，中国工程院院士张伯礼、陈士林，以及来自中药科研、教学、监管、产业等领域的 30 余名专家、学者参加会议。现代中药创制全国重点实验室主任张伯礼院士主持会议。本次会议是推动中药监管科学研究的一次探索，围绕"提取物投料""组分中药"和"濒危药材替代"涉及的中药监管科学问题进行专题研究讨论。庾石山教授、张俊华教授做引导发言，与会专家围绕相关主题发表观点。

（于江泳）

# 参考文献

［1］李利. 建立健全科学高效权威的药品监管体系［N］. 学习时报，2023-11-10（1）.

［2］赵军宁. 中药监管科学：助力更高水平的中药科学监管［J］. 中国药学杂志，2023，58（9）：749-761. DOI：10.11669/cpj.2023.09.001.

［3］国家药监局关于成立中药管理战略决策专家咨询委员会的通知［EB/OL］. https://www.nmpa.gov.cn/xxgk/fgwj/gzwj/gzwjyp/20220628172139168.html.

［4］国家药监局综合司关于组建中药材 GAP 专家工作组的通知［EB/OL］.（2023-05-05）［2024-06-02］. https://www.nmpa.gov.cn/xxgk/fgwj/gzwj/gzwjyp/20230505162913157.html.

［5］国家药品监督管理局. 中国中药监管政策法规与技术指引［M］. 北京：中国医药科技出版社，2023.

［6］国家药品监督管理局. 2024 年全国药品监督管理工作会议召开［EB/OL］.（2024-01-10）［2024-06-03］. https://www.nmpa.gov.cn/yaowen/ypjgyw/hyxx/zhhyxx/20240110172910106.html.

［7］中药监管科学研究者联盟工作机制第一次专题工作会议在津召开［J］. 天津中医药，2024，41（4）：483.

中篇　工具篇

# 第七章
# 中药监管科学新工具开发方法论

中医药为人类的健康事业作出了巨大贡献，但其疗效在国际范围内却未得到广泛认可。世界卫生组织（World Health Organization，WHO）和美国国立卫生研究院（National Institution of Health，NIH）关于传统和替代医学的文件均指出："世界要用开放的头脑接受传统医药，而传统医药要被广泛接受认可，其中的关键环节在于研究方法的科学性。"这句话道出了中医药发展的痛点与堵点，即在西医主导的药品监管体系下，中医药难以获取高质量的安全性、有效性、可控性证据支持，导致部分应用数千年、至今仍广泛用于临床一线的中医药疗效未得到公认，甚至被冠以无效的标签。那么，中医药的问题究竟是其本身疗效不够好还是评价方法和标准出了问题？这是中药监管科学必须正视和回答的关键问题。

现行药品监管的理论、策略和工具主要是为满足现代医药监管需求而建立，不可否认对中药科学监管有很大的参考价值，但总体上还存在诸多"水土不服"问题，其根本原因在于对中药复杂性特点、中西医诊疗思维和疗效认知差异缺少系统深入的科学审视与优势互鉴。因此，要破解中药科学监管难题，首要问题就是要从底层逻辑出发，多维度审视和把握中药的特质性、中医药诊疗模式与疗效认知的优势特色，我主人随，中西融合，推动实现中药监管从"削足适履"的被动适应模式向"量身定制"的主动拟合模式转变，从而建立融合现代科学监管思想和中医药特点的中药监管科学体系，从根本上支撑和推动中医药传承创新与高质量发展。

## 第一节　监管科学视角下的中西医药认知比较

当今中药安全监管与传承创新发展正处于大有可为、大有作为的高质量发展战略机遇期[1-2]，近年来《中药注册管理专门规定》等系列重要政策文件的密集出台，有力地推动了中药监管科学的发展[3]，也为构筑符合中医药特点的中药监管科学体系奠定了良好基础。要建立符合中医药特点的中药监管科学体系，首要的问题就是要从底层逻辑角度，进一步深化和创新对中医药的特点优势及治疗作用认知。所谓"底层逻辑"，就是指从事物的底层、本质出发，寻找解决问题路径的思维方法。底层逻辑越坚固，解决问题的能力也就越强。

## 一、中西药在物质内涵特质性方面"禀赋"迥异

与化学药、生物制品相比，中药具有成份复杂多变等显著特点。从药效物质基础的复杂性和多变性来讲，如果药物会说话，化学药会"告诉"我们："我是你的唯一，也是你的永恒"，即化学药往往是成份单一的和不变的；生物制品会"告诉"我们："我或许是你的唯一，但不是你的永恒"，即生物制品如蛋白类、核酸类等往往成份较单一，但易变性失活；而中药会"告诉"我们："我既不是你的唯一，也不是你的永恒"，即中药在自然界生长、车间生产、临床组方用药等全过程具有诸多的不确定因素，因而物质组成复杂多变，属于非线性多维量的复杂体系，具有高度的不可控性。

因此，在质量监管过程中，化学药可采取"成份论"为主的评控模式，生物制品可采取"成份论"与"效应论"并存的评控模式，而对于成份具有复杂性、多变性、易变性的中药，则应采取"效应论"为主导的评控模式。同理，在临床疗效评价方面，采取以随机对照试验（randomized controlled trial, RCT）为代表的标准化试验，评价物质组成及组方用药均高度个性化的中药也是不合适的，两者在底层逻辑层面是相悖的，用标准化方法评价中药个性化体系无法客观反映中医药实际临床疗效。

## 二、中西药在研发路径方面存在"志同道不同"

中西药研发的核心目标均是解决尚未满足的临床需求，同时促进医药事业和产业发展壮大，但是二者在研发路径方面存在显著差异。

现代生物医药研发的主要模式和路径是：从实验室到临床，即从分子到药物，这属于"单向式"（bench to bedside）的转化医学研究模式。更确切地说，现代生物医药研发是基于靶标的新药发现，在获得有效先导化合物后，先通过系统的新药临床前研究，然后再在严格受控的人群中开展临床试验，证明有效后方可上市。但是值得指出的是，新药上市后的应用场景是广泛的非受控人群的真实世界，RCT证明有效的药物在真实世界中的有效性往往会"大打折扣"，使患者难以获得最大受益。并且，这种"单向式"新药转化研究模式存在周期长、成本高、失败率高等突出问题。

中药新药研发的主要模式和路径是：从临床到实验室再到临床，即"从有效处方到有效药物"，这属于中医药独具特色优势的双向转化医学模式（bedside to bench to bedside）。通常，一张流传至今并仍广泛使用的中医药处方往往是历经数年、数十年、数百年甚至数千年时间以及数百、数千、数万甚至数亿人口规模的真实世界观察性研究，证实其疗效。基于中医药传统理论和临床经验研发新药，然后通过实验室研究和临床试验进一步测试疗效，所研发的新药往往具有临床特色较突出、临床疗效较确切、研发成功率较高、研发成本较低等突出优势。这种研发模式和路径与中医药形成与发展规律是高度契合的[4]。

但是，基于中医药传统理论和临床经验研发中药新药，常常会出现"确有疗效的方子，难以产出确有疗效的新药"之现象。出现这种"相悖"现象的原因是多方面的，但实验室研究的模型和方法、临床试验范式和方法、临床疗效认知方法和标准等可能是其不可忽视的重要因素，这些问题是中药有效性科学监管不可回避且必须加以解决的。

## 三、中西医在诊疗理念与疗效认知方面"各有所好"

### 1. 在诊疗理念方面的差异性

何谓"医"？何谓"药"？公元500年前《子华子》曰："医者，理也；药者，瀹也。""理"就是找原因、找原理、找规律，瀹就是找对策、找方法、找手段。何谓"中"？　"中"既有中国、中华、中

央之意，更有守正、调适、平衡之义。从治疗理念看，中医药是一种以调节人体平衡为主的医学，重在"医人"，更注重整体。相比之下，西医药是以对抗性治疗为主的医学，重在"治病"，更注重局部。可以说，中医药的诊疗观更能体现"医者，理也；药者，瀹也"的原旨真义。

2. 在诊疗范式方面的差异性

从临床诊疗范式看，西医重视诊疗的标准化、普适性，强调治疗的一致性、可比性和可重复性，故千人一方的现象十分普遍；而中医诊疗注重个体化、人性化，将每个人视为独特的个体，认为每个人的体质、病情和环境等因素都有所不同，需要根据患者的具体情况来制定治疗方案，因此常常是辨证论治，一人一策，千人千方。众所周知，美国于2011年提出精准医学（precision medicine）理念，但从某种程度讲中医药是精准医疗的先驱，个性化、精准化是中医诊疗最重要的特色之一。

3. 在疗效认知方面的差异性

结局指标是临床疗效认知和评价的关键，也是反映疗效的核心数据，选择合适的结局指标，是循证实践的关键环节之一。西医强调以疾病结局为导向（disease-oriented outcomes）的疗效认知模式，高度倚重医生可检识的指标，特别注重局部或微观指标、可量化指标、客观化指标，而这些指标主要由"医生中的侦察兵"如病理科、检验科、影像科等提供。

相比之下，中医在关注医生可检识的微观或局部、可量化、客观化指标的同时，强调以患者结局为导向（patient-oriented outcomes）的疗效认知模式，非常重视患者可感知的指标，包括生活质量、主观真实感受等非定量指标；以及医者察知的指标，如气色、舌象、脉象等。近年学界对疗效评价研究进行探索，建立了中医证候积分，并引入了患者报告的结局指标（patient reported outcomes，PRO）、核心指标集等方法。值得注意的是，西医药对PRO的重视程度也在不断提升，关注症状、机体功能、生存质量等患者体验数据，并提出了以患者为中心的药物研发模式（patient-focused drug development，PFDD），这与中医药以患者结局为导向的疗效认知模式不谋而合。以患者结局为导向，关注人体功能活动、生存质量等指标，有助于从宏观层面把握患者整体状态，顺应了生物－心理－社会医学模式的发展，正在临床实践中发挥越来越大的价值。

4. 在疗效求证策略方面的差异性

循证医学（evidence-based medicine，EBM）证据包括随机对照试验、队列研究、病例对照研究等多种类型，其中，方法学良好的RCT被普遍认为是最高等级证据和临床干预效果评价的"金标准"。然而，RCT严格的纳入和排除标准使其脱离了真实临床环境，所得出的结论只适用于特定人群，在外推至整个人群时难免会存在"失真"的问题，尤其是面对重症、多种慢性病患者时尤其如此。为解决这一困境，EBM对观察性研究（observational study，OS）的重视程度逐渐上升，同时，真实世界研究（real world study，RWS）等概念和实效性临床试验（pragmatic clinical trial，PCT）等研究方法的出现也在保障结果的外推性和临床实践性方面起到了很大作用。

中医药古今医案中记载了海量的朴素临床观察，为临床疗效求证提供了高真实性的参考，是一种特殊意义上的RWS，其中包含的巨大信息量也正与RWS所要求的大数据不谋而合。同时，中医药学也在积极地"拥抱"RCT等经典流行病学研究方法，通过RCT的再验证将传统医学知识转变为生物医学所能理解与解释的语言和干预措施，推动了中医药学的国际化发展。

5. 在疗效证据来源选取方面的差异性

通过高质量的RCT试验证明其疗效并在国际有影响的杂志上发表，是当今评价生物医药临床疗效的主要证据来源，毋庸置疑，这对特别注重创新性发展的西药来说是合适的。但是中医药讲求"传承精华，守正创新"，包括RCT在内的临床试验性或验证性证据固然是非常重要的，但是具有"历史大数据"特质的中医药传统理论和人用经验在评价中药临床疗效中的作用和地位也是不容忽视的；同时实验室研究揭示其药理作用及机制，也可以很好地佐证中药的临床疗效。其实，早在RCT等循证医学研究工具诞生之前，中医药学的疗效就在大量的实践中获得了认可。

　　常言道："大浪淘沙，去芜存菁。"在人类文明发展历史长河中，古今中外文献浩如烟海，能够成为历史长河中的一颗"小石头"或者说人类智慧结晶者，可以说是凤毛麟角，绝大多数只是历史长河中的一粒"小尘埃"，这在充满未知和挑战的生命医学领域更是如此，能够传承至今并广泛使用的经典方药及相关典籍可以说是人类医学发展史上的一个个"小石头"。现在中药新药疗效评价建立"三结合"审评证据体系，特别重视"人用经验"在中药新药研发中的价值和地位，体现了国家药品监管部门对中医药传统理论和临床经验的高度认可和尊重。毫无疑问，这些丰厚的人用经验及其承载人用经验的中医药典籍在认知、求证和评价中医药有效性时是不可或缺的。

　　中西医药从底层逻辑角度出发存在的具体差异见图7-1-1。

## 西医药侧重 vs 中医药侧重

| | |
|---|---|
| 物质基础 | 单一性 vs 复杂性 |
| 诊疗理念 | 医"病" vs 医"人"<br>对抗性 vs 调适性 |
| 疗效认知 | 医生可检识 vs 患者可感知<br>客观、定量 vs 主观、定性<br>局部、微观 vs 整体、宏观 |
| 试验模式 | 随机对照试验 vs 观察性研究<br>标准化 vs 个性化 |
| 引证材料 | 创新&迭代 vs 传承&创新<br>权威新文献 vs 典籍+新文献 |

图 7-1-1　从底层逻辑角度对比中西医药的差异与不同侧重

## 四、中药监管科学新工具新标准新方法开发的一般原则

　　中药监管科学新工具开发方法首先应当遵循跨学科研究方法学原则。"中药监管科学"一词出现较晚，随着2019年4月国家药品监管科学行动计划的实施而出现，其相关的新工具、新方法、新标准研究成果在中药监管实践中得以体现和实践，但作为正式的名词术语之前并无科学、明确的定义。监管科学与生命科学（Life Science）不同，监管科学关注的是如何科学地评估药品作为一类特殊商品的综合能效。监管科学与社会科学（Social Science）不同，监管科学虽不乏法学、经济学和管理科学的视角，但其立足点是药品的特性而非商品的共性。监管科学与科学监管（Scientific Regulation/Supervision）在实践中也容易混淆，监管科学是科学监管的基础，是指在科学研究的基础上形成的新工具、新方法、新标准，用以支撑监管工作的方法、指南和法律法规，属于自然科学范畴[1]。值得关注的是，跨学科研究虽然打破了壁垒森严的学科界限，但学科方法学的规则并未"破"，也不能"破"，即所谓"隔行不隔理"。在跨学科研究中，尤其要强调方法学的严谨性、对结果解释的局限性、对概念和术语外延的限制性等原则。违反这些原则，所得结果会引起错误的判断，不当的推论又会引起错误导向。中药监管科学除了关注假设科学、循证科学、部分可再现的科学、科学推测、科学判断等演进科学和边缘科学领域，更加聚焦中医药学、生命科学、管理学、工程学等融合发展。换言之，中药监管科学是尚处于发展中的演进科学、边缘科学和融合科学，这些领域暂时尚未得到科学上的证实或者尚未达成科学上的一致，摒弃"以西律中"误区进而建立具有中药特点的审评审批体系是有争议或者需要监管合理性判定的领域，

应当科学设置应用场景和条件。

因此，在中药监管科学新工具开发过程中，应遵循以下原则。

（1）**需求导向性**　与前沿发展导向的基础研究不同，中药监管科学重点解决中医药传承创新发展与人民健康需求面临的突出问题。因此在监管科学新工具开发过程中，成熟的、实用的、普适性强的技术在实践与推广过程中更具优势，综合考量技术先进性、方案成熟性及产业接受度是工具开发的重点。

（2）**多学科交叉**　从学科定位角度讲，监管科学是连通研究开发过程与产业实践过程的桥梁，发挥重要的承接作用。因此中药监管科学工具研究不局限于自然科学领域，需同时兼顾医学、生物学、社会学、管理学等多学科、跨学科资源整合创新，多学科交叉融合是中药监管科学发展的基础[5]。

（3）**中西医融合**　中西医融合创新是未来医学发展的总体趋势[6]。因此在中药监管科学新工具开发过程中，既要着眼中医药监管需求，也要考量未来中西医融合环境下的监管实际，避免"从一个极端走向另一个极端"，在满足中医药监管需求的同时，充分考虑临床实际以及西医监管兼容性，开发普适性强、解决医药卫生监管整体问题的创新工具。

（4）**动态性设计**　中药监管科学新工具的开发是一个动态过程，在新工具研发过程中要充分考虑产业发展、应用反馈与技术迭代对监管工具提出的新需求、新机遇与新挑战。因此监管科学新工具开发不是一蹴而就的，研发者需根据实际情况不断更新优化调整技术手段与监管策略，从而适应不断变化的中药监管新环境。

由于中医药理论和遣方用药规律的独特性，中药产品生产及类型的多样性，中药有效性、安全性评价及质量控制的复杂性等情况，中药监管科学新工具的研发较现代医药监管工具更复杂、更繁琐[7]，需要研究人员在充分理解中医药特质性及监管需求的基础上，开展针对性的监管策略与工具研发，从而真正建成符合中医药特点的药品监管科学新体系。

（赵旭　王伽伯　柏兆方　王睿林　范骁辉　肖小河）

# 参考文献

［1］赵军宁. 中药监管科学：助力更高水平的中药科学监管［J］. 中国药学杂志，2023，58（9）：749–761.

［2］赵军宁. 培育和强化药品监管领域国家战略科技力量［J］. 中国食品药品监管，2023（4）：4–13；160–161.

［3］赵军宁，黄璐琦. 中药监管科学：发展中的新兴融合科学［J］. 中国科学基金，2024，38（3）：396–405.

［4］肖小河. 中药现代研究策论［M］. 北京：科学出版社，2011.

［5］刘德培. 中西医学 双流汇聚［J］. 中国中医基础医学杂志，2019，25（1）：7–11.

［6］刘昌孝，程翼宇，范骁辉. 转化研究：从监管科学到科学监管的药物监管科学的发展［J］. 药物评价研究，2014，37（5）：385–391.

［7］肖小河. 临床中药创新及实践［M］. 北京：科学出版社，2023.

# 第二节 中药监管科学助推中药新药研发新策略

## 一、中药新药研发导向：解决尚未满足的临床需求

改革开放初期，我国医疗资源尚不丰富，部分民众的用药需求难以得到及时满足。彼时包括中药在内的医药产品研发，主要是以满足市场需求为导向。当今社会需求局面已发生根本性改变，医药产品和服务丰富且多样，缺医少药时代早已成为历史，但是对于一些重大疑难疾病如恶性肿瘤、重大慢性疾病、新突发和烈性传染病、难治性罕见疾病等，仍然缺乏安全高效的治疗药物，甚至缺乏有针对性的治疗药物。

针对上述重大疑难疾病，可以说是中西医均处于积极探索并期待突破的阶段。中医药治疗上述重大疾病不是没有办法，甚至不乏独到且有效的办法。譬如，中医药在防治重大慢性疾病方面的特色优势比较突出，众所周知，无需赘述；中医药在新突发传染病方面的特色优势在抗击新型冠状病毒感染等战"疫"中已得到彰显，亦无需赘述；在防治恶性肿瘤方面，中医药直接杀灭癌细胞不及西医的放化疗手段，但在改善患者生存质量、减少放化疗的副作用、延长患者生存期等方面具有明显的特色优势；对于罕见病，由于全世界病例少，无论基础研究还是新药研发，其难度均是非常之大，但中医药因具有异病同治、辨证论治、复方配伍等特色优势[1-2]，使其在治疗罕见病方面具有非常丰富和强大的试错效能，因而具有很好的发展潜力。

因此，发挥中医药防治疾病的特色优势，解决尚未满足的临床重大需求，将是今后中药新药研发的核心导向，也是中医药守正创新发展的重大使命。只有这样，才能让中医药为解决我国医药卫生难题作出更大贡献，甚至为解决世界医学难题贡献"中国智慧"，同时进一步提升人们对中医药的获得感和满意度，为中国社会全面发展作出更有显示度的贡献。

## 二、中药新药研发的上佳路径：双向转化医学研究

"源于临床，证于实验，回归临床"是中医药独具特色优势的双向转化医学模式。这种研发模式符合中医药形成发展规律，所研发的新药往往具有临床特色较突出、临床疗效较确切、研发成功率较高、研发成本较低等突出特点优势[3-4]。当今国家药品监管部门高度重视"人用经验"在中药新药研发中的作用和地位，并提出构建基于中医药理论、人用经验和临床试验相结合的审评证据体系即"三结合"，很好地体现了中医药双向转化医学的核心要义[5]。

从基础到临床，从分子到药物，或者说"以靶找药"是现代生物医药研发的主要路径和主流模式，但研发周期长、成本高、成功率较低，现在国际上受到越来越多的困扰和越来越大的挑战。当今，天然药物研发主要是参鉴"以靶找药"研发模式，对中药新药特别是复方新药研发就不是上佳之选，但可以部分地借鉴并加以利用。

### 三、中西医融合药物研发新范式：系统辨靶创药

在党和政府的大力支持下，我国中药现代化30年研究已取得显著成就，特别是从化学成份和靶标网络角度对中药乃至复方的药效物质基础及作用机制等进行了较为系统和深入的研究，中医药治病的原理越来越接近"说清楚，讲明白"（不妨称之为"中药现代化1.0版"）。与此同时，全球生命科学发展可谓是突飞猛进、日新月异，从分子基因水平解析生命现象和规律已成为"家常便饭"。如何充分利用中医药的诊疗特色优势、中药现代化的研究成果，融合现代生物医学研究新进展，创建中药新药乃至现代药物研发的新范式、打造中药现代化的升级版（不妨称之为"中药现代化2.0版"），这是新时代中医药守正创新发展的重大课题[6]。

为此，近年来肖小河教授团队首次提出"系统辨靶论治"（target-combined holistic treatment），就是在中医整体观和系统观指导下，融合中西医之所长，创建辨病论治、辨证论治与辨靶论治相结合的诊疗理念和模式，实现宏微结合、内外共司、表里合参，进一步提升中医药对疾病的认识、理解和调控（见图7-2-1）[6-7]。根据药学领域应用场景，系统辨靶论治可分为系统辨靶诊疗、系统辨靶用药和系统辨靶创药。

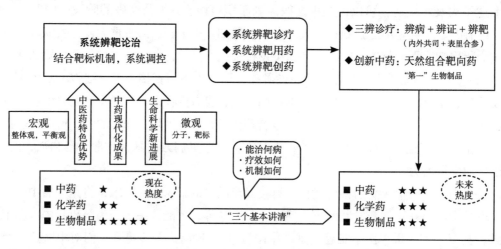

图 7-2-1　中西医融合创新"系统辨靶论治"

"系统辨靶创药"是基于中医药多组分对单一或者多个靶标的叠加、补充或者调节效应，利用中药活性成份、组分、提取物或者药味及其组合研制药物。其中，基于传统中药理论和方法进行药物开发是系统辨靶创药的重要形式，在对传统方剂开展药效物质和作用机理研究的基础上，基于靶标效应进行配比组合，其临床定位和质量控制将更加精准，临床疗效也将更有保障。

系统辨靶创药模式可在第一时间充分吸收生命医学研究最新成果，发挥传统中医理论和临床实践优势，在一定程度上遵循传统中医理论研制的创新中药和治疗手段，其最大程度降低了非有效成份／组分等对药效物质的干扰，同时提高了临床定位的精准度，并具有更高的安全性和质量稳定一致性。此外，亦可基于靶标的补充、叠加和调节效应开发基于药效物质配比的组合创新药物，该模式脱离了传统中药理论和用药经验，突破了传统化药单成份的局限性，并可实现从多角度综合防治疾病，尤其是在复杂性难治性疾病的防治中具有其独特优势。

## 四、中药新药研发的"富矿"：毒剧药、鲜药和大剂量用药

中医药传承千年的用药理论与实践积累了丰厚的历史经验，这些经验是中药新药研发的重要源头。然而多年来中药新药研发把一些重要"富矿"给"撂荒"了。如毒剧药、鲜药、大剂量用药等是中医临床治疗的重要"杀手锏"，也是孕育重磅新药的独特宝库。如治疗白血病药物亚砷酸注射液出自于剧毒中药砒霜；抗疟疾药物青蒿素得益于鲜药治疗经验的启示。原解放军302医院首创"凉血活血重用赤芍"治疗重症淤胆型肝炎，疗效显著，其中赤芍用量高达120~300g，在此基础上成功研发国内外首个专门治疗重症淤胆型黄疸肝炎新药赤丹退黄颗粒[8]。

但是，出于安全性、可及性等因素考虑，当今中药新药研发乃至中医药临床对毒剧药、鲜药、大剂量用药等药物或用法用量大多"敬而远之"，这是十分令人遗憾的。现在科技水平、贮运条件、监管能力等已今非昔比，能治病、治大病、治难病的毒剧药、鲜药、大剂量用药等中药新药研发"富矿"理应得到大力发掘和转化应用。

## 五、创新中药发现的新上策：跨器官通讯与间接调控作用

跨器官通讯或间接调控作用已成为当下生命科学领域最火热的话题之一。所谓间接调控作用是指中药通过中间媒介物质发挥对疾病的治疗作用，而不是通过中药成份及其代谢产物直接对抗疾病靶标的一种药理作用途径。其实，中医药自古以来就十分重视跨器官通讯或间接调控作用，特别是深谙脏腑经络表里关系，如肺与大肠相表里、肝开窍于目、肝肾同源、心肾相交等，在治疗方面更是有同病异治、上病下治、外病内治、冬病夏治、心脑同治等。可以说，间接调控作用是对中药药理作用途径的新认识，拓宽了对中药作用途径和作用机理的认知角度，对于指导中药创新药的发现和开发具有重要价值[9]。如小檗碱通过调控肠道微生态而发挥降血脂、降血糖等作用，就是大家所熟悉的典型案例。

## 六、中药新药研发的"神助手"：人工智能＋大数据

随着人工智能时代的到来，基于海量临床数据库的中药新药组方研究和配伍特征统筹分析成为可能。人工智能从复杂关系网络中分析、预判、总结与预测因果关系的能力特别适合于中药多成份、多靶点、联合起效诊疗体系的研究与发现工作[10]。是加速中药创新药物研发，"多－快－好－省"创制中药新药的重要手段。

人工智能大数据在新药研发领域的应用主要体现在两个方面：一是基于传统经验与中医临床实践积累的真实世界大数据，分析中医诊疗方案的科学性、合理性，建立中医药干预措施与临床疗效的交集网络，解析诊疗模式的优势病种与优势人群，指导中医药安全精准用药水平提升；二是对已有中医诊疗知识进行系统分类与排列组合，针对靶疾病创制中医药理论指导下的全新组方，并预测新组方的疗效及安全性，降低中药新药研发的时间成本与技术门槛，极大提升中药新药研发效率与药物品类多样性。利用好人工智能在生物医药领域的技术红利，是加速推进中药新药创制模式转型升级的必由之路。

（赵旭　王伽伯　柏兆方　王睿林　范骁辉　肖小河）

# 参考文献

［1］孔维佳，李玉环，蒋建东. "异病同治"的生物学原理［J］. 药学学报，2024，59（2）：269-278.

［2］肖小河，王伽伯，鄢丹，等. 转化医学：让中药现代化又快又好走进临床［J］. 中草药，2012，43（1）：1-8.

［3］肖小河. 临床中药创新及实践［M］. 北京：科学出版社，2023.

［4］杨忠奇，高蕊，胡思源，等. 中药人用经验研究专家共识［J］. 中国中药杂志，2022，47（18）：4829-4834.

［5］肖小河. 关于中药新药研究的几点看法［J］. 中国中药杂志，2002（1）：8-10.

［6］柏兆方，覃双林，赵旭，等. 中西医融合创新：系统辨靶论治［J］. 科学通报，2021，66（36）：4601-4607.

［7］赵旭，吴承钊，王伽伯，等. 新突发传染病（新冠肺炎）中医药防治策略：系统辨靶论治［J］. 中国现代中药，2022，24（11）：2055-2060.

［8］贺江平，汪承柏，赵燕玲，等. 赤丹退黄颗粒利胆及退黄作用的实验研究［J］. 中医杂志，2003（12）：944-945.

［9］王伽伯，肖小河. 中药的间接调控作用与间接作用型中药的创新发展［J］. 中国中药杂志，2021，46（21）：5443-5449.

［10］李梢，汪博洋，曹亮，等. 基于网络靶标理论和技术的中药研发实践［J］. 中国中药杂志，2023，48（22）：5965-5976.

# 第三节　符合中药特点的中药监管科学方法学创新

本节主要从中药质量控制、中药安全性和中药有效性三大方面，探索性提出和构建符合中药特点的中药监管科学新理念、新方法、新工具。

## 一、中药质量监管方法学创新：中药大质量观及新方法

### （一）中药质量控制与监管的现状及对策

中药质量是中药科学监管的重中之重。但是由于思路和方法的局限，当今中药质量控制研究已经进入瓶颈期，难以取得重大突破。为了破解中药质量控制科学监管难题，加快中药新药研发进程，促进中药产业高质量发展，本课题组认为中药质量控制亟需从理念、方法和标准等方面进行必要的反思和系统性创新[1]。

正如本章第一节所述，中药在物质内涵方面具有非常突出的特质性："既不是你的唯一，也不是你的永恒。"相对来说，中药与生物制品相差更近，而与化学药相差更远。但是，长期以来中药质量控制模式和方法主要参鉴化学药模式，高度依赖化学成份的定性定量检测，即使所检测的化学成份只是与中药临床功效和安全性关联不大或没有关联的指标性成份，其成份的有无或高低也是强制性的"金标准"[2]。

针对中药质量控制现状，融合生物制品和化学药生产质量管理监管模式的技术优势，肖小河教授团队首次提出中药大质量观，创建了以生物效应检定为核心的中药质量整合控制模式和方法体系[1]，以期使中药质量标准能够更紧密地关联其临床功效和安全性，更好地保证中药质量并指导临床合理用药。

### （二）中药大质量观的内涵与实践

"中药大质量观"的内涵可概括为：一组创新认知；两类监管尺度；三维品质内涵；四象过程质控

策略；五级质控力金字塔。下面进行简要阐述及部分示例介绍。

1. 一组创新认知

一是与时俱进，辨证看待中药质量总体向上向好的基本形势，对中药质量问题不要夸大也不要小视。

二是要充分认识到中药物质内涵是非线性的复杂体系，套用相对简单和线性化的化学药质控思维和手段，是难以满足中药质控科学监管需求的。

三是中药质量控制不要"为检测而检测"，始终应以保障中药安全有效为核心宗旨。

四是中药质量标准既属于科技问题，更是技术政策问题，"优质优价"是制约中药高质量发展的"牛鼻子"，需要国家层面多方联动、协力解决。

2. 两类监管尺度

鉴于《中华人民共和国药典》（简称《中国药典》）一部在我国中药质量监管方面的重要地位与影响，以及现行质量控制标准存在的问题，建议对《中国药典》一部的内容实行强制性标准与推荐性标准两种管理尺度。本课题组认为，当今现实情况下，不必将所有中药质控指标都列为国家强制性标准，与安全性、有效性有明确关联关系的指标应纳入强制性标准，否则可列为推荐性标准。具体来说，可将品种真伪信息、水分、灰分、外来有害物质、主要毒效物质等质控指标纳入强制性标准，且中药安全性指标要求一般不要高于食品标准。可将来源产区、药材性状、指标性成份含量等列为推荐性标准。此外，还应将药性、适应症、用量用法等列为推荐性标准，并从《中国药典》中移出，归置到《药典临床用药须知》。

3. 三维品质内涵

感官性状、化学成份和生物效应是中药材的三大品质属性，三者各有优势，可以相互补充。可以说，感官性状是"老祖宗认可，老中医认可，老百姓认可"的传统共识性标准。感官品质评价主要凭经验，具有一定的主观性，但近年来采用德尔菲（Delphi）法、比色卡法，并融合化学成份检测和生物效应检定，在国际上首次证实了中药材感官经验鉴别的客观性、可重现性、可传承性和科学性，出版了国际首部《中药材商品规格标准化研究》专著，起草制定了中药材商品规格标准化技术规程和 20 种代表性常用中药材商品规格等级标准[3]。

当今中药质量控制十分注重化学成份检测，本无可厚非，因为化学成份是任何药物包括中药发挥疗效的物质基础。但是，由于中药本身的复杂性和科技条件水平的局限，绝大多数中药的有效成份（群）是不清楚的。过分倚重检测与安全性和有效性关联不密切的化学成份，不仅难以保障中药内在质量，而且需要耗费大量的人力和物力。所以近年来，有学者创建了基于成份敲出敲入的中药药效物质辨识与质量精准控制模式和方法[4]，有望实现中药质量化学控制"多也多不得，少也少不得"的愿景，也为现代组分中药研制提供了"多–快–好–省"的筛选策略和方法。

中药的生物效应可以更紧密地关联中药的临床功效和安全性，是评价和控制中药质量最有效的抓手之一。生物效应检定是以药物的生物效应为基础，利用整体动物、离体器官、组织、微生物和细胞以及相关生物因子等为试验系，评价药物有效性或毒性等生物活性，从而达到控制或评价药物质量的目的。生物效应检定特别适合于药效物质不清的中药材和大复方中药制剂的质量评价与控制。近年来肖小河教授团队领衔构建了以直接活性测定、生物效价检测、效应成份指数、生物效应表达谱和生物标志物为代表的中药质量生物效应检定方法体系，并针对热解毒、活血化瘀、消食、泻下等不同功效，分别建立中药生物效应检定关键技术[5-6]。出版了国际首部《中药质量生物评价》专著[7]。

随着生物技术方法的快速发展与日益普及，生物效应检定有望成为中药质量评价与控制的主流方法之一。2015 年版《中国药典》颁布了《中药生物活性测定指导原则》；2020 年国家药品监督管理局药审中心出台《中药生物效应检测研究技术指导原则》。令人遗憾的是，至今我国尚未批准采用生物效应检定方法控制产品质量的中成药上市。2016 年生物评价方法全面写入美国食品药品管理局（FDA）《植物药工业研发指南》，并用于由龙血巴豆提取物研制的治疗艾滋病相关性腹泻新药 Fulyzaq，该药也是 FDA 批准的第一例口服植物药[8]。

其实，感官性状、化学成份和生物效应各有所长，也各有所短。三者为了整合感官性状评价、化学成份检测和生物效应检定的技术优势，首创了综合量化集成的品质评价策略和方法——效应成份指数和道地综合指数，并示范用于大黄、丹参、金银花、附子等系列中药材质量评价与控制。

### 4. 四象过程质控策略

生产全过程质量评控是保证中药产品质量的重要举措。但是中药产业链长，影响因素多，从田间到车间、到临床，从原料药到半成品、到制成品，如何发现、识别和监控关键质量信息及其传变规律，将是实施中药生产全过程质量管理的基础和关键。

秉持抓住"关键少数"的管控理念，根据质量信息与生物活性的关联度、在生产过程中的变异度，探索建立了中药生产全过程关键质量信息"四象限法则"分类管理模式和对策：Ⅰ类质控指标，为高活性且高变异的成份（群），既要抓原料药，还要抓全过程；Ⅱ类质控指标，为高活性但低变异的成份（群），重点抓原料药，保证有效性；Ⅲ类质控指标：为低活性但高变异的成份（群），重点抓过程管理，保证一致性；Ⅳ类质控指标：为低活性且低变异的成份（群），生产全过程均勿需严格监控。

### 5. 五级质控力金字塔

不同评价方法，不同评价指标，对评价中药质量优劣的证据力是不一样的。对于成份复杂的中药产品来说，感官性状、化学成份和生物效应都是不可或缺的质量属性和标准，三者相互补充，不可偏废。为此，2017 年中华中医药学会领衔制定了《中药品质评价方法指南》指南。

《中药品质评价方法指南》提出，要在《中国药典》常规检测基础上，根据不同中药的化学背景特别是药效物质的明晰程度，因药制宜选取适当的质量评控方法，系统构建中药质量多维精准评控策略和方法体系——中药质量评控证据体（简称质控力金字塔）[9]。其中第 1 层级主要用于控制质量是否"合格"；第 2~5 层级主要用于评价质量是否"优劣"（见图 7-3-1）。

主要包括：①对于所有中药材、饮片、提取物和中成药，均需达到《中国药典》要求；②对于化学背景和生物活性均不明确的中药材，主要建立商品规格等级评定方法和标准；③对于化学背景较明确但药效物质不明确的中药，主要建立生物效应检测方法和标准；④对于药效物质相对明确的中药，主要建立药效成份（群）检测方法和标准；⑤整合感官、化学和生物评价的技术优势，建立中药质量综合量化加权评价方法和标准。

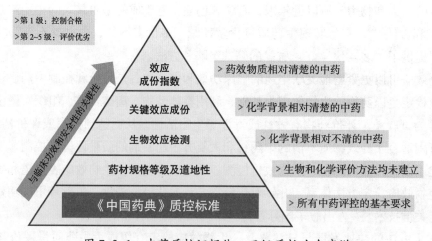

图 7-3-1　中药质控证据体：五级质控力金字塔

### （三）效应成份指数的构建及其在中药质量评价中的应用

中药质量评价一直是制约中药现代化发展的瓶颈问题。目前常规中药质量评价方法和标准多局限于指标性成份检测和一般感官评价，与临床疗效和安全性的关联性不强，难以客观地评价中药的品质优劣并指导临床科学合理用药。为此，肖小河教授团队经过多年探索，在首创的中药药效组分敲出敲入辨识模式（constitute knock-out & knock-in of TCM）基础上，创建了基于生物效价加权的中药多组分综合量化评价方法——效应成份指数（effect-constituents index，ECI）[10]，研制出丹参活血成份指数、金银花抗炎成份指数、大黄泻下成份指数、黄连抗菌成份指数、附子强心效应成份指数和毒性成份指数，在此基础探索建立了基于效应成份指数的中药品质－功效－用法用量关联调控的科学机制。

中药效应成份指数融合化学成份检测的准确性与生物评价关联药效和安全性的技术优势，实现了通过化学成份检测即可评价中药的药效品质，大大增强了中药品质生物评价的可及性和普适性，同时解决了不同成份对中药品质整体药效贡献度的评价难题，克服了中药品质评价指标"碎片化"现象。中药效应成份指数的研制及推广应用，将为临床中药实现辨质用药、优质优价和科学监管提供科学依据和技术支持。

目前，中药效应成份指数已成为中药质量评价与标准化研究的前沿领域。依托效应成份指数新策略和新方法。国内多位专家学者分别获得了国家自然科学基金、国家重点研发计划等项目的立项支持。

金银花"抗炎效应成份指数的构建及其在金银花配方颗粒质量评价"[11]

【目的】以抗炎作用为代表，建立基于效应成份指数（ECI）的金银花配方颗粒质量一致性评价方法。

【方法】采用超高效液相色谱法测定 22 批次不同标准（国标／企标）的金银花配方颗粒样品中 9 种具有抗炎活性的单体成份（新绿原酸、绿原酸、隐绿原酸、断马钱子酸、断氧化马钱子苷、木犀草苷、异绿原酸 B、异绿原酸 A、异绿原酸 C）含量，采用环氧合酶-2（cyclooxygenase-2，COX-2）试剂盒测定上述样品的抗炎效价和相关单体成份的半数抑制浓度（half inhibitory concentration，$IC_{50}$），进而整合分析获取上述各个成份的抗炎效价权重系数，通过权重系数和效价整合计算得到 ECI，最后通过细胞实验验证所构建的 ECI 的可行性。

【结果】抗炎成份含量测定结果显示，9 种单体成份含量存在较大的差异，其中国标批次（S1~S11）和企标批次（S12~S22）在单体成份的含量高低也存在显著差异，如国标批次（S8）中绿原酸的含量是企标批次（S16）中该成份含量的 3.3 倍（43.06mg/g vs 12.98mg/g）。国标（S1~S11）样品的整体稳定性与企标（S12~S22）样品相差不大（$RSD_{国标}$=211.55，$RSD_{企标}$=215.71）。生物效价测定方法通过了方法学考察，结果显示国标样品的抗炎效价和稳定性比企标更好（效价$_{国标}$=100.28~106.35U/ml，效价$_{企标}$=88.06~95.49U/ml；$RSD_{国标}$=1.98，$RSD_{企标}$=2.56）。ECI 理论计算结果显示该方法结果与实验结果一致，能够反映金银花配方颗粒样品的药效关系（$ECI_{国标}$=10.82~14.11，$ECI_{企标}$=9.32~12.58；$RSD_{国标}$=9.51，$RSD_{企标}$=10.02）。相关性分析显示单一指标性成份的含量与抗炎效价之间正相关性较好的是绿原酸（$r$=0.644），其次是木犀草苷（$r$=0.581），说明这 2 个成份在抗炎活性中起主要作用。

【结论】以抗炎为例，建立基于效应成份指数的金银花配方颗粒质量评价方法。可应用于多批次不同标准（国标／企标）的金银花配方颗粒的质量一致性评价，为其他具有类似抗炎作用的中药配方颗粒的质量评价研究及应用提供科学参考。

## 二、中药安全性监管方法学创新：中药新安全观及新方法

### （一）中药安全性评价与监管现状及对策

安全性是药品的第一大属性，中药安全性不仅系关公众用药安全，更影响中医药事业和产业健康发展及国际化进程。当今人类疾病谱、体质谱、健康需求、用药行为等正在发生深刻变化，中药安全性领域出现了一系列新问题和新挑战[12]，特别是传统"无毒"中药频频曝出肝损伤、肾损害等安全性问题/事件，颠覆了人们对中药毒性与安全性的传统认知，也为中药安全科学监管带来了巨大挑战。

应该说，我国历代医家非常重视中药毒性与安全用药问题，并积累总结了丰富而宝贵的中药毒性理论与安全用药经验，如"大毒，有毒，小毒，无毒""有故无殒""十八反""十九畏"、辨证减毒、配伍减毒、炮制减毒等，但是这些理论和经验难免失之于笼统和抽象，面对当今在世界各地出现的中药安全性新情况新问题，难以作出科学的回答并制定出有针对性的解决方案。

进入新时代，人们对健康美好生活需求不断增加，呼唤安全性更高、疗效更好、品质更优的中医药产品和服务。在新时代全球化的形势下，如何看待我国中药安全性的形势及问题？如何进一步加强中药安全科学监管、为不断增长的人们健康美好生活需求提供更加安全、高效的中药产品和服务，让中医药为实现"健康中国"战略乃至解决世界医药卫生难题作出更大的贡献？这是新时代下中国药品监管工作者以及中医药科技工作者必须认真思考和回答的问题。为此，肖小河教授团队首次提出"中药新安全观"（new outlook on safety of TCM）[13]，并建立了系列新方法和新工具，成功用于中药肝损伤风险评价与防控，为破解中药安全风险防控难题、推动中药安全科学监管乃至全球传统药物安全科学监管提供了有益借鉴和示范。

### （二）中药新安全观的内涵与实践

"中药新安全观"的内涵可概括为：一组创新认知；两种评价模式；三因致毒理论；四象风险决策；五级安全性证据体。下面结合部分实例进行简要的阐述。

#### 1. 一组创新认知

一是要与时俱进，辨证看待中药安全性形势呈现总体向上向好的局面，中药不良反应占我国全部药品不良反应上报数13%左右，对中药安全性问题不要夸大、也不要小视。

二是随着科学技术的不断发展与药品监管体系的不断完善，使得现在比以前任何时期更容易发现问题、披露问题和处置问题，这也从一个侧面说明我国社会治理水平在进步。

三是当今人类疾病谱、体质谱、健康需求等正在发生深刻变化，直接或间接地导致用药目的、行为和方式，无疑会增加中药安全用药风险。如治疗目的正从原来的"中病即止"的治疗用药向现在的"有病治病，无病养生"的保健用药转变；人们的体质谱正从原来"吃不饱，穿不暖"所致的虚寒体质为主向现在的"富营养"所致的痰湿热性体质为主转变；提取生产工艺从原来的水煎煮向现在的醇提取改变，有毒成份的溶出与风险增加了；当代多药联合使用日益普遍，既有中药与西药联用，也有中药与中药联用，安全风险不可避免地增加了。

四是要创新中药毒性理论，突破主要囿于固有型毒性认知的中药安全性评价与风险防控模式，对中药安全科学监管至关重要。传统认为"有毒"中药的毒性主要是指药物本身的固有型毒性或直接毒性。如大毒、有毒、小毒、无毒等毒性等级分类主要是基于对常见的、速发的、直接的或固有的药物毒性认知而建立的。由于受当时科技水平的限制，古代医家对具有偶发性、隐匿性、蓄积性、特异性、间接性等特点的中药毒性，认知能力与防控对策相对缺乏。例如，何首乌仅对极少数易感个体引起肝损伤，潜伏期数天至数个月不等[14]；关木通含马兜铃酸类物质致肾相关癌症通常发生在服药10年甚至30年后[15]，

这些毒性类型在古代是很难被发现和认识到的。为此，本团队首次提出中药临床毒性形成4种基本模式（固有型、特异质型、间接型、混合型），这为科学应对全球化新时代中药安全性问题特别是破解具有偶发性、隐匿性、蓄积性和个体差异大的传统"无毒"中药安全风险防控难题提供了新理论和新策略（见图7-3-2）。

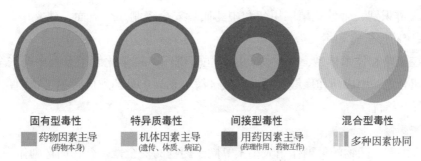

固有型毒性　　　特异质毒性　　　间接型毒性　　　混合型毒性
■ 药物因素主导　　■ 机体因素主导　　■ 用药因素主导　　■ 多种因素协同
（药物本身）　　（遗传、体质、病证）　（药物作用、药物互作）

图 7-3-2　中药临床毒性4种基本模式

#### 2. 两种评价模式

现行的中药毒性评价模式和方法主要是基于固有毒性认知而建立的，且主要采用正常动物模型进行常规毒理学评价（包括急性毒性、亚急性、长期毒性试验等），常规毒理学试验在发现、识别和评价药物固有型毒性方面具有很好的适用性。但是，中药特异质毒性和间接毒性由于受机体特异性体质、遗传背景、基础疾病、病证状态以及联合用药或配伍用药等因素的影响较大，常规毒理学试验难以客观真实地反映药物临床安全性，评价结果难以指导其临床安全精准用药。

值得关注和欣慰的是，传统中医用药十分重视个体差异、病证状态对药物疗效和安全性的影响，早在《黄帝内经·素问》就提出了"有故无殒，亦无殒也"的辨证（病）用药控毒思想。为此，本团队传承创新中医药"有故无殒"思想，率先提出并建立了关联临床病证的中药安全性评价模式和方法——病证毒理学（disease-syndrome-based toxicology，DSBT）[16]，即基于临床真实世界，或者采用病证结合的动物模型，研究机体在正常状态和不同病证状态下对药物毒效作用的应答差异和规律，从而可以更全面、更真实地考察药物的安全性，并指导制定有针对性的安全风险防控策略。以临床病例为载体，可称之为临床病证毒理学；以动物或离体生物材料为载体，可称之为实验病证毒理学。利用病证毒理学理论和评价方法，可以很好地阐明含固有型毒性药物在不同病（证）状态下的量-时-毒-效关系，从而制定针对不同病证的药物安全治疗窗；利用病证毒理学理论和评价方法，有助于发现药物特异质毒性的易感人群，或找到可产生间接毒性的相关病证或联用/配伍药物。

通过病证毒理学研究，证实了大黄临床合理应用，"有故无殒"可减毒，从而科学澄清了大黄"在国内广泛用于慢性肝炎和慢性肾功能不全等，在美欧屡有肝毒性、肾毒性等安全性问题报道"之悖论[17]。研究成果于2011年发表后，国家自然科学基金委员会（NSFC）网站"基金要闻"栏目给予了专题报道，这也是NSFC首次报道中医药研究成果。通过病证毒理学研究，还证实何首乌不合理应用，"无故有殒"可致毒。发现并证实何首乌肝损伤为特异质型，主要与机体因素有关[18]，解开了何首乌"千年补益药，今朝肝毒性"之谜。

#### 3. 三因致毒理论

近年来研究揭示，何首乌特异质肝损伤是由机体免疫应激状态、免疫促进物质（反式-二苯乙烯苷）和潜在肝损伤物质（顺式-二苯乙烯苷、大黄素葡萄糖苷等）三者协同所致。在此基础上，首次提出了中药免疫特异质肝损伤"三因致毒"理论（tri-elements injury hypothesis），也称为"柴-油-火星子"假说：当机体免疫处于过度活化状态时（柴），中药免疫促进物质（油）能进一步加剧机体免疫反应，使肝脏对肝损伤易感物质（火星子）的敏感性增加，导致肝实质细胞损伤和炎症因子过表达，从而诱发免疫特异质型肝损伤[19]。"三因致毒"机制假说在含何首乌、夜交藤、补骨脂、淫羊藿、山豆根、苦参、白鲜皮等系列相关制剂的肝损伤成因机制研究得到验证[20-22]。

"三因致毒"理论紧密结合中药临床肝损伤的发生特点和风险因素,充分考量了机体因素、药物因素以及用药环境对中药肝损伤易感性的影响,改变了长期以来中草药安全性研究"唯药物成份论毒性"的传统模式,为特异质毒性和间接毒性的评价和机制研究提供新的策略和方法。基于"三因致毒"理论,即可从易感人群识别、个性化精准用药和中药质量安全控制3个方面,建立中药药源性损害风险"人 – 药 – 用"系统防控策略和相关措施。

依托系统防控策略和技术体系,多次协助国家主管部门,科学化解了系列中药安全性问题 / 事件,技术辐射我国约四分之一中成药和保健食品,有效破解了系列中草药致肝肾损害难题,释除了国际上对中药安全性的质疑和担忧。

### 4. 四象风险决策

特别值得注意的是,药物的毒副作用大小不等同于药物的安全性。药物的毒副作用是药物本身的一种自然属性,而药物的安全性是人为的认知和判断,药物安全性是相对的。在衡量和评估药物的安全性时,至少应考量:一是药物本身的毒副作用大小;二是毒性损害发生的几率;三是损害风险是否可预测和可防控;四是药物使用的获益 – 风险比。

通常,化学药本身的毒副作用较大,发生损害的几率也非常高,但风险基本可预测、可防控;而中药则相反,本身毒副作用较小,发生风险的几率也较小,但风险往往难以预测、难以防控[23]。如肿瘤的化疗药物,往往其毒副作用很大,损害发生常见,但是损害风险可预测和可防控,且获益 – 风险比较好,所以说化疗药的安全性一般是可控的,甚至是良好的。绝大多数中成药及保健食品本身的毒副作用不大,损害发生为罕见甚至极罕见,但不良反应绝大多数属于"尚不明确",且难以预测和防控,个别产品获益 – 风险比也不明确或不够好。常言道,安全风险不怕一万,只怕万一。所以,中药本身的毒副作用并不很严重,但其安全风险防控难度不能小视。

如何开展药品安全获益 – 风险比分析,这对药品安全科学监管是一大难题。对于中药产品来说,由于其成份复杂,功效多样,同时含量低、起效慢,客观可检识的指标有限,因此其获益 – 风险比分析更加棘手。本团队首次提出四象限法原则进行评估分析(见图 7-3-3)。在第 I 象限,药品产品的安全性和有效性均好,可视为获益 – 风险比最优,可作为重点推荐使用;在第 II 象限,药品的有效性好,但安全性不好,可视为获益 – 风险比较好,对于目前尚无可替代的药物治疗的重大疑难疾病和罕见疾病等,可以考虑重点推荐使用,同时建议需要加强安全用药监测;在第 III 象限,药品的安全性好,但有效性欠佳可视为获益 – 风险比一般,对于没有可替代的药物治疗的疾病以及特殊人群如孕妇、儿童、老人等,可以考虑推荐使用;在第 IV 象限,药品的安全性和有效性均欠佳,可视为获益 – 风险比较差,建议不推荐,甚至建议撤销或退市。

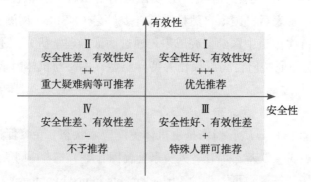

图 7-3-3 药品获益 – 风险比分析"四象限法"

5. 五级安全性证据体

药物安全性评价方法的证据力依次为（从小到大）：一级为体外试验，二级为动物试验，三级为个案报道，四级为 RCT，五级为 RWS。

临床医疗实践是发现和证实药物毒性最可靠的途径之一，即使是临床个案报道都是值得高度关注的[24]。特别值得说明的是，RCT 实验在药物有效性试验研究中具有较明显的优势，但在药物安全风险发现和获取方面，RWS 更具有优势。这是因为 RCT 受制于入组标准、样本量、观察时间及伦理学等因素，难以全面评估药物安全性问题。相比之下，RWS 可全面反映真实用药场景，更适合于药物不良反应监测与临床安全性评价。

有人将 RWS 与 RCT 的关系可描述为：RCT 是在理想状态下钓鱼，比如一个鱼塘或者一个网箱，这是个高度控制的人工环境；而 RWS 是在真实的江河湖泊中钓鱼，是无人工干预的自然环境。显然，RWS 不仅适用于发现具有多发性、速发型等特点的药物毒性损害风险，而且适用于发现具有偶发性、隐匿性、迟发性等特点的药物毒性损害风险；不仅适用于发现药物固有型/直接毒性风险，也适用于发现药物特异质/间接毒性风险。

结合上述五级安全性证据体，本课题组以药物性肝损伤（drug induced liver injury，DILI）为代表，创新性建立中药药源性损害因果关系评价策略和方法——"整合证据链"（integrated evidence chain，iEC）[23, 25-26]，实现了药源性疾病诊断从主观经验排除向完整证据链确认的重大转变，大大降低了药源性肝损伤特别是中草药肝损伤的误诊率。

## （三）以防控中草药肝损伤为代表的中药安全监管科学实践

DILI 是指由药物本身及（或）其代谢产物等所导致的肝脏损伤，为临床常见的药物不良反应之一，严重者可致急性肝衰竭甚至死亡[27-28]。DILI 已成为药物研发包括中药研发失败、增加警示和撤市的重要原因，受到医药界、制药业、管理部门及公众的高度重视。

近年来，肖小河教授团队以中草药相关肝损伤为代表，围绕目标中药"是否有肝损伤""为何有肝损伤""如何防肝损伤"等三大关键科学问题，创新性地建立中药药源性损害"因果关系评价 – 成因机制解析 – 三维系统防控"一体化技术体系（见图 7-3-4），示范用于何首乌、补骨脂、淫羊藿、大黄、山豆根、苦参、白鲜皮等系列中药肝肾损害风险评控，技术辐射海内外约 3000 种中草药相关产品。有效破解了国际广泛关注的系列传统"无毒"中药致肝损伤难题，推动中药安全风险管理从被动应对向主动防控转变，为保障公众安全用药、促进中医药事业和产业健康发展及国际化提供"科学护航"。

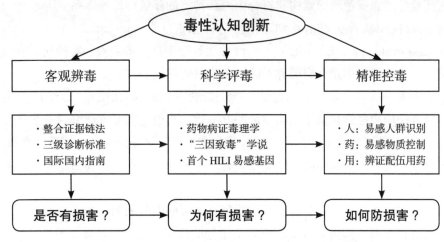

图 7-3-4　中药药源性损害评控技术体系

结合国内外研究进展，领衔制定的中华中医药学会《何首乌安全用药指南》[29]，相关建议被国家药监部门采纳，使 600 余种含何首乌的相关中药产品免遭错误"封杀"，何首乌肝损伤不良反应上报数较峰值下降了 80% 以上，而与此同时何首乌及相关产品的产销量没有出现明显的变化。何首乌肝损伤问题的有效解决，被誉为中药安全科学监管具有代表性的成功范例。

以 iEC 法为核心，领衔制定中华中医药学会《中草药相关肝损伤临床诊疗指南》[30]，美国肝病研究学会前主席 Neil Kaplowitz 教授发表专题评述文章，认为该指南为草药和膳食补充剂（HDS）相关肝损伤诊断提供了具有创新性和逻辑性的方案。受邀领衔制定国家药品监督管理局《中药药源性肝损伤临床评价技术指导原则》[31]，张伯礼院士、陈香美院士为共同组长的审议专家组认为该指导原则对加强和规范中药安全性监管具有里程碑意义。应国际医学科学组织理事会（CIOMS）邀请，肖小河教授团队参与国际 DILI 指南制定，并领衔负责 HDS 专章，为解决 HDS 所致肝损伤诊断与防控难题贡献了"中国方案"，也为我国赢得了 HDS 安全性标准制定的国际主导话语权。

## 三、中药有效性评价方法学创新：整合证据链法

### （一）中药临床疗效评价的困局与对策

中医药流传数千年并不断发展，其有效性是毋庸置疑的，但由于新的疗效评价较多依赖随机对照试验（RCT）为代表的高质量循证医学证据，而中医药"千人千方"的个体化诊疗特点尚未完全适配于 RCT 研究，因此一大批确有疗效的中医治法和中成药常常被低估为无效或低效（如治暑明方藿香正气水、补肾名方），基于现行方法获取的中医药有效性证据无法客观反映其临床价值和地位。为了改变这种尴尬局面，国内多个团队积极探索，对现代循证医学证据体系进行了改进，并取得了一些成效[32-35]，但总体上还未形成有说服力的中医药疗效评价体系，对中医药疗效评价还是显得"水土不服"或差强人意。有人常叹道，用现在的循证医学证据体系评价经典中成药临床疗效，结果是"不评不知道，一评吓一跳"，有效性证据不是 C 级（弱）就是 D 级（非常弱），极少有 B 级（较好）。

突破中医药临床疗效评价难题，关键在于要树立中医药主体性认知，要加快建立"适合"中医药的创新循证医学体系（主动模式），而不是一味地让中医药去"适应"现在的循证医学体系（被动模式）。

### （二）中药临床疗效评价体系创新：构建有效性证据链

从底层逻辑角度分析中西药差异性可知，中药在诊疗理念、药物药效基础、新药研发路径等方面与西医药存在系统性差异，因而在疗效评价过程中，中药不能简单地"套用"西医药的临床疗效证据体系，应依据中医药诊疗的底层逻辑探索构建符合中医药特点的疗效评价新体系[36]。

为此，肖小河教授团队首次提出并创建"整合证据链法"（integrated evidence chain of traditional medicine effectiveness evaluation，Eff-iEC）[37]。该方法整合来自临床经验、实验研究和临床试验的证据要素，构成了循序渐进、环环相扣、层层叠加的链条式有效性证据体。

具体来说，针对某一方药，由"临床经验""实验研究"和"临床试验"3 个环节构成完整的有效性证据链条：如果既往应用经验和历史已初步证明其有效，再通过实验室研究进一步证明其有效，最后用临床 RCT 试验或观察性试验确证其有效，那么就形成了其疗效评价整合证据链（见图 7-3-5）。证据链越完整，每个链条上的证据层级越高，则支撑其有效性的证据力越强，其临床疗效的可信度越高[37]。

1. 临床经验证据的等级

对于临床经验证据，药物的使用时长和历史积累是其可信度的来源。当药物经过一定人群范围的持续、反复使用，其过程记载为历史大数据，就形成了经验性证据。经验性证据分为 4 级：A. 经方时方，B. 经验方，C. 协定方，D. 自拟方，证据的级别从 A 到 D 依次降低。

随着人工智能和大数据时代的到来，越来越多的数据挖掘和分析技术被应用于分析中药方剂的药味

组成，从大量的经典方或临床真实组方中寻找组方规律，为临床用药和新药研发提供线索。因此，当某方药具有数据挖掘背景时，可在原等级上标记为"+"。

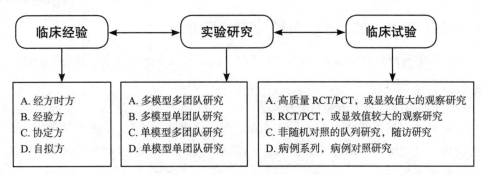

图 7-3-5　中药疗效评价整合证据链

针对中药新药研发的应用场景，如原处方为自拟方、协定方或经验方，经过体内外研究和临床研究证明其确有一定疗效，且研究成果在公开杂志上发表，在研发基于原方及加减方的中药新药时，其处方的证据级别可进行一定的提升。

2. 实验研究证据的等级

实验研究可从药理作用、药效强度、作用机制等角度为中药有效性提供重要的证据，研究手段以药理学/药效学评价与生物效价等为主。一般来说，一个药物被越多的研究团队、越多的实验模型证实有效，其有效性的可信度就越强。为此，实验研究分成以下 4 个等级：A. 多模型多团队；B. 多模型单团队；C. 单模型多团队；D. 单模型单团队。

实验研究的纳入首先应满足随机、对照、可重复等药理学实验基本规范，同时疗效评价指标或靶标通路应与受试药品临床适应症存在直接关联。同时建议，优先考虑采用关联临床病证的模型来评价中药药效。

此外，当今网络药理学、分子对接等计算化学生物学方法以及代谢组学、转录组学、蛋白组学等多组学分析方法在全面深入解析、评价和预测中药生物活性及作用机制，展示了良好的技术优势和应用前景。因此，如有开展了上述研究且获得正性结果者，可在相应的层级上标注"+"。

3. 临床试验证据的等级

临床试验证据包括经典的临床流行病学研究设计和真实世界研究。本研究整合了多个国内外主流分级系统的优势[38-39]，并综合考虑中医药现代临床研究的特点，最终将证据分为四级：A. 高质量 RCT/PCT、显效值（large effect size）大的观察性研究；B. RCT/PCT、显效值较大的观察性研究；C. 非随机对照的队列研究、随访研究；D. 病例对照研究、单臂研究、病例系列。在中药的疗效评价过程中，显效值指中药干预后的效应强度的值，是均数差（mean difference，MD）、相对危险度（relative risk，RR）、比值比（odd ratio，OR）等一系列指标的统称，能反映中药干预措施与对照措施的真实差异强度。

此外，鼓励临床研究在受试者选择和结局指标等方面，体现"辨证论治"等中医药特色；而发表于高影响力的国际期刊在一定程度上有助于说明研究的可靠性。因此具有这两项特点者可在相应层级上标注"+"。

4. 综合评价的等级

在对各环节的证据进行评价后，为了突出各类证据的相辅相成，本研究建立了证据链的综合评价策略，根据各类证据评价的常见组合情况，分为高级、中级、低级证据。

高级证据：3 个环节中，至少 2 个环节评级为 A，且任一环节均在 B 或 B 以上，如 AAA、BAA、ABA、AAB 等。

中级证据：至少 1 个环节评级为 A，且任一环节均在 B 或 B 以上，如 ABB、BAB、BBA；或有任意 2 个环节评价为 A，1 个环节评价为 C 或 D，如 AAC、AAD、ACA、CAA 等。

低级证据：其他证据评价组合情况，如 BBB、ABC、ABD、BCD、CCC、DDD 等。

### （三）中药有效性评价"整合证据链法"的初步应用

为了进一步说明中药疗效评价整合证据链的应用方法，选取藿香正气水、通心络胶囊为例开展初步示范性应用。

示例 1　藿香正气方治疗胃肠型感冒的疗效评价

藿香正气水是很多中国家庭的常备药，被誉为"千古祛湿第一方"，传统上用于治疗暑湿感冒，根据典籍文本的描述，现代常用其治疗胃肠型感冒。GRADE 标准和证据链被分别用来评价其治疗胃肠型感冒的疗效，结果见表 7-3-1。

**表 7-3-1　藿香正气方治疗胃肠型感冒的 GRADE 和证据链评价结果**

| 评价体系 | 评价结果 | 证据等级 |
| --- | --- | --- |
| GRADE 标准 | D | 极低级证据 |
| 证据链 | AA⁺B | 高级证据 |

根据 GRADE 标准，共检索到 3 篇 RCT，表明藿香正气方治疗胃肠型感冒的临床有效率优于常规西药或安慰剂组，可以改善患者的腹泻、呕吐等症状，缩短感冒痊愈时间。依据降级因素对 RCT 进行评估后，被降为 D 级，属于极低级证据。

根据证据链，藿香正气方出自宋代官修医籍《太平惠民合剂局方》，属于"经典名方"，临床经验方面评价为"A"。在基础研究方面，多项多模型多团队的体内外实验及数据挖掘、多组分鉴定、网络药理学等干法研究从不同角度揭示了藿香正气水治疗胃肠型感冒的机制，证实了藿香正气水具有促进胃肠动力、镇吐等作用，评价为"A⁺"。在临床研究方面，3 项 RCT 评价了治疗胃肠型感冒的疗效，发现可以显著改善患者症状，但由于存在未进行试验者盲法等方面的不足，评价为"B"。综合评价为"AA⁺B"，属于高级证据。

示例 2　通心络胶囊辅助治疗冠心病的疗效评价

通心络胶囊是"络病学说"的代表方，目前已在临床运用 20 多年，被多个指南和专家共识推荐用于治疗冠心病。GRADE 标准和证据链被分别用来评价其辅助治疗冠心病的疗效，结果见表 7-3-2。

**表 7-3-2　通心络胶囊辅助治疗冠心病的 GRADE 和证据链评价结果**

| 评价体系 | 评价结果 | 证据等级 |
| --- | --- | --- |
| GRADE 标准 | A | 高级证据 |
| 证据链 | AA⁺A⁺ | 高级证据 |

根据 GRADE 标准，共检索到 3 篇 RCT，表明与常规西药治疗相比，通心络辅助常规西药治疗有利于降低冠心病患者的不良心脑血管事件。使用降级因素进行评价，未发现明显的不足，被评价为 A 级，属于高级证据。

根据证据链，通心络胶囊在现代临床广泛应用于胸痹的治疗，临床经验方面评价为"A"。在实验研究上，多项多模型多团队的体内外实验及网络药理学等干法研究从多角度验证了其在促进心肌损伤修复、改善炎症和保护心肌等方面发挥了重要作用，评价为"A⁺"。在临床研究方面，检索到多篇 RCT，其中，一项高水平的 RCT 发表于国际权威杂志《JAMA》，证明在常规治疗基础上加用通心络胶囊，可以显著降低 ST 段抬高型心肌梗死患者的不良心脑血管事件，评价为"A⁺"。综合评价为"AA⁺A⁺"，属于高级证据。

初步应用研究显示，该方法可使中药特别是流传千年、有口皆碑、至今临床常用的经典名方的有效性评价等级得到了科学提升，使其有效性证据等级能够客观真实地反映其临床价值和地位，突破了当今中药有效性评价以 RCT 为唯一"金标准"的局限。

（罗烨　赵旭　王伽伯　柏兆方　王睿林　范骁辉　肖小河）

# 参考文献

［1］肖小河，金城，鄢丹，等. 中药大质量观及实践［J］. 中草药，2010，41（4）：505-508.

［2］马双成，王莹. 我国中药质量控制模式及思路研究进展十年回顾［J/OL］. 中国药学杂志：1-21.［2024-07-15］. http://kns.cnki.net/kcms/detail/11.2162.R.20230104.2122.001.html.

［3］肖小河，黄璐琦. 中药材商品规格标准化研究［M］. 北京：人民卫生出版社，2016.

［4］肖小河，鄢丹，袁海龙，等. 基于成分敲除/敲入的中药药效组分辨识与质量控制模式的商建［J］. 中草药，2009，40（9）：1345-1348；1488.

［5］陈二林，李喜香，伍珊娜，等. 基于活血生物效价的当归质量评价研究［J］. 中药材，2019，42（4）：818-821.

［6］XIONG Y, HU Y, LI F, et al. Promotion of quality standard of Chinese herbal medicine by the integrated and efficacy-oriented quality marker of Effect-constituent Index［J］. Phytomedicine: International Journal of Phytotherapy and Phytopharmacology, 2018, 45: 26-35.

［7］肖小河，王伽伯，刘昌孝. 中药质量生物评价［M］. 北京：人民卫生出版社，2018.

［8］WU C, LEE S L, TAYLOR C, et al. Scientific and Regulatory Approach to Botanical Drug Development: A U.S. FDA Perspective［J］. Journal of Natural Products, 2020, 83（2）：552-562.

［9］肖小河，张定堃，王伽伯，等. 中药品质综合量化评控体系：标准评控力金字塔［J］. 中国中药杂志，2015，40（1）：7-12.

［10］熊吟，肖小河，鄢丹，等. 综合量化集成的中药品质评控策略：中药效应成分指数［J］. 中草药，2014，45（1）：1-7.

［11］贾金浩，陈小菲，李寒冰，等. 基于抗炎效应成分指数的金银花配方颗粒质量评价研究［J］. 中草药，2024，55（8）：2630-2640.

［12］NG A W T, POON S L, HUANG M N, et al. Aristolochic acids and their derivatives are widely implicated in liver cancers in Taiwan and throughout Asia［J］. Science Translational Medicine, 2017, 9（412）：eaan6446. DOI: 10.1126/scitranslmed.aan6446.

［13］肖小河，赵旭，柏兆方，等. 中药新安全观及实践［J］. 中国中药杂志，2023，48（10）：2557-2564.

［14］LI C, RAO T, CHEN X, et al. HLA-B*35:01 allele is a potential biomarker for predicting polygonum multiflorum-induced liver injury in humans［J］. Hepatology（Baltimore, Md），2019, 70（1）：346-357.

［15］MICHL J, INGROUILLE M J, SIMMONDS M S J, et al. Naturally occurring aristolochic acid analogues and their toxicities［J］. Natural Product Reports, 2014（5）：676-693.

［16］柏兆方，湛小燕，姚清，等. 中药安全性评价理论创新与技术突破：病证毒理学［J］. 中国药物警戒，2024，21（1）：6-14.

［17］王艳辉，赵海平，王伽伯，等. 基于"有故无殒"思想的熟大黄对肝脏量-毒/效关系研究［J］. 中国中药杂志，2014，39（15）：2918-2923.

［18］HE L, YIN P, MENG Y, et al. Immunological synergistic mechanisms of trans-/cis-stilbene glycosides in Heshouwu-related idiosyncratic liver injury［J］. Science bulletin, 2017, 62（11）：748-751.

［19］柏兆方，孟雅坤，贺兰芝，等. 传统无毒中药诱导的免疫特异质型肝损伤及其机制假说［J］. 中国药学杂志，2017，52（13）：1105-1109.

［20］GAO Y, WANG Z, TANG J, et al. New incompatible pair of TCM: Epimedii Folium combined with Psoraleae Fructus induces idiosyncratic hepatotoxicity under immunological stress conditions［J］. Frontiers of Medicine, 2020, 14（1）: 68-80.

［21］LIN L, CHEN Y, LI Q, et al. Isoxanthohumol, a component of Sophora flavescens, promotes the activation of the NLRP3 inflammasome and induces idiosyncratic hepatotoxicity［J］. Journal of Ethnopharmacology, 2022, 285: 114796. DOI: 10.1016/j.jep.2021.114796.

［22］石伟, 高源, 郭玉明, 等. 基于免疫应激的白鲜皮致特异质肝损伤评价研究［J］. 药学学报, 2019, 54（4）: 678-686.

［23］XIAO X, TANG J, MAO Y, et al. Guidance for the clinical evaluation of traditional Chinese medicine-induced liver injuryIssued by China Food and Drug Administration［J］. Acta pharmaceutica Sinica B, 2019, 9（3）: 648-658.

［24］李幼平, 文进, 王莉. 药品风险管理: 概念、原则、研究方法与实践［J］. 中国循证医学杂志, 2007（12）: 843-848.

［25］王伽伯, 李春雨, 朱云, 等. 基于整合证据链的中草药肝毒性客观辨识与合理用药: 以何首乌为例［J］. 科学通报, 2016, 61（9）: 971-980.

［26］王伽伯, 肖小河, 杜晓曦, 等. 基于转化毒理学的中药肝损害客观辨识与早期诊断［J］. 中国中药杂志, 2014, 39（1）: 5-9.

［27］MCATEE C. Drug-induced liver injury［J］. Critical care nursing clinics of North America, 2022, 34（3）: 267-275.

［28］NAVARRO V J, SENIOR J R. Drug-related hepatotoxicity［J］. The New England Journal of Medicine, 2006, 354（7）: 731-739.

［29］中华中医药学会中成药分会, 中华中医药学会肝胆病分会, 中国药学会临床中药学专业委员会, 等. 何首乌安全用药指南［S］. 2019.

［30］中华中医药学会肝胆病分会, 中华中医药学会中成药分会, 中国人民解放军第三〇二医院, 等. 中草药相关肝损伤临床诊疗指南［S］. 2016.

［31］国家药品监督管理局. 中药药源性肝损伤临床评价技术指导原则［EB/OL］.（2018-06-12）. https://www.nmpa.gov.cn/xxgk/ggtg/ypggtg/ypqtggtg/20180619172601728.html.

［32］杨忠奇, 唐雅琴, 汤慧敏, 等. 构建基于最佳临床经验的临床疗效评价体系［J］. 中国中药杂志, 2023, 48（18）: 4829-4833.

［33］汪受传, 陈争光, 徐珊, 等. 建立循证中医临床实践指南证据分级体系的构想［J］. 世界科学技术: 中医药现代化, 2013, 15（7）: 1488-1492.

［34］亵敬柏. 建立适合中医临床诊疗证据评价方法的建议［J］. 中华中医药杂志, 2016, 31（4）: 1146-1148.

［35］刘保延, 何丽云, 周雪忠, 等. 辨证论治临床疗效评价的新思路、新方法与新策略［J］. 中医杂志, 2020, 61（2）: 93-97.

［36］肖小河. 临床中药创新及实践［M］. 北京: 科学出版社, 2023.

［37］肖小河, 罗烨, 赵旭, 等. 中药有效性评价新策略新方法: 整合证据链法［J/OL］. 中国中药杂志: 1-12.［2024-07-14］. https://doi.org/10.19540/j.cnki.cjcmm.20240709.601.

［38］OCEBM Levels of Evidence［EB/OL］.［2024-05-21］. https://www.cebm.ox.ac.uk/resources/levels-of-evidence/ocebm-levels-of-evidence.

［39］OXMAN A D. Grading quality of evidence and strength of recommendations［J］. BMJ, 2004, 328: 1490. DOI: 10.1136/bmj.328.7454.1490.

# 第八章
# 中药监管科学新工具的评价与资格认定

随着中药事业和产业进入高质量发展的新时代，需要不断发展中药新质生产力，也需要加强监管科学研究，加速创新成果的转化应用。国家药品监督管理局（简称国家药监局）在 2020 年 12 月和 2023 年 1 月分别出台了《关于促进中药传承创新发展的实施意见》（国药监药注〔2020〕27 号）与《关于进一步加强中药科学监管 促进中药传承创新发展的若干措施》（国药监药注〔2023〕1 号），明确提出强化中药监管科学研究。中药监管科学研究的重要任务在于测量、评价中药的安全性、有效性和产品质量，并不断探索和研发新的工具、方法和标准。为了保障新的工具、方法和标准的科学性和可靠性，并在药物研发和监管决策中得到广泛应用，其评价与资格认定成为中药监管体系中不可或缺的一环。

本章对美国食品药品管理局（FDA）的药物研发工具（drug development tools, DDT）资格认定程序进行解读，结合中药特点和实际需求，提出中药监管测量和评价新工具的资格认定策略，并介绍了中药临床评价核心指标集研制遴选程序、国家药监局药品技术指导原则发布程序，以及国家药典委员会药品标准编制程序。旨在为中药监管科学领域的新工具资格认定提供参考，以适应新的监管需求和发展趋势，促进中药产业的高质量发展，更好地服务于人民健康。

## 第一节　美国 FDA 药物研发工具资格认定及程序

药物研发工具（DDT）是指那些能够促进药物研发进程的方法、材料或措施，其目的在于减少研发美国 FDA 监管产品所需的时间、复杂性和成本，同时提升研发的可靠性和稳健性[1]。

目前，美国 FDA 的药物研发工具认证计划涵盖了多个领域，包括美国药品评价与研究中心（Center for Drug Evaluation and Research, CDER）的生物标志物资格、临床结局评估资格、新药创新科学和技术方法（Innovation, Science, and Technology in New Drug Development, ISTAND）试点计划，以及设备和辐射卫生中心（Center for Devices and Radiological Health, CDRH）的非临床评估模型等。这些计划共同构成了一个系统的药物研发工具认证体系，旨在支持和加速药物研发过程[2]。

## 一、药物研发工具的产生背景

### 1. 关键路径计划

2004 年，美国 FDA 提出了具有里程碑意义的关键路径计划（Critical Path Initiative，CPI）。该计划揭示了一个现实问题：尽管生物医学领域取得了突破性进展，但这些成果并未充分转化应用于药物研发和新疗法。同时，药物研发的复杂性和资源消耗日益增加。CPI 强调了利用科学最新成果转化为支持性工具，加速药物研发过程，推动更安全、有效的新药快速上市。因此，CPI 的核心任务是将先进的生物医学技术作为新工具整合到药物研发过程中，加快安全、有效新医药产品的研发和上市步伐[3]。

### 2. 生物标志物资格认定计划

2009 年，美国 FDA 建立了生物标志物资格认定计划（Biomarkers Qualification Program，BQP），旨在为行业构建一个生物标志物研究和认定的平台。该计划不仅提供生物标志物的资格认定，还公开分享支持信息，以促进已认定生物标志物在药物研发和监管决策中的广泛应用。一旦生物标志物通过资格认定，发起者即可在特定的应用场景（content of use，COU）中使用它们进行药物研发，而无需 FDA 重新审查相关支持信息[4]。

### 3. 药物研发工具资格认定程序

2010 年，美国 FDA 发布了《面向行业和 FDA 的药物研发工具资格认定程序指南草案》（Qualification Process for Drug Development Tools Guidance for Industry and FDA Staff Draft Guidance），并在 2020 年更新版本[1]。该指南由 CDER 的生物标志物资格认定工作组制定。2015 年，CDER 启动了药物研发工具资格认定程序（Qualification Process for Drug Development Tools，QPDDT），鼓励申请人公开分享获得认定的创新药物研发工具[5]。这一程序促进了生物标志物、临床结局评估工具和动物模型等创新工具在药物研发中的应用，减少了对新型研发工具的重复审评。

随着 2016 年《21 世纪治愈法案》（21ˢᵗ Century Cures Act）的实施，美国国家精准医学行动的倡议得到了推动，进一步促进了基于疾病分子层面理解的疾病预防、诊断和治疗产品的研发[6]。《联邦食品、药品和化妆品法案》（Federal Food，Drug，and Cosmetic Act）也新增了第 507 节"药物研发工具资格"认定条款[7]。2020 年 11 月，《面向行业和 FDA 的药物研发工具资格认定程序指南》（Guidance for Industry and FDA Staff Qualification Process for Drug Development Tools）经过全面修订，再次以同名发布[1]。

### 4. ISTAND 试点计划

为了支持和简化可能加速药品研发的新技术，美国 FDA 在 2020 年 11 月 30 日启动了 ISTAND 试点计划，并在 2021 年继续实施。该试点计划为尚无监管途径的新颖方法提供了提交途径，旨在鼓励研发超出现有 DDT 资格认证范围但对药物研发有益的 DDT，并支持研究新型药物研发方法。

通过 ISTAND 试点项目的提交程序，申办者可以提交相关申请。合格的 DDT 通常可以纳入任何药品或生物制品的研究用新药临床试验申请（IND）、新药上市许可申请（NDA）和生物制品许可申请（BLA），而无需 FDA 重新考虑和确认其适用性[8]。

通过 ISTAND 试点计划，对于那些不适合现有的 DDT 资格认证模式但仍对药物研发具有潜在价值的项目，FDA 可以：与申办者召开一系列会议，提出研究建议；举行公开会议，征求对新方法的意见；编写"白皮书"，提出实施新型 DDT 的考虑；制定指南，说明 FDA 在药物研发中使用新工具的立场；或以其他方式向 FDA 提供意见和建议，以支持 DDT 的进一步发展。

## 二、药物研发工具资格认定

"资格"一词在药物研发和监管审查的语境中指的是，当 DDT 在其标明的 COU 内被赋予特定的解释和应用时，所获得的一种官方认可。DDT 资格认定计划的目标[5]如下。

（1）通过认证流程确保特定应用背景下的 DDT 可供公众获取，从而加速药物研发及监管审批流程。

（2）为美国 FDA 的早期介入和科学合作提供平台，以推动 DDT 发展和优化。

（3）促进经认证的 DDT 在监管审查中应用，提高审评效率。

（4）鼓励尚未满足的需求领域研发新的 DDT，填补现有空白。

（5）鼓励成立协作团队共同进行 DDT 的研发，提升研发效率，共享研发资源。

（6）激发和支持药物研发领域的创新活动。

（7）构建一个共享的知识交流环境，促进 DDT 研发信息的互通。

COU 阐述了 DDT 将被采用的具体方式及使用目的。一个完善的 DDT 声明应全面阐释 DDT 符合资格的条件，以及当前的数据如何充分支持该 DDT 在特定领域内的应用。一旦 DDT 在药物研发的特定 COU 下获得资格认定，它便能用于生成具备分析价值的有效测量数据。这些测量数据不仅具备特定用途，而且其背后的意义清晰可解，可为整个药物研发流程提供可靠的数据支撑，从而支持监管文件的提交。在特定应用情境下使用已通过认证的 DDT，需要满足以下条件[1]。

（1）研究的实施必须恰当无误，即遵循了 COU 规定的所有流程和方案。

（2）DDT 被应用于符合其认证资格的用途上。

（3）在使用 DDT 时，没有出现任何与原有认证依据相冲突的新信息。

## 三、FDA 药物研发工具资格认定类型

FDA 已经建立了 3 个专门的认定程序，旨在针对特定应用场景对药物研发工具进行评估和认证。这些程序包括 BQP、临床结局评估认定程序（Clinical Outcome Assessment Qualification Program, COAQP）以及动物模型认定程序（Animal Model Qualification Program, AMQP）。

BQP 致力于对生物标志物进行审查和认定，以确定其在临床试验中的有效性和可靠性。COAQP 专注于临床结局评估工具的认定，这些工具用于测量和评估患者的状态或疾病治疗的效果。AMQP 旨在对动物模型进行认定，这些模型在新药研发中被广泛用于安全性和有效性研究。通过对这些模型的标准化和验证，FDA 能够提高药物研发的质量和速度，并降低失败的风险[9]。

1. 生物标志物的认定

生物标志物是临床中广泛用于诊断、疗效评估和预后预测的工具。随着医学研究的不断深入，生物标志物在临床研发领域也显现出潜力，成为精准医疗的重要基础。依据生物标志物功能，可以将其分为诊断性、预后性、预测性、药效学、安全性及监测性六类。在研发中应用不同的生物标志物，可以精准人群、优化设计、提高效率、安全监测，从而提高研发成功率[4]。

2018 年 12 月，FDA 发布了《生物标志物认定：行业和 FDA 的证据框架指南》（Biomarker Qualification：Evidentiary Framework Guidance for Industry and FDA Staff）[10]，以指导药物研发和生物标志物研究。指南明确指出生物标志物的分析验证和临床验证应支持提议 COU 的实用性，图 8-1-1 展示了生物标志物的认证框架。

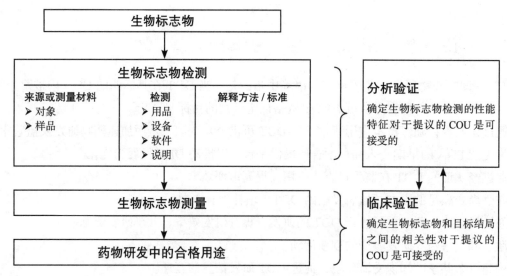

图 8-1-1　生物标志物的认证框架

指南中介绍的生物标志物的证据框架包括如下内容。

（1）需求评估（needs assessment）　研究者需说明，现有生物标志物无法满足的新药研发项目的需求，以及新生物标志物如何加速药物研发进程并提高研发成功率。

（2）应用场景（COU）　研究者需确定新生物标志物的分类以及在药物研发过程中的应用策略。

（3）风险收益评估（assessment of benefits and risks）　研究者需评估将新生物标志物应用于药物研发的风险和收益。

（4）确定支持 COU 的科学证据（determining evidence that is scientifically sufficient to support COU）研究者需提供足够的科学研究证据，包括新生物标志物的生物学原理、分析验证、临床验证结果等，以证明将新生物标志物应用于药物研发过程的科学性，详见图 8-1-2。

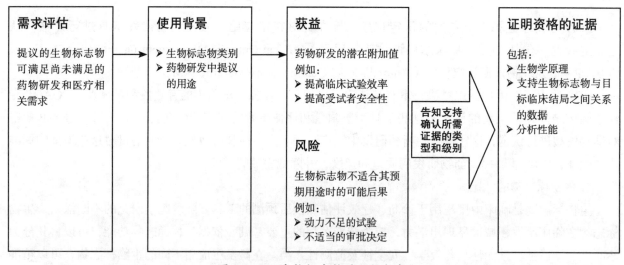

图 8-1-2　生物标志物的证据框架

2. 临床结局评估工具的认定

临床结局评估（COA）工具旨在量化患者的症状表现、整体健康状况，或疾病对患者日常功能的影响程度。确立有效的 COA 是评价药物是否具备显著疗效及治疗效益的关键。一个完整的 COA 应包含一套标准化的评分指标、明确定义的方法、数据收集的标准格式，以及对于在特定目标人群中进行评分、分析及结果解读的详尽指导。

COA 的一个显著特点是其结果可以由患者、临床医生或其他观察者报告，这涵盖了运动、感觉，以及对认知能力的评估。其中，患者报告结局（PRO）则直接来源于患者的自我报告，这些报告反映了患者对自己症状状态和功能执行能力的主观评价[11]。

COA 研制路线如图 8-1-3 所示，包括了解疾病或症状、治疗获益概念化，以及选择 / 研发 COA 三个部分。首先，需要深入了解疾病或症状的表现及自然历程，关注重要的患者亚群，考虑患者寻求治疗时的临床环境，以及患者和（或）照护人员对疾病的认知、疾病或症状带来的影响、治疗需求及优先级。其次，需要考虑医疗产品如何针对某种疾病或症状的患者相关体验和（或）其治疗的特定方面。这将有助于明确获益概念及其应用场景，包括相关受益群体、临床试验设计以及试验目标和终点。最后是选择 / 研发 COA，在确定哪种类型的 COA 最适于评估特定应用场景下的获益概念后，对已有的、适用于特定应用场景的 COA 进行评估。可能的结果有：①当应用场景相同且存在符合获益概念的 COA 时，使用现有的 COA；②当应用场景不同但存在符合获益概念的 COA 时，收集更多的证据并在必要时修改 COA；③当不存在符合获益概念的 COA 时，研发一个新的 COA 并进行实证性评估[12]。

COA 资格认证是一个监管结论，即 COA 是对特定使用背景下，对其特定概念的明确且可靠的评估，用于充分且控制良好的研究中。评估结果可以用来衡量特定的概念，并在药物研发和监管决策中具有特定的解释和应用。

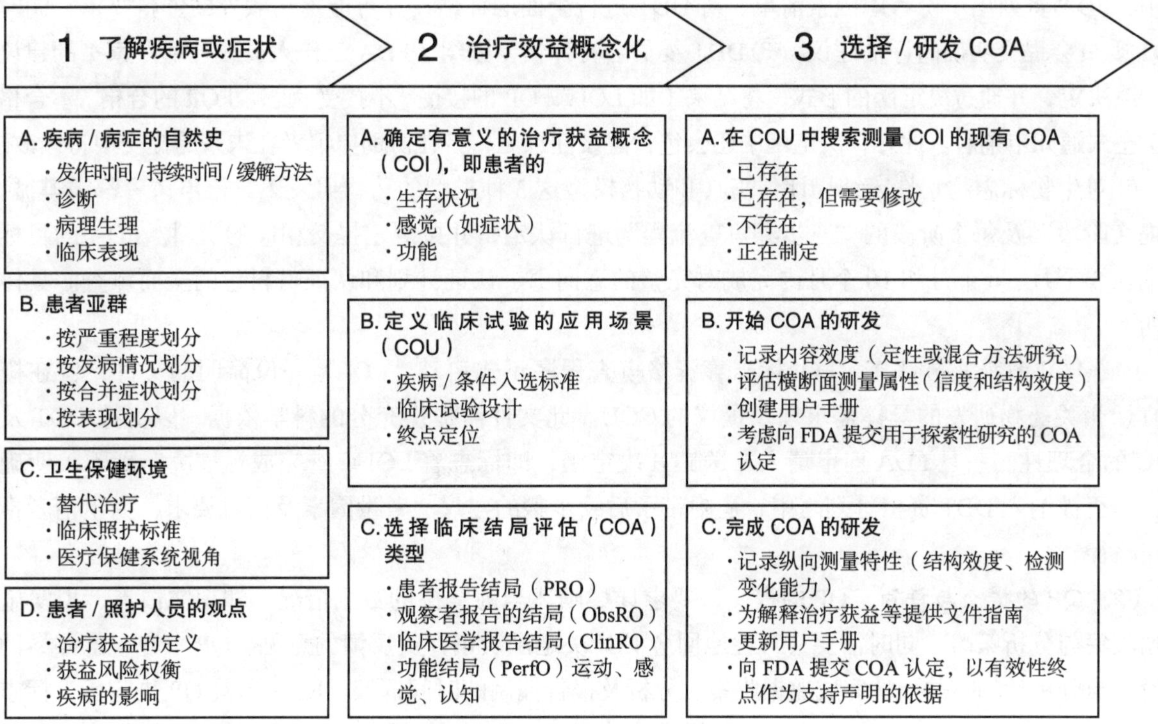

图 8-1-3　COA 研制路线图

3. 动物模型的认定

动物模型的认定仅适用于在良好对照的有效性研究中拟使用的动物模型的资格认定。动物模型定义为动物种属、激发剂和暴露途径的一种特定组合，这种组合产生的疾病过程或病理状态在多个方面对应人体疾病或病症。

FDA 通过对动物模型进行审查和认定，以确保它们能够可靠地复制出与人类疾病或病理状况相匹配的疾病过程或病理状态，这有助于在临床试验之前评估药物的安全性和有效性。动物模型的认定为与 FDA 的早期接触和科学合作提供了一个框架，以促进动物模型的研发。在对动物模型进行认定后，FDA 会给出结论：动物模型可以可靠地产生疾病过程或病理状态，该疾病过程或病理状态在多个重要方面对应于人类疾病或特定病症的关键要素；FDA 已经接受了动物模型的应用场景，即对合格动物模型在药物研发和监管审查中的适当使用和应用的描述，以及在模型复制时提供质量控制和质量保证措施的细节[9]。

## 四、药物研发工具资格认定程序

《面向行业和 FDA 的药物研发工具资格认定程序指南》（Guidance for Industry and FDA Staff Qualification Process for Drug Development Tools）[1]，旨在为 DDT 的申请者与监管机构之间搭建一座清晰、高效的沟通桥梁。每个 DDT 资格项目都要经过"3 个提交阶段"进行认证，依次为：意向书（letter of intent，LOI）的提交、认证计划（qualification plan，QP）的提交，以及最终的完整认证材料包（full qualification package，FQP）的提交。每一阶段的顺利推进均以前一阶段获得 FDA 的接受决定函为前提，确保了认证程序的连贯性与严谨性。

针对每一个阶段，FDA 在收到提交材料后都会开展"三步骤审查流程"。①FDA 进行初步筛查，确保提交材料的完整性与可读性，一旦发现任何不足，将及时提供反馈，建议申请者修正后重新提交，以提升材料的通过率。②在确认材料齐全无误后，FDA 会发布一份备忘录，正式宣告进入审查阶段。此阶段中，FDA 将列出一份考虑因素清单，对 DDT 进行全面的评估，并可能提出额外的资料要求，同时向 DDT 委员会提交明确的评估建议。③DDT 委员会将评估专家组（FDA 工作人员或外部专家）的建议作出最终决定，并通过决定函的形式，将结果（如 LOI 或 QP 的接受 / 不接受状态，FQP 的合格 / 不合格状态）正式通知申请者。此外，决定函中还会包含建设性意见，旨在协助申请者在未来的提交中持续改进。

针对生物标志物、临床结局评估工具和动物模型这 3 种类型的药物研发工具，申请者都需遵循"3 个提交阶段"及每个阶段的"三步骤审查流程"进行认定，并按规定提交相应的资料。FDA 的目标是分别在 3 个月、6 个月和 10 个月内完成对完整的意向书、认证计划和认证材料包的全面审查。具体内容如下。

（1）LOI 的提交与评审　LOI 标志着资格审查程序正式启动。LOI 是一份简明的文件，旨在概述 DDT、相关药物研发的具体需求以及提议的 COU。此文件需提供充分的科学依据，以支撑 DDT 及其 COU 的合理性。一旦 FDA 向申请人发送 LOI 决定函，即标志着 LOI 审查完成。该决定函不仅明确了项目是否被纳入 DDT 资格计划之中，还附带了后续步骤的建议、考量因素及信息要求，为申请者指出操作路径。

（2）QP 的提交与评审　QP 的提交，要求详尽阐述当前掌握的数据情况、知识空白点、拟实施的数据收集与分析策略。同时需要针对性地回应 LOI 决定函及审评员反馈的意见。QP 中应包含详尽的研究设计与分析计划，并预估完成数据收集、分析及报告编制的时间框架。FDA 出具 QP 决定函，标志着 QP 审查完成，该决定函将列出对 FQP 的需求与建议。获得 QP 接受决定后，申请者应根据决定函中的指导，制定详细且可执行的计划，明确支持性数据、研究内容及 FQP 所需的各项资料类型。若 QP 未获通过，则意味着项目未能顺利通过资格认证的第二阶段，此时申请者可选择以新的 DDT 与 LOI 重新申请、撤回申请或调整项目方向。

（3）FQP 的提交与评审　提交 FQP 是资格认定流程的最终环节，标志着整个资格认定过程进入尾声。FQP 全面涵盖了 DDT 及其 COU 的研究细节、分析结果与结论阐述。为支持资格认定，FQP 需包含完整的研究方案、研究报告、统计分析计划、摘要数据、主要分析所用的统计软件程序文档及受试者数据。FDA 将对 FQP 进行全面审查，以判定提交的证据是否满足 DDT 适用于其提议或调整后的 COU。若评审结果为不合格，申请人可基于 FDA 的反馈意见，选择重新提交修订后的 FQP 或启动新的意向书申请流程。FQP 评审的正式结束，以 FDA 向申请方发出包含合格或不合格状态的资格认定通知书为标志。

（曹璐佳　张晨瑶　张俊华）

# 参考文献

［1］FDA. Guidance for Industry and FDA Staff Qualification Process for Drug Development Tools［EB/OL］.（2020-11-24）. http://www.fda.gov/downloads/drugs/guidance compliance regulatory information/guidances/ucm230597.pdf.

［2］余明丽，夏文静，姜晓萌，等. 国外药品前沿技术监管实践及启示：以美国药品监督管理实践为例［J］. 中国新药杂志，2024, 33（3）: 229-240.

［3］FDA. Critical Path Initiative［EB/OL］.（2018-04-23）. https://www.fda.gov/science-research/science-and-research-special-topics/critical-path-initiative.

［4］FDA. Biomarker Qualification Program［EB/OL］.（2024-05-15）. https://www.fda.gov/drugs/drug-development-tool-ddt-qualification-programs/biomarker-qualification-program.

［5］FDA. Drug Development Tool（DDT）Qualification Programs［EB/OL］.（2024-05-15）. https://www.fda.gov/drugs/development-approval-process-drugs/drug-development-tool-ddt-qualification-programs.

［6］FDA. 21st Century Cures Act［EB/OL］.（2016-12-13）. https://www.fda.gov/regulatory-information/selected-amendments-fdc-act/21st-century-cures-act.

［7］FDA. Federal Food, Drug, and Cosmetic Act（FD&C Act）［EB/OL］.（1998-06-29）. https://www.fda.gov/regulatory-information/laws-enforced-fda/federal-food-drug-and-cosmetic-act-fdc-act.

［8］FDA. Innovative Science and Technology Approaches for New Drugs（ISTAND）Pilot Program［EB/OL］.（2024-03-15）. https://www.fda.gov/drugs/drug-development-tool-ddt-qualification-programs/innovative-science-and-technology-approaches-new-drugs-istand-pilot-program.

［9］FDA. The Animal Model Qualification Process［EB/OL］.（2021-08-05）. https://www.fda.gov/drugs/animal-model-qualification-program-amqp/animal-model-qualification-process.

［10］FDA. Biomarker Qualification: Evidentiary Framework［EB/OL］.（2020-05-07）. https://www.fda.gov/regulatory-information/search-fda-guidance-documents/biomarker-qualification-evidentiary-framework.

［11］FDA. Clinical Outcome Assessment（COA）Qualification Program［EB/OL］.（2023-10-27）. https://www.fda.gov/drugs/drug-development-tool-ddt-qualification-programs/clinical-outcome-assessment-coa-qualification-program.

［12］FDA. Roadmap to Patient-Focused Outcome Measurement in Clinical Trials［EB/OL］.（2015-10-08）. https://www.fda.gov/drugs/drug-development-tool-ddt-qualification-programs/roadmap-patient-focused-outcome-measurement-clinical-trials-text-version.

# 第二节 中药监管测量和评价新工具的资格认定策略

中医药作为中华民族的瑰宝，在维护人民健康方面发挥着不可替代的作用。随着中医药进入高质量发展新阶段，其科学监管的需求也日益凸显[1]。特别是在疗效测量、评价和质量控制领域，传统的方法和工具滞后于现代中医药发展的需求，亟需研制新的、具有中医药特色的科学监管新工具和方法。然而，这些测量和评价新工具和方法在推广应用前，必须经过严格的审查和资格认定，以确保其科学性、实用性和可靠性。为此，有必要通过参考国际先进经验，结合中药特点，研制一套科学、实用的中药监管测量和评价新工具的资格认定策略。

## 一、中药监管新工具的发展与需求

近年来，中药监管科学为中医药的快速发展提供了有力支持。一系列新的监管科学评价工具和方法应运而生，这些服务于中药监管的新工具、新方法、新标准，主要指的是在中药监管实践中，为了提升监管效能和确保中药质量、安全性和有效性而采用的具有创新性和实用性的工具、方法和标准。如中医药核心指标集、中医四诊信息检测、中药指纹图谱技术等，这些新工具和方法在中药质量控制、疗效评价等方面展现出巨大的潜力。然而，这些新工具和方法在推广应用方面仍面临诸多挑战。一方面，由于缺乏统一的评价标准和认定程序，这些新工具和方法在新药注册审评中的转化应用尚显不足；另一方面，由于中医药的理论体系与西医存在差异，如何在保持中医药特色的基础上，将这些新工具和方法融入中药监管体系，也是亟待解决的问题。基于此，研制中药监管测量和评价新工具的资格认定程序显得尤为重要。

中药具有独特的理论体系和应用特点，其监管科学测量和评价新工具的资格认定应充分考虑中药特色及实际需求。按照临床和非临床的区分，中药监管用新工具研究及认定范围包括但不限于图 8-2-1 所示内容。在临床类别中，核心指标集（COS）是指同一疾病/健康领域所有临床研究应当报告的最小指标集合，它有助于减少不同研究之间的差异性，提高研究结果的可比性。临床结局评估（COA）则是衡量患者状态改变程度的工具，它更侧重于患者的感受和生活质量。生物标志物和功效标志物能够客观地指示生理状态、病理过程或药效反应，它们在精准医疗中扮演着重要角色；远程或分散试验工具/方法以及数字测量类工具/方法则是利用现代信息技术进行数据收集和分析，它们使得临床试验可以超越地域限制，提高效率和参与度。非临床类别中，研究终点是指实验设计中预期达到的主要观察结果，它是评价药效的重要依据；质量标志物和质量标准则是确保中药材及其制品一致性和合格的关键因素；动物模型，尤其是中医证候模型，可以帮助科研人员更深入地理解中药的作用机制和疗效；而中药检测类工具则是确保中药材及其制品质量安全的必要手段。

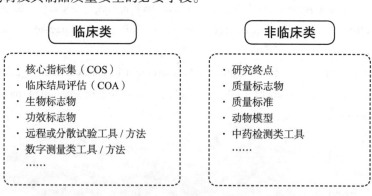

图 8-2-1　中药监管测量和评价新工具的资格认定范围

这些新工具的应用不仅能够提高中药研发的科学性和标准化水平，还能够促进中药与现代医药体系的融合。例如，通过核心指标集和临床结局评估，可以将患者的主观体验和客观指标相结合，更全面地评价中药的疗效。生物标志物和功效标志物的发现和应用，可以提高中药疗效评价的精准度和科学性。远程或分散试验工具/方法和数字测量类工具/方法的运用，则能够让更多患者参与到临床试验中，提高研究的普遍性和适用性。研究终点的明确和质量标志物的确立，有助于提升中药研发的目标导向性和质量控制的严格性。质量标准的制定和执行，则是保障中药产品质量和研究质量的基础。动物模型的改进和中药检测技术的发展，可以加深对中药作用机制的理解，并确保中药产品的安全性和有效性。

中药的独特理论体系和应用特点要求在新工具的资格认定时，必须结合中药的特色和实际需求。通过新工具的研发应用，可以更好地进行中药质量控制和疗效评价，进而推动中药的高质量发展。

## 二、中药监管测量和评价新工具资格认定策略

深入研究和理解一些发达国家的药品监管资格认定流程，对于完善中药监管测量和评价新工具的资格认定体系具有重要的参考价值[2-3]。同时，结合中药特色及实际需求，提出以下中药监管测量和评价新工具的资格认定策略，见图8-2-2。

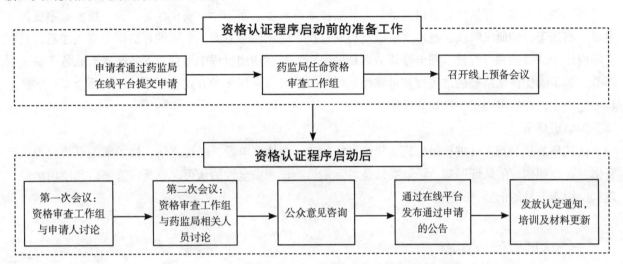

图 8-2-2　中药监管测量和评价新工具资格认定路径

### 1. 申请环节

（1）**准备并提交申请材料**　申请环节是新工具认证的关键步骤。在这一阶段，申请者需要通过药监局认可的在线平台提交一份详尽的申请材料，其中包括新工具的详细介绍、研发背景、技术原理以及应用场景等内容。这些信息不仅能够帮助评估团队了解新工具的基本情况，还能够展示其创新性和实用性。

申请材料的内容根据所提交工具是否在临床场景中应用，分为非临床类和临床类新工具。非临床类申请材料适用于研究终点、质量标志物、质量标准、动物模型、中药检测类工具的申请。临床类申请材料适用于 COS、COA、生物标志物、功效标志物、远程或分散试验工具/方法及数字测量类工具/方法的申请。申请材料应包括目录、执行摘要、提议的非临床新工具的必要性、涉及的实验方法和结果、参考文献等。执行摘要中，申请者应明确说明提出申请的目的、提议的新工具的必要性、提议新工具的特点、申请资格的使用范围、数据来源、当前的差距以及弥补的方法、结论。对提议的非临床新工具的必要性的说明应包括新工具的预期应用、与新工具相关的疾病/实验环境、对现有工具的说明及申请新工具的特点。对方法和结果的说明应包括研究设计、实验材料的选择、参考标准的定义及阳性和阴性对照、实验技术平台、统计分析计划等，并简要概述各项研究的设计和结果。在结论部分应总结所有支持该新方法的证据来源，并补充参考文献和附录。

（2）**任命资格审查工作组**　提交申请后，药监局将为每项资格审查申请指定一个专门的资格审查工作组，以代表药监局相关部门开展科学和技术准备工作。

（3）**召开预备会议**　在评估申请资料前，申请人和药监局相关部门将举行线上预备会议。预备会议可提供初步反馈意见，说明所提交的数据集是否足以获得资格鉴定意见，或可作为药监局相关部门资格鉴定意见的基础。

2. 评估环节

认定程序正式开启后，审查评估是确保新工具质量和安全性的重要环节。在这一阶段，评估团队将对申请者提交的材料进行全面评估。

（1）评估流程

第一次会议：资格审查工作组专家将评估提交的材料并与申请人讨论，形成报告草案。

第二次会议：资格审查工作组将与药监局相关人员对第一次会议的草案进行讨论并形成报告。

公众咨询：针对第二次会议形成的报告进行公众意见咨询，通过公众意见咨询的申请材料将在药监局在线平台上发布，并发布药监局相关部门的最终资格鉴定意见和接受理由。

（2）评估内容　评估内容可以包括新工具的技术成熟度、实用性、安全性等方面。技术成熟度评估主要考察新工具的研发阶段、技术水平以及与现有技术的比较等方面。实用性评估则主要关注新工具在实际应用中的效果和可行性。安全性评估则是确保新工具在使用过程中不会对人体健康造成危害的重要环节。为了确保评估结果的准确性和可靠性，评估团队可以采用多种方式进行评估，从而全面了解新工具的优缺点，并给出公正、客观的评估结果。

3. 认证环节

认证环节是对新工具进行最后确认和认可的环节。在这一阶段，经过评估合格的新工具将获得认证资格，并收到相应的认证通知。认证通知是对新工具质量和安全性的认可，也是监管部门和使用单位管理和使用新工具的依据。

## 三、认证管理与实施

新工具认证的管理对于提高新工具质量和可靠性、加强质量控制、促进认证效率等方面具有重要意义。相关实施要点如下。

1. 申请流程优化

申请材料清单：制定标准清单，指导申请者准备包含新工具介绍、研发背景、技术原理、应用场景、研究数据等的材料。

在线平台：建立用于提交申请、跟踪进度、反馈信息的互动平台，提高沟通效率。

培训与支持：提供申请指导服务，帮助理解材料递交标准和要求。

2. 评估过程管理

评估过程管理是确保新工具认证体系有效性的关键。首先，构建一个由国家药监部门代表、临床评价专家、中医学和中药学专家组成的多元化评估专家组，通过进行定期培训以维护其专业水准。其次，明确评估标准，围绕新工具成熟度、实用性、安全性等维度确立具体的评估指标，引导评估过程有目标、有依据。采用包括文献审查、专家评议等多种方式进行综合评估，确保评估结果的全面性和客观性。通过这样的评估过程管理，可以保障新工具认证的专业性和公信力。

3. 认证与发证

通过评估的新工具授予认证，并发放认证通知，包含工具名称、应用范围等关键信息。建立电子注册系统，方便管理和查询，同时实施定期审查，确保长期符合性。

4. 质量控制与监督

认证工作的质量控制与监督是确保准确性和权威性的重要环节。可通过设立专业的评审团队或引入第三方机制，提高认证结果的公信力。同时，利用信息技术手段收集和分析认证数据，及时发现问题并采取改进措施。最后，确保整个认证过程的透明度，允许利益相关方访问相关信息，增加外部监督力度，从而有效提升认证工作的质量和效率。

5. 持续改进

通过在线平台和研讨会等渠道积极收集申请人和专家的反馈意见。利用平台的统计功能对申请数据和评估结果进行深入分析，以识别流程中的潜在问题。结合收集到的反馈和数据分析结果，定期修订和更新管理方案，确保申请流程不断优化，满足用户需求，提升整体认证效率。

6. 沟通与合作

跨部门合作：与国家药监部门、专业机构合作，共同推进认证管理工作。

国际交流：参考国际最佳实践，引入国际合作和交流。

7. 法规与伦理

合规性检查：确保所有新工具和应用都符合相关法规和伦理标准。

知识产权保护：在申请和评估过程中注意保护新工具相关知识产权。

本节参考国际先进经验，结合中药特色及实际需求，研制一套中药监管测量和评价新工具的资格认定策略。该策略将为中药监管测量和评价新工具的资格认定提供参考，促进中药产业的健康发展。未来，随着中药监管体系的不断完善和中药产业的持续发展，我们将继续优化和完善该程序，以适应新的监管需求和发展趋势。

（张俊华　于江泳　曹璐佳）

# 参考文献

［1］国家药品监督管理局. 关于进一步加强中药科学监管 促进中药传承创新发展的若干措施［EB/OL］.（2023-01-04）. https://www.gov.cn/zhengce/zhengceku/2023-01/09/content_5735789.htm.

［2］FDA. Guidance for Industry and FDA Staff Qualification Process for Drug Development Tools［EB/OL］.（2014-01-01）. http://www.fda.gov/downloads/drugs/guidancecomplianceregulatoryinformation/guidances/ucm230597.pdf.

［3］EMA. Qualification of Novel Methodologies for Drug Development: Guidance to Applicants［EB/OL］.（2023-04-10）. https://www.ema.europa.eu/en/qualification-novel-methodologies-medicine-development.

# 第三节　中药临床评价核心指标集研制遴选程序

中医药的临床价值，即中医药对不同病种、证候或症状发挥的作用及作用强度，需要通过临床研究进行评价，揭示其作用规律和比较性优势。当前，中医药临床评价指标存在 3 个方面的主要问题：一是借用西医的指标体系，与中医药的疗效特点不匹配，导致"以西律中"问题的产生；二是对现有指标使用不规范或自拟一些指标，导致评价结果不科学、不实用，得不到公认；三是同类研究采用的指标差异大，导致不能进行数据合并分析。因此，必须建立符合中医药疗效特点和优势的评价指标体系，中医药核心指标集研制是重要的研究方向[1-2]。

## 一、核心指标集概念和作用

核心指标集（COS）是特定病种临床研究必须测量和报告的、统一的、标准化的最小指标集合[3]。2010 年，国际有效性试验核心结局指标（core outcome measures in effectiveness trials，COMET）工作组提出应用 COS 可以起到四方面的作用：①方便同类临床研究的结果比较、合并分析，使每个临床研究的价值得到转化利用；②降低选择性报告偏倚的风险；③优化评价指标选择，减少不合适评价指标的使用，使临床研究方案设计更科学；④缩短临床研究评价指标选择的时间，节约方案设计的成本。

2019 年 7 月 19 日，中国循证医学中心和天津中医药大学循证医学中心共建了临床试验核心指标集（Chinese Clinical Trial Core Outcome Set，ChiCOS）研究中心。2020 年 11 月，ChiCOS（http://www.chicos.org.cn）作为国内首个 COS 研究专业数据库正式上线运行。ChiCOS 数据库的功能主要包括：①检索功能，获取所关注领域的最新 COS 相关研究；②注册功能，作为 COS 相关研究的中国注册平台和方案公开平台；③德尔菲（Delphi）在线调查功能，可自动化制定问卷并进行统计分析；④培训功能，COS 各利益相关群体可利用网站更新的学习资料进行 COS 相关方法学培训。

## 二、中医药核心指标集研究现状

### 1. COS-TCM 相关文献

检索中国知网（CNKI）、万方数据（WanFang）、维普网（VIP）、中国生物医学文献服务系统（SinoMed）、EMbase、Cochrane Library、Web of Science、PubMed 以及 COMET 数据库，检索词包括"核心指标集""指标""结局指标""中医""疗效指标""评价指标""core outcome set""COS""TCM"等，检索时限均截至 2022 年 6 月 30 日。共获取 81 篇中医药核心指标集相关文献（中文 68 篇，英文 13 篇）（见图 8-3-1）。

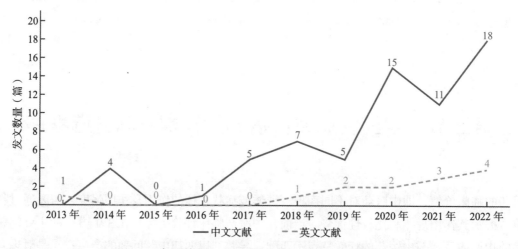

图 8-3-1　中医药核心指标集（COS-TCM）研究发表情况

### 2. COS-TCM 研究注册情况

检索 COMET 数据库中医药领域 COS 研究相关的注册信息，得到 COS-TCM 研究共 68 个，涉及 66 种疾病，包括心血管疾病（高血压、冠心病、冠状动脉疾病、急性心力衰竭、慢性肺源性心脏病、慢性心力衰竭、室性早搏、稳定型心绞痛、心房颤动、心肌梗死、心悸、心脏病）、脑血管疾病（高血压脑出血、急性脑梗死、急性缺血性脑卒中、脑卒中、缺血性脑卒中、血管性认知功能障碍）、骨病（骨关节炎、肩周炎、颈部眩晕、颈椎病、类风湿关节炎、青少年特发性关节炎、痛风、膝骨关节炎、腰背痛、腰椎间盘突出症、幼年特发性关节炎、强直性脊柱炎）、代谢性疾病（2型糖尿病、高脂血症、糖尿病、糖尿病肾病、糖尿病足溃疡、糖脂代谢紊乱）、呼吸疾病（儿童腹部过敏性紫癜、流感、慢性阻塞性肺疾病、社区获得性肺炎、哮喘）、传染病（新型冠状病毒肺炎、新型冠状病毒肺炎康复期）、乙型肝炎、肿瘤（肺癌、前列腺癌、乳腺癌、胃癌）、皮肤病（牛皮癣、湿疹、特应性皮炎）、妇科疾病（痛经、哺乳期乳腺炎、子宫腺肌症、子宫内膜异位、乳腺增生）、耳鼻喉疾病（干燥综合征、过敏性鼻炎）、前列腺切除术后尿失禁、紧张性头痛、外伤性视神经病变、失眠、重症肌无力、中风后肩手综合征、肾阳虚证、血管炎等。

## 三、中医药核心指标集研制基本原则

围绕总体和阶段发展目标，COS-TCM研究工作推进需要遵循一些基本原则，以保证研究的规范性、实用性和创新性。

1. 国际规范与中医特色相结合

COS-TCM研究必须坚持以我为主，即指标要与中医药临床价值和优势相匹配；同时要重视遵循指标研究相关的国际标准，保证研究过程的科学性和规范化，提高COS的共识度和认可度。

2. 指标选择与指标测量相结合

COS研究首先是解决"测什么"的问题，就是从现有的指标中选择重要指标，但不能解决指标测量方法不科学、不规范问题。需要进一步解决"怎么测"问题，就是要提供COS各指标的测量方法，从而提高COS的实用性。

3. 指标利用与指标创新相结合

目前临床研究广泛使用的多是西医疾病评价指标，欠缺体现中医药疗效优势的评价指标。COS-TCM研究不仅要利用好现有指标，还要考虑研制与中医药临床价值定位相契合的新指标。指标利用和指标创新是一个循环递进的过程，也是COS更新的重要内容。

## 四、中医药核心指标集研制遴选程序

为了提高COS研究的质量，需要有统一的操作指南，以明确各个研究环节的技术要点。COMET工作组在2017年发布了核心指标集研制规范（Core Outcome Set-STAndards for Development，COS-STAD）[4]，作为COS研制过程的技术指导原则，保障了COS研究方法的科学性和规范性。天津中医药大学循证医学中心将COMET工作组制定的一系列COS研制规范引入中医药领域，开展方法学研究，形成了COS-TCM研制方法。2018年1月，天津中医药大学循证医学中心提出的T/CACM 1339—2020《中医药临床试验核心指标集研制技术规范》，获得中华中医药学会批准作为团体标准立项，于2020年6月中华中医药学会正式发布[5]。

COS-TCM形成路径分为4个阶段，包含8个关键技术环节：① 确立病证范围（病证类型、疾病阶段）；② 收集基础数据；③ 研究注册（注册平台：COMET、ChiCOS）；④ 构建条目数据库（中医辨证、症状体征、生活质量、理化检查、近期疗效、远期疗效、不良事件、成本效益）；⑤ 遴选核心条目；⑥ 形成共识（专家会议、德尔菲法、小组研讨、深度访谈）；⑦ 促进COS-TCM的应用（行业学会发布、COMET/ChiCOS网站发布、发表文章、宣讲）；⑧后效果评估与更新（收集问题→整理问题→分析问题→更新指标）。

## （一）选题

### 1.确定 COS 适用范围

研究开始前，首先需要确定选题，即明确拟研制 COS 的适用范围。推荐根据具体实践场景、健康问题、目标人群和干预措施 4 个方面进行界定，不宜过于宽泛，应具体到具体病种及亚型。

（1）**应用场景** 确定要开展的研究适用的场景，涉及临床研究、日常照护、养生保健（如太极拳、五禽戏）、中医治未病等。

（2）**疾病类型** 根据疾病的类别、亚型、分期等定位健康问题。如冠状动脉粥样硬化性心脏病心绞痛，应明确是稳定型还是不稳定型，涉及证候问题也需要明确相关分型。

（3）**目标人群** 关于适用人群可与疾病分型综合考虑，说明 COS 适用的某疾病全部人群还是部分人群，可从证候分型、年龄、病程等方面进行明确。

（4）**干预措施** 明确干预措施的具体内容，主要包括：明确拟开展的 COS 适用于所有类型的干预措施还是局限于某种特定干预措施；明确具体干预措施包括内容，如中药、针刺、食疗、推拿、康复技术等；明确是否存在加载治疗或联合用药的情况。

### 2.论证研究的必要性

（1）**确定是否有相似性研究** 通过检索明确是否有发表或正在开展的同类 COS 的研究，避免重复性工作。检索途径有：检索文献数据库查找是否有研究发表；检索 COMET（http://www.comet-initiative.org/）数据库和中国临床试验核心指标集数据库（http://www.chicos.org.cn/），查询是否有注册或发表的相关研究。

（2）**评估 COS 研究开展的价值** 在没有相关研究的前提下，评估开展 1 项 COS 研究的价值。可从以下 3 个方面进行评估：临床试验设计需求；文献系统评价 /Meta 分析需求；医疗卫生相关决策对指标选择需求。

## （二）研究方案及注册

COS 研究开始前，需要制定研究方案并进行注册，推荐公开发表研究计划书。研究方案的信息包括适用范围、研究方法、研究机构及成员、资助来源等。COS 研究需在 COMET 或 ChiCOS 网站进行注册。

## （三）成立工作组

确定专家指导委员会和研究工作组成员。工作组负责日常研究任务和相关会议的召集，成员应包括中西医临床专家、循证方法学家、临床研究者、政策制定者。专家指导委员会由本领域内高层次专家组成，负责项目总体方向把控和研究内容变更的决策。

## （四）构建指标池

指标收集途径包括 4 个部分：已发表文献；已注册的临床试验方案；医生问卷调查；患者问卷调查。

### 1.数据库选择

文献数据库：①中文数据库包括中医药临床证据数据库（EVDS）、中国知网（CNKI）、万方（WanFang）、中国生物医学文献数据库（SinoMed）；②英文数据库包括 PubMed、Cochrane Library、EMbase、Web of Science 等。根据研究需要，可增加其他数据库。

试验方案注册库：主要是中国临床试验注册平台（http://www.chictr.org.cn/）与美国临床试验数据库

（clinicaltrials.gov）。其他临床试验注册平台可根据具体情况增加。

2. 检索方法

检索已发表临床试验文献。以疾病或健康问题作为主题词进行预检索，根据获得文献量调整检索式和样本选择方案。①若检索题录较多，可限定年份，或以近 5 年样本为主；研究类型可限定为临床随机对照试验（randomized controlled trial，RCT）；②若检索题录较少，或为不常见疾病，推荐不限制年份及研究类型，扩大指标信息来源。

检索已注册试验方案。以疾病为检索词进行检索，研究方案注册时间可不限制。

3. 数据提取

（1）**提取表设计**　课题组预先设计提取表，推荐使用 Access、EpiData、Excel 等软件。方案提取信息包括纳入研究的基本信息、研究对象、干预措施和结局指标 4 个方面。其中结局指标信息包括指标名称、测量方法、测量时点及数据类型。

（2）**提取方法**　数据提取重点注意 4 个方面：培训数据提取人员，进行双录入，并交叉核对，如有分歧咨询第三方；提取信息需要完全遵循原文指标表达方式，保证原始数据库的真实性和可溯源性；提取表中需要设置备注项，随时记录特殊情况；做好提取过程的痕迹管理，数据改动需要记录。

4. 问卷调查

（1）**调查对象**　问卷调查对象是目标研究领域的专业医生及患者或其照护者。问卷调查的样本越大，收集的指标代表性越好。推荐选择跨地域、不同级别医院（二、三级），医院数量不少于 5 家。关于患者问卷调查，需要根据病证不同选择不同调查场合。推荐选择诉情能力较好的患者群体，以保障高效沟通。

（2）**调查信息**　提前设计调查问卷，问卷内容包括调查对象的基本信息及指标信息。为提取到最重要的临床指标，医生问卷可设置开放式填写，要求填写关键指标数量 ≤ 5 个。患者问卷可提供引导式指标项目，便于患者理解参与。

（3）**调查方法**　问卷调查可以通过网站、手机、邮件和纸质材料等形式开展。纸质文件可以在医院（病房 / 门诊）或会场集中发放。

5. 指标整理

（1）**准备过程**　将提取的指标导入 Excel 表进行整理。以结局指标信息进行编号，并匹配相应的研究编号，方便查找溯源。

（2）**整理过程**　第一步，进行相似性排序，将相同的指标去重，并记录所有报告该指标的研究编号和数量，记录每个指标的使用频次。第二步，将提取的原始结局指标进行规范化处理，使名称统一化、标准化。具体内容包括简称、别称、缩写、拆分、合并等，在保证原意不变的基础上进行规范化处理，将相同指标进行合并归类。为保证整理过程透明、条理清晰，推荐使用树状图。第三步，通过前两步层层筛选，得到所有指标种类名称及频次。

（五）确定指标域

中医临床研究指标不仅具有一般临床研究的共性，还具有中医独特性，如中医症状和证候评价指标。指标域分类过程中，参照 COMET 手册中推荐的 12 类指标类型进行归类：死亡、理化检测、感染、疼痛、生活质量、心理健康、社会心理、功能状态、治疗增减情况、患者满意度、卫生资源利用率、不良反应。再根据指标的功能属性为依据，推荐按照 7 个指标包括病证、症状 / 体征、理化检测、生活质量、远期预后、经济学评估和安全性事件，将收集到的结局指标进一步分类整理，形成初始指标遴选条目清单。重视中医特色指标的表述和分类。

### （六）参与群体类型

COS 研究中主要相关群体包括使用者、医学专业人员、临床试验员、监管部门人员、企业代表、政策制定者、科研人员、方法学家以及患者代表等。其中，使用者、医疗卫生专家及患者是必不可少的 3 个群体。医学专业人员中需要包括中医和西医临床专家，需要有丰富的专业经验或较高的学术影响。

### （七）问卷条目设置

在制定用于 Delphi 问卷调查初始指标条目清单时，需要注意指标池清单数量不宜过多。若指标 > 80 个，则制定标准缩短清单；若指标数量不多，则所有指标均可纳入初始清单。

问卷设计过程中需注意：①问卷调查方式；②医学术语需通俗化；③问卷条目顺序随机化；④要有开放性问题。为了让问卷对象能够清楚了解研究目的，问卷说明中需要注重提示几个关键点：①临床重要；②国内外公认；③中医药疗效优势；④指标稳定且可测量。

### （八）Delphi 调查

（1）**参与者数量** 原则上，参与者的总样本量和相关群体组的样本量越大越好，但需根据研究需求和条件确定。第一轮 Delphi 调查人数应在 100 人以上，第二轮在 50 人以上。

（2）**问卷调查形式** 问卷调查可以通过专业网站、手机、邮件和纸质材料等形式开展。从实施效率、质量控制和便捷性等角度，推荐 ChiCOS 数据库平台的 Delphi 研究自动调查分析系统和 COMET 数据库中的 Delphi Manager 软件，可以节省时间，保障研究质量。

（3）**调查轮次** 推荐进行 2~3 轮问卷调查，保证至少有 1 轮结果反馈。第 1 轮咨询主要目的是实现指标的聚焦，同时弥补可能存在的遗漏；第 2 轮进一步凝聚指标集中度，实现重要程度的基本分类。如果指标集中度不够，可以开展第 3 轮征询。

（4）**信息回收** 每 1 轮 Delphi 调查过程中，尽量要求 2 周内反馈。如果应答率较低，需要通过邮件、短信 / 微信、电话等方式进行提醒；应在 2 周内完成调查数据分析并安排下一轮问卷。每轮征询结束，分析参与者的积极系数，并适当调整调查问卷发放对象，以提高研究质量和效率。

（5）**评分机制** 应用 Likert 量表评分方法，对指标的重要性进行评分。每一个条目分值设置为 1~9 分和"不确定"，从 1 到 9 重要程度依次递增，并进行划分：1~3 分为"不重要"，4~6 分为"重要但不关键"，7~9 分为"关键"；如果参与者不能确定指标条目是否重要，可以填"不确定"。

（6）**反馈机制** 反馈内容包括 3 个方面：①参与者在上一轮中增加的新指标条目；②所有参与群体每个指标条目的回复数量和分数分布情况，以及参与者自己在上一轮的评分；③若参与者前后两次的评分变动过大，如参与者将分值从上一轮的"不关键"改为"关键"，或者从"关键"改为"不关键"，则要求注明更改理由。推荐以图形方式提供每个指标的分数分布，保障信息传递清楚且便于理解。

（7）**条目变动原则** 条目变动指不同轮次调查问卷中指标条目的增加或删除。条目增加或删除应事先制定严格的标准，如果第一轮问卷反馈的条目与以往不重复，建议全部纳入下一轮问卷调查中；若需舍弃一些指标，应该在研究方案中明确说明剔除标准。

（8）**应答率保证** Delphi 调查下一轮的参与者是上一轮调查的完成者，轮次间若出现不应答，则会影响结果。建议从以下方面提高应答率：①问卷条目清单不要过长，10 分钟以内可以评完为宜；②整个调查时间跨度从第一轮开始到最后一轮结束不要太长，1~2 个月为宜；③调查的时段应避开大型节假日，如寒假、暑假等；④通过邮件、短信等方式提醒后进者，防止遗忘或信息丢失；⑤针对患者，优先请其负责医生进行问卷调查，提高依从性；⑥在致谢部分对参与研究人员表达谢意。

### （九）COS 共识认定方法

通过 Delphi 调查确定 COS 的候选条目之后，需要召开不同参与群体的高级代表通过讨论达成共识，确定最终的 COS。这一阶段是 COS 形成的关键环节，实施过程质控对 COS 的质量非常关键，需要主要参与群体代表进行充分讨论。重点把握以下几个重点内容。

（1）**共识标准** 共识会前要明确达成共识的标准。共识标准为：如果某个指标取得了 >70% 的"关键"评分（7~9 分）支持，则优先推荐。

（2）**共识会议** 通过面对面的形式召开共识会议，如果遇到特殊情况，可以召开网络视频会议。主要研究者将 Delphi 调查过程和确定的 COS 候选条目向会议专家清晰报告。在充分讨论后，由不同参与群体的参会代表投票表决。根据投票结果再次讨论，达成共识。如发生意见冲突，采用名义小组法进行解决。

（3）**参会成员要求**

资格条件：邀请完成所有 Delphi 调查的各利益群体代表、指导委员会成员、工作组成员及未参加先前研究过程的各利益群体资深专家代表。保证每个群体均有人参加，除患者以外，需要考虑专家在健康领域的专长和学术影响力。邀请中医药领域资深临床专家尤其是本领域的院士、国医大师、全国名中医和学术团体负责人等，能够保证共识会的水平，提高结果的公认度和权威性。

代表数量要求：结合研究需要和实施条件，建议 COS-TCM 研究共识会代表规模为 20~30 名。临床专业代表不少于 1/3。在确定每个相关群体代表的数量时，需要考虑以下原则：中西医临床专家保持平衡；尽可能增加资深专家的数量；一定要有患者代表参加；临床研究者、系统评价员及指南制定者等 COS 使用者之间保持平衡；专家地域分布具有代表性。

（4）**会议时间、地点** 会议地点和召开时间可事先征求参会者，以大多数参与者可参与为首选。会议时间根据讨论内容多少及共识情况确定。

### （十）COS 成果报告

（1）**定义核心指标** COS 作为最少的、最重要的指标集合，一般仅包含几个核心指标。需要将这些指标进行规范化描述，最好配有解释说明。

（2）**报告规范** 参考 COS 报告规范 COS-STAR[6]，逐条进行描述，保证 COS 研究报告的透明度和完整性。COS-TCM 研究报告应注重特殊要点的报告。

（3）**更新与修订** COS 研究是不断发展完善的过程。需要根据医学进展和应用反馈更新修订，特别要关注中医药特色优势指标的更新应用。在推广应用的过程中，需要定期评估，确保其实用性和先进性。COS 评估更新周期一般为 2~5 年。

COS-TCM 研究的总体目标是建立符合中医药价值定位和学术界共识的核心指标集体系，以适应不同病证临床疗效评价和证据转化研究的需要。国际上 COS 研究发展历程和 COS-TCM 研究实践表明，完善 COS-TCM 体系需要较长的周期。基于当前的研究基础和条件，需要执行分步骤、分阶段的实现策略。在 10 年内，将建立约 100 个中医药优势病证的核心指标集；系统整理中医药临床研究疗效评价指标，建立指标条目池，完成指标规范化处理和分类；探索建立宏观和微观结合、定性和定量结合的中医药特色指标研制技术方法，研制一批符合中医药作用特点和疗效优势的评价指标，并在临床研究中得到推广应用[7]。

（庞博 张俊华）

## 参考文献

［1］张俊华，李幼平，张伯礼. 循证中医药学：理论与实践［J］. 中国中药志，2018，43（1）：1-7.

［2］张俊华，王海南. 临床评价核心指标集研究方法与实践［M］. 上海：上海科学技术出版社，2021.

［3］WILLIAMSON P R, ALTMAN D G, BLAZEBY J M, et al. Developing core outcome sets for clinical trials: issues to consider［J］. Trials, 2012, 13（1）: 132. DOI: 10.1186/1745-6215-13-132.

［4］KIRKHAM J J, DAVIS K, ALTMAN D G, et al. Core Outcome Set-STAndards for Development: The COS-STAD recommendations［J］. PLoS Med, 2017, 14（11）: e1002447. DOI: 10.1371/journal.pmed.1002447.

［5］张明妍，张俊华，张伯礼，等. 中医药临床试验核心指标集研制技术规范［J］. 中华中医药杂志，2021，36（2）：924-928.

［6］KIRKHAM J J, GORST S, ALTMAN D G, et al. Core outcome Set-STAndards for reporting: The COS-STAR Statement［J］. PLoS Med, 2016, 13（10）: e1002148.

［7］张俊华. 中医药核心指标集研究进展与展望［J］. 中国药物评价，2022，39（2）：101-104.

# 第四节　我国药品技术指导原则发布程序

国家药监局药品审评中心（简称药审中心）作为国家药监局药品注册技术审评机构，主要负责对药品注册申请进行技术审评。基于药审中心的职能，药审中心参与制定和发布的药品技术指导原则，其核心作用是规范药品技术审评标准的一致性，保证药品安全性、有效性和质量可控，同时也是引导药品研发和注册申报的手段，是药监机构与申请人之间沟通的共同基础，是规范相关药审运行体系的重要保障。

## 一、药品技术指导原则发展历程

药品技术指导原则是指与药品有关的各种技术规范、指导原则、技术指南和要求等，对公民、法人和其他组织的药品研制、生产、经营、使用等行为进行指导，不具有行政强制性，但在药品研发和注册过程中发挥着重要作用。自 2003 年以来，我国药品技术指导原则相关政策经历了显著的发展和完善过程[1]。

2003 年，药审中心开始起草药品技术指导原则，并制定了相关内部工作程序，为后续指导原则的起草和修订奠定了基础。从 2003 年至 2014 年，指导原则的起草内容逐步从解决阶段性问题转向专业深入研究和新领域的探索，起草方式也从翻译国外文献向自主分析研究转变，初步形成了包含总论、分论和各论的指导原则结构体系[2]。

2015 年，随着药品审评审批改革的启动，对药品技术指导原则提出了更高要求。国务院发布的《关于改革药品医疗器械审评审批制度的意见》（国发〔2015〕44 号）强调了健全审评质量控制体系、加强共性疑难问题研究，并将研究成果转化为技术标准的重要性[3]。

2017 年，国家食品药品监督管理总局加入国际人用药品注册技术协调会（ICH），标志着我国药品技术指导原则开始与国际接轨[4]。随着对 ICH 工作的深入参与，我国药品注册技术要求逐步与国际规则协调统一，降低了国际技术壁垒，促进了药品研发和注册的全球化。

2020年，《药品注册管理办法》（市场监管总局令第27号）的发布进一步明确了药品技术指导原则的定位和发布要求，强调了其在引导药物研发和药品审评监管中的双重属性[5-6]。同时，药审中心还制定了内部文件《药审中心审评标准管理办法》，以及提质增效药品技术指导原则的制定和修订程序。

2021年，《国务院办公厅关于全面加强药品监管能力建设的实施意见》（国办发〔2021〕16号）和《"十四五"国家药品安全及促进高质量发展规划》（国药监综〔2021〕64号）均对药品技术指导原则的发展提出了更高要求，强调了优化中药审评机制、完善技术指导原则体系、加强全过程质量控制以及促进中药传承创新发展的重要性。此外，还提出了"十四五"期间新制修订300个指导原则的目标[7]。

随着药品审评审批制度改革的深入推进和加入ICH管理委员会的影响，我国药品指导原则体系的发展完善迎来了前所未有的发展机遇。相关监管科学不断发展，药品审评领域一系列新工具、新方法和新标准的产生，这些创新成果有力地推动了审评能力的现代化。特别是在中药领域，药审中心推动了多项关于中药有效性、安全性评价及全过程质量控制研究的指导原则发布。这些指导原则为中药新药的研发申报提供了重要支持，有助于推动中药行业的创新和发展。

## 二、药品技术指导原则监管成效

药审中心作为药品审评的核心机构，积极开展监管科学研究工作，药品技术指导原则也成为监管科学的重要产出之一[8]，近年来中药领域相关产出主要集中在以下方面。

### 1. 真实世界研究

在真实世界数据应用方面，药审中心发布了全球首个《真实世界证据支持药物研发与审评的指导原则（试行）》（〔2020〕1号），以及《用于产生真实世界证据的真实世界数据（试行）》（〔2021〕27号）、《患者报告结局在药物临床研发中应用的指导原则（试行）》（〔2021〕62号）、《药物真实世界研究设计与方案框架指导原则（试行）》（〔2023〕5号）等技术指导原则，促进了真实世界证据在药物研发与审评中的广泛应用，加速了创新药物的上市进程，提高了药物研发的效率和质量。

### 2. 突发公共卫生事件应对

面对新冠疫情，药审中心迅速制定并发布了《新型冠状病毒预防用疫苗研发技术指导原则（试行）》（〔2020〕21号）等多项技术指导原则，确保我国新冠病毒疫苗研发监管要求与国际接轨，有力保障了疫苗的快速研发和上市。同时，基于中医药理论和临床经验的"三药三方"（清肺排毒汤、化湿败毒方、宣肺败毒方、金花清感颗粒、连花清瘟胶囊、血必净注射液）的快速获批也得益于国家相关法律法规的有效实施。

### 3. 中药审评证据体系

通过制定《基于人用经验的中药复方制剂新药临床研发指导原则（试行）》、《基于"三结合"注册审评证据体系下的沟通交流指导原则（试行）》（〔2022〕24号）等多项指导原则，构建了中药"三结合"审评证据体系，推动建立完善以临床价值为导向的多元化中药评价技术标准和临床疗效评价方法。并先后发布在"三结合"审评证据体系下，慢性胃炎、胃食管反流病、恶性肿瘤等相关适应症临床疗效评价技术指导原则等（国药监提函〔2023〕43号），指出中医药理论、人用经验和临床试验共同构成支持相关中药新药复方制剂上市的证据，加速构建符合中医药特点的技术审评体系，加强对中药研制的指导。

### 4. 中药质量控制体系

发布《中药新药研究各阶段药学研究技术指导原则（试行）》（〔2020〕9号）、《中药新药用药材质量控制研究技术指导原则（试行）》、《中药新药用饮片炮制研究技术指导原则（试行）》、《中药新药质量标准研究技术指导原则（试行）》（〔2020〕31号）、《中药新药质量研究技术指导原则（试行）》（〔2021

3号）等一系列中药新药质量控制相关技术指导原则，建立了从中药材、饮片到制剂的生产全过程及从药物研发到上市后变更研究的全生命周期管理的技术标准体系。

5."以患者为中心"的药物研发

发布了《以患者为中心的药物临床试验设计技术指导原则（试行）》《以患者为中心的药物临床试验实施技术指导原则（试行）》《以患者为中心的药物获益 – 风险评估技术指导原则（试行）》（〔2023〕44号）等多项指导原则，将患者体验数据纳入药物研发和监管决策中，推动了药物研发理念的创新。

## 三、药品技术指导原则发布程序

国家药监局为规范并提升药品技术指导原则的制修订质量与效率，根据《国家药监局综合司关于印发药品技术指导原则发布程序的通知》（药监综药管〔2020〕9号）进行发布前审查，该程序专用于局及直属单位的相关工作，聚焦于药品领域的技术规范、指导原则、指南及要求，旨在指导药品的全生命周期活动，包括研制、生产、经营与使用，但不具备行政强制力。

局直属单位每年需向业务司局提交下一年度的指导原则制修订工作计划，详细列出原则名称、必要性、可行性分析及进度安排。特殊情况下，直属单位亦可提出临时计划。业务司局则负责审核这些计划，经局领导批准后，向直属单位下达起草任务，明确背景、目的与要求。特殊情况下，业务司局可直接组织制定原则。

指导原则起草过程中，单位需深入调研，借鉴国内外经验，结合我国监管实际，确保原则内容既具操作性又具前瞻性。通过座谈会、实地调研等形式充分论证，并主动与相关司局协商，确保各方意见一致。初稿完成后，起草单位需通过本单位网站公开征求社会意见。对于需广泛征求意见的，需经业务司局同意并报局领导批准后，利用国家药监局网站扩大征询范围。收集意见后，连同原则草案及说明一并提交业务司局审查。审查涵盖论证、协商及意见征集的形式审查，以及原则的操作性、可行性和法律合规性的实质审查。经业务司局司务会审议通过并报分管局长批准后，指导原则由起草单位正式发布，并同步在国家药监局网站转载。对于影响广泛或异议较多的原则，可提交局长办公会进一步决策。此外，起草单位需持续关注国内外动态，对已发布原则进行年度审核，及时修订不适应的内容，确保原则的有效性和时效性。

（于江泳　阳长明）

## 参考文献

［1］沙明泉，张亚伟，周红洁，等. 我国药品技术指导原则体系建设回顾与展望［J］. 中国药物警戒，2022，19（10）：1045-1049；1059.

［2］WEN B S, YANG Z M, HE Y P, et al. Design and discussion on drug research guidance system［J］. The Chinese Journal of Clinical Pharmacology, 2009, 25（1）: 82-85.

［3］General Office of the CPC Central Committee, General Office of the State Council. Opinions on deepening the reform of the review and approval system to encourage the innovation of pharmaceutical medical devices［EB/OL］.［2024-06-24］. http://www.gov.cn/xinwen/2017-10/08/content_5230105.html.

［4］NMPA. National Medical Products Administration was welcomed as a new regulatory member of the International Conference on Harmonization［EB/OL］.［2024-06-24］. https://www.nmpa.gov.cn/xxgk/yjshp/yjshpxw/20170622153001224.html.

［5］State Administration for Market Regulation. Measures for the administration of drug registration［EB/OL］.［2024-06-24］. https://www.nmpa.gov.cn/xxgk/fgwj/bmgzh/20200330180501220.html.

［6］NMPA. State Administration for Market Regulation. Drug registration regulation［EB/OL］.［2024-06-24］. https://www.nmpa.gov.cn/xxgk/fgwj/bmgzh/20200330180501220.html.

［7］General Office of the State Council. Implementation opinions on comprehensively strengthening drug regulatory capacity building［EB/OL］.［2024-06-24］. https://www.nmpa.gov.cn/xxgk/fgwj/qita/20210510190956123.html.

［8］余明丽，温宝书，白玉. 我国药品审评中药品监管科学研究工作进展与思考［J］. 中国食品药品监管，2024（4）：4-13.

# 第五节 国家药典委员会药品标准编制程序

在医药领域中，药品标准的制定是一项至关重要的工作，直接关系到药品的质量、安全、公众健康以及整个医药事业的健康发展。《中华人民共和国药典》（简称《中国药典》）是国家药品标准体系的核心，作为我国药品在研发、生产、检验、经营、使用和监督管理等环节均需共同遵循的技术规定。国家药典委员会（Chinese Pharmacopoeia Commission）（简称国家药典委）是根据《中华人民共和国药品管理法》的规定设立的法定机构，其主要职责是负责组织编纂《中国药典》以及制定和修订国家药品标准。为了确保药品标准的高质量和可靠性，国家药典委在制定药品标准时，需遵循一系列基本原则，同时确保实验室条件、人员资质、样品及对照物质的质量，以及编写和检测方法的科学性、规范性和先进性。

## 一、药品标准的编制要求

### 1. 基本原则的解读

（1）**坚持保障公众用药安全的原则** 国家药品标准是国家保障药品质量、维护公众健康的重要技术法规，必须坚持把确保公众用药安全作为药品标准工作的宗旨，坚持安全、有效、质量可控的原则，建立严格的药品质量标准，切实保障药品质量与用药安全，维护公众健康。

（2）**坚持科学、先进、实用、规范的原则** 国家药品标准应充分反映和体现现阶段国内外药品质量控制的先进水平和发展趋势，有效支撑药品科学监管，因此在方法上必须科学，在技术上必须先进，在应用上必须实用，在形式上必须规范，以检测药品质量是否达到药用要求并衡量其质量是否稳定均一。质量标准的研究制定以安全有效、质量可控为目标，应注重实用性。

（3）**坚持继承、发展、创新的原则** 国家药品标准是历史的和发展的。要继承药典编制的历史经验，尤其重视继承我国民族医药传统文化，巩固和扩大中药标准化成果，做到现代医药和传统医药并重。同时，要加强自主知识产权药品标准的研究，鼓励自主创新，促进医药创新成果通过标准快速转化为生产力。此外，要积极保护药用资源，发展绿色药品标准，推进医药事业的可持续发展。

（4）**坚持国际交流合作与国际化的原则** 《中国药典》是自主的和开放的。积极采用国际药品标准的先进技术与方法，达到国际先进水平，促进中国药品标准国际化，推动我国药品全球化发展战略，大力提高药物制剂水平和生物医药水平，尤其要把握世界医药市场有利于中药与天然药物发展的历史机遇、确立"以我为主"的立场与导向，引导建立国际化的中药标准。

2. 实验室条件及人员的要求

承担《中国药典》等国家药品标准起草任务的单位应是具有通过计量认证或能满足起草任务要求的实验室，具有相应技术人员，具备中药质量标准研究与检验常用仪器和设备，能确保实验用试剂、试药及对照物质符合规定。

承担中药质量标准研究的人员应具有相关专业中级以上技术职称，5 年以上中药检验、研究工作经历，并有一定的标准研究和起草经验。

3. 供起草用样品及对照物质的要求

供研究用样品应具有代表性，覆盖面要广，一般至少应收集 15 批样品供研究用。样品量除满足起草研究、留样观察外，还应有不少于 3 倍检验量的样品供复核用，置阴凉干燥处保存。

质量标准制定应使用国家法定部门认可的对照物质（包括对照品、对照提取物和对照药材）。若使用新增对照物质，在申报标准草案的同时，应按照相关的要求向中国食品药品检定研究院申报相应的研究资料和供标定用对照物质。

4. 编写要求

中药类标准正文应按"国家药品标准（中药）质量标准正文各论编写细则"的要求编写；标准起草说明应按"国家药品标准（中药）质量标准起草说明编写细则"的要求编写。实验记录书写应真实、完整、清晰，保持原始性并具有可追溯性，应按要求建档永久保存，以备核查。

5. 检测方法和检测指标的选择

中药质量标准的制定要体现中药的特点，其检测方法和检测指标的选择要体现复杂体系整体控制的设计思想，以建立符合中医药特点的质量标准体系。加强活性（有效）成份、多成份（组分）、生物测定及指纹或特征图谱的整体质量控制。提高中药检测方法与指标的专属性，建立科学合理的质量标准。注重中药安全性检测方法和指标的建立和完善，加强对重金属及有害元素、残留农药、残留溶剂、残留二氧化硫、微生物、真菌毒素等外源污染物的检测。注重绿色环保要求，尽量采用毒害小、污染少的试剂、试药，避免使用苯等毒性大的溶剂；并尽量采用《中国药典》附录中已收载的试剂与试液[1]。

6. 方法学验证

新增修的检测方法应按现行版《中国药典》附录收载的"中药质量标准分析方法验证指导原则"的要求进行方法学验证。验证的全部数据与照片及图谱应附在质量标准起草说明中。

## 二、药品标准的编制程序

国家药典委员会药品标准的编制是一个严谨而系统的过程，旨在确保药品标准的科学性、规范性和有效性。从标准研究课题的征集和设立开始，到最终标准的实施和评估，每一步都经过严格的审查和把关。以 2020 年版《中国药典》为例，遵循《中国药典》编制工作程序进行编纂。在组建第十一届国家药典委员会后，首先进行药典品种遴选、科研课题安排、标准起草、标准复核、形成标准初稿；然后提交专业委员会审议、公示征求意见、专业委员会再次审议；最后提交执行委员会审定，由国家药监局签发颁布令，经准备期宣贯后贯彻实施（见图 8-5-1）[2]。

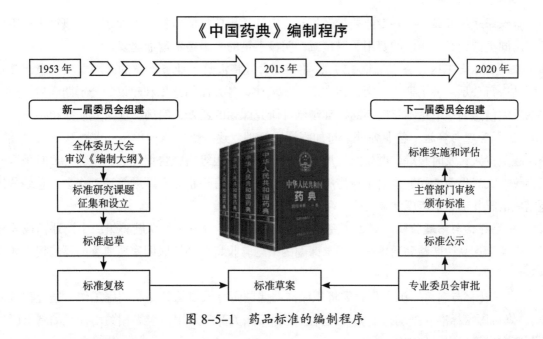

图 8-5-1 药品标准的编制程序

1. 标准研究课题征集和设立

为了确保国家药品标准的科学、规范与国际化，提升药品标准制修订研究课题的完成质量和管理效率，国家药典委特制定《国家药典委员会药品标准制修订研究课题管理办法》（简称《管理办法》）[3]。

（1）**制定目的** 《管理办法》的首要目的是规范国家药典委在药品标准制修订研究课题中的管理行为，确保课题研究的系统性、科学性和前瞻性。通过明确课题的分类、组织分工、征集立项、审议立项、经费管理、绩效评价等各个环节的具体要求，促进课题研究的规范化、标准化和国际化。

（2）**课题分类** 《管理办法》明确将课题分为品种课题和通用技术要求课题两大类。品种课题主要针对国家药品标准（含《中国药典》和国家药品监督管理部门颁布的其他药品标准）制修订工作设立的品种标准研究课题；通用技术要求课题则包括《中国药典》凡例、通则等的制修订，以及标准研究相关的课题。对于研究周期较长、内容较多的课题，还可以按年度或内容分设子课题。

（3）**组织分工** 国家药典委领导负责课题整体规划工作，业务综合处会同相关业务处室负责课题的征集、立项确认和任务落实，办公室负责经费管理与审核，相关业务处室负责具体课题的组织实施，宣传交流处负责课题管理的信息化建设。这一分工体系确保了课题研究的顺利进行和高效管理。

（4）**征集立项与审议立项** 国家药典委实行全年公开征集制度，接受来自各专业委员会、药品上市许可持有人、经营企业、使用单位、监管部门、检验机构以及有关教育科研机构、社会团体和个人的立项建议。立项建议需经过处室汇总整理和专业委员会审议，确保课题的必要性和可行性。

（5）**经费管理与绩效评价** 《管理办法》明确了课题经费的申请、管理和审核流程，以及课题绩效评价工作的组织实施。通过严格的经费管理，确保课题研究的资金保障；通过绩效评价，对课题研究成果进行客观评估，为课题的持续改进和后续研究提供依据。

（6）**承担单位与专家审评** 《管理办法》对课题承担单位的资格和条件进行了明确规定，鼓励药品上市许可持有人、检验机构以及有关教育科研机构、社会团体等承担或参与标准研究工作。同时，规定了品种课题的起草单位和复核单位应具备的条件和职责，确保课题研究的专业性和权威性。此外，《管理办法》还规定了专家审评意见的形成和审批流程，确保课题研究技术内容的科学性和合理性。

（7）**审定课题研究技术内容** 在课题研究的初期阶段，技术内容的审定是确保课题研究方向正确、研究方法科学的关键环节。《管理办法》规定，各专业委员会将根据自身的专业领域和职责范围，对确定的承担单位的申报书进行审议，并填写"专家审评意见单"存档。

（8）**审议课题经费额度**　各专业委员会将对确定的承担单位的申报书中课题经费概算进行审议，对于明显超出同类课题经费额度的费用予以核减，明显不足的提出经费增加建议。

（9）**课题公示与下达任务**　每年12月，业务综合处将汇总各业务处室的课题立项目录，并在国家药典委网站进行公示。公示期为7天，旨在广泛征求社会各方面的意见和建议。公示期满后，业务综合处将根据反馈信息起草下达本年度药品标准制修订研究课题的通知，明确各项研究任务和要求。

（10）**课题管理与实施**　各业务处室将加强课题管理，逐一落实承担单位的课题联系人以及国家药典委的课题负责人；及时跟踪课题研究进展，采取月报或季报等措施督促完成进度；必要时采取座谈会及现场会等方式对发现的问题及时采取措施。此外，每年2月还将召开课题管理工作会，总结分析上年度课题完成情况并部署本年度课题工作。

（11）**中期评估与结题验收**　对于研究时间较长、研究经费较多的课题将组织中期评估或委托牵头单位召开中期会；品种课题和通用技术要求课题的结题验收将分别按照国家药典委的要求提交相应的成果资料。

（12）**成果转化与利用**　国家药典委将积极推动课题研究成果的转化和利用工作，通过收载入《中国药典》、修订国家标准、推动行业标准提升、推荐给相关部门采用、组织相关培训、编制出版物等方式使课题研究成果尽快得到应用。

（13）**其他规定**　《管理办法》还规定了课题委托和采购方式以及经费管理和审核细则的制定；课题绩效评价和档案管理的有关规定也将另文制定。这些规定将进一步完善课题管理体系确保课题研究的顺利进行和高质量完成。

2. 标准起草

《国家药品标准（中药）起草与复核工作规范》强调，在标准起草阶段，起草单位肩负着重要的责任。首先，起草单位必须严格按照规定的技术要求和任务书（表）中规定的项目逐一进行研究，确保每一项内容都经过充分的考察和验证。同时，起草单位还需对现行标准进行全面考察，如发现方法不合理、专属性、准确度和精密度达不到要求的项目，应及时进行修订。

在起草过程中，对于同处方不同剂型的系列品种质量标准，起草单位应统一考虑，尽量选用相同的检测方法与检测项目。这有助于保持系列品种（包括不同规格）标准的相关性，确保处方、制成量、实验取样量、限度与服用量之间的比例关系。

当起草单位将研究起草工作分解给企业或其他单位完成时，应对其提供的方法进行再验证。这包括鉴别项和限量检查的专属性、精密度中的重现性验证，以及含量测定项的准确度（回收率）和精密度中的重现性、专属性等验证。验证方法的简化应基于科学性和准确性的前提下进行。

完成起草工作后，起草单位需形成供复核用资料，并将资料及其电子文本转交复核单位。这些资料包括请复核公文、质量标准草案、起草说明、复核用样品检验报告书、复核用样品、复核用对照物质以及项目任务书等。

3. 标准复核

复核单位是确保标准草案质量的关键环节。在复核阶段，复核单位首先需审核起草单位提供的资料是否符合要求，确认资料完整并基本符合起草技术要求后安排复核工作。如资料不符合要求，复核单位应向起草单位提出补充资料或退回的要求。

复核单位在复核过程中应重点复核新增或修订方法的可行性与重现性，并根据复核结果对标准草案中各项内容提出同意或修订的意见。复核完成后，复核单位需形成复核资料，包括复核结果（意见）回复公文、标准修改稿（包括电子文本）、复核总结报告以及复核样品的检验报告书等，并将这些资料及其电子文本报起草单位。

起草单位在收到复核单位的意见后，需逐条进行补充研究。无论结论是否采纳复核单位意见，起草单位均需正式行文答复复核单位。如有较大分歧，应报药典会，必要时安排第三方药检所进行再复核。复核单位的再审或再复核要求与初次复核相同。

### 4. 标准草案

完成起草和复核工作后，起草单位需汇总资料形成标准起草申报资料，并报送国家药典委。申报资料包括起草单位完成起草工作报送药典会的公文、起草工作总结报告、质量标准草案（属标准修订的须将修订内容标记注明）、起草说明、全套复核资料（原件）、注释（供编写药典注释用）以及质量标准草案的英文稿（供编写药典英文版用）等。所有资料均需规范齐全并报送电子文档（包括色谱图、光谱图和彩色照片）。

### 5. 专业委员会审批

专业委员会审批是国家药典编制程序中的重要环节。在这一阶段，专业委员会会对标准草案进行严格的审查和把关，确保标准草案的科学性、规范性和有效性。审批过程中，专业委员会会充分听取各方面意见，对标准草案进行反复修改和完善，确保最终的标准草案符合国家法律法规和药品监管要求。

### 6. 标准公示

经过专业委员会审批通过的标准草案，会在国家药典委员会网站等公共平台进行公示。公示的目的是广泛征求社会各方面的意见和建议，确保标准的公正性和透明度。公示期间，任何单位和个人都可以对标准草案提出意见和建议，国家药典委会根据反馈情况对标准草案进行进一步修改和完善。

### 7. 主管部门审核颁布标准

公示期结束后，国家药典委会将最终的标准草案提交给主管部门进行审核。主管部门会对标准草案进行严格的审核和把关，确保标准符合国家法律法规和政策要求。审核通过后，主管部门会正式颁布标准，作为药品生产和监管的依据。

### 8. 标准实施和评估

颁布后的标准需要得到全面实施和有效评估。国家药典委和相关部门会加强标准的宣传和培训工作，确保药品生产企业、检验机构等各方能够准确理解和执行标准。同时，国家药典委还会对标准的实施情况进行定期评估和监督，及时发现和解决问题，确保标准的科学性和有效性。

（马双成　于江泳）

## 参考文献

［1］国家药典委员会. 中国药典中药质量标准研究制定技术要求［EB/OL］.（2008-11-19）. https://www.chp.org.cn/#/newsDetail?id=4246.

［2］国家药典委员会. 中国药典编制程序［EB/OL］.（2019-01-29）. https://www.chp.org.cn/index.html#/newsDetail?id=4951.

［3］国家药典委员会. 关于印发《药品标准制修订研究课题管理办法（试行）》的通知［EB/OL］.（2018-11-20）. https://www.chp.org.cn/index.html#/newsDetail?id=4348.

# 第九章
# 中药临床价值发现与有效性安全性评价

## 第一节 中药临床评价的特殊性与监管需求

临床评价是发现和确证中药新药临床价值的关键，有效性评价又是中药新药临床评价的核心内容。中药新药既具有安全、有效、质量可控等新药的一般属性，又具有其鲜明的治疗和用药特色。就中药新药的监管来说，其内容和形式与化学药、生物制品等有同有异。显然，我们应重点剖析、讨论其不同之处，构建有特色的中药监管科学。

### 一、中药临床价值的特点

#### （一）中药临床价值的内涵及其意义

药品是特殊的商品，其上市的前提是具有充分的临床价值。药品临床价值大小可以简要地理解为其满足医疗和临床需求的程度。临床价值有广义和狭义之分，广义的药品临床价值主要包括：政府部门和公众更关注解决人类健康和目前总体医疗问题程度；医师更重视解决未满足的临床治疗需求程度；患者更关注能够给其带来的受益程度，医疗费用提供者更关注同样的医疗费用能解决医疗问题的多少等。狭义的药品临床价值主要从医务人员和患者的需求角度考虑，医生更关注获得更好的药物和治疗方式，解决未被满足的临床需求及获益程度；患者更关注药物有效性、安全性和依从性[1-2]。

从中药监管的角度来看，临床价值是中药上市的核心价值和必要条件。药品的临床价值主要体现在具有填补现有临床治疗空白或具有超越现有治疗方法的重大优势上[1]。中药新药研制应当坚持以临床价值为导向，注重满足尚未满足的临床需求，重视临床获益与风险评估，充分发挥中医药防病治病的独特优势和作用[3]。中药新药的创新应基于中医药理论指导和丰富的临床实践，尊重中药研发规律，突出中药临床特色优势[4-6]。以临床价值统领创新的方向，避免低水平重复[7]，凸显其独特的临床价值。

与临床价值密不可分的另外一种重要概念是临床定位。临床定位是指中药新药在拟定目标主治病症中预期的干预作用，是临床价值的重要内容之一，临床定位作用的大小为临床价值[8]。应根据药味成份、组方配伍以及应用实践，合理确定其功能主治，进而明确其临床定位[9]。但仅根据临床定位不能完全确定临床价值的大小，临床价值的大小还与临床证据的充分性和支持强度有关[1]。

### （二）以临床价值为导向的政策要求

随着我国医药卫生体制的不断完善，国家在药品研发、审评审批、生产供应、价格形成、临床使用等环节一直坚持以临床价值为导向，尤其是对于中药新药研发与审评审批，以临床价值为导向的理念在出台的系列改革措施与鼓励政策中给予了充分重视。

2015 年 8 月 9 日国务院发布的《关于改革药品医疗器械审评审批制度的意见》（国发〔2015〕44 号）中第四条提出鼓励以临床价值为导向的药物创新；第十二条提出临床价值应是创新药的临床试验申请重点审查内容之一[10]。

2017 年 1 月 24 日国务院办公厅发布的《关于进一步改革完善药品生产流通使用政策的若干意见》（国办发〔2017〕13 号）中第一条提出新药审评突出临床价值；第五条提出提高集约化生产水平，促进形成一批临床价值和质量水平高的品牌药[11]。

2018 年 3 月 21 日国务院办公厅发布的《关于改革完善仿制药供应保障及使用政策的意见》（国办发〔2018〕20 号）中第十三条提出坚持药品分类采购，突出药品临床价值，充分考虑药品成本，形成有升有降、科学合理的采购价格，调动企业提高药品质量的积极性[12]。

2019 年 4 月 17 日国家医疗保障局发布的《2019 年国家医保药品目录调整工作方案》中第一条提出在基金可负担的基础上，突出临床价值，补齐保障短板，提升保障效果，适当调整目录范围，更好满足参保人员基本的临床用药需求，切实维护广大参保人的健康权益[13]。

2019 年 8 月 26 日全国人民代表大会常务委员会修订通过了《中华人民共和国药品管理法》（简称《药品管理法》），其中第十六条提出国家支持以临床价值为导向、对人的疾病具有明确或者特殊疗效的药物创新，鼓励具有新的治疗机理、治疗严重危及生命的疾病或者罕见病、对人体具有多靶向系统性调节干预功能等的新药研制，推动药品技术进步。国家鼓励运用现代科学技术和传统中药研究方法开展中药科学技术研究和药物开发，建立和完善符合中药特点的技术评价体系，促进中药传承创新；第二十六条提出对治疗严重危及生命且尚无有效治疗手段的疾病以及公共卫生方面急需的药品，药物临床试验已有数据显示疗效并能预测其临床价值的，可以附条件批准，并在药品注册证书中载明相关事项。

2019 年 10 月 20 日中共中央、国务院发布了《关于促进中医药传承创新发展的意见》（2019 年第 31 号），该文件首次从国家层面对中医药的传承创新发展作出全面的规划。其中第九条提出要改革完善中药注册管理。实施基于临床价值的优先审评审批制度[14]。

2020 年 1 月 22 日国家市场监督管理总局公布了《药品注册管理办法》（2020 年 1 月 22 日国家市场监督管理总局令第 27 号）。其中第七条提出药品注册管理要以临床价值为导向；第十三条提出要支持以临床价值为导向的药物创新；第十九条提出中药注册申请，申请人应当进行临床价值和资源评估，突出以临床价值为导向，促进资源可持续利用；第六十三条提出药物临床试验期间可以申请附条件批准的具体内容；第六十八条提出药品上市许可申请时，具有明显临床价值的药品，可以申请适用优先审评审批程序。

2020 年 12 月 25 日国家药品监督管理局（简称国家药监局）发布了《关于促进中药传承创新发展的实施意见》（国药监药注〔2020〕27 号）。其中第一条提出坚持以临床价值为导向。重视根据中医药临床治疗特点和实际评估临床价值，注重满足尚未满足的临床需求，制定中药新药临床价值评估技术指导原则；第八条提出了中药新药申请实行优先审评审批、可以附条件批准的具体内容及实施特别审批的内容[15]。

2023 年 2 月 10 日国家药监局发布了《中药注册管理专门规定》（2023 年第 20 号）。其中第三条提出中药新药研制应当坚持以临床价值为导向，重视临床获益与风险评估，发挥中医药防病治病的独特优势和作用，注重满足尚未满足的临床需求；第五条提出来源于中医临床实践的中药新药，鼓励在中医临床实践过程中开展高质量的人用经验研究，明确中药临床定位和临床价值，基于科学方法不断分析总结，获得支持注册的充分证据；第七条提出中药的疗效评价应当结合中医药临床治疗特点，确定与中药临床定位相适应、体现其作用特点和优势的疗效结局指标；第十四条提出对临床定位清晰且具有明显临床价值的以下情形中药新药等的注册申请实行优先审评审批；第十五条提出可以附条件批准的中药新药要求；第十七条提出中药人用经验通常在临床实践中积累，具有一定的规律性、可重复性和临床价值，包含了在临床用药过程中积累的对中药处方或者制剂临床定位、适用人群、用药剂量、疗效特点和临床获益等的认识和总结；第四十四条提出对儿童用药、特殊人群（如吞咽困难者等）用药、某些因用法特殊而使用不便的已上市中药，通过改变剂型提高药物临床使用依从性，若对比研究显示改剂型后药用物质基础和药物吸收、利用无明显改变，且原剂型临床价值依据充分的，可不开展临床试验；第五十一条提出其他来源于古代经典名方的中药复方制剂的注册申请，除提供相应的药学研究和非临床安全性试验资料外，还应当提供古代经典名方关键信息及其依据，并应当提供对中医临床实践进行的系统总结，说明其临床价值。对古代经典名方的加减化裁应当在中医药理论指导下进行；第五十四条提出同名同方药的研制应当避免低水平重复。应当对用于对照且与研制药物同名同方的已上市中药的临床价值进行评估。申请注册的同名同方药的安全性、有效性及质量可控性应当不低于对照同名同方药。第五十六条提出应当基于临床价值评估结果选择对照同名同方药[3]。

综上，可以看出推动具有临床价值的中药新药上市，是大势所趋，一方面可以进一步提升中医药的服务能力，更好地满足临床需求，为公众健康提供更多选择与保障；另一方面也可以促进中药产业的健康发展，是中医药高质量发展的必然要求。

### （三）中药临床价值发现与评估的主要考虑因素

#### 1. 不同注册分类中药的临床价值评估

在深刻总结中药审评审批实践经验，充分吸纳药品审评审批制度改革成果的基础上，结合中药特点和研发实际情况形成了新的中药注册分类。新的中药注册分类注重以临床价值为导向，不再以原注册管理办法中"有效成份"和"有效部位"的含量要求来分类[16]，回归创新中药的本质特征。对于申报不同注册分类的中药新药来说，其临床价值的关注点是有差别的。

（1）**中药创新药**　对中药临床价值评估尤其体现在中药创新药上。中药创新药注重满足尚未满足的临床需求，对于1.1类处方组成符合中医药理论、具有人用经验的中药复方制剂创新药，应基于风险获益评估，结合中医药理论、人用经验和临床试验，综合评估药物的临床价值及申报资料对于拟定功能主治的支持情况。针对其他来源的创新药，也应当结合研究背景和临床试验，进行风险获益评估，综合评估申报资料对于拟定功能主治的支持情况及其临床价值、上市价值。

（2）**中药改良型新药**　中药改良型新药需体现临床应用优势和特点。应结合改变的目的和临床试验，评估本品的临床价值及申报资料对于拟定改变的支持情况。

（3）**古代经典名方中药复方制剂**　针对按古代经典名方目录管理的中药复方制剂，应在国家中医药管理局和国家药监局共同发布的《古代经典名方目录》中。针对其他来源于古代经典名方的中药复方制剂，应基于风险获益评估，结合中医药理论、处方来源及其加减化裁、人用经验，评估本品的临床价值及申报资料对于拟定功能主治的支持情况。

（4）**同名同方药**　同名同方药的研发应当以临床价值为导向，避免低水平重复。申请注册的同名同方药的安全性、有效性及质量可控性应当不低于对照同名同方药。对照同名同方药的选择也应当以临床价值为导向，例如按照药品注册管理要求开展临床试验后批准上市的中药、现行版《中华人民共和国药典》（简称《中国药典》）收载的已上市中药以及获得过中药保护品种证书的已上市中药，一般可视作具有充分的有效性、安全性证据[17-18]。

### 2. 中药多元临床价值发现与评估

中药新药研发应基于"满足临床需求，发现临床价值"，以"中医临床价值观"指导，通过研究发现中药新药多元临床价值[19]。中药的多元临床价值主要包括以下内容：①延长生存期；②促进疾病痊愈；③延缓疾病发展；④减少疾病急性发作；⑤减轻或消除临床症状；⑥改善患者与疾病相关的机体功能；⑦提高生存质量；⑧与化学药品等其他干预措施合用增效减毒；⑨减少毒副作用明显的化学药品等其他干预措施使用剂量；⑩预防疾病发生等。除此有效性和安全性主要价值之外，中药临床价值的评估还涉及经济性、顺应性、生态资源保护等多个维度，更需要多维度综合评估其临床价值。

（1）**基于使用人群特点评价中药临床价值**　使用人群特点主要包含疾病的流行程度、疾病严重或危及生命的程度及转归、疾病造成的负担大小、疾病对患者工作生活的影响程度、疾病是否具有传染性及传染性的大小、患者对治疗获益的感受等6个方面[1]。

（2）**通过与现有治疗疾病的医疗措施对比评价中药临床价值**　中药新药研发应聚焦中医药临床实践的特色，针对疾病尚无有效治疗措施适应症的中药、比现有治疗措施具有明显临床治疗优势的中药、与现有标准治疗疗效相近，但不良反应明显减少的中药、用于对现有治疗方法过敏或无反应，或改善患者对现有治疗方法的反应等，明确具有较好的疗效，或显著提高现有治疗方法疗效的中药、独家和首家品种、特殊人群、罕见病以及具有与已有国家标准或药品注册标准的同类品种的明显比较优势的中药新药[1-2, 20]。此外中药新药研发中对于治疗疾病的选择，中医临床的优势病种不等同于中药新药研发的优势病种，也需要认识到市场需求导向不等同于研发需求导向[9]。中药新药研发可采取中西医差异化竞争的策略，认清现代医学与化学药的优势和局限，充分发挥中医及中药特色，体现中药临床价值，促进中药新药研发[21]。

（3）**根据药物的治疗目的评价中药临床价值**　药物的治疗目的评价中药临床价值主要包括预防用药（传染性疾病的预防和慢性非传染性疾病的一级预防、二级预防等）、药物在疾病治疗中的作用和地位（用于某一已知的疾病或状况的预防、治疗；用于某一已知的疾病或状况的重要临床表现的预防、治疗；用于某一已知的疾病或综合征的相关的症状的缓解；针对某一特定适应症与基础治疗的联合治疗；与主要治疗手段合并用于治疗疾病，对疾病起到辅助治疗作用）、药物临床试验目的和主要疗效指标（主要终点结局、改善患者主要社会参与水平、生活能力水平）3个方面[1]。

（4）**基于中医药理论和临床实践的支持性评价中药临床价值**　需关注支持中药新药注册申请的证据链的完整性和充分性，申报资料对拟定功能主治或改良型新药拟定改变的支持情况，这是中药新药临床价值的重要内容。建议关注以下5个方面：①对主治病证中医核心病机以及处方沿革、配伍原理、作用特点及比较优势的理解是否准确；②处方发明人的特长，对处方药性的熟练运用程度；③临床应用人群的体质特点；④获益人群的病因、病机、传化及转归规律；⑤统计分析结果。前2个因素即为对产品的认知度，其余因素是对获益人群的认知程度。对中药新药的认知程度越高，临床应用基础越扎实，越能说明产品的临床价值，也可以避免盲目扩大适用人群，追求商业价值，将不符合中医证候的患者用于治疗，出现"方证不对应"，而违背中医临床治疗原则，导致中药新药有效性降低，不良反应增加的情况[2]。

（5）**影响药品临床价值或临床价值发挥的其他因素**　影响药品临床价值或临床价值发挥的其他因素还包括药物的安全性风险大小、药物临床使用的复杂性和顺应性、药物的治疗成本、可及性以及中药的生态资源等因素。

## 二、中药有效性评价的特殊性

### （一）当前中药治疗的主要特点

#### 1. 中药治疗具有多成份、多靶点、多途径特点

中药具有多成份、多靶点和多途径的特点，现有的检测手段和研究方法难以充分反映其物质基础和作用机制，也难以完整反映中药的治疗疗效。按照中医药"理法方药"诊治理论以及"君臣佐使"组方原则进行个性化组合用药凸显了传统中药"中和中庸，阴平阳秘，非对抗性"的"适度调节原理（moderation integrated balance presupposition）"和特殊药理效应机制的"伊尹汤液理论（Yiyin decoction theory）"[22]。因此需创新研究设计及不断完善方法体系，以证实中医药的疗效特点和治疗优势。

#### 2. 中药的临床定位困难

临床定位决定了从哪个角度来证明药物的价值。由于中药新药候选方主要依赖医生临床实践的经验方，其"有效"的内涵常常来自于患者的叙述，难以明确，导致中药新药研发中常常存在适应症范围过宽、有效性内涵存在争议以及适应症的确定与前期药效学、毒理研究结果不一致等问题[23]。临床定位宽泛或不当是影响中成药临床价值不能充分彰显的重要原因之一，因此要以临床价值为导向，合理确定研究药物适宜的临床定位，才能真正明确中药的疗效，提高中药新药的研发质量和成功率[24]。

#### 3. 中药治疗的有效性成份和谱 – 效关系不明确

近年来通过中药指纹图谱与药效学研究结果的关联，在一定程度上解决了中药有效成份分析与疗效研究相脱离的问题[25]。但中药复方制剂具有药味多、成份复杂的特点，对疾病的治疗往往是多种成份通过多靶点和多环节共同作用的结果[26]，由于中药成份的复杂性和研究方法的局限性，使得谱 – 效关系的研究十分复杂和困难，其谱 – 效关系仍不能完全明确中药的有效性成份，并难以以此来评价中药的有效性。因此需要引入新工具、新标准和新方法以进一步研究中药发挥作用的有效性成份和谱 – 效关系。

#### 4. 中医辨证论治模式具有特殊性

中医药在数千年的医学实践中不断吸收和融合各个时期的先进科学技术和人文思想，不断创新发展，逐渐形成了独特的生命观、健康观、疾病观、防治观。中医药理论从宏观、系统、整体角度揭示了人的健康与疾病的发生发展规律[22]。中医药在理论基础、诊断治疗方法、药物来源和治疗手段等方面有其特殊性。源于传统中医药理论和临床实践的中药复方及其制剂是传统中医药防病治病的基本特色和主要用药方法[27]。中药治疗基于中医药理论的阴阳五行、脏腑经络等，强调整体观念和辨证施治，其诊断和治疗均表现出复杂性、整体性和系统性的特征[28]，在治疗中更加关注"患病的人"。因其具有的独特的理论体系、思辨模式和临床诊疗特点，中医的临床实践过程具有鲜明的人文特征[29]，传承数千年的"以人为本"理念、通过问诊围绕患者"主诉"的诊疗实践等特点，使得中医的诊疗信息中涵盖了丰富的"患者报告结局"（PRO）等内容[30]。因此需要考虑中医辨证论治模式的特殊性探索更多符合中药特点的疗效评价新方法。

### （二）符合中药特点的有效性评价

#### 1. 中药有效性评价的基本方法

中医药有效性评价不仅涉及对中医药治疗效果的科学验证，还应基于中医药理论体系和临床实践特点。基于中医证候分类的疗效评价，也是中药新药临床试验的重要内容之一[28]。中药的疗效评价指标应与其临床定位相适应，体现中药的治疗特点和优势[31]。中药临床试验的有效性评价，主要包含现代医学的疗效指标、中医证候的变化及主要症状、生存质量等指标。中药新药临床试验需充分关注证候转

化对药物有效性、安全性评价的影响[8]。中医证候具有整体、综合、动态及多样性特点。中医证候疗效的评价应基于整体观、医患关注的临床结局进行评价。中医证候疗效评价的内涵应包括以医生评价为主的中医"证"相关目标症状和（或）体征指标、对"疾病"体征、理化检查相关的指标，还应包括以患者评价为主的个体的"人"最关心的主观感受 / 症状 / 功能、生命 / 生活质量的提高[28]。

2. 中药多元化疗效评价的创新性方法

自 2015 年药品审评审批制度改革以来，根据党中央和国务院的指示批示精神，中医药理论、人用经验和临床试验相结合的中药注册审评证据体系（简称"三结合"体系）已构建并逐渐落地见效。《中药注册管理专门规定》中指出，中药注册审评采用"三结合"体系综合评价中药的安全性、有效性和质量可控性。对于中药有效性评价的要求更加符合中医药特点[3]。中药复方制剂一般来源于中医临床实践，有中医药理论的支持和指导，在总结个体用药经验的基础上，在临床实践当中逐步明确适用人群、用药剂量、疗效特点和临床获益，形成固定处方，研发制成适合群体用药的中药新药[32]，因此中药新药研发具有"源于临床，回归临床"的特点。新的中药注册分类也支持基于人用经验促进中药新药的有效性评价。对于按照"三结合"体系进行研发的中药复方制剂，人用经验是决定研发策略的关键因素；对于 3.2 类古代经典名方中药复方制剂，人用经验是支持上市的关键依据之一[17]。国家药监局药品审评中心（CDE，简称药审中心）2022 年发布的《基于人用经验的中药复方制剂新药临床研发指导原则（试行）》阐述了基于人用经验的有效性评价的基本要求。基于人用经验的中药有效性评价应当能反映其临床应用的特点，体现中药疗效的特色。鼓励针对中药治疗的优势病种和临床定位，研发和制定可以反映中药临床疗效的、具有临床价值的疗效评价指标、评价工具和评价方法。若采用新工具、新方法评价疗效，应当提供其合理性、科学性依据，并说明其所反映的临床意义和临床获益[33]。

中药复方具有效应途径及靶标多的作用特点，多以整合调节的综合效应为优势，临床疗效上呈现作用时间持久，远后效应和综合效应较好的特点。因此中药新药临床疗效评价应注重进行综合评价，以突出中药新药的整体效应[34]。患者对中医药干预效应有最明显的主观反应，患者报告结局（PRO）是患者对自身疾病和干预评价的独特指标，其可作为对中药新药疗效评价的补充[35]。中药疗效评价指标的选择应在结合中药的自身特点基础上可考虑参考标准结局评价指标、参照 Cochrane 系统综述、参照临床指南、定量与定性研究相结合的方式综合评价疗效等指标[35]。此外，中药的临床疗效评价还应考虑对疾病分阶段的动态评价[36]。也有学者建议根据疾病变化、证候特征、人体健康生命状态三要素构建中药特色评价指标，根据不同研究的目的来确定以上指标的主次权重[37]。

3. 中药有效性评价的试验质量管理

中药的临床试验质量管理是确保临床试验过程规范、数据和结果科学、真实、可靠的重要环节，也是中药能够顺利进行有效性评价的保障。中药临床试验的质量管理也具有中医药特色，如有效性数据中包含中医证候的数据、评价中医症状的量表数据，中药安慰剂制备以及符合中药新药研究特点的质量保证体系等[38]。因此中药有效性评价的临床试验质量管理应充分考虑中药临床试验的特殊性，不断完善质量控制方法和体系。

## 三、现行中药临床评价方法问题与监管需求

中药新药研发是中国独具特色的药物研究领域，早期的中药新药临床研究评价受化学药物评价思路的影响，而当前的中药新药研发坚持以临床价值为导向，以患者为中心，要求中药新药研发应符合中医药自身的特点和临床实际，以中医药理论为基础，以疗效为关键。在推进中药科学监管，开展监管科学研究的背景下，中药临床评价在评价方法、评价指标以及评价过程的质量管理方面仍需进一步改进和完善，以促进中药传承创新和高质量发展。

## （一）进一步创新中药有效性评价的方法

中药处方 / 制剂在临床用药过程中存在大量对适用人群、用药剂量、疗效特点和临床获益的认识和总结，这些都可作为人用经验数据。既往在中药研发时未能充分认识到其重要作用，导致在药物研发时出现了临床定位不清、疗效评价没有针对性或与药物作用特点不符等问题[39]。因此应注重结合每个中药新药的处方组成、功能主治、制剂工艺、剂型特点、实验研究及临床经验[40]，不断进行人用经验的收集整理，反映其临床应用的特点，体现中药疗效的特色，逐步探索明确中药复方制剂有效性、安全性以及临床获益。

在中药监管科学研究背景下，通过运用新工具、新标准和新方法，如真实世界研究、创新生物标志物、替代终点决策、以患者为中心的药物研发、适应性设计、主方案设计等创新研究方法用于中药疗效评价[41]，可进一步促进将中药疗效"讲清楚、说明白"。真实世界评价方法和适应性设计等创新临床试验方法可作为中药有效性评价创新方法的代表。"三结合"体系下鼓励将真实世界研究用于中药的疗效评价，真实世界证据可作为支持产品上市的依据之一[3, 42]。真实世界研究还可用于支持名老中医经验方、中药医疗机构制剂的人用经验总结与临床研发，从而促进中药的有效性评价[43]。适应性设计等创新临床试验方法能够弥补传统随机对照试验的不足，通过新方法进一步促进中药有效性评价。

## （二）进一步完善多元化疗效评价的测量指标

当前的总有效率复合结局指标存在一定的局限性，其通常包含一组症状、体征评分或中医证候积分变化，复合结局中包含的各项结局类型可能不同，结局间的异质性大，且测评方法不统一。建议尽量选择受试者某单一、主要症状或体征在干预前后的人数比例变化或用客观的替代指标进行评价。"总有效率"这一复合结局在其中包含的结局类型较少且有统一的评价标准时才可以使用[35]。目前存在的疗效评价尤其是量表评价未能充分体现中药疗效特点，盲目套用可能难以体现出中药的特色疗效。应从中药自身特点出发设计或改良已有的成熟量表进行疗效评价以体现出中药的特色疗效。中医药重视整体调理，采用生存质量结局可全面、综合评价中医药干预效应[35]。针对心身疾病，在缺乏可测量的物理或实验室指标情况下，可以采用量表作为主要疗效评价指标[36]，但应注意对使用量表人员的培训确保测评的一致性。建议对单一症状与体征，如疼痛的程度可以通过国际统一量表量化；对于患者整体生理 – 心理 – 社会状态的评估可选择生存质量结局指标，它可反映患者在接受干预后的生理、心理变化以及对社会环境的主观感受[36]。

对中医证候的疗效评价是中药新药疗效评价的特色。目前对于证候的疗效评价还存在一些问题，其更合理的评价需要借助科学的综合指标体系。在考虑中药证候的疗效评价时，还需要注意避免无证可辨时的牵强附会。如高脂血症外在的临床表现多不明显，常常仅有血脂化验的异常，不能直接把高脂血症与中医的痰浊阻遏证候简单等同[44]。根据《证候类中药新药临床研究技术指导原则》，建议证候类中药新药临床试验设计目前可以采取单纯中医证候研究模式、中医病证结合研究模式和以证统病研究模式，鼓励研制者可以根据品种特点自行选择适合的临床研究路径。无论采用哪一类疗效评价指标，均应当考虑所选评价指标是否与研究目的相一致，评价标准是否公认、科学合理，并应重视证候疗效的临床价值评估[45]。

建议结合中药自身特点进行多元化的疗效评价。"以患者为中心"的中药新药研发、创新生物标志物以及替代终点决策是中药多元化疗效评价的重要组成部分。通过"以患者为中心"的中药新药研发技术标准的制定，在中药新药研发中能够体现出"以人为本"的中医药诊疗精髓，围绕中医药诊疗特点和规律考虑符合中药特点的临床定位，并为中药新药研发提供更为适宜的评估工具，助力"讲清楚、说明白"中医药的疗效，推动更多的符合中医药特点的新药转化。通过基于创新生物标志物及替代终点的审评决策，进一步丰富符合中药特点的多元化疗效评价指标，促进中药的有效性评价和中药产业的创新性发展。

### （三）应进一步加强中药有效性评价的质量管理

中药新药临床试验除临床试验的一些共性的质量问题外，还存在与中医药相关的特殊质量问题，如量表类主要疗效指标多为主观性指标导致溯源困难、中医证候数据难以达到 GCP 对"源数据"的要求、中药安慰剂模拟难度大等，对于申办者、研究机构来说，如何构建符合中药新药研究特点的质量保证体系，也是一个极具挑战性的问题。中药新药临床试验的质量保障应在遵循我国现行 GCP 及 ICH-GCP 的前提下，充分考虑中药新药临床试验自身特点，对其应用的标准、方法和技术制定有针对性的质量控制措施，以切实提高我国中药新药临床试验的整体质量，保障中药有效性评价和新药研发质量[38]。

综上，应在丰富完善"三结合"中药注册审评证据体系和开展中药监管科学研究的大背景下，创新研制和引入新工具、新标准、新方法，特别是通过使用真实世界评价方法、适应性设计等创新临床试验方法、基于创新生物标志物及替代终点评价方法，以及完善中药新药临床试验质量管理保障体系，来进一步提高符合中药特点的有效性评价质量和水平，凸显其临床价值。

（周贝　胡瑞学　胡镜清）

## 参考文献

［1］刘炳林，薛斐然．药品临床价值评估的主要考虑因素及问题［J］．中国新药杂志，2017，26（5）：504-508.

［2］安娜，韩玲．基于中医实践浅谈对中药新药临床价值的思考［J］．中国新药杂志，2021，30（22）：2059-2063.

［3］国家药品监督管理局．关于发布《中药注册管理专门规定》的公告（2023 年第 20 号）［EB/OL］.（2023-02-10）. https://www.gov.cn/zhengce/zhengceku/2023-02/15/content_5741583.htm.

［4］杨忠奇，汤慧敏，唐雅琴，等．指导中药新药研发的理论思考［J］．中国中药杂志，2021，46（7）：1686-1690.

［5］林志健，王海南．"三结合"注册审评审批证据体系下临床中药师在新药研发中的机遇与挑战［J］．中国新药杂志，2022，31（9）：832-835.

［6］王停，周刚，赵保胜，等．中药新药研发策略分析［J］．中国新药杂志，2017，26（8）：865-871.

［7］路遥，王海南．浅析"三结合"审评证据体系对中药新药转化的作用［J］．生物医学转化，2022，3（3）：12-14；30.

［8］国家药品监督管理局．国家食品药品监督管理总局关于发布中药新药临床研究一般原则等 4 个技术指导原则的通告（2015 年第 83 号）［J］．中国制药信息，2016（4）：80.

［9］王停，林红梅，周刚，等．基于名老中医经验方的中药新药研发策略分析［J］．中国实验方剂学杂志，2019，25（14）：1-5. DOI: 10.13422/j.cnki.syfjx.20191420.

［10］中华人民共和国中央人民政府．国务院关于改革药品医疗器械审评审批制度的意见（国发〔2015〕44 号）［J］．中国制药信息，2016（4）：80.

［11］中华人民共和国中央人民政府．关于进一步改革完善药品生产流通使用政策的若干意见（国办发〔2017〕13 号）［EB/OL］.（2017-02-09）. https://news.cctv.com/2017/02/09/ARTIx2f8CWvlbqy2o0xrowfJ170209.shtml.

［12］中华人民共和国中央人民政府．关于改革完善仿制药供应保障及使用政策的意见（国办发〔2018〕20 号）［EB/OL］.（2018-03-21）. https://www.gov.cn/zhengce/zhengceku/2018-04/03/content_5279546.htm.

［13］中华人民共和国中央人民政府. 关于公布《2019 年国家医保药品目录调整工作方案》的公告［EB/OL］.（2019-04-19）. https://www.gov.cn/xinwen/2019-04/19/content_5384349.htm.

［14］中共中央 国务院. 关于促进中医药传承创新发展的意见［EB/OL］.（2019-10-20）. https://www.gov.cn/gongbao/content/2019/content_5449644.htm.

［15］国家药品监督管理局. 关于促进中药传承创新发展的实施意见（国药监药注〔2020〕27 号）［EB/OL］.（2020-12-21）. https://www.gov.cn/zhengce/zhengceku/2020-12/26/content_5573463.htm.

［16］国家药品监督管理局.《中药注册分类及申报资料要求》政策解读［EB/OL］.（2020-09-30）. https://www.cnpharm.com/c/2020-09-30/758033.shtml.

［17］国家药品监督管理局. 关于发布《中药注册分类及申报资料要求》的通告（2020 年第 68 号）［EB/OL］.（2020-10-09）. https://mpa.gd.gov.cn/zwgk/jgsz/xzxkc/xgwj/content/post_3098036.html.

［18］国家药品监督管理局药品审评中心. 关于发布《同名同方药研究技术指导原则（试行）》的通告（2022 年第 48 号）［EB/OL］.（2022-12-26）. https://www.ccfdie.org/zryyyxw/cfdazsjg/ypspzx/webinfo/2022/12/8567641788.htm.

［19］杨忠奇, 高蕊, 胡思源, 等. 中药人用经验研究专家共识［J］. 中国中药杂志, 2022, 47（18）: 4829-4834.

［20］刘炳林, 杨娜, 吴艳, 等. 新药临床试验中药品临床价值的考虑［J］. 中国食品药品监管, 2021（4）: 24-31.

［21］张晓雨, 刘硕, 孙杨, 等. 从"三药三方"谈中药新药审评理念、研发思路及策略［J］. 中国新药杂志, 2020, 29（16）: 1818-1821.

［22］赵军宁, 戴瑛, 华桦, 等. 中药复方制剂的注册管理与高质量转化［J］. 中国药理学与毒理学杂志, 2021, 35（10）: 727.

［23］刘炳林. 从临床角度看中药新药适应证的定位［J］. 中药新药与临床药理, 2011, 22（2）: 226-227.

［24］雷翔, 商洪才, 高春升, 等. 中药新药研发临床定位的相关思考［J］. 中国新药杂志, 2023, 32（17）: 1703-1706.

［25］冯鑫, 房德敏, 周永梅. 谱效关系分析在中药组方研究中的应用进展［J］. 中国中医基础医学杂志, 2018, 24（3）: 422-427.

［26］孙莉琼, 戚进, 余伯阳. 多维谱效关系在中药研究中的进展［J］. 中国药科大学学报, 2013, 44（6）: 487-493.

［27］赵军宁. 中药监管科学: 助力更高水平的中药科学监管［J］. 中国药学杂志, 2023, 58（9）: 749-761.

［28］王建新, 任毅铭, 丰雪, 等. 中医证候疗效评价方法的研究进展［J］. 中国中药杂志, 2024, 49（6）: 1467-1473.

［29］刘建平. 定量与定性研究方法相结合的中医临床疗效评价模式［J］. 中国中西医结合杂志, 2011, 31（5）: 581-586.

［30］任君, 周芬, 杨国彦, 等. 患者报告结局指标的优越性与局限性［J］. 现代中医临床, 2014, 21（4）: 20-23.

［31］杨忠奇, 唐雅琴, 杜彦萍, 等. 我国中药新药临床试验发展概述［J］. 中国中药杂志, 2021, 46（7）: 1691-1695.

［32］国家药品监督管理局药品审评中心. 关于公开征求《基于人用经验的中药复方制剂新药临床研发指导原则》意见的通知［EB/OL］.（2022-03-16）. http://www.cjpi.org.cn/zryyyxw/zxdt/webinfo/2022/03/1648289625354730.htm.

［33］国家药品监督管理局药品审评中心. 关于发布《基于人用经验的中药复方制剂新药临床研发指导原则（试行）》《基于"三结合"注册审评证据体系下的沟通交流指导原则（试行）》的通告（2022 年第 24 号）［EB/OL］.（2022-05-19）. https://www.zyqjg.com/article-20237-1.html.

［34］商洪才, 王保和, 张伯礼. 中药新药证候及疗效评价［J］. 中药新药与临床药理, 2004（5）: 365-368.

［35］张英英，申晨，张颖，等．以"总有效率"作为中医药疗效评价指标存在的误区［J］．中国药物评价，2020，37（5）：337-340．

［36］宋毅鹏，何丽云，刘保延，等．中药新药研发临床评价若干问题探讨［J］．中国中医药信息杂志，2016，23（6）：14-15．

［37］高蕊．符合中医特色临床评价体系的构建与思考［J］．中国新药杂志，2021，30（9）：780-783．

［38］元唯安，唐健元，高蕊，等．中药新药临床试验质量控制关键问题的专家共识［J］．中国中药杂志，2021，46（7）：1701-1705．

［39］张伯礼，康立源，项耀祖．中药新药临床试验中有关疗效评价若干问题的思考［J］．中国新药与临床杂志，2007（11）：861-863．

［40］宋彩梅，刘炳林，薛斐然，等．关于中药临床定位及疗效评价体系和标准的调研及思考［J］．中国新药杂志，2021，30（10）：898-901．

［41］唐健元，艾彦伶，孙博，等．面向中医药高质量发展的中药监管科学概论［J］．科学通报，2023，68（22）：2934-2942．

［42］国家药品监督管理局药品审评中心．真实世界证据支持药物研发与审评的指导原则（试行）［EB/OL］．（2020-01-07）．https://baijiahao.baidu.com/s?id=1655352171693346187&wfr=spider&for=pc．

［43］安娜，韩玲，陈平雁．"三结合"中药注册审评证据体系下中药新药真实世界研究的思考［J］．中国新药杂志，2022，31（14）：1359-1363．

［44］王海南．中药新药临床疗效判定的几个关键因素［J］．世界科学技术：中医药现代化，2007（1）：21-24．

［45］国家药品监督管理局．《证候类中药新药临床研究技术指导原则》解读［EB/OL］．（2018-11-14）．https://www.nmpa.gov.cn/xxgk/zhcjd/zhcjdyp/20181114150501730.html．

# 第二节　中药临床有效性评价的原则及基本方法

中医药的优势在于临床疗效，针对中药的独特属性和研发规律，采用以临床疗效为核心的多元化评价标准和方法，融合中医理论、临床实践经验与临床试验多源证据的综合评价，充分发挥中医药的原创优势，推动中国中医药产业的持续发展。

## 一、中药临床评价研究现状

### （一）临床疗效评价体系的国际进展与国内创新策略

在全球化的背景下，中药临床疗效评价体系正经历着国际化与本土创新的双重发展。为了应对传统方法的局限性，临床试验正在经历重大转变，包括虚拟化、真实世界证据（real-world evidence，RWE）的使用和人工智能（artificial intelligence，AI）等的整合。这些趋势有助于形成更有效、更具包容性和以患者为中心的医学研究策略。世界卫生组织（World Health Organization，WHO）等机构对传统医药的态度越来越开放，强调了疗效的肯定性及其研究方法的科学性对于传统医药国际化的重要性。例如，WHO 已经将传统医药纳入其国际疾病分类（International Classification of Diseases，ICD），并在一些国家推动了传统医药的标准化和规范化。随着国际社会对中医药独特价值的认识逐渐加深，适应中医药特点的临床评价方法正在被探索和建立。在美国，食品药品管理局（Food and Drug Administration，FDA）

对临床试验和疗效评价体系的改革为中医药的临床评价提供了新的思路。FDA 与临床试验转型计划（Clinical Trials Transformation Initiative，CTTI）和医疗器械创新联盟（The Medical Device Innovation Consortium，MDIC）合作，推动试验设计创新，包括无缝试验、主方案和篮式试验设计，以提高试验效率并使试验更加严谨。此外，FDA 推出的复杂创新设计（complex innovative design，CID）试点会议计划[1]，旨在推动自适应、贝叶斯和其他新兴临床试验设计的应用，以应对药物开发中的新挑战。CID 试点计划允许医疗产品开发者与 FDA 的药物评估和研究中心（Center for Drug Evaluation and Research，CDER）以及生物制品评估和研究中心（Center for Biologics Evaluation and Research，CBER）的专家进行早期会面，共同讨论和评估新型试验设计的监管方法。最近 FDA 更新了 3 个案例研究[2]，包括系统性红斑狼疮、弥漫性 B 细胞淋巴瘤和慢性疼痛的研究，展示了 CID 设计在提高患者分配效率和减少所需患者数量的益处。其中对于慢性疼痛的主方案案例，FDA 认为，尽管拟议的 CID 主方案设计是概念研究，但因其提供了宝贵的学习机会，尤其是考虑到借用数据对治疗效果估计的准确性和精确性的影响，因此接受了该 CID 进入试点。FDA 还鼓励使用创新终点，如在血液系统癌症中的轻微后遗症，以更准确地评估治疗效果。国外研究者还讨论了为不同类型的复杂创新设计实现估计框架的可能方法[3]。该研究建议在临床试验方案中清晰地定义每个估计目标，并详细描述估计目标的各个组成部分，包括治疗、终点、目标人群、随访事件和汇总统计量。在设计阶段，研究者应预见可能的适应性变化，并在方案中预先规定这些变化如何处理。例如，如果试验中计划进行中期分析来决定是否增加或减少治疗臂，方案中应明确说明这一过程。

中国在中药临床评价方面的创新策略尤为突出，结合中医辨证施治原则，发展了个性化治疗方案的评价方法。同时，国内研究者也在积极引入和本土化国际先进的临床研究方法，如适应性设计和富集策略等，以期更准确地评估中药的疗效和安全性。此外，中药临床评价的国际合作与交流也在不断加强。国际多中心临床试验的开展，以及国际标准的制定，都有助于提升中药临床评价的质量和国际认可度。

近年来，国家政策层面对中医药事业的重视显著提升，出台了一系列法规，旨在规范化和科学化中药临床试验。《中华人民共和国中医药法》（简称《中医药法》）（主席令第 59 号）和《关于促进中医药传承创新发展的意见》（国发〔2019〕31 号）均强调了中医药科研创新的重要性，并提出了构建中医药理论、人用经验和临床试验相结合的审评证据体系的目标。这一体系的建立，旨在促进中药新药研发，强化中药复方制剂的研发规律和特点，以及推动中药注册审评的现代化进程[4]。国家药监局据此制定了《基于人用经验的中药复方制剂新药药学研究技术指导原则（试行）》（2022 年第 24 号），旨在引导中药新药研发遵循科学路径。同时，国家药监局发布的《中药注册管理专门规定》（2023 年第 20 号）进一步强调了优化中药审评审批机制的必要性，推动以临床价值为导向的中药评价技术标准和临床疗效评价方法的多元化发展。这些措施共同促进了中药临床疗效评价体系的创新和完善，为中药的现代化和国际化奠定了坚实的基础。

### （二）中药临床疗效评价指标体系的构建及标准化进程

在构筑中药临床疗效评价指标体系的进程中，确保评价成果的科学性与客观性至关重要。国家药监局发布了《中药新药临床研究一般原则》（2015 年第 83 号）、《基于人用经验的中药复方制剂新药临床研发指导原则（试行）》（2022 年第 24 号）、《证候类中药新药临床研究技术指导原则》（2018 年第 109 号）、《中药改良型新药研究技术指导原则（试行）》（2024 年第 24 号）等相关文件，为中药的临床疗效评价提供了的指导和规范。这些指导原则强调了综合性评价指标的重要性，包括疾病症状的显著缓解、生理指标的明显改善以及生活质量的显著提升等多维度评估。

在国际医学领域，患者报告结局以及生活质量评估问卷等工具被广泛应用于临床试验中，以衡量治疗对患者日常生活的具体影响。国内学者也在积极响应，基于中医药的独特属性，提出了一系列创新性的疗效评价指标。这些指标不仅涵盖了传统的症状缓解和生理指标改善，还包括了中医辨证施治的疗效评估。此外，为确保临床研究的评价指标具有国际共识和可比性，中医药研究领域开始引入核心结局指标集（core outcome set，COS）的概念。《中医药临床试验核心指标测量方法遴选指南》等项目的开展，旨在指导如何为特定疾病或干预措施的临床研究建立一套标准化的 COS。通过国际合作，中医药研究者参与了多个 COS 的制定，推动了中医药临床疗效评价的标准化和国际化。

### （三）中药临床研究方法创新与全球趋势融合

随着全球医学研究的不断深入，中药临床研究领域亦迎来了一系列创新的临床研究设计方法。这些方法不仅提升了研究的效率和适应性，而且增强了中药研究的国际化水平，使其更加符合国际医学研究的标准和要求。在此背景下，国家卫生健康委员会和国家药监局等相关部门修订了一系列政策和法规，如《药物临床试验质量管理规范》（2020 年第 57 号）等，旨在规范和指导中药临床疗效评价的科学性和规范性。

中药临床疗效评价方法的创新体现在将现代临床研究的理念和方法与中医药的独特理论及实践相结合，形成了一个多维度、全方位的评价体系。国家药监局发布的《药物临床试验适应性设计指导原则（试行）》（2021 年第 6 号）提供了适应性设计的理论基础和操作指南，使得新型临床研究设计类型，如适应性设计、篮式设计、伞式设计和平台试验等，能够在中药疗效评价中得到有效应用。这些设计通过灵活的试验结构，允许研究者根据中期结果或其他新信息进行预先计划的调整，从而更好地适应临床研究中的不确定性和变化。

在国际医药研究领域，患者偏好研究、患者中心结果研究和 RWE 等新趋势，为中药的临床疗效评价提供了全面且实践性强的方法学借鉴。自 2012 年 FDA 首次提出以患者为中心的药物研发理念以来，相关法规和指导原则不断涌现，旨在加强患者在药物研发过程中的参与度，并将其需求与观点纳入决策考量。随后，欧洲患者学会和国际人用药品注册技术协调会（The International Council for Harmonisation of Technical Requirements for Pharmaceuticals for Human Use，ICH）等机构相继发布指导文件，促进患者视角在药物研发中的关键作用。2022 年，国家药监局颁布了一系列指导原则，旨在整合患者体验数据与临床证据，推动全生命周期的获益 – 风险评估，确保药物研发紧密贴合患者需求。真实世界数据（real-world data，RWD）作为研究新趋势，提供了日常医疗实践中的患者健康和治疗效果信息，欧洲药品管理局（European Medicines Agency，EMA）认为其能补充传统临床试验数据，为药物研发提供全面视角。国家药监局进一步发布了关于 RWE 的指导原则，旨在规范 RWD 的收集、分析和应用，确保其在药物研发与审评中的有效利用。这些指导原则强调了对 RWD 来源和质量的深入了解，以及新方法的开发和验证，对于提升药物监管决策的科学性和精准性具有重要意义。

## 二、中药临床有效性评价的考虑

### （一）基本原则

#### 1. 强调临床价值

以临床价值为导向是中药研发的宗旨，临床价值体现在与同类适应症和治疗作用的已上市标准药物和治疗措施比较的优势和特色上，如疗效、安全性、经济性或使用的顺应性，中药的有效性评价围绕体现其临床价值展开。

#### 2. 符合科学性要求

充分考虑药物组方依据的中医药理论、既往人用经验或非临床研究结果，明确临床定位，设计科学、规范且可行的临床试验方案，以评价中药有效性，同时要注重药物作用特点的评价以体现其中医治疗优势和特色。

### 3. 符合伦理原则

开展中药有效性研究，应当符合伦理原则，将受试者的权益和安全作为首要考虑。进行临床试验必须有充分的科学依据。临床试验设计应符合《赫尔辛基宣言》及相关伦理学要求，同时符合我国《药物临床试验质量管理规范》（2020年第57号）、伦理委员会具体工作细则和审查技术原则等相关伦理要求。

### 4. 多源证据支持

从药品的研发阶段来说，临床前研究、上市前临床研究和上市后临床研究逐步形成药品的有效性证据，并持续获益–风险评估，不断挖掘临床价值。在上市前的有效性临床评价中，需要"按照中药特点、研发规律和实际，构建中医药理论、人用经验和临床试验相结合的审评证据体系"[5]。中药有效性评价应当在中医药理论、既往临床实践基础和人用经验总结基础上，采用试验证据验证科学假说和临床价值，形成高质量的循证证据。

### 5. 合规性要求

中药临床有效性研究的开展应当遵守相关法律法规，遵循国家、地方药品监督管理部门和国家卫生健康管理部门发布的规章制度，执行药物临床试验质量管理规范等情况实施检查、处置等。中药上市前的临床研究或超说明书规定的临床研究应当按照《药品注册管理办法》（局令〔2020〕第27号）、《中药注册管理专门规定》（2023年第20号）等相关法规获得药品管理部门许可后实施，并要有适当的研究设计依据；中药上市后的临床研究应当以药品说明书为依据，并在说明书的整体框架下进一步聚焦，也可收集真实世界数据从而进行新的临床定位[6]（见图9-2-1）。

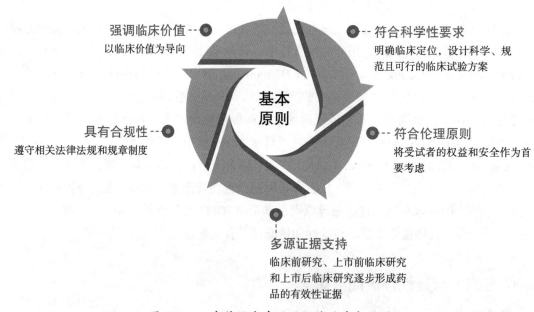

图 9-2-1　中药临床有效性评价的基本原则

### （二）评价方法

#### 1. 有效性评价的整体考虑

（1）**有逻辑、有步骤、分阶段实施**　药物临床试验分为Ⅰ期临床试验、Ⅱ期临床试验、Ⅲ期临床试验、Ⅳ期临床试验以及生物等效性试验。《药品注册管理办法》（局令〔2020〕第27号）中指出，根据药物特点和研究目的，药物临床试验的研究内容包括临床药理学研究、探索性临床试验、确证性临床试验和上市后研究。以注册为目的的新药临床试验，在每个阶段均需进行研发风险评估，包括临床定位是否准确，临床试验设计如给药剂量、疗程、结局指标是否科学可行，临床受益大小，预期或非预期不良反应严重程度和发生率等方面是否存在问题，临床试验质量控制是否良好等，并对临床试验适时作出调整，以规避药物研发风险[7]。

有中医药理论和人用经验支持的中药新药，应当根据中医药理论和人用经验支持情况，能否为研发决策和注册申请提供支持性证据，确定临床研究步骤，具体可参考《中药注册管理专门规定》（2023年第20号）、《基于人用经验的中药复方制剂新药临床研发指导原则（试行）》（2022年第24号）等相关要求。对于无中医药理论和（或）人用经验支持的中药新药，可采用药物研发的常规路径，循序渐进开展临床研究。

（2）**确定临床定位**　临床定位是指中药新药在拟定目标适应症中预期的治疗作用，该作用应具有公认的临床价值。客观、恰当的临床定位可以降低药物的研发风险。确定药物的临床定位需考虑：适应症疾病发生发展演变规律；适应症疾病现阶段医学进展，所能达到的治疗水平，中医药目前在目标适应症治疗中的作用和地位及药物潜在的临床价值；需明确是治疗用药还是预防用药，是影响疾病进程还是改善症状，是联合现有治疗方法还是单独使用等[7]。

确定临床定位时还需要考虑中药适合介入的病程阶段：中医讲究"整体观念"，因此多数中药方案都基于人体整体调理，从而改善疾病状态。但是，某一种特定的中药，其针对环节可能是疾病的某一阶段或解决疾病过程中的某个问题。因此，中药临床定位应当考虑实际临床应用适应症的严重程度，选取符合中药的临床实际疗效确定的疾病和疾病严重程度。

例如，中药用于糖尿病肾脏疾病的临床研究，糖尿病肾脏疾病是糖尿病最常见的并发症，也是慢性肾脏疾病常见的类型。早期主要表现为微量白蛋白尿排泄率增加，缺少典型症状。病程日久则可表现为显性蛋白尿、水肿、高血压、肾功能损害等，进一步发展可发生终末期肾衰竭。糖尿病肾脏疾病的治疗以控制血糖、控制血压、减少尿蛋白为主，还包括生活方式干预、纠正脂代谢紊乱、治疗肾功能不全的并发症、透析治疗等。中药新药用于糖尿病肾脏疾病的临床试验目的应该是减少或延缓大量蛋白尿的发生和预防或延缓肾功能不全的发生或进展。其临床定位可从以下两个方面进行考虑：①定位于糖尿病肾脏疾病相关生物学指标的改善，如尿白蛋白/肌酐比值（urinary albumin/creatinine ratio，UACR）、24小时尿蛋白定量和eGFR；②定位于延缓或阻止糖尿病肾脏疾病进程，采用终点事件评价，包括肾脏疾病相关的死亡、终末期肾衰竭或者肾脏替代治疗和血肌酐倍增等。除上述两个定位外，中药新药也可根据其作用于糖尿病肾脏疾病的其他临床特点，考虑选择其他临床定位，其临床价值和疗效评价方法应获得行业内专家的认可[8]。

对于用于特殊人群的新药研发，如儿科用药，可使用人用经验数据、真实世界研究并作为支持注册的证据之一，以减少不必要的儿童人群临床试验。此外，中医治疗小儿疾病在中医的传承中筛选出了很多经典方剂，也可考虑从古代经典名方的路径进行儿童新药的研发[9]。此外，针对中药儿童用药，应关注其适用年龄范围、处方药味、用法用量、疗程、组方思路等是否符合当前中医儿科临床诊疗实际，对于成人用药扩展至儿童者，需考虑成人与儿童疾病特点及病因病机的相似性[10]。

2. 选择合理的试验设计

（1）**辨证论治原则下的临床研究模式**

①证候临床研究：针对主治为证候的中药复方制剂开展的临床研究，是在中医药理论指导下，用于治疗中医证候的中药复方制剂，包括治疗中医学的病或者症状的中药复方制剂。在中医辨证论治原则的指导下，评价中医证候类药物的有效性。应重视中医证候的标准化和客观化，要选择公认的证候评价标准或量表，重视证候疗效临床价值的公认性，应充分说明其科学性。

②病证结合临床研究：针对主治为病证结合的中药复方制剂开展的临床研究，所涉及的"病"是指

现代医学的疾病，"证"是指中医的证候，在疾病共性规律与患者个体特征有机结合的基础上进行临床研究，是目前开展最多的中药临床研究模式，其临床疗效评价也应采用病证结合的观察模式，既要选择行业公认的疾病疗效评价指标，评价药物对病的疗效，也要采用主客观结合的评价方法评定中医证候的疗效[11]。

③疾病临床研究：针对主治为病的中药复方制剂开展的临床研究，属于专病专药，在中医药理论指导下组方。所涉及的"病"是现代医学疾病[12]。强调评价干预措施对现代医学疾病的有效性，中医辨证可以作为入组的诊断标准，和（或）指导制定治则治法的标准，或作为疗效评价中亚组分层的依据，但中医证候则可不作为主要的疗效评价指标，强调治疗方法对现代医学疾病的疗效。疗效评价指标应选择临床终点结局指标、患者相关结局指标以及现代医学公认的疾病相关替代指标[11]。

（2）**试验设计类型** 常见的临床研究试验设计类型包括平行组设计、交叉设计、析因设计、成组序贯设计、加载设计、剂量－效应研究设计等[7]，它们在中药临床评价中的应用具有广泛的学术价值和实践意义。

随着医学研究方法学的不断发展，新型的临床研究设计不断涌现，以适应更为复杂的研究需求和提高研究的效率与质量。举例如下。

①适应性设计，允许在试验过程中根据中期数据或其他新信息进行预先计划的调整，使研究者能够实时响应数据监查委员会的发现，及时调整试验参数，如样本量、治疗剂量或患者群体，或采用无缝研究设计，在单一的试验框架内整合多个试验阶段和治疗策略，以优化试验的效率和效果。

②在篮式设计框架下，患者依据其特定的中医证型或分子标记被分入相应的治疗组，而伞式设计针对单一疾病中的不同亚型、分子标志物或中医证型进行多种治疗策略的评估，篮式设计和伞式设计分别体现了中医"异病同治"和"同病异治"理念，适用于中医证候类和病证结合类中药临床研究设计。

③富集设计专注于生物标志物阳性或具有特定的中医证型的患者群体，通过随机分组并施以干预治疗后评估疗效和安全性，该设计旨在优化资源分配，将研究重点集中在最有可能从治疗中获益的患者上。

（3）**中药注册分类临床应用研究设计考虑** 依据中药注册分类、研制路径和模式，可将中药新药划分为中药创新药、中药改良型新药、古代经典名方中药复方制剂、同名同方药[12]。结合不同注册分类和注册路径，在临床研究设计上各有特点。

中药改良型新药是在已上市药品的基础上，基于对被改良药品的客观、科学、全面的认识，针对被改良中药存在的缺陷或者在临床应用过程中新发现的治疗特点和潜力进行研究，在研究设计方法上与中药创新药一致，采用前述常用或新型临床研究设计[12]。

针对古代经典名方中药复方制剂中基于既往人用经验可直接支持上市的临床研究可采用回顾性研究；如果基于既往人用经验的研究结果不足以支持中药新药上市，则需要进一步开展前瞻性临床研究，后续开展的临床研究原则上应当为干预性前瞻性研究，如随机对照临床试验、实用临床试验，或特殊情形的单臂试验。

针对同名同方药的安全性、有效性及质量可控性应当不低于对照同名同方药，应采用优效研究设计（见图 9-2-2）。

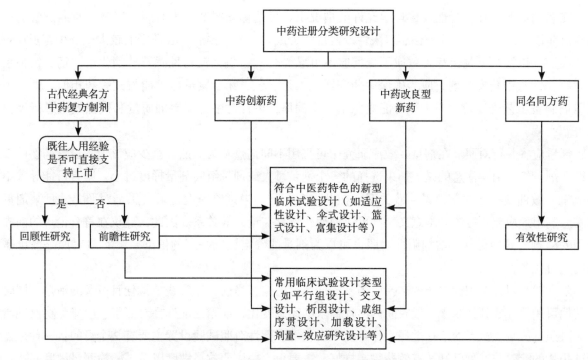

图 9-2-2　中药注册分类应用临床研究设计

3. 选择合适的研究对象和样本量估算

（1）**研究人群的选择和招募**　临床定位决定了目标人群的详细特征，结合药物临床试验的目的和科学性的考量，尽可能提高数据收集对象的代表性。入选标准宜具体，可根据研究问题和研究效率确定总体，同时考虑人口学特征、临床特征（疾病的病情程度、分期、分型、分类、病程等因素）[13]、地理特征和时间特征，尽可能纳入最有可能从试验中获益的患者，以保障受试者的安全和权益。排除标准宜谨慎，可根据临床定位定义不能参与研究的总体子集，同时考虑失访可能性高、无法记录或表达自身意愿、有较高的潜在不良反应风险的人群，对于儿童老人等特殊人群应在前期研究数据支持的前提下尽量纳入，除非存在明显安全性隐患或有证据表明不太可能获益。

（2）**样本量估算**　样本量的估算是中药有效性研究的关键点之一。样本量的确定需要满足统计学的最低要求，还需要考虑其实施的合规性和可行性。针对探索性临床试验，试验样本不会影响主体试验的效应量及其变异的研究，可不进行样本量计算。针对确证性临床试验，结合研究设计和统计学假设，基于主要结局指标进行样本量的估算，参数的确定主要依据已发表的资料或探索性试验的结果来估算，其中所预期疗效差值还应大于或等于在医学实践中被认为是具有临床意义的差异[14]。

4. 试验的干预措施及对照措施

（1）**干预措施**　有效性研究中干预措施及对照组选择应充分保障受试者获得治疗的权益，符合伦理原则。干预措施包括干预方案、剂量、实施途径、合并治疗等，应当基于既往的临床实践、药物真实世界临床用药情况和已开展的临床试验研究进展等，选择当前最佳且可及的干预措施。同时应当事先确定合并治疗，以免影响干预措施的有效性和安全性的评价。

针对儿童类中药临床研究其主要的难点是药物口感、剂量和剂型影响儿童的依从性。因此，可采用相关掩味技术和载药装置等研究改善中药儿童用药口感；可结合中药临床特点和儿童人群用药需求，采用分剂量优势便于精准给药，提高临床使用的便利性。

（2）**对照措施**　合理的对照能够获取比较性的疗效和安全性数据，有助于分析药物疗效和不良反应是药物所致还是由于其他因素所致[7]。对照的类型包括安慰剂对照、剂量应答平行对照、阳性平行对照。

安慰剂对照。在可行性及伦理学允许的情况下，可选择安慰剂作为对照。安慰剂对照试验适用于那些目前没有已知有效治疗方法、自限性或慢性病程波动不影响预后、心理影响较大或缺少客观疗效指标的疾病，以及当常规治疗无效或不良反应不可忍受时[7]，例如流行性感冒、消化道溃疡、精神系统疾病等。针对中药安慰剂，应当确保中药安慰剂的形、色、味、质量尽可能与试验药相似。由于中药安慰剂制备工艺难度较大，为尽可能避免结果的偏倚，可针对中药安慰剂质量和模拟效果进行评价并报告。

剂量应答并行对照。在剂量－效应研究中可采用不同剂量互为对照，至少应该设置试验药物的 2 个及以上剂量组。值得注意的是，如果选择的多个剂量过大或剂量组间剂量梯度过小，则有可能导致不能形成量－效曲线，无法获得量－效关系。在此情况下，如果试验中设置了安慰剂对照，并且某剂量组与安慰剂组效应差别有统计学意义，则可以说明药物存在量－效关系。因此，建议在符合伦理的前提下使用安慰剂对照。另外，增加阳性对照也可以为剂量的确定提供一定的依据[7]。剂量对照一般也需要采用随机化和盲法。

阳性并行对照。阳性对照的选择应当基于研究目的选择当前临床实践中最佳且可及的治疗，同时关注其他可用治疗，评估未来一段时间内治疗需求的动态变化，前瞻性地选择对照组。应避免将次优治疗作为对照，影响受试者的治疗选择，保障受试者权益。阳性对照试验设置主要有 2 个目的：一种是显示受试药物的疗效与某种已知的有效药物一样好，需要重点关注药效灵敏度以及试验检测灵敏度问题；一种是显示受试药物的疗效优于阳性对照药[13]。例如，在评价内镜阴性的胃食管反流病样症状改善时，建议采用安慰剂对照的优效性设计。如果选择已上市药物作为阳性对照，则应采用优效性设计，因为症状改善具有主观性，仅以已上市药物作为对照的非劣性设计不足以作为评价有效性的关键证据[15-16]（见表 9-2-1）。

表 9-2-1　中药有效性研究干预措施中对照药类型

| 对照类型 | 应用建议 |
| --- | --- |
| 安慰剂对照 | ①应采用双盲法，对受试者、研究人员、测量人员及数据统计人员进行设盲；②可针对中药安慰剂质量和模拟效果进行评价并报告 |
| 剂量应答平行对照 | ①至少应该设置试验药物的 2 个及以上剂量组；②一般也需要采用随机化和盲法 |
| 阳性平行对照 | 应当基于研究目的选择当前临床实践中最佳且可及的治疗 |

**5. 疗程与观察时点**

（1）**疗程的设计**　中药新药疗程可基于既往的人用数据，或同类中药制剂数据，或研究者临床经验来确定。此外，疗程的设置应当根据研究目的及定位的不同进行个性化调整。例如，对于慢性胃炎的临床研究中，①若定位于改善临床症状的研究，疗程建议 4~12 周。特殊情况下，如含有某些不宜长期服用的药味，可根据药物的安全性特点适当缩短疗程；②若定位于改善胃黏膜糜烂、出血、胆汁反流的临床试验，疗程建议不少于 4 周；③若定位于改善胃黏膜萎缩、肠化生、上皮内瘤变（异型增生）的临床试验，建议疗程不少于 6 个月；④若定位于提高 H.pylori 根除率的研究，建议疗程与标准治疗方案保持一致[16]。由于中医证候复杂性和个体差异性，受试者改善程度及速度差异较大，假设研究中出现某个受试者证候或症状已经明显改善，可选择及时终止该案例，作为合格及有效病例，但应事先在临床研究方案中进行阐述[1]。随访时间设计可根据临床目的进行选择。从安全性角度看，至少入组 2 周内要随访 1 次，入组 1 个月内至少进行安全性检验检查 1 次。假设处方中含有毒药材，或含有可能导致肝肾功能损伤的药材，或超剂量使用等情况，则随访和安全性检查时间点应当更为密集。

（2）**访视点和访视时间框架的设计**　访视时间框架一般根据适应症、临床试验目的、观测指标特点、临床终点指标、药物作用特点等因素确定。临床研究观察时点包括筛选期访视点、导入期访视点、基线访视点、中间访视点、试验结束访视点、随访期访视点等[7, 17]。筛选期需要根据疾病特点、观测指标、药物影响等多种因素合理设计，以减少临床试验中对药物有效性评价的干扰。导入期访视点前瞻性基线测评有助于评估患者的入组资格，减少症状回忆和报告偏倚，并保证患者当前均有症状。治疗期疗程根据临床定位和疾病疗效特点确定，对于慢性病的中药有效性研究随访期应尽可能延长，以便观察中药的中、远期疗效。随访期访视点设置可观察和测量治疗结束后一定时间段后的疗效表现，应特别关注治疗结束后影响有效性指标评价的相关因素的变化情况。观察时点的设置可根据疾病变化、中药起效时间、治疗目的、研究风险、患者回忆规律、可行性等确定。回顾性研究也要充分考虑疗效评价时点，涉及纵向数据分析的研究，观察时点的设置要考虑数据统计的要求（见图9-2-3）。

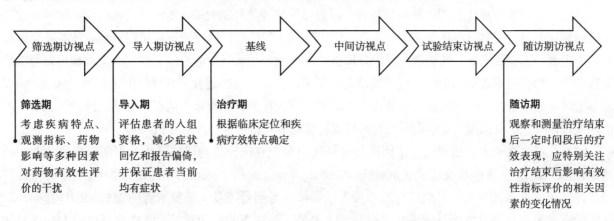

图 9-2-3　中药有效性评价访视点和访视时间框架的设计

（3）**疗效指标的观测和收集方式方法**　疗效指标包括临床结局评价和生物标志物等。对于观察方式的选择，除了传统临床试验实施现场，还可采用电话、手机移动应用程序、智能设备、可穿戴设备等新技术和新设备优化疗效指标的观测和观察时点，以便减轻过多访视引起的负面效果和发现新的临床事件，并提高研究效率和研究质量。目前市场上很多收集临床试验数据的可穿戴设备还没有经过国家医疗器械的认证，收集的数据还达不到医疗级别，尚不能作为可靠的医疗数据[17]。

6. 结局指标

（1）**结局指标选择考虑**　西医的评价方法并不能完全体现中医药的特色和优势，并不完全符合中医对疾病的认识规律。因此，中药有效性评价应当结合中医药临床治疗特点，确定与中药临床定位相适应、体现其作用特点和优势的结局指标。结局指标除了与药物拟定的目标适应症、临床试验目的和药物临床定位相一致外，作为主要疗效指标还需要能够评价出患者能否临床获益或合理地预测其临床获益，其临床结局的获益应在生物学和（或）临床上具有重要性，能够比较出组间有临床意义的显著性差异；应具有较好的信度、效度和反应度并被广泛采用、容易理解和接受等，符合统计学的要求，对试验目的的假设检验有足够把握度，并符合当前国内外相应适应症领域和试验目的的共识。

受试者疗效评价的指标和方法应该预先进行明确的定义，保证其可靠确实。临床研究方案和研究结果报告应该详细说明疗效指标测量、观察方法及评估患者疗效反应采用的相关标准。证候类中药新药临床研究除了关注证候之外，应当也需要将疾病变化情况纳入考虑。当证候改变与主要疾病进展不相关的时候，疾病变化与预后应该作为证候临床研究特有安全性评价指标予以关注。

此外，还需要考虑以下问题：①选定的结局指标在其他同类适应症国内外相关新药临床试验指导原则中有无明确规定和要求；②结局指标在其他类似适应症及研究目的的临床试验中是否已使用，存在哪些不足；③以现有的结局指标进行临床试验是否存在困难；④是否存在其他临床疗效指标能更好地测量中药临床价值；⑤结局指标，尤其是主要结局指标，可能随着医学发展和科学技术的进步会有变化，应前瞻性地选择主要结局指标。

（2）**结局指标选择建议** 对疾病痊愈或者延缓发展、病情或者症状改善、患者与疾病相关的机体功能或者生存质量改善、与化学药品等合用增效减毒或者减少毒副作用明显的化学药品使用剂量等情形的评价，均可用于中药的疗效评价。目前临床上根据主治的不同可分为证候、病证结合和疾病的研究。主治为病证结合的中药一般以病证结合的模式进行临床试验，即人群选择和疗效评价以西医的疾病加中医的证候"双重要求"为主要的临床试验模式；主治为中医证候的中药则采取以证统病为主的临床试验模式，即根据证候的主要临床症状表现，选择对应的、症状表现类似的几个西医疾病来分别进行病证结合模式的临床试验；主治为病的中药主要观察药物对疾病所涉及的症状、体征及相关指标的改善情况。

其次，以改善目标症状或体征为目的者，以目标症状或体征消失率/复常率，或临床控制率为疗效评价指标，但同时观察目标症状或体征痊愈时间和（或）起效时间的评价；建议引入患者体验数据，将所有由患者、患者的家属、监护者、看护者提供的对疾病和相关治疗的经验、观点、需求和偏好等信息报告结局指标，将患者端与医生端信息相结合；可采用公认具有普适性或特异性的生存质量量表/问卷或基于科学原则所开发的中医证候疗效评价工具进行疗效评价；推荐采用能够反映证候疗效的客观应答指标进行评价；也可采用反映疾病的结局指标或公认的替代指标进行疗效评价[18]。

（3）**最小临床意义差值考虑** 中医药临床评价中对于临床价值的评估已成为中药研发日益关注的热点问题，而最小临床意义差值（minimal clinically important difference，MCID）是统计分析和临床价值评估建立关系的桥梁。目前针对患者报告结局指标等测量工具大部分未有明确的 MCID 标准，对临床研究结果仅从评分的统计学差异进行判断，未关注到结果的临床意义。此外尽管目前 MCID 的估算方法有多种，但是对各种方法估算出来的多个 MCID 该如何选择或如何综合 MCID 等尚缺乏统一标准。

（4）**最小临床意义差值选择建议** 最小临床意义差值的确定应当以患者为核心，注重患者的生活质量及临床疗效评价等指标，关注患者认为是重要的可能是有益或有害的最小变化值，而不是仅在乎是否具有统计学意义。为了更好地贴近临床实际，对于 MCID 的选择可以以专家咨询为首要。通过统计分析方法、专题小组讨论和专家咨询，对不同 MCID 估算方法进行评估，选择和专家咨询最接近的方法作为路径，可进行单一的或多种估算方法相结合的方式，建立确定基于统计学和专家共识的基于样本特征的 MCID 的不同估算方法选择路径。

### 7. 分析与评价

ICH E9（R1）临床试验中估计目标与敏感性分析指导原则，要求在临床试验设计阶段即要将临床试验目的、目标人群、干预措施、疗效终点、伴随事件的处理等进行详细规定，以减少临床试验及其后续总结中不确定因素对疗效评价的干扰[19]。针对非劣效性临床试验、临床试验中多重性分析、缺失数据的处理、基线协变量调整等相关要求都颁布有相关的指导原则予以参考[20]。

此外，在评价中应充分重视药品临床价值的评估，药物的临床价值和临床意义体现在与同类适应症和治疗作用的已上市标准药物和治疗措施进行疗效比较研究，以优效、等效性或非劣效比较，说明研发的新药在临床疗效和安全性方面的优势和特色，以证明药物上市的临床价值。与安慰剂比较，除了具有统计学差异外，试验药物还要大于研究者或医学/科学家预先确立的有临床意义的差异；与标准治疗比较，在临床获益方面等效于标准治疗，或非劣于现有的标准治疗措施的临床疗效可接受程度（由非劣效界值确定）降低，但可显示其他方面的优势。药物注册上市需要同时具有统计学差异和临床意义才能说明药物的基本临床价值[20]（见图 9-2-4）。

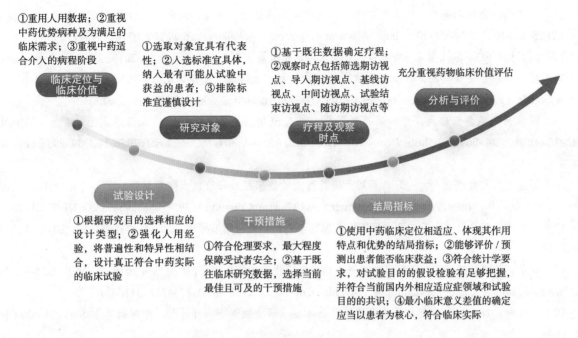

①重用人用数据；②重视中药优势病种及为满足的临床需求；③重视中药适合介入的病程阶段

**临床定位与临床价值**

①选取对象宜具有代表性；②入选标准宜具体，纳入最有可能从试验中获益的患者；③排除标准宜谨慎设计

**研究对象**

①基于既往数据确定疗程；②观察时点包括筛选期访视点、导入期访视点、基线访视点、中间访视点、试验结束访视点、随访期访视点等

**疗程及观察时点**

充分重视药物临床价值评估

**分析与评价**

**试验设计**

①根据研究目的选择相应的设计类型；②强化人用经验，将普遍性和特异性相结合，设计真正符合中药实际的临床试验

**干预措施**

①符合伦理要求，最大程度保障受试者安全；②基于既往临床研究数据，选择当前最佳且可及的干预措施

**结局指标**

①使用中药临床定位相适应、体现其作用特点和优势的结局指标；②能够评价／预测出患者能否临床获益；③符合统计学要求，对试验目的的假设检验有足够把握，并符合当前国内外相应适应症领域和试验目的的共识；④最小临床意义差值的确定应当以患者为核心，符合临床实际

图 9-2-4 中药有效性评价的基本方法

（陆芳）

# 参考文献

［1］PRICE D, SCOTT J. The U.S. Food and Drug Administration's Complex Innovative Trial Design Pilot Meeting Program: Progress to date ［J］. Clin Trials, 2021, 18（6）: 706-710. DOI: 10.1177/17407745211050580.

［2］The U.S. Food and Drug Administration. Complex Innovative Trial Design Meeting Program ［EB/OL］. （2024-05-07）. https://www.fda.gov/drugs/development-resources/complex-innovative-trial-design-meeting-program#case%20studies.

［3］COLLIGNON O, SCHIEL A, BURMAN C F, et al. Estimands and complex innovative designs ［J］. Clin Pharmacol Ther, 2022, 112（6）: 1183-1190. DOI: 10.1002/cpt.2575.

［4］杨忠奇，汤慧敏，唐雅琴，等. 指导中药新药研发的理论思考［J］. 中国中药杂志，2021，46（7）: 1686-1690.

［5］朱雪琦，程金莲，李博，等. 中医医疗机构在人用经验规范收集整理方面的探索实践与展望［J］. 中国新药杂志，2022，31（16）: 1571-1573.

［6］王志飞，谢雁鸣，唐健元，等. 中成药上市后临床有效性研究指南［J］. 中国中药杂志，2024，49（3）: 842-848.

［7］国家药品监督管理局. 中药新药临床研究一般原则［EB/OL］. （2015-11-03）［2024-06-19］. https://www.cde.org.cn/zdyz/domesticinfopage?zdyzIdCODE=c1e508cf80c961a4ede520fed397cfc9.

［8］国家药品监督管理局. 中药新药用于糖尿病肾脏疾病临床研究技术指导原则［EB/OL］. （2020-12-31）［2024-06-19］. https://www.cde.org.cn/zdyz/domesticinfopage?zdyzIdCODE=9db099bae4c8b52812d3a7c9aacf9d56.

［9］褚新颖，杨娜，刘炳林. 基于中成药在治疗儿童呼吸系统疾病中的现状浅析儿童中成药研发情况［J］. 中国医药工业杂志，2022，53（11）: 1643-1647.

［10］杨娜，褚新颖，刘炳林. 关于中药儿童用药临床审评相关问题的思考［J］. 中国医药工业杂志，2022，53（11）: 1648-1653.

［11］中医药与中西医结合临床研究方法指南［J］. 中国中西医结合杂志，2015，35（8）: 901-932.

［12］国家药品监督管理局．国家药监局关于发布《中药注册管理专门规定》的公告（2023年第20号）［EB/OL］．（2023-02-10）［2024-05-10］. https://www.nmpa.gov.cn/xxgk/fgwj/xzhgfxwj/20230210173401120.html.

［13］刘炳林．FDA等机构药物有效性研究要求沿革及进展［J］．中国新药杂志，2019，28（16）：1991-1996.

［14］国家药品监督管理局．药物临床试验的生物统计学指导原则［EB/OL］．（2016-06-03）［2024-06-19］. https://www.cde.org.cn/zdyz/domesticinfopage?zdyzIdCODE=faf2ca6b8fc2989eb660ac2b9e4053c2.

［15］国家药品监督管理局．中药新药用于胃食管反流病的临床疗效评价技术指导原则（试行）［EB/OL］.（2022-12-19）［2024-06-19］. https://www.cde.org.cn/main/news/viewInfoCommon/1c795c7bbdc595e9aac0c7ebff781bb0.

［16］国家药品监督管理局．中药新药用于慢性胃炎的临床疗效评价技术指导原则（试行）［EB/OL］.（2022-12-19）［2024-06-19］. https://www.cde.org.cn/main/news/viewInfoCommon/1c795c7bbdc595e9aac0c7ebff781bb0.

［17］刘炳林，薛斐然．临床试验中疗效指标观察与测量相关问题的考虑［J］．中国新药杂志，2019，28（24）：2939-2947.

［18］国家药品监督管理局．证候类中药新药临床研究技术指导原则［EB/OL］.（2018-11-04）［2024-06-19］. https://www.cde.org.cn/zdyz/domesticinfopage?zdyzIdCODE=b43cc2e63b3a79d587347223d41dd7db.

［19］刘炳林，薛斐然．中药新药临床试验及技术要求历史回顾与展望［J］．中国新药杂志，2020，29（16）：1801-1806.

［20］刘炳林，杨娜，吴艳，等．新药临床试验中药品临床价值的考虑［J］．中国食品药品监管，2021（4）：24-31.

# 第三节　真实世界评价方法

随着信息和数据科学技术的快速发展，真实世界研究在医疗卫生决策领域的广泛应用已经成为一种趋势，尤其为中药临床价值评价带来了新的机遇。相较于传统临床试验，真实世界研究更能反映真实的医疗环境和患者状况，更符合中医药的临床实践特点。开展基于真实世界研究的中药临床价值发现与有效性评价，可为中药监管决策提供科学证据，促进中药传承创新发展。

## 一、真实世界研究相关概念及其价值

### （一）真实世界相关概念

#### 1. 真实世界数据

（1）**真实世界数据定义**　不同组织或机构间在真实世界数据的定义上存在一定差异，但本质是相同的。真实世界数据（RWD）指来自真实医疗环境，反映实际诊疗中患者健康状况和医疗服务过程的数据。其核心特点是，与传统临床试验中人群高度选择、干预和对照严格控制、随访与实际存在差异等各方面形成明确的对比，强调数据来源于真实医疗场景，数据的产生和收集过程与实际临床医疗实践保持较好一致。一些权威机构和组织，如美国FDA、国际药物经济学与结果研究协会（ISPOR），将真实世界数据定义为除了传统临床试验以外的数据。

（2）**真实世界数据的来源与分类**　根据真实世界数据定义，其来源非常广泛。按照数据收集类型可分为常规收集的健康医疗数据（routinely collected health data，RCD）和基于研究目的主动收集的健康医疗数据（见表 9-3-1）。研究中常常将以上两类进行结合，即在常规收集的健康医疗数据不满足研究目的的情况下，采用基于研究目的主动收集数据进行补充。甚至在某些情况下，基于研究目的主动收集的数据可能成为整个研究数据源的最主要构成[1]。

**表 9-3-1　常见的真实世界数据**

| 类型 | 数据来源 |
| --- | --- |
| 常规收集的健康医疗数据 | 医院信息系统数据（如医院电子病历）<br>医保理赔数据（如基本医疗保险数据库）<br>公共健康／安全监测数据（如药品安全监测）<br>管理性登记数据（如出生／死亡登记数据）<br>区域医疗健康数据 |
| 主动收集的健康医疗数据 | 患者自报数据<br>患者院外随访数据 |

常规收集的健康医疗数据：RCD 指基于医疗和卫生管理为目的收集的健康医疗数据。在我国，其他常见的名称包括回顾性数据库（retrospective database）、既有健康医疗数据（existing health and medical data）、既有数据库（existing database）等。常见的 RCD 包括医院信息系统数据（如医院电子病历／电子健康档案、实验室信息管理系统、医学影像存档与通讯系统等）、医保理赔数据（如基本医疗保险数据、商业健康保险数据）、公共健康／安全监测数据（如药品安全监测数据、传染病监测、预防接种不良事件监测数据等）、管理性登记数据（如出生／死亡登记数据）、区域医疗健康数据等。其中，区域医疗数据是整合区域内的多种数据资源形成的，包括多家医疗机构电子病历数据、医保数据、健康／安全监测数据、死亡登记数据等。

基于研究目的主动收集的健康医疗数据：主动收集的医疗数据是指基于预先设定的研究目的，额外主动从健康人群或患者中收集健康医疗数据。RCD 是真实世界数据体系的基础。但由于 RCD 本身局限，如数据缺失较多或者数据内容、数据准确性达不到研究需求，在开展研究时，针对研究目的，还需要在实际诊疗或临床试验环境下额外主动收集相关数据。例如，中药常规收集医疗数据中，中医证型分类的完整性与准确性通常较差，也缺乏患者自报结局等信息，因此针对"症"或"病证结合"以及结局为症状等自报指标的研究，应考虑根据研究目的，主动、前瞻性收集一部分数据。

区别 RCD 或主动收集数据的关键核心在于源数据的产生是否基于预先设定的研究目的。在真实世界研究中，一种常见的数据收集形式是研究者针对一定研究目的，基于临床经验或预先设定的数据收集标准从电子病历数据中收集研究所需的变量。由于数据本身来源于电子病历数据，而电子病历数据的产生并不是基于一定研究目的，因此仍属于常规收集的医疗数据。

登记数据库（registry database）是研究型数据体系的一个重要组成和常见形式，是一种数据收集模式[2]。其基于一种或多种研究目的、临床或医疗政策管理目的，采用观察性研究的方法收集一致性数据的组织系统，用于评估某种疾病、状态或者暴露人群的特定结局。因此，登记数据库可以基于临床管理需求建立，如出生缺陷登记；也可以基于一定研究目的建立，如脑卒中登记数据库。此外，根据目标对象不同，登记数据库可围绕特定疾病建立登记，常被称为专病登记；也可围绕某种或某类药品、器械建立登记，常称为产品登记；还可围绕某种医疗服务进行登记，称为综合医疗服务登记。基于登记数据库的研究称为登记研究。登记数据库的数据来源可以全部或主要来源于 RCD，如通过链接常规收集的医疗数据形成的患者登记数据库；也可部分来源于常规收集、部分来源于主动收集，甚至在国内有时会大部分或全部基于主动收集的方式建立。

由于研究目的的多样性，部分研究可能会收集其他类型的数据，如组学数据等。但是，这些数据通常需要结合临床数据才可能成为适用的真实世界数据，若这些数据收集本身并非用于实际临床诊疗，而是用于基础医学研究，则通常不归于真实世界研究数据。此外，实效性临床试验由于研究环境、纳排标准、干预设定、结局指标选择、随访考虑等与实际临床医疗保持较好一致，其产生的数据属于真实世界数据范畴。实质上，实效性试验的数据来源一部分可来自于 RCD，另一部分来自于主动收集数据。由于实效性临床试验本身属于真实世界研究的具体设计类型，因此实效性试验不单独作为一类数据。

2. 真实世界研究

（1）真实世界研究的定义　真实世界研究（real world study/real world research，RWS/RWR）是指围绕相关科学问题，基于真实世界的数据，综合运用临床/药物流行病学、生物统计学、循证医学、经济学等多学科方法技术，整合多种数据资源而开展的研究，包括不限于疾病负担、病因、疾病防治、预后/诊断与预测研究。其本质就是基于较完善的研究型数据体系，采用合适的流行病学设计和统计学方法回答关心的科学问题[3]。

（2）真实世界研究的流行病学设计　真实世界研究按流行病学设计类型区分，可以分为观察性设计和试验性设计，即观察性真实世界研究和试验性真实世界研究。观察性设计通常是基于已有的研究型数据体系，围绕具体研究目的，针对关心的偏倚和混杂问题，选择合适的设计类型，如队列研究、病例 – 对照研究或其衍生类型等。试验性设计通常整合了临床试验特征（如采用随机对照试验）开展研究，回答研究假设。不同的研究设计之间并无绝对的优劣之分，只有能否与研究目的匹配程度的高低之分。

3. 真实世界证据

（1）真实世界证据的定义　真实世界证据（RWE）是指通过建立科学、可行的研究设计，对适用的真实世界数据进行数据处理和统计分析所形成的研究证据。真实世界证据包括回顾性或前瞻性的观察性研究，或者实效性临床试验等干预性研究获得的证据。

（2）真实世界证据的认识　并非所有的真实世界数据经分析后就能产生真实世界证据，只有满足适用性的真实世界数据经恰当和充分地分析后才有可能形成真实世界证据。基于当前可获得的最佳研究证据，可进行中药临床评价、监管、市场准入决策、临床指南制定和疾病管理，但最佳证据来源不宜绝对化。针对不同的临床具体问题，最佳研究证据可能存在差异，如对于防治性干预措施的评价，最佳研究证据取决于目的及其设定的研究问题。真实世界研究和传统临床试验均可用于评价防治结局，而前者主要解决干预措施在真实条件下的实际效果；后者则关注干预措施本身是否存在生物学作用或效力。若研究问题关注药物对于临床患者的实际效果，那么实效性随机对照试验或观察性研究设计是更好的研究证据。

## （二）真实世界研究在中药临床价值发现与有效性评价中的作用

中药临床价值发现与有效性评价是中药监管决策的重要依据。中药临床价值发现是指通过大量的实践经验和科学研究，探索和总结出中药治疗特定疾病或症候群的有效处方或方案。中药有效性评价是针对已发现具有一定临床价值的中药进行进一步验证和确认。这两个环节相辅相成，在确保患者用药安全和提高医疗质量方面起着至关重要的作用。只有在充分了解并准确评估中药的临床价值与有效性后，才能作出科学合理的监管决策。

基于传统随机对照试验的中药疗效证据，由于研究人群选择严格、方案设计相对固定、样本量小以及随访时间短等局限性，可能难以充分体现中药在实际临床环境下的辨证论治诊疗特色，尤其是难以获得中药的实际临床效果。相比于传统临床试验，真实世界研究更能反映真实的医疗环境和患者状况，在中药临床价值发现与有效性评价中的作用/应用场景包括但不限于以下方面。

（1）基于人用经验的中药临床价值探索　中药新药处方在其制剂获准上市前通常具有一定的临床应用基础或大量人用经验信息，利用现代技术手段规范收集和整理人用经验数据开展真实世界研究，不仅可探索中药在不同人群、不同疾病或证候状态下的实际使用情况和应用效果，为进一步筛选并总结有效处方提供依据，还可初步评估中药处方的疗效和安全性。

（2）**为中药注册上市提供有效性和安全性证据**　基于真实世界研究，特别是采用实效性临床试验设计的研究，可获得中药在真实医疗实践中的实际效果以及与现有标准治疗的比较效果，明确中药的实际临床效果和安全性，为药监、临床决策等提供重要证据支持。

（3）**为中药上市后评价提供证据支持**　部分中成药存在适应症不明确、长期疗效证据缺乏、不良反应信息不足等问题，基于真实世界研究开展临床评价，可进一步补充安全性和长期疗效证据，从而支持临床决策，并为中成药说明书修改提供证据支持。

（4）**支持中成药二次开发**　中药上市后在临床中广泛使用，积累了大量真实数据，基于真实世界研究可发现中成药新的临床适应症、适用人群及潜在疗效，为中成药二次开发提供证据基础。

（5）**明确中药的临床优势及精准定位**　基于真实世界研究可评价中药在实际临床环境下更广泛人群中的疗效，获得特定人群（亚组）如某种证型或某个疾病阶段的患者治疗获益和风险，从而精准定位用药优势人群，指导临床个体化诊疗。

## 二、观察性真实世界研究

### （一）观察性真实世界研究在中药临床价值发现中的作用

基于常规收集的健康医疗数据或基于研究目的主动收集的中药登记数据等真实世界数据，利用观察性研究设计可发现中药临床需求、探索有效性和安全性，发现中药临床价值。不同类型的真实世界数据包含的数据元素和质量不同，可提供中药临床价值证据不同。医保和区域健康医疗数据库积累了广泛的中药人用经验信息，一方面可初步明确中药功能主治、适应症人群及其特征，如患病率、病死率、致残率、并发症、住院费用等疾病流行程度和严重程度。若中药适应症人群患病率越高、严重或危及生命的程度越高，其临床价值越大；另一方面，还可获得中药临床使用情况以及用药模式，了解是否存在其他有效替代治疗措施，评估是否存在尚未被满足的临床需求。其次，不良反应报告数据还可提供中药安全性信号，初步发现不良反应与用药剂量、人群特征的关系。然而，由于缺乏预先的设计，临床实践中产生的数据存在完整性、准确性和可溯源性等局限，导致利用这类数据进行中药有效性和安全性评价存在一定困难。此时，可通过预先设计和标准化的数据收集系统建立中药登记数据库，标准化、规范化收集症候、症状等信息，利用观察性研究设计探索中药的有效性和安全性，包括提供不同亚组人群中的有效性和安全性证据，定位用药优势人群。

### （二）观察性真实世界研究的整体策划

开展观察性真实世界研究需要组建多学科交叉的研究团队，涵盖中医、中药、临床流行病学、卫生统计学等专业。针对研究问题，确定研究整体设计以及合适的数据来源。

基于观察性设计的中药临床评价包括回顾性观察性研究和前瞻性观察性研究。基于常规收集健康医疗数据，如医院电子病历数据、医保数据等开展回顾性观察性研究，可快速获得大量用药人群信息。然而，这些数据并非为当前研究目的收集，是否满足研究需求需对数据适用性进行评价判断，包括是否包含中药临床评价所需关键变量及其准确性、是否有合适的阳性对照、随访时长是否足以观察到所关注的结局指标。因此需明确中药临床评价所需的数据要素最低要求，一般来说包括但不限于以下方面。

（1）**患者基本信息**　包括人口学特征（年龄、性别、民族等）、个人史、家族史等。

（2）**诊断信息**　本次所患疾病的诊断信息（包括中医诊断的中医病名和证候，以及西医诊断信息）、疾病严重程度、合并疾病、既往疾病史、并发症信息。中药临床应用存在异病同治的现象，因此需充分收集待评价中药功能主治范围对应的病证信息，尤其在开展"病证结合"或"症"的临床研究时。

（3）**待评价中药信息** 名称、处方组成、剂型、用法用量（单独/联合使用、剂量、疗程、频次）、批次、制备工艺等。若监测中成药注射剂时需要特别收集溶媒类型、配药时间、滴速、是否冲管等相关信息。

（4）**合并用药信息** 包括合并的其他中药和西药信息的药品名称、剂型、剂量、用法用量、用药时间、批次等。

（5）**有效性或安全性结局指标信息** 主要和次要结局指标的诊断名称、诊断时间、诊断方法、相关症状与体征、疾病严重程度等。

（6）**实验室检验信息** 包括血常规、血生化等检验指标名称、检验时间、结果、参考值范围等。

（7）**其他信息** 生命体征信息（体温、血压等）、手术或其他操作（包括其他中医药干预如针刺、推拿等）等。

通常，常规收集医疗数据中中医证型分类的完整性与准确性较差，也缺乏患者自报结局等信息。因此针对"症"或"病证结合"以及结局为症状等自报指标的研究，应考虑根据研究目的，主动、前瞻性收集一部分数据。针对主动收集的变量应选择公认的标准定义并采取统一方式收集，如对中医疾病以及证候编码可参考 ICD-11、《中医病证分类与代码》和《中医临床诊疗术语》。

此外，单一医疗机构数据或基于医院集中监测数据常仅包括目标研究中药信息，缺乏对照用药人群信息的情况。此时，可考虑采用外部对照，包括平行外部对照和历史外部对照。其中，平行对照优于历史对照。但无论是平行对照或者是历史对照，均需重点考察外部对照与待评价中药人群的可比性，包括用药适应症范围、基线水平、其他合并疾病以及严重程度、合并用药等。

## （三）观察性真实世界研究的实施

基于整体研究策划首先应明确流行病学研究设计类型，常用的观察性研究设计包括队列研究、病例-对照研究、以及巢式病例-对照研究、病例-队列研究等病例-对照衍生设计[4]。队列设计是由因到果的研究，暴露和结局时序关系清楚，因果推断强度高；但对于罕见结局往往效能不足，且前瞻性队列人力、时间和资金成本高昂。病例-对照设计是由果索因的研究，适用于罕见结局研究，可提高获取结局事件数的效能；但可能存在回忆偏倚等，因果论证强度不及队列研究。主要设计类型的优缺点见表9-3-2。无论是回顾性或前瞻性的观察性研究，均应提前制定良好的研究设计与统计分析方案以识别和控制偏倚与混杂，提高结果的真实性。不推荐某种研究设计最优，而应针对具体研究问题和数据情况，选择最适宜的研究设计类型。

**表9-3-2 基于观察性研究的中药临床评价流行病学设计选择**

| 设计类型 | 适用场景 | 优势 | 局限性 |
| --- | --- | --- | --- |
| 队列研究 | 评估同一中药暴露研究中的多个结局；需要绝对风险估计的研究问题，以及需要确定关联的时间性质的研究问题 | 时间关系明确，可以明确潜在混杂与药品暴露以及结局与药品暴露的时间线；可估算治疗组的实际发生率（风险或比率），也可以估算相对风险或比率差异；探索"一因多果"研究问题 | 当有效性或安全性结局为罕见事件时效率较低，但在真实世界研究中此局限相对较少 |
| 病例-对照研究 | 调查一种药品（或几种药品）与某结局事件之间是否存在关联，或确定危险因素 | 对于罕见结局事件的研究，可以较大限度地获得病例，提高效率 | 不直接提供绝对风险估计；有代表性的对照组的选择较为困难；协变量及混杂因素基于指示日期（如开始治疗）确定，无法控制治疗之前混杂因素 |

续表

| 设计类型 | 适用场景 | 优势 | 局限性 |
|---|---|---|---|
| 巢式病例－对照研究 | 在已有队列中嵌套病例－对照的研究设计。新假设探索、收集全队列资料过于费时费力、研究多个暴露与结局关系时适用该设计 | 降低选择偏倚，提高病例组与对照组之间的可比性；同时具备队列研究因果推断时序性的优点；可以计算结局发病率；不依赖于"疾病（或结果）罕见"的假设 | 统计学效率比队列研究略有损失；若病例发生在设定的研究结束时间点时，可能因失访无法抽取到合适的对照组 |
| 病例－队列研究 | 与巢式病例－对照设计相比，病例－队列设计适用于多个结局的研究 | 病例和对照来自同一基本队列，具有较高可比性；可以估计发病率；对照组在队列开始时随机抽取，同一组随机样本可作为多个研究结局的对照组 | 病例和对照有重叠；失访、目标结局事件频率以及暴露随时间变化性可能会限制病例－队列设计的可行性 |
| 病例－交叉研究 | 适用于研究短暂药品暴露的急性效应 | 无需额外寻找对照组，避免在选择对照组的过程中可能造成的选择偏倚；可以控制未测量混杂；节约样本量的同时统计学效率高 | 使用场景有限，通常药品暴露与结局事件之间间隔不可太长，不适用于远期结局事件 |

同时相较于西医疗效评价，中药干预动态变化、治疗方案复杂、疗效评价影响因素多、数据质量不高等问题更为突出，导致各种偏倚、已知已测或未知不可测的混杂因素难以识别等局限性更为显著，研究结论具有更大的不确定性。因此，在研究设计时，应基于研究目的和数据库情况，对研究关键变量包括目标人群定位、中药暴露、对照的选择、结局定义以及协变量选择等多个方面识别并控制偏倚与混杂，提高结果的真实性。

1. 目标人群选择与识别

合适的研究对象，是控制选择性偏倚的重要措施。研究者应充分考虑中药疗效特点和优势，依据中药功能主治范围以及临床实际用药人群来定义潜在研究对象。应需明确研究对象的来源、诊断依据、纳入排除标准以及纳入起止时间等，可采用流程图或表格等方式对研究人群各阶段纳入排除情况进行清晰展示，保证研究的透明性。基于病证结合模式下的效应评价，应对所依据的诊断标准进行详细描述或标明出处，其中中医疾病以及证候的识别方式可参考 ICD-11、《中医病证分类与代码》和《中医临床诊疗术语》。同时，应考察数据库中证候信息和疾病诊断的完整性和准确性。建议结合金标准检查结果、中药处方等多种信息构建筛选研究对象的算法，提高研究对象识别准确性，并尽可能对所采用的识别编码或算法进行验证，以判断其准确性。

2. 中药暴露的定义

研究者需对待评价中药暴露有清晰明确的定义，包括中药识别方式与定义、类型（新用药、现用药、时间依赖性暴露等）、剂型、用法用量、剂量、疗程、给药方式等信息。通常情况下，待评价中药的剂型、用法用量、疗程、给药方式应符合中医药理论或临床实际使用情况而相对固定。在实际诊疗过程中，中药干预常呈现"辨证论治、随证加减"的动态变化，应对处方药味药量变化范围进行限制并说明理由。其次，中药治疗过程中发生用药中断、转换到对照组、联合或加载对照药或其他药物使用的情况亦普遍存在，可事先评估用药模式，根据实际临床意义与用药模式充分识别和定义中药暴露转换以及分析集（时间依赖性暴露定义、排除或删失、忽略等），建议通过多种处理方式进行敏感性分析验证结果的稳健性。采用新用药设计可在一定程度上控制选择性偏倚，选择新诊断患者作为首次使用该中药病例或是停用该药物足够长时间后再次使用的患者作为首次用药患者，此时应在数据库研究中定义合理的回顾期或者药物洗脱期准确区分是否是新用药患者。

### 3. 对照的选择

通常情况下，基于人用经验的中药临床评价研究鼓励优先选择阳性对照或在标准治疗基础上加载的安慰剂对照，并尽量保证对照用药的功能主治范围与待评价中药具有可比性。阳性对照应当是目前临床实践中公认的、疗效明确的治疗方法或治疗策略。如果无法从与暴露组相同的时间段中找到合适的对照组，研究者可采用历史对照并解释和讨论使用历史对照的原因以及可能对研究结果造成的影响。若选择空白对照时，则需要考虑合理定义暴露组与对照组随访开始时间，避免引入不死时间偏倚。以空白对照的中药效应评价研究中，适应症偏倚可能更为突出。在可行的情况下，可定义多个对照组判断结果的稳健性。

### 4. 结局指标的选择与识别

在选择结局指标时，应与中药临床定位相适应，选择体现中药临床优势的有效性指标以及临床实践过程中发现的安全性信号指标。应尽量选择客观或公认的结局指标，重视硬终点结局。建议加入反映中医药特色的结局指标（如中医证候积分、生存质量等患者自报结局指标），可采用经过验证的或国际公认的量表主动收集。研究者应对结局指标开展验证评估其准确性。

### 5. 协变量的选择与识别

基于真实世界数据开展观察性研究进行中药临床评价时，中药暴露分组并非研究者随机分配。因此，除药物本身外其他多种影响药品与不良反应关联的因素如患者年龄、其他中医药干预（如中药汤剂、针刺、推拿、拔罐等）和西医干预（如西药、手术等）等协变量在暴露组和对照组间可能存在不均衡情况，从而导致错误估计研究结果。在研究设计阶段，可基于临床背景以及某些高维自动变量选择技术如 LASSO、神经网络等确定拟收集的协变量信息。

## （四）观察性真实世界研究的统计分析

在基于观察性研究进行中药临床有效性评价的统计分析时，首先需要根据研究目的、研究假设、数据情况和设计类型制定明确的统计分析计划，统计分析计划的制定应由研究者、真实世界数据研究专家、统计分析师以及临床医生共同完成，至少需要包括以下几部分：基本信息（研究标题和注册、版本号、分工与责任、修订记录与说明），研究背景（研究背景、研究问题与意义、研究基本假设），研究方法（样本量估计、描述变量定义及数据转换规则、矛盾数据的说明与处理、缺失值及删失的描述），统计方法（缺失值及删失的处理、统计分析模型、显著性水平、检验效能、亚组分析、敏感性分析以及效应修饰评价等）及拟呈现的结果[5]。

观察性研究统计分析首要考虑的是高维混杂因素的识别和控制。首先基于系统文献回顾和已有数据，采用有向无环因果（directed acyclic graph，DAG）识别混杂因素，再采用多变量广义线性回归方法、一般倾向性得分方法、工具变量和结构方程模型等方法进行混杂控制。不同统计分析方法适用于解决的研究问题和数据情况不同，不推荐某种统计分析模型一定优于其他模型，统计模型的选择需基于研究问题和数据情况选择。通常，广义线性回归是最常用的混杂控制方法，但不适用于分析混杂因素较多的数据，特别是混杂存在相关、交互时，容易出现共线性等问题导致结果偏倚。倾向性评分方法更适用于处理高维、非线性协变量的混杂效应，可通过 logistic 回归、机器学习算法等计算倾向性评分，采用匹配、分层或加权方法均衡组间协变量。但上述方法均不能对于未知、未测的混杂因素进行调整，如果研究中存在未观测混杂且对研究结果影响较大时，可考虑使用工具变量法。结果方程模型是建立在对于研究混杂、暴露和结局间关系存在一定先验假设的基础上，作为一种评估和验证因果关系的模型，主要应用于验证某种理论假设的结构是否成立；分析各个潜变量之间的因果关系、间接效应的因果关系等。

中药临床评价还有一些特殊考虑。中药临床应用中常存在随证加减等用药方案的调整，因此基于真实世界数据的中药临床评价研究中，应特别注意所评价的中药是否存在动态变化即时间依赖性暴露，以及由此引入的时依性混杂，如果存在时间依赖性暴露，则需采用 G– 方法进行分析。G– 方法是一类统计方法，主要包括 G-formula、边际结构模型（marginal structural model，MSM）和结构嵌套模型（structural nested model，SNM）。这类方法除了能处理常规方法中的多维混杂外，还能够处理随时间变化的暴露和随时间变化协变量引起的时依混杂。

在中药临床评价的统计分析中亚组分析也需要特别考虑，由于中医讲究辨证论治，在临床治疗中明确治疗的优势人群对临床应用有重要的指导意义。根据临床经验、既往研究，对可能存在效应异质性的协变量进行亚组分析。如果有较为重要或在方案中明确提出的亚组分析，需要在计算样本量时加以考虑。如果在制定研究方案时未提前考虑，但在分析时发现亚人群的效应异质性，则下结论时需谨慎考虑结果可信性包括潜在偏倚等，并提示后续同类研究进一步论证。

## （五）应用实例

某中药注射剂对接受机械通气的重症患者发生死亡的影响：一项基于大型登记数据库的时间依赖性Cox 回归分析

有效控制感染尤其是呼吸系统感染，是改善重症监护病房（intensive care unit，ICU）中接受机械通气（mechanical ventilation，MV）患者呼吸功能，降低死亡率的重要措施。除常规西医干预策略外，中药注射剂等也常用于 ICU 患者的感染控制。某中药注射剂具有清热祛湿、解毒化痰功效，在上呼吸道感染和轻症肺炎中的疗效已被证实。然而，其能否改善 MV 患者的临床预后还缺乏相关证据。本研究基于中西医结合重症真实世界数据库，探索在真实诊疗过程中某中药注射剂在接受 MV 的 ICU 患者中的效果。研究结果于 2023 年 9 月发表在 *Chinese Journal of Integrative Medicine* 期刊上[6]（见表 9-3-3）。

研究数据来源某三甲医院重症患者医院感染登记数据库。该数据库整合了电子病历系统（electronic medical record，EMR）、ICU 监护系统以及 ICU 医院感染主动监测系统，涵盖逾 10 万 ICU 患者 10 亿余条医疗记录。该数据库经验证具有较高的准确性和完整性，其中血常规、肝肾功能及凝血功能检测等重要的实验室检验完整性超过 98%，出院诊断 ICD 编码完整性和准确性分别达到 99% 和 88%。本研究采用回顾性队列研究设计，纳入连续机械通气 3 天及以上的重症患者，采用时间依赖性暴露定义患者某中药每日暴露情况，引入时间依赖 Cox 回归模型和 Fine-Gray 竞争风险模型，对时间依赖性混杂和竞争风险事件进行严格控制，证实了某中药可加快呼吸机拔管（HR 1.105，95% CI，1.005~1.216）、降低 ICU 死亡（HR 0.761，95% CI，0.581~0.997）。研究并未发现 2 组患者在呼吸机相关事件（ventilator-associated events，VAEs）和呼吸机相关并发症（infection-related ventilator associated complications，IVACs）上存在统计学差异。采用不同的统计分析模型、不同的缺失值填补方式以及调整纳入排除标准的多个敏感性分析结果均和主分析结果一致。

### 表 9-3-3 观察性真实世界研究实例

| | |
| --- | --- |
| 研究目的 | 评估在接受机械通气的 ICU 患者中，使用某中药注射剂是否能够降低患者 MV 时长、ICU 死亡、呼吸机相关事件（VAEs）和感染相关呼吸机相关并发症（IVACs）的发生风险 |
| 研究设计 | 回顾性队列研究 |
| 数据来源 | 四川大学华西医院重症患者医院感染登记数据库 |
| 研究人群 | 2015 年 4 月 1 日至 2018 年 12 月 31 日期间入住过任一 ICU 病区的住院患者且连续机械通气 ≥ 3 天。排除以下患者：年龄、性别、出院主要诊断等关键变量缺失；年龄 < 18 岁或入住小儿 ICU；ICU 时长超过 90 天 |
| 暴露/非暴露 | 使用华西医院特定药品收费代码从处方数据中识别某中药注射剂使用患者。采用时间依赖性暴露定义研究人群在机械通气期间某中药注射剂每天的暴露情况 |
| 主要结局 | 主要结局：MV 时长和 ICU 死亡<br>次要结局：VAEs 和 IVACs |

| | |
|---|---|
| 混杂识别与控制 | 调整患者基本特征（年龄和性别）、ICU 类型、入 ICU 急性合并症（休克、消化道出血、肺炎、创伤、复杂腹腔感染、急性呼吸窘迫综合征）、慢性合并症（糖尿病、高血压、慢性肺部疾病、肺血管疾病、慢性心衰等）、入 ICU 24 小时内的 APACHEII 评分、合并用药（镇静药、阿片类镇痛药、抗血栓药、升压药、抗菌药、祛痰药、免疫抑制剂、抑酸药、祛痰药等）、手术 / 操作（心脏及心血管手术、胸外手术、气管切开）、液体负荷、其他（肠内营养、输血、胃肠减压、强制通气、俯卧位通气、床头抬高）、入 ICU 至开始机械通气的时间等 |
| 统计分析 | （1）在主分析中，考虑某中药注射剂动态用药特征，采用抗凝血酶（AT）分析集定义患者 MV 期间每天针对某中药的暴露情况，采用时间依赖性 Cox 比例风险回归模型计算结局风险<br>（2）在主要结局分析中，考虑 MV 期间死亡与病情好转拔管、ICU 期间死亡与好转离开 ICU 存在竞争风险，在主分析基础上结合 Fine-Gray 竞争风险模型进行分析<br>（3）针对 APACHE II 评分和每天液体负荷平衡量缺失情况，拟采用完全条件定义法填补法进行多重填补<br>（4）敏感性分析：主分析不考虑竞争风险；排除年龄大于 80 岁的老年人；排除基线存在肺部疾病患者；采用随机回归的单一填补法填补缺失值 |
| 主要研究结果 | 与未使用者相比，使用某中药注射剂可能降低 ICU 患者重症死亡率（HR 0.761，95% CI，0.581~0.997），加快呼吸拔管（HR 1.105，95% CI，1.005~1.216）。未发现两组患者在 VAEs（HR 1.057，95% CI，0.912~1.225）和 IVACs（HR 1.177，95% CI，0.929~1.491）发生风险上存在统计学差异 |
| 结论 | 某中药注射剂可缩短接受机械通气重症患者上机时间，降低死亡率 |

注：HR. 风险比（harzard ratio）；CI. 置信区间（confidence interval）。

## 三、试验性真实世界研究

### （一）试验性真实世界研究在中药有效性评价中的作用

作为真实世界研究的重要构成，试验性真实世界研究［即实效性临床试验（pragmatic clinical trial，PCT）］，尤其是实效性随机对照试验（pragmatic randomized controlled trial，pRCT），通常可用于评价中药在真实世界环境下的实际效果。由于 pRCT 融合了随机化和真实世界数据优势，可较好控制混杂和偏倚，为因果关系推断提供了有效方法，其研究结果可为中药实际效果或比较效果评价提供最佳真实世界证据。pRCT 用于中药的有效性评价，主要有以下情形：①当既往中药观察性真实世界证据或其他人用经验证不存在或不充分时，通常需要先开展探索性临床试验进一步探索中药的有效性，然后再开展确证性 pRCT，从而提供可信的证据支持临床或药监决策；②当既往中药观察性真实世界证据或其他人用经验证据比较充足的情况下，可考虑直接开展确证性 pRCT 明确中药的有效性；③对于上市后中药，若想进一步确证中药的长期疗效，也可考虑 pRCT。

### （二）实效性随机对照试验的概念

实效性随机对照试验是指在实际临床诊疗环境下，采用随机、对照的方式，比较不同干预措施治疗结果（包括实际效果、比较效果、安全性及经济性等）的研究[7]。pRCT 的研究结果更贴近临床医疗实际，可帮助利益相关者在现有不同干预措施中作出最佳选择，因随机化过程较好地控制了混杂和偏倚，可为干预效果测量提供最佳真实世界证据。pRCT 与解释性随机对照试验［exploratory randomized controlled trial，eRCT），即传统随机对照试验］的区别见表 9-3-4。

需要注意的是，解释性和实效性试验代表的是一个连续体的两端，除了为新药注册提供效力证据的严格的解释性试验外，通常没有绝对的实效性和解释性之分。一个临床试验可能同时含有解释性和实效性要素，如某个临床试验在患者纳入标准方面比较宽泛（更偏实效性），但采用的是干预方案严格固化而非个体化的干预方式（更偏解释性）。PRECIS-2 工具可帮助研究人员设计和判断某个试验总体上是偏解释性还是实效性。一般而言，每个研究都需根据其研究目的制定或选择更倾向于解释性或实效性的研究场所与环境、患者人群、干预措施、对照、结局指标、随访方式等。

**表 9-3-4　pRCT 和 eRCT 的主要区别**

| 类别 | 实效性随机对照试验（pRCT） | 解释性随机对照试验（eRCT） |
|---|---|---|
| 研究目的 | 干预措施在真实世界环境下的效果 | 干预措施在理想环境下是否有效力 |
| 适用范围 | 常用于药物和医疗器械上市后实际效果和安全性评价，或非药物疗法、复杂干预、卫生政策的效果评价，为医疗卫生决策提供依据 | 常用于药物和医疗器械上市前效力的验证，为管理决策（如政府药品监管机构）提供依据 |
| 研究环境 | 一般在使用常规疗法的普通医疗机构、基层医院或诊所，且该场所可以熟悉应用这类干预措施。环境是该干预措施所能适用的 | 一般在高等级、特殊或专科医疗机构开展，诊疗技术使用较规范统一 |
| 研究对象 | 真实医疗实践中的患者（异质性相对较大、限制相对少） | 同质患者，严格选择（比如采用富集策略进行筛选） |
| 样本量 | 样本量通常较大 | 样本量相对较小 |
| 对照组 | 一般采用阳性对照，比如选用常规或公认有效疗法，或采用叠加设计 | 主要为安慰剂对照，以确定干预措施的"绝对"有效性和安全性 |
| 结局变量 | 通常选择有重要临床意义的远期结局，如心血管事件、再次入院等 | 一般使用替代指标或中间指标，如血压、糖化血红蛋白等 |
| 随访时间 | 随访时间较长 | 随访时间相对较短 |
| 研究结果真实性 | 外部真实性相对较好 | 内部真实性较好 |

## （三）实效性随机对照试验的设计要点

### 1. 设计类型

pRCT 的常见设计包括个体实效性随机对照试验（individual pRCT，ipRCT）、群组随机对照试验（cluster RCT，cRCT）、阶梯楔形随机对照试验（stepped wedge RCT，swRCT）。以个体为随机分组单位的随机对照试验即个体实效性随机对照试验；以群组（如家庭、诊所、医院等）为随机分组单位的随机对照试验即群组随机对照试验。阶梯楔形随机对照试验是一种特殊的群组随机对照试验，常用于评价医疗卫生服务、卫生政策的干预。在阶梯楔形随机对照试验中，群组在不同的开始时间（阶梯式的）被随机分配接受干预，采取各个群组"实验式分阶段引入"的方法，最终所有群组均会接受干预。中医药效果评价通常采用个体 pRCT。

### 2. 研究环境

选取研究场所时，通常应考虑研究场所与干预措施应用的卫生机构的相似程度，即通常应考虑从研究结果可能被应用的类似卫生机构中选取研究场所。因此，pRCT 实施的场所和环境一般是使用常规疗法的普通医疗机构、基层医院、诊所，而不仅仅是三甲医院、专科特殊诊所或专科医疗机构，且选取的研究场所应熟悉且能很好地应用这类干预措施。试验的干预措施与其适用的环境之间密切匹配，这样的环境能提供该干预措施直接适用的信息，从而有助于决策者选择是否实施该干预措施。但应注意：部分疑难杂症、罕见病等则只能在特定大型综合性医院或专科医院开展，这时应根据实际情况选取合适的研究场所和环境。

### 3. 研究对象设定

从实效性角度考虑，试验结果应更具外推性，因而研究对象应更广泛并切合临床实际情况，可能包含研究疾病的不同阶段、分期、病理类型等，或包含复杂的合并疾病，也可能涵盖不同的年龄层、各种生理、病理状态或各类中医证候或不同依从程度等。pRCT通常在一项医疗干预措施上市后开展，故纳入研究的患者通常是说明书中列出的适应症患者。

### 4. 干预措施和对照设定

pRCT对干预措施的设定的重要特征：干预的灵活性和干预依从的灵活性。在研究过程中，允许干预实施者基于患者疾病特征、医生自身专业技能和执业经验等实际情况，灵活决定干预措施的实施细节。干预依从的灵活性是指pRCT不强制所有受试者必须按照分配方案完成试验，并可将患者依从性作为结局指标评估干预措施的临床价值。虽然在pRCT中干预通常灵活性和可变性较大，但研究者仍有必要对试验中允许临床医生或患者合并用药、改变剂量、换药或停药等条件或时间等作出必要的限定。中医药评价中，通常采用叠加设计，即在常规保健或治疗方法基础上使用中医药治疗，研究方案中应同时明确常规治疗或标准治疗方法及合并用药的具体特征。

对于对照组的设定，在实际诊疗环境中，通常不适用安慰剂，故pRCT通常不设定安慰剂对照，而采用临床公认最佳治疗或常规治疗作为对照组，且这些常规治疗措施应是医生已熟练掌握和应用的。伦理原则允许的话，也可以采用无治疗作为对照，但也必须在现实环境下进行。

### 5. 结局设定

pRCT的结局设定应依据研究目的来选择，通常包括主要结局指标和次要结局指标。主要结局指标是研究设计的核心问题，应与研究目的和中药临床优势定位契合，建议优先考虑客观的、公认的结局指标或其替代指标，包括对疾病痊愈或进展延缓、病情或症状改善等。中药pRCT对干预结局的评价更注重体现在中医药治疗的实际效果（effectiveness），结局指标一般选择临床终点。由于pRCT在大多数情况下不采用盲法，因此应尽量选择不受治疗分组影响的终点指标（如中风、肿瘤大小等），以减少非盲带来的可能偏倚。

### 6. 随访

实效性试验一般随访时间相对较长，需进行多时点的结局测量。在研究方案中应明确指出试验中随访次数和周期安排，通常pRCT的随访频率低于解释性临床试验，但可能高于现实诊疗过程中临床医生对患者的随访频率。

### 7. 样本量估算

样本量估算考虑的因素包括干预措施和对照措施的效应大小、变异程度的预估、统计分析方法、设定检验参数（单双侧检验、Ⅰ型和Ⅱ型错误）等。除此之外，因pRCT采用了更宽泛的筛选条件和实际临床诊疗方案，可能会产生随机后的混杂诸如根据个体反应差异调整的治疗方案多样性等，同时还要考虑不依从、失访等患者比例，在研究设计时应考虑适当扩大样本量。

## （四）实效性随机对照试验的实施

### 1. 研究者招募

研究者招募应结合常规临床实践制订适当的遴选条件，例如研究者资质、常规技术水平、临床研究经验，以及所在研究中心的硬件设备等。在研究中心和研究者招募时应主要考察以下几方面：①研究者的研究经验和对本研究的感兴趣程度；②硬件条件是否符合方案要求；③研究团队分工是否明确；④医院规模和医院性质；⑤科室床位数以及预估的符合入排标准的患者数；⑥若所研究疾病具有明显的地域或季节分布，还需考虑分中心所在地区；⑦是否存在入组竞争的其他研究；⑧研究者数与正在开展的所有研究数之比；⑨根据项目计划，还需考虑中心对项目的审核要求和周期。除以上条件之外，pRCT的研究者招募需更贴近评价药物的实际使用场景，如普通医疗机构、基层医院、诊所等，而不仅仅是三甲医院、专科医疗机构。

### 2. 研究对象招募、筛选及入组

根据具体研究问题确定研究对象，eRCT 可通过多种方式招募患者，如医生 / 研究者治疗过程中发现病源、外院 / 社区医生推荐、海报、媒体宣传等，然后根据纳入 / 排除标准严格筛选和纳入患者。在 pRCT 中，应尽可能纳入所有符合纳入标准的患者，招募条件应尽量与干预措施的应用环境相吻合，以增加其结果的外推性；患者筛选条件一般较为宽泛，更贴近临床实际，研究者应考虑如何将现有数据资源用于患者招募。在研究实施中，研究者还需明确患者招募的方式和流程，应尽可能避免因招募方式和流程设计原因导致的选择性偏倚。

### 3. 数据来源与获取

pRCT 的数据来源广泛，既包括与 eRCT 类似的基于特定研究问题开展的主动数据收集，也包括常规收集的健康医疗数据。pRCT 可考虑如何将现有资源（如医院电子病历 / 电子健康记录等）用于患者招募、干预实施和结局评价等，应充分利用现有电子信息系统进行患者筛选和数据采集，考虑哪些数据可通过现有电子记录系统来获取［包含实时或（和）历史数据］。因此，在 pRCT 的设计阶段，应明确需要收集哪些数据、如何收集数据、哪些数据可从电子病历系统收集、哪些应通过访视收集。若部分数据从电子病历系统中收集时，应事先验证电子病历数据的准确性和完整性。应充分了解各种电子信息系统来源的数据特征，若预估某项数据准确性低或缺失比例较高，可能对结果造成较大影响时，应通过前瞻性访视收集该项数据。

### 4. 质量监查与控制

质量控制是任何试验的重要环节，pRCT 中这一环节难度更大。研究设计阶段应明确指派数据管理小组或相关组织、研究者、监查员、数据管理员并确定其相应的职责，确保数据质量管理体系有效实施和正常运行。病例报告表的设计是 pRCT 关键环节。病例报告表的设计应与方案设计同步，以便研究者从不同角度看待试验设计与数据管理，确保方案中的主动数据收集合理、可行。对数据的收集及管理，特别是多中心研究可采用电子数据采集（electronic data capture，EDC）系统。EDC 系统为研究者及数据管理员实施查看、更新数据提供了有效途径，同时通过设定逻辑核查等，EDC 系统还可自动核查录入的数据，提高数据质量。

由于 pRCT 评价的是干预措施在真实世界环境下的效果，其干预措施与患者的常规治疗相似，通常无需设置数据与安全监查委员会（data and safety monitoring committee，DSMC）。但若在 pRCT 中采用适应性设计，则 DSMC 有时是必需的；对于存在特殊安全性的试验，如有较高安全风险的干预措施、纳入受试者为潜在弱势人群（如儿童、孕妇等），也应考虑设置 DSMC。

### （五）实效性随机对照试验的统计分析

与 eRCT 类似，pRCT 在统计分析阶段应考虑的主要内容包括统计分析计划的制定、数据分析集的定义与选择、缺失数据的处理、统计分析的方法、中药临床试验统计分析的特殊考虑等。

统计分析计划的基本内容涵盖了设计的类型、比较的类型、随机化与盲法、检验假设、数据集的定义、分析原则与策略、缺失数据处理、主要指标和次要指标的定义与分析方法、亚组或分层分析、敏感性分析、补充分析和结果报告等。统计分析的基本原则为意向性治疗分析原则，并考虑脱落和违背方案。统计分析计划应重点阐述主要分析的统计假设和分析模型。此外，在 pRCT 中还可能会产生随机后的新混杂因素，如根据个体差异调整的治疗方案多样性，需进行协变量的校正。

pRCT 的统计分析与 eRCT 的基本原则一致，即采用意向性治疗（intention-to-treat，ITT）分析原则，使用全分析集（full analysis set，FAS）作为主要分析数据集。同时，也进行符合方案集（per-protocol set，

PPS）分析、亚组分析和敏感性分析等。在定义分析数据集时，需遵循两个原则：一方面尽可能地减小偏倚；另一方面控制 I 类错误的增加。当缺失数据比例较大时，应考虑选择合适的数据分析集。

在临床试验的计划、执行过程中应有必要的措施尽量避免缺失数据。在统计分析计划（SAP）中应预先说明主要疗效指标缺失值的填补方法及理由。特别是在现实医疗环境中开展 pRCT 时，患者依从性可能较差，研究失访增加的可能更大。数据缺失的处理应按数据缺失机制的不同和临床问题建立相应的假设来确定。

在分析时通常采用 ITT 分析原则，根据数据类型选择合适的统计分析方法，根据统计分析计划实施。根据不同类型资料选择正确的统计描述及统计推断方法，明确采用的单双侧检验及其水准，并说明所采用的统计软件及版本号。

pRCT 的统计分析需要注意以下几个方面。①由于 pRCT 允许受试者合理偏离干预方案，且不强制所有受试者必须按照分配方案完成试验，若仅采用符合方案分析（per-protocol analysis），即数据分析集剔除不依从的患者，无法准确反映干预措施在实际诊疗中的临床效果。因此 pRCT 的主要统计分析需基于 ITT，即参与随机分组的对象，无论其是否接受该组的治疗，均应纳入所分配的组中进行统计分析；②在 pRCT 中可能会产生随机后混杂，如根据个体差异调整的治疗方案多样性，需进行协变量的校正。当主要结局变量和协变量都是连续性指标时，可采用协方差分析（analysis of covariance，ANCOVA）方法；当主要结局变量和协变量是分类指标时，可采用分层分析（stratified analysis）方法；当有多个不同数据属性的协变量需要考虑时，常采用相应的统计学模型进行校正，如 Logistic 回归、Cox 回归、Poisson 回归等；③在效应估计时，越来越多的共识和指南推荐重视敏感性分析，以评估统计推断的稳健性，且优先于亚组分析和补充分析；敏感性分析通常一次只改变一个条件，如分析集的敏感性、分析方法的敏感性、缺失数据处理的敏感性等；④中药 pRCT 中可能存在因"病""证"或"病证结合"研究模式的不同导致的疗效异质性，可适当考虑证候的分层或亚组分析、协变量调整、群组效应（适用于群组 pRCT）等。此外，为分析中成药不同疗程、不同剂量及与常规疗法的叠加作用，可以采用亚组分析，但需预先设定。

## （六）应用实例

某中药口服液治疗非小细胞肺癌根治术后辅助化疗患者：一项实效性随机对照试验

Ⅱ期和ⅢA 期非小细胞肺癌患者常规一线治疗方案是根治性切除术 + 辅助化疗，但术后辅助化疗患者生活质量大幅度下降。早期小样本研究提示，在中西医结合环境下，加载某中药口服液可提高免疫力、缓解疲惫、减轻疼痛，提高患者生活质量，但缺乏强有力证据充分证实其疗效。该研究采用实效性随机对照试验设计，评价在真实的医疗环境下，某中药口服液治疗非小细胞肺癌根治术后辅助化疗患者的效果，研究结果于 2023 年发表在《Phytomedicine》期刊上[8]（见表 9-3-5）。

表 9-3-5　实效性随机对照试验实例

| 研究目的 | 评估与常规术后辅助化疗相比，某中药口服液联合辅助化疗是否可更好改善 Ⅱ 期和 ⅢA 期非小细胞肺癌术后患者生存质量 |
|---|---|
| 研究设计 | 前瞻性、实效性、非盲、多中心的随机对照临床试验 |
| 研究人群 | 18 岁及以上，病理诊断为 Ⅱ 期和 ⅢA 期原发性非小细胞肺癌，且已接受 R0 切除术，术后首次接受辅助化疗的患者 |
| 研究场所 | 中国 7 个城市三甲医院 |
| 干预 | 某中药口服液 + 常规术后辅助化疗。某中药口服液联合辅助化疗同时使用，共 4 个疗程，每个疗程 30 瓶，每天 1 瓶（每日 1 次，每次 200ml），共计 120 瓶。常规术后辅助化疗，可由临床医生根据患者情况进行个体化调整，且同时使用其他辅助治疗措施不受限制，即不干扰临床实际用法用量 |

续表

| | |
|---|---|
| 对照 | 常规术后辅助化疗。在实际诊疗环境下，由临床医生根据患者情况进行个体化调整，且同时使用其他辅助治疗措施不受限制，即不干扰临床实际用法用量 |
| 主要结局 | 肿瘤患者生存质量量表评分（EORTC QLQ-C30），从基线到第四化疗周期后的变化 |
| 随访 | 随访时间为每个化疗周期结束后第 2~3 天、入组后第 6 个月 ±7 天。若患者不能亲自到门诊参与随访，则允许电话随访 |
| 统计分析 | （1）采用 ITT 分析<br>（2）混合效应模型分析第四化疗周期结束时 EORTC QLQ-C30 总评分较基线的变化，以基线评分作为协变量，治疗作为固定效应，研究中心和时间与治疗的交互作用作为随机效应<br>（3）敏感性分析：完整数据集分析；混合效应模型调整随机后混杂因素（如放疗方案、化疗方案、免疫治疗方案等）<br>（4）对主要结局进行基于年龄、性别、BMI、受教育程度、吸烟状况、病理类型、病理分期、ECOG PS 评分的亚组分析 |
| 主要研究结果 | 第四化疗周期结束，与常规术后辅助化疗相比，某中药口服液联合辅助化疗的患者总生活质量下降幅度更低（-2.76 vs -14.11；均数差，11.34；95% 置信区间，8.28~14.41） |
| 结论 | 某中药口服液联合辅助化疗可显著改善 II 期和 IIIA 期非小细胞肺癌术后患者生存质量 |

注：ECOG PS. 美国东部肿瘤协作组体力状况（Eastern Cooperative Oncology Group performance status）。

该研究采用实效性随机对照试验设计，采用分层区组随机，比较某中药口服液治疗组（某中药口服液＋常规术后辅助化疗）和对照组（常规术后辅助化疗）化疗 4 周期后患者的生活质量。与传统随机对照试验的区别在于：研究对象的纳入/排除标准相对较少，较为宽松，确保与实际使用人群基本一致；受试者不设盲，对照组采用常规术后辅助化疗而非安慰剂对照，更符合临床真实场景；干预的实施方案具有低标准化和灵活性的特点，合并用药未做严格限定，确保研究证据可推广到更广泛的实际临床环境；研究的随访较为灵活，对于本人无法来院随访的情况，支持电话随访。统计分析方面，采用 ITT 方法，不破坏随机化，使组间均衡可比，具有随机对照试验的优势；采用混合效应模型按照各随访节点动态调整随机后混杂因素；采用多种敏感性分析证明研究结果的稳健性。

（孙鑫 李玲 王雯）

# 参考文献

［1］王雯，高培，吴晶，等. 构建基于既有健康医疗数据的研究型数据库技术规范［J］. 中国循证医学杂志，2019，19（7）：763-770.

［2］谭婧，彭晓霞，舒啸尘，等. 患者登记数据库构建技术规范［J］. 中国循证医学杂志，2019，19（7）：771-778.

［3］孙鑫，谭婧，唐立，等. 重新认识真实世界研究［J］. 中国循证医学杂志，2017，17（2）：126-130.

［4］彭晓霞，舒啸尘，谭婧，等. 基于真实世界数据评价治疗结局的观察性研究设计技术规范［J］. 中国循证医学杂志，2019，19（7）：779-786.

［5］高培，王杨，罗剑锋，等. 基于真实世界数据评价治疗结局研究的统计分析技术规范［J］. 中国循证医学杂志，2019，19（7）：787-793.

［6］WANG W, HE Q, WANG M Q, et al. Effects of Tanreqing injection on ICU mortality among ICU patients receiving mechanical ventilation: Time-dependent Cox regression analysis of a large registry［J］. Chin J Integr Med, 2023, 29（9）：782-790.

［7］温泽淮，李玲，刘艳梅，等. 实效性随机对照试验的技术规范［J］. 中国循证医学杂志，2019，19（7）：794-802.

［8］LIU Y, LUO X, LIU J, et al. Shenlingcao oral liquid for patients with non-small cell lung cancer receiving adjuvant chemotherapy after radical resection: A multicenter randomized controlled trial［J］. Phytomedicine, 2023, 113: 154723.

# 第四节　适应性设计与中药有效性评价

近年来，临床试验方法学的创新进步显著，特别是适应性设计系列方法，因其更加切合中药复杂、多靶点、多效应的作用特点和辨证论治诊疗模式，逐渐为中医药领域所熟知而得到推广应用。

## 一、适应性设计与创新临床试验方法学

建立适合中医药特点的有效性评价体系一直是中医药领域的热点及难点问题，传统中医药通过个体化诊疗及病案总结等方式评价中药的有效性，考虑到中医药学科特点通过病案收集评价中药有效性在今天仍然具有一定价值。随着 20 世纪 80 年代初临床试验设计方法逐渐引入我国，RCT 设计已经在我国中药临床有效性评价中（尤其是中药新药注册临床试验）被广泛使用，RCT 试验设计的随机、对照、盲法等理念已经广泛融入中药临床试验设计中，对科学评价中药疗效作出了重大贡献。

尽管 RCT 被视为产生最佳医学证据的"金标准"，但也存在一些局限性。①研究对象的代表性问题：RCT 通常设定严格的入选标准，以减少试验的变异性和提高结果的准确性。然而这可能导致试验人群不能充分代表实际治疗中的目标人群。例如那些因不符合纳入标准而被排除的受试者，在真实世界中可能也会接受该治疗，导致 RCT 的结果可能难以推广到更广泛的人群。②与实际临床治疗的差异：RCT 中的标准干预措施往往与常规临床实践存在差异。在实际临床中医生可能会根据患者的具体情况调整治疗方案，而在 RCT 中为了控制变量，治疗方案通常是固定的。这可能导致 RCT 的结果与实际治疗效果之间存在偏差，这一点与中医临床辨证论治实践存在较大差异，也是当前中药有效性评价领域需要迫切解决的问题。③样本量和随访时间的限制：RCT 的样本量通常有限，且随访时间可能较短。这可能导致对于某些罕见不良事件的探测不足，无法全面评估治疗方法的长期效果。此外有限的样本量也可能影响结果的稳定性和可靠性。④费用和时间成本高昂：RCT 的实施通常需要大量的资金和时间投入。从试验设计、受试者招募、数据收集到结果分析，整个过程可能耗时数年，并涉及大量的研究人员和资源。这使得 RCT 在某些情况下可能不经济或不切实际。⑤伦理问题：在某些情况下，RCT 可能存在伦理问题。例如当某种疗法已被广泛认为有效时，将患者随机分配到无效或潜在有害的对照组可能不符合伦理原则。此外对于某些高风险或不可逆的干预措施，进行 RCT 可能面临更大的伦理挑战。

鉴于此上述分析，在借鉴 RCT 试验设计的理念上，建立适合中药临床疗效评价方法或者引入最新临床试验方法以更好评价中药有效性，是当前中药新药研发领域所面临的最迫切的问题之一。为此在 2023 年 7 月 1 日正式实施的《中药注册管理专门规定》（国家药品监督管理局公告 2023 年第 20 号）第七条中明确指出"鼓励将真实世界研究、新型生物标志物、替代终点决策、以患者为中心的药物研发、适应性设计、富集设计等用于中药疗效评价"。

伴随着全球新药研发的快速发展，近 10 年我国新药临床研究设计水平取得了长足进展，尤其是以适应性设计为代表的创新临床试验设计方法已经广泛运用在化学药、生物制品等新药研发领域。适应性

设计在更好保护受试者权益、更加有效利用研究资源、提高试验效率、更精确发掘药品临床价值等方面都具有显著优势，同时也对中药新药临床提供了重要参考，已有个别基于适应性设计的中药疗效评价开展，总体来看适应性设计在中药新药临床评价领域还处在起步阶段，但无论是基于中医药临床有效性评价体系建设的学科需求还是国家中药新药注册法规要求，将最新的以适应性设计为代表的创新试验设计引入中药有效性评价中具有重要的战略意义。

### （一）适应性设计的概念

关于适应性设计的概念，2016 年 7 月以及 2019 年 12 月，美国 FDA 先后发布《Adaptive Designs for Medical Device Clinical Studies》《Adaptive Designs for Clinical Trials of Drugs and Biologics Guidance for Industry》明确了医学研究中适应性设计定义：通过充分的预先计划科学有效地处理研究过程中获得的数据与试验开始前预期不同的情况，在试验过程中根据累积的研究数据（基线数据、安全结果数据、药代动力学、药效学或其他生物标志物数据，或疗效结果数据等），在期中分析时进行前瞻性计划检查或修改（如研究设计的更改、研究行为、统计假设或分析），而不会破坏研究的完整性和有效性。适应性设计的特点在于适应性地选择设计参数或设计元素，其取决于研究目标、研究设计和分析特点。2021 年 1 月，国家药品监督管理局药品审评中心（简称药审中心）发布《药物临床试验适应性指导原则（试行）》，该指导原则对适应性设计的定义为：按照预先设定的计划，在期中分析时使用试验期间累积的数据对试验作出相应修改的临床试验设计。并特别强调指出：适应性修改是"按预先设定的计划"进行的，而不是临时提出的修改方案。适应性修改是一个自我学习的过程，即通过对累积数据的不断学习，相应地修改试验方案，以适应不断变化的研究环境。因此，适应性设计旨在更好地改进进行中的临床试验，而不是因设计本身缺陷而有极大可能导致临床试验失败所做的临时补救。

### （二）适应性设计的优势及可能存在的挑战

适应性设计在临床试验中具有独特的优势，但也需要注意其复杂性和实施难度。在实际应用中，研究者需要综合考虑试验需求、资源限制和伦理要求等因素，选择最适合的设计方案[1-5]。

与 RCT 设计相比较，适应性设计具有一系列优势：①灵活性，适应性设计允许研究者根据试验过程中收集的数据调整试验方案，而 RCT 通常需要在试验开始前确定所有细节并严格遵循。这种灵活性使得适应性设计能够更好地适应实际情况，增加试验的可行性和有效性；②效率，通过实时调整，适应性设计可以更快地发现有效的治疗策略或药物剂量，从而加速研发进程。相比之下，RCT 可能需要更长的时间来收集足够的数据以得出结论；③减少资源浪费，由于适应性设计可以根据数据调整样本大小和试验终点，因此可以减少不必要的资源浪费，如患者参与、药物使用和试验成本；④更符合伦理，当试验数据表明某种治疗策略无效或有害时，适应性设计允许及时终止该策略，从而保护患者免受不必要的风险。

适应性设计可能存在的挑战：①方法学要求高，实施适应性设计需要对研究方法有深入的了解和严格的控制，以确保修改后的设计仍然科学有效。这要求研究者具备较高的专业素质和经验；②数据分析和解释的挑战，由于适应性设计涉及多个阶段的修改和调整，数据分析和解释可能更加复杂。需要采用适当的统计方法和工具来处理这些数据，并确保结果的准确性和可靠性；③监管审批的考虑，尽管适应性设计在某些情况下受到监管机构的青睐，但在提交审批时仍需充分说明设计的合理性、科学性和伦理性。这可能需要额外的沟通和准备工作。

## 二、几种常见适应性设计方法及其在中药有效性评价中的可能应用场景

依据适应性的目的，适应性设计可分为成组序贯设计、样本量重新估计、无缝剂量选择、富集设计、适应性主方案试验设计（包括篮式设计、伞式设计和平台设计等）。

### （一）成组序贯设计

成组序贯设计（group sequential design）是一种适应性临床试验设计方法。它预先计划在试验过程中进行一次或多次期中分析，并依据每次期中分析的结果来作出后续试验决策。这种设计的核心目的是在期中分析时，根据事先设定的规则，因优效、无效或安全性问题而提前终止试验，从而提高试验效率并更好地符合伦理要求。在成组序贯设计中，期中分析的时间点选择是关键，通常基于预先设定的日历时间或累积数据占比（如入组比例、目标事件比例等）进行。在选择这些时间点时，需要考虑数据量是否充分、随访时间是否足够，以及是否有足够的疗效估计和安全性评价结果等因素。此外，重要次要终点和重要亚组的情况也需纳入考量。通过成组序贯设计，研究人员可以在试验过程中及时获取和分析数据，从而更灵活地调整试验方案或提前结束试验。这不仅可以节省资源和时间，还可以减少受试者的风险，使研究更加符合伦理要求。需要注意的是，成组序贯设计虽然具有诸多优点，但实施起来也具有一定的复杂性。因此，在采用这种设计方法时，需要确保研究人员具备足够的专业知识和经验，以确保试验的顺利进行和结果的可靠性。

例如，某中药注射液治疗慢性稳定性心绞痛临床研究采用适应性设计，其适应性体现在 2 个方面。①样本量重新估算：该研究初始样本量为 870 例，计划在完成治疗评估人数达到总样本量的 1/3（约 288 例）及 2/3（约 582 例）时进行期中分析。第 1 次期中分析（入组 288 例患者中 275 例完成主要疗效指标的评估）经临床数据监查工作委员会（DMC）独立支持小组统计专家分析，两组差异无统计学意义，且 EAST5.2 计算条件功率（CP）为 0.984，因此决定暂按原样本量继续开展临床研究。第 2 次期中分析（入组 576 例患者中 550 例获得了主要疗效结果），两组间在第 90 天西雅图心绞痛量表（SAQ）临床显著变化的患者比例没有显著差异（$P=0.0513$），DMC 决定继续试验并基于第 90 天的数据重新预估其总样本量为 920 例。②疗效指标的适应性调整：针对原研究方案中次要疗效指标需要执行的平板试验，第一阶段研究过程中发现招募入组时多数受试者不愿意接受平板试验，或在平板试验后产生不适感，且多数中心的研究者们亦认为平板试验对于患者存在较大风险。为了保证临床试验进程和患者的安全性，DMC 建议方案删除次要疗效结局指标中关于平板试验的内容。根据如上建议，研究团队修订了临床方案，在之后的阶段不再执行平板试验的评估。该中药注射液研究采用的适应性设计，在保证试验完整性、合理性及可行性的基础上，分别对初始方案的次要疗效指标（平板试验的相关评价）及样本量进行了调整，保证了试验的顺利开展，使最终的统计检验能达到预先设定的目标，并能够控制 I 类错误率，同时全面衡量获益 – 风险比，保证了患者的安全性及依从性。该研究在制定研究方案计划书时即创新了规范化的试验全过程管理制度，包括成立独立的临床试验指导委员会、独立的终点评价（判定）委员会及独立的中医药临床研究数据监查工作委员会（CMDMC），在研究中全过程、全覆盖、全跟踪地动态介入与管理，以确保临床研究的顺利实施。这种持续的评估和调整过程可以在基于进行中的试验结果确定更合理的样本量，最大程度地提高试验的成功率。同时研究实施中对受试者高风险疗效指标（平板试验）根据实际情况（基于受试者安全及依从性考量）及时进行了调整，最大限度保护受试者权益，更加符合当下以患者为中心的药物研究（PFDD）理念，更加值得借鉴。当然该研究是一项上市后再评价研究，研究者可以自主调整样本量及疗效指标，如果是新药注册试验，申办方跟研究者应在试验实施前与监管部门进行沟通，尤其是关键的疗效指标的调整更应及时与监管部门进行沟通，监

管部门也应建立高效沟通渠道与申请人进行沟通，必要时邀请相关领域专家召开专题会议共同研究相关关键疗效指标调整的科学性，同时监管部门有必要对相关沟通结果形成案例并公开，以便同类研究参考[6-7]。

### （二）样本量重新估计

样本量重新估计是指依据预先设定的期中分析计划，利用累积的试验数据重新计算样本量，以保证最终的统计检验能达到预先设定的目标或修改后的目标，并同时能够控制 I 类错误率。初始样本量的估计通常取决于效应量、主要终点的变异度、试验随访时间、受试者脱落率等诸多因素，而这些常常基于以往的研究数据。多数情况下，试验设计阶段样本量的估计所需要的参数信息往往不够充分，可能会导致样本量估算的不够准确。适应性设计中的样本量重新估计为此类问题提供了有效的解决方案。

正如前述的某中药注射液治疗慢性稳定性心绞痛临床研究采用适应性设计中就采用了根据 2 次期中分析的方式重新调整估算了样本量，第 1 次维持原有样本量，第 2 次则增加了样本量，当然该研究中实际的样本量是增加了可能并没有起到节省研究成本的作用，也有不少化学药新药通过期中分析减少样本量的案例，对节省研究成本、缩短研发周期对促进创新药上市起到了重要作用。

### （三）适应性无缝剂量选择设计

适应性无缝剂量选择设计是一种将两个试验无缝连接，在前期试验结束时进行剂量选择，并将所选剂量用于后期试验的设计方法。这种设计的最终分析将同时包含前期和后期两个试验入组的所有受试者的数据。这种设计方法的优点在于，它能充分利用收集的所有数据与信息，从而加速新药研发进程，提高剂量探索的效率以及准确性。同时，由于将两个试验无缝连接，还能控制药物毒性并优化药物的有效性。需要注意的是，适应性无缝剂量选择设计在实施过程中，需要考虑多种因素。首先，患者完成试验所需的时间是一个重要的可行性考虑因素，因为它将影响试验中剂量递增的设计情况。其次，能否在较短的时间内实现研究目标也是另一个重要因素，特别是在适应性无缝试验是法规提交所需的关键变量时。此外，从经济的角度出发，还需要考虑药品供应、药品包装以及给药方案等因素。

礼来制药公司的 Trulicity（度拉糖肽）是一种用于治疗 2 型糖尿病的长效胰高血糖素样肽 –1（GLP–1）受体激动剂，在 Trulicity 的临床开发过程中，研究团队采用了适应性无缝剂量选择设计，以寻找最佳的用药剂量，并评估其相对于安慰剂和其他活性对照药物的疗效和安全性。试验设计包括多个剂量组和对照组，通过初步的临床试验阶段收集数据，并对不同剂量组的治疗效果进行初步评估。然后，基于这些数据，研究团队选择了几个有潜力的剂量进行后续的无缝剂量选择阶段。在无缝剂量选择阶段，研究团队将这些有潜力的剂量与安慰剂或其他活性对照药物进行比较，并继续收集疗效和安全性数据。通过实时分析和中间分析，研究团队能够评估不同剂量组的疗效和安全性，并作出适应性调整，以选择最佳的剂量。最终通过综合分析所有数据，研究团队确定了 Trulicity 的最佳剂量，并成功地向监管机构提交了上市申请。监管机构审查了试验数据，并认可了适应性无缝剂量选择设计的有效性和可靠性，最终批准了 Trulicity 的上市。Trulicity 的成功上市案例展示了适应性无缝剂量选择设计在药物开发中的优势。这种方法能够更高效地确定最佳剂量，减少试验时间和成本，并提高药物开发的成功率。同时，它也为患者提供了更安全、有效的治疗方案，推动了药物研发的进步。尽管没有中药通过适应性无缝剂量选择设计研究的案例，通过 Trulicity 通过适应性无缝剂量选择设计成功上市的案例能为中药研究提供一种设计参考。

### （四）适应性富集设计

适应性富集设计（adaptive enrichment design）是一种临床试验设计策略，它根据期中分析的结果，依据预先设定的标准对目标人群进行适应性调整，以决定试验后续阶段的目标人群。这种设计允许在试验过程中根据累积的数据对试验方案进行灵活调整，以提高试验效率和准确性。具体来说，适应性富集设计可以在前期对标志物的预测作用不够明确、未经过验证的情况下，通过中期分析调整目标人群。设计策略包括但不限于：全人群减少阴性入组，即在阳性受试者为主要分析时，如果期中分析显示阴性疗效远甚于阳性，则减少或停止阴性受试者入组；阳性扩展至阴性/全人群，即先入组阳性受试者，如果期中分析显示阳性有一定疗效，则扩展至阴性受试者入组，如果无效，则终止试验。在适应性富集设计中，控制Ⅰ类错误也是非常重要的。采用适应性设计的期中分析可以使用盲态或非盲态方法，其中非盲态方法因涉及组间比较，需要对Ⅰ类错误率进行相应调整。如果需要在阳性和全人群中分别进行假设检验，同样需要事先定义，并考虑多重性调整的问题。

在药审中心已经公开的淫羊藿素软胶囊（CXZS2101001）申请上市技术审评报告中可以看到，淫羊藿素软胶囊上市的富集设计是中药新药中新的应用，旨在针对特定患者群体进行更高效、精准的药物评估。这种设计基于前期研究数据，确定了患者外周血复合标志物的一组检测指标，从而筛选出对淫羊藿素软胶囊治疗更可能受益的人群。通过富集设计，研究团队能够在临床试验中更集中地关注这些具有特定生物标志物特征的患者，以评估淫羊藿素软胶囊在该人群中的疗效和安全性。具体而言，富集设计在此次淫羊藿素软胶囊上市的临床试验中起到了关键作用。研究团队首先通过全国多中心、随机、双盲、双模拟的Ⅲ期研究，对淫羊藿素软胶囊与华蟾素进行了对照比较。研究中特别关注了那些预后更差、病情更为严重的患者，他们满足外周血复合标志物的特定检测指标，如甲胎蛋白（AFP）质量浓度 ≥ 400ng/ml、TNF-α 质量浓度 <2.5pg/ml 和 IFN-γ 质量浓度 ≥ 7.0pg/ml 等。通过这一富集策略，研究团队能够更准确地评估淫羊藿素软胶囊在这类特定患者群体中的疗效。研究结果显示，在富集人群中，淫羊藿素软胶囊组相较于华蟾素组表现出了显著的生存获益。中位总生存期（OS）方面，淫羊藿素软胶囊组明显优于华蟾素组，且死亡风险率显著降低。这一结果充分证明了淫羊藿素软胶囊在富集人群中的疗效优势，为新药上市提供了有力的支持。

### （五）适应性主方案试验设计

适应性主方案试验设计（adaptive master protocol design）是一种创新型临床研究方法，特别适用于精准医学和个体化诊疗背景下的复杂临床试验。该设计方法旨在优化传统 RCT 模式，同时降低研发成本、缩短时长，并提高受试者的获益。主方案试验设计，主要包括篮式设计（basket design，一种药物－多种疾病）、伞式设计（umbrella design，多种药物－一种疾病）、平台设计（platform trial，多种药物－多种疾病）。主方案设计在临床研究中最先且普遍运用于肿瘤领域，如确定对伊马替尼有反应的癌症的 B2225 试验，评估维罗非尼在非黑色素瘤肿瘤中的疗效的 BRAFV600 试验，确定根据分子异常治疗癌症是否有效的 NCI-Match 试验，评估难治性非小细胞肺癌靶向治疗的 BATTLE-1 试验等。

所谓篮式，即某种靶点明确的药物就是一个篮子，将带有相同靶基因的不同疾病放进一个篮子里进行研究，其本质是一种药物对应不同的疾病或疾病亚型。在肿瘤领域的新药研发中，这种试验设计方法为更多的患者提供了更多的药物治疗机会，同时也降低了受试者招募的难度，多应用于肿瘤药物Ⅱ期临床的探索性试验中。

所谓伞式，即多项干预措施就像一把伞，其下集合了涉及某一疾病及其不同亚型的多项子研究，这种设计既可以用于Ⅱ期探索性试验，也可以用于Ⅲ期确证性试验。伞式设计与篮式设计一样，其目的均是为了将正确的药物匹配到合适的患者人群上。不同的是，篮式设计是用一种药物匹配疾病的不同分型或证候人群以筛选出最佳疾病/证候人群，而伞式设计则是用多种药物去匹配某一特定的疾病/证候人群，以筛选出合适的治疗药物。将适应性设计的理念与伞式设计相融合更能应对复杂多变的临床问题与需求，如 BATTLE 试验采用适应性随机分配，将受试者分为厄洛替尼、凡德替尼、厄洛替尼加贝沙罗汀或索拉非尼组，通过"实时"活组织检查并验证其可行性，实现制定个性化肺癌治疗方案的实质性进展。

平台试验与伞式试验类似，可理解为中医"同病异治"，均是针对单一疾病进行多种干预措施的效果比较，但两者又有不同。平台试验是随着时间的推移而进行的，试验周期是长期的甚至一直持续，没有固定的停止日期，干预措施可以根据主方案的决策规划加入或离开平台试验。如 I-SPY 2 试验通过建立试验网络和信息学基础设施，以保证试验设计的动态属性。依治疗反应而调整的随机化，即在各自遗传学定义的乳腺癌亚组中将患者分配到最有希望的治疗或治疗组合，同时保持足够数量的患者被分配到标准治疗组；使用共同的对照组进行治疗比较；使用贝叶斯决策规则确定是否或何时停止成功概率低或有副作用的治疗方案，以及确定是否或何时将成功概率高的治疗方案（在 300 例受试者的 3 期试验中成功率 ≥ 85%）推进到进一步研究。

适应性主方案试验设计的核心思想是在不降低科学性的前提下，通过灵活的试验设计来回答更多的临床问题，从而使药物的临床评估速度与研发速度更加符合市场需求。这种设计策略允许研究者根据试验过程中累积的数据对试验方案进行实时调整，以修正初始设计的偏差，从而提高试验的成功率和效率。在适应性主方案试验设计中，研究者可以根据前期试验的结果对后续试验的多个方面进行调整，包括但不限于样本量、受试者分配比例、治疗组设置以及研究对象选择标准等。这种灵活性使得适应性主方案试验设计能够更好地适应临床试验中的不确定性，提高试验的适应性和效率。需要注意的是，尽管适应性主方案试验设计具有诸多优点，但其实施也具有一定的挑战性和复杂性。研究者需要具备丰富的经验和专业知识，以确保试验设计的科学性和合理性。同时，还需要与监管部门进行充分的沟通和协商，以确保试验的合规性和结果的可靠性。

随着要解决的中医药临床问题愈加呈现出多样性及复杂性的特点，传统的研究模式如 RCT，其研究结果只代表理想条件下干预措施的疗效，缺乏阶段性、辨证而换药的效果评价，无法解决中医药"效不更方""无效更方"等实际临床问题。而适应性主方案试验设计的这种"同病异治""异病同治"的灵活设计理念可以为证候类中药新药等设计提供借鉴[8-9]。

### （六）两阶段适应性设计

两阶段适应性设计是一种灵活且高效的试验设计方法，它允许研究人员在试验的不同阶段根据前期数据和分析结果调整后续试验方案。这种设计方法的目的是及时发现并更正试验设计之初的不合理假设，从而优化试验过程，减少研究成本，缩短研究周期。

两阶段适应性设计通常分为两个阶段。在第一阶段，研究人员进行初步的探索性试验，收集数据并评估药物的疗效和安全性。基于这些初步结果，研究人员可以在第一阶段结束时进行期中分析，评估试验的进展和效果。根据期中分析的结果，研究人员可以调整后续试验的方案。这种调整可能包括改变样本量、调整试验组的分配比例、修改终点指标或改变研究对象的选择标准等。这种适应性设计的灵活性使得研究人员能够根据实际情况对试验方案进行动态调整，从而提高试验的成功率和效率。两阶段适应性设计的优点在于，它能够在保持试验科学性和严谨性的同时，降低试验的风险和成本。通过及时调整试验方案，研究人员可以更好地了解药物的疗效和安全性，为后续的研究和药物开发提供更有力的支持。然而需要注意的是，两阶段适应性设计也存在一定的挑战和限制。首先，适应性设计需要研究人员具备丰富的经验和专业知识，以便在试验过程中作出合理的决策。其次，适应性设计可能涉及更复杂的统计方法和数据分析技术，需要研究人员具备相应的技能和能力。此外，适应性设计还需要与监管机构进行充分的沟通和协商，以确保试验的合规性和结果的可靠性。

索拉非尼（Sorafenib）是一种多激酶抑制剂，用于治疗多种癌症，包括肝细胞癌和肾细胞癌。在临床试验中，索拉非尼采用了两阶段适应性设计来评估其疗效和安全性。第一阶段试验的主要目的是评估索拉非尼的最大耐受剂量（MTD）以及初步的抗肿瘤活性。在这个阶段，研究者将患者按照不同的剂量水平进行分组，并监测他们的药物耐受性和肿瘤反应。根据第一阶段试验的结果，研究者可以确定适当的剂量范围，并决定是否进入第二阶段试验。第二阶段试验的目的是进一步评估索拉非尼的疗效和安全性。在这个阶段，研究者将患者按照已确定的剂量范围进行分组，并进行更长时间的随访观察。通过对比接受索拉非尼治疗的患者与接受安慰剂或其他治疗方法的患者，研究者可以评估药物的抗肿瘤效果和生存率。此外，第二阶段试验还会进一步监测药物的安全性，并收集更多关于药物副作用的信息。通过两阶段适应性设计，索拉非尼的临床试验可以更高效地进行，并在早期就获得有关药物疗效和安全性的重要信息。这有助于加快药物的上市进程，并为患者提供更好的治疗选择。

尽管中药尚无通过两阶段适应性设计上市的案例，但是中药具有优势的重大疾病如慢性阻塞性肺疾病（COPD）、肝纤维化、肿瘤、阿尔茨海默病（AD）、骨质疏松症等疾病，由于存在研究周期长、受试者入组难度较大、准确临床定位不明确等客观问题，传统的 RCT 试验设计需要等 Ⅱ 期临床试验结果再开展 Ⅲ 期临床试验，导致此类中药新药注册成本极高，而且增加了受试者参加无效治疗的风险，理论上完全可以引入两阶段适应性设计，打破传统的 Ⅱ、Ⅲ 期临床界限，可以对同一批受试者进行干预，动态调整最佳治疗剂量及有效性指标，从而增加研究的效率并最大限度保护受试者权益。而一般疾病如上呼吸道感染等则不适合上述设计。

### （七）多重适应性设计

多重适应性设计（multiple adaptive design）是指在一个试验中采用大于一种适应性方法的方案设计。这种设计方式旨在根据试验期间累积的数据对试验设计进行修改，以修正初始设计的偏差，从而增加试验的成功率，提高试验的效率。

多重适应性设计可以包括多种具体的适应性方法，例如适应性治疗转换（adaptive treatment-switching）、无效药物剔除设计（drop-the-loser design）、假设性自适应设计（adaptive-hypothesis design）、多臂多阶段（multi-arm multi-stage）设计等。这些不同的适应性方法可以在一个试验中结合使用，以更全面地优化试验设计，提高试验效果。然而，需要注意的是，多重适应性设计也带来了一定的复杂性。在设计和实施这样的试验时，需要特别关注控制概率 Ⅰ 类错误，确保试验结果的准确性和可靠性。此外，研究者需要具备丰富的经验和专业知识，以便在试验过程中作出合理的决策，确保试验的科学性和伦理性。几种适应性设计的特点及优势详见表 9-4-1。

表 9-4-1　几种适应性设计的特点及优势

| 类型 | 特点 | 优势 |
| --- | --- | --- |
| 成组序贯设计 | 试验中按预先计划进行多次期中分析，从而不断调整后续试验方案 | 减少样本量和试验时间 |
| 样本量重新估计 | 预设关于较小效应大小影响的预期结果问题，并在研究计划中纳入对研究样本量的再评估设计 | 根据中间终点实际情况增强研究效力 |
| 无缝剂量选择 | 前期试验结束时做适应性剂量选择，并将所选剂量用于后期试验 | 缩短试验间隔、减少总样本量、提高试验效率 |
| 富集设计 | 通过分析期中结果，依据预先设定的标准对试验人群亚组进行适应性调整，以决定试验后续阶段的目标人群 | 在中期分析中排除无效亚组 |
| 适应性主方案设计 | 有多个子研究的方案，可包括篮式设计（一种药物－多种疾病）、伞式设计（多种药物－一种疾病）和平台设计（多种药物－多种疾病）等 | 在较短时间内获取高质量证据以回答更多问题 |

续表

| 类型 | 特点 | 优势 |
|---|---|---|
| 两阶段适应性设计 | 允许研究人员在试验的不同阶段根据前期数据和分析结果调整后续试验方案 | 及时发现并更正试验设计之初的不合理假设，优化试验过程，减少研究成本，缩短研究周期 |
| 多重适应性设计 | 在一个试验中采用大于一种适应性方法 | 增加试验的成功率，提高试验的效率 |

（元唯安 于浩）

# 参考文献

［1］吕蕊婷，路冰清，李文元，等. 适应性设计在临床研究中的优化及中医药研发应用［J/OL］. 中国实验方剂学杂志：1-11.［2024-03-30］. https://doi.org/10.13422/j.cnki.syfjx.20240822.

［2］陈芷涵，梁丹，万李娜，等. 中医药临床研究的未来发展趋势及思考［J/OL］. 中国实验方剂学杂志：1-9.［2024-03-30］. https://doi.org/10.13422/j.cnki.syfjx.20240423.

［3］唐健元，艾彦伶，孙搏，等. 面向中医药高质量发展的中药监管科学概论［J］. 科学通报，2023，68（22）：2934-2942.

［4］唐健元，艾彦伶. 传承创新：中药注册监管策略刍议［J］. 科学通报，2023，68（5）：433-439.

［5］艾彦伶，唐健元，周刚，等. 对"系列方药"同步转化的创新中药研发注册路径的思考［J］. 中国中药杂志，2022，47（4）：1120-1125. DOI: 10.19540/j.cnki.cjcmm.20211027.501.

［6］LIU J, LI D D, DONG W, et al. Detection of an anti-angina therapeutic module in the effective population treated by a multi-target drug Danhong injection: a randomized trial［J］. Sig Transduct Target Ther, 2021, 329（6）. DOI: 10.1038/s41392-021-00741-x.

［7］于亚男，刘骏，王忠. 基于"肯定疗效，规范标准，发现机理"的中药上市后有效性评价范式思考：以丹红注射液临床研究为例［J］. 中国中药杂志，2023，48（1）：279-284.

［8］张成，王玉光，闫世艳. 主方案伞式设计在中医药临床研究中的应用［J］. 北京中医药，2023，42（5）：487-490.

［9］胡嘉元，张晓雨，赵晨，等. 母方案设计用于冠心病中医药防治方案循证优化的思路和实施方法［J］. 中国循证医学杂志，2019，19（1）：102-106.

# 第五节 基于新型生物标志物及替代终点的审评决策

为促进药品创新满足临床需求，美国、欧洲、中国等世界主要国家及地区相继出台了系列法律法规，在传统按时限审评模式基础上，设置多元化的审评政策，其中美国最早开设"加速审批（accelerated approval，AA）"模式，用于鼓励、促进创新药品上市。20世纪80年代中期，因艾滋病的流行促使特定疾病临床试验使用替代终点作为临床有效性评价指标。1987年，美国默克公司以"胆固醇水平降低"为指标获批的"洛伐他汀"是最早使用替代终点获得FDA加速批准上市的药品。基于"替代终点"的加速审评模式适用于治疗严重疾病且较现有疗法具有优势可以改善替代终点的新药，是美国FDA、欧洲EMA促进创新药品快速上市、解决医疗需求的主要审评策略之一。2015—2021年期间[1]，美国所有获得加速审批的创新药均基于替代终点。自 1992 年 FDA 正式设立附条件批准程序至 2021 年底，FDA 共批准了 278 个加速审评审批产品[2]。2006 年 EMA 颁布附条件上市许可法规，至 2020 年底，共批准 59 种药品的附条件上市许可[3-7]。我国 2020 年版《药品注册管理办法》明确指出"国家药品监督管理局建立药品加快上市注册制度，支持以临床价值为导向的药品创新。对符合条件的药品注册申请，申请人可以申请适用突破性治疗药品、附条件批准、优先审评审批及特别审批程序"。国家药监局配套发布了《药品附条件批准上市申请审评审批工作程序》，药审中心随即发布《药品附条件批准上市技术指导原则（试行）》，附条件批准路径创新性地将替代终点应用于我国实施的加快注册上市程序（等同于 FDA 的加速批准程序）。截至 2024 年 4 月，我国有 78 个品种获得附条件批准，目前已有 9 个品种转为"已常规批准"，大部分为抗肿瘤药物。

国内外加速审批法规实施现状表明化学药品、生物制品、疫苗等研发过程中，基于合理的"替代终点"作为附条件批准上市的评价标准基本成熟，其缩短了药物临床试验时间，节约了研发成本，很大程度解决了危重疾病或公共卫生方面的需求。我国实施的加快上市注册程序虽然起步较晚，但也谨慎有序、稳中有快。中医药作为我国医疗体系的重要组成部分，在慢性疾病诊疗、疫病大流行、肿瘤疾病防治等方面都充分发挥了优势作用。虽然新药审评政策不断改革，但中药新药仍以常规审评审批为主，如何应用于证候类中药新药（包括以中医病名或证候为适应症的）仍处于摸索阶段，需要开拓思路，结合中药自身特点，探索切合中药新药审评的技术指标，促进中药新药快速上市，推动行业发展。

## 一、新型生物标志物与替代终点分类

### （一）生物标志物定义及分类

生物标志物（Biomarkers）是指能被客观测量和评价，反映生理或病理过程，以及对暴露或治疗干预措施产生生物学效应的指标，在药品研究开发和临床应用的各个环节中均可发挥重要作用，是公认的药物开发工具（drug development tools，DDTs）之一。生物标志物是提升新药及临床研究开发能力的关键因素[8]，生物技术工业组织（Biotechnology Industry Organization，BIO）公布的 2011—2020 年临床开发成功率及影响因素报告显示，利用生物标志物指导开发新药将获批率提高了 1 倍[9]。生物标志物在我国已作为临床研究肿瘤药物开发的重要工具，在开发 CAN008（用于脑胶质母细胞瘤治疗的靶向融合蛋白创新药物）过程中，同时开发了脑胶质母细胞瘤诊断生物标志物的伴随检测试剂盒，用作受试者的纳入标准，疗效和安全性评价指标[10]。理想生物标志物的特点可以概括为：①应该是不包括主观因素评估的可量化的指标；②结果的获取应该符合临床应用的要求，即能够在短期内得到（在几天而不是几周内）；③具有器官特异性；④具有较高的敏感性和特异性；⑤生物标志物应该可以用容易获取的样本检测到（例如血液、尿液、穿刺样本等）。生物标志物描述要素见表 9-5-1。

表 9-5-1 生物标志物描述（以肾损伤分子 1 为例）

| 标志物名称 | 肾损伤分子 1 |
| --- | --- |
| 缩写 | KIM-1 |
| Uniprot | Q96D42 |
| 来源 | 尿液 |
| 类型 | 分子 |
| 生物学合理性 | 观察到在药物引起的急性肾小管损伤中水平升高 |
| 检测方法 | ELISA |
| 单位 | pg/ml |

2016 年，FDA 和 NIH 发布了 BEST（Biomarkers，EndpointS，and other Tools）术语表[11]，定义了 7 种生物标志物。2021 年，药审中心发布了《生物标志物在抗肿瘤药物临床研发中应用的技术指导原则（征求意见稿）》[12]，定义了生物标志物的定义及概念，见表 9-5-2。同一种生物标志物由于其作用特点，可能同时具备不同功能而属于不同分类。例如，在早期病理生理变化敏感的情况下，安全性生物标志物能够较早反映机体不良反应，兼具预测性标志物的特点，可用来识别个体对药物应用反应情况。

表 9-5-2　生物标志物的分类及概念

| 分类 | 概念 |
| --- | --- |
| 诊断性生物标志物 | 用于检测或确认疾病状态，或识别不同疾病亚型的生物标志物 |
| 预后性生物标志物 | 反映疾病预后特征、疾病复发或进展风险的生物标志物 |
| 预测性生物标志物 | 用于预测患者对某种治疗或干预措施疗效应答情况的生物标志物 |
| 药效学生物标志物 | 反映患者在接受治疗后产生生物学应答的生物标志物 |
| 安全性生物标志物 | 通过用药前检测或用药过程中监测，从而避免或降低患者发生严重安全性风险的生物标志物 |
| 监测性生物标志物 | 用于监测疾病状态变化的（如复发等）生物标志物 |

## （二）替代终点的概念及分类

替代终点（surrogate endpoints，SEPs）是指用于间接反映临床结局（clinical outcome）的终点指标，包括实验室检查项目、放射影像学、体征或其他指标，可用于替代临床终点或预测临床获益及损害。2012 年，美国国会通过了《食品药品安全与创新法案》（Food and Drug Administration Safety and Innovation Act，FDASIA），确认了加速审评程序的合法性，允许 FDA 根据药物对替代或中间终点的效应，对重大疾病、临床急需药物进行加速审批。2020 年 11 月，我国的《药品附条件批准上市技术指导原则（试行）》亦指出对有效性评价考虑可基于替代终点、中间终点或早期临床试验数据而附条件批准上市。申请人应充分评估说明所选择的替代终点与预期的临床获益之间的相关性、合理性，并提供相应的证据。替代终点的认定层级主要基于生物标志物作为替代终点进行验证时所获得的证据等级。根据证据等级的不同分为三类：经验证的替代终点（validated surrogate endpoint）、合理可能的替代终点（reasonably likely surrogate endpoint）和候选替代终点（candidate surrogate endpoint）。

## 二、新型生物标志物与替代终点认定

### （一）生物标志物认证框架及流程

2018 年 12 月，FDA 发布了《生物标志物证据框架指南（草案）》，该指南用于指导生物标志物的研发[13]。生物标志物的鉴定是指在规定的使用环境中，生物标志物可以在药物开发和监管审查中有特定的解释和应用，在确定足以支持生物标志物鉴定的证据类型和水平时，生物标志物认证框架包括：①需求评估；②应用场景；③风险获益评估；④确定支持生物标志物认证的科学研究证据。

新型生物标志物从发现到临床应用的过程是漫长而艰巨的，生物标志物的发现和验证是基于新型生物标志物药物研发的关键步骤。FDA 和 EMA[14]对正式生物标志物认定过程包括 3 个阶段：启动；咨询和建议；审查。FDA 和 EMA 的生物标志物资格认定流程见图 9-5-1。

| 第一阶段 | 第二阶段 | 第三阶段 |
|---|---|---|
| **启动** | **咨询和建议** | **审查** |
| 申请人向 FDA 提交意向书或向 EMA 预提交文件 | 步骤1：若 FDA 和 EMA 确定生物标志物已准备好进行鉴定，成立生物标志物鉴定审查小组<br>步骤2：FDA 和 EMA 向申请人发送简报文件规范<br>步骤3：BQRT 审核简报文件<br>步骤4：FDA 和 EMA 向申请人提供咨询和建议，并举行面对面会议 | 步骤1：申请人向 FDA 或 EMA 发送完整的资格认定文件<br>步骤2：BQRT 审核完整的文件资料<br>步骤3：根据要求提供其他信息，FDA 和 EMA 确定资格推荐<br>步骤4：经过审查和决策决定授予资格认定后，FDA 以草案的形式，EMA 以完整的指导文件形式发布资格认定申明<br>步骤5：随着后续研究的开展以及数据的不断获取，申请人可以继续向 FDA 或 EMA 提交额外的数据并扩大生物标志物的 COU |

图 9-5-1　生物标志物认定流程
BQRT. 生物标志物资格审查小组（Biomarker Qualification Review Team）。

## （二）替代终点验证

替代指标需满足有效性评估标准，才可能被认定为临床试验中有效的替代终点。有效性评估的目的是了解替代终点准确代表真实临床结果变化的能力，以及这种关系是否适用于不同的情况。评估内容包括生物学上的合理性、流行病学证据、分析验证、替代阈值效应[15]。在明确的有效性、可靠性和响应性基础上，一致性和特异性也是需要考察的因素。如果替代终点缺乏明确的生物学基础或与临床结果的关联不一致，则其有效性可能受到质疑。

生物标志物成为替代终点，必须有明确和令人信服的科学证据验证其能够持续和准确地预测临床结果。用于审批路径之前，需对发现的替代终点进行验证。替代终点的验证指的是通过稳健的统计方法确认候选替代终点满足一系列应用于临床的充分和必要条件[16]。美国和欧盟基本上建立了较为完整的替代终点验证认定指南和制度，包括《生物标志物认定举证标准规定架构》《药物研发工具的通用流程指南》《生物标志物证据框架指南》和《生物分析方法验证指南》等一系列替代终点认定验证指南，并发布了经过认定的替代终点清单[17]。基于列入清单内的已验证的替代终点的上市申请可以直接纳入常规审批路径。

## 三、替代终点在中药新药审批中的现状及展望

根据疗效指标所反映的药物干预影响疾病转归或发展的重要性，中药新药的有效性评价指标可分为临床终点（clinical endpoints）、替代终点（surrogate endpoints）和中间终点（intermediate endpoint）。其中，临床终点是指在一个特定时段内已发生的反映个体感觉、功能、生存状态的临床特点或变化的观察、测量与评价指标，能够直接反映药物的真实效应。替代终点是能够反映和预测临床终点，用来替代临床终点反映药物效应的指标，生物标志物是药监领域最常用的替代终点。一般而言，中间终点较临床终点更早发生，且与其并不直接相关。然而，在广义的临床试验中，为了与生物标志物相区别，中间终点特指测量功能或状态的指标，当其满足预测临床终点的条件时，也可作为替代终点来使用。综上，生物标志物和中间终点是中医药临床有效性评价替代终点的两个最主要来源，前者测量的对象为生物学指标，后者为功能或状态[18]。

## （一）中医药临床有效性评价替代终点的政策支持

中药新药临床试验在疗效评价中对使用替代终点的监管考量始于 2015 年《中药新药临床研究一般原则》中对主治为病证结合的中药新药的主要疗效指标选择的要求，即应选择临床终点或公认的替代指标。自 2017 年正式加入国际人用药品注册技术协调会（ICH）后，中国新药审评正式融入国际药品监管体系。同年，《关于深化审评审批制度改革鼓励药品医疗器械创新的意见》在加快上市审评审批的举措中首次提出，对重大疾病、公卫急需的药械，当临床试验早期、中间终点显示疗效并可预测其临床价值的可附带条件批准上市。后续出台了系列工作程序和指导原则以支持、指导中药新药有效性评价考虑可基于替代终点、中间临床终点或早期临床试验数据而附条件批准上市。

## （二）中医药临床有效性评价替代终点的研制方法及案例

根据对临床获益的预测性能，替代终点一般需要经历候选替代终点、合理可能的替代终点以及经验证的替代终点 3 个发展阶段。

评估替代终点是否可以预测临床获益以及预测能力，需要根据疾病、临床终点和药物预期作用之间关系的生物学合理性以及支持这种关系的证据或经验进行判断。如替代终点与疾病病因的关系、替代终点与临床终点的关系及其预测价值、替代终点与疾病预后之间流行病学关系的相关程度、药物对替代终点的影响程度与药物对临床终点的影响程度的一致性等。前文介绍了国际上生物标志物、替代终点的发现、验证与认证程序，中医药临床有效性评价替代终点的研制过程中可以参照使用。

在中医药领域，考虑中医药"复杂干预""整体观念"的特色，有研究探索构建了慢性心力衰竭中医替代终点的筛选与验证方法，包括：①文献调研形成有效性评价指标池，包括生物标志物和中间终点；②对于回顾性队列中开展巢式病例对照研究，采用多重插补、倾向性评分匹配处理数据，应用 Cox 回归模型获得与心衰终点事件相关性强的替代终点并根据相关性强弱排序，应用 Logistic 回归模型筛选与中药干预相关性强的替代终点并排序，同时应用人工神经网络模型分析分别筛选出与终点事件、中药干预相关性强的替代终点并排序，综合上述排序分析得出体现中药干预优势并对终点事件预测性能最佳的替代终点；③最后在前瞻性队列研究中应用单因素检验、Cox 回归等数理统计方法验证替代终点的替代阈值效应[19]。

拟治疗中医证候实热火毒证的黄连解毒丸在上市前研发过程中，采用科学方法筛选并探索了"实热火毒证"的临床生物标志物[如 TNF-α、IL-8、IL-10、4-羟基壬烯酸（4-HNE）、琥珀酸、泛酸或次黄嘌呤等]作为新药临床疗效评价的客观指标，为中药新药替代终点的研发作出示范。该方法的主要步骤包括：①开展小样本的干预性试验，采用非靶向代谢组学、靶向脂质组学、超敏多因子电化学发光、液相悬浮芯片、酶联免疫等整合技术，构建各影响因素间关联性网络分析，分析黄连解毒丸对实热火毒证受试者临床样本差异变量的影响，筛选潜在生物标志物；②基于上述研究结果，验证潜在生物标志物的准确性并进行扩展研究；③基于Ⅱ期临床随机对照、双盲、多中心、安慰剂组对照试验，开展受试者血浆和唾液样本中生物标志物的探索与筛选研究，阐明黄连解毒丸治疗实热火毒证的作用机制[20]的同时，为黄连解毒丸治疗实热火毒证临床研究提供了疗效评价替代指标。

## （三）中药新药研发主要疗效指标的决策与替代终点的应用分析

2023 年，《中药注册管理专门规定》（简称《专门规定》）将中药复方制剂根据主治的不同，分为主治中医证候的中药复方制剂（中医学的病或证候）、病证结合或西医疾病三大类。提出密切结合中医药临床治疗的特点，选择与临床定位相适应、体现作用特点与优势的有效性评价指标，可包括疾病痊愈、延缓疾病发展、改善病情、改善症状、改善患者与疾病相关的机体功能、改善患者与疾病相关的生存质量、与化学药品等合用增效减毒、减少毒副作用明显的化学药品使用剂量等情形。

针对以病证结合、西医疾病为主治的中药新药，临床试验主要疗效指标应根据新药的临床定位选择公认的临床终点，在临床终点难以观测等情况下可选择公认的替代指标，可依据国家药监局发布的系列中药新药临床研究技术指导原则结合研究具体情况进行决策。例如，《中药新药治疗恶性肿瘤临床研究技术指导原则》中列举临床终点指标为总生存期和（或）生活质量，公认的替代指标包括无进展生存期，至疾病进展时间、无复发生存期和无病生存期。中医证候疗效评价指标常可作为次要指标。

针对以中医证候、中医病证、以（中医）证统（西医）病为主治的证候类中药新药，一般而言其主要疗效指标应为具有中医特色的中医证候分级量化指标，且其临床价值应是公认的，评价标准是科学合理的，对疾病的临床转归无不利影响。此外，2018 年版《证候类中药新药临床研究技术指导原则》将中药新药证候疗效评价的指标分为五大类：①目标症状或体征消失率 / 复常率，或临床控制率；②患者报告结局指标；③采用能够反映证候疗效的客观应答指标；④公认的具有普适性或特异性的生存质量或生活能力、适应能力等量表，或基于科学原则所开发的中医证候疗效评价工具；⑤反映疾病的终点指标或替代指标。根据新药临床定位与试验目的（探索性或确证性），主要疗效指标可从上述分类工具中优选体现中医证候特征的指标。

此外，《专门规定》建立起具有中药特点的审评审批体系，推进中医药理论、人用经验和临床试验"三结合"，明确了中药注册分类（包括中药创新药、中药改良型新药、古代经典名方中药复方制剂）与各类中药的研制路径，明确了适合中药新药研制情形的简化审批、优先审批、附条件审批、特别审批的相应规定。表 9-5-3 列举了中药新药临床试验中应用替代终点的潜在情形。由于近年已上市中药新药的主要用于自然病程短、临床终点易于测量的适应症，如小儿风热感冒夹滞证、轻中度抑郁症中医辨证属气阴两虚证、小儿急性支气管炎风热犯肺证、功能性消化不良等，验证性临床试验绝大多数采用了临床终点作为主要疗效指标。

表 9-5-3　中药新药替代终点应用的潜在情形

| 加快上市注册程序 | 具体情形 | 近年已上市中药新药举例 | 主要疗效指标及类型 | 功能主治 |
| --- | --- | --- | --- | --- |
| 突破性治疗药物程序 | ①用于防治严重危及生命或者严重影响生存质量的疾病；②对于尚无有效防治手段的，该药物可以提供有效防治手段；或者与现有治疗手段相比，该药物具有明显临床优势，即单用或者与一种或者多种其他药物联用，在一个或者多个具有临床意义的终点上有显著改善 | 尚无 | 不适用 | 不适用 |
| 简化审批 | 古代经典名方中药复方制剂 | 苓桂术甘颗粒 | 免临床，不适用 | 温阳化饮，健脾利湿。用于中阳不足之痰饮。症见胸胁支满，目眩心悸，短气而咳，舌苔白滑，脉弦滑（中医证候） |

| 加快上市<br>注册程序 | 具体情形 | 近年已上市中药<br>新药举例 | 主要疗效指标<br>及类型 | 功能主治 |
| --- | --- | --- | --- | --- |
| 优先审评审<br>批程序 | ①符合儿童生理特征的儿童用<br>药品新品种；②临床急需的短<br>缺药品、防治重大传染病、罕<br>见病防治的中药新药；③纳<br>入突破性治疗药物程序的药<br>品；④符合附条件批准的药品；<br>⑤国家药品监督管理局规定其<br>他优先审评审批的情形 | 小儿黄金止咳<br>颗粒<br>（尚未上市）<br><br>龙七胶囊<br>（尚未上市） | 咳嗽消失时间<br>（临床终点）<br><br>无进展生存期<br>（替代终点） | 清肺化痰，宣肺止咳。用于<br>儿童急性咳嗽痰热阻肺证，<br>症见咳嗽，咯痰，痰黄或黄<br>白相兼、或痰黏稠，咽喉不<br>利，口渴，或大便干燥，舌<br>红苔薄黄或黄腻；儿童急性<br>气管－支气管炎咳嗽见上述<br>证候者（病症结合）<br>祛痰化瘀，清肺消积。用于<br>治疗肺癌之痰瘀阻肺证所致<br>的咳嗽、咯痰、痰血、气喘<br>（气急）、胸闷、胸痛，并<br>能缓解疼痛，缩小或稳定<br>肿瘤，延长无疾病进展生存<br>期，提高生存质量（病症<br>结合） |
| 附条件批准<br>程序 | ①用于对治疗严重危及生命且<br>尚无有效治疗手段的疾病，且<br>药物临床试验已有数据或者高<br>质量中药人用经验证据显示疗<br>效并能预测其临床价值的中药<br>新药；②国务院卫生健康或者<br>中医药主管部门认定急需的，<br>且药物临床试验已有数据或者<br>高质量中药人用经验证据显示<br>疗效并能预测其临床价值的中<br>药新药 | 香雷糖足膏<br>（1.1类天然药物） | 在16周治疗期<br>内，由研究者<br>评估目标溃疡<br>达到完全闭合<br>的受试者比率<br>（临床终点） | 糖尿病足部伤口溃疡（西医<br>疾病） |
| 特别审批 | 可用于突发公共卫生事件时，<br>国务院卫生健康或者中医药主<br>管部门认定急需的，应用人用<br>经验证据直接按照特别审批程<br>序申请开展临床试验或者上市<br>许可或者增加功能主治的中药<br>新药 | 四方三药，即<br>清肺排毒颗粒、<br>化湿败毒颗粒、<br>宣肺败毒颗粒、<br>散寒化湿颗粒、<br>金花清感颗粒、<br>连花清瘟胶囊／<br>颗粒、血必净<br>注射液 | 以宣肺败毒颗<br>粒为例，核酸<br>转阴时间（临<br>床终点） | 宣肺化湿、清热透邪、泻肺<br>解毒。用于湿毒郁肺所致的<br>疫病（中医证候） |

### （四）基于替代终点的中药新药研发案例

　　于2022年批准上市的中药1.1类新药通络明目胶囊是近年来采用替代终点作为主要疗效指标进行研发并成功上市的一个案例。通络明目胶囊是在传统中医络病理论指导下，临床经验方基础上研制而成，获批用于2型糖尿病引起的中度非增殖性糖尿病视网膜病变血瘀络阻、气阴两虚证。根据2023年11月发布的《糖尿病视网膜病变相关中药新药临床研发技术指导原则（试行）》，糖尿病视网膜病变的最终临床结局是影响视功能，甚至致盲，因此改善或稳定视功能是治疗的最终目标。临床评价应以视功能包括视力、视野、对比敏感度等的改变为有效性临床终点。然而，该病是一种进行性的致盲性眼病，到发生临床终点前其病程可长达数年甚至数十年，在中药新药有限的研发期间难以对临床终点进行观测。《通络明目胶囊申请上市技术审评报告》中显示，在Ⅲ期验证性临床试验中，主要疗效指标为基于眼底彩色照片和眼底荧光血管造影的第三方评价结果的眼底表现与基线的变化值，即采用对眼底症状体征的评价这一替代终点。最终，基于替代终点获得的临床数据成为该品种获批的关键依据。

### （五）替代终点应用于中药新药研发的思考

中药新药研发可借鉴 ICH 成员国的先进研发举措，经适当程序引入化学药品、生物制剂的替代终点研发、认证与应用程序的配套法规与技术指导原则。FDA 与 EMA 相关法规中都明确了采用合理可能的替代终点、经验证的替代终点这两类替代终点用于新药临床评价及审评决策的不同情形，即已验证的能够合理预测临床获益的替代终点可用于常规审批；而在关键注册临床试验中，如果应用预先设定的很可能预测临床获益的替代终点指标评价疗效并获得阳性结果的，可申请附条件批准上市。例如，糖化血红蛋白（HbA1c）是已验证的替代终点，被 FDA 批准用于糖尿病药物的审评审批，中药降糖新药可选择在上市前临床试验中使用糖化血红蛋白水平的降低这一替代终点作为主要疗效指标，在此基础上设计疗程与访视时点，开展探索性与确证性试验，并申报常规审评审批程序。

同时，应认识到中药新药研发中发现与应用替代终点所面临的挑战。目前，学术界最严格定义的生物标志物类替代终点需同时满足以下两个条件：①在病理学层面与临床终点高度相关，可预测疾病结局；②在药理学层面可完全解释由干预引起的临床终点的变化[21]。然而，一方面，由于任何疾病的病因与病理机制都存在复杂性，常常涉及遗传、基因组和蛋白质组不同水平的分子机制，一个替代终点可能处于一个或多个机制中，但无法反映多个机制共同作用的综合效果，即临床终点。另一方面，中药新药研发的最主要来源是古代经典名方与临床经验方中的复方制剂，中药复方的化学成份复杂，常常通过多种成份在多个环节与多个靶标间的协同或制约而发挥综合效应，在中药复方的物质基础与作用机制尚不明确的情况下，找到能够合理解释中药复方对临床终点净效应的生物标志物类替代终点非常具有挑战。而对于证候类中药新药的疗效评价，由于其主要优势在于对机体症状与功能的综合调节，替代终点的应用场景极为有限，科学的研发反映中医整体调节优势、机体对中药干预的整体反应的中医证候分级量化指标或综合性疗效评价指标更具有发展潜力。此外，已验证的替代终点在后续临床研发中仍存在着巨大的不确定性。针对同一适应症，已验证的替代终点不一定适用于作用机制不同的其他新药的研发，即使用于同类新药的临床验证试验，由于剂量、剂型等的改变，其对临床终点的预测性能仍存在着诸多争议。

综上，中药新药替代终点研究亟需多方协作，构建"一盘棋"研究体系，借助生物信息学、多组学分析以及大数据建模等技术，分步骤发现和验证适用于中药研发的新型生物标志物类替代终点指标，促进中药新药创新发展。

（黄宇虹　牟玮　李美凤　范姗姗　李艳芬）

## 参考文献

［1］张晓方，白雪，孙婉，等. 2015—2020 年美国加速审批与欧洲附条件批准的上市前有效性科学证据特点［J］. 中国新药杂志，2024，3（1）：1-9.

［2］FDA. CDER Drug and Biologic Accelerated Approvals Based on a Surrogate Endpoint［EB/OL］.（2021-01-29）［2024-03-29］. https://www.fda.gov/media/151146/download.

［3］European Medicines Agency. Conditional marketing authorisation report on ten years of experience at the European Medicines Agency［EB/OL］.（2017-10-07）［2024-03-29］. https://www.ema.europa.eu/en/documents/report/conditional-marketing-authorisation-report-ten-years-experience-european-medicines-agency_en.pdf.

［4］EMA. 2017 Annual Report of the European Medicines Agency［EB/OL］.（2018-05-02）［2024-03-29］. https://www.ema.europa.eu/en/documents/annual-report/2017-annual-report-european-medicines-agency_en.pdf.

［5］EMA.2018 Annual Report of the European Medicines Agency［EB/OL］.（2019-05-03）［2024-03-29］. https://www.ema.europa.eu/en/documents/annual-report/2018-annual-report-european-medicines-agency_en.pdf.

［6］EMA. 2019 Annual Report of the European Medicines Agency［EB/OL］.（2020-06-15）［2024-03-29］. https://www.ema.europa.eu/en/documents/annual-report/2019-annual-report-european-medicines-agency_en.pdf.

［7］EMA.2020 Annual Report of the European Medicines Agency［EB/OL］.（2021-06-14）［2024-03-29］. https://www.ema.europa.eu/en/documents/annual-report/2020-annual-report-european-medicines-agency_en.pdf

［8］FDA. 2004. Innovation/Stagnation: Challenge and Opportunity on the Critical Path to New Medical Products - HUM-MOLGEN literature［EB/OL］.［2024-04-12］. https://hum-molgen.org/literature/03-2005/000001.html.

［9］Clinical Development Success Rates and Contributing Factors 2011-2020 BIO［EB/OL］.［2024-04-12］. https://www.bio.org/clinical-development-success-rates-and-contributing-factors-2011-2020.

［10］谢媛媛，张涛，贺浪冲，等. 生物标志物在药品生命周期中的应用与相关法规［J］. 中国药品标准，2020，21（2）：89-97.

［11］FDA-NIH Biomarker Working Group. BEST（Biomarkers, EndpointS, and other Tools）Resource［M］. Silver Spring（MD）: Food and Drug Administration（US）, 2016.

［12］国家药监局药审中心关于发布《生物标志物在抗肿瘤药物临床研发中应用的技术指导原则》的通告（2021 年第 53 号）［EB/OL］.［2024-04-12］. https://www.cde.org.cn/main/news/viewInfoCommon/321ca4648e2e2dfc8ac05e9ba28d6de4.

［13］FDA. Biomarker Qualification: Evidentiary Framework［EB/OL］.（2019-10-18）［2024-04-12］. https://www.fda.gov/regulatory-information/search-fda-guidance-documents/biomarker-qualification-evidentiary-framework.

［14］FDA. Qualification Process for Drug Development Tools Guidance for Industry and FDA Staff［EB/OL］.（2020-11-24）［2024-04-05］. https://www.fda.gov/regulatory-information/search-fda-guidance-documents/qualification-process-drug-development-tools-guidance-industry-and-fda-staff.

［15］CHRISTENSEN R, CIANI O, MANYARA A M, et al. Surrogate endpoints: a key concept in clinical epidemiology［J］. Journal of Clinical Epidemiology, 2024, 167: 111242.

［16］BUYSE M, SARGENT D J, GROTHEY A, et al. Biomarkers and surrogate end points: the challenge of statistical validation［J］. Nature Reviews Clinical Oncology, 2010, 7（6）: 309-317.

［17］Research C for D E and. Table of Surrogate Endpoints That Were the Basis of Drug Approval or Licensure［J］. FDA, 2022.

［18］CIANI O, MANYARA A M, DAVIES P, et al. A framework for the definition and interpretation of the use of surrogate endpoints in interventional trials［J］. eClinicalMedicine, 2023, 65: 102283.

［19］管慧. 中医药临床疗效评价的替代指标构建及应用［D］. 济南：山东中医药大学，2023.

［20］罗珂珂. 黄连解毒丸治疗实热火毒证临床生物标志物的探索与筛选［D］. 北京：中国中医科学院，2023.

［21］TEMPLE R J. A regular authority's opinion about surrogate endpoints［M］//NIMMO W S, TUCKER G T. Clinical measurement in Drug Evaluation.New York: John Wiley & Sons Ltd, 1995：3-22.

# 第六节　临床试验中的中药安全性评估

中药新药临床试验中安全性研究的目的是识别安全信号，评估安全风险，为药物获益-风险评估提供安全性数据，为上市后确定风险控制和风险最小化提供依据和方法。以注册为目的的中药新药临床试验是一个有逻辑、有步骤的过程，在这一过程中，早期小规模临床试验安全性信息，可为后续更大规模的、目的性更强的中药新药临床试验提供重要信息，用以进一步评估中药新药的安全性风险，进行风险获益评估。

## 一、中药新药临床试验安全性研究的一般原则

1. 应当基于中医药理论、人用经验、非临床研究结果和已获得临床安全性数据，合理制定并及时修订完善临床试验方案中安全性设计与实施

为了更好地降低中药新药的研发风险，申办者应当在中药新药临床试验开展前，根据中药新药处方组成所依据的中医药理论、人用经验、剂型及给药途径特点、非临床药效学、毒理学研究结果、拟定目标适应症疾病的发生发展演变规律，以及临床试验通知书中的相关要求，明确预期的安全性风险和可能的非预期安全性风险等，合理设置安全性观测指标、观测时点，并据此制定适宜的中药新药临床试验风险控制计划，完善临床试验方案。

申办者应充分重视已获得中药新药临床试验数据所发现的安全性风险信号，在后续的临床试验（特别是用于支持上市的Ⅲ期临床试验）中及时补充和完善有针对性的、敏感的安全性观测指标。

2. 应当关注临床试验平台登记、DSUR 提交、SUSAR 快速报告等相关要求

临床试验开始前，申办者应按相关规定在药审中心门户网站药物临床试验登记与信息公示平台登记相关信息[1]。

申办者在获得首次临床试验许可后，应定期向药审中心提供药物研发期间安全性更新报告（development safety update report，DSUR），每满 1 年后的 2 个月内提交[2]。

申办者应及时评估中药新药安全性相关信息，对于药物临床试验期间发生的可疑且非预期严重不良反应（suspected unexpected serious adverse reaction，SUSAR）和毒理研究等提示的重大安全性风险，应按照《药物临床试验期间安全性数据快速报告标准和程序》的要求向药审中心递交安全性报告[3-6]。

3. 申办者应当履行主体责任，按照法规及相关指导原则要求及时开展安全性风险监测、识别、评估和控制

中药新药临床试验期间，如非临床或者药学的变化或者有新发现的，申办者应当按照规定，参照《药物临床试验期间安全信息评估与管理规范（试行）》[7]等指导原则，充分评估对受试者安全的影响。申办者评估认为不影响受试者安全的，可以直接实施并在研发期间安全性更新报告中报告。可能增加受试者安全性风险的，应当提出补充申请[8]。

药物临床试验期间，发现存在安全性问题或者其他风险的，申办者应当及时调整临床试验方案、暂停或者终止临床试验，并向药审中心报告。药物临床试验中出现大范围、非预期的严重不良反应时，申办者和药物临床试验机构应当立即停止药物临床试验[8]。

4. 关注Ⅰ期方案设计的相关要求

对于需要开展Ⅰ期临床试验的中药新药，安全性研究可参考《创新药临床药理学研究技术指导原则》[9]等相关指导原则中推荐的方法进行设计与评价。

## 二、中药新药临床试验安全性观测

### （一）通常应具备的安全性观测指标

（1）所有发生的不良事件（包括症状、体征等）。

（2）一般体格检查（身高、体重、体温、血压、心率、脉搏等）、重要体征检查（如神经系统等其

他特殊的临床检查等）。

（3）实验室检查[10]

①血常规检查。

②肝功能相关检测指标：至少应当包括丙氨酸氨基转移酶（alanine aminotransferase，ALT）、天冬氨酸氨基转移酶（aspartate aminotransferase，AST）、总胆红素（total bilirubin，TBil；当 TBil 增高时，应追查直接和间接胆红素）、碱性磷酸酶（alkaline phosphatase，ALP）、γ- 谷氨酰转移酶（γ-glutamyl transpeptidase，GGT）。

③肾功能相关检测指标：尿常规及尿沉渣镜检，微量白蛋白尿（推荐使用即刻尿白蛋白与尿肌酐的比值，UACR），血清肌酐（Scr）和（或）肾小球滤过率（eGFR）（推荐使用简化 MDRD 公式或 CKD-EPI 公式）等。

④心脏功能相关检测指标：十二导联心电图（需常规观察 ST–T 改变、病理性 Q 波、各种心律失常、QT/QTc 间期）。

### （二）视情况增加的安全性观测指标

应根据中药新药的具体情况、目标适应症及纳入人群等特点，合理增加相关安全性指标[10]。常见考虑如下。

（1）根据处方药味及相关成份：如处方中含有马钱子，应增加神经毒性等相关检查指标。

（2）根据目标适应症及纳入人群特点：如妊娠期、哺乳期妇女用药，应增加全面的子代安全性考察内容等；更年期综合征药物，应监测相关激素水平，还应观察对乳腺、子宫内膜、卵巢的影响。

（3）由于药物药理作用可能导致的安全性影响：如具有峻下逐水作用的药物需进行电解质等相关指标的检查。如可能对出凝血功能有潜在影响引起消化道出血的，应当增加便常规和便潜血。

（4）根据既往 / 前期临床应用经验既往或前期临床应用或研究中出现异常或可疑的不良反应，应增加相应的安全性指标。如前期临床应用 / 研究中出现可疑的皮肤紫癜，应增加相应的皮肤、黏膜观察、加强对血小板及出凝血指标的监测并增加检测时点等。

（5）根据非临床安全性研究结果：如非临床安全性研究结果提示可能对血糖指标产生影响，需增加糖代谢等相关指标。

（6）由于证候转化可能导致的安全性问题：如具有补益肾阳作用药物的长疗程使用可能引起补阳太过耗伤阴津导致虚火上炎的，应增加相应不良反应的观察。

（7）根据给药途径和剂型的特点：如眼用制剂、外用制剂等均应增加相应的与有关给药途径有关的安全性观测指标。

（8）联合用药且有安全性风险的或可能存在药物相互作用的，应增加相应的安全性指标。

（9）对于药理毒理研究及早期临床试验结果提示有潜在延长 QT/QTc 作用的药物，应在目标适应症人群中充分观察药物对 QT/QTc 的影响，除一般时点的 QT/QTc 检测外，尤其要关注剂量 – 效应关系，增加药物峰效应时点的心电图（ECG）检查，并加强对药物性心脏损伤易损人群的监测和不良事件［如 QT/QTc > 500 毫秒、出现尖端扭转型室性心动过速（TDP）等严重心律失常等］的记录。

（10）药理毒理研究提示有肾毒性或处方中含有肾毒性报道的药物，早期临床试验观察到药物可能对肾脏有潜在毒性的，需增加尿 $\alpha_1$ 微球蛋白（尿 $\alpha_1$–MG）、尿 $\beta_2$ 微球蛋白（尿 $\beta_2$–MG）、尿 N– 乙酰 –$\beta$–D– 氨基葡萄糖苷酶（尿 NAG 酶）、血清胱抑素 C（cystatin C）、eGFR 等。

（11）临床试验期间视情况需增加的安全性指标：当临床试验期间受试者出现心慌、胸闷、胸痛、喘憋、呼吸困难、重度乏力等症状，或发现无法解释的 ECG 异常（例如新出现室性早搏，或室性早搏较入组时加重），特别是处方中含有既往报道有潜在心脏毒性的中药时，应当增加 cTnI 或 cTnT、BNP

或 NT-proBNP、超声心动图、动态心电图等。

当肝功能检查发现 TBil 增高时，应追查直接和间接胆红素。

当肾功能检查发现尿常规检查尿蛋白阳性、且 1~2 周后复查仍为阳性者，增加 24 小时尿蛋白定量检查；尿沉渣镜检发现血尿、且 48 小时后复查仍有血尿者，增加尿红细胞位相检查。存在可疑肾小管损害风险的，增加尿 NAG 酶、尿 $\alpha_1$ 微球蛋白、尿 $\beta_2$ 微球蛋白、尿视黄醇结合蛋白（RBP）等。

### （三）检测时点的设置

安全性指标检测时点（包括时间窗）的设置需符合疾病发生发展变化的规律、相关指标变化规律及药物的特点等因素。但是对于药物重复给药毒性研究提示或处方中含有既往有安全性风险的药味或成份以及受试者为易发生安全性风险的人群等，应酌情增加检测频度[10]。

1. 心脏安全性指标检测时点

若中药新药的疗程 ≤ 1 周，至少需要在治疗前、后各进行 1 次检测；若疗程 >1 周，应在治疗前、治疗开始后第 1 周各进行 1 次检测，此后至少每 4 周进行 1 次，时间应持续 12 周以上。如果在 12 周内未发现心脏损伤的风险信号，检测间隔可适当延长至每 12 周 1 次，直至疗程结束。

2. 肝脏安全性指标检测时点

若中药新药的疗程 ≤ 2 周，至少需要在治疗前、后各进行 1 次检测；若疗程 > 2 周，应在治疗前、治疗开始后 2 周各进行 1 次检测，此后至少应每 4 周进行 1 次，时间应持续 12 周以上。如果在 12 周内未发现肝损伤的风险信号，检测间隔可适当延长至每 12 周 1 次，直至疗程结束。

3. 肾脏安全性指标检测时点

若中药新药的疗程 ≤ 1 周，至少需要在治疗前、后各进行 1 次检测；若疗程 >1 周，应在治疗前、治疗开始后第 1~2 周各检测 1 次，此后至少每 4 周进行 1 次时间应持续 12 周以上。如果在 12 周内未发现肾脏损伤的风险信号，检测间隔可适当延长至每 12 周 1 次，直至疗程结束。

4. 其他安全性指标

对于大于或等于 6 个月的长疗程药物，检测间隔时间一般不应大于 3 个月。

当预期存在相关安全性风险或前期临床试验已出现安全性风险信号的情况下，检测时间不应大于 1 个月，并视情况及时增加检测时点。

### （四）复查与随访

应预先制定临床试验期间或临床试验结束后实验室检测结果出现异常值的复查、随访要求，保证及时预警和采取相应措施，直到实验室检测指标恢复正常或稳定（如果不能期待完全恢复正常）。应在研究病历和病例报告表中完整记录处理过程、随访数据及转归，并附完整相关检查报告单[10]。

对于因此退出研究的受试者，也应密切随访，记录转归及相关数据。

### （五）质量控制

应重视安全性指标观察与检测方法的标准化和一致性。在多中心试验中，应建立各实验室检测标准化的方法，以保证各实验室检测结果评价的一致性，并预先明确实验室指标的正常值范围[10]。

对一些关键而重要的指标，需采用中心实验室检测。需要第三方评价的安全性检测指标（如 ECG、CT 等）应预先规定评价方法和质量控制的具体要求。特别是对于出现 QT/QT$_c$ 异常的情况，申办方应当组织具有资质的独立第三方机构对心电图进行逐一判读，并按照相关指导原则的要求，评估中药新药是否存在致 QT/QT$_c$ 间期延长及潜在致心律失常的风险。

某些易受饮食及生活方式影响的观测指标，应预先明确受试者相关饮食禁忌（如不宜高蛋白 / 高脂 /

高糖饮食，不宜饮酒／茶／咖啡）及生活方式（如不宜剧烈运动，避免劳累）等。

应针对参与安全性研究的人员（研究者、实验室检测人员等）制定相关标准作业程序（SOP），以保证临床试验期间异常值的及时预警、有效处理和完整报告。

## 三、中药新药临床试验安全性评价

### （一）术语标准化

对不良事件表述相似字面术语的不正确、不一致的编码，以及对无关字面术语的不恰当的"类聚"，会扭曲安全性信号。只有预先规定并采用统一的、正确的标准术语，对不良事件进行始终如一和准确的表述，才能使发现安全性信号的机会最大化[10]。

在一个中药新药的整个临床试验中应当采用统一、标准的不良反应编码惯例或字典，推荐使用MedDRA[3,6]。临床试验前预先选择一种公认的标准字典，并形成相应的数据库，数据管理应建立标准流程，且应适时更新字典并保证医学和药物编码在不同版本字典之间的一致性。临床试验使用的字典版本应贮存在数据库里。中医药领域特有的不良事件需按相关程序和要求及时补充纳入所采用的字典。

如果预先没有使用统一的不良事件编码，在分析和总结不良事件时，既要澄清研究者开始使用的术语，也要对有关不良事件进行归类（相关不良事件可能代表同一现象），以保证明确真正的不良事件发生率。研究者开始使用的和后来经改动的术语均应说明。

### （二）安全性数据集的构成

应对退出／脱落病例的原因进行查实和确认，包括认为缺乏疗效、失访、撤除知情同意书或者其他原因等，应尽量查明导致脱落或退出的各种具体的原因，不能简单记录含糊解释，如"撤除知情同意""失访""未回访"等，还应尽可能地全面收集其退出时的安全性数据。

应鼓励退出的受试者说明原因并提供有关信息，尤其需要关注是否为安全性问题。

有些受试者退出原因为实验室数值异常、轻微的症状或体征变化等，虽然尚未达到规定的不良事件程度，也应收集其信息。

在临床试验安全性数据中，任何实验室参数变化及生命体征、体格检查异常都可能提示药物的潜在毒性或风险。因此，在临床试验总结报告中应对受试药物和对照药物（包括安慰剂）的所有不良事件进行详细的描述和报告，包括临床症状、生命体征和实验室检查结果的异常改变等。

### （三）安全性数据的分析与评价

首先，需根据确定暴露的程度（剂量、用药时间、样本量），以决定可在多大程度上评价安全性。其次，应针对常见的不良事件、实验室检查指标的异常进行确认并判断与药物的相关性，进行合理的分类，在试验组、对照组［和（或）安慰剂组］以不良事件或不良反应发生率之间进行比较和分析。最后，针对严重不良事件及重要不良事件、退出试验病例及死亡病例的分析，以发现危重的不良反应和其他重要不良反应[10]。

#### 1.药物暴露的程度

通常包括药物暴露的样本量、暴露持续时间和暴露的剂量。对于存在不同暴露程度的临床试验，应针对不同的暴露程度进行分别的分析和报告。

暴露持续时间：以药物使用时间的平均数或中位数来表示。

暴露剂量：以药物剂量的中位数或平均数来表示，也可以表示为每日平均剂量下有多少受试者数，或常规剂量、最大剂量下有一定暴露时间的受试者数量。

暴露持续时间和暴露剂量也可以根据年龄、性别以及疾病的严重程度等分层表示。

2. 不良事件的描述和分析

描述所发生的不良事件最简单的表达方法是粗率，粗率是根据发生不良事件的患者数除以接受药物治疗的患者总数。

对每一例不良事件应按轻、中、重度程度归类，并根据身体系统进行归类。应进行组间比较，统计每组出现不良事件的受试者例数及发生率，结合不良事件的严重程度（应采用公认的不良事件分级与判定标准）及因果判断分类进行。

对每项实验室指标检查值及生命体征、体格检查指标应进行统计学描述。并提供试验前正常 / 试验后异常、试验前异常 / 试验后异常加重等的汇总情况。应当注意统计学描述方法的科学性和合理性。

临床试验出现的所有不良事件均需进行与药物相关性的分析，明确与药物相关的不良反应、尚不能排除与药物相关的不良事件。

鼓励采用可视化的技术手段对不良事件、不良反应进行分析和展示。

在多中心临床试验中，应当制定统一的标准以保证不同中心对于相同不良事件的分析、判定与评估的一致性。

3. 严重不良事件、重要不良事件的描述和分析

对严重不良事件和研究者认为的重要不良事件需进行逐例分析，以确定 / 排除是否属于药物严重或重要的不良反应。

应明确严重不良事件、重要不良事件的性质和严重程度，导致严重不良事件、重要不良事件发生的临床过程及与治疗的相关性，如剂量、药物浓度、合并用药、受试者其他情况等（如既往疾病史、既往治疗史），进行详细的分析并明确与药物的相关性。

4. 退出试验病例及死亡病例的分析

对因不良事件（不管是否与药物有关）而退出试验或已死亡的受试者进行分析，以发现严重的不良反应和其他重要的不良反应[10-14]。

5. 识别和评估风险因素

通过临床试验安全性数据的汇总，对不良反应 / 不良事件的表现和发生规律进行分析，如时间依赖性、人口统计学因素（如年龄、性别、种族等）、与剂量、药物浓度和给药方式的相关性、基础疾病情况（如肾功能异常）等，寻找可能影响不良反应 / 不良事件发生频率的因素，明确与药物相关的不良反应及尚不能排除与药物相关的不良事件，以评估药物安全性风险发生的原因（高风险因素和高风险发生人群）。具体可参照《中药药源性肝损伤临床评价技术指导原则》[15] 等相关技术要求。

在安全性评价中，还需根据临床试验所有安全性数据，提出相应的风险控制 / 风险最小化的方法，为药物的获益 – 风险评估提供依据。通常风险控制 / 风险最小化的方法包括在拟定的说明书中描述药品安全、有效使用的条件，需关注的临床相关信息等，以尽量减少药物上市后临床使用过程中可能存在的风险。

6. 安全性数据报告分析与评价重点

应对各期临床试验过程中出现的全部不良事件、严重不良事件、重要不良事件进行合理的因果判断，以不良反应类型和发生率等作为临床安全性评价的基础，根据不良反应类型和发生率评价药物不良反应的严重程度。

在安全性评价中主要关注安全性数据是否完整充分有无遗漏，发生的风险是否与对照组进行了合理的比较，是否包括少见的、严重的及与剂量相关的不良反应，是否存在同类药物的安全性问题等。

（薛斐然　马秀璟）

# 参考文献

［1］国家药品监督管理局药品审评中心. 药物临床试验登记与信息公示管理规范（试行）［EB/OL］.（2020-07-01）. https://www.cde.org.cn/main/news/viewInfoCommon/5511bd2febfdf157b7d6e5ca70a10c51.

［2］国家药品监督管理局药品审评中心. 研发期间安全性更新报告管理规范（试行）［EB/OL］.（2020-07-01）. https://www.cde.org.cn/main/news/viewInfoCommon/afced30f3c45431f04b47a7f3faee971.

［3］国家食品药品监督管理总局. 食品药品监管总局关于适用国际人用药品注册技术协调会二级指导原则的公告（2018年第10号）［EB/OL］.（2018-01-25）. https://www.nmpa.gov.cn/xxgk/ggtg/ypggtg/ypqtggtg/20180125175101686.html.

［4］International Conference on Harmonization of Technical Requirements for Registration of Pharmaceuticals for Human Use. E2A: Clinical Safety Data Management: Definitions and Standards for Expedited Reporting［EB/OL］.（1994-10-27）. https://www.cde.org.cn/ichWeb/guideIch/downloadAtt/1/4f620036ec6954c3eae5890c22ac2ab3.

［5］International Conference on Harmonization of Technical Requirements for Registration of Pharmaceuticals for Human Use. E2B（R3）: Implementation Guide for Electronic Transmission of Individual Case Safety Reports（ICSRs）E2B（R3）Data Elements and Message Specification［EB/OL］.（2016-11-10）. https://www.cde.org.cn/ichWeb/guideIch/downloadAtt/1/cce6da0f334b083a752a888dac60df4a.

［6］International Conference on Harmonization of Technical Requirements for Registration of Pharmaceuticals for Human Use. MedDRA Term Selection: Points to Consider［EB/OL］.（2018-09-01）. https://www.cde.org.cn/ichWeb/guideIch/downloadAtt/1/4be82d08910178e0f870c24c957b06bf.

［7］国家药品监督管理局药品审评中心. 药物临床试验期间安全信息评估与管理规范（试行）［EB/OL］.（2020-07-01）. https://www.cde.org.cn/main/news/viewInfoCommon/a1d42f512a341bc079ffb79df91f9cc7.

［8］国家市场监督管理总局. 药品注册管理办法［EB/OL］.（2023-11-24）. https://sjfg.samr.gov.cn/law/pageInfo/main.main?order=10&iframe=pageInfo/law_search_new.law_details?lawId=d7cb7bf8bda84f26b1468334059fbdc8.

［9］国家药品监督管理局药品审评中心. 创新药临床药理学研究技术指导原则［EB/OL］.（2021-12-17）. https://www.cde.org.cn/main/news/viewInfoCommon/9fb670721e516a122f4c0b82cdc854f5.

［10］国家食品药品监督管理总局. 中药新药临床研究一般原则［EB/OL］.（2015-11-03）. https://www.nmpa.gov.cn/xxgk/ggtg/ypggtg/ypqtggtg/20151103120001444.html.

［11］刘炳林. 把好中药新药审评关：中药新药临床研究及总结报告中安全性常见问题分析［J］. 中国医药指南，2003（11）：6-7. DOI: 10.15912/j.cnki.gocm.2003.11.003.

［12］裴小静. 中药新药临床试验报告中的常见问题分析［J］. 中国新药杂志，2009，18（15）：1391-1393.

［13］薛斐然. 中药新药临床试验报告撰写常见问题分析［J］. 中国新药杂志，2016，25（18）：2082-2084.

［14］安娜，韩玲. 中药新药临床试验报告安全性分析方面的常见问题［J］. 中国中药杂志，2021，46（17）：4581-4584. DOI: 10.19540/j.cnki.cjcmm.20210407.501.

［15］国家药品监督管理局. 中药药源性肝损伤临床评价技术指导原则［EB/OL］.（2018-06-12）. https://www.nmpa.gov.cn/xxgk/ggtg/ypggtg/ypqtggtg/20180619172601728.html.

# 第七节　中药临床试验的质量管理

高质量的临床试验是科学评价药物有效性和安全性的根本，是助力中医药产业高质量发展的重要部分。如何设计与实施符合质量标准的临床试验是科学真实评价药物有效性和安全性的决定性因素。药物临床试验质量管理规范（Good Clinical Practice，GCP），涵盖方案设计、组织实施、监查、稽查、记录、分析、总结和报告，是药物临床试验全过程的质量管理标准规定，是国际通行临床试验质量管理规定。随着我国医药创新审评审批制度的改革提速[1]，和国家对中药新药研发的系列鼓励和支持政策落地，规范与提高中药临床试验质量，对维持良好的中药药品研发生态环境有着重大意义[2]。

## 一、国内外临床试验质量管理规范概述

中药临床试验质量管理要符合国际和我国临床试验质量管理的基本规范要求，目前中药临床有效性评价整体质量管理的体系建设主要依据我国 2020 版《药物临床试验质量管理规范》（2020 年第 57 号）和 2016 年 11 月发布的临床试验质量管理规范指导原则（ICH–GCP）。

### （一）ICH–GCP 概述

ICH–GCP 是全球适用面最广的临床研究质量标准，涵盖了临床试验中关于保护受试者权益、临床试验的科学性及完整真实性 3 个方面的重要内容，代表了国际最新的临床试验规范标准，得到了世界各国的广泛认可，也标志着药物临床试验管理国际统一标准形成。2019 年 6 月开始，ICH–GCP 进入了新的修订周期，ICH E6（R3）目前正在修订中。我国于 2017 年 6 月加入 ICH–GCP，2018 年成为 ICH–GCP 管理委员会成员，这标志着我国临床试验与国际紧密接轨。中药临床研究质量管理只有遵守国际通行质量管理规范，才有利于推动中药临床研究的国际化和研究数据的国际共享。

### （二）国内新版 GCP 概述

随着我国药品研发的快速发展和药品审评审批制度改革的深化，2020 年 4 月 23 日，国家药监局联合国家卫生健康委员会发布新版《药物临床试验质量管理规范》（简称新版 GCP），并于 2020 年 7 月 1 日起施行[3]。新版 GCP 与 ICH–GCP 框架基本一致，是我国 GCP 与 ICH 接轨的重要体现，既符合国际 GCP 的基本精神，又符合中国的药政管理法规。由于监管环境、行业发展水平、文化背景等因素的差异，新版 GCP 相较于 ICH–GCP 在疗效评价质量管理细节上有不同之处，更具有中国特色。如新版 GCP 基于目前我国的发展实践，强调了申办者对临床试验质量管理负有主要责任，明确了研究者、研究机构对临床研究质量的责任范围，对于进一步推动我国临床试验管理水平具有重要意义。同时也考虑了中药临床研究特色，规定"中药民族药研究者手册的内容在常规要求的基础上，还应当注明组方理论依据、筛选信息、配伍、功能、主治、已有的人用药经验、药材基源和产地等；来源于古代经典名方中的中药复方制剂，注明其出处；相关药材及处方等资料"。

### （三）中药临床试验质量管理的特殊要求

中药的研发具有较强的中国特色，其临床试验质量管理在遵循以上国际、国内通行质量管理规则的基础上，同时要关注中药特征，中药的疗效评价要有符合其自身特点的评价体系和审评体系，这一点已经引起了国家的高度关注。2019 年《药品管理法》指出"建立和完善符合中药特点的技术评价体系，促进中药传承创新"。同时也要建立符合中药特点的新药审评体系，2019 年中共中央、国务院《关于促进中医药传承创新发展的意见》提出要加快构建中医药理论、人用经验和临床试验相结合的中药注册审评证据体系。并基于该新的审评体系，2020 发布《中药注册分类及申报资料要求》（2020 年第 68 号），提出资料申报的新技术要求，中药临床有效性评价良好的质量管理是既要符合国际临床研究的质量管理通则，又要结合中药临床研究的特点。

## 二、中药临床试验质量管理中的偏倚风险

临床试验质量管理的目标是确保研究结果的真实性及可靠性，偏倚控制是实现该目标的重要手段。控制临床试验过程中的偏倚风险，能够有效减少研究结果的误差，提高研究结论的准确性，从而为临床医疗决策提供更为可靠的科学依据。临床研究从设计、实施到结果的推导过程中的任何一个环节都可能出现偏倚，按照研究中的不同阶段，可归为三大类：选择性偏倚、信息偏倚和混杂偏倚[4]。在中医药临床试验质量管理中，由于中医的独特性及复杂性，其偏倚风险的特殊性是需要深刻认识和应对的重要问题之一。

### （一）选择性偏倚

选择性偏倚主要产生于研究设计阶段，因不正确选择研究对象，使两组研究对象除研究因素外可能在其他因素分布的不均衡，从而导致研究结果偏离真实情况[4]。为有效控制选择性偏倚，强调采用严谨的研究设计，通过随机化、设立合理对照、严格规范的诊断标准、提高应答率等来降低选择性偏倚发生率[5]。中药新药临床研究方案设计既要遵循 GCP 规范，还要遵循和参考《中药注册管理专门规定》（2023 年第 20 号）、《中药新药临床研究一般原则》（2015 年第 83 号）等系列药监局发布的指导性文件的相关要求。

在中药临床试验中选择性偏倚控制上，其难点在于中医证候诊断标准规范性的问题，中医证候诊断虽已有相关的证候诊断量表，但大多数证候诊断量表没有按照规范的方法研制，其准确性和一致性缺乏验证，特别是舌象、脉象及相关症状，描述上存在模糊和抽象性等问题，常依赖于中医医生对于患者的主观判断，导致因不同研究者理解不同、标准不一而产生选择性偏倚。

### （二）信息偏倚

信息偏倚又称为观察偏倚、测量偏倚，主要产生于研究实施阶段，指由于测量、观察方法有所缺陷，导致所获信息偏离真实情况[5]。为控制信息偏倚产生，通常采用以下方法：采用盲法收集资料；对研究过程进行质控管理，包括统一培训、统一标准、统一方法等；尽量采用定量指标等。

在中药临床试验中信息偏倚的控制上，存在一些特殊难点：①由于中药安慰剂存在特殊气味及制备工艺复杂等问题，中药安慰剂模拟效果难以保障而导致盲法困难；②从中药疗效特点的角度来说，中药治疗注重整体观念和辨证论治，在临床试验中，除了关注现代医学的疗效指标外，还需要重视中医证候的变化以及主要症状、生活质量等软指标，如何将这些变化科学、客观地量化，保证研究者评价的一致性，也是一个难点；③中医药学历史悠久，加上我国地域辽阔，有相当部分的中医学名词术语外延宽泛，内涵不清，常出现一词多义、一义多词、词义演变等现象，术语规范化问题严重影响临床试验数据采集的一致性及准确性。

### （三）混杂偏倚

混杂偏倚主要产生于研究设计和资料分析阶段，指由于一个或多个潜在混杂因素的影响，使研究因素与疾病之间联系被掩盖或者夸大，从而错估真实联系而产生的偏倚。针对设计阶段的混杂偏倚控制，通常采用随机化、配比、限制纳排标准的手段，分析阶段通常采用分层分析、统计学标准化方法、多因素分析的手段控制偏倚[4-5]。

在中药临床试验中混杂偏倚控制上，亦存在特殊难点：中医药临床试验中，常存在中西医合并用药、中成药和中药汤剂联合应用、联合中医针灸、推拿等非药物治疗等问题。合并治疗一直是影响药物

有效性评价的重要因素，西药对研究结果的影响相对明确，但中药汤剂、非药物疗法等对研究结果的影响缺乏判断的依据。

## 三、中药临床试验中偏倚控制难点问题的解决方案

通过上述讨论，中药临床试验偏倚风险控制的难点问题聚焦在证候诊断与疗效评价的规范化、中医疗效评价特殊性、中药安慰剂模拟效果、中医药术语规范化及混杂治疗对疗效的影响五方面，具体问题论述及相应解决方案如下。

### （一）证候的规范化问题

辨证论治是中医药发挥疗效的理论基础，中药证候诊断及疗效评价的质量控制直接影响中药新药审评结果，如何在遵循中医自身特点的基础上，实现证候的规范化是保障中药临床试验质量的重点及难点问题[6]。证候的规范化问题可概括为两点：一是证候标准的规范化问题，二是证候采集信息的客观化和量化的问题。

1. 证候标准的规范化

证候标准的规范化是证候规范化最重要的内容[7]。证候标准主要包括证候分类标准、证候诊断及疗效评价标准。

（1）证候分类标准　标准化的证候分类有助于促进临床研究的进行，研究者可以在共同的框架下进行数据收集、分析和比较，从而提高研究结果的可比性和可靠性。现行的国家证候分类标准主要包括《中医病证分类与代码（修订版）》（国中医药医政发〔2020〕3号）、《中医临床诊疗术语第2部分：证候（修订版）》（国中医药医政发〔2020〕3号）[8]、《国际疾病分类第十一次修订本》[9]等。但现有标准主要着眼于术语用词习惯、术语展示形式等方面，多用于指导临床诊疗行为，用于临床研究，仍存在命名不规范、证候分类不统一等问题，尚需要对中医证候分类标准进一步补充、修订及完善[10]。

（2）证候诊断及疗效评价标准　近年来，不断有学者开展证候诊断、疗效评价标准研制方法的研究，并建立了一些证候以及疾病证候的诊断标准，特别是为大家所熟知的血瘀证、肾虚证、脾虚证等的研究，极大地推动了证候标准的研究及应用[11-25]。量表是目前证候标准的主要形式，目前证候量表的研究日益增多，特别在量表研制、阈值建立、诊断效能评价等方面的研究越来越多[26-27]，且已有中医证候诊断标准研制指南发布[28-29]，为规范制定中医证候诊断标准提供思路、方法及技术指导，未来需要在临床中推广应用及完善。中医学的辨证实质是诊断，建立证候诊断标准无可厚非，但由于证候是否是"合格"的结局指标业界尚有争议，以至于如何建立证候疗效评价标准有待商榷，需要进一步研究。此外，由于证候量表的主观性问题，为保障不同研究者试验结果的可重复性，需要重视对于研究者的统一培训。

2. 证候采集信息的客观化及量化

中医四诊信息的客观化及量化是中医规范化的前提和基础[30]。对于四诊关键信息如舌像、脉象、面色等均无图像或其他数据佐证，对于研究数据的真实性及有效性无法核实，难以达到新版GCP对于"源数据"的基本要求[31]。目前已有较多学者通过多学科交叉合作将中医四诊信息客观化、数字化，目前已有舌诊仪、脉象仪等用于记录，建议未来进一步推动四诊客观化测量设备的应用，建立相应的仪器质量标准，将采集的四诊信息实现与临床试验电子化系统进行数据接口[31]。建议在一些中药新药临床试验中尝试应用四诊采集仪，记录受试者的舌象、脉象等信息，以作为证候判断的客观数据依据，最大范围保障中医证候数据的可溯源性[6]。

### （二）中医疗效评价特殊性问题

证候、症状、生活质量等疗效改善在中药新药临床研究中是体现中药疗效特色的重要部分，其评价往往依赖于对患者的主观感受和相关证候等量表评价。在《中药注册管理专门规定》（2023 年第 20 号）中明确提出认为中药的疗效评价应当结合中医药临床治疗特点，选择与中药临床定位相适应、能够体现其作用特点和优势的疗效指标；同时明确提出了可作为中药疗效评价的 8 种情形，丰富了以临床价值为导向的多元化中药临床疗效指标，更是全面反映了中药临床疗效的特点。改善证候或症状的临床定位对中药新药临床试验疗效指标设计以及研究质量方面都提出了新的要求[32]。需要考虑两方面内容，一是应该采用什么样的评价工具、标准；二是如何保障评价指标的数据质量。

1. 评价标准及工具

（1）**选择公认成熟的量表**　首先充分利用现有文献及数据资源，挖掘已有适合的量表，如果已经有公认的中文量表，可以直接使用，如果已有公认、合适的外文量表，需要在中文翻译版验证后方可使用。如果量表不适用，需要对量表进行修订，修订后的量表也需要按照量表制定通用技术要求进行验证后方可使用，同时在应用中需要考虑版权问题[32]。

（2）**开发量表**　如果无相关量表，则可以基于项目具体情况开发适合的量表，如 FDA、CDE 在 PRO 相关指南中明确了 PRO 的研发、翻译、改进流程[33-35]。主要包括：①需构建概念性框架。量表的结构有一级结构、二级结构及三级结构；②建立尽可能丰富的条目池。需要关注条目陈述的方式，避免含混不清、倾向性引导的问题，尽量使用常用语，对文化水平要求不宜太高等，以利于患者对问题的理解和回答；③访谈和德尔菲（Delphi）法实施。量表的初步概念性框架形成后，首先需要进行专家访谈和（或）专家调查，根据专家反馈意见调整概念性框架；④量表的测试及改进。预调查和正式调查后，形成的量表的初始测试版需要在少量的目标人群中进行测试改进，形成正式测试版；⑤验证概念性框架。基于预调查和正式调查内容，从信度和效度上评价概念性框架的适用性[32]。

（3）**症状的评价**　对症状的改善是中药临床疗效的重要体现，对于单一症状的评价，可采用二分类、VAS 量表、数字评定量表（NRS）或 Likert 量表等。亦可根据研究目的，采用专门且公认的评价方法[36]。

2. 保障评价指标数据质量

症状类指标数据的可靠性及数据本身的可溯源性是当前此类中药新药研发的热点及难点[31]。为保障临床试验的质量，有必要对此类指标的采集方式、记录方式等进行规范。采集及记录方式目前分为纸质版文件及电子化数据采集两种。尽管临床试验信息化水平越来越高，但纸质文件在当前临床试验中仍占有较大的比例。对于纸质文件的记录及管理需要按照《药品记录与数据管理要求（试行）》（2020 年第 74 号）和《药品注册核查要点与判定原则（药物临床试验）（试行）》（2021 年第 30 号）要求严格执行。

电子化数据采集的方式目前被认为是收集数据的首选方法，监管机构、行业专家都在推动电子化数据采集系统的普及及应用[37]，电子化信息采集能够更好地满足客观、定量、便捷、低成本和持续动态观测的要求，或可在一定程度上解决中医药临床试验质控方面的困难。当前在国内开展的一些中药新药临床试验中已经在尝试用电子化工具采集主要疗效指标，也取得了较好的效果。但是这些技术的应用目前还存在诸多技术和伦理方面的问题，尚需全行业共同努力来解决这些问题[38]。电子化量表采集系统应满足如下总体技术要求[31]：①要能够实现数据溯源，并保留操作轨迹；②电子化量表采集系统正式使用前应经过伦理委员会批准；③电子化量表采集系统应配备操作手册，使用前应对使用者进行操作培训，相关培训记录应保存在研究原始资料中；④电子化量表采集系统要对不同用户的权限进行明确限定；⑤电子化量表采集系统要经过准确性及稳定性验证，并保留相关验证报告或记录；⑥电子化量表采集系统要符合国家信息安全及个人信息保护相关法律规定。

## （三）中药安慰剂模拟效果问题

新版《药物临床试验质量管理规范》（2020 年第 57 号）要求应选择经过临床试验验证，具有明确安全性、有效性的对照药物，在符合伦理学原则的基础上，采用安慰剂对照[3]。安慰剂的制作质量及模拟效果，决定了临床试验研究中是否存在破盲的可能性，从而影响整个临床研究的质量及疗效评价的客观性及准确性[39]。目前随着对中药新药临床研究规范化要求的提高，中药安慰剂的使用比例不断升高[39]。理想的安慰剂既不含活性成份，又与受试药物具有相同的特征。然而，由于中药特殊的形、色、气、味的影响，中药安慰剂的模拟难度较大，试验过程中极易破盲，为保障中药安慰剂模拟效果，需要从两个方面着手，一是提高中药安慰剂的制备技术，二是完善中药安慰剂模拟效果的评价。

### 1. 提升中药安慰剂制备技术

相较于化学药品，中药成份复杂，中药安慰剂需要在视觉特征、剂型特征和气、味特征等方面尽可能与受试药物一致，同时出于安全性考量，其多采用来自食品、药食两用、食品添加剂和药用辅料等材料制备，一定程度上也制约了模拟中药的特殊气味和物质构成特性，导致其制备难度较大[40-41]，且与受试药相似性较差。因此，中药安慰剂制备技术和制备辅料研究亟待加强和突破[39]。应当加强安慰剂的制备技术及可用原辅料研究，受试药物研究单位和新药开发者在新药临床前的研究中，应该有意识地考虑将来如果进行临床评价，相应的中药安慰剂如何制作，在制作技术和原辅料选择等方面提前有所准备。

### 2. 完善中药安慰剂模拟效果评价

安慰剂模拟效果的好坏直接关系到中药临床试验整体质量，可靠的质量评价标准可以为安慰剂的制定及评价提供有力的支撑[42]。目前针对该方面的研究关注度较高[43-46]，主要包括人工打分法及电子仿生测评法两种手段[42]。已有研究团队制定用于中药新药临床试验中的中成药安慰剂模拟效果人工评价技术规范，为中成药安慰剂的模拟效果评价提供规范化流程和示范性方法，为临床试验药物评价的结果奠定安慰剂模拟合格的基础，从安慰剂的角度，提高临床试验数据的质量，保障药物评价结果的科学性。但目前距离大范围推广，尚需要更多的研究数据和认证工作。建议相关管理部门或行业协会，在临床研究检查或评审过程中，除了对临床研究规范性进行考察外，增加中药安慰剂制作质量和模拟效果的考察和评价，甚至将相关的评价结果与临床研究的数据可靠性评价挂钩。督促和引导研发企业加强中药安慰剂质量和模拟效果的研究，聚焦技术难点和瓶颈问题，逐步改变目前中药安慰剂普遍存在的模拟效果差、质量不高的现状[39]。

但依据目前已有的技术条件及手段来看，中药安慰剂的质量及模拟效果难以短时间内完全解决，因此，也可以考虑根据不同临床研究阶段、剂型和给药方式等特点，采取一定的流程设计和管理，达到实施盲法要求，或增加中药临床试验中的客观性评价指标的权重，降低安慰剂对于结果的影响[39]。

## （四）中医药术语规范化、国际化问题

中医药术语的规范化是中医药学中一项重要的基础性系统工程。中医药学历史悠久，加上我国地域辽阔，方言众多，中国传统文化特色浓厚，以及少数民族医学、外来医学的影响，有相当部分的中医学名词术语外延宽泛，内涵不清，常出现一词多义、一义多词、词义演变等现象。中医药名词术语所表述的概念形式与现代医学也不同，很难用"种加属差"的方法来规定，使得中医药名词术语规范化工作的任务更为艰巨。建立统一的医学术语标准，可以规范病历书写，界定临床诊疗过程中的基本语言，解决医学术语表达不一致造成的误解，提高数据的准确性，最大程度帮助研究者有效提取医学数据[47]。中医药名词术语标准化既是中医药现代化和国际化的基础和前提，也是中医药现代化和国际化建设快速、高效、健康发展，以及推广应用的保障措施，对于中医学知识的传播、国内外医药交流、多学科与多行业间的沟通、中医药科技成果的推广应用及学科技术的发展都有重要意义。

我国一直积极推动中医学术语标准化工作，目前，国内推荐性国家标准为《中医临床名词术语》和《中医临床诊疗术语》（国中医药医政发〔2020〕3号）[8]；国际上为《WHO中医药术语国际标准》、国际标准化组织（ISO）中医药标准化技术委员会出版的《中医药—术语—第一部分：中药材术语》《中医药—术语—第二部分：中药材炮制》，ISO发布的《中医药—诊断词汇—第一部分：舌诊》和《中医药—诊断词汇—第二部分：脉诊》等。但中医药术语标准建设仍存在起步较晚、种类较匮乏、推广和培训力度不足等诸多问题，导致实际应用中标准遵循不够。因此，中医药术语的标准化建设还需要不断规范、完善和更新，需要国家政府层面的支持和引领，以及社会机构团体的积极参与，在术语标准制定过程中，可以跨学科参考各个领域的专业知识，建立合作机制，确保术语的科学性和权威性，促进不同学科间的交流和共识，同时必要时联合多国专家共同构建中医药术语语料库，为后续标准编写和英译提供参考[47]。

### （五）中药临床研究中合并治疗问题

中医药临床研究中常存在中医药物或者多种中医治疗方法的合并应用，包括在使用受试药的基础上，加用西药、中药汤剂、针灸、推拿等，不同药物及治疗方法之间可能存在相互作用或协同效应，难以确定单一因素对于治疗效果的贡献程度，增加了研究结果的解释难度。在中药临床试验中合并治疗存在的问题主要包含三类：一是在方案设计中未对合并治疗进行明确规定或者根据现有经验难以规定；二是由于研究者对于合并治疗对疗效的影响难以判断，如合并推拿、针灸等治疗措施，合并使用中药汤剂等；三是合并用药或治疗记录不全的问题[48]。

针对这些问题，首先需要在临床试验方案设计中，对于合并治疗结合专家经验，进行详细的规定，对于允许使用的合并用药，均应明确其使用条件，列出可接受的使用剂量范围和使用期限，对于运动疗法、针灸等尚未或明确适应症的疗法，也应当根据受试药的特征及治疗定位，预先在方案中明确规定是否允许使用辅助治疗，但对于中药汤剂、针灸、推拿等尚未有明确疗效的干预治疗，目前尚未有相应的判断依据指导，需要开展深入研究，制定相应政策及标准规范；其次需要加强对试验过程的监管和管理，加强对于研究人员的培训工作，确保治疗方案执行的一致性和规范性，同时规范记录合并治疗的具体情况；最后在结果解释时，应综合考虑多种治疗因素的影响，灵活采用分层分析、多因素分析等方法充分讨论其对于受试药疗效评价的影响，进行结果的分析和解读[49]。

## 四、应用实例

### （一）血瘀证诊断标准的演变与发展

血瘀证是中医学常见的基本证候，在诸多疾病的发生、发展中都起着非常重要的作用。随着中医药全球化发展，制定国际组织认可、适应现代临床科研需求的血瘀证指南，对于指导以血瘀证为主要证候的中药临床试验具有重要意义。自20世纪80年代开始血瘀证诊断标准的制定受到海内外医学界的高度重视，国内外建立了多个诊断标准（见表9-7-1），各种标准存在相同点，也存在一些差异，具体比较见表9-7-1。整体上一定程度推动了血瘀证的诊断规范化，在临床试验中发挥了重要作用。但由于版本的多样性，在临床实际应用中难以统一。

在当前现存标准中，2021年制定的《国际血瘀证诊断指南》是ISO认可的国际组织——世界中医药学会联合会发布的首个证候国际标准，是以2016年《实用血瘀证诊断标准》为基础，联合海内外专家共同制定，经过文献研究、定性研究及Delphi法形成，并在临床研究中对该标准进行了一致性及真实性检验，为全球血瘀证的诊断的统一与标准化提供了可参考的依据，未来也需要进一步在临床试验中推广应用，同时不断更新修订。

表 9-7-1　血瘀证诊断标准的比较

| 标准名称 | 年份 | 相同点 | 不同点 |
|---|---|---|---|
| 《血瘀证诊断试行标准》[50] | 1982 年 | | 脑血管造影或 CT 显示的病理改变 |
| 《血瘀证诊断标准》[51] | 1986 年 | | 血管痉挛，唇及肢端紫绀，血栓形成，血管阻塞；腭黏膜征阳性（血管曲张、色调紫黯）。实验室依据：①微循环障碍；②血液流变学异常；③血液凝固性增高或纤溶活性降低；④血小板聚集性增高或释放功能亢进；⑤血流动力学障碍；⑥病理切片示有瘀血表现等；⑦特异性新技术显示血管阻塞 |
| 《国际血瘀证诊断标准试行方案》[52] | 1986 年 | | ①排尿异常（男）；②肢体麻木或偏瘫；③精神狂躁或健忘，自主神经失调；④精神异常（包括郁病、癫病）；⑤口干、手足烦热 |
| 《血瘀证诊断标准的研究》[53] | 1988 年 | | ①细络；②手术史；③腭黏膜征阳性；④肢体偏瘫；⑤精神异常；⑥皮肤粗糙等 |
| 《血瘀证诊断参考标准》[54] | 1989 年 | | ①偏瘫麻木；②瘀血躁狂 |
| 《中医临床诊疗术语·证候部分》（GB/T16751.2）[55] | 1997 年 | ①舌质紫黯或舌体瘀斑、瘀点；②面部、唇、齿龈及眼周紫黑者；③肌肤甲错；④脉涩，或结、代或无脉；⑤固定性疼痛；⑥痛经伴有色黑血块或闭经；⑦身上有病理性肿块；⑧出血倾向、离经之血、出血后引起的瘀血（包括外伤后瘀血） | 瘀血内阻，血行不畅 |
| 《血瘀证中西医结合诊疗指南》[56] | 2011 年 | | ①肢体麻木或偏瘫；②精神、神志异常；③影像学显示血管狭窄、闭塞或血流阻滞；抑或血小板聚集性或血波流变性等理化指标异常提示循环瘀滞等症状 |
| 《实用血瘀证诊断标准》[57] | 2016 年 | | ①不同部位静脉曲张或毛细血管异常扩张；②间歇性跛行；③腹部压痛抵抗感；④影像学显示血管闭塞或中重度狭窄（≥50%），血栓形成、梗死或栓塞，或脏器缺血的客观证据；⑤肢体麻木或偏瘫；⑥精神狂躁或善忘；⑦影像学等检查显示有血管狭窄（<60%）；⑧血液流变性、凝血、纤溶、微循环等理化检测异常，提示血循环瘀滞；⑨近 1 个月有外伤、手术或人工流产 |
| 《国际血瘀证诊断指南》[58] | 2021 年 | | ①各部位的静脉曲张，或毛细血管扩张；②腹部压痛抵抗感；③影像学显示血管闭塞或中重度狭窄（≥50%）；④血栓形成，或梗死，或栓塞的客观证据；⑤肢体麻木或偏瘫，或关节肿大畸形；⑥影像学等检查显示血管轻度狭窄（<50%）；⑦血流动力学、血液流变学、血小板功能、凝血功能、纤溶功能、微循环、X 线胸片、超声等理化检测异常，提示循环障碍，或微血管结构功能异常，或血液呈浓、黏、凝、聚状态；⑧近 1 个月有外伤、手术或流产，或久病不愈（病程≥10 年）者 |

## （二）形成中成药安慰剂模拟效果评价标准

2020 年 4 月国家药监局发布新版《药物临床试验质量管理规范》（2020 年第 57 号）明确提出了试验用药品应当在盲法试验中能够保持盲态，《中药注册分类及申报资料要求》（2020 年第 68 号）提出申办方需提供安慰剂与试验样品的性味对比研究资料，说明安慰剂与试验样品在外观、大小、色泽、重量、味道和气味等方面的一致性情况。临床试验中盲态实施下安慰剂模拟效果评价尤为重要，针对中成药安慰剂模拟效果评价尚无统一规范的评价方法及标准，行业研究者结合中成药安慰剂制备和应用的特点，首创了独立与对比评价相结合的中药安慰剂模拟效果评价标准（T/CACM 1420—2022《中成药安慰剂模拟效果评价规范》），其中独立评价法指评价者对其服用药物是安慰剂还是试验药物进行主观判断；对比评价法为盲法状态下，评价者同时对试验药及安慰剂评价，评价样品之间的一致性。该标准规范了相关术语定义，从评价者、评价内容、评价方法、合格标准对中成药安慰剂模拟效果的评价进行一般性规范，为中成药安慰剂的模拟效果评价提供规范化流程及示范性的方法，为临床药物评价的结果奠定安慰剂模拟合格的基础，可大幅提高临床试验疗效评价的科学性。

## 五、结语

中医药临床试验质量管理对于推动中医药产业的发展，提高中医药临床实践的科学性和规范性具有重要意义。现阶段我国中药临床研究质量管理及临床疗效评价本身存在一定的难度和挑战，随着制药行业的国际化发展和临床试验的产业化大趋势[59]，中药临床研究质量管理的要求也逐渐提高。在中药临床试验质量管理中，需要充分发挥包括政府部门、医疗机构、药企、研究人员、患者等各方作用，在符合国际临床研究质量管理共识的基础上，充分考虑中药临床试验的特殊性，不断强化全流程、各环节的质量控制，完善质量控制方法、规范与标准，提高中医临床研究的质量和效率，为中药临床研究结果的科学性和可靠性提供保障。

（刘丽宏　高蕊）

## 参考文献

［1］孔繁圃．持续深化药品审评审批制度改革以优异成绩迎接党的二十大胜利召开［J］．中国新药杂志，2022，31（18）：1761-1766.

［2］曹丽亚，谢林利，谢江川，等．2020版《药物临床试验质量管理规范》实施后药物临床试验数据现场核查的要点与浅析［J］．中国新药杂志，2023，32（3）：264-269.

［3］国家药品监督管理局，国家卫生健康委员会．关于发布药物临床试验质量管理规范的公告［EB/OL］．（2020-04-06）［2024-04-04］．https://www.nmpa.gov.cn/directory/web/nmpa///xxgk/ggtg/ypggtg/ypqtggtg/20200426162401243.html.

［4］董卫．临床研究中常见的偏倚及其控制［J］．中国实用内科杂志，2007，27（24）：1985-1986.

［5］刘萍，谢雁鸣．中西医结合临床研究方法学［M］．北京：人民卫生出版社，2016.

［6］彭朋，元唯安，胡蕙慧，等．中药新药临床研究中医证候质量控制的思考［J］．中华中医药杂志，2020，35（6）：2722-2724.

［7］王笑丹，张培彤．关于证候规范化的思考［J］．中华中医药杂志，2017，32（8）：3573-3576.

［8］国家中医药管理局．关于印发《中医病证分类与代码》和《中医临床诊疗术语》的通知［EB/OL］．（2020-11-16）［2024-04-10］．http://www.natcm.gov.cn/yizhengsi/zhengcewenjian/2020-11-23/18461.html.

［9］国家中医药管理局．传统医学正式纳入《国际疾病分类第十一次修订本（ICD-11）》［EB/OL］．（2019-05-25）［2024-04-10］．http://www.natcm.gov.cn/guohesi/gongzuodongtai/2019-05-25/9884.html.

［10］徐静雯，牟冬梅，黄玉燕，等．现行中医证候分类标准比较研究［J］．中华中医药杂志，2022，37（10）：5943-5949.

［11］中华中医药学会．T/CACM 062—2018冠状动脉粥样硬化性心脏病痰瘀互结证临床诊断标准［S］．北京：

中国中医药出版社, 2018.

［12］胡镜清, 许伟明, 王传池, 等. 冠心病痰湿证临床诊断标准解读［J］. 中国中医基础医学杂志, 2017, 23（9）: 1247-1252.

［13］李建生, 赵虎雷, 周淼. 肺结节中医证候诊断标准［J］. 中华中医药杂志, 2023, 38（12）: 5912-5914.

［14］周聪慧, 杨燕, 王传池, 等. 冠心病痰湿证临床诊断标准诊断效能评价与阈值修订［J］. 中国中医基础医学杂志, 2021, 27（7）: 1114-1118.

［15］中华中医药学会. T/CACM 1384—2022 冠状动脉粥样硬化性心脏病热结血脉证诊断标准［S］. 北京: 中国标准出版社, 2022.

［16］胡海殷, 王虎城, 王辉, 等. 火热炽盛证（实热火毒）评价标准及其解读［J］. 中华中医药杂志, 2022, 37（6）: 2998-3002.

［17］孙明月, 訾明杰, 秦义, 等. 基于混合方法的《肾阳虚证诊断标准》制定［J］. 中华中医药杂志, 2022, 37（1）: 284-288.

［18］胡海殷, 季昭臣, 王虎城, 等. 火热炽盛证（实热火毒）诊断标准的建立及诊断阈值的探讨［J］. 中医杂志, 2021, 62（20）: 1769-1775.

［19］吴圣贤, 杜雅薇, 马莲, 等. 慢性溃疡气虚毒滞证诊断标准［J］. 中医杂志, 2021, 62（19）: 1746-1748.

［20］于东林, 胡镜清. 关于中医证候诊断标准研究的思考［J］. 中华中医药杂志, 2021, 36（7）: 4110-4113.

［21］王新陆, 王栋先. 血浊证的诊断标准与疗效评价［J］. 天津中医药, 2020, 37（5）: 524-529.

［22］王阶, 邢雁伟. 冠心病心绞痛证候要素诊断标准［J］. 中医杂志, 2018, 59（6）: 539-540.

［23］姜承贤. 利用德尔菲法确立血瘀证证候诊断与疗效评价标准的研究［D］. 北京: 中国中医科学院, 2011.

［24］赵新秀, 寇永锋. 类风湿性关节炎证候诊断标准的研究［J］. 中华中医药学刊, 2010, 28（3）: 500-502.

［25］侯风刚, 赵钢, 岳小强, 等. 原发性肝癌脾气虚证量化标准的研究［J］. 上海中医药杂志, 2007, 41（6）: 23-25.

［26］陈国林, 胡随瑜, 陈泽奇, 等. 中医肝脏辨证标准规范化研究: 肝阳上亢证辨证标准［J］. 中国中医基础医学杂志, 2001, 7（12）: 13-16.

［27］胡海殷, 季昭臣, 李楠, 等. 中医证候诊断标准研究现状及方法分析［J］. 中华中医药杂志, 2021, 36（12）: 7442-7446.

［28］中华中医药学会. T/CACM 1336—2020 基于病证结合的中医证临床诊断标准研制与应用规范［S］. 北京: 中国标准出版社, 2020.

［29］世界中医药学会联合会, 呼吸疾病中医药防治省部共建协同创新中心, 河南中医药大学, 等. 中医证候诊断标准研制指南［J］. 中国循证医学杂志, 2023, 23（9）: 993-998.

［30］张世祺, 孙宇衡, 咸楠星, 等. 中医四诊客观化与智能化研究进展［J］. 中医药导报, 2023, 29（6）: 170-174.

［31］元唯安, 唐健元, 高蕊, 等. 中药新药临床试验质量控制关键问题的专家共识［J］. 中国中药杂志, 2021, 46（7）: 1701-1705.

［32］严华美, 江云, 胡薏慧, 等. 治疗症状类中药新药临床试验疗效指标设计的关键问题［J］. 药物评价研究, 2023, 46（9）: 1833-1840.

［33］Administration UFAD. Guidance for Industry: Patient-Reported Outcome Measures: Use in Medical Product Development to Support Labeling Claims［EB/OL］.（2019-10-17）[2024-04-07]. https://www.fda.gov/regulatory-information/search-fda-guidance-documents/patient-reported-outcome-measures-use-medical-product_x0002_development-support-labeling-claims.

［34］Administration UFAD. Guidance4: Incorporating Clinical Outcome Assessments into Endpoints for Regulatory Decision Making［EB/OL］.（2019-12-06）[2024-04-07]. https://www.fda.gov/media/132505/download.

［35］国家药品监督管理局药品审评中心. 患者报告结局在药物临床研发中应用的指导原则（试行）［EB/OL］.（2021-12-27）[2024-04-07]. https://www.cde.org.cn/main/news/viewInfoCommon/c2f79c22e8678241b030c71523eb

300c.

［36］国家药品监督管理局.证候类中药新药临床研究技术指导原则［EB/OL］.（2018-11-01）［2024-04-07］.https://www.nmpa.gov.cn/directory/web/nmpa//////xxgk/ggtg/ypggtg/ypqtggtg/20181106155701473.html.

［37］孙昱.符合中医药特点的中药新药评价思路探讨［J］.中国药事，2020，34（7）：749-753.

［38］宋彩梅，吕佳康，薛斐然，等.移动信息技术在中药临床研究中的应用［J］.中国临床药理学杂志，2020，36（22）：3862-3864.

［39］史万忠，元唯安.安慰剂对中药新药临床试验的影响及相关建议［J］.药物评价研究，2022，45（5）：817-821.

［40］唐旭东，卞立群，高蕊，等.中药临床试验安慰剂制作探讨［J］.中国中西医结合杂志，2009，29（7）：656-658.

［41］张三妹，吴梅，吴飞，等.确保盲法实施的中药安慰剂制备和评价关键问题［J］.中草药，2022，53（21）：6919-6930.

［42］邵靖渊，胡蕙慧，元唯安，等.中药安慰剂制作工艺及评价方法的研究进展［J］.药物评价研究，2023，46（5）：1125-1130.

［43］王茹茹，刘玉杰，杨添钧，等.中药安慰剂评价客观量化的思考［J］.世界科学技术：中医药现代化，2014，16（3）：485-489.

［44］罗丹.中药颗粒剂的安慰剂评价及制备工艺研究［D］.成都：成都中医药大学，2013.

［45］陆芳，唐健元，赵阳，等.中药新药临床试验中安慰剂模拟效果评价与思考［J］.中国循证医学杂志，2018，18（11）：1163-1168.

［46］孙明月，陆芳，赵阳，等.中药制剂银杏叶滴丸的安慰剂制备及模拟效果评价［J］.中草药，2019，50（20）：4884-4888.

［47］武睿婕，吕明，陈佳齐，等.国内外医学术语相关标准现状及发展分析［J/OL］.中国中西医结合杂志：1-7.［2024-04-12］.

［48］陈红芳，窦文琴，丁绍红，等.药物临床试验质量控制中发现的问题及改进措施探讨［J］.安徽医药，2020，24（3）：613-616.

［49］国家药品监督管理局.总局关于发布抗抑郁药的药物临床试验技术指导原则的通告（2018年第39号）［EB/OL］.（2018-02-27）［2024-04-10］.https://www.nmpa.gov.cn/xxgk/ggtg/ypggtg/ypqtggtg/20180227164701847.html.

［50］中国中西医结合研究会第一次全国活血化瘀学术会议.血瘀证诊断试行标准［J］.中西医结合杂志，1983，3（3）：封2.

［51］第二届全国活血化瘀研究学术会议修订.血瘀证诊断标准［J］.中西医结合杂志，1987，7（3）：129.

［52］小川新，桑滨生.国际瘀血诊断标准试行方案［J］.临床荟萃，1987，2（12）：558.

［53］王阶，陈可冀，翁维良，等.血瘀证诊断标准的研究［J］.中国中西医结合杂志，1988，8（10）：585-589.

［54］血瘀证研究国际会议.血瘀证诊断参考标准［J］.中西医结合杂志，1989，9（2）：111.

［55］国家技术监督局.GB/T16751.2—1997中医临床诊疗术语·证候部分［S］.北京：中国标准出版社，1997.

［56］中国中西医结合学会活血化瘀专业委员会.血瘀证中西医结合诊疗共识［J］.中国中西医结合杂志，2011，31（6）：839-844.

［57］中国中西医结合学会活血化瘀专业委员会，陈可冀，徐浩，等.实用血瘀证诊断标准［J］.中国中西医结合杂志，2016，36（10）：1163.

［58］国际血瘀证诊断指南（2021-12-16）［J］.世界中医药，2022，17（1）：31-36.

［59］王晓晖，陈静，李静，等.中国临床试验实施质量控制的发展与变革［J］.中国循证医学杂志，2018，18（08）：776-782.

# 第十章
# 中药"三结合"审评证据体系及方法

## 第一节 中药"三结合"审评证据体系的构建

### 一、中药"三结合"审评证据体系的提出

中药是在我国中医药理论指导下使用的药用物质及其制剂，是我国独特的卫生资源和具有原创优势的科技资源，具有独特的理论体系、思维－实践模式和技术方法。不同于化学药经过药效作用机制研究，明确作用靶点、通路，历经非临床安全性和有效性评价后，才能进入上市前临床试验的研发路径，中药，尤其是中药复方制剂，在新药研发前多具有一定的临床实践经验，其中蕴含着重要的有效性和安全性信息，因此其研发具有独特性，来源于临床又回归于临床，始终不脱离人。

研发路径的不同就决定了支持中药注册的审评证据应当与化学药的有所不同。按照从实验室－动物－临床的研发思路，既往化学药的审评证据体系不能充分体现具有传统中医药理论支持和指导、有人用经验中药的研发规律，难以评估其临床价值、彰显其特色优势，因此，有必要建立一套符合中药研制规律、能够体现其作用特点和优势的审评工具。

2019年10月20日，中共中央、国务院发布的《关于促进中医药传承创新发展的意见》[1]中首次提出构建中医药理论、人用经验和临床试验相结合（简称"三结合"）审评证据体系的要求。为全面落实党中央的决策部署，国家药品监督管理局（简称国家药监局）于2020年12月21日起草了《国家药监局关于促进中药传承创新发展的实施意见》（国药监药注〔2020〕27号）[2]（简称《实施意见》），再次强调按照中药特点、研发规律和实际，构建"三结合"审评证据体系的创新举措。之后，建设中药"三结合"审评证据体系的要求也在国务院和国家药监局印发的文件中被多次提及（见图10-1-1）。

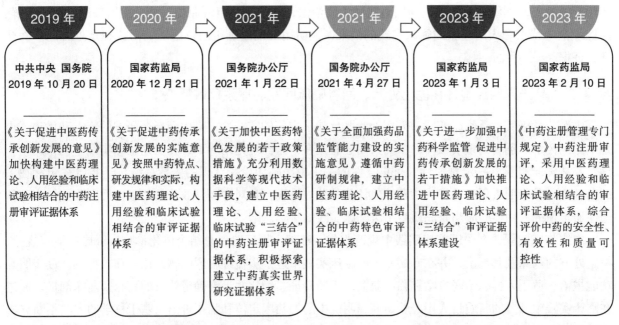

图 10-1-1　涉及中药"三结合"审评证据体系内容的文件

## 二、中药"三结合"审评证据体系框架

中药"三结合"审评证据体系的构建，以中医药理论、人用经验、临床试验作为支持中药注册证据的主体框架，基于中医药理论合理拟定组方、提出临床问题、发现疗效特点，基于人用经验优化固定处方、回答临床问题、探索疗效特点，基于临床试验验证中药新药、确定临床问题、确认临床获益，三者有机结合，综合评价中药新药的安全性、有效性，符合中药研发的特点、规律和实际（见图 10-1-2）。

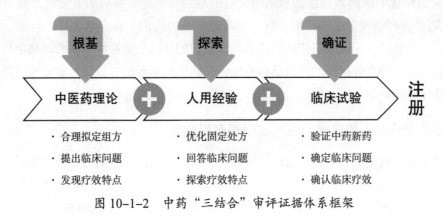

图 10-1-2　中药"三结合"审评证据体系框架

### （一）基于中医药理论合理拟定组方、提出临床问题、发现疗效特点

中医以人体为研究对象，通过朴素的唯物主义观点，将阴阳、五行、精气神等哲学概念与医药学知识融为一炉，经过几千年的临床实践，最终形成了一套独具特色的中医药理论，是对人体生理、病因病机、药物药性的朴素认知，本身即带有经验色彩。在中药"三结合"注册审评证据体系中，中医药理论是中药新药研发的根本，是指导中医临床诊疗实践和中药遣方用药的重要依据，拟研发中药应当具有中医药理论的支持证据，但需要人用经验的验证及循证证据的支持。

中药新药研发应在中医药理论指导下合理组方，拟定功能、主治病证、适用人群、剂量、疗程、疗效特点和服药宜忌，在中医临床实践中观察疾病进展、证候转化、症状变化、药后反应等规律，发现中药的疗效特点。围绕主治病证的病因病机和治则治法，清晰阐释组方原理，结合主治病证、用药人群、药性理论等特点和人用经验或临床实践的结果，说明用法用量确定的依据[3]，形成拟定处方的中医药理论证据。

### （二）基于人用经验优化固定处方、回答临床问题、探索疗效特点

中医药学极其注重临床实践。人用经验既反映了中药的实践性，是中药新药研发的特点和优势，也是中医药传承、创新的重要载体。中药人用经验是在中医药理论指导下，在长期临床实践中积累的用于满足临床需求且具有一定规律性、可重复性的关于中医临床诊疗认识的概括总结[4]，将既往包涵在中医药理论部分中的人用经验作为中药疗效评价的独立维度，是对中药疗效认知的理性回归。支持中药新药注册申请的人用经验应当是高质量中医临床实践的科学总结[5]。

围绕临床问题，在中医临床实践中规范收集、整理人用经验，总结个体化诊疗实践中的治疗规律，拟定处方的药味及其剂量，并在专病专方的临床实践中进一步梳理临床问题、探索疗效特点，逐步明确功能主治、适用人群、给药方案和临床获益，不断验证、优化并最终确定处方的药味及药味剂量。通过在临床实践中开展的高质量人用经验研究，明确中药的临床定位和临床价值，基于科学的方法不断分析总结，获得支持注册的人用经验证据，完整、准确地回答临床问题。

### （三）基于临床试验验证中药新药、确定临床问题、确认临床疗效

开展临床试验的目的是通过证据充足而且具有良好对照的临床试验，证实试验药物具有公认、可靠的临床价值。支持中药注册的确证性临床试验通常包括随机对照临床试验（RCT）和实用临床试验（PCT），真实世界研究更符合中医临床实践的特点，但鉴于其在数据治理、分析方法及结果解释等方面面临的挑战，随机对照临床试验作为高质量的循证证据，是目前药物研发的通行方法，对药物的有效性和安全性评价具有重要的作用，中药创新药上市前仍以开展随机对照临床试验为主。

临床试验应当结合中医药理论依据和人用经验的总结，对尚未明确的有效性、安全性问题开展研究[6]。基于前期总结的临床定位、适用人群、用药剂量等的认识，确定纳入排除标准、治疗方法及对照，设计临床试验；通过人用经验对疗效特点和临床获益的总结，估算样本例数、确定与临床定位相适应、体现中药新药作用特点和优势的疗效结局指标，确认中药新药的有效性、安全性以及临床获益，最终获得确证性临床试验证据。

### （四）中医药理论、人用经验、临床试验的有机结合

中医药理论是临床遣方用药的重要依据、中药组方对拟定功能主治的合理性解释，为中药新药的研制提出了临床问题，发现疗效特点，引导人用经验的收集整理；人用经验是中药传承创新的核心，在获取人用经验的过程中，逐步明确临床问题，探索中药有效性、安全性以及治疗特点，不仅验证了中药研发的理论依据，为组方的优化、固定提供支持，通过人用经验证据有效桥接临床试验，也为试验方案的精准设计及成功实施奠定了基础；临床试验作为公认的有效性、安全性评价方法，在中医药理论依据和人用经验的基础上，确定临床问题、确认中药的临床疗效，也是对中医药理论依据及人用经验探索的确证。三者相互衔接、互为验证、有机结合，共同形成支持中药新药注册的审评证据。

中医药理论历经几千年的发展，有些中药处方的理论依据来源于古代医籍，有些来源于现代中医药理论研究或医家论述，许多理论并不被公认，对于不符合传统中医药理论一般认知、有争议或创新的中医药理论表述，可以基于人用经验提出临床问题、发现疗效特点，增加人用经验和临床试验证据的支持作用。处方的中医药理论支持证据充分，如无法梳理出可适用的人用经验数据或人用经验证据的支持程度较弱，可以根据人用经验的支持情况前瞻性收集人用经验数据，或设计探索性临床研究，人用经验已

说明的问题无需进一步探索，可以直接开展必要的确证性试验。

因此，从更加广泛的意义上讲，"三结合"审评证据体系下的中药新药研发，能够涵盖目前中药研发的所有路径。对于按古代经典名方目录管理的中药复方制剂（3.1 类中药），中医药理论证据充分，且具有悠久的人用历史，至今仍广泛应用、疗效确切，则无需提供现代人用经验证据和开展临床试验；基于药理学筛选研究确定拟研发的中药，如不具备中医药理论的支持证据和人用经验基础，就应当重视临床试验对中药安全性、有效性的支持作用，循序开展探索性试验和确证性试验。除上述两种中药研发路径外，根据处方的中医药理论和人用经验的支持程度，可以选择不同的注册申报类别、制定适宜的临床研发策略，进行中药研发及新药注册，包括但不限于以下路径：其他来源于古代经典名方的中药复方制剂（3.2 类中药），如具备古代经典名方的特征要素及丰富的人用经验，也不需要开展临床试验；中药创新药中药复方制剂（1.1 类中药），具有充分的中医理论支持和丰富的人用经验，可视人用经验的支持情况，开展必要的临床试验；对于没有前期基于人用经验研究基础的中药复方制剂，也可以遵循常规路径进行临床研发。本章节所讨论的中药"三结合"审评证据体系，主要基于具有中医药理论、临床实践经验 1.1 类中药新药研发的视角，论述其中医药理论、中药人用经验和临床试验 3 个维度的审评证据。

## 三、中药"三结合"审评证据体系对新药转化的作用

中药"三结合"审评证据体系的建立，通过提高研发水平和研发效率促进中药新药转化，是贯彻落实习近平总书记关于"改革完善中药审评审批机制，促进中药新药研发和产业发展"要求的重要举措之一，符合《关于进一步加强中药科学监管 促进中药传承创新发展的若干措施》[7]中持续推进注册"末端"加速变为向"前端"延伸全程加速的要求，有助于利用丰富的中医临床诊疗资源，快速筛选出更多、更有临床价值的中药新药。

### （一）中医药理论的传承创新推动中药新药转化

中医药理论和整体性的中医思维是临床实践中遣方用药的重要依据，总结医师在长期临床实践中形成的医理、治法、处方和药物配伍等规律，形成独有的中医思维方法，能够推动中医药理论的不断创新发展，为中药新药研发提供源头活水的永续动力，推动中药新药的转化[8]。

### （二）重视人用经验的支持作用加快中药新药转化

通过人用经验分析临床需求、预判临床价值，是中药研发选题立项的重要基础，有助于避免低水平重复；通过人用经验数据的回顾性总结及前瞻性研究验证评估，有助于优化中药处方、不断提高临床疗效，是产品上市后具备核心竞争力的保障；根据人用经验对有效性和安全性的支持程度、能否完整准确地回答临床问题，有助于优化中药研发策略；结合人用经验，有助于建立一套真正具有中医药特色的中药早期研发技术，比如选择最接近临床实际用药的工艺路线、适当减免药效学试验、确定药效学模型、为制定药理毒理试验研究策略提供依据等，从而缩短研发周期、降低研发风险、提高研发效率、加快中药新药的转化[8]。

### （三）临床试验的精准设计实现中药新药转化

根据人用经验所能回答的临床问题，也为随机对照临床试验方案的精准设计及其成功实施奠定了基础，不仅有助于选择适用人群、确定疗程及访视时点，通过建立与中药临床定位相适应、体现其作用特点和优势的疗效评价标准，全面、客观、科学地评价有效性及安全性，通过提高临床试验水平打通临床研究最后一公里，实现中药新药的转化[8]。

## 四、中药"三结合"审评证据体系的初步构建

中药"三结合"审评证据体系是对符合中医药特点研发模式的全新探索。为配合《药品注册管理办法》的实施，国家药监局早在 2020 年就组织制定了《中药注册分类及申报资料要求》[9]，对中医药理论、人用经验和临床试验的申报资料提出了具体要求，又于 2023 年制定发布实施了《中药注册管理专门规定》（简称《专门规定》），与新修订《药品管理法》、《药品注册管理办法》有机衔接，作为系列药品研制技术指导原则的规范性文件，对中药人用经验的具体内涵，作为支持中药安全性、有效性证据的合规性、药学研究要求，以及人用经验证据支持注册申请的情形等进行了明确，进一步落实加快推进中医药理论、人用经验、临床试验"三结合"的中药审评证据体系建设。药审中心也先后发布了《中药新药复方制剂中医药理论申报资料撰写指导原则（试行）》《基于人用经验的中药复方制剂新药临床研发指导原则（试行）》《基于人用经验的中药复方制剂新药药学研究技术指导原则（试行）》等，以及在"三结合"审评证据体系下慢性胃炎、胃食管反流病、恶性肿瘤等相关适应证临床疗效评价的技术指导原则，初步构建起符合中医药特点的技术审评体系，加强对中药新药临床研发的指导（见表 10-1-1）。

**表 10-1-1　药审中心系列药品研制技术指导原则**

| 发布时间 | 指导原则 |
| --- | --- |
| 2021 年 10 月 15 日 | 《古代经典名方中药复方制剂说明书撰写指导原则（试行）》 |
| 2021 年 10 月 15 日 | 《中药新药复方制剂中医药理论申报资料撰写指导原则（试行）》 |
| 2022 年 4 月 29 日 | 《基于人用经验的中药复方制剂新药临床研发指导原则（试行）》 |
| 2022 年 4 月 29 日 | 《基于"三结合"注册审评证据体系下的沟通交流指导原则（试行）》 |
| 2023 年 7 月 21 日 | 《其他来源于古代经典名方的中药复方制剂药学研究技术指导原则（试行）》 |
| 2022 年 4 月 29 日 | 《基于人用经验的中药复方制剂新药药学研究技术指导原则（试行）》 |
| 2022 年 12 月 21 日 | 《中药新药用于慢性胃炎的临床疗效评价技术指导原则（试行）》 |
| 2022 年 12 月 21 日 | 《中药新药用于胃食管反流病的临床疗效评价技术指导原则（试行）》 |
| 2023 年 4 月 14 日 | 《与恶性肿瘤治疗相关中药新药复方制剂临床研发技术指导原则（试行）》 |
| 2023 年 11 月 14 日 | 《糖尿病视网膜病变相关中药新药临床研发技术指导原则（试行）》 |
| 2024 年 3 月 1 日 | 《小儿便秘中药新药临床研发技术指导原则（试行）》 |
| 2024 年 4 月 30 日 | 《中药新药用于紧张型头痛的临床疗效评价技术指导原则（试行）》 |

中药"三结合"审评证据体系目前仍在积极地构建和探索中，也需要更多的细则和解决方案对其进一步丰富和完善，比如临床价值评估、人用经验数据的收集、整理等，对于在《专门规定》中列举的可作为中药疗效评价指标的情形，丰富了以临床价值为导向的多元化中药临床疗效评价方法，为中药新药研制拓展了思路，但相应疗效评价指标体系的建立也尚待进一步完善。

（路遥　王海南）

# 参考文献

［1］中共中央 国务院. 关于促进中医药传承创新发展的意见［EB/OL］.（2019-10-20）［2024-04-15］. https://www.gov.cn/gongbao/content/2019/content_5449644.html.

［2］国家药品监督管理局. 国家药监局关于促进中药传承创新发展的实施意见［EB/OL］.（2020-12-21）［2024-04-15］. https://www.nmpa.gov.cn/xxgk/fgwj/gzwj/gzwjyp/20201225163906151.html.

[3] 国家药品监督管理局药品审评中心. 中药新药复方制剂中医药理论申报资料撰写指导原则（试行）[EB/OL].（2021-10-15）[2024-04-15]. https://www.cde.org.cn/main/news/viewInfoCommon/bfe3d71270e186a08fe353664031e1b7.

[4] 王海南. 中药审评审批改革与中药注册分类：2020第四届中国创新药论坛发言[J]. 中国新药杂志，2021，30（3）：193-196.

[5] 国家药品监督管理局药品审评中心. 基于人用经验的中药复方制剂新药药学研究技术指导原则（试行）[EB/OL].（2023-10-16）[2024-04-15]. https://www.cde.org.cn/main/news/viewInfoCommon/f7840a316591e68be0a0d9b5a4a66d72.

[6] 国家药品监督管理局药品审评中心. 基于人用经验的中药复方制剂新药临床研发指导原则（试行）[EB/OL].（2022-04-29）[2024-04-15]. https://www.nmpa.gov.cn/xxgk/ggtg/ypggtg/ypqtggtg/20220505092004149.html.

[7] 国家药品监督管理局. 关于进一步加强中药科学监管 促进中药传承创新发展的若干措施[EB/OL].（2023-01-03）[2024-04-15]. https://www.nmpa.gov.cn/xxgk/fgwj/gzwj/gzwjyp/20230103172324162.html.

[8] 路遥，王海南. 浅析"三结合"审评证据体系对中药新药转化的作用[J]. 生物医学转化，2022，3（3）：12-14；30.

[9] 国家药品监督管理局. 国家药监局关于发布《中药注册分类及申报资料要求》的通告（2020年第68号）[EB/OL].（2020-09-27）[2024-04-15]. https://www.nmpa.gov.cn/xxgk/ggtg/ypggtg/ypqtggtg/20200928164311143.html.

# 第二节　人用经验的规范收集整理

## 一、拟定处方的中医药理论证据

来源于中医临床实践的中药新药研制应当符合中医药理论。与主治相关的中医药理论大多来源于古代医籍，属于对主治的普遍认识，对来源于现代中医药理论研究或医家论述的，应当具有并论证其合理性。作为拟定处方的中医药理论证据，应当以中医药理论阐述主治病证的发病原因、疾病发展过程及转归、病证的分期分型，说明与病因病机对应的证候特点、治则治法，以及治疗优势和特点；围绕主治病证的病因病机和治则治法，清晰阐释组方原理，理法方药的一致性；结合主治病证、用药人群、药性理论等特点和人用经验或临床实践的结果，说明用法用量确定的依据；分析说明处方功能主治确定的理论依据，如组方配伍法则与所治疗疾病病因病机契合度、处方传承来源等。更具体的内容和要求可参见《中药新药复方制剂中医药理论申报资料撰写指导原则（试行）》。

人用经验收集整理的过程应当是根据基于中医药理论拟定的功能、主治病证、适用人群、剂量、疗程、疗效特点和服药宜忌，进一步发现、探索中药的疗效特点，并在临床实践中围绕临床定位优化处方组成的过程。

## 二、人用经验的内涵及形成

### （一）人用经验的内涵

如果将人用经验分为广义和狭义的话，广义的人用经验包括了中医药理论所蕴含的实践经验以及古代医案所记载的临床经验，而中药"三结合"审评证据的人用经验则为狭义的人用经验，是基于固定处方对当代临床实践的高质量总结[1]。

中药人用经验通常在临床实践中积累，具有一定的规律性、可重复性和临床价值，包含了在临床用药过程中积累的对中药处方或者制剂临床定位、适用人群、用药剂量、疗效特点和临床获益等的认识和总结[2]。因此，不能将以中药研发为目的总结的人用经验等同于为形成临床诊疗方案所总结的人用经验，后者通常会围绕基础方随症加减，不需要完全固定处方[1]，而用于支持中药注册申请的人用经验，是关于固定的中药处方或中药复方制剂，在临床实践中规范收集整理的、高质量、适用的人用经验数据，经过合理、充分的分析及正确的结果解释，能够完整、准确回答临床问题并体现临床获益和临床价值的人用经验证据。

### （二）人用经验的形成过程

中医临床实践也是人用经验形成的过程。来源于中医临床实践的中药新药，应当在总结个体用药经验的基础上，经临床实践逐步明确功能主治、适用人群、给药方案和临床获益，形成固定处方，在此基础上研制成适合群体用药的中药新药[1]。因此，要形成"三结合"中的人用经验，大致要经历总结个体用药经验形成临床经验方，以及进一步梳理临床问题并进行一定程度验证两个阶段。

第一阶段是临床经验方的形成阶段。在临床诊疗实践中，医师会在既有中医药理论指导下，结合自身实践经验，根据不同患者的需求，拟定不同的中药处方。通过总结临床个体化诊疗实践中的治疗规律，逐渐确定治则治法，确定处方的药味及其剂量[1]。

第二阶段是进一步梳理临床问题并进行一定程度验证的阶段。在处方确定后，经过专病专方的反复临床实践，进一步梳理临床问题，总结疗效特点，使临床经验方的功能主治、适用人群、给药方案和临床获益等临床问题变得更加清晰。在此阶段，可以尝试采用临床研究的方法对临床经验方的疗效作进一步评估，为研发群体用药作准备[1]。

以上两个阶段既可以单向递进，也可以针对某些不足进一步优化处方，循环往复以不断提高临床疗效，直至最终确定临床经验方的最佳药味及其用量。

## 三、人用经验数据的规范收集整理

人用经验证据是落实"三结合"中药注册审评证据体系的关键，中药人用经验证据的形成需要以适用的高质量人用经验数据为前提。不能将人用经验数据的收集整理简单地理解为是若干关于固定处方/中药制剂病历的堆砌，必须加强对人用经验数据的规范收集整理，才能符合药品注册核查中临床核查的要求，保证数据真实、完整、准确。

### （一）人用经验数据的回顾性收集整理

来源于临床实践的中药，或为医家学术思想、临证经验的凝练，或为古代经典名方加减化裁，具有充分的中医药理论支撑，以临床经验方、医疗机构中药制剂等形式，经过较长时间和（或）较大人群范围临床实践，积累形成了大量承载着人用经验的资料，包括医疗机构数据管理系统、纸质或电子病历记录、中药处方、课题研究资料、论文著作、医案医话、研究团队访谈记录、医师笔记、影像资料等。鉴于中医临床实践以对个体病例的辨证论治为主，处方在临床经验方的基础上大多随症加减，这样的资料难以直接成为反映中药人用经验的资料。在资料真实、可溯源的前提下，应首先进行人用经验数据的回顾性收集整理。

1. 临床实践数据的收集整理

（1）梳理处方来源与演变、筛选病例　处方来源与演变包括处方的来源、所依据的中医药理论基础，处方药味药量、剂型、功能主治范围、适用人群、用法用量、疗程、是否含有毒性药味或含有中药配伍禁忌等信息[3]。通过专家访谈、研究团队访谈、文献著作检索、查阅医案、病历及临床科研资料等方式明确处方来源，围绕基础方、使用文字或表格整理不同资料中关于不同药味及其剂量处方的功能主治、用药人群、剂型、用法用量及疗程等信息，梳理处方变化情况，明确临床使用时究竟用的是什么处方、药味及其剂量，采用何种工艺、制成何种剂型，什么样的人适用，疗程多长等，以制定病例筛选标准，在临床使用的医疗机构筛选出接受治疗的个体病例及其临床实践数据。

（2）**人用经验临床实践数据的收集整理**　个体病例的临床实践数据主要来源于医疗机构信息系统及病案库等原始记录数据，还可以来源于既往针对临床经验方开展的临床研究、文献、医案、医师笔记等，以及部分患者提供的院外数据等，既有结构化和非结构化数据，数字化或非数字化的记录，也有理化检查及影像学资料等，对不同来源的临床实践数据应分类整理。

鉴于医疗机构门诊和急诊病历记录的信息量较少、数据缺失较多、数据管理系统种类繁多、数据存储分散等情况，在收集整理病历记录数据时，应注意对同一病例不同来源的临床数据进行数据整合、链接，并避免病例数据的重复使用。对于既往开展的临床研究数据，应收集其个体层面研究病历所记录的原始数据、或为临床研究项目独立收集并录入数据库的数据。更具体的内容和要求可参见《用于产生真实世界证据的真实世界数据指导原则（试行）》。

2. 人用经验临床实践数据的评价与治理

基于人用经验的中药新药研发，其临床数据通常是既往获得的，收集整理其中的人用经验数据属于回顾性收集，无论是源于病历记录还是之前开展的相关临床研究，鉴于其数据不完整、数据标准不统一等问题，都需要通过对人用经验临床实践数据的评估以及统一、规范的数据治理，才能够整理出高质量、适用的人用经验数据。

（1）**人用经验临床实践数据的初步评价**　在数据治理之前，应首先对人用经验临床实践数据进行初步评价，主要内容包括是否具有数据的使用权限、数据的使用是否符合伦理审查法规要求和数据安全与隐私保护要求、关键变量（如结局变量、暴露/干预变量、人口学变量和重要的协变量等）是否完整等，符合要求的数据才能够被用于整理形成人用经验数据。如果临床数据来源于既往开展的前瞻性临床研究，则无需进行初步评价。

（2）**数据治理**　为了整理形成人用经验数据，还需要对既往获得的人用经验临床实践数据进行数据治理，除了对患者信息保护和数据安全性的处理、对同一病例不同来源临床数据的数据整合、链接，对重复数据、异常数据和缺失数据执行统一的数据处理标准外，还有必要建立完善的数据质量管理体系以确保人用经验数据的质量。

（3）**经治理人用经验数据的适用性评价**　经治理人用经验数据的适用性主要从相关性和可靠性两方面进行评价。相关性重点关注关键变量的覆盖度、暴露/干预和临床结局定义的准确性、目标人群的代表性和多源异构数据的融合性；可靠性主要包括数据的完整性、准确性、透明性、质量控制和质量保证等几个方面[3]。

数据治理与评估的详细要求可参阅《用于产生真实世界证据的真实世界数据指导原则（试行）》。

### （二）前瞻性收集整理人用经验数据

由于现阶段病历记录的信息量普遍较少、以及部分既往开展的临床研究数据与中药新药研发所关注的临床问题不相关等原因，基于既往获得的临床实践数据无法形成关于临床治疗的规律性认识、确定处方的药味及其剂量，或者初步确定的处方其临床疗效尚未在更广泛的诊疗实践中得到验证、重复，就需要基于既往经治理后人用经验数据的内容、用语和格式等，在临床个体化诊疗实践中前瞻性收集整理人用经验数据。由于此类人用经验数据是前瞻的、有计划的、结构化和标准化的数据，对前瞻性收集整理的人用经验数据，则可以借鉴针对回顾性收集整理人用经验数据的适用性评价要求，采用数据管理的方法保证其数据质量。

### （三）人用经验数据的分阶段收集整理

作为支持注册申请关键证据的人用经验所用药物的处方药味及其剂量应当固定[2]，鉴于此，人用经验数据的收集整理可以按照人用经验的形成过程、以处方药味及其剂量的固定划分为两个阶段。

#### 1. 人用经验形成的第一阶段

在人用经验形成的第一阶段，应基于拟定处方的中医药理论、借鉴中医医案的内容、格式，围绕临床问题设计单病种格式病历，或基于格式病历内容建立单病种诊疗数据库，原原本本地收集自原始处方起或一个时间段内全部个体化诊疗病例的临床实践数据，整理其中关于处方药味及其剂量、临床定位、适用人群、治疗特点等的规律，结合拟定处方的中医药理论，逐渐确定治则治法，并确定处方的药味及其剂量。

应首先基于已有的临床实践数据回顾性收集整理人用经验数据，如有必要，可以在此基础上前瞻性收集人用经验数据。

#### 2. 人用经验形成的第二阶段

临床经验方初步确定后，基于前期形成的对临床问题的规律性认识，可以进一步完善格式病历，在专病专方更广泛的临床实践中，全流程、多时点地收集临床数据。随着临床实践数据的不断积累、临床问题的进一步梳理，方药所能解决的临床问题逐渐清晰，可以采用临床科研的方法，对临床经验方的疗效作进一步评估、验证，为群体化用药作准备。如果临床经验方的疗效达到预期，则最终确定其药味和药味剂量，并形成中药人用经验数据。

如果临床经验方没有达到预期的临床疗效，也不能随意调整处方的药味或药味剂量，应当再回到人用经验形成的第一阶段积累新的人用经验。

### （四）人用经验数据收集整理的规范性

为了整理出高质量的人用经验数据，其收集、整理的规范性也应当得到重视。在保证临床数据来源合法合规的基础上，重点关注所收集临床数据的质量及适用性，并尽可能控制有可能影响人用经验可靠性的各种偏倚。

#### 1. 数据来源合法合规

（1）*知识产权保护*　要具备知识产权保护的意识，在收集临床实践数据前，应事先取得临床经验方/医疗机构中药制剂原研人、课题负责人、文献资料作者、原研人所就职及数据所存储的医疗机构等同意数据使用及其用途的书面授权，并明确数据使用和分析过程中产生的知识产权归属，以避免潜在的知识产权纠纷。

（2）*符合科学性及伦理要求*　在临床个体化诊疗实践中治疗用的中药处方要具备中医药理论的支持依据，并符合中医临床诊疗规范的要求。如采用临床科研的方法开展群体化人用经验研究，无论是回顾性还是前瞻性、观察性还是干预性，都属于研究者发起的临床研究项目管理范畴，应按照《涉及人的生物医学研究伦理审查办法》[4]《涉及人的生命科学和医学研究伦理审查办法》[5]要求，履行伦理委员会审批和必要的知情同意程序。

（3）*保护患者隐私和数据安全*　在收集医疗机构临床实践数据时，应遵守国家信息安全技术规范、医疗大数据安全管理的相关规定，对涉及患者个人信息及隐私的数据，应匿名化和去标识化（脱敏）处理，并采用访问控制、权限管理和审计等手段，保障数据治理、存储和传输的安全性[6]。

（4）*人类遗传资源合规*　对涉及采集、保藏、利用、对外提供我国人类遗传资源的人用经验研究，还应当执行《中华人民共和国人类遗传资源管理条例》[7]《人类遗传资源管理条例实施细则》[8]的有关规定，申请行政许可与备案。

2. 关注数据质量及适用性

（1）**纵向数据完整性**　为了使临床个体化诊疗实践的病历记录数据尽可能覆盖到全部的人用经验信息，应重视中医医案学的要求，设计单病种格式病历，尽可能在临床实践中完整地收集、记录临床治疗/用于对照的每一个患者，其治疗前、治疗过程中、治疗后以及随访等不同时间点的临床数据。可以采用患者日志、电子问卷、社交软件沟通等方式获取患者的院外数据，以保证其原始数据资料的真实性、可溯源性。

（2）**横向数据可比性**　为了使所收集到的个体层面人用经验数据能够进行数据整合，以满足后续分析的要求，建议在临床实践中依托各种标准规范体系的支撑，如疾病诊断、合并用药、不良事件编码及临床评价核心指标等，或通过预先设计数据内容、用语、格式、采集时点等，统一数据的采集标准。对于不同来源、不同类型的文本、图片、视频等非结构化和半结构化的数据，需要及时整理，并按照预先制定的标准，转换为统一的结构、格式和术语。

（3）**与临床问题相匹配**　为了使获得的人用经验能够用于回答所关注的临床问题，人用经验数据的收集应围绕临床问题预先设计数据内容、数据类型和采集时点等。建议基于中药新药研发临床定位预先设计格式病历，收集疾病的分期分型、人群的特点、剂量、疗程、疗效结局指标等内容，并针对临床问题设计数据的类型和采集时点，例如针对复发率和复发时间，其访视时点和数据类型的设计是不同的。

3. 控制可能影响人用经验的偏倚

（1）**选择偏倚**　应当收集一个时间段内全部治疗病例的临床数据，尤其是人用经验形成的第一阶段，既包括治疗有效的患者，也包括该时间段内治疗无效、效果差的患者，以及因治疗副作用未完成疗程治疗的患者。如果不是全部病例，则应当明确选择病例的规则，并说明理由，比如对全部病例进行随机抽样，或选取最近一段时期的病例等，以避免因选择性偏倚，导致总结出来的人用经验被放大或对安全性风险认知不足的情况。

（2）**信息偏倚**　尽可能采用客观的结局指标或者第三方收集数据的方法，规范收集整理临床实践数据。通过对数据收集者进行统一培训、建立专业随访团队、或采用患者随访跟踪支持系统等方式，实现对患者的长期随访，及时、完整地收集人用经验数据，以避免因随访人员不专业、随访不规范，患者回忆不准确、信息遗漏等影响对人用经验的判断、以及患者可能在医师面前未如实报告等情况。

（3）**混杂偏倚**　对来源于临证医案、专病队列、单臂试验等临床数据的人用经验，应同时收集外部数据进行对照，以避免受到疾病自愈性、采集地点、外部环境等混杂因素的影响。外部对照应尽可能采用平行外部对照，鉴于某些存在明显副作用的治疗方式不适合在目前的实践应用，外部对照也可以选择历史对照。如果采用目标值对照的方式，应提供目标值确定的依据。

## （五）人用经验所用药物的药学关键信息

人用经验所用药物的药学关键信息是判断该人用经验资料能否作为注册审评证据的依据之一，一般包括处方药味（包括药材基原、药用部位、炮制等）及其用量、辅料、制备工艺、剂型、用法、日用饮片量等[9]。

收集中医临床实践中所用药物的药学关键信息，除处方药味（包括基原、药用部位、炮制等）及其用量外，还要收集所用药物的药材产地、药材及饮片的质量控制要求，如已开展药学研究，还应收集药材/饮片、制备工艺、质量研究及质量标准（如有）、稳定性研究（如有）等信息。如制备工艺、辅料、剂型等发生过改变，还要收集支持相关改变的研究评估资料，证明工艺参数、辅料等的改变没有影响药用物质基础和吸收利用，剂型的改变没有影响药物有效性和安全性。需要注意的是，除已批准的医疗机构中药制剂外，临床经验方的制备工艺应当是传统工艺，临床使用汤剂、合剂的，所收集的人用经验只能用于支持后续研究制成中药颗粒剂。更具体的内容和要求可参见《基于人用经验的中药复方制剂新药药学研究技术指导原则（试行）》。

## 四、从人用经验数据到人用经验证据

### （一）逐步明确临床问题，形成人用经验证据链

中药人用经验包含了在临床用药过程中积累的对中药处方或者制剂临床定位、适用人群、用药剂量、疗效特点和临床获益等的认识和总结，获取人用经验的过程即为逐步探索明确中药有效性、安全性以及临床获益的过程[3]。面对临床问题，在中医药理论指导下拟定功能、主治病证、适用人群、剂量、疗程、疗效特点和服药宜忌，在临床实践中规范收集整理人用经验数据，逐步明确功能主治、适用人群、给药方案和临床获益，针对某些临床问题开展临床研究，进一步筛选适用人群、探索剂量疗程，明确中药临床定位和临床价值，在临床实践过程中逐步获取的人用经验应当能够完整准确地回答临床问题，才能与后续开展的确证性试验有效桥接，为临床试验设计在选择主要疗效指标、筛选目标人群、确定剂量、疗程等方面提供依据。由于有了前一阶段的人用经验及基于人用经验的研究基础，后一段的人用经验收集整理及研究设计才更加周密，包括人用经验数据的采集、数据的质量控制、以及选择适宜的对照等。因此，基于丰富中医临床实践资源规范收集整理的高质量、可适用的人用经验数据，经过人用经验的总结、回顾性和前瞻性临床研究的有机结合，逐步探索明确中药有效性、安全性及临床获益，才能够形成完整的人用经验证据链。

### （二）对人用经验替代 II 期临床试验的认识

《专门规定》提出，来源于临床实践的中药新药，人用经验能在临床定位、适用人群筛选、疗程探索、剂量探索等方面提供研究、支持证据的，可不开展 II 期临床试验，激发了中药新药研发的活力，对中药新药转化具有积极的促进作用。由于现阶段医疗机构中药新药研发理念以及中医临床实践数据质量等限制，较难总结出高质量的人用经验，因此，业界普遍存在将中医临床实践过程中开展的高质量人用经验研究简单地理解为是 II 期临床试验前置的错误认知，导致中药注册申请所提交的人用经验证据往往无法获得药审中心的认可，一定程度上阻碍了中药注册审评审批制度改革政策引导中药新药研发实践的落地，无法切实发挥出中药"三结合"审评证据体系对提高研发水平、降低研发风险、提高研发效率，推进注册"末端"加速变为向"前端"延伸全程加速的作用。

无论是对中医临床实践中有效处方的挖掘、人用经验数据的规范收集整理，还是在临床个体化诊疗实践中寻找治疗规律、验证处方疗效，在临床实践中开展的人用经验研究，其研究设计不仅应当基于临床实践中获得的人用经验，临床研究的方法也多种多样，除随机对照临床试验外，还可以选择实用临床试验以及单臂试验等。充分利用中医临床诊疗资源、符合中医临床诊疗实践特点、基于科学方法不断分析总结、逐步明确中药所能解决的临床问题，才是《专门规定》所鼓励的、在中医临床实践过程中开展的高质量人用经验研究，所获得的人用经验证据才有可能明确中药的临床定位和临床价值，替代 II 期临床试验。

### （三）基于临床价值的人用经验研究设计

针对临床定位不清、临床定位与中医药理论或临床实际应用情况不符等中药新药临床研发过程中普遍存在的问题，有必要在研发立项阶段开展人用经验研究的顶层设计，规范收集整理人用经验数据、逐步形成人用经验证据。

中药新药研制应当坚持以临床价值为导向，重视临床获益与风险评估，发挥中医药防病治病的独特优势和作用，注重满足尚未满足的临床需求[2]。为体现药品作为特殊商品应具备的临床价值，根据疾病状况及治疗现状充分分析临床需求，结合中医优势病种及中药治疗特点，确定与临床需求相匹配的中药新药研发临床定位，引导中药新药的研发立项评估；选择与临床定位相适应、能够体现其作用特点和优势的疗效结局指标，评价中药有效性、安全性，总结临床获益、评估临床价值，就完成了基于临床价值的临床研究设计，见图 10-2-1。

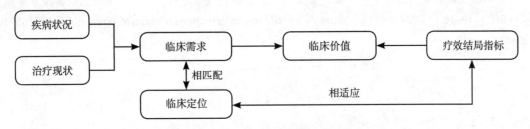

图 10-2-1　基于临床价值的临床研究设计

基于临床价值的人用经验研究设计，从中药新药研发用临床需求出发，匹配中药临床定位，不仅有助于明确所收集人用经验数据的内容、用语、格式等，在规范收集整理的人用经验数据中寻找治疗规律、明确临床获益，筛选适用人群、探索疗程剂量，更有助于根据临床问题确定人用经验研究目的，通过周密严谨的人用经验研究设计，形成高质量人用经验证据。

## 五、中药"三结合"理论展望

中医临床诊疗资源丰富，如何将具有丰富中医临床实践经验的古代经典名方、名老中医经验方、医疗机构中药制剂等开发为疗效确切的中药新药，不仅需要医师重视并规范开展中医临床诊疗实践、在临床实践中规范收集整理人用经验数据并开展高质量人用经验研究，医疗机构从硬件、制度、人员队伍建设等方面配套支持中药研发，还要重视中医医案学等传统中药研究方法，运用人工智能、数据科学等现代科学技术，探索引入适宜中药研发的临床研究设计及疗效评价方法，研究、开发中药，更需要形成一整套理论体系支持中药"三结合"审评证据体系的不断发展、深化，比如中药新药研发用临床需求分析、中药研发临床定位设计、中药新药临床价值评估、基于人用经验临床研发策略的制定、具有中药特点疗效结局指标的探索、以及人用经验循证证据体系建立等。

（路遥　王海南）

# 参考文献

［1］国家药品监督管理局. 中药注册管理专门规定［EB/OL］.（2023-02-10）［2024-04-15］. https://www.nmpa.gov.cn/xxgk/fgwj/xzhgfxwj/20230210173401120.html.

［2］王海南，于江泳，蔡毅，等. 刍议对"三结合"中人用经验的认识与思考［C］// 国家药品监督管理局. 2022 国家中药科学监管大会论文集：2022 年卷. 北京，2022：46-49.

［3］国家药品监督管理局药品审评中心. 基于人用经验的中药复方制剂新药临床研发指导原则（试行）［EB/OL］.（2022-04-29）［2024-04-15］. https://www.nmpa.gov.cn/xxgkggtg/ypggtg/ypqtggtg/20220505092004149.html.

［4］国家卫生和计划生育委员会. 涉及人的生物医学研究伦理审查办法［EB/OL］.（2016-10-12）［2024-04-15］. https://www.gov.cn/gongbao/content/2017/content_5227817.htm.

［5］卫生健康委 教育部 科技部 中医药局. 涉及人的生命科学和医学研究伦理审查办法［EB/OL］.（2023-02-18）［2024-04-15］. https://www.gov.cn/zhengce/zhengceku/2023-02/28/content_5743658.htm.

［6］葛永彬，董剑平. 利用医疗大数据开展真实世界临床研究的合规性要求［J］. 中国食品药品监管，2023（10）：86-93.

［7］国务院. 中华人民共和国人类遗传资源管理条例［EB/OL］.（2019-05-28）［2024-04-15］. https://www.gov.cn/gongbao/content/2019/content_5404150.htm.

［8］科学技术部. 人类遗传资源管理条例实施细则［EB/OL］.（2023-05-26）［2024-04-15］. https://www.gov.cn/gongbao/2023/issue_10606/202307/content_6894768.html.

［9］国家药品监督管理局药品审评中心. 基于人用经验的中药复方制剂新药药学研究技术指导原则（试行）［EB/OL］.（2023-10-16）［2024-04-15］. https://www.cde.org.cn/main/news/viewInfoCommon/f7840a316591e68beOa0d9b5a4a66d72.

# 第三节　基于"三结合"思路的中药有效方药临床研究新思路

## 一、中药新药的研发理念

《专门规定》将药品的基本要求与中药特殊性有机结合，强调中药新药的研制应当坚持以临床价值为导向，鼓励传承精华、守正创新，并充分尊重中药人用经验。"三结合"审评证据体系下的中药新药研发，应不断贯彻体现这些研发理念，并将其落实于临床研发的各个环节。

### （一）以临床价值为导向

在中药新药的研发方面仍面临着创新能力薄弱，对患者临床需求关注不够，所研发新药的临床定位模糊，缺乏个性化设计、研究等问题。药品是特殊商品，是用来解决临床问题的，因此，中药的创新研发应当坚持以临床价值为导向，这也是中药审评审批改革指导思想中的重要一点。

从临床需求的角度定义药物的临床价值，可认为是药物满足临床需求的程度。临床价值既是中药创新的方向，也是中药新药研发的方向。以临床价值为导向，分析尚未满足的临床需求、预估中药的临床价值、引导中药的创新研发；以体现临床价值为目标，选择与中药临床定位相适应、体现其作用特点和优势的疗效结局指标，从有效性、安全性、依从性、品质、供给保障等方面综合评估中药的临床价值；根据临床需求匹配临床定位，完善人用经验的研究设计，不仅有助于解决中药临床研发存在的临床定位不清、临床定位与临床实际应用情况不符等问题，也有助于明确人用经验数据收集的内容。

### （二）传承与创新并重

传承与创新发展是中医药学始终不变的主题，要推动中药高质量发展，就要善于传承、勇于创新。中医药具有历史悠久的临床实践基础，为中药研发提供了宝贵经验和指导理论，中药的创新发展也需要充分运用现代科学技术，二者相互统一、相互依存、相互促进。"三结合"审评证据体系下的中药新药研发应从始至终、切实促进传承精华、守正创新。

中药新药研制应当注重体现中医药的原创思维及整体观，鼓励运用传统中药研究方法和现代科学技术研究、开发中药；支持研制基于古代经典名方、名老中医经验方、医疗机构中药制剂等具有丰富中医临床实践经验的中药新药；同时，也鼓励应用新兴科学和技术研究阐释中药的作用机理，鼓励将真实世界研究、新型生物标志物、替代终点决策、以患者为中心的药物研发、适应性设计、富集设计等用于中药疗效评价，并在此基础上推动中药新药研制的创新[1]。

### （三）重视中药人用经验

来源于临床实践的中药在进行新药研发之前，其处方往往具有一定的临床应用基础和人用经验，可为拟开展的临床研究提供重要信息。将已有的中药人用经验整合入中药的审评证据体系，长期以来一直是业界的呼声，也是药品监管部门积极探索构建符合中药特点的审评技术评价体系的切入点。

将既往包涵在中医药理论部分中的人用经验作为一个独立的评价维度，与中医药理论、临床试验相结合，综合评价中药的安全性、有效性和质量可控性；以人用经验为核心，将中药的药学研究、药理研究、毒理研究、临床研究有机结合，根据人用经验的支持情况，合理豁免非临床有效性研究、部分非临床安全性研究以及部分临床试验；根据人用经验对中药安全性、有效性的支持程度和不同情形，在中药研制时选择注册申报路径、制定临床研发策略，就形成了新形势下多元化中药研发模式、多样化注册申报路径、以及灵活多样的临床试验设计，都将极大地提高研发效率、激发中药新药研制的活力。

## 二、发挥医疗机构基于"三结合"中药研发的主体作用

在"三结合"审评证据体系下，作为中药研发的起点、人用经验的主要来源、以及临床试验的重要场所，医疗机构应当体现出中药临床研发的主体地位、畅通人用经验数据来源、提高人用经验数据质量、保障人用经验数据合规、提高人用经验研究能力、开展高质量临床试验，以支持中药新药的临床研发。

### （一）畅通人用经验数据来源

#### 1. 组建名老中医传承工作室

为挖掘名医学术思想、梳理名医临证经验、开发名老中医临床经验方，建议医疗机构组建名老中医传承工作室，组织专业研究团队，筛选优势病种、整理文件资料，总结名老中医在长期临床实践中积累的、独特的治则治法及用药经验；收集整理典型病案、医论、医话、医案、学术著作和临床实践数据等，固定形成名老中医临床经验方，并在此基础规范收集整理人用经验数据。

#### 2. 开设科研门诊、研究型病房

为配合初步固定的临床经验方进行更广泛的临床验证，减少各种干扰因素的影响，建议医疗机构通过专科、专病门诊，建立临床专病队列，广泛收集临床实践数据，开设科研门诊及研究型病房，以规范收集整理人用经验为目标，设计单病种格式病历、采用泛知情同意形式、建立患者随访管理制度、培训专人按计划进行随访等，客观、快速地验证并不断提高临床经验方的临床疗效。

#### 3. 开发中医智能辅助诊疗系统

为持续规范收集、整理国医大师、名老中医及中医药优势病种的临床实践数据，建议医疗机构组织构建单病种临床诊疗资源数据库，通过引入人工智能及数据科学等有关方法，充分利用中医临床实践资源，快速总结临床诊疗及用药经验，辅助临床诊疗决策，展示处方演变脉络，快速挖掘出疗效确切的临床经验处方，并在此基础上开发出疗效确切的中药新药。

### （二）提高人用经验数据质量

#### 1. 打造临床－科研一体化平台

建议医疗机构结合自身实际情况，分步骤、多模式地建设智能化、结构化、专科化的信息系统，着

力打造临床 – 科研一体化平台。高度集成现有的医疗系统（HIS、LIS、PACS 等）及专业科室诊疗设备的数据资源，优质高效地将临床诊疗数据转化为中药人用经验数据，最终实现以患者为索引、多个维度临床研究数据的收集和整合、一键生成单病种格式病历。

### 2. 逐步搭建 DCT 平台

建议医疗机构逐步搭建远程智能临床试验（decentralized & digitalized clinical trials，DCT）平台，通过对接舌诊仪、脉诊仪、智能穿戴等患者终端信息采集设备，实现院内、院外数据的采集上传。以患者管理和长期随访为核心，持续收集患者治疗后反馈，有助于打破时间、空间的壁垒，实现全流程、多时点、实时地采集临床数据。具体内容可参考远程智能临床试验部分内容。

### 3. 引入标准规范体系支撑

建议医疗机构通过内置标准化元素库、表单模板及编码系统等，对各种临床数据系统进行标准化、结构化管理，引导医师在临床实践中规范记录诊疗数据。根据中医药核心指标集（core outcome set of traditional Chinese medicine，COS-TCM）设计数据内容和用语，有助于在中药研发早期完整、规范地收集与临床问题密切相关的临床数据，减少临床诊疗资源的浪费，也有助于实现大数据的资源整合和数据共享。具体内容可参考本书相关章节内容。

## （三）保障人用经验数据合规

### 1. 完善人用经验研究管理制度

人用经验研究在科研项目管理分类中属于研究者发起的临床研究（investigator initiated trial，IIT）范畴。建议医疗机构根据人用经验研究的特殊性，明确负责人用经验研究项目管理的部门，建立健全管理制度、标准操作规程（standard operating procedure，SOP）及系列记录文件，包括但不限于项目立项、临床数据调取申请、项目科学性审查、项目登记备案、以及涉及人类遗传资源临床研究项目的审查，以保障对临床诊疗数据资源的合规利用。

### 2. 明确人用经验伦理审批事项

医疗机构应当明确人用经验研究的伦理审批事项，以管控研究过程中的安全性风险。对前瞻性人用经验研究，应当在研究开始前获得伦理委员会的审查批准，并获得患者的知情同意。在临床个体化诊疗实践中寻找治疗规律则无需通过伦理委员会审批和患者的知情同意，但利用临床实践数据开展回顾性人用经验研究时，应当获得伦理委员会批准，利用匿名化处理后的临床数据无需取得患者的知情同意。

### 3. 保证人用经验数据安全

由于电子病历数据的高度敏感性，医疗机构应当做好保护措施，对临床实践数据的采集、调取、使用及存储均应符合数据安全的要求，保证人用经验数据的安全。对来源于医疗机构信息系统中的电子数据，应当保证相关信息系统符合国家对医疗机构信息系统安全性及系统稳定性等方面的要求，并通过技术和管理方面的措施，防止个人信息的泄漏、损毁、丢失、篡改。

## （四）提高人用经验研究能力

### 1. 组建人用经验研究团队

建议医疗机构组建一支多学科融合、专业化的人用经验合作研究团队，发挥临床中药师、制剂研发人员、循证医学及临床评价人员等在人用经验数据收集整理及人用经验研究方面的优势，辅助临床人员进行中药研发。通过培养基于"三结合"中药新药研发的复合型专业人才队伍，避免交叉学科人员缺乏，中药研发的前后期整合不够等实际问题。

### 2. 充分发挥临床中药师的作用

建议医疗机构充分重视临床中药师在基于"三结合"中药新药研发工作中的作用，鼓励将相关工作纳入其日常工作范围，包括但不限于协助梳理处方制定、发展、变化过程，总结处方药物、剂量及所治病证等关键因素演化与处方固化信息，对后续药学开发研究提出技术建议，以及在研究用药咨询与指导方面发挥专业优势[2]。

### （五）开展高质量临床试验

#### 1. 提高中药临床研发及评价水平

药物临床试验（good clinical practice，GCP）机构人员应当在深入学习专业知识的基础上不断提高其临床研究设计和临床评价能力，从临床试验的专业视角出发，协助规范收集整理人用经验数据、完善人用经验研究顶层设计、科学分析并总结形成人用经验证据，最终实现人用经验证据与临床试验的相关要求的有效桥接。

#### 2. 选择适宜的临床研究设计

鼓励医疗机构根据中医药理论及人用经验的支持情况、结合人用经验研究的目的，选择适宜的临床研究设计和临床疗效评价方法，比如以患者为中心的药物研发（patient focused drug development，PFDD）、适应性设计、富集设计、真实世界研究（real world study，RWS）等用于中药疗效评价，并结合中药临的治疗特点，确定与其临床定位相适应、能够体现其作用特点和优势的疗效结局指标。

## 三、临床实践中的高质量人用经验研究

《专门规定》指出，来源于中医临床实践的中药新药，应当在总结个体用药经验的基础上，经临床实践逐步明确功能主治、适用人群、给药方案和临床获益，形成固定处方，在此基础上研制成适合群体用药的中药新药。医师应当在中医药理论指导下规范开展中医临床诊疗实践，并具备中药研发思维，通过中医临床实践过程中开展的高质量人用经验研究，明确中药临床定位和临床价值，基于科学方法不断分析总结，获得支持注册的充分证据，见图10-3-1。

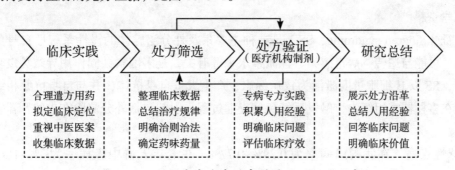

图 10-3-1 临床实践中的高质量人用经验研究

### （一）拟定临床定位，收集临床实践数据

医师不仅要熟悉疾病进展及治疗现状，更要善于在临床实践中发现尚未满足的临床需求，拟定与临床需求相匹配的中药研发定位[3]。面对新的临床问题，医师在既有理论和临床实践经验的基础上合理遣方用药，拟定主治病证、适用人群、使用方法、剂量、疗程、疗效特点和服药宜忌，并在临床实践中不断观察疾病进展、证候转化、症状变化、药后反应等规律，可以根据临床定位，借鉴中医医案学要求，设计单病种格式病历，完整记录患者的临床实践数据。

## （二）总结治疗规律，筛选临床有效处方

随着临床个体化诊疗实践中对患者临床数据的不断积累，逐渐形成了能够体现中药原创思维、支持中药新药研制的中医药理论证据。医师应及时总结个体病例临床实践数据中关于功能主治、适用人群、给药方案和临床获益的规律，结合拟定处方的中医药理论，围绕核心病机，逐渐确定治则治法，并确定临床经验方的药味及药味剂量。如果临床经验方的临床定位与临床需求的方向一致，则可以进行中药新药研发立项。

## （三）验证临床疗效，固定中药复方制剂

在临床经验方初步固定后，可以依托科研门诊、研究型病房，进行专病专方更广泛的临床使用。随着临床实践数据的不断积累，临床经验方所能解决的临床问题更加清晰。可以采用临床科研的方法，对临床经验方的疗效作进一步验证评估。如果临床经验方的药味或药味剂量需要调整，则应当再回到人用经验形成的第一阶段重新积累新的人用经验。对于可重复其人用经验的临床经验方，经过成药性及产业化评估后，可以固定为中药复方制剂，或先行开发为医疗机构中药制剂。

## （四）总结人用经验，获得支持注册证据

通过系统总结处方临床使用的变化情况，清晰展示处方演变脉络，作为临床有效处方筛选的依据。综合总结前期个体化用药及群体化研究过程中形成的人用经验，通过合理充分的分析及正确的结果解释，中药临床定位清晰、临床价值明确的，可作为支持中药注册的人用经验证据，回答临床问题。

## 四、假设性实例——以干燥综合征为例

### （一）中药新药研发用临床需求分析

#### 1. 流行病学资料

干燥综合征（Sjögren syndrome，SS）是一种主要累及外分泌腺体的慢性系统性自身免疫病，病因尚未完全明确，可能与遗传、病毒感染、性激素水平等有关，是多因素共同作用导致免疫功能紊乱的结果。研究表明，SS 以 B 细胞过度激活为致病标志，产生大量自身抗体，并与自身抗原相结合形成免疫复合物，沉积在多种器官组织内，触发后续免疫炎症过程，引起包括外分泌腺在内的靶器官结构和功能损伤。

SS 属全球性疾病，在我国患病率为 0.29%~0.77%，在老年人群中患病率为 3%~4%，30~60 岁为高发年龄，呈逐年上升趋势，以女性多见，男、女比例为 1∶22.9。SS 起病隐匿，临床表现多样，除有因涎腺和泪腺结构受损、功能下降而出现口眼干燥外，尚有外分泌腺体以外的其他器官受累出现系统损害者。研究表明，SS 的患者发展为淋巴瘤的风险比健康人高 10~50 倍，2%~9% 的 SS 患者发展为淋巴瘤。

由于 SS 具有病程长、难治疗和高度异质性等特点，患者常表现为烦躁不安、焦虑、抑郁等不同程度的心理障碍。SS 患者的焦虑、抑郁状态与疲劳、疼痛和睡眠障碍等有密切的关系，严重影响工作和生活质量。SS 是影响人民健康的常见疾病之一，随病程推移，约 1/3 患者将出现至少一次新发系统受累，影响社会生产力，使患者提前退休的发生率超出普通人群的 4 倍，带来极大的社会负担[4]。

#### 2. 临床需求

（1）对于出现干燥症状、乏力、肌肉关节疼痛、皮疹、腮腺肿大等症状、体征的患者，改善症状、体征是临床需求。

（2）对于症状顽固、长病程患者，生活质量及身心健康受到严重影响，出现睡眠障碍、焦虑抑郁等，改善生存质量是临床需求。

（3）对于病情严重、病情进展较快的患者，临床应用激素、免疫抑制剂治疗，减少药物用量及其不良反应是临床需求。

3. 与临床需求匹配的中药研发临床定位

（1）改善干燥症状（包括但不限于口、眼、鼻、咽、气道、皮肤、阴道干燥）、乏力、肌肉关节疼痛、皮疹、腮腺肿大等单个症状或体征。

（2）改善焦虑抑郁状态或改善患者生存质量。

（3）在维持病情稳定前提下，减少治疗本病常用的具有明显副作用化学药的使用时间、剂量或种类。

## （二）单病种格式病历设计

基于上述的中药临床定位，以 1.1 类中药为例设计干燥综合征单病种格式病历，或基于格式病历内容建立单病种诊疗数据库。可根据临床定位、治疗特点修改、完善观察指标的内容、用语、格式、标准。

（1）人口学、疾病信息：性别、年龄，疾病分期分型，以及其他有可能影响中药安全性、有效性的关键信息。

（2）临床治疗：药味及其剂量、工艺（中药复方制剂）、剂型、用法（口服/外用，单用/联合）、用量、疗程等。

（3）观察指标：干燥症状（包括但不限于口、眼、鼻、咽、气道、皮肤、阴道干燥）、乏力、肌肉关节疼痛、皮疹、腮腺肿大等单个症状或体征；睡眠量表、焦虑抑郁量表、生存质量量表；激素、免疫抑制剂的商品名、规格、用法用量、疗程；中医证候量表。

（4）观测时点：治疗前、治疗过程中（结合临床及治疗特点）、治疗结束、治疗结束后随访。

（5）理化检测指标：诊断性检测指标，如泪液、唾液分泌量及外分泌腺体活检病理等；安全性检测指标，如血尿常规、肝肾功、心电图等，并结合处方中的毒性药物、配伍禁忌等进行个性化设计。

（6）合并用药表、不良事件表等。

（路遥 姜泉 张霄潇 王海南）

# 参考文献

［1］国家药品监督管理局. 中药注册管理专门规定［EB/OL］.（2023-02-10）［2024-04-15］. https://www.nmpa.gov.cn/xxgk/fgwj/xzhgfxwj/20230210173401120.html.

［2］林志健，王海南. "三结合"注册审评审批证据体系下临床中药师在新药研发中的机遇与挑战［J］. 中国新药杂志，2022，31（9）：832-835.

［3］路遥，申琳，鲁雨荍，等. 医疗机构基于"三结合"中药新药研发及管理体系的构建［J］. 中国药事，2024，38（2）：147-151.

［4］张霄潇，路遥，侯伟，等. 中药新药研发用临床需求清单（第一批）［J］. 中医杂志，2024，65（1）：17-25.

# 第十一章
# 中药非临床有效性研究与评价

## 第一节　中药药理研究与药效学评价关注问题

中药药理学是在中医药理论指导下，应用现代科学技术与方法，研究中药与机体之间相互作用及作用规律的一门学科。广义的中药药理学研究内容包括中药药效学、中药药动学和中药毒理学三方面，但一般常称的中药药理学研究主要是指中药药效学，即研究中药对机体的作用、作用环节与效应，以及产生作用和效应的物质基础及机制。本节所指中药药理学即为中药药效学范畴。一方面，在中药药理学研究中，应传承精华，守正创新，有助于创新和发展中医药理论体系，用现代科学解读中医药原理，采用现代药理学研究方法阐明中药新药作用机制，明确中药新药药理作用机制与临床疗效的相关性。另一方面，在进行非临床有效性评价时，应充分体现中药特点和优势，充分考虑中医药理论和人用经验对有效性的提示作用。

药效学研究是中药新药研发中的重要内容，通过非临床试验来进行有效性研究和评价，可在合适的非临床实验模型研究中考察药理学作用，包括确定受试物有无药效，药效强度大小，阐明作用特点，揭示可能的作用机制。中药药效学研究对于将中药疗效"说清楚、讲明白"、推进中药现代化、促进中药高质量发展具有重要意义。

药效学研究贯穿于中药新药的全生命周期，在不同阶段发挥不同作用，可用于为开展临床试验提示重要的有效性信息，也可用于在临床试验期间和（或）上市后继续研究，以阐明中药药效特点和（或）作用机制，为临床更具有针对性、安全和合理用药提供支持。

由于中药的复杂性，如何建立符合中医药特点的中药药效学评价方法，具有较大的挑战。新技术、新方法如大数据、人工智能、组学技术等也为中药药理研究提供新的思路和手段。

### 一、中药新药药理研究与药效学评价的特殊性

与化学药和生物制品相比，中药新药药理研究与药效学评价具有特殊性，主要体现在以下几个方面。

### （一）传统中药药性理论的指导

中药是指在中医药理论指导下使用的药用物质及其制剂。传统中药药性理论在中药新药药理作用与药效学评价中具有重要的指导作用。中药药性理论是研究中药的性质、性能及其运用规律的理论。中药药性理论是中药理论的核心，主要包括四气、五味、归经、升降沉浮、有毒无毒等。药物具有偏胜之性，是各种药物的一种基本特性，也是药物赖以治病的根本特性。现代研究认为，药性来自药物自身所含的有效成份、生物活性及其药理作用，与药物的品种、产地和自然环境等多种因素有关[1]。

中药药性理论是以生活、医疗实践为基础，吸收中国古代精气学说、阴阳五行学说及天人合一等哲学思想，采取传统的整体思维、直观思维、类比思维、辨证思维与抽象思维相结合的思维方式构建而成[2]。中药药性理论的历史形成具有复杂性，随着生命科学技术的发展，可以通过新技术、新方法阐述部分中药药性理论的科学内涵或者通过科学的方法对部分理论进行归类和演绎。例如，"四气"寒热温凉、"五味"辛甘酸苦咸，可以用来归纳哪种中药或某类化学成份的属性或偏性，归经和升降浮沉可以用化学成份在生物体内的组织分布进行科学阐述，有毒无毒可以用现代毒理学"剂量决定毒性"的观点来解释，配伍、禁忌可以通过现代药理学方法进行研究等。对传统中药药性理论科学内涵的探索，对于中药的传承和创新具有重要的意义。

传统中药药性理论与现代中药药理学之间存在着密切的关系，中药药性理论可以为现代中药药理学提供指导和启示，同时，现代中药药理学的研究成果也可以进一步丰富和完善中药药性理论。中药药性理论是从中医临床实践中总结出来的，它强调了中药的性味、归经、升降浮沉等特性，以及中药对人体的作用和调节机制。这些理论在一定程度上反映了中药的临床应用经验和传统的用药规律。现代中药药理学则通过实验研究和科学分析，深入探讨中药的化学成份、药效物质基础、作用机制以及与生物体的相互作用。这些研究可以验证和解释中药药性理论中的一些观点，并为其提供科学依据。

### （二）中药药效物质基础的复杂性

中药药效物质基础研究是中药继承和发展的关键科学问题。中药药效物质包括中药进入机体后具有生物活性的化合物原型及代谢产物等，对于中药的安全性、有效性至关重要[3]。中药主要来源于植物、动物和矿物，中药活性成份复杂，一种中药饮片即含有多种化学成份，进入体内后，中药成份又可能被机体代谢产生多种代谢产物。一种药味尚如此，由多种饮片组成的中药方剂的物质基础就更加复杂。中药复方制剂的处方由多种饮片组成，具有多组分、多成份及体内多代谢产物参与的特点，药效物质或者毒性物质多数情况下不明确[4-5]。

从科学的角度，中药能发挥药效，需要有物质经机体吸收并与机体发生相互作用，从而改变机体的病理状态，达到治疗的目的。发挥药效的物质可能是一种成份，也可能是多类成份（群），其中有些起主要作用，有些起次要作用，类似一个黑箱，要将其中哪种或哪类成份起什么作用、贡献值是多少说清楚，难度极大。但是，从保证中药疗效和安全一致性的角度，以及从药学质量控制的角度，研究物质基础具有重要意义；而且，要想将中药的作用机制"说清楚、讲明白"，阐述中药的物质基础更是亟需解决的关键问题。

随着新技术、新方法的出现，如二维高效液相色谱系统、高效液相色谱－固相萃取－核磁共振／质谱（HPLC-SPE-NMR/MS）在线联用系统、质谱成像系统、超临界流体色谱、微晶电子衍射、量子化学计算、数智化自动化控制、多组学生物信息学分析等新型仪器和新兴技术的发展，仪器分析的准确度、精密度和通量越来越高，为中药物质基础研究提供了新的方法和手段。

### （三）中药作用机制的复杂性和多重性

中药成份复杂，为多成份共同作用于多靶点、多途径产生药效，使得其作用机制具有复杂性和多重性。如何用现代科学语言将中医药疗效和作用机制"讲清楚、说明白"，是中医药高质量发展所面临的关键科学和技术问题。中药复方药理作用特点：多靶点、多途径、多层次复杂的相互作用和生物分子网络机制，较广的药理作用谱，较低的药理活性（效价）和不显著的量－效关系，但长时间累积用药可表现出一定的时－效关系和较理想的作用强度（效强）[1]。近年来，随着生物信息学、分子生物学、结构生物学等学科的快速发展，除了利用药理学、分子生物学等手段进行体内外药效评价外，芯片技术、基因测序、计算机虚拟筛选等新兴技术也被大量应用于中药作用机制研究，为中药防治疾病的科学内涵的复杂性和多重性解析提供了一些新的研究方式，尽管这些技术尚不能作为作用机制的关键性证据[6]。

### （四）中药药理学研究动物模型的特殊性

中药药理学为中医药理论与现代药理学结合而发展来的学科。中药药理学研究所用动物模型为根据人类疾病的特征，模拟复制具有人类病证表现的动物模型。目前大多数中药进行药理学研究所采用动物模型为疾病动物模型，尤其是在临床定位为疾病时。但是，中药具有不同于化学药和生物制品的特殊性，在中医药理论指导下遣方用药，注重整体观和辨证论治，常规的疾病动物模型难以体现中医药特点，中医证候动物模型或病证结合动物模型可能更能体现中医药特点，但是，在动物模型上表现出类似临床的中医证型、证候表征，具有巨大的挑战。虽然中药药理研究人员自20世纪60年代以来不断探索和研究，目前尚未建立行业公认的证候类动物模型，仅有少数模型应用于新药研究，如阳虚、血瘀、脾虚模型等。

随着现代科学技术的发展，越来越多的研究技术应用到中医证候模型评价中，如基因组学、代谢组学、蛋白质组学等组学技术使得与临床患者相关数据进行比对成为可能，另一方面，随着大数据和人工智能等新工具、新方法的应用，对中医证候科学内涵的解读可能会更为深入并有量化可能，这些基础研究为在动物上模拟出相似特点提供了可能。

### （五）中药复方非典型性药理效应

源于传统中医药理论和临床实践的中药复方及其制剂是传统中医药防病治病的基本特色和主要用药方式。中药复方的特点和科学内涵可以概括为"复方配伍、多重效应、适度调治"。考虑到中药复方大多物质基础复杂，除了传统的或者经典的药理效应机制之外，中药复方易被忽视的、非典型性药理效应可概括为以下几点：①广泛的多重药理效应；②低剂量、长时间累积效应；③非典型的量－效反应曲线；④被忽视的多重嵌套调控机制[7]。

一方面，君臣佐使的分层嵌套是中药复方发挥药效协同的基础。按照中医药"理法方药"诊治理论以及"君臣佐使"组方原则，进行个性化组合用药，体现出君臣佐使不同药性和药效之间存在符合嵌套规则的协同作用。君臣佐使构成能级组织，以君药为主，君臣佐使按照能级和分层管理，各司其职，协同配合，共同输出"最大效应"。

另一方面，复杂靶点的网络嵌套是中药复方实现调控的路径。中药复方复杂性成份可影响多种疾病靶标或者生物标志物的稳定性，并在不同靶标之间建立反馈等过程来调节生物体的生理／病理特性，构成了中药药理特有而又复杂的"中药药理谱－云学说"。这种网络嵌套同时涉及多种复杂性作用机制及非线性反馈相互作用，从而形成中药复方对体内生物网络的精准而又适度的多点嵌套调控[7]。

由于以上中药药理研究与药效学评价的特殊性，中药新药药效学研究具有挑战性。

## 二、中药药效学评价研究关注的问题

### （一）中药药效学研究总体考虑

为促进中医药传承创新发展，遵循中医药研究规律，中药新药研制应当坚持以临床价值为导向，重视临床获益与风险评估，发挥中医药防病治病的独特优势和作用，满足临床需求。

中药药效学试验应当结合中医药临床治疗特点，选择与中药临床定位相适应、体现其作用特点和优势的试验项目和模型，遵循"具体问题具体分析"的原则，进行合理的试验设计，并规范地进行试验，获得客观的试验结果。当采用新技术、新方法应用于中药药效学研究时，需进行必要的方法学验证，以证明新技术、新方法的可靠性。

中药药效学试验应符合随机、对照和重复的一般原则。

### （二）中药新药药效学研究的阶段性

中药新药开发是一个逐步递进的过程。药效学研究是中药新药开发中重要组成部分，贯穿于中药新药研发的全过程，其目的是为中药新药临床试验或上市提供有效性支持和（或）阐明其作用机制。在中药研发过程中，推荐中药药效学研究分阶段进行。

在中药新药开发早期，中药新药进入临床试验的有效性证据包括中医药理论、人用经验和非临床有效性研究等[8]。根据不同的药物研制路径和模式，以上证据所占权重不同，进行药效学试验时应予综合考虑[8]。对于来源于科研或缺乏足够人用经验的中药新药，非临床有效性证据作为早期对立题的重要支持，可为临床试验提示重要的有效性信息。用于支持不同类型的中药新药开展临床试验和（或）上市许可的药效学研究的要求有所差异。对于有充分的中医药理论和人用经验支持的中药复方制剂，在申请临床试验和（或）上市许可时可减免药效学研究[8]。

如中药新药的人用经验不足以支持开展临床试验，在申请开展临床试验前需进行主要药效学研究。主要药效学研究应与其临床定位和（或）功能主治密切相关，足以支持拟开展的临床试验方案中的功能主治（适应症）、剂量、给药途径等的选择。如果是中药单一成份制剂，主要药效学试验应包括作用机制研究。

以"中医药理论、人用经验和临床试验相结合的中药注册审评证据体系"（简称"三结合"审评证据体系）支持开展临床试验和上市申请的品种，在临床试验期间和上市后，用现代科学解读中医药原理，采用现代药理学研究方法阐明中药药效特点和（或）作用机制，可为临床更具有针对性、安全和合理用药提供支持。因此，鼓励申请人开展此类研究。

### （三）中药药效学研究基本要求

#### 1. 受试物

受试物需能代表临床试验和（或）上市样品。关键性药效学试验的受试物应为生产工艺确定后的样品，如中试及以上样品。若为提高药效学试验中的给药剂量等试验需要，需要采用浸膏、浸膏粉等中间体作为受试物，应研究说明其代表性。对于中药复方制剂或单味中药制剂，需明确受试物和饮片量的折算关系。

#### 2. 主要药效学研究

主要药效学试验是中药新药药效学研究中最重要的部分，是中药新药进入临床试验重要的有效性证据之一。中药新药的主要药效学试验需要基于对拟开发品种进行深入分析，根据其自身特点，开展与其临床定位和（或）功能主治密切相关的试验。

主要药效学试验设计的总体思路：①始终以临床为目标。药物开发的最终目标是满足临床需求，药效学试验必须紧密围绕临床目标，为临床试验提供支持信息。②在明确临床定位的基础上，根据临床定位并结合品种具体特点，进行针对性的药效学试验；而且，通过药效学研究，寻找或探索药物的作用特点，为临床试验设计提供研究方向和参考信息。③紧跟学科进展，根据现有的学科进展来进行设计，同时关注新技术、新方法的应用[9]。

试验设计时应关注：首先，需基于品种研发的不同路径和前期应用基础的不同，制定科学、合理的药效学研究策略和方案。对于有临床应用基础的中药复方制剂，其临床应用基础对于临床试验设计具有一定参考价值，应综合分析评估这些已有资料对于支持开展临床试验的价值和力度，并基于其所提示的研究方向信息，有针对性地进行药效学试验。对于临床应用基础薄弱的中药复方制剂，则需要以相对多的药效学试验证据来支持开展临床试验。对于来源于科研发现的提取物及其制剂，包括单一成份制剂，需通过药效学试验来研究其可能的作用和特点，以提供临床前有效性证据。其次，将临床定位和品种特点相结合，具体问题具体分析，基于每个品种的临床定位和特点等，进行与品种相适应的试验设计。

主要药效学试验从试验体系分，主要包括体内试验、体外试验；从试验目的分，主要包括整体药效学试验、作用机制研究等。

（1）体内试验

①实验动物：实验动物应符合国家有关规定的等级要求，并具有实验动物质量证明。根据药效评价和制备动物模型等需要，选择合适的实验动物种类和品系。

②试验项目和模型选择：在选择试验项目时，需要将临床定位与品种特点相结合，具体问题具体分析。由于中药通常通过综合作用发挥疗效，试验项目包括与临床疾病直接相关的整体动物模型试验，也包括与中药发挥疗效的相关方面作用的试验，以及与中药"功能主治"中的"功能"相关的试验。因此，需充分分析考虑品种的具体特点，包括拟定适应症/功能主治以及品种的自身特点（如对其适应症/功能主治的具体优势），选择适合的试验项目。

主要药效学试验通常在合适的实验模型上考察药物作用。需根据其试验项目和品种自身特点，基于不同模型的原理，选择与疾病相关性强的合适实验模型。

③对照药的选择：应根据研究目的的需要选择合适的阳性药。阳性药的主要目的是为了验证试验系统的可靠性，因此根据不同的试验可选择不同的阳性药。应选择公认有效的已上市药物，可采用化学药。必要时还需设置同类药物对照，以研究受试物的优势和特点。

④给药方案

给药方式：对于治疗药物，尽可能采用治疗性给药，以模拟临床实际用药情况。但是，由于中药的作用特点，一些中药药效学试验采用治疗性给药存在困难，预防性给药试验具有一定价值，但应该充分说明理由。

给药途径：一般应采用临床拟用途径。如不采用拟临床给药途径，应有充分的理由。

给药剂量：应综合考虑多方面的因素，如临床人拟用剂量、预试验结果、其他相关信息等，合理设计给药剂量。一般情况下，应至少设计3个剂量，以考察量–效关系。根据试验目的可能还需设计更多不同的剂量组，如进行更为全面的量–效关系研究。

⑤检测指标和检测时间：检测指标应与模型相对应，符合实验模型的生理和（或）病理等特点，且与临床具有良好的相关性，应具有公认性、敏感性、特异性和客观性。检测指标应能量化，如以组织病理学为观察指标时，需要进行半定量评分，并出具组织病理学报告。应关注具有相关性的不同类型指标的检测，如血液生化学指标和组织病理学检查，从不同水平考察且相互映证药效作用。

应根据相关信息或不同的试验目的确定合适的检测时间。检测时间主要根据模型形成和药物起效时间等因素进行确定。此外，若需探索时－效关系，需要增加检测时间点，以研究药物作用动态过程。

（2）**体外试验**　对于中药新药，体外试验可用于药效学初步探索研究，也可用于作用机制研究。通常，体外试验系统需采用公认、可靠的模型。对于采用新方法所获得的试验数据作为关键性支持证据时，需要进行方法学验证。

需关注体外试验的试验原理、检测指标与疾病发生发展及其与受试物作用之间的相关性，对其结果进行科学分析和解读。另一方面，由于中药物质基础和成份的复杂性，需综合考虑多方面因素来评价体外试验对于阐释受试物作用的意义和价值，如体内外浓度差异（体内是否能达到体外试验中的有效浓度）、体内外成份差异（考虑体内代谢的影响）、受试物的溶解性和颜色干扰等。

（3）**作用机制研究**　作用机制研究的目的是说明药物为什么有效、药效产生的途径和方式，不仅可为有效性提供支持，也有助于认识药物药效的特点，包括优势和不足，为临床试验方案设计和临床合理用药提供依据和参考，同时也是"说清楚、讲明白"中药疗效的重要基础。

中药作用机制研究是中药单一成份制剂药理研究的重要组成部分，对于阐明复杂成份的中药制剂包括非单一成份中药提取物制剂、中药复方制剂等的药理作用也具有价值。在中药新药研发过程中，鼓励采用现代药理学研究方法以及新工具、新方法研究和阐述中药新药作用机制，为临床合理用药、最大限度地发挥疗效提供科学依据。

中药新药作用机制研究可采用体内试验和（或）体外试验进行。值得关注的是，在进行体外试验时，尤其是对于成份复杂的中药制剂，应充分评估体外试验的可靠性及与临床的相关性。

3. 次要药效学研究

次要药效学试验一般是指与预期的治疗目的不相关的作用和（或）作用模式的试验。对于中药创新药，根据品种具体情况，必要时需进行次要药效学研究。例如，一些情况下，根据处方组成或根据已有信息提示对某方面具有安全性担忧时，需考虑进行相应的试验。对于作用于中枢神经系统的中药单一成份，需要进行中枢神经系统靶点筛选试验，以考察可能的脱靶效应并作为非临床依赖性研究的早期评估，具体可参考《药物非临床依赖性研究技术指导原则》[10]。

（四）结果分析与评价

药效学研究作为中药新药申请临床试验和（或）上市申请的重要内容之一，为中药新药进入临床试验提供有效性支持或阐明中药新药药理作用机制。因此，需要对试验结果进行科学分析和全面评价。

分析主要药效学试验的量－效关系（如起效剂量、有效剂量范围等）和时－效关系（如起效时间、药效持续时间或最佳作用时间等），并对药理作用特点及其与拟定功能主治的相关性和支持程度进行综合评价。

对于中药复方制剂，因其物质基础复杂、作用靶点可能较多而作用机制不明确，可能存在广泛多重的药理效应、低剂量长时间的累积效应、多重嵌套机制，且可能量－效反应不明显，因此分析时需考虑以上多方面因素，综合分析其对不同检测指标的影响以及临床参考意义。

在分析和评价中药药效学试验结果的临床意义和特点时，尚应结合中医药理论、人用经验、处方特点、临床定位和（或）功能主治等进行综合分析和评价。

### 三、技术挑战与监管应对

中药作为中医药传承创新发展的物质基础和中医药特色优势发挥的重要载体，源于传统中医药理论和临床实践的中药复方及其制剂是传统中医药防病治病的基本特色和主要用药方式。无论是临床前研究，还是临床研究，其创制的新工具、新标准、新方法均应当考虑中药的特点[11]。

　　针对中药新药研究，我国于1994年由卫生部药政管理局发布了《中药新药研究指南》，该指南从监管角度第一次在中国提出了中药药学、药理毒理和临床试验对中药新药的监管要求，对于规范、促进中药研发起到了里程碑式的作用，该指南的第二部分"中药新药药理学研究指南"包含了中药新药药理学研究一般要求和多个适应症的药效学研究指导原则。之后，我国监管机构未再发布中药新药药理学或药效学指导原则，这是基于监管角度的考虑，由于中药新药的复杂性，难以用一个统一的指导原则涵盖某一适应症的大多数受试物的药效学研究，而且近些年来技术发展迅速，对疾病病理生理和药物作用靶点的认识不断深入、试验技术和研究手段也不断发展更新，且近些年来中药新药研究已取得较大进步，研究者的主动研究意识已逐步形成，不应再以一个指导原则的相对固定性来限制新药研究的创新、阻碍新药研究的进步。但是，由于未再发布新的指导原则，中药新药的药效学研究尚存在一些明显问题。

　　近年来，由于中药传承发展的需要，中药新药开发的热情提高，学界和业界对于中药新药药效学研究的关注，对出台相关性文件的呼声越来越高。在国家药品监督管理局部署下，通过前期大量的调研工作，国家药品监督管理局药品审评中心正在加紧制定《中药药效学研究技术指导原则》。该指导原则将基于中医药的特点，关注中药药理作用与药效学评价的特殊问题，提出中药药效学研究时需遵循的一般原则、中药新药药效学研究的阶段性和试验的基本要求等。该指导原则计划在2024年年底完成并对外公布，该指导原则的实施，将有助于中药新药传承创新和高质量发展。

（黄芳华　周植星）

# 参考文献

［1］赵军宁. 中药复方适度调节原理与中药复方新药转化中的药理学问题［J］. 中国中药杂志，2017，42（5）：836.

［2］唐怡，秦旭华，李祖伦. 药性理论的形成及认知方法［J］. 成都中医药大学学报，2010，33（3）：6.

［3］WANG T Y, LIU J J, LUO X L, et al. Functional metabolomics innovates therapeutic discovery of traditional Chinese medicine derived functional compounds［J］. Pharmacol Ther, 2021, 224: 107824.

［4］张伯礼，王永炎. 方剂关键科学问题的基础研究：以组分配伍研制［J］. 中国天然药物，2005，3（5）：258.

［5］蔡少青，王璇，尚明英，等. 中药"显效理论"或有助于阐释并弘扬中药特色优势［J］. 中国中药杂志，2015，40（17）：3435.

［6］吴雪芬，卫晓红，武玉卓，等. 中药活性成分靶点确定及作用机制研究方法进展［J］. 中国中药杂志，2022，47（17）：4565.

［7］戴瑛，张翼冠，曾瑾，等. 伊尹汤液之谜：中药复方非典型药理效应规律发现与评价策略［J］. 中国中药杂志，2022，47（16）：4261.

［8］国家药品监督管理局. 国家药监局关于发布《中药注册分类及申报资料要求》的通告（2020年第68号）［EB/OL］.（2020-10-09）. http://mpa.gd.gov.cn/zwgk/jgsz/xzxkc/xgwj/content/post_3098036.html.

［9］黄芳华. 中药新药药效学试验设计的关注要点与思考［J］. 中国中药杂志，2014，39（6）：1136.

［10］国家药品监督管理局药品审评中心. 国家药监局药审中心关于发布《药物非临床依赖性研究技术指导原则》的通告（2022年第2号）［EB/OL］.（2022-09-28）. https://www.ciopharma.com/supervise/21948.

［11］赵军宁. 中药监管科学：助力更高水平的中药科学监管［J］. 中国药学杂志，2023，58（9）：749.

# 第二节 中药药理学研究动物模型

中药药理学是指在中医药基本理论的指导下，运用现代科学技术对中药和机体（包括病原体）之间的相互作用及其作用规律进行研究的学科。为了能更好地研究及发展该学科，中药药理学建立或引入了很多现代化的科学技术和方法，其中中药药理动物模型的研究和应用正是其独立于中药和药理学，形成自己独特学科体系的重要标志。中药药理动物模型是根据中医药基本理论，为进行中药药理研究而对人类疾病原型的某些特征进行模拟复制，创造出的具有人类病证表现的动物实验对象，包括疾病动物模型、证候动物模型、病证结合动物模型，是中药药理实验方法学的核心，疾病模型多为现代药理学模型。

## 一、动物模型的分类

### （一）疾病动物模型

疾病动物模型首次记载于《本草拾遗》，唐代陈藏器给猫和犬喂食精米可造成脚气病模型。此类模型是依据西医病因病理理论进行复制的模型，可分为诱发型和自发型两类。

1. 诱发型疾病动物模型

指研究者通过物理、化学或生物等因素作用于动物，使动物的组织、器官、细胞等受到损害，出现某些与人类疾病相似的模型。例如气道内滴注弹性蛋白酶诱发小鼠肺气肿，高脂饮食诱发小鼠营养性肥胖等[1-2]。这类模型可以进行大量复制，且能通过不同措施严格控制各种作用因素使复制出的模型满足实验需求。

2. 自发型疾病动物模型

指未对实验动物进行任何人为处理，在自然情况下出现的疾病模型。这类动物模型最大的优点就是疾病的发生发展过程与人类相应的疾病十分相似，应用价值高。如小鼠的自发型胃癌，大鼠的自发型高血压等[3-4]。

### （二）证候动物模型

证候动物模型是指在整体观念及辨证论治等中医药传统理论的指导下，把人类疾病原型的某些特征在动物身上加以复制，使其具有与人体疾病症状和病理改变相同或相似的证候，在中药药理动物模型中独具特色，如寒证、热证、心虚证、肝郁证、脾虚证等。如采用饥饱失常、劳倦、耗气破气法复制脾虚证大鼠模型，采用肾上腺素加冰水浴复合低温冷冻法建立寒凝气滞血瘀证大鼠模型等[5-6]。证候动物模型的建立对揭示中医"证"的本质以及对中药药理、中药组方的研究都起到了巨大的促进作用，目前这些模型还存在许多与临床相关性不强的现实问题，公认度不高。

### （三）病证结合动物模型

病证结合动物模型主要是指把现代医学的理论与中医传统的辨证论治理论相结合建立起来的动物模型，使之既有现代医学疾病的特点又有中医证候的特征。如采用灌胃大黄浸泡液加左腿皮下接种肿瘤瘤株的方法建立脾气虚证肺癌小鼠模型；采用静脉注射链脲佐菌素以及大量灌胃中药青皮、枳壳和附子的方法建立气阴两虚证糖尿病大鼠模型等[7-8]。建立病证结合的动物模型是中药药理动物模型研究的新方向，此类模型在探讨疾病的病理生理变化与中医证候之间的关系，以及在研究同病异证的机制和同一中药（单方或复方）治病、治证、病证同治的机制方面，具有一定的作用，但同样存在公认度不高的现实问题[9]。

## 二、中药药理动物模型的制备思路

中药药理动物模型必须反映疾病和证候的双重特征。病和证是两种不同的医学体系从不同的角度对于疾病的认识，疾病和证候统一出现在患者身上，病在证中，证在病内，病与证是一体的[10]。基于此，中药药理动物模型的造模思路大致分为3种：①疾病动物模型＋归纳证候属性；②证候动物模型＋疾病诊断；③疾病造模因素和证候造模因素叠加（见图11-2-1）。

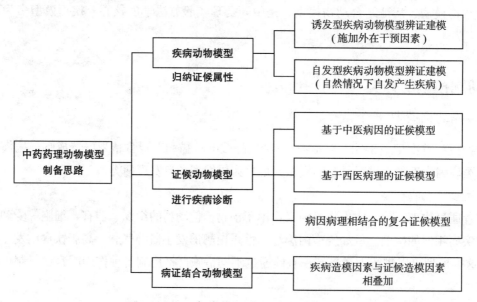

图 11-2-1　中药药理动物模型制备思路

### （一）疾病动物模型辨证建模

以疾病动物模型为基础，观察疾病在形成过程中证的变化过程及疾病模型形成后所属的中医证候，然后确定为某一特定的病证结合模型[11]。疾病动物模型根据制备过程中是否施加外在干预因素分为诱发型和自发型，由此建立的病证结合又可分为两类。

1. 诱发型疾病动物模型辨证建模

通过施加外在干预因素建立疾病动物模型，然后再对模型进行辨证，总结其证候特征。如樊憬懿[12]先筛选出12周喂养能够诱导大鼠形成代谢综合征的配方饲料，参考中医临床脾气虚证、痰湿壅盛证的诊断标准，在喂养的第4、8、12周分别处死大鼠，采集信息进行证候评分，发现模型组大鼠第4周出现脾气虚证、第8周出现痰湿轻证、第12周出现痰湿重证，很好地体现出疾病发展过程中证候的动态变化。

2. 自发型疾病动物模型辨证建模

自发型疾病动物是指实验动物未经任何有意识的人工处理，在自然情况下自发产生疾病，基因突变导致疾病，经定向培育而稳定遗传的实验动物[13]。由于其制备方法主要通过自然繁殖，因此疾病的病理生理特征比诱发型模型更为稳定均一，而且在不同的发展阶段其中医证候特征也是稳定均一的。如自发型高血压大鼠（SHR）是国际公认的原发性高血压实验研究动物模型；屈会化等[14-15]对早期 SHR（14~18 周龄）进行了宏观表征及行为学的研究，发现基本符合高血压辨证分型中肝火上炎证的诊断；晚期的 SHR（12 月龄）则符合肝肾阴虚证的表现。但是这种动物模型成本较高、技术复杂、饲养周期较长，在应用方面受到了限制。

### （二）证候动物模型的建模思路：对证候动物模型进行疾病诊断

证候模型是利用动物的某些生物表征来模拟人体证候特征的一类动物模型，分为中医病因模型、西医病理模型和病因病理复合模型。

#### 1. 中医病因模型

基础是中医理论，在病因上更加符合中医逻辑思维。比如《黄帝内经》认为引发血瘀证的主要致病因素是寒邪和情志失调，采用夹尾激怒刺激法建立气滞血瘀动物模型，冰水浴法建立寒凝血瘀动物模型[16-17]。

#### 2. 现代医学病理模型

在对于证的本质研究中，研究者们发现某些证候与西医病理具有一定的关联，如甲状腺激素亢进所表现出的烦躁、消瘦、怕热、出汗等症状与中医阴虚证候表现相似，可以通过施加物理、化学等因素模拟证候表现。比如利用甲状腺素片造成实验动物甲状腺功能亢进模拟阴虚证候[18]。

#### 3. 病因病理复合模型

上述两种造模方法相复合所建立的证候模型则为病因病理复合模型，如夹尾结合肾上腺素注射是较为理想的血瘀证造模方法[16]。

以证候模型为基础，对模型进行西医诊断，确定模型所患疾病，从而确定为某一病证结合模型。但目前使用这种造模方法构建的模型很少。一方面受西医诊断的局限，对于某些证候模型，西医诊断不清或者无法明确诊断；另一方面由于不同的疾病有时会出现相同或相似的证候，某些证候模型可能会诊断出多种疾病或者系统综合征，难以保证模型疾病的单一性和均一性[19]。如气虚血瘀证是心脑血管疾病、消化系统疾病、慢性肾病等疾病的常见证型，一证多病，涉及多个系统，对应多种疾病[20]。

### （三）病证结合动物模型的造模思路：疾病造模因素与证候造模因素相叠加

将疾病造模因素与证候造模因素先后或同时施加于同一模型动物，从而建立病证结合动物模型。如刘燕等[21]予大鼠腹腔注射抗原液致敏激发复制哮喘，根据"形寒饮冷则伤肺"的理论，给予 0℃冰水混合物施以"饮冷"刺激，置于 0℃恒温冰箱中进行冷冻施以"形寒"刺激，再进行水中力竭游泳使其劳累，从而建立哮喘病寒饮蕴肺证大鼠模型。陈剑磨等[22]先手术切除小鼠双侧卵巢模拟骨质疏松症，再注射氢化可的松 1 周模拟肾阳虚证，从而建立骨质疏松症肾阳虚小鼠模型。

综上所述，由疾病模型建立的病证结合，证候是对模型进行观察总结出的，病与证存在天然的内在联系，而且疾病模型的建立大多采用单一因素造模法，模型的可靠性和稳定性较好，但是证候的可控性差，不一定能够得到实验研究所需要的证型。由证候模型建立的病证结合，疾病是对证候模型进行诊断发现的，病与证也存在天然的内在联系，但是疾病的建立也存在可控性差的问题。疾病造模因素与证候造模因素相叠加的造模方法，能够充分考虑到疾病形成的中西医病因，而且能够分别或同时模拟实验研究所需要的疾病和证候，相比单一因素造模法，模型的成功率更高。但是两种造模因素相叠加的造模过程中，施加的外在干预因素较多，可能会割裂病与证的内在联系[23]。这种造模方式建立的病证结合，最好进行方药反证的评价，观察疾病相关的指标变化，如果使用与证相对应的治疗，疾病指标能够大幅度改善，就能够证明病证之间的关联性。这种造模方法也不是简单的"1+1"模式，如流感病毒感染和情志刺激叠加造模，肝郁证的表现可能是模型出现的兼证，无法概括模型的证候属性。应通过临床调查研究，选择关联性较强的疾病和证候来建立病证结合模型。

## 三、不同动物模型的评价方法

### （一）疾病动物模型

在疾病动物模型中，模型的评价分为两个层面，一个是设计层面，另一个是操作层面。

如何在设计层面评价一个疾病动物模型的好坏，科学界一般从 3 个效度来判定：表面效度（face validity）、结构效度（construct validity）和预测效度（predictive validity）[24-25]。表面效度即动物疾病模型的行为表象要和对应的人类疾病一致。结构效度指的是动物疾病模型的发病机理要和人的疾病具备同源性或相似性。预测效度即动物疾病模型要对药物治疗有预见性，相关的药物能够在动物疾病模型上显现出治疗效果。能够满足这 3 个效度的动物疾病模型才是一个好的动物疾病模型。在满足这 3 个效度的基础上，如果还能具备简单易行、高重现性与经济性的特点就是一个能够被广泛使用的优秀动物模型。

操作层面指在实操中评价动物疾病模型是否构建成功。满足了第一个层面要求的动物模型才可以拿来研究使用。在使用的过程中，就需要有相应的指标来评价这个疾病模型是否构建成功。这种评价指标不同的动物疾病模型差别会很大，一般包括行为学、功能学、生物标志物和组织病理等几个方面。

### （二）证候动物模型

中医证候动物模型评价研究已有 30 余年的历史，1987 年陈小野[26]就提出了中医证候动物模型评价五方面依据：症状（本证）、病因（正证）、治疗（反证）、相关因素（佐证）和客观指标（佐证）。魏盛[27]依据制备模型与临床原型表征差异进行比对，进行模型的效度检验、信度估计、反应度考察。苗明三课题组[28]提出四诊表征、西医指标、以药（方）测证、应用"组学"技术系统评价、基于临床中西医病证特点的评价方法。方肇勤等[29]开创性地建立了大鼠 / 小鼠四诊表征采集与分析方法。王伟课题组[30]阐述了采用临床诊断标准的等效对应方法进行动物模型证候属性判定，其中包括 3 个关键问题：宏观指标在模型动物的宏观等效对应、微观指标在模型动物的微观等效对应、宏观指标在模型动物的微观等效对应及关联的方法。高振等[31]总结形成"中医证候模型质量评价表"，提出基于动物实验研究报告规范（ARRIVE）指南清单对现有中医证候模型进行细化分类与评价。

随着现代科学技术的发展，越来越多的研究技术应用到中医证候模型评价中，如基因组学、代谢组学、蛋白质组学等"组学"技术能弥补以往采用少数几个观察指标评价的不足，可以与临床患者相关数据进行比对进一步增加动物模型的可信性[32]。很多非传统生命科学领域的技术也运用到实验动物研究中，如无线遥测技术可采集实验动物清醒状态下的连续生理信号；计算机视觉技术和模式识别技术使分析实验动物复杂行为模式成为可能；有研究显示人工智能程序具有类似哺乳动物一样的寻路能力，研究人员甚至认为在将来可以用人工智能代替实验动物来进行研究[33-34]。

### （三）病证结合动物模型

目前大多数病证结合动物模型缺乏合理的标准评价体系和方法。多数研究者认为，病证结合动物模型的评价体系要以四诊信息为主，努力实现四诊信息的客观化采集与分析，主要从以下 4 个方面进行评价（见表 11-2-1）[35]。

表 11-2-1　病证结合动物模型评价 4 个方面对比

| 评价内容 | 医学来源 | 优缺点 | 实际应用 |
| --- | --- | --- | --- |
| 造模因素评价 | 中医的审因论治 | 难度大、可靠性低 | 作为参考 |
| 四诊信息评价 | 中医四诊辨证 | 接近临床实际 | 为评价主要内容 |
| 生化指标评价 | 现代医学 | 单一指标不符合中医药整体观 | 已有应用实例，生化指标组合变化模式是未来发展方向 |
| 方药反证 | 中医方证理论 | 缺乏阴性对照和阳性对照 | 需结合其他评价方法 |

**1. 造模因素评价**

源自中医的审因论治，通过分析感邪的性质和途径来推断证候属性。如大黄苦寒泻下，灌服大黄煎剂所诱导的模型证候属性为脾胃虚寒证，但也有可能是脾肾阳虚证。中医病因致病具有多重性和非特异性，一种证候可由多种不同病因引起，同样的致病因素亦可能出现不同的证候，使用现代医学手段建立的模型在病因上也很难用中医理论对其解释，这些问题极大地增加了造模因素评价的难度和不可靠性，因此在实际应用中大多作为参考。

**2. 四诊信息评价**

中医辨证是对四诊信息的采集与归纳，以四诊信息为着眼点建立和评价模型证候，较接近临床实际[36]。但在实验研究中，人为观察和描述主观性太强，没有客观证据，容易受到质疑。为了实现四诊信息的客观化采集和定量分析，很多学者都在努力探讨新的技术和方法。如用舌面图像饱和度（R，G，B）值分析舌面色泽变化[37]。借助动物行为学实验如旷场实验、明暗箱实验、糖水偏好实验等评价模型动物的运动功能、精神状态[38-39]。采用证候评价量表的方法对四诊信息进行量化分析[40]。杜正彩等[41]利用发光二极管环形冷光源、数码摄像与计算机图像处理等现代科技成果，成功开发了中医实验动物证候表征采集分析系统，可实现对实验动物整体毛色、舌色、眼睛、耳廓、足爪、尾巴等与望诊相关的动物表征指标的在线采集分析。目前，四诊信息的客观化仍处于探索阶段，一些关键性的主观特征尚未找到可匹配采集的指标，舌苔和脉象还难以实现客观、定量地采集[42]。

**3. 生化指标评价**

将与证候相关的生化指标纳入证候诊断指标，如脾虚胃肠道消化吸收功能减退，D- 木糖排泄率作为反映肠道功能的指标，可用来反映脾虚的程度[43]。证是基于中医思维而提出的，是对一组具有内在联系的症状群的概括，往往涉及多个器官、系统的功能紊乱或损伤，基于中医证候的复杂性，现代医学从多个角度、多个学科对其展开研究，如肾阳虚相关研究指标涉及下丘脑 – 垂体 – 靶腺轴、免疫系统、肾功能、能量代谢、自由基代谢等，但是这些指标大多只反映证的某一方面，如性腺轴指标主要反映肾阳虚生殖功能变化，免疫学指标主要反映肾阳虚抗邪能力的变化[44-45]。在病证结合模型的评价中，应该根据具体疾病优先选择相关评价指标，如肾阳虚外感病模型，其指标评价重点要放在免疫学方面。中医药理论始终强调整体观，单一指标并不能很好地体现证候的整体性和动态性，不同的生化指标组合变化模式也许能更好地体现证候的属性特点[46]。

**4. 方药反证**

方药反证是基于方证相应的理论推测模型的证候属性。如用益气滋阴的代表方剂黄芪汤治疗辐射损伤大鼠，大鼠临床症状及客观指标明显改善，由此反推辐射损伤大鼠模型属气阴两虚证[47]。但是目前大多只选出一组方药对动物所属证型作结论性判断，缺乏阴性对照和阳性对照，难以保证这组方药在认定模型证候属性方面具有排他性或特异性[48]。而且方药又具有多靶点、多效应的特点，模型的证候判定不能只依赖药物反证这一种方法，还需综合动物表征、相关指标进行评价。

总之，证候的评价体系需要不断地完善，证的本质研究尚未取得突破，模型的评价依然要以动物的表征为主，努力探索四诊信息客观化采集与评价的技术方法，以保证模型的稳定性和可靠性，再进一步探讨证候的生物学物质基础。

## 四、动物模型的选择和应用

### （一）3种动物模型的优缺点

#### 1. 疾病动物模型

在造模时重视动物组织、器官或全身的病理损害，目前应用最为广泛。其优点是模型的建立比较成熟，造模方法稳定，实验结果可靠，重复性好，与现代医学研究结果有可比性，尤其在中医新药药理研究中发挥了较大的作用。故《中药新药药理学研究指南》中治疗45个病证的中药药效学研究仍使用西医模型[49]。其不足是，这类造模方法以西医的思路来探讨中医理论，使中医处于被解释的状态，与中医传统病因不符，使中药新药药理研究缺乏辨证论治的特色，与临床药理难相一致，不利于"证"本质的研究。

#### 2. 证候动物模型

此类模型是依据中医传统理论，以研制开发"纯"中医病证动物模型为目的，一般不与现代医学疾病模型相等，造模方法有单因素和复合因素两种。优点是造模因素的选择主要根据中医学的发病学原理来考虑的，模型的病因、症状、客观指标和药物反证比较一致，实验结果与中医理论较易吻合，有利于揭示中医"证"的实质，验证中药的疗效和机理，并有可能使中医理论和治疗手段出现新的突破。但缺陷是存在模糊性、简单性、欠稳性。

#### 3. 病证结合动物模型

这类模型的造模方法既运用了中医的发病学说，又考虑了西医的致病原理，将现代医学的人类疾病动物模型与中医证候动物模型嫁接，建立病证结合动物模型。如高脂性疾病血瘀证动物模型、失血性贫血血虚证动物模型、感染性休克厥脱证动物模型等。优点是它吸取了中、西医在造模的成功经验，发挥了各自对某些病证产生的致病特色。既与中医理论相联系，又与西医学的某些疾病比较一致，有利于中西医结合理论研究的深入发展。但由于中医学和西医学毕竟是两个不同的医学体系，两者之间的接触点还发现得不多，联合作用机理尚待完善，故此模型的制作难度较大，目前应用也较少[50]。

### （二）3种动物模型的选择原则

中药药理研究必须以中医药理论为指导，研究中药的药理、配伍和功效，研究"证"与病理及药理作用的内在联系。以上3种形式的模型是当前中医动物模型研究的主要类型，各有特色，难以互相取代。应根据不同的实验目的与要求进行取舍应用。每种造模方法都与特异的病理变化相关联，都只反映临床病理的一个方面，其造模方法发展应该是互补型的。新的模型复制出新的病理，与旧的模型相得益彰，互为补充，而非排斥、取代旧模型。故如果条件允许，可多采用几种模型，应能得到更有力、可靠的结论[50]。

### （三）中药药理动物模型的应用

在实际建立动物模型时，应注意多方面的因素和影响，包括制模因素的筛选，精确区分证的亚型，造模剂量和时间的控制，模型评价，药物反证，动物体质的差异性以及实验分组设计等方面。

#### 1. 制模因素的筛选

中医临床病证是多方面的，为了能更好地反映临床，动物模型最好是采用复合因素造模[51]。如导致血瘀证的原因有很多，包括外邪、内伤、出血等，而且是各种因素长期相互作用的结果，故有"久病必瘀"之说。因此单一因素造模难以反映血瘀证的病因病机。应采用多种因素造模，才能较全面反映血瘀证的本质[52]。

2. 精确区分证的亚型

在进行中药药理实验时，必须注意精确区分证和证的亚型。如不同致病因素可导致脾气虚、脾阳虚、脾阴虚等不同亚型的脾虚证，如过劳则伤脾气；过食生冷或误下，损伤脾胃；嗜食辛热或热性药物可以伤阴等。因此，复制脾虚证动物模型，当探索如何复制出精确的不同亚型的脾虚证模型，以符合临床实际并适应治疗疾病的需要[53]。

3. 造模剂量和时间的控制

中医的"证"与西医的"病"的最大区别就是"证"包含朴素的时间观念，是变化的而不是静止的，是相对的而不是绝对的。同一种疾病在其发展的不同阶段，可以出现多种不同的证，甚至有"同病异证""异病同证"和"多证并存"的现象。同一种证受到不同因素的影响，也可以出现不同的发展变化[54]。因此，实验中要密切观察时间、剂量可能引起的模型"证"的变化，寻找到模型在一个阶段上相对稳定的时相点及其时相变化特征，选择适当的动物、严格控制剂量及造模时间，及时监测以克服模型"证"容易变化的缺点。

4. 模型评价

模型评价体系是造模过程中必须有的、应反复进行的一个内容。目前国内仅采用症状、体征的定性法来衡量模型是否成立，其弊端日益明显。必须制定严格科学的判定标准，使评定标准体系规范化，真正做到指标量化、客观化，宏（观）微（观）结合。这样才有利于提高科研工作中的准确性。中医动物模型的复制要从症状（体征）、病因（正证）、治疗（反证）、相关因素（佐证）、客观指标（佐证）等多角度来考虑，才能充分体现动物模型与原病证的相似性和典型性[55]。

5. 药物反证

药物反证应坚持对照原则，因为由一组方药对造型动物所作的证的判断不具排他性，故至少应设2组方药对同一造型动物进行对比观察[56]。同时反证方药应力求标准化。目前选用的测证药物均属自定，有经典方，也有自拟方。在选择对照方药时，可以选择与治疗药物同属一种治法（治则）的方药为一个对照；再按照证与证之间的逻辑关系选定另一种治法（治则）的方药为另一个对照，如旨在明确某种动物模型为气虚证，在运用补气剂反证时，其对照方药应为补血剂，借以排除该证不是血虚证。目前许多中药药理实验常设置一阳性药物对照组，既起到药物反证的作用，又可以作为阳性对照。但从时序上说，应该先进行药物反证确定造模成功后，再用阳性药物对照验证实验药物的药效，尽管为实现这两种目的选用的可以是同一种药物或方剂。

6. 动物体质的差异性

在实验过程中经常可以发现动物模型有"治而不愈"和"不治而愈"现象，加大了实验数据的离散度，这种现象与动物个体体质有关。因此可尝试在造模前先对实验动物进行体质分类，然后再造模，之后再运用药物反证和比较筛选法对不同体质的造模动物进行中医证候属性的认定。实验设计时将体质作为一个控制因素，可以消除体质因素对实验结果的影响。如作随机区组设计，可将体质相近的动物分在同一个区组，再在区组内随机分配不同的处理。

7. 实验分组设计

对照研究应设正常对照组和模型组，以判断模型制作是否成功；还可设自然恢复组，以进一步验证证候模型的成立和治疗组的疗效。

总之，在实验过程中，应详细考察动物特性及受环境、饲养等条件的影响，考察造模因素、造模方法、模型的成功率、死亡率、重现性和稳定性；揭示符合临床表现及证候相关的关键物质基础的模型辨证诊断信息特征；选择功效相对稳定的不同类标准方药，进行证属性的排比性的确定（药物佐证）等，最终确定模型特点及应用范围，正确地运用中医证候动物模型，合理设计实验，得出可靠的结论。

### （四）中药监管科学与中药药理动物模型

选择合适的动物模型对于新药审评审批至关重要。尽管病证结合动物模型从理论上能体现中医和现代医学的结合，成为中医药动物模型发展的重点方向，但是无论是病证结合动物模型，还是中医特色的证候动物模型均存在争议较大，且应用较少。2023年4月，国家药品监督管理局药品审评中心组织制定的《基于动物法则的药物研究技术指导原则（试行）》指出，当开发用于治疗或预防由致死或永久致残的化学、生物、放射性及核（chemical, biological, radiological and nuclear，CBRN）物质引起的严重或危及生命的疾病或病征的药物时，如果开展人体有效性试验不符合伦理或现场试验不可行，药品监管机构基于充分且良好对照的动物有效性试验数据确定该药物很可能带来临床获益时，可批准其上市，这种途径称为基于动物法则的药物注册。2022年9月美国参议院通过了FDA现代化法案（FDA Modernization Act 2.0），该法案允许药品研发和生产中使用可替代动物试验的方法研究药品有效性和安全性，最主要变化是在FD&C相关内容部分中把动物实验改成非临床测试和试验。但是在非临床测试和试验的定义中仍然明确包括动物实验。目前最有可能部分替代动物实验的技术就是类器官，以及衍生的微流控等技术，能较好地在体外模拟体内三维器官环境，这将为未来制药行业提供更多的方法和选择。由于中医临床证候本质尚未明确、中医证候、病证结合动物模型验证手段缺乏、动物模型的临床相关性较差等问题依然存在，作为中药新药主要药效学评价的动物模型仍然是中药监管科学的瓶颈问题。

## 五、中药药理动物模型在研究中存在的问题

建立适宜的动物模型对中医药的研究进展尤为重要。近年来，中药药理动物模型的研究颇受重视，取得了较大的成果，但同时也暴露出不少问题。主要表现在实验动物选择不适宜、照搬西医动物模型和缺乏系统的评价体系等3个方面。

### （一）实验动物的选择不适宜

实验动物种类繁多，每种动物都有自身独特的生理结构特点，如果实验动物选择不当，就有可能得不到适宜的动物模型，影响实验结果的科学性、可靠性。所以在造模前，要根据实验的目的、方法等方面的要求以及动物生理、病理等方面的特征来选择实验动物。原则上要选用与人结构、功能、代谢及疾病相似的实验动物，如猴、猩猩、狒狒等灵长类动物，它们是研究人类疾病的理想动物，但实际上这些动物不易或不能用于实验研究[57]。所以，在不影响实验质量的前提下，应选用来源广泛、经济实用的动物，如小鼠、大鼠。此外，也可根据实验刺激因素以及某些动物存在的特殊反应来选择，如家兔对温度的变化十分灵敏，适于发热、解热等实验研究[58]；小型猪在皮肤、消化道和心血管系统与人类十分近似，在人类疾病动物模型建立、药物安全评价、异种移植等方面具有一定的优势。

### （二）照搬西医动物模型

中药药理动物模型的复制应以中医药传统理论为依据，不能简单地把西医疾病模型当成中医"证"的模型。中医的证候与西医的疾病症状不完全相符，就如同一种西医的疾病，中医可能诊断为不同的证候；而对不同西医的疾病，中医也可能采用完全相同的诊治方法。所以要研究开发中药，发展中药药理学，就不能完全照搬西医动物模型，应根据中医药辨证论治的传统理论，复制体现中医药特色的动物模型[60]。但这并不排除运用西医现代科学技术对中医药进行研究。在模型复制时也可考虑选择性地将适用的西医模型中医化，扩大中药药理动物模型的数量。也可借鉴西医疾病模型的复制方法，改善或重新

建立新的中药药理动物模型，提高其研究质量[61]。

## （三）缺乏系统的评价体系

目前评判动物模型的标准大多是建立在人的证候诊断标准的基础上，但是动物与人毕竟是有区别的，如果完全遵循临床模式的"望、闻、问、切""四诊八纲"，这对于动物缺乏可行性。为了增加动物模型的准确性、可重复性和实用性，应该在模型复制过程中和复制成功后观察具有特异性的、更为客观的评价指标，并充分采用以方验证、以证测药。如借助西医的方法，主要有生物化学、血液流变学、组织形态学等指标来评价模型；采用代谢组学原理对模型动物的组织液进行研究，从而评价代谢物与证候的相关性。此外，动物模型的评价指标应该不断完善，及时引入新技术、新方法，如电镜、同位素、免疫组化等。

综上所述，随着现代科学技术以及现代医药学的快速发展，动物实验研究越来越受到研究者的重视。中药药理动物模型的研究和应用也得到了较大的进展，建模理论体系越来越丰富、科学，建模方法越来越多样化、现代化，所建模型的种类也越来越多。尽管在此发展过程中还存在一些问题，但我们应该用发展的观点来看待，总结分析相关理论、不断丰富中医药动物模型、完善健全建模的科研规范以及评价标准体系。如此，中药药理动物模型才能为实现中药现代化提供可靠的、科学的、可重现的实验结果，为中医药理论的发展提供坚实的实验基础。只有通过大量动物实验，并且引入现代先进科学技术和方法，中药研究才能与时俱进，进一步为人类疾病的治疗作出贡献。

（林生　孙晓波　黄芳华　卫晓红）

# 参考文献

［1］FERMOSELLEA C, SANCHEZA F, BARREIRO E. Reduction of muscle mass mediated by myostatin in an experimental model of pulmonary emphysema［J］. Arch Bronconeumol, 2011, 47（12）: 590.

［2］王根辈，栗志文，曹晶，等. 高脂饮食诱发大鼠营养性肥胖动物模型的研究［J］. 吉林医学, 2012, 33（1）: 5.

［3］AYAKO M, HIROSHI F, YOSHINOBU E, et al. Loss of E-cadherin in mouse gastric epithelial cells induces signet ring-like cells, a possible Precursor lesion of diffuse gastric cancer［J］. Cancer Science, 2011, 102（5）: 942.

［4］高婷，刘健，樊小农，等. 自发性高血压大鼠模型的应用概况［J］. 实验动物科学, 2013, 30（6）: 57.

［5］张海燕，陈君千，张望，等. 脾虚证模型大鼠血清中血管活性肠肽和胆囊收缩素的变化及四君子汤的干预作用［J］. 吉林中药, 2014, 34（6）: 609.

［6］贾丹兵，于淼，李乃民，等. 寒凝气滞血瘀证大鼠动物模型的建立及评价［J］. 中医药信息, 2014, 31（4）: 75.

［7］艾叶盛，包素珍. 黄芪建中汤抑制脾气虚证肺癌小鼠肿瘤转移的实验研究［J］. 山西中医学院学报, 2013, 14（2）: 16.

［8］吴忆，李敬林，张锐，等. 2型糖尿病气阴两虚证动物模型研究及反证中药对证候的影响［J］. 辽宁中医杂志, 2005, 32（7）: 735.

［9］李晓红，杨力强. 中医证候动物模型研究述评［J］. 广西中医学院学报, 2012, 15（1）: 78.

［10］孙艳珍，黄正团. 病证结合动物模型研究的现状及思考［J］. 中医药导报, 2017, 23（23）: 8.

［11］许伟明，胡镜清，江丽杰. 当代病证结合研究思路和方法进展评析［J］. 世界科学技术：中医药现代化, 2016, 18（5）: 769.

［12］樊憬懿. 高脂高糖高盐饮食诱导的代谢综合征病证结合动物模型的研究探索［M］. 北京：中国中医科学院, 2018.

［13］陈燕清，杨晶晶，曹卓青，等. 病证结合动物模型的思考［J］. 中国中医基础医学杂志, 2017, 23（5）: 628.

［14］屈会化，赵琰，曲荣波，等. 自发性高血压大鼠早期中医证候的研究［J］. 中医杂志，2008，49（5）：446.

［15］文雪，马跃荣. 糖尿病肾病病证结合动物模型研究进展［J］. 亚太传统医药，2018，14（5）：117.

［16］刘楠，姜云耀，李莹，等. 气滞血瘀证动物模型研究现状［J］. 中国实验方剂学杂志，2018，24（1）：217.

［17］成秀梅，杜惠兰，李丹. 寒凝血瘀证动物模型的创建［J］. 中国中医基础医学杂志，2005，11（8）：604.

［18］李玉洁，魏丹丹，魏茂林，等. 基于动物物质与能量代谢检测评价3种肾阴虚证模型建立方法［J］. 中医学报，2017，32（1）：83.

［19］李建生. 基于病证结合模式重视以证统病的诊疗形式［J］. 中医杂志，2011，52（7）：558.

［20］李祥，张悦，张文智，等. 气虚血瘀证动物模型的研究进展［J］. 中国实验方剂学杂志，2020，26（2）：228.

［21］刘燕，张庆祥，常兴，等. 哮喘病寒饮蕴肺证病证结合大鼠病理模型的建立与思考［J］. 中华中医药学刊，2019，37（3）：586.

［22］陈剑磨，张胜军，夏炳江. 骨质疏松肾阳虚病证结合模型构建的实验研究［J］. 中国中医急症，2015，24（2）：201.

［23］李磊，刘建勋，任钧国，等. 中医药动物模型研究现状及展望［J］. 中国比较医学杂志，2022，32（1）：104.

［24］徐林. 人类疾病的动物模型［J］. 动物学研究，2011，32（1）：1.

［25］YAMAMOTO T, UNE T. Animal models of psychiatric disorder and their validity–from the perspective of behavioral pharmacology［J］. J–Stage, 2002, 120: 173.

［26］陈小野. 证候动物模型诊断依据的设想预评价［J］. 中国医药学报，1987，2（1）：2357.

［27］魏盛. 经前期综合征肝气逆证肝气郁证诊断量表研究［D］. 济南：山东中医药大学，2011.

［28］苗明三，马林纳，彭孟凡，等. 中医药动物模型研究现状［J］. 中国比较医学杂志，2022，32（1）：141.

［29］方肇勤，潘志强，卢文丽，等. 大鼠、小鼠辨证的思路与方法［J］. 中国比较医学杂志，2009，19（10）：53.

［30］赵慧辉，郭书文，王伟. 病证结合动物模型判定标准的建立［J］. 北京中医药大学学报，2009，32（6）：365.

［31］高振，刘莹莹，朱玉龙. 中医证候模型：从定位基础到模拟临床［J］. 中华中医药杂志，2020，35（3）：1045.

［32］姚元生，郑丽飞，朱进霞. 采用植入式生理信号无线遥测系统记录清醒大鼠自由活动状态下胃的肌电信号［J］. 首都医科大学学报，2017，38（2）：227.

［33］李丹，陈一飞，李行健，等. 计算机视觉技术在猪行为识别中应用的研究进展［J］. 中国农业科技导报，2019，21（7）：59.

［34］MARBLESTONE A H, WAYNE G, KONRAD K P. Toward an integration of deep learning and neuroscience［J］. Front Comput Neurosci, 2016, 10: 94.

［35］胡齐帅，张晓艳. 病证结合动物模型研究进展［J］. 中医学报，2022，37（2）：299.

［36］时文远，施斌，袁朵，等. 建立中医动物模型的思考［J］. 中医学报，2015，30（1）：65.

［37］黄烁，刘建勋，李磊，等. 4种冠心病气虚血瘀证大鼠模型建立方法的比较［J］. 中国中药杂志，2016，41（22）：4216.

［38］高明周，孙慧，张长龙，等. 中医典型情志病证之PMS/PMDD病证结合动物模型研究现状［J］. 中华中医药杂志，2019，34（12）：5804.

［39］张璐，王秋红，曹紫藤，等. 经前期综合征肝气郁证大鼠模型改进与行为学评估［J］. 中医学报，2020，35（12）：2626.

［40］王少贤，白明华，陈家旭，等. 关于建立中医证候模型评价量表的思考［J］. 中华中医药杂志，2011，

26（3）：531.

［41］杜正彩，邓家刚，郝二伟．瘀热互结证模型大鼠中医表征指标量化研究［J］．中华中医药杂志，2012，27（2）：345.

［42］卢令慧，王景，曹愿，等．冠心病复合高血脂状态病证结合动物模型的建立与评价［J］．中华中医药杂志，2016，31（5）：1816.

［43］杜朋丽，赵丹阳，谷诺诺，等．非酒精性脂肪性肝病中医病证结合动物模型研究概况［J］．山东中医药大学学报，2018，42（3）：280.

［44］邹海淼，辛雪，孙伟，等．肾阳虚生化指标的现代研究进展［J］．现代生物医学进展，2015，15（30）：5989.

［45］陈颖颖，罗静，徐愿，等．肾阳虚动物模型造模方法评价及进展［J］．中华中医药学刊，2018，36（11）：2697.

［46］于婧．冠心病慢性心力衰竭血瘀证临床表征及其与理化指标关联分析［J］．郑州：郑州大学，2018.

［47］梁建庆，李金田，李娟，等．病证结合大鼠辐射损伤模型构建初探［J］．中华中医药杂志，2017，32（5）：2142.

［48］蓝凰齐，唐汉庆，黄岑汉，等．支气管哮喘病证结合动物模型建立方法的研究进展［J］．云南中医学院学报，2017，40（6）：98.

［49］中华人民共和国卫生部药政管理局．中药新药研究指南［M］．北京：人民卫生出版社，1993.

［50］曾茂贵，郑沁铋．中药药理研究中证候动物模型的选择和应用［J］．福建中医药，2007（3）：60.

［51］苗明三，蒋士卿．中医药研究动物模型复制有关问题的探讨［J］．河南中医药学刊，1999，14（2）：22.

［52］闫珊珊，窦维华，董少龙，等．血瘀证动物模型的制作及存在问题的探讨［J］．中国中医基础医学杂志，2004，10（2）：35.

［53］易杰，李德新．脾虚证动物模型研究思路和方法探析［J］．上海中医药杂志，2001，35（5）：40.

［54］任明，高秀梅．动物实验在中医药研究中的局限与展望［J］．辽宁中医杂志，2004，31（10）：820.

［55］陈小野．实用中医证候动物模型学［M］．北京：北京医科大学、中国协和医科大学联合出版社，1993：47-57；320-322.

［56］梁茂新．对方药用于动物模型反证法的若干思考［J］．中国医药学报，1994，9（1）：43.

［57］薛丽香，张凤珠，孙瑞娟，等．我国疾病动物模型的研究现状和展望［J］．中国科学：生命科学，2014，44（9）：851.

［58］杨斌，徐向东．白虎汤对内毒素致热家兔的解热作用及其机制研究［J］．吉林中医药，2015，35（5）：508.

［59］张连峰．我国常用实验动物资源的现状及对未来发展的思考［J］．中国比较医学杂志，2011，10（21）：39.

［60］王春田．动物模型在中医药实验研究中的应用［J］．实用中医内科杂志，2011，25（5）：46.

［61］王灿，苗艳艳，苗明三．中医药动物实验研究的再思考［J］．中医学报，2015，30（4）：548.

# 第三节　动物模型补充技术与方法

在药物研发领域，动物实验被视为药物有效性和安全性评价的金标准，然而随着科技发展和社会的进步，一些新发展的替代模型由于更接近人体生理条件或与人类基因高度相似，且培养简便、周期短、易于操作，已成为药物研发不可或缺的体内外模型，显著提高了药物研发的效率和成功率，部分替代模型还得到了美国 FDA 的支持鼓励，应用前景广阔。目前，替代模型主要包括体外技术构建的人源细胞及组织、模式生物和类器官等模型，旨在模拟人体内的生理环境和疾病状态，支持药物研发和疾病机制的研究。

# 一、3D 细胞

细胞模型一般指把细胞的结构和形状模式化，便于明确细胞间的相互作用以及功能与结构和形态间的相互关系而提出的细胞的模型。此外，也包括核糖体等具有部分细胞功能的人工颗粒或在保持参与细胞运动的结构（收缩结构）与功能的情况下，将膜结构及细胞质的可溶部分去掉的细胞。

传统的细胞培养是在合适的培养器皿中进行单层的细胞培养，故又称为 2D 细胞培养。然而，科研人员发现该方法在细胞培养的过程中会发生细胞形态改变、分裂异常、部分分化活性丧失等现象，导致细胞的形态、功能以及应激反应等，与其在体内环境下差别巨大，由此构建的细胞模型与体内实际情况相差甚远。近年来，3D 细胞培养技术为生物活性筛选提供了更贴近真实体内环境的细胞模型[1]。3D 细胞培养可以弥补单层细胞培养过程中的许多缺陷[2]。一方面，3D 细胞模型可以很好地模拟体内细胞微环境，气体、营养物质、代谢产物等物质可呈现梯度浓度变化；另一方面，3D 细胞模型能很好地模拟细胞间的相互作用，可进行直接或间接的细胞间交流。此外，3D 细胞模型还能真实地模拟细胞的生化和生理反应，即当细胞受到内部或外部刺激时的反应更加符合真实的体内反应。因此，3D 细胞培养技术更能真实地反映药物作用于细胞的药效，已成为生物活性评价的重要模型，一直备受关注。

## （一）3D 细胞模型的培养方法

目前，3D 细胞培养技术主要分为基于支架的 3D 细胞培养和无支架的 3D 细胞培养两种[3]。顾名思义，前者是利用天然或人造的且具有良好生物相容性的微孔物质搭建出具有容纳细胞生长空隙的"脚手架"，细胞依附其作为支撑并向三维空间生长；后者则是利用了细胞自聚集的原理，通过创建适合细胞聚集的生长环境促进细胞形成微球体。

1. 基于支架的 3D 细胞培养

用于细胞培养支架的材料有琼脂糖、胶原蛋白、纤维连接蛋白、明胶、层粘连蛋白等。这些复合材料通过孔隙率、纤维、渗透性和机械稳定性模拟天然细胞外基质（ECM），能够很好地模拟体内环境中细胞与细胞间的相互作用以及细胞与 ECM 间的相互作用，同时允许细胞在支架上聚集、增殖和迁移。

2. 无支架的 3D 细胞培养

无支架的 3D 细胞培养是一种简单、便于操作的细胞培养方法，直接使用经细胞排斥材质［或称超低吸附材质（ULA）］处理的细胞培养器皿或使用悬滴、微流控等特殊系统开展细胞培养，阻止细胞在器皿表面的黏附，迫使其聚集成团形成细胞微球。通过该方法得到的 3D 细胞模型具有完整的球体结构，可以自发形成 ECM，并能较真实地模拟体内环境下的氧和营养梯度。

## （二）3D 细胞的应用

3D 细胞模型培养作为一种更接近体内环境的方法，逐渐受到重视，在疾病发生机制及药物筛选等领域展现出了广阔的应用前景。例如，在肿瘤研究方面，3D 细胞模型可以更准确地模拟肿瘤微环境，有助于研究肿瘤的生长、转移和药物治疗；在组织工程方面，3D 细胞模型为组织工程提供了更可行的方法，有助于构建更复杂和更具功能性的组织结构；在药物筛选方面，3D 细胞模型在药物筛选中可以更准确地评估药物的疗效和毒性，有望提高药物开发的成功率。

## 二、组织

组织培养是指从生物体内取出活的组织（多指组织块）在体外进行培养的方法。在新药研发中，常采用细胞或动物模型对中药的药效进行评价，但细胞模型容易忽略了细胞间的相互作用，而动物模型只能部分体现出与人类相同的特性，无法真实反映出临床的效果。与体外细胞模型及体内动物模型相比，组织直接取材于患者，经体外培养后既能较好地保留组织内的细胞微结构，又能增加临床的相关性。尽管目前在中药研发中较少应用组织体外培养技术，但该技术因其独特的优势在未来创新药物中将会产生重要作用。

组织体外培养模型分为两类：直接获取部分目标组织进行短期的体外培养，所建立的模型称为器官型组织切片培养模型；另一类是非器官来源的组织体外培养模型。

### （一）器官型组织切片

器官型组织切片培养模型是 Harford 博士及其同事在 20 世纪 50 年代开发的。器官外植体三维细胞培养模型主要用于一些绝对需要组织特异性信息的体外研究，组织切片体外模型可以提供最接近体内微环境状态。这种方法对于包括大脑和胚胎腺体在内的许多组织的一些相对短期培养的实验分析特别有效[4]。解剖的器官切片放置在多孔基底上，由金属网格支撑并在气－液生长介质界面培养，对于大多数研究来说，组织必须足够薄（厚度小于 300μm）以允许足够的氧气和营养输送到组织内部。

精密组织切片成功制备的关键因素是切片的培养体系，要求孵育切片时允许氧气和营养物质能扩散到切片内部细胞层，并且避免切片中心内坏死或活力不足。培养系统可分为 3 种系统：①浸没系统，使切片一直浸入培养基中，在锥形瓶或培养板中培养；②动态器官培养系统，通过滚动培养容器让切片间歇地暴露在培养基和气相中；③新改进的灌注培养系统，其中切片被培养在梯度培养容器中，并使切片的顶面和底面暴露于流动的培养基中。该技术具有保存细胞库和免疫成份、识别肿瘤侵袭能力、确定化合物毒性、快速评估疗效、检测效果高以及高度预测药物反应等优点[5]。重要的是，它是一种可靠的工具，可将治疗应答者与非应答者进行分层，有望成为药物个体化筛选的有效平台甚至黄金标准。

### （二）非器官来源的组织体外培养

非器官来源的组织也可以应用组织体外培养技术进行培养。常见的组织来源包括软骨、牙龈等。

### （三）组织应用

#### 1.器官型组织切片的应用

（1）**精密肝切片**　精密肝切片主要应用于肝功能研究[6]。精密肝切片保存了一定的肝组织结构，维持了肝腺泡功能和结构的完整性，能够更好地模拟肝脏的体内环境，并可直观观察到药物的代谢、药物所诱导的酶的变化和组织学的改变，为临床试验提供依据。但是，精密肝切片在营养丰富的介质中活力仅能维持 5~7 天，因此，对于暴露周期较长的药物研究无法使用该模型。精密肝切片的厚度为 200~300μm[7]，厚度太厚（>500μm）会限制氧的扩散使肝切片出现缺血性损伤，太薄（<200μm）则使切片中损伤的细胞所占比例过大[8]。目前，精密肝切片在中药肝毒性的研究应用较多。

此外，肝切片也可以从病变的肝中制备，例如从严重的肝纤维化和肝硬化患者获得肝切片，特别是从切除的恶性／转移性肝组织中获得的肝细胞癌组织切片，很好地保留了肿瘤的微环境，是抗肝癌药物临床前评价非常有价值的药理模型。

（2）**精密肺切片**　精密肺切片是在动态器官培养下非常有效的一种药理模型，保持了与体内肺器官相似的高度分化功能，肺的制片厚度在 250~500μm 之间。

由于精密肺切片保存了完整的显微解剖结构，该模型允许在精密控制的暴露条件下和没有血源性白细胞的情况下研究细胞因子对气道张力和反应性的直接影响，可以在显微镜下监测支气管收缩，已成功用于肺组织中细胞炎症因子的研究。此外，在静态条件下施加不同的压力，可以模拟完整肺中肺泡扩张类似的情况[9]。在评估药物在肺内的代谢与反应方面，精密肺切片体现出了独特的优势。例如，有研究人员使用了精密肺切片以模拟体内环境，并观察精密肺切片暴露于苯并[a]-芘（Benzo[a] pyrene，BaP）后化学–DNA 加合物的形成，揭示了 BaP 在体内的生物转化和 DNA 损伤过程。此外，通过比较肝脏和肺脏切片在暴露于 BaP 后的 DNA 加合物形成情况，阐明了两种组织在 BaP 致癌过程中的不同作用，以及肺组织作为 BaP 致癌目标组织的特殊性质[10]。上述研究对于理解 BaP 的致癌机制以及预防和治疗 BaP 相关疾病具有重要意义。

精密肺切片也可作为细菌或病毒等病原体感染肺部的评价平台，用于阐明宿主与病原体之间相互作用以及感染机制等。例如，通过构建模拟肺炎鼠疫期间早期宿主/病原体相互作用的人类精密肺切片评价体系，发现纤溶酶原激活物蛋白酶 Pla 是肺鼠疫的早期宿主/病原体相互作用中的关键因素。

精密肺切片还用于构建肺组织缺血/再灌注损伤评估模型。使大鼠心脏骤停诱导缺血，在热缺血 2 小时和 4 小时后切除肺。通过气管内滴注 37℃ 0.7% 琼脂糖溶液使肺膨胀，并通过血管灌注迅速冷却。然后将肺浸入含有或不含腺苷的冰冷缓冲液中，在冰冷缓冲液下制备肺切片，将精密肺切片培养 24 小时，检测肺组织活力、氧化应激反应和炎症反应，初步结果显示，热缺血 4 小时后肺组织活力仍能保持 24 小时[11]。该发现对于使用非心脏跳动捐赠者的肺进行肺移植的时间窗具有重要参考价值。

（3）**精密肠切片** 由于肠道是一个柔软非实质的器官，难以切片和孵育，最初的精密组织切片技术并不适用于肠道。后来经过 De Kanter 等优化，使用低熔点琼脂糖填充肠腔，并垂直切开肠段，获得了组织环型的精密肠切片。因此，改进的精密肠切片的制备和使用更简单方便，并且具有更好的重复性和组织活性。目前，精密肠切片已成功地应用于药物和其他外源性物质的转运、代谢、诱导、抑制以及生理与毒理等方面的研究。

精密肠切片是研究摄取转运蛋白活性和外源性物质与转运体相互作用的有效模型，并可用于转运蛋白抑制剂的筛选。由于肠道广泛参与药物口服后的转运、代谢和毒性，因此，在药物研发过程中，需进行药物的肠道转运研究。通过分析不同浓度底物孵育后和不同时间点后切片含量的增加，可以直接测量摄取转运蛋白的活性，判断药物的肠道作用特点。同时，利用该体系可以筛选出活性显著的转运蛋白抑制剂。

此外，精密肠切片模型对肠道代谢研究也具有重要价值。虽然已广泛研究了诱导剂对药物代谢酶、转运蛋白和核受体 mRNA 表达水平的影响，但这些表达水平如何被代谢活性调控，却鲜有报道。口服给药后，利用精密肠切片模型，能够精确观察并测量不同肠段对诱导剂的反应差异，从而直接反映不同肠段的代谢能力和对诱导剂的应答差异。因此，精密肠切片模型能够更深入地理解药物在肠道内的代谢机制和各肠段对药物的不同反应，不仅提供观察肠道代谢复杂性的新视角，也成为研究肠道不同区域代谢功能的有力工具，对药物开发和临床应用具有重要意义[12]。

已有多项报道利用精密肠切片模型研究非甾体抗炎药在大鼠肠道引起的毒性，通过精密肠切片模型可以观察非甾体抗炎药诱导的肠道形态学改变[13]，还能准确反映非甾体抗炎药引起肠毒性的多种机制，为预测药物诱导的肠道毒性的理想评价模型[13]。

2. 组织来源的体外培养应用

（1）**骨软骨** 由于生物系统的复杂性，建立体外骨软骨模型是非常复杂的。骨软骨模型实际上是由关节软骨和软骨下骨两部分组成，因而包括多种细胞群和形态不同、具有不同生物学行为和力学性能的组织[14]。目前常用于"骨软骨病变"（OCL）以及机械冲击损伤的研究。OCL 是一种广泛存在的疾病，会影响不同部位的关节，主要是膝关节，其次是踝关节和肘关节，较少见肩关节和髋关节。

不同来源的骨软骨组织尺寸往往不同，人来源的膝关节软骨组织以厘米为单位，而动物如小鼠、牛等以毫米为单位。牛骨软骨是最常见的模型，膝关节是最常用的采集部位，其次是掌指关节。一般培养时间为 7 至 14 天。例如，利用牛骨软骨模型分别评估了机械冲击后鱼藤酮和 N- 乙酰半胱氨酸对软骨细胞存活的影响，证明及时使用自由基清除剂和抗氧化剂可以减少撞击后软骨细胞的死亡。也有研究者使用绵羊骨软骨为模型研究脉冲电磁场治疗 OCL 的效果。

（2）**牙龈模型** 研究人员利用人源外植体结合药物诱导的方法成功构建了人牙龈组织炎症模型，该模型可用于探究牙周炎发生时牙龈组织中各种信号通路的变化及相关机制，为牙周炎的发病机制及药物研发提供了新的研究模型[15]。

## 三、模式生物

生物学家通过对选定的生物物种进行科学研究，用于揭示某种具有普遍规律的生命现象，这种被选定的生物物种就是模式生物。在某些研究场景中，部分脊椎和无脊椎的低等动物，如细菌、真菌、昆虫、软体动物和水生动物等低等生物可作为实验模型，可获得与高等哺乳类实验动物相近的实验结果[16]。

### （一）模式生物的种类

#### 1. 斑马鱼

斑马鱼作为一种新兴的模式生物，其基因组与人类基因组高度相似，除了具有低成本和高通量的优势，还能对全鱼进行实时动态观察，特别是利用斑马鱼的特异性表达，通过转基因技术构建相应的荧光蛋白，能清晰直观地观察斑马鱼特定细胞在体内的动态反应，从而反映斑马鱼整体的生物学水平[17-18]。目前，斑马鱼模型已广泛应用在分子、细胞、组织及整体水平上的生物活性筛选及作用机制的研究。

#### 2. 秀丽隐杆线虫

秀丽隐杆线虫是一种以细菌为食的真核生物[19]。线虫身体结构简单，包含口、咽、肠、性腺和胶原蛋白角质层五部分。它们适宜在 16~25℃的温度范围内生活，且生存条件简单。作为首个完成基因组测序的多细胞真核生物，线虫的基因序列与人类相似度极高，特别是线虫的身体透明，在实验中更易于观察和操作，因此，线虫已经成为了生命科学研究中广泛使用的一种模式生物[20-21]。

#### 3. 黑腹果蝇

黑腹果蝇生命周期短、繁殖迅速、体型小、易于在实验室培养和维持。果蝇的遗传背景已得到充分解析，大约 60% 的果蝇基因在人类中具有对应的保守基因，而约有 75% 的已知人类疾病相关基因在果蝇中也能找到同源基因。此外，果蝇拥有一个复杂的神经系统，包括神经元、神经胶质细胞以及血 – 脑屏障等结构，且对果蝇具备了一系列成熟的基因操作技术，例如 UAS/GAL4 系统，为其在神经科学研究中提供了显著的优势。

#### 4. 酿酒酵母

酿酒酵母（*Saccharomyces cerevisiae*）是一种简单的单细胞真核生物，生活周期短，遗传背景比较简单，人类已经完成对酿酒酵母的全基因组测序。酿酒酵母具有与动植物相似的细胞结构和相似的细胞衰老代谢途径，其独特的生长和代谢规律使其成为研究细胞衰老的重要模式生物，并随着对抗衰老机制深入的认识而备受关注，如今正被广泛用于人类衰老机制的研究[22]。

### （二）模式生物的应用

#### 1. 斑马鱼

（1）**心血管调控**　心脏是斑马鱼最初发育器官之一，胚胎心脏祖细胞在其受精后 5 小时出现，2 天已能构建完整的血液循环系统。通过基因编辑技术制备多种心血管系统的组织特异性表达荧光蛋白斑马鱼，能够在荧光显微镜下清晰地观察和评价药物对斑马鱼胚胎和成鱼的影响。例如，在投喂过量胆固醇饲料的斑马鱼幼鱼形成的动脉粥样硬化模型中，利用绿色荧光蛋白（GFP）标记斑马鱼血管内皮细胞，揭示动脉粥样硬化病理过程；在药物诱导心脏损伤研究中，发现异丙肾上腺素能够引起心率降低、心室腔面积增大，阿奇霉素处理斑马鱼胚胎可以诱发心律不齐，乌头碱及雷公藤红素等可引起胚胎心率减慢及影响循环功能等。

目前，通过斑马鱼模型，利用整体原位杂交法、内源性碱性磷酸酶活性检测法及微血管造影等方法，对血管生成研究、致病基因发现及药物筛选具有重要价值。

（2）**炎症调控**　斑马鱼炎症模型可分为创伤性炎症模型、细菌及病毒感染性实验模型。

创伤性炎症模型可通过尾鳍切除或针刺损伤、激光创伤等方式造模，如采用荧光标记炎症细胞斑马鱼，同时结合荧光显微镜来探究炎症细胞的聚集及迁移行为，用于抗炎药物的筛选和评价。细菌或病毒感染性模型主要是采用浸泡或注射等方法，将细菌或病毒感染斑马鱼，引起局部炎症。利用脂多糖刺激吞噬细胞诱发炎症级联反应，可以简便、动态地观察斑马鱼的炎症过程，同时可以检测活性氧（ROS）、一氧化氮（NO）含量，及斑马鱼体内诱导型一氧化氮合酶（iNOS）和环氧合酶 2（COX2）等表达，用于抗炎药物筛选及作用机制探讨。目前，已构建了 Tg（coro1a：EGFP）等多种转基因斑马鱼模型应用于抗炎活性的研究，在上述转基因斑马鱼体内，中性粒细胞或巨噬细胞被荧光蛋白标记，能够无创动态地观察体内炎症过程。在中性粒细胞特异性表达荧光转基因斑马鱼 MPO：EGFP 中，能直接观察到炎症相关细胞在斑马鱼体内的分布、迁移和聚集等，可以实时动态通过细胞行为了解抗炎药物的药效。

（3）**神经系统疾病**　斑马鱼与人类的神经系统相似，富含胆碱、多巴胺及去甲肾上腺素等，其脑组织也有部位区分，包括学习及睡觉等，并且人类很多神经系统疾病相关基因在斑马鱼中都显示高度保守，因此，斑马鱼也非常适用于神经系统发育、行为学及病理学等研究。目前，针对阿尔茨海默病（AD）、帕金森病（PD）等危害健康的神经系统疾病的发病机制，构建了多种相应的斑马鱼疾病模型，例如克隆了斑马鱼的早衰蛋白，并通过突变构建了类似 AD 疾病模型，揭示了该功能位点在进化上的保守性；通过构建一种特殊的转基因斑马鱼 ETvm2：GFP，用于研究多巴胺能神经细胞的发育过程和治疗 PD 的药效活性筛选。

（4）**毒性评价**　目前，斑马鱼已经被广泛应用于药物毒理学评价研究领域，其中包括评价肝毒性、神经毒性、致畸作用及器官毒性等，具有用药量少、易于观察、可量化、快速、经济等优势。斑马鱼胚胎发育包括受精卵、卵裂、囊胚、原肠胚、神经胚及出膜等，因此可以利用受精后不同发育阶段对发育毒性及致畸性评价，指标包括胚胎死亡率、孵化率、体节形成及头部形成等方面。非致死指标包括体节减少、心率减慢、孵化延迟及各种畸形等。畸形指标包括头畸形、脊柱弯曲、卵黄囊异常及尾畸形等。在神经毒性研究中，斑马鱼模型与哺乳动物模型一样，可以通过生化指标、形态学改变、行为学变化来评价药物作用，通过行为学实验评估特定神经元功能，其中以自发型运动减少作为指标，检测脑神经系统和评价脑发育情况，同时可以对斑马鱼脑部神经元的坏死和凋亡进行检测。斑马鱼神经行为研究的主要优势是基于斑马鱼具有学习、睡觉及神经行为表型等特征，在药物研发的早期阶段确定神经药物的潜在毒性。

（5）**其他**　斑马鱼能像人类一样患癌症，它的许多肿瘤组织在分子水平上与人类肿瘤高度相似，还具有稳定的遗传性。例如，患有癌症的斑马鱼与正常斑马鱼交配产生的后代也具有癌症的表型，因此，斑马鱼已成为肿瘤研究的重要模式生物。目前，主要通过化学诱变剂（如乙基亚硝基脲）、反转录病毒介导的基因插入以及辐射诱导的基因随机突变等方法来构建斑马鱼肿瘤模型。

斑马鱼体内富含诸多与肌肉及抗肌肉萎缩相关蛋白基因，并与人类基因高度保守，如在斑马鱼中发现 *SERCA1* 突变可引起肌肉松弛，且该突变体表型与人类 Brody 疾病相似，为构建斑马鱼 Brody 疾病模型提供了依据。

肥胖斑马鱼体型外观硕状，鱼身各部脂肪明显蓄积。肥胖斑马鱼症状与肥胖人体相似，表现为血糖调节能力低下、体内过量贮存甘油三酯、活动能力迟缓等。因此，利用斑马鱼模型筛选出了抑制升糖关键基因磷酸烯醇丙酮酸羧激酶 1 的活性成份，该类成份在降低血糖的同时，还可以阻止高脂饮食诱发的肥胖。

## 2. 秀丽隐杆线虫

（1）**抗衰老**　目前已经报道了 800 多个参与调节秀丽隐杆线虫寿命的基因，这些基因主要与胰岛素信号通路、雷帕霉素受体信号通路（mTOR）、饮食限制、线粒体和氧化应激、自噬和生殖等过程相关。使用基因敲除或特定基因突变的线虫模型，可以观察到特定基因突变对线虫寿命的影响，并进一步探索这些通路在衰老过程中的作用机制。例如，在秀丽隐杆线虫中，*age-1* 和 *daf-2* 基因的突变被广泛应用于研究胰岛素 /IGF-1 信号通路对寿命的影响。上述基因的突变导致了线虫成熟期的延长以及寿命的显著增加，寿命的延长可以达到 2~4 倍。此外，通过突变或敲除秀丽隐杆线虫 mTOR 信号通路中对调控细胞生长、代谢和老化过程中起着关键作用的基因，如 *let-363*、*daf-15*、*rsks-1*、*ife-2* 和 *ifg-1*，也可用于研究其对寿命的影响[23]。

（2）**神经退行性疾病**　线虫的神经系统非常简单，仅有 302 个神经元。线虫的发育及分化谱系明确，基因编辑操作简单，是研究神经退行性疾病良好的动物模型[24]。

在 AD 的研究中，多个实验组揭示，在肌肉细胞中表达人类 Aβ42 多肽会导致线虫残疾，并且发现一些分子伴侣蛋白质参与抵抗毒性 Aβ42 多肽。纯合缺失淀粉前体蛋白（APP）同源基因 *apl-1* 会导致线虫幼虫死亡。在谷氨酸能神经元中，表达 Aβ42 多肽会导致细胞骨架蛋白质功能改变。表达人类 Tau 蛋白质及其突变体（P301L 和 V337M）的线虫运动协调性差，会出现神经元丢失或神经系统紊乱现象[25]。

PD 的线虫模型主要包括使用 MPTP、6-OHDA、鱼藤酮和百草枯等神经毒素的诱导模型和转基因模型。引入人类 α-Synuclein（A53T 和 A30P）的线虫出现非渐进性的多巴胺能神经元（dopaminergic neuron，DA）损伤。在线虫中敲除或敲减 Parkin 的同源基因 *pdr-1* 会增加线虫对线粒体复合体 I 抑制剂的敏感性，表达突变体（lg103）的线虫会产生类似 PD 患者的蛋白质聚集物。此外，DJ-1（线虫同源为 djr-1.1 和 djr-1.2）、PINK1（线虫同源为 pink1）以及 LRRK2（线虫同源为 lrk-1）等基因敲除或致病突变体转基因线虫也用于 PD 的研究[25]。

目前针对亨廷顿病（Huntington's disease，HD）的研究主要是将 PolyQ 蛋白质表达于线虫肌肉细胞的 AM140、AM470、AM141、PEGFP-N1-Q19、PEGFP-N1-Q8；以及表达于神经元细胞的 AM303、AM305、AM308、AM313、AM78、AM80、AM85、AM87、AM81、AM83、AM322、AM324、HA659 和 HA759 来进行活性药物筛选及作用机制研究[26]。

（3）**降脂**　秀丽隐杆线虫在脂肪代谢方面的优势一方面在于代谢分解的酶与动物和人高度相似。另一方面在于它的脂肪代谢通路明确且与其他动物和人体高度相似，具体的代表性通路有 sbp-1/mdt-15 调节的信号通路、胰岛素通路 /TGF-β 信号通路、核激素受体调控的信号通路和色氨酸神经调控信号通路。可在培养基中添加葡萄糖引起秀丽隐杆线虫脂质的异常积累，制备高脂血症模型[27]。

## 3. 黑腹果蝇

（1）**抗衰老**　果蝇作为抗衰老研究的模式生物已广泛应用于抗衰老研究，可以缩短新药的研发时间和提高药物的发现率[28]。利用果蝇可以建立多种衰老的模型，包括自然衰老模型、高脂损伤模型以及过氧化氢或百草枯损伤的急性衰老模型等。

在自然衰老模型中，研究者通常会收集同一批次 3 天内羽化的果蝇成虫，并将其随机分配到不同的实验组中。随后，每天记录并统计每组中死亡的果蝇数量，直至所有果蝇自然死亡。通过这种方法，可以计算出各组果蝇的平均寿命和最长寿命，从而评估抗衰老干预措施的效果。高脂损伤模型则是通过在果蝇的培养基中添加 20% 的椰子油来模拟高脂环境对果蝇衰老的影响。这种模型有助于研究高脂饮食如何加速衰老过程，并测试潜在的抗衰老干预措施。过氧化氢急性衰老模型的建立涉及收集 3 天内羽化的果蝇，将其随机分组并培养 2 周。在饥饿处理 2 小时后，研究者在培养管底部放置滤纸，加入含有 30% 过氧化氢的 6% 葡萄糖溶液 50μl，然后将果蝇放入培养管中。通过每小时记录果蝇的死亡数量，可以计算出果蝇的平均寿命、中位寿命和最长寿命，并绘制生存曲线以分析数据。百草枯急性衰老模型的制备与过氧化氢模型类似，区别在于使用含有 20mmol/L 百草枯的 6% 葡萄糖溶液。这种模型特别适用于研究急性氧化应激对果蝇衰老的影响，并评估抗衰老策略的有效性。

通过上述果蝇模型，能够更深入地理解衰老的机制，并为开发新的抗衰老疗法提供科学依据。

（2）神经类疾病　在 AD 的相关研究中，当果蝇的神经系统表达具有毒性的 β- 淀粉样蛋白（Aβ）时，它们会出现神经退行性变化和视觉功能受损的现象。此外，当果蝇的感觉神经元特异性地表达人类 Tau 蛋白质或糖原合成酶激酶 -3β（GSK-3β）的突变形式时，会导致它们的轴突发生退行性改变。因此，通过上述果蝇突变模型不仅有助于揭示 AD 的分子和细胞机制，而且对于评估潜在治疗药物具有重要意义。此外，人类 β- 分泌酶 1（BACE1）和 APP 的转基因果蝇模型，在药物筛选和疗效评价中也已被广泛应用。

在 PD 相关研究中，通过人类 α-Synuclein 及其突变体（A53T 和 A30P）转基因果蝇模型，成功模拟了疾病相关的病理特征，包括与年龄相关的多巴胺能神经元 DA 损失和路易小体样结构的形成。此外，Parkin 基因的同源缺失和 RNA 干扰在果蝇中导致了线粒体功能障碍和飞行肌肉损伤。人类 Parkin 致病突变体（Q311X、T240R 和 R275W）的转基因果蝇出现了与年龄相关的神经退行性和功能缺陷。同时，还构建了 PINK1 同源基因的缺失和 RNA 干扰，以及 DJ-1 同源基因（DJ-1A 和 DJ-1B）的敲除和 RNA 干扰，人类 LRRK2 及其突变体（G2019S、G2385R、I2012T 和 Y1699C）的转基因果蝇模型。

在 HD 的研究中，果蝇模型通过表达含有扩展 PolyQ 序列的亨廷顿蛋白基因（HTT）外显子一号片段（Q75 和 Q120）来模拟疾病，导致果蝇出现迟发性视网膜退化。由于果蝇的神经退行性变化程度可以通过其复眼的损伤程度直接且简便地评估，因此该模型对 HD 研究具有重要价值。

在肌萎缩侧索硬化症（amyotrophic lateral sclerosis，ALS）的研究中，果蝇模型显示，SOD1 同源基因的纯合缺失会缩短果蝇的寿命并增加其对氧化应激的敏感性，而 TDP-43 同源基因的纯合缺失会导致果蝇幼虫期死亡。此外，研究人员应用 RNA 干扰技术已经成功构建了 TDP-43 突变的果蝇模型，以及携带不同长度 G4C2 重复序列的 C9orf72 果蝇模型，上述模型不仅有助于理解 ALS 的分子机制，也为开发新的治疗策略提供了实验平台。

4. 酿酒酵母

甘油三酯（TAGs）是一种普遍存在于所有真核细胞中的能量贮存分子。在裂殖酵母中，两种由 plh1 和 dga1 基因编码的酶 Plh1 和 Dga1 负责大量合成 TAGs。在这些酵母中，缺乏 TAG 合成相关基因或抑制 TAG 合成会导致细胞经历衰老和凋亡过程。在缺乏营养的裂殖酵母中，敲除 plh1 和 dga1 基因（DKO 细胞）会导致 TAGs 合成的 2 个主要成份——甘油二酯和长链脂肪酸的积累。它们的积累会促进细胞的衰老和死亡。当对这些 DKO 细胞使用甘油二酯或自由脂肪酸进行处理时，会观察到活性氧的显著增加和细胞死亡率的提升，而这种现象在野生型酵母中并未出现。此外，直接向裂殖酵母中添加脂肪酸也能诱导细胞凋亡，其中活性氧的增加和内源性凋亡途径的激活是导致细胞脂质衰老和凋亡的关键因素。鉴于脂质诱导的氧化应激与胰岛素抵抗、2型糖尿病和人类代谢综合征的发生有关，裂殖酵母模型为研究上述相关疾病的机制提供了有力的工具[29]。

## 四、类器官

类器官是通过在体外三维培养干细胞而形成的"类似"器官，它们不仅具有自我更新和组装能力，而且在结构和功能上与组织或器官极为相似，从而模拟真实的组织器官。

### （一）类器官的种类以及培养

类器官技术已经成功应用于构建几乎所有的组织器官。随着对器官发育、干细胞微环境以及干细胞自组装调控机制认识的不断加深，研究人员开发了一系列工程化培养方法[30]。通过优化培养条件，结合微流控系统、人工合成细胞外基质的快速发展，已成功构建了结构和功能更接近真实器官的多样化细胞组成的类器官。与2D细胞系相比，类器官的优势在于构建了一个具备三维结构的器官样组织，尽管它们还未能完全模拟人类器官的所有特征，但与动物模型相比，类器官因其具有人源性组织特点而在药物研发过程中展现了独特的优势。例如，通过人源类器官样本库筛选出了一种双特异性抗体MCLA-158，采用了类器官模型对其进行了临床前药效评价，并获批FDA临床试验，是目前基于类器官数据进入临床试验最具代表性的候选药物[31]。

1. 肠道类器官

国外学者首先提出肠内培养的概念，将肠道类器官定义为体外生长的小肠绒、黏膜固有层和完整的隐窝结构。肠道类器官是体外研究肠道干细胞和肠上皮细胞的较好工具，其特点是由多种肠细胞组成、中空腔花瓣状结构、能稳定低温保存和复苏、能够长期自我更新。

目前肠类器官的培养方法主要有两种：浸泡培养法和气-液双相培养法。前者是将分离的样品与基质胶混合后，滴加到培养皿正中间使之呈圆滑的"水珠状"，待基质胶凝固后，加入含有特殊生长因子的类器官生长培养基并浸没样品基质胶混合物以实现3D培养；后者是利用Transwell小室，在一个培养板中间放置一个底下可以允许生长培养基通过的滤膜皿，在滤膜皿底部先铺一层基质胶，然后在上层加入基质胶和样品混合物，最后在培养板中加入完全类器官培养基，以"大皿套小皿"的方式培养[32]。

2. 肾脏类器官

肾的功能单位由肾小球和肾小管组成。"转运扩增肾祖元细胞"可在发育过程中产生哺乳动物肾脏的所有肾元。研究发现，在适当3D培养条件下可通过干细胞体外培养产生肾脏类器官，可以支持小鼠和人类胎儿肾元祖细胞、人类诱导多能干细胞（iPSC）的肾元祖细胞的长期扩增，所获得的扩增肾元祖细胞在体外和体内都保持了基因组稳定性、分子同质性和肾形成潜力。

在构建肾脏类器官的过程中，科学家依据胚胎肾发育的原理，通过添加特定的信号分子来逐步引导干细胞的分化。这一过程首先将干细胞诱导分化成原始体节中的中胚层，随后这些细胞进一步分化成中间髓质，最终形成成熟的肾小管和肾盂。目前，文献中报道的肾脏类器官诱导方法主要依赖于两种信号通路：BMP/FGF通路和CHIR99021-FGF通路，这两种途径在肾脏类器官的形成和成熟中起着关键作用[33]。

3. 肝脏和胆囊类器官

肝脏器官形成首先是原始肝芽的发育。通过共培养iPSC衍生的肝内胚层祖细胞、人脐静脉内皮细胞和间充质干细胞产生多组织"肝芽"类器官。培养肝脏类器官的主要方法为3D细胞共培养，主要分为直接3D共培养和间接3D共培养，均可通过3D培养技术实现。

通过分离人源胆囊组织上皮细胞，运用3D培养体系将细胞嵌入基质胶中进行3D培养并加入增强其繁殖能力的小分子，所获得的胆囊类器官具有胆管类上皮细胞的特征。目前，胆管细胞类器官已应用于正常的胆管细胞生物学和原发性硬化性胆管炎的研究[34]。

4. 肺类器官

肺类器官源于干细胞,成熟的肺上皮干细胞可直接进行体外培养。基于该细胞的肺类器官气管结构的出现,是肺类器官构建成功的重要标志。目前,肺类器官已成为肺生理、病理,尤其是防治肺感染性疾病研究的有效研究工具。而利用上皮基底细胞中表达的 YP450 代谢酶制成的肺类器官,为体外吸入毒理学研究的理想评价模型。

目前,肺类器官根据来源主要分为 3 种:成熟肺上皮干细胞来源的肺类器官、人类多能干细胞来源的肺类器官和肺癌类器官。成熟肺上皮干细胞可直接进行体外培养,诱导生成肺类器官。人类多能干细胞来源的肺类器官的构建,一般采用人类多能干细胞诱导生成前部前肠球体,再使其分化形成特定胚层,然后利用生长因子及细胞因子调控相关的信号通路使特定胚层向肺类器官进行特定分化和成熟[35]。肺癌类器官的构建,主要通过将患者组织样本里的肺癌干细胞移植到特定的细胞外基质(如基质胶)中,添加生长因子使其增殖分化,从而诱导生成肺癌类器官。

5. 心脏类器官

人类心脏类器官是复杂的多细胞聚集物,由于心脏类器官的血管化和结构复杂性,人类心脏类器官直到近年才被开发,其研究进展也相对较少。心脏类器官的细胞来源于原代组织或重编程分化细胞(人类多能干细胞、胚胎干细胞)或人诱导多能干细胞的成体干细胞。自组织型心脏类器官和工程心脏组织类器官、心脏微组织等可用于心脏疾病模型的构建和疾病机制研究(如先天性心脏病、缺血性心肌病、遗传性心脏病、心律失常)、心脏毒性监测、药物筛选与评价、再生医学与移植等。

6. 肿瘤类器官

肿瘤类器官是目前发展比较成熟的类器官模型。肿瘤的发生发展是多阶段、多步骤、多因素的复杂过程,类器官模型能够在体外稳定保存母体肿瘤的遗传、蛋白质组学、形态学和药物敏感性特征的能力,这有助于阐明病原体与癌症病发之间的联系,了解在肿瘤的发展过程中,突变是如何出现和积累的。同时,使用与原始肿瘤相似特征的个性化肿瘤类器官模型可能会更准确地预测患者对药物的反应,如对放化疗、靶向药物、免疫细胞治疗等有效性的反应。肿瘤类器官可以从患者来源的健康和肿瘤组织中高效生长,目前,已经成功从原发性结肠、食道、胰腺、胃、肝脏、子宫内膜和乳腺癌症组织以及转移性结肠、前列腺和乳腺癌症活检样本中建立肿瘤类器官。肿瘤衍生的类器官无论是表型上还是遗传学上都与它们衍生的肿瘤上皮相似。此外,还可以直接从遗传学的角度建立肿瘤类器官模型,首先建立健康人类的器官模型,再辅以基因编辑技术,确定癌症的病因,通过基因突变构建相应的肿瘤类器官模型。但是,肿瘤类器官也存在一些不足之处,例如,由于缺乏肿瘤微环境,肿瘤类器官很少表现出转移的态势,限制了对癌症转移的研究[36-40]。

## (二)类器官与疾病建模

### 1. 类器官与感染性疾病

由干细胞发育而来的类器官模型能更好地模拟组织的发育过程以及多细胞组成,也可以更好地重现机体与病原体之间的相互作用[41]。相比于体内模型,类器官由人源干细胞发育而来,有效解决了病原体感染在不同种属之间的差异难题。除此之外,类器官在成本、建模成功率及高通量分析等方面也有显著优势。在类器官感染性疾病建模中,还处于初步发展阶段,在血管化、免疫组分及可重现性等方面仍存在不足。但是,近年来随着类器官芯片、3D 打印、类器官与免疫细胞共培养等多种技术的不断突破,类器官技术在轮状病毒、冠状病毒、流感病毒等多种病原体机制研究及药物筛选方面得到了蓬勃发展。

人类肠道类器官已应用于研究病毒感染,包括中东呼吸综合征等。此外,诱导 iPSC 衍生的肺芽类器官,除了分支气道和早期肺泡结构外,还含有中胚层和肺内胚层,用于模拟呼吸道合胞病毒的感染,表明该模型有可能用于重现纤维化肺部疾病相关的冠状病毒和诺如病毒。此外，源自人类分化多能干细胞的类器官已被用于模拟上皮组织感染，如胃肠道病毒的感染。胃类器官可用于研究慢性幽门螺杆菌感染与胃癌之间的关系，当微量注射幽门螺杆菌时，胃类器官会引发强烈的原发性炎症反应，进而揭示了幽门螺杆菌定位和定植于胃上皮的机制。此外，iPSC 衍生的胃类器官已被用于模拟胃上皮对幽门螺杆菌感染的急性反应。

2. 类器官与癌症

类器官可以长期扩增，可以冷冻保存和转基因，并保持遗传和表型稳定，非常适用于癌症的研究。类器官可以从个体患者来源的肿瘤组织中高效建立，使其成为转化应用和开发个性化癌症治疗的高度相关模型。更具有重要意义的是，可以有效地生成和扩展患者来源的类器官，以便在具有临床意义的时间窗口内进行药物筛选[42]。类器官与疾病建模示意图见图 11-3-1。

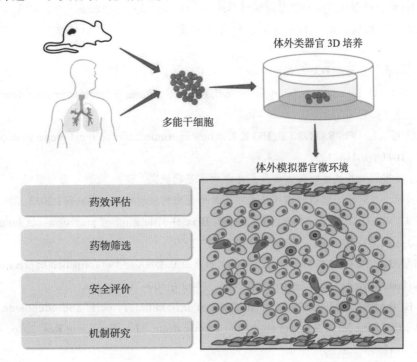

图 11-3-1　类器官与疾病建模

（三）类器官的监管现状

2022 年 9 月 29 号美国参议院通过了 FDA 现代化法案 2.0（即 S.5002 号法案），其内容为修改"临床试验（包括动物实验）"为"非临床试验"并插入以下内容：定义的非临床试验——就本节而言，术语"非临床试验"是指在药物安全性和有效性研究的临床试验阶段之前或期间进行的体外、电子或化学试验，或非人类体内试验，可能包括动物实验，或基于非动物或人类生物学的试验方法，如基于细胞的试验，微物理系统或生物打印或计算机模型。该法案旨在鼓励药企采用动物替代模型如类器官模型、类器官芯片[43]。

3D 打印类器官研究涉及干细胞的提取、保存、应用，细胞治疗是Ⅲ类医疗技术。目前对于基因和细胞治疗产品，中国采用"双轨制"的框架进行监管，但人源类器官研究有其特殊性、复杂性和敏感性，因此除了评估其风险受益，伦理原则是否平衡与适度也需进行评估。目前，国家卫生健康委员会和国家药品监督管理局联合承担医疗机构开展干细胞临床研究的监管职责，中国相继推出和实施《干细胞临床研究管理办法（试行）》《涉及人的生物医学研究伦理审查办法》《国家限制类技术目录和临床应用管理规范》，于 2020 年和 2021 年分别起草《人源性干细胞及其衍生细胞治疗产品临床试验技术指导原则》和《人源性干细胞产品药学研究与评价技术指导原则》并公开征求意见。目前国家监管部门遵照上述临床管理原则及以《中华人民共和国药品管理法》为法律依据等开展专项监督检查，未来建议组织专业委员会制定相应的政策措施，优化法律和法规框架，细化相关规则和标准，逐步完善临床相关的监管体系并综合考虑伦理原则，为中国类器官产业创造更加良好的政策环境[44]。

（孙晓波　林生　夏桂阳）

# 参考文献

［1］刘小虎，唐可京，雷艺炎，等. 基于原代肺癌细胞3D培养模型的建立及其药物敏感性研究［J］. 今日药学，2023，33（5）：335-341.

［2］吕河辉. 3D培养模型在肺癌转移上的探讨与应用［D］. 武汉：华中农业大学，2023.

［3］陶金，宋雪，王璐瑶，等. 3D细胞培养的研究进展和应用前景［J］. 齐齐哈尔医学院学报，2022，43（18）：1771-1775.

［4］王亚超. 芯片上的三维细胞培养模型构建及其应用研究［D］. 武汉：华中科技大学，2021.

［5］HE L, DENG C. Recent advances in organotypic tissue slice cultures for anticancer drug development［J］. Int J Biol Sci, 2022, 18(15): 5885.

［6］KRUMDIECK C L, DOS SATOS J E, HO K J. A new instrument for the rapid preparation of tissue slices［J］. Anal Biochem, 1980, 104(1): 118-123.

［7］杨敏. 基于精密肝切片技术的何首乌致肝毒性物质基础研究［D］. 太原：山西医科大学，2016.

［8］周璐，乔静怡，金若敏. 精密肝切片技术在药物研究中的应用［J］. 中成药，2013，35（6）：1292-1295.

［9］DASSOW C, WIECHERT L, MARTIN C, et al. Biaxial distension of precision-cut lung slices［J］. Appl Physiol, 2010, 108(3): 713. DOI: 10.1152/japplphysiol.00229.2009.

［10］HARRIGAN J A, VEZINA C M, McGARRIGLE B P, et al. DNA adduct formation in precision-cut rat liver and lung slices exposed to benzo pyrene［J］. Toxicol Sci, 2004, 77(2): 307-314.

［11］SMAIL H, BASTE J M, GAY A, et al. Role of inflammatory cells and adenosine in lung ischemia reoxygenation injury using a model of lung donation after cardiac death［J］. Exp Lung Res, 2016, 42(3): 131. DOI: 10.3109/01902148.2016.1158887.

［12］Van de KERKHOF E G, de GRAAF I A M, GROOTHUIS G M. *In vitro* methods to study intestinal drug metabolism［J］. Curr Drug Metab, 2007, 8(7): 658-675.

［13］张依玲，阚子斐，牛铮，等. 精密组织切片的制备及其应用［J］. 畜牧兽医学报，2022，53（2）：339-348.

［14］MAGLIO M, TSCHON M, SICURO L, et al. Osteochondral tissue cultures: between limits and sparks, the next step for advanced in vitro models［J］. J Cell Physiol, 2019, 234(5): 5420.

［15］张杨. 药物诱导联合组织培养技术建立人牙龈组织体外炎症模型的实验研究［D］. 重庆：重庆医科大学，2022.

［16］宋冰，辜吉秀，汪永锋，等. 实验动物替代技术研究［J］. 中国实验动物学报，2020，28（5）：680-687.

［17］陈雪平，夏龙飞，李晓敏，等. 斑马鱼实验模型在生物活性评价中的应用［J］. 今日药学，2024，34（5）：387.

［18］WANG D, HU G, WANG J, et al. Studying CNS effects of traditional chinese medicine using zebrafish models［J］. J Ethnopharmacol, 2021, 267: 113383. DOI: 10.1016/j.jep.2020.113383.

［19］王丽鑫. 人参挥发油延长秀丽隐杆线虫寿命及健康寿命的研究［D］. 长春：吉林大学，2023.

［20］*C. elegans* sequencing consortium genome sequence of the nematode *C. elegans*: a platform for investigating biology［J］. Science, 1998, 282(5396): 2012-2018.

［21］AYUDA-DURÁN B, GONZÁLEZ-MANZANO S, MIRANDA-VIZUETE A, et al. Exploring target genes involved in the effect of quercetin on the response to oxidative stress in *Caenorhabditis elegans*［J］. Antioxidants（Basel）, 2019, 8（12）: 585. DOI: 10.3390/antiox8120585.

［22］高亮, 谭远友. 酿酒酵母细胞衰老机理的研究进展［J］. 生物学杂志, 2012, 29（2）: 69-72.

［23］孟艺伟, 赵燕秋, 孟庆洲, 等. 秀丽隐杆线虫模型在抗衰老研究中的应用［J］. 生物资源, 2023, 45（1）: 9-15.

［24］凌伟, 王雅丽, 吴德玲, 等. 秀丽隐杆线虫在神经退行性疾病研究中的应用［J］. 生命科学研究, 2018, 22（2）: 149-157.

［25］袁亦娇, 陈实. 动物模型在神经退行性疾病中的应用［J］. 中国细胞生物学学报, 2018, 40（9）: 1612.

［26］袁将, 姬瑞芳, 全庆华, 等. 去氢骆驼蓬碱在秀丽隐杆线虫体内代谢研究［J］. 质谱学报, 2017, 38（4）: 478-485.

［27］宋琪, 马于巽, 张艳贞, 等. 基于血脂数据变化的实验性高脂血症动物模型制备［J］. 中国公共卫生, 2020, 36（11）: 1566-1573.

［28］冯雪, 高丽, 秦雪梅, 等. 果蝇在抗衰老药物研究中的应用［J］. 药物评价研究, 2019, 42（8）: 1489-1497.

［29］王郅媛, 王友升, 李丽萍. 抗衰老研究新模型: 酵母细胞活性氧代谢研究进展［J］. 食品科学, 2012, 33（7）: 354-358.

［30］NEAL J T, LI X, ZHU J, et al. Organoid modeling of the tumor immune microenvironment［J］. Cell, 2018, 175（7）: 1972-1988.

［31］ZUSHIN P H, MUKHERJEE S, WU J C. FDA Modernization Act 2.0: transitioning beyond animal models with human cells, organoids, and AI/ML-based approaches［J］. J Clin Invest, 2023, 133（21）: 175824.

［32］陈霖蕾, 黄德如, 安娅菲, 等. 动物肠类器官培养技术［J］. 畜牧兽医学报, 2023, 54（7）: 2743-2750.

［33］马玉, 高爱民. 肾脏类器官研究进展及挑战［J］. 临床肾脏病杂志, 2022, 22（6）: 516.

［34］MARSEE A, Roos Floris J M, Verstegen Monique M A, et al. Building consensus on definition and nomenclature of hepatic, pancreatic, and biliary organoids［J］. Cell Stem Cell, 2021, 28（5）: 816. DOI: 10.1016/j.stem.2021.04.005.

［35］王祥龙, 田雨闪, 陈欢, 等. 肺类器官的培养及应用研究［J］. 中国细胞生物学学报, 2022, 44（10）: 2006-2012.

［36］DROST J, CLEVERS H. Organoids in cancer research［J］. Nat Rev Cancer, 2018, 18（7）: 407-418.

［37］SHENOY T R, BOYSEN G, WANG M Y, et al. CHD1 loss sensitizes prostate cancer to DNA damaging therapy by promoting error-prone double-strand break repair［J］. Ann Oncol, 2017, 28（7）: 1495-1507.

［38］BEHJATI S, HUCH M, VAN BOXTEL R, et al. Genome sequencing of normal cells reveals developmental lineages and mutational processes［J］. Nature, 2014, 513（7518）: 422-425.

［39］BLOKZIJL F, De LIGT J, JAGER M, et al. Tissue-specific mutation accumulation in human adult stem cells during life［J］. Nature, 2016, 538（7624）: 260-264.

［40］ALEXANDROV L B, NIK-ZAINAL S, WEDGE D C, et al. Signatures of mutational processes in human cancer［J］. Nature, 2013, 500（7463）: 415-421.

［41］邓文昌, 谢晓瑞, 程全, 等. 类器官在感染性疾病建模中的应用［J］. 中国细胞生物学学报, 2024, 46（2）: 365-372.

［42］MITTAL R, WOO F W, CASTRO C S, et al. Organ-on-chip models: Implications in drug discovery and clinical applications［J］. J Cell Physiol, 2019, 234（6）: 8352-8380.

［43］万颖寒, 顾也欣, 袁雨浓, 等. FDA 现代化法案 2.0 给疾病动物模型发展带来的启示和思考［J］. 实验动物与比较医学, 2023, 43（5）: 472-481.

［44］程玮璐, 王泽华, 张译丹, 等. 类器官技术在医疗领域的应用和监管挑战［J/OL］. 中国组织工程研究, 2025（1）: https://www.cnki.com.cn/Article/CJFDTotal-XDKF202501026.htm.

# 第四节　中药药效物质发现研究新方法

中药药效物质是指中药及其复方中能够表达药物临床疗效的化学成份（群），是中药饮片生产质量、中成药生产过程和质量控制、中药及复方作用机制和中药新药创制的关键因素。中药药效物质发现研究是阐明中药的药效机制及临床疗效的先决条件，也是深层次开发中药方剂、改进工艺和剂型、制定质量标准、提高临床疗效的重要基础，是中药现代化和中药创新药物研发的重要组成部分。

经典的中药药效物质发现研究的思路和方法主要来源于西方国家的天然药物活性成份的研究模式，即对中药的化学成份进行提取、分离、结构鉴定，然后进行生物活性筛选，确定有效成份，阐明物质基础。采用此研究方法部分揭示了一批单味中药的物质基础，如青蒿、麻黄、黄连、五味子、丹参等，在此基础上研制出一批新型药物，取得了举世瞩目的成就，保障了我国人民的健康。

然而，由于中药化学成份复杂，特别是复方化学成份多达数百种甚至上千种，除了主含量成份外，还存在大量的低丰度成份（群），具有多成份、多靶点、多途径协同作用的特点，给中药药效物质研究带来巨大的困难和挑战[1-6]。近年来，随着国家对中医药事业的战略部署和现代科学技术的飞速发展，二维高效液相色谱系统、高效液相色谱 – 固相萃取 – 核磁共振光谱 / 质谱（HPLC–SPE–NMR/MS）在线联用系统、质谱成像系统、超临界流体色谱、微晶电子衍射、量子化学计算、数智化自动化控制、多组学生物信息学分析等新型仪器和新兴技术，以及分子网络导向的中药药效物质发现策略、基于血清药物化学的中药药效物质发现策略、基于蛋白质表型驱动的药物靶点发现策略等新方法和新策略不断涌现，为高速、高效、高通量的中药药效物质发现研究提供了有力的支撑。

## 一、新型仪器和新兴技术

### （一）二维液相色谱系统

二维液相色谱（2D–LC）是传统液相色谱技术（包括一维等度和梯度洗脱的液相色谱）的重要补充，能够显著提高传统一维液相色谱（1D–LC）的分离效率。2D–LC 的实现途径有多种，按照不同方式主要可以分为离线和在线（多中心切割和全二维）模式等。该方法广泛应用于中药复杂混合物的分离。2D–LC 的应用提高了液相色谱的指向性，减少了峰重叠和多组分保留时间集中的误差，因此成为色谱分析分离新趋势。采用二维色谱分离技术，可大大提高系统峰容量，改善分离度。基于二维高通量制备液相色谱（2D–pHPLC）技术的中药化学成份高效分离系统是由两组分离柱和两组俘获柱系统组成，每次样品进样量根据不同仪器在 0.25~5g，运行时间约 24 小时，可将一个样品分离成为多达 600 个流分，其中很多流分都已达到纯度超过 90% 的单体化合物[7]；对于混合流分，再采用普通的 pHPLC 进行进一步纯化。如果与 LC–MS 或 LC–NMR 联用，可实现各流分的快速鉴定。该系统大大提高化合物分离效率，特别适合于化合物或化学组分的快速、高效制备和天然产物高通量筛选。但是由于仪器的复杂性和维护成本高等，相比于 1D–LC，2D–LC 的普及性、仪器性能及软件便捷性还有很大的提升空间。因此，随着 2D–LC 不断的完善发展，其有望成为高度复杂的混合物分析及分离纯化的强大工具。

### （二）液 – 核联用系统

目前，最前沿的液 – 核联用系统即指 HPLC–SPE–NMR/MS 在线联用技术，采用高效液相色谱、固相萃取以及核磁共振技术和质谱结合，广泛应用于中药活性成份的发现、代谢组学分析等，是近年来开发并逐渐成熟的一项新的色谱 – 波谱联用技术，以其经济、高效、快速、获得结构信息丰富的特点，结合现代药理活性筛选技术，可快速识别、锁定并导向分离目标活性成份，在复杂中药药效物质，尤其是低丰度中药药效物质的发现研究中具有显著优势。HPLC–SPE–NMR/MS 工作原理见图 11-4-1。在全自动化条件控制下，混合样品经色谱柱分离，管路分流后同时经二极管阵列检测器（DAD）和 MS 检测器检测并记录色谱图和质谱信息，根据色谱峰情况指导 SPE 单元对各个色谱峰进行捕获，随后，各载样 SPE 柱经 $N_2$ 气流吹干后，用合适的氘代溶剂将各组分洗脱，分别进行 NMR 测定。该技术可通过多次进样，使各个组分在 SPE 柱中得到富集，从而提高 NMR 测试的灵敏度，实现测定高质量的 1D 和 2D-NMR 图谱，且样品在测试 NMR 之后可进行回收，便于其进一步的结构确证及活性测试。此外，由于样品通过 SPE 柱富集并用 $N_2$ 吹干后，直接用氘代溶剂洗脱进行测试，不仅避免了常规制备液相后期繁杂的浓缩干燥过程，减少样品损失，更利于低丰度成份的获得，而且可实现避光避氧免加热操作，适用于不稳定化合物的快速制备及研究。利用 HPLC–SPE–NMR/MS 在线联用技术研究复杂的中药成份，在分离前期即可高效全面地获取待分离天然产物混合物中的化学成份信息（UV、MS、$^1$H–NMR），筛除已知或重复的成份，锁定结构新颖或感兴趣的目标成份，实现靶向分离，避免了传统研究工作的盲目性和重复性，同时全自动化的操作节省了大量的人力和物力，避免了资源的浪费。如 Liang 等[8]使用双重高分辨率 HPLC– 光电二极管阵列检测器（PDA）– 高分辨串联质谱议（HRMS）–SPE–NMR 技术结合 $\alpha$– 葡萄糖苷酶和 PTP1B 抑制活性分析，从头花杜鹃的乙酸乙酯提取物中快速鉴定获取 13 种新的抑制 $\alpha$– 葡萄糖苷酶和 PTP1B 的活性苯丙烯类化合物。目前，随着低温探头的改进、溶剂峰抑制、溶剂的选择、NMR 灵敏度的提高，其在线联机系统已经完善，在小分子结构鉴定分析及定量、代谢物定性测定和定量、生物大分子结构解析及其与配体的相互作用等方面具有良好的发展前景。

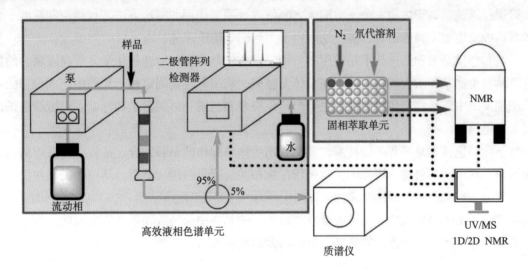

图 11-4-1　HPLC–SPE–NMR/MS 联用系统示意图

### （三）质谱成像技术

质谱成像技术（mass spectrometry imaging，MSI）是以质谱技术为基础的成像方法，是在质谱成像软件控制下，直接扫描生物组织或药材切片，产生任意指定质荷比（$m/z$）化合物的二维离子密度图，从而对植物组织和药材切片中化合物的组成、相对丰度及分布情况进行高通量、全面、快速地分析[9]。MSI 可以避免在提取过程中中药药效物质或其代谢活性物质的丢失，真实反映中药药效物质空间分布，如采用 MSI 对黄连中各化合物在横截面上的分布进行研究，很好地成像了小檗碱等 9 种活性物质的分布，直观清晰地显示了有效成份的空间分布状况，为选择药用提取部位提供科学依据。此外，该技术也可用于精确定位药物组织分布、可视化药物代谢过程、追踪药物递送等研究领域。Gao 等[10] 采用解吸电喷雾电离质谱成像（DESI-MSI）技术对 7 种钩藤生物碱在大鼠大脑的分布情况进行定量成像，发现 7 种生物碱在大鼠大脑存在相似的分布特征且呈弥漫分布，分布趋势为单萜吲哚生物碱优于单萜氧化吲哚生物碱，R 构型异构体优于 S 构型异构体。该研究首次在松果体中检测到钩藤生物碱，对今后该类成份的药效学研究具有指导意义。尽管 MSI 已经取得了很大的进展，但在某些情况下，其空间分辨率仍然有限，不能达到细胞或亚细胞水平的分辨。

### （四）超临界流体色谱技术

超临界流体色谱（supercritical fluid chromatography，SFC）是一种新型的分离提取技术。它以超临界流体为流动相，其中 $CO_2$ 是最常见的超临界流体。鉴于超临界流体更强溶解性和更大的扩散系数，SFC 可以用于分析热不稳定、极性大而挥发性小的物质。同时，SFC 具有分析时间短、柱子使用期长、选择性高和分离效能好等优势，可以与多数检测器（例如质谱仪、红外光谱仪等）联用。对于中药的复杂成份，利用 SFC 能够快速分离中药中的多种成份，特别适用于分离结构类似的化合物，可以作为法定分析方法的重要补充。例如，利用 SFC 对人参、三七进行了含量测定，经方法学验证，SFC 比高效液相色谱法能节省大量的分析时间，并且能获得准确的结果。同时，SFC 为手性药物拆分提供了一种简便、快速、环保的新方法，特别是当采用液相色谱法或气相色谱法对手性药物可能存在无法分离或分离不完全时，SFC 可以作为一种新的分离手段，应用于手性药物分离及分析。例如，肖梦琦[11] 利用 SFC 完成了 4 种手性药物的对映体拆分，能在较短的时间内使对映体完全分离，分离效率高。但是，目前由于 SFC 维护成本较高，限制了其应用推广。

### （五）亲和筛选技术

亲和筛选技术是指基于生物大分子与配体之间特异性相互作用的筛选方法，包括亲和超滤、亲和透析、亲和垂钓以及生物亲和色谱等，被广泛应用于中药药效物质筛选[12]。

其中，亲和色谱是亲和筛选技术最常用的一种，该方法是将生物活性和化学分析高度融合的技术体系，通过将具有生物亲和活性的材料固定在载体上制成生物亲和色谱固定相，利用中药成份与固定相之间的分子识别实现中药活性物质的分离，主要包括免疫亲和色谱、凝集素亲和色谱、细胞膜色谱以及固定化金属亲和色谱等。

另一种亲和筛选技术是亲和垂钓技术，其是利用受体与配体的亲和结合，从复杂体系中钓取活性小分子或靶蛋白。在中药药效物质研究中，常采用疾病相关的靶蛋白作为诱饵，从中药提取物快速发现活性分子。常用方法有细胞膜色谱法和超滤法。

亲和筛选技术由于高专属性、高灵敏度及高效能，使其在中药药效物质基础发现的领域中，尤其是微量成份的分析与富集中，特色优势明显，有着巨大的发展潜力。

### （六）微晶电子衍射技术

微晶电子衍射（electron diffraction，MicroED）是一种利用电子束与微晶样品相互作用产生衍射现象的分析技术。通过记录衍射图案，可以获取微晶样品的晶体结构和原子排列信息。在药效物质分析方面，它可以分析小分子药物晶体，高分辨率的衍射数据可以准确了解亚原子级的精细结构，比如氢原子位点、氢键网络、结晶水与通道水、蛋白质小分子结合位点等，可以用于鉴定水合物、研究赋形剂和活性药物成份（API）的相互作用、区分共晶和盐型、鉴定反应副产物等[13]。其优势在于：①高分辨率，微晶电子衍射具有极高的空间分辨率，能够揭示原子尺度的结构细节；②快速分析，相比传统 X 射线衍射技术，微晶电子衍射分析速度更快，适用于动态过程和原位研究；③样品处理简单，微晶电子衍射可以直接在电子显微镜下进行，无需复杂的样品前处理步骤。Jones 等[14]通过 MicroED 对类固醇黄体酮、未结晶化合物、混合物的结构进行解析，均取得了超乎预期的效果，验证了 MicroED 对小分子结构分析的独特优势。但微晶衍射也存在缺点。首先是样品限制，微晶电子衍射要求样品具有足够的结晶性，对于非晶或结晶度较低的样品，分析结果可能不准确。此外微晶电子衍射需要使用高端电子显微镜设备，成本较高。随着科学技术的不断进步，微晶电子衍射技术将继续得到优化和完善。未来，该技术有望在中药药效物质方面得到更广泛的应用。

### （七）微流控芯片技术

微流控芯片又称芯片实验室，它是指通过微纳加工的方法将微通道或微腔室整合到几平方厘米的芯片实验室中，实现样品处理、反应、分离、检测、细胞培养、分选、裂解和分析检测等基本操作单元的高度集成，用于模拟各种实验室功能（药物分析、分离、药物安全性有效性评价等），是一种涉及化学、流体物理、微电子、新材料、生物学和生物医学工程的新兴交叉学科技术，具有微型化、集成化、自动化、高通量和低消耗等优势。已有报道通过优化微腔尺寸捕获单细胞，采用无泵被动阀技术实现微量、低剪切力的换液过程，开发了一项精准单细胞微流控技术，实现了从中药成份中高通量筛选瞬时受体电位通道调节剂，将传统钙荧光 Flex Station 3 的假阳性 / 假阴性率从 76.2% 降低到 4.8%，且成功从传统抗炎镇痛中药九里香中发现了强镇痛活性成份 B304，并通过体内模型验证了其药效。

### （八）机器学习辅助结构解析

人工智能现在被用于发现和结构表征中药药效物质，并预测结构与药物性质之间的关系。机器学习（ML）是人工智能（AI）的核心，是一种能自动构建出模型用来处理一些复杂关系的技术，它使用计算机模拟人类学习行为，通过学习现有知识来获取新经验与新知识，以此不断完善自身的性能。目前，ML 算法已广泛应用于医学诊断、材料科学、药物设计等各个领域[15]。近年来，先进的质谱和核磁共振技术为中药成份提供了大量的光谱数据，使得机器学习辅助结构解析（MLASE）成为一个新兴的研究领域，它可以被视为计算机辅助结构解析（CASE）的一个子类。通过 ML 算法，辅助分析质谱和核磁共振数据，从而实现中药成份化学结构的高效解析及鉴定。与传统的 CASE 方法相比，MLASE 具有明显的优势，包括具有高度可移植性、低计算成本和更接近人类的智能。基于 ML 技术，研究者们开发了很多辅助结构解析的工具，其中 CSI：FingerID 是基于分子指纹概念的辅助有机结构标注工具。Klamrak 等[16]利用基于 CSI：FingerID 开发的 SIRIUS 系列软件实现了工程大肠埃希菌合成阿魏烯醇过程中戊烯基化产物的快速结构解析，展现了 ML 辅助结构解析的能力。此外，ML 还可以用于探索中药复方之间错综复杂的组合规律，包括疗效特点、安全性评价、中药对机制探索、中草药的核心药材辨识、方剂中的药草配比、处方验证和协同策略等[17]。然而，当前 ML 理解结构背后的基本逻辑和推理能力有限，难以仅基于 ML 算法从头构建中药复杂成份结构。这主要是由于导致缺乏大型、高质量的数据集，而不是缺乏创新的算法[15]。未来，应当进一步整合 MLASE 和传统 CASE 方法的优势，加快中药成份结构解析的自动化。例如，计算机编程可以用来促进高度复杂的数据自动化管道，包括数据清理、预处理和特征提取等任务。MLASE 和其他 CASE 方法，用于从光谱数据中提取准确的结构信息，从而实现后续基于自动编程的构建和正确化学结构的筛选。

### （九）量子化学计算技术

量子化学计算是现代化学研究领域的一种重要新型研究方法，其基于量子化学计算可从微观角度揭示分子和晶体结构及性质（如电子和过渡态的结构和能量等），通过量子化学计算模拟化学反应过程，从而为化学成份间的相互作用、化学反应机理的解析提供重要依据[18]。通过对比化学成份实测核磁共振波谱 / 旋光度 / 电子圆二色谱 / 振动圆二色谱（NMR/OR/ECD/VCD）等谱学数据与量子化学计算的理论数据，可实现化学成份立体构型的确定。近年来，有研究证实了利用量子化学计算圆偏正荧光（CPL）光谱的方法可用于预测化合物分子的绝对构型，林生团队[19]进一步将其应用于天然产物的绝对构型的确定，成为继量子化学计算 NMR/OR/ECD/VCD 等化合物立体构型鉴定方法之后的一种新的方法，从而将化合物立体结构的精确表征方法从化合物分子基态领域拓展到了激发态领域。量子化学计算为现代化学领域的研究提供了新的重要工具，尤其是随着计算机科学迅猛发展，计算算力大幅提升，其在微观层面的研究价值和意义更加凸显。

### （十）网络药理学 / 方剂学技术

网络药理学为从整体角度认识传统医学提供了新的方法论视角，催生了如传统中药网络药理学（TCM-NP）等前沿领域。TCM-NP 涉及的 AI 方法可分为三类：网络关系挖掘、网络靶标定位和网络靶标导航。网络药理学从"多基因 - 多靶点 - 复杂疾病"的整体模式出发，结合方、证、病关联模式，更贴合中医药的整体观和系统化，为阐明更多中药复方的理论研究及配伍规律提供依据。它是将来源于实验与文献的多层次多维度数据进行整合分析，构建"疾病 - 基因 - 靶标 - 成份"的复杂生物学网络，阐明中药成份的靶标谱，预测药理活性与机制，发掘方剂配伍规律等。网络药理学的优势在于体现了中医药的复杂性，并且节约了实验筛选成本，其基本工作流程见图 11-4-2[20]。杨文宇等[21]将含有桑类中药510 个化学成份的分子库分别与治疗消渴和利尿的靶点进行对接，发现对 α- 葡萄糖苷酶和碳酸酐酶XII有理论活性的成份分别远多于胰岛素受体和盐皮质激素受体，部分化学成份对于 α- 葡萄糖苷酶的预测结果得到了文献实验数据的支持，部分成份对多个靶点均显示较强的理论活性[21]。利用网络药理学还能研究与多个靶标结合良好的中药候选药物，并成功找到了治疗复杂性疾病的最佳中药方剂。但是，网络药理学严重依赖于数据库的准确性和全面性，现阶段数据库软件还需进一步加强，且数据库开发和维护成本较高。随着疾病和药物的相关数据不断增多，计算机技术和计算分析软件的不断完善，结合多维度药效学评价和验证体系的构建，网络药理学在中药药效物质发现及中药功效解析领域中将会发挥重要作用。

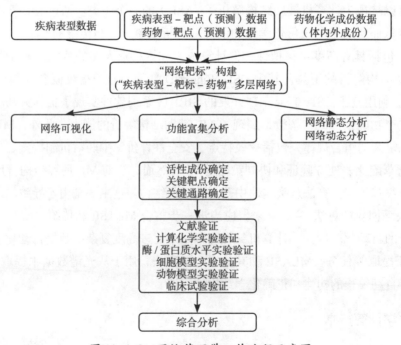

图 11-4-2　网络药理学工作流程示意图

网络方剂学技术是一种揭示方剂功效物质组与机体生物调控网络间复杂的网状交互作用的技术，其可以诠释中医原创思维的科学内涵，建立创新中药的发现方法与设计理论。网络方剂学的主要优势在于探索方剂组方的功效物质组合规律，构建"理法方药"关联网络，揭示方剂功效物质组的化学组成规律；辨析方剂功效成份网络与机体生物分子调控网络间的网格关系，阐明方剂功效物质组与其生物效应相关性，诠释方剂配伍理论的科学内涵；建立方剂知识库系统，创建源自于方剂的创新中药发现及设计方法学。网络方剂学技术已逐步应用到中药药效物质研究中，例如，有研究团队利用网络方剂学技术创建了基于定量组－效关系的计算机辅助方剂配伍优化方法，该方法通过测定不同比例组合物的药效，根据组－效关系模型，优化方剂配伍配比，然后该研究团队根据中药整合调节特点，提出了机体平衡及失衡网络构建方法，并据此创建了基于网络平衡的中药配伍优化方法。通过网络方剂学，可以对名方进行阐述、对验方进行优化和对大方进行精制，该研究策略集宏观整体把握与微观具体辨析于一体，不仅有助于诠释方剂科学内涵，为中药临床合理使用提供科学依据，同时也将开拓现代药物研发思路，丰富方剂学的研究内容，促进方剂科学内涵的阐明。此外，由我国研究团队领衔自主研发的中医药整合分析平台（TCMNPAS）是一个整合了网络方剂学和网络药理学的综合分析平台，提供了包括中药复方化学成份筛选及机制分析、化合物类药性评估、生物功能富集分析、网络靶标相关性分析、处方挖掘分析、批量分子对接及网络可视化工具等模块功能，从临床处方数据出发，在整合了多个主流的中医药相关数据资源的基础上，实现自动化分析，帮助研究人员快速挖掘并获得核心药物和核心处方，同时探索其治病的生物分子机制及网络靶标的相关性。

## 二、新方法新策略

### （一）分子网络导向的中药药效物质发现方法

分子网络（molecular networking，MN）是一种可视化计算策略，其研究的实质仍是中药组成物质的非靶向代谢组学，通过计算机辅助的人工智能等算法，MN可通过二级质谱碎片离子特征，建立分子离子化学关系，直观、完整地检测LC–MS/MS实验中的所有成份，基于新颖未知成份与已知成份结构联系，快速而大规模地鉴定及发现新颖药效物质，弥补了非靶向代谢组学数据库体量限制的问题[22]。目前，MN策略在新颖药效物质发现方面发挥了重要作用，例如，通过前期构建一叶萩型生物碱样品二级质谱数据库，结合MN策略，成功获得3个具有促神经细胞分化活性的新骨架一叶萩型生物碱。MN方法在天然产物的结构研究特别是新颖结构和活性成份发现中具有巨大潜力。

MN方法，逐步演化为基于特征的分子网络（FBMN）、基于砌块的分子网络（BBMN）、离子身份分子网络（IIMN）等。其中，FBMN与MN的主要区别在于FBMN可以解析具有相似质谱（MS）但保留时间不同的分子网络位置异构体/立体异构体谱图，借助MS的高灵敏度和FBMN强有力的化合物注释算法，FBMN为新颖结构中药活性成份的发现提供了新策略。但是，利用该技术，除去全球天然产物社会分子网络（GNPS）自带的共享质谱数据库，一般需自建库，限制了其推广应用。

### （二）血清药物化学策略

血清药物化学是指从给药实验动物的血清样本中分离鉴定中药成份及其代谢物，研究这些可进入血液循环的成份与药效的相关性。通过探究这些成份的药理作用和代谢规律，阐明疾病的发生、发展和药物作用关系，将有助于快速准确地找出中药药效的基础化合物群。该方法可以排除难以吸收入血的成份，简化了研究范围，还纳入了代谢产物。例如，从灌胃六味地黄丸的大鼠血清中分离鉴定了11个化合物，包括7个原型和4个代谢产物[23]。进一步研究11个化合物对肾虚大鼠模型的保护作用，发现莫诺苷、獐牙菜苷、马钱子苷的作用最为明显，是六味地黄丸补肾功效的主要成份。然而血清药物化学的研究具有一定的局限性，该研究主要适用于通过血液起治疗作用的中药及中药复方，一些中药的有效成份不通过血液起作用，则不能用该方法。

### （三）中药多成份药代动力学研究策略

中药多成份药代动力学技术是一种研究中药复杂化学组成在生物体内吸收、分布、代谢和排泄过程的方法[24]。该方法是针对化学组成复杂的中药难以研究药效活性的问题提出的。通过开展中药多成份药代动力学研究，根据给药后中药成份能否被机体利用产生显著的体内暴露（以成份原形或代谢物形式），遴选出用于考察药效活性的中药物质，研究物质产生疗效的体内过程和条件，由此为揭示决定中药疗效的物质创造条件[25]。李海英等[26]通过超高效液相色谱 – 四极杆飞行时间 / 质谱联用技术（UPLC–QTOF–MS/MS）测定口服金银花或山银花在对二甲苯耳肿胀模型的小鼠血浆中 9 种成份浓度。通过分析各单成份药代动力学（pharmacokinetics，PK）参数以及多成份群体药代动力学（PPK）参数，发现金银花和山银花 9 种抗炎成份整体 PPK 特征在 90% 置信区间下相似，由此解释了金银花和山银花临床治疗炎症时可替代使用的科学内涵。

此外中药多成份药代动力学研究还可用于揭示与中药不良反应或联合用药风险关联的中药物质。Lan 等[27]运用 LC–MS 技术，对连花清瘟胶囊中的甘草成份及其代谢物进行定性定量分析，发现来自甘草的甘草次酸可能是引起假醛固酮增多症的关键成份，为中药安全性评价提供了重要参考。

### （四）多组学策略

中药组学研究包括基因组学、中药转录组学、蛋白质组学及中药代谢组学。其中，中药代谢组学与代谢产物相关，与中药药效物质基础发现尤为密切。中药代谢组学是通过方剂整体作用后代谢产物的一系列变化，分析生物体血清、血浆、尿液等体液中代谢产物含量变化，有助于寻找有标志意义的药效指标和毒性指标，进而阐明发病机制和中药药效物质基础，特别适合于成份复杂的中药研究。尤其是非靶向代谢组学在表征中药药效物质中得到广泛应用[28]。非靶向代谢组学是一种无偏向代谢组学分析方法，其优势是有利于对有机体内源性代谢物的全面、系统分析，从而发现新的生物标志物。在中药现代化研究中，代谢组学方法和技术的应用具有广阔的发展前景，尤其是在中药整体药效评价、中药活性成份研究及中药安全性研究等方面具有重要应用价值。但是，代谢组学技术本身存在一定的局限性，它不能实现对生物体内的所有代谢途径中的所有代谢产物进行全面的定性和定量分析，而且该技术很容易受到品系、温度，甚至气候环境等生理因素的影响。

### （五）目标成份敲除 / 敲入策略

该策略利用准确高效的提取分离技术从方药全提取物中无损失、无破坏地分离出目标成份，通过对比目标成份敲除 / 敲入前后方药提取物药效的变化，进而研究目标成份对中药整体药效的贡献[29]。整个研究过程始终将方药提取物看作一个整体，能较好地体现中药多成份、多靶点整合调节的特点。有报道利用免疫亲和色谱法敲除甘草中的甘草酸，并研究了所制备样品对脂多糖诱导 RAW264.7 细胞释放 NO 量和产生 iNOS 含量的影响。结果发现敲除甘草酸的阴性方对细胞 NO 释放和 iNOS 表达的抑制作用显著降低，单用甘草酸亦不能降低 NO 与 iNOS 的表达量，而将甘草酸敲入阴性样品后对细胞 NO 释放和 iNOS 表达的抑制作用显著增强，说明甘草酸虽不是甘草抗炎作用的直接药效物质，但却可与甘草水提物中其他组分相互协同而间接发挥药效。该策略也有一定的局限性，例如，从方药全提取物中无损失、无破坏地分离出目标成份难度较大，而且锁定的成份是否代表全方的药效物质还有待商榷，限制了其应用推广。

（孙晓波　林生　夏桂阳）

# 参考文献

［1］夏小凤，夏桂阳，武玉卓，等. 中药痕量药效物质：中药创新药物的重要来源［J］. 中国中药杂志，2022，47（7）：1705-1726.

［2］WANG L Y, XIA G Y, XIA H, et al. （+）/（-）-Yanhusamides A-C, three pairs of unprecedented benzylisoquinoline-pyrrole hetero-dimeric alkaloid enantiomers from *Corydalis yanhusuo*［J］. Acta Pharm Sin B, 2023, 13（2）：754.

［3］XIA G Y, WANG L Y, XIAO B B, et al. （+）/（-）-Yanhusuosines A and B, two dimeric benzylisoquinoline-protoberberine alkaloid atropo-enantiomers featuring polycyclic skeletons from *Corydalis yanhusuo*［J］. Chin Chem Lett, 2023, 34（7）：108073.

［4］XIA H, ZHANG J F, WANG L Y, et al. Bioactive neolignans and lignans from the roots of *Paeonia lactiflora*［J］. Chin J Nat Med, 2022, 20（3）：210.

［5］ZHANG J F, LI Y C, SONG Y Q, et al. Paeonone A, a novel nonanortriterpenoid from the roots of *Paeonia lactiflora*［J］. Bioorg Chem, 2021, 110：104783.

［6］ZHANG J F, ZHONG W C, LI Y C, et al. Bioactivity-guided discovery of human carboxylesterase inhibitors from the roots of *Paeonia lactiflora*［J］. J Nat Prod, 2020, 83（10）：2940.

［7］屠鹏飞，史社坡，姜勇. 中药物质基础研究思路与方法［J］. 中草药，2012，43（2）：209-215.

［8］LIANG C, KJAERULFF L, HANSEN P R, et al. Dual high-resolution α-glucosidase and PTP1B inhibition profiling combined with HPLC-PDA-HRMS-SPE-NMR analysis for the identification of potentially antidiabetic chromene meroterpenoids from *Rhododendron Capitatum*［J］. J Nat Prod, 2021, 84（9）：2454.

［9］武玉卓，王宣，唐朝，等. 基于质谱技术表征中药药效物质的研究进展和挑战［J］. 中华中医药杂志，2024，39（1）：45.

［10］GAO L, ZHANG Z, WU W, et al. Quantitative imaging of natural products in fine brain regions using desorption electrospray ionization mass spectrometry imaging（DESI-MSI）：Uncaria alkaloids as a case study［J］. Anal Bioanal Chem, 2022, 414（17）：DOI:10.1007/s00216-022-04130-3.

［11］肖梦琦. 超临界流体色谱技术在药物分析中的应用［D］. 武汉：湖北中医药大学，2019.

［12］夏青，孙雪飞，赵海娟，等. 新技术、新方法在中药药效物质基础发现中的应用概述［C］// 中华中医药学会中药化学分会第九届学术年会论文集：第一册. 北京：中华中医药学会，2014.

［13］ZHAO J X, YUE J M. Frontier studies on natural products: moving toward paradigm shifts［J］. Sci China Chem, 2023, 66（4）：928-942.

［14］JONES C G, MARTYNOWYCZ M W, HATTNE J, et al. The cryoEM method MicroED as a powerful tool for small molecule structure determination［J］. ACS Cent Sci, 2018, 4（11）：1587.

［15］HU G, QIU M. Machine learning-assisted structure annotation of natural products based on MS and NMR data［J］. Nat Prod Rep, 2023, 40（11）：1735.

［16］KLAMRAK A, NABNUEANGSAP J, PUTHONGKING P, et al. Synthesis of ferulenol by engineered *Escherichia coli*: structural elucidation by using the in silico tools［J］. Molecules, 2021, 26（20）：6264.

［17］LI D N, HU J, ZHANG L, et al. Deep learning and machine intelligence: New computational modeling techniques for discovery of the combination rules and pharmacodynamic characteristics of Traditional Chinese Medicine［J］. Eur J Pharmacol, 2022, 933：175260.

［18］朱伟浩，王坤，许丹丹，等. 量子计算在化学等领域的研究与应用［J］. 数据与计算发展前沿，2022，4（2）：131-140.

［19］XIA G Y, WANG L Y, XIA H, et al. Circularly polarized luminescence of talarolactones（+）/（-）-A and（+）/（-）-C: The application of CPL-calculation in stereochemical assignment［J］. Chin Chem Lett, 2022, 33：4253.

［20］牛明，张斯琴，张博，等.《网络药理学评价方法指南》解读［J］. 中草药，2021，52（14）：4119-4129.

［21］杨文宇，万德光，杨鑫嵋. 虚拟筛选辅助揭示中药药效物质基础的思路与初步实践［J］. 中草药，2011，42（9）：1665-1672.

［22］HE Q F, WU Z L, LI L, et al. Discovery of neuritogenic Securinega alkaloids from *Flueggea suffruticosa* by a building blocks-based molecular network strategy［J］. Angew Chem Int Edit, 2021, 60（36）: 19609.

［23］王喜军，张宁，孙晖，等. 六味地黄丸的血清药物化学研究［J］. 中国天然药物，2004，2（4）：29-32.

［24］曹璐靖，詹淑玉，姬翔宇，等. 近五年中药提取物多成分药代动力学研究进展［J］. 中国中药杂志，2021，46（13）：3270-3287.

［25］李川，程晨，贾伟伟，等. 中药多成分药代动力学：发现与中药安全性和有效性关联的物质并揭示其药代特征［J］. 药学学报，2021，56（9）：2426-2446.

［26］李海英，肖美凤，潘雪，等. 金银花和山银花9种抗炎成分对二甲苯耳肿胀模型小鼠体内的多成分药代动力学比较研究［J］. 数字中医药（英文），2023，6（1）：73-85.

［27］LAN X F, OLAJIDE O E, LU J L, et al. Pharmacokinetics-based identification of pseudoaldosterogenic compounds originating from *Glycyrrhiza uralensis* roots（Gancao）after dosing LianhuaQin gwen capsule［J］. Acta Pharmacol Sin, 2021, 42（12）: 2155-2172.

［28］王喜军. 中药药效物质基础研究的系统方法学：中医方证代谢组学［J］. 中国中药杂志，2015，40（1）：13-17.

［29］崔文博，李爱平，崔婷，等. 基于目标成分敲除/敲入技术辨识中药药效物质基础研究进展［J］. 中国中药杂志，2020，45（6）：1279-1286.

# 第五节　中药药理作用机制研究新方法

靶点与分子机制不明是制约中药广泛应用的瓶颈。中药药理作用机制研究是中药新药研发，上市后再评价等关键环节，是阐述中药作用原理的重要手段，是中药临床精准定位与合理用药的重要支撑，对于中药研究和新药开发具有极其重大的意义。

中药活性成份通过体内的药物结合位点发挥作用，即药物靶点，包括受体、酶、离子通道、转运体等生物大分子。中药成份复杂，无论是单味药还是中药复方，均是多成份共同作用于多靶点、多途径产生药效，使得其作用机制难以精确阐述。如何用现代科学语言将中医药疗效和作用机制"讲清楚、说明白"，是中医药高质量发展所面临的关键科学和技术问题。

近年来，随着生物信息学、分子生物学、化学生物学等学科的迅猛发展，以及相关领域科学仪器的面世及更新，除了利用药理学、分子生物学等手段进行体内外药效评价，基因芯片技术、单细胞测序、靶点"钩钓"技术、计算机虚拟筛选等新兴技术也被大量应用于中药药效物质的作用机制研究，为中医药防治疾病的科学内涵的解析提供了新的解决方案。

## 一、基因芯片

基因芯片（gene chip）又称DNA微阵列，高通量基因芯片技术是一种高度集成化的分析和研究技术，是进行药物基因组学研究的主要平台，利用基因芯片技术通过比较在有无药物作用的条件下正常与病变组织（细胞）基因表达水平的变化，从而发现疾病相关基因，并以此基因作为中药筛选靶标。此外，利用基因芯片技术比较复方给药或单一有效成份给药前后组织基因表达水平的变化，可从分子调控水平分析复方中药的配伍作用情况。

## 二、单细胞组学技术

单细胞组学技术，是指在对样品中单个细胞进行分离之后，采用基因组测序、转录组测序、蛋白质组检测和代谢组检测等技术进行研究，从而获取单个细胞的基因组、转录组和蛋白质组等组学信息，其工作流程见图 11-5-1[1-2]。

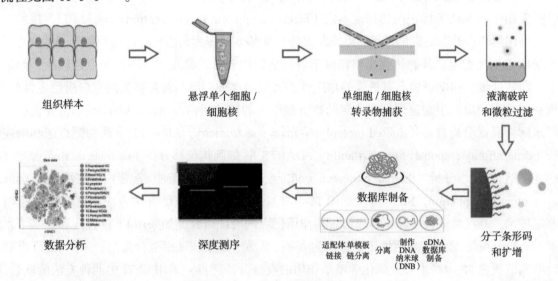

图 11-5-1　单细胞组学技术流程

单细胞组学技术主要包括基于高通量测序平台开展的单细胞基因组、转录组测序，以及基于质谱等平台的单细胞蛋白质组、代谢组检测技术[3]。其中，单细胞基因组测序技术通过对分离的单细胞基因组进行多重链置换扩增、多次退火环状循环扩增技术等全基因组扩增，并使用高通量测序对其变异位点进行检测，从而解析同一个体不同细胞之间在基因组序列上的差异。单细胞转录组测序的检测原理与组织转录组测序相似，不同之处在于其研究对象从群体组织转移到单个细胞[4]。单细胞蛋白质组学以及单细胞代谢组学检测技术则是分别对单个细胞的蛋白质以及内源性代谢物进行定性和定量研究。在信息采集的深度与广度方面，单细胞组学技术能够在以往针对组织或器官整体的研究层次上进一步深入到"细胞"水平，并对各种层次的组学信息进行解析，在全面揭示细胞间异质性方面具有独特优势。目前以单细胞转录组测序为代表的单细胞组学技术已经广泛应用于肿瘤、免疫、神经系统以及发育等领域。

在作用机制方面，已有报道使用单细胞转录组测序技术，对心肌梗死模型以及丹参酮ⅡA给药干预后第 3、7、14 天小鼠心脏中的 CD45+ 细胞进行测序。经过细胞类型鉴定、数量比例研究、发育轨迹判断和细胞间相互作用关系推测等分析，阐明了各免疫细胞对心肌梗死后损伤修复过程的动态调控作用，深入诠释了丹参酮ⅡA治疗心肌梗死的具体机制，为其临床应用提供了科学依据[5]。

## 三、靶点"钩钓"技术

分子靶点"钩钓"技术是目前国际上靶点识别的主要方法，其基于蛋白质与药物分子特异性结合的原理，首先将药物活性分子与固相微球进行表面键合作为探针（鱼钩），然后对研究目标细胞的裂解液与探针进行共孵育，进而洗脱无关蛋白捕获靶点蛋白并对其进行鉴定分析，最终对靶点蛋白进行确定。

如我国学者构建了一种表面键合苯乙醇苷的固相微球，从脑组织裂解液中特异性捕获相应的脑保护作用相关靶点蛋白，并进行质谱鉴定，最终获得热休克蛋白 90 等 18 个靶点蛋白，从靶点源头上解释了肉苁蓉苯乙醇苷发挥抗痴呆、缓解疲劳、抗肿瘤、免疫调节等诸多药效的潜在药理机制[6]。有研究利用基于活性的蛋白质组学技术（ABPP）解析活性小分子亚氨基芪通过靶向丙酮酸激酶 2（PKM2）抑制巨噬细胞炎症，从而改善心肌缺血再灌注损伤[7]。

## 四、免标记药物靶点鉴定技术

近年来，蛋白质组学测试分析技术飞速发展，基于靶蛋白与药物相互作用之后发生性质表型变化的特性，开发出了一系列免标记药物靶点鉴定（label-free protein target identification，LFTI）技术，为中药化学成份作用靶点的鉴定提供了新的思路和方法。其基本原理为，当靶蛋白与药物分子结合之后，蛋白质能量状态更加稳定，其解折叠速率相对于游离蛋白质较低，暴露的可酶切位点也较少，因而同样条件下，药物处理后的靶蛋白具有更强的稳定性。通过对比加药组与对照组之间蛋白质稳定性的差异，可实现从整个蛋白质组中快速识别和鉴定药物直接作用的靶点蛋白。目前，LFTI 技术主要包括限制性蛋白质水解 – 质谱分析技术（limited proteolysis-mass spectrometry，LiP-MS）、药物靶点亲和响应稳定性分析（drug affinity responsive target stability，DARTS）、细胞热位移分析（cellular thermal shift assay，CETSA）、热蛋白质组分析（thermal proteome profiling，TPP）、有机溶剂沉淀蛋白稳定性分析（solvent-induced protein precipitation，SIP）等（见图 11-5-2）。目前，国内外已有学者应用这项新型药物靶点蛋白鉴定技术，开展对多种中药化学成份直接作用靶点的确证研究。如采用 LFTI 发现和证实了木藜芦烷毒素 Rhodojaponin Ⅵ 的镇痛活性靶标蛋白为 N– 乙基马来酰亚胺敏感融合蛋白；采用 LFTI 准确鉴定出葡萄糖调节蛋白 78 为桦木酸发挥化学增敏作用的直接分子靶点；采用 LFTI 中两种方法的联合使用，发现和证实了紫草素通过直接作用于调节亚基 NF-κB 必需调节剂 /IκB 激酶 –β（NEMO/IKKβ）复合物，来抑制 NF-κB 通路，发挥其体内外抗结直肠癌细胞增殖活性。采用 CETSA 发现和验证了补骨脂二氢黄酮甲醚能够通过靶向增殖细胞核抗原（PCNA）促进肝再生，从而减缓非酒精性脂肪肝形成[8]。

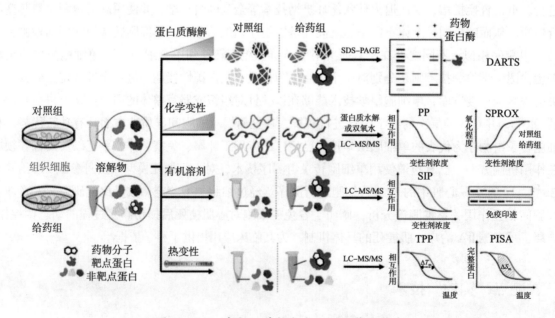

图 11-5-2　免标记药物靶点识别和鉴定技术

DARTS. 药物靶点亲和响应稳定性分析；PP. 磷酸化蛋白质组学分析；SPROX. 氧化速率蛋白稳定性分析；
SIP. 有机溶剂沉淀蛋白稳定性分析；TPP. 热蛋白质组分析；PISA. 等离激元免疫夹心法

## 五、生物信息、大数据及计算机虚拟筛选技术

基于公开数据库，利用人工智能挖掘大数据，结合生物医学信息分析从天然植物成份库中筛选活性成份或组分，解析作用机理，研发创新中药[9]。Geng 等[10]利用大数据分析从 Geo 数据库中获得缺血性脑卒中关键靶基因，并利用机器学习进行了数据集验证，随后利用基因表达谱数据库（CMap）从中筛选获得活性成份，并利用动物实验进行了验证。该技术的成功运用将大大改善传统药理筛选周期长、复杂性等缺点。

计算机虚拟筛选是依靠计算机强大的编程建模功能、数据库构建和搜索功能，结合各种数学算法，构建中药成份库、中药药理作用库、中药功效库等，并利用和融合现代系统生物学的研究成果，关联相关的基因调控网络数据库、代谢网络数据库、细胞信号通路数据库、蛋白质三维结构数据库等，来研究中药药效物质基础、药性理论、作用机制等相关问题。分子对接技术又称为分子对接虚拟筛选技术，是指用 1 个或多个蛋白质作用靶点对中药化学成份或者天然产物数据库进行筛选，寻找出与靶标蛋白特异性结合的化合物，最终筛选出具有一定活性的先导化合物。目前，分子对接已广泛应用于中药活性成份的筛选中。分子对接是计算机辅助设计药物领域的重要技术，具有可研究药物中活性成份与靶点的相互作用，还可用来发现并优化先导化合物的优势[11]。如有学者构建了六味地黄方中已知的 21 种主要化学成份及代谢产物结构配体分子库，采用虚拟筛选技术分析了六味地黄方中抑制 $\alpha$- 葡萄糖苷酶的有效物质。发现 2 种四环三萜类化合物结合能较低，成功推测了六味地黄方治疗 2 型糖尿病的活性成份。但是，该方法也有一定的局限性，分子对接会受到计算误差的影响，不同的软件算法不一，结果可能不一致。随着化学计算理论和方法的不断发展，分子对接程序以及空间、能量的优化算法、打分函数必将不断完善，分子对接结果的精度也会不断提高，将有望利用分子对接方法设计并优化更多的药物先导物，通过虚拟筛选的方法找到已知药物更多的靶点。

## 六、靶蛋白共结晶技术

靶蛋白共结晶技术是通过 X 射线衍射晶体将靶蛋白与活性分子形成结构化、有序晶格的方法。通过该项技术，可以直观了解蛋白质的三维结构并确定活性分子与靶蛋白之间相互作用的具体活性位点。该技术主要在蛋白质功能研究、基于结构的药物设计、蛋白质工程等方面应用[12]。例如，在发现清肺排毒汤中有效成份亮肽素具有抑制新型冠状病毒复制的作用的基础上，进一步通过其与新型冠状病毒的主蛋白酶的共晶结构，发现亮肽素能与新型冠状病毒的主蛋白酶 145 位半胱氨酸结合形成共价键，从而通过抑制主蛋白酶的活性抑制新型冠状病毒的复制。

## 七、蛋白质水解靶向嵌合体

蛋白质水解靶向嵌合体（PROTAC）是一种利用泛素 – 蛋白酶体系统对靶蛋白进行降解的一项技术。它的工作原理是使用双功能小分子劫持泛素 – 蛋白酶体系统，该双功能小分子可以非共价结合目标蛋白和 E3 泛素连接酶，诱导目标蛋白泛素化和随后的降解。到目前为止，该技术已成功促进了 130 多种不同蛋白质的降解[13]。我国学者通过将 PROTAC 技术与定量蛋白质组学相结合，开发出了"靶向降解组学"（TGDO），并用于识别中药活性成份和天然产物的潜在靶点[14-15]。靶向降解组学的工作流程分为 6 步（见图 11-5-3）：①通过构 – 效关系或共结晶分析确定活性药物分子的合理衍生化位点，设计合成不同 Linker 长度、类型和不同 E3 连接酶配体类型的 PROTACs 分子；②利用目标活性评价模型

对 PROTACs 分子进行表型筛选，获得具有良好活性和理化性质的 PROTAC 分子，将其作为分子探针；③利用定量蛋白质组学发现差异蛋白作为潜在靶标；④开展靶标降解活性评价及降解机制验证；⑤使用生物素探针、荧光探针、光交联探针、分子互作和共结晶研究等方法验证活性成份与靶标之间具有直接的相互作用；⑥体内外活性评价和机制研究。PROTAC 在靶点鉴定和靶点确证方面显示出很多优势。首先，PROTACs 诱导靶蛋白降解不需要很强的亲和力，这将有利于发现具有较弱亲和力的靶标。此外，PROTACs 利用细胞内泛素 – 蛋白酶体系统诱导靶蛋白的降解，不需要额外的触发因素，如紫外光或化学反应等，可以避免外部因素对靶标识别过程的干扰。在靶点确证方面，PROTACs 可以实现时空选择性的靶蛋白敲降。此外，PROTACs 诱导的靶蛋白降解是可逆的，这将为在同一研究体系中开展动态生物学研究提供一种极具潜力的工具。因此，基于 PROTAC 的方法将是目前中药化学成份靶点鉴定方法的一个重要补充[16-17]。

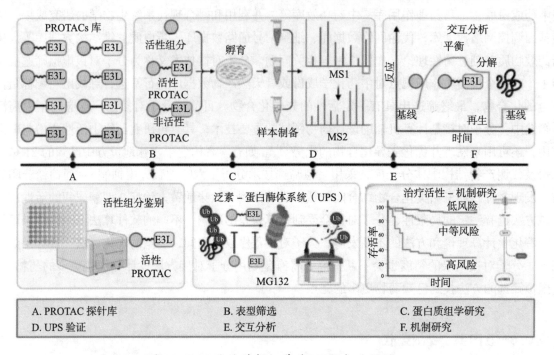

图 11-5-3　靶向降解组学（TGDO）流程图

## 八、定点突变技术

定点突变技术是指按照要求通过聚合酶链式反应等方法，对基因特定序列进行插入、删除、置换和重排等操作。该项技术通过改变特定氨基酸获得突变蛋白，从蛋白质结构和功能水平上阐释药物作用的靶点。例如，研究发现冬凌草素可特异性共价结合核苷酸寡聚化结构域（NOD）样受体热蛋白结构域相关蛋白 3 炎症小体（NOD–like receptor thermal protein domain associated protein 3，NLRP3），并通过特异性抑制 NLRP3 和丝氨酸/苏氨酸蛋白激酶（NEK7）之间的相互作用抑制 NLRP3 的激活[18]。为了确证哪个氨基酸残基与 NLRP3 结合，通过定点突变技术，构建 NLRP3 突变体（C279A），将半胱氨酸改为丙氨酸，结果显示，冬凌草素不能与 C279A 结合，表明冬凌草素通过 α,β– 不饱和羰基与 NLRP3 结构域内 279 位半胱氨酸形成共价键，阻断 NLRP3 与 NEK7 的相互作用而抑制 NLRP3 炎症小体的组装和激活，发挥抗炎作用。

## 九、网络药理学与人工智能

网络药理学融合系统生物学、计算生物学、网络分析等多学科的技术和内容，进行"药物 – 靶点 –

疾病"多层次网络的构建，从整体的角度去探索药物与疾病间的关联性，解析药物及治疗疾病的分子关联网络规律，被广泛应用于药物和中药活性化合物发现、整体作用机制阐释、药物组合和方剂配伍规律解析等方面，为中药复杂体系研究提供了新思路[19]。近年来，随着人工智能的飞速发展，从海量组学、大数据中挖掘关键信息，解析中药方剂作用机理带来了新的方法[20]。上述方向的突破，将有望进一步推动网络药理学高质量发展，并从系统与整体的角度解析中药复杂体系作用机理。

## 十、多组学联用技术

多组学联用是结合两种或两种以上组学研究方法，如基因组、转录组、蛋白质组或代谢组，对生物样本进行系统研究，与"中医整体观"相一致，帮助阐明中药的作用机制。例如基于复杂的通路和网络关联，可以整合不同组学的数据，通过整理、统计和计算展示数据间的调控关系，揭示药物对细胞或机体组织的影响，研究药物治疗疾病的机制。研究人员利用多组学方法探讨黄芪龙丹颗粒治疗缺血性脑卒中的作用机制，表明其通过肠道微生物群色氨酸（Trp）代谢–Th17/IL-17 信号来预防缺血性中风，然而宏基因组学仍然需要进一步确认受影响微生物群物种的细节[21]。从目前的研究结果来看，多组学联用在中药治疗疾病方面的研究虽然得到了长足的发展，但研究的深度依然不够，大多是通过检测中药调控相关基因和蛋白质表达或代谢物的变化等，进而推测可能的生物过程和代谢途径[22]。此外，通过基因组、转录组、蛋白质组和代谢组等多组学策略与网络药理学相结合，识别各种中药的生物活性成份，创造新的中药复方，破译中医药治疗机制。

## 十一、整合药理学技术

整合药理学是在人工智能和大数据的背景下，构建"药物–疾病"关联网络，并融合药理学、药物化学与鉴定、药物代谢动力学和系统生物学等学科，以研究多成份药物与机体相互作用及其整合规律的一门交叉学科。我国的研究团队根据中药成份的化学指纹图谱相似性，构建了中医药百科全书（ETCM：http://http://www.nrc.ac.cn:9090/ETCM/）[23]、基于整合药理学的中药网络计算研究平台（www.tcmsp.cn）[24]等计算平台。利用此类平台实现了快速、高效地预测中药潜在作用靶点与机理[25]。与传统药理学相比，整合药理学通过人工智能技术更快速和准确地预测或验证中药药效物质及其作用机制，在中药创新药物的开发和利用中发挥着越来越重要的作用。

（孙晓波　林生　夏桂阳）

# 参考文献

［1］JIN K, GAO S, YANG P, et al. Single-cell RNA sequencing reveals the temporal diversity and dynamics of cardiac immunity after myocardial infarction［J］. CSHL, 2021.

［2］KIM D, KOBAYASHI T, VOISIN B, et al. Targeted therapy guided by single-cell transcriptomic analysis in drug-induced hypersensitivity syndrome: a case report［J］. Nat Med, 2020, 26（2）: 236-243.

［3］陈嘉鋆, 郭秋岩, 徐承超, 等. 中药现代化研究的崭新模式：单细胞药理学［J］. 药学学报, 2021, 56（12）: 3300-3312.

［4］方雯, 孙洋. 单细胞技术在药理学研究中的应用［J］. 中国药理学通报, 2023, 39（9）: 1601-1606; 1612.

［5］LI Q, WANG M, ZHANG S, et al. Single-cell RNA sequencing in atherosclerosis: Mechanism and precision medicine［J］. Front Pharmacol, 2022, 13: 977490.

［6］曾克武, 廖理曦, 万彦军, 等. 基于靶点"钩钓"策略的肉苁蓉苯乙醇苷药理靶点鉴定及功效解析［J］.

中草药，2018，49（1）：173-178.

［7］LU S, TIAN Y, LUO Y, et al. Iminostilbene, a novel small-molecule modulator of PKM2, suppresses macrophage inflammation in myocardial ischemia-reperfusion injury［J］. J Adv Res, 2020, 29: 83-94.

［8］DONG X, LU S, TIAN Y, et al. Bavachinin protects the liver in NAFLD by promoting regeneration via targeting PCNA［J］. J Adv Res, 2024, 55: 131-144.

［9］胡瑞峰，邢小燕，孙桂波，等. 大数据时代下生物信息技术在生物医药领域的应用前景［J］. 药学学报，2014，49（11）：1512-1519

［10］GENG Y, LIU Y, WANG M, et al. Identification and validation of platelet-related diagnostic markers and potential drug screening in ischemic stroke by integrating comprehensive bioinformatics analysis and machine learning［J］. Front Immunol, 2024, 14: 1320475.

［11］徐青青，肖敏，王鹏，等. 分子对接虚拟筛选六味地黄方中α-葡萄糖苷酶抑制剂［J］. 中国实验方剂学杂志，2018，24（5）：64-70.

［12］扈健，王梦梵，吴婧华. X射线晶体结构解析技术在高分子表征研究中的应用［J］. 高分子学报，2021，52（10）：1390-1405.

［13］NI Z, SHI Y, LIU Q, et al. Degradation-based protein profiling: a case study of celastrol［J］. Adv Sci（Weinh），2024: e2308186.

［14］LIU Yang, LIANG Jing, ZHU Rui, et al. Application of PROTACs in target identification and validation［J］. Acta Mater Med, 2024, 3（1）: 72-87.

［15］WU Y, YANG Y, WANG W, et al. PROTAC technology as a novel tool to identify the target of lathyrane diterpenoids［J］. Acta Pharm Sin B, 2022, 12（11）: 4262-4265.

［16］NARO Y, DARRAH K, DEITERS A. Optical control of small molecule-induced protein degradation［J］. J Am Chem Soc, 2020, 142（5）: 2193-2197.

［17］LIU J, CHEN H, MA L, et al. Light-induced control of protein destruction by opto-PROTAC［J］. Sci Adv, 2020, 6（8）: eaay5154.

［18］HE H, JIANG H, CHEN Y, et al. Oridonin is a covalent NLRP3 inhibitor with strong anti-inflammasome activity［J］. Nat Commun, 2018, 9（1）: 2550.

［19］刘志华，孙晓波. 网络药理学：中医药现代化的新机遇［J］. 药学学报，2012，47（6）：696-703.

［20］ZHANG P, ZHANG D, ZHOU W, et al. Network pharmacology: towards the artificial intelligence-based precision traditional Chinese medicine［J］. Briefings in Bioinformatics, 2023, 25（1）: bbad518.

［21］WU C, WU C, PENG L, et al. Multi-omics approaches for the understanding of therapeutic mechanism for Huang-Qi-Long-Dan Granule against ischemic stroke［J］. Pharmacological Research, 2024, 205: 107229-107229.

［22］张改君，苗静，郭丽颖，等. 多组学联用在中药作用机制研究中的应用［J］. 中草药，2021，52（10）：3112-3120.

［23］XU H Y, ZHANG Y Q, LIU Z M, et al. ETCM: an encyclopaedia of traditional Chinese medicine［J］. Nucleic Acids Res, 2019, 47（D1）: 976-982.

［24］WANG P, WANG S, CHEN H, et al. TCMIP v2.0 powers the identification of chemical constituents available in Xinglou Chengqi decoction and the exploration of pharmacological mechanisms acting on stroke complicated with Tanre Fushi syndrome［J］. Front Pharmacol, 2021, 12: 598200.

［25］WANG Z, XIE X, WANG M, et al. Analysis of common and characteristic actions of *Panax ginseng* and *Panax notoginseng* in wound healing based on network pharmacology and meta-analysis［J］. J Ginseng Res, 2023, 47（4）: 493-505.

# 第十二章
# 中药非临床安全性评价研究

## 第一节　中药毒性认知与安全性评价方法创新

安全性和有效性是药物最基本的属性，但中药本身的复杂性、特殊性以及中西药联用日益普遍，加之人们生活方式改变、人类疾病谱变化等因素，中医用药的背景和环境越来越复杂，中药不合理使用等安全性风险陡增，使得中药不良反应/事件频繁发生。特别是近年来出现了传统"无毒"中药致肝损伤、肾损伤等安全性新情况、新问题，使得中药安全性的科学监管难度加大，对中药监管科学的发展带来了极大的挑战，严重限制中药的临床安全合理用药，因此中药安全性的传统认识，已不能满足当下中药监管科学特别是安全性监管的要求，在新时代背景下，亟需对中药毒性的传统认知理论与安全性评价模式进行重新审视和创新发展。

### 一、传统中药毒性理论与安全性评价

#### （一）传统中药毒性的科学内涵

有毒无毒是中药药性理论的主要内容之一，中药毒性具有狭义和广义之分，广义上毒性指中药偏性，凡药皆具有偏性，因其偏性，所以治病[1-2]。传统中药毒性理论认为，"药"即是"毒"，因其之毒而有效，如先秦时期《周礼·天官冢宰》云："医师掌医之政令，聚毒药以供医事"，《素问·汤液醪醴》记载："当今之世，必齐毒药攻其中，镵石、针艾治其外也。"在此理论的指导下，明代仍有医家谓毒即药，如《类经》云："毒药者，总括药饵而言，凡能除病者，皆可称为毒药。"《全书·本草正》又谓"无药无毒""药以治病，因毒为能，因气味之有偏也……气味之偏者，药饵之属是也，所以治人之邪气"。此之所谓"毒"，乃泛指药物之偏性，药物治病之理，就是以偏纠偏。因此，毒（偏性）作为中药最基本的性能，用之得当，可发挥治疗效应，用之不当则对机体也可发生各种损害[3]。狭义的"毒"是指有毒中药，即指对人体产生的毒害作用，换言之，就是指那些和治疗目的无关、且对机体产生损害的毒副作用。《神农本草经》将365种中药分为上、中、下三品，指出下品"多毒，不可久服"。隋代巢元方《诸病源候论·解诸药毒候》云："凡药物云有毒及大毒者，皆能变乱，于人为害，亦能杀人。"张

景岳《类经·脉象类》指出："毒药，谓药之峻利者。"上述认识比较接近于近代对药物毒性的认识。唐代《新修本草》在部分药物性味之下标明的"大毒""有毒"和"小毒"，大多是指一些具有一定毒性或副作用的药物。

因此，中药"毒"或者"毒性"作为中药的一种性能概念在我国具有悠久的历史，既概括反映了中药的偏性及由此产生的治疗效应，又反映出药物有毒无毒的安全特征及在一定条件下对机体的损害性。古人根据中药毒的性能特征所提出的一系列用药原则和方法组成了中药学科具有独特内涵的"药毒理论"，为认识中药的性质、功能、毒性等提供了理论依据。但关于中药毒性的认识基本上都是靠人体尝试或者经验知识获取的，古代中药"毒"或者"毒性"与现代中药毒性概念中所谓引起功能障碍、病理变化及死亡的内涵有所不同[3]，因此仅具有一定的指导意义，不利于当今中药安全性的精准评价，以及中药监管科学体系的建立。

### （二）传统中药毒性分级指导下的中药安全监管

"中药毒性"及"中药毒性分级"作为中药特有的一种性能概念在我国具有悠久的历史，所提出的一系列用药原则和方法组成了中药学科具有独特内涵的"药毒"理论，为认识中药的性质、功能、毒性等提供了理论依据[3-4]，了解传统中药的毒性分级，对建立健全的中药监管政策，促进中药监管科学的发展具有借鉴意义。《淮南·修务训》云："神农尝百草之滋味，水泉之甘苦……一日而遇七十毒。"2500年前西周时期的《周礼·天官冢宰》已有专业的"医师掌医之政令，聚毒药供医事"之说。《黄帝内经》已有药物有毒无毒的论述，在《素问·五常政大论》中就有"大毒、常毒、小毒和无毒"之说。最早提出中药毒性分级概念的是东汉时期的《神农本草经》载药 365 种，按毒性大小将药物分为上、中、下三品[4]。随后历代本草按照大毒、小毒、无毒对中药进行分级[2, 5-6]。汉末《名医别录》载药 733 种，以大毒、有毒、小毒进行分级，含毒性中药占收载药物总量的 6.0%。唐代《新修本草》载药 853 种，也按照大毒、有毒、小毒分级，含毒性中药占收载药物总量的 15.6%。宋代《证类本草》载药 1749 种，以大毒、有毒、小毒进行分级，含毒性中药占收载药物总量的 12.8%。明代《本草纲目》载药 1892 种，以大毒、有毒、小毒和微毒分级，含毒性中药占收载药物总量的 19.1%。

现代中药毒性常见的分级方法有三级、四级、五级分类法。如 2015 年版和 2020 年版《中华人民共和国药典》（简称《中国药典》）皆将中药毒性分为"大毒""有毒""小毒"3 个等级；《现代中药毒理学》根据中药临床中毒症状表现的程度、半数致死量（$LD_{50}$）、有效量与中毒量的距离、一次服用中毒量的大小、中毒潜伏期的长短等分为"大毒""有毒""小毒"3 个等级。《有毒中药大辞典》在传统的经验分级方法基础上，依据药物毒性剧烈程度及治疗量与中毒量接近的程度进行分类，将收录有毒中药分为"极毒""大毒""有毒""小毒"4 个等级。《中药大辞典》将中药毒性的大小分为"剧毒""大毒""有毒""小毒"和"微毒"5 个等级[7]。亦有学者参考现代药物研究证据，基于毒理研究、临床试验、动物实验等现代研究证据将中药毒性分为"能导致毒性中药""有可能导致毒性中药""有导致毒性风险中药""有可能导致毒性风险中药"4 级[8-9]。

### （三）传统中药毒性理论与安全性评价

中药毒性理论历史悠久，不仅是中药药性理论的重要组成部分，也是指导临床安全用药的重要依据[1, 10-11]。2020 年版《中国药典》在中药传统毒性分级的基础上，结合现代药理学结论，将中药分为"大毒""有毒""小毒""无毒"4 个等级，以指导毒性中药的临床合理使用。2020 年版《中国药典》一部"药材及饮片"部分中共收载毒性中药 83 种，其中大毒 10 种、有毒 42 种、小毒 31 种。根据中医古今本草有关中药毒性的基本认识和现代药物毒理学基本原理，有学者对中药毒性的相关基本概念和科学内涵作如下定义："中药毒性"是指中药引起机体的伤害性，用以反映中药安全程度的性能；"中药毒性效应"是指中药与机体交互作用过程中产生的对机体健康引起的有害作用（即中毒）；"有毒中药"是指在较低剂量与机体交互作用可引起机体损伤的中药，治疗剂量与中毒剂量比较接近，使用不当会导致人体中毒或者死亡[3, 12]。有毒中药在历代本草和现行药典、本科教材中标识为"大毒""有毒""小毒"以及部分"证候禁忌""妊娠禁忌""配伍禁忌""饮食禁忌"的中药。从理论上区分中药毒性与中药毒性效应有重要理论意义和临床价值，既可以避免传统中药"毒""毒性"不分的模糊认识，也符合现代药物毒理学的基本原理。中药毒性是中药一种内在的、固有的生物学性质，属于中药的内在属性，是改变不了的，这种性质取决于中药所含的化学物质；中药毒性效应则是中药毒性在某些条件下引起机体健康有害的作用，改变条件（如炮制、配伍、辨证等）就可能影响中药毒性效应[3, 13-15]。

传统的中药安全性评价方法，主要依据中药的固有毒性建立，常规毒理学实验可复制出中药的毒性。中药安全性评价的目的是考察可能发生的潜在毒性作用，借助毒理学实验的方法。除随机、对照、重复三原则外，动物实验的结果一定程度上要能外推于人，实验动物暴露于高剂量是发现潜在危害的可靠方法，选择成年健康、雌雄均有的实验动物以增加全面性，减少实验误差。经典的毒理学实验方法包括常规毒性实验方法（急性毒性、长期毒性）和特殊毒性实验方法（如遗传毒性、生殖毒性、致癌性、依赖性）等，在中药安全性评价中的应用均十分广泛。但也存在创新型的系统性评价方法，如基于降血脂功效的决明子安全性评价、"药毒网络调控学说"等[3]。但近年来，一些传统"无毒"中药的安全性事件频发，严重挑战传统的中药毒性理论和安全性评价方法，限制中药监管科学体系的建立，因此迫切需要建立符合中药特点的安全性评价新模式新方法。

## 二、符合中医药特点的毒理学与安全性评价思路与方法

### （一）毒性认知模式的改变对中药安全性监管科学的启示

古代医家对中药毒性的总结和分级，主要是针对速发、直接或固有的毒性而得出和建立的，对具有迟发性、隐匿性、偶发性、特异性、间接性等特点的中药毒性认知能力与防控对策相对缺乏。例如，何首乌仅对极少数易感个体引起肝损伤，潜伏期数天至数个月不等[16]；关木通含马兜铃酸类物质致肾相关癌症通常发生在服药10年甚至30年后[17]，这些毒性类型在古代是很难被发现和认识到的，不仅对中药的安全合理应用带来挑战，更对中药监管科学的发展带来全新的挑战。

随着现代科学技术的发展，近年来药物毒性认知模式发生了重要变化，越来越认识到在评价药物安全性时，除药物本身外，机体、环境等其他因素在部分药物毒副反应发生过程中发挥了更为关键甚至决定性的作用[18]，对提高中药监管科学安全性方面的监管水平具有重要的启发。为此根据成因机制和作用特点，将中药的毒性分为固有型毒性、特异质型毒性、间接型毒性、混合型毒性4种类型（见第七章图7-3-2）[19]。

#### 1. 固有型毒性

固有型毒性是指由药物固有毒性物质成份造成的直接损伤，具有剂量依赖、可预测等特点，在正常动物上可以复制其毒性反应。固有型毒性中药可剂量依赖地引起药副反应，传统"有毒"中药往往属于此类型，常表现为急性、亚急性毒副反应，古人在临床上较易发现和总结，目前的传统毒性理论主要是针对固有型毒性总结提炼的，如附子、砒霜、雄黄、雷公藤等中药具有固有毒性。对于中药固有型毒性问题，严格控制剂量、减少暴露、规范炮制、辨证用药等是其最重要和最有效的减毒方式，正所谓"明枪易躲"。针对此类毒性，中药监管科学借鉴西医监管科学的认识，采用常规毒理学的评价模式对其进行监管，现如今固有型毒性中药相关毒副反应已得到较好防控。

#### 2. 特异质型毒性

药物特异质型毒性是指药物本身无明显的直接毒性，其发生主要与患者的免疫、代谢以及体质等相

关的遗传因素相关，仅在极少数易感个体中引起损伤作用，具有剂量依赖关系不明确、个体差异极大、难以预测等特点，在正常动物模型上难以复制其毒性效应。由于特异质型毒性是一种高度个体化差异的特殊毒性类型，发生率较低、潜伏期跨度大，在古代以医生个人经验总结为基础的医学发展阶段，很难被认识到。特异质型毒性在中药传统毒性理论认知中几乎是一个空白，缺少针对性的减毒理论和方法。即使在中药监管科学已经快速发展的当下，中药的特异质型毒性依然存在认识不足、重视不够等问题，既往研究多拘泥于传统毒理学评价模式，基本照搬现有化学药安全性评价规范，因而总是忽视临床病证、体质差异等机体因素对药物毒性应答的差异性，难以从根本上解决中药安全性评价问题。国内有学者在国内外率先开展了中药特异质肝毒性研究，揭示了何首乌致肝损伤的免疫特异质属性，并发现何首乌致特异质肝损伤易感基因 HLA-B*35:01，也是国际上首次发现中草药肝损伤易感基因，从而在国际上开启了传统药物特异质毒性研究新领域[16]，为中药监管科学在中药安全性评价与合理应用方面提供了全新的研究思路。

### 3. 间接型毒性

随着中药安全性研究的深入展开，国内有学者逐渐认识到除了与机体遗传背景相关的特异质毒性外，还有一类毒副反应主要是生物活性物质（药效成份或其代谢产物等）通过药理活性作用引起的，并与第三因素（如基础疾病、病证状态、环境因素、服用另外药物或是乙醇、食物等）密切相关，部分有剂量依赖关系，在正常动物模型上通常不可复制，这一类毒副反应被重新定义为药物间接型毒性，如服用甲硝唑、头孢类等抗生素后饮酒，易出现双硫仑样反应。在中医药界，常有"人参杀人无过"之说，实际提示了人参可能会产生间接型毒性；再如"虚不受补"，也提示机体在非常虚弱状态下不宜服用补益药，这时候补益药可能会造成间接型毒副反应；中药"十八反""十九畏"中的部分配伍禁忌产生毒性或增加毒性属于间接型毒性范畴。这一毒性类型为国内学者首次提出的全新概念，在中药传统毒性理论中认识较少，而在当今的中药监管科学中也未有涉及，因此加强中药间接型毒性的认识与科学监管，对推动中药临床安全合理应用意义深远。

### 4. 混合型毒性

中药监管科学深入发展后，发现中药在临床应用时多以复方或中西医结合应用的形式，作用靶点较多，组成较为复杂，因此其毒副反应可能并非单一毒性类型，而是具有混合型毒性。混合型毒性是指同时含有 2 种或 2 种以上不同类型的毒性。如壮骨关节丸、仙灵骨葆胶囊等中成药，监测报道其可导致肝损伤，且临床罕见，进一步的研究证实其所致肝损伤属于免疫特异质型毒性[20]，然而其方中的补骨脂以直接毒性作用为主，所含异补骨脂素、补骨脂酚等成份可导致直接肝毒性[21]；淫羊藿以间接型毒性为主，所含淫羊藿次苷Ⅰ、淫羊藿次苷Ⅱ等成份能促进机体免疫反应，加剧肝脏免疫炎症损伤[22]。此种毒性类型较为复杂，在中药科学监管中更应谨慎处理，更需严格且标准的科学合理监管。随着中药监管科学的发展，通过识别免疫易感人群，精准辨证（病），壮骨关节丸、仙灵骨葆胶囊等中成药的肝损伤风险已经可防可控。

综上所述，现如今中药的毒性认知模式已经有了全新的改变，这也对中药监管科学的发展提供了较多启示。中药在临床应用时主要为复方药物，同时含有多味中药，因此中药监管科学的监管对象主要为中药的复方药物。中药复方药物无论在上市前的研发阶段，还是在上市后的临床应用中，再或是安全合理用药或安全监管和检测阶段，均同时存在多种类型的毒性，因此在中药监管科学体系建立的时候，更多应考虑到中药复方的混合型毒性，但应分清主次，明确不同类型毒性的主要贡献药味，才能更加科学合理地了解其致毒的类型和原理，从而更好更科学地监管。

## （二）符合中药安全性科学监管的药源性损害因果关系评价的新策略和方法：整合证据链法

中药监管科学有利于促进中药毒性理论的传承创新发展，科学评价中药毒副反应的因果关系是其中的关键部分，也是中药安全风险客观辨识和评价的关键。特别是中药在临床应用时，常常是中西医联用，因此评价药物不良反应事件不能仅看中药，还需要考虑和排除西药的影响、中西药相互作用的影响等。然而，目前药物不良反应因果关系评价的方法，主要是基于排除法的相关性评价，加之临床医生普遍存在"非西药，即中药"的惯性思维，常出现中药被误判和错判的情况。因此，亟需建立符合中药用药特点的毒副反应因果关系评价新策略和新方法，提高中药监管科学在安全性评价方面的科学性和可靠性。

为此，国内有学者提出基于中药肝损伤诊断证据力金字塔，构建基于整合证据链的中药肝损伤客观辨识模式和方法（见图 12-1-1）：①将肝损伤药源的生药学鉴定纳入中草药肝损伤（herb-induced liver injury，HILI）诊断中，将临床医师的主观经验与损肝中药的质量安全分析结合起来，使得 HILI 诊断更加客观真实，避免了 HILI 诊断的随意性、主观性；②将 HILI 诊断分为诊断 HILI、排除 HILI、不明药源药物性肝损伤（drug-induced liver injury，DILI）3 种情况，其中不明药源 DILI 包括中西药联合应用

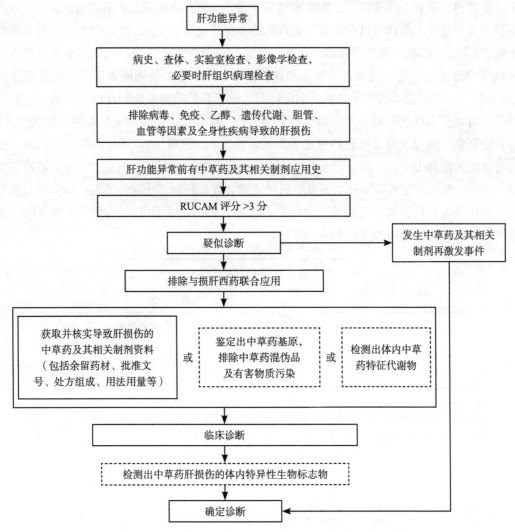

图 12-1-1　基于整合证据链的中草药肝损伤诊断策略和流程

RUCAM. 药物性肝损伤因果关系评估量表。

和不能获得损肝中药的患者，将这类患者诊断作为不明药源 DILI 有利于提高 HILI 诊断的客观性和科学性，在后期研究中对这类肝损伤药源进行追踪观察；③将文献检索和专家意见列入 HILI 诊断系统中，进一步考察中药与肝损伤的相关性，提供 HILI 更加完整的证据[23]。进一步建立中草药相关肝损伤"疑似诊断、临床诊断、确定诊断"三级诊断及其标准[24-25]，实现了中草药相关肝损伤诊断从主观经验排除向客观证据链的重大转变，临床应用和研究显示其可有效降低中草药相关肝损伤的误诊和误判，科学地澄清国内外重点关注的何首乌等系列中药相关肝损伤问题。

### （三）病证毒理学新模式新方法对中药安全监管的启示

既往的毒性评价模式和方法主要针对固有型毒性建立，且主要采用正常动物模型进行常规毒理学评价（包括急性毒性、亚急性、长期毒性试验等），因此中药监管科学的安全性评价方面主要依据固有型毒性展开。但随着中药毒性认知模式的改变，发现常规的毒理学评价模式和方法并未考虑到中药特异质型毒性和间接型毒性是受到机体特异性体质、遗传背景、基础疾病、病证状态以及联合用药或配伍用药等因素的影响，常规毒理学实验难以客观真实地反映药物临床安全性，评价结果难以指导其临床安全精准用药，因此限制了中药监管科学对中药安全性的全面可靠且精准的监管。

为此，国内有学者传承创新中医药"有故无殒"思想，率先提出并建立了关联临床病证的中药安全性评价模式和方法——病证毒理学（disease-syndrome-based toxicology，DSBT）（见图 12-1-2），即基于临床真实世界，或者采用病证结合的动物模型，研究机体在正常状态和不同病证状态下对药物毒效作用的应答差异和规律，从而可以更全面、更真实地考察药物的安全性，并指导制定有针对性的安全风险防控策略[18, 26-27]。以临床病例为载体，可称为临床病证毒理学；以动物或离体生物材料为载体，可称为实验病证毒理学。利用病证毒理学理论和评价方法，可以很好地阐明含固有型毒性药物在不同病（证）状态下的量－时－毒－效关系，从而制定针对不同病证的药物安全治疗窗；利用病证毒理学理论和评价方法，有助于发现药物特异质型毒性的易感人群，或找到可产生间接型毒性的相关病证或联用／配伍药物。中药病证毒理学评价模式的建立，证实何首乌不合理应用，"无故有殒"可致毒。发现并证实何首乌肝损伤为特异质型，主要与阴虚火旺等机体因素有关，解开了何首乌"千年补益药，今朝肝毒性"之谜。此外，利用病证毒理学模型还系统阐释了仙灵骨葆胶囊、壮骨关节丸、淫羊藿、补骨脂以及白鲜皮等系列中药及相关药味诱发免疫特异质肝损伤的客观性及成因机制[20, 28-31]，为中药监管科学体系的建立以及中药临床精准用药提供了科学证据。

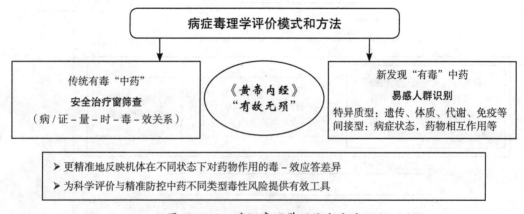

图 12-1-2　病证毒理学理论和方法

### （四）中药安全监管新理论："三因致毒"理论

"是药三分毒"，不存在绝对安全的中药，但随着中药毒性认知模式的改变，中药特异质型毒性和间接型毒性的重要性逐渐显现，这些类型毒性的评价不只针对于药物，更重要的是考虑机体特异性体质、遗传背景、基础疾病、病证状态以及联合用药或配伍用药等因素，因此对中药特异质型毒性和间接型毒性的安全性评控至关重要。那么如何精准且全面地评控此类毒性，提高中药的安全用药水平、获益－风险比以及降低用药风险，成为中药监管科学研究的核心内容。

传统的中药安全性理论对中药特异质型毒性和间接型毒性认识较少，已不能适用于当今中药的安全性评价，亟需在现代毒理学评价模式的指导下，以全新的视角建立新的理论，用于支撑中药监管科学的发展。据此，有国内学者在病证毒理学理论的指导下发现中药毒性的共性特点，以易感人群、易感物质、易感病证为基础，提出符合中药特点的全新理论——"三因致毒"机制假说（亦称"柴－油－火星子"假说）（见图12-1-3）：当机体免疫处于过度活化状态时（柴），中药免疫促进物质（油）能进一步加剧机体免疫反应，使肝脏对肝损伤易感物质（火星子）的敏感性增加，导致肝实质细胞损伤和炎症因子过表达，从而诱发免疫特异质型肝损伤[18-19, 32]。"三因致毒"机制假说在含何首乌、夜交藤、补骨脂、淫羊藿、山豆根、苦参、白鲜皮等系列相关制剂的肝损伤成因机制研究中得到验证。"三因致毒"机制假说紧密结合中药临床肝损伤的发生特点和风险因素，充分考量了机体因素、药物因素以及用药环境对中药肝损伤易感性的影响，改变了长期以来中草药安全性研究"唯药物成份论毒性"的传统模式，为特异质型毒性和间接型毒性的评价和机制研究提供新的策略和方法，为中药的临床安全合理用药作出贡献，促进中药监管科学体系的建立。

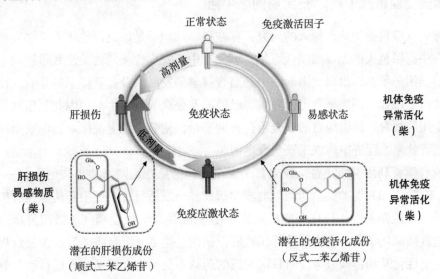

图 12-1-3　中药（何首乌）免疫特异质肝损伤"三因致毒"机制

### （五）中药安全监管新体系："人－药－用"三维防控

中药含毒性成份或有毒副作用，不一定就是不安全，在全新的毒性认知和科学监管下，可以有效防控中药毒副反应的发生。此外，中药安全风险是相对的，有条件的，具有较强的可调适性，合理使用可以有效避免安全性风险。国内有学者针对中药药源性损害的特点和机制，以"系统辨靶论治"理论方法为指导，从易感人群识别、个性化精准用药和中药质量控制3个方面，提出并建立了中药安全风险"人－药－用"三维防控技术体系[25, 33]，推动中药安全风险防控从"以药找毒"向结合"因人避毒"方向转变（见图12-1-4）。具体来说，从"人"角度，创建了基于病－证－生物标志物筛查的中药特异质肝损伤易感人群识别策略和方法，技术支持中药辨证用药减毒；从"药"角度，建立基于易感物质和（或）作用机制的中药质量精准评控策略和方法，确保中药质量安全性；从"用"角度，建立了基于证（病）－量－毒－效关系的中药精准用药减毒策略和方法，促进中药剂量从"不传之秘"向科学有据转变。"人 – 药 – 用"三维警戒技术体系，成功应用于何首乌的安全用药，科学减少何首乌相关肝损伤的不良反应 / 事件报告。

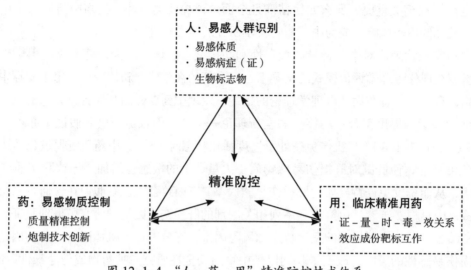

图 12-1-4 "人 – 药 – 用"精准防控技术体系

### （六）中药安全监管新工具："安全药问"平台

中药相关毒副反应目前仍缺乏深入的研究，存在科学认识不足以及评价体系不够完善的问题，特别是公众仍然存在中药绿色天然无毒的惯性思维，因此对中药安全性问题的关注和重视均不足，进而使中药盲目用药、错误用药增多，也因此阻碍了中药监管科学的发展以及监管体系的建立，使中药监管科学很难得到公众认可。现如今网络平台迅速发展，已经遍及公众的日常生活，因此利用网络平台，面向公众加强中药安全用药教育，提供免费的安全用药查询平台，使公众能更便捷地查询安全用药信息，可以提高中药安全监管效率，促进中药临床安全合理用药。

因此，国内有学者利用网络平台，建立首个安全用药信息查询网络共享共创平台——"安全药问"（Inquiring Drug Safety，iDS）。"安全药问"的成功研发并上线运行，实现中药药源性肝损伤损害"临床监测 – 科学评价 – 风险防控"一体化响应机制的转化落地[25, 34]。安全药问（微信公众号）平台收录各种中草药、保健食品、化学药、生物制品等所致肝损伤信息达 270 万余条，旨在为公众提供开放的安全用药信息查询及个性化互动咨询服务，与我国现行的药物不良反应上报系统形成行政监管与公众共创相融合的社会共治防控平台，形成全民共享共治的中药安全性评价与风险防控新模式。

## 三、与时俱进提升中药安全监管水平

药物安全性问题一直是医药卫生领域的全球性挑战。据世界卫生组织（WHO）统计，全球每年发生医药不良问题 / 事件超过 1.3 亿次，其中 83% 是可以预防的[35]。2017 年 WHO 首次提出"药无伤害"（medication without harm）全球安全用药行动，2019 年 WHO 提出将每年 9 月 17 日定为"世界患者安全日"。但是，由于我国的药物治疗体系是由中医药与西医药共同构成，因此我国安全用药情况更复杂，挑战也更大。中医药的安全性问题不仅关乎临床合理使用，还关乎中医药事业和产业的健康发展，乃至中国国际形象和文化自信等问题。因此，我国对中药安全用药问题应予以更大的重视。

### （一）科学技术发展与科学监管加强，使得中药安全性问题更易被发现和披露

随着科学技术的发展，人们对药物安全性认识不断深化，同时对安全用药问题日益重视。我国已建

立了覆盖全国的药品安全性与质量监管体系，加之社会舆论媒体的传播与监督，使得面对包括中药在内的药品安全性问题，比以前任何时期更容易发现问题、上报问题、公开问题、处置问题，一方面反映出我国药品安全监管能力和水平在提升，另一方面也说明我国社会治理水平在进步[36]。

基于我国日趋完善的药品不良反应监测网络体系，近年来包括中药在内的药品不良反应上报频数在增加，但这并不代表中药安全性形势越来越严重。早前有文章和媒体称，中药是中国内地药源性肝损伤的首要原因，但是近年来研究证实，中药引起的肝损伤仅占全部药物性肝损伤的20%左右，否定了此前一度广为流传的误导性结论。再以中药质量安全性为例，历史上由于分类鉴定水平限制，来源于不同科、不同属、不同种的中药材常混淆使用，同名异物、异名同物现象严重，加大临床用药安全风险。如导致肾衰竭不良反应事件的龙胆泻肝丸，就是因为错用关木通代替木通，造成了不良反应的发生。现在形势则完全不同，不仅科、属、种、乃至亚种、变种都能够实现准确鉴定，而且个别指标的细微差异均能精准地检测辨识。药品安全性监测更是如此，中药有无毒副反应，有怎样的毒副反应，如何发现、如何上报、如何处置、如何防范，在20世纪90年代以前，相关的监测体系和上报渠道是欠缺的、低效的，然而现在却已大为改善。

及时有效地发现和上报药品不良反应，对中药产业并不是一件坏事，有助于全面、客观、准确了解中药安全性风险"家底"，科学制定中药安全性风险防控对策，最大限度地保证临床和患者安全用药，最大限度地规避中药安全性风险，从而使企业在应对中药不良反应/事件时处于更加积极主动的地位。但令人遗憾的是，目前临床使用的中成药不少已经生产了十几年、几十年乃至上千年，但其不良反应至今仍为"尚不明确"，导致临床医生和患者在安全风险防控方面无从下手，出现不良反应时也不容易与用药关联确证。相比之下，化学药和生物制品一经上市，其不良反应及注意事项等安全用药警戒信息即十分详尽，有助于临床医生和患者预测或规避药品的不良反应，即使出现严重的毒副反应，也不会引起轩然大波，这种做法值得中药企业认真学习和借鉴。

### （二）用药目的和方式的改变，使中药安全用药风险陡然增加

改革开放以来，人民生活条件不断提升，生活方式发生显著变化，疾病谱和体质谱已悄然改变，应与时俱进地调整中医药治疗保健策略，否则中药安全性风险亦将增加。特别是当今中国百姓已从物质匮乏时代迈入丰衣足食的"富营养"时代，人群中痰湿、热性体质及病证增多，如果仍以温阳大热之品盲目进补，不仅难觅预期的治疗保健效果，甚至还可能出现安全性风险。何首乌本身无明显毒性，在正常情况下使用是安全的，但用于免疫异常活化或自身免疫性疾病属中医阴虚火旺、热毒内蕴人群时，有可能诱发免疫特异质肝损伤。在规范化炮制基础上，合理用药是可以有效规避何首乌肝损伤风险。

体质谱与疾病谱变化的同时，人们的用药目的也在悄然改变，开始从"中病即止"的治疗性用药向"慢病调治"的保健性用药转变。当今人们防病保健意识普遍增强，越来越多的人不仅是在生病时借助中医药进行治疗，在平时的养生防病中也非常青睐用中医的方法、药物。在这个过程中，很多人往往在缺少中医医生专业辨证论治的情况下，盲目地将中医养生防病药物用于自身保健，造成药不对证、超剂量、超疗程等不合理用药情况增多，中药安全性风险亦随之增加。建议遵从专业医生意见或建议，不要盲目保健用药，更不要过度治疗。

### （三）新时代人们健康美好生活需求不断增加，呼唤更加安全高效的优质中药

改革开放以来，我国医药卫生事业取得了巨大发展和进步，我国也已经迈过了缺医少药的年代。1985年《新药审批办法》颁布以来，一大批新药相继上市不仅有效地满足了人们的医疗保健需求，同时壮大了我国民族医药产业，从医药产值来看，目前已形成中药、化学药、生物制剂三足鼎立的态势。

当今我国已进入中国特色社会主义新时代，人们日益增长的健康美好生活需求呼唤品质更高、安全性更好的医药产品，药品食品安全监管已进入"四个最严"（最严谨的标准、最严格的监管、最严厉的处罚、最严肃的问责）时代，中药产品的安全性和有效性应该有更高的标准和要求，否则会面临被市场淘汰的风险。因此，一些质量安全性难以保证或获益风险平衡欠佳的中药相继被限制使用，甚至被淘汰出市场。如诞生在抗日战争时期的我国"功勋"注射剂——柴胡注射液，因不良反应报道较多，相对于现有的可替代药品来说，对儿童的获益风险不够好，最近被国家药品监督管理局（简称国家药监局）发文通报，4 岁以下儿童禁用。再如历史上曾被认为补益药中的上品——紫河车，因为存在病原微生物污染等安全性风险，现在也被"请出"《中国药典》。

优质中药是临床用药安全的重要保证，但缺少关联临床安全性和有效性的中药质量评控方法和标准一直是中药标准化的最大痛点。可喜的是，中华中医药学会组织全国相关领域知名专家和企业代表，以优质性导向，以生物评价与整合控制为核心手段，2017 年制定并颁布了《中药品质评价方法指南》，从安全性、有效性和一致性角度为中药优质性评价提供了方法学指引，亦将为促进中药安全合理用药与优质优价提供技术上的支持。

### （四）建立符合中药特点的安全性评价体系，促进中药临床安全合理应用

我国历代医家非常重视中药毒性与安全用药问题，并积累总结了丰富而宝贵的中药毒性理论与安全用药经验，如"大毒、有毒、小毒、无毒""有故无殒""十八反""十九畏"、辨证减毒、配伍减毒、炮制减毒等，但是针对中药安全性领域出现的新情况新问题，中医药人依据传统中医药理论和经验难以作出科学的回答并制定出有针对性的解决方案，特别是面对国际舆论和社会公众对中药安全性的质疑和否定时，往往显得束手无策、被动至极。

常言道，"形而上者谓之道，形而下者谓之器"。破解中药安全用药与风险防控难题，既需要先进的技术方法和仪器设备，更需要在中药安全性认知理论和评价策略方面有所突破。为此，建立符合中药特点的安全性评价体系，有利于科学认识中药安全性新形势新问题，破解中药安全性新老难题，为促进中医药事业和产业健康发展提供新思想、新策略、新方法，同时为国际草药和膳食补充剂安全使用与风险防控贡献中国智慧和力量；也可与时俱进地看待中药安全性形势和问题，与时俱进地加强中药安全性研究与药物警戒建设，为中药科学监管提供有力的技术支撑，可推动中药可持续发展，促进中药传承创新发展，推进中药全球化进程。

（石伟　柏兆方　王伽伯　肖小河）

# 参考文献

［1］陈仁寿. 中药毒性的本质与合理使用原则［J］. 中国合理用药探索，2022，19（2）：1-5.

［2］宋亚刚，田硕，乔靖怡，等. 基于文献分析的中药毒性分级方法及思考［J］. 中国比较医学杂志，2023，33（7）：149-154.

［3］赵军宁，杨明，陈易新，等. 中药毒性理论在我国的形成与创新发展［J］. 中国中药杂志，2010，35（7）：922-927.

［4］赵军宁，叶祖光. 传统中药毒性分级理论的科学内涵与《中国药典》（一部）标注修订建议［J］. 中国中药杂志，2012，37（15）：2193-2198.

［5］白俊杰，陈子杰，翟双庆. 白话《黄帝内经》中之"毒"［J］. 西部中医药，2017，30（5）：27-29.

［6］周宜，陈钢，张新渝，等.《黄帝内经》中的中药毒性理论［J］. 四川中医，2009，27（3）：33-34.

［7］孙文燕，侯秀娟，王斌，等. 中药毒性分级概况与研究思路探讨［J］. 中国中药杂志，2012，37（15）：2199-2201.

［8］付璐，金艳，彭华胜，等 . 基于本草古籍的中药毒性分级及影响因素探讨［J］. 中国药物警戒，2022，19（4）：349-352.

［9］娄鑫，田硕，白明，等 . 一种新的有毒中药毒性分级方法：四级毒性分类［J］. 中医学报，2020，35（2）：370-373.

［10］国家药典委员会 . 中药材"毒"古今研究概评［M］. 北京：中国医药科技出版社，2018.

［11］胡雪凌，尹东阁，王开心，等 . 2020 年版《中国药典》收载毒性中药与相关中成药的质量标准归纳与分析［J］. 现代中药研究与实践，2022，36（6）：87-93.

［12］谭毓治，谢金生 . 有毒中药的研究现状与前瞻［J］. 中医药图书情报，1990（2）：4.

［13］卢芳，刘树民 . 中药毒性辨析论［J］. 中医药信息，2011，28（2）：4.

［14］陈海媚，谢晓芳，彭成 . 中药毒理学研究中体外细胞毒性的评价指标及检测方法［J］. 中国实验方剂学杂志，2017，23（22）：9.

［15］江涛，葛勤，黄林清 . 中药不良反应概述［J］. 中国药业，2008，17（5）：3.

［16］LI C, RAO T, CHEN X, et al. HLA-B*35:01 Allele is a potential biomarker for predicting *Polygonum multiflorum*-induced liver injury in humans［J］. Hepatology, 2019, 70（1）: 346-357.

［17］MICHL J, INGROUILLE M J, SIMMONDS M S, et al. Naturally occurring aristolochic acid analogues and their toxicities［J］. Nat Prod Rep, 2014, 31（5）: 676-693.

［18］柏兆方，王伽伯，肖小河 . 中药毒性认知创新与安全精准用药［J］. 中国中药杂志，2022，47（10）：2557-2564.

［19］肖小河，赵旭，柏兆方，等 . 中药新安全观及实践［J］. 中国中药杂志，2023，48（10）：2557-2564.

［20］唐进法，王晓艳，温强，等 . 免疫应激介导的壮骨关节丸致特异质肝损伤评价［J］. 药学学报，2017，52（7）：1033-1040.

［21］地力乎马·地力木拉提，石伟，王伽伯，等 . 基于毒／效记载演变探讨补骨脂的安全应用研究进展［J］. 中国药物警戒，2023，20（8）：939-945.

［22］高源，王伽伯，肖小河，等 . 从古今文献效／毒记载演变探讨中药淫羊藿安全合理用药［J］. 药学学报，2023，58（2）：246-257.

［23］王伽伯，李春雨，朱云，等 . 基于整合证据链的中草药肝毒性客观辨识与合理用药：以何首乌为例［J］. 科学通报，2016，61（9）：971-980.

［24］肖小河，郭玉明，王伽伯，等 . 中草药相关肝损伤的科学评价与防控：以何首乌为例［J］. 中西医结合肝病杂志，2021，31（3）：193-196.

［25］肖小河，柏兆方，王伽伯，等 . 中药安全性评价与药物警戒［J］. 科学通报，2021，66（增刊 1）：407-414.

［26］柏兆方，湛小燕，姚清，等 . 中药安全性评价理论创新与技术突破：病证毒理学［J］. 中国药物警戒，2024，21（1）：6-14.

［27］王伽伯，崔鹤蓉，柏兆方，等 . 精准医学下的中药安全性评价策略和方法：病证毒理学［J］. 药学学报，2016，51（11）：1681-1688.

［28］黄迎，刘亚蕾，马润然，等 . 仙灵骨葆相关肝损伤的临床病例分析及拆方实验研究［J］. 药学学报，2021，56（1）：266-273.

［29］GAO Y, XU G, MA L, et al. Icariside I specifically facilitates ATP or nigericin-induced NLRP3 inflammasome activation and causes idiosyncratic hepatotoxicity［J］. Cell Commun Signal, 2021, 19（1）: 13.

［30］QIN N, XU G, WANG Y, et al. Bavachin enhances NLRP3 inflammasome activation induced by ATP or nigericin and causes idiosyncratic hepatotoxicity［J］. Front Med, 2021, 15（4）: 594-607.

［31］WANG Z, XU G, WANG H, et al. Icariside Ⅱ, a main compound in Epimedii Folium, induces idiosyncratic hepatotoxicity by enhancing NLRP3 inflammasome activation［J］. Acta Pharm Sin B, 2020, 10（9）: 1619-1633.

［32］柏兆方，高源，左晓彬，等 . 免疫调控与特异质型药物性肝损伤发生机制研究进展［J］. 药学学报，

2017，52（7）：1019-1026.

　　［33］柏兆方，覃双林，赵旭，等.中西医融合创新：系统辨靶论治［J］.科学通报，2021，66（36）：4601-
4607.

　　［34］肖小河.医药结合，助力药物性肝损伤精准防控［J］.临床肝胆病杂志，2020，36（3）：489-490.

　　［35］WONG M C S，HUANG J L W，GEORGE J，et al. The changing epidemiology of liver diseases in the Asia-
Pacific region［J］. Nat Rev Gastroenterol Hepatol, 2019，16（1）：57-73.

　　［36］SONG H，PEI X，LIU Z，et al. Pharmacovigilance in China: Evolution and future challenges［J］. Br J Clin
Pharmacol, 2023，89（2）：510-522.

# 第二节　中药安全性评价的常规要求

　　近年来，中医药科技领域取得系列成果世人瞩目，显示了中医药的巨大临床价值。安全是疗效的前提，有关中药安全性的问题更是不容忽视。现代药物临床前安全性评价体系历经数十年发展，已形成国际共识性评价规范和定式，对于避免或降低药物临床严重不良反应的发生起到重要作用。国家药品监督管理局药品审评中心颁布的中药毒理学指导原则，已经对中药毒理学研究作了较为详细规范的要求，以保障中药非临床安全性评价的有序展开，促进中药监管科学的发展。

## 一、药物单次给药毒性研究

### （一）概述

　　《药物单次给药毒性研究技术指导原则》指出，急性毒性（acute toxicity）是指药物在单次或24小时内多次给予后一定时间内所产生的毒性反应[1-2]。狭义的单次给药毒性研究（single dose toxicity study）是考察单次给予受试物后所产生的急性毒性反应[2]。而广义的单次给药毒性研究，可采用单次或24小时内多次给药的方式获得的药物急性毒性信息。以下提到的单次给药毒性研究为广义的单次给药毒性研究。

　　拟用于人体的药物通常需要进行单次给药毒性试验。单次给药毒性试验对初步阐明药物的毒性作用和了解其毒性靶器官具有重要意义。单次给药毒性试验所获得的信息对重复给药毒性试验的剂量设计和某些药物临床试验起始剂量的选择具有重要参考价值，并能提供一些与人类药物过量所致急性中毒相关的信息[1]。

### （二）基本原则

#### 1. 试验管理

　　用于支持药品注册的单次给药毒性试验必须执行《药物非临床研究质量管理规范》（GLP）（国家食品药品监督管理总局令第34号）。

#### 2. 具体问题具体分析

　　单次给药毒性试验的设计，应该在对受试物认知的基础上，遵循"具体问题具体分析"的原则。

3. 随机、对照、重复

单次给药毒性试验应符合动物实验的一般基本原则，即随机、对照和重复。

## （三）基本内容

### 1. 受试物

受试物应采用能充分代表临床试验拟用样品和（或）上市样品质量和安全性的样品。应采用工艺路线及关键工艺参数确定后的工艺制备，一般应为中试或中试以上规模的样品，否则应有充分的理由。应注明受试物的名称、来源、批号、含量（或规格）、保存条件、有效期及配制方法等，并提供质量检验报告。由于中药的特殊性，建议现用现配，否则应提供数据支持配制后受试物的质量稳定性及均匀性。当给药时间较长时，应考察配制后体积是否存在随放置时间延长而膨胀造成终浓度不准的因素。如果由于给药容量或给药方法限制，可采用原料药进行试验。试验中所用溶媒和（或）辅料应标明名称、标准、批号、有效期、规格及生产单位。

### 2. 实验动物

（1）**种属**　不同种属的动物各有其特点，对同一受试物的反应可能会有所不同。从充分暴露受试物毒性的角度考虑，采用不同种属的动物进行试验可获得较为充分的安全性信息。因此，种属应根据具体情况，选择啮齿类和（或）非啮齿类动物进行试验[1, 3]。

（2）**性别**　通常采用两种性别的动物进行试验，雌雄各半。若采用单性别动物进行试验，应阐明其合理性。

（3）**年龄**　通常采用健康成年动物进行试验。如果受试物拟用于或可能用于儿童，必要时应采用幼年动物进行试验。

（4）**动物数**　应根据动物种属和研究目的确定所需的动物数。动物数应符合试验方法及结果分析评价的需要。

（5）**体重**　试验中的每批动物初始给药时的体重差异不宜过大，啮齿类动物初始给药时体重不应超过或低于平均体重的20%。

### 3. 给药途径

给药途径不同，受试物的吸收速度、吸收率和暴露量会有所不同。通常情况下给药途径应至少包括临床拟用途径。如不采用临床拟用途径，应说明理由。

### 4. 试验方法与给药剂量

单次给药毒性试验的重点在于观察动物出现的毒性反应。单次给药毒性试验的试验方法较多，常用的试验方法有近似致死量法、最大给药量法、最大耐受量法、固定剂量法、上下法（序贯法）、累积剂量法（金字塔法）、半数致死量法等。应根据受试物的特点选择合适的方法，根据不同的试验方法选择合适的剂量[1, 3]。

原则上，给药剂量应包括从未见毒性反应的剂量到出现严重毒性反应的剂量，或达到最大给药量。

不同动物和给药途径下的最大给药容量可参考相关文献及根据实际情况来确定。

根据所选择的试验方法，必要时应设置空白和（或）溶媒（辅料）对照组。

考虑到胃内容物会影响受试物的给药容量，而啮齿类动物禁食时间的长短会影响到受试物的肠道内吸收和药物代谢酶活性，从而影响毒性的暴露。因此，动物经口给药前一般应进行一段时间的禁食，不禁水。

### 5. 观察时间与指标

给药后，一般连续观察至少14天，观察的间隔和频率应适当，以便能观察到毒性反应的出现时间及恢复时间、动物死亡时间等。如果毒性反应出现较慢或恢复较慢，应适当延长观察时间[1, 3-4]。

观察指标包括临床症状（如动物外观、行为、饮食、对刺激的反应、分泌物、排泄物等）、死亡情况（死亡时间、濒死前反应等）、体重变化（给药前、观察期结束时各称重一次，观察期间可多次称重，动物死亡或濒死时应称重）等。记录所有的死亡情况，出现的症状以及症状的起始时间、严重程度、持续时间，体重变化等。

所有的实验动物应进行大体解剖。试验过程中因濒死而安乐死的动物、死亡动物应及时进行大体解剖，其他动物在观察期结束后安乐死并进行大体解剖。当组织器官出现体积、颜色、质地等改变时，应进行组织病理学检查。

在一些情况下，为获得更为全面的急性毒性信息，可设计多个剂量组，观察更多的指标，如血液学指标、血液生化学指标、组织病理学检查等，以更好地确定毒性靶器官或剂量反应关系[2,4]。

### （四）结果分析与评价

（1）根据所观察到的各种反应出现的时间、持续时间及严重程度等，分析各种反应在不同剂量时的发生率、严重程度。对观察结果进行归纳分析，判断每种反应的剂量－反应及时间－反应关系。

（2）判断出现的各种反应可能涉及的组织、器官或系统等。

（3）根据大体解剖中肉眼可见的病变和组织病理学检查的结果，初步判断可能的毒性靶器官。应出具完整的组织病理学检查报告，检查报告应详细描述，尤其是有异常变化的组织。对于有异常变化者，应附有相应的组织病理学照片。

（4）说明所使用的计算方法和统计学方法，必要时提供所选用方法合理性的依据。

（5）根据各种反应在不同剂量下出现的时间、发生率、剂量－反应关系、不同种属动物及实验室的历史背景数据、病理学检查结果以及同类药物的特点，判断所出现的反应与药物的相关性。判断受试物引起的毒性反应性质、严重程度、可恢复性以及安全范围；根据毒性可能涉及的部位，综合大体解剖和组织病理学检查的结果，初步判断毒性靶器官。

单次给药毒性试验的结果可作为后续毒理试验剂量选择的参考，也可提示一些后续毒性试验需要重点观察的指标。

## 二、药物重复给药毒性研究

### （一）概述

《药物重复给药毒性研究技术指导原则》指出，重复给药毒性试验是描述动物重复接受受试物后的毒性特征，它是非临床安全性评价的重要内容[5-7]。重复给药毒性试验可以：①预测受试物可能引起的临床不良反应，包括不良反应的性质、程度、量－效和时－效关系、以及可逆性等；②判断受试物重复给药的毒性靶器官或靶组织；③如果可能，确定未观察到临床不良反应的剂量水平（no observed adverse effect level，NOAEL）；④推测第一次临床试验（first in human，FIH）的起始剂量，为后续临床试验提供安全剂量范围；⑤为临床不良反应监测及防治提供参考。

### （二）基本原则

药物安全性评价试验必须执行《药物非临床研究质量管理规范》（GLP）（国家食品药品监督管理总局令第 34 号），药物重复给药毒性试验是药物研发体系的有机组成部分，试验设计要重视与其他药理毒理试验设计和研究结果的关联性，要关注同类药物临床使用情况、临床适应症和用药人群、临床用药方案，还要结合受试物理化性质和作用特点，使得重复给药毒性试验结果与其他药理毒理试验研究互为说明、补充或（和）印证。

### （三）基本内容

#### 1. 受试物

受试物应采用能充分代表临床试验拟用样品和（或）上市样品质量和安全性的样品。应采用工艺路线及关键工艺参数确定后的工艺制备，一般应为中试或中试以上规模的样品，否则应有充分的理由。应注明受试物的名称、来源、批号、含量（或规格）、保存条件、有效期及配制方法等，并提供质量检验报告。由于中药的特殊性，建议现用现配，否则应提供数据支持配制后受试物的质量稳定性及均匀性。当给药时间较长时，应考察配制后体积是否存在随放置时间延长而膨胀造成终浓度不准的因素。如果由于给药容量或给药方法限制，可采用原料药进行试验。试验中所用溶媒和（或）辅料应标明名称、标准、批号、有效期、规格及生产单位。

#### 2. 实验动物

重复给药毒性试验通常采用两种实验动物，一种为啮齿类，另一种为非啮齿类。理想的动物应具有以下特点：①对受试物的代谢与人体相近；②对受试物敏感；③已有大量历史对照数据，来源、品系、遗传背景清楚。在重复给药毒性试验前应采用合适的试验方法对实验动物种属或品系进行选择。通常，啮齿类动物首选大鼠、非啮齿类动物首选 Beagle 犬，特殊情况下可选用其他种属或品系动物进行重复给药毒性试验，必要时选用疾病模型动物进行试验。

#### 3. 给药方案

（1）**给药剂量**　重复给药毒性试验原则上至少应设低、中、高 3 个剂量组，以及 1 个溶媒（或辅料）对照组，必要时设立空白对照组和（或）阳性对照组；高剂量原则上使动物产生明显的毒性反应，低剂量原则上相当于或高于动物药效剂量或临床使用剂量的等效剂量，中剂量应结合毒性作用机制和特点在高剂量和低剂量之间设立，以考察毒性的剂量 – 反应关系。

（2）**给药途径**　原则上应与临床拟用途径一致，如不一致则应说明理由。

（3）**给药频率**　原则上重复给药毒性试验中动物应每天给药，特殊类型的受试物就其毒性特点和临床给药方案等原因，可根据具体药物的特点设计给药频率。

（4）**试验期限**　建议分阶段进行重复给药毒性试验以支持不同期限的临床试验。试验期限的选定可以根据拟定的临床疗程、适应症、用药人群等进行设计。

#### 4. 检测指标

重复给药毒性试验除应检测基本指标外，还应结合受试物的特点及其他试验中已观察到的改变或背景信息（如关于处方组成成份毒性的文献报道等），在不影响正常毒性观察和检测的前提下增加合理的指标。实验动物相关指标的历史背景数据在重复给药毒性试验中具有重要的参考意义。

在结束动物安乐死时进行一次全面检测；当试验期限较长时，应根据受试物的特点及相关信息选择合适的时间点进行阶段性检测；试验期间对濒死或死亡动物应及时采集标本进行检测，分析濒死或死亡的原因；恢复期结束时进行一次全面的检测。

给药前应对动物进行适应性饲养，啮齿类动物应不少于 5 天，非啮齿类动物不少于 2 周。在适应性饲养时，对实验动物进行外观体征、行为活动、摄食情况和体重检查，非啮齿类动物至少应进行 2 次体温、血液学、血液生化学和至少 1 次心电图检测。

给药期间，根据试验期限的长短和受试物的特点确定检测时间和检测次数。原则上应尽早发现毒性反应，并反映出观测指标或参数变化与试验期限的关系。

给药结束，对主试验组动物进行系统的大体解剖，称重主要脏器并计算脏器系数；进行组织病理学检查并出具完整的病理学检查报告，如发现有异常变化，应附有相应的组织病理学照片。非啮齿类动物对照组和各给药组主要脏器组织均应进行组织病理学检查；啮齿类动物对照组、高剂量组、尸检异常动物应进行详细检查，如高剂量组动物某一组织发生病理改变，需要对其他剂量组动物的相同组织进行组织病理学检查；通常需要制备骨髓涂片，以便当受试物可能对动物造血系统有影响时进行骨髓检查。

给药结束后，继续观察恢复期动物，以了解毒性反应的可逆性和可能出现的迟发毒性；应根据受试物代谢动力学特点、靶器官毒性反应和恢复情况确定恢复期的长短，一般情况下应不少于4周。

### （四）结果分析与评价

重复给药毒性试验的最终目的在于预测人体可能出现的毒性反应。只有通过对试验结果的科学分析和全面评价才能够清楚描述动物的毒性反应，并推断其与人体的相关性。重复给药毒性试验结果的分析和评价是重复给药毒性试验的必要组成部分。

1. 试验结果的分析

分析重复给药毒性试验结果，判断动物是否发生毒性反应及毒性靶器官，描述毒性反应的性质和程度（包括毒性反应的起始时间、程度、变化规律和消除时间），如果有动物死亡应分析死亡原因，确定安全范围，并探讨可能的毒性作用机制。

（1）**正确理解试验数据的意义**　在对重复给药毒性试验结果进行分析时，应正确理解均值数据和个体数据的意义。啮齿类动物重复给药毒性试验中组均值的意义通常大于个体动物数据的意义，实验室历史背景数据和文献数据可以为结果的分析提供参考；非啮齿类动物单个动物的试验数据往往具有重要的毒理学意义，是试验动物数量较少、个体差异较大的原因。此外，非啮齿类动物试验结果必须与给药前数据、对照组数据和实验室历史背景数据进行多重比较，要考虑文献数据参考价值有局限性。在分析重复给药毒性试验结果时应综合考虑数据的统计学意义和生物学意义，正确利用统计学假设检验有助于确定试验结果的生物学意义，要考虑具有统计学意义并不一定代表具有生物学意义；在判断生物学意义时要考虑参数变化的剂量–反应关系、其他关联参数的改变、与历史背景数据的比较等因素；分析试验结果时，须对出现的异常数据应判断是否由受试物毒性引起并给予科学解释。

（2）**正确判断毒性反应**　给药组和对照组之间检测结果的差异可能来源于受试物有关的毒性、动物对药物的适应性改变或正常的生理波动，也可能源于试验操作失误和动物应激。在分析试验结果时，应关注参数变化的剂量–反应关系、组内动物的参数变化幅度和性别差异，同时综合考虑多项毒理学指标的检测结果，分析其中的关联和受试物作用机制，以正确判断药物的毒性反应。单个参数的变化往往并不足以判断化合物是否引起毒性反应，可能需要进一步进行相关的试验。此外，毒代动力学试验可以为毒性反应和毒性靶器官的判断提供重要的参考依据。

2. 动物毒性反应对于临床试验的意义

将重复给药毒性试验结果外推至人体时，不可避免地会涉及受试物在动物和人体内毒性反应之间的差异。首先，不同物种、同物种不同种属或个体之间对于某一受试物的毒性反应可能存在差异；其次，由于在重复给药毒性试验中通常采用较高的给药剂量，受试物可能在动物体内呈非线性动力学代谢过程，从而导致与人体无关的毒性反应；另外，重复给药毒性试验难以预测一些在人体中发生率较低的毒性反应或仅在小部分人群中出现的特异质反应；同时有些毒性反应目前在动物中难以观察，如头痛、头昏、头晕、皮肤瘙痒、视物模糊等。鉴于以上原因，动物重复给药毒性试验的结果不一定完全再现于人体临床试验。但如果没有试验或文献依据证明受试物对动物的毒性反应与人体无关，在进行药物评价时必须首先假设人最为敏感，重复给药毒性试验中动物的毒性反应将会在临床试验中出现。进行深入的作用机制研究将有助于判断动物和人体毒性反应的相关性。

3. 综合评价

重复给药毒性试验是药物非临床安全性研究的有机组成部分，是药物非临床毒理学研究中综合性最强、获得信息最多和对临床指导意义最大的一项毒理学试验。对其结果进行评价时，应结合受试物的药学特点，药效学、药代动力学和其他毒理学的试验结果，以及已取得的临床试验结果，进行综合评价。对于重复给药毒性试验结果的评价最终应落实到受试物的临床不良反应、临床毒性靶器官或靶组织、安全范围、临床需重点检测的指标，以及必要的临床监护或解救措施。

### 三、毒代动力学研究

#### （一）概述

《药物毒代动力学研究技术指导原则》指出，毒代动力学研究目的是获知受试物在毒性试验中不同剂量水平下的全身暴露程度和持续时间，预测受试物在人体暴露时的潜在风险[8]。毒代动力学是非临床毒性试验的重要研究内容之一，其研究重点是解释毒性试验结果和预测人体安全性，而不是简单描述受试物的基本动力学参数特征。

毒代动力学研究在安全性评价中的主要价值体现在如下几点。

（1）阐述毒性试验中受试物和（或）其代谢物的全身暴露及其与毒性反应的剂量和时间关系；评价受试物和（或）其代谢物在不同动物种属、性别、年龄、机体状态（如妊娠状态）的毒性反应；评价非临床毒性研究的动物种属选择和用药方案的合理性。

（2）提高动物毒性试验结果对临床安全性评价的预测价值。依据暴露量来评价受试物蓄积引起的靶部位毒性（如肝脏或肾脏毒性），有助于为后续安全性评价提供量化的安全性信息。

（3）综合药效及其暴露量和毒性及其暴露信息来指导人体试验设计，如起始剂量、安全范围评价等，并根据暴露程度来指导临床安全监测。

#### （二）基本原则

毒代动力学研究需执行《药物非临床研究质量管理规范》（GLP）（国家食品药品监督管理总局令第34号）。毒代动力学试验通常伴随毒性试验进行，常被称为伴随毒代动力学试验。开展研究时可在所有动物或有代表性的亚组或卫星组动物中进行，以获得相应的毒代动力学数据。

#### （三）基本内容

1. 暴露量评估

毒代动力学试验的基本目的是评估受试物和（或）其代谢物的全身暴露量，常通过适当数量的动物和剂量组来开展研究。伴随毒代动力学研究所用动物数量应保证能获得足够的毒代动力学数据。由于毒性试验中通常采用两种性别动物，暴露测定也应包括两种性别的动物。选择单性别动物时应说明理由。

暴露评估应考虑以下因素：血浆蛋白质结合、组织摄取、受体性质和代谢特征的种属差异、代谢物的药理活性、免疫原性和毒理学作用。在血浆药物浓度相对较低时，特殊的组织或器官也可能会有较高水平的受试物和（或）其代谢物。对于血浆蛋白结合率高的化合物，用游离（未结合）浓度来表示暴露更为合适。

暴露评估中需关注血浆或体液中代谢物浓度的情况有：①受试物为"前体化合物"且其转化生成的代谢物为主要活性成份；②受试物可被代谢为一种或多种具有药理或毒理活性代谢物，且代谢物可导致明显的组织/器官反应；③受试物在体内被广泛代谢，毒性试验仅可通过测定血浆或组织中的代谢物浓度来进行暴露评估。

**2. 毒代动力学参数**

毒代动力学研究是通过测定合适时间点的样品浓度来计算动力学参数的。暴露程度可用原型化合物和（或）其代谢物的血浆（血清或全血）浓度或曲线下面积（AUC）来表示。某些情况下，可选择测定组织中的受试物浓度。

用于评估的毒代动力学参数通常有 $AUC_{0-T}$、$C_{max}$、$C_{time}$。某些试验可考虑仅开展毒代动力学的监测或特征的研究。

**3. 给药方案**

毒代动力学试验的给药方案设计应完全参照毒性试验研究方案，包括给药剂量、途径、动物种属选择和给药频率、周期等。为达到毒性反应的最大暴露，应评估高剂量水平下受试物和（或）其代谢物的暴露程度。

某些情况下，非临床试验中可能会采用与临床拟用药方式不同的给药方式（如不同的给药途径、不同制剂）开展毒性试验，此时应依据暴露量评估全身暴露是否充分。

**4. 样品采集**

伴随毒代动力学研究中，样品采集的时间点应尽量达到暴露评价所需的频度，但不可过于频繁，避免干扰毒性试验的正常进行并引起动物过度的生理应激反应。每项研究中的时间点数量应满足暴露评价的要求，时间点的确定应以早期毒性试验、预试验或剂量探索毒性试验以及在相同动物模型或可以合理外推的其他动物模型上获得的动力学数据为基础。

应该考虑样品是从所有的实验动物采集，还是从具有一定代表性的亚组或卫星组动物采集。通常情况下，在大动物的毒性试验中毒代动力学数据从主研究实验动物收集，而啮齿类动物的毒性试验中毒代动力学数据可从卫星组实验动物收集。

采集血样的前提是受试物在血浆中的暴露量与作用靶点或毒性靶点的受试物浓度存在动态平衡关系，并且受试物容易进入动物和人的全身系统。若血液中受试物暴露量无法反映靶组织或器官的毒性反应时，则可能需要考虑采用尿液、其他体液、靶组织或器官来测定受试物浓度。

**5. 分析方法**

毒代动力学研究的分析方法应基于早期建立的分析物和生物基质（生物体液或组织）的分析方法，且要根据代谢和种属差异而定。分析方法应具有特异性，并且有足够的精确度和精密度，检测限应满足毒代动力学研究时预期的浓度范围。分析物和生物基质分析方法的选择应排除样本中内源性物质可能引起的干扰。

**6. 数据统计与评价**

暴露评价的数据需有代表性。由于动力学参数多存在个体差异，且毒代动力学资料多来源于小样本的动物，因此通常难以进行高精度的统计学处理。统计分析时应注意求算平均值或中位数并评估变异情况。某些情况下，个体动物的数据比经整理、统计分析过的成组数据更为重要。

如果进行了数据转换（如对数转换），应提供理由。

在评估连续给药是否引起体内蓄积时，不仅要观察是否出现蓄积现象，还要结合受试物半衰期长短、受试物暴露对关键代谢酶或转运体的影响等方面进行分析，并注意种属差异。

**7. 报告**

完整的毒代动力学资料应包括对毒代动力学研究结果的自身评价和对毒性反应的相关解释，并报告分析方法，说明分析中所选生物基质和分析物的理由。毒代动力学的结果分析中，应比较分析受试物和（或）其代谢物的药效、毒性、药代和临床拟定用药的暴露量，采用暴露量来评估受试物的安全范围。

（石伟　柏兆方　王伽伯　肖小河）

# 参考文献

［1］国家药品监督管理局. 药物单次给药毒性研究技术指导原则［EB/OL］.（2014-05）. https://www.cde.org.cn/zdyz/downloadAtt?idCODE=da2978c82ca584bfccb4bf1277c1d00d.

［2］CHMP, EMA. Questions and answers on the withdrawal of the "Note for guidance on single dose toxicity"［EB/OL］. 2010. https://www.ema.europa.eu/en/questions-answers-withdrawal-note-guidance-single-dose-toxicity-scientific-guideline.

［3］CORDIER A. Outcome: Single dose toxicity［C］//D'ARCY P F, HARRON D W G. Proceedings of the First International Conference on Harmonization. Brussels, 1991: 184; 189-191.

［4］ICH M3（R2）. Nonclinical Safety Studies for the Conduct of Human Clinical Trials and Marketing Authorization for Pharmaceuticals［EB/OL］.（2009-06-11）. https://www.ema.europa.eu/en/ich-m3-r2-non-clinical-safety-studies-conduct-human-clinical-trials-pharmaceuticals-scientific-guideline.

［5］国家药品监督管理局. 化学药物长期毒性试验技术指导原则［EB/OL］. 2005. https://www.nmpa.gov.cn/wwwroot/gsz05106/12.pdf.

［6］国家药品监督管理局. 中药、天然药物长期毒性研究技术指导原则［EB/OL］. 2005. https://www.cde.org.cn/zdyz/downloadAtt?idCODE=c1b52ab5625c95c58693781c31b72ed0.

［7］国家药品监督管理局. 药物重复给药毒性研究技术指导原则［EB/OL］. 2014. https://www.cde.org.cn/zdyz/downloadAtt?idCODE=699ae7ba0fe117cef8602d6f68017f4c.

［8］国家药品监督管理局. 药物毒代动力学研究技术指导原则［EB/OL］. 2014. https://www.cde.org.cn/zdyz/downloadAtt?idCODE=c27757494b3f95db8fcea67cf8dc346b.

## 第三节　中药毒理学评价的病证动物模型

中药毒理学是研究中药对生物体有害效应、机制、安全性评价与危险度评定的科学，即主要研究有毒中药与机体相互关系的科学。动物实验一直是毒理学最经典的研究手段之一，然而药物在进行临床前安全性评估时所用往往都是健康状态下的动物，与临床实际有出入，且中药物质成份复杂，具有多成份、多途径、多靶点的特点，若想科学合理地评估中药的安全性，仍需通过模拟与临床相关的毒性特征动物模型作为受试对象，更有利于临床合理用药的前期筛选与评价。临床实际引起中药毒性的因素有很多，除了药物本身的原因，还存在人为以及机体等各种因素，不可片面地对中药论"毒"评"毒"，因此，模拟临床目标人群和病证模型构建适宜于中药毒理学评价的动物模型，可为揭示中药潜在毒性产生的原因和发生规律，解析毒性机制，研究毒性预测、防治方法，为临床安全用药和风险防控提供基础。

不同于化学药品和生物制剂，中药毒性和安全性研究的难点主要在于其成份的复杂性和药物－机体相互作用的不可预测性。中药传统经方体现了中医辨证论治的思想，"方从法出，法随证立"正是中医在组方用药上的具体应用，可见中药的毒性和安全性研究离不开对中医临床"证"的模拟与解析；而现代中医临床讲究中医辨证，西医辨病，病证结合，优势互补，可见单纯的模拟"证"难以还原现代临床中药的应用场景，研究中药毒性和安全性。病证结合动物模型既具备中医证候的特点，又有西医疾病的病理改变，较单纯的西医疾病模型和单纯证候模型更符合中医药的理论和临床实际。故构建符合病证结合背景下的中药毒理学动物模型更适用于中药毒性与安全性研究，对发展中西医结合医学，对促进中医药传承创新发展，实现中医药现代化、产业化、国际化均具有重要意义。

# 一、证候背景下的中药毒理学动物模型制备与评价

## （一）基本原理

中药的毒性是在功效（适应症）和中医的"证候"的基础上进行综合评价和科学认知的，不同的证候模型上体现的功效与毒性具有一定的差异。有毒中药的研究，应该结合药物的临床使用病"证"，在发挥其药效的剂量范围基础上深入研究其用药安全性，探讨毒性距离药效剂量范围的大小，探索出一个具有临床适用病证条件下的药物剂量使用范围。常规毒理研究的实验动物使用量比较多，近年来动物实验 3R 原则（减少、替代、优化）的推行，采用低等动物作为毒理学研究中哺乳类等高级动物实验的补充，人源性细胞系、细胞或细胞组分等体外替代实验方法已参与到中药毒理研究中来。中医动物证候模型的研究始于 20 世纪 60 年代，目前国内外对于中医证候动物模型的研究已有百余种，包括八纲、脏腑、气血津液、六经、卫气营血辨证等，对揭示"证"本质及中医方药、药理的研究起到了推进作用，但纵观已有造模方法，与中医临床实际仍存在较大差距。

## （二）思路与方法

示例介绍 1：基于中药传统用法的科学解析，运用指纹图谱和质谱技术对吴茱萸水煎液的成份进行表征，选择正常人肝细胞（L02）作为毒性评价模型，对吴茱萸水煎液的体外肝毒性进行评价，采用灰色关联分析法进行"谱－毒"相关分析。发现大极性成分可作为吴茱萸水煎液中的肝毒性质量控制的 Q-Marker，揭示了吴茱萸"久煎"和"汤洗"的科学内涵[1]，后期通过 Q-Marker 属性的系统研究和验证，确认化合物 3-O-反式－咖啡酰葡萄糖酸、4-O-反式－咖啡酰葡萄糖酸、2-O-反式－咖啡酰葡萄糖酸为吴茱萸水煎液的肝毒 Q-Marker（见图 12-3-1）[2]，建立中药毒性 Q-Marker 合理辨识技术，解析中药传统用法的科学内涵。

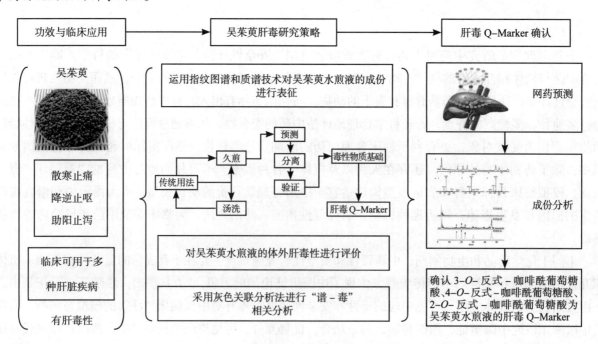

图 12-3-1　证候背景下的中药毒理学动物模型示例 1

示例介绍2：在中医的"证候"背景下，利用喷辣椒醇提物构建咽喉实热证模型，根据中医咽喉实热证的临床病证规律和诊疗标准，利用喷辣椒醇提物构建咽喉实热证模型，探究山豆根水提组分对小鼠发挥抗炎作用剂量下的伴随毒副作用及其机制进行研究，以阐释有毒中药山豆根"功效－毒性－证候"相关性。通过检测血中炎症指标如前列腺素 $E_2$（$PGE_2$）、肿瘤坏死因子 $\alpha$（TNF-$\alpha$）以及肝肾功能指标如谷丙转氨酶（ALT）、天门冬氨酸氨基转移酶（AST）、尿素氮（BUN）、肌酐（Cr）等，发现在抗炎药效剂量下的山豆根还可产生一定的肝脏毒副作用[3]。此外，通过急性毒性研究发现，山豆根不同组分对肝脏造成的损伤具有一定的差异，且水提组分明显的肝毒性"量－时－毒"关系（见图 12-3-2）[4]。

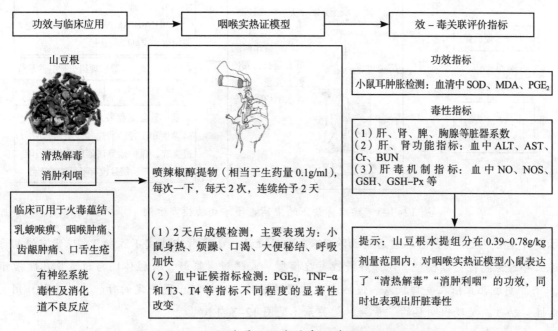

图 12-3-2 证候背景下的中药毒理学动物模型示例2

## 二、疾病背景下的中药毒理学动物模型制备与评价

### （一）基本原理

疾病背景下的动物模型广泛应用于中药药理学的基础研究，根据对应的西医疾病选择恰当的中药复方或单味药进行研究，更符合西方医学对疾病的认识。中药及其复方作为千百年来中华文明的瑰宝和中华传统文化的智慧结晶，其治疗疾病的药理作用已得到广泛研究和临床验证，但其用药后的毒性研究较少，尤其缺乏在西医疾病背景下的毒性物质基础、体内代谢过程与内在机制的研究[5]。中药毒理学研究主要采用动物急性毒性试验和重复毒性试验，应用于研究的动物模型主要以正常动物为主，较少对动物进行针对性造模。目前主流的动物模型制备方法为：依据西医疾病的发病机制原理，模仿其在人体内的进程与结果，对动物进行适当的处理，寻找并检测相应的疾病指标，最终确定动物模型的科学性和准确性。

### （二）思路与方法

示例介绍1：采用灌胃盐酸地芬诺酯建立功能性便秘小鼠模型[6]，通过检测模型小鼠首次排便时间及粪便含水量、肠道推进率、肠通透性，进行肝肠肾组织 H&E 和 AB-PAS 染色、分子对接等技术，证实首荟通便胶囊可直接与大鼠腺苷单磷酸活化蛋白激酶 $\alpha1$（PRKA$\alpha1$）联合诱导磷酸化腺苷酸活化蛋白激酶α（p-AMPKα）的表达，调节糖酵解/糖异生和戊糖磷酸途径，从而抑制小鼠肠道炎症、保护肠道屏障功能、改善便秘症状。当首荟通便胶囊的用量远超过临床安全剂量时未见明显毒性，也未导致肝毒性和大肠黑变病（见图 12-3-3）。通过该动物模型揭示了药物的直接药理作用靶点并证实了其安全性。

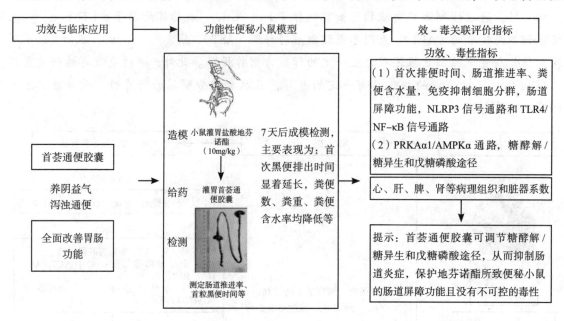

图 12-3-3　疾病背景下的中药毒理学动物模型示例 1

示例介绍 2：采用小鼠右耳前后两面涂 2% 复方巴豆油、小鼠背中线皮下注射 2% 琼脂溶液的方法，分别建立耳肿胀急性炎症模型、肉芽肿慢性炎症模型[7]。通过考察肝、肾脏体比与血清肾毒性指标 Cr、BUN 水平，发现北豆根在发挥抗急、慢性炎症作用的同时，可伴随出现一定的肝、肾"毒副作用"，且该"毒性-功效"呈现出明显的"量-时"关系（见图 12-3-4）。

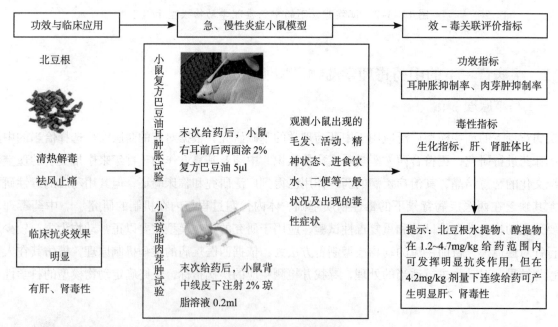

图 12-3-4　疾病背景下的中药毒理学动物模型示例 2

### 三、病证结合背景下的中药毒理学动物模型制备与评价

#### （一）基本原理

病证结合动物模型体现了临床辨病辨证相结合，被认为是中医药现代研究中比较理想的动物模型。20世纪60年代至今，随着我国中西医结合事业的发展，病证结合动物模型的构建也取得了高效进展，现已构建脾胃病[8]、肾病[9]、自身免疫性疾病[10]、心脑血管疾病[11]、肺病[12]等多个方向的动物模型制备方法，但仍集中用于药效评价，而适用于中药安全性评价的病证结合动物模型稀缺，已知报道的中药毒理学病证结合动物模型构建模式为：运用在中药药效研究中具有多种优势的病证结合动物模型，通过改变用药剂量、考察用药时间、增设评价指标、定位毒靶器官等多种方式进行毒理学研究。

#### （二）思路与方法

示例介绍1：采用皮下注射异丙肾上腺素＋灌胃大黄粉悬液＋冰水游泳致力竭复合因素建立脾肾阳虚型心衰大鼠模型[13]，通过考察大鼠心电图和血流动力学，检测血清中N末端B型利钠肽原（NT-proBNP）、超敏C反应蛋白（hs-CRP）、AST、乳酸脱氢酶（LDH）和心肌肌钙蛋白（cTnI）水平，发现附子水煎剂在发挥药效的同时伴有一定的心脏毒性（见图12-3-5）。首次通过病证结合动物模型评价中药单味药的"效–毒"相关性。

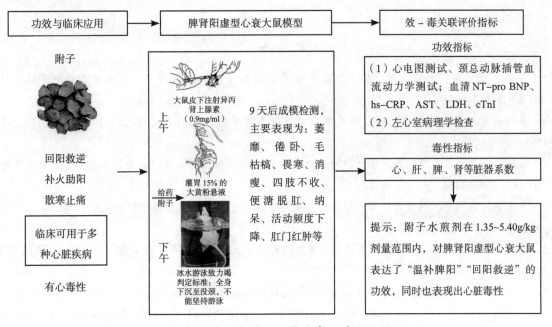

图 12-3-5　病证结合背景下的中药毒理学动物模型示例 1

示例介绍2：采用腹腔注射苯甲酸雌二醇注射液稀释液＋滴鼻流感病毒H1N1鸡胚尿囊液建立肾阳虚外感小鼠模型[14]，通过考察小鼠死亡情况、心肌酶谱、肝功能、肾功能、脏器指数、呼吸代谢监测、肺部细胞因子表达量等指标，探究病证和给药剂量因素对于麻黄细辛附子汤效/毒作用选择性表达的影响，发现40倍给药剂量成为麻黄细辛附子汤"效""毒"作用选择性表达的剂量拐点，同时发现部分附子类生物碱在肾阳虚外感的机体状态下吸收速率降低，可通过延迟吸收减弱毒性（见图12-3-6）。通过病证动物模型评价中药复方的"效–毒"相关性，同时证实病证背景确能影响药物毒性。

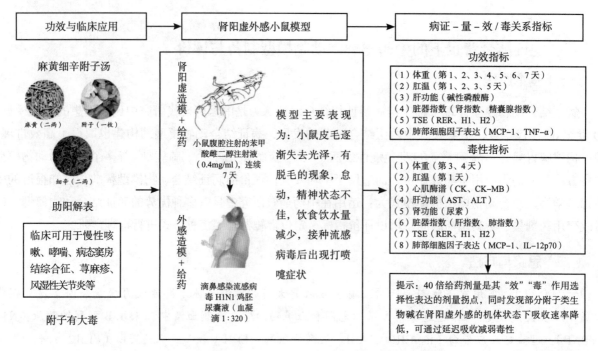

图 12-3-6　病证结合背景下的中药毒理学动物模型示例 2

（孙蓉　黄娜娜）

# 参考文献

［1］王亮，窦立雯，郭威，等．基于中药传统用法的毒性 Q-Marker 发现：以吴茱萸为例［J］．中草药，2017，48（6）：1159-1166．

［2］王亮，孙凯滨，吴晓文，等．吴茱萸水煎液肝毒质量标志物确认研究［J］．中草药，2019，50（19）：4547-4555．

［3］孙蓉，冯群，谢元璋，等．山豆根对实热证小鼠抗炎作用的效-毒-证关联评价［J］．中国中药杂志，2015，40（14）：2760-2764．

［4］李素君，吕莉莉，钱晓路，等．山豆根不同组分多次给药对小鼠肝毒性"量-时-毒"关系研究［J］．中国药物警戒，2011，8（2）：81-85．

［5］黄伟，张亚囡，孙蓉．何首乌不同组分单次给药对小鼠肝毒性"量-时-毒"关系研究［J］．中国药物警戒，2011，8（4）：193-197．

［6］SUN C, ZHANG Y, LIU M, et al. Shouhui Tongbian capsules induce regression of inflammation to improve intestinal barrier in mice with constipation by targeted binding to Prkaa1: with no obvious toxicity［J］. Biomed Pharmacother, 2023, 161: 114495.

［7］罗栋，孙蓉．北豆根不同组分对小鼠抗炎作用下的伴随毒副作用研究［J］．中国药物警戒，2012，9（8）：449-452．

［8］刘颖初，崔一然，汪红兵．基于病证结合探讨常见脾胃病动物模型的构建与评价［J］．中国医药导报，2024，21（6）：34-37．

［9］刘运华，张新雪，郑鹏飞，等．慢性肾脏病肾阳虚证"病证结合"大鼠模型的对比研究［J］．世界科学技术：中医药现代化，2021，23（11）：3897-3906．

［10］买鹏宇，朱闽，彭杰，等．基于 Th17/Treg 平衡探讨构建自身免疫性前列腺炎湿热证病证结合小鼠模型［J］．中华中医药杂志，2022，37（1）：124-129．

［11］张国瑷．基于代谢组学的缺血性心脑血管病气虚血瘀证的血小板相关机制研究［D］．北京：中国中医科

学院, 2023.

　　[12] 丁焕章, 吴迪, 杨勤军, 等. 慢性阻塞性肺疾病肺脾气虚证大鼠模型的建立及评价 [J]. 中国实验方剂学杂志, 2023, 29(23): 47-55.

　　[13] 李晓宇, 栾永福, 孙蓉. 附子对脾肾阳虚型心衰大鼠的效 – 毒关联评价 [J]. 中国药物警戒, 2015, 12(8): 449-453.

　　[14] 邱丽丽. 麻黄细辛附子汤 "病证 – 量 – 效 / 毒" 关系的研究 [D]. 济南: 山东中医药大学, 2020.

# 第四节　适用于中药毒理学评价的新型动物模型

　　以小鼠、大鼠、犬、猴等为代表的传统实验动物费用较高、实验周期通常也较长, 不适合进行高通量筛选, 难以应对中药复杂成份的研究, 而体外研究缺乏动物机体的整体内环境, 其评价结果与体内研究的一致性较差。因此, 斑马鱼、基因修饰动物等新型动物模型越来越多地被用于中药毒理学的研究, 其或具有易繁殖、易观察、易操作等特点, 便于高通量评价和监测, 或具有特定的基因和蛋白质表型, 用于特定毒性的评价或机制研究。

## 一、斑马鱼

### (一) 基本原理

　　斑马鱼有体积小、发育周期短、透明易观察、单次产卵数较高、饲养成本低等特点。美国食品药品管理局 (FDA) 和欧洲药品管理局 (EMA) 在《药品非临床实验管理规范》(GLP) 中认可了斑马鱼用于毒理学和安全药理学的评价。国内对斑马鱼在中药毒性研究中的应用也逐渐展开。斑马鱼模型可以用于急性毒性、肝毒性、肾毒性、心血管毒性、神经毒性等评价。

### (二) 思路与方法

　　利用斑马鱼幼鱼透明易观察的特点, 在实验中可以在显微镜下对其心、肝、肾等器官进行直接观察, 根据脏器大小、形状、颜色等做初步的快速评价, 结合病理组织学技术可以分析组织脏器的具体, 也可通过检测斑马鱼体内标志性指标的变化来反映相应器官的功能变化。和常规动物模型一样, 斑马鱼也可以进行细胞凋亡、坏死等的检测, 以及 mRNA 和蛋白质水平的分析。

### (三) 示例说明

　　有研究以斑马鱼幼鱼进行了三七提取物的急性毒性评价, 发现三七生品的最大非致死浓度和半数致死浓度 ($LC_{50}$) 均低于三七水煎物, 表明三七生品提取物的毒性高于三七水煎提取物[1]。有研究通过观察斑马鱼全身器官的发育畸形, 发现在 31 种 ICH 阳性化合物中阳性准确率为 90.3%, 在 14 种 ICH 阴性化合物中阴性准确率为 88.9%[2]。有研究发现, 交泰丸水提物会引起斑马鱼体内肌酐含量升高, 验证其有一定的肾毒性[3], 有研究评价了乌头碱对斑马鱼的神经毒性, 发现乌头碱能降低斑马鱼游泳活力和幼鱼的肌节长度, 也可使斑马鱼发育时期正常凋亡的初级感觉神经元凋亡障碍, 增加其神经毒性[4]。有研究通过斑马鱼肝脏面积大小、变性程度和卵黄囊吸收等评价药物的肝毒性, 发现益肾乌发口服液、壮骨关节丸、牛黄解毒片、雷公藤多苷和柴胡皂苷 D 等对斑马幼鱼具有不同程度的肝毒性[5]。有研究用斑马鱼进行了甘草酸拮抗乌头碱心脏毒性评价，发现甘草酸可以显著拮抗乌头碱造成的心率加快、心包水肿、活性氧的生成、心室短轴缩短率的降低以及细胞的凋亡，降低其心脏毒性（见图 12-4-1）[6]。

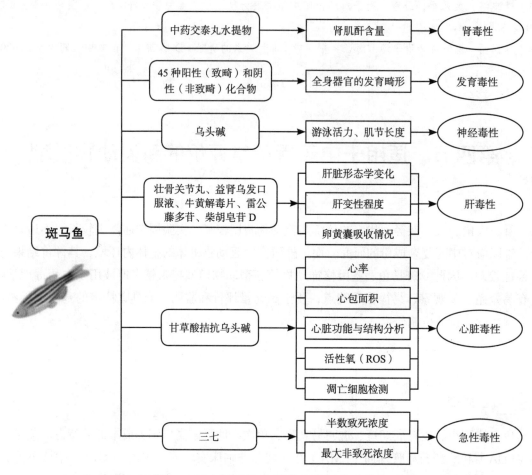

图 12-4-1　斑马鱼适用于中药毒理学评价的技术路线

## 二、果蝇

### （一）基本原理

果蝇是生命科学领域中重要的模式生物，其生命周期仅 10 天，繁殖速度快，繁殖量大，培养费用低，可以显著缩短药物毒理实验的研究周期。而且，果蝇的全基因组测序已于 21 世纪初基本完成，人类疾病基因中约 75% 在果蝇中有相对应的直系同源物。果蝇多用于研究药物的遗传毒性和神经毒性[7]。

### （二）思路与方法

通过检测果蝇的繁殖力及其产卵、蛹和幼虫发育过程，可以进行药物的遗传毒性筛选，果蝇成虫大脑内有 10 万多个神经细胞，可形成复杂的神经回路和神经纤维网，通过观察其飞行、打斗、梳理、觅食等行为，可以进行神经毒性的评价，以及学习记忆、睡眠和昼夜节律等研究。

### （三）示例说明

研究显示，5% 的甜叶菊糖苷对雄性果蝇生殖能力的损伤程度高于其对雌性果蝇的损伤，但 2.5% 的甜叶菊糖苷对果蝇并无明显遗传毒性[8]。有研究利用果蝇建立了一个快速的体内筛选系统，可以有效观察

Aβ42 的神经毒性的作用[9]。姜黄素可以延长果蝇的寿命并减少 Aβ 带来的神经毒性（见图 12-4-2）[10]。

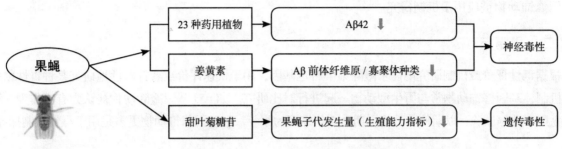

图 12-4-2 果蝇适用于中药毒理学评价的技术路线

## 三、线虫

### （一）基本原理

线虫有生命周期短、繁殖能力强、遗传背景清晰等优点。但是与别的模式生物相比，线虫因其组织结构和器官系统相对简单，生物学过程的复杂性较低，限制了线虫在某些研究领域的适用性，特别是那些要更高级别的组织和器官互动的研究。目前，线虫在急性毒性和生殖毒性评估方面的应用较多。

### （二）思路与方法

通过对线虫致死率、产卵数以及头部摆动和身体弯曲等运动行为的监测，可以快速地进行药物毒性筛选、评价药物的急性毒性和生殖毒性。

### （三）示例说明

研究显示，中药草乌、附子、商陆和蓖麻子的水提取物不仅使秀丽隐杆线虫的致死率显著提高，显著降低秀丽隐杆线虫的产卵数，且具有一定的浓度依赖性[11]。大戟因子 L1 对线虫没有致死性，但会造成线虫生长、运动和化学受体异常[12]。还有研究发现，骆驼蓬子不同炮制品的醇提物可使秀丽隐杆线虫的死亡率明显上升、体长减少、产卵数量减少，Omega/U 摆动次数明显减少（见图 12-4-3）[13]。

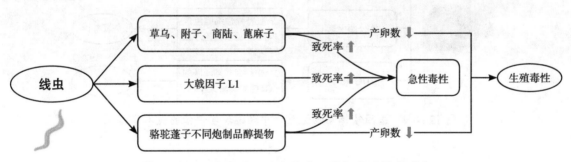

图 12-4-3 线虫适用于中药毒理学评价的技术路线

## 四、基因修饰动物

### （一）基本原理

基因修饰动物是将特定的 DNA 片段导入或从动物内源基因中敲除，从而获得具有特定表达的动物模型。敲除特定基因会使动物无法表达相关基因编码的蛋白质，转入特定基因则可使动物表达相应的蛋白质。随着基因编辑技术的不断进步，基因修饰动物构建效率大幅提高且成本随之降低，因此越来越多的基因修饰动物被应用于机制研究。

## （二）思路与方法

根据毒性评价或机制研究的需求敲除某个特定基因，用于快速评价或者针对性地研究某种毒性物质的作用机制，基因修饰动物常与野生型动物一起进行对比研究。如 p53 基因敲除动物被认为有望作为一种模式动物用于致癌试验，以期使其试验周期由 2 年缩短为半年。但基因修饰动物更多是用于毒性机制探究。

## （三）示例说明

研究表明，P53 是甲基苯丙胺诱导神经毒性的关键蛋白[14]，也是 4- 壬基酚诱导的青鳉鱼肾毒性的关键蛋白[15]。有研究比较了野生型和 ABCG5/G8 敲除小鼠对富含植物甾醇的饲料的全身毒性，结果发现高甾醇饲粮对 ABCG5/G8 基因敲除小鼠有极大毒性，但对野生型小鼠无不良影响[16]。有研究发现白细胞介素（IL-10）在 α- 萘异硫氰酸酯诱导的胆道上皮损伤中起到关键作用，野生型小鼠的毒性症状更明显，而 IL-10 敲除小鼠的肝细胞损伤显著降低[17]。还研究发现，敲除小鼠肝脏特异性细胞色素 P450 还原酶，使雷公藤甲素对小鼠的多器官毒性明显加重[18]。有研究发现，小鼠 DMPK 基因的 3′非翻译区进行 CTG 扩增敲入后，其脑脉络丛上皮细胞更容易受到有毒的 CUG 重复扩增 RNA 的干扰，表现出更强的毒性（见图 12-4-4）[19]。

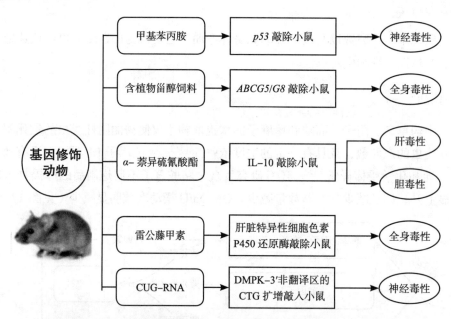

图 12-4-4　基因修饰动物适用于中药毒理学评价的技术路线

## 五、其他动物模型

鸡胚被认为是一种符合 3R 原则的动物模型，取材容易及操作简单，可以观察发育情况[20-21]。有研究用鸡胚观察到了 6- 羟多巴胺（6-OHDA）诱导的骨形成抑制和骨发育延迟[22]。而且，鸡胚对胚胎致畸药物沙利度胺也较为敏感[23]。因此，鸡胚模型在发育毒性和致畸能力的筛选与评价中有较好的应用前景。在毒性试验中越来越多地使用低等动物进行替代研究，有研究预测盐水虾、桡足动物、水蚤、软体动物、蛔虫、轮虫等也有望作为未来的毒理学药物研究模型（见图 12-4-5）[24]。

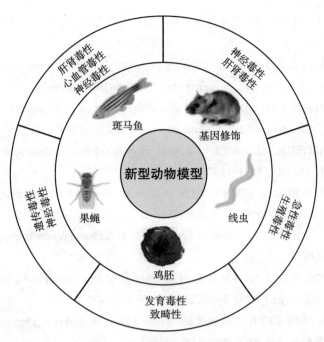

图 12-4-5 适用于中药毒理学评价的新型动物模型

（周昆）

# 参考文献

［1］WANG R R, LI T, ZHANG L, et al. Acute developmental toxicity of *Panax notoginseng* in Zebrafish Larvae［J］. Chinese Journal of Integrative Medicine, 2023, 29（4）: 333–340.

［2］SONG Y S, DAI M Z, ZHU C X, et al. Validation, optimization, and application of the Zebrafish developmental toxicity assay for pharmaceuticals under the ICH S5（R3）Guideline［J］. Front Cell Dev Biol, 2021, 9: 721130.

［3］张明哲, 陈章美, 莫柳英, 等. 基于斑马鱼模型的交泰丸安全性评价［J］. 中国实验方剂学杂志, 2020, 26（18）: 51–57.

［4］王翀昊, 王心童, 朱娜. 乌头碱在斑马鱼胚胎和幼鱼发育过程中的神经毒性作用［J］. 中国实验诊断学, 2018, 22（8）: 1432–1435.

［5］郭胜亚, 朱晓宇, 廖文瀚, 等. 斑马鱼模型评价 5 种中药肝脏毒性［J］. 实验动物科学, 2016, 33（5）: 21–27.

［6］庄开颜, 高硕, 柳晴, 等. 基于斑马鱼模型和网络药理学的甘草酸拮抗乌头碱心脏毒性作用与机制研究［J］. 药物评价研究, 2021, 44（7）: 1368–1376.

［7］华永庆, 朱悦, 江帆, 等. 模式生物果蝇在中药活性评价及其治疗功效表征中的应用与展望［J］. 中国中药杂志, 2016, 41（18）: 3307–3313.

［8］王贵民, 董振红, 郝再彬. 甜叶菊糖苷对果蝇生长和 AD 繁殖的影响［J］. 昆虫知识, 2009（1）: 129–132.

［9］LIU Q F, LEE J H, KIM Y M, et al. *In vivo* screening of traditional medicinal plants for neuroprotective activity against Aβ42 cytotoxicity by using Drosophila models of Alzheimer's disease［J］. Biol Pharm Bull, 2015, 38（12）: 1891.

［10］CAESAR I, JONSON M, NILSSON K P R, et al. Hammarström promotes A–beta fibrillation and reduces neurotoxicity in transgenic Drosophila［J］. PLoS ONE, 2012, 7（2）: e31424.

［11］李贞景, 张金阳, 王昌禄, 等. 4 种有毒中药对秀丽隐杆线虫致死率和产卵数的影响［J］. 毒理学杂志, 2013, 27（4）: 297–299.

［12］ZHU A, JI Z, ZHAO J, et al. Effect of Euphorbia factor L1 on intestinal barrier impairment and defecation dysfunction in *Caenorhabditis elegans*［J］. Phytomedicine, 2019, 65: 153102.

［13］苗祥贞. 基于秀丽隐杆线虫模型探讨骆驼蓬子不同炮制品毒效作用及机制研究［D］. 北京：北京中医药大学，2019.

［14］HIRATA H, CADET J L. *p53*-knockout mice are protected against the long-term effects of methamphetamine on dopaminergic terminals and cell bodies［J］. J Neurochem, 1997, 69（2）: 780-790.

［15］SAYED A E H, KOTB A M, ODA S, et al. Protective effect of *p53* knockout on 4-nonylphenol-induced nephrotoxicity in medaka（*Oryzias latipes*）［J］. Chemosphere, 2019, 236: 124314.

［16］McDANIEL A L, ALGER H M, SAWYER J K, et al. Phytosterol feeding causes toxicity in *ABCG5/G8* knockout mice［J］. Am J Pathol, 2013, 182（4）: 1131-1138.

［17］FAIOLA B, PETERSON R A, KIMBROUGH C L, et al. Acute ANIT toxicity in male IL-10 knockout and wild-type mice［J］. Toxicol Pathol, 2010, 38（5）: 745-755.

［18］XUE X, GONG L, QI X, et al. Knockout of hepatic P450 reductase aggravates triptolide-induced toxicity［J］. Toxicol Lett, 2011, 205（1）: 47-54.

［19］NUTTER C A, KIDD B M, CARTER H A, et al. Choroid plexus mis-splicing and altered cerebrospinal fluid composition in myotonic dystrophy type 1［J］. Brain, 2023, 146（10）: 4217-4232.

［20］TANNENBAUM J, BENNETT B T. Russell and Burch's 3Rs then and now: the need for clarity in definition and purpose［J］. J Am Assoc Lab Anim Sci, 2015, 54（2）: 120-132.

［21］秦瑶，柯逸晖，徐宏景，等. 鸡胚尿囊膜模型在化妆品毒性和功效评估中的应用［J］. 日用化学品科学，2016, 39（7）: 15-20.

［22］SHI L, WANG C, YAN Y, et al. Function study of vasoactive intestinal peptide on chick embryonic bone development［J］. Neuropeptides, 2020, 83: 102077.

［23］BEEDIE S L, R ORE H M, BARNETT S, et al. *In vivo* screening and discovery of novel candidate thalidomide analogs in the Zebrafish embryo and chicken embryo model systems［J］. Oncotarget, 2016, 7（22）: 33237-33245.

［24］KHABIB M N H, SIVASANKU Y, LEE H B, et al. Alternative animal models in predictive toxicology［J］. Toxicology, 2022, 465: 153053.

# 第五节　中药注射剂超敏反应评价动物模型

超敏反应是造成药物非可预期性安全问题的一类重要不良反应，分为免疫机制介导的超敏反应（过敏反应）和非免疫机制介导的超敏反应（类过敏反应）两大类。其中，过敏反应根据诱发机制和发生时间等因素又分为免疫球蛋白E（IgE）介导的Ⅰ型药物过敏反应、IgG/IgM介导的Ⅱ型药物过敏反应、免疫复合物介导的Ⅲ型药物过敏反应和T细胞介导的Ⅳ型药物过敏反应。大分子药物可以作为抗原直接刺激机体产生过敏反应；而小分子药物作为半抗原，需要与体内大分子结合成为抗原诱发反应。类过敏反应发生过程不涉及免疫系统，是由药物直接诱导肥大细胞等炎性细胞脱颗粒、激活补体系统或炎症相关通路而引起的，其临床症状一般与Ⅰ型过敏反应相似。中药超敏反应发生机制与西药相类似。根据临床报道，超敏反应是中药注射剂最主要的不良反应，其中以IgE介导的Ⅰ型过敏反应和类过敏反应占比最高。目前国内外药物安全性评价相关指导原则尚未公布经认证的针对小分子药物Ⅰ型过敏反应和类过敏反应评价的动物模型和实验方法。根据原国家食品药品监督管理总局颁布的《药物刺激性、过敏性和溶血性研究技术指导原则》（2014年第4号），目前对于中药注射剂超敏反应评价的模型与西药类似，主要包括过敏反应评价的被动皮肤过敏试验和主动全身过敏试验。针对中药注射剂的类过敏反应评价，国内学者建立了小鼠类过敏试验、大鼠皮肤类过敏试验和犬类过敏试验。

## 一、Ⅰ型过敏反应评价试验

Ⅰ型过敏反应发生是机体经药物（抗原或半抗原与体内生物大分子结合形成抗原）刺激后产生特异性IgE抗体处于致敏状态，当再次暴露于相同药物时激发释放组胺等炎性介质，产生过敏反应症状，出现组织损伤或生理功能紊乱。过敏反应评价试验的原理主要是观察已致敏动物再次接触受试物后的全身或局部过敏反应[1]。

### （一）主动全身过敏试验模型

通常选用豚鼠展开试验。设立阴性、阳性对照组和受试物不同剂量组（应包括临床拟用最高剂量或浓度）。动物采用腹腔、静脉或皮下注射等方法致敏，隔日1次，共给药3次，末次注射后第14天、第21天分别快速静脉注射2倍致敏剂量的受试物激发。激发给药后3小时内观察动物反应，致敏期间每日观察动物的症状。过敏反应症状主要包括不安宁、竖毛、发抖、骚鼻、喷嚏、咳嗽、呼吸急促、排尿、排粪、流泪、呼吸困难、哮鸣音、紫癜、步态不稳、跳跃、喘息、痉挛、旋转、潮式呼吸、死亡等。除指导原则推荐豚鼠主动全身过敏试验模型外，近年来有学者采用小鼠建立了致敏3次后静脉注射激发给药，通过观察耳廓蓝染情况评价过敏反应的方法[2]。

### （二）被动皮肤过敏试验模型

通常选大鼠，也可用小鼠展开试验。设立阴性、阳性对照组和受试物不同剂量组（应包含临床拟用最高剂量或浓度）。动物采用静脉、腹腔或皮下注射等方法致敏，隔日1次，共给药3~5次；末次致敏后第10~14天制备致敏血清。激发时另采用一批空白动物备皮处皮内注射合适稀释度的致敏血清0.1ml，24或48小时后静脉注射与致敏剂量相同的受试物加等量的0.5%~1%伊文思蓝染料。激发注射30分钟后测量皮肤内层斑点大小，直径大于5mm者为阳性。不规则斑点的直径为长径与短径之和的一半（见图12-5-1）。

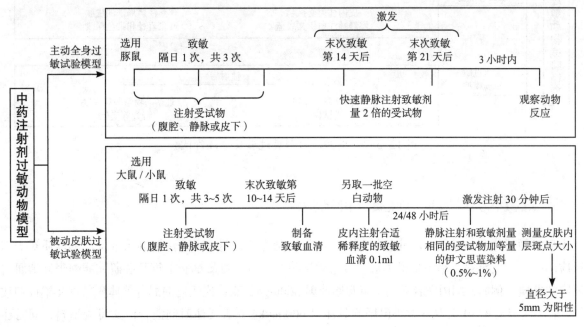

图 12-5-1  中药注射剂Ⅰ型过敏反应评价试验

## 二、类过敏反应评价试验

类过敏反应发生是机体经药物刺激后直接释放组胺等炎性介质及激活补体系统或炎症相关通路，引起血管通透性增高，导致组织炎性渗出，造成组织损伤[3]。类过敏反应具有剂量相关性，主要是通过观察动物给予受试物后血管通透性增高、组胺释放等反应进行评价。

### （一）小鼠类过敏试验模型

小鼠一次性尾静脉给予受试物同时注射伊文思蓝染料作为血管通透性指示剂，通过耳廓蓝染发生率和蓝染面积评分，在活体动物上评价类过敏反应的发生及其严重程度。定量测定耳组织中伊文思蓝染料渗出量，并进行组织病理学检查，评价组织水肿以及炎症程度。

### （二）大鼠皮肤类过敏试验模型

大鼠皮内注射不同稀释度的受试物，同时尾静脉注射伊文思蓝染料作为指示剂，20分钟后观察注射局部的皮肤蓝斑直径以及染色深浅，分析受试物类过敏反应量－效关系及程度。

### （三）犬类过敏试验模型

Beagle犬一次性静脉注射受试物，观察动物给药后行为、步态、皮肤变化、胃肠反应、腺体分泌、呼吸、心率及血压变化等评价类过敏反应程度。类过敏反应症状主要包括黏膜红肿、皮肤瘙痒、躁动不安、摇头、舔舌、呕吐、精神萎靡、嗜睡、静卧懒动、大小便失禁、呼吸急促、血压下降等（见图12-5-2）。

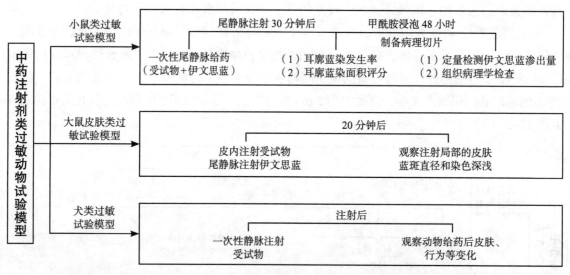

图 12-5-2　中药注射剂类过敏反应评价试验

## 三、过敏、类过敏反应性质评价试验

Ⅰ型过敏反应和类过敏反应症状相似，但诱发机制不同，明确中药注射剂超敏反应的性质对于其不良反应的防治至关重要。采用小鼠主动全身过敏试验和小鼠类过敏试验平行开展研究能够很好地厘清不良反应的性质。例如，国内学者采用小鼠腹腔注射300mg/kg双黄连注射剂混合等体积氢氧化铝佐剂致敏3次，末次注射后第14天对致敏小鼠尾静脉注射600mg/kg双黄连注射剂混合伊文思蓝染料，同时在类过敏测试试验中对空白小鼠尾静脉注射 600mg/kg 双黄连注射剂混合伊文思蓝染料，通过耳廓蓝染及定量测定耳组织中伊文思蓝染料渗出量观察双黄连注射剂所引起的过敏、类过敏反应程度。结果发现尾静脉注射双黄连注射剂后，致敏与空白小鼠出现相似的耳廓蓝染反应，提前致敏并没有加重反应的严重程度，提示双黄连注射剂诱导的血管通透性增高与预先致敏的关系不大，是类过敏反应（见图 12-5-3）[4]。

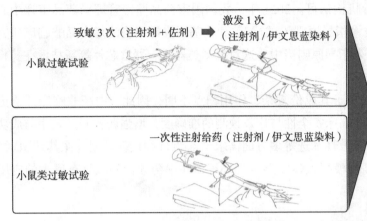
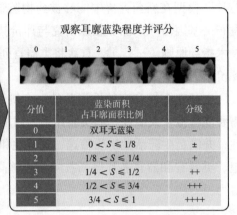

图 12-5-3　小鼠全身主动过敏试验和小鼠类过敏试验

（梁爱华　韩佳寅　田婧卓）

## 参考文献

[1] 国家食品药品监督管理总局. 药物刺激性、过敏性和溶血性研究技术指导原则 [EB/OL]. (2005-03). https://www.nmpa.gov.cn/wwwroot/gsz05106/14.pdf.

[2] 易艳，李春英，赵雍，等. 一种新的小鼠过敏试验模型的建立及其在中药注射剂致敏性评价中的应用 [J]. 中国中药杂志，2022，47（13）：3581-3588.

[3] 梁爱华，易艳，张宇实，等. 中药注射剂的类过敏反应及其风险防控 [J]. 中国药学杂志，2015，50（15）：1301-1308.

[4] HAN Jiayin, ZHAO Yong, ZHANG Yushi, et al. RhoA/ROCK signaling pathway mediates Shuanghuanglian injection-induced pseudo-allergic reactions [J]. Frontiers in Pharmacology, 2018, 9: 87. DOI: 10.3389/fphar.2018.00087.

# 第六节　中药毒理学类器官等替代模型与方法

中药以机体整体观念、辨证论治指导临床实践，具有多途径、多靶点、多机制等作用特点。传统的中药毒性测试主要依赖于实验动物，实验周期长、花费大，且由于动物种属差异等问题导致试验结果外推到人时存在不确定性，难以精准评价中药的潜在毒副作用。此外，中药的活性成份筛选及安全性评价的效率有限，亟待新的技术和方法来提高中药安全性和有效性评价的科学性和准确性[1]。

近年来，国内外对类器官、器官芯片等毒理学新技术认可度不断提高。2013 年美国 FDA 白皮书提到现代医学产品监管科学面临多重挑战，并在 2017 年发布了《预测毒理学路线图》，强调微生理系统、体外替代方法等一系列新兴毒理学新技术和新方法的重要性[2-3]。2022年9月，美国参议院通过了FDA现代化法案，旨在减少临床前试验对动物的使用，转而使用器官芯片和微生理系统、计算机模型、其他非人类或人类生物学基础测试的方法进行药物研发和评价。同年，美国FDA批准了首个基于"类器官芯片"的自身免疫性脱髓鞘神经疾病模型，并接受应用该模型获得的临床前数据，这表明"类器官芯片"模型在新药评价中能够被药物监管机构认可。2021年，我国国家药品监督管理局药品审评中心发布《基因治疗产品非临床研究与评价技术指导原则（试行）》和《基因修饰细胞治疗产品非临床研究技术指导原则（试行）》，首次将类器官列入指导原则当中，这对推动类器官、器官芯片等新技术在药物评价中的应用具有重要的指导意义。

中药安全性和有效性评价的一个挑战在于其成份复杂、作用靶点不明，因此，中药非临床评价更需要能模拟"人源性"的实验体系，以增加临床安全性与疗效预测的准确度，增强药物开发效率与成功性，并满足中药活性物质筛选、安全性和有效性筛选等多方面需求[4]。毒性替代新模型，尤其是3D细胞、类器官和器官芯片等新技术，能够高度模拟人体复杂生理环境，在中药评价领域具有巨大的应用潜力。

## 一、中药毒性评价替代新模型

### （一）3D细胞模型的特点及应用

传统2D细胞培养，细胞长期平板附着生长，细胞形态、骨架和核形状发生改变，影响了基因和蛋白质的表达；由于组织特异性结构及细胞间相互作用的缺失，2D细胞无法重现组织内的功能和应答反应。为了弥补2D细胞模型的不足，研究人员将细胞引入到具有生物相容性的支架中，并充分考虑支架的选材、细胞来源和培养方法等，构建了满足不同研究需求的三维（3D）细胞模型。3D细胞模型是将不同材料的三维结构载体与不同种类细胞进行共培养，使细胞在支架上进行空间立体型生长、分化和迁移，聚集成球体或形成具有一定组织特异性的3D复合结构。3D细胞培养的核心是细胞与培养环境间的相互作用，可通过紧密连接或缝隙连接等连接方式建立细胞间及细胞与胞外基质间的联系模拟体内微环境，使细胞形成类似体内的组织结构，更准确地模拟细胞在组织中的实际微环境，细胞行为特性以及对内源、外源性刺激的应答。因此，3D培养的细胞更接近于它们在机体体内的状态，能够更准确地模拟细胞在正常或病理下的生理生化状态（见表12-6-1）。

表 12-6-1　2D 与 3D 细胞模型特性比较

| 细胞特性 | 2D 培养 | 3D 培养 |
|---|---|---|
| 细胞形态 | 单层扁平扩张形态生长，细胞形态容易受损、缺乏良好的组织结构 | 自然形成球型立体形态并以细胞集团状生长 |
| 细胞增殖 | 通常比生物体内细胞增殖速度更快 | 3D 培养细胞的增殖速度相对于 2D 培养可能更快或更慢，此增殖速度更接近于体内细胞的增殖速度 |
| 与培养介质或药物的联系 | 2D 培养的单层细胞，与培养基中的营养物质、生长因子或药物暴露等基本一致 | 培养基中的营养物质、生长因子或药物，不能完全穿透 3D 球体结构，与细胞团表面的交换最多，而与细胞团核心位置基本没有接触，更接近体内细胞生长的微环境 |
| 细胞周期 | 由于与培养环境均等接触，大部分的细胞可能处于相同的细胞周期 | 包括增殖、静止、缺氧和坏死细胞等不同生长周期的细胞 |
| 基因/蛋白质表达水平 | 与体内细胞有较大差异 | 更接近体内细胞 |

续表

| 细胞特性 | 2D 培养 | 3D 培养 |
| --- | --- | --- |
| 药物耐受 | 2D 培养细胞与体内细胞相比，对药物更敏感 | 细胞对药物及理化刺激的反应更接近于体内生理状态下的细胞 |
| 应用特点 | 能在较短时间内获得大量细胞，可快速筛选对特定类型细胞具有毒性作用的中药成份 | 灵活性好、更能适应试验的变化，研究结果与临床试验结果更接近 |

3D 细胞培养包括：①使用水凝胶或结构支架的方法；②使用自由漂浮的细胞聚集体的无支架法。在基于支架的技术中，细胞在支持物的包裹下生长，通常使用水凝胶或聚合物硬质材料作为支持物。水凝胶含有超过 90% 的水，可以由动物源性细胞外基质（ECM）蛋白或不含动物的合成配方组成。将细胞嵌入水凝胶中可以模拟体内的细胞外基质成份。"硬"支架通常是具有纤维或海绵状结构的专用培养器皿，由可生物降解的材料（如聚己内酯或光学透明的聚苯乙烯）组成。无支架技术允许细胞通过分泌细胞外基质自组装形成类似球体的 3D 聚集体，可以在低吸附微孔板、生物反应器和微流体培养系统等多种环境中实现。通过非支架技术生长的球体在尺寸和形状上一致，是适用于药物开发和毒理学高通量筛选的更好的体外细胞模型。

3D 细胞培养能模拟细胞体内生存的微环境，不仅可以直观检测细胞生长状态，还可以表达部分细胞的生理功能，使实验结果更加可靠。目前已成功建立多种 3D 细胞培养模型，例如，将胶原蛋白层与嵌入式的人肠纤维细胞共培养构建了 3D 人结肠癌细胞 Caco-2 模型，具有肠细胞特殊的肠隐窝和微绒毛等结构，可以再现体内肠道微环境及其生理特征，常用于研究药物或者活性物质的渗透性和吸收、代谢及功能活性等，为药物安全性评价提供可靠的体外模型。心脏立体细胞培养技术是近年来新兴的一种用于体外药物心脏毒性评价的细胞培养技术，能够最大限度地在体外模拟体内的组织结构和功能，更加高效、准确评估药物引起的心脏毒副作用。此外，还可利用"组织生物打印"技术，采用含有细胞的"生物墨水"构造具有 3D 结构的人体组织。如有科学团队采用水平层叠方法和特殊的生物墨水，使神经元能够相互连接并形成类似于人类大脑结构的神经网络，用于药物筛选和测试[5]。因此，3D 细胞培养模型逐渐成为研究各类疾病发生机制、药物毒性高通量筛选、活性物质的功能验证等领域的理想模型，并逐渐应用于中药成份的毒性及药敏性评价。通过磁悬浮 3D 培养技术可建立 3D HepG2 细胞模型，与 2D 培养的细胞相比，单次、低剂量与给予何首乌和补骨脂时 3D HepG2 细胞的细胞形态及活力发生明显改变，重复剂量给药时也表现出更高的毒性敏感性。此外在两项利用 3D 打印技术评价白藜芦醇、华蟾素对乳腺和白术、薏苡仁对肝肿瘤药敏性的研究中，3D 培养下细胞的耐药性都显著高于 2D 培养。可知 3D 细胞模型是一种非常有价值的药物分析工具，能更好地模拟体内组织微环境，有助于提升中药安全性评价的可靠性，以提高临床前药物的预测能力及确定适用范围。

然而，目前 3D 细胞模型的建立仍然存在细胞培养技术的成熟度不足、建模成本较高、仿生支架批次之间的差异性较大、高通量分析以及自动化技术尚待完善等问题。3D 细胞模型并不能复制体内所有复杂的生理特征，往往缺乏正常脉管系统及小分子的转运功能；其成像也很大程度上取决于支架材料的尺寸、透明度和显微镜的成像深度。未来可以通过多学科交叉，如结合材料科学、细胞生物学和生物反应器设计等多个关键领域来建立标准化的 3D 细胞培养模型，从而解决 3D 细胞培养模型中现存的问题，使 3D 细胞培养技术逐渐走向成熟。

## （二）人体类器官模型的特点及应用

人体类器官是由诱导多能干细胞（iPSC）、特定成体干细胞（如上皮细胞或上皮细胞和间充质细胞）或胚胎干细胞诱导形成的、能够模拟原生器官结构和功能的三维细胞集群。自 2009 年荷兰科学家 Hans

Clevers 团队在体外成功培养出第一例小肠类器官以来，经过 10 年的快速发展，类器官已成为生命科学领域重要的研究工具[6]，并逐步在中药研究中得到应用。近年，利用类器官技术已成功建立肝、肾、肠、脑、胃、肺、胰腺等多种类器官模型（见表 12-6-2）。相较于传统的动物模型，类器官来源于人干细胞分化，能精确模拟人体器官发育和疾病发生发展过程，同时实现成像、动态观测。与细胞模型相比，人体类器官具有更复杂、更多样的细胞类型，有效模拟和反映细胞与环境的相互作用，弥补细胞模型中完整性和异质性的不足[7-8]。

近年来，人体类器官模型在中药评价中开始应用。在肝脏类器官发生过程中，iPSC 诱导分化为中内胚层细胞后得到肝细胞和胆管细胞，经 3D 培养后进一步得到肝脏类器官。肝脏类器官具有人肝实质细胞和胆管上皮细胞两种特征，能够重现人类肝脏特有的脂质积累、糖原贮存、分泌白蛋白和尿素合成功能。利用肝脏类器官评价何首乌致肝损伤的作用机制，发现顺式二苯乙烯苷是何首乌致肝损伤的重要易感物质[9]。此外，肝脏类器官被用于评价白术苷、大黄素、黄独乙素和没食子酸等中药有效成份的肝脏毒性研究。

肾脏类器官的形成主要分为 3 个阶段：人多能干细胞首先分化成原始体节中胚层，进一步分化成中间中胚层，中间中胚层再分化成后肾间充质和输尿管芽。当前的肾脏类器官由肾单位和集合管组成，含有足细胞在内的多种肾细胞类型，能对肾毒性物质作出反应。从商陆根部分离出的商陆皂苷甲可抑制氧化应激和线粒体功能障碍发挥肝脏保护作用，然而，将其暴露于肾脏类器官后发现类器官形态被破坏，尿素氮含量显著增加，证明商陆皂苷甲具有肾脏毒性[10]。

肠道类器官利用从肠道组织中分离的多能干细胞或从肠隐窝分离的成体干细胞，通过 3D 培养技术生成的具有中空腔、花瓣状结构的细胞团，包含隐窝和绒毛结构，含有肠上皮细胞、杯状细胞和潘氏细胞等全部肠上皮功能细胞。应用小肠类器官对健脾方药四君子汤多糖提取物和黄芪甲苷进行研究，发现干预后小肠类器官出芽数明显升高，增殖细胞表达增强，提示中药复方四君子汤多糖提取物和黄芪甲苷对肠黏膜具有保护作用[11]。

类器官丰富的细胞类型和组织结构，在中药药物筛选和评价中具有巨大潜力。然而，目前的人体类器官模型普遍缺乏血管结构，多种类器官如何相互联系形成生理功能网络，并与中药整体辨证的理论评价相匹配还未实现。另外，由于类器官分化操作复杂、批次间存在较大差异，缺乏临床用药的参考标准，类器官暴露药物剂量与人体剂量的匹配具有挑战性。

表 12-6-2　类器官特点及其在中药研究中的应用

| 类器官种类 | 模型特点 | 主要应用 | 参考文献 |
| --- | --- | --- | --- |
| 肝脏类器官 | 具有肝实质细胞和胆管上皮细胞；具有脂质积累、糖原贮存、分泌白蛋白和尿素合成功能 | 研究何首乌致肝损伤的活性成份；评价白术苷、大黄素、黄独乙素和没食子酸的肝脏毒性 | [9] |
| 肾脏类器官 | 含有由集合管、肾间质和内皮组成的分段肾单位 | 评价商陆皂苷甲的肾脏毒性 | [10] |
| 肠道类器官 | 含有肠上皮细胞、杯状细胞和潘氏细胞等全部肠上皮细胞，具有肠道上皮结构 | 研究四君子汤多糖提取物和黄芪甲苷对肠黏膜保护作用 | [11] |

## （三）器官芯片模型的特点及应用

器官芯片（organ-on-a-chip）是在体外组织特异性的三维环境中培养人体细胞，对细胞进行空间可控的排布，构建与人体相似的组织细胞结构和细胞外环境。器官芯片可以模拟人体内真实的生理病理反应，细胞之间旁分泌、自分泌等细胞与细胞，细胞与基质之间的相互作用和信号传递趋近于人体真实状态。如人肺仿生微系统是利用聚二甲基硅氧烷（PDMS）制成的多孔柔性薄膜间隔在两个紧密并列的微通道中，将人肺泡上皮细胞和人肺微血管内皮细胞培养在膜两侧，使肺泡上皮细胞维持在气－液界面，对整个结构施加生理相关的机械力，成功重建了肺泡毛细血管单元的微结构，可对完整肺器官中的关键组织－组织连接及物理微环境进行可视化和定量分析的新型实验模型系统[12]。器官芯片可最大程度保留生理相似度，能够长时间培养，符合中药长期多次重复给药的作用特点，通量高、经济、灵敏，结合电泳仪、色谱、光学显微镜、流体压力传感器等仪器，可实现对芯片内细胞或组织生理特性和基础代谢产物动态变化的实时监测。

1. 肝脏器官芯片

肝脏器官芯片包括肝细胞芯片、肝脏类器官芯片、肝脏切片器官芯片等。利用微流控芯片技术结合多孔膜材料、高分子水凝胶、3D打印机以及生物墨水，将肝脏细胞、肝脏类器官或精密肝脏组织切片集成于芯片中可实现体外3D肝脏模型构建。体外三维肝血窦芯片（见图12-6-1）包含两个相邻的PDMS通道，按照正常肝血窦结构组成，利用聚碳酸酯多孔膜联合培养库普弗细胞（Kuffer cells）、肝星状细胞（hepatic stellate cells）、单层肝窦内皮细胞（liver sinusoidal endothelial cells）和肝实质细胞（hepatocyte），复制了驻留在肝窦的不同细胞的体内结构，该模型能够在体外较好地维持白蛋白的分泌。应用于中药成份如氧化苦参碱、吴茱萸碱、氯化两面针碱等肝毒性评估，发现与传统细胞模型相比，这些中药成份在肝器官芯片的毒性表现更弱[13]。通过震荡切片技术从肝脏中分离出来的精密肝组织薄片保留了肝脏的天然生物分子和细胞复杂性，将肝组织切片置于动态微流控系统中培养可为其提供充足的氧气、营养物质、剪切力刺激及代谢废物清除等条件，减缓肝脏经震荡切片切割受损后纤维化激活的进程，延长肝组织切片体外正常功能维持时间[14]。运用微流控－精密肝组织切片系统评估雷公藤提取物和雷公藤多苷片提取物的肝毒性，发现两种中药提取物在动态培养条件下的毒性效应与静态培养相比存在显著性差异，仅在动态体系中观察到两种中药提取物的剂量－效应关系，说明肝器官芯片对受试物的反应比传统模型更灵敏、更准确[15]。此外，微流控－肝脏类器官系统、3D打印肝脏器官芯片也已广泛应用于药物肝毒性反应测试，灵敏度和特异性明显优于传统细胞模型。

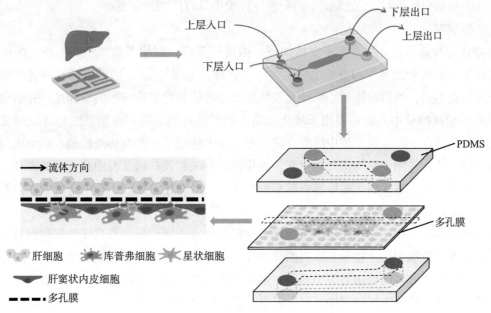

图 12-6-1　体外三维肝血窦芯片示意图

2. 肾脏器官芯片

肾脏是机体内最重要的排泄器官，大部分药物及其代谢产物都需经肾脏排出体外，肾脏同时也是药物毒性的主要靶点，可能会造成肾脏滤过功能的不可逆损伤。近端肾小管是许多肾毒性药物的作用靶点，肾小管器官芯片（见图 12-6-2）包含上下层聚碳酸酯（PC）板、模拟血液层、两层腔室层、多孔膜、模拟尿液层，将提取的大鼠原代肾足细胞（primary podocytes）、肾小管上皮细胞（primary renal tubular epithelial cells）和微血管内皮细胞（primary renal endothelial cells）按照一定的比例和生理结构接种在微流控系统的腔室层中，利用多孔膜材料分离血液和尿液层，模拟肾脏微环境，可构建肾小管器官芯片，运用该芯片考察中草药商陆的有效成份商陆皂苷甲对肾原代细胞的损伤程度，发现与孔板培养条件相比相同浓度的商陆皂苷甲对肾小管上皮细胞和微血管内皮细胞的损伤更弱[16]。

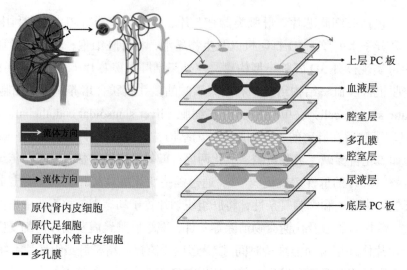

图 12-6-2　体外三维肾小管器官芯片示意图

肝脏和肾脏分别作为机体内的代谢和排泄器官，在药代动力学中起着重要作用，由 3D 生物打印类似于人类肝脏的肝小叶三维仿生组织和超快激光辅助蚀刻制备的肾近端小管屏障进行器官芯片模块化集成，可构建出具有仿生循环系统的三维肝 - 肾芯片模型，可模拟肝、肾之间的相互作用和反馈，包括营养物质和代谢物的交换等[17]，在未来中药安全性评价中具有广阔的前景。

3. 心脏器官芯片

心脏器官芯片通常由 4 个主要子系统组成：微流体架构、细胞组织和相关基质、环境控制（氧梯度、药物输送、机械刺激等）和分析组件（生化传感器、电极等）。心脏器官芯片系统可能因其欲解决的问题的差异而不同，如旨在模拟心肌梗死系统的关键特征是稳定且可控的氧梯度，并结合血流动力学负载模拟心肌梗死的基本方面；而用于量化收缩力的系统可能会强调重塑细胞微环境的机械特性。目前，心脏器官芯片在中药毒性测试中已有应用，有研究者构建了一种在体外模拟心肌细胞与毛细血管相互作用的心脏芯片，并用于检测雷公藤甲素、氯化两面针碱和莨菪碱 3 种中药成份的毒性，通过对比中药成份处理条件下心脏芯片和平面培养心肌细胞的搏动状态变化，发现 3 种中药成份存在剂量 - 效应毒性关系，且心脏芯片内的心肌细胞具有更强的耐受性[18]。

虽然微流控器官芯片在生物医学领域取得了突破性研究进展，但在与临床数据进行有效转换、生物材料、细胞来源、通量和仿生性等方面仍面临挑战。此外，微流控芯片在模拟细胞或组织微环境时，不同细胞、不同时期所需要的剪切力大小不同，多种器官芯片串联时不同芯片之间所需的培养基流速和剪切力存在差异，这也是微流控器官技术在未来中药安全性评价中广泛应用需要解决的难题[4]。

4. 肺器官芯片

由于肺的结构是海绵状，具有气体交换的功能，肺器官芯片是最早被开发和应用的。体外人肺仿生微系统以微流控技术为基础，将人肺泡上皮细胞和人肺微血管内皮细胞维持培养在气 - 液界面，并能够随着气压变化进行循环拉伸，模拟体内呼吸过程中发生的压力 - 应变模式，重建了肺部独特的肺泡毛细血管单元微结构，实现了药物输送和肺部组织响应的可视化和肺部细胞因子释放的定量分析[12]。肺器官芯片可用于中药药理机制研究和活性物质筛选，具有便携、高通量、低成本、体内微环境精确模拟等优点。随着技术的不断突破和肺器官芯片药物评价标准的逐步建立，将是未来中药毒性评价重要的模型之一（见图12-6-3）。

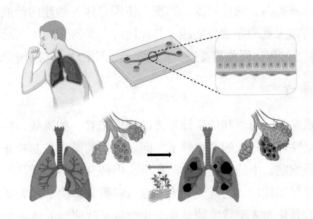

图 12-6-3　肺器官芯片结构及其在中药评价中的应用

## 二、毒理学替代新模型在中药安全性评价中的展望

毒理学替代新模型，如人源类器官及器官芯片等，在中药评价方面具有多种细胞类型、原生器官结构、微生理环境和多靶点联合的优势，能够在体外高通量评价中药的安全性，具有广阔的应用前景。然而替代新模型在中药评价中的广泛应用还存在以下挑战：①在技术上，类器官及器官芯片培养需要解决血管化、免疫化和功能化的技术难题；②在流程上，需要实现微量化、标准化、自动化和智能化；③在产业化方面，类器官行业还需要有完善的技术标准、质控体系、专家共识等推动类器官及器官芯片模型的发展（见图12-6-4）。

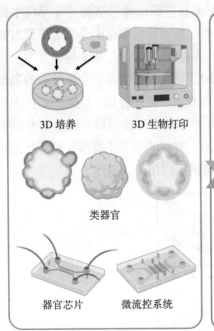
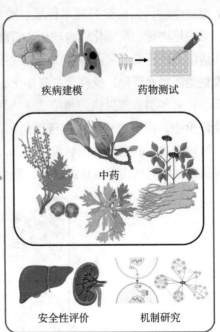

图 12-6-4　中药毒理替代新模型的种类、特点及应用

## （一）类器官的局限性

目前胃、肾、肠、肝脏、胰腺、脑、心、肺等器官已形成较为成熟的类器官模型，但其重要缺陷在于缺少间充质结构以及血管的支持。类器官模型的血管化、标准化、成熟度、功能结构方面还与真正的器官存在较大差异，如何提高类器官的成熟度，实现人体器官体外构建的标准化，并将其应用于中药的毒性评价和临床转化中，仍需大量的探索与实践。与此同时，类器官的中药给药方式及剂量还应考虑人体吸收、分布、代谢和排泄等过程，因此需要进一步的实验论证，尤其对于中药复方的干预尚无报道[19]。

## （二）器官芯片的局限性

器官芯片在材料、细胞来源、通量和仿生性等方面仍面临着一些挑战，特别是与临床数据进行有效的转换，是器官芯片在安全性评价领域的"卡脖子"问题。目前微流控芯片开发相对比较成熟，已有市售微流控芯片可应用于中药炮制、中药鉴定、中药化学、中药分析等领域，但用于中药药理和毒理研究尤其是仿生性的微流控芯片起步较晚，仍有许多困难点亟需研究解决，如人源原代细胞或组织存在伦理问题且供给稀少、干细胞的分化和表型难维持、永生化细胞系代谢与人体正常细胞存在差距、微流控技术中剪切力难以控制等[4]。

## （三）毒理学替代新模型在中药安全性评价中的展望

近年来我国出台了《中华人民共和国中医药法》（中华人民共和国主席令第五十九号）、《中医药发展战略规划纲要（2016—2030年）》（国发〔2016〕15号）、《促进健康产业高质量发展行动纲要（2019—2022年）》（发改社会〔2019〕1427号）、中共中央、国务院《关于促进中医药传承创新发展的意见》（中发〔2019〕43号）等法律法规和政策，中药新药研发与创新以及促进中药产业化高质量发展成为中药领域未来的核心发展路径。中药领域的政策支持和技术突破必将推动对中药的化学组成、生物活性成份、毒性作用、剂量范围和药理药效等的全面研究与应用。为对中药的品质和药效作出全面准确的评估并构建完善的中药监管体系，人源化类器官及器官芯片模型的使用以及新技术新标准的建立必不可少。

毒理学替代新模型的技术标准、质控体系、专家共识等推动多器官联用和干细胞诱导等技术的发展，形成标准化、规模化、自动化、智能化类器官及器官芯片体系，推动该模型在中药安全性和有效性的评估以及中药筛选和药敏测试中的应用。在模型优化以及类器官和器官芯片中药体系构建方面，需着力攻克类器官血管化、免疫化、复杂化、功能化四大核心问题，构建更接近真实人体生理状态的类器官模型，针对各类中药提供药物筛选、活性物质鉴定、安全性评价等技术支撑（见图12-6-5）。在中药安全性评价中，应注重智能化、自动化和批量化的实施和应用，包括全过程自动化和关键技术节点智能化，做到全过程的实时监控和数据追踪，构建完善的质量管理体系，实现基于人体类器官和器官芯片模型的从基础研究到临床治疗的转化，助力中药科学监管，提高中药临床应用的准确性。

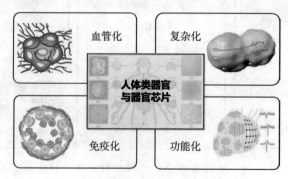

图12-6-5　人体类器官与器官芯片未来发展方向

近年来，呼吸系统、消化系统和神经系统等疾病领域涌现了多个创新中药，包括广金钱草总黄酮提取物、淫羊藿素软胶囊、清肺排毒颗粒、化湿败毒颗粒、宣肺败毒颗粒等[20]。中药正迈入高质量发展的新阶段，创新中药的不断涌现也对中药评价体系提出了新的要求，而人源化类器官及器官芯片模型用于中药筛选和评价将成为新的突破口。随着上述替代新模型局限性的突破，类器官和器官芯片技术将形成新的中药评价手段，为中药科学性的整体评价提供了可能，展现出广阔的应用前景，中药在生物技术发展的驱动下，也定会实现新的突破。未来类器官与器官芯片与各类传感器结合，如荧光显微镜、原位色谱仪、氧气浓度传感器、压力传感器等，将实现全过程、多角度的动态检测和分析，多组织芯片的相互串联、工业化的制备能够实现高通量、大数据分析，将为中药药理、毒理学的研究提供革命性的新工具。不久的将来在中药安全性评价中，类器官与器官芯片技术的使用将越来越广泛[4]。

（岑小波　卜迁）

# 参考文献

［1］王院春，惠建荣，朱叶萍，等. 中医现代化的策略和方法新议［J］. 中华中医药杂志，2021，36（11）：6551-6556.

［2］FDA. Strategy and Implementation Plan for Advancing Regulatory Science for Medical Products［EB/OL］.（2023-07-08）. https://www.fda.gov/media/86053/download.

［3］FDA. FDA's Predictive Toxicology Roadmap［EB/OL］.（2024-03-05）. https://www.fda.gov/science-research/about-science-research-fda/fdas-predictive-toxicology-roadmap.

［4］林嘉伟，杨依霏，刘婷，等. 微流控肝、肾芯片在中药毒理研究中的应用［J］. 中国实验方剂学杂志，2023，29（14）：272-282.

［5］YAN Y, LI X, GAO Y, et al. 3D bioprinting of human neural tissues with functional connectivity［J］. Cell Stem Cell, 2024, 31（2）: 260-274.e7.

［6］SATO T, VRIES R G, SNIPPERT H J, et al. Single Lgr5 stem cells build crypt-villus structures *in vitro* without a mesenchymal niche［J］. Nature, 2009, 459（7244）: 262-265.

［7］LI M, IZPISUA BELMONTE J C. Organoids-preclinical models of human disease［J］. The New England Journal of Medicine, 2019, 380（6）: 569-579.

［8］SCHUTGENS F, CLEVERS H. Human organoids: tools for understanding biology and treating diseases［J］. Annual Review of Pathology, 2020, 15: 211-234.

［9］李婷婷，李瑞红，刘振兴，等. 基于类器官3D培养的何首乌易感物质肝毒性评价［J］. 药学学报，2017，52（7）：1048-1054.

［10］谷舒怡，唐黎明，张卫东. 基于3D类器官构建中药肾毒性的评价方法［C］//中国毒理学会中药与天然药物毒理专业委员会. 中国毒理学会中药与天然药物毒理与安全性评价第四次（2019年）学术年会. 海口，2019：3.

［11］王爱萍，陈曦，郭文峰，等. 健脾方药提取物对小鼠小肠类器官的干预［J］. 中国中西医结合杂志，2020，40（1）：91-94.

［12］HUH D, MATTHEWS B D, MAMMOTO A, et al. Reconstituting organ-level lung functions on a chip［J］. Science, 2010, 328（5986）: 1662-1668.

［13］蔡乐. 基于肝器官芯片的中草药成分肝毒性评价［D］. 大连：大连理工大学，2019.

［14］PAISH H L, REED L H, BROWN H, et al. A bioreactor technology for modeling fibrosis in human and rodent precision-cut liver slices［J］. Hepatology（Baltimore, Md.）, 2019, 70（4）: 1377-1391.

［15］林嘉伟，杨依霏，夏冰，等. 基于雷公藤和雷公藤多苷片提取物肝毒性检测的微流控肝器官芯片技术研

究［J］. 中草药，2023，54（24）：8105-8116.

　　［16］许贺然. 一种肾微流控芯片的构建及应用［D］. 大连：大连理工大学，2020.

　　［17］HUANG Q, YANG T, SONG Y, et al. A three-dimensional（3D）liver-kidney on a chip with a biomimicking circulating system for drug safety evaluation［J］. Lab On A Chip，2024，24（6）：1715-1726.

　　［18］王帅，高志刚，李晓瑞，等. 一种检测中药成分毒性的心脏芯片构建［J］. 大连理工大学学报，2022，62（2）：158-164.

　　［19］苏泽琦，丁霞. 类器官在中医药研究领域的应用与展望［J］. 中华中医药杂志，2022，37（2）：586-589.

　　［20］王春丽，李子艳. 我国中药创新发展现状与趋势［J］. 中国新药杂志，2023，32（20）：2013-2021.

# 第七节　中药微小毒性发现与评价新方法

## 一、中药的微小毒性与非典型药理效应

### （一）中药的微小毒性

"毒"或"毒性"作为中药的一种性能概念在我国具有悠久的历史。广义的"毒性"指中药的偏性，是其发挥效用的基础。而狭义的"毒性"则指中药对机体的伤害性，并可按其毒性大小进行粗略分级。东汉时期的《神农本草经》就已提出系统的毒性分级概念，将药物按照毒性大小分为上、中、下三品。五代时期的日华子最早提出"微毒"的概念，并将药物按毒性大小分为大毒、有毒、小毒和微毒，《日华子诸家本草》曰："乳香，味辛，热，微毒；下气，益精，补腰膝。"明代李时珍延用"微毒"的概念，《本草纲目》言："鼠李子，苦，凉，微毒；主治寒热瘰疬疮。"现代《中药大辞典》亦采用"微毒"的概念，将中药按毒性大小细分为剧毒、大毒、有毒、小毒和微毒。而《中国药典》和《中药学》教材则未引入"微毒"的概念，将中药按毒性大小分为大毒、有毒和小毒。

就中药毒性本身而言，其涉及多成份、低剂量、长时间、联合毒性作用等，其中的"微小毒性"不容忽视。近年何首乌、淫羊藿等传统"无毒"中药导致肝损伤、肾损伤等不良反应，揭示现代毒性检测手段，尤其是针对中药"微小毒性"的微毒测试（Microtox 技术）能否反映中药毒性值得关注。Microtox 技术是一种以发光细菌的发光强度变化为指标，测定环境中有害有毒物质的一种简单、快速的生物毒性检测手段，也是目前我国国家标准（GB/T 15441—1995《水质 急性毒性的测定 发光细菌法》）和国际标准（ISO11348）认证的急性毒理测试[1]。2012 年，赵军宁团队将 Microtox 技术创新应用到中药领域，表征中药微小毒性特征。2014 年，在国家药物不良反应中心组织的专家论证会上已达成共识，Microtox 技术不仅可以同时获得半抑制浓度（$IC_{50}$）值、标准毒物参比值、浓度–效应曲线等多个定量参数，还可以作为受试药物毒效生物指纹图谱，又可以测试其毒性效能和效强，综合表征药物毒性特点，更可以作为质量控制和风险预警的灵敏指标，以补充和完善现行的质量控制标准，保证中药临床应用的安全性和有效性[2]。基于 Microtox 技术，赵军宁团队建立了适用于中药微小毒性检测的技术体系和平台，能够可靠、快速、灵敏地完成标准化检测，实现了复杂成份中药毒性和安全性快速检测、安全性评价以及风险分级评定的重大突破（见图 12-7-1）。

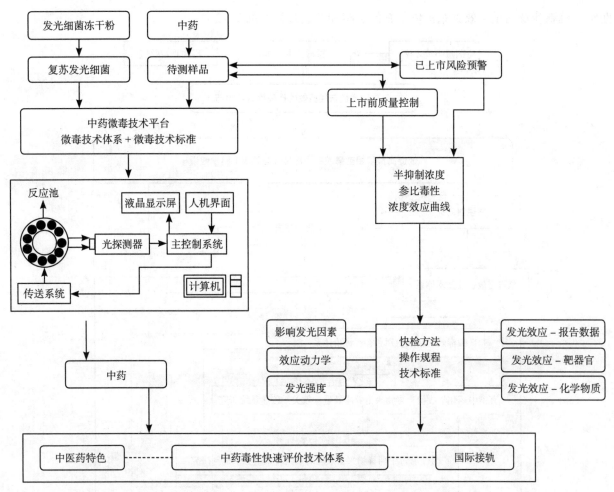

图 12-7-1　中药微小毒性 Microtox 快速评价技术平台

## （二）中药的非典型药理效应

　　药物剂量－效应关系（量－效关系）是指药理效应或者疗效随剂量或浓度增加而增加的规律性变化。通常采用 S 型量－效曲线对化学药品量－效关系进行分析。不同于化学药品的量－效关系研究，中药自古就有"药以治病，因毒为能""传药传方不传量"之说，其量－效关系研究尚缺乏成熟的模式与完整的理论体系，及对中药量－效关系认识和剂量范围设定的科学性问题的解答。近年来，非典型量效关系－兴奋抑制量效关系模型（Hormesis）逐渐被认可和接受，其存在于各类生物（动物、植物和微生物）、各类毒物（化学毒物、生物毒物等）及各类生命活动现象（生长发育、新陈代谢等）。根据定义，Hormesis 指有某些毒物在低剂量时对生物体产生促进作用，但在高剂量时却对生物体产生抑制作用。研究表明，青蒿、姜黄、银杏等许多中药都表现出典型的 Hormesis 效应，并可将其按量－效关系模型分为 β 型和 U 型。

　　黄璐琦等[3] 较早关注并总结了药用植物生长发育及次生代谢产物积累的 Hormesis 现象。赵军宁团队前期基于 Microtox 测试研究发现，附子、川乌、草乌、参附注射液、参麦注射液等 18 种中药对发光细菌代谢具有典型 Hormesis 的 β 型双相效应，并指出中药的多药理活性很好地体现了非典型量效关系 –Hormesis 效应。对于多药理活性的中药而言，其可能通过"低浓度促进，高浓度抑制"的 Hormesis 双相效应机制发挥"调""治"作用，即通过"调（Hormesis 刺激作用曲线段实现，与 Hormesis 低剂量兴奋作用密切相关）"强化"治（Hormesis 抑制作用段曲线加以作用，与 Hormesis 高剂量抑制作用密切相关）"的目的[4]。基于 Microtox 技术，赵军宁团队建立了 Hormesis 效应研究技术平台，采用基于模型拟合的 Hormesis 效应识别方法，实现了中药非典型量－效关系发现与定量化表征，为阐明中药复杂性作用机制涉及的量 – 效关系提供了新的思路和解决方案（见图 12-7-2）。

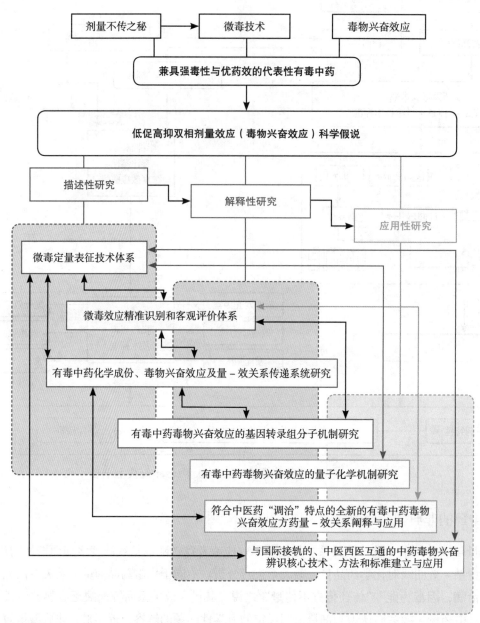

图 12-7-2　有毒中药 Hormesis 效应及其定量调制的分子机制

### （三）中药作用适度调节原理

中药复方是在中医辨证施治和整体观念的指导下，根据中药药性配伍理论将多味中药组分配伍组合形成的不同中药混合体。根据中药复方的特点，各组分相互作用构成一个复杂、动态的体系，对于这一复杂体系的成份构成、作用机制等研究一直是中医药界努力的重点方向。1996 年，薛燕等[5]提出中药复方作用霰弹理论，认为中药复方以多个小或弱的作用集成产生一个大而强的作用，通过多种途径治疗疾病。2004 年，张伯礼[6]提出以组分配伍研制现代中药，即方剂在病证结合、方证对应、理法方药一致的条件下，通过多组分药效物质作用于多个靶点，起到拮抗、补充、整合、调节等多种功效，进而达到治疗疾病的目的。2006 年，Chen 等[7]提出魔霰弹理论，认为在单一治疗中多种活性成份可以靶向多个靶标，共同达到治疗效果。2007 年，李梢[8]在中医药生物信息学、中医药计算系统生物学等学科基础上，提出了基于生物网络及其调控的方剂研究新模式。2014 年，徐风等[9]提出中药药效物质的"显效形式"新概念及"叠加作用"新假说,即中药药效物质显效形式的集合或叠加是其发挥药效的核心物质基础,各个显效形式的血药浓度的叠加作用是药效作用机制之一。2017年,赵军宁[10]提出"中药复方适度调节原理",即中药复方通过适度调节(思路)、系统整合(方法),达到纠偏求平之目的(结果)。

基于"中药复方适度调节原理",中药复方或者方剂配伍,就是基于药物具有偏胜之性的基本特性,针对病证的复杂性,兼顾主次、标本、缓急,联合用药,达到校正身体的"偏性",调整人体平衡状态的作用(见图12-7-3)。中药复方一般表现为较低的药理活性和弱毒性作用,其配伍组分大多具有典型的"低药理活性""微小毒性""综合毒性"等特征,长时间累积可达理想的最大药理效应(效能),反映出中药复方较为理想的内在活性和相对更高的安全性。换言之,中药复方更应考虑的是低药理活性的长时间累积效应,效能(药物的最大药理效应)>效强(药物到达一定效应所需的剂量,反映药物与受体的亲和力)。现阶段中药复方新药创制面临的药效/毒性物质不明、作用机制复杂等问题,现行的生物活性(药效/毒性)评价方法不完全符合中药复杂体系的实际情况,不能很好地反映中药"复杂成份"带来的"复杂毒性"和安全隐患,面临潜在风险尚难预警和有效控制等复杂性难题。针对中药复方"微小毒性""综合毒性"特征,赵军宁团队建立的基于Microtox技术的中药微小毒性检测技术平台为中药复方毒性快速检测、安全性评价及风险分级评定提供了技术支撑。

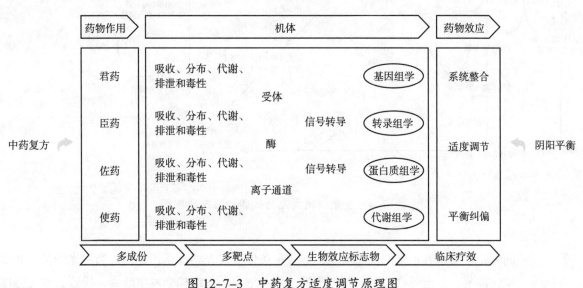

图 12-7-3 中药复方适度调节原理图

## 二、基于 Microtox 技术的中药毒性发现新方法

### (一) Microtox 技术原理

#### 1. 发光细菌

(1) **发光细菌的定义及分类** 发光细菌是一类在正常生理条件下能够发射450~490nm可见荧光的革兰阴性菌,该荧光呈蓝绿色,在黑暗处肉眼可见。发光细菌分为海洋细菌和淡水细菌,海洋细菌包括发光杆菌属(*Photobacterium*)、希瓦菌属(*Shewanella*)以及弧菌属(*Vibrio*)中的大多数,淡水细菌包括霍乱弧菌(*Vibrio cholera*)、青海弧菌(*Vibrio Qinghai*)等。根据《伯杰氏细菌手册》,属于海洋细菌的发光细菌有发光异短杆菌(*Xenorhabdus luminescens*)、明亮发光杆菌(*Photosbacterium phosphoreum*)、鳆发光杆菌(*Photobacterium leiognathi*)、羽田希瓦菌(*Shezoanella hanedai*)、哈维弧菌(*Vibrio harveyi*)、美丽弧菌生物型Ⅰ(*Vibrio splendidus biotype*Ⅰ)、费氏弧菌(*Vibrio fischeri*)、神弧菌(*Vibrio logei*)和东方弧菌(*Vibrio orientalis*)等;属于淡水细菌的发光细菌有霍乱弧菌和青海弧菌[1,11]。

（2）**发光细菌的代谢过程和原理**　虽然发光细菌种类很多，但其发光机理基本相同，均属于酶促氧化反应。参与细菌发光反应的主要物质包括荧光素酶、黄素单核苷酸还原酶（FMN）、还原型烟酰胺腺嘌呤二核苷酸（磷酸）[NAD（P）H]、长链脂肪醛（RCHO）、分子氧（$O_2$）等。发光细菌合成的荧光素酶可催化还原型黄素单核苷酸（$FMNH_2$）和 RCHO，并在 $O_2$ 的参与下发生氧化反应，产生的能量并不被生物体贮存，而是通过光的形式释放出来。细菌发光的代谢过程及原理见图 12-7-4[12]。

研究表明，发光基因（*lux* gene）包括结构基因 *luxC*、*luxD*、*luxA*、*luxB*、*luxE* 和调节基因 *luxI* 和 *luxR* 等。从不同发光细菌中分离得到的发光基因种类和数量有所差异，但以上 5 个结构基因 *luxC*、*luxD*、*luxA*、*luxB*、*luxE* 普遍存在于已知的所有发光细菌中。在 *lux* 操纵子中，*luxA* 和 *luxB* 紧密相连，为编码荧光素酶的基因，分别编码荧光素酶的 α（40kD）和 β（37kD）亚基，其形成的异二聚体即为具有产光能力的细菌荧光素酶。*luxC*、*luxD*、*luxE* 则分别编码依赖 NADPH 的醛蛋白还原酶（54kD）、酰基转移酶（33kD）和 ATP 合成酶（42kD），三者共同构成脂肪酸还原酶复合体，产生长链脂肪醛作为发光反应的电子供体[13]。

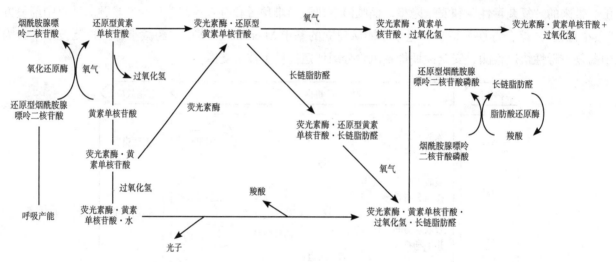

图 12-7-4　发光细菌发光的代谢过程及原理图

2. 技术原理

发光细菌的发光现象是其正常的代谢活动，在一定条件下发光强度是恒定的。当发光细菌接触到无机、有机等毒物，抑菌、杀菌等物质时，其细胞膜、酶及细胞质的结构会发生改变，导致其发光强度发生改变。发光强度变化与接触物质毒性呈相关关系，毒性越强，发光抑制率越高。通常认为，外来受试物通过以下两个途径抑制其细菌：①直接抑制参与发光反应的酶类活性；②抑制细胞内与发光反应有关的代谢过程（如细胞呼吸等）。

发光细菌毒性测试是在 20 世纪 70 年代兴起的一种微生物监测环境污染及检测污染物毒性的新方法。美国 Beckman 公司推出了一种微量毒性分析仪器，名为 Microtox[14]。因此，人们也将发光细菌毒性测试称为 Microtox 测试。随后这一急性毒性测试技术在世界范围内迅速推广。目前，市场上现有生物毒性检测仪器主要用于水质检测，如 HACH LUMIStox300 生物毒性测试仪、TX1315 便携式水质生物毒性检测仪、Modern Water Microtox® LX 实验室生物毒性检测仪、Microtox® FX 便携式毒性和微生物分析仪、Microtox® CTM 连续式生物毒性在线监测仪、CheckLight ToxScreen- Ⅲ毒性分析仪、滨松光子 BHP9514 饮用水安全快速检测仪、BHP9515 便携式水质毒性快速检测系统等。

## （二）测试方法

### 1. 测试用菌液的制备

从冰箱冷冻室（-20℃）取出发光细菌冻干粉，于室温平衡 15 分钟，加入复苏稀释液（NaCl 溶液）1.2ml，混匀 10 分钟，得测试用菌液，待用。

### 2. 待测样品的制备

先进行预实验，将溶液状态的样品（如中药材 / 中药饮片 / 中成药水提液、中药注射剂原溶液等）看成质量分数为 100% 的溶液，将样品用蒸馏水稀释成 100%、80%、60%、40%、20%、10%、5%、1%、0.5%、0.25%、0.125%，共 11 个浓度，再分别与渗透压调节液（NaCl 溶液）以 19∶1 的体积比混合，得系列待测溶液，在生物毒性检测仪上进行发光强度的测定，计算上述各浓度待测样品溶液的发光强度抑制率，根据测定结果确定发光强度抑制率为 0~100% 对应的待测样品浓度范围，以此确定待测样品浓度上下限。

根据预实验确定的浓度范围，在该浓度范围内设 7~9 个浓度，用蒸馏水稀释待测样品到对应的浓度，得 7~9 个不同浓度的待测样品溶液；再将各个浓度的待测样品溶液与渗透压调节液以 19∶1 的比例混合，配制成测试用待测样品溶液。

### 3. 对照样品的制备

使用复苏稀释液作为对照样品。

### 4. 质控样品的制备

取 $ZnSO_4 \cdot 7H_2O$，加入蒸馏水溶解，制备系列浓度梯度溶液，再分别与渗透压调节液以 19∶1 的体积比混合，得系列溶液，测定各溶液的发光强度抑制率，绘制标准曲线，最后取发光细菌的发光强度被抑制 50% 时 $ZnSO_4 \cdot 7H_2O$ 的浓度作为质控样品。

### 5. 发光强度的测定

首先取 100μl 测试用菌液，测定其初始发光强度读数（$I_0$），随后加入 1ml 测试用待测样品溶液（或者 1ml 对照样品 /1ml 质控样品），反应 15 分钟后再次测定其发光强度，根据下述公式计算发光强度抑制率并绘制相应的浓度 - 效应曲线。

发光强度抑制率（%）=（对照样品中发光菌的发光强度值 - 待测样品中发光菌的发光强度值）/ 对照样品中发光菌的发光强度值 ×100%

### 6. 毒性参数的表示方法

①标准毒物（如硫酸锌、重铬酸钾、氯化汞等）浓度表示：当未经稀释的受试物对发光细菌发光强度的抑制率在 5%~95% 时，可以用相同抑制率时标准毒物的浓度来表示受试物的毒性。② $IC_{50}$ 值表示：$IC_{50}$ 值是指受试物作用于发光细菌后，发光强度下降为对照组（复苏稀释液组）的 50% 时的受试物浓度，其值越大说明受试物的毒性越小，其值越小则说明受试物的毒性越大。③毒性剂量 - 效应动力学曲线：可以直观反映受试物的毒性效应动力学过程和作用特点。④注明受试物与发光细菌作用的时间。发光强度抑制率随受试物与发光细菌作用时间的变化而变化，因此，需要标注作用时间，如发光强度抑制率为50% 时受试物浓度为原溶液的 10%（10 分钟），或发光强度抑制率 50%（10 分钟），均表明是 10 分钟的测定数据。

## 三、技术方法评价与应用实例

### （一）技术特点

Microtox 技术引入中药安全性评价具有以下特点与优势：①以发光细菌为试验系，凡能干扰或破坏发光细菌呼吸、生长、新陈代谢等生理过程的有毒有害物质等都可以运用发光细菌法检测其生物毒性，是一种综合毒性检测方法；②参照国际和国家标准，具有操作简单、结果可靠、检测快速等优点；③对毒物反应灵敏（要比一般生物细胞反应灵敏几个数量级）；④单次检测细菌数量多达数百万个，个体差异可忽略不计，结果重复性好；⑤可采用 $IC_{50}$、标准毒物参比值、浓度 – 效应动力学曲线等多个毒性参数表征中药特点；⑥特别适用于有毒中药、中药注射剂以及药物联合毒性作用的快速评价[1-2, 12]。

### （二）专用技术装备

针对现有常规毒理学测试手段不能很好地反映中药"复杂成份"带来的"复杂毒性"和安全隐患，四川省中医药转化医学中心联合广东省新黄埔中医药联合创新研究院、四川省中医药科学院，研发了基于 Microtox 技术的中药质量控制检测试剂盒，并制定相关标准操作规程，在参附注射液、参麦注射液、热毒宁注射液等 10 种中药注射剂中进行了应用。在此基础上，结合国内外没有基于 Microtox 技术的专门用于药物质量控制与风险预警的全自动检测装备现状，四川省中医药转化医学中心联合广东省新黄埔中医药联合创新研究院、中国科学院微电子研究所，将 Microtox 技术与智能处理、实时数据分析等新一代信息技术高度融合，研发了专门用于药物微小毒性与风险预警检测的全自动检测装备，与 Microtox 中药质量控制检测试剂盒配套使用，实现了对中药材、中药饮片、中成药微小毒性与风险预警检测的标准化、自动化、智能化和信息化，对进一步提高中药质量和保证临床用药安全具有重要意义（见图 12-7-5、图 12-7-6）。

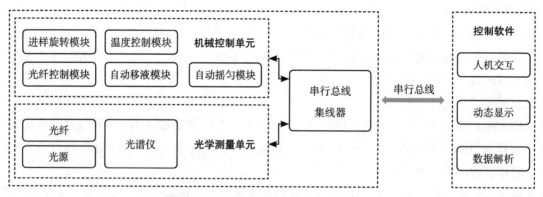

图 12-7-5　药物微小毒性与风险预警专用检测仪技术路线图

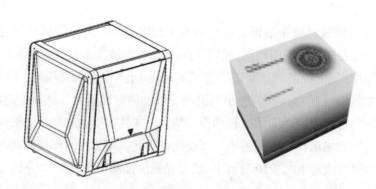

图 12-7-6　药物微小毒性与风险预警专用检测仪及检测试剂盒外观图

### （三）应用实例

截至目前，本团队已在川乌、草乌、马钱子等 29 种中药材，红花注射液、参麦注射液、丹参注射液等 18 种中药注射剂，及甲亢宁胶囊、鼻渊舒口服液、都梁软胶 3 种中成药中开展中药微小毒性检测，基于 Microtox 技术的中药微小毒性检测可用于中药微小毒性发现、定性定量描述，中药非典型药理效应表征，中药质量生物评价与风险预警和药物联合作用综合毒性评价等领域（见表12-7-1）。

**表 12-7-1　已开展微毒测试的中药品种**

| 研究对象 | 中药品种 |
| --- | --- |
| 中药水提物（29种） | 川乌、草乌、马钱子、巴豆、天仙子、山豆根、附子、雷公藤、苍耳子、半夏、吴茱萸、川楝子、蛇床子、重楼、细辛、人参、黄芪、当归、麦冬、巴戟天、甘遂、贯众、黄药子、天南星、商陆、山银花、金银花、白芷、川芎 |
| 中药注射剂（18种） | 红花注射液、参麦注射液、丹参注射液、大株红景天注射液、丹红注射液、注射用双黄连（冻干）、清开灵注射液、鱼腥草注射液、生脉注射液、参附注射液、银杏内酯注射、绿原酸注射液、康艾注射液、黄芪注射液、刺五加注射液、热毒宁注射液、注射用红花黄色素、注射用血栓通（冻干） |
| 中成药（3种） | 甲亢宁胶囊、鼻渊舒口服液、都梁软胶囊 |

1. 中药微小毒性发现、定性定量描述

赵军宁团队提出一种基于 Microtox 技术的快速检测中药微小毒性的生物测试方法，可用于中药微小毒性发现、定性定量描述。夏见英等[15] 以有毒中药苍耳子及其饮片、代表成方制剂（鼻渊舒口服液）为研究对象，采用小鼠急性毒性试验和 Microtox 技术探讨其毒性效应变化规律，结果表明，小鼠急性毒性试验和 Microtox 技术得出的毒性参数和发光细菌 $IC_{50}$ 值与高效液相色谱法测定的毒性成份苍术苷类含量水平评价结果相似。李孝容[16] 选择《中国药典》及本科教材记载的最具代表性的15味有毒中药（大毒、有毒、小毒各五味）和五味无毒中药为研究对象，通过发光强度值、浓度–效应曲线、$IC_{50}$ 值、标准毒物参比值等客观评价和比较有毒中药毒性大小，系统研究有毒中药对发光细菌发光强度的抑制与毒性物质、毒性表现（强度、靶器官）之间的内在规律，建立科学的基于 Microtox 毒性测试表征的有毒中药毒性分级标准，实现有毒中药安全性评价以及风险分级评定的重大突破。华桦等[17] 采用小鼠急性毒性试验和 Microtox 技术对比评价金银花醇提物和山银花醇提物的毒性大小，结果显示，2种评价结果具有一定的一致性，即金银花醇提物毒性大于山银花醇提物毒性。

2. 中药非典型药理效应表征

赵军宁团队基于 Microtox 技术对中药 Hormesis 效应进行了较为深入的研究，并建立了基于 Microtox 技术的 Hormesis 效应药量–效关系方法体系及技术平台。通过对39种中药材、中药饮片及中成药对费氏弧菌发光强度的 $IC_{50}$ 及毒性剂量–效应动力曲线进行多批次重复测试，确认了川乌、草乌、附子、山豆根、天仙子、苍耳子、吴茱萸、细辛、人参、当归、巴戟天、参附注射液、参麦注射液、丹红注射液、注射用双黄连（冻干）、丹参注射液、红花注射液、生脉注射液等18种中药及中药注射剂（占测试品种的46.2%）对发光细菌代谢具有典型 Hormesis 的 β 型双向效应。赵军宁指出，对于多药理活性中药，非典型的 Hormesis 效应可能更能体现中药"调""治"特点的双向作用。中药，尤其是中药复方，可能通过 Hormesis 低促高抑双向剂量–效应机制发挥"调""治"作用，通过"调（Hormesis 刺激作用曲线段实现，与 Hormesis 低剂量兴奋作用密切相关）"强化"治（Hormesis 抑制作用段曲线加以作用，与 Hormesis 高剂量抑制作用密切相关）"的目的[4]。

3. 中药质量生物评价与风险预警

基于"功效–毒性–物质"并行性中药质量生物评价与风险预警的新型方法体系，对于控制中药质量，尤其是保证中药临床安全性和有效性具有重大的现实意义。田韦韦等[18] 利用 Microtox 技术对不同批次的白芷、川芎和都梁软胶囊进行质量控制研究，结果表明部分批次之间 $IC_{50}$ 值差异具有统计学意义（$P < 0.05$），提示 Microtox 技术可以用于白芷、川芎和都梁软胶囊的质量控制。李欢等[19] 研究表

明银杏内酯注射液对费氏弧菌的发光效应存在显著的浓度－效应关系，部分批次之间 $IC_{50}$ 值具有显著性差异。罗荔敏等[20]应用 Microtox 技术对 9 个批次的参附注射液进行质量控制，揭示参附注射液不同批次之间质量波动性较小，生产工艺控制力较强。罗荔敏等[21-22]运用 Microtox 技术对不同厂家的生脉注射液和红花注射液进行质量控制，结果提示 Microtox 技术用于控制不同厂家成品质量波动具有很好的应用前景。李欢等[19]基于 Microtox 技术研究发现，银杏内酯注射液、丹参注射液、红花注射液、鱼腥草注射液在不同厂家或不同批次之间存在差异，质量均一性较差，提示 Microtox 技术可用于控制产品质量波动。综上，Microtox 技术可作为药物质量控制和风险预警的灵敏指标，以补充和完善现行的质量控制标准，达到评价和控制药品质量的目的。

4. 药物联合作用综合毒性评价

当待测发光细菌暴露在混合毒性物质中时，由于混合毒性物质中各组分相互影响，会产生联合毒性作用，表现为加和作用、协同作用和拮抗作用。利用 Microtox 技术深入了解混合毒性物质的联合毒性，有助于评估联合用药的安全性。熊蔚蔚等[23]利用青海弧菌 Q67 检测了硝酸镉、重铬酸钾和硝酸铅的单一毒性及硝酸镉＋重铬酸钾、硝酸镉＋硝酸铅和硝酸铅＋重铬酸钾二元混合物的联合毒性，结果表明，硝酸镉＋重铬酸钾、硝酸铅＋重铬酸钾是拮抗作用，硝酸铅＋硝酸镉是协同作用。杨安泰等[24]运用明亮发光杆菌测定了甘草及其配伍药物的抑光率、川乌及其配伍药物的抑光率、藜芦及其配伍药物的抑光率，结果表明，3 组配伍药的抑光率均相等或低于单味药物的抑光率，证实"十八反"的药物配伍后的毒性没有增加或有所减低。沈光稳[25]利用明亮发光杆菌 502 测定了甘草及其配伍药物的抑光率、川乌及其配伍药物的抑光率，结果显示，两组药物配伍后毒性没有增加，而且似有减低，其结果亦证实"十八反"的药物配伍后的毒性没有增加或有所减低。综上，基于发光细菌的 Microtox 检测可用于药物联合作用综合毒性评价。

## 四、总结与述评

中药安全性是中医药现代化和国际化的重大科学问题，药效／毒性成份复杂，作用机制不清，综合、系统的技术平台缺乏是制约中药产业的瓶颈。不同于化学药物和生物制剂的安全性评价，中药固有的复杂性导致常规方法"讲不明白"其非典型药理效应或者微小毒性特征和"说不清楚"其多成份多靶点效应机制，中药质量控制和安全监管面临"尚不明确"的潜在风险而难以有效预警，成为中药新药创制、高风险中药上市后再评价和产业高质量发展的关键技术"卡点"。基于此，赵军宁团队[26-33]在"有毒中药毒性物质基础、作用规律与质量控制示范研究"（四川省科学技术进步一等奖）和 7 项授权专利基础上，建立了一系列简单、快速、灵敏的体内外毒性分级评价方法及 Microtox 生物毒性测试技术，在雷公藤、苍耳子、吴茱萸等 29 味中药材／饮片以及红花注射液、参麦注射液、丹参注射液等 18 个高风险中药注射剂中得到应用，实现了中药毒性参数的定量化表征，提高了中药质量控制和安全性评价的可靠性。未来随着中药质量控制检测试剂盒及药物微小毒性与风险预警检测专用全自动仪器装备产业化，将进一步制订中药微小毒性发现及质量控制相关技术标准，创制转化符合中药特点的"微小毒性""综合毒性""非典型药理效应"的中药质量安全监管新工具、新方法，构建具有中国特色、具有完全自主知识产权的技术体系，突破现有中药毒性评价方法和质量控制方法不能很好地反映复杂性中药"难以描述"生物效应规律和质量安全控制技术的瓶颈。

中药已有数千年的人体应用及安全性经验，除小部分毒剧类中药为固有型毒性外，大部分传统无毒中药的临床不良反应或与特异质型毒性有关。中药的固有型毒性大多可以通过常规毒性实验被发现，而特异质型毒性则通常在临床评价阶段才被发现。肖小河团队[34]提出并建立了关联临床病证的中药安全性评价模式和方法－病证毒理学，采用药物流行病学、临床循证医学、系统毒理学和预测毒理学等方法，通过比较研究机体在正常状态和不同病证状态下对药物毒效作用的应答差异和规律，全面考察药物安全性，制定安全风险防控策略。随着组学技术、计算机等学科的快速发展，Gao 等[35]率先在国际上创建了系统配套的中药安全性研究关键技术平台，建立了基于药物毒理基因组学及代谢组学相融合的中药早期毒性发现技术，针对中药剂量–毒性研究的急性毒性评估方法，基于药物代谢酶与受体途径研究中药相互作用的快速筛选方法，结合计算毒理学和分子毒理学的中药毒性机制研究技术，涉及多种成份配伍的优化减毒技术，发现中药注射剂中过敏原的新方法等，形成了中药安全性评价的新技术体系。近年来，各级药品监管部门坚持以信息化引领药品监管现代化，大力发展中药监管科学，加强监管新工具、新标准、新方法的研究开发，进一步加强中药安全监管，促进中药传承创新发展。

（田韦韦　华桦　赵军宁）

# 参考文献

［1］赵军宁，鄢良春. 基于 Microtox 技术（微毒测试）的中药综合毒性快速评价［J］. 世界中医药，2014，9（2）：137–140；144.

［2］鄢良春，华桦，罗茜，等. 基于微小毒性检测的中药注射剂质量波动及安全风险预警研究进展［J］. 药学学报，2019，54（12）：2189–2194.

［3］黄璐琦，郭兰萍，张小波，等. Hormesis 概念、机理及其在中药研究中的应用［C］// 中国药学会. 2010年中国药学大会暨第十届中国药师周论文集. 北京，2010：513–519.

［4］鄢良春，华桦，田韦韦，等. 基于模式生物费氏弧菌 Hormesis 效应的中药非典型剂量–反应关系与定量化表征［J］. 中药药理与临床，2022，38（3）：2–8.

［5］薛燕，雷跻九. 中药复方霰弹理论–论中药复方现代研究方法［M］. 北京：中国环境科学出版社，1996.

［6］张伯礼. 方剂关键科学问题研究：以组分配伍研制现代中药理论和技术［C］// 中国中医科学院，世界中医药学会联合会. 第三届国际传统医药大会文集. 北京：中医古籍出版社，2004.

［7］CHEN X, ZHOU H, LIU Y B, et al. Database of traditional Chinese medicine and its application to studies of mechanism and to prescription validation［J］. Br J Pharmacol, 2006, 149（8）：1092–1103.

［8］李梢. 基于生物网络调控的方剂研究模式与实践［J］. 中西医结合学报，2007，5（5）：489.

［9］徐风，杨东辉，尚明英，等. 中药药效物质的"显效形式"、"叠加作用"和"毒性分散效应"–由中药体内代谢研究引发的思考［J］. 世界科学技术：中医药现代化，2014，16（4）：688–703.

［10］赵军宁. 中药复方适度调节原理与中药复方新药转化中的药理学问题［J］. 中国中药杂志，2017，42（5）：836–843.

［11］朱文杰，汪杰，陈晓耘，等. 发光细菌一新种：青海弧菌［J］. 海洋与湖沼，1994（3）：273–279；353.

［12］赵军宁，鄢良春，罗荔敏. 基于 Microtox 技术的中药注射剂毒性早期发现与质量控制技术研究进展［J］. 世界科学技术：中医药现代化，2016，18（11）：1929–1934.

［13］朱文杰，郑天凌，李伟民. 发光细菌与环境毒性检测［M］. 北京：中国轻工业出版社，2009.

［14］李国偁. 微量毒性分析器：一种新型的评价物质毒性的生物测定方法［J］. 环境与可持续发展，1980（23）：14–15.

［15］夏见英，华桦，鄢良春，等. 基于 Microtox 技术快速检测苍耳子药材及其饮片、成方制剂毒性变化规律［J］. 中药药理与临床，2016，32（2）：151–154.

［16］李孝容. 基于 Microtox 技术的中药毒性分级初步研究［D］. 泸州：西南医科大学，2016.

［17］华桦，鄢良春，吴诗惠，等. 山银花、金银花微毒测试（Microtox）与安全性研究［J］. 世界中医药，2020，15（2）：219–224.

［18］田韦韦，韩李阳，华桦，等. 基于 Microtox 技术的白芷、川芎及其成方制剂都梁软胶囊质量生物评价研究［J］. 中药药理与临床，2023，39（6）：43–47.

［19］李欢，鄢良春，李浩然，等．基于 Microtox 技术的银杏内酯注射液质量控制初步研究［J］．中药药理与临床，2017，33（4）：45-49.

［20］罗荔敏，鄢良春，侯新莲，等．Microtox（微毒）技术应用于参附注射液综合毒性检测［J］．世界科学技术：中医药现代化，2017，19（3）：491-496.

［21］罗荔敏，鄢良春，华桦，等．Microtox 技术应用于生脉注射液综合毒性检测［J］．世界科学技术：中医药现代化，2016，18（11）：1948-1953.

［22］罗荔敏，鄢良春，卫天喜，等．Microtox（微毒）技术应用于红花注射液综合毒性检测［J］．世界科学技术：中医药现代化，2016，18（11）：1935-1941.

［23］熊蔚蔚，吴淑杭，徐亚同，等．等毒性配比法研究镉、铬和铅对淡水发光细菌的联合毒性［J］．生态环境，2007（4）：1085-1087.

［24］杨安泰，张丽英，金彩琪，等．用发光细菌研究中药"十八反"［J］．上海中医药杂志，1989（6）：2-4.

［25］沈光稳．采用发光细菌研究探讨"十八反"配伍药物的临床毒性［J］．中医药研究，1998（1）：10.

［26］赵军宁，鄢良春，郑晓秋，等．一种快速检测鱼腥草注射液综合毒性的生物检测方法：ZL201310369652.8［P］．2016-02-17.

［27］赵军宁，鄢良春，朱雅宁，等．一种快速检测红花注射液综合毒性的生物检测方法：ZL201410113782.X［P］．2016-08-17.

［28］赵军宁，鄢良春，郑晓秋．一种快速检测中药注射剂综合毒性的生物测试方法：ZL201310210195.8［P］．2016-12-28.

［29］赵军宁，鄢良春．一种快速检测中药综合毒性的生物测试方法：ZL201410115374.8［P］．2017-04-12.

［30］赵军宁，鄢良春，孙毅．一种银杏内酯注射液质量检测方法：ZL201810415895.3［P］．2021-03-02.

［31］赵军宁，熊静悦，鄢良春，等．一种药物微毒测试体系的质量控制方法：ZL201610271016.5［P］．2021-06-25.

［32］赵军宁，华桦，鄢良春，等．中药质量控制检测试剂盒（Microtox）：ZL20233 0200711.3［P］．2023-08-22.

［33］田韦韦，韩李阳，华桦，等．基于 Microtox 技术的白芷、川芎及其成方制剂都梁软胶囊质量生物评价研究［J］．中药药理与临床，2023，39（6）：43-47.

［34］王伽伯，崔鹤蓉，柏兆方，等．精准医学下的中药安全性评价策略和方法：病证毒理学［J］．药学学报，2016，51（11）：1681-1688.

［35］GAO Y, LIANG A, FAN X, et al. Safety research in traditional Chinese medicine: methods, applications, and outlook［J］. Engineering, 2019（1）: 76-82.

# 第八节　中药毒理机制研究新思路新方法

中药的安全性是其发挥疗效的前提，因此有关中药安全性的问题不容忽视。但近年来中药相关不良反应/事件的报道呈升高趋势，特别是传统"无毒"中药的肝损伤问题频发，引起国内外普遍关注，也严重制约着中药监管科学的发展。事实上，我国历代医家非常重视中药毒性与安全用药问题，并积累总结了丰富而宝贵的中药毒性理论与安全用药经验，如"大毒、有毒、小毒、无毒""有故无殒""十八反""十九畏"、辨证减毒、配伍减毒、炮制减毒等，但是针对中药安全性领域出现的新情况新问题，中医药人依据传统中医药理论和经验难以作出科学的回答并制定出有针对性的解决方案，因此现有中药"毒性"认知理论并不能精准有效地解决中药的"毒性"问题，需要迫切提出全新的中药"毒性"认知理论。

传统"有毒"中药的毒性主要是指药物本身的固有型毒性或直接毒性。如大毒、有毒、小毒、无毒等毒性等级分类主要是基于对速发的、直接的或固有的药物毒性认知而建立的。由于受当时科技水平的限制，古代医家对具有迟发性、隐匿性、偶发性、特异性、间接性等特点的中药毒性，认知能力与防控对策相对缺乏。随着现代科学技术的发展，近年来药物毒性认知模式发生了重要变化，按照成因机制和作用特点不同，可分为固有型毒性、特异质型毒性和间接型毒性，甚至存在多种毒性类型同时存在的混合型毒性[1-2]。在全新中药毒性认知理论指导下，中药的毒理研究取得突破性进展，尤其针对绝大多数中药的不良反应"尚不明确"或毒性机制不清问题，提出系统化研究方案。

药源性肝损伤是临床上最常见的严重药物不良反应之一，也是药物不被批准上市或上市后遭撤市的主要原因之一。中药引起的肝损伤也是临床上最常见的中药不良反应之一，约占中国大陆药源性肝损伤的 25% 左右，是国内外关注度最高、影响面最广、同时也是质疑最多的中药安全性问题[3]。接下来将以中药相关肝损伤的机制研究为例，阐释当前中药毒理机制研究的新思路新方法。

## 一、固有型毒性

中药的固有型毒性是指由药物固有毒性物质成份造成的直接损伤，具有剂量依赖、可预测等特点，在正常动物上可以复制其毒性反应，传统"有毒"中药往往属于此类型，常表现为急性、亚急性毒副反应，古人在临床上较易发现和总结，如附子、砒霜、雄黄、雷公藤等中药具有固有毒性[1]。

### （一）代谢酶改变

代谢是大部分外源性药物从体内消除的主要方式，同样地，直接毒性药物也可通过改变机体的代谢水平，产生毒性。乌头碱作为川乌、草乌和附子等常用中药的主要活性成份，也是毒性成份[4]。在大鼠肝微粒体中，乌头碱经由 CYP3A1/2 和 CYP1A1/2 催化共产生 6 个去甲基化物和脱氢化物；而在人的肝微粒中，乌头碱主要经 CYP3A4/5 和 CYP2D6 催化发生去甲基化等反应，生成脱氢化物、羟化物、去甲基化物等 I 相代谢物[5-6]。以家兔口服给药乌头碱，在家兔胃内容物中鉴定出 14 种代谢产物，主要包括羟基化物、脱氧化物、去甲基化物和长链脂肪酸酯化物等[7]。阿托品可经大鼠肝微粒体代谢生成脱水产物和去甲基化产物。在厌氧条件下，阿托品与富含肠内菌的大鼠肠内容物共孵育，生成脱水产物及水解产物，即脱水阿托品、托品和托品酸[8]。大鼠口服灌胃阿托品可发生去甲基化、水解、氧化和磺酸化、葡萄糖醛酸化等反应，在尿液和粪便中共鉴定出 15 个代谢物，包括 9 个 I 相代谢物和 6 个 II 相代谢物[9]。番木鳖碱、马钱子碱为马钱子、马钱子粉的主要活性成份，占马钱子生物碱成份的 80%，具有抗炎、镇痛和抗肿瘤等多种药理活性，但其致毒剂量与治疗剂量接近[10]。研究表明，番木鳖碱被吸收进入血液循环后，主要经 CYP3A4 催化氮氧化反应，生成毒性相对较小的番木鳖碱氮氧化物；此外，CYP2C9、CYP1A2、CYP2C19 和 CYP2D6 酶也参与了番木鳖碱的代谢[4, 11-12]。还有研究表明，吴茱萸碱和吴茱萸次碱的毒性与代谢活化相关，两者可被 CYP450 酶活化脱氢后形成亲电中间体从而产生毒[12-14]。因此体内多种代谢酶共同作用在有毒中药发挥药效和产生毒性的作用中扮演关键角色，从机体代谢酶角度阐明有毒中药的致毒机制，可为此类中药及复方的创新研发、临床合理用药提供更加科学的指导。

随着多组学技术的飞速发展，各种组学技术在毒理学的研究中发挥重要作用，特别是代谢组学技术在中药毒理机制的研究中发挥重要作用。代谢组学阐明中药毒性机制的优势包括放大了基因和蛋白质表达的微小变化，检测更容易；代谢组学不需要建立全基因组测序及大量表达序列标签的数据库，且代谢物种类远小于基因和蛋白质的数目；每个组织中代谢物是一样的，技术更为通用[15]。有研究运用核磁共振氢谱（1H NMR）技术监测口服黄药子后大鼠尿液中小分子化合物的变化，发现三羧酸循环的中间产物柠檬酸、2- 葡萄糖酸和琥珀酸的水平下降，同时尿素水平下降，提示肝细胞线粒体损伤；甘氨酸排出增加，说明肝中胆汁酸合成障碍[16]。邵凤等[17] 利用气相色谱 – 飞行时间质谱（GC/TOF-MS）技术研究经高、中、低 3 个剂量组雷公藤甲素单次处理后的大鼠尿液中内源性代谢产物的变化，发现高剂量组的变化趋势与病理切片和生化检查一致。以代谢组学技术为基础，延伸出功能代谢组学，通过超高效液相 – 四级杆 – 飞行时间串联质谱（UPLC-Q-TOF/MS）技术检测机体受到中药干扰后产生的内源性代谢物，获得代谢标志物并结合其他技术手段筛选出代谢酶；随后，利用分子生物学实验验证代谢标志物及其关联酶之间的关系，阐释代谢物关联的下游毒性机制，形成一套"毒性成份 – 内源性代谢物 – 直接靶标 – 毒性机制"关联的新研究策略，已广泛应用于涉及肝、心、肾、肺的中药毒性研究[18-19]。

## （二）线粒体损伤

线粒体是细胞能量生成的主要场所，同时参与细胞分化、维持细胞内环境平衡、细胞信息传递和调节细胞凋亡等过程[20]。线粒体功能异常会导致脂肪酸 β 氧化受阻，氧化应激增加，最终导致细胞凋亡或死亡。线粒体在哺乳动物的肝细胞中含量非常丰富，其参与肝细胞内电解质稳态平衡的调控、离子跨膜转运、氧自由基生成、细胞信号转导和细胞凋亡等一系列的细胞生理活动，线粒体损伤是药源性肝损伤发生的重要靶点。雷公藤的主要药效是通过其毒性成份雷公藤甲素促进活性氧（ROS）的产生、增加线粒体去极化、降低 ATP 的产生、降低线粒体 DNA 拷贝数，使得线粒体片段化增加，最终诱导线粒体自噬以及细胞色素 C 依赖的凋亡；同时雷公藤甲素通过影响线粒体融合 / 分裂蛋白的表达，介导融合 / 分裂失衡，导致线粒体损伤，进而发挥毒性作用[21-24]。大黄中的蒽醌能够引起细胞周期阻滞、线粒体膜电位去极化和线粒体呼吸链复合体抑制功能，进而损害线粒体功能，最终导致肝毒性[25]。芦荟大黄素通过阻断 HL-7702 细胞有丝分裂诱导细胞凋亡，使线粒体膜电位去极化，导致线粒体功能障碍[26]。进一步研究表明芦荟大黄素触发线粒体介导的 ROS 生成，导致 Fas 水平的升高，促进多腺苷二磷酸核糖聚合酶（PARP）裂解，最终导致肝细胞凋亡和肝损伤[27]。

## （三）氧化应激

氧化应激是由于体内具有高度反应性且不稳定的自由基产生过多，或清除受到抑制，即氧化和抗氧化系统失衡所致。氧化应激的发生会导致蛋白质、脂质、DNA 等损伤，进而引起细胞器以及细胞功能障碍、损伤，最终造成组织损伤[21, 28]。柴胡总皂苷可诱导肝脏中氧化应激反应相关的丙二醛（MDA）含量增加，降低谷胱甘肽过氧化物酶（GSH-Px）活性，而柴胡皂苷 A 可降低 L02 细胞超氧化物歧化酶（SOD）活性、上调 MDA 以及乳酸脱氢酶含量、破坏细胞膜等过程[29]。雷公藤甲素能显著增加 HepG2、L02 等细胞以及大鼠、小鼠肝组织中 ROS、MDA 的水平，显著下调 GSH-Px、SOD、过氧化氢酶（CAT）等抗氧化酶活性，诱发氧化应激从而介导肝损伤[21]。此外，研究发现 Nrf2 是雷公藤甲素促进氧化应激导致肝损伤的重要靶点，在 HepG2 细胞中过表达 Nrf2 或在 L02、HepG2 细胞中激活核因子 –E2 相关因子（Nrf2），均可显著降低雷公藤甲素对细胞活力的抑制，激活核因子 –E2 相关因子 / 双调蛋白（Nrf2/AREG）信号通路，使血红素加氧酶 –1（HO-1）、NAD（P）H 醌氧化还原酶 1（NQO1）的表达显著增加，降低胞内以及肝脏中 ROS 水平，增加 GSH 水平，从而缓解雷公藤甲素导致的氧化应激水平升高[30-32]。吡咯里西啶类生物碱广泛分布于多种中草药中，可引起不可逆的肝细胞损伤，并导致肝小静脉闭塞病、肝巨细胞症、肝纤维化和肝硬化等，研究发现，其可引起谷胱甘肽 S 转移酶 α1（GSTA1）和谷胱甘肽过氧化酶 1（GPX1）改变，从而导致肝毒性[33]。此外，麻黄碱和杜鹃花水提物导致肝损伤也可通过促进肝细胞氧化应激导致肝损伤发生[28]。

### （四）内质网应激

肝细胞富含的内质网是药物在体内代谢的重要场所，可通过其膜上 CYP450 酶将药物进行代谢，但此过程会影响肝脏内质网的代谢平衡，诱导内质网应激发生，最终诱导肝细胞凋亡，产生肝毒性[34]。苦参碱是苦参主要的活性成份，可促进 HepG2 和 MCF-7 细胞中葡萄糖调节蛋白 78/C/EBP 同源蛋白（GRP78/CHOP）、蛋白激酶 R 样内质网激酶（PERK）、内质网核信号转导蛋白（IRE1）和转录激活因子 6（ATF6）蛋白质表达，氧化苦参碱也可诱导 L02 细胞中免疫球蛋白重链结合蛋白（GRP78/BiP）、CHOP、IRE1、ATF6 和 PERK 的 mRNA 水平和蛋白质的表达升高，进而激活氧化应激，诱导肝细胞凋亡[34]。蛇床子中提取的香豆素类化合物蛇床子素能够抑制 L02 细胞增殖，增强 GRP78/Bip、CHOP、含半胱氨酸的天冬氨酸蛋白水解酶 4（Caspase-4）、IRE1α、PERK、c-Jun 氨基末端激酶（JNK）、磷酸化 JNK（p-JNK）、转录激活因子 4（ATF4）的表达，引起细胞凋亡[35]。斑蝥素是斑蝥的主要活性成份，研究发现斑蝥素促进 L02 细胞 GRP78 和 CHOP mRNA 的表达，同时上调 GRP78、ATF4、CHOP 蛋白质表达[36]。此外，重楼粗提物能够影响斑马鱼成鱼和 SD 大鼠肝脏中内质网应激相关蛋白质的表达，可能是其导致肝毒性的原因[37]。

### （五）炎症反应

炎症反应是一种常见的临床病理过程，可发生于机体各部位的组织和器官中，药源性肝损伤的发生多与 IL-1β、IL-2、IL-6、IL-10、TNF-α 等因子的异常表达相关[38]。传统"有毒"中药黄药子的主要毒性成份黄独素 B，可增加小鼠血清中 TNF-α 和 HO-1 水平，降低 IL-4，提示 TNF-α 介导的炎症肝损伤可能是黄独素 B 诱导肝毒性的原因之一[39]。肝细胞急性坏死是川楝子肝损害的主要形式，研究表明川楝子可导致细胞坏死通路中 SOD、GSH-Px 含量降低、MDA 及炎症因子 NF-κB、细胞间黏附分子 -1（ICAM-1）、TNF-α 含量增多，说明炎症反应可能为川楝子致肝细胞损伤的作用机制[40]。周璐等[41]研究了吴茱萸水煎液致小鼠肝毒性的机制，发现吴茱萸水煎液可显著促进肝组织中炎症介质 TNF-α、IL-1β、IL-6 水平，且给药剂量和炎症因子水平呈正相关。

## 二、特异质型毒性／间接型毒性

药物特异质型毒性是指药物本身无明显的直接毒性，其发生主要与患者的免疫、代谢以及体质等遗传因素有关，仅在极少数易感个体中引起损伤作用，具有剂量依赖关系不明确、个体差异极大、难以预测等特点，在正常动物模型上难以复制其毒性效应，通常由一些传统"无毒"中药导致。随着研究的深入，人们逐渐意识到除了与机体遗传背景相关的特异质型毒性外，还有一类毒副反应主要是生物活性物质（药效成份或其代谢产物等）通过药理活性作用引起的，并与第三因素（如基础疾病、病证状态、环境因素、服用另外药物或是乙醇、食物等）密切相关，部分有剂量依赖关系，在正常动物模型上通常不可复制，传统概念中将间接型毒性归属于特异质型毒性范畴[1-2]。当前的中药毒性认知已发生巨大改变，人们逐渐认识到特异质型／间接型毒性的重要性，因此开展大量的中药致特异质型／间接型肝损伤的评价及成因机制研究，已取得显著的进展。

### （一）何首乌致特异质肝损伤的多因素协同机制及易感基因发现

何首乌作为临床常用的传统"无毒"补益类中药，近年来其致肝损伤问题却频发，成为中药安全性研究的难点和热点。国内学者率先利用低剂量脂多糖（LPS）易感性评价模型开展了何首乌特异质肝损伤研究，结果表明临床 2 倍至 4 倍剂量何首乌即可在 LPS 模型诱导肝损伤，而单独给予 LPS 或何首乌则不能诱发肝损伤，由此证实了何首乌特异质肝损伤的客观性[42]。机制研究发现，何首乌肝损伤可能与大黄素 –8–O–β– 葡萄糖苷等游离蒽醌类和可水解鞣质类等具有一定的直接肝细胞毒性有关，且肝脏Ⅰ相代谢酶和Ⅱ相代谢酶以及转运体的表达量对何首乌中蒽醌类和二苯乙烯类成份的代谢过程和肝损伤风险也具有影响[43]。进一步研究发现，顺式二苯乙烯苷是导致何首乌肝损伤的主要易感成份，而反式二苯乙烯苷是何首乌中二苯乙烯苷的主要存在形式，其具有免疫调节作用，且顺式二苯乙烯苷和反式二苯乙烯苷联合导致的肝损伤更为严重，说明炎症因子在特异质肝损伤中发挥了重要作用[43]。接下来对何首乌相关肝损伤患者活化的血清免疫因子进行分析，发现 TNF-α 的变化最显著，是正常人的 4~6 倍，并且 TNF-α 与 ALT 的相关性最强，基于此构建了 TNF-α 诱导的特异质肝损伤小鼠模型，证实 TNF-α 可增强何首乌导致的肝损伤，是一个重要的易感因素[44-45]。因此，患有 TNF-α 高表达相关基础疾病的患者应慎用何首乌，TNF-α 有望成为预测何首乌致特异质肝损伤的潜在生物标志物。此外，通过对何首乌肝损伤患者临床样本的测序发现，人类白细胞抗原 HLA-B*35:01 是何首乌肝损伤易感人群的基因标志物，携带该基因的个体服用何首乌的肝损伤发生风险是非携带者的 8 倍，且与其他药物致肝损伤无明显相关性，提示该基因是何首乌肝损伤的易感基因[46]（见图 12-8-1）。

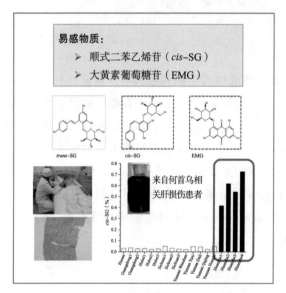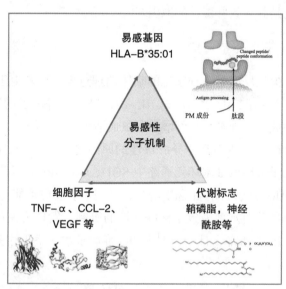

图 12-8-1  何首乌肝损伤的易感物质及易感机制

## （二）淫羊藿配伍补骨脂致特异质肝损伤的成因机制解析

淫羊藿和补骨脂是临床常用的传统"无毒"补益类中药，但近年来相关制剂致肝损伤现象屡见报道，引起了广泛关注。国内有学者基于 LPS 模型研究发现，免疫应激状态下，淫羊藿和补骨脂均可诱导特异质肝损伤，且淫羊藿配伍补骨脂较两者单独应用所致肝损伤更为严重[47]。综合运用代谢组学、免疫组学等多种方法对淫羊藿和补骨脂致肝损伤特点和机制进行研究，结果显示，补骨脂主要通过直接毒性作用导致磷脂等代谢通路紊乱诱导肝损伤，而淫羊藿则主要通过调控天然免疫信号通路 NLRP3 炎症小体活性诱发肝损伤[47]。基于此，提出并证实"淫羊藿与补骨脂"为一对新的中药配伍禁忌组合，NLRP3 炎症小体活化相关病证是其致肝损伤的主要易感人群特征，研究为淫羊藿和补骨脂相关制剂的临床安全风险防控对策的制定提供了科学依据。

补骨脂和淫羊藿致肝损伤机制的深入研究，发现补骨脂不仅多个成份具有一定直接细胞毒性作用，同时还可以通过活化炎症小体诱发肝损伤，其中补骨脂二氢黄酮单独不能激活炎症小体，但可特异性增强特定因素介导的 NLRP3 炎症小体活性诱发肝损伤，而补骨脂定则可以通过直接活化 NLRP3 炎症小体介导免疫特异质肝损伤发生；此外补骨脂酚则可通过直接活化黑色素瘤缺乏因子 2（AIM2）炎症小体诱发免疫特异质肝损伤发生，可见补骨脂可通过不同机制活化炎症小体诱发免疫特异质肝损伤发生，同时其直接毒性物质亦可通过诱导细胞释放的 ATP、DNA 等损伤相关物质进一步加剧炎症小体活化，从而导致免疫特异质肝损伤发生[48-50]。淫羊藿致肝损伤机制研究发现，除淫羊藿次苷 II 外，淫羊藿及其成份直接毒性较小，但淫羊藿中淫羊藿次苷 I、淫羊藿次苷 II、朝藿定 B 等多个成份可通过特异性增强 ATP 和 nigericin 介导的 NLRP3 炎症小体活性诱发肝损伤，可见淫羊藿免疫特异质肝损伤的发生也是由免疫活性成份与肝损伤易感成份协同所导致的[51-53]。与补骨脂调控炎症小体活化机制不同，淫羊藿主要是通过增强特定诱因介导的 NLRP3 炎症小体活性诱发肝损伤，由此全面系统揭示了淫羊藿协同补骨脂诱发免疫特异质肝损伤的成因机制（见图 12-8-2）。

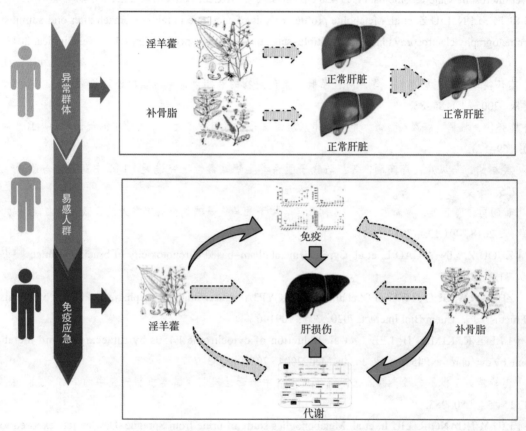

图 12-8-2 淫羊藿配伍补骨脂致特异质肝损伤的成因机制解析

此外，针对补骨脂相关制剂肝损伤临床特点，国内有学者构建阴虚 / 阳虚动物模型，发现临床等效剂量补骨脂即可诱导阴虚模型大鼠丙氨酸氨基转移酶（ALT）、天冬氨酸氨基转移酶（AST）表达显著升高，肝脏组织细胞也明显出现肿大、坏死、炎症浸润现象，而同等剂量补骨脂则可显著降低阳虚模型大鼠肝脏功能指标，表现为明显的肝保护作用，提示补骨脂引发的特异质肝损伤与机体病证状态密切相关[54]。此外，阴虚动物模型也明显存在免疫炎性细胞浸润现象，说明补骨脂引发的特异质肝损伤，实质与机体的免疫异常活化密切有关，可见阴虚火旺证型伴免疫异常活化人群可能是补骨脂肝损伤主要易感人群特征，研究为从证候角度制定补骨脂风险防控对策提供了科学依据。

（石伟　柏兆方　王伽伯　肖小河）

# 参考文献

［1］肖小河，赵旭，柏兆方，等. 中药新安全观及实践［J］. 中国中药杂志，2023，48（10）：2557-2564.

［2］柏兆方，王伽伯，肖小河. 中药毒性认知创新与安全精准用药［J］. 中国中药杂志，2022，47（10）：

2557–2564.

［3］WANG J, SONG H, GE F, et al. Landscape of DILI–related adverse drug reaction in China Mainland［J］. Acta Pharm Sin B, 2022, 12（12）: 4424–4431.

［4］陈岩, 唐莹莹, 杨莉, 等. "有毒"中药生物碱类成分的毒性及代谢研究进展［J］. 药学学报, 2023, 58（11）: 3285–3295.

［5］WANG Y, WANG S, LIU Y, et al. Characterization of metabolites and cytochrome P450 isoforms involved in the microsomal metabolism of aconitine［J］. J Chromatogr B Analyt Technol Biomed Life Sci, 2006, 844（2）: 292–300.

［6］TANG L, YE L, LÜ C, et al. Involvement of CYP3A4/5 and CYP2D6 in the metabolism of aconitine using human liver microsomes and recombinant CYP450 enzymes［J］. Toxicol Lett, 2011, 202（1）: 47–54.

［7］SUI Z, LI N, LIU Z, et al. Metabolite profile analysis of aconitine in rabbit stomach after oral administration by liquid chromatography/electrospray ionization/multiple–stage tandem mass spectrometry［J］. Xenobiotica, 2013, 43（7）: 628–635.

［8］陈怀侠, 杜鹏, 韩凤梅, 等. 阿托品肝匀浆代谢物的液相色谱–串联质谱法检测［J］. 湖北大学学报: 自然科学版, 2007（1）: 85–88.

［9］陈怀侠, 杜鹏, 韩凤梅, 等. 电喷雾串联质谱法分析阿托品在大鼠肠内菌中的代谢产物［J］. 质谱学报, 2007（3）: 169–173.

［10］吴小娟, 马凤森, 郑高利, 等. 马钱子吲哚类生物碱毒性研究进展［J］. 中药药理与临床, 2016, 32（6）: 231–235.

［11］黄国勇, 蒋且英, 梁新丽, 等. 不同化学环境下的马钱子碱和士的宁在大鼠肝微粒体内代谢动力学研究［J］. 中草药, 2018, 49（12）: 2919–2924.

［12］ZHOU Z, LIN Y, GAO L, et al. Cyp3a11 metabolism–based chronotoxicity of brucine in mice［J］. Toxicol Lett, 2019, 313: 188–195.

［13］ZHANG W, GUO J, WANG D, et al. Effect of CYP3A inducer/inhibitor on pharmacokinetics of five alkaloids in Evodiae Fructus［J］. Chem Biol Interact, 2020, 327: 109146.

［14］LEE S K, KIM N H, LEE J, et al. Induction of cytochrome P450s by rutaecarpine and metabolism of rutaecarpine by cytochrome P450s［J］. Planta Med, 2004, 70（8）: 753–757.

［15］温艳清, 王琳, 赵楠, 等. 代谢组学技术在中药毒性机制及解毒机制研究中的应用［J］. 中国药物警戒, 2018, 15（5）: 280–285.

［16］LIU Y, HUANG R, LIU L, et al. Metabonomics study of urine from Sprague–Dawley rats exposed to Huang–yao–zi using（1）H NMR spectroscopy［J］. J Pharm Biomed Anal, 2010, 52（1）: 136–141.

［17］邵凤, 刘林生, 阿基业. GC/TOF–MS 代谢组学技术研究雷公藤甲素在大鼠体内的急性毒性［J］. 中国药科大学学报, 2014, 45（6）: 703–709.

［18］王曼姝, 孙思彤, 袁宇, 等. 功能代谢组学在中药毒性评价中的研究策略及其应用［J］. 中草药, 2023, 54（2）: 349–358.

［19］袁满, 高建平, 汪选斌, 等. 中药毒理研究进展［J］. 亚太传统医药, 2024, 20（1）: 225–232.

［20］魏桂林, 何青青, 金强, 等. 线粒体损伤介导的药源性脏器损伤评价模型研究进展［J］. 世界中医药, 2020, 15（23）: 3523–3535.

［21］唐千茴, 张昊然, 张陆勇, 等. 雷公藤甲素肝毒性研究进展［J］. 中国药物警戒: 1–9.

［22］FU Q, HUANG X, SHU B, et al. Inhibition of mitochondrial respiratory chain is involved in triptolide–induced liver injury［J］. Fitoterapia, 2011, 82（8）: 1241–1248.

［23］HASNAT M, YUAN Z, NAVEED M, et al. Drp1–associated mitochondrial dysfunction and mitochondrial autophagy: a novel mechanism in triptolide–induced hepatotoxicity［J］. Cell Biol Toxicol, 2019, 35（3）: 267–280.

［24］HASNAT M, YUAN Z, ULLAH A, et al. Mitochondria–dependent apoptosis in triptolide–induced hepatotoxicity is associated with the Drp1 activation［J］. Toxicol Mech Methods, 2020, 30（2）: 124–133.

［25］YANG X, ZHANG Y, LIU Y, et al. Emodin induces liver injury by inhibiting the key enzymes of FADH/NADPH transport in rat liver［J］. Toxicol Res（Camb）, 2018, 7（5）: 888-896.

［26］DONG X, FU J, YIN X, et al. Induction of apoptosis in HepaRG cell line by Aloe-Emodin through generation of reactive oxygen species and the mitochondrial pathway［J］. Cell Physiol Biochem, 2017, 42（2）: 685-696.

［27］DONG X, FU J, YIN X, et al. Aloe-emodin induces apoptosis in human liver HL-7702 cells through Fas death pathway and the mitochondrial pathway by generating reactive oxygen species［J］. Phytother Res, 2017, 31（6）: 927-936.

［28］李芝奇, 范琦琦, 陈美琳, 等. 中药肝毒性的物质基础与作用机制研究进展［J］. 中草药, 2021, 52（13）: 4082-4095.

［29］LI X, LI X, LU J, et al. Saikosaponins induced hepatotoxicity in mice via lipid metabolism dysregulation and oxidative stress: a proteomic study［J］. BMC Complement Altern Med, 2017, 17（1）: 219.

［30］LI J, SHEN F, GUAN C, et al. Activation of Nrf2 protects against triptolide-induced hepatotoxicity［J］. PLoS One, 2014, 9（7）: e100685.

［31］ZHOU L L, ZHOU C, LIANG X W, et al. Self-protection against triptolide-induced toxicity in human hepatic cells via Nrf2-ARE-NQO1 pathway［J］. Chin J Integr Med, 2017, 23（12）: 929-936.

［32］HOU Z, CHEN L, FANG P, et al. Mechanisms of triptolide-induced hepatotoxicity and protective effect of combined use of isoliquiritigenin: possible roles of Nrf2 and hepatic transporters［J］. Front Pharmacol, 2018, 9: 226.

［33］YAN X, KANG H, FENG J, et al. Identification of toxic pyrrolizidine alkaloids and their common hepatotoxicity mechanism［J］. Int J Mol Sci, 2016, 17（3）: 318.

［34］刘方, 张建永, 李晓飞. 内质网应激在药物致肝毒性机制中的研究进展［J］. 中国药房, 2019, 30（15）: 2150-2155.

［35］GU L L, SHEN Z L, LI Y L, et al. Oxymatrine causes hepatotoxicity by promoting the phosphorylation of JNK and induction of endoplasmic reticulum stress mediated by ROS in LO2 cells［J］. Mol Cells, 2018, 41（5）: 401-412.

［36］肖翾, 李永国, 马若翔, 等. 斑蝥素致肝脏慢性损伤的研究［J］. 中药药理与临床, 2016, 32（6）: 65-69.

［37］JIA Z, ZHAO C, WANG M, et al. Hepatotoxicity assessment of *Rhizoma Paridis* in adult Zebrafish through proteomes and metabolome［J］. Biomed Pharmacother, 2020, 121: 109558.

［38］彭朋, 元唯安. 中药药源性肝毒性的研究进展［J］. 药物评价研究, 2021, 44（8）: 1783-1792.

［39］牛成伟, 陆宾, 季莉莉, 等. 黄独素B诱导小鼠急性肝损伤及其机制［J］. 中国中药杂志, 2014, 39（7）: 1290-1292.

［40］齐双岩, 金若敏, 梅彩霞, 等. 白芍对川楝子减毒作用机制研究［J］. 中成药, 2011, 33（3）: 404-406.

［41］周璐, 姚广涛, 曹智丽, 等. 吴茱萸水煎液致小鼠肝毒性机制研究［J］. 中国实验方剂学杂志, 2013, 19（22）: 269-272.

［42］李春雨, 李晓菲, 涂灿, 等. 基于内毒素模型的何首乌特异质肝损伤评价［J］. 药学学报, 2015, 50（1）: 28-33.

［43］HE L, YIN P, MENG Y, et al. Immunological synergistic mechanisms of trans-/cis-stilbene glycosides in Heshouwu-related idiosyncratic liver injury［J］. Sci Bull（Beijing）, 2017, 62（11）: 748-751.

［44］ZHANG L, NIU M, WEI A W, et al. Clinical correlation between serum cytokines and the susceptibility to *Polygonum multiflorum*-induced liver injury and an experimental study［J］. Food Funct, 2022, 13（2）: 825-833.

［45］ZHANG L, NIU M, WEI A W, et al. Risk profiling using metabolomic characteristics for susceptible individuals of drug-induced liver injury caused by *Polygonum multiflorum*［J］. Arch Toxicol, 2020, 94（1）: 245-256.

［46］LI C, RAO T, CHEN X, et al. HLA-B*35:01 allele is a potential biomarker for predicting *Polygonum multiflorum*-induced liver injury in humans［J］. Hepatology, 2019, 70（1）: 346-357.

［47］GAO Y, WANG Z, TANG J, et al. New incompatible pair of TCM: Epimedii Folium combined with Psoraleae Fructus induces idiosyncratic hepatotoxicity under immunological stress conditions［J］. Front Med, 2020, 14（1）: 68-80.

［48］QIN N, XU G, WANG Y, et al. Bavachin enhances NLRP3 inflammasome activation induced by ATP or nigericin and causes idiosyncratic hepatotoxicity [J]. Front Med, 2021, 15(4): 594–607.

［49］WANG Y, XU G, WANG Z, et al. Psoralidin, a major component of Psoraleae Fructus, induces inflammasome activation and idiosyncratic liver injury [J]. Int Immunopharmacol, 2021, 92: 107352.

［50］LIU T, XU G, LI Y, et al. Discovery of bakuchiol as an AIM2 inflammasome activator and cause of hepatotoxicity [J]. J Ethnopharmacol, 2022, 298: 115593.

［51］GAO Y, XU G, MA L, et al. Icariside I specifically facilitates ATP or nigericin–induced NLRP3 inflammasome activation and causes idiosyncratic hepatotoxicity [J]. Cell Commun Signal, 2021, 19(1): 13.

［52］WANG Z, XU G, WANG H, et al. Icariside Ⅱ, a main compound in Epimedii Folium, induces idiosyncratic hepatotoxicity by enhancing NLRP3 inflammasome activation [J]. Acta Pharm Sin B, 2020, 10(9): 1619–1633.

［53］GAO Y, SHI W, TU C, et al. Immunostimulatory activity and structure–activity relationship of epimedin B from Epimedium brevicornu Maxim [J]. Front Pharmacol, 2022, 13: 1015846.

［54］ZHANG M L, ZHAO X, LI W X, et al. Yin/Yang associated differential responses to Psoralea corylifolia Linn. in rat models: an integrated metabolomics and transcriptomics study [J]. Chin Med, 2023, 18(1): 102.

# 第九节　中药配伍减毒新策略新方法

我国历代医家非常重视中药安全性问题，积累总结了丰富而宝贵的中药毒性理论与安全用药经验，如"有故无殒""十八反""十九畏"、辨证（病）减毒、配伍减毒、炮制减毒等，相关经典理论和实践经验为保证中药新药开发和临床安全精准用药发挥了不可替代的作用[1-3]。但是，随着中医药在全球范围的使用越来越广泛，由于中药本身的复杂性、特殊性以及中西药联用日益普遍，人们生活方式改变、人类疾病谱变化等因素，逐渐暴露和发现了中药安全性新情况、新问题，这严重挑战了人们对中药安全性传统认识，同时也导致上市中成药不断被预警甚至撤市，成为制约中药现代化发展的难题[4-5]。近年来中药毒性理论认知实现突破，研究证实中药不仅有传统的固有型毒性，还存在与机体和用药环境等因素相关的特异质型毒性和间接型毒性，在科学认知中药毒性类型基础上，建立有效的防控手段是降低临床用药风险的关键，也是保障新药开发成功的基础和根本[6-7]。

## 一、中药配伍安全用药面临问题

传统中医理论中形成了丰富的控"毒"用"毒"方法，如炮制减毒、配伍减毒、辨证减毒等[1, 8]。中药方剂是依照组方配伍原则，归纳总结临床经验并将若干药物配合而成的药物，这也是中药新药开发组方来源的主要途径，在中药组方过程中，配伍遣方是实现减毒增效核心手段和方法。其中，配伍减毒具有便捷、灵活、高效、可操作性好等突出特点，是中医临床组方控毒的核心手段，尤其在中药新药研发中，传统中药配伍减毒理论和方法是组方优化的核心理论基础，成为降低中药新药研发安全风险的关键所在[9]。

传统中医药理论对于中药配伍减毒原理的认知主要是从性味、归经、七情等方面进行归纳和阐析[9]，《神农本草经》将这些关系总结归纳为"有单行者，有相须者，有相使者，有相畏者，有相恶者，有相反者，有相杀者，凡此七情，合和视之"。这"七情"之中，相畏指一种药物的毒性或副作用能被另一种药物克制，相杀则是一种药物能减轻或消除另一种药物的毒性或副作用。相畏、相杀能减缓甚至消除药物毒副作用，以保证用药安全，是中药配伍控毒的主要理论基础，也是中药炮制减毒和中毒解毒的重要理论依据。尽管在后世的实际应用中又积累了不少颇有价值的配伍药对，但这些理论认识还较为宏观抽象，缺少现代科学机制的阐释，尤其是针对传统较少认知的特异质型毒性和间接型毒性中药难以形成易于参考和复制的应用策略，这导致中药在新药研发阶段往往难以发现安全性问题，一旦药物上市应用于临床，由于受机体以及药物互作等因素的影响，导致药物不良反应逐渐暴露，甚至药物被预警和撤市。

## 二、成份靶标效应互作中药配伍减毒新策略

传统中药配伍减毒主要是通过一种药物的有毒成份能被另一种药物减缓甚至消除的作用。目前配伍控毒策略也主要基于固有型毒性认知并围绕直接型毒性成份开展，重点考察配伍前后毒性成份化学反应变化、溶出度变化、体内过程和行为差异，特别是毒性物质在体内的暴露方式、暴露量和暴露时间等[10-11]，需要指出的是，如毒性物质亦是药效物质，通过减少成份暴露和溶出方式实现减毒也可能导致药物疗效降低，因此采用减少毒性相关成份暴露和溶出为主的配伍减毒策略，需首先全面评估配伍对毒效关系的影响。此外，特异质型毒性和间接型毒性中药，往往没有或难以找到明确的直接型毒性物质，导致基于毒性物质的配伍减毒思路难以有效实施，因此亟需建立符合中药毒性认知特点的有毒中药配伍减毒策略和方法。为此，有学者提出了基于成份靶标效应互作的中药配伍减毒策略和方法，即通过成份互作、靶标互作和（或）效应互作阻断药物损害发生和促进损伤修复开展中药配伍减毒研究，从而建立符合现代中药毒性认知理论的中药配伍减毒对策，实现临床安全精准用药。成份靶标效应互作既关注了配伍中药对毒性相关物质和毒性靶标介导的损害发生阻断效应，也关注了中药通过药性互作和功效互作对损伤后修复的影响，尤其是对毒性相关物质及靶标通路进行干预，可直接阻断药物损害发生，是更为有效科学的配伍减毒策略和方法（见图 12-9-1）[12]。

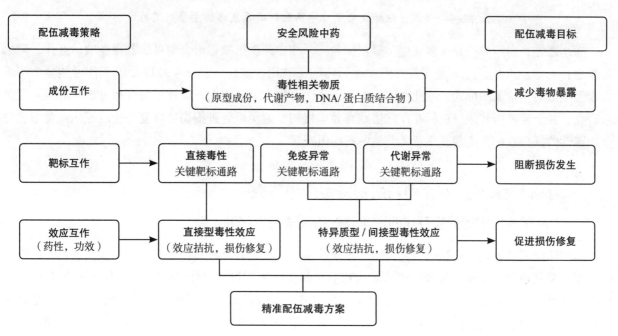

图 12-9-1　成份靶标效应互作中药配伍减毒策略和方法

成份靶标效应互作是建立中药配伍减毒对策的最佳策略之一，由于中药的毒性类型及成因机制认知水平存在差异，其应用形式应有所不同（见图 12-9-2）：①针对毒性相关物质明确且为非主要药效物质的中药，可通过成份互作降低毒性相关物质溶出和体内暴露实现配伍减毒；②针对毒性靶标机制明确且

为非主要药效机制的中药，可通过直接抑制毒性靶标通路建立配伍减毒策略；③针对毒性相关物质为其主要药效物质的中药，由于其诱发损伤的机制往往是其药理效应机制，成份互作和靶标互作可能导致药效降低，因此采用效应互作抑制损害发生或促进损伤修复是建立配伍减毒的主要策略；④针对毒性相关物质及靶标机制不明确的中药，由于难以建立基于成份互作和靶标互作的配伍减毒方案，因此通过效应互作阻断损害或促进损伤修复是建立配伍减毒的首要对策；⑤针对固有型毒性中药，可以通过成份互作或者靶标互作配伍建立配伍减毒策略；⑥针对特异质型毒性中药，可通过调控机体易感因素、毒性相关物质及其靶标通路建立配伍减毒策略和方法；⑦针对间接型毒性中药，由于其毒性发生往往是机体因素合并药理效应导致的，采用成份互作和靶标互作进行配伍减毒可能导致药效降低，因此可通过靶向调控免疫、代谢等机体易感因素等建立效应互作配伍减毒对策；⑧无论是何种毒性类型中药，最终通过直接和间接效应机制诱导细胞组织器官损伤，因此可利用效应互作建立配伍减毒对策，但效应互作往往通过促进损伤后修复实现配伍减毒，而并非真正抑制损害发生，这可能掩盖药物实际对人体造成的伤害，不能作为配伍减毒的最佳选择，但在中药毒性相关物质及靶标机制不明确时，可有效弥补成份互作和靶标互作减毒策略和方法的不足，是实现中药配伍减毒的重要手段。

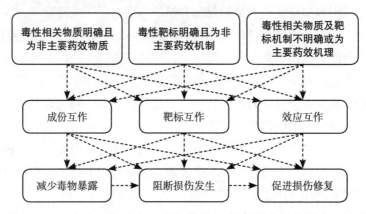

图 12-9-2　成份靶标效应互作中药配伍减毒策略的主要应用形式

除此之外，由于中药存在多成份、多靶标效应，在中药配伍减毒组合中可能既存在成份互作、靶标互作也存在效应互作，尤其是在复方中多种药味配伍联用，成份－靶标－效应交织互作可能是中药组方配伍减毒最为常见的形式，因此在明确配伍减毒组合和方剂基础上，应针对组合和方剂开展毒－效关系研究，并全面解析其成份靶标互作配伍减毒效应机制，避免以促进损伤后修复为主的配伍减毒形式对药物毒性的掩盖效应，实现真正意义上的中药配伍减毒。

### 三、成份靶标效应互作中药配伍减毒应用研究

#### （一）基于成份靶标效应互作的淫羊藿配伍减毒对策研究

本团队前期结合临床和基础研究证实了淫羊藿诱发免疫特异质肝损伤的客观性及成因机制，研究表明淫羊藿及其成份淫羊藿次苷 II、淫羊藿次苷 I 和朝藿定 B 等可特异性增强特定因素介导的 NLRP3 炎症小体活性诱发肝损伤，并由此提出了淫羊藿免疫特异质肝损伤"三因致毒"机制假说[13-16]。结合淫羊藿特异质肝损伤的成因机制和特点，本团队开展了基于成份靶标效应互作的淫羊藿配伍减毒研究。传统中医药理论认为"善补阳者，必于阴中求阳，则阳得阴助而生化无穷；善补阴者，必于阳中求阴，则阴得阳升而泉源不竭"。而淫羊藿"辛、甘，温"，较为燥热，阴虚火旺者忌用，因此，临床常需配伍滋阴药物，以调和药性，平补肾中阴阳。本团队课题组选取常与淫羊藿配伍的补阴药进行评价，证实中药女贞子可抑制淫羊藿引起的炎症小体活化作用，在此基础上，构建药物特异质肝损伤评价模型开展了女

贞子与淫羊藿配伍减毒研究，通过评估肝功能指标和肝脏组织病理改变以及炎症小体相关通路活性等，确证女贞子可以通过阻断炎症小体活性减轻淫羊藿诱导的免疫特异质肝损伤[17]，由此建立基于成份靶标效应互作的淫羊藿配伍减毒策略和方法，为淫羊藿临床精准用药提供了基础。

### （二）基于成份靶标效应互作的何首乌配伍减毒对策研究

何首乌是临床常用补益类中药，但近年来国家药品不良反应监测中心多次通报了何首乌及其相关制剂诱发肝损伤问题[18-20]。本团队针对何首乌致肝损伤的客观性及成因机制进行了研究，证实其诱发肝损伤的客观性及免疫特异质属性，阐释机体免疫应激、何首乌免疫活性成份及肝损伤易感成份协同诱发肝损伤的效应机制，并发现了首个传统药物特异质肝损伤易感基因，由此提出了中药免疫特异质肝损伤"三因致毒"机制假说，在此基础上，从易感人群辨识、辨证减毒、炮制减毒等角度建立何首乌安全风险防控对策，并提出了中药"人-药-用"三维风险防控对策[21-23]。

何首乌气温、味苦涩，苦补肾，温补肝，养血益肝、固精益肾，性不寒不燥。虽然何首乌在各版《中药学》中划分为补血药，但根据其药性功能，不少医家和学者仍然认为何首乌可补益阴精，为"阴中阳药"，阴虚火旺、热毒内蕴则应慎用何首乌，应用时可适当配伍茯苓、白芍、当归等。基于此，本团队开展了基于成份靶标效应互作的何首乌配伍减毒研究，发现茯苓、甘草、三七可降低何首乌肝毒性，其中何首乌配伍茯苓减毒的效果较好，甘草次之，三七稍差，证实了"何首乌以茯苓为使"科学内涵，也为何首乌制剂开发和临床安全精准用药提供了基础[24]。

为明确中药白芍降低何首乌肝损伤风险的潜在价值，结合何首乌致免疫特异质肝损伤的成因机制，本团队采用网络药理学预测"何首乌-白芍"互作的主要成份和靶点，揭示了"何首乌-白芍"共同调控的天然免疫关键靶点和通路，发现两者共同作用于巨噬细胞极化相关的靶点通路[25]。在此基础上，利用巨噬细胞极化模型对何首乌、白芍及其配伍组合进行研究，证实白芍可逆转何首乌对 M2 巨噬细胞极化的抑制效应，进一步利用药物特异质肝损伤大鼠评价模型研究证实，白芍可通过调控 M2 巨噬细胞极化缓解何首乌诱导的免疫特异质肝损伤，由此证实了白芍配伍降低何首乌肝毒性的潜在效应机制，提出了基于共性靶标机制的白芍配伍何首乌减毒策略，为何首乌及其制剂开发及安全合理用药提供依据，丰富了白芍配伍减毒的科学内涵[25]。

### （三）基于成份靶标效应互作的补骨脂配伍减毒对策研究

补骨脂辛、苦、温，入肾、脾经。根据中医药性和归经理论分析，补骨脂燥性较为明显，因此临床常配伍菟丝子、杜仲、五味子等来缓解药性。本课题组前期研究证实补骨脂不仅具有一定直接毒性，同时亦可通过活化炎症小体诱发免疫特异质肝损伤，并由此阐释了补骨脂及其多个成份靶向活化多种类型炎症小体诱发免疫特异质肝损伤的机制[26-29]。在此基础上，本团队秉承中医理论，基于阴阳互补的原则，开展了"微寒"药性中药白芍配伍降低补骨脂肝损伤风险研究，首先利用药物特异质肝损伤评价模型证实白芍可降低补骨脂肝损伤，并采用组学手段初步明确了白芍缓解补骨脂特异质肝损伤主要与免疫炎症有关；进一步运用计算化学等手段，预测了白芍降低补骨脂肝损伤可能是直接抑制补骨脂所致炎症小体活性发挥作用。在此基础上，采用 NLRP3 炎症小体活化的体外评价模型，明确白芍可直接抑制补骨脂诱发的 NLRP3 炎症小体活化，从而阐释了白芍配伍降低补骨脂肝损伤风险的靶标互作机制[30-31]。该研究基于成份靶标效应互作的中药配伍减毒策略构建了白芍与补骨脂配伍减毒组合，不仅为补骨脂临床安全精准用药提供了方案，也为中药配伍的科学研究和临床应用提供了基础。

### （四）基于成份靶标效应互作的甘草"调和诸药 解百毒"科学内涵解析

本团队利用成份靶标效应互作策略方法，不仅开展系列中药配伍减毒对策研究，还阐释了甘草"调

和诸药 解百毒"新机制。中药甘草具有补脾益气、清热解毒、祛痰止咳、缓急止痛、调和诸药等功效，其味甘性平，药性缓和，由于具有"调和诸药 解百毒"功效，常作为"使药"用于方剂，以协调寒热，平调升降，缓和药物烈性，减轻不良反应，并改善疗效[32-34]。《本草经集注》载：甘草"解百药毒，为九土之精，安和七十二种石，一千二百种草"，并将其"和诸药"作用比喻为药中"国老"。《本草纲目》也载，甘草"协和群品，有元老之功"，是"药中之良相"。《景岳全书本草正》载："甘草味至甘，得中和之性，有调补之功，故毒药得之解其毒。"由于甘草"调和诸药 解百毒"功效确切，使其成为方剂中最常见的中药，产生了"十方九草"的说法。但长期以来对甘草"调和诸药 解百毒"现代科学内涵认知不够系统全面，制约了甘草临床精准用药。

目前甘草"调和诸药 解百毒"研究主要聚焦降低毒性物质溶出暴露和调控药物代谢方面，研究表明甘草与附子合煎可降低乌头碱类成份溶出，其中甘草酸性成份及含羟基成份与附子生物碱发生沉淀反应和络合反应可降低毒性成份溶出和体内暴露[35]。甘草与马钱子配伍合煎亦可降低马钱子碱和番木鳖碱的溶出，并且研究还证实甘草成份亦可降低细胞对马钱子碱和番木鳖碱的吸收转运[36]。但受限于化合物特性，甘草在降低部分中药的毒性成份溶出暴露的同时亦可能促进其他中药的毒性成份溶出暴露，因此降低毒性成份溶出暴露尚难全面阐释甘草"调和诸药 解百毒"的科学内涵。此外，亦有研究显示甘草及其成份可通过调控药物代谢和转运酶促进毒性物质代谢和外排发挥减毒作用，如甘草可通过加快氧化反应和羟基化反应降低雷公藤甲素毒性，通过影响多种代谢酶活性降低马钱子毒性等[37]。但是需要指出的是，由于代谢酶在药物代谢中往往发挥双向作用，对药物代谢酶调控作用在降低部分中药毒性时亦可能影响其他中药成份代谢，导致药物疗效改变甚至毒性增加，因此对药物代谢酶调控作用亦不能全面阐释甘草"调和诸药 解百毒"的科学内涵。

甘草具有肾上腺皮质激素样作用，常用于炎性相关疾病防治。本课题组前期研究发现甘草中刺甘草查尔酮、甘草查尔酮 B、甘草多糖等多个成份和组方均可通过靶向抑制 NLRP3 炎症小体活性缓解多种因素诱导的脓毒症、肝损伤、肠损伤以及肺损伤等脏器损伤及疾病[38-40]，由此可以提出靶向抑制炎症小体或为甘草"调和诸药 解百毒"的新机制。在此基础上，本团队开展了基于成份靶标效应互作的甘草配伍减毒策略，证实甘草可通过靶向抑制淫羊藿和补骨脂介导的炎症小体活性降低其肝毒性[29]。需要指出的是，炎性损伤在固有型毒性中药所致损伤中为损伤继发效应，在特异质型和间接型毒性中药中则可能是损伤成因机制和继发效应综合作用的结果，但无论何种形式，通过效应互作阻断炎性损伤亦可实现配伍减毒，从而发挥甘草"解百毒"效应，由此本团队提出了靶向炎症小体的甘草"调和诸药 解百毒"新机制。此外，本团队研究还发现甘草提取物、甘草查尔酮 B、光甘草定、黄酮组分等可靶向抑制活胞质 DNA 感受器环磷酸鸟苷 – 腺苷酸合成酶 – 内质网接头蛋白（cyclicguanosine monophosphate-adenosine monophosphate synthase– stimulatorof interferon gene，cGAS–STING）通路活性及其介导的炎性疾病[41-44]。由此可见，甘草通过阻断炎性损伤是其配伍降低中药毒性的共性机理，从而发挥药物不良反应（ADR）广谱拮抗作用，这也科学阐释了甘草"调和诸药 解百毒"的科学内涵，为临床甘草配伍减毒和药物不良反应防控提供了科学依据（见图 12-9-3）。需要指出的是，甘草配伍淫羊藿和补骨脂是通过靶标互作阻断炎症小体活性实现配伍减毒，但当与其他中药配伍时，甘草可能是通过效应互作抑制炎症继发效应实现减毒，这会掩盖药物实际毒性，应用时应注意辨别。

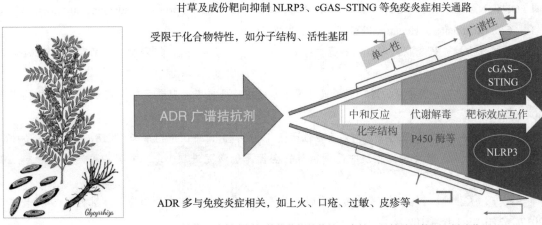

图 12-9-3 甘草"调和诸药 解百毒"的科学内涵

## 四、总结与展望

我国对中药安全性研究一直十分重视，在国家多个科技计划，特别是国家"973"计划中医专项支持下，针对传统"有毒"中药特别是固有型毒性中药（如乌头、附子、雄黄、朱砂等）及相关经典类方以及"十八反""十九畏"等中药毒性问题，开展了较为系统的毒理学评价以及物质基础、炮制减毒、作用机制、减毒增效研究[12, 45]，取得了一系列重要进展和成果，为传统"有毒"中药安全合理使用提供了科学依据。但破解中药安全性难题，要紧密结合实际，不仅要关注和研究传统有毒中药，更要解决新发现有毒中药的安全性问题。

目前，针对新发现中药安全性问题，特别是特异质型毒性和间接型毒性问题，不仅关注和研究不多，防控对策和措施更是十分有限。针对新发现的特异质型毒性或间接型毒性中药，采用控制用量、规范炮制等手段，难以获得理想的减毒效果，尤其是针对主要活性物质介导的特异质型毒性和间接型毒性中药，采用炮制或质量控制手段亦可导致药效降低。针对含不同毒性类型的中药，其安全性评价及风险防控研究的重点应有所不同，识别易感人群、辨证用药、复方配伍等将是防控中药特异质型毒性或间接型毒性发生的有效途径和抓手。因此，开展有毒中药研究，既要采用现代研究手段对其安全性风险的科学内涵进行诠释性和验证性的解析，更要建立符合中医药特点且被国内外认可的减毒策略和评价技术体系，切实解决国际国内高度关注的中药安全性新情况、新问题，以彰显中医药理论的科学生命力。基于成份效应靶标互作的中药配伍减毒策略和方法为中药临床精准用药提供了基础，为中药新药开发中组方配伍优化的减毒增效研究提供了理论依据和方法，也为公众使用更加高效安全的中药产品提供保障。

（柏兆方　石伟　王伽伯　肖小河）

## 参考文献

［1］肖小河，柏兆方，王伽伯，等. 中药安全性评价与药物警戒［J］. 科学通报，2021，66（增刊1）：407–414.

［2］中共中央 国务院. 关于促进中医药传承创新发展的意见［EB/OL］.（2019–10–20）. https://www.gov.cn/gongbao/content/2019/content_5449644.htm.

［3］LIU C, FAN H, LI Y, et al. Research advances on hepatotoxicity of herbal medicines in China［J］. Biomed Res Int, 2016, 2016：7150391. DOI: 10.1155/2016/7150391.

［4］FONTANA R J, BJORNSSON E S, REDDY R, et al. The evolving profile of idiosyncratic drug-induced liver injury ［J］. Clin Gastroenterol Hepatol, 2023, 21（8）: 2088-2099.

［5］张冰, 林志健, 张晓朦, 等. 中药药物警戒思想的挖掘与实践 ［J］. 药物流行病学杂志, 2016, 25（7）: 405-408.

［6］王伽伯, 肖小河, 杜晓曦, 等. 基于转化毒理学的中药肝损害客观辨识与早期诊断 ［J］. 中国中药杂志, 2014, 39（1）: 5-9.

［7］肖小河. "健康中国" 战略下的中药安全性研究与思考 ［J］. 中国中药杂志, 2018, 43（5）: 857-860.

［8］赵梓邯, 张琳, 李文斌, 等. 中药毒性与安全性评价研究进展 ［J］. 中国实验方剂学杂志, 2018, 24（20）: 208-216.

［9］柏兆方, 孟雅坤, 贺兰芝, 等. 传统无毒中药诱导的免疫特异质型肝损伤及其机制假说 ［J］. 中国药学杂志, 2017, 52（13）: 1105-1109.

［10］李建波, 张莉, 张洁. 药对配伍理论及相关研究概述 ［J］. 中医杂志, 2013, 54（15）: 1335-1340.

［11］PETER K, SCHINNERL J, FELSINGER S, et al. A novel concept for detoxification: complexation between aconitine and liquiritin in a Chinese herbal formula（'Sini Tang'）［J］. J Ethnopharmacol, 2013, 149（2）: 562-569.

［12］柏兆方, 王伽伯, 肖小河. 中药毒性认知创新与安全精准用药 ［J］. 中国中药杂志, 2022, 47（10）: 2557-2564.

［13］GAO Y, WANG Z, TANG J, et al. New incompatible pair of TCM: Epimedii Folium combined with Psoraleae Fructus induces idiosyncratic hepatotoxicity under immunological stress conditions ［J］. Front Med, 2020, 14（1）: 68-80.

［14］GAO Y, XU G, MA L, et al. Icariside I specifically facilitates ATP or nigericin-induced NLRP3 inflammasome activation and causes idiosyncratic hepatotoxicity ［J］. Cell Commun Signal, 2021, 19（1）: 13.

［15］WANG Z, XU G, WANG H, et al. Icariside Ⅱ, a main compound in Epimedii Folium, induces idiosyncratic hepatotoxicity by enhancing NLRP3 inflammasome activation ［J］. Acta Pharm Sin B, 2020, 10（9）: 1619-1633.

［16］GAO Y, SHI W, TU C, et al. Immunostimulatory activity and structure-activity relationship of epimedin B from *Epimedium brevicornu* Maxim ［J］. Front Pharmacol, 2022, 13: 1015846.

［17］ZHAO X M, WU Z X, WANG Y, et al. Compatibility with Fructus Ligustri Lucidi effectively mitigates idiosyncratic liver injury of Epimedii Folium by modulating NOD-like receptor family pyrin domain containing 3 inflammasome activation ［J］. World Journal of Traditional Chinese Medicine, 2024, 10（2）: 159-170.

［18］郭玉明, 涂灿, 何琴, 等. 何首乌安全用药对策 ［J］. 家庭科技, 2019（6）: 32-33.

［19］朱云, 刘树红, 王伽伯, 等. 何首乌及其制剂导致药物性肝损伤的临床分析 ［J］. 中国中西医结合杂志, 2015, 35（12）: 1442-1447.

［20］ZHANG L, NIU M, WEI A W, et al. Clinical correlation between serum cytokines and the susceptibility to *Polygonum multiflorum*-induced liver injury and an experimental study ［J］. Food Funct, 2022, 13（2）: 825-833.

［21］柏兆方, 高源, 左晓彬, 等. 免疫调控与特异质型药物性肝损伤发生机制研究进展 ［J］. 药学学报, 2017, 52（7）: 1019-1026.

［22］肖小河, 郭玉明, 王伽伯, 等. 中草药相关肝损伤的科学评价与防控: 以何首乌为例 ［J］. 中西医结合肝病杂志, 2021, 31（3）: 193-196.

［23］LI C, RAO T, CHEN X, et al. HLA-B*35:01 allele is a potential biomarker for predicting *Polygonum multiflorum*-induced liver injury in humans ［J］. Hepatology, 2019, 70（1）: 346-357.

［24］庞晶瑶, 李雨萌, 柏兆方, 等. 基于高内涵分析的何首乌对肝窦内皮细胞损伤的配伍减毒研究 ［J］. 中国现代中药, 2015, 17（4）: 331-334.

［25］XIU Y, WU Z X, CHEN Y C, et al. Paeoniae Radix Alba effectively attenuates *Polygonum multiflorum* Thunb.-induced idiosyncratic liver injury by modulating M2 macrophage polarization ［J］. Acupunct Herb Med, 2024, 4（2）: 209-221.

［26］LIU T, XU G, LI Y, et al. Discovery of bakuchiol as an AIM2 inflammasome activator and cause of hepatotoxicity［J］. J Ethnopharmacol, 2022, 298: 115593.

［27］QIN N, XU G, WANG Y, et al. Bavachin enhances NLRP3 inflammasome activation induced by ATP or nigericin and causes idiosyncratic hepatotoxicity［J］. Front Med, 2021, 15（4）: 594-607.

［28］WANG Y, XU G, WANG Z, et al. Psoralidin, a major component of Psoraleae Fructus, induces inflammasome activation and idiosyncratic liver injury［J］. Int Immunopharmacol, 2021, 92: 107352.

［29］刘婷婷, 梁龙鑫, 徐广, 等. 补骨脂定-刺甘草查尔酮配伍减毒机制［J］. 中国实验方剂学杂志, 2023, 29（1）: 45-51.

［30］许颖杰, 王贤玲, 牟文清, 等. 基于NLRP3炎症小体探讨白芍总苷胶囊改善急性肺损伤的作用机制［J］. 中国中药杂志, 2024, 49（10）: 2754-2765.

［31］XU Y, WANG X, WANG Y, et al. New compatible pair of TCM: Paeoniae Radix Alba effectively alleviate Psoraleae Fructus-induced liver injury by suppressing NLRP3 inflammasome activation［J］. Heliyon, 2024, 10（14）: e34591.

［32］李鹏杰, 邓毅, 曼琼, 等. 甘草解毒现代研究进展［J］. 中国中医药信息杂志, 2019, 26（3）: 137-140.

［33］王彩兰, 王艳, 张如意. 甘草的调和诸药及解毒作用初探［J］. 微量元素与健康研究, 1996（3）: 33-34.

［34］罗子宸, 张雯, 杨瑞, 等. 甘草"调和诸药"生物药剂学机制的研究进展［J］. 中草药, 2021, 52（1）: 267-277.

［35］沈红, 朱玲英, 姚楠, 等. 甘草与附子配伍对乌头碱、新乌头碱、次乌头碱大鼠药动学的影响［J］. 中药材, 2011, 34（6）: 937-942.

［36］闫雪生, 朱建伟, 江波, 等. 马钱子与甘草配伍前后士的宁和马钱子碱的HPLC分析［J］. 亚太传统医药, 2009, 5（10）: 18-19.

［37］刘建群, 刘一文, 王雪梅, 等. 甘草对雷公藤甲素与雷公藤内酯酮体内代谢成分的影响［J］. 中国实验方剂学杂志, 2013, 19（13）: 169-173.

［38］LI Q, FENG H, WANG H, et al. Licochalcone B specifically inhibits the NLRP3 inflammasome by disrupting NEK7-NLRP3 interaction［J］. EMBO Rep, 2022, 23（2）: e53499.

［39］XU G, FU S, ZHAN X, et al. Echinatin effectively protects against NLRP3 inflammasome-driven diseases by targeting HSP90［J］. JCI Insight, 2021, 6（2）:

［40］KAN W, LI Q, LI P, et al. *Glycyrrhiza uralensis* polysaccharides ameliorate acute lung injury by inhibiting the activation of multiple inflammasomes［J］. Journal of Functional Foods, 2023, 100: 105386.

［41］WEN J, MU W, LI H, et al. Glabridin improves autoimmune disease in Trex1-deficient mice by reducing type I interferon production［J］. Mol Med, 2023, 29（1）: 167.

［42］LUO W, XU G, SONG Z, et al. Licorice extract inhibits the cGAS-STING pathway and protects against non-alcoholic steatohepatitis［J］. Front Pharmacol, 2023, 14: 1160445.

［43］LUO W, SONG Z, XU G, et al. LicochalconeB inhibits cGAS-STING signaling pathway and prevents autoimmunity diseases［J］. Int Immunopharmacol, 2024, 128: 111550.

［44］WEN J, QIN S, LI Y, et al. Flavonoids derived from licorice suppress LPS-induced acute lung injury in mice by inhibiting the cGAS-STING signaling pathway［J］. Food Chem Toxicol, 2023, 175: 113732.

［45］陈岩, 唐莹莹, 杨莉, 等. "有毒"中药生物碱类成分的毒性及代谢研究进展［J］. 药学学报, 2023, 58（11）: 3285-3295.

# 第十节　中药毒理学与安全性评价数据库

中药因其疗效好、副作用少等特点在疾病防治中应用广泛，越来越多的人为了慢性病治疗、日常保健、养生抗衰等需求，长期服用中药。然而中药的部分物质长期或超量服用可能存在潜在的安全风险；特别是近年来，一些传统"无毒"中药被报道可导致严重不良反应，在国内外引起较高关注，其影响面广、争议巨大。随着现代科学技术的发展，药物毒性的认知模式发生了重要变化，我们应客观理性地对待中药安全性问题，不可夸大，但也不可轻视，更不要避讳。

中药的毒理研究涉及大量复杂的数据，包括中药的成份、药效、不良反应、评价工具等多方面信息。近年来，计算机科学的发展深刻影响了经典的中药毒理学研究。借助先进的计算机技术，对大规模中药毒理学数据进行分析，结合生物信息学、机器学习和数据挖掘等方法，可以分析中药复杂成份及其在生物体内的精确作用机制，为中药毒理学研究提供了新的途径。构建中药毒性数据库，对海量数据进行有效存储和管理，为数据有序访问和检索、中药毒理学研究框架和模型的建立提供了可靠支撑。

## 一、中药毒性数据库简介

中药毒性研究是中药安全性研究的重要内容，将具有毒性的中药成份及其作用机制进行整理是进行中药毒性研究的基础。目前常用于中药毒性研究的数据库主要分为以下几种[1]：①疾病相关数据库，收录了导致疾病损伤的中药及成份，阐明了疾病与环境暴露等之间的关系，用于说明化学成份和疾病间的关系；②成份相关数据库，收集了与中药成份相关信息，将药材与成份进行关联，用于收集整合毒性成份相关信息；③机制靶点相关数据库，包含了中药的药物及靶点信息并进行关联，用于中药功能及机制研究；④代谢相关数据库，提供了中药毒性成份代谢相关的信息，用于中药毒性成份代谢研究；⑤风险评估相关数据库，收录了中药潜在有毒元素的信息，利用模拟模型进行风险评估并提高效率。

然而数据库技术在中药毒理领域中的应用仍处于起步阶段，目前仍以中药药理学和成份挖掘、筛选相关的数据库为主，需加强开发更系统、更精准推进中药毒性研究工作的数据库。整合国内外中药相关毒性数据库研究进展，对其进行分类汇总，详见表12-10-1、表12-10-2、表12-10-3。

**表 12-10-1　中药毒理信息数据库**

| 类型 | 数据库名称 | 简介 | 创新点 | 贡献 |
|---|---|---|---|---|
| 国内 | MRTCM[a][2] | 涉及4000万条消费数据、14种中药潜在有毒元素浓度及利用蒙特卡罗模拟评估8个要素的风险；包括消费数据库、污染物数据库和概率风险评估算法 | ①率先在网站上开发中药消费公共数据库，以提高个别中药风险评估的准确性；②根据中国市场中药样品中潜在有毒元素（PTEs）的浓度建立污染物数据库；③中药潜在有毒元素浓度可以用于中医药风险管理，适用于中药的风险评估 | 中医药风险管理可以显著提高风险评估效率，为决策者优化风险管理提供合理指导 |

| 类型 | 数据库名称 | 简介 | 创新点 | 贡献 |
|---|---|---|---|---|
| | QSAR 预测毒性数据库[3] | 包含 984 个中草药重要成份 | ①包括 4 个子库：基本化学信息子库、化学结构式图子库、毒性实验数据子库和毒性 QSAR 预测数据子库；②利用毒性实验数据子库可以对预测的中草药成份毒性进行可靠性评价 | 研究将对中草药成份的毒性预测方法进行探索，以促进中草药的毒性识别和中药现代化 |
| | TCM-Mesh[4] | 包含 6235 种中药材、383840 种化合物、14298 个基因、6204 种疾病、144723 个基因与疾病关联、3440231 对基因相互作用、163221 个不良反应记录和 71 个毒性记录 | ①记录了从各种资源收集的中药相关信息，主要是中药不良反应和毒性记录；②可以高通量的方式为中药制剂的网络药理学分析服务 | 有效建立"化合物 - 蛋白质 / 基因 - 疾病"网络，揭示小分子的调控原理，有助于从分子水平了解中药制剂的潜在机制 |
| 国内 | TCMToxDB[b][5] | 包含 597 种常见毒性中药，涉及 486 种毒性化合物及 105 个毒性相关靶标；是传统中药毒性数据库 | ①整合常见毒性中药，涉及毒性化合物及其毒性相关靶标，存储各类有毒中药相关信息，侧重在毒性方面的归结；②规划设置了 4 个数据信息子库，均从实用性角度出发，实现了针对不同搜索条件进行查找 | 中药毒性资源的整合，为后期的禁忌查询、方剂配伍、炮制减毒等应用奠定基础 |
| | TCMBank[6] | 包含 9192 种草药、61966 种成份、15179 个靶标、32529 种疾病及其内在关联信息；更新后的 TCMBank 增加了 29602 种草药成份数量；是目前最大的可下载非商业数据库 | ①通过不断更新智能文档识别模块，提供最新的中医相关信息；②提供了大量的草药 / 成份信息，包括性质、理化性质和 3D 结构，以及其靶点 / 病害信息；③可以利用人工智能辅助的预测模型获得了中西医可能的不良反应风险的预测结果 | 进一步促进中药先导药物发现实验设计中的虚拟筛选过程；提供了一个方便的网站，可以自由探索草药、成份、基因靶标及相关通路或疾病间的关系 |
| | TCMSTD[c][7] | 包含 252 种有毒中药、22 种不良反应制剂、4361 种化学成份、226 种有毒成份、2425 种毒性靶点；是首个关注中药安全性的数据库 | ①收录了中药毒性靶标和药效学作用信息，对毒性 - 中药信息的挖掘进行系统集成与分析；②嵌入了 TCMSTD 中的涵盖 5 种毒性作用的毒性靶标子数据库；③基于成份结构信息进行毒性预测 | 系统总结了有毒中药的作用靶点，填补了中药安全使用系统数据库的空白，为中药毒性研究提供基础 |

注：a. MRTCM：Probabilistic risk assessment of metals and metalloids in traditional Chinese medicine；b. TCMToxDB：Traditional Chinese Medicine Toxicity Database；c. TCMSTD：Traditional Chinese Medicine System Toxicology Database。

**表 12-10-2　肝毒性化合物相关数据库**

| 类型 | 数据库名称 | 简介 | 创新点 | 贡献 |
|---|---|---|---|---|
| 国外 | LiverTox[8] | 超过 1400 多种已知或可能导致肝损伤的药物 | ①提供药物、膳食补充剂和草药导致肝损伤相关信息；②描述每种药物的肝毒性风险，提供可用于支持肝损伤预防和控制的临床研究 | 有助于患者寻求药物引起的肝损伤信息，为临床诊断和管理肝损伤提供指导 |

续表

| 类型 | 数据库名称 | 简介 | 创新点 | 贡献 |
|---|---|---|---|---|
| 国外 | HDS[d][9] | 296 个独特的 HDS，其中 147 个 HDS 来自欧洲药品管理局（EMA），179 个 HDS 来自 MedlinePlus，31 个 HDS 来自 PubMed | ①支持通用名、产品名称、化学式、医学应用、潜在肝毒性、HDS- 药物相互作用和性别优势的全文检索；②提供最新的 HDS 肝毒性资源，支持 FDA 的监管决策 | 有助于发现 HDS 肝毒性病例报告 |
| 国内 | LTMap[10] | 包含 170 个化合物预先构建的毒理基因组表达参考谱 | ①从最大的公共毒理基因组学数据集中识别肝脏毒理学模式；②将先前由 CMap 建立的倍数变化排序方法应用于毒理基因组数据的表达谱相似性比较；③可以根据药物的毒性基因组学模式将与毒理效应相关的分子过程联系起来 | 根据已知药物的可用毒理基因组学信息，在药物开发的早期阶段辨别毒性；有望帮助研究人员识别和解释基因表达数据中显著和协调变化的模式，并可能对药物安全性和有效性评估有用 |
| 国内 | Hepatox[11-12] | 涉及 500 多种已知引起肝损伤的药物数据，包括 FDA 批准的药物和草药；是中国建立的第 1 个在线药物性肝损伤数据库 | ①收录药物性肝损伤相关的药物、中草药等及临床病例信息；②作为交互式网站，允许用户提交与药源性肝损伤相关的病例报告 | 包含具有肝毒性副作用的草药信息，显著改善了药物性肝病的诊断、管理、预防和治疗 |
| 国内 | Herb–hepatotoxic ingredient network[13] | 涉及 223 种肝毒性成份，187 种肝毒性草药；首次构建的"药–药"网络 | ①从系统发育关系和构毒关系两个角度对数据进行分析，估计肝毒性风险；②快速识别中药 / 中药方剂的肝毒性成份、阐明肝损伤的机制 | 用于快速、全面地鉴定中药 / 中药方剂的肝毒性分子基础 |
| 国内 | HILI 数据集[e][13] | 包含 335 种肝毒性药用植物，296 种肝毒性成份，584 种保肝成份 | ①从系统发育关系和构毒关系两个角度对潜在的肝毒性草药进行分析；②确定了 8 个主要的骨架肝毒性和审查其肝毒性机制；③基于 SARpy 软件确定了 15 个肝毒性警示结构（SA） | 为构建预测 HILI 的计算机模型奠定基础；可能会帮助医生和药理学家减少 HILI |

注：d. HDS：Herbal Dietary Supplements；e. HILI：Herb–induced liver injury。

### 表 12-10-3　其他毒性化合物相关数据库

| 类型 | 数据库名称 | 简介 | 创新点 | 贡献 |
|---|---|---|---|---|
| 国内 | CTD[f][14] | 收集了 17117 种化学成份、54355 个基因、6187 种表型、7274 种疾病和 202000 次暴露事件 | ①每个月更新 1 次数据，共包括 5000 万个毒理基因组关系；②提供环境化合物影响人类健康的数据信息，促进构建潜在的分子机制和不良结果途径；③将化学品、基因、表型、疾病和暴露的毒理学信息联系起来 | 首次为全世界研究人员提供了多种毒理学信息，包括不同类型分子的毒理学数据以及来自各种生物体的毒理学数据等 |
| 国内 | CEBS[g][15] | 涵盖了国家毒性项目（NTP）在 45 年内进行研究的各种毒理学数据，包括 12750 个测试物品（化学品、环境制剂）的 10250 多项研究数据 | ①创建了公共 CEBS 数据仓库，允许用户访问 CEBS 的汇总数据；②主要内容包括一般毒理学、致癌性、遗传毒理学和基因表达；③数据设计的一项改进包括能够捕获发育和生殖毒理学数据 | CEBS 开发和培养的不断增长可提高毒理学数据的可用性和科学界的可及性 |

续表

| 类型 | 数据库名称 | 简介 | 创新点 | 贡献 |
|---|---|---|---|---|
| 国内 | NTP[h][16] | 已评估了2800多种环境物质对人类健康的潜在影响 | ①主要职能之一是选择和测试化学品的毒性；②为诸多化学品或药物提供了系统的短期毒性、器官毒性等基础科学数据 | 为促进健康或预防疾病的计划、活动和政策提供科学依据；在生成、解释和共享有关环境中潜在危险物质的毒理学信息方面发挥关键作用 |
| | SIDER[i][17] | 包含1430种药物、5880种不良反应和140064对药物不良反应的数据 | 能够追踪药物不良反应频率、不良反应分类、药物-靶点关系，全面记录药物治疗作用机制和引起不良反应的方式 | 有助于阐明并减少药物不良反应，降低假阳性率，提高药物使用安全 |
| | TOXNET[j][18] | 总共包括15个数据库如HSDB、IRIS、GENE-TOX、CCRIS等 | 是一个免费的毒理学、环境健康、危险化学品、有毒物质释放和职业健康数据库集成系统，总共包括15个数据库，可以一次全部检索或单独检索，发现潜在有害物质；所有数据库都免费 | 提供有关药物和化学品的具体信息，供医疗保健专业人员用于提供患者护理，预防疾病和治疗 |
| | ToxRefDB[k][19] | 包含来自1100多种化学品的5900多项指南或类指南研究的体内研究数据 | 包括有关研究设计、化学治疗、剂量、治疗组参数、治疗相关和关键（不良）效应的信息 | 可作为研究设计、定量剂量反应、特定效果和终点测试状态信息的资源，以评估化学品安全性 |
| 国外 | RTECS[l][20] | 包含184700多种化学物质的基本毒性信息 | 引用来自3800多个来源，包括急性毒性、多剂量毒性、遗传毒性、致癌性、生殖毒性、皮肤和眼睛刺激等 | 针对关键的毒理学信息数据丰富，有助于推动相关毒性物质的基础研究 |

注：f. CTD：Comparative Toxicogenomics Database；g. CEBS：Chemical Effects in Biological Systems；h. NTP：National Toxicology Program；i. SIDER：Side Effect Resource；j. TOXNET：Toxicology Data Network；k. ToxRefDB：Toxicity Reference Database；l. RTECS：Registry of Toxic Effects of Chemical Substances。

## 二、毒性预测工具

近年来，以现代分析化学及化学物毒理学研究的理论与实验数据为基础，结合计算机技术与信息科学，对药物毒理学实验数据进行分析和归纳，开发了用于毒性预测的方法和工具，主要有TOPKAT，T.E.S.T，HazardExpert，DEREK，MultiCASE，TCMCardioTox等[20-22]。它们具有快速、高效、经济、不依赖实验条件等优点，能为新化学物的健康和生态毒性评价提供参考依据，毒性预测工具的主要特点总结见表12-10-4。

### 表12-10-4　毒性预测工具

| 工具 | 综合评价 | | | AI | | | | 其他 | |
|---|---|---|---|---|---|---|---|---|---|
| | 灵敏度 | 正确度 | 经济性 | 模型 | 支撑算法 | 底层数据库 | 输出参数 | 网站/软件 | 开源/不开源 |
| TOPKAT[20, 23] | √ | | | 基于数据统计的专家预测系统 | 构建QSAR模型、算法不透明 | 毒理知识数据库 | 14种毒性预测终点 | 软件 | 不开源 |

| 工具 | 综合评价 | | | AI | | | | 其他 | |
|------|------|------|------|------|------|------|------|------|------|
| | 灵敏度 | 正确度 | 经济性 | 模型 | 支撑算法 | 底层数据库 | 输出参数 | 网站/软件 | 开源/不开源 |
| T.E.S.T[25] | | √ | | QSAR模型 | 5种QSAR预测方法 | 孟菲斯大学Tetratox数据库、美国国家医药图书馆 | 7种毒性预测终点、9种理化性质预测终点 | 软件 | 开源 |
| Hazard Expert[20, 27-28] | √ | √ | | 基于规则的专家预测系统 | 知识库透明 | 毒理知识数据库 | 7种毒性预测终点、评估代谢产物毒性、分子量，$\log P$，$pK_a$ | 软件 | 不开源 |
| DEREK[20, 29] | √ | √ | | 基于规则的专家预测系统 | 知识库透明 | 毒理知识数据库 | 12种毒性预测终点 | 软件 | 不开源 |
| MultiCASE[20, 30] | | | | 基于数据统计的专家预测系统 | 构建QSAR模型、深度学习技术 | 细菌致突变性数据库、啮齿动物致癌性数据库、异生代谢数据库、其他支持数据库 | 6种毒性预测终点、评估代谢产物毒性 | 软件 | 不开源 |

## （一）TOPKAT（www.accelrys.com）

由 Accelrys 公司开发，是以数据统计为基础的专家系统，以大量文献资料的毒理学信息作为数据基础，加以分析和计算后建立定量结构活性关系（quantitative structure activity relationship，QSAR）模型来预测化学物的健康、生态毒理学数据。特点：在预测终点方面，能预测多种急性或慢性毒理作用和毒性数据，包括外源物质的致突变性、致癌性、敏感性、刺激性等；提供分子描述的结构及其毒性贡献值、相似指数等；可以预测口服毒性数据、大鼠吸入毒性值[半数致死浓度（$LC_{50}$）]，特有的最佳预测区间能提示预测结果的正确性[20, 23]。例如：利用 TOPKAT 软件的分子碎片常数模型对木犀草素（来源于中药草木犀）的致突变性进行预测[24]，选择小鼠口服毒性 $LD_{50}$ 作为预测终点，得到 $LD_{50}$ 为 521.5mg/kg，证明木犀草素诱突变概率较高。

## （二）T.E.S.T（www.epa.gov）

由美国国家环境保护局（Environmental Protection Agency，EPA）开发，集成了多种算法构建的 QSAR 模型，使用户能够轻松评价急性毒性，包括分层方法、组贡献方法、单一模型方法、最近邻方法、共识方法[25]。特点：根据化合物的结构信息预测其潜在毒性及理化性质，包括较为常见的7种毒性预测终点（如48小时 $LC_{50}$、96小时 $LC_{50}$ 等）、发育毒性与致突变性的分析和9种理化性质预测终点；不同的预测方法能弥补单一预测方法的局限性，结果可信度较高。例如：采用层次（分析）法，使用呆头黑鱼模型对氯苯进行毒性分析[26]，得到 $LC_{50}$ 为 20.49mg/L，与实验值 22.93mg/L 相近。

## （三）HazardExpert（www.compudrug.com）

由 Compudrug 公司开发，使用毒效团模型对未知化合物进行毒性预测。要预测外源物质的致突变性、致癌性、致畸性、皮肤敏感性、刺激性、免疫毒性、神经毒性等。特点：与传统的毒性研究相比，HazardExpert 既快速又经济；不仅能够预测可疑毒素，还能预测其代谢物[20, 27-28]。

## （四）DEREK（www.chem.leeds.ac.uk）

由 Lhasa Limited 公司开发，是通过"结构 – 毒性"知识规则预测化合物的潜在毒性，是 FDA 和 EMA 法规中推荐使用、国家药品监督管理局（原国家食品药品监督管理总局）认可的化合物毒性风险评估软件[20, 29]。主要预测外源性物质的致突变性、致癌性、致畸性、刺激性、神经毒性、甲状腺毒性、呼吸敏感性和皮肤敏感性等。特点：可确保警示结构规则能基于最新的毒理知识进行定期更新、覆盖广泛的化学结构空间、降低研发风险、节约时间和成本、预测结果自动进行 ICH M7 分类、提供阴性预测、单界面进行多种预测，提高效率。

## （五）MultiCASE（www.multicase.com）

由 Multicase 公司开发，是由 3 个主要软件程序组成：CASE Ultra 和 META Ultra 主要用于代谢物的（Q）SAR 分析和预测，DeepLM 可使用深度学习技术预测化合物的诱变潜力[20, 30]。主要预测外源性物质的致癌性、致畸性、刺激性、短期毒性等。特点：由多个不同类型的数据库提供支持，包括细菌致突变性数据库、啮齿动物致癌性数据库、异生代谢数据库及其他支持数据库，可作为模型训练的数据源、毒性的结构警报，协助计算。

## （六）TCMCardioTox（http://rcdd.sysu.edu.cn:8080/home.aspx）

由中山大学药学院徐峻团队开发的基于网络和结构相似性搜索算法的中药心血管毒性评价软件，包括三部分：文献报道的中药心血管不良反应、中药和相应的已知化学结构、化学结构相似性算法。该方法的优点是简单和快速，但不能用于解释作用机制[22]。例如：TCMCardioTox 预测钩藤具有心血管毒性[22]，可导致心律失常、低血压甚至致癌；并进一步用动物模型验证，结果表明与该工具预测结果一致。

## 三、中药安全性评价工具

中药的复杂性和药物 – 机体相互作用的难预测性决定了中药毒性和安全性研究的难点。据报道，已有多种技术被用于实现特定的中药毒性和安全性评价，可应用于中药毒性的物质基础分析、系统揭示有毒中药的生物学机制、证明经典中药配伍理论、促进创新药物的研发等[31]。

### （一）早期中药毒性检测平台：基于药物毒理基因组学和代谢组学相结合的中药早期毒性发现技术

由高月教授团队开发，该平台应用于中药早期安全性预测的研究，基于对多种商业基因芯片平台转移能力的系统研究，开发了一种针对该平台的毒理学基因组数据整合分析方法。这种方法包括改进的决策森林（IDF）方法，准确率高达 92%[32-34]。

应用实例：在该平台上建立了基于黄曲霉毒素 $B_1$ 等常见中药生物毒物的基因表达谱芯片检测方法，比传统的血清生化指标和组织病理学检查方法更敏感[31]。

### （二）中药剂量－毒性研究的急性毒性评估方法：首次采用常用毒理学和生物信息学相关方法建立

由高月教授团队开发，该方法以"18种不相容药物"作为研究对象，以小鼠死亡率为指标，分别进行了1∶1相容性、$2^7$统一设计和剂量固定的中位致死剂量（$LD_{50}$）的急性毒性实验。结果表明，1∶1相容性实验提供的实用数据太少；$2^7$统一设计实验虽产生了足够的相容性毒性数据，但数据量大、分散，不适合分析和总结。固定的$LD_{50}$不同相容性下的剂量实验不仅获得了与1∶1相容性和$2^7$统一的设计实验，也提供了可用于增加或降低毒性的相容性[35-36]。

应用实例：藜芦和白芍药属于18种不相容的药物，研究发现当藜芦的剂量高于或等于白芍药时，急性毒性增加，UPLC-TOF-MS分析结果显示藜芦生物碱含量变化与毒性呈高度正相关，且藜芦碱对SH-SY5Y细胞的细胞毒性随着芍药苷浓度的增加而降低，这为不相容理论机制提供了依据[36]。

### （三）基于药物代谢酶和受体途径研究中药相互作用的快速筛选方法

由张伯礼院士团队开发，主要包括分泌荧光素酶报告基因的构建（该基因由双远端增强子和近端启动子线性级联）、体外筛选细胞系的构建、报告基因技术的可靠性测试，以及后者在中药化学成份相互作用快速筛选中的应用。这些方法可为中药相容性毒性研究和中药相容性毒物的代谢物分析提供重要手段[37]。

应用实例：利用该体外筛选技术，筛选了人参皂苷和乌头碱等许多常见的中药成份，并获得了具有潜在CYP450抑制/诱导能力的靶向化合物[37]。

### （四）基于计算毒理学和分子毒理学的中药毒性机制研究技术

主要包括基于SuperCYP和HIT等数据库，朱永亮、叶祖光研究员团队建立了一种基于药物相容性规律的计算毒理学方法；由于探针药物混合物方法可以自发地为多种亚酶提供探针药物，可以通过测量生物样品中每个探针代谢物的代谢速率同时获得多种代谢酶的表征[38-42] a computer-based expert system（derived from the LHASA chemical synthesis design program。李桦研究员团队、高月教授团队基于逆转录酶聚合酶链式反应（RT-PCR）和Western blot测定建立大鼠细胞色素P450亚酶活性的测定方法和药物相互作用平台。

应用实例：研究了决明子水提液对大鼠肝脏CYP450同工酶有不同程度诱导或抑制作用，特别是对于CYP2C11、2E1亚型酶、酶活性与mRNA、蛋白质表达水平具有一致性，提示药物合用时应考虑到其药物相互作用[42]。

### （五）基于多种成份配伍的优化减毒技术

主要包括刘昌孝院士、范骁辉教授团队利用相关网络毒理学方法，提出了基于毒性机理、毒性作用模式和统计模型的系统建模预测方法，提高了药物毒性预测的准确性[21, 43]。基于支持向量机（SVM）、$k$-最近邻算法（$k$-NN）和最近质心的综合毒性预测方法，开发了能够快速计算和分析中药毒物的软件。

应用实例：运用代谢组学的方法对中药川乌的化学毒性成份进行了分析与预测，通过包括5-羟基-6-甲氧基吲哚葡糖苷酸、4,6-二羟基喹啉、甘氨酸等17个相关的生物标志物确定了川乌的毒性[43]。

### （六）发现中药注射剂过敏原的新方法

基于血管通透性的增加，梁爱华研究员团队建立了能够快速、客观、定量分析中药注射诱导的类过敏类反应的大鼠和小鼠细胞模型和测试模型[44-46]。通过模拟皮肤变化、血压下降和呼吸困难等过敏反应的某些临床症状，鞠爱春研究员团队建立使用比格犬模型的过敏性评估方法。这些方法的敏感性和可靠性通过已知的阴性对照和阳性对照以及具有诱导临床过敏反应风险的药物进行了验证，并形成一个综合评价体系，对中药注射过敏反应的常规发现方法进行了突破。

应用实例：青霉素能够在模拟青霉素速发型超敏反应临床症状的小鼠模型中引起血管高通透性，且抗组胺剂和ROCK抑制剂都能减轻小鼠的青霉素超敏反应。该实验首次发现并证实了青霉素过敏反应的新机制，推翻了青霉素过敏是 I 型超敏反应的传统观点[45]。

### （七）早期靶器官毒性预测的生物标志物筛查、确认和优化方法

早期的方法中，针对不同器官的毒性药物，利用大鼠模型进行实验，未观察到病理生化指标明显异常，无法筛选早期靶器官毒性评价的内源性生物标志物，存在一定缺陷。李玉波研究员团队使用多变量统计方法包括支持向量机（SVM）和接收者操作特征（ROC）曲线来验证、优化和识别最佳预测生物标志物[47-49]。

应用实例：使用多柔比星（20mg/kg）、异丙肾上腺素（5mg/kg）和5-氟尿嘧啶（125mg/kg）诱导大鼠产生心脏毒性，确定了10种心脏毒性的特异性生物标志物（SVM模型的预测率为90.0%）；使用庆大霉素（100mg/kg）、依替米星（100mg/kg）和两性霉素B（4mg/kg）建立大鼠肾损伤模型，确定了5种早期肾毒性生物标志物（SVM模型的预测率为95.8%）；使用四氯化碳（5ml/kg），对乙酰氨基酚（1500mg/kg）和阿托伐他汀（5mg/kg）建立大鼠肝毒性模型，确定了10种早期生物标志物肝毒性（SVM模型的预测率为94.9%）[47-49]。

### （八）中药制剂安全性评价的体外多参数细胞成像方法

体外多参数细胞成像方法能够从机制上研究中药制剂引起的不良反应，并作为动物实验的替代方案。朱彦教授团队采用高内涵分析法对HepG2细胞系进行部分中药注射液（穿琥宁注射液、穿心莲注射液、香丹注射液、丹红注射液、苦参碱注射液等）上市后肝毒性再评价分析，测定线粒体膜电位、细胞膜完整性、细胞内和细胞外离子通量强度、细胞膜通透性以及细胞活力[1, 50-51]。与传统的肝毒性检测相比，该方法具有更高的灵敏度，有望成为中药注射液体外肝毒性测试的理想模型。

应用实例：在100mol/L的浓度条件下，何首乌中的芦荟大黄素、大黄素、大黄酸和没食子酸会导致细胞活力显著下降。由于线粒体质量和线粒体膜电位显著提高，推测何首乌的肝毒性可能与线粒体介导的细胞凋亡有关[51]。

## 四、总结与展望

日常监管中，安全性评价主要涉及中药新药开发以及已上市品种的再评价。传统的中药安全性评价主要通过动物实验进行，耗时、费力、成本较高，而且因为种属差异等原因，安全性评价结果与临床表现不完全一致。随着各类前沿技术方法的发展，特别是各类人工智能算法与计算工具的不断涌现，为中药安全性研究与评价带来了更多技术工具，提升了中药监管的效率和科学性。中药毒理学与安全性评价数据库为用户提供了便捷界面进行浏览、搜索、可视化和下载关键信息，可以更好地管理中药毒性研究的相关信息，为寻找中药毒性与药物成份、剂型、用法用量等因素间的关联性分析提供研究基础，并有助于优化中药的安全性评价方法；对现有的中药相关毒性数据库进行整合和完善，可以提高数据的准确性和完整性，为监管部门提供决策依据，并及时发现中药在现代化过程中存在的问题和挑战。

近年来，已有专业书籍介绍中药毒理学和中药安全性研究与评价，如《中药安全性研究基础与方

法》《中药毒性理论与安全性评价》《常用有毒中药现代研究与应用》《中药注射剂临床安全性评价技术指南》《毒理学教程》《现代中药毒理学》等，有助于指导中药的临床安全合理用药。

本节内容系统介绍了中药毒性数据库与安全预测评价工具的研究现状。借助多学科交叉融合创新，未来可以继续整合中药配伍毒性评价、中药方剂毒性研究等进展，形成更为饱满的知识网络，希望为中药研究的安全性和有效性评价提供有力支持，助力中药现代化发展。

（范骁辉　李璐　卢钰　钱竞扬）

# 参考文献

［1］聂嘉璇，钱文秀，王曼姝，等. 中药毒性相关数据库的研究现状及对比研究［J］. 中草药，2023（22）：7588-7596.

［2］XU X, LI L, ZHOU H, et al. MRTCM: A comprehensive dataset for probabilistic risk assessment of metals and metalloids in traditional Chinese medicine［J］. Ecotoxicology and Environmental Safety, 2023, 249: 114395.

［3］高雅，姚碧云，周宗灿. 中草药重要成分的 QSAR 预测毒性数据库的建立［J］. 毒理学杂志，2015，29（6）：399-401.

［4］ZHANG R Z, YU S J, BAI H, et al. TCM-Mesh: The database and analytical system for network pharmacology analysis for TCM preparations［J］. Scientific Reports, 2017, 7（1）: 2821.

［5］谢伯添. 中药毒性数据库的构建及应用研究［D］. 广州：华南理工大学，2022.

［6］LÜ Q, CHEN G, HE H, et al. TCMBank-the largest TCM database provides deep learning-based Chinese-Western medicine exclusion prediction［J］. Signal Transduction and Targeted Therapy, 2023, 8（1）: 127.

［7］SONG L, QIAN W, YIN H, et al. TCMSTD 1.0: a systematic analysis of the traditional Chinese medicine system toxicology database［J］. Science China Life Sciences, 2023, 66（9）: 2189-2192.

［8］HOOFNAGLE J H, SERRANO J, KNOBEN J E, et al. LiverTox: a website on drug-induced liver injury［J］. Hepatology（Baltimore, Md.）, 2013, 57（3）: 873-874.

［9］ZHU J, SEO J E, WANG S, et al. The development of a database for herbal and dietary supplement induced liver toxicity［J］. International Journal of Molecular Sciences, 2018, 19（10）: 2955.

［10］XING L, WU L, LIU Y, et al. LTMap: a web server for assessing the potential liver toxicity by genome-wide transcriptional expression data［J］. Journal of Applied Toxicology: JAT, 2014, 34（7）: 805-809.

［11］中国药物性肝损伤首个网站"HepaTox"正式发布［J］. 上海交通大学学报：医学版，2014，34（6）：938-938.

［12］茅益民. HepaTox：促进中国药物性肝损伤临床和转化研究的专业网络平台［J］. 肝脏，2014（8）：575-576.

［13］HE S, ZHANG C, ZHOU P, et al. Herb-induced liver injury: phylogenetic relationship, structure-toxicity relationship, and herb-ingredient network analysis［J］. International Journal of Molecular Sciences, 2019, 20（15）: 3633.

［14］DAVIS A P, WIEGERS T C, JOHNSON R J, et al. Comparative Toxicogenomics Database（CTD）: update 2023［J］. Nucleic Acids Research, 2023, 51（D1）: D1257-D1262.

［15］MARTINI C, LIU Y F, GONG H, et al. CEBS update: curated toxicology database with enhanced tools for data integration［J］. Nucleic Acids Research, 2022, 50（D1）: D1156-D1163.

［16］SILLS R, BRIX A, CESTA M, et al. NTP/NIEHS Global Contributions to Toxicologic Pathology［J］. Toxicologic Pathology, 2017, 45（8）: 1035-1038.

［17］KUHN M, LETUNIC I, JENSEN L J, et al. The SIDER database of drugs and side effects［J］. Nucleic Acids Research, 2016, 44（D1）: D1075-1079.

［18］FOWLER S, SCHNALL J G. TOXNET: information on toxicology and environmental health［J］. The American Journal of Nursing, 2014, 114（2）: 61–63.

［19］FESHUK M, KOLACZKOWSKI L, WATFORD S, et al. ToxRefDB v2.1: update to curated *in vivo* study data in the Toxicity Reference Database［J］. Frontiers in Toxicology, 2023, 5: 1260305.

［20］WOLFGANG G H I, JOHNSON D E. Web resources for drug toxicity［J］. Toxicology, 2002, 173（1–2）: 67–74.

［21］范晓辉, 赵筱萍, 金烨成, 等. 论建立网络毒理学及中药网络毒理学研究思路［J］. 中国中药杂志, 2011, 36（21）: 2920–2922.

［22］LU F, GU Q, WU R, et al. A structure–similarity–based software for the cardiovascular toxicity prediction of traditional chinese medicine［J］. Bioinformation, 2012, 8（2）: 110–113.

［23］王思怿, 范宾. TOPKAT 和 TEST 软件在化学物毒性预测中的应用［J］. 职业卫生与应急救援, 2017, 35（1）: 1–572.

［24］唐晔翎, 梁鹏晨, 史俊峰, 等. 骨愈灵胶囊活性成分治疗骨质疏松的生物信息学分析［J］. 中国组织工程研究, 2022, 26（12）: 1899–1906.

［25］MARTIN T M. User's guide for T.E.S.T.（version 4.2）（Toxicity Estimation Software Tool）［M/OL］. https://www.epa.gov/sites/production/files/201605/documents/600r16058.pdf.

［26］王红. 有机物定量结构–性质/活性关系（QSAR）结合 T.E.S.T 软件评估氯代苯类化合物毒性初步研究［D］. 兰州: 西北师范大学, 2012.

［27］FINLEY J W, ROBINSON S F, ARMSTRONG D J.［ACS Symposium Series］Food Safety Assessment Volume 484: A flavor priority ranking system［J］. 1992. DOI: 10.1021/bk–1992–0484.ch019.

［28］GREENE N. Computer systems for the prediction of toxicity: an update［J］. Advanced Drug Delivery Reviews, 2002, 54（3）: 417–431.

［29］PATLEWICZ G, RODFORD R, WALKER J D. Quantitative structure–activity relationships for predicting mutagenicity and carcinogenicity［J］. Environmental Toxicology and Chemistry, 2003, 22（8）: 1885–1893.

［30］CHAKRAVARTI S K, SAIAKHOV R D. MultiCASE platform for in silico toxicology［J］. Methods in Molecular Biology（Clifton, N.J.）, 2022, 2425: 497–518.

［31］GAO Y, LIANG A, FAN X, et al. Safety research in traditional Chinese medicine: methods, applications, and outlook［J］. Engineering, 2019, 5（1）: 76–82.

［32］李晗, 王宇光, 高月. 孕烷 X 受体对细胞色素 P450 CYP3A 基因表达的调控在中药配伍禁忌及中药毒性早期预测中的应用［J］. 中国药理学与毒理学杂志, 2015, 29（6）: 967–972.

［33］胡超, 汤响林, 李杰, 等. 基于 UPLC/QTOF–MS 技术的补骨脂水提物对大鼠血浆代谢组学研究［J］. 中药药理与临床, 2016, 32（1）: 22–26.

［34］WANG Y, FENG Q, HE P, et al. Genomics approach of the Natural product pharmacology for high impact diseases［J］. International Journal of Genomics, 2018, 2018: 9468912.

［35］LIN Xiaoqi, GUO Xinmiao, ZHANG Yingxue, et al. Experimental study on acute and repeated dose toxicity of traditional Chinese medicine Kangguan granule on juvenile rats［J］. Chinese Journal of Pharmacovigilance, 2017, 14（11）: 653.

［36］ZHANG X, WANG Y, LIANG Q, et al. The Correlation between chemical composition, as determined by UPLC–TOF–MS, and acute toxicity of *Veratrum nigrum* L. and *Radix paeoniae* Alba［J］. Evidence–Based Complementary and Alternative Medicine: eCAM, 2014, 2014: 892797.

［37］李晗, 王宇光, 马增春, 等. 人参皂苷 Rc、Re、Rf 和 Rg1 对药物代谢酶 CYP1A1 活性诱导作用研究［J］. 中国药理学通报, 2016, 32（9）: 1217–1223.

［38］朱永亮, 叶祖光. 计算毒理学与中药毒性预测的研究进展［J］. 中国新药杂志, 2011, 20（24）: 6.

［39］SANDERSON D M, EARNSHAW C G. Computer prediction of possible toxic action from chemical structure;

the DEREK system［J］. Human & Experimental Toxicology, 1991, 10（4）: 261–273.

［40］BAKIRE S, YANG X, MA G, et al. Developing predictive models for toxicity of organic chemicals to green algae based on mode of action［J］. Chemosphere, 2018, 190: 463–470.

［41］VALERIO L G, ARVIDSON K B, CHANDERBHAN R F, et al. Prediction of rodent carcinogenic potential of naturally occurring chemicals in the human diet using high–throughput QSAR predictive modeling［J］. Toxicology and Applied Pharmacology, 2007, 222（1）: 1–16.

［42］许龙龙, 汤响林, 马增春, 等. 决明子水提液对大鼠肝脏 CYP450 酶的影响［J］. 中国中药杂志, 2016, 41（8）: 1504–1510.

［43］刘睿, 李新宇, 李亚卓, 等. 网络毒理学及其在中药毒性成分预测中的应用研究［J］. 中草药, 2018, 41（5）: 709–715.

［44］易艳, 李春英, 赵雍, 等. 中药注射剂不良反应及类过敏反应研究进展［J］. 中国中药杂志, 2021, 46（7）: 1711–1716.

［45］HAN J, YI Y, LI C, et al. Involvement of histamine and RhoA/ROCK in penicillin immediate hypersensitivity reactions［J］. Scientific Reports, 2016, 6: 33192.

［46］万梅绪, 张燕欣, 王蕴华, 等. 注射用益气复脉（冻干）对 BN 大鼠和比格犬的致敏性研究［J］. 中草药, 2020, 43（8）: 1548–1553.

［47］LI Y, JU L, HOU Z, et al. Screening, verification, and optimization of biomarkers for early prediction of cardiotoxicity based on metabolomics［J］. Journal of Proteome Research, 2015, 14（6）: 2437–2445.

［48］LI Y, DENG H, JU L, et al. Screening and validation for plasma biomarkers of nephrotoxicity based on metabolomics in male rats［J］. Toxicology Research, 2016, 5（1）: 259–267.

［49］LI Y, WANG L, JU L, et al. A systematic strategy for screening and application of specific biomarkers in hepatotoxicity using metabolomics combined with ROC curves and SVMs［J］. Toxicological Sciences: An Official Journal of the Society of Toxicology, 2016, 150（2）: 390–399.

［50］WANG M, LIU C X, DONG R R, et al. Safety evaluation of chinese medicine injections with a cell imaging–based multiparametric assay revealed a critical involvement of mitochondrial function in hepatotoxicity［J］. Evidence–Based Complementary and Alternative Medicine: eCAM, 2015, 2015: 379586.

［51］马喆, 赵珺睿, 董冉冉, 等. 基于高内涵分析技术的何首乌提取物及其主要成分肝毒性研究［J］. 中草药, 2016, 47（22）: 4021–4029.

# 第十三章
# 中药质量控制与评价方法

## 第一节　中药质量控制的监管需求

药品质量控制一般是指采用现代分析技术识别真假，检测不纯物和鉴定活性化合物的结构，并在此基础上测定其浓度。对于中药质量控制而言，常用的中药质量控制方法包括药材的外观性状鉴别、化学定性鉴别、指标成份检测、化学指纹图谱等。中药质量控制研究一直是中药研究与发展的关键，是保证中药产品安全、有效的重要基础。中药材的质量受多种因素的影响，如生长环境、生长年限、土壤条件、炮制技术、贮存条件等[1]。同时，由于中药生产涉及多个环节，再加上中药成份的多样性、各种可控和不可控因素交叉，导致中药产品的质量差异悬殊，特别是有关其有效性和安全性指标的差异明显。

近些年来虽然中药质量控制的理化分析技术发展较快，但仍存在一些共性问题，如质控指标是否为药效成份，是否可以真正反映中药质量乃至临床疗效。由于中药成份的复杂性以及技术因素所限，中药质量控制领域存在的诸多瓶颈问题尚未解决，中药产品安全性、有效性和一致性受到质疑，不利于中药产业的现代化和国际化[2]。鉴于此，建立完整、科学、先进的且符合中医药使用特点的中药质量控制与评价体系，以实现对中药生产各环节质量的有效监控，对于保障中药药效和药用安全，促进中药产业发展有重要意义。

### 一、中药质量控制体系的形成与发展

自《中华人民共和国药典》(简称《中国药典》) 1963 年版首次将中药与化学药品标准版分开收载以来，中药的质量标准在不断提高完善，尤其是近 10 年来，随着现代仪器分析技术的快速发展及人工智能技术的兴起，中药质量控制与评价模式正在从依靠传统经验、主要有效成份及指标成份检测，逐渐向多指标成份、"一测多评"、指纹图谱、生物标志物等方面深入推进[2]。对中药的质量控制，从"丸散膏丹，神仙莫辨"，到现在有了较为完善的质量标准体系[3]。从《中国药典》收录中药品种标准数量来看，近 60 年来已经从最早的 1963 版收录的 643 个品种增加到 2020 版收录的 2711 个中药品种（见图 13-1-1）。

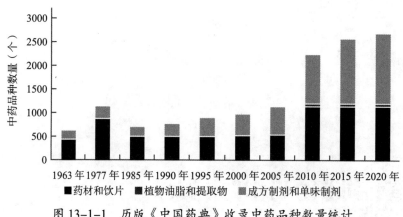

图 13-1-1　历版《中国药典》收录中药品种数量统计

### （一）基于传统感官的质控模式

在传统中药质量控制和评价模式中，因检验技术缺乏先进性，对中药物质的真伪多通过显微鉴定和性状鉴定判断，其是对中药质量实践的经验总结，故亦可认为是基于传统经验的质控模式。该评价模式主要根据中药的外观性状及特殊物理、化学现象，利用看、摸、闻、尝、水试、火试等方法来进行中药质量控制与评价，具有简便、易操作、安全、高效等优势[4]。如经验鉴别中，何首乌皮部有 4~11 个类圆形异型维管束环列，形成"云锦状花纹"；如松贝，层鳞叶 2 瓣，大小悬殊，大瓣紧抱小瓣，未抱部分呈新月形，习称"怀中抱月"；如味连，多集聚成簇，常弯曲，形如鸡爪，表面有不规则结节状隆起、须根及须根残基，有的节间表面平滑如茎秆，习称"过桥"；如羚羊角，对光透视，上半段中央有一条隐约可辨的细孔道直通角尖，习称"通天眼"。

### （二）基于主要有效成份及指标成份的质控模式

随着分析技术的发展，中药质控模式逐渐由经验鉴别向仪器定量分析过渡，以中药中的指标性成份作为中药质量真伪优劣的判别方式。然而中药的化学成份较为复杂，难以进行全指标测定。一般情况下，主要以有效成份、有效部位、毒性成份或特异性指标成份等作为质量控制的技术指标。检测的载体也由以往的感官判断发展为紫外分光度读法、高效液相色谱法、气相色谱法、气－质联用法、液－质联用法等。如三七中的人参皂苷 $Rg_1$、人参皂苷 $Rb_1$ 及三七皂苷 $R_1$ 是其重要功效成份，故将它们的含量作为三七的质控指标；如酸枣仁中的斯皮诺素被认为是其专属性成份，将斯皮诺素的含量作为酸枣仁的质控指标；如千里光中的阿多尼弗林碱可导致肝毒性，故将阿多尼弗林碱的含量作为千里光限度检查指标，以保证药用安全。

### （三）基于多指标测定的质控模式

多成份中药整体质量控制模式是中药整体观理念的产物，一测多评法、双标多测法、对照提取物法等创新性中药质量控制方法的提出解决了单一指标成份模糊药物整体特征的局限性问题。2020 年版《中国药典》中质量控制项对多成份进行测定的品种已有上百种，中药质量控制模式正逐渐从单一化学指标向多成份整体质量控制模式转变。

1. 一测多评法（QAMS）

一般是采用一种对照品作为参照物，并建立参照物与各待测组分之间的校正因子，从而达到通过使用一个对照品即可对多指标进行测定的质控技术。《中国药典》2010 版首次在黄连的含量测定项中采用 QAMS 法，即使用一个对照品盐酸小檗碱，测得黄连中巴马汀、黄连碱、表小檗碱、药根碱的含量[5]。至 2015 版《中国药典》QAMS 的使用扩展到 9 个品种，并在植物提取物（银杏叶提取物）、中成药（咳特灵片等）中均有使用。QAMS 的优势在于化学对照品使用数量减少，简化了操作，降低了实验成本，但存在方法在不同仪器、系统中耐用性不佳的问题。

### 2. 双标多测法

孙磊等[6]于 2013 年提出将双标多测法应用于中药的质控分析，所谓双标多测法是使用 2 个对照品，分别用双标线性校正法进行色谱峰定性和校正因子定量。如有研究以人参皂苷 $Rb_2$ 和人参皂苷 Re 为对照品，同时测定西洋参破壁饮片中的 8 个皂苷类成份，经验证发现此法准确性、重现性均较好。双标多测法的探索研究为解决中药质控中的对照品需求问题提供了一种新的路径，一定程度上弥补了 QAMS 定性与定量误差问题，具有较好的应用前景。

### 3. 对照提取物法

中药对照提取物是指经特定提取工艺制备的含有多种有效成份或指标成份，用于中药材（含饮片）、提取物、中成药等鉴别或含量测定用的标准物质。一般来讲对照提取物化学组成比例相对固定，且具有来源信息、制备工艺、理化特性等详细数据。2005 版《中国药典》首次将对照提取物用于中药的质控标准中，这在质量标准用对照品方面中药质控体系一次大的飞跃。近 10 年来，对照提取物的优势逐渐凸显，其在中药质控中的应用也越来越广泛，至 2020 版《中国药典》对照提取物的应用已增加至 23 个品种[7]。不同于指纹图谱、一测多评等方法，从技术层面反映中药整体性，对照提取物作为一种整体性的实物参考，在功劳木（药材）、三七总皂苷（植物提取物）以及银杏叶片（中成药）等品种项下均已使用对照提取物用于质控分析。

### （四）基于指纹图谱的整体性质控模式

中药指纹（特征）图谱是基于中药整体性控制思路出发，多采用色谱技术对其含有的化学成份进行系统的、整体的、专属的表征（见图 13-1-2）。2010 版《中国药典》首次引入中药指纹（特征）图谱技术，至 2020 版《中国药典》其中收载指纹（特征）图谱的数量增加到 73 个[8]。其优势在于在现阶段大部分有效成份未明确的情况下，尽可能全面、模糊地反映了中药整体质量情况，符合中药复杂体系的特点；并且此技术专属性强、稳定性好、重现性好；还能作为控制同一产品不同批次之间质量均一性的有效工具，反映生产工艺的稳定性。

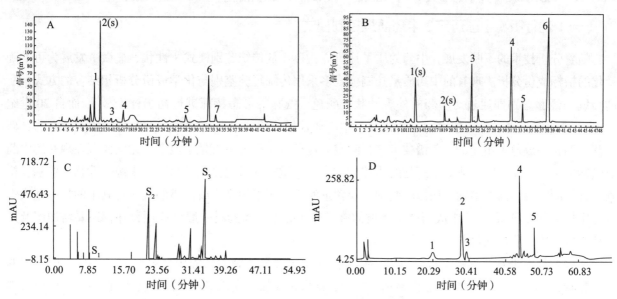

图 13-1-2 《中国药典》收录的部分中药品种指纹/特征图谱

A. 金银花特征图谱；B. 天麻特征图谱；C. 薄荷素油特征图谱；D. 血塞通片指纹图谱

### （五）中药质量监管科学

纵观中药质量控制研究进程，长期以来研究人员多以零散化的各类分析测试方法研发为主，尚未全面构建科学、可靠并符合中医药特点的中药质量保障体系；多注重药品质量分析和评价新技术研究，而忽视监管科学的系统性研究[9]。监管科学是一门"发展用于评估所监管产品安全性、有效性、质量及性能的新工具、新标准或新方法的科学"。中药监管科学作为评估受监管的中药材、中药饮片、中成药等中药产品的安全性、有效性、质量和风险获益综合性能的新兴融合科学，其核心是研发符合中药特点的新工具、新标准和新方法。2019 年 4 月 30 日，国家药品监督管理局（简称国家药监局）决定开展药品、医疗器械、化妆品监管科学研究，确定了首批 9 个重点研究项目。9 个监管科学行动计划之一的"中药监管科学研究计划"，以中药临床为导向的中药安全性评价研究，构建中药安全性和质量控制体系，有效管控中药的外源性污染和内源性有毒物质[10]。

自 2010 年国际倡导发展监管科学以来，对监管科学这一新学科的发展产生了积极作用。我国的中药监管经历了传统中药质量监管（感官性状鉴别）、现代中药质量监管（理化性质分析）、中药注册标准建立（有效性、安全性与质量控制技术）、中药监管科学行动及科学监管（新工具、新标准、新方法）等制度演进和科学化进程[11]。中药监管科学具有极其广泛的研究范围和应用领域，贯穿了中药研发全过程，其所开发的新工具、新标准和新方法对于重要产业发展有重要推动作用。如中药监管科学构建的新工具，对于中药质控体系完善、以及解决制约中药质量评价发展的突出性问题有重要推进作用；中药监管科学构建的新标准，可提升对中药产品安全、有效、质量可控等特性的评价能力，同时形成具有中国特色的中药质控体系；中药监管科学构建的新方法，是突破中药质量控制瓶颈问题的关键助力。

目前，我国中药的质量控制技术仍处于基础阶段，中药的质量控制准确度和科学性还有待完善。中药的作用机制不同于化学药品，更强调整体性，因此中药各种复杂组分的含量在质量控制中尤为重要。相信伴随着中药监管科学的研究，药品质量控制技术前进方向正在发生变革，监管科学将为中药质量控制发展提供更加全方位的视野和前瞻性的科技思维。

## 二、现行版《中国药典》中药质量控制模式与监管问题

### （一）现行版《中国药典》中药质量控制模式

随着分析技术的不断发展，中药的质量评价方式逐步从传统鉴别模式（性状、显微）发展为可准确量化的指标成份分析。现有的中药质量控制模式多采用传统经验鉴别与化学成份分析相结合的方式。所谓传统的经验鉴别即通过对中药的外观性状、颜色、气味等形态特征进行初步评价[12]。而自 20 世纪 70 年代，随着光谱、色谱技术的不断普及，中药质控模式逐步借鉴化学药、天然药物的质控方法，即对其中的相关成份采用光谱、色谱技术进行测定。这种质控模式一直延续至今，尤其体现在现有的中药质量标准中。以《中国药典》中药材的质控标准为例，质控项目主要包括名称、来源、性状、鉴别、检查、含量测定等，其中鉴别（如薄层鉴别）及含量测定项多采用光谱或色谱的方法对其中的指标性成份进行定性或定量分析[13]。中成药是中药材的终产品，除了覆盖药材一般检验项目外，还要增加涉及其药品剂型相应的质控项目。

从检测技术来看，近些年来新技术、新方法在中药质量控制中的应用显著增加，2000 年前颁布的《中国药典》主要以传统性状、显微鉴别为主结合薄层色谱法以实现对药材的真伪鉴别；自 2000 版《中国药典》以来，色谱法尤其是高效液相色谱法（high performance liquid chromatography，HPLC）广泛地应用于中药（药材、提取物及中成药）中指标成份的定性及定量分析[14]。据统计，1995 版《中国药典》仅在化橘红等 5 个品种项下采用 HPLC 法进行含量测定，到 2000 版增加到 105 个品种，到 2005 版更是

在 518 个中药品种项下都采用了 HPLC 法。HPLC 法快速易操作、方法准确稳定、耐用性佳等特点使其成为中药质控的首选方法。

总体来讲，从《中国药典》中药标准体系发展来看，近些年来中药质量控制的安全性、有效性和专属性都有较大的提升，标准控制水平明显增强；尤其注重中药质量控制的整体性和均一性，比如采用指纹图谱和特征图谱来表征质量，符合中药作为复杂体系的特点[15]。对标准坚持科学、先进、实用和规范相结合，在广泛吸取国内外先进技术和实验方法的基础上，积极推进药物分析新方法、新技术在药品标准中的应用。如采用一测多评法用于中药多指标成份测定；将 DNA 分子鉴定技术用于药材真伪鉴定；如薄层－生物自显影法应用于地黄的真伪鉴别及生物活性测定；色谱－质谱联用技术用于中药中农药、真菌毒素及其他毒性成份的限量检查[16]。在中药安全性方面：加强对中药材（饮片）33 种禁用农药的控制。加强对中药材（饮片）真菌毒素的控制，在控制黄曲霉毒素基础上，增订了对人体危害较大的展青霉素、赭曲霉毒素 A、玉米赤霉烯酮、呕吐毒素等毒素控制。完善了《中药有害残留物限量制定指导原则》，指导合理制定中药材（饮片）重金属、农残、真菌毒素等有害物质限度标准。加强中药内源性毒性成份的质量控制，制定九味羌活丸中马兜铃酸 I 的限量标准[17]。

### （二）中药质量控制存在的问题

总的来说，近些年来中药质控体系在不断的完善与进步。从有效、稳定可控方面，标准收录各品种的指标性成份测定项目数量大大增加；从安全性方面，中药中农药残留、重金属及黄曲霉毒素等检测方法和限度也趋于完善。中药质控体系的完善一定程度上引导和倒逼生产企业从源头上加强生产规范性，促进了中药产品质量的提升，这一点在近 10 年来全国中药抽检结果数据上有明显体现。2013—2021 年由中国食品药品检定研究院中药民族药检定所（简称中检院中药所）统计的我国中药材及饮片总体合格率分别为 64%、68%、75%、77%、84%、88%、91%、96%、97%（见图 13-1-3），呈现合格率逐年提高、稳步向好的趋势[18]。2008—2021 年 18 个中成药国抽品种检验结果表明：18 个品种共计抽检 2149 批次样品按照《中国药典》等国家药品标准进行检测，除牛黄镇惊丸、跌打活血散的合格率为 62.5%、82.9% 外，其余品种合格率均在 95% 以上，甚至有 9 个品种合格率达到 100%，总体市场情况良好[19]。

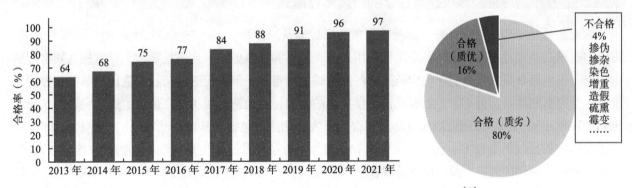

图 13-1-3　2013—2021 年中药材及饮片市场抽验情况[2]

充分肯定中药质控体系发展的同时，在深入研究中发现中药质控体系仍然存在一些尚未阐明的问题，这也使得现有中药质控体系的合理性受到质疑。主要未阐明的问题在于：①标准中设定的指标成份是否可以有效地反映中药质量。鉴于部分指标成份与中药质量、疗效相关性不明确，认为仅以一个或几个指标成份代表中药质量这种模式，合理性欠佳。并且指标性成份的选择原则也并不清晰，可能是因为此化学成份在某一方面具有活性，或者仅是因为其在药材中含量较高，易被提取。②难以对中药产品的优劣进行评价。标准更多是从真伪方面对产品进行判断，设定的标准限度为低限水平[20]。长期以来，中药产品抽验结果显示其合格率虽高，但深入研究发现中药整体质量重心下移，生产企业以生产出符合

中药监管科学

《中国药典》要求的产品为目的（见图13-1-4）。故根据中药产品特点，探索影响中药质量的核心因素，厘清中药质量内涵，寻找与中药材或饮片质量属性相关性强、代表性好的指标，建立适用性强、可反映产品真伪优劣、质量可控的检测技术，是中药质量评价的重点研究方向。

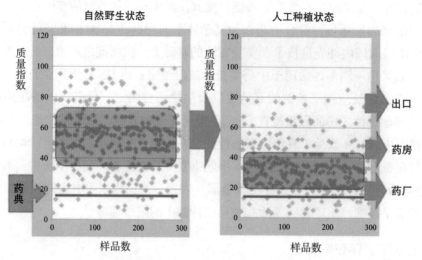

图 13-1-4　中药整体质量分布图

## 三、中药质量控制与评价体系的发展思路与方法

鉴于中药成份的多样性及作用机制的复杂性，中药质控体系研究的确面临诸多难题，但随着分析技术和仪器检测水平的不断提高，近些年来中药质量控制体系已经得到了充分的发展，尤其体现为中药质量标准的完善和质量评价理念的革新。近些年来形成了一些系统且应用性较强的中药质量控制模式和方法，主要包括以下几个方面。

### （一）基于道地性及传统感官性状的中药质控模式

道地药材是中药的品质标杆，其特殊品质的形成涉及遗传背景、生态环境及生产加工等多个方面。道地中药材是指经过中医临床长期应用优选出来的，品质和疗效更好，且质量稳定，具有较高知名度的中药材。道地药材是古今人们评价中药品质的独特综合性指标，但关于道地药材质量评价标准和方法并没有一个完善的体系。近年来，随着现代科学技术的发展，道地药材的质量评价技术逐步完善，其形成机制也在逐步被揭示。目前道地药材品质特征的研究方法主要包括：基于性状特征的"辨状论质"，基于化学成份的指纹图谱技术、代谢组学技术和含量测定方法以及基于生物活性的生物效应检测技术等，为道地药材的真伪优劣鉴别及品质评价提供了技术支持[21]。其中基于性状特征的"辨状论质"，是传统感官性状鉴别的传承与发扬。

中药传统意义的感官性状是指其具有的形、色、气、味、大小、质地、断面等特征。"辨状论质"作为中药品种传统经验鉴别之精髓，最早由我国著名中药学家谢宗万教授概括提出，其中"状"是指药材的外观性状，如形状、大小、颜色、气味等，"质"则是药材的内在品质，通常指药材的真、伪、优、劣，因此"辨状论质"便是通过观察药材的外观性状后，对观察的结果进行分析与总结，并以此评判出药材的内在品质[22]。"辨状论质"在中药材品质评价中具有很强的实用性和应用价值，对中药材商品规格等级的建立具有指导意义，还可依据药材形状、颜色等变化指导药材的采收和炮制加工，已被医院药房、药材经营企业等广泛应用。基于此观点荆文光等[23]以"辨状论质"理论为指导建立的厚朴等级质量标准方法。传统认为优质厚朴"皮厚，肉紫，气辛，油润"，基于传统经验其采用仿生技术对皮厚和

400

颜色进行量化，并与厚朴酚含量相关联，确定了厚朴皮的质量综合评价常数，同时对此常数作为等级评价的合理性采用药效学实验进行验证。

## （二）基于指纹图谱的中药质控模式及谱–效关系研究

质量控制项中主要以单一化学成份为指标进行质量控制是目前研究中普遍应用的一种方式，然而此模式并不符合中药"多成份、多靶点"的作用特征。对中药质量进行整体控制，更加符合中药复杂体系的特征。从化学成份检测角度讲，要了解中药整体质量，首先要对其物质基础进行探究，近10年学者们多采用高通量质谱技术对其化学成份进行全面解析。但对于中药质控而言，如果德安教授研究团队提出的"深入研究，浅出标准"的思路[8]，应在充分吸纳现代科学新技术、新方法研究的基础上，建立科学、准确、可操作性强的中药质量控制方法。中药指纹（特征）图谱、一测多评，对照提取物及双标多测法作为一种准确、可操作性强、在一定程度上可反映中药整体质量情况的技术，近些年得到了快速发展。其中中药指纹（特征）图谱已成为反映中药内在质量整体性的成熟技术，被广泛应用于中药各类产品，以及生产、加工等各个环节的质量评价中。

然而，指纹图谱仅能反映其化学成份特点，与中药药效的相关性并不明确，仅靠指纹图谱难以有效评价中药药效。基于此，李戎等[24]于2002年提出谱–效关系的概念，谱–效关系是指通过多重统计分析阐明指纹图谱与药效的关系，以建立真正反映中药内在质量的评价方法。其基本研究思路为选择不同种类、地区、采集时间的中药或不同制备工艺的药剂作为变量，对中药材或药物制剂建立高效液相色谱法、超高效液相色谱法或气相色谱法指纹图谱，同时以体内实验、体外实验、细胞水平实验、分子水平实验获得药效数据，通过一定的数学模型方法构建谱–效关系，从而鉴定活性组分，筛选有效成份，进行质量评价[25]（见图13-1-5）。近些年来，研究学者开展了大量的中药谱–效关系研究，形成了一系列围绕抗菌、抗病毒、抗肿瘤、抗炎、镇痛、祛痰、降尿酸、抗氧化、保肝等药理作用[26]，对谱–效关系进行探索研究，在筛选中药有效部位、寻找中药质控指标、优化炮制工艺等方面取得一些阶段性的成果。谱–效整合指纹谱主要利用活性检测方式，通过计算机和数学对活性信息进行处理，建立起有关中药化学成份指纹峰的活性指纹谱，最后对中药中各种生物和化学指纹信息评价模式进行整理和统计分析。

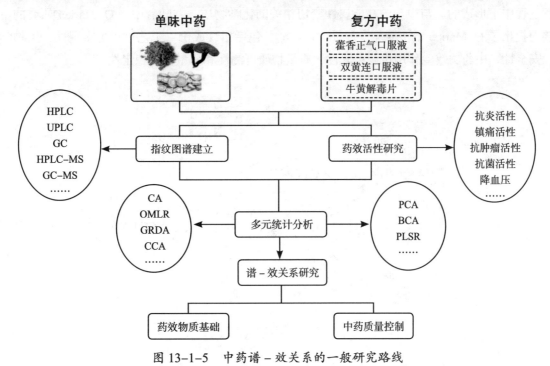

图 13-1-5 中药谱–效关系的一般研究路线

### （三）基于生物活性评价的中药质控模式

生物评价方法是利用细胞、离体组织、器官、整体动物以及相关生物因子等，评价药物的生物活性，包括其有效性和毒性，从而达到药物质量评价的目的[27]。《中国药典》自 2005 版起，在中药品种中开始收录有关生物活性检测的技术，如水蛭项下采用抗凝血酶活性检测法对其生物活性进行测定；2010 版《中国药典》编写大纲中则明确提出："中药的质量标准要逐步由单一指标性成份定性定量测定，向活性有效成份及生物测定的综合检测过渡"，并在附录中新增了《中药生物活性测定指导原则》，首次指出将生物活性评价方法作为中药质量控制的具体原则[28]。2015 版《中国药典》新增了"基于基因芯片的药物评价技术与方法指导原则"和"中药材 DNA 条形码分子鉴定法指导原则"，充分肯定了生物测定在中药质量评价体系构建中的作用与价值。

王伽伯等[29]提出了以"生物检定法"和"药理学评价体系"评估中药材质量优劣，同时构建了泻下、抗炎、止血、抑菌、抗病毒、肝细胞毒价等一系列评价模型，以评价中药材的功效与毒性，并建议在药典中引入生物效应评测、效应成份指数等评价方法。生物活性测定方法的优势在于，其不以中药复杂的化学体系为切入点，而是将复杂的中药成份作为"黑箱"，直接以药效为切入点评价药材品质。但生物活性测定法用于中药质量评价仍存在一些问题，如目前尚缺少生物测定用的中药标准品；对于存在多种适应症的中药，应如何去建立相应的生物活性检测方法；现有生物活性检测方法还较为单一，仅包括抗菌、抗凝血、抗炎等简单药理模型，对于复杂的中医药功效，尚未建立可靠的药理评价模型。虽然生物活性检测法起步较晚，发展尚不完善，但其是中药质量评价体系的重要组成部分。尤其是对于功能主治明确、化学检测方法尚不完善的中药，生物活性检测法是很重要的补充。

### （四）基于质量标志物的中药质控模式

2016 年刘昌孝院士[30]提出了基于"中药质量标志物（Q-Marker）"的中药质控理念，Q-Marker 以中医理论为基础、以有效性为核心、以成份的特有性为依据，从可测性及可传递溯源等方面为中药质量监管提供参考依据。Q-Marker 是存在于中药材和中药产品（如饮片、提取物、成药）中固有的或加工制备过程中下形成的，与中药的功能属性密切相关的化学物质。并随着中药 Q-Marker 研究的不断发展，继而提出了 Q-Marker 的五要素（见图 13-1-6），包括指纹成份 - 工艺过程可重现性，生物学 - 有效性、安全性，中药功效 - 作用机制关联性，质量物质可测性和质量标准稳定性[31]。

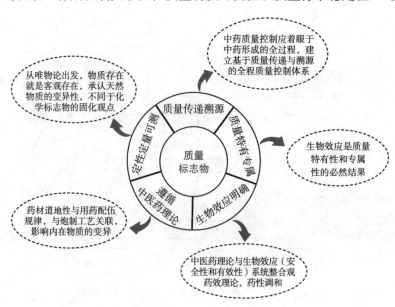

图 13-1-6　Q-Marker 的五要素

通过对近年来有关中药 Q-Marker 研究的归纳总结，白钢等[32]提出 Q-Marker 的研究策略包括：基于药效与成份相关联的，基于生物效价相关联的，基于药代与有效性相关联的以及基于化学计量学的探索识别中药的 Q-Marker。近 5 年来，有关中药 Q-Marker 的研究热度不断增加，迄今为止国内外学术期刊发表中英文学术论文达到 400 余篇，相信 Q-Marker 研究思路将为提升中药及其产品质量标准和健全国家药品标准体系产生积极影响。

### （五）中药标准汤剂在中药质量控制中的应用

2015 年 12 月 24 日国家食品药品监督管理总局发布的《中药配方颗粒管理办法（征求意见稿）》和 2016 年 8 月 5 日国家药典委员会（简称国家药典委）起草的《中药配方颗粒质量控制与标准制定技术要求（征求意见稿）》均提及标准汤剂[33]，标准汤剂被认为是中药整体质量控制的模式之一。最早的"标准汤剂"是指"针对具体所要研究的方剂，参照临床实际煎法经反复摸索，制定出一个稳定的煎煮工艺，根据这个煎煮工艺所得的汤剂即为标准汤剂"[34]。近年来，陈士林等[35]有效地界定了标准汤剂的定义、内涵和外延，认为中药饮片标准汤剂是以中医理论为指导、临床应用为基础，参考现代提取方法，经标准化工艺制备而成的单味中药饮片水煎剂，用于标准化临床用药，保障用药的准确性和剂量一致性。近些年来，关于中药标准汤剂的研究不断增加，涉及的药材包括白芍、赤芍、当归、党参、甘草、葛根、桂枝、红花、化橘红、黄芩、龙胆、麻黄、人参、升麻、丹参、益母草、栀子、金银花等。同时，中国中医科学院中药研究所开展了"200 味中药饮片标准汤剂研究"工作，研究成果已整理成文章和相关专著，于 2018 年 1 月首发了《中药饮片标准汤剂（第一卷）》。标准汤剂作为中药整体质量控制模式的思路越来越清晰，但尚存在一些问题有待解决，如多基原药材的标准汤剂如何确定，标准汤剂应选用何种存在形式，标准汤剂的定量指标如何选择等。

### （六）基于风险评估的内源性毒性成份质控体系

药材内源性毒性物质是指在药用植物（或动物）生长发育过程中经生物代谢形成的一类有毒性的物质，其中化学成份是其主要物质类型[36]。目前关于中药中内源性毒性及安全性的研究基础尚相对薄弱。综合考虑脏器的损害程度、半数致死量、中毒症状以及中毒潜伏期等因素，划分为大毒、有毒、有小毒。据不完全统计，《中国药典》目前收录的有毒中药有 83 种，如鬼臼、乌头、马钱子、千里光、关木通等具有较强的毒性。现有研究表明中药中引起毒性反应的成份主要包括生物碱类、苷类、毒蛋白、萜类及内酯类等。然而 83 种有毒中药中仅 5% 有针对其安全指标的限度[37]，如千里光项下对其阿多尼弗林碱含量进行控制，要求不得高于 0.004%；川乌、草乌等中药材中的乌头碱限量范围规定；马钱子以及含马钱子部分成药中番木鳖碱的限度范围规定；细辛项下马兜铃酸的限度规定，要求马兜铃酸 I 不得高于 0.001%；2020 版《中国药典》九味羌活丸标准项下新增了马兜铃酸 I 的限度检查，采用液 – 质联用（HPLC-MS/MS）法进行测定，规定样品中马兜铃酸 I 的色谱峰应小于对照品。

然而大多数中药中的毒性成份以及毒性机制尚不清楚，故难以制定其毒性成份的限量值，导致药用安全存在一定隐患。近些年已有学者开展了中药中内源性有毒成份检测方法及限度值的研究，如刘静等[38]建立天仙藤中 5 种马兜铃酸类成份的液相色谱 – 串联质谱联用（LC-MS/MS）测定法；杨建波等[39]采用 HPLC 法同时对何首乌中大黄素 8-$O$-$\beta$-D- 葡萄糖苷、大黄素、大黄素甲醚、游离蒽醌和结合蒽醌的含量进行测定；昝珂等[40]采用液 – 质联用技术建立了中药中吡咯里西啶类生物碱的检测方法，并对 25 种常用中药材进行了吡咯里西啶类生物碱的筛查。由此可见，随着检测手段的发展，中药中毒性成份的检测技术已较为成熟，进一步如何对中药中的毒性成份进行合理评价，同时兼顾获益风险评价原则制定有毒中药科学、合理的限度值，是中药安全性监控所关注的重点问题。通过现有研究认为要建立中药中毒性成份的限量标准，应遵循以下步骤（见图 13-1-7），首先要选择适宜可靠的体内外模型对中药中毒性成份进行有效识别；其次通过分离获得毒性成份单体，进行结构鉴定后，还应对其毒性强弱进行验证；最后建立准确灵敏的检测方法，为后期限量标准的制定奠定基础。

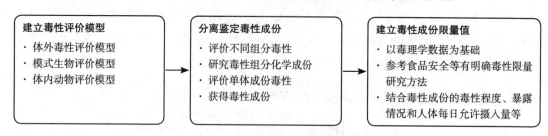

图 13-1-7　中药中毒性成份限量标准研究步骤

### （七）基于符合中药使用特点的外源性毒性成份限量标准

中药中有害物质包括内源性有毒有害物质和外源性有害物质两大类。外源性有害物质主要是中药在种植、贮藏、运输等过程中造成的污染，主要包括农药残留、重金属及有害元素、真菌毒素等。近些年来，随着社会对中药用药安全性的不断关注，通过药监部门及研究机构 10 余年的努力，现有中药标准体系中外源性有害物检测技术及限量标准的更新是递进式逐步完善[41-43]。中检院中药所在国家"十一五""十二五"及"十三五"重大新药创制项目及国家药典委员会标准提高任务的支持下，通过近 10 年的努力在建立中药中外源性有害物检测平台的基础上，进一步对外源性污染物最大残留限量标准的修订以及风险评估体系的构建进行研究[44-45]，并将其应用于中药中农药、重金属的风险评估工作[46]。同时基于风险评估数据，中检院中药所参与修订了 2020 版《中国药典》四部"9302 中药有害残留物限量制定指导原则"，结合中药使用特点（考虑中药服用频率和服用年限），提出了有害残留物最大限量的理论计算公式。

$$L = \frac{A \times W}{m \times 安全因子} \times \frac{AT}{EF \times ED} \times \frac{1}{PF}$$

式中：$L$ 为最大限量理论值（mg/kg）；$A$ 为每日允许摄入量 [（mg/（kg·bw）]；$W$ 为人体平均体重（kg），一般按 63kg 计；$m$ 为中药材（饮片）每日人均可服用的最大剂量（kg）；AT 为平均寿命天数，一般为 365×70 年；EF 为中药材或饮片服用频率（每年多少天）；ED 为一生服用中药的暴露年限；PF 为中药材及饮片经煎煮或提取后农药的转移率（%）；安全因子是指每日由中药材及其制品中摄取的农药残留量或重金属残留量所占日总暴露量（包括食物和饮用水）的比例。农药的安全因子规定为 100，即表示由中药材及其制品中摄取的农药残留量不超过日总暴露量（包括食物和饮用水）的 1%；重金属的安全因子为 10。同时根据调研数据及国际权威毒理学研究数据，提出了中药中重金属及有害元素的一致性限度指导值，即规定药材及饮片（植物类）中铅不得过 5mg/kg，镉不得过 1mg/kg，砷不得过 2mg/kg，汞不得过 0.2mg/kg，铜不得过 20mg/kg。

### （八）中药材及中成药的质量等级研究

长期以来，中药质量评价只有低限控制这种模式，难以区分质量优劣等级，这也导致劣币驱逐良币、市场公平严重受损，不利于中药产品的高质量发展。部分中药材虽存在商品等级划分，但其评判依据主要为质量、大小、产地等，并未与内在品质真正关联。构建以质量与安全为核心的质量等级标准是促进中药健康发展、规范市场秩序、驱动行业内部结构升级的有力工具。近些年来关于中药材质量等级的研究越来越多，按照其评判原则主要可分为 4 类：基于性状特征、基于化学分析、基于生物活性以及基于综合分析的质量等级评价模式[47]。

在中药材评价方面，魏锋研究员等[18]基于长期以来对中药产品质量的探索及标准研究，首次提出了"基于传统道地性和现代生产规范性的中药材及饮片质量控制"。对中药材质量评价现状进行概述，针对目前中药材质量评价的瓶颈问题，提出符合中医药特点的质量等级标准研究思路，包括关键质量控制指标确立、综合质量评价方法建立、质量等级标准验证等内容[48]。目前基于道地性和生产规范性的中药材质量评价模式及方法已应用于黄芪[49]、西洋参[50]、鹿茸[51]、甘草、防风等多个药材的质量评价。如郭晓晗等[51]对不同规格鹿茸片中的多个指标进行测定，最终基于传统鹿茸优质判断原则得出：总灰分、浸出物、总氮及氨基酸含量是评价鹿茸饮片质量的关键指标。在中成药等级质量评价方面，近些年来马双成研究员提出了"基于中药对照制剂的中成药质量等级评价"[52]。中药对照制剂系指采用道地、优质、规范加工的原料药材（饮片）和辅料，严格按照制法和生产工艺规程，并遵循药品生产质量管理规范制备的实物对照[53]。中药对照制剂可为衡量样品中某味原料投料的真伪、优劣、多少提供更加客观的依据，还可以提供包括化学成份（群）从原料到制剂的转移率等关键信息。如聂黎行等[54]以牛黄清胃丸为研究对象，选择优质、道地的原料，严格按照标准规定的处方量和制法，在 GMP 车间以中试规模制备了牛黄清胃丸对照制剂。同时对多个厂家的样品进行质量分析，并根据结果拟定了牛黄清胃丸一、二等制剂的限度，形成质量等级标准草案。

### （九）数字化在中药质控体系构建中的应用

随着网络信息技术的飞速发展，数字化成了中药发展的必然趋势。相较于传统的中药鉴别方法，即评价方式多为模糊化、主观化的评判方法，构建的数字化体系更加具备客观性、规范性，可有效提高中药检验工作效率；且具有远程共享、智能识别等功能。目前已有学者开展了数字化标本馆（见图 13-1-8）、数字化标准物质（digital reference substance，DRS）及数字化指纹图谱等的研究，并探索将其应用于中药质量评价。

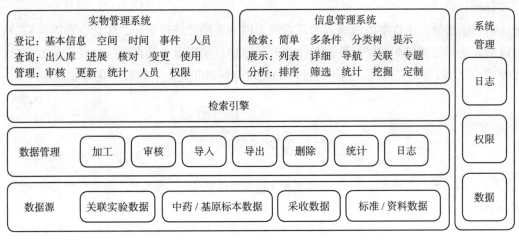

图 13-1-8　中药数字标本馆构建体系[56]

#### 1. 数字标本馆

数字标本馆是将各种原标本形态转化成数字信息进行存储，以计算机技术进入标本馆并提供服务，本地用户和远程用户可通过网络平台读取数字标本信息[55-56]。中药数字标本馆的构建是其应用于质量控制的前提，近些年各研究部门积极开展了相应的工作，如石佳等[57]应用体式荧光显微镜及数码成像技术对覆盆子聚合果及小核果的外观性状（正面观、侧面观、顶面观、基面观、表面构造）及内在构造（横剖面、纵剖面）进行观察和表征，并对此类信息进行数字化表达，为智能识别技术奠定基础。

#### 2. DRS

DRS 是实物标准物质的数字化、数据化、互联网化及智能化形式，以实物标准物质，应用于日常中药的定性和定量分析[58]。DRS 系统不仅存储了化合物的色谱行为，更存储了大量不同型号规格色谱柱的图谱信息，继而以这些信息为基础，建立适当的模型，供研究者对样品进行定性和定量分析（见图13-1-9）。如孙彩林等[59]以乳香为研究对象，探讨了基于 DRS Origin 软件的替代标准物质法用于色谱峰定性和定量的可行性与准确性。

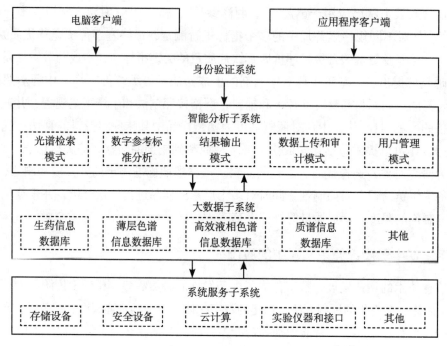

图 13-1-9　中药数字标准物质的设计架构[58]

### 3. 数字化指纹图谱

数字化指纹图谱是利用数学原理或方法对指纹图谱本质特征进行定义、表达、重组、模拟等处理的过程，将检测方法和仪器检测的信号数据转化为容易鉴别且能揭示中药复杂信息特征的数字化信息[60]。如邹纯才等[61]以大黄为研究对象，利用特征峰的相对保留时间建立了其数字化指纹图谱。

（王莹　马双成）

# 参考文献

［1］王亚鹏，袁长胜，钱锦秀，等. 野生与栽培中药材品质对比的研究进展与相关建议［J］. 中国实验方剂学杂志，2024，30（1）：1-20.

［2］马双成，王莹，魏锋. 我国中药质量控制模式十年来的实践与探索［J］. 中国药学杂志，2023，58（1）：2-9.

［3］曹晖，黄璐琦. 关于中药饮片质量和质量标准及《中国药典》2020 年版饮片标准修订的思考与建议［J］. 中国食品药品监管，2018（6）：11-16.

［4］尹晓娟，曹海龙，唐芳. 近 10 年中药质量控制与评价模式的最新进展［J］. 甘肃科技，2021，37（5）：123-126.

［5］巨珊珊，李耀磊，林志健，等. 中药质量控制模式的现状分析与思考［J］. 中国实验方剂学杂志，2022，28（18）：269-274.

［6］孙磊，金红宇，逄瑜，等. 双标多测法Ⅰ-双标线性校正技术用于色谱峰的定性［J］. 药物分析杂志，2013，33（8）：1424-1430.

［7］陈沛，金红宇，孙磊，等. 对照提取物在中药整体质量控制中的应用［J］. 药物分析杂志，2016，36（2）：

185–195.

　　[8] 鄢海燕，邹纯才.《中国药典》（2010 年版~2020 年版）中药指纹（特征）图谱应用进展与展望 [J]. 南方医科大学学报，2022，42（1）：150–155.

　　[9] 李振皓，钱忠直，程翼宇. 基于大数据科技的中药质量控制技术创新战略 [J]. 中国中药杂志，2015，40（17）：3374–3378.

　　[10] 刘昌孝，张铁军，黄璐琦，等. 发展监管科学，促进中药产业传承创新 [J]. 药物评价研究，2019，42（10）：1901–1912.

　　[11] 华桦，方清茂，李青苗，等. 中药监管科学驱动下的四川中药产业高质量发展新策略 [J]. 世界科学技术：中医药现代化，2023，25（7）：2241–2247.

　　[12] 李明，李鸿飞. 中药质量标准发展概述 [J]. 新疆中医药，2015，33（5）：113–115.

　　[13] 国家药典委员会. 中国药典：一部 [S]. 2020 年版. 北京：中国医药科技出版社，2020.

　　[14] 周富荣，王宝琹. 回顾《中国药典》中药标准发展提高与完善的历程 [J]. 中国药品标准，2016，17（1）：9–14.

　　[15] 石上梅，钱忠直. 逐步建立和完善提高符合中医药特点的中药质量标准：解读《中国药典》2010 年版（一部）[J]. 中国现代中药，2010，12（9）：3–6.

　　[16] 石上梅. 逐步完善中药质量标准体系和质量控制模式：解读 2015 年版《中国药典》（一部）[J]. 中国药学杂志，2015，50（20）：1752–1753.

　　[17] 兰奋，洪小栩，宋宗华，等.《中国药典》2020 年版基本概况和主要特点 [J]. 中国药品标准，2020，21（3）：185–188.

　　[18] 魏锋，程显隆，荆文光，等. 中药材及饮片质量标准研究有关问题思考 [J]. 中国药学杂志，2022，57（18）：1493–1503.

　　[19] 刘静，刘燕，郑笑为，等. 基于 2008—2021 年国家药品抽检的 18 种中成药质量分析 [J]. 中国现代中药，2022，24（11）：2066–2072.

　　[20] 程显隆，郭晓晗，李明华，等. 道地性和生产规范性是中药材质量属性形成的关键 [J]. 中国现代中药，2020，22（7）：991–995.

　　[21] 赵露颖，施梦瑶，张巧艳，等. 道地药材品质特征及形成机制研究进展 [J]. 中草药，2022，53（21）：6931–6947.

　　[22] 李佳园，魏晓嘉，万国慧，等.“辨状论质”的历史沿革与现代研究进展 [J]. 中国实验方剂学杂志，2021，27（6）：189–196.

　　[23] 荆文光，程显隆，刘安，等. 基于“辨状论质”综合评价指数的厚朴饮片等级划分和优质优效研究 [J]. 中草药，2021，52（8）：2285–2293.

　　[24] 李戎，闫智勇，李文军，等. 创建中药谱效关系学 [J]. 中医教育，2002，21（2）：62.

　　[25] 张小艺，刘久石，高石曼，等. 中药谱效关系的研究方法及应用进展 [J]. 中国中药杂志，2019，44（20）：4405–4411.

　　[26] 卫强，刘克敏. 中药谱效关系的研究进展 [J]. 中药新药与临床药理，2019，30（5）：634–638.

　　[27] 马文苑，谢媛媛，王义明，等. 基于生物测定方法的中药质量标准控制技术发展现状与展望 [J]. 中药与临床，2018，9（4）：56–62.

　　[28] 王帅，包永睿，李天娇，等. 中药质量评价关键问题与分析方法探讨 [J]. 分析测试学报，2021，40（1）：132–138.

　　[29] 王伽伯，李会芳，肖小河，等. 生物检定方法控制中药质量的思考 [J]. 世界科学技术：中医药现代化，2007（6）：36–39.

　　[30] 刘昌孝，陈士林，肖小河，等. 中药质量标志物（Q-Marker）：中药产品质量控制的新概念 [J]. 中草药，2016，47（9）：1443–1457.

　　[31] 刘昌孝. 中药质量标志物（Q-Marker）研究发展的 5 年回顾 [J]. 中草药，2021，52（9）：2511–2518.

［32］白钢，张铁军，刘昌孝. 基于监管科学的中药质量评价方法的整合研究思路和发展方向［J］. 中草药，2022，53（20）：6313-6318.

［33］邓哲，荆文光，王淑慧，等. 中药饮片标准汤剂研究进展与讨论［J］. 中国中药杂志，2019，44（2）：242-248.

［34］魏刚. 标准汤剂论［J］. 中国中医药信息杂志，1998（4）：6.

［35］陈士林，刘安，李琦，等. 中药饮片标准汤剂研究策略［J］. 中国中药杂志，2016，41（8）：1367-1375.

［36］段亚萍，骆骄阳，刘好，等. 中药中内源性毒性成份分析方法研究进展［J］. 中国中药杂志，2018，43（24）：4808-4816.

［37］潘丽，王峥涛，杨莉. 中药质量标准研究的关键科学问题与相关前沿分析技术应用展望［J］. 上海中医药杂志，2020，54（1）：14-20.

［38］刘静，武营雪，戴忠，等. UHPLC-MS/MS 测定天仙藤中 5 种马兜铃酸类成份［J］. 中国药学杂志，2022，57（19）：1679-1684.

［39］杨建波，汪祺，高慧宇，等. 何首乌及首乌藤中二蒽酮类成份研究进展［J］. 中国现代中药，2022，24（8）：1431-1436.

［40］昝珂，蒋黄卉，金红宇，等. 中药肝毒性吡咯里西啶生物碱的质量控制研究进展［J］. 药物分析杂志，2021，41（4）：572-578.

［41］马双成，王莹，魏锋. 中药质量控制未来发展方向的思考［J］. 中国药学杂志，2021，56（16）：1273-1281.

［42］王莹，申明睿，李纯，等. 中药农药残留检测标准发展情况及监管思路［J］. 中国食品药品监管，2021（10）：76-85.

［43］王莹，刘芄汐，刘丽娜，等. 中药中外源性有害残留物标准现状与监管建议［J］. 中国现代中药，2023，25（5）：943-950.

［44］王莹，张磊，左甜甜，等. 中药中农药残留风险评估指导原则的形成及其研究思路［J］. 中国药物警戒，2021，18（7）：645-648.

［45］左甜甜，王莹，张磊，等. 中药中外源性有害残留物安全风险评估技术指导原则［J］. 药物分析杂志，2019，39（10）：1902-1907.

［46］WANG Ying, GOU Yan, MA Shuangcheng, et al. Levels and health risk of pesticide residues in Chinese herbal medicines［J］. Frontiers in Pharmacology, 2022, 12: 828168.

［47］钱秀玉，聂黎行，戴忠，等. 中药质量等级评价研究进展［J］. 药物分析杂志，2019，39（10）：1724-1737.

［48］陈佳，程显隆，李明华，等. 中药材及饮片质量等级标准研究思路和方法［J］. 中国现代中药，2023，25（9）：1847-1852.

［49］孙秀蕊，魏桂杰，王宏雅，等. 基于外观性状和内在成份的黄芪药材质量等级评价［J］. 中国中药杂志，2021，46（4）：966-971.

［50］严华，魏锋，马双成. 基于综合权重分析的西洋参药材等级质量标准研究［J］. 中国现代中药，2021，23（8）：1363-1373.

［51］郭晓晗，程显隆，柳温曦，等. 不同规格鹿茸饮片的多指标质量等级评价［J］. 中国现代中药，2021，23（4）：691-697.

［52］聂黎行，钱秀玉，张毅，等. 中成药质量等级标准研究原则和方法的探讨［J］. 沈阳药科大学学报，2021，38（12）：1327-1333.

［53］胡晓茹，王海南，王亚丹，等. 中成药质量控制的思考与建议［J］. 中国食品药品监管，2021（9）：10-15.

［54］聂黎行，戴忠，马双成. 中药对照制剂研制指导原则和技术要求［J］. 中国中药杂志，2017，42（19）：3672-3675.

[55] 康帅, 王淑红, 连超杰, 等. 服务监管科学的中药民族药数字标本平台建设思路 [J]. 中国食品药品监管, 2021 (9): 32-39.

[56] 栾永福, 郭东晓, 汪冰, 等. 构建数字化导向的中药质量标准体系 [J]. 药学研究, 2022, 41 (8): 516-520.

[57] 石佳, 巫明慧, 康帅, 等. 覆盆子的性状和显微鉴定研究与数字化表征 [J]. 中国药学杂志, 2022, 57 (6): 420-427.

[58] 王清君, 孙磊, 刘峰, 等. 标准物质的发展和挑战与数字化新形式 [J]. 中国药学杂志, 2016, 51 (18): 1537-1544.

[59] 孙彩林, 孙磊, 王赵, 等. 基于 DRS origin 的替代标准物质法研究: 以超高效液相色谱测定乳香中 11-羧基 -β- 乳香酸和 11- 羧基 -β- 乙酰乳香酸的含量为例 [J]. 中国药学杂志, 2019, 54 (17): 1411-1417.

[60] 朱国雪, 吴纯伟, 梁生旺, 等. 中药质量控制的数字化研究进展 [J]. 中国实验方剂学杂志, 2016, 22 (11): 225-229.

[61] 邹纯才, 方洪壮, 刘娟, 等. 数字化色谱指纹谱及其在中药研究中的应用 [J]. 黑龙江医药科学, 2005 (5): 54-56.

# 第二节 中药材基原与道地性

中药材的基原与道地性是中药质量控制和评价体系中的两大要素。中药材的基原是中药材的"出生证",通过基原确定明确中药材来自于何种植物、动物、矿物等,基原确定一般要求"考证有据,名实相符"。中药材基原准确与否直接影响中药的质量和中医的临床疗效。2024 年 7 月国家药监局发布的《中药标准管理专门规定》明确提出,"中药标准的起草单位应当保证标准研究用样品基原准确、具有代表性"。在中药质量控制研究过程中,首要考虑的就是中药材的基原问题,质量标准的制订应当充分考虑中药材基原的特点。

中药材的道地性是在基原准确基础上,融合了产地、种植(养殖)、药用部位、采收、加工等各因素的整体特性体现,在长期的临床实践和商品发展过程中所形成,并已经成为优质中药材的重要科学内涵。2016 年 12 月 25 日发布的我国首部全面、系统体现中医药特点的综合性法律——《中华人民共和国中医药法》(简称《中医药法》),明确提出:"鼓励发展中药材规范化种植养殖;建立道地中药材评价体系;加强对中药材质量的检测;鼓励发展中药材现代流通体系;保护药用野生动植物资源。"中药材的基原和道地性已经成为中药质量控制与评价方法研究的关键内核,在充分考虑基原和道地性基础上建立起来的中药质量控制与评价体系是新时代中药监管科学的重要体现。

## 一、中药材的基原与监管方法

### (一)植物、动物和矿物基原

中药材的基原涉及植物、动物、矿物、海洋生物等,内容丰富而广泛。不同类别中药材涉及不同的学科体系,因此在标准制定、质量控制和评价等方面存在一定的差异。

植物类中药材多取自植物的某一部分或其分泌物（树脂、挥发油等），仅凭药材的形态特征是不能对其基原进行确证的，须取该种中药材原植物的花、果实、茎、叶，仔细观察各器官（特别是花）的形态特征，必要时深入产地观察原植物的生态情况。在掌握原植物形态特征的基础上，根据形态特征查阅植物分类检索表进行确证。然后，再与已确定学名的植物标本相对照，最后定种。

动物类中药材因药用部位不同分为 5 个类型：动物全体或去内脏的全体（如海龙、海马、全蝎等）；动物体的一部分（如虎骨、豹骨、犀角、羚羊角、龟甲等）；动物的分泌物或排泄物（如麝香、蟾酥、夜明砂等）；动物的病理产物（如牛黄、马宝、肾精子、猴枣等）；动物某一部分的加工品（如阿胶、黄明胶、鹿角胶等）。其基原的确证与植物类药材相似，也需要应用动物分类专业知识和动物标本的比对。

矿物类中药材采用矿物学上的阴离子分类法或成因分类法，也有以矿物中所含主要的或含量最多的某种化合物为根据而分类，即以阳离子种类而分类的方法。如氧化物和氢氧化物（如滑石、赭石、红粉）、硫化物（朱砂、雄黄、自然铜）、砷酸盐（如砒石）属于阴离子分类法；而矿石类（如代赭石、磁石）、岩石类（如金礞石、青礞石）、化石类（如龙骨、龙齿）则是以成因分类法进行分类；再如钙化合物（如石膏、方解石、龙骨）、钠化合物（如芒硝、大青盐）、镁化合物（如滑石、阳起石、阴起石）、砷化合物（如砒石、雄黄）、铅化合物（如密陀僧、铅丹）又是以阳离子分类法进行分类。矿物类中药材多根据其结晶习性、光学性质、力学性质、电学性质等特性进行种类确定[1]。

此外，还存在一类由生物之间相互作用而形成的复合体，如昆虫与菌类（冬虫夏草）、菌类与植物（红曲）、昆虫与植物（五倍子）等（见图 13-2-1）。

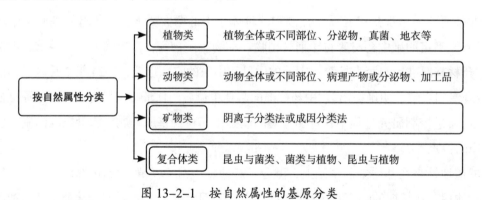

图 13-2-1 按自然属性的基原分类

### （二）单一基原品种和多基原品种

从《中国药典》等法定标准中药材基原的数目来看，可分为单一基原品种和多基原品种。其中多基原药材共有 147 个[2]。

单一基原药材，如何首乌、人参、太子参、防风、小茴香、八角茴香、铁皮石斛、当归、乌梢蛇等，且绝大多数为同科属中种质优良、功效确切，且在临床上久经考验的品种，如木瓜药典品为宣木瓜（皱皮木瓜）[ *Chaenomeles speciosa* ( Sweet ) Nakai ]（主流品种），而光皮木瓜 [ *Chaenomeles sinensis* ( Thouin ) Koehne ] 等其他品种则为部分省区的习用品种。有些基原则小于物种范围，如栀子基原为 *Gardenia jasminoides* Ellis 中果实卵形或近球形且较小的一种，而非果实椭圆形或长圆形且较大的"水栀子"[3]（见图 13-2-2、图 13-2-3）。

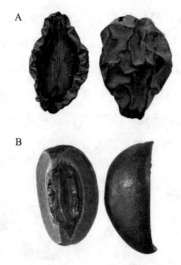

图 13-2-2 木瓜与光皮木瓜

A. 药典品：木瓜［皱皮木瓜 *Chaenomeles speciosa*（Sweet）Nakai］；B. 地方习
用品：光皮木瓜［光皮木瓜 *Chaenomeles sinensis*（Thouin）Koehne］

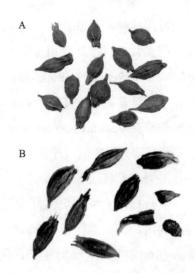

图 13-2-3 栀子与水栀子

A. 栀子；B. 水栀子；两者植物学名均为
*Gardenia jasminoides* Ellis

2020 版《中国药典》一部收载的多基原药材，其中两种基原的共 85 个，如决明子；3 种基原的共
40 个，如山慈菇；4 种基原的共 9 个，如淫羊藿（见图 13-2-4）；5 种基原共 2 个，如钩藤；6 种基原
共 2 个，如川贝母；不定基原共 9 个，如蒲公英。多基原药材多具有相似的药性和功能主治，或来源于
相同科属，因此也多执行统一的质量标准。

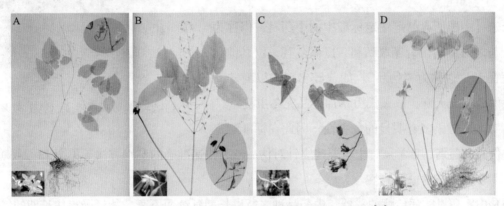

图 13-2-4 4 种淫羊藿药典基原植物标本图[4]

A. 淫羊藿（*Epimedium brevicornum* Maxim.）；B. 箭叶淫羊藿［*Epimedium sagittatum*（Sieb. et Zucc.）Maxim.］；C. 柔毛淫羊藿
（*Epimedium pubescens* Maxim.）；D. 朝鲜淫羊藿（*Epimedium koreanum* Nakai）

中药材的基原并非一成不变。单基原中药材品种如因资源不足而难以满足临床需求，则需要寻找疗
效相同或相似的其他基原的中药材品种，促使多基原品种的产生（如川贝母）；反之，多基原品种如发
现不同基原品种疗效相异，则删减其基原品种或分列为不同中药材，导致多基原品种的减少[5]。这与
资源、环境、历史、经济、临床等因素密切相关。对中药材基原的变化原因和规律进行深入挖掘是科学
建立中药质量控制方法的重要基础。

### （三）关于中药材基原的延伸概念

#### 1. 主流品种和地区习用品种

《中国药典》、部颁标准、局颁标准中所收载的中药材品种多为国内市场上的主流品种。地区习用
品种则是指某些地区形成的国家法定药材品种的代用品，包括了被收录在地方药品标准中的品种，以及

民间习用品种。例如拳参，《中国药典》规定其来源为蓼科植物拳参（*Polygonum bistorta* L.）的干燥根茎，而在甘肃、宁夏多用珠芽蓼（*Polygonum viviparum* L.），吉林、辽宁等地多用倒根蓼（*Polygonum ochotense* V. Petr. ex Kom.），陕西等地多用草血竭（*Polygonum paleaceum* Wall.）；再如威灵仙，《中国药典》规定其基原为毛茛科植物威灵仙（*Clematis chinensis* Osbeck），而在北京地区一直沿用的是百合科的黑刺菝葜（*Smilax scobinicaulis* C. H. Wright）（俗称"铁丝威灵仙"）[6]。在中药质量控制和评价研究中需要注意开展主流品种和地区习用品种的比较研究，从而建立更加专属的鉴别方法。

2. 野生品与栽培品

中药材产业发展史实际上是由野生品逐渐发展到栽培品的历程。目前，近3000种濒危状态的植物中，药用类群占60%~70%[7]，野生资源的短缺与市场需要量的增加形成了一对尖锐的矛盾，栽培是最有效的解决途径。然而，有些药材由野生变家种后会使药材性状发生变异，尤以伞形科来源药材最为明显，如防风、柴胡、羌活、前胡等；还有些品种则容易出现有效成份降低，如黄芪、丹参、当归等。针对野生品和栽培品的质量评价是监管科学的重要研究方向。防风野生品和栽培品见图13-2-5。

3. 正品与伪品

收录于《中国药典》等法定标准中的中药材，俗称为"正品"，与之对应的，为谋取私利、以假乱真，以其他品种伪充正品者，俗称为"伪品"。如曾经出现的以商陆充红参，大丽菊根充天麻，以戴氏虫草加工品充冬虫夏草[8]等。伪品对人民健康多有明显的危害性，因此在标准制定中要注重伪品的鉴别，日常监管中也要建立针对伪品较为快速准确的鉴别方法（见图13-2-6）。

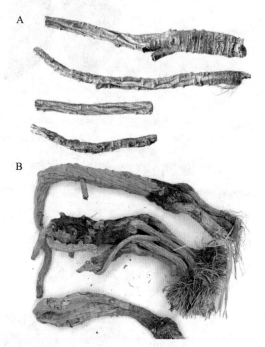

图13-2-5　防风野生品（A）与栽培品（B）

4. 品种延续性与基原变异性

中药是中医用以防病治病的武器。中药品种之所以长期延续而不衰，能经受得住长期的考验，关键就在于其具有确切的疗效。因此，中药材的品种是世代相传的，是经过历代医家在长期医疗实践中延续和传承下来的[5]。如人参、甘草、当归、黄芪、地黄、黄精等，自东汉时期《神农本草经》中就有记载，还有如三七、金银花、银柴胡等，出现较晚，但依然延续至今在临床使用。然而，随着栽培技术的不断发展，药材新品种也在不断涌现，如柴胡、丹参、枸杞子等，虽然基原物种没变，但质量是在变化的。此外，很多中药材品种的基原也是会随着资源的变化、时代等因素影响而变化，如紫草，最早的基原为紫草（*Lithospermum erythrorhizon* Sieb. et Zucc.），后资源普查中发现新疆紫草［*Arnebia euchroma*（Royle）Johnst.］有效成份含量与药理作用均超过原正品紫草，于是加入到《中国药典》中[9]。近年来，由于野生资源逐渐匮乏，新疆紫草资源正在朝着野生变家种的模式发展。在开展中药质量控制与评价方法研究过程中，要充分考虑中药材药用品种的历史沿革和变迁情况，必要时还需要对不同的品种进行比较和分析（见图13-2-7）。

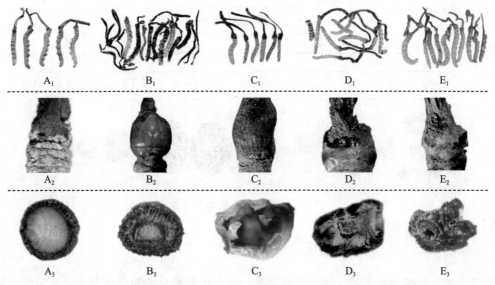

图 13-2-6 冬虫夏草与其伪制品（戴氏虫草加工品）的主要性状鉴别特征[8]

A. 冬虫夏草；B. 伪制品一（戴氏虫草染色）；C. 伪制品二（戴氏虫草虫体+黄花菜）；D. 伪制品三（戴氏虫草虫体+橐吾属植物根）；E. 伪制品四（戴氏虫草+蕨类植物茎）；1. 性状；2. "子座"与"虫体"连接处；3. "子座"横切面。

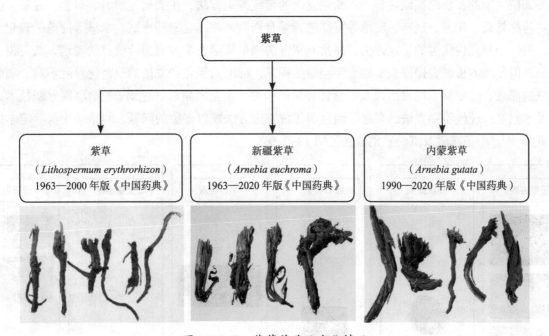

图 13-2-7 紫草药典品变化情况

## 5. 珍稀濒危中药材替代品

针对资源十分短缺，但药效明确的珍稀濒危品种，使用功效相似的品种替代，是缓解珍稀濒危中药资源压力的重要途径之一[10]。目前已有一些品种实现了替代，如人工牛黄、培植牛黄、体外培育牛黄替代牛黄（见图 13-2-8），水牛角替代犀牛角，人工麝香替代麝香等。有些品种是通过扩充基原的形式实现替代，如川贝母基原中增加瓦布贝母［*Fritillaria unibracteata* Hsiao et K. C. Hsia var. *Wabuensis*（SY. Tang et SC. Yue）Z. D. Liu, S. Wang et S. C. Chen］、太白贝母（*Fritillaria taipaiensis* P. Y. Li），肉苁蓉基原中增加管花肉苁蓉［*Cistanche tubulosa*（Schenk）Wight］。此外，还有一些品种仍处于研究阶段，如人工熊胆、冬虫夏草人工繁育品、海马等。随着中药用量的不断增加，中药材珍稀濒危药材替代问题显得十分突出，同时也给中药质量标准的制定提出了挑战。如何既能保障中药材可持续发展，又能保障替代品的质量，需要今后不断加强替代品种的质量研究，建立替代品质量评价模式。

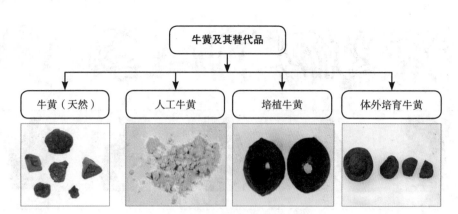

图 13-2-8　牛黄及其替代品

### （四）中药材基原及真伪鉴别方法

基原鉴定，即中药的原植（动）物及矿物鉴定，是应用分类学的知识和方法，鉴定每一种中药的生物学来源，确定其正确的学名。基原鉴定是中药材质量评价研究的基础。

基原鉴定往往需要带有鉴定特征的原植（动）物实物标本作为基础，然而药材多来源于植（动）物的某一部位，因此在长期实践过程中不断建立起的传统鉴别方法，主要通过眼看、口尝、鼻嗅、手摸等方式对药材外观、味道、气味、质地等特征进行综合判断，并结合一些火试、水试等简单的理化性质的分析，进行药材真伪优劣的鉴定评估。显微鉴别方法则是从形态学方面为传统真伪鉴别方法提供了重要的佐证。但传统方法需要操作人员数十年经验的积累，标准的量化和方法的规范化程度不高。随着对中药研究的深入、生物技术的发展以及安全性评价的需要，生物鉴定法、色谱/光谱鉴别等新技术得到逐渐发展和完善。现代鉴别方法的兴起不断克服传统鉴定方法难以解决的问题，对推动中药鉴定学的发展意义重大[11]。中药基原及真伪鉴别方法见图 13-2-9。

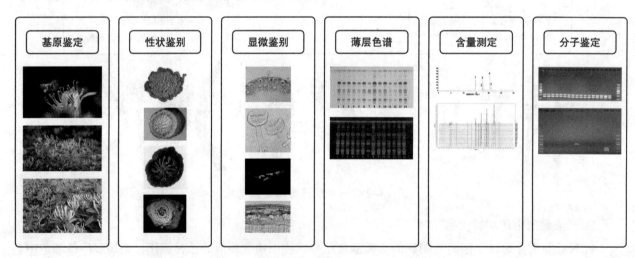

图 13-2-9　中药基原及真伪鉴别方法

## 二、中药材的道地性与评价方法

### （一）"道地性"的概念

"道地药材"或称"地道药材"，它是具有中国特色的对特定产区的名优正品药材的一种特称。自古以来，就有很多论述。东汉《神农本草经》序文谓："药有……采治（造）时月，生熟，土地所出。"南朝，梁代陶弘景《本草经集注》云："诸药所生，皆有境界。"唐代孙思邈《备急千金要方》序例谓：

"古之医者……用药必依土地，所以治十得九。"唐代《新修本草》孔志约序曰："动植形生，因方舛性……离其本土，则质同而效异。"宋代寇宗奭《本草衍义》序例云："凡用药必须择土地之所宜者。"金代李杲《用药法象》云："凡诸草木昆虫，产之有地……失其地，则性味少异。"到明代刘文泰《本草品汇精要》对绝大多数药物在论述产地时专门设"道地"一项，这是历代本草明确道地药材产区的最早文献。明代陈嘉谟《本草蒙筌》提出的"地胜药灵"概念，总结了古人也包括他本人在内关于道地药材的气味药力与治病功效之间的相关性。

中国道地药材的研究是 20 世纪 80 年代才开始的，相关全国性图谱类著作有胡世林主编的《中国道地药材》（1989 年）、彭成主编的《中华道地药材》（2011 年），地方性图谱类著作有万德光主编的《四川道地中药材志》（2005 年）、邓家刚和韦松基主编的《广西道地药材》（2007 年）、陈蔚文和徐鸿华主编的《岭南道地药材研究》（2007 年）等[12]。

第 390 次香山会议明确了道地药材的定义，即道地药材是经过中医临床长期应用优选出来的，产在特定地域，受到特定生产加工方式影响，较其他地区所产同种药材品质佳、疗效好，具有较高的知名度的药材[13]。根据《中医药法》（2016 年 12 月 25 日通过），道地中药材是指经过中医临床长期应用优选出来的，产在特定地域，与其他地区所产同种中药材相比，品质和疗效更好，且质量稳定，具有较高知名度的中药材（见图 13-2-10）。

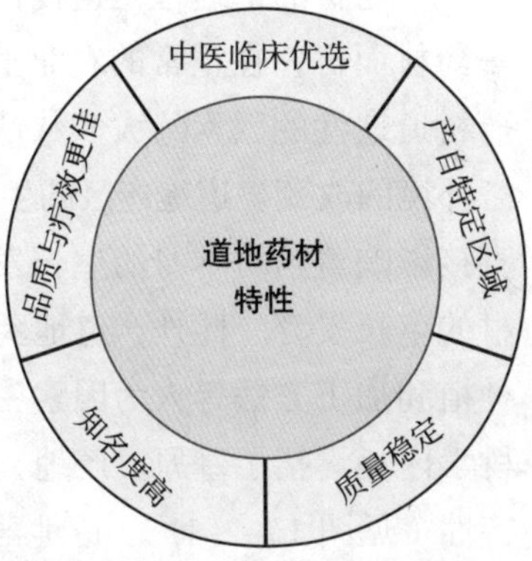

图 13-2-10　道地药材特性

## （二）"道地性"的形成与科学内涵

### 1. "道地性"的形成

（1）**与药材特定基原的基因相关**　药材的好坏，首先与"种"有密切的联系[14]。如大黄有很多种，但驰名中外的西宁大黄和凉州大黄的来源是蓼科大黄属掌叶组的掌叶大黄和唐古特大黄（鸡爪大黄）。再如历史上多种黄连属植物曾作为药用，在长期的演变过程中，安徽宣州的宣连（短萼黄连）渐渐消失，没能成为道地药材，而重庆石柱的味连、四川洪雅的雅连和云南怒江的云连成为了道地药材。栽培的药材，即使是同一种，还有品种的问题，如药用菊花，商品就有亳菊、滁菊、怀菊、川菊、杭菊之别，且在药材性状特征上一般都具有一定的稳定性。

（2）**与产地生态环境相关**　道地性之"地"即特定的生态环境，不同环境中的生态因子组合形成各不相同的药材生长环境。我国水土、气候、日照等生态环境因子各地千差万别，而某一地域的这些因子有着特殊的条件，致使某种植物的生长发育、开花、休眠、甚至器官的外部形态和内部构造以及生理功能和有效成份的合成上都发生变化，乃至中药材品质产生差异。中药青蒿（黄花蒿）中各地青蒿素含量高低不等，生长在北方的青蒿，其青蒿素含量甚低，而生长在南方四川、广东、海南、广西等地的，其青蒿素含量远较北方的高得多。腐殖质含量高的沙质壤土中党参多为独根，极少见分支，所产党参药材性状质量高，而黏度较高、疏松度低的黏性土壤中党参根分化程度高，支根多，主根短小，药材性状质量低[15]。

（3）**与药材的种植（养殖）方式相关**　中药材的种植（养殖）规范化、规模化的生产是其"道地性"产生的一个重要基础。道地药材有一个共同的特点，那就是除少数野生品以外，已多数属于栽培品。因而产量大，产地集中。我国药用植物的栽培具有悠久的历史，在长期的生产实践中，积累了对于药用植物的分类、品种鉴定、选育与繁殖、栽培管理等丰富的经验。如河南的怀地黄、四川江油的附子、甘肃定西的当归种植、吉林抚松的人参种植、宁夏中宁的枸杞种植、重庆石柱的黄连种植、河南西峡的山茱萸等。

（4）**与产地加工相关**　长期生产生活实践逐渐形成的产地初加工技术对中药材"道地性"的形成也

起到了很重要的作用。例如大黄、苦参等药材，其有效成份易溶于水，因此一般在产地趁鲜加工，切片后晒干能够减少进入饮片厂后经浸泡再加工导致的有效成份流失，保证了药效，在其药材道地品质形成中起到了不可或缺的作用[16]。再如山药，古本草中多有"淮山白而坚者良"的记载。河南山药约在清末开始熏磺，一直延续近期。近年来，在中药二氧化硫残留检测的压力下，不熏磺的低温干燥品开始向市场推广，河南等地生产的"山药片"成为了现代山药"道地性"的体现。

值得一提的是，道地药材的产地并非一成不变，例如现在主产吉林的人参历史上可能产自山西上党（长治县）一带；细辛原以陕西华阴的华细辛（*Asarum sieboldii* Miq.）为道地，现在的主流则是东北的辽细辛［*Asarum heterotropoides* Fr. Schmidt var. *mandshuricum*（Maxim.）Kitag.］。

**2. 道地药材科学内涵**

中药材的道地性是遗传机制和生态机制共同作用的结果，对于同一药材而言，在正常的农业生产中遗传机制基本保持一致，真正改变药材道地性的因素绝大多数情况下为关键环境因子改变导致的整个生态环境的改变。道地产区的生态是道地药材赖以生存的主要条件之一，直接影响着药材本身的生长发育，同时彼此之间还会相互协同影响药材的生长发育。此外，道地药材的形成还与当地长期以来形成的产地种植和加工方法等人为因素密切相关。因此，中药材的"道地性"的科学内涵囊括了基原、产地、种植、采收、加工等各要素在内的整体特性（见图13-2-11）。道地药材作为传统中医特有的优质中药材代名

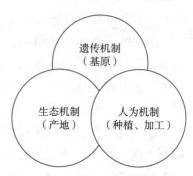

图 13-2-11　道地药材形成机制

词，优良药效是其最显著的特征，但道地药材品质与临床疗效的关系一直是道地药材研究工作的重点与难点。

**3. 道地药材药理学**

道地药材药理学（Dao-di herbs pharmacology）是以中医药基本理论为指导，运用现代科学方法，研究道地药材的性质、性能、与机体相互作用规律及其临床运用规律的一门学科。其核心内容包括3个部分，①描述性研究：道地药材药性理论、药效规律的客观化描述，品质与药效相关性研究；②解释性研究：产地、品种、加工等道地药材形成要素对道地药材性质、性能的影响，道地药材优良药效的分子机制；③应用性研究：探索建立基于生物效应和临床疗效的道地药材品质评价方法与认证标准，道地药材临床科学应用（见图13-2-12）。道地药材药理学，不仅可以客观描述道地药材药效作用规律，科学阐释道地药材优良药效机制，探索建立基于生物效应和临床疗效的道地药材标准和方法，还可为道地药材的药性理论、药理作用机制和临床价值提供科学依据[17]。

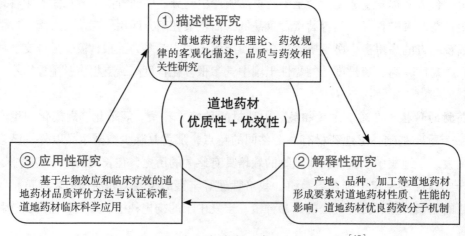

图 13-2-12　道地药材药理学研究主要内容[17]

## （三）道地药材的证据力与评价方法

道地药材是中医临床使用数量和频率最高的中药，是传统公认的且来源于特定产区，具有中国特色的名优正品中药材，同时也是一个关于中药材品质评价的独特综合标准[18]。而道地药材质量的本质是具有明确的药性（药效谱）、较好的性状质量、较高的有效成份含量，以及稳定的各成份比例关系[19]。

### 1. 以外观性状为主的道地药材质量标准研究

中药材作为一种商品对外观性状质量有必然的要求。在系统梳理历代本草、医籍、方志等文献资料的基础上，通过本草考证，并综合考虑品种选育、农业技术发展、可操作性，兼顾当前生产实际等因素，将历代推崇并至今为临床所认可的道地药材外观性状以标准的形式予以规范是道地药材质量标准研究的重要方向[20]。

### 2. 指纹图谱结合成份权重的质量评价模式

中药材的质量与生长时间、采收季节、药用部位，以及产地或生态环境密切相关，这些影响因素一定会反映在化学成份的含量或比例关系上。因此，可以应用中药指纹图谱技术研究"道地药材"或优质药材在不同生长时间、采收季节，以及生态环境内化学成份的动态变化规律，确认指纹图谱的变化范围，再以权重法确认哪些成份或指纹峰是影响质量的主要因素，即以中药材"对照指纹图谱技术"结合主要（权重大）影响质量的成份作为质量评价指标，并以此制定中药材质量标准。以这种方法建立的中药材质量标准克服了现有标准的一些缺陷，提高了标准的科学性，达到控制指标关联药效、指标较少、客观可靠的中药材质量评价方法和标准的要求[19]。

### 3. 基于道地性的中药材质量等级标准研究

质量控制指标的确立是质量等级标准制定的重要研究内容，如何找寻科学合理且实用可行的质量控制指标是质量等级标准研究的难点。道地性是经过长期中医临床实践充分验证的关键质量属性之一，也是优质药材质量形成的核心因素。在确立与质量属性形成相关的真正质量评价指标的基础上，开展以中药质量综合评价指数（TCM QCEI）为评价指标的中药材质量等级评价研究已逐渐成为道地药材质量评价的重要方向：一方面将质量属性相关质量指标和药理活性质量指标作为候选指标；另一方面以药材质量属性形成的关键因素（产区道地性、生长年限、采收季节等）为评价依据，将药材样本划分为不同质量等级（见图13-2-13）。进而采用不同的化学计量学分析方法分别建立评价模型，通过比较分析结果，确立最佳分析方法，建立中药材质量等级评价模型，进一步找寻对模型贡献较大的指标及其相应的权重系数，即关键质量评价指标及其权重系数，最后将评价模型预测得分在一定数值范围内进行映射[21]。

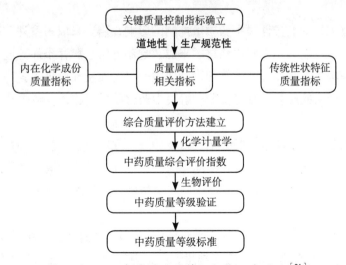

图13-2-13 中药材质量等级标准研究思路[21]

## 三、科学问题与监管应对

### （一）着力关注基原变异对中药质量的影响

中药的质量控制与评价，一直是中药学领域追求卓越的焦点。传统的质量控制方法多依赖于经验和实践，缺乏科学性与规范性。为了提高中药的质量和疗效，我们亟需建立一种基于基原与道地性的中药质量综合评价方法。

基原的变异对中药质量控制的影响尤为显著。首先，基原的变异性可能导致中药的成份和药效产生变化。同一种中药材，如果来源不同，其生长环境、采集季节、炮制方法等都可能不同，这些因素都可能影响中药材的化学成份和药效。中药材变异存在必然性，在中药质量标准研究过程中要深入调研，加强监测，紧跟基原情况的变化。

### （二）积极开展基于道地性的中药质量标准研究

中药材的道地性是指某种中药材在特定的自然和人文条件下种植、生长所形成的特殊品质，这种品质使得该药材具有更高的药效和医疗价值。因此，保护和提升中药材的道地性对于确保中药材质量和安全具有重要意义，在中药质量评价研究过程中需要将中药材的道地性纳入综合考察指标。随着中药材市场的不断扩大和中药材需求的日益增长，中药材标准化是中药监管体系的重要组成部分。然而目前对于中药材道地性的评价尚未纳入监管体系。因此，积极探索基于道地性的质量优劣评价方法和质量等级标准是提升中药材道地性和中药材标准化水平的重要方向[22]。

### （三）加强源头控制和规范生产

质量源于生产，中药质量的源头即为中药材的生产，源头控制是中药质量提升的根本和关键举措。中药材的产区具有道地性，而在长期的种植过程中，药材的道地性逐渐被淡忘，除了道地产区，非道地产区的引种已广泛存在。因此，首先要考虑药材产区的道地性，鼓励在道地产区或适宜产区进行引种，要全面建立药材的种植养殖生产规范，并开展规范化的生产加工。鼓励中药材生态化、规范化种植，建立绿色可持续发展理念，从源头上提升中药材的质量[21]。

### （四）加强监管法规与技术支持

#### 1. 政策支持

为了应对基原和道地性的变异性对中药质量控制的影响，需要采取一系列政策措施。一是需要建立中药材的质量标准和质量控制体系，对中药材的来源、炮制方法、贮存条件等进行严格把关。二是需要加强中药材的种植、采集、炮制等环节的管理，确保中药材的质量和稳定性。三是需要加强中药材的监测和评估，尤其是关注源头的质量，及时发现和解决中药材质量问题，保障中药的质量和安全。

#### 2. 科研攻关

科学研究和技术创新对于解决这一问题至关重要。通过现代科技手段，如基因组学、代谢组学、化学分析等，我们可以更深入地了解中药材在不同基原和道地性下的化学成份和药效差异。这些研究成果可以为中药质量控制提供更科学的依据，有助于制定更精确、更全面的质量标准。

#### 3. 国际合作

对于中药道地药材种植，还应注重国际交流与合作（尤其是药材栽培种植技术较为先进的日本、韩国等国家）。通过与国际同行分享经验、交流技术，我们可以学习借鉴国际先进的理念和方法，建立具有中国特色、符合中药特点的中药质量评价方法。基于基原和道地性的中药监管建议见图13-2-14。

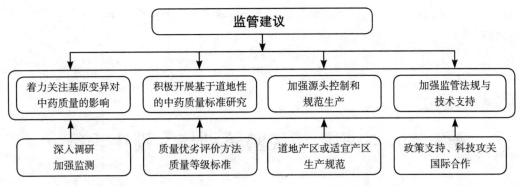

图 13-2-14 基于基原和道地性的中药监管建议

（康帅 魏锋 马双成）

# 参考文献

［1］吴淑荣，孔增科．实用中药材鉴别手册［M］．天津：天津科学技术出版社，1988．

［2］国家药典委员会．中国药典：一部［S］．2020版．北京：中国医药科技出版社，2020．

［3］张南平，余坤子，魏锋，等．中药材质量的本质与评价方法探讨［J］．中国药事，2018（1）：48-53．

［4］康帅，鲁静，张继，等．淫羊藿药典品的基原调查及性状显微鉴别研究［J］．中国中药杂志，2018，43（4）：696-703

［5］包芮之，万德光，裴瑾，等．《中国药典》中药材基原和药用部位的变化规律研究［J］．中草药，2020（17）：4568-4575．

［6］谢宗万．中药材品种论述［M］．2版．上海：上海科学技术出版社，1990：221-236．

［7］黄璐琦，郭兰萍，崔光红，等．中药资源可持续利用的基础理论研究［J］．中药研究与信息，2005，8（7）：4．

［8］杨莎，康帅，齐景梁，等．冬虫夏草及其伪制品：戴氏虫草加工品的性状和显微鉴定研究［J］．中国药学杂志，2020（14）：1189-1194．

［9］谢宗万．药材新兴品种优选论［J］．中药材，1991（2）：42-44．

［10］马晓晶，郭娟，唐金富，等．论中药资源可持续发展的现状与未来［J］．中国中药杂志，2015（10）：1887-1892．

［11］胡妮娜，田淑琴，于景伟，等．传统中药鉴定方法的研究发展概况［J］．中医药信息，2008（3）：15-18

［12］曹晖，王孝涛．中国传统道地药材图典［M］．北京：中国中医药出版社，2017：1-16．

［13］杨炳忻．香山科学会议第390、391、393学会议第次学术讨论会简述［J］．中国基础科学，2011（3）：38．

［14］谢宗万．中药品种理论与应用［M］．北京：人民卫生出版社，2008：101-103．

［15］刘付松，任艳，吴发明，等．中药材"道地论"的生态内涵［J］．中华中医药杂志，2023（11）：5551-5556．

［16］何婷，巩颖，刘文亚，等．道地药材的特性内涵［J］．现代中医临床，2014（2）：58-60．

［17］赵军宁，华桦，戴瑛，等．道地药材药理学与道地药材标准构建新思路［J］．中国中药杂志，2020（4）：709-714．

［18］肖小河，夏文娟，陈善墉．中国道地药材研究概论［J］．中国中药杂志，1995，20（6）：323．

［19］张南平，余坤子，魏锋，等．中药材质量的本质与评价方法探讨［J］．中国药事，2018（1）：48-53．

［20］黄璐琦，郭兰萍，詹志来．道地药材标准汇编（上册）［M］．北京：北京科学技术出版社，2020．

［21］陈佳，程显隆，李明华，等．中药材及饮片质量等级标准研究思路和方法［J］．中国现代中药，2023（9）：1847-1852．

［22］魏锋，程显隆，荆文光，等．中药材及饮片质量标准研究有关问题思考［J］．中国药学杂志，2022（18）：1493-1503.

# 第三节　中药传统经验鉴别与客观化表征

中药的传统经验鉴别又称为中药传统感官性状鉴别，它是在历代医药工作者经过长期实践、逐渐形成的评价中药质量的经典方法。这些鉴别经验除零星散在于古今药书以外，更多的是师承口传，是中医药优秀的宝库精华，在中医药发展中，为保证中药质量发挥了十分重要的作用。2019 年 10 月，中共中央、国务院发布的《关于促进中医药传承创新发展的意见》中明确提出："挖掘和传承中医药宝库中的精华精髓""加强名老中医学术经验、老药工传统技艺传承，实现数字化、影像化记录。"随着科技的进步，现代分析技术快速发展，新技术和新方法已成功应用于中药质量控制及研究，传统感官性状鉴别也不断创新发展，体视显微镜、高分辨扫描电子显微镜、显微质谱成像仪、荧光显微镜、电子鼻、电子舌等现代仪器设备的应用让这门古老传统的中药鉴定手段大放异彩，并逐渐成为现代中药监管科学发展的重要组成部分。

## 一、中药传统经验鉴别的历史沿革

中药材是我们祖先在长期劳动生产中与疾病作斗争而逐步认识的物质。中药材鉴别是同中药材的发现同源的，《淮南子·修务训》中："神农尝百草之滋味……"是记述中药材鉴别的史实；我国最早的药物专著《神农本草经》，载药 365 种，从形、色、气、味方面开命名药物之先例，如人参、牛膝与形相关，丹参、白芍与色相关，败酱、木香与气相关，苦参、甘草与味相关等，是口尝等经验鉴别法的渊源。《本草经集注》对药材形态、鉴别等有所论述。世界第一部药典——唐代《新修本草》汇天下中药材之英华，在原来著述的基础上，增加了药图和图经，把中药材鉴别由单纯的文字描述向文图并茂推进了一大步。宋代《本草图经》在此基础上，对可作药用者进行形态细致鉴别后作图。不仅收集各地近千幅本草图、文字注解，特别是首次收集相应标本，这是人类药学史上的一次壮举。此次的著书更多地汲取民间用药经验，从而对应编撰药物的产地、形态鉴别、收采炮制、主治功用等。《证类本草》集宋代以前本草之大成，图文并茂，方药并收。不仅为前朝草药名著作出详述增补，而且流传至日本、朝鲜，影响及于元、明两代。这也扩大了中药"辨状论质"理念的影响范围。再如明代刘文泰著《本草品汇精要》42 卷，各药之下分名、苗、地、时、收、用、质、色、味、性、气、臭、立、行、肋、反、制、治、合、禁、代（代用品种）、忌、解、膺（伪品与真伪品种的鉴别法）、图（各品种都有绘图）等 25 条，系统归纳有关内容，逐条记述鉴别特征，并附中药材彩图。李时珍集历代本草之大成的巨著《本草纲目》收载药物 1892 种，附图 1109 幅，各药以正名为纲，分细项为目，将形态相似之药排于一处，纠正了以前本草记载的错误，提纲挈领，眉目清晰，首创中药材鉴别形态分类的先例。而同一时期的《本草原始》，其附图以药材为主，细致逼真，更是以鉴别内容为主的专著[1]。

近代药学家编写了部分有关中药材鉴别的著作，如杨华亭的《药物图考》，陈存仁的《中国药学大辞典》及《中国药学大辞典标本图册》，王一仁的《饮片新参》，赵燏黄、徐伯鋆的《现代本草生药学》，刘宝善、周太炎的《经济药用植物学》等，在一定程度上都推动了中药材鉴别的进展，但限于历史条件，没有大的突破。1949 年之后，党中央十分重视祖国医药学和中药材鉴别工作的开展，相继出版了《中国药用植物志》《中药材手册》《中药志》《药材学》《中药材品种论述》《中药鉴别手册》《中国药用动物志》《中药大辞典》等。其中《中药材手册》是由当时的卫生部药政管理局主持，发动各地药材经验部门、药品检验所、中医药研究部门和部分医药院校进行讨论，汇集了各地老药工人员的鉴别经验资料完成的，并且为 1963 年版《中国药典》一部中药材标准的制定提供重要参考[2]（见图 13-3-1、表 13-3-1）。

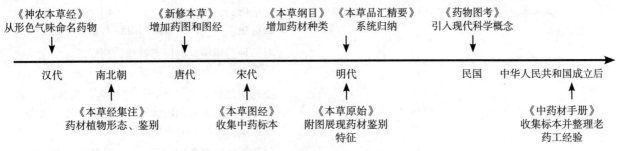

图 13-3-1　中药传统经验鉴别历史沿革

表 13-3-1　中药传统经验鉴别体系形成的主要著作一览表[1]

| 时期 | 书名 | 成书年代 | 著者 | 主要特点 |
|---|---|---|---|---|
| 萌芽期 | 《神农本草经》 | 约 100 年 | 不详 | 分上、中、下三品，以形、色、气、味的方法开药材鉴别之先例，为口尝等经验鉴别方法的渊源 |
| | 《神农本草经集注》 | 500 年 | 陶弘景 | 分玉石、草木、虫兽、果、菜、米食、有名未用七类，每类中又分上、中、下三品，记述各药性味、产地、采集和形态鉴别等内容 |
| 图文并茂形态性状鉴别兴盛期 | 《新修本草》 | 659 年 | 苏敬等 | 开药图绘制之先例，有本草 20 卷，本草目录 1 卷，药图 25 卷，药图目录 1 卷，图经 7 卷。在文字记载基础上绘图描述，并以图经说明每种药的形态和鉴别要点 |
| | 《海药本草》 | 约 770 年 | 李珣 | 记载进口药材 124 种，包括：玉石部 8 种，草部 38 种，木部 48 种，兽部 3 种，虫鱼部 16 种，果部 9 种，米谷部 1 种，器用部 1 种，叙述香药性味甚详，是记载进口药物及其鉴别的原始专著 |
| | 《图经本草》 | 1061 年 | 苏颂等 | 记载药图 930 余幅，图文并茂，内容详尽，有产地、季节和形态鉴别方法等内容 |
| | 《经史证类备急本草》 | 1108 年 | 唐慎微 | 集以前本草之经验，药图与文字并举，各药均有产地、效用和形态鉴别之记载 |
| | 《本草衍义》 | 1116 年 | 寇宗奭 | 结合作者实践，尤重药材鉴别，对药材的特征与鉴别发挥颇多 |
| | 《重修政和经史证类备用本草》 | 1249 年 | 唐慎微 | 为证类本草与本草衍义合编本，收载药图 294 幅，并有图说，图文并茂，查阅方便，颇为实用 |
| 系统整理期 | 《本草品汇精要》 | 1505 年 | 刘文泰 | 每药分名、苗、地、时、收、用、质、色、味、性、气、嗅等 25 条，系统归纳药材鉴别有关内容，并附有药材彩图 |
| | 《本草蒙筌》 | 1565 年 | 陈嘉谟 | 先文后图，注出别名，为学习本草启蒙之作，并详述各药鉴别特征，重视不同产地药效差别和炮制方法 |

续表

| 时期 | 书名 | 成书年代 | 著者 | 主要特点 |
|---|---|---|---|---|
| 系统整理期 | 《本草纲目》 | 1596 年 | 李时珍 | 以名为纲，列项为目，详述药名、产地、性味，形态、炮制、药理研究、方剂配伍与附方等内容，附图 1109 幅，首创植物药形态（人为分类）分类之先例 |
| | 《本草原始》 | 1612 年 | 李中立 | 主要叙述中药材鉴别的方法，附图 397 幅，多为写生所绘，简明形象，并有不同品种，不同产地药材绘图，是以药材鉴别内容为主之专著 |
| 蓬勃发展自成体系期 | 《中国药用植物志》 | 1956 年 | 裴鉴等 | 对每种药用植物的形态特征，药用部分、化学成份及主要效用论述较详细 |
| | 《中药材手册》 | 1959 年 | 卫生部药政管理局 | 以药用部位分类，各药详述品名、别名、产地、产季、产地加工、性状鉴别、品质优劣、效用等项，是中药材传统鉴别之经验总结 |
| | 《中药志》 | 1959—1961 年 | 中国医学科学院药物研究所 | 每药首先记载名称、简介、商品使用情况，然后按历史、原植物、采制、药材及产销、化学成份、药材鉴别、性味及功效、药理作用及临床应用等项叙述 |
| | 《药材学》 | 1960 年 | 南京药学院 | 各药分药名、拉丁名、别名、来源、历史、形态、产地、性状、组织、粉末、品质鉴别、用途及附注等项叙述，附图 1300 幅，首次详细介绍显微鉴别技术颇为基层所实用 |
| | 《中药材品种论述》 | 1964 年（上册）、1981 年（下册） | 谢宗万 | 各药物有本草考证及分析、指出正、伪品及如何对待之看法。论述引经据典、结合实际，条理分明，眉目清楚，是论述中药材易混品种的专著。中册图文并茂，插图 301 辐，更适基层应用 |
| | 《中药鉴别手册》 | 1972 年（第一册）、1979 年（第二册）、1994 年（第三册） | 中国药品生物制品检定所、中国科学院植物研究所等 | 为澄清中药材历来存在的同名异物，同物异名的复杂情况，各药分别介绍原植（动、矿）物中文名与拉丁名、产地、使用地区和药用部分，反映当时同一药材的不同品种在各地的使用情况 |

## 二、中药传统经验鉴别的主要内容

中药传统感官性状鉴别主要根据药材的外观性状（形、质、色、气、味）直接利用感官，即用看、摸、闻、尝等方法，必要时加上水试、火试法来达到鉴别目的。

### （一）外观

中药材的外观除个别品种外，一般都较为固定，具备一定的"表征"。这些"表征"或用于药材名称，如玉竹，叶似竹叶，根茎形如竹节，色泽鲜润如玉；或在药名前后冠以附称，如车前子的种脐刚好长在扁平面的中央，俗称"开眼车前"；或是药材特征描述上，尤以贵细药材最为特殊，基本上都有相应的鉴别术语，如野山参的鉴别特征多概括为"芦长碗密枣核艼，紧皮细纹珍珠须"（见图 13-3-2）。

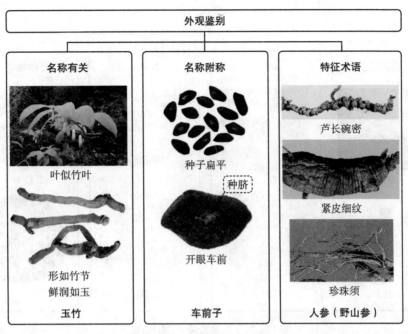

图 13-3-2　中药外观鉴别图示

## （二）断面

断面（折断面或切面）是中药材经验鉴别的重要依据之一，简称"里征"，尤以根和根茎类药材的鉴别应用最为广泛。主要是由于皮部、木部、髓部、射线、维管束、导管等形态和排列以及色泽的深浅各不相同。常见的如：凡射线在木质部中形成纹理（裂隙）呈放射状排列者称为"菊花心"，这类药材较多如黄芪、甘草、芍药、三七、羌活、防风、桔梗、常山等；凡维管束从中心向周围放射，射线和木质部导管较长间隔排列形成车轮样纹理者称为"车轮纹"，如防己、木通、大血藤、北豆根等；凡断面木部黄、皮部白则叫做"金井玉栏"，如人参、桔梗、黄芪等；若断面呈环纹层选并具同心性者称为"同心层纹"或"云层"，如牛膝、商陆等；对某些芳香性药材断面常见棕、红、黄、橘等颜色的油宝或油细胞，呈点状散在者称"朱砂点"，如白术、苍术、川芎、当归、白芷、木香等，有的药材维管束成点状或条状散在者叫"筋脉点"，如丹参、草乌等，凡断面呈红白交错或黄棕交错形成大理石样纹理者称为"槟榔碴"，如槟榔、肉豆蔻等（见图 13-3-3）。某些药材本身各部位的大小比例在断面也有体现，如巴戟天木心细小坚韧，皮部极厚，而其伪品羊角藤则是木心粗大，皮部极薄。

## （三）质地

质地是鉴别药材的另一重要依据。由于中药来源复杂，属性多种多样，一般可以通过触觉来检验，包括轻重、虚实、软硬、脆韧、滑涩、黏润等。如石膏体重而质松软，猪苓内软木而表坚实，茵陈（绵茵陈）柔软如绵，麦冬柔软而糯，石膏体重而质松软。在真伪鉴别中也是经常用到，如紫菀质柔韧，而伪品橐吾根则质硬脆；再如麦冬多柔润而糯，而其易混品山麦冬多硬脆，伪品淡竹叶根更是坚硬难断。

此外，有时也可应用听觉对药材发出的特有声响进行鉴别，如打击、振摇药材区别虚实和干湿度。凡角质化药材二块相击，响声清亮者多结实为好，声音沉闷多中空为次，如大黄落地声沉则多糠心为次，黄芩对击声清亮则多实为好；乌梅等手握摇之，若响声清脆明朗为足干，声音沉弱或不响为未干。

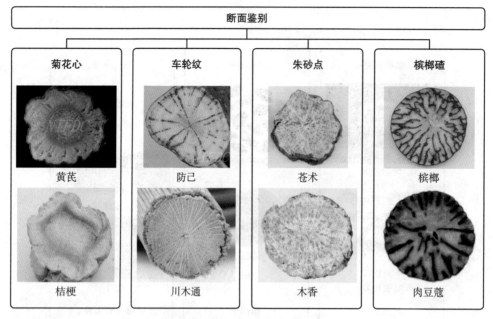

图 13-3-3　中药断面鉴别图示

## （四）色泽

辨色是中药经验鉴别的主要内容之一，指看药材表面的颜色。中药的色泽除了个别品种外一般是比较固定的，但也有一定的范围。药材的色泽一般较固定，其变化与产地、质量和品种真伪密切相关。如：厚朴内表面紫色或紫褐色，有油性，故亦名紫油厚朴，常用于伪品鉴别；鸡血藤溢出树脂色泽似鸡血，而其伪品或易混品却与其明显不同。看色泽时，药材应干燥，在白昼自然光下观察，描述颜色时原则上应力求确切、简明、通俗，如用两种颜色复合描述色泽时，则用双重命名法，以后种色调为主，如黄棕色，以棕色为主；棕黄色，以黄色为主。如系同种颜色，在色调上有深浅浓淡时，则用比拟法。如细辛的浅绿色；凌霄花的淡棕色；桔梗的乳白色；青黛的天蓝色等。

## （五）气味

有的药材"气"十分特殊，一嗅即可得出判断，往往成为它法所不能及的独到方法，主要靠"鼻闻"。如当归的香而清气，细辛的清而香气，墓头回的脚臭气，麝香的香窜气，白鲜皮的羊膻气，牡丹皮、五加皮的芳香气，苍术、白术的油腻气等。

"味"多是由口尝获得。药材在口中的反应可归纳为两个方面，一为味感，如苦、辛、辣、凉、酸、涩、咸、淡等，一为刺激感，如麻舌、刺舌等。有毒药材需尝味时，应特别防止中毒。如人参味苦甘特异、熊胆味先苦后甘而凉、白前味微甜、白薇味微苦、细辛味辛辣麻舌、板蓝根苦而特异、秦皮味苦而入喉、拳参味苦极涩、五味子酸苦甘辛咸五味俱全等。

## （六）水试

利用某些药材在水中的各种变化，作为鉴别的特征。如麝香用水泡之能溶解于水面而现微黄色，如系当门子（麝香的颗粒）泡入沸水中，正品则依然坚结，伪品则完全化开。番红花少量泡入水中后，显一条黄色直线下沉，并慢慢扩散使水变成黄色，而花不褪色且呈喇叭状。苏木投入温水中，呈鲜艳的桃红色透明溶液，加酸或醋溶液则变为黄色，加碱或石灰溶液则变红色。熊胆投入清水玻璃杯中，运走如飞，逐渐溶解而盘旋，质佳的并似一缕金黄色直线条沉水底不易扩散。

## （七）火试

如树脂类、动物类药材用火烧灼，能产生特殊的气味、颜色、烟雾、响声等。如降香微有香气，烧灼时则香气浓烈，并有油汁流出，燃完后留有白色灰。血竭放在锡皮纸上用火烧之，溶化后色鲜红如血而透明，且无残渣。麝香少许用火烧时有轻微爆声，起油点如珠，似烧毛发但无臭气，灰为白色。琥珀火烧时爆烈有声，无火焰，并膨胀而生白烟，带有松脂样香气。海金沙、樟脑烧之不见渣。

## 三、中药传统经验鉴别的现代化研究思路与方法

长期以来，经验鉴别的应用最为广泛而且很能解决问题。中国中医科学院谢宗万研究员在 20 世纪 80 年代曾用"辨状论质"来概括中药传统经验鉴别的内涵，他提出药材的外观性状与药材的内在质量有必然的联系[3-7]。很多经验是可以用现代科学所证实的，比如黄连以身干、肥壮、连珠形、断面红黄色为佳，实验证明，经验鉴别认为的优质药材，其小檗碱含量高；再如苍术以断面朱砂点多、易"起霜"的"茅苍术"为质优，现代研究发现，其挥发油含量确实高于其他苍术。然而，这并不等于以"含量"论"质量"，目前尚有很多经验鉴别未能得到有效证实，有时还会出现相互矛盾的情况，比如人参，其须根中人参皂苷的含量明显高于主根，因此对其质量的评价需要综合整体成份分布，并结合药效学研究来评价。由此可见，"辨状论质"仍然是现代中药鉴别体系建立的基础和重要依据，需要我们正确的认识，积极地研究和评价，来挖掘中药传统感官性状鉴别的精髓。

近年来，随着科技的进步，现代分析技术快速发展，新技术和新方法已成功应用于中药民族药质量控制及研究，传统的性状和显微鉴定技术也不断创新发展，尤其是体视显微镜、高分辨扫描电子显微镜、显微、质谱成像仪、荧光显微镜、原子力显微镜、小角 X 光或中子散射技术等现代仪器的应用，可以研究中药民族药从外观特征和微观结构特征上的各种差异，通过这些外观、微观特征，从原来的"辨状论质"可以发展到"辨征论质"，挖掘各种中药材及饮片的特征差异，为辨别真伪评价优劣提供了重要依据，让中药传统经验鉴别朝着更加标准化、客观化、数字化、智能化的方向发展。

## （一）中药传统经验鉴别的标准化

目前，中药传统经验鉴别方法多收录于《中国药典》性状项和鉴别（经验鉴别）项下，在中药检验中具有极其独特的地位和作用。一是应用范围极广，每种产品必有性状限定或描述，既可识别真伪，又可初判优劣；二是操作简便易行，极易推广运用，不受仪器设备条件的限制，仅凭文字描述、结合经验、对照资料即可；三是直观明了，感官检验既快速，又可作大样验收；四是可与现代科学和中药发展结合起来研究更深层次的内容。

《中国药典》中有些中药材性状项中直接加入传统鉴别术语并在描述中进行解释说明，如羚羊角的"通天眼"（除去"骨塞"后，角的下半段成空洞，全角呈半透明，对光透视，上半段中央有一条隐约可辨的细孔道直通角尖），人参的"芦头"（根茎）、"芦碗"（凹窝状茎痕）、"艼"（不定根），牛黄的"乌金衣"（表面挂有一层黑色光亮的薄膜）等；有些是将传统鉴别术语融入到标准描述中，如海马的性状

描述"头略似马头""体上有瓦楞形的节纹并具短棘"就源自经验鉴别术语"马头、蛇尾、瓦楞身",天麻"鹦嘴状的芽或残留茎基"的描述就源于"鹦哥嘴"的鉴别术语。

此外,有一些经验鉴别方法也纳入了药典标准,如牛黄的"挂甲"(取本品少量,加清水调和,涂于指甲上,能将指甲染成黄色),麝香的"冒槽"(取毛壳麝香用特制槽针从囊孔插入,转动槽针,提取麝香仁,立即检视,槽内的麝香仁应有逐渐膨胀高出槽面的现象),海金沙的火试(取本品少量,撒于火上,即发出轻微爆鸣及明亮的火焰)。

### (二)建立中药传统鉴别方法的数字化规范体系

目前,中药材传统鉴别方法的研究至今大多仍停留在对研究对象的描述层面,且研究范围主要为某一种药材或几种药材的鉴定,缺乏鉴定与分类系统。而建立符合中药特点的分类系统的最重要的前提是鉴定术语和数字化表征的规范化、标准化研究,运用植物(动物、矿物)形态学、分类学、解剖学等自然学科研究方法,应用现代化和数字化的仪器设备,分类别(种子类、果实类、根类等)建立中药材的鉴定研究规范体系,并在此基础上指导建立各类别不同品种间的鉴别检索系统[8](见图13-3-4和图13-3-5)。

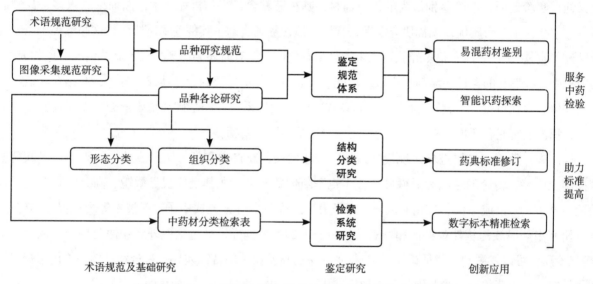

图 13-3-4  中药传统经验鉴别的数字化规范体系建设思路

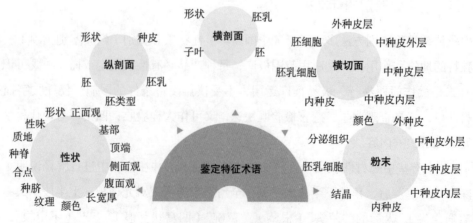

图 13-3-5  中药传统经验鉴别术语的规范化研究(种子类药材)

## （三）基于多重数字化技术对中药传统经验鉴别的科学阐释

当今时代，随着国家在数字成像、人工智能（artificial intelligence，AI）、5G等新兴领域的不断投入，数字技术也在不断迭代创新，为中药传统感官性状鉴别经验的科学阐释和创新应用提供了强有力的技术支撑。可以应用多种显微技术、现代仿生"眼、鼻、舌"智能感官技术和高光谱等技术，建立准确特征的图谱数据库，开发快速识别分析软件，构建客观化、数字化的"辨状论质"新模式[9-10]（见图13-3-6）。

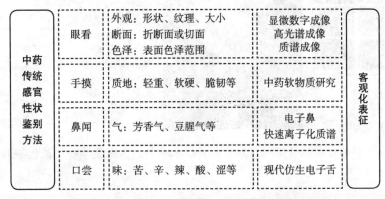

图13-3-6 中药传统经验鉴别方法的客观化表征

## （四）中药传统经验鉴别与现代分析技术方法融合

中药材传统感官鉴别有很多优点，但并不是万能的，对于近似基原药材偶然性的貌似而实异，抑或是不断出现的更加隐蔽的掺杂使假，则需要根据实际需要，将几种鉴别手段综合使用，最为理想。比如海马有多种，经验鉴别只是说"马头、蛇尾、瓦楞身"，其实是海马属的共性，但具体如何分种，就需要在海马属经典分类学基础上，应用分子生物学等现代技术开展研究，建立更加完善的鉴别方法。有些药材外观相近，但组织结构差异很大，可通过显微切片和粉末鉴别方法加以辅助，例如柴胡药材商品混乱，不同种之间外观较为相近，但显微特征却存在一定的差异。而有些药材则需要借助理化方法，指出某些成份的有无，对药材加以鉴别。比如人参与西洋参，随着栽培技术的发展，两者在药材性状上有时难以区别，组织结构也基本相似，然而其化学成份是存在差异的，西洋参含拟人参皂苷 $F_{11}$（pseudoginsenoside $F_{11}$），而人参不含，在传统经验鉴别基础上，加以薄层色谱鉴别，可将二者加以区别。再如针对冬虫夏草掺伪造假情况，综合应用传统鉴别经验、多重显微技术和现代分析方法，可以对大黄色素染色、红花色素染色和高锰酸钾染色3种更加隐蔽的染色冬虫夏草的造假手段，建立了可用于鉴别3种不同染色冬虫夏草的方法[11]（见图13-3-7）。

因此，在传统感官性状鉴别经验挖掘、以及客观化、标准化和数字化研究基础上，针对药材品种的特性，综合运用一种或多种现代分析技术方法，构建现代中药鉴别科学体系，将为中药的科学监管提供强有力的技术支撑。中药鉴别的发展必须以传统经验鉴别为基础，不断采用现代鉴定技术来完善，在现实工作中，根据现代化的鉴定手段，结合传统的鉴定方法，极大地扩展了中药鉴定在中医药领域的深入研究，加速了中药鉴定技术的进一步发展。有机结合是中药鉴定发展的必经之路，也是中药鉴定技术的必由之路。

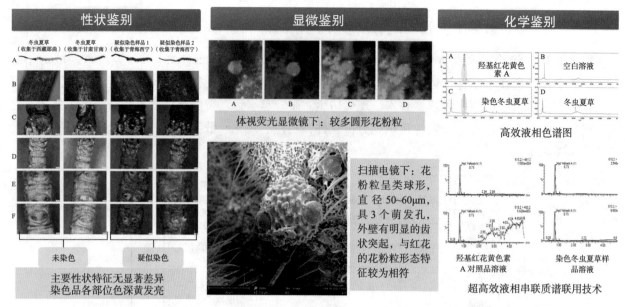

图 13-3-7　中药传统经验鉴别与现代分析技术融合：冬虫夏草红花染色鉴别研究[11]

### （五）基于传统经验鉴别的中药软物质科学研究

中药内在质量是保证中药功效稳定性及应用安全性的重要基础，构建科学、合理的中药质量与安全评价体系，是促进中医药高质量发展的关键核心。现有的中药质量控制模式多采用传统经验鉴别与化学成份分析相结合的方式。然而部分指标成份与中药质量、疗效相关性不明确，仅以一个或几个指标成份代表中药质量这种模式，合理性欠佳。并且指标性成份的选择原则也并不清晰，可能是因为此化学成份在某一方面具有活性，或者仅是因为其在药材中含量较高。

近年来日益增多的单（多）组分中药纳米自组装研究所报道的诸如微纳米粒子、纤维、胶束、囊泡、微球、凝胶等组装体，均属于软物质科学领域的重要研究对象。对这些聚集体的组装过程、构效关系的阐释极大地依赖于软物质科学领域的新技术和新方法。中药软物质，指单（多）组分中药药效物质经非共价相互作用识别组装后获得的具有显著区别于其单组分药理活性的特定微纳聚集体。这些微纳聚集体的典型尺度范围为 1~100nm，中药软物质科学便是研究该尺度上微纳聚集体物化结构和药效关联的学科领域。

基于"中药软物质"基础理论提出的"特征性状 - 组分互作 - 聚集体结构 - 生物活性 - 质量评价"创新性研究思路，在多尺度、多维度上，以超越单体分子的视角对中药药效物质基础开展研究，可以不断地深化我们对传统中药在采收、炮制、配伍、煎煮等制药用药过程中的物质转化规律认知，揭示中药真正的药效物质基础，同时也可为中药质量的整体控制提供新的解决方案[12]。具体见图 13-3-8。

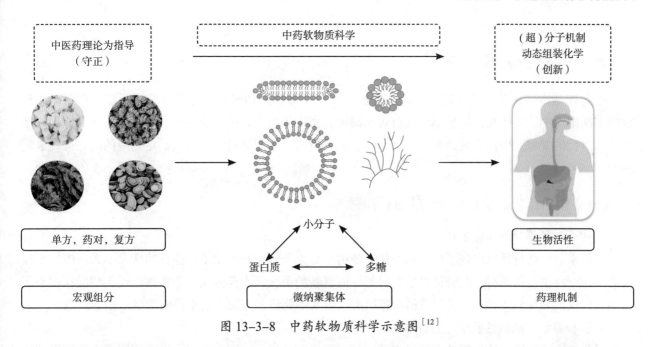

图 13-3-8　中药软物质科学示意图[12]

### （六）基于传统鉴别经验的中药数字化与智能化检测关键技术研究

人工智能作为新一轮科技革命和产业变革的核心动力，对提升国家竞争力和推动经济增长具有重要战略意义。随着人脸识别、语音翻译、智能交通等技术的普及，基于深度学习的目标检测和分类已经在市场上实现商业化，并展现出超越传统模式识别和数字图像处理技术的强大能力。以人工智能技术为核心，构建智能化的中药材检测系统是未来发展的一大趋势。通过将传统的中药材评估流程与现代计算机技术有机结合，实现中药材检测过程的数字化、自动化和标准化。

通过分析药材样本的关键性状鉴别特征，确定药材的具体种类。通过方法筛选建立了人工智能数据集采集规范，根据样品的大小，选择体视镜或者相机进行拍摄，对图像质量、拍摄方法、数量等进行明确的要求，建立标注规范；对性状图片拍摄个体进行分类和标注，建立中药标准图像数据集。

通过卷积神经网络提取中药材图像的特征表示，以捕获图像中的关键信息和细微变化。利用循环生成对抗网络生成具有高分辨率和清晰度的中药材局部特征成像，从而增强对微小特征的识别和分析能力。将判别器与目标检测的分类和回归模块合并到一起构建成新的判别器，使其生成尽可能逼真且有利于检测的超分辨率特征，构建中药材智能鉴别模型（见图 13-3-9）。

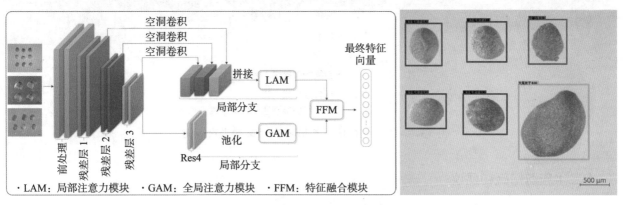

图 13-3-9　中药材智能化鉴别模型构建

## 四、科学问题与监管应对

中药作为中华民族的传统瑰宝，其质量控制一直是确保药物安全、有效的关键所在。在众多质量控制方法中，中药的传统经验鉴别以其直观、简便、实用等特点，一直受到业界的广泛关注和应用。然而随着时代的发展，中药传统经验鉴别也面临着传承危机，需要通过监管层面制定相应的措施来促进其发展。

### （一）中药传统经验鉴别存在的监管问题

#### 1. 中药材质量情况不断变化

近年来，中药材情况出现了较大的变化，如由于野生资源紧缺产生了一些新的伪品，大范围的不规范的中药材种植使得药材性状特征发生变异等。面临新的情况，中药传统经验鉴别与现实情况存在不适用性，仅仅依靠药典或相关专著记载已经难以解决日常中药检验难题，给中药监管带来新的挑战。

#### 2. 监管系统传统经验鉴别专业技术人才匮乏

近些年来，应用现代分析技术开展中药质量控制研究已成为主流，而传统经验鉴别是中药材领域的一项重要基本功，某些中药传统技艺以及中药性状鉴别是现代科技无法取代的，需要长期的经验积累才能有所成就。目前传统经验鉴别遇到传承危机，"老药工"一词因此也变成稀缺名词，其背后是监管系统传统经验鉴别人才缺乏的表现。

#### 3. 中药传统经验鉴别存在主观性

中药传统经验鉴别主要是通过眼观药材形状、手摸以及闻气味等来判断药材的真伪优劣，容易受主观人为因素的影响，准确性也不能得到保证。仅仅依靠标准描述很难清晰把握检验尺度。此外，对于来源复杂、形状不明显、或者已经被粉碎的所制成的中成药，利用传统鉴别方法无法解决的情况下，必须借助现代鉴别技术建立方法（见图13-3-10）。

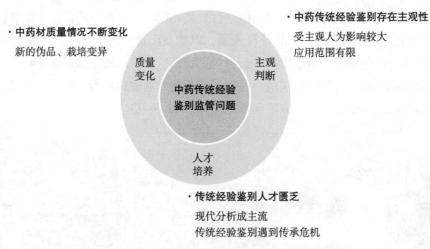

图 13-3-10　中药传统经验鉴别面临的监管问题

### （二）应对措施和建议

#### 1. 加强中药材质量监测，完善中药传统经验鉴别方法

针对中药材质量情况的变化，需要加强中药材质量监测工作，建立质量监测信息化平台，积极开展产地和市场的调研，掌握中药材质量变化第一手资料。对药材性状变异进行深入研究，剖析其深层次原因；对出现的新伪品要进行鉴定研究，并归纳总结新的鉴别经验，从而完善中药传统鉴别方法。

**2. 鼓励开展中药传统经验鉴别的现代化研究**

针对中药传统经验鉴别存在的主观性问题，对传统质量评价方法进行科学研究，阐释中药传统经验鉴别的内涵，应用现代分析技术和手段对中药传统鉴别经验进行客观化表征和智能化应用，从而形成新工具和新方法，服务中药科学监管。

**3. 加快传统经验鉴别的标准化，促进新技术新方法转化应用**

通过开展方法学研究，将传统经验鉴别现代化研究中的一些较为成熟技术，尤其是数字化、智能化的新技术新方法应用到中药标准中，建立更加完善、简便、高效的中药标准技术体系。

**4. 建设中药数字化标本馆，提升中药传统经验鉴别的信息化水平**

借助数字化、信息化、智能化技术手段，建立科学全面的技术规范，构建数字标本，让中药标本"活起来"，通过数字标本赋予传统经验鉴别新的活力，"全国一盘棋"建设中药数字化标本馆，从而辐射全国，共建共享，服务中药科学监管。

**5. 积极开展中药传统经验鉴别相关培训，建设药品监管系统鉴定人才队伍力量**

在全国药检机构试点开展师徒传承计划，有力促进药检队伍传统鉴定人才梯队建设；组织开展各类中药传统经验鉴别培训班，重点提升基层监管人员的技术水平，在建立药品监管系统传统经验鉴别人才队伍的同时，提升行业整体技术力量（见图13-3-11）。

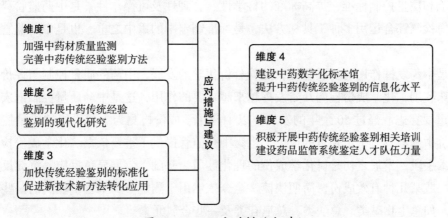

图13-3-11　应对措施与建议

（康帅　魏锋　马双成）

# 参考文献

［1］吴淑荣，孔增科. 实用中药材鉴别手册［M］. 天津：天津科学技术出版社，1988.

［2］卫生部药政管理局. 中药材手册［M］. 北京：人民卫生出版社，1959.

［3］王皓南，田滢琦，刘大会，等. 中药"辨状论质"的历史、发展与应用［J］. 中药材，2021（3）：513-519

［4］谢宗万. 中药品种理论与应用［M］. 北京：人民卫生出版社，2008.

［5］谢宗万. 中药品种传统经验鉴别"辨状论质"论［J］. 时珍国药研究，1994（3）：19-21.

［6］潘庆阳，许树相. 试述"辨状论质"是中药品种经验鉴别的精髓［J］. 时珍国医国药，2003（1）：27.

［7］秦雪梅，孔增科，张丽增，等. 中药材"辨状论质"解读及商品规格标准研究思路［J］. 中草药，2012（11）：2093-2098.

［8］康帅，张南平，石佳，等. 中药材传统鉴定方法的数字化研究规范：以种子类药材为例［J］. 中国食品药品监管，2022（3）：60-65.

［9］刘梦楚. 基于"辨状论质"及气、味数字化的砂仁药材质量评价研究［D］. 广州：广州中医药大学，2017.

［10］赵雷蕾，周洋，黎茂，等. 基于数据化表达的中药"形色气味"研究进展及思考［J］. 广东药学院学报，2015（5）：692-695.

［11］康帅，杜晓娟，黄晓炜，等. 冬虫夏草与其红花色素染色伪品的鉴别研究［J］. 中国药学杂志，2023（4）：296-302.

［12］刘越，李全，马双成. 中药软物质科学：传统中药与现代物质科学交叉的新领域［J］. 药物分析杂志，2023（1）：45-50.

# 第四节　中药化学及指纹图谱和谱－效相关的质量控制

中药监管科学旨在突破中药监管领域的基础性、关键性、前沿性技术问题，推动中药新药审评审批全程加速，为建立具有中国特色、符合中药特点、全球领先的中药卓越监管体系提供科技支撑。完善中药生产技术规范和质量控制标准，提高标准的科学性、合理性及可操作性，是中药监管科学的重要任务之一。化学成份检测综合运用多种工具和方法，是标准制定中的重中之重，也是中药监管科学发展的重要领域。

化学成份是中药发挥作用的物质基础，随着分析化学的发展，中药的质量控制与评价不再局限于传统的性状、气味鉴别，化学成份检测开始发挥越来越重要的作用，这是中药质量控制由宏观到微观、由主观到客观的重要标志。经过50余年的发展，以中药化学成份检测为主要手段的质量控制方法在中药质量控制与评价中已经具有举足轻重的地位，也为中药监管提供了重要依据。化学成份检测是中药质量控制通用的技术手段，发展之初是以化学成份的理化性质为基础，依靠显色反应、沉淀反应等简单的化学反应测定单一或某几种有效成份，简便快捷，至今依然用于测定中药中含量较高的一些成份及矿物药中的无机成份，如总生物碱类、总酸类、总皂苷类及一些金属元素等。

20世纪70年代开始，根据化学成份的分子结构特性开展的色谱、光谱检测被大量应用于中药质量评价中，其中HPLC法以其突出的优势在中药成份的定性定量检测中脱颖而出，在现行的《中国药典》一部中，采用HPLC法的品种占总数的66%[1]。2010年，在HPLC法的基础上，指纹图谱的概念被引入到成份检测中。指纹图谱通过标示中药所含不同成份的色谱峰，能较为完整地反映中药成份的种类和含量，不仅可以进行物种鉴定，还可以控制中药质量的一致性和稳定性，已经成为国内外广泛认可的一种中药质量评价方法。

然而，中药质量的金标准是临床疗效，将中药质量与临床疗效评价相关联是中药质量控制和评价的迫切需求。进入21世纪，随着谱效学概念的引入，通过广大学者专家们的不断创新，将标示成份信息的指纹图谱与药效联系起来，生物效价、质量标志物、谱－效相关质量评价等新的评价模式逐渐产生并趋于成熟。

## 一、中药化学质量控制技术与方法

### （一）中药化学方法发展

早期利用化学鉴别的方法来鉴定药材的真伪和质量的优劣。自20世纪70年代以来，光谱、色谱技术不断应用到中药质量控制中。紫外、荧光、中红外、近红外、拉曼光谱及等离子体光谱等光谱技术被大量成功应用于中药材和中药饮片的鉴定研究中。色谱法根据流动相与固定相的分子聚集状态以及操作形式的差异又分为纸色谱法、柱色谱法、薄层色谱法、气相色谱法、高效液相色谱法等。薄层色谱法最早应用于中药材的鉴定中,《中国药典》自 1977 年版开始引入薄层色谱法,目前已成为中药主要的鉴别方法之一。自《中国药典》2000 版开始,色谱法尤其是高效液相色谱法广泛地应用于中药(药材、提取物及中成药)指标成份的定性及定量分析中。此外,联用技术也被广泛应用,比如色谱与质谱联用,该方法是将具高效分离性能的色谱技术和具有高灵敏度、高选择性特点的质谱技术相结合而形成的新的检测技术,包括高效液相色谱 – 质谱技术、气相色谱 – 质谱技术、高效毛细管电泳 – 质谱技术等。以上这些技术沿用至今,是中药化学法的主要组成(见图 13-4-1),在中药品种鉴定与质量评价方面产生了重大的作用。

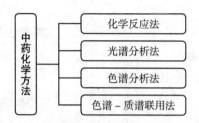

图 13-4-1　中药质量控制的常用化学方法

## (二)中药质量控制的化学方法

### 1. 显色法

利用中药所含化学成份能与某些试剂产生特殊颜色反应的性质鉴别中药(见表 13-4-1)。一般在试管中进行,也可直接在中药切片或粉末上滴加各种试剂观察呈现的颜色,用以判断中药中是否有某类或某种化学成份。

**表 13-4-1　常见显色反应**

| 化合物类型 | 反应名称 | 化合物类型 | 反应名称 |
|---|---|---|---|
| 生物碱 | Mandelin 试剂反应 | 黄酮类 | 磷钼酸试剂反应 |
| | Macquis 试剂反应 | | 锆盐反应 |
| | Frohde 试剂反应 | | 三氯化铁反应 |
| | Vitali 反应 | | 硼酸显色反应 |
| | 过碘酸氧化乙酰丙酮缩合反应 | 萜类 | 环烯醚萜苷类反应 |
| 糖和苷 | Molish 反应 | 皂苷 | Liebermann 反应 |
| 醌类 | Feigl 反应 | | Liebermann–Burchard 反应 |
| | Kesting–Craven 反应 | | 三氯乙酸反应 |
| | Borntrager 反应 | | 三氯甲烷 – 浓硫酸反应 |
| | 无色亚甲蓝显色试验 | | 五氯化锑反应 |
| 香豆素 | 异羟肟酸铁反应 | 甾体母核 | 芳香醛 – 硫酸或高氯酸反应 |
| | 三氯化铁反应 | | Liebermann–Burchard 反应 |
| | Gibb 反应 | | Salkowski 反应 |
| | Emerson 反应 | | Tschugaev 反应 |
| 黄酮类 | 盐酸 – 镁粉反应 | | 三氯化锑反应 |
| | 四氢硼钠反应 | | 三氯乙酸 – 氯胺 T 反应 |

### 2. 沉淀法

利用中药的化学成份能与某些试剂产生某种性状的沉淀反应来鉴别中药（见表 13-4-2）。此外，还可通过将被测组分定量转化为难溶化合物，以沉淀形式从溶液中分离出来，经过滤过、洗涤、干燥、称重，依称量形式转换，计算其含量的方法，适用于制剂中纯度较高的成份的测定。

表 13-4-2　常见鉴别中药的沉淀反应

| 鉴别类型 | 试剂 | 沉淀变化 |
| --- | --- | --- |
| 生物碱 | 碘化铋钾 | 黄色至橘红色无定形沉淀 |
| | 碘化汞钾 | 类白色沉淀 |
| | 碘–碘化钾 | 红棕色无定形沉淀 |
| | 硅钨酸 | 淡黄色或灰白色无定形沉淀 |
| | 2,4,6-三硝基苯酚 | 黄色沉淀或结晶 |
| | 雷氏铵盐 | 红色沉淀或结晶 |
| 黄酮类 | 氯化锶（$SrCl_2$） | 绿色至棕色乃至黑色沉淀 |
| 醌类 | 含 $Pb^{2+}$ 金属离子的溶液 | 生成沉淀析出 |

### 3. 滴定分析法

滴定分析法又称容量分析法，是指将已知准确浓度的标准溶液滴加到待测供试品溶液中，根据标准溶液和待测物完全反应时所消耗的体积，计算待测组分含量的方法（见图 13-4-2）。滴定分析法分为酸碱滴定法、沉淀滴定法、配位滴定法和氧化还原滴定法等（见表 13-4-3）。

### 4. 光谱分析法

光谱法是基于物质与辐射能作用时，测量由物质内部发生量子化的能级之间的跃迁而产生的发射、吸收或散射辐射的波长和强度进行分析的方法。依据物质和辐射相互作用的性质，一般可分为发射光谱法、吸收光谱法、拉曼（散射）光谱法（见图 13-4-3）。

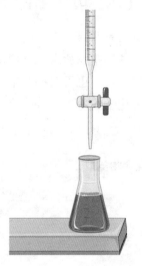

图 13-4-2　滴定分析示意图[2]

表 13-4-3　常用滴定分析法的使用范围

| 方法 | 适用范围 |
| --- | --- |
| 酸碱滴定法 | 测定中药中的生物碱、有机酸类组分的含量 |
| 沉淀滴定法 | 测定生物碱、生物碱的氢卤酸盐及含卤素的其他有机成份的含量 |
| 氧化–还原滴定法 | 测定具有氧化还原性的物质，如含酚类、糖类及含 Fe、As 等成份的中药 |
| 配位滴定法 | 测定鞣质、生物碱及含 $Ca^{2+}$、$Fe^{3+}$、$Hg^{2+}$ 等矿物类制剂的含量 |

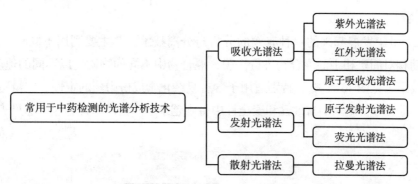

图 13-4-3　中药检测的常用光谱分类示意图

（1）**紫外－可见分光光度法**　紫外－可见分光光度法是根据有机化合物对 200~760nm 波长范围电磁波的吸收特性而建立的光谱分析方法，可用于化学结构中具有发色团或助色团的化学成份的定性、定量分析。特别是有色物质和具有共轭双键结构的无色物质的分析。对本身吸收弱或无吸收的化学成份，也可通过与某些化学试剂反应显色后进行测定。测定样品时，所用溶剂在所测定波长附近应无吸收，不得有干扰吸收峰。测定时一般应以配制样品的同批溶剂为空白。所配样品溶液的吸收度读数以在 0.3~0.7 之间误差较小。《中国药典》收载的紫外－可见分光光度法测定品种以测定总成份居多，如测定总生物碱、总黄酮、总蒽醌、多糖等，是中药制剂定性鉴别、杂质检查及含量测定的常用方法。

（2）**红外分光光度法**　红外分光光度法可用于中药材、提取物及其制剂的鉴别，鉴别时需要标准品或标准图谱进行对照。只要中药中所含的化学成份不同或各成份含量的比例不同，就可导致红外光谱的差异，凭借红外光谱图的这些差异特征，如峰位、峰强度和峰形状特征，可以用来鉴别中药的真伪优劣。此外，可通过对特征吸收谱带强度的测量来求出组分含量。任何气态、液态、固态样品均可进行红外光谱测定。

除紫外－可见分光光度法和红外分光光度法外，还包括荧光分析法、原子吸收光谱、原子发射光谱等，依据其各自的特点在中药质量控制中具有广泛应用（见表 13-4-4）。

表 13-4-4　常用光谱分析法比较

| 方法 | 主要研究对象 | 定量方法 | 分析特点 |
|---|---|---|---|
| 紫外－可见分光光度法 | 中药中具有芳香族或不饱和共轭结构的化学成份 | 吸收系数法、对照品比较法、标准曲线法 | 灵敏度高、精度好、操作简便，但多组分同时测定能力不强 |
| 红外分光光度法 | 含有共价键、并在振动过程中伴随有偶极矩变化的中药成份 | 直接计算法、标准曲线法等 | 取样量小、操作简便迅速，但由于中药所含化学成份复杂，组成吸收峰相互干扰，区分度较低 |
| 荧光分析法 | 中药中具有共轭双键体系及芳香环分子的化学成份，如黄酮、蒽醌、香豆素等 | 直接比较法、标准曲线法 | 灵敏度高、选择性强、方法简便，但精密度较差，易受系统条件的影响 |
| 原子吸收光谱法 | 主要用于元素分析 | 标准曲线法、标准加入法 | 测定的元素种类多、选择性好、灵敏度高、检出限高，但不能对多元素同时分析 |
| 原子发射光谱法 | 主要用于元素分析 | 标准曲线法、标准加入法 | 可同时测定多个元素、对试样的前处理要求低、分析速度快、选择性好，但对大多数非金属元素的激发存在困难 |

### 5. 色谱分析法

色谱分析是 20 世纪发展起来的一种有效的分析与分离技术，其主要利用不同物质在不同相态的选择性分配，以流动相对固定相中的混合物进行洗脱，混合物中不同的物质会以不同的速度沿固定相移动，最终达到分离的效果（见图 13-4-4）。特别适用于含有复杂化学成份中药的定性、定量鉴别，在制定中药及其制品的质量标准、评价中药的有效性和安全性中得到越来越广泛的重视和应用（见表 13-4-5）。

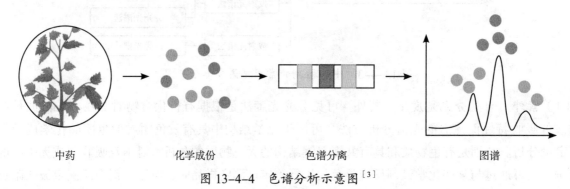

中药     化学成份     色谱分离     图谱

图 13-4-4 色谱分析示意图[3]

表 13-4-5 常用色谱分析法在中药检测中的应用

| 方法 | 应用 |
| --- | --- |
| 薄层色谱法 | 中药的鉴别、杂质检查或含量测定[4] |
| 气相色谱法 | 鉴别及测定含挥发油及其他挥发性组分的含量[5-6]，中药及其制剂的检查项检测[7-9]，以及药物中农药残留量测定[10] |
| 高效液相色谱法 | 广泛用于中药的含量测定或者鉴别[11]，还可用于中药中有害成份（如重金属）的检测和定量 |
| 毛细管电泳法 | 适用于有毒中药有机酸类、生物碱类、苷类和萜类成份检测分析[12-13]；还可用于中药中有害成份的检测和定量，如农药残留、重金属离子等 |

（1）**薄层色谱法** 薄层色谱法是被《中国药典》收录且使用最为广泛的中药质检方法之一，通常是在同一块薄层板上点加供试品和对照品溶液，在相同条件下展开，显色，检出色谱斑点后，将所得供试品与对照品的色谱图进行对比分析，从而对中药进行鉴别。此外，以薄层色谱法为基础建立的薄层扫描法是用一定波长的光照射在薄层板上，对薄层色谱中吸收紫外光或可见光的斑点，或经激发后能发射出荧光的斑点进行扫描，将扫描得到的图谱及积分数据用于药品的鉴别、杂质检查或含量测定。

（2）**气相色谱法** 气相色谱法是根据汽化后的试样被载气带入色谱柱，由于各组分在两相间作用不同，在色谱柱中移动有快有慢，经一定柱长后得到分离，依次被载气带入检测器，利用色谱峰保留值进行定性分析，利用峰面积或峰高进行定量分析的方法。

（3）**高效液相色谱法** 高效液相色谱法与气相色谱法有很多相似之处，是采用高压输液泵将规定的流动相泵入装有填充剂的色谱柱进行分离测定的色谱方法。《中国药典》采用保留时间比较法，即在相同色谱条件下，比较样品和对照品色谱峰的保留时间是否一致，从而对被检成份（药味）的存在情况作出判断，利用峰面积或峰高进行含量测定。

（4）**毛细管电泳法** 毛细管电泳技术是以毛细管作为分离工具，通过高压直流电场驱动组分，组分在管中根据其所带电荷、分子量大小以及与柱内填充物的作用，产生不同的迁移速度，从而对各组分进行分离。

### 6. 色谱 – 质谱联用法

色谱 – 质谱联用的基本结构由色谱模块、质谱模块与信号采集记录处理模块这三部分组成，色谱与质谱联用的结构示意图见图 13-4-5。

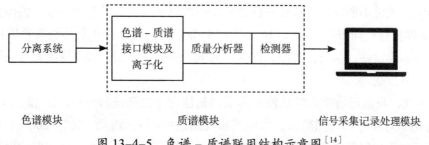

图 13-4-5 色谱 - 质谱联用结构示意图[14]

气相色谱 - 质谱联用法是将气相色谱仪与质谱检测器串联使用，可直接对中药中含有的挥发油类成份，或非挥发性成份经衍生化转为具有挥发性的物质进行分离和定性、定量分析。目前，气 - 质联用技术已经成为实验室分析鉴定的主力，尤其是保健食品、化妆品及药品中非法添加药物成份的检出[15-16]。高效液相色谱 - 质谱联用法是将高效液相色谱仪与质谱检测器串联使用，用母离子和子离子碎片的质荷比确定峰位。发挥高效液相色谱的分离优势和质谱的直接定性分析功能，既可以实现对被测成份的有效分离，又能得到每一个有机化合物的分子离子信息。此技术在中药的化学成份研究中已经得到广泛重视和应用[17-19]。

## 二、中药指纹图谱质量评价方法

### （一）中药指纹图谱方法的内涵

#### 1. 中药指纹图谱的概念和特点

中药指纹图谱（Chinese medicine fingerprint）是指某些中药材、中药提取物或中药制剂经适当处理后，采用一定分析手段得到的能够标示该中药特性的共有峰图谱。中药指纹图谱具有"整体性"和"模糊性"的特点，符合中药整体性质量控制的发展趋势，近年来得到了快速发展和应用，成为目前能够为国内外广泛接受的一种中药或天然药物质量评价方式。

中药特征图谱（Chinese medicine characteristics fingerprint）是指样品经过适当的处理后，采用一定分析手段和仪器检测得到的能够标识中药各组分特征群的图谱，是中药指纹图谱的补充和发展。中药指纹图谱和中药特征图谱均以表征中药内在质量的整体变化为评价目的，不同的是，中药指纹图谱强调"指纹性"，侧重中药各类成份群的整体表征；而中药特征图谱强调"特征性"，侧重中药中某一类成份的专属表征[20]。中药指纹图谱和特征图谱的区别见表 13-4-6。

**表 13-4-6 中药指纹图谱和特征图谱的主要区别**

| 区别 | 指纹图谱 | 特征图谱 |
|---|---|---|
| 特点 | 整体性、相似性 | 特征性、专属性 |
| 表征内容 | 中药主要成份信息 | 中药特征成份信息 |
| 指标侧重 | 整体图谱相似度 | 相对保留时间、特征峰有无 |
| 目的 | 中药质量的整体评价 | 中药质量的分析鉴别 |

#### 2. 中药指纹图谱的历史沿革

人的指纹具有唯一性特点，指纹用于鉴定源于 19 世纪末 20 世纪初的犯罪学和法医学。"指纹图谱"一词的提出最早来源于分子生物学中的 DNA 指纹图谱（DNA fingerprint）。19 世纪 60 年代，德国和法国科学家联合开发的银杏叶标准制剂 EGb761 首次使用色谱指纹图谱对其成份组成与相对含量进行质量控制，保证产品的稳定和均一[21]。世界卫生组织（WHO）在《草药评价指导原则（1996 年）》中规定，如果草药的活性成份不明确，可以提供色谱指纹图谱以证明产品质量的一致。美国食品药品管理局（FDA）在《工业界植物药研发指南》（2016年定稿）等中提出，草药及草药制剂可以用指纹图谱反映产品质量的一致性和稳定性。当前，美国、日本、韩国、英国、德国、印度等国家均已开始使用指纹图谱对植物药进行质量控制。

20世纪70年代，我国已有学者尝试使用薄层扫描法对中成药进行分析。20世纪90年代《中国药典》增设了中药化学对照品和对照药材，为中药指纹图谱的研究奠定了基础。2000年8月国家药品监督管理局颁布了《中药注射剂指纹图谱研究的技术要求（暂行）》，正式要求已注册的中药注射剂需进行指纹图谱研究并纳入质量标准，并在样品制备、测定方法及指纹图谱技术参数等方面提出了建立指纹图谱的基本原则，规范了中药指纹图谱的研究，开启了中药指纹图谱质量控制的新时代[22]。2010年版《中国药典》开始将指纹（特征）图谱用于中药的质量控制，2015年版《中国药典》和2020年版《中国药典》均新增了指纹（特征）图谱，完善了以《中国药典》为核心的国家药品标准[23]。

3. 中药指纹图谱的学术价值

中药具有多成份、多靶点、多途径整合的作用特点，以往利用一个或多个成份进行质量控制的方法难以反映中药临床发挥功效的科学内涵。中药指纹图谱通过整体、宏观的表征被测样品主要化学成份的特征，不仅可以进行物种"唯一性"鉴定，还可以进行"指纹与量"的分析表征，促进中药及制剂的稳定性和一致性控制。《中国药典》从2010年版开始，逐步将中药指纹图谱作为重要的质量控制方法之一。2010年版《中国药典》中收载指纹图谱检测品种14种，特征图谱7种。2015年版《中国药典》收载指纹图谱品种23种，特征图谱品种32种；2020年版《中国药典》共收载27个品种的指纹图谱，收载43个品种的特征图谱，数量上呈现不断增加趋势[1]。指纹（特征）图谱更完善地表达出了中药作为复杂体系的特点，更全面反映出中药整体鉴别特征，丰富和拓展了中药鉴别的内涵，使中药质量在安全性和有效性的可控性上明显增强。中药指纹图谱业已成为中药监管中的不可或缺的重要方法。

## （二）中药指纹图谱方法

### 1. 中药指纹图谱的分类

中药指纹图谱可分为中药化学指纹图谱和中药生物学指纹图谱（见图13-4-6）。中药化学指纹图谱是中药指纹图谱分析中应用较为广泛的方法，狭义的中药指纹图谱一般就是指中药化学（成份）指纹图谱，主要包括色谱指纹图谱、光谱指纹图谱等。

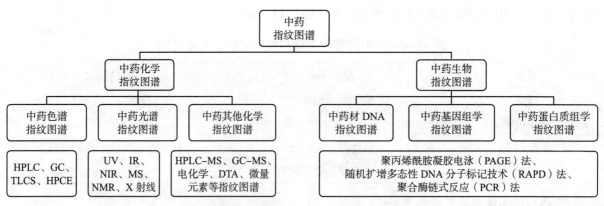

图13-4-6 中药指纹图谱的分类及主要方法[20]

中药生物学指纹图谱是指采用生物技术手段建立的用以表征中药生物学特征的指纹图谱，包括中药材DNA指纹图谱、中药基因组学指纹图谱、中药蛋白组学指纹图谱等。

**2. 中药指纹图谱的主要方法**

（1）**色谱指纹图谱法** 色谱技术具有极强的分离能力和良好的适应性，为中药指纹图谱检测的主流方法，主要包括 HPLC 法、气相色谱（GC）法、薄层扫描（TLCS）法和高效毛细管电泳（HPCE）法等。

目前，HPLC 法和 GC 法已成为公认的中药指纹图谱的常用分析技术。HPLC 法具有高压力、高灵敏度、高效率以及自动化等优点，可与紫外检测器、二极管阵列检测器、电化学检测器、蒸发光检测器连接，广泛应用于中药指纹图谱研究。GC 法灵敏度高、分析速度快、分离度好，主要用于川芎、当归、益母草、细辛、柴胡、檀香、广藿香等中药的挥发油类成份分析。TLCS 法具有操作方便、设备简单、灵敏度好、可比性大、专属性强、显色容易等优点，是中药鉴别的最常用的手段，但由于其影响因素（湿度、温度等）较多，结果重现性相比于 HPLC 差。HPCE 法具有用样量少、方法简便、高效快速、成本低等特点，在中药有效成份的分离、定性定量、中药材鉴别等方面应用越来越广泛，但同 HPLC 法相比，该方法重现性较差，降低了分析结果的可靠性及准确度。

（2）**光（波）谱指纹图谱法** 光（波）谱法在中药指纹图谱的检测中发挥重要的辅助作用，常用于鉴定化合物的结构，提高指纹图谱的可信度，主要包括紫外光谱（UV）法、红外光谱（IR）法、近红外光谱（NIR）法、质谱（MS）法、核磁共振（NMR）法和 X 射线衍射法等技术。

UV 法具有实用性强、可靠灵敏、无污染、重现性好等特点，主要用于不饱和键结构片段的化合物，但其仅能提供化学成份的吸收峰的信息，不能充分反映中药材中化学成份的变化，也不能准确定量分析中药。IR 法采样方法灵活，具有快捷、简单以及低廉的测试成本等优点，目前多用于蛤蟆油、黄连、珍珠以及复方制剂等中药真伪的鉴别，但由于不能进行定量分析，其应用范围受到一定限制。NMR 法具有单一性、全面性、特征性、定量性的特点，在标准的提取分离方法下，核磁共振波谱图与植物品种间存在准确的对应关系，不易混淆，在中药材分析鉴定中具有普遍适用性。

（3）**其他化学指纹图谱法** 中药成份复杂，单用一种色谱或光谱方法有时无法建立较完善的指纹图谱，无法全面准确地反映中药的内在质量，通常可采用液 - 质联用（HPLC-MS）、气 - 质联用（GC-MS）等色谱 - 质谱联用技术来建立指纹图谱。随着仪器设备成本的降低和对中药全成份检测需求的增加，液 - 质联用、气 - 质联用等技术正在得到更广泛应用。此外，还有电化学指纹图谱、差热分析（DTA）指纹图谱、微量元素指纹图谱等。

（4）**生物指纹图谱法** 中药材 DNA 指纹图谱可用于中药材种属、植物分类和品质鉴定。中药基因组学指纹图谱和中药蛋白组学指纹图谱系指将中药作用于某特定细胞或动物后，引起其基因和蛋白表达特征的变化情况，这两种指纹图谱又可称为生物活性指纹图谱。最常用的方法有聚丙烯酰胺凝胶电泳（PAGE）法、随机扩增多态性 DNA 分子标记技术（RAPD）法、聚合酶链式反应（PCR）法等。

**3. 中药指纹图谱的技术流程**

中药指纹图谱技术流程主要包括样品收集、供试品及参照物溶液制备、分析方法的建立、指纹图谱及技术参数设定、指纹图谱评价等步骤[20]（见图 13-4-7）。

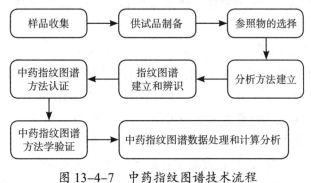

图 13-4-7 中药指纹图谱技术流程

## 三、中药谱－效相关质量评价模式与方法

随着科学技术的进步，化学成份分析技术为谱－效相关体系提供了准确、全面的"谱"数据，新兴的中药活性、生物效应和生物标志物检测方法为谱－效相关体系提供了关键的"效"数据，利用统计学手段将"谱"与"效"相结合，建立数学模型，最终构建中药谱－效相关质量评价体系。

### （一）谱－效相关质量评价模式的设计思路

广泛收集大量实验样品，采用液相色谱、质谱等现代中药分析技术，建立中药指纹图谱，通过内标参比法计算各共有峰相对峰面积值，从而实现对中药成份的定量分析。根据临床用药特点，对药效指标进行测定，筛选灵敏度较高的指标以精确的数学值来表征。选择适宜的数学方法，将中药的指纹图谱数据与药效数据进行关联，建立数学模型。后选择一定数量的新样品，进行盲法验证，通过比较实验数据与模型预测数据之间的偏差，验证模型的精确度，对模型进行优化修正，最终建立谱－效相关质量评价系统[24-27]（见图 13-4-8）。

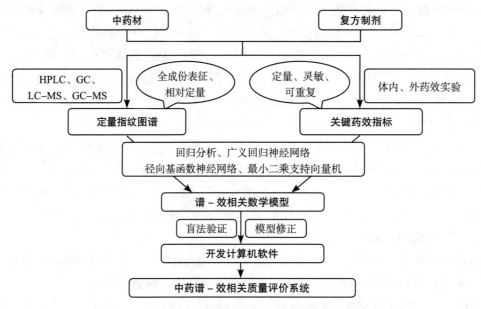

图 13-4-8　中药谱－效相关质量评价模式设计思路

### （二）谱－效相关质量评价模式的研究方法

中药谱－效相关质量评价模式的研究方法主要分为定量指纹图谱的建立、源于中药功能主治的药效学模型的建立、谱－效相关数学模型的建立、计算机软件的设计和指纹图谱中化学成份的归属及药效贡献度分析。

#### 1. 定量指纹图谱的建立

建立化学指纹图谱是构建中药谱－效相关质量评价体系的基础[23]，构建一个能全面表征中药化学成份，且能够准确定量的方法是至关重要的。随着现代分析技术的进步，以 HPLC-MS 和 GC-MS 为代表的色谱－质谱联用技术，具有高分离能力、高灵敏度、高选择性的特点，可实现中药全成份的定性分析，具有较好的普适性，同时可通过引入内标物实现中药全成份定量分析，构建定量指纹图谱。

同时，还需要收集大批次样品，只有收集足够量的、体现不同品质差异的样品数据，才能建立更丰富的数据矩阵，更加准确地反映不同样品间化学成份含量的差异对药效值的影响[28]。另外，在建立

样品定量指纹图谱方法时，除了供试品溶液制备方法考察、系统适用性考察、方法学考察等常规性考察外[29]，还需要考察适宜内标物的选择。谱–效相关质量评价体系中的"谱"指定量指纹图谱，是赋予了定量功能的指纹图谱，抛开了传统指纹图谱用自身所含成份的色谱峰作为参照峰的模式，在样品中加入固定浓度的内标物，以内标物的峰面积与浓度为基准，对中药化学成份进行定量表征[30]。对于内标物的选择通常需要具备 5 个特征：①为高纯度标准物质，且已知含量；②原样品中不含此成份；③在供试品溶液中溶解度好，且不与供试品中其他化学成份发生反应；④在既定色谱条件下具有一定化学稳定性；⑤在供试品检测波长下有较大吸收，其色谱峰不与供试品色谱中的任一色谱峰发生重合，且保留时间适中。最终确定能够应用于所有样品的最佳色谱 / 质谱条件，制定定量指纹图谱标准操作规范，完成定量指纹图谱的建立[31]。

2. 源于中药功能主治的药效学模型的建立

谱–效相关质量评价体系中的"效"指能够评价中药功能主治的药效指标，是将中医理论指导下药物的传统功效与对应的现代药理学研究及评价手段相结合建立的整体药效评价体系。

首先根据中药功能主治的不同设计特定的体内外实验（见图 13-4-9）。体外实验多选择实验动物的离体器官、离体组织、离体或体外培养的各种细胞以及试管或培养基内培养的细菌、病毒等病原体为实验材料[32-33]。它可以排除体内多种因素的干扰，实验条件易于控制，重复性好，实验周期短，结果易于分析，具有方便、快捷和高效等优点，但容易受到杂质及药物理化性质的影响。因此也有学者借助血清药理学实验技术，以含药动物血清作为药物源，以模拟药物在体内环境中产生的真实药理作用，但仍会受到采血时间、血清处理等因素的影响，且无法反映中药的整体调节功能，故不能完全取代体内实验[34]。因此，通常先以体外实验进行药效初筛，在

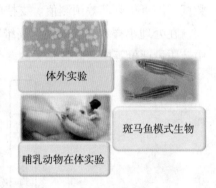

图 13-4-9 药效学实验研究对象

明确药物具有某一药效作用后进一步设计体内实验。体内实验设计初期需要选择合适的实验动物，并根据药物的功能主治，建立符合现代药理学标准的疾病模型，模型的恰当与否是药效评价体系构建能否成功的基础[35-37]。其次是筛选药效学指标，药效学指标的选择是药效评价体系建立的核心，要选择适当、量化、稳定、敏感、综合的药效学指标[35, 38]。所谓"适当"是指该药效指标能够针对中药的单方面或多方面功能主治，真正代表中药的临床疗效，可以是单一指标也可以是多重指标；所谓"量化"就是有客观的表达值，能准确反映药物的治疗作用，而不是由人为或主观所决定的；所谓"稳定"就是实验结果具有可重复性，能够保证建立的评价指标可重复；所谓"敏感"是指所选指标能够随着指纹图谱中化学成份变化而发生灵敏的变化；所谓"综合"是指如果一项指标难以满足要求，可综合选用生理、生化、形态学等多方面的指标，使实验结果更为全面准确。

对于药效指标的评价方法也在不断创新，如系统生物学技术、多组学技术、生物传感技术等。系统生物学技术使得对中药药效的评价更加趋近于临床功效，特别是中药生物效价理论的出现，以整体动物、离体组织、器官、微生物和细胞为实验对象，以核心生物因子为指标，精准评价药物有效性或毒性等生物活性[39-40]；多组学技术，以代谢组学、转录组学、蛋白质组学技术为核心深度解析中药活性成份对体内关键代谢物、基因及蛋白质的调控，挖掘生物标志物作为药效评价的关键指标[41]；此外，生物传感技术也逐渐成熟，诸如电化学生物传感技术，基于氧化石墨烯等新型材料构建生物传感器，为体外模拟实验提供了特异性强、灵敏度高、结果稳定的生物效应检测方法[42-43]。

药效实验完成后，对多种药效指标进行综合评价，以验证其是否符合实验设计假说，并判断结果的准确性与可靠性。

中药监管科学

### 3. 谱–效相关数学模型的建立

随着分析仪器的快速发展，研究手段不断丰富，产生了海量的高维度数据信息，数据分析处理难度极大。为此，数据挖掘技术已成为众多研究领域不可或缺的工具[44]。谱–效相关研究中，数据挖掘技术将表示"谱"的变量 $X$ 和表示"效"的变量 $Y$ 相结合，进行"谱"与"效"的关联分析，构建数学模型，以提取有效信息并揭示其中的内在规律。常用的方法包括回归分析、广义回归神经网络、径向基函数神经网络和最小二乘支持向量机（见图 13-4-10）。

回归分析作为一种处理多个变量间相互依赖关系的多元统计分析方法，在谱–效关系的研究中，将指纹图谱的特征峰表达值设为自变量，药效指标值设为因变量进行联合分析，将"谱"和"效"的关系转化为多元线性回归问题进行深入分析[45-47]。广义回归神经网络（GRNN）是基于 One-Pass 学习算法的一个高度并行的径向基网络，能根据样本数据逼近其中隐含的映射关系，最大可能地避免主观假定对预测结果的影响[48]。径向基函数（RBF）神经网络具有全局最优和最佳逼近性能，对于一个给定的非线性函数，RBF 神经网络可以任意精度逼近它，并应用于另外的数据对模型进行验证，输入全部特征峰数据，即可得到药效预测值。支持向量机是一类基于统计学习理论与结构风险最小化原则的机器学习算法，在处理小样本、非线性、高维数问题中具有特有的优势，目前已成功应用于中药产地及真伪鉴别、中药质量评价等中药监管相关的多个方面[49]。

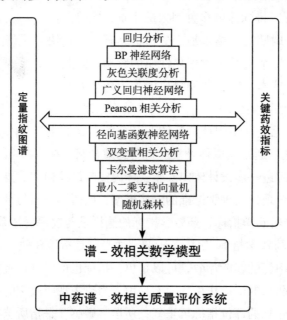

图 13-4-10　谱–效相关数学模型建立方法

### 4. 谱–效相关数学模型的准确度验证

在数学模型建立之后，可以仅通过样品的化学成份信息，就能预测出该样品的药效指标值。为验证模型预测的准确度，需对数学模型进行盲法验证（见图 13-4-11）。取建立数学模型所用样品之外的新样品，测定其指纹图谱和药效数据，将指纹图谱数据代入数学模型计算出药效表达值，与实测值进行比较，计算相对偏差，如验证所得的平均相对偏差较大，则需对数学模型进行进一步修正，并可通过增加检测样本量，对数学模型进行修正，在通过多次验证，预测偏差在合理范围内时，谱–效相关质量评价系统基本建立完成[26, 49-50]。

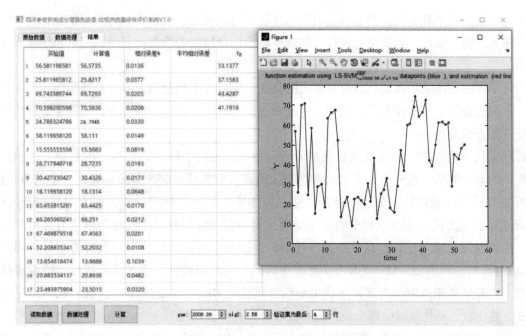

图 13-4-11　谱 - 效相关数学模型盲法验证[51]

## （三）谱 - 效相关质量评价系统软件的开发

为更方便快捷地将谱 - 效相关质量评价系统应用于中药监管的各个方面，可将该系统开发成计算机软件，以方便、快捷、可视的操作界面呈现给用户。通过简单输入指纹图谱数据，软件便能自动计算并直接输出对应的药效值，从而实现化学成份与药效综合评价中药质量的目标（见图 13-4-12）。目前，软件开发主要采用 C++（结合 Qt 框架）与 Matlab 引擎混合编程模式，以保证高效性和易用性。

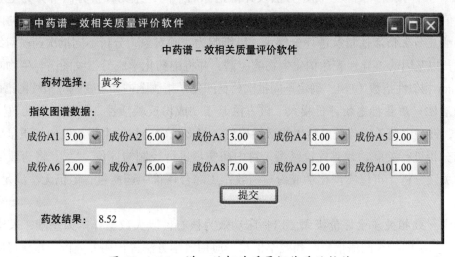

图 13-4-12　谱 - 效相关质量评价系统软件

## 四、科学问题与监管应对

化学鉴定方法、中药指纹图谱、中药谱 - 效相关质量评价代表了中药质量评价的发展历程。虽然经历了几十年的发展，目前中药质量评价模式依然面临指标成份与临床疗效关联性差、中药及制剂全过程质量控制技术体系不健全等问题。在中医药理论的指导下，发展以临床疗效为核心，能够体现中药整体性、有效性，适合中药特点的质量评价模式和控制方法是中药科学监管的重要方向，在大数据云计算时代，如何运用新的技术和算法，整合海量的临床评价、药效表征、成份检测等数据信息，实现中药质量的精准、快速评价，赋能中药数字化进程，实现中药全生命周期的管理，是中药监管科学未来发展的新质生产力。

中药化学方法利用某种或某类成份官能团的化学反应进行中药鉴别，方法简单易行，但由于中药成份复杂，专属性较差，灵敏度不高。例如，中药中蛋白质、酚类成份普遍存在，泡沫生成反应、三氯化铁显色反应需谨慎使用。

随着科学技术的发展，化学反应法逐渐成为一种辅助鉴别手段，需要与其他鉴别方法相结合以加强中药整体的鉴别能力。近年来，光谱法和色谱法等现代分析技术越来越多的应用到中药质量评价中，光谱分析法具有检测速度快、分析周期短、适用范围广、操作简便等优点，但专属性和特征性不强，使得常规光谱鉴别方法在中药鉴别中的应用受到一定限制；液相色谱、气相色谱具有分离效率高、灵敏度高、专属性强、重复性好、高效快速等优点，逐渐在中药成份的检出中发挥着主导作用；再就是LC-MS联用技术，利用LC-MS技术对多批次中药进行全成份表征，通过多元统计分析手段筛选差异化学成份，以差异化学成份作为评价中药道地性及质量优劣的关键指标[52-54]。该方法不再是对中药单一化学成份的比较，而是针对中药全成份进行比较分析，并利用统计学手段筛选关键差异成份，评价中药基源、产地、炮制方法等差异，但仅以化学成份为指标进行质量控制和评价的模式，多与中药药效脱节，不符合中药"多成份、多靶点"的作用特点，不能全面反映中药的整体质量状况。怎样建立彰显临床价值的中药质量评价体系，"品质中药""道地药材"的内涵是什么，评价标准怎样制定等问题，越来越受到同行业相关领域专家们的关注，同时为建立更加完善的中药监管体系，现行的中药质量评价模式也需要进一步创新[55]，一些新型的评价模式也应运而生。

（1）**生物效应质量评价模式**  采用以药物的生物效应为基础，利用整体动物、离体组织、器官、微生物和细胞以及相关生物因子等为试验系，评价药物有效性或毒性等生物活性，从而达到控制或评价药物质量的目的[56-58]。按研究对象、测定方法及评价指标的不同，生物评价方法可分为生物效价测定法和生物活性限值测定法，比如《中国药典》一部中规定，用测定抗凝血酶活性控制水蛭的内在质量。

（2）**生物响应、生物活性指纹谱评价模式**  以细胞为实验对象，分析不同批次药材对细胞内关键基因表达的影响，以基因的差异性表达构建生物响应谱，并将中药化学成份指纹图谱与生物响应谱关联分析，以Phytomics相似性指数（PSI）确定不同批次药材间化学指纹图谱和生物响应指纹图谱的相似性[59]。

（3）**生物活性-质量标志物评价模式**  该方法基于"成份反映活性，活性指向功效"的中药质量控制研究思路，针对中药关键药效进行生物活性检测，将多批次药材的生物活性值与质量标志物的含量利用多元回归分析进行关联，建立评价模型，对中药质量进行控制与评价[60-62]。将药效活性指标同中药质量标志物关联分析，可以实现化学成份与药效作用综合评价中药质量，但仍无法满足中药多成份、多靶点的特征。

（4）**中药谱-效相关质量评价模式**  以临床功效为核心，以大数据样本为基础，采集不同批次样品（包括差异样本）的指纹图谱信息与药效学信息，应用数学方法进行相关分析，在获得中药药效物质基础、各成份对药效的贡献度等信息的同时建立数学模型，开发计算机软件，实现通过测定指纹图谱即可预测中药药效的目的，真正实现了中药指纹图谱与药效的直接关联，评价中药"品质优劣"，克服了现有中药质量评价模式的固有缺陷，是实现中药质量评价从单一化学模式向化学指标与药效指标相关模式转变的一次突破性进展，将为中药监管提供一套系统化、科学化、标准化、整体化的中药质量评价技术体系[27]。

该模式虽然已取得了一定进展，但在应用过程中还存在以下共性问题，比如：中药传统汤剂以水溶性成份为主，水提物中存在大量的蛋白质、多糖等大分子的成份，这些成份的全面表征尚未良好解决；在"效"的评价上，动物模型选择仍存在很多难点问题，目前多以单一药物诱导的"疾病"动物模型为主，致病机理单一，无法全面反映临床病理特征，并且药效评价指标不系统、不全面，不能体现中药多靶点的临床功效；另外将"谱"与"效"结合起来的数学方法的应用和数学模型的建立仍然不够丰富，目前应用最多的为回归分析、广义回归神经网络、径向基函数神经网络和最小二乘支持向量机等方法，这些方法虽然取得了一定的成果，但是还需要深入研究，探讨适用于多维"谱－效"数据库的数学方法也是进一步深入推进该项工作的关键。

中药谱－效相关评价系统可通过化学成份的定量分析预测其药效，实现从药效层面评价中药质量的目的，是对中药质量评价模式的创新性突破。在该模式之下，应用成熟的技术手段、分析方法，可以开展药效物质基础研究、方剂配伍规律研究，还能够应用于中药种植、炮制乃至中药生产全过程质量控制等相关工作，同时为中药新药研发的监管提供帮助[49-50, 63-66]。中药谱－效相关评价模式也将成为中药现代化、精细化、科学化监管过程中的重要技术手段。

（赵渤年　高燕　王立洁　高鹏　庞道然　徐洋　杨龙飞　吕婧　王逸飞）

# 参考文献

［1］国家药典委员会. 中华人民共和国药典：一部［S］. 北京：中国医药科技出版社，2020.

［2］陈瑛，傅春华. 分析化学［M］. 北京：中国中医药出版社，2018：43-44.

［3］胡琴，陈建平. 分析化学［M］. 武汉：华中科技大学出版社，2020：323-324.

［4］彭小冰，梁光义，李智龙. 薄层扫描法测定栀子柏皮汤不同剂型中盐酸小檗碱的含量［J］. 中国民族医药杂志，2012，18（7）：48-50.

［5］刘杰，刘长河，王艳艳. 清眩丸中5种挥发性成份含量测定气相色谱法的建立［J］. 中国药房，2022，33（17）：2097-2101.

［6］方永凯，赵群涛. 气相色谱法同时测定麝香止痛贴膏中冰片、薄荷脑和水杨酸甲酯含量［J］. 中国药业，2023，32（7）：78-81.

［7］黄兰珍，廖倩榕，梅世伟，等. 水浴温度对广藿香中百秋李醇含量测定的影响［J］. 中医药导报，2022，28（7）：64-66；71.

［8］李灵云，倪开岭，李敏，等. 气相色谱法快速测定疏血通注射液中乙酸、丙酸、丁酸的含量［J］. 天津中医药，2020，37（1）：99-103.

［9］王璐，李金慈，乔立业，等. 顶空进样－气相色谱法测定双乌止痛酊中甲醇和乙醇含量［J］. 海峡药学，2019，31（8）：106-108.

［10］王锦，刘世军，唐志书，等. 气相色谱法检测大枣中联苯菊酯农药残留［J］. 陕西农业科学，2018，64（9）：12-13.

［11］褚莉，齐元春，孙利，等. 基于高效液相色谱法的儿童清肺丸中汉黄芩苷含量测定［J］. 临床合理用药，2024，17（8）：168-171.

［12］宋粉云，龚红全，林琳，等. 毛细管电泳法测定银黄胶囊及银黄颗粒中黄芩苷和绿原酸的含量［J］. 广东药学院学报，2007（3）：231-233.

［13］熊秋菊. 高效毛细管电泳法测定小儿清肺化痰颗粒中盐酸麻黄碱和苦杏仁苷的含量［J］. 中华中医药学刊，2013，31（2）：411-412.

［14］刘丽芳. 中药分析学［M］. 北京：中国医药科技出版社，2015：139-140.

［15］蒋敏，李会，史劲松，等. 顶空固相微萃取－气质联用对滁菊配方颗粒的挥发性成份的分析［J］. 安徽医药，2018，22（4）：611-615.

［16］陈黎明，陈洁，张晓丹. 气相色谱－串联质谱法结合QuEChERS法快速检测中药中50种农药残留［J］. 中草药，2023，54（8）：2596-2606.

［17］曹一佳，曲玉霞，孙雨，等. UPLC-MS/MS法同时测定砂连和胃胶囊中10种化合物含量［J］. 国际药

学研究杂志，2020，47（1）：72-77.

［18］李俊，王应仙，李家生，等.复方仙鹤草肠炎胶囊的主要有效成份及其治疗肠炎靶点的筛选［J］.中国药房，2021，32（8）：927-932.

［19］谭乐俊，于新兰，林林，等.液质联用法测定鹭鸶咯丸中马兜铃酸类成份［J］.中国现代中药，2023，25（9）：1985-1991.

［20］梁生旺，贡济宇.中药分析［M］.中国中医药出版社，2016：82-90.

［21］涂兴明，吴涵，吴康郁.中药指纹图谱的研究与应用［J］.海峡药学，2016，28（5）：1-3.

［22］国家药品监督管理局.国家药品监督管理局关于印发中药注射剂指纹图谱研究的技术要求（暂行）的通知［EB/OL］.（2000-08-15）.

［23］鄢海燕，邹纯才.《中国药典》（2010年版~2020年版）中药指纹（特征）图谱应用进展与展望［J］.南方医科大学学报，2022，42（1）：150-155.

［24］高燕，吕凌，翟阳，等.网络药理学联合灰色关联分析黄芩抗呼吸道合胞病毒小鼠肺炎的药效物质基础研究［J］.中国现代应用药学，2023，40（15）：2056-2063.

［25］杨龙飞，高燕，赵渤年.丹红注射液指纹图谱的灰色关联度分析及谱效相关数学模型研究［J］.中华中医药杂志，2018，33（3）：878-881.

［26］俎龙辉，王变利，高樱，等.基于谱-效相关黄芩提取物抑菌药效物质基础及质量评价系统的研究［J］.中国医院药学杂志，2020，40（20）：2095-2101.

［27］高燕，李珂，刘青，等.黄芩抑菌谱-效相关质量评价系统的研究［J］.中国医院药学杂志，2018，38（4）：393-398.

［28］孙启慧，高燕，吕凌，等.基于HPLC指纹图谱及化学模式识别分析不同剂型双黄连口服制剂的质量差异［J］.中华中医药杂志，2019，34（8）：3426-3430.

［29］吕婧，高燕，赵渤年.基于LC-QTOF-MS/MS的西洋参皂苷类成份表征及其增强免疫力作用谱效关系研究［J］.中华中医药杂志，2020，35（5）：2298-2304.

［30］赵淼，包永睿，王帅，等.基于"质-量"双标的白芍质量分析方法研究［J］.中草药，2023，54（22）：7325-7330.

［31］冯丽，喻懋国，赵海.经典名方芍药甘草汤HPLC指纹图谱研究［J］.时珍国医国药，2023，34（11）：2681-2683.

［32］高燕，王变利，赵渤年.黄芩水提物体外抗呼吸道合胞病毒作用［J］.中国医院药学杂志，2015，35（2）：104-107.

［33］王平，李艳，高燕，等.丹红注射液对$H_2O_2$氧化导致牛胸主动脉内皮细胞损伤的保护作用［J］.中华中医药杂志，2017，32（6）：2696-2699.

［34］国锦，高燕，赵渤年.中药复方血清药理学研究方法进展［J］.中华中医药杂志，2017，32（4）：1656-1658.

［35］高燕，杨龙飞，丁晓彦，等.丹参水溶性成份对尾动脉血管狭窄斑马鱼血管舒张作用的研究［J］.中华中医药杂志，2019，34（11）：5384-5387.

［36］吕婧，高燕，李晨，等.基于斑马鱼模式生物的西洋参皂苷类成份增强免疫作用研究［J］.中草药，2020，51（14）：3728-3733.

［37］李晨，吕婧，杨龙飞，等.基于UPLC-Q-Exactive-Orbitrap-MS整合网络药理学探讨金银花抗RSV肺炎的作用机制［J］.中国医院药学杂志，2021，41（8）：769-776.

［38］杨龙飞，赵渤年，丁晓彦，等.基于斑马鱼模型的丹参促血管生成及心脏损伤保护作用的研究［J］.中华中医药杂志，2018，33（6）：2620-2624.

［39］李鹏，张浩然，张元媛，等.基于整体化学和生物效应谱推演的中药靶点研究新模式及应用［J］.中草药，2023，54（6）：1986-1997.

［40］杨婷，李美延，李佳欣，等.基于体内外关联的六神曲酶活力效价检测方法研究［J］.中药药理与临

床，2023，39（7）：20-27.

［41］彭红叶，鲁春丽，黄晓强，等. 多组学技术在中医药领域中的应用现状与前景分析［J］. 中医杂志，2024，65（8）：775-781.

［42］李婧荣. 基于电化学生物传感技术构建中药黄柏生物效应检测方法及其在质量评价中的应用研究［D］. 天津：天津中医药大学，2023.

［43］马丽霞，赵乙萌，周悦，等. 基于细胞生物电传感效应的复方丹参滴丸连续动态溶出与吸收同步评价研究［J］. 中国中药杂志，2022，47（22）：6090-6096.

［44］王平，张丽美，赵渤年，等. 中药指纹图谱与药效关联方法的研究进展［J］. 时珍国医国药，2014，25（9）：2207-2208.

［45］肖瑞瑶，滕攀攀，胡超，等. 偏最小二乘回归分析应用于中药谱效关系的研究进展［J］. 辽宁化工，2020，49（3）：303-305.

［46］孙启慧. 双黄连制剂抑菌抗病毒药效物质基础和组方结构配伍及作用机理研究［D］. 济南：山东中医药大学，2019.

［47］刘悦，丁晓彦，王娜，等. 基于 UPLC-Q-Exactive Plus-Orbitrap MS 的丹参提取物成份表征及其抗血栓作用谱效相关药效物质基础解析［J］. 中草药，2024，55（5）：1609-1619.

［48］陈南迪，方妙玉，于超凡，等. 毛橘红总黄酮指纹图谱与其抗氧化活性的谱效关系研究［J］. 广州中医药大学学报，2012，29（6）：702-706.

［49］高燕，马山，杨龙飞，等. 银黄颗粒中药材-中间体-成方制剂抑菌谱-效相关质量评价系统的建立［J］. 中草药，2020，51（17）：4449-4456.

［50］吕婧，高樱，高燕，等. 基于谱-效相关的银黄颗粒溯源检测分析研究［J］. 中华中医药杂志，2019，34（5）：2034-2039.

［51］赵渤年. 中药谱-效相关质量评价系统［M］. 济南：山东科学技术出版社，2021：525-526.

［52］马维彤，王宗伟，闫广利. 基于 UPLC-Triple TOF-MS/MS 和多变量统计分析的瓜蒌皮和瓜蒌籽差异化学成份研究［J］. 中国医药导刊，2022，24（4）：413-417.

［53］李秋晗，张喜武，闫广利. 基于 UPLC-Q-TOF-MSE 结合多元统计方法的不同产地白芍药材质量评价［J］. 中草药，2023，54（7）：2243-2253.

［54］杨亮，于洋，康舒宇. 基于 UPLC-MSE 的白术化学成份分析及产地差异研究［J］. 中草药，2024，55（4）：1344-1353.

［55］赵军宁，王军志，王辰，等. 中国药品监管的科学化进程与监管科学发展［J］. 中国科学：生命科学，2024（1）：1-18.

［56］肖小河，金城，赵中振. 论中药质量控制与评价模式的创新与发展［J］. 中国中药杂志，2007（14）：1377-1381.

［57］肖小河，鄢丹，王伽伯. 关于中药质量生物检定的几点商榷［J］. 世界科学技术：中医药现代化，2009，11（4）：504-508.

［58］赵军宁，鄢良春，宋军. 建立以"功效"为核心的新型中药质量评价模式［J］. 中药药理与临床，2010，26（5）：158-161.

［59］TILTON R, PAIVA A A, GUAN Jingqu, et al. A comprehensive platform for quality control of botanical drugs (Phytomics QC): A case study of *Huangqin Tang*（HQT）and PHY906［J］. Chinese Medicine, 2010, 5（1）: 30.

［60］李晓红，刘妍如，唐志书. 基于"生物活性-质量标志物"关联的赤芍饮片等级评价方法研究［J］. 中草药，2020，51（10）：2611-2617.

［61］杨宁娟，刘妍如，唐志书. 基于"质量标志物-生物活性"关联分析评价丹参的等级［J］. 中草药，2021，52（4）：1135-1142.

［62］陶慧娟，乐世俊，唐于平. 基于主成份分析和多指标综合指数法研究丹参-三七药对活血化瘀作用量效关系［J］. 中国新药杂志，2019，28（17）：2141-2147.

［63］杨武杰，郝季，鞠成国，等．基于指纹图谱、抗氧化谱效相关性及多成份含量的诃子炮制方法优选［J］.中国药房，2023，34（19）：2371-2377.

［64］祁金丽，宋燕劲，陆春莲，等．不同产地荔枝叶抗炎、镇痛作用谱－效关系研究［J］.中国医院药学杂志，2024，44（4）：365-371.

［65］葛宏霞，李思琪，梅景晨，等．基于中药炮制"醋制入肝"理论醋五味子对急性肝损伤作用谱效关系研究［J］.药物评价研究，2023，46（9）：1897-1907.

［66］孙仁爽，赵敏婧．不同产地老鹳草指纹图谱的建立及抗肿瘤谱效关系研究［J］.中草药，2023，54（15）：5003-5010.

# 第五节　中药质量的生物评价

多年来，中药质量评价与控制一直是中药现代化研究最重要的课题之一。当今中药质量标准化已经取得了令人瞩目的显著成就，对促进中药产业发展、保障人们用药安全有效等发挥了重要作用。但是尽管如此，目前全国范围内的中药质量现状令人堪忧，优劣难辨、良莠不齐，致使其临床疗效下降甚至出现安全性问题，而中药质量评价方法和标准难以关联临床疗效及安全性，难以真正反映其内在质量，这是中药质量问题长期得不到根本解决的症结所在（见图13-5-1）。因此，亟需建立符合中医药特点且关联临床疗效和安全性的中药质量评价与控制体系，为保证临床用药的品质和疗效提供坚实的科技支撑。

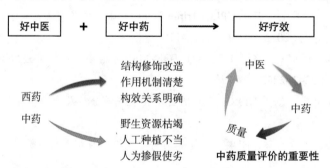

图 13-5-1　中药事业发展面临新挑战

为了突破现行中药质量评价和控制的困局，近年来肖小河研究员等课题组创立以生物评价为核心的中药质量整合评控体系，实现中药质量评控模式从单一指标性成份检测向多组分化学表征和生物评价相结合方向转变，突破中药质量标准与临床功效及安全性脱节的技术瓶颈，开拓和引领中药标准化研究新方向。

## 一、中药质量生物评价的概念与发展历史

### （一）概念与科学内涵

中药质量生物评价（biological assay for traditional Chinese medicine control），是指在特定的试验条件下，评价供试中药作用于生物体系（整体动物、离体组织、器官、微生物、细胞以及相关生物因子等）所表达出的特定生物效应（包括药效和毒性）的方法，用于定性或定量评价供试中药的质量。中药质量生物评价方法须具备定量药理学与药物分析的双重属性和要求，既包括试验设计、量化指标、剂间距、

分组、对照、可靠性检验等定量药理学的内容；还包括线性范围、精密度、重现性等药物分析的内容。

中药质量生物评价是以药物有效性、安全性、一致性为关切点，具有关联功效的优势，原则上适用于所有中药的质量评价，尤其适用于组成复杂、理化方法难以测定的中药和理化测定不能反映其临床功效的中药。

中药质量生物评价需要重点解决两个关键技术问题。一是中药质量生物评价方法的选择原则与依据，即"怎么比"的问题。选择的方法要能与临床疗效、药理作用相关，还需符合药物质量控制的要求，要尽可能采用简单、准确、稳定、易推广的方法。二是中药质量生物评价参照物的选择原则与依据，即"与什么比"的问题。最理想的生物评价用参照物应与供试品是同质的，以最大限度地消除系统误差。但结合中药自身物质内涵及作用特点，应根据实际测定对象和测定方法，适当选择道地药材、多成份组合物、单一有效成份等作为参照物。在进行定性或半定量反应且实验重复性较好的情况下，也可以不设立参照物，这也是中药质量生物评价方法的一大特点。

### （二）中药质量生物评价的发展历史

从中药历史发展的角度来看，中药质量生物评价理念和方法自古有之（见图 13-5-2）。比如"神农尝百草，一日而遇七十毒"的传说；宋代《本草图经》记载人参品质的评价方法，即口含人参走三五里，若气息自如则说明人参为真；明代《本草纲目》记载生猪血测试苎麻活血化瘀功效等，尽管这些理念和方法还比较原始和朴素，但可以看出古人已有"生物效应鉴品质"的理念和方法。

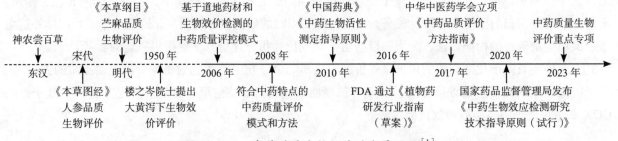

图 13-5-2　中药质量生物评价的发展历程[1]

在中药近现代研究阶段，我国生药学的泰斗楼之岑院士在 1950 年采用小鼠腹泻效价评价大黄质量，但他认为生物效价方法精密度不及化学分析方法。进入 21 世纪，一批药学工作者展开了新一轮的中药质量生物评价研究，从理论、方法、技术和标准等方面对中药质量生物评价开展系统的探索与创新研究，成功创建以生物评价为核心方法的中药质量整合评价体系，示范用于中药质量一致性、有效性和安全性评价，开拓和引领了中药质量标准化研究的新方向。2010 年《中国药典》正式收录《中药生物活性测定指导原则》，并指出中药质量控制应由单一指标成份定性定量测定向活性成份及生物测定的整合检测过渡；美国 FDA 于 2016 年发布《植物药研发行业指南（草案）》，明确指出将生物评价（biological assay）作为植物药在美国新药注册评审的重要内容，并且不仅可用于植物药质量评价与控制，也建议可用于植物药的临床前药理学评价和上市后疗效再评价等方面。2017 年，中华中医药学会团体标准立项研制以生物评价为核心的《中药品质评价方法指南》。这些重要事件和法规，标志着中药质量生物评价的理念、模式和方法，已成为国内外中药和植物药质量评控发展的共识性方向。2020 年，国家药品监督管理局发布《中药生物效应检测研究技术指导原则（试行）》，本指导原则提出中药生物效应检测不仅可用于活性检测，也可用于毒性检测，并对研究中需要关注的检测方法、检测指标等有关内容进行了明确。2023 年，国家科技部中医药现代化重点专项设置中药质量化学 - 生物评价关键技术课题。

## 二、中药质量生物评价方法

中药质量生物评价大体可分为两大类：一是关联功效或毒性的生物活性检测（包括效价、生物活性限值和毒价测定等），主要用于中药质量的优劣、毒性大小等的评价，属于定量或半定量检测的范畴；二是基于遗传信息的中药基原 DNA 分子鉴定，如 RAPD、DNA 条形码等，主要用于中药基原鉴定，属于定性鉴别的范畴。近年来，又发展起了热活性指纹图谱、细胞指纹图谱、生物自显影薄层色谱、高内涵分析、生物芯片、效应成份指数、效应当量、道地指数、生物标志物等。

### （一）生物效（毒）价

中药质量生物效价检测（biopotency assay），是以中药临床功效为导向，采用定量药理学和药物分析学方法，定量表征中药的功效、活性或生物学效应，从而评价和控制中药质量的方法。以评价毒性为目的的生物效价，又称为生物毒价（toxic potency）。生物效（毒）价检测常用的实验设计有直接测定法、平行线测定法（parallel lines）、斜度比例测定法（sloperatio）和平均剂比较法，常用软件有国家药典委员会编制的软件（中国药典生物检定统计程序，BS2000）等。

例如基于活血生物效价的当归质量评价研究中，通过测定不同产地当归体外抗血小板聚集率，计算生物效价。抗血小板聚集生物效价的相关分析结果表明，不同产地当归在一定浓度范围内均有不同程度的抗血小板聚集作用；相同质量浓度下，不同产地当归的血小板聚集抑制率具有一定的差异性，西川、秦许乡、闾井当归的活血生物效价较高，梅川、西江当归的效价相对较低。此研究建立了当归体外抗血小板聚集生物效价的检测方法，为当归以活血生物效价为指标评价其质量提供一定的参考[2]（见图 13-5-3）。此外还有基于化痰作用的川贝母效价测定法[3]、基于抗衰老生物效价评价蛤蟆油品质的方法[4]、基于抗炎作用的知母生物评价方法[5]、基于抗凝血活性的丹红注射液生物效价测定方法[6]、基于抑制 COX-2 活性的妇科千金胶囊效价测定法等[7-9]。

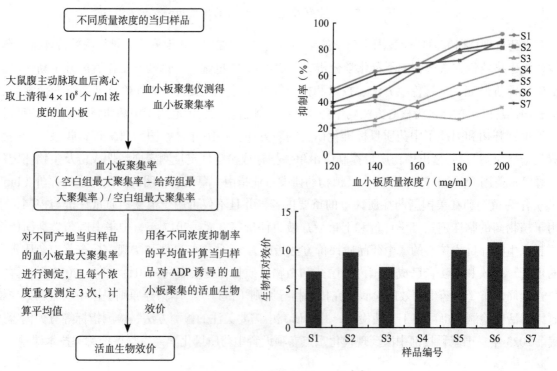

图 13-5-3　当归活血生物效价[2]

## （二）直接生物活性测定

直接生物活性测定就是能够在较短的时间内准确地测得反应中供试品和对照品的最小效量或半数效量的方法。如通过 $ED_{50}$、$LD_{50}$ 等药效或毒性作用强度评价中药质量相关的信息，也可以采用生物活性限值测定法等。其中生物活性限值测定法是评价供试品给药剂量达到某一特定值时作用于实验生物体系出现特定生物效应（如出现凝集、死亡、惊厥等），一般属于半定量或定性的范畴。

例如肖小河团队[10]采用血红细胞凝集活性检测法，对 20 批板蓝根颗粒抗病毒活性进行生物测定，并以流感病毒神经氨酸酶（NA）抑制试验进行药效学验证。结果显示，所建立方法简便易行，重复性良好（RSD=2.0%）；所有测试样品均为阳性反应（效价值 $U$ 介于 2~11 之间），具有较好的适用性；血红细胞凝集活性测定结果与流感病毒 NA 抑制活性测定结果之间相关性良好（$R^2$=0.8783），表明血红细胞凝集活性测定法具有与药效相关、重复性好、经济安全、专属灵敏等特点，可用于表征板蓝根颗粒质量生物活性信息，以补充和完善板蓝根颗粒现行质量控制标准（见图 13-5-4）。有些药物根据需要既可以选用质反应指标，也可以选用量反应指标。

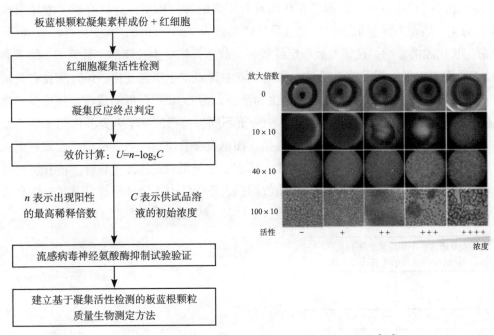

图 13-5-4　板蓝根颗粒血红细胞凝集活性测定[10]

## （三）生物效应表达谱

生物效应表达谱（bioresponse profile），是指在特定的试验条件下，供试药物作用于生物体系所表达出的一组特征生物学信息或图谱，通常具有时间 – 效应或剂量 – 效应依赖关系，包括生物热活性指纹图谱、基因表达谱、蛋白质表达谱、代谢物表达谱、细胞表型特征谱、生物自显影薄层色谱等。

### 1. 生物热活性指纹图谱

热活性指纹图谱（thermal activity fingerprint）的建立主要基于生物热力学这一基本理论。中药的药性功能，从本质上讲就是中药与生物机体之间的相互作用，可能是物理反应，也可能是化学反应；而任何反应发生时，能量的转移和热变化，均遵循热力学第二定律。通过测定正常情况下和不同药物作用下这种能量和产热的变化，可以间接地了解生物体新陈代谢状态和变化规律，并结合中医药基础与临床应用，从而客观定量地评价中药的内在品质。

根据生物热动力学表达参数和热活性指纹图谱，可以实时、在线、无损、连续地监测生物体正常的生长代谢状况以及药物作用下变化情况，从而确定不同药物的药效作用及大小，阐明中药药性差异，解析复方配伍规律，鉴别中药真伪优劣[11-12]。

肖小河团队[13]多年来从热力学角度审视和研究中医药，以中药材、中药注射剂等为研究对象，采用热活性指纹图谱技术考察中药对不同生物热力学表达的影响，建立了一系列中药质量评价方法。采用微量量热法表征小檗碱类中药（黄连、三颗针、黄柏、关黄柏）抑菌活性特征指纹谱，为刻画与甄别小檗碱类中药生物活性提供了技术参考。沙孟晨等[14]采用微量量热法测定不同质量浓度连花清瘟胶囊（LQC）对铜绿假单胞菌的生长代谢的影响，得到热谱曲线及相应的热动力学参数，以 LQC 质量浓度（$C$）为横坐标，热动力学指数为纵坐标进行回归分析，根据相关系数优选最佳参数，计算抑菌有效率（antibacterial effectiverate，$E$），即 $P$ 是细菌的实时发热功率，体现细菌的生长速率（能量利用情况），$P$ 的峰值时间（$T$）反映了细菌生长被抑制的情况，达峰时间越长，说明抑制效果越强。图中的 $T$ 就是 $P$ 达峰的时间，因此测试药物组的生长 $P$ 达峰时间（$T_i$）相对于对照组生长达峰时间（$T_0$）的变化率，就可以作为药物抑制细菌生长能力的评价参数。故以 $E$ 作为评价 LQC 抗菌活性指标，分别检测 11 个批次市售 LQC 以及经特殊处理后的 LQC 样品对铜绿假单胞菌生长代谢的影响。结果 LQC 质量浓度在 10.00~47.68mg/ml 时对铜绿假单胞菌生长代谢具有明显的抑制作用，且具有质量浓度依赖性。通过回归分析得出的 4 个热动力学参数中，相关性最好的参数为 $T$，$r=0.990$，其变化可以直观评价 LQC 对铜绿假单胞菌生长代谢的影响，且该参数稳定性较好，故选择指数生长期的 $T$ 计算 $E$。结果表明不同批次 LQC 样品 $E$ 无明显差异，样品放于潮湿或高温环境中其 $E$ 发生明显变化。该方法具有灵敏度高、重现性好的特点，可以区分不同质量 LQC 的抗菌生物活性，为 LQC 质量的一致性评价提供了参考（见图 13-5-5）。采用常规化学方法和生物热动力学方法分析不同板蓝根的化学差异及作用于细菌、病毒和免疫细胞的生物热活性差异，发现基于生物热活性指纹图谱及参数建立的数学模型可以较好地判断板蓝根的品质，评价模型较常规化学方法更准确、可靠。建立了注射用双黄连冻干粉针、清开灵注射液、注射用益气复脉冻干粉等系列中药注射剂的热活性指纹图谱，不仅能对不同处理样品及污染样品进行有效区分，更能定性定量、实时在线地刻画中药注射液合格样品/特殊样品的质量信息。

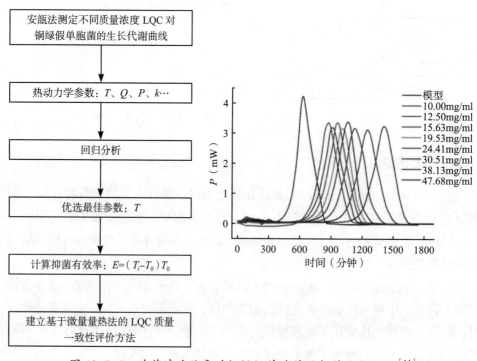

图 13-5-5　连花清瘟胶囊对铜绿假单胞菌的抑菌生物活性[14]

2. 生物芯片

近年来随着基因技术的推广应用，国内外多家研究机构已开始研究使用基因芯片（biochip）对中药进行鉴别，这一技术的前提是获取不同中药样本的特异性基因序列，将这些特定序列作为探针固定于玻片上制成基因芯片。当一个来自植物或动物的中药样本中含有可以与之互补的特定基因片段时，基因芯片即可以将其测试出来；如果在单片芯片上固定了足够多的来自不同中药样本的特有基因序列，则此种芯片就可以用于多种中药样本的鉴别。张欢欢等[15]利用COI序列对中药材及其混淆品进行DNA条形码鉴定研究，测定不同中药样本的特异基因序列可理解为广义的中药指纹图谱，相对于传统方法，该技术具有更快速、准确、高通量及自动化的优势，能够在分子水平上快速、准确地鉴定多个单一样品以及混合样品，而且样品用量较少，为中药材质量控制标准的建立提供了一种新方法。赵丽君等[16]通过芯片分析联合网络药理学及其实验验证，阐明淫羊藿干预乳腺癌干细胞（BCSCs）的潜在分子标志物和药物 – 化合物 – 靶点机制。

此外，生物芯片在中药材毒副作用的研究中也有应用。林嘉伟等[17]使用一种在微米尺度空间对流体进行操控，以模拟体内微环境为主要特征的微流控肝器官芯片技术，评价雷公藤提取物（tripterygium wilfordii extract，TWE）和雷公藤多苷片提取物（tripterygium glycosides tablet extract，TGE）的肝脏毒性，利用微流体生物芯片灌注技术，对大鼠精密肝切片进行动态培养，能准确还原药物对肝脏的损伤特点，从而建立更加接近人体形态学的肝模型并能够在较长时间内保持肝脏的特异性功能，在微流控 – 精密肝切片培养体系下，TWE和TGE所造成的肝损伤特点一致，具有明显的量 – 毒关系，表明微流控肝器官芯片技术可以更灵敏、更准确地反映出受试物对肝脏的损伤情况，且有可能成为临床前中药肝毒性评价的新的技术手段（见图13-5-6）。

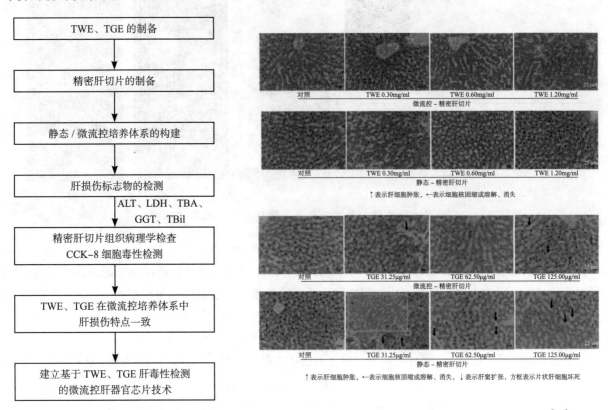

图 13-5-6　微流控肝器官芯片技术评价雷公藤提取物和雷公藤多苷片提取物的肝脏毒性[17]

3. 生物自显影薄层色谱

生物自显影薄层色谱（bioautography TLC）是一种将薄层色谱分离和生物活性测定相结合的活性筛选方法。该法无需特殊的仪器设备，操作简单，实验耗费低，灵敏度和专属性高，生物活性的测定速度快，是一种集分离、鉴定和活性测定于一体的药物筛选方法。

2010 年版《中国药典》首次采用生物自显影薄层色谱技术，以 1,1- 二苯基 -2- 苦肼基自由基乙醇溶液（1,1-diphenyl-2-picrylhydrazy，DPPH）为显色剂，鉴别熟地黄与生地黄中具有抗氧化活性的成份毛蕊花糖苷，实现对熟地黄与生地黄质量的控制。张婷婷等[18]采用以质量分数 75% 含水量微乳 - 甲酸（体积比 9∶1）为展开剂，采用高效薄层色谱法同时对黑果腺肋花楸果实中矢车菊素 –3–O– 葡萄糖苷、金丝桃苷和绿原酸进行含量测定，并采用 DPPH 自由基法和薄层生物自显影技术初步确定黑果腺肋花楸果中抗氧化活性成份，该研究建立的高效薄层扫描方法重复性、稳定性好，可作为一个简单、快速的半定量方法，黑果腺肋花楸果中抗氧化活性的测定及成份指认可为后续研究奠定基础（见图 13-5-7）。作为一种稳定的自由基，DPPH 显色后活性斑点（黄色）和背景颜色（紫色）差别显著，不失为一种抗氧化活性筛选好方法。但方法的单一限制了生物自显影薄层色谱技术在中药研究领域的应用。为了更好地将生物自显影薄层色谱技术应用于中药研究领域，国外学者根据枯草芽孢杆菌和大肠埃希菌菌株的抗菌活性，建立了基于枯草芽孢杆菌和大肠埃希菌菌株的生物自显影薄层色谱新方法，对不同来源的市售啤酒花样品及其所含杀菌、抑菌活性成份进行了分析和评价，发现肉苁蓉和灯盏花中很多成份具有杀菌、抑菌作用，该方法为测定和评价单体化合物和复杂组分（如中药提取物）中化合物的杀菌、抑菌能力奠定基础[19]。

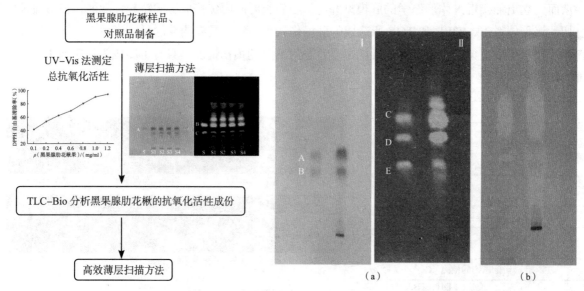

图 13-5-7　薄层生物自显影技术用于黑果腺肋花楸果抗氧化活性研究[18]

### 4. 高内涵分析

高内涵分析（high content analysis）是一种以细胞为检测对象，通过显微成像法记录多孔板内细胞的图像并通过分析图像中的信息来解析细胞内物质活动的技术。通过高内涵分析技术系统分析细胞表型谱，辅以生物信息学的方法，不仅能在中药新药研究早期高效预测可能的药效与安全性，提高新药研发的效率，更能通过直观、动态、定量的方式反映中药质量及药效。

王伽伯课题组[20]采用高内涵分析技术，建立 L02 正常肝细胞模型，检测细胞存活情况，比较甘草炮制雷公藤和配伍雷公藤的减毒差异。实验采用二重荧光标记法，标记死细胞的细胞核显橙色，所有细胞的细胞核显蓝色，于 37℃ 避光孵育 15min 后，使用高内涵仪器直接对细胞进行成像分析。研究结果显示，在细胞水平上，雷公藤对肝细胞的损伤呈剂量依赖性，在 $IC_{50}$ 的剂量下，甘草炮制雷公藤和甘草配伍雷公藤都有显著的减毒效果。采用高内涵分析方法更加直观、具体地反映了甘草炮制雷公藤的减毒效果，为临床安全用药提供参考（见图 13-5-8）。周旋等[21]采用高内涵筛选技术检测巨噬细胞（RAW264.7）吞噬荧光标记大肠埃希菌（GFP-*Escherichia coli*），通过对比考察不同的感染复数（multiplicity of infection，

MOI）即细菌和细胞比值，以及不同孵育时间对巨噬细胞吞噬细菌能力的影响（吞噬指数＝被吞噬的细菌荧光强度／巨噬细胞数），优化高内涵筛选方法和实验参数，并用于测定铜皮石斛对巨噬细胞吞噬作用的影响。同时，还有研究对多个中药复方进行分析，通过建立基于斑马鱼体外模型的高内涵技术，结合知识挖掘与高分辨率质谱技术从 3 个仲景方剂中，筛选出 6 个对炎症性肠病有抑制作用的中药有效成份，并比较了其抑制作用强弱。

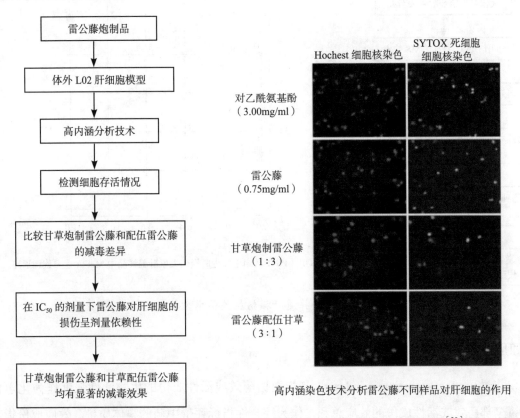

图 13-5-8　高内涵染色技术分析雷公藤对肝细胞的作用研究[20]

## （四）生物标志物

生物标志物（biomarker）是一种能客观测量并评价正常生物过程、病理过程或对药物干预反应的指示物，是生物体受到干预时的重要指示指标，涉及细胞分子结构和功能的变化，生化代谢过程的变化，生理活动的异常表现，个体、群体或整个生态系统的异常变化等。在中药质量评价领域，生物标志物可以灵敏、综合地反映中药的生物效应，因此具有良好的研究和应用前景。

王喜军课题组[22]在大量中药代谢组学研究的基础上，提出了"中医方证代谢组学"，并提出利用代谢组学技术充分认识中医证候／病的生物学本质，确定证／病的生物标志物，以证／病的生物标志物为桥接复制与证／病关联的动物模型，并进一步建立中药药效的生物评价体系。肖小河课题组[23]在整体药效代谢组学定量表征做了初步探索工作，在中药壮骨关节丸（ZGP）致特异质肝损伤的量－效关系研究中，课题组通过尾静脉注射脂多糖（lipopolysaccharide，LPS）介导的药物特异质肝损伤模型研究 ZGP 肝损伤与机体状态的关系，且采用代谢组学的方法在 MetPA 数据库筛选得到壮骨关节丸致特异质肝损伤的生物标志物，并以生物标志物的整体水平，采用主成份分析等方法获得壮骨关节丸致特异质肝损伤相关易感生物标志物的主成份得分，筛选壮骨关节丸致特异质肝损伤可能易感生物标志物（见图 13-5-9）。周丽婷等[24]采用药效学和代谢组学方法对炮制前后关白附对缺血性中风沙鼠的影响，通过比较药效学实验结果发现蒸制关白附效果较好，并明确了生品和炮制品对缺血性脑中风潜在生物标志物调节作用的异同。此研究从代谢组学的角度为其他不同炮制品中药的药效差异及作用机制提供了依据。

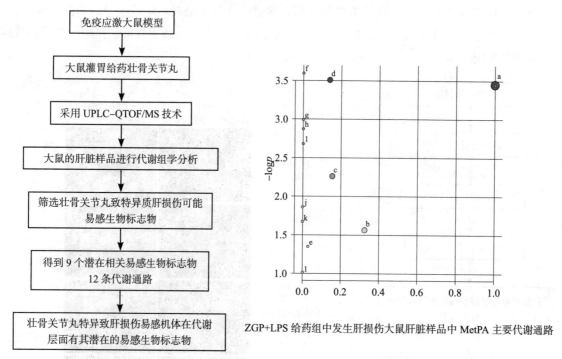

图 13-5-9 壮骨关节丸致特异质肝损伤相关易感生物标志物研究[23]

## （五）效应成份指数

效应成份指数（effect-constituent index），是指根据药效或活性成份的生物活性强度作为化学含量的权重，计算全部药效或活性成份的效应总和，作为综合性指标评价中药的整体质量。效应成份指数作为中药质量综合评控的新方法，是基于化学成份分析和生物效应检测共同加权的评控指标。这一指标的建立，不仅能使中药质量标准在目前可控的基础上，实现与药效的切实关联，为临床应用提供参考；同时，能应用于道地性或商品规格不清晰的中药评控中，解决不同活性成份对中药整体药效贡献度的问题，以综合指标评价中药质量，保证施行时简便、易行、有效。

效应成份指数的建立，关键在于生物效价检测方法的建立以及不同成份效应系数的分配。基于上述思想，张海珠课题组[25-26]完成了滇重楼抗肝癌效应成份指数和丹参活血效应成份指数的构建。滇重楼是多基原、多功效、多成份药材，该课题组以滇重楼为模式药，先建立滇重楼的多组分化学表征方法，对主要活性成份的含量进行测定及分析。后依据滇重楼的主要药理活性和功效，从抗肿瘤活性建立滇重楼质量生物活性评价方法。以人肝癌细胞 HepG2 为模式生物，用 CCK-8 测定滇重楼对肿瘤细胞增殖作用的抑制率，考察滇重楼对肝癌细胞的抑制作用。最后，根据抗肝癌活性成份的生物活性强度作为化学含量的权重，计算全部药效成份或活性成份的效应总和，构建抗肝癌的滇重楼的效应成份指数，建立滇重楼的质量精准评控方法（见图 13-5-10）。所建立的效应成份指数为评价滇重楼质量提供了综合量化且准确关联活性的指标。

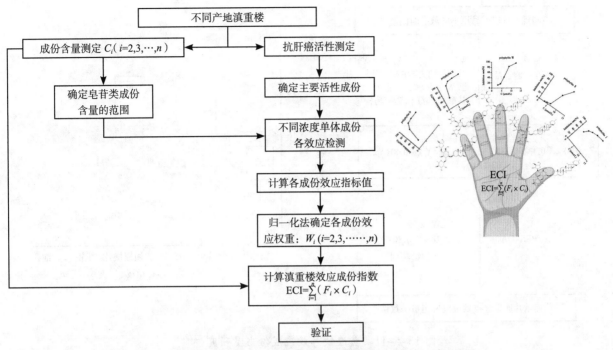

图 13-5-10 基于效应成份指数的滇重楼品质评价研究[25]

## （六）效应当量

"效应当量"是指能产生特定生物效应强度的量，是以生物效价或化学成份和生物效应检测共同加权的效应成份指数为核心，以有效物质发挥的生物效应总量为评价指标的中药质量综合评控的新模式。"效应当量"反映了不同药材之间的质量差异，效应当量高，则药材质量好，效应当量低，则药材质量劣。"效应当量一致性"是指有效物质发挥生物效应总量的等效性，其核心是保证每一次服用的中药产生的作用与模式生物计算是一致的。

王伽伯课题组[27]以黄连为模式药，探索了效应成份当量在黄连质量评价中的应用。效应成份当量的计算以课题组前期确定的黄连药效成份的含量经活性校正之和乘以黄连饮片给药剂量。用每种规格黄连饮片，按"先精确称量总量，再依据目测法分付"的操作方法分付的黄连饮片质量，乘以每种规格黄连饮片煎煮终点的"效应成份指数"，计算每种规格每次分付的饮片的效应成份当量值，每种规格分 10付。比较不同规格黄连饮片在相同调剂条件下的效应成份当量值，及效应成份当量的一致性。其指导黄连饮片调剂一致性评价的结果（见图 13-5-11），不同规格的黄连饮片，量取均一性不同，煎煮溶出效果也不同。效应成份当量的构建能有效地表征规格、称量和煎煮等对饮片调剂一致性的影响。效应成份当量高，药材的质量好，不同批次药材效应成份当量的一致性好，调剂一致性好。饮片研制过程中，可以根据效应成份当量值优选饮片加工工艺。临床医生可以根据饮片效应成份当量值，合理调节给药剂量，以保证临床疗效的稳定。

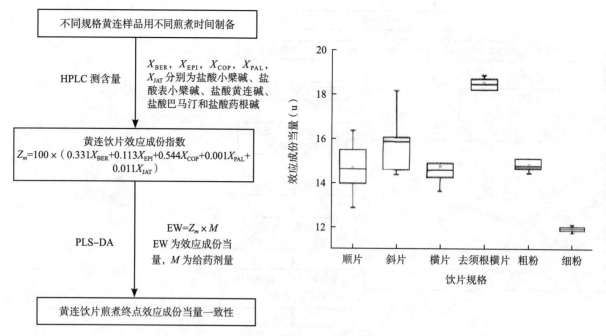

图 13-5-11　黄连饮片效应成份当量研究[27]

## （七）道地指数

道地指数（Dao-di index），指以特定的道地药材作为参照，将道地药材产区相对历史、产区生态适宜性、商品规格等级、组分特征比例及生物效应等要素进行适宜的综合加权，计算得出反映药材道地性与优质性程度的可量化的综合性指标，通常是归一化的无量纲指标。

道地指数的提出，将历史、地理、生态（阳光、雨水、土壤）、经验鉴别、化学含测、生物评价等众多影响因子囊括其中，通过引入相对性思维、客观化表征、去量纲操作、多元统计分析等研究思路与方法，实现了复杂问题简单化，简单问题科学化，集中体现了中药品质评控综合量化集成的特点。如著名道地药材附子，传统道地产区为江油。然而，随着我国城市化进程的不断发展及产业转移升级，传统道地产区的种植面积不断萎缩，而新兴产区产量逐渐上升，渐成主流，四川布拖成为我国最大的附子产区。张定堃课题组[28]通过整合性状规格、化学与生物评价结果，实现综合量化评价附子药材品质，即以药材性状规格为指标，江油附子平均质量（个头）最大，其次为巍山附子、布拖附子、汉中附子及安县附子；以化学成份含量为指标，江油附子的有效成份与有毒成份含量的比值最高，具有"效强毒弱"的特点，其次为汉中附子、布拖附子、巍山附子及安县附子；以生物毒价为指标，汉中附子、江油附子毒价相对较低，而布拖附子、巍山附子及安县附子毒价相对较高。通过对 3 种评价结果进行归一化与集成化，计算出江油、汉中、布拖、巍山及安县附子的品质综合指数的数值分别为 $0.842 \pm 0.091$、$0.597 \pm 0.047$、$0.442 \pm 0.033$、$0.454 \pm 0.038$、$0.170 \pm 0.021$，江油附子的品质综合指数显著高于其余产区附子（$P < 0.05$），汉中附子的品质综合指数次之，这与传统对附子道地性即江油附子药材个大质优、效强、毒弱，整合评价最优的认识一致。上述结果证明了本方法的合理性与科学性，可用于药材道地性的评价（见图 13-5-12）。

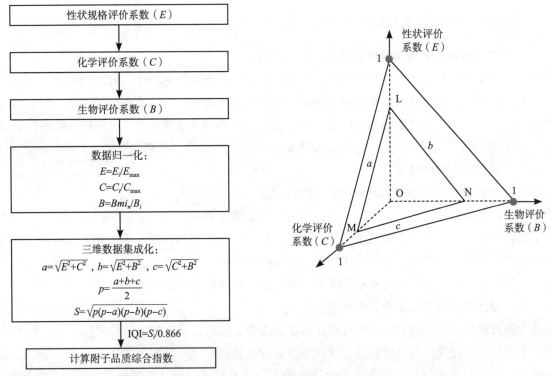

图 13-5-12 基于三维数据集成的附子品质综合指数研究[28]

## 三、科学问题与监管应对

当今我国不再是缺医少药的时代，人民日益增长的对健康美好生活需求呼唤品质更高、安全性更好的医药产品。随着大众对药品质量认识水平的不断提升、检测手段的不断发展、监管体系的不断完善，药品食品安全监管已进入"四个最严"时代（最严谨的标准、最严格的监管、最严厉的处罚、最严肃的问责），中药产品的安全性和有效性需要更高的标准和要求。

### （一）中药质量生物评价监管过程中对方法学的要求

理论上说，多数药理方法通过数理统计均可用作生物测定方法，但由于药品检验工作对生物测定的要求有其特殊性，以及多数中药量－效关系不明显，因此一般的药理方法有时并不适合直接作为生物评价方法。总体来说，方法学的内容应遵循"相关性、定量化、特异性、灵敏性、重复性、快捷性、通用性、经济性、自动化、安全性"等原则。

由于生物评价本身的特殊性，方法学考察包括常规实验应该考察的精密度、准确度、稳定性、线性、重现性、专属性等。生物检定中，试验系选择是否合理直接影响生物活性测定原因。生物活性测定所用的试验系包括整体动物、离体动物、离体器官、微生物、组织、细胞、亚细胞器、受体、离体通道和酶等。由于试验系的可变性将会导致实验结果误差大，因此在进行方法学验证时，应充分考虑各种变异因素，必须对试验条件、观察指标、操作规范、剂量限值等方面建立严格的控制要求，使实验结果尽量避免极端的偏移。只有经过方法学验证和生物统计学分析比较，才能选择确定适合的试验系。制定出可接受的误差范围，从而制定出合理、可行、可控的生物活性测定方法，避免干扰因素的影响。

总而言之，中药质量生物评价与控制并非简单意义的套用现有的生物检定方法，更不是常规药效试验的定量化，而是在生物检定思想的基础上，切合中药的自身特点，在满足药物质量控制操作可行性的前提下，最大程度地表征中药的内在质量，达到质量评价与控制的目的。

### （二）中药质量生物评价发展的问题

**1. 中药质量生物评价方法与临床功效的关联性问题**

关联功效是生物评价方法的优势和特色。但是，建立的方法和指标与中药临床功效完全对应的生物评价方法有时存在一定的难度，生物评价方法由于受到药品质量标准对实施条件的限制，相当数量的药效学试验方法并不适用；加之中药功效的复杂性，过分苛求中药生物评价方法与临床功效的关联性是不现实的，也不符合药品质量控制的内在需求。因此，只要能与功能主治和主要药效具有一定的相关性，能反映临床疗效和安全性即可。

**2. 中药质量生物评价方法与作用机制的关联性问题**

衡量中药质量生物评价方法好坏的标准，不是与作用机制的相关性，而是评控中药质量的能力，中药质量生物评价不等同于中药作用机制研究。与作用机制直接相关的方法是优选方法，但有些生物评价方法虽不与作用机制直接相关，但可操作性好且对中药质量区分力较强，仍然不失为中药质量评控的适宜方法。理想的生物评价方法应是基于多成份、多靶点、整合作用而测定的。

**3. 中药质量生物评价方法的专属性问题**

虽然中药质量生物评价的专属性没有理化检定方法强，但还是具有较强的特异性。良好的生物评价方法用于中药质量评控往往具有较好的专属性和特异性，是对理化评价的有益补充。化学指标性成份造假相对容易，生物效应造假相对较难，化学评价和生物评价联合应用其专属性就更强，二者相互补充、相互促进，共同构筑现代中药质量控制与评价方法体系。

**4. 中药质量生物评价指标的代表性问题**

中药质量评价，生物评价指标越多越好，或者越能直接、越全面反映其功能主治越好。但是，由于中药具有多功效，对每一个功效都建立一套生物评价方法是不现实的，但有声物品竞价检测方法比没有好，多一套生物评价方法比少一套生物评价方法好，每种中药建立 2~3 套体现中药主要药效或者相关药效的生物评价方法已经实属难得。

**5. 中药质量生物评价方法的精准性问题**

在建立中药质量生物评价方法时，不能以理化检定的方法学苛求中药质量生物评价方法。不可否认，生物评价的方法学质量评价内容如选择性、准确度、精密度等是不及理化检定的，但从保障临床疗效和安全性的角度来看，虽然生物评价检测数据的精准性低于化学评价，但生物评价在服务中药精准医疗方面其精准性高于理化检定。

### （三）中药质量评控监管的发展趋势

健全以《中国药典》为核心的质量标准体系是中药质量研究和制定国家质量标准的基础。根据食品药品监督管理部门统计的中药质量问题不合格产品以及中成药中的非法添加现象的出现，中药质量问题应引起重视。解决中药质量的问题，不能一蹴而就，需要全面研究，需要从加强监管做起。

《中国药典》是药品质量管理的法典，是公开的执法标准。因此必须在命名、处方组成和剂量、检测项目和含量测定、君臣佐使药的成份选择、同名复方产品不同制剂的质量可比性和可替代性以及方剂中药的质量标准中从原料到成品的溯源性等问题进行进一步的规范处理。以安全性和有效性为导向，紧扣中药多成份、多功效和整合作用的质量内涵和特点，系统构建符合中医药特点、能够客观反映中药质量内涵的多层级评价创新体系，推动中药质量标准从指标性成份评控为主向因药制宜、关联效用的精准评控方向转变，为保证中药临床安全有效、实现中药产品优质优价、促进中药产业高质量发展提供有力的科技支撑。

（张海珠　文柔苑　王伽伯　肖小河）

# 参考文献

［1］张海珠.中药复方制剂质量生物评价与控制：以连花清瘟胶囊国际化注册为例［D］.成都：成都中医药大学，2017.

［2］陈二林，李喜香，伍珊娜，等.基于活血生物效价的当归质量评价研究［J］.中药材，2019，42（4）：818-821.

［3］谢俊杰.基于多组分化学表征和化痰生物效价综合量化的川贝母质量评价研究［D］.成都：成都大学，2023.

［4］孙云龙.基于抗衰老生物效价检测的哈蟆油质量评价方法的构建及应用研究［D］.长春：长春中医药大学，2022.

［5］白雪.基于抗炎作用的知母生物评价方法研究［D］.大理：大理大学，2021.

［6］张宇航，杨静，吴宿慧，等.基于抗凝血活性的丹红注射液生物效价测定方法的建立［J］.中草药，2022，53（8）：2348-2355.

［7］MA Runran，YANG Xiaojuan，HUANG Ying，et al. Studyonthe bioassay of anti-inflammatory effects of fukeqianjin capsule based on Cox-2 inhibiting activity［J］. Evidence-Based Complementary and Alternative Medicine，2021，6620124.

［8］QIAN Xiuyu，ZHANG Minglu，WU YanLin，et al. Quality evaluation of banlangen granule based on bioassays of anti-influenzal and anti-inflammatory effects［J］. Current Pharmaceutical Analysis，2024，20（1）：61-75.

［9］曹波，慈志敏，许润春，等.基于抗血小板聚集效价的小金丸质量评价研究［J］.中草药，2020，51（5）：1251-1256.

［10］唐慧英，鄢丹，张少锋，等.基于凝集活性检测的板蓝根颗粒质量生物测定方法研究［J］.药学学报，2010，45（4）：479-483.

［11］孙靓，王海花，王丕明，等.中药道地药材鉴定中热分析技术的运用［J］.世界最新医学信息文摘，2017，17（A1）：87.

［12］ZHANG Fan，LI Xiang，LAN Lili，et al. Simultaneous determination of eight components in Amomum villosum and its overall quality consistency evaluation by four-dimensional fingerprints assisted with antioxidantactivity［J］. Journal of Chromatography A，2022，DOI：10. 1016/j. chroma. 2022. 463135.

［13］杨宏博，苏敏，刘慧浪，等.基于生物热动力学的黄连不同提取部分抑菌活性分析［J］.中国实验方剂学杂志，2017，23（16）：51-56.

［14］沙孟晨，张海珠，何琴，等.基于微量量热法的连花清瘟胶囊质量一致性评价方法的建立［J］.中草药，2017，48（11）：2202-2206.

［15］张欢欢，徐金娣，周静，等.基于COI条形码的市售蝉蜕及其混淆品DNA分子鉴定研究［J］.中草药，2024，55（6）：2057-2065.

［16］赵丽君，马艳苗，梁凯，等.基于芯片分析联合网络药理学探寻淫羊藿干预乳腺癌干细胞的生物标志物及靶点机制［J］.中国实验方剂学杂志，2021，27（11）：195-204.

［17］林嘉伟，杨依霏，夏冰，等.基于雷公藤和雷公藤多苷片提取物肝毒性检测的微流控肝器官芯片技术研究［J］.中草药，2023，54（24）：8105-8116.

［18］张婷婷，摆富叶，李乔乔，等.黑果腺肋花楸果微乳系统薄层色谱分析及生物自显影抗氧化活性研究［J］.食品与发酵工业，2022，48（9）：139-145.

［19］JÓŹWIAK G，MAJER-DZIEDZIC B，KWIECIŃSKA J，et al. Comparison of the microbiological activities of different varieties of hop（Humulus lupulus）extracts by thin-layer chromatography：direct bioautography［J］. JPC-J Planar Chromat，2017（30）：126-130.

［20］马致洁，董捷鸣，王伽伯，等.基于高内涵分析的甘草炮制雷公藤减毒作用研究［J］.中国现代中药，

2017, 19（11）: 1562-1565.

［21］周旋, 张海珠, 周海燕, 等. 基于高内涵筛选的铜皮石斛促进巨噬细胞吞噬作用评价方法的建立［J］. 药学学报, 2017, 52（5）: 737-744.

［22］YU Y R, CHEN J, ZHANG X H, et al. Identification of anti-inflammatory compounds from Zhongjing formulae by knowledge mining and high-content screening in a zebra fish model of inflammatory bowel diseases［J］. Chinese Medicine, 2021, 16（1）: 42.

［23］唐进法, 李伟霞, 王晓艳, 等. 基于代谢组学的壮骨关节丸致特异质肝损伤相关易感生物标志物筛查［J］. 中华中医药杂志, 2018, 33（10）: 4336-4340.

［24］周丽婷, 曾琬婷, 贾茹, 等. 关白附与禹白附对中风沙鼠影响差异的尿液代谢组学分析［J］. 中国实验方剂学杂志, 2024, 30（8）: 157-166.

［25］LI Y, WANG L, YANG W, et al. Promotion of a quality standard for *Paris polyphylla* var. *yunnanensis* based on the efficacy-oriented effect-constituent index［J］. Journal of Pharmaceutical and Biomedical Analysis, 2024, 238: 115843.

［26］李谢, 张凤琴, 李杨, 等. 基于化学计量学和生物活性筛选三叶丹参抗血小板聚集质量标志物［J］. 中国新药杂志, 2022, 31（10）: 991-997.

［27］董芹, 王伽伯, 张定堃, 等. 基于效应成份当量的黄连饮片调剂一致性研究［J］. 中国中药杂志, 2015, 40（20）: 3981-3986.

［28］张定堃, 王伽伯, 杨明, 等. 中药品质整合评控实践: 附子品质综合指数［J］. 中国中药杂志, 2015, 40（13）: 2582-2588.

# 第六节　中药质量标志物

中药质量是中药临床疗效的保障, 也是中药产业发展的生命线。中药质量研究历来是行业关注的焦点, 中药质量标准和质量控制的研究及应用是关系到中医药科学和产业发展的国家战略性问题。近年来, 我国中药科技工作者在中药质量控制方面做了大量的工作, 中药质量研究水平也有了长足的进步, 但由于缺少系统的思路统领, 大多数研究仅针对某个局部或点的问题, 致使研究工作呈现碎片化, 重复性现象严重, 不能有效地解决行业发展的共性问题。针对中药生物属性、制造过程及配伍理论等自身医药体系的特点, 2016 年刘昌孝院士提出中药质量标志物（Q-Marker）的新概念, 开创了中药质量研究的新模式, 对于规范行业行为, 提升质量标准和构建全程质量控制体系, 促进中药质量的科学监管具有重要现实意义。

## 一、中药质量标志物的提出与科学内涵

### （一）提出背景与发展

习近平总书记指出, "中医药是打开中华文明宝库的钥匙", 中药是中医预防和治疗疾病的物质基础, 中药产业是保障中医药事业可持续发展的基础与条件, 也是我国独有的特色和优势产业之一。2016 年 3 月, 国务院提出"完善质量标准体系, 健全以《中国药典》为核心的国家药品标准体系……完善中药、民族药的药材及药品生产技术规范和质量控制标准, 提高标准的科学性、合理性及可操作性, 强化

标准的权威性和严肃性"；同年"十三五"规划要求加强中药材质量管理，鼓励中药饮片、民族药的临床应用；2022年3月，国务院办公厅发布《"十四五"中医药发展规划》，提出到2025年，中医药健康服务能力明显增强，中医药高质量发展政策和体系进一步完善，中医药振兴发展取得积极成效，在健康中国建设中的独特优势得到充分发挥。从加强中药资源保护和利用、加强道地药材管理、提升产业水平、加强监管四个方面详细阐述了"十四五"期间中药行业的重点工作。近年来，国家为推动中医药行业结构优化与发展，相关部委密集颁布多项中医药相关利好政策促进我国中药行业发展，从《中医药发展战略规划纲要（2016—2030年）》《"健康中国2030"规划纲要》到《中医药法》及《中医药"一带一路"发展规划（2016—2020年）》等，都体现出国家层面对中医药发展的高度重视。

国内政策支持，市场需要，国际形势良好，对于中医药的发展既是机遇又是挑战。中药作为特殊商品，安全有效、质量可控是基本要求，由于中药材多来源、多产地等复杂情况，使中药产品的质量差异悬殊，特别是多药味的复方制剂[1-2]。化学成份检测是目前绝大多数中药质量控制的主要手段，但很多成份既缺乏专属性、也没有生物活性，不能与中药有效性和安全性直接关联，难以客观反映中药内存在的质量问题。如冬虫夏草测定腺苷、铁皮石斛测定甘露糖，二者均不是主要有效成份；一枝黄花和桑叶分别为菊科和桑科的不同中药，都以芦丁作为定量指标缺乏特征性；不同制剂六味地黄丸、杞菊地黄丸、桂附地黄丸中均含有酒萸肉和牡丹皮，都定量测定马钱苷、丹皮酚也不尽合理[3]。中药质量控制是制约中药现代化发展的关键因素，也一直是中医药界和社会关注的热点问题。

### （二）中药质量标志物的概念与内涵

中药含有多类化学成份，且结构具有复杂的多样性，与中药的有效性和安全性有关，如生物碱、黄酮、萜类、醌类、苯丙素类、甾体类化合物等。中药Q-Marker是存在于中药材和中药产品（如中药饮片、中药煎剂、中药提取物、中成药制剂）中固有的或加工制备过程中形成的、与中药的功能属性密切相关的化学物质[4-6]。作为反映中药质量的标示性物质，Q-Marker具备以下基本条件：①存在于中药材和中药产品中固有的次生代谢物，或加工制备过程中形成的化学物质；②来源某药材（饮片）特有的而不是来源于其他药材的化学物质；③有明确的化学结构和生物活性；④可以进行定性鉴别和定量测定的物质；⑤按中医配伍组成的方剂"君"药首选原则，兼顾"臣""佐""使"药的代表性物质。

中药材经历采收、加工、炮制及制药工艺过程的物质传递及化学变化，最终以复方制剂的形式通过药物传输过程发挥临床疗效，其以物质–功能为核心贯穿中药形成及生产全过程。如何将"安全、有效、质量可控"的药品基本要求与中药特点相结合，探索能够有效反映和表征中药安全性、有效性及整体质量属性的，符合中药特点的质量控制方法和评价方法是中药质量研究的重要内容，也是中药质量研究和控制的关键问题。中药质量研究应遵循中药特点，以保证药品的安全、有效和质量均一、稳定为目标，加强与有效性和安全性相关联的质量研究，加强整体质量表征和多元化控制，完善源头和全过程质量控制。中药质量标志物着眼于全过程的物质基础特有、差异、动态变化和质量传递性、溯源性，其核心内容是有效、特有、传递与溯源、可测和处方配伍的"五要素"，以"有效"和"特有"反映质量评价体系与有效性关联和专有性特点；以"传递与溯源"贯穿药材–中间产品–成药的全程质量控制；以"可测"呈现中药质量的物质属性全貌；以"配伍环境"体现中药临床作用的实质[7-9]，解决了中药质量研究思路混乱、工作碎片化的现象，有利于规范中药质量研究和标准建立，克服现有质量标准多种不足，提高质量一致性与可控性。

## 二、中药质量标志物的研究思路与实现路径

依据中药质量标志物的定义和基本要求，从质量传递与溯源、成份特有性、成份有效性、成份可测

性以及复方配伍环境五方面，既反映了与有效性和安全性的关联关系，又体现中药成份的专属性、差异性特征，特别是基于方－证对应的配伍环境使质量研究回归到中医药理论，可以作为中药质量标志物研究和发现的具体路径。

### （一）基于成份特有性的质量标志物研究

中药化学成份是来源于药用植物的次生代谢产物，不同药材含有相同成份十分多见，如绿原酸、芦丁等，它们显然难以反映不同药材的"特质"，不能准确地评价不同药材各自特有的质量特点，也给掺假和掺伪留有可乘之机。"特有性"作为体现同一类药材的特征性成份和不同种药材之间的差异性成份，能反映质量标准对特定药材的"针对性""专属性"，是中药鉴别、质量评价和质量控制的重要条件。许多中药的基原亲缘接近或为同一植物不同部位，其药性、药效既有联系又存在差异，可能反映在成份种类、含量或相对比例的不同，对此分析成份的特有性尤为重要。

姜黄与郁金、莪术均来源于姜科姜黄属植物，含有许多相同的化学成份，十分容易混淆。有研究[10-12]报道采用GC-MS分析发现，姜黄与莪术所含化学成份相差较大，姜黄酮、姜黄素、姜黄烯、姜黄醇等成份均为姜黄特有，而莪术中并未检测到；而姜黄与郁金来源于同一植物的不同入药部位，前者为根茎、后者为块根，二者挥发油成份种类相差不大，但含量有明显差异，根茎中的挥发性代谢物含量总体都高于块根，因此可以选取姜黄素、姜黄酮、姜黄新酮、姜黄醇等作为姜黄的质量标志物。

### （二）基于成份有效性的质量标志物研究

"有效性"是质量标志物的核心要素，是中药质量控制的主要依据和根本目的。传统中医药理论认为，"药性"与"药效"（功效）均是中药传统功效的基本内涵，可反映中药有效性的本质特征，并作为临证治法、遣药组方的依据。"药性"和"药效"是从不同侧面、不同角度对中药治疗疾病性能的客观描述，体现了中药"物质基础"作用于人体疾病主体的不同生物效应表达形式，二者呈现复杂的离合关系[13]。因此，"药性"和"药效"反映中药有效性的完整表达，也是质量标志物确定的重要依据。

以中药延胡索为例，张铁军等[14-16]在辨识明确化学物质组的基础上，通过整体动物、器官、细胞、受体及网络药理学等多角度研究发现，延胡索中的生物碱类成份可通过作用于中枢镇痛相关蛋白、平滑肌相关受体蛋白以及血栓素、血管紧张素等靶点蛋白来调节下游生物信号转导通路，从而发挥止痛、理气、活血等功效，其中延胡索乙素、巴马汀、D-海罂粟碱、原阿片碱为主要药效物质基础，而延胡索乙素和原阿片碱可作用于与辛、苦味相关功能受体，为主要的药性物质基础，为延胡索质量标志物确定提供了依据。

### （三）基于传递与溯源的质量标志物研究

中药不同于化学药物，其药效物质基础复杂且形成过程产业链长，药物成份经历了药材采收、加工炮制、提取纯化、制剂成型、药物传输及体内代谢等多环节的传递与变化，最终体内"效应成份"与原料中"原有成份"的构成已大不相同。质量标志物的核心价值在于建立全程质量控制体系，其研究必须着眼于中药形成的全过程，系统解析药材－饮片－制剂－体内等各环节的化学物质组，厘清其传递、变化过程，明确质量"传递与溯源"。

丹红化瘀口服液是由丹参、当归、川芎、桃仁、红花、柴胡、枳壳等7味药材组成中成药制剂，用于气滞血瘀引起的视物不清、突然不见症，视网膜中央静脉阻塞症的吸收期见上述证候者。Zhang等[17]运用UPLC-Q/TOF-MS的技术方法，全面分析了原料药材、口服液制剂和给药大鼠血浆中的化学成份，7味药材共134个化学成份，其中55个成份经制备工艺转移到制剂中，进一步26个成份被吸收到血液中并代谢产生11种代谢物，明确了丹红化瘀口服液组方的"药材成份组－制剂成份组－血行成份组"

的质量传递－转化过程。

### （四）基于配伍环境的质量标志物研究

中药多以复方形式进行临床运用，中药配伍理论是中医药理论的核心内容。同一药材在不同复方中发挥的作用及其药效物质基础不同，如当归具有补血活血作用，主要含多糖、阿魏酸、藁本内酯等，其在当归补血汤中主要活性成份可能是具有影响造血功能和免疫作用的多糖类成份，而在舒脑欣滴丸中有效成份可能是具有活血止痛作用的藁本内酯和阿魏酸。中药质量研究必须延伸到中药临床运用的层面，从处方配伍环境出发，基于其临床功效表达形式及最终效应成份，确定质量标志物。

元胡止痛方由延胡索和白芷组成，二药配伍可用于气滞血瘀的胃痛、胁痛、头痛及月经痛等。Zhang 等[18-21]研究发现，生物碱和香豆素类成份是元胡止痛方的物质基础，其中延胡索甲素、延胡索乙素、原阿片碱、欧前胡素及异欧前胡素是体内吸收的主要药效成份，进一步多成份药代动力学表明，白芷香豆素能显著增加延胡索生物碱的体内吸收程度和脑组织分布，二者存在明显的动力学相互作用，明确了元胡止痛方的配伍合理性，为其质量标志物的确定提供重要依据。

### （五）基于成份可测性的质量标志物研究

中药化学成份十分复杂，许多成份虽然具有一定的生物活性，但含量很低达不到检测限度，或缺乏合适的测定方法，或难以满足专属性要求，这些成份均不宜作为质量标志物。作为中药的质量评价和质量控制指标，质量标志物必须满足在现有技术方法条件下能够定量（或定性）测定的要求，才能纳入质量标准，"可测性"是质量标志物的必要条件。

焦栀子是栀子的炮制加工品，其生产过程中通常以颜色变化作为炮制终点判断的依据，不同厂家之间焦栀子饮片质量差异较大。张雪等[22]利用 HPLC 指纹图谱对焦栀子炒制过程样品的共有成份指认和相对峰面积计算，并通过多元统计学方法与外观颜色变化进行关联分析，筛选出 10 个成份在炒制过程中含量变化显著，其中羟异栀子苷、西红花苷－Ⅰ和西红花苷－Ⅱ与外观颜色变化高度相关，随炒制颜色加深呈含量下降趋势，可作为焦栀子质量控制的质量标志物。

## 三、中药质量标志物的研究方法及应用实例

### （一）Q-Marker 研究方法

质量标志物本质上是一个整合开放的理论，需要利用多学科的技术与方法来不断丰富和完善。国家自然科学基金委员会设立专项战略研究课题，于 2017 年 1 月 17 日在天津组织召开了中药质量战略与方法学研究研讨会，并将 Q-Marker 研究列入 2018 年申报指南重点项目领域。从提出到现在经过 8 年的发展，"质量标志物"相关的研究，在药材、饮片、制剂等方面已经有了大量报道，很大程度上丰富了其研究方法。如采用不同学术理论方法，包括基于"谱－效相关""效－毒相关""性－效－物"三元论、方证代谢组学、超分子理论以及应用药物动力学等研究；或利用不同数据分析方法，包括主成份分析法、聚类分析和多元统计分析、偏最小二乘法、层次分析－熵权法、灰色关联分析、人工神经网络、网络药理、分子对接等研究，具体中药 Q-Marker 研究方法汇总见表 13-6-1[23-24]。

表 13-6-1　中药 Q-Marker 研究方法汇总

| 分类 | 名称 | 内容特点 |
|---|---|---|
| 基于不同学术理论方法 | 基于超分子理论 | 研究中药印迹模板稳定性、成份群构成比和药效属性等，建立定量"构效印"关系，并对中药成方配伍原理研究等 |
| | 基于"谱 – 效相关" | 将化学成份测定与药效测定评价相结合筛选 Q-Marker，完善中药质量控制标准 |
| | 基于"性 – 毒 – 相关" | 对有毒性中药有效成份提出含量限度，使中药 Q-Marker 研究达到"毒效平衡"，保证有效性和安全性 |
| | 基于"性 – 效 – 物" | 使中药药性药效特点与药物在体内变化过程和机体受药物影响的变化相结合 |
| | 基于方证代谢组学 | 整合了血清药物化学和代谢组学技术，并在保证"方证"对应和药物疗效的基础上筛选中药 Q-Marker |
| | 应用药物动力学 | 联结中药"成份吸收"与"药效产生"，筛选出准确有效的 Q-Marker |
| 基于不同数据分析方法 | 层次分析 – 熵权法 | 评价中药中各成份重要性 |
| | 灰色关联分析 | 分析中药成份与药理活性的相关性 |
| | 网络药理学 | 进行化学和生物信息双层次的中药 Q-Marker 研究 |
| | 聚类分析和多元统计分析 | 根据不同批次中药指纹图谱特征将不同批次中药灵活分类 |
| | 偏最小二乘法 | 分类不同批次中药及各类别间差异成份分析 |
| | 主成份分析 | 与中药指纹图谱等技术联用获得主成份因子，作为不同批次中药的评价指标 |
| | 人工神经网络 | 优化分析数据，使中药 Q-Marker 预测智能化且容错率高 |
| | 分子对接技术 | 结合分子生物学和计算机辅助药物设计，筛选中药活性成份 |

**1. 基于方证代谢组学的中药质量标志物研究**

中药方证代谢组学的方法整合了血清药物化学和代谢组学两种技术，并在保证"方 – 证"对应和药物疗效的基础上筛选出对临床疾病有效的、与疾病代谢生物标志物高度相关的、与中药复方的配伍理论相符合的及符合中药质量标志物"五要素"的中药质量标志物。王喜军教授及其研究团队提出并建立方证代谢组学的方法进行中药药效物质基础的研究，并在保证中药药效的基础上，采用了代谢组学方法和 UPLC-HDMS 技术进行动物疾病模型的代谢物轮廓变化分析，筛选疾病模型的生物标志物，并在中药显效的基础上确定中药的显效物质，进行代谢生物标志物和中药显效物质的相关性研究，以此来确定中药的疾病治疗机制和质量标志物。

**2. 基于"效 – 毒相关"的中药质量标志物研究**

中药具有"效 – 毒二重性"的特点，这与中药的辨证观相符。为保证药物安全、有效、质量可控，以"效 – 毒相关"为切入点来研究中药质量标志物，不仅可以对中药中所含的毒性物质加以控制，也可对其有效成份加以限制，提出含量限度，使中药的质量标志物研究达到"毒 – 效平衡"，保证中药的有效性和安全性。孙蓉等[25]在对吴茱萸的"功效 – 证候 – 毒性"的质量标志物研究中，以吴茱萸的镇痛活性和肝损伤毒性对其进行"效 – 毒相关"的质量标志物预测，并进行了"效 – 毒"靶点通路研究。在中药质量标志物研究和中药质量控制过程中，从"效""毒"两个角度同时进行，这不仅对中药的生产过程有限制作用，同时也对中药临床正确用药有指导和规范的意义。

**3. 基于"性 – 效 – 物"的中药质量标志物研究**

以往的中药药效研究多以"成份 – 药效"二元着手，以生物模型的方式进行药效研究和评价，不能很好地反映中药药性的基本理论，不能体现中药辨证联系的思想。张铁军等[13]在基于"性 – 效 – 物"元胡止痛方的质量标志物研究中，采用仿生模型和味觉、嗅觉受体分子对接和G蛋白偶联受体"功效五味"研究来界定、筛选性味物质基础，建立动物模型来进行镇痛作用评价，运用网络药理学方法进行靶点和通路研究；采用LC–MS方法进行代谢组学分析和临床前体内过程研究，基于这些研究结果共同确定中药质量标志物。"性 – 效 – 物"的三层次研究模式能使中药药性药效的基本特点与药物在体内的变化过程和机体受药物影响所发生的变化联系起来，能更好地使中药质量评价与中药传统理论结合，符合中药特点，体现中药的真实价值。

### （二）应用实例

#### 1. 中药材与饮片质量标志物研究

中药材、中药饮片、中成药共同构成中药产业链的三大支柱。中药材是中药饮片的原料，药材质量是保障饮片质量的必要条件；中药饮片位于中心环节，不仅受中药材质量的影响，还关系到中成药质量，进而影响临床治疗效果。中药材主要来源于天然的植物、动物、矿物等资源，其质量受到基原、产地、种植养殖、采收加工和包装贮藏等环节的影响，且经炮制后形成饮片可以起到减毒、增效、改变药性、利于成份溶出等作用，质量波动较大，直接关系到中医临床用药的安全性和有效性。研究寻找能够表征药材与饮片质量，用于评价真伪、优劣的Q–Marker，建立客观准确有效的质量评价方法，是其质量控制和质量标准建立的关键。在药材和饮片的质量标志物研究方面，目前已对莪术、薏苡仁、何首乌、泽泻、茯苓、蒲黄、麻黄、了哥王、杜仲、桔梗、川芎等进行了深入研究（见表13-6-2）。

**表 13-6-2　药材和饮片质量标志物研究举例**

| 中药材名称 | 炮制 | 质量标志物 | 参考文献 |
|---|---|---|---|
| 薏苡仁 | 生品 | PP$_0$L、PPO、PS、OP、LP、OO、OL | [26] |
| 何首乌 | 生品 | 反式 –2,3,5,4′– 四羟基二苯乙烯 –2-$O$-$\beta$-D 葡萄糖苷、儿茶素 | [27] |
| 泽泻 | 生品 | 泽泻醇A、泽泻醇B、23– 乙酰泽泻醇A、23– 乙酰泽泻醇B、24– 乙酰泽泻醇A | [28] |
| 茯苓 | 生品 | 去氢土莫酸、土莫酸、茯苓新酸B、3– 表 –（3′– 羟基 –3′– 甲基戊二氧基）– 去氢土莫酸、松苓新酸、25– 羟基茯苓新酸C、茯苓新酸A | [29] |
| 蒲黄 | 生品、炒炭 | 紫云英苷、山柰酚、伞形酮、异鼠李素 –3-$O$- 新橙皮苷、异鼠李素 –3-$O$-（2G-$\alpha$-L- 鼠李糖基）– 芦丁 | [30] |
| 麻黄 | 生品、炒制、蜜炒 | 总多糖、生物碱 | [31] |
| 了哥王 | 生品、汗渍法 | YH–10、YH–12、YH–15 | [32] |
| 杜仲 | 生品、盐炒 | 京尼平苷酸、新绿原酸、绿原酸、咖啡酸、栀子苷、京尼平、松脂醇二葡萄糖苷、丁香脂醇二葡萄糖苷、异绿原酸A、松脂醇葡萄糖苷、异绿原酸C | [33] |
| 桔梗 | 生品、蜜炒 | 没食子酸、新绿原酸、绿原酸、咖啡酸、隐绿原酸、3,4– 二咖啡酰奎宁酸、羟脯氨酸、芦丁、4,5– 二咖啡酰奎宁酸、山柰酚 –3-$O$- 芸香糖苷、槲皮素、山柰酚、款冬酮 | [34] |
| 川芎 | 炒制、蒸制 | 阿魏酸、洋川芎内酯 I，H，A、Z– 藁本内酯、欧当归内酯A | [35] |

莪术为姜科植物蓬莪术（*Curcuma phaeocaulis* Val.）、广西莪术（*C. kwangsiensis* S.G. Leeet C. F. Liang）或温郁金（*C. wengyujin* Y. H. Chen et C.Ling）的干燥根茎。莪术饮片经炮制后功效发生明显变化，生莪术长于行气止痛，醋莪术长于破血化瘀，炮制前后物质基础亦发生一定变化。郝敏等[36-40]采用超高效液相色谱串联四极杆飞行时间质谱（UPLC–Q/TOF–MS）结合多元统计方法对莪术炮制前后的

化学物质组进行表征辨识及差异分析；通过多种病症动物模型和细胞模型对生、醋莪术饮片的药效进行比较研究，结合代谢组学、信号通路等深入探索了莪术醋制增效的作用机制，并运用双位点微透析、荧光成像示踪技术比较主要活性成份的药动学差异；进一步综合考虑成份的可测性，最终确定以莪术二酮、莪术醇、吉马酮、呋喃二烯和 $\beta-$ 榄香烯作为生、醋莪术饮片的质量标志物，并建立了 5 个成份的 UPLC 含量测定方法及指纹图谱。

　　2. 中药复方质量标志物研究

　　中药复方是中医临床防病治病的主要形式，是中医辨证论治理论的具体体现。"药有个性之特长，方有合群之妙用"，中药复方的根本在于药物间的相互配伍，是其发挥疗效的关键。单味中药通过合理的配伍，可以增强或改变原有功用，调其偏性，制其毒性，消除或减缓对人体的不利因素，从而使各具特性的药物发挥综合治疗作用。质量标志物"五要素"中基于方 – 证对应的配伍环境，强调要使质量研究回归到中医药理论和中药临床运用的层面，针对具体疾病的病因病机和治法治则，结合处方配伍和临床功效表达进行中药 Q-Marker 研究。在中药复方质量标志物方面，分别从不同角度已对疏风解毒胶囊、黄芩汤、银蓝胶囊、冠心康泰方、大承气汤、茵陈蒿汤、培元通脑胶囊、开心散、小金片、生脉注射液、四君子汤等进行了研究（见表 13-6-3）。

表 13-6-3　中药复方质量标志物研究举例

| 中药复方名称 | 组成 | 质量标志物 | 参考文献 |
|---|---|---|---|
| 黄芩汤 | 黄芩、甘草、白芍、酸枣仁 | 芍药苷、黄芩苷、野黄芩素、甘草素、去甲汉黄芩素、黄芩素、甘草酸、汉黄芩素、千层纸素 A | [41] |
| 银蓝胶囊 | 化橘红、银杏叶、绞股蓝、蜂胶 | 羽扇豆醇、人参皂苷 Rb3 | [42] |
| 冠心康泰方 | 人参、三七、毛冬青 | 人参皂苷 Rg1，Rb1，Rh1、Rc、毛冬青皂苷甲、竹节人参皂苷ⅣA | [43] |
| 大承气汤 | 大黄、枳实、厚朴、硫黄 | 大黄素、大黄素甲醚、芦荟大黄素、大黄酸、大黄酚、没食子酸、厚朴酚、和厚朴酚、柚皮素、橘皮素、川陈皮素 | [44] |
| 茵陈蒿汤 | 茵陈、栀子、大黄 | 2- 乙基 -2- 己烯醛、异嗪皮啶、2,5- 二甲基 -7- 羟基色酮、6,7- 二甲氧基香豆素、栀子苷、茵陈色原酮、新绿原酸、梅笠草醌、异鼠李素 -3- 葡萄糖苷 | [45] |
| 培元通脑胶囊 | 何首乌、熟地黄、天冬、龟甲等 | 柠檬酸、Rehmannioside D、松果菊苷、芍药苷、毛蕊花糖苷、甘草苷、2,3,5,4′ – 四羟基二苯乙烯 -2-$O$-$\beta$-D- 葡萄糖苷、肉桂醛、甘草酸、大黄素 | [46] |
| 开心散 | 人参、茯苓、远志、石菖蒲 | 人参皂苷 Rf、人参皂苷 F1、20-$O$- 吡喃葡萄糖基人参皂苷 Rf、脱氢茯苓酸、E-3,4,5- 三甲氧基肉桂酸 | [47] |
| 小金片 | 麝香、木鳖子、制草乌、枫香脂等 | 原儿茶酸、$\beta-$ 乳香酸、欧当归内酯 A | [48] |
| 生脉注射液 | 人参、五味子、麦冬 | 人参皂苷 Rg1、Rb1、Re、Rd，五味子醇甲，D- 果糖 | [49] |
| 四君子汤 | 人参、白术、茯苓、甘草 | 丙二酰人参皂苷 Rb2、人参皂苷 Ro、去氢土莫酸、二羟基羊毛甾烯 – 三烯 -21- 酸、甘草酸、异光果甘草内酯、甘草次酸、白术内酯Ⅱ | [50] |

　　以疏风解毒胶囊为例，由虎杖、连翘、板蓝根、柴胡、败酱草、马鞭草、芦根、甘草 8 味药材组成，具有疏风清热、解毒利咽的功效，用于急性上呼吸道感染属风热症，症见发热、恶风、咽痛、头痛、鼻塞、流浊涕、咳嗽等。张铁军等[51-58]首先采用液 – 质联用技术对疏风解毒胶囊处方药材、制剂及血中移行成份进行系统研究，辨识出 8 味药材共 174 个、制剂 94 个和血浆中 46 个化合物，并分析了

芪类、蒽醌类、木脂素类、环烯醚萜类和三萜皂苷类等主要成份的生物合成途径；通过谱效分析、网络药理学、基因组学、仿生模型及功能受体结合等开展成份–药性和成份–药效关联研究，并根据疏风解毒胶囊"疏风清热、解毒利咽"的功能主治进行药味拆方研究明确了其配伍协同增效作用；进一步基于 14 批疏风解毒胶囊样品进行了 HPLC 指纹图谱和多指标成份含量测定，确定虎杖苷、大黄素、连翘酯苷 A、戟叶马鞭草苷、马鞭草苷、毛蕊花糖苷及甘草酸等可作为疏风解毒胶囊的质量标志物。

### 3. 基于 Q-Marker 的中药质量追溯体系建设

从中药材、饮片到中成药，中药质量受到多种复杂因素的影响，包括品种来源、栽培技术、采收时间、炮制方法、贮运条件、提取分离、制药工艺及配伍变化等。药材、饮片、中间体到制剂的全过程中各个环节、过程是紧密联系和相互影响的，源头药材的质量决定了后续饮片以及制剂的质量，工艺决定了有效物质能否稳定传递，确定的制剂标准反过来也会影响对药材的质量要求等。因此，必须把握中药材–饮片–中成药三大环节的关联性和溯源性，从源头满足制剂质量控制的需要，提高中药质量控制水平。

中药 Q-Marker 研究强调质量的传递与溯源，其是在中药生产过程中从药材到成药每个阶段建立质量标准和控制体系的基础。刘昌孝等[59-60]从中药资源、产业的角度，提出基于质量标志物的中药质量追溯系统建设，通过从药材源头到成品全过程的质量、标准和控制研究，建立从药材、饮片、中间产物到制剂的符合中药特点的质量标准体系，构建全程可溯源的质量控制方案，是保证中药质量和产业全程控制的关键，有利于促进中药标准化。

天津天士力之骄药业有限公司依据 Q-Marker 概念，以注射用益气复脉（冻干）为范例，基于前期质量标志物的辨识以及过程控制技术的开发，着眼于实现内在质量一致性、质量可追溯性和可溯源性，以物质–功能为核心贯穿中药形成及生产全过程，项目组从药材到成品分别搭建了药材质量控制体系（GAP）、饮片质量控制体系（GMP）、提取质量控制体系（GEP）、制剂生产质量控制体系（GMP）、仓储物流质量控制体系（GSP）、药物警戒控制体系（GVP），建立从药材种植、加工到提取生产、制剂生产、质量检验、仓储运输全产业链统一质量管理，从源头、全过程控制质量，完成了注射用益气复脉（冻干）全生命周期的质量控制与追溯体系的建设[61]（见图 13-6-1）。

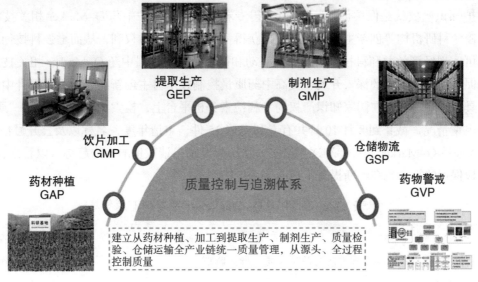

图 13-6-1  注射用益气复脉（冻干）全生命周期的质量控制与追溯体系[61]

## （三）方法学述评

### 1. Q-Marker 发表论文

中药质量标志物概念提出后，引起学术界、产业界的高度重视，成为中药质量研究的前沿和焦点，有关中药 Q-Marker 的研究越来越多，发文量逐年上升，国际学术期刊《Phytomedicine》出版 2 期质量标志物专刊，国内学术期刊《中草药》《药学学报》也组织出版了专刊及专栏文章。以质量标志物 / Q-Marker 为主题，在 Web of Science（WOS）核心合集数据库和中国知网（CNKI）全文数据库，检索 2016—2023 年"质量标志物"相关的发表论文情况。截止到 8 月 10 日检索到"质量标志物"相关的学术论文共 735 篇，其中包括中文期刊论文 526 篇、英文期刊论文 156 篇，以及学位论文 53 篇。从历年的发文量数据曲线（见图 13-6-2）可以看出，"质量标志物"主题的学术论文发表呈现逐年增长的趋势。

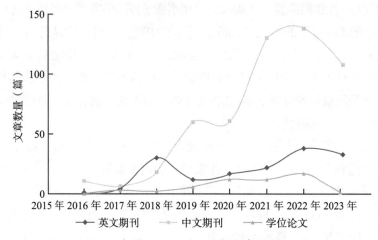

图 13-6-2　中药 Q-Marker 历年发表论文数量统计

### 2. Q-Marker 专利情况

习近平总书记在 2020 年 11 月 30 日中央政治局第二十五次集体学习时指出"创新是引领发展的第一动力，保护知识产权就是保护创新"。通过获得专利权等方式保护中药 Q-Marker 相关技术的知识产权，高等院校、科研机构等创新主体对科研成果获得一定期限的独占权利，从而增强科技创新的积极性和主动性，可实现经济效益和科技创新的良性互动和循环促进。加强中药 Q-Marker 相关技术知识产权保护，对于促进其研究工作的深入开展、提高中药质量控制技术自主创新能力、稳步提升中药质量、满足人民需求具有重要意义。在国家知识产权局专利检索分析平台上，检索 2016—2023 年"质量标志物"相关的专利申请情况，截止到 8 月 10 日共有专利申请 35 件，申请年度、名称以及公开号信息见表 13-6-4。2018 年往后 Q-Marker 相关专利逐年增多，从历年专利申请数量的递增趋势可以看出，"质量标志物"知识产权保护的需求也在不断提高（见图 13-6-3）。

表 13-6-4　中药 Q-Marker 相关专利汇总

| 年份 | 专利名称 | 公开号 |
|---|---|---|
| 2018 年 | 一种中药质量标志物发现方法及黄芩汤质量标志物群 | CN108319810B |
| 2019 年 | 当归质量的检测方法 | CN110376310B |
| | 一种菟丝子拟雌激素作用质量标志物的筛选方法及其特征图谱的构建与应用 | CN110243967B |
| | 一种栀子药材的指纹图谱检测方法及其应用 | CN112710765A |
| | 一种基于 HPLC-DAD 的六味地黄丸组方解析和质量分析方法 | CN112684091A |

| 年份 | 专利名称 | 公开号 |
| --- | --- | --- |
| 2020 年 | 追踪五味温通除痹胶囊入血成分并靶向质量标志物的方法 | CN111812246B |
| | 一种预测丹参中质量标志物含量的方法 | CN1116678898 |
| | 一种五味温通除痹胶囊质量评价方法 | CN111812247B |
| | 一种中药复方质量标志物的筛选方法 | CN112382363A |
| | 一种金银花抗炎质量标志物筛选、品质鉴定方法及应用 | CN112147265A |
| | 一种枳壳质量标志物及其筛选方法和其应用 | CN112114073A |
| | 一种基于层次分析法–熵权法辨识中药质量标志物的方法 | CN111986739A |
| | 一种覆盆子质量标志物及其制备方法 | CN111681715A |
| 2021 年 | 一种区分生青皮和醋青皮的质量评价方法 | CN1138662988 |
| | 一种鸡血藤抗抑郁质量标志物及其制备方法与应用 | CN114099528B |
| | 一种开心散的质量标志物群 | CN114460245A |
| | 中药复方苍藿平胃颗粒的指纹图谱的检测方法及其应用 | CN114166958A |
| | 一种壮腰健身丸的质量评价方法 | CN113640432A |
| | 一种复方阿胶浆中植物来源中药质量标准的检测方法 | CN113640451A |
| | 一种复方丹参片治疗心肌梗死药效成份群的构建方法 | CN1134663864 |
| | 一组检测生脉注射液质量的血清蛋白标志物及其应用 | CN113189346A |
| 2022 年 | 一种抗心衰中药质量标志物发现方法及四逆汤质量标志物群 | CN114371247B |
| | 一种金银花质量标志物及其筛选方法和其应用 | CN116230111A |
| | 一种温郁金及其醋制品质量评价方法 | CN115825281A |
| | 一种分析片仔癀中三七治疗血瘀证的作用机制及质量标志物的方法 | CN115808476A |
| | 一种基于催乳素受体生物效应的增乳膏质量评价方法 | CN115791707A |
| | 一种三叶青提取物的应用 | CN115737728A |
| | 一种枸杞子的质量控制方法及其应用 | CN115201378A |
| | 中药炮制质量标志物的辨别方法 | CN115132269A |
| | 一种藿香正气水抗 SARS–CoV–2 的质量标志物筛选方法 | CN115112815A |
| | 一种采用凤尾草的中药复方质量标志物的筛选装置 | CN115060717A |
| | 一种石斛的质量控制方法及其应用 | CN114814029A |
| 2023 年 | 一种同时测定中药百合中多种指标成份的 HPLC 检测方法 | CN1165397634 |
| | 益气通络胶囊抗心肌缺血的中药质量标志物的筛选和检测方法及其应用 | CN1164133744 |
| | 一种桦褐孔菌活性作用质量标志物的筛选方法及其化学表征图谱的构建与应用 | CN116298043A |

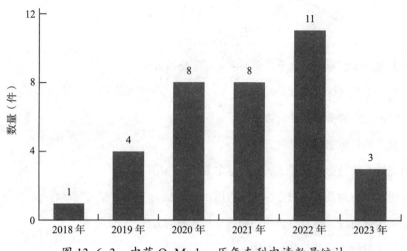

图 13-6-3　中药 Q-Marker 历年专利申请数量统计

## 四、科学问题与监管应对

传统中药经历代临床实践形成，需要传承、创新、发展，必须开展科学研究以"去粗取精、去伪存真"，建立适合中药特点的质量研究、评价和控制的科学模式。中药质量涉及产业链一系列环节，各个生产环节的质量管理规范与中药制剂的质量关系极大。中药在药材源头种植（或养殖）、中药中间产品（药材、饮片、提取物）、成药制剂至消费者使用的全产业过程，与农、林、工、商等多部门关联，其药物研发和产业全过程监管难度大、成本高（见图 13-6-4）。中药"药材－饮片－成药"全过程监管的"复杂性"和"变异性"，使其"安全性、有效性、质量一致性"的科学监管更有难度。

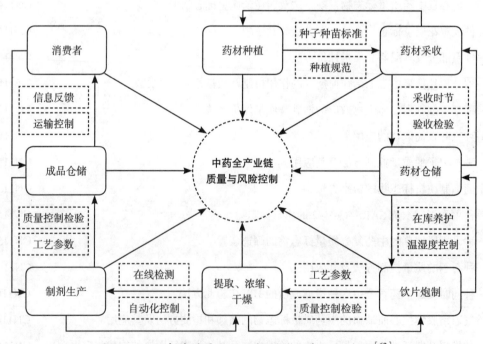

图 13-6-4　中药质量和风险控制的全产业链过程[62]

质量标志物概念的提出，以物质－功能为核心，着眼于中药材、饮片、中成药全过程物质基础的特有、差异、动态变化和质量的传递性、溯源性，有利于建立符合中药特点的质量评价体系，能为全过程质量控制与监管提供新的抓手。基于"质量源于设计"的理念，开展中药材、中药饮片和成药的质量标志物研究，明确药物关键质量属性在产业链不同环节之间的量质传递过程，对关键环节和风险控制点加强控制，制定科学规范的中药质量标准体系、评价指导原则及技术指南，能够有效地推进中药产业的科学监管与健康发展[62-64]。

（张洪兵）

# 参考文献

［1］杨燕，田成旺. 现代中药发展的几个关键问题［J］. 中草药，2016，47（18）：3346-3350.

［2］佘一鸣，胡永慧，韩立云，等. 中药质量控制的研究进展［J］. 中草药，2017，48（12）：2557-2563.

［3］国家药典委员会. 中华人民共和国药典：一部［S］. 2020年版. 北京：中国医药科技出版社，2020.

［4］刘昌孝，陈士林，肖小河，等. 中药质量标志物（Q-Marker）：中药产品质量控制的新概念［J］. 中草药，2016，47（9）：1443-1457.

［5］刘昌孝. 从中药资源-质量-质量标志物认识中药产业的健康发展［J］. 中草药，2016，47（18）：3149-3154.

［6］LIU C，CHENG Y，GUO D，et al. A new concept on quality marker for quality assessment and process control of Chinese medicines［J］. Chinese Herbal Medicines，2017，9（1）：3-13.

［7］张铁军，白钢，刘昌孝. 中药质量标志物的概念、核心理论与研究方法［J］. 药学学报，2019，54（2）：187-196；186.

［8］ZHANG Tiejun，BAI Gang，HAN Yanqi，et al. The method of quality marker research and quality evaluation of traditional Chinese medicine based on drug properties and effect characteristics［J］. Phytomedicine，2018，44：204-211.

［9］张铁军，王杰，陈常青，等. 基于中药属性和作用特点的中药质量标志物研究与质量评价路径［J］. 中草药，2017，48（6）：1051-1060.

［10］魏杰，李忠，黄静，等. SFME-GC-MS法分析云南产姜黄和蓬莪术的挥发性成份［J］. 云南大学学报：自然科学版，2014，36（3）：405-411.

［11］NURIZA R，甘彦雄，郑勇凤，等. 基于GC-MS对比分析印尼姜黄、姜黄、蓬莪术挥发油中的化学成份［J］. 中药与临床，2016，7（2）：20-22.

［12］孙敬茹，卜俊玲，赵欢，等. 四种姜黄属药用植物根茎和块根挥发性代谢物的多元数据比较分析［J］. 药学学报，2018，53（8）：1215-1224.

［13］张铁军，许浚，申秀萍，等. 基于中药质量标志物（Q-Marker）的元胡止痛滴丸的"性-效-物"三元关系和作用机制研究［J］. 中草药，2016，47（13）：2199-2211.

［14］马文凤，许浚，韩彦琪，等. 仿生技术在中药五味辨识研究中的进展与实践［J］. 中草药，2018，49（5）：993-1001.

［15］韩彦琪，许浚，龚苏晓，等. 基于HPLC-QTOF/MS及G蛋白偶联受体分析的延胡索物质基础及作用机制研究［J］. 药学学报，2016，51（8）：1302-1308.

［16］张铁军，许浚，韩彦琪，等. 中药质量标志物（Q-Marker）研究：延胡索质量评价及质量标准研究［J］. 中草药，2016，47（9）：1458-1467.

［17］ZHANG Hongbing，WU Xin，LIU Xinyi，et al. Quality transitivity of Danhong Huayu Koufuye：a study on chemical profiles of medicinal herbs，compound preparation and dose drat plasma using ultra-performance liquid chromatography-quadrupole time-of-flight mass spectrometry［J］. Biomed Chromatogr，2020，34：e4813.

［18］韩彦琪，许浚，龚苏晓，等. HPLC-QTOF/MS方法分析元胡止痛方的化学成份［J］. 药学学报，2017，52（1）：132-138.

［19］ZHANG H B，ZHANG T J，XU J，et al. Rapid analysis and identification of absorbed components and their metabolites in rat plasma and brain tissue after oral administration of Yuan-Hu-Zhi-Tong dropping pill using UPLC-Q-TOF/MS based multivariate statistical analysis［J］. Chinese Herbal Medicines，2016，8（2）：154-163.

［20］ZHANG H B, WU X, XU J, et al. The comparative pharmacokinetic study of Yuanhu Zhitong prescription based on five quality-markers ［J］. Phytomedicine, 2018, 44: 148–154.

［21］武欣, 张洪兵, 许浚, 等. 基于质量标志物的元胡止痛方配伍大鼠脑组织分布研究［J］. 中草药, 2018 ( 1 ): 45–49.

［22］张雪, 李晓庆, 王云, 等. 焦栀子炒制过程中 HPLC 图谱变化与外观颜色的动态关联研究［J］. 中草药, 2018, 49( 17 ): 4029–4037.

［23］徐园园, 王明慧, 魏永利, 等. 中药质量标志物（Q-Marker）的科学计量分析［J］. 中草药, 2024, 55 ( 4 ): 1297–1308.

［24］高明远, 郎一馨, 张颜颜, 等. 中药质量标志物研究进展［J］. 特产研究, 2022, 44( 6 ): 149–153; 160.

［25］孙蓉, 李晓宇, 王亮, 等. 基于"效－毒"相关的 Q-marker 合理辨识与科学控制［J］. 世界科学技术: 中医药现代化, 2016, 18( 8 ): 1224–1231.

［26］HOU Jinjun, CAO Chunmei, XU Yongwei, et al. Exploring lipid markers of the quality of coix seeds with different geographical origins using supercritical fluid chromatography mass spectrometry and chemometrics ［J］. Phytomedicine, 2018, 45: 1–7.

［27］LI Chunyu, TU Can, CHE Yi, et al. Bioassay based screening for the antiplatelet aggregation quality markers of *Polygonum multiflorum* with UPLC and chemometrics ［J］. J Pharm Biomed Anal, 2019, 166: 264–272.

［28］LIAO Maoliang, SHANG Haihua, LI Yazhuo, et al. An integrated approach to uncover quality marker underlying the effects of *Alisma orientale* on lipid metabolism, using chemical analysis and network pharmacology ［J］. Phytomedicine, 2018, 45: 93–104.

［29］孙宇飞, 甄晓宇, 刘天舒, 等. 基于"体外－体内"多维化学物质组关联网络的茯苓质量标志物发现及质量评价研究［J］. 中草药, 2019, 50( 19 ): 4562–4568.

［30］DING Mingya, JIANG Yan, YU Xiean, et al. Screening of combinatorial quality markers for natural products by metabolomics coupled with chemometrics. a case study on pollen typhae ［J］. Front Pharmacol, 2018, 9: 691.

［31］DAI Yuntao, LI Qi, TONG Jiayu, et al. Quality marker identification based on standard decoction of differently processed materials of Ephedrae Herba ［J］. J Ethnopharmacol, 2019, 237: 47–54.

［32］FENG Guo, CHEN Yunlong, Li Wei, et al. Exploring the Q-marker of "sweat soaking method" processed radix *Wikstroemia indica*: Based on the "effect-toxicity-chemicals" study ［J］. Phytomedicine, 2018, 45: 49–58.

［33］GUO Jiading, LI Jin, YANG Xuejing, et al. A metabolomics coupled with chemometrics strategy to filter combinatorial discriminatory quality markers of crude and salt-fired Eucommiae Cortex ［J］. Front Pharmacol, 2020, 11: 838.

［34］YANG Liu, JIANG Hai, HOU Ajiao, et al. Simultaneous determination of thirteen Q-Markers in raw and processed *Tussilago farfara* L. by UPLC-QQQ-MS/MS coupled with chemometrics ［J］. Molecules, 2019, 24( 3 ): 598. DOI: 10. 3390/molecules24030598.

［35］YI T, FANG J Y, ZHU L, et al. The variation in the major constituents of the dried rhizome of Ligusticum chuanxiong ( Chuanxiong ) after herbal processing ［J］. Chin Med, 2016, 11: 26–34.

［36］郝敏, 童黄锦, 张季, 等. 中药饮片质量标志物（Q-Marker）研究: 莪术饮片质量评价研究及质量标准探讨［J］. 中草药, 2019, 50( 19 ): 4673–4682.

［37］HAO M, JI D, LI L, et al. Metabolic profiling analysis of three processed rhizomes of *Curcuma wenyujin* Y. H. Chenet C. Ling by ultra-performance liquid chromatography/time-of-flight mass spectrometry ［J］. Pharmacogn Mag, 2019, 15( 60 ): 164–171.

［38］HAO Min, JI De, LI Lin, et al. Curcuma wenyujin mechanism of rhizoma on acute blood stasis in rats based on a UPLC-Q/TOF-MS metabolomics and network approach ［J］. Molecules, 2018, 24: 82.

［39］LI Jinci, MAO Chunqin, LI Lin, et al. Pharmaco kinetics and liver distribution study of unbound curdione and curcumol in rats by microdialysis coupled with rapid resolution liquid chromatography ( RRLC ) and tandem mass spectrometry [J]. J Pharm Biomed Anal, 2014, 95: 146-150.

[40] 郝敏, 陆兔林, 毛春芹, 等. 3种温郁金根茎炮制品的UPLC指纹图谱与多成份含量测定研究 [J]. 中国中药杂志, 2018, 43 (11): 2288-2294.

[41] DAI Xiaomin, CUI Dongni, WANG Jing, et al. Systems pharmacology based strategy for Q-Markers discovery of HuangQin decoction to attenuate intestinal damage [J]. Front Pharmacol, 2018, 9: 236.

[42] CHEN Zhao, SUN Dongmei, BI Xiaoli, et al. Selection and evaluation of quality markers from Yinlan capsule and its LXRα-mediated therapy for hyperlipidemia [J]. Phytomedicine, 2019, 59: 152896.

[43] CHEN Tingbo, ZUO Yihan, DONG Gengting, et al. An integrated strategy for rapid discovery and identification of quality markers in Guanxin Kangtai preparation using UHPLC-TOF/MS and multivariate statistical analysis [J]. Phytomedicine, 2018, 44: 239-246.

[44] LI Danting, LÜ Bo, WANG Di, et al. Network pharmacology and bioactive equivalence assessment integrated strategy driven Q-markers discovery for Da-Cheng-Qi decoction to attenuate intestinal obstruction [J]. Phytomedicine, 2020, 72: 153236.

[45] SUN Hui, ZHANG Aihua, YANG Le, et al. High-through put chin medomics strategy for discovering the quality-markers and potential targets for Yinchenhao decoction [J]. Phytomedicine, 2019, 54: 328-338.

[46] WANG Chenxi, FENG Keyu, FU Zhifei, et al. Systematic quality evaluation of Peiyuan Tongnao capsule by off line two-dimensional liquid chromatography/quadrupole-orbitrap mass spectrometry and adjusted parallel reaction monitoring of quality markers [J]. Anal Bioanal Chem, 2019, 411: 7747-7760.

[47] WANG Xijun, ZHANG Aihua, KONG Ling, et al. Rapid discovery of quality-markers from Kaixin Sanusingchin medomics analysis approach [J]. Phytomedicine, 2019, 54: 371-381.

[48] XIONG Xi, HE Yanan, FENG Bi, et al. Screening for the anti-inflammation quality markers of Xiaojin Pills based on HPLC-MS/MSmethod, COX-2 inhibition test and protein interaction network [J]. SciRep, 2018, 8: 7454.

[49] ZHAO Chunxia, LIU Huan, MIAO Peiqi, et al. A strategy for selecting "Q-Markers" of Chinese medical preparation via components transfer process analysis with application to the quality control of Shengmai injection [J]. Molecules, 2019, 24.

[50] ZHAO Qiqi, GAO Xin, YAN Guangli, et al. Chinmedomics facilitated quality-marker discovery of Sijunzi decoction to treat spleen qi deficiency syndrome [J]. Front Med, 2020, 14: 335-356.

[51] 张铁军, 白钢, 陈常青, 等. 基于"五原则"的复方中药质量标志物 (Q-Marker) 研究路径 [J]. 中草药, 2018, 49 (1): 1-13.

[52] 韩彦琪, 曹勇, 董亚楠, 等. 疏风解毒胶囊疏风解表的谱效关系研究 [J]. 中草药, 2019, 50 (15): 3534-3540.

[53] 韩彦琪, 曹勇, 董亚楠, 等. 基于神经网络分析的疏风解毒胶囊抗炎作用谱效关系研究 [J]. 中草药, 2019, 50 (15): 3526-3533.

[54] LIU Xinyi, ZHANG Hongbing, XU Jun, et al. Identification of absorbed components and their metabolites in rat plasma after oral administration of Shufeng Jiedu capsule using ultra-performance liquid chromatography/quadrupoletime-of-flight mass spectrometry [J]. Rapid Commun Mass Spectrom, 2019, 33: 1494-1501.

[55] 张铁军, 朱月信, 刘岱琳, 等. 疏风解毒胶囊药效物质基础及作用机制研究 [J]. 中草药, 2016, 47 (12): 2019-2026.

[56] TAO Zhengang, MENG Xia, HAN Yanqi, et al. Therapeutic mechanistic studies of ShuFengJieDu capsule in an acute lung injury animal model using quantitative proteomics technology [J]. J Proteome Res, 2017, 16: 4009-4019.

[57] 韩彦琪, 朱强, 董亚楠, 等. 基于网络药理学的疏风解毒胶囊配伍合理性研究 [J]. 中草药, 2019, 50 (15): 3547-3554.

[58] 张铁军, 朱月信, 刘素香, 等. 疏风解毒胶囊的系统质量标准提升研究 [J]. 中草药, 2016, 47 (12): 2027-2033.

［59］LIU Changxiao, GUO Dean, LIU Liang. Quality transitivity and traceability system of herbal medicine products based on quality markers［J］. Phytomedicine, 2018, 44: 247–257.

［60］刘昌孝. 基于中药质量标志物的中药质量追溯系统建设［J］. 中草药, 2017, 48（18）: 3669–3676.

［61］张铁军, 闫凯境, 鞠爱春. 注射用益气复脉（冻干）质量标志物研究［M］. 北京: 科学出版社, 2023.

［62］刘昌孝, 张铁军, 黄璐琦, 等. 发展监管科学, 促进中药产业传承创新［J］. 药物评价研究, 2019, 42（10）: 1901–1912.

［63］阳长明, 杨平, 刘乐环, 等. 中药质量标志物（Q-Marker）研究进展及对中药质量研究的思考［J］. 中草药, 2021, 52（9）: 2519–2526.

［64］白钢, 张铁军, 刘昌孝. 基于监管科学的中药质量评价方法的整合研究思路和发展方向［J］. 中草药, 2022, 53（20）: 6313–6318.

# 第七节　中药标准汤剂的制备与质量控制

汤剂是我国传统医学中应用最早，也是目前临床应用最广泛的剂型[1]。对于汤剂的起源，古有"伊尹制汤"之说，始载于《汤液本草》，据说汤剂是伊尹发明的。历代医家对汤剂的认识不断的补充和完善，包括汤剂的临床应用、制备工艺（煎药量、煎药器皿、加水量、煎煮时间）等方面。如元代王海藏《汤液本草·东垣用药心法》记载"汤者，荡也，去大病用之"，是对汤剂临床疗效的精准定位。如《本草经集注》说："凡煮汤，欲微火，令小沸，其水数依方多少，大略二十两药，用水一斗，煮取四升，以此为率。然则利汤欲生，少水而多取；补汤欲熟，多水而少取……用新布，两人以尺木绞之……凡建中、肾沥诸补汤，滓合两剂，加水煮竭饮之，亦敌一剂新药，贫人当依此用，皆应先曝令燥。"是对汤剂制备工艺的规范。

"中医不传之秘在于量"，剂量对中药临床疗效的发挥起着关键的作用。组方、饮片用量及经煎煮制成的汤剂的质量，共同决定了中药临床疗效的发挥。传统中医药文献多数明确记载了饮片用量，但是患者服用的是汤剂，而不是饮片，因而汤剂的量才是真正的临床用量。然而传统临床用药汤剂质量至今没有准确的表征。这严重影响了中药临床疗效的发挥。例如目前无论是医院代煎，还是患者自行煎煮，均处于粗放状态，二者之间剂量是否等价无从得知，其临床疗效差异是源于汤剂质量差异还是其他因素也无从得知。国家在药材、饮片的质量控制中投入了大量的资源，但是如果不控制汤剂的质量，处方疗效和疗效一致性难以保障[2]。

为评价临床用药质量，开发创新药物，保障临床疗效，中药标准汤剂的概念应运而生[3]。

## 一、中药标准汤剂的形成与发展

### （一）中国古代汤剂煎煮研究

汤剂是我国具有独特疗效并用于防治疾病的有效剂型之一，它起源于公元前18—21世纪的商代，相传为商汤的宰相伊尹所创，至今仍是中医临床应用最广泛的一种剂型[4]。虽然汤剂煎煮、携带不便、口感较差、服用量大，但其可随证加减变化，能体现中医整体观念与辨证施治的特色，充分发挥方剂中多种成份的综合疗效及特点，且容易吸收，疗效迅速。所以现今虽有众多新剂型的出现，但没有任何一种剂型能够代替汤剂，其仍是医院临床主流剂型。

汤剂制法对其最终疗效影响较大。《本草纲目》云："凡服汤药，虽品物专精，修治如法，而煎药者鲁莽造次，水火不良，火候失度，则药亦无功。"由此可见，选择正确的煎煮方式，以确保煎出有效成份，是保证汤剂质量、确保疗效的关键。

古代医家对于汤剂制法颇为考究，工艺严谨，对煎药器具、加水量、煎煮时间、煎煮顺序等均有详细的规定，用具以砂锅、陶器为主，忌铁器，而煎药时间常以水量控制，并根据药材部位、方剂功效不同，灵活调整制法，体现了古代医家对煎药的重视，也明确了方剂 – 功效 – 制法三者之间的内在关系[5]。

南朝陶弘景提出了一个近似标准的汤剂煎煮时间方案："凡煮汤，欲微火，令小沸。其水数依方多少，大略二十两药，用水一斗，煮取四升，以此为率。然则利汤欲生，少水而多取；补汤欲熟，多水而少取。好详视之，不得令水多少。"李时珍指出："陶氏所说，乃古法也。今之小小汤剂，每一两用水二瓯为准，多则加，少则减之。如剂多水少，则药味不出；剂少水多，又煎耗药力也。"

北宋官颁的《太平圣惠方》进一步强调"凡煮汤……其水数依方多少，不得参差"。此种标准历代相沿。

清代徐大椿在《医学源流论·卷上·方药》中特别指出了煎药时间的重要："煎药之法，最宜深讲，药之效不效，全在乎此……其法载于古方之末者，种种各殊……其煎之多寡，或煎水减半，或十分煎去二三分，或止煎一二十沸，煎药之法，不可胜者，皆各有意义。"

### （二）医疗机构中药煎药室管理规范

为加强医疗机构中药煎药室规范化、制度化建设，保证中药煎药质量[6]，卫生部和国家中医药管理局在 2009 年印发了《医疗机构中药煎药室管理规范》，适用于开展中药煎药服务的各级各类医疗机构，全国需遵照执行。

《医疗机构中药煎药室管理规范》规定：待煎药物应当先行浸泡，浸泡时间一般不少于 30 分钟。煎煮开始时的用水量一般以浸过药面 2~5cm 为宜，花、草类药物或煎煮时间较长的应当酌量加水。每剂药一般煎煮 2 次，将 2 煎药汁混合后再分装。煎煮时间应当根据方剂的功能主治和药物的功效确定。一般药物煮沸后再煎煮 20~30 分钟；解表类、清热类、芳香类药物不宜久煎，煮沸后再煎煮 15~20 分钟；滋补药物先用武火煮沸后，改用文火慢煎 40~60 分钟。药剂二煎的煎煮时间应当比头煎的时间略缩短。煎药量应当根据儿童和成人分别确定。儿童每剂一般煎至 100~300ml，成人每剂一般煎至 400~600ml。

《医疗机构中药煎药室管理规范》具有权威性和政策性，目前全国医疗机构煎煮基本遵守这一规定，其强调以饮片投料，用水作为溶剂等都符合传统用法和国内现状。个别地区建立的煎药管理规定如深圳《中药饮片煎煮规范》和《上海中药行业零售药店中药煎药服务管理规定》与其亦基本类似。以陶弘景为代表的古代汤剂制法，虽与现代工艺不尽相同，但相关研究证明其参数与《医疗机构中药煎药室管理规范》具有较高的吻合度。若以此为依据建立中药饮片标准汤剂的制备方法，能够最大程度还原目前临床的实际[7]。

### （三）日本及中国台湾地区标准汤剂

日本在开发研究汉方成药制剂时，选用我国名医典籍中的古方，在剂型的研究方面，提出了"标准汤剂"的概念[8]，要求制定标准汤剂的化学基准与生物学基准。

日本"标准汤剂"的工艺要求十分严格，如对生药选择、粉碎细度、升温速度、提取次数、浓缩方式、干燥方式等都有详细的规定，主要包括：称取相当于日剂量中药制剂的标准药材，粉碎，加 20 倍量的水，煎煮 30 分钟，浓缩至原体积的一半，趁热过滤，即可制得标准汤剂。日本的中药饮片用量多较我国小，一剂汤剂一般用药材 20g 左右，用水约 400ml，煎煮一次，以煎得 200ml 为度。

2015 年前，国内有关标准汤剂的研究多数遵从日本标准汤剂的概念。

中国台湾的标准汤剂是饮片或复方提取液经浓缩后的加工制品[1]，提取液浓缩为固定的比例，一般控制在药材质量与所得浓缩汤液体积比为 1∶5。在标准汤剂的基础上，经干燥造粒等过程，制成粉末、颗粒等剂型的产品，习称"科学浓缩中药"，也叫"免煎中药""中药浓缩颗粒剂"，即相当于中国大陆的配方颗粒。科学中药大多为小包装粉末剂型，患者每日剂量为 12~15g（1g 科学中药约为 1 钱饮片），通常撕开药包，服用药粉，再喝开水，也可泡在温水中服用。

科学中药大部分在中医院所应用，台湾中医师就科学中药的处方，累积了约 40 年的历史，已经渐渐地取代了传统饮片煎剂，中医师在遵循传统的辨证论治法则的基础上，也不断地创造、发明，处方思维呈现百家争鸣、多彩多姿的新境。

### （四）中药标准汤剂的概念与内涵

无论日本还是中国台湾的标准汤剂，以及古代对煎药的要求，本质上都是基于一定煎煮工艺的汤剂制备方法。2016 年中国中医科学院中药研究所陈士林院士团队等提出了中药饮片标准汤剂概念[3,9]，认为中药饮片标准汤剂是以中医理论为指导、临床应用为基础，参考现代提取方法，经标准化工艺制备而成的单味中药饮片水煎剂，用于标化临床用药，保障用药的准确性和剂量的一致性，初步对标准汤剂的内涵及外延进行了阐述，并对其制备工艺及质量控制方法作了归纳。此后标准汤剂的概念由"标准工艺制备的汤剂"延展到"能够表征临床用药实际状态的汤剂"，其内涵发生了实质性变化。

中药饮片标准汤剂综合体现了饮片和制备工艺等影响疗效的关键因素，与饮片相比，标准汤剂能够体现制备工艺的影响；与配方颗粒相比，标准汤剂没有辅料的干扰，没有经过干燥过程，保持与临床应用的传统汤剂一致，且标准汤剂易于通过饮片或提取液的调配实现理想浓度。因此，中药饮片标准汤剂能够作为一种标准，标化不同的临床用药形式。

中药饮片标准汤剂制备遵守传统汤剂的煎煮原则，其制备流程具有标准化和规范化的特点，能够保证工艺的统一，进而保障其质量的稳定和统一。中药饮片标准汤剂既可以作为一种化学基准，同时还可作为效应基准的阳性对照药，用于评价不同饮片用药形式，解决因制备方法不同而造成的"不同质"的尴尬局面，有助于实现临床疗效的一致性，对中药的发展具有深远的影响。

2016 年 8 月国家药典委员会在《中药配方颗粒质量控制与标准制定技术要求（征求意见稿）》（简称《技术要求》）中明确提出了"标准汤剂"的概念。2017 年 10 月国家食品药品监督管理总局在《中药经典名方复方制剂简化注册审批管理规定（征求意见稿）》（简称《管理规定》）中也提出了"标准煎液"的概念[10]。这与《技术要求》中的标准汤剂如出一辙，即在传统中药的大生产过程中，为保证临床疗效不降低、毒性不增加，而设计的一个从临床煎煮到工业化生产中间过渡对照物，是大生产中制剂工艺筛选及标准制订的依据和准绳。

标准汤剂概念的提出，对引领行业发展布局、推动中药产业新格局的形成，对规范配方颗粒市场、促进配方颗粒质量升级具有深远影响，也为经典名方的研究提供了新的思路和技术手段。不仅如此，标准汤剂对同名同方药开发、临床煎药质量评价等同样具有重要的价值。

《技术要求》和《管理规定》分别对标准汤剂和标准煎液作出了以下定义：标准汤剂系遵循中医药理论，按照临床汤剂煎煮方法规范化煎煮，固液分离，经适当浓缩制得或经适宜方法干燥制得，作为衡量中药配方颗粒是否与临床汤剂基本一致的标准参照物。标准煎液是指以古代医籍中记载的古代经典名方制备方法为依据制备而得的中药药用物质，除成型工艺外，其余制备方法应与古代医籍记载基本一致。标准煎液应作为经典名方制剂药用物质确定的基准。我国学者通过对数百种中药饮片汤剂进行系统研究，并在此基础上将传统理论 – 临床应用 – 现代工艺三者相结合，提出中药饮片标准汤剂是以中医理论为指导、临床应用为基础，参考现代提取方法，经标准化工艺制备而成的单味中药饮片水煎剂，用于标准化临床用药，以保障用药的准确性和剂量的一致性。

纵观上述对标准汤剂概念的表述，可以看出标准汤剂具有以下几个特征：遵循中医理论，以临床应用为基础，采取以水为溶媒的标准煎煮工艺，用于表征临床汤剂质量，衡量不同情况下的用药质量是否一致。因而目前国内标准汤剂的概念与日本和中国台湾不一样，其主要区别是前者以中医临床应用为基础，其目的是表征临床汤剂质量，所以标准汤剂只能饮片投料，不能粉碎，除非是煮散；其提取工艺只能依据临床实际，而不是人为规定，除非采用医院煎煮规范。至于标准汤剂是采用汤剂、冻干粉、干膏粉，还是颗粒形式，依据具体情况而定，并非核心问题。因为标准汤剂要表征临床汤剂质量，因而其所用饮片要具有充分的代表性，一般要求采用多个产地的多批样品，常用不少于3个产地15批次。标准汤剂在表征配方颗粒质量一致性时，称为饮片标准汤剂，其煎煮工艺以医院煎煮规范为基础；标准汤剂在表征经典名方质量一致性时，称为经典名方标准汤剂、物质基准等，其煎煮工艺以处方原籍记载为基础。

国内还有些类似的概念如标准汤、标准煎、标准煎液、标准煎剂、标准浸膏、物质基准、基准样品等，和标准汤剂基本类似，并无实质的区别。

为了表述的方便，本节会根据实际情况选择标准汤剂、饮片标准汤剂和经典名方标准汤剂三者中某个或者某几个进行代表性介绍，其他可以进行参考。

## 二、中药标准汤剂的制备与质量表征

标准汤剂的重要性毋庸置疑，如何制备标准汤剂是问题的关键所在。标准汤剂的制备方法应该符合以下原则，满足以下技术要求。

### （一）建立制备方法的原则

#### 1. 建立制备方法的理论依据

标准汤剂的制备应该遵循中医理论，以临床应用为基础。中药饮片标准汤剂作为临床汤剂的代表，用于标化临床不同饮片用药形式，评价不同地区、不同医院、不同操作者用药的差异性，规范临床用药，提高临床用药一致性。因而其制备方法必须以中医药理论为指导原则，其工艺过程、工艺参数均应符合中医药理论，与其功能主治、性味归经、饮片性质等相匹配。例如滋补类饮片其煎煮时间可能比一般饮片要长一些。传统煎煮认为"逢壳必捣，逢籽必破"，因而在种子类饮片或特别坚硬的饮片的煎煮时，应该进行适当的破碎。

中药饮片标准汤剂的制备应该与临床实际一致，尽可能地接近临床用药习惯、煎煮方法以及服用方法。比如除了酒剂外，中药方剂临床应用基本都是水煎液。尽管现代研究证明某些成份用乙醇提取其转移率高于水提取，但是在饮片标准汤剂的制备中还是应该坚持水煎煮。再如很多实验证明正交优化提取工艺能够最大可能地提取药材中的成份。但是中药饮片标准汤剂代表了临床一般状况，应该采用与临床实际相一致的标准制备方法，而不是出膏率最大的制备方法。在临床应用中，无论是医院代煎还是自己熬药，基本都是采用《医疗机构中药煎药室管理规范》中的方法，因而该规范应该被制备中药饮片标准汤剂所借鉴，以便最大程度地接近临床实际。经典名方标准汤剂的制备亦是遵循上述原则。

#### 2. 建立制备方法的技术依据

在明确制备方法原则的前提下，需要进一步明确建立制备方法的技术依据。经典名方标准汤剂的制备以原籍所载工艺为基础，依据中医理论和临床实践，明确具体工艺参数。对原籍没有明确记载工艺的经典名方，需要明确工艺来源。饮片标准汤剂亦是如此。

根据前文的背景分析，《医疗机构中药煎药室管理规范》是由国家原卫生部和国家中医药管理局共同下发的，具有一定的权威性、政策性，需要"遵照执行"，目前国内医疗机构煎药应该都遵循这一规定。《医疗机构中药煎药室管理规范》强调以饮片投料、用水做溶剂等都符合传统用法和国内现状。因而以此为技术依据建立中药饮片标准汤剂的制备方法，能够最大程度的贴合临床实际。此规范同样适用于原籍没有明确记载工艺的经典名方。

然而《医疗机构中药煎药室管理规范》中的工艺参数范围较宽，具有较大的随意性。而中药饮片标准汤剂的制备过程应尽量统一化、规范化、工业化，具有明确的参数，能够规范生产，同时能够基本满足工艺化生产的需求。因此，需要依据《医疗机构中药煎药室管理规范》，对相应工艺参数进行细化。

另外制备中药饮片标准汤剂应尽量吸收现代科学研究成果，体现科技发展趋势。比如煎煮容器的选择，传统以砂锅、瓦罐等居多。实际上这些容器存在易破损、导热效率不高、重复性差、难以放大生产等多方面的问题。不锈钢容器已经非常成熟，规模化生产宜选用不锈钢提取设备，而玻璃制品是实验室较好的选择。传统的药液浓缩多采用敞口形式，造成水蒸气大量扩散、浓缩温度较高、成份损耗、能耗较高等诸多问题，采用减压浓缩代替敞口蒸发是合理的选择。

值得说明的是，在中成药制备工艺中常常选择正交设计等优化工艺，但是在标准汤剂中不易采用此种方法。主要原因是：标准汤剂应该与临床用药一致，最大程度地贴近临床，而不是追求以指标成份最大溶出为核心的最佳制备工艺。另外，因为形态、吸水率等物理性质不同，每味饮片标准汤剂的煎煮工艺可能都不尽相同，难以统一成一个工艺，这一点非常不利于几百种标准汤剂的制备和推广。

## （二）制备过程及工艺参数的确定

2021年1月国家药监局发布了《中药配方颗粒质量控制与标准制定技术要求》，在《医疗机构中药煎药室管理规范》的基础上，对饮片标准汤剂诸多工艺参数进行了细化。2021年8月国家药监局发布了《按古代经典名方目录管理的中药复方制剂药学研究技术指导原则（试行）》，对经典名方标准汤剂（基准样品）的制备进行了详细的规定。为了更好地理解相关参数的由来，本节继续以《医疗机构中药煎药室管理规范》为基础进行阐述。个别不一致的地方，建立配方颗粒标准时以《中药配方颗粒质量控制与标准制定技术要求》为准；建立经典名方复方制剂标准时以《按古代经典名方目录管理的中药复方制剂药学研究技术指导原则（试行）》为准；深入思考时，可以综合判断。

1. 原料的确定

（1）**实验样品** 入选样品应具有代表性，应包括道地产区、主产区、传统产区和规范化种植的药材，质量标准必须符合《中国药典》各项规定，样品一般不少于15批次，应尽可能包括不同产地，一般不少于3个产地，每个产地药材应不少于2批。样品鉴定以传统鉴别和DNA条形码鉴别相结合，精确到物种。原则上要求采用单一基原的药材制备标准汤剂。

（2）**炮制方法** 饮片标准汤剂所用饮片炮制依据现行版《中国药典》相关规定；无规定者，依据道地产区、主产区或传统产区炮制方法。严格执行《中国药典》中饮片的规格要求，不宜将厚片、薄片等不同规格的饮片混淆。经典名方标准汤剂的炮制方法则要依据原籍记载，或者采用同时代主流炮制方法；对难以考证的炮制方法，可以采用《中国药典》的相关规定。无论是现行炮制规范，还是传统文献记载，炮制方法都缺乏明确的工艺参数，因而这方面的研究是标准汤剂制备的一个重要工作。对没有法定标准的饮片，需要建立相应的质量标准。

（3）**检测** 饮片的检测应依据现行版《中国药典》或自建质量标准中相关规定，对其含量、外观、检测、水分等进行系统评价。

2. 工艺参数的确定

（1）**样品用量** 对于以标化为目的的中药饮片标准汤剂制备，推荐饮片用量为100g，此取样量对于实验室和医疗机构都易于操作，既能避免因样品过少引起的系统误差，对工业生产也具有较好的指导意义。经典名方标准汤剂的制备一般是一日处方量；单日处方量较少的，可以采用多日处方量。

（2）溶剂 依据临床煎煮习惯，一般用水做溶剂。煎煮容器推荐使用玻璃器皿或不锈钢容器。

（3）溶剂用量 原籍记载加水量的经典名方标准汤剂，以原籍记载为准。原籍没有记载加水量的经典名方标准汤剂，与饮片标准汤剂一样，依据《医疗机构中药煎药室管理规范》的规定进行。《医疗机构中药煎药室管理规范》中溶剂用量为"浸过药面2~5cm"，这与传煎煮方式一致，但随意性强，加水量差异大，需要进一步细化。郑虎占等[11]对《伤寒论》96首汤剂（共载方113首）、《金匮要略》95首汤剂（与伤寒论不重复）用药味数、饮片用量、煎煮加水量及煎取药液量进行了研究，结果表明每剂药饮片量为（200±100）g，每剂药煎煮加水量为（1400±600）ml，加水量为饮片量的6~8倍（ml/g）。以陶弘景为代表的古代煎法中，加水量约为7倍。本研究考察了100g不同类型的饮片加水浸过药面2~5cm时加水体积，发现根茎等药材的加水量为2~8倍，全草、花和叶之类的药材由于质地蓬松，需要更多的加水量，见表13-7-1。

**表13-7-1 100g饮片加水量考察[3]**

| 类别 | 饮片 | 饮片占容器高度（cm） | 浸过药面2~5cm时加水量（倍） | 头煎加水量（倍） | 二煎加水量（倍） |
|---|---|---|---|---|---|
| 根及根茎类 | 郁金 | 4.3 | 4~6 | | |
| | 甘草 | 4.5 | 5~7 | 7 | 6 |
| | 黄芩 | 4.5 | 5~7 | | |
| 种子果实类 | 芡实 | 2.5 | 3~5 | | |
| | 桑椹 | 4.2 | 4~7 | 7 | 6 |
| | 枸杞 | 3.9 | 4~7 | | |
| 枝干皮藤类 | 钩藤 | 7.4 | 6~8 | | |
| | 地骨皮 | 7.1 | 6~8 | 8 | 7 |
| | 秦皮 | 5.3 | 6~7 | | |
| 花类 | 梅花 | 5.3 | 8~13 | | |
| | 金莲花 | 6.8 | 9~12 | 12 | 10 |
| | 玫瑰花 | 3.8 | 7~11 | | |
| 叶类 | 紫苏叶 | 6.8 | 10~13 | | |
| | 桑叶 | 4.7 | 7~12 | 12 | 10 |
| | 橘叶 | 3.4 | 7~11 | | |
| 全草类 | 北败酱草 | 4.5 | 6~11 | | |
| | 蒲公英 | 5.3 | 7~12 | 12 | 10 |
| | 墨旱莲 | 4.5 | 6~10 | | |

注：花叶全草类以2000ml煎药锅测算，其他饮片以1000ml煎药锅测算。

### （三）中药标准汤剂的标准与质量控制

中药标准汤剂的标准需契合中药传统煎煮工艺，针对样品特性，依据基础研究数据[12-14]，开展指标成份选择、系统方法学考察等工作。对其供试品制备、前处理方法优化及分析条件（色谱柱、流动相、检测波长等）的考察均应严格遵循标准化操作。基于此，《中药配方颗粒质量控制与标准制定技术要求》中规定中药饮片标准汤剂的表征，需用至少以下3个参数。①出膏率：以干膏粉计算浸膏得率及标准偏差（SD）。均值加减3倍SD（或均值的70%~130%）为出膏率的允许范围。②有效（或指标）成份的含量及含量转移率：制定有效（或指标）成份的含量测定方法，测得各批次标准汤剂中有效（或指标）成份的含量，计算转移率和标准偏差。转移率可接受的范围为均值加减 3 倍 SD（或均值的 70%~130%），根据含量测定得到的有效（或指标）成份的含量，确定含量限度及范围。对于中药饮片标准中规定有挥发油含量测定项目的以及中医临床处方规定"后下"的含挥发油成份的中药饮片，其煎煮液应采用适宜的挥发油含量测定方法测定煎煮液中挥发油含量。③特征图谱：建议采用液相或气相色谱法，比较主要成份色谱峰的个数，规定其相对保留时间等，并标注供试品样品浓度（每毫升相当于多少克中药饮片）。用相似度评价软件生成标准汤剂对照特征图谱。

影响中药标准汤剂质量的主要因素有饮片质量、饮片规格及制备工艺。因此中药标准汤剂的质量控制应对投料饮片的产地、栽培、加工炮制规格及制备工艺进行严格控制，并且已有研究证明投料饮片质量的影响远胜于制备工艺，标准汤剂的质量控制重点还在于饮片质量。

从实际操作看，由于不同批次饮片样品出膏率较为稳定，采用均值加减 3 倍 SD 或均值的 70%~130% 作为标准，二者差异不大。经典名方标准汤剂要求干膏率的波动范围一般不超过均值的 ±10%。但是对于含量变化较大的指标成份，采用均值的加减 3 倍 SD 作为限量范围过于宽泛，均值的 70%~130% 可能比较合适。经典名方标准汤剂则要求指标成份的含量波动范围一般不超过均值的 ±30%。

对比《中药配方颗粒质量控制与标准制定技术要求》和《按古代经典名方目录管理的中药复方制剂药学研究技术指导原则（试行）》，可以看出二者的要求基本是一致的，但是后者对指标的要求更为严格，前者相对宽松。这可能是因为饮片较处方更为复杂，而且在制定《中药配方颗粒质量控制与标准制定技术要求》缺乏可参考的文件，探索性更强。

## 三、中药标准汤剂的应用

### （一）大生产提取工艺优化及其质量标准制订的依据和准绳

标准汤剂的出现，彻底改变了工艺参数优化的理念，其不以某些成份高低论质量，强调与临床使用汤剂的一致性。例如某单味制剂和标准汤剂各主要控制参数见表 13-7-2。

**表 13-7-2 单味制剂和标准汤剂主要控制参数[15]**

| 制剂 | 出膏率（%） | | 丹酚酸 B 质量分数（%） | | 丹酚酸 B 转移率（%） | | 指纹图谱相似性 | |
|---|---|---|---|---|---|---|---|---|
| | 平均值 | 范围 | 平均值 | 范围 | 平均值 | 范围 | 平均值 | 范围 |
| 标准汤剂 | 45（n=15） | 35~50 | 4.7（n=15） | 3.0~6.8 | 57（n=15） | 27~72 | 0.95（n=15） | 0.90~0.98 |
| 单位制剂 | 35（n=15） | 33~50 | 4.4（n=3） | 4.2~4.7 | 50（n=3） | 50~55 | 0.93（n=3） | 0.91~0.94 |

由表 13-7-2 可知，与标准汤剂比较，该单味制剂的指标成份的含量及转移率、指纹图谱相似度均符合要求，但出膏率接近范围的下限，这时应调整提取工艺参数，如加水量、煎煮时间等，让成品的出膏率接近标准汤剂的平均值，以保证大生产的样品质量接近标准汤剂。同样的道理，如果单味制剂中指标成份的含量及其转移率或指纹图谱相似度等指标偏离标准汤剂的主要指标范围，那就要对生产工艺参数进行适当的优化以满足要求。

### （二）中成药品种二次开发的参比制剂

由于历史的原因，我国已上市的来源于经典名方的中成药制剂在上市时往往缺少合理的工艺评价研究，也未开展整体质量控制研究，其内在质量与传统汤剂往往存在较大的差异，是急需开展二次开发研究的品种[16]。这部分产品二次开发时，可按本节介绍的方法建立相应的标准汤剂，运用整体质量控制方法，通过比较已上市成品与标准汤剂之间的整体质量差异，找出老品种的质量缺陷，然后有的放矢地开展工艺参数优化研究，提高老品种的内在质量，增强临床用药的有效性和安全性。

（三）为上市中成药整体质量评价提供标尺

我国中成药单品种批准文号多、生产厂家多，再加上复杂的中药材来源，市场上同一种成药，不同厂家之间的质量差异较大，如何评价上市中成药内在质量差异是一个棘手的问题。标准汤剂的出现为上市中成药整体质量评价提供了一个客观的标尺，且可操作性强[17-18]。本课题组委托北京市药品检验所建立了甘草配方颗粒的标准汤剂[15]，以其指纹图谱为对照，对市场上 6 家生产企业的样品（每家 3 批，共 18 批）进行了指纹图谱比较，结果见图 13-7-1。

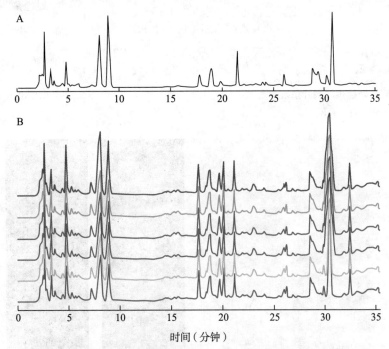

图 13-7-1　甘草配方颗粒的 HPLC 指纹图谱比较[15]
A. 标准汤剂；B. 不同厂家的样品

由图 13-7-1 可知，不同厂家之间的产品质量存在一定差异，相似度在 0.85~0.97，相似度越高其品质越接近标准汤剂，说明质量更好。如果按照 6 家企业的样品平均生成的指纹图谱计算，高品质样品的相似度反而不高，这对产品质量的评价就不客观、也不科学。没有标准汤剂作为参考，唯成份或指纹图谱等指标的多少、高低等指标来评价不同厂家之间产品质量的内在差异，可能会与临床疗效南辕北辙。

（四）用于中药整体质量控制模式

中药整体质量控制是业界的共识，近几版《中国药典》均强调中药整体质量控制的重要性。何为中药整体质量控制、如何开展中药整体质量控制，其模式是什么？本课题组认为，中药整体质量控制是指在中医临床用药的指导下，利用药物分析的综合技术和方法对代表性的中药材（饮片）或中成药从宏观到微观的全面质量分析，并在分析评价的基础上制订合理的控制方法和指标，以达到控制产品内在质量的目的[19-21]。

中药质量控制的进步依赖于 2 个核心要素的持续发展，一个是实物对照，如对照药材（对照提取物）和对照品；另一个是质量控制手段，如显微镜、薄层色谱扫描仪、高效液相色谱仪等设备以及指纹图谱或一测多评等方法。纵观近几版《中国药典》多组分含量测定逐渐增加，特征图谱或指纹图谱应用越来越广泛。遗憾的是，对照品不易获得以及方法重复性等现实问题限制了以上方法的应用，因此，中药整体质量控制模式一直进步缓慢。标准汤剂的出现彻底改变了现有的中药质量控制理念，以整体对照物质为对照进行质量控制，实现了真正意义上的整体质量控制，使可检测的范围和数量无限大，几乎不增加检测成本，检测方法的重复性显著提高。本课题组以复方丹参片的标准汤剂为对照开展了薄层色谱鉴别研究[13]，将标准汤剂和待测样品分别作为一个复方的整体物质，按物质组分的极性大小分别制备供试品溶液，并将其在不同展开系统中展开，选择合适的显色条件，在适宜的条件下检视，可实现 20 多个特征峰的鉴别，基本达到了整体质量控制的目的，结果见表 13-7-3 和图 13-7-2。

**表 13-7-3  复方丹参片中各组分的薄层鉴别系统[15]**

| 组分 | 提取方法 | 展开系统 | 显色剂 | 检视条件 |
|---|---|---|---|---|
| 低级性 | 乙醚超声 | 甲苯 – 乙酸乙酯（19:1，V/V） | 2% 香草醛硫酸 | 白光 |
| 中等极性 | 70% 甲醇回流 + 正丁醇萃取 | 环己烷 – 乙酸乙酯 – 甲醇（5:2:1，V/V）和二氯甲烷 – 无水乙醇 – 水（70:45:6.5，V/V） | 10% 硫酸乙醇 | 白光，254nm 和 366nm* |

注：* 表示 366nm 波长处检视时展开系统为二氯甲烷 – 无水乙醇 – 水（70:45:6.5，V/V），其他检视条件下展开系统为环己烷 – 乙酸乙酯 – 甲醇（5:2:1，V/V）。

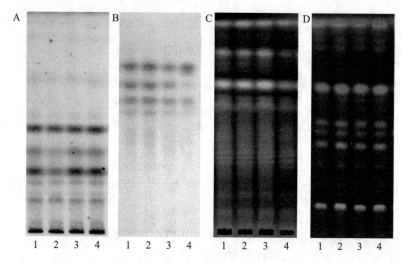

图 13-7-2  复方丹参片的 TLC[15]
A.低级性组分；B.中等极性组分（白光）；C.中等极性组分（254nm）；D.中等极性组分（366nm）；1~3.样品；4.标准汤剂

如果用液相色谱紫外检测器系统检测，可以分别在波长 203nm 或波长 270nm 处建立 2 张指纹图谱分别对三七皂苷类和丹参组分进行控制；如果用液相色谱 – 质谱检测器系统检测，以总离子流或选择离子建立指纹图谱，可实现对有紫外吸收和无紫外吸收的物质成份同时检测。由于是以标准汤剂作为随行对照，以上建立的指纹图谱重复性好，可基本实现了整体物质的全面检测。

## 四、中药标准汤剂的价值

### （一）传统中医药理论的传承

标准汤剂遵循传统的中医药理论，按照古法工艺制备而成，在融合现代煎药设备及工艺特点基础上极大限度地保存传统工艺的完整性。古籍记载的大部分经典名方对药材来源、炮制方法、配伍比例、煎煮时间（先煎后下）及加水量等均有明确的要求，这也是标准汤剂制备应遵循的基本原则和要求。对于部分提取方法记载不清楚的经典名方，其提取工艺筛选应参照 2009 年国家中医药管理局发布的《医疗机构中药煎药室管理规范》执行。这要求在成药的制剂工艺优化时不应以一种或几种指标性成份的高低作为判断工艺优劣的标准，而应以标准汤剂各主要指标为核心开展研究。在临床应用时，还规定其功能主治范围不能超出传统的使用范围，日本"小柴胡汤事件"就是血的教训，应引起业界的重视。

## （二）代表了制剂的整体内在质量

首先，标准汤剂从药材源头进行把关，保证投料药材的代表性；对制备过程进行控制，保证制备工艺的标准化；采用指纹图谱、指标成份含量等相结合的多组分质控模式，从整体上对标准汤剂进行质量控制，以保证其质量均一、稳定。其次，除了成型工艺外，标准汤剂与制剂的其余质量控制指标均基本一致，因此是制剂内在质量的实物对照，是大生产提取工艺优化及其质量标准制订的依据。以这个实物对照为指导，可以从出膏率、含量测定、指标成份转移率及指纹图谱等方面对大生产工艺进行优化，从而指导生产出与标准汤剂内在质量一致的成品制剂。此外，以标准汤剂为对照，运用现有的药物分析手段，如多组分薄层色谱、一标多测或指纹图谱等，从多维度开展成品制剂的质量标准研究，实现真正意义上的"中药整体质量控制模式"。

## （三）有利于临床用药的准确和剂量的统一

标准汤剂作为一种标准物质和标准体系，可以用于标化不同的用药形式，建立相互之间的剂量换算关系，实现临床用药剂量统一。同时，标准汤剂能够标化不同制备工艺、不同企业、不同原料所生产的产品，建立剂量当量，实现准确用药。

## （四）有利于保障疗效的一致性

临床疗效的一致性取决于临床用药质量的一致性。标准汤剂具有系统的原料鉴定体系、标准化的制备工艺和多元质量标准体系，能够确保质量的一致性，建立不同用药形式之间的剂量关系，提高临床用药的一致性，更准确传承及研究经典方剂的疗效，实现疗效的一致性，并为现代研究提供标准化"模板"。

## （五）有利于促进用药质量提高，改变目前监管困局

由于成份的复杂性和生产过程的粗放性，中药产品质量监管一直是个难题。特别是由于标准的不完善，监管缺乏有力的抓手，"不完全投料""劣质投料""不按规定生产""指标成份添加"等问题缺乏有效的杜绝方法。标准汤剂为中药产品建立了一道防火墙，形成了化学基准和效应基准，集定性标准和定量标准于一体，为监管提供了有利的抓手，有效地防止了各种不良问题的发生，能够改变目前监管困局。

## （六）为中药研究标准化提供了基础

在中药药理、药剂和临床研究中，常常由于样品制备方法及原料的不同，同样的处方药效结果差异巨大。中药饮片标准汤剂采用标准化的生产工艺，药材 – 汤剂 – 成药制剂各工艺环节的物质传递规律清晰，质量可控，一致性好。采用饮片标准汤剂进行研究，研究数据具有可重复性，且可靠性强，有利于保障同样的处方在不同的实验室产生同样的结果，为中药研究结果的标准化提供了基础。

## （七）有利于促进制造工艺和管理的改善和提升

中药饮片标准汤剂重在建立标准化制备工艺，其目的在于提供一种参考标准。基于中药饮片标准汤剂可以制备更优质的产品，实现优质优价，也可以基于中药饮片标准汤剂制备得率更高的产品，提高饮片利用率。如何制备更优质的产品、得率更高的产品，取决于制造技术的进步、管理方法的改善。而且正是由于中药饮片标准汤剂的存在，为制造工艺的进步提供了判断标准。

## 五、科学问题与监管应对

纵观中药质量控制的发展历程，每一次进步都离不开分析检测方法与技术的提升，也离不开检测仪器的更新换代。液 – 质联用、气 – 质联用及核磁检测等技术逐步被应用到中药的质量控制中，检测的灵敏度、准确度及专属性不断提高。精密仪器设备保证了检测数据的准确可靠，但这样的检测数据不一定能完全体现中药产品的内在质量。

众所周知，每味中药材都含有多种组分，一种或其中几种组分并不能代表药材的全部疗效，如黄芩中黄芩苷的质量分数 >10%，但黄芩苷的疗效并不能等同于黄芩的疗效，因此仅仅对几种物质成份进行定性或定量控制并不能全面评价中药材或中成药的内在质量。整体质量控制逐渐成为行业的共识。

标准汤剂概念的出现，是中药研究的理念提升。它代表了对临床的回归，表征了临床用药实际，强化了中药的整体观，彻底改变了工艺参数优化的理念，其不以某些成份高低论质量，强调传统的才是最佳的选择。标准汤剂是一种新型的中药对照物质、对照制剂，是建立"原研"中药方剂质量标准的根本途径，是中成药同名同方研究的参考。目前标准汤剂主要作为经典名方制剂的质量基准和衡量中药配方颗粒的标准参照物，在经典名方和单味制剂开发中均承担了一个临时对照物质的角色，其比对照药材或对照品更接近药味本身，不但体现了所含药味的整体物质基础，也蕴含了制备工艺过程的影响因素。

运用标准汤剂优化而来的生产工艺生产的制剂最接近于临床上汤剂的物质基础，大大提高了产品的内在质量，保障了其临床疗效，值得在单味制剂或复方制剂研发中推广应用，是中药配方颗粒开发与利用的关键所在，还可以进行中药复方标准汤剂的研究，为中药经典名方开发和应用提供数据支撑。

标准汤剂的质量受饮片质量变异和制备工艺的影响。基于传统文献记载和《医疗机构中药煎药室管理规范》的制备方法，确保了标准汤剂与临床汤剂的一致性；饮片的代表性，确定了标准汤剂能否真正标准临床用药质量。需要强调的是，标准汤剂是基于多批代表性样品的数据统计分析出来的理想状态，它表征了临床用药最常见的状态，而非一种实物形态，所以标准汤剂的质量标准呈现出上下限范围的表达形式。这与饮片的质量标准截然不同。低于某含量限度的饮片因其疗效可能达不到要求，因而不能成为临床用药；但是不应该认为高于某限量范围的饮片因其疗效较高，所以也不能成为临床用药。

然而，这并非意味着标准汤剂实物化没有价值。制备标准汤剂代表性样品，可以视为建立了一个对照提取物，可以称为对照标准汤剂，为中药的质量控制提供了新的参照，成为新的监管工具。对照标准汤剂相比于单一对照品、对照提取物，其内涵更丰富，指标更多样，能够从整体上对中药产品质量进行评价，应该加强其制备研究，形成系列实物，更好地服务中医药产业发展。本节讨论的标准汤剂，从狭义的角度来看，是指传统汤剂的对照用参照物。如果是传统的丸剂、散剂等其他剂型，也可以参照此理念制备相应的对照用参照物，其制备方法应与传统工艺一致，但其属性、应用及用途均类似汤剂，因此，从广义的角度，也可以把散剂、丸剂等其他制剂的对照用参照物暂称之为标准汤剂。

中药标准汤剂具有积极的现实意义，能够解决目前配方颗粒、经典名方、同名同方药开发、中成药质量一致性评价等所面临的问题。当前标准汤剂尚缺乏深入的研究，相关基础数据明显不足，缺乏对照标准汤剂。本课题组呼吁国家应尽快进行专门立项，组织国内优势力量，共同研究，形成统一的国家标准，制备系列对照标准汤剂，推动配方颗粒等产业的发展，在保障产品质量一致性的基础上，提高临床疗效。

（宋宗华　马双成　刘安　杨立伟　祁进　刘艳）

# 参考文献

［1］陈士林，刘安，李琦，等．中药饮片标准汤剂研究策略［J］．中国中药杂志，2016，41（8）：1367-375.

［2］刘安．中药饮片标准汤剂制备与质量标准研究方法概述［J］．中国实验方剂学杂志，2017，23（7）：1-1.

［3］陈士林．中药饮片标准汤剂：第一卷［M］．北京：科学出版社，2018.

［4］邢丹．中药汤剂煎煮技术文献研究［D］．北京：北京中医药大学，2020.

［5］孙守祥．中药汤剂的历史发展与未来改进探讨［J］．时珍国药研究，1997（2）：76-77.

［6］刘芳，陈明．试论现代汤剂煎服方法的规范化［J］．环球中医药，2014，7（5）：377-378.

［7］安雅婷，任锐洁，王雷，等．《中药汤剂煎煮规范》解读［J］．医药导报，2023，42（11）：1648-1652.

［8］董丽丽，李野，刘春波．日本汉方药发展概况及其借鉴意义［J］．国际医药卫生导报，2004（13）：66-68.

［9］陈士林，刘安．中药饮片标准汤剂：第二卷［M］．北京：科学出版社，2019.

［10］周蔚昕，刘涛，徐玉玲，等．对《中药配方颗粒质量控制与标准制定技术要求》（征求意见稿）部分内容的探讨［J］．时珍国医国药，2017，28（10）：2491-2493.

［11］郑虎占，魏宝忠，刘迪谦．《伤寒论》与《金匮要略》汤剂煎煮方法初探［C］//2011年全国中药调剂与临床合理用药学术会议论文集．北京：中华中医药学会，2011.

［12］张鹏，邬兰，李西文，等．人参饮片标准汤剂的评价及应用探讨［J］．中国实验方剂学杂志，2017，23（7）：2-11.

［13］刘德文，邓哲，陈莎，等．泽泻饮片标准汤剂的制备及质量评价［J］．中草药，2019，50（4）：860-867.

［14］贾玲玉，郝单丽，谢冉，等．覆盆子饮片及其标准汤剂质量标准研究［J］．中华中医药杂志，2023，38（11）：5479-5484.

［15］杨立伟，王海南，耿莲，等．基于标准汤剂的中药整体质量控制模式探讨［J］．中国实验方剂学杂志，2018，24（8）：1-6.

［16］张伯礼，范晓辉，刘洋，等．中成药二次开发战略及其核心技术体系［J］．中国中药杂志，2013，33（22）：3797-3800.

［17］聂黎行，戴忠，马双成．中药对照制剂研制指导原则和技术要求门［J］．中国中药杂志，2017，42（19）：3672-3675.

［18］陈沛，金红宇，孙磊，等．对照提取物在中药整体质量控制中的应用［J］．药物分析杂志，2016，36（2）：185-195.

［19］刘昌孝，陈士林，肖小河，等．中草药中药质量标志物（Q-Marker）：中药产品质量控制的新概念［J］．中草药，2016，47（9）：1443-457.

［20］孙国祥，张玉静，孙万阳，等．中药一致性评价关键问题：中药标准制剂控制模式和定量指纹图谱检查项［J］．中南药学，2016，14（10）：1026-1032.

［21］吴婉莹，果德安．中药整体质量控制标准体系构建的思路与方法［J］．中国中药杂志，2014，39（3）：351-356.

# 第八节　中药内源性毒性成份与安全控制

中药作为传统医药在世界各地逐渐得到认可和信赖。然而，随着对中药的广泛应用和深入研究，个别中药产生的肝毒性、肾毒性等不良反应引起了国内外学者的广泛关注。药用动植物在生长过程中经次生代谢形成一系列化学成份。这些成份有的具有毒性，有的具有药效性和毒性双相作用。这些有毒成份，称为中药内源性毒性成份。根据化学成份结构类型，中药内源性毒性成份主要包括以下类型：生物碱、苷类、萜类及内酯类、毒蛋白、金属元素类等。毒性成份产生的毒性作用往往是对人体的运动系统、神经系统、内分泌系统、血液循环系统、呼吸系统造成损伤，进而引起相应的毒性。中药中内源性毒性物质往往是其重要的组成部分，兼具药效和毒性的内源性毒性成份表现出较强的"量－效"关系，使用合理的剂量是药效发挥的关键，不合理剂量（一般为超量使用）则易产生毒性[1]。

## 一、中药内源性毒性成份

传统有毒中药主要是指川乌、草乌、附子、马钱子、天南星等传统本草著作中记载的毒性中药。根据中药中毒剂量、中毒时间、中毒反应程度以及中毒剂量与有效剂量之间的范围大小对中药毒性进行分级，有毒中药可分为大毒、有毒和小毒三级。2020年版《中国药典》一部收载有毒中药材83种，其中大毒中药、有毒中药和小毒中药分别有10、42、31种。现代研究表明，这些有毒中药的毒性作用来源于其中所含的内源性毒性成份。中药内源性毒性成份按照其所属天然产物分类，主要包括生物碱、有机酸、香豆素、苷类等多种结构类型。

### （一）生物碱类

生物碱是一种含氮的天然产物，多具有复杂的环状结构，从结构类型上可分为二萜类、单萜吲哚类、吡咯里西啶类、莨菪烷类、异喹啉类等。2020年版《中国药典》一部收载的83种有毒中药中，以生物碱为主要毒性成份者达17种[2]。多数生物碱在较低浓度就显现出很强的生物活性，是中药的重要活性成份。同时，部分生物碱对机体也会产生一定或较强的毒性，影响中药的用药安全。

#### 1. 萜类生物碱

二萜类生物碱主要存在于毛茛科乌头属药材中，如川乌、草乌、附子中含有双酯型二萜生物碱，既是乌头类中药的有效成份，也是毒性成份，具有心脏毒性、肝毒性、神经毒性等，口服0.2mg就可中毒，2~5mg即可致死，死亡的主要原因为心律失常和呼吸衰竭[2]。乌头碱作为剧毒品被国家列入《危险化学品目录》受到严格管制[3]。小鼠静脉注射乌头碱、新乌头碱和次乌头碱的半数致死剂量（$LD_{50}$）分别为0.12、0.10、0.47mg/kg，均具有较强的毒性[4]。乌头碱、次乌头碱和新乌头碱等双酯型二萜生物碱通过炮制可被逐级水解生成毒性较低的单酯型生物碱。苯甲酰乌头原碱、苯甲酰次乌头原碱和苯甲酰新乌头原碱等单酯型生物碱的毒性仅为对应的双酯型生物碱的约1/200，同时仍保存较强的药效。以小鼠为给药对象，生草乌毒性较大，$LD_{50}$为292.38mg/kg，经炮制后毒性明显减小，约降低70.32倍，但药效仍然保持[5]。由于其毒性的下降，其临床使用安全范围增大，达到了减毒存效的目的。临床常以炮制品制川乌、制草乌黑顺片、白顺片等炮制品入药，以避免过强的毒副作用。

#### 2. 单萜吲哚类生物碱

单萜吲哚类生物碱的基本骨架是由1分子裂环马钱子苷和1分子色胺通过Manish反应缩合而成，具有广泛的药理活性，如抗肿瘤、降血压、镇静催眠等[6]。常见的该类有毒生物碱主要有马钱子碱和番木鳖碱，二者均为马钱子中的主要活性成份，同时也是主要毒性成份。马钱子碱和番木鳖碱经不同途径给药的中毒剂量不同，不同给药途径的中毒和死亡剂量见表13-8-1[7]。

**表 13-8-1　番木鳖碱、马钱子碱毒性作用剂量[7]**

| 组分 | 对象 | 给药途径 | 中毒剂量（mg） | 死亡剂量（mg） | 中毒血药浓度（mg/L） | 死亡血药浓度（mg/L） |
|------|------|---------|---------------|---------------|---------------------|---------------------|
| 番木鳖碱 | 成人 | 口服 | 5~10 | 30~100 | — | — |
| 番木鳖碱 | 成人 | 皮下注射 | — | ≥ 5 | 1~2 | 2~10 |
| 番木鳖碱 | 幼儿 | 口服 | — | 5 | — | — |
| 马钱子碱 | 成人 | 口服 | 15~100 | | | |

注：—. 无相关内容。

马钱子碱和番木鳖碱都属于剧毒类成份，被国家列入《危险化学品目录》受到严格管制。相比马钱子碱，番木鳖碱的毒性更强。治疗剂量的番木鳖碱首先将神经冲动传导到脊髓中，兴奋脊髓的反射功能，缩短反射时间，但不破坏脊髓中枢交互抑制的过程；中毒剂量的番木鳖碱破坏脊髓中枢交互抑制过程，并出现强制性惊厥；大剂量时可阻断神经肌肉传导，呈现箭毒样作用。治疗剂量的马钱子碱具有明显的镇静作用，对中枢的镇痛作用较番木鳖碱强；马钱子碱的中毒剂量较大，但大剂量服用后也会破坏反射活动正常过程，抑制呼吸中枢致呼吸肌痉挛最终引起窒息[8-9]。生马钱子中马钱子碱和番木鳖碱含量较高，毒性较强，一般需要炮制后以制马钱子入药。马钱子炮制后，马钱子碱和番木鳖碱含量明显降低。由于这类生物碱的质量控制既要有一定的摄入量以保证疗效，又要避免摄入过多导致中毒。

3. 吡咯里西啶生物碱

吡咯里西啶生物碱（pyrrolizidine alkaloids，PAs）属于酯类物质，由千里光酸和千里光次碱构成，其中千里光次碱的双稠吡咯环结构为 PA 的母核结构。一般情况下，千里光次碱基都在 C-1 位置连附 1 个羟甲基基团，并在 C-7 位置连附 1 个羟基基团。羟基基团与千里光次酸酯化后，形成单酯、开链二酯或巨环二酯生物碱。肝毒性的吡咯里西啶生物碱主要是不饱和千里光次碱基的酯类物质，根据碱基的不同，PAs 还可分为倒千里光裂碱型（retronecine-type）、天芥菜定型（heliotridine-type）和奥索千里光裂碱型（otonecine-type），而前两者在 C-7 位置上手性不同为非对映异构体，天芥菜定型的为 7S 构型，倒千里光裂碱型为 7R 构型[10]。PAs 广泛存在于多种植物中，据统计，世界上约有 3% 的有花植物，即 6000 余种植物含有 PAs。迄今为止，PAs 已在 13 个科的植物中检出，多数属于紫草科、菊科千里光族（千里光属、狗舌草属、橐吾属及泽兰属）和豆科。西方植物药研究者把含有 PAs 的植物称为 PA 植物。在吡咯啶环的 1, 2 位为双键的 PAs 具有肝脏毒性，称为肝毒性吡咯里西啶生物碱（hepatotoxic pyrrolizidine alkaloids，HPAs），至今已报道的 HPAs 有 600 多种[11]。PAs 的毒性和结构具有直接的相关性，巨环双酯型毒性最强，开环二酯型毒性强于单酯型，7S 构型的单酯毒性强于 7R 构型的单酯。常见 PAs 类化合物在啮齿类动物腹腔注射给药的 $LD_{50}$ 值见表 13-8-2[11]。

**表 13-8-2　常见 PAs 类化合物在啮齿类动物腹腔注射给药的 $LD_{50}$ 值[11]**

| 化合物 | 结构类型 | $LD_{50}$（mg/kg） | 试验动物 |
|--------|---------|-------------------|---------|
| 野百合碱（monocrotaline） | 7R- 千里光裂碱型巨环二酯 | 95/180 | 大鼠（雄 / 雌） |
| 克氏千里光碱（senkirkine） | 7R- 奥索千里光裂碱型巨环二酯 | 220 | 大鼠（雄） |
| 瑞德林（riddelliine） | 7R- 千里光裂碱型巨环二酯 | 105 | 大鼠 |
| 千里光宁碱（senecionine） | 7R- 千里光裂碱型巨环二酯 | 85 | 大鼠（雄） |
| 千里光菲灵碱（seneciphylline） | 7R- 千里光裂碱型巨环二酯 | 77/83 | 大鼠（雄 / 雌） |
| 毛果天芥菜碱（lasiocarpine） | 7S- 天芥菜定型开环二酯 | 77/79 | 大鼠（雄 / 雌） |
| 蓝蓟定 | 7R- 天芥菜定型开环二酯 | 200 | 大鼠（雄） |
| 刺凌德草碱（echinatine） | 7S- 天芥菜定型单酯 | 350 | 大鼠（雄） |

HPAs 可引起不可逆的肝细胞损伤，并导致肝窦阻塞综合征（hepatic sinusoidal obstruction syndrome，HSOS）、肝巨细胞症、肝纤维化和肝硬化等不良后果[1-3]。国内报道的 HSOS 病症，大部分由含 PA 中药的服药史。常用含有 PA 的药材有千里光、款冬花、紫草、一点红等药材。千里光中含有阿多尼弗林碱、野百合碱、克氏千里光碱等 PA 成份[12]。款冬花和一点红中主要含有克氏千里光碱等 PA 成份[13-14]。1,2- 不饱和 PA 类生物碱在体内降解为活性更强的脱氢吡咯，可与体内 DNA 形成加合物，长期摄入 PA 类成份，可导致肝脏肿瘤[15-16]。世界卫生组织国际癌症研究机构将野百合碱、毛果天芥菜碱和瑞德林等 3 个 PA 类化合物列入 2B 类致癌物。

#### 4. 莨菪烷类生物碱

莨菪烷类生物碱是一类具有 8- 氮杂双环［3, 1, 1］辛烷母核的化合物，常见的该类成份主要有阿托品、天仙子胺、东莨菪碱等，主要存在于茄科植物中如天仙子、洋金花、颠茄草等。莨菪烷生物碱为抗胆碱药物，能扩瞳、解痉、止痛及抑制腺体分泌。东莨菪碱能非选择性、竞争性拮抗毒蕈乙酰胆碱受体，在外周和中枢神经系统发挥广泛的抗胆碱能效应，并且具有良好的血 - 脑屏障透过性。东莨菪碱对学习和记忆具有损伤作用。东莨菪碱可显著损害受试者的注意力。莨菪碱和东莨菪碱具有限制的致幻作用，导致视觉能力下降，产生知觉妄想，出现漂移、复视、振动和残像等幻觉意象。东莨菪碱还会使人产生精神错乱等幻觉反应。此外，东莨菪碱还会引起心率加快、抑制腺体分泌、支气管扩张、散瞳、面部潮红、体温升高等外周反应[17]。

阿托品是常用的抗胆碱药物，是莨菪碱的消旋产物，成人口服用药剂量为 0.3~0.6mg，每日 3 次；极量为 1mg，每日 3 次。5~10mg 能产生明显的中毒症状，10mg 以上出现谵妄、幻觉、惊厥，严重的可产生昏迷和呼吸麻痹；最低致死剂量为 80~130mg，儿童为 10mg[18]。大鼠口服 $LD_{50}$ 为 750mg/kg。天仙子胺，称 L- 莨菪碱，其旋光性呈左旋，生理活性与旋光性密切相关，左旋莨菪碱，其散瞳作用比 D- 莨菪碱强 100 倍。天仙子胺的毒性也较莨菪碱强，小鼠静脉注射 $LD_{50}$ 95mg/kg，应严格控制摄入量[19]。

### （二）有机酸类

有机酸是广泛存在于植物界的一类含羧基的化合物，常具有一定活性，是中药中有效成份类别之一，如绿原酸、阿魏酸等。但也有一些中药中的有机酸存在毒性，如众所周知的马兜铃酸类成份、银杏叶中的银杏酸类等成份。

#### 1. 马兜铃酸类

马兜铃酸类成份是具有硝基菲羧酸结构骨架的一类天然产物，常见马兜铃酸类成份包括马兜铃酸Ⅰ（马兜铃酸 A）、马兜铃酸Ⅱ（马兜铃酸 B）、马兜铃酸Ⅲ、马兜铃酸Ⅲa（马兜铃酸 C）、马兜铃酸Ⅳ、马兜铃酸Ⅳa（马兜铃酸 D）等。马兜铃酸类成份主要存在于马兜铃科马兜铃属和细辛属植物中。目前，我国药品标准收载的中药材品种涉及 24 种，其中马兜铃属药材 14 种，包括朱砂莲、九月生（朱砂莲）、天仙藤、马兜铃和寻骨风等；细辛属药材 10 种，包括苕叶细辛、杜衡、湘细辛、细辛和山慈菇等[20]。2020 年版《中国药典》一部仅收载细辛 1 种，且自 2005 年版起将其药用部位由全草修改为根和根茎[21]。马兜铃酸具有肾毒性、致突变致癌性，研究表明不同马兜铃酸类成份毒性作用差异较大，以马兜铃酸Ⅰ肾毒性最强。目前，2020 年版《中国药典》一部细辛及含细辛的中成药品种九味羌活丸和辛芩颗粒项下均以马兜铃酸Ⅰ为检测指标进行安全性控制。

#### 2. 银杏酸类

银杏叶、果实和外果皮中都存在一类银杏酸类化合物（ginkgolic acids，GAs），以外种皮中含量最高，占 3%~4%，银杏叶中占 1%~2%，具有免疫毒性、致敏性和细胞毒性。银杏酸在结构上属于烷基酚酸类物质，是水杨酸的 6- 烷基或 6- 烯基衍生物，其苯环 6 位上的侧链碳原子数从 13 到 19，侧链双键数从 0 到 3，银杏酸类成份含量占总酚酸的 90% 左右，为主要成份。银杏酸去掉羧基即白果酚，属 3-

烷基酚类化合物。白果二酚为 5- 烷基间二苯酚类化合物，又称氢化白果二酚。

银杏中的主要毒副作用成份是 $C_{13} \sim C_{17}$ 的烷基酸或烷基酚类化合物，因其侧链碳原子数不同，且侧链双键数也可不同，可组成为白果新酸（$C_{13:0}$）、氢化白果酸（$C_{15:0}$）、白果酸（$C_{15:1}$）、十七烷一烯银杏酸（$C_{17:1}$）和十七烷二烯银杏酸（$C_{17:2}$）。银杏酸类具有致敏、致突变作用和强烈的细胞毒性，可引起过敏、痉挛和神经麻痹等不良反应[22-23]。基于临床安全性考虑，银杏酸的含量已成为银杏药物半成品质量标准中一个重要控制指标。

### （三）香豆素类

香豆素类是常见的天然产物，广泛存在于伞形科植物中，如蛇床子、白芷、当归、羌活等中药材均含有较高含量的香豆素。香豆素类的基本母核为苯骈 $-\alpha-$ 吡喃酮，绝大多数在 C-7 位有羟基、甲氧基等取代基。香豆素类化合物常具有明显的抗凝血、抗菌等活性，但也常具有一定的毒性反应。香豆素类成份在体内可发生代谢活化，产生的亲电反应性中间体不但可与细胞色素 P450 发生共价结合，还可共价修饰体内 DNA 和蛋白质等生物大分子，进而产生一系列毒副作用，包括肝毒性、光毒性、肺毒性、遗传毒性等[24]。

呋喃香豆素是由香豆素母核和呋喃环骈合而成，是一类具有光毒性的天然产物，根据呋喃环的骈合位置，可分为线型和角型两类。补骨脂素是线型呋喃香豆素母核，白芷素是角型呋喃香豆素母核。8-甲氧基补骨脂素（8-methoxypsoralen，8-MOP），又称花椒毒素（xanthotoxin），是一种线型呋喃香豆素，存在于蛇床子、北沙参、白芷、枳实、羌活等多种常见药材中，具有很强的光敏性，可与 DNA 形成交联反应，诱导肿瘤的形成。无毛白化小鼠在接受紫外线照射并每天局部暴露于 8-MOP 时会产生癌症和良性肿瘤。豚鼠口服 8-MOP 也观察到类似的光毒性和致癌性。辐射源本身或 8-MOP 本身均不会引起皮肤损伤、致癌或降低小鼠的存活率。然而，当与紫外线 A 符合结合使用时，8-MOP 会产生致癌性、光毒性和早起死亡。8-MOP 水平增加会增强这些效果。在不存在紫外线 A 的情况下，仅使用 8-MOP 剂量，需要剂量大 100 倍时才观察到毒性。呋喃香豆素在靶组织中的光敏作用是造成毒性的主要原因。世界卫生组织国际癌症研究机构将 8- 甲氧基补骨脂素伴紫外线 A 辐射列入 1 类致癌物[25]。

补骨脂是常用中药材，广泛用于骨折、骨质疏松、白癜风等疾病的治疗。随着补骨脂或含有补骨脂复方的广泛应用，陆续出现有关肝毒性临床案例的报道，长期使用或超量使用补骨脂或其复方会引起肝功能异常为主的损伤，甚至会出现肝脏肿大、或肝脾弥漫性病变。补骨脂素、异补骨脂素和补骨脂酚是引起补骨脂肝损伤的物质基础。补骨脂素能够诱导小鼠肝细胞发生 $G_1/S$ 期阻滞而影响肝再生和修复能力，导致小鼠肝再生异常。补骨脂素和异补骨脂素可以抑制大鼠肝脏中羟基化胆汁酸的糖苷化、硫酸化致使胆汁酸无法及时转化为乙二醇或牛磺结合胆汁酸，最终引起胆汁酸淤积性肝损伤[26-27]。

### （四）苷类

氰苷是由氰醇衍生物的羟基和糖缩合形成的糖苷，是氰苷类中药的药效成份。通过己糖苷酶的作用生成葡萄糖和对应的羟基腈，再经羟基腈裂解酶生成氢氰酸（HCN）而发挥药效，然后大量的氢氰酸则会导致呼吸系统麻痹甚至死亡，人体口服氰化物的致死量为 0.5~3.5mg/kg，属于剧毒物质的范畴。

苦杏仁苷是中药中最常见的氰苷类化合物，是苦杏仁、桃仁、郁李仁等的有效成份，具有镇咳平喘的药理作用。苦杏仁苷分为 L- 苦杏仁苷和 D- 苦杏仁苷 2 种类型，正常情况下，以 D- 苦杏仁苷的形式存在于植物种子中，但与其他中药煎煮或碱性条件下，苦杏仁苷易发生差向异构，且随温度或 pH 值的增加，L- 苦杏仁苷与 D- 苦杏仁苷含量的比值逐渐增加，但是酸性环境下不影响其构型的变化。苦杏仁苷在苦杏仁酶等作用下水解为野樱皮苷和杏仁氰，杏仁氰遇热易分解生成苯甲醛和 HCN，HCN 有剧毒，能抑制线粒体呼吸链中的细胞色素 C 氧化酶（COX），影响三磷酸腺苷（ATP）合成，造成呼吸麻痹，甚至死亡。一般情况下，1g 苦杏仁约可产生 2.5mg HCN，对人体的致死量约 0.05g，折合成人一次口服 50~60 个苦杏仁、儿童口服 7~10 个即可产生致命毒害。

苦杏仁苷在不同果核、同种果核不同产地下含量均有较大差异。山西产苦杏仁中含量达 3.84%，甘肃产苦杏仁中含量达 4.88%，内蒙古产苦杏仁中达 5.19%；杏仁皮中含量约 3.61%，略低于同种苦杏仁中的含量；苦杏仁苷在生桃仁中含量达 3.04%，而在干桃仁中含量仅为 0.67%；在生杏仁中含量一般都大于 3.00%，而在干苦杏仁中含量仅为 1.41%，约为生品的 1/2。

除上述代表性成份种类外，中药内源性毒性成份还涉及萜类、毒蛋白类及金属类等，有的毒性中药还不仅含有一类毒性成份，例如雷公藤毒性成份涉及二萜、三萜和生物碱类成份，其中前二者为主要毒性成份，主要代表性化合物包括雷公藤甲素、雷公藤红素、雷公藤内酯甲等。

## 二、中药内源性毒性成份的安全性控制方法

### （一）检测与分析方法

近年来，随着中药安全性问题越来越备受关注与重视，中药内源性毒性成份的检测与分析方法报道很多，包括常用的薄层色谱法、液相色谱法、液相色谱 – 质谱联用技术等色谱技术，以及光谱法、免疫检测分析方法等。

1. 薄层色谱法（thin layer chromatography，TLC）

TLC 法作为目前常用、简便且直观的色谱分析方法，在一些中药内源性毒性成份的检测与分析、质量控制标准中仍较为常用，通常作为限量检查方法。例如 2020 年版《中国药典》一部风寒双离拐片、复方夏天无片、跌打镇痛膏项下均采用薄层色谱法对处方中番木鳖碱和乌头碱进行限量检查。伸筋活络丸、生白合剂、再造丸、安儿宁颗粒、芪苈强心胶囊等品种均采用薄层色谱法对乌头碱进行限量检查。四逆汤采用薄层色谱法对乌头碱和次乌头碱 2 种毒性成份进行限量检查。此外，九分散、马钱子散项下均采用薄层色谱扫描法对制剂中番木鳖碱含量进行测定。

2. 液相色谱法（liquid chromatography，LC）

现代液相色谱法主要包括 HPLC 和超高效液相色谱法（ultra-performance liquid chromatography，UPLC），是目前中药内源性毒性成份检测中应用最为广泛的一种色谱分析技术；其中 HPLC 法是 2020 年版《中国药典》一部收载的多数毒性成份限量检查和（或）含量测定的标准方法，该方法较 TLC 法分离效率高、灵敏度高且定量准确。例如川乌、制川乌、草乌、制草乌、附子等项下均采用 HPLC 法对乌头碱类成份进行控制；仁青芒觉、风湿马钱片、平消片、平消胶囊、伤科接骨片、伸筋丹胶囊、伸筋活络丸、郁金银屑片、通痹片、通痹胶囊、舒筋丸、疏风定痛丸、疏风活络丸、腰痛宁胶囊、痹祺胶囊项下均采用 HPLC 法测定其中番木鳖碱或番木鳖碱和马钱子碱的含量。此外，细辛和辛芩颗粒项下均采用 HPLC 法对马兜铃酸 I 进行限量检查；蓖麻子项下采用 HPLC 法对蓖麻碱进行限量检查；银杏叶提取物项下采用 HPLC 法，以白果新酸为对照、总银杏酸对照提取物进行定位，以白果新酸对照品外标法计算总银杏酸含量，规定总银杏酸不得过 5mg/kg。

3. 液相色谱 – 质谱联用技术（liquid chromatography-mass spectrometry，LC-MS）

LC-MS 法作为将液相色谱的高分离效能与质谱的强大结构鉴定功能结合起来一种新型分析技术，具有灵敏度更高、专属性更强、不易受干扰等优势，能够同时测定多种毒性成份，特别是结构相似成份，在中药内源性毒性成份痕量分析以及基质复杂样品检测中优势显著。例如 PAs 类成份在中药中含量较低且紫外吸收较弱，常规液相色谱法难以直接进行含量测定，因此 LC-MS/MS 法成为其检测与分析的首选方法。PAs 等生物碱类成份容易形成正电荷，LC-MS/MS 法检测时，在正离子模式下具有很高的灵敏度，检测限可低于 1ng/ml 水平。2020 年版《中国药典》一部千里光、川楝子、九味羌活丸项下均采用 LC-MS/MS 法分别对阿多尼弗林碱、川楝素、马兜铃酸 I 进行限量检查与控制。

#### 4. 毛细管电泳法（capillary electrophoresis，CE）

CE 法是以毛细管为分离通道，以高压直流电场为驱动力的一种液相分离方法，具有简便快速、专属、富集效率高等特点。采用该方法对中药内源性毒性成份的研究报道涉及乌头中的乌头碱、附子理中丸中的乌头碱和次乌头碱、吴茱萸中的吴茱萸次碱、马兜铃科药材中的马兜铃酸类成份等。

#### 5. 光谱法

光谱法在应用于中药内源性毒性成份检测分析时主要涉及紫外分光光度法、近红外光谱法和拉曼光谱法。其中，紫外分光光度法的应用主要是测定有毒药材中某类毒性成份的总量，如乌头中总生物碱、关木通中总马兜铃酸。近红外光谱法作为一种快速无损的技术，有研究采用该技术对川乌中双酯型生物碱进行了快速测定。拉曼光谱法有应用于有毒中药生物碱类以及矿物药重金属类成份的研究报道。

#### 6. 免疫检测分析法

免疫检测分析法是基于抗原与抗体的特异性而建立的方法，目前在中药领域应用较多的有酶联免疫吸附法（enzyme-linked immunosorbent assay，ELISA）、胶体金免疫色谱法（colloidal gold immune chromatography assay，CGICA）和免疫印迹法（immunoblotting/Western blotting）；与色谱法、光谱法相比应用相对较少，目前涉及的中药内源性毒性成份主要为马兜铃酸和乌头碱。

除上述分析方法外，目前还有基因分析法、网络毒理学预测法、化学发光法等方法报道应用于中药内源性毒性成份的检测[1]。

### （二）安全性控制

目前，一些中药内源性毒性成份的安全性控制标准已收载于 2020 年版《中国药典》一部。例如二萜生物碱的毒性控制一般控制乌头碱、次乌头碱和新乌头碱等双酯型二萜生物碱的总量以防止中毒，控制苯甲酰乌头原碱、苯甲酰次乌头原碱和苯甲酰新乌头原碱等 3 种单酯型生物碱的总量以保证疗效；部分二萜生物碱的质量控制情况见表 13-8-3[21]。单萜吲哚类生物碱如番木鳖碱，为准确控制其摄入量，常把制马钱子打粉后，用淀粉调制成准确均一含量后投料。毒性控制一般控制番木鳖碱和马钱子碱 2 种成份的量。由于番木鳖碱毒性更强，番木鳖碱更需要严格控制上下限；部分马钱子类中药的质量控制情况见表 13-8-4[21]。此外，2020 年版《中国药典》一部颠茄浸膏项下规定每 1g 浸膏含生物碱以硫酸天仙子胺计，应为 8.3~11.0mg。颠茄片是以颠茄浸膏加工而成的片剂，每片含颠茄浸膏 10mg，采用颠茄浸膏项下类似的方法测定硫酸天仙子胺的含量，规定每片含生物碱以硫酸天仙子胺计，应为 0.070~0.120mg。口服每次 1~3 片，每日 3 次，相当于摄入硫酸天仙子胺 0.21~1.08mg；极量：一次 5 片，每日 3 次，相当于摄入硫酸天仙子胺 1.05~1.8mg。

**表 13-8-3　2020 年版《中国药典》一部中部分二萜生物碱质量控制情况[21]**

| 品种 | 控制指标 | 限度规定 |
| --- | --- | --- |
| 川乌 | 乌头碱、次乌头碱和新乌头碱 | 按干燥品计，总量应为 0.050%~0.17% |
| 制川乌 | 乌头碱、次乌头碱和新乌头碱 | 不得过 0.040% |
| | 苯甲酰乌头原碱、苯甲酰次乌头原碱和苯甲酰新乌头原碱 | 按干燥品计，总量应为 0.070%~0.15% |
| 附子 | 乌头碱、次乌头碱和新乌头碱 | 不得过 0.020% |
| | 苯甲酰乌头原碱、苯甲酰次乌头原碱和苯甲酰新乌头原碱 | 按干燥品计，总量不得少于 0.010% |
| 附片（黑顺片、白附片、淡附片） | 乌头碱、次乌头碱和新乌头碱 | 不得过 0.010% |

续表

| 品种 | 控制指标 | 限度规定 |
|---|---|---|
| 草乌、生草乌 | 乌头碱、次乌头碱和新乌头碱 | 按干燥品计，总量应为 0.15%~0.75% |
| 制草乌 | 乌头碱、次乌头碱和新乌头碱 | 不得过 0.040% |
| | 苯甲酰乌头原碱、苯甲酰次乌头原碱和苯甲酰新乌头原碱 | 按干燥品计，总量应为 0.020%~0.070% |
| 木瓜丸 | 乌头碱、次乌头碱和新乌头碱 | 每丸不得过 10μg，每次服用 30 丸，每日 2 次，相当于每日不超过 300μg |
| 风湿骨痛片 | 乌头碱、次乌头碱和新乌头碱 | 每片不得过 72μg，每日 2~4 片，相当于每日不超过 288μg |
| 活血壮筋丸 | 乌头碱、次乌头碱和新乌头碱 | 每丸不得过 20μg，每次服用 2 丸，每日 2 次，相当于每日不超过 80μg |
| | 苯甲乌头碱、次乌头碱和新乌头碱酰乌头原碱、苯甲酰次乌头原碱和苯甲酰新乌头原碱 | 每片 0.081~0.198mg，每日 2~4 片，相当于每日 0.162~0.792mg |
| 桂附骨痛颗粒 | 苯甲酰乌头原碱、苯甲酰次乌头原碱和苯甲酰新乌头原碱 | 每袋总量应为 0.40~3.66mg，每日 3 次，每次一袋，每日摄入量 1.20~10.98mg |

**表 13-8-4　2020 年版《中国药典》一部中部分单萜吲哚类生物碱质量控制情况**[21]

| 品种 | 控制指标与限度规定 |
|---|---|
| 马钱子 | 按干燥品计算，含番木鳖碱 1.20%~2.20%，马钱子碱不少于 0.80% |
| 马钱粉 | 按干燥品计算，含番木鳖碱 0.78%~0.82%，马钱子碱不少于 0.50% |
| 九分散 | 按干燥品计算，每袋含番木鳖碱 4.5~5.5mg，每次 1 袋，每日 1 次 |
| 马钱子散 | 每袋含番木鳖碱 7.2~8.8mg，每次 0.2g，如无反应，可增至 0.4g，最大不超过 0.6g，每袋装 0.6g |
| 仁青芒觉 | 每丸含番木鳖碱 0.20~0.60mg，每次 1 丸，每日 1 次 |
| 风湿马钱片 | 每片含番木鳖碱 0.280~1.1mg，每次 3~4 片，极量 5 片，每日 1 次 |
| 伤科接骨片 | 每片含番木鳖碱 80~170μg，含马钱子碱不少于 40μg；成人每次 4 片，每日 3 次，10~14 岁儿童一次 3 片，每日 3 次 |
| 伸筋丹胶囊 | 每粒含番木鳖碱 0.25~0.44mg，含马钱子碱不少于 0.17mg；每次 5 粒，每日 3 次 |
| 伸筋活络丸 | 每 g 含番木鳖碱 4.5~7.1mg，含马钱子碱不少于 2.6mg；成人男子 1 次 2~3g，女子 1~2g，每日 1 次 |

　　HPAs 的肝毒性已经引起国内外有关部门的重视，世界卫生组织（WHO）、欧盟、美国、德国、英国等众多国家卫生或药监机构均对 HPAs 出台限制规定。早在 1989 年，WHO 就出台了《吡咯里西啶生物碱健康和安全指南》，规定人类服用 HPAs 导致 HSOS 的每日最低摄入量为每千克体质量 15μg。2020 年版《中国药典》一部千里光项下收载药材中主要 PAs 成份阿多尼弗林碱的限量检查。采用液－质联用法进行阿多尼弗林碱的限量检查，以野百合碱为内标测定校正因子计算含量，规定其按干燥品计算不得超过 0.004%（相当于每克药材 40μg）；2020 年版《中国药典》一部规定千里光药材用量为15~30g，按临界值计算，该成份的每日摄入量可达 600~1200μg，按平均值计算为 900μg；若以成人体重 60kg 计，每日每千克体质量摄入量达 15μg，该规定正是基于 WHO 在 1989 年的指南制订的。中成药清热散结胶囊是采用千里光制成的单方制剂，其现行国家标准（YBZ15862005-2011Z-2018）中也采用高效液相色谱－三重四极杆质谱法进行限量检查，规定以野百合碱为内标，正离子模式下多反应监

测（MRM）进行检测，定量离子对 $m/z$（母离子 / 子离子）：阿多尼弗林碱 366.1/338.2，野百合碱（内标）326.1/237.2 或 326.1/194.1。规定阿多尼弗林碱限量为 67μg（每粒 0.33g，规格 1：由药材 3000g 制成 757 粒，一次服 4~6 粒，每日 3 次）和 50μg（每粒 0.35g，规格 2：由药材 3000g 制成 1000 粒，一次服 5~8 粒，每日 3 次）。按限度临界值和每日服用量计算，每日摄入阿多尼弗林碱 804~1206μg（规格 1）、750~1200μg（规格 2）。

## 三、科学问题与监管应对

### （一）监管现状与问题

中药内源性毒性成份研究是中药现代化的重要内容之一。随着科学技术和仪器分析技术的不断进步，中药内源性毒性成份的检测方法和限量控制已经取得较大的进步。尽管目前检测分析方法报道较多，但整体以薄层色谱法、高效液相色谱法和液 – 质联用法应用广泛。其中，薄层色谱法是毒性成份限量检查最常用的经典方法，具有操作方便、设备简单、检测快捷直观等优势，在中药内源性毒性成份的限量检查中仍使用较多。由于该方法灵敏度较低、分离能力有限，不适于痕量成份检测且往往难以满足定量要求，逐渐被高效液相色谱法替代。高效液相色谱法具有分离速度快、分离效能高、灵敏度较高等特点，紫外检测器一般可检测 1μg/ml 或更低浓度的待测成份，是目前中药内源性毒性成份限量检查的主流方法，但难以满足痕量水平以及样品复杂且存在干扰的待测成份的检测与分析。这些问题的解决需要借助具有灵敏度更高、选择性更强的液 – 质联用技术。液 – 质联用技术是近年来发展最快的检测技术之一，是痕量分析的首选方法；但该方法需要配备昂贵的仪器，对检测人员的技术要求也更高，检测成本也相应增加。

通过梳理目前中药内源性毒性成份的监管现状，可以看出目前主要存在两方面的问题：一是部分有毒中药尚缺乏相应的安全性控制方法。2020 年版《中国药典》一部中明确标示有毒药材 83 种，仅少数品种已制定了较为完善的安全性控制标准，多数有毒中药品种缺少毒性指标及相应控制方法，如闹羊花是大毒药材之一，但现行标准中缺少对其内源性毒性成份的控制，仅标注"不宜多服、久服，体虚者及孕妇禁用"等注意事项；且以闹羊花为组方药材的六味木香散制剂标准中毒性控制相关方法缺失。此外，甜梦口服液和甜梦胶囊组方药材均含制马钱子，但相关质量标准中均缺少相关控制措施。二是部分药品的安全控制措施不够全面。例如乌头属药材均含有乌头碱、次乌头碱和新乌头碱等剧毒二萜生物碱成份，三者对小鼠口服给药的 $LD_{50}$ 分别为 1.0~1.8、1.9、5.8mg/kg，可见除乌头碱外，新乌头碱和次乌头碱的毒性也不容忽视。此外，研究表明川乌、草乌、附子等药材中乌头碱往往并不是含量最高的，如川乌中次乌头碱含量往往最高，草乌中新乌头碱含量往往最高，乌头碱在三者中所占比例一般低于 20%，甚至低于 10%。但是，目前很多相关中成药仅对乌头碱单一成份进行限量检查，如风寒双拐离片中含有制草乌、制川乌，但其现行标准中仅对乌头碱进行控制，缺少对新乌头碱和次乌头碱的限量检查，而这些成份如含量过高，同样可产生中毒反应。

### （二）未来监管趋势与措施

#### 1. 建立不同等级的中药内源性毒性风险评估制度

中药内源性毒性成份是造成含毒性药材与制剂风险较大的主要原因。有些毒性成份和毒性作用已较为明确，如乌头碱类、番木鳖碱、罂粟碱类、马兜铃酸类、氰苷类。还有一些制剂中含有不止一种毒性药材，初步统计 2020 年版《中国药典》一部收载的含毒性药材制剂中，有近 100 个品种含有两种以上的毒性药材，其中 26 个品种含有 4 种以上的毒性药材，如庆余辟瘟丹含有多达 13 种毒性药材，这将造成多种毒性成份合用，增大了毒性反应的风险，而其质量标准中尚缺少相应的安全性控制措施。因此，有必要开展含毒性药材制剂的风险管理。这是一项复杂的系统工程，既有专业问题，又有管理问题。当务之急是对有毒中药材和制剂进行风险评估，划定毒性等级标准，对不同风险等级的药品实行分级管理。对中、高风险的毒性制剂，应收集近年来的临床不良反应数据进行再评价，加强毒性成份的限量管理，进一步规范质量标准和药品说明书，加强不良反应监测，严格处方管理，尤其是对老人和儿童等特殊人群。

### 2. 重新梳理毒性药材及其制剂的质量标准

目前很多药品标准起草年代较为久远，尤其是部颁标准、局颁标准和地方标准中存在大量含毒性成份的药材及其制剂，缺少必要的安全性控制指标，例如菊三七收录于《卫生部药品标准中药材第一册》（1992 年版）、《云南省中药材标准》（2005 年版）（第二册·彝族药）、《湖北省中药饮片炮制规范》（2009 年版）等标准中；菊三七中吡咯里西啶生物碱含量 0.03%~0.3%，含量较高，服用该药材导致的肝损伤较多，国内报道的肝窦阻塞综合征大部分由服用菊三七所致，但目前该药材及其制剂均无相应的安全控制措施。对这些毒性药材及其制剂，应进行标准修订提高，建立既能充分控制安全性风险又能保障有效性的质量标准。

### 3. 加强有毒药材及其制剂的基础研究

阐明"量－毒""效－毒"关系以及如何通过可控的技术手段保证药品的安全性和有效性，对完善的质量控制体系起到技术支撑作用。传统有毒中药在长期的临床应用和生产实践过程中，积累并形成的大量减毒增效或控毒增效的方法有待进一步深入研究，包括依法炮制、对证用药、合理配伍、掌握煎服方法等，例如补骨脂常外用或口服，口服用药时常炮制后入药。补骨脂经炮制后使用可以降低补骨脂素、异补骨脂素和补骨脂酚的含量，从而降低补骨脂的肝毒性。在补骨脂临床使用时，与生地黄、五味子配伍使用可以降低毒性；与丹参、何首乌、肉豆蔻等配伍使用可以起到增效减毒的作用。中药品种繁多，成份复杂，某些成份具有潜在的毒性，有些成份既是有效成份，同时又是有毒成份，不合理的服用或者过量用药可对身体造成一定的损伤。中药的毒性与毒性成份的摄入量有直接的"量－效"和"量－毒"关系，对有毒中药和中药中的有毒成份，应加强毒性机理研究，阐明"量－效－毒"的关系，对毒性成份制定合理的限度；对既是有效成份，又是有毒成份的物质，制订合理的"上下限"，是控制中药有毒成份行之有效的方法。

（魏锋　刘静　昝珂　马双成）

## 参考文献

［1］段亚萍，骆骄阳，刘好，等．中药中内源性毒性成份分析方法研究进展［J］．中国中药杂志，2018，43（24）：4808-4816.

［2］陈岩，唐莹莹，杨莉，等．"有毒"中药生物碱类成份的毒性及代谢研究进展［J］．药学学报，2023，58（11）：3285-3295.

［3］国家安全监管总局办公厅．关于印发危险化学品目录（2015 版）实施指南（试行）的通知［EB/OL］.（2015-08-19）（2015-09-02）. https://www.mem.gov.cn/gk/gwgg/agwzlfl/gfxwj/2015/201509/t20150902242909.shtml.

［4］陈良妮，程雪梅，陈勇，等．川乌药理作用、毒性、质量控制方法研究进展［J］．中成药，2021，43（3）：722-729.

［5］柴玉爽，王玉刚，花雷，等．附子乌头草乌及其炮制品的毒效比较［J］．世界科学技术：中医药现代化，2011，13（5）：847-851.

［6］杨立国，乌日拉嘎，萨其拉吐，等．中药肾毒性成份及其毒性机制研究进展［J］．中草药，2023，54（23）：7934-7952.

［7］吴小娟，马凤森，郑高利，等．马钱子吲哚类生物碱毒性研究进展［J］．中药药理与临床，2016，32（6）：231-235.

［8］谢阳，伍淳操，杨宗发，等．马钱子药理和毒性机制的研究进展［J］．华西药学杂志，2022，37（1）：

102–107. DOI: 10. 13375/j. cnki. wcjps. 2022. 01. 024.

［9］白玉花. 蒙药马钱子的炮制与毒理研究进展［J］. 内蒙古民族大学学报：自然科学版，2011，26（5）：564–566. DOI: 10. 14045/j. cnki. 15–1220. 2011. 05. 020.

［10］孙潇翔，向娥，邱帅凯，等. 吡咯里西啶生物碱毒性作用研究进展［J］. 中国药物警戒，2019，16（2）：76–80.

［11］MERZ K H, SCHRENK D. Interim relative potency factors for the toxicological risk assessment of pyrrolizidine alkaloids in food and herbal medicines［J］. Toxicology Letters, 2016, 263: 44–57.

［12］徐定平，周鑫堂，郜红利，等. 千里光化学成份和药理作用研究进展［J］. 中国药师，2014，17（9）：1562–1565.

［13］吴笛，雷昌，唐林. HPLC–ESI–ITMS 法分析蜜炙前后款冬花中毒性成份克氏千里光碱的变化［J］. 中成药，2019，41（3）：694–697.

［14］宁娱，祝晨蓁，莫洁丽，等. HPLC 法测定一点红中克氏千里光碱的含量［J］. 中国药品标准，2014，15（4）：269–272. DOI: 10. 19778/j. chp. 2014. 04. 009.

［15］HE Yisheng, SHI Mai, WU Xu, et al. Mutational signature analysis reveals widespread contribution of pyrrolizidine alkaloid exposure to human liver cancer［J］. Hepatology, 2021, 74（1）: 264–280.

［16］United Nations Environment Programme, World Health Organization. Pyrrolizidine alkaloids: health and safety guide［R］. Geneva: World Health Organization, 1989.

［17］王朴，姚天荣，陈泽乃. 莨菪烷生物碱的研究进展［J］. 中国药学杂志，1988（9）：515–521.

［18］杨峻山. 莨菪烷生物碱的研究概况［J］. 药学学报，1982（11）：868–880.

［19］黄伟，张文婷，赵维良，等. 颠茄流浸膏真伪鉴别及含量测定方法研究［J］. 药物分析杂志，2012，32（1）：151–154.

［20］邵鑫，张月，郑雁雪，等. 中药中马兜铃酸快速检测及分离技术研究进展［J］. 中草药，2022，53（19）：6200–6212.

［21］国家药典委员会. 中华人民共和国药典：一部［S］. 2020 年版. 北京：中国医药科技出版社，2020.

［22］齐丽娟，李国君，高珊. 白果中银杏酸类化合物的健康危害评估［J］. 毒理学杂志，2021，35（4）：267–273；279.

［23］赵一懿，郭洪祝. 银杏及其制剂药用发展及毒性评价研究述评［J］. 上海中医药杂志，2024，58（1）：16–22. DOI: 10. 16305/j. 1007–1334. 2024. 2309046.

［24］董熠，刘丽佳，韩潞雯，等. 香豆素类化学成份的药理作用及毒性机制研究进展［J］. 中草药，2023，54（16）：5462–5472.

［25］MELOUGH M M, CHO E, CHUN O K. Furocoumarins: a review of biochemical activities, dietary sources and intake, and potential health risks［J］. Food and Chemical Toxicology, 2018, 113: 99–107.

［26］杨阔，高萁，马亚中，等. 补骨脂素药理作用及肝毒性机制的研究进展［J］. 中草药，2021，52（1）：289–298.

［27］徐博，肖涟波. 补骨脂肝毒性及减毒研究进展［J］. 时珍国医国药，2023，34（1）：159–161.

## 第九节　中药外源性毒性成份与安全控制

中药是人们防病治病的特殊商品，不但要具有有效性，更要保证使用安全。近年来，全社会对药品安全关注度日益提升。中药中本身存在的内源性有毒有害化学成份，可能影响药用安全，其在种植、加工、制剂、运输、贮存等过程中受到外源性有毒有害物质的污染，也可能对使用者产生潜在的威胁。外源性有害物质主要包括重金属及有害元素、真菌毒素、残留农兽药、亚硫酸盐以及有机污染物等，其主要来源于 3 个途径：土壤、水、大气等环境污染，种植过程中人为引入的有害物质，不当贮藏、加工生成或残留的有害物质。

外源性有毒有害物质具有区别于中药中的有效成份的很多特点，从毒性角度看，多难以表现出极性毒性，而具有蓄积中毒，隐蔽性强的特点；从污染角度讲，多为环境中普遍存在的污染物，且与环境、食品中同类污染可能具有累加性；从检测角度看，残留量低、检测难度大、技术复杂、检测成本高；从标准角度看，指标众多，限量标准的制订多缺乏科学证据，国内外、不同行业、不同品种间都可能存在很大差异，还面临着技术壁垒的干扰。此外，外源性有害物质污染容易导致社会公众的误解与恐慌，影响社会稳定，并对行业发展造成巨大影响。

风险分析最早出现于环境科学的危害控制中，20 世纪 80 年代末开始被引入食品安全领域，近 20 年来，无论在理论上还是在实践上都获得了飞速发展。在世界卫生组织（WHO）、联合国粮食及农业组织（FAO）、国际食品法典委员会（CAC）等国际组织的推动下，已成为国际上制订食品安全标准和解决贸易争端的最主要依据，技术上也发展成为风险控制的科学体系。

## 一、风险控制的基本概念与中药质量安全监管

### （一）基本概念

联合国化学品安全项目中将风险定义为暴露某种特定因子后在特定条件下对组织、系统或人群产生有害作用的概率。政府和社会通过风险分析，选择各种方案和战略来管理风险或控制风险。风险分析就是对引起不良后果的事件进行分析和评估，国际食品法典委员会将风险分析定义为由风险评估、风险管理和风险交流组成的一个过程。其中，风险评估是一个科学的过程，是客观的，实事求是的，也是带有不确定性的；风险管理则主要是由政府按照风险评估的结果，权衡政策，选择和实施适当控制（包括制定标准、执法行为等）的过程；风险交流则是各个利益相关方之间交换信息和建议，包括对风险评估结果的解释和风险管理决定的基础等。

目前，政府监管在保证中药质量安全、行业健康发展的过程中起着主导作用。所谓监管，其实质就是对风险的控制。科学实践表明，对中药中外源性有害物质的控制，无论是检测方法研究、限量标准制定、样品普查、毒性评估、具体监管行为、公共卫生风险评价、经济成本控制、舆情引导与维护社会稳定，都应该在风险控制的科学理论指导下进行，使技术上、过程上、政治上的复杂性能够以一种高效、可操作的、并可以让人理解的方式进行，即纳入统一的风险管理框架。

### （二）中药质量安全监管的科学进程

我国对中药中外源性有害物质残留的关注始于 20 世纪 80 年代末，1990 年以前，从中成药出口的实际要求出发，就开始了重金属检测系统研究工作。1990 年"牛黄清心丸微量重金属测定方法研究"曾获得北京市科技进步二等奖，1995 年国家中医药管理局重点课题组织实施"十三种出口中成药中微量重金属检测方法与限量标准研究"课题，并获得国家中医药管理局 1995 年度基础研究二等奖。"九五"期间，中国医学科学院药用植物研究所（简称医科院药植所）、中国食品药品检定研究院（简称中检院）等单位组织了中医药科技攻关项目"中药材质量规范化研究"，分别对 71 种常用中药材中重金属和有机氯农药残留量进行了系统的方法学研究和测定，使中药有害残留物研究向前跨了一大步，也首次对全国常用中药材中重金属和有机氯农药残留情况有了基本的了解。"十五"期间，科技部重大科技

专项"50种常用中药中有害残留物检测方法与限量标准研究",分别获得2007年中国药学会科技二等奖、北京市科技进步二等奖。"十一五"期间,中检院承担"重大新药创制"平台项目课题"中药有害残留物检测技术标准平台研究",建立了中药中近300种农药残留、19种重金属残留、真菌毒素残留、亚硫酸盐残留、色素残留、辐照残留等实验室检测技术平台,达到国际先进水平,初步完成了200种常用中药相关项目普查工作。

"十二五""十三五"期间,国家"重大新药创制"专项及"中医药现代化重点研发专项"对影响中药安全性的外源性有害物质残留继续立项支持,中检院和上海药品检验院等单位牵头开展"中药质量安全检测和风险控制技术平台"等课题,以风险控制的科学原理为指导,遵循风险控制的基本原则与科学研究方法,探索并初步建立了适合于中药使用特点的风险评估方法,同时建立了较为完备的外源性有害残留物检测技术体系。

"十四五"期间,"中医药现代化重点研发专项"继续立项,通过"高品质中药材生态调控技术研究""基于可视化信息化智能化的中药质量现场快速检测技术及应用研究"两个专项,中检院、医科院药植所等单位牵头开展产学研联合攻关,期望通过生态种植模式开发减少化学投入品使用保证药材质量,同时开发便捷、低成本的快速检测技术,提升中药中外源性有害残留物监测水平。

目前,政府监管在保证中药质量安全、行业健康发展的过程中仍然起着主导作用。中药产业链长且复杂,监管资源有限,监管的缺位与越位都将会对产业发展产生极大的不利影响。国家药典委员会自2017年设立中药质量安全风险评估专业委员会,极有必要,其核心职能应该就是发现风险、评估风险、通过形成标准有效管理风险。

### (三)法定标准进展

2000年版《中国药典》附录增订"有机氯类农药残留量测定法",正文甘草、黄芪收载有机氯农残限量要求,是在中药法定标准中首次收录有害残留物质限量要求。2005年版《中国药典》附录增加"铅、镉、砷、汞、铜残留量测定法""拟除虫菊酯类农药残留量测定法""有机磷类农药残留量测定法",正文甘草、黄芪等6个药材项下增加重金属限量要求。2010年版《中国药典》附录增加"二氧化硫残留量测定法""黄曲霉毒素残留量测定法",正文酸枣仁、桃仁等5个药材项下增加黄曲霉残留限量,阿胶、山楂等3个药材增加重金属限量。2010年版《中国药典》第2增补本正式在山药、牛膝、粉葛、天冬、天麻、天花粉、白及、白芍、白术、党参,总计10种药材及其饮片品种项下增加"二氧化硫残留量"检查项目,限度为"二氧化硫残留量不得超过400mg/kg"。同时,在"注射剂"检定通则项下增加"重金属及有害元素残留量"检测,规定中药注射剂按每日最大使用量计算的铅、镉、砷、汞、铜限量要求。2020年版《中国药典》将中药中外源性有害残留物控制提升到新的水平。不但形成了较为完整的检测体系,继续增加药材及饮片品种项下真菌毒素、重金属限量要求,而且完善了"中药有害残留物限量制定指导原则",从风险评估的科学角度指导中药外源性有害物质限量标准的制订。同时,首次针对所有植物类药材,规定了33种禁用农药不得检出,落实了基于安全底线的最严格监管要求,同时开创了以风险原则为导向的新的监管模式。对中药安全性的高度重视,成为了2020年版《中国药典》最突出的特色,也在行业内引起了极大震动。实施3年以来,当归、人参、金银花等品种中禁用及高毒农药合格率由不足50%提高到超过90%,保障人民群众用药安全的职责得以落实,行业的发展方向得以明确。

正在制订中的2025年版《中国药典》,将根据农业农村部对农药管理的规定,继续扩大中药材中禁用农药的品种范围,同时重点开展食药两用物质中已登记农药残留限量标准的制订,从而使监管政策与现行GB 2763《食品中农药最大残留限量》国家标准保持一致。探索制订植物药材中重金属残留量一致性标准,继续提升中药材及饮片安全性水平。

## 二、中药外源性有害物质残留初步外暴露评估

由中检院牵头，组织全国 20 余家药检单位及部分科研院所，"十五"期间承担国家科技部重大科技专项"50 种常用中药中有害残留物检测方法与限量标准研究"，"十一五"期间承担"重大新药创制"平台项目课题"中药有害残留物检测技术标准平台研究"，建立了中药近 300 种农药残留、19 种重金属残留、真菌毒素残留、亚硫酸盐残留、色素残留、辐照残留等实验室检测技术平台，达到国际先进水平，并初步完成了 200 余种常用中药相关有害残留物普查工作，汇总数据 30 余万个，初步建立了基础数据库。对相关数据进行统计，首次对中药主要外源性有害物质残留进行了外暴露评估[1]。

### （一）重金属及有害元素残留情况统计

对 288 种中药材及饮片，总计 2000 余批次样品进行了普查，结果见表 13-9-1。

**表 13-9-1　中药中重金属及有害元素残留情况统计**

| 元素 | 总批次 | 限度 * | 合格批次 | 合格率（%） |
|---|---|---|---|---|
| 铅 | 2172 | ≤ 5mg/kg | 2128 | 93.05 |
| 镉 | 2185 | ≤ 1.0mg/kg | 2100 | 96.11 |
| 砷 | 2180 | ≤ 5mg/kg | 2147 | 98.49 |
| 汞 | 2134 | ≤ 0.2mg/kg | 2052 | 85.05 |
| 铜 | 2193 | ≤ 20mg/kg | 2110 | 96.22 |

注：*. 2020 年版《中国药典》针对植物性中药中的重金属及有害元素残留限量的一致性限量指导[2]。

上述结果表明，中药中铅、镉、砷、汞、铜 5 种元素合格率均在 85% 以上。但是，个别药材品种中的个别元素，存在普遍超标情况，如川牛膝中的镉，分析认为主要原因系这些药材品种对特定元素可能存在天然蓄积作用，有必要对此类情况进行独立的风险评估，必要时适度调整用药剂量或制剂方式，以保证用药安全。

### （二）黄曲霉毒素残留情况统计

本课题组对 278 种中药材及饮片，总计 2000 余批次样品进行了普查，结果见表 13-9-2。

**表 13-9-2　中药材中黄曲霉毒素污染检测结果统计（以黄曲霉毒素 $B_1$ 计）**

| 指标 | 限度 | 测定批次 | 合格批次 | 合格率（%） | 说明 |
|---|---|---|---|---|---|
| 黄曲霉毒素 $B_1$ | ≤ 2μg/kg | 2234 | 2124 | 95.08 | 欧盟标准 |
| | ≤ 5μg/kg | 2234 | 2164 | 96.87 | 《中国药典》标准 |
| | ≤ 10μg/kg | 2188 | 2124 | 97.07 | 美国药典标准 |

上述结果表明，黄曲霉毒素污染在中药中确实存在，但并不是一种普遍性污染，整体合格率较高，针对所有药材进行检测，制订强制标准并没有必要。但黄曲霉毒素是目前世界上已知毒性最强的化合物之一，通过广泛筛查，明确了莲子、使君子、柏子仁、槟榔、土鳖虫、蜂房等药材易染黄曲霉菌，残留情况严重，极具风险，必须加以严格监管。《中国药典》针对 20 余个高风险药材品种，已陆续增加了黄曲霉毒素残留限量要求。

## （三）亚硫酸盐残留情况统计

亚硫酸盐残留主要来源于中药材的硫黄熏蒸。2013 年以前，中药种植和饮片加工过程中硫黄熏蒸手段广泛存在，主要用于药材干燥、杀虫、利于贮藏。但过度熏蒸往往会使药材自身的一些有效成份降解，高浓度亚硫酸盐残留有健康安全风险，单纯用于药材保色、提升外观卖相则极不可取。2010 年版《中国药典》第二增补本[3] 在党参等 10 个品种项下增加亚硫酸盐残留限量，同时在药材检定通则中明确其他植物性药材中亚硫酸盐残留不得高于 150mg/kg。经过 10 余年实践，目前硫黄熏蒸的手段已经基本杜绝，检测合格率由 2013 年的 65% 提升至 98% 以上。

## （四）农药残留情况统计

农药残留检测指标多，技术复杂，由于方法各异，指标差异大，数据缺乏可比性。本节对近年来文献报道的中药农药残留样品普查情况进行了统计，部分具有代表性的结果汇总见表 13-9-3。

**表 13-9-3　中药农药残留普查部分结果**

| 序号 | 药材样品 | 农药指标 | 分析方法 | 样品检测结果 | 参考文献 |
|---|---|---|---|---|---|
| 1 | 10 种大宗药材品种共 1017 批 | 200 种 | GC-MS/MS 和 HPLC-MS/MS | 89.2% 的样品含有 1 种或多种农药残留，60.5% 的样品中的农药残留质量分数 < 0.02mg/kg | [4] |
| 2 | 桑叶、紫苏叶、番泻叶、大青叶 4 种药材各 10 各批次 | 25 种有机氯农药 | GC | 20 批次药材中有检出，检出农药 19 种，报告的最高检出浓度为 23.1μg/kg | [5] |
| 3 | 16 批黄芩药材 | 12 种有机氯农药 | GC-MS | 9 批中检出农药狄氏剂，检出量均小于 0.05μg/kg | [6] |
| 4 | 40 份不同来源不同产地的枸杞样品 | 332 种农药，包括 15 种拟除虫菊酯类农药 | GC-MS | 氯氰菊酯、氰戊菊酯、甲氰菊酯和氯氟氰菊酯检出率均高于 25%，拟除虫菊酯类农药的急性和慢性危害指数分别为 0.497 和 0.016 | [7] |
| 5 | 48 种中药材 | 41 种有机磷农药 | GC | 泽泻、佛手中有检出，检出浓度 2.68~53.09μg/kg | [8] |
| 6 | 浙贝母 20 批次 | 12 种有机磷、有机氯农药 | LC-MS/MS | 多菌灵检出率 95%，残留量 0.6~437μg/kg；毒死蜱检出率 30%，残留量 6.9~13.2μg/kg；三唑酮检出率 15%，残留量 4.6~12.3μg/kg；甲霜灵检出率 10%，残留量 0.9μg/kg。残留量均远低于参考限量标准，整体风险较低 | [9] |
| 7 | 大枣 10 批次 | 50 种有机氯、拟除虫菊酯农药 | GC | 所有样品均有有机氯农药检出，总计检出农药 22 种，残留量 2.5~56.3μg/kg | [10] |
| 8 | 菊花 28 批次 | 12 种常用农药 | LC-MS/MS | 27 批样品中检出多菌灵、吡虫啉、毒死蜱等 8 种农药残留，但均符合标准规定 | [11] |
| 9 | 银杏叶、菊花、八角茴香、甘草 | 155 种农药 | LC-MS/MS | 检出农药 9 种，菊花中 2 种农药超标 | [12] |
| 10 | 穿山龙（3 个产地） | 23 种有机氯、有机磷、菊酯类农药 | GC-MS | 检出 α-BHC、艾氏剂、六氯苯、联苯菊酯，残留量均符合规定 | [13] |

| 序号 | 药材样品 | 农药指标 | 分析方法 | 样品检测结果 | 参考文献 |
|------|----------|----------|----------|--------------|----------|
| 11 | 120 种常用药材总计 333 批次 | 198 种农药 | GC-MS | 73 种农药有检出，其中 18 种检出批次多于 5 批。残留量 9 批药材超标，整体合格率 97.3% | [14] |

对上述测定结果的综合分析表明，中药材农药残留检出率较高，检出的农药种类也较为复杂，但超标率并不高，整体合格率达 95% 以上。从检出的农药种类分析，有机氯类农药大部分虽然早已淘汰，但由于在土壤、水系中长期残留，在中药材中检出率仍然较高，这与大部分农产品的情况差不多，但从残留量来看，基本处于极低的水平，风险较小。其他类型的农药中，有 10 余种农药检出率略高，主要为我国目前农业生产中的常用杀虫剂、杀菌剂。甲拌磷、克百威、氟虫腈等个别禁限用农药也有检出。从中药材种类来看，花及果实类药材中的农残检出率较高，如金银花、菊花、陈皮等，部分多年生根及根茎类药材农药污染情况也较严重，如人参、三七等。

近年来，中药材种植过程中植物生长调节剂的使用引起了社会广泛关注。以党参中壮根灵、川麦冬中多效唑的使用为典型代表，盲目地以提升产量为目标，不仅缩短了药材生长年限、有效成份含量下降，而且造成了药材、甚至后端中药制剂中的农药残留。中药疗效下降成了限制中医发展的一大隐患。

## （五）危害识别

对影响中药质量安全的主要危害因子性质进行分析，结果见表 13-9-4。

**表 13-9-4　影响中药质量安全的主要危害因子性质分析**

| 项目 | 重金属及有害元素 | 黄曲霉毒素 | 有机氯农药 | 有机磷农药 | 氨基甲酸酯、菊酯及其他类 |
|------|------------------|------------|------------|------------|--------------------------|
| 毒性 | 强 | 极强 | 强 | 强弱不一 | 中低毒 |
| 中毒机理 | 蓄积 | 急毒、蓄积 | 急毒、蓄积 | 急性毒性为主 | 急性毒性为主 |
| 降解半衰期 | 基本不降解 | 缓慢 | 数月 ~20 年 | 数日 ~ 数月 | 数日 |
| 体内代谢 | 极慢 | 较慢 | 慢 | 较快 | 较快 |
| 检测指标 | 5~7 种 | 4 种 | 300~500 种，性质差异大 | | |
| 检测成本 | 较低 | 较高 | 高 | 高 | 高 |
| 检测方法 | 成熟，适用性好 | | 复杂 | | |
| 限量标准 | 明确，与国际接轨 | | 混乱，缺乏实验数据 | | |

上述分析表明，重金属在植物体内难以降解，被摄入人体后表现出较强的蓄积性毒性，危害较大；黄曲霉毒素是已知毒性最强的化合物之一，致癌性肯定，且性质相对稳定，中药材总检出率虽然不高，但在易染菌药材中不合格率较高，在贮存期内也有污染黄曲霉毒素的可能；有机氯类农药代谢缓慢，毒性最强，危害同样不容忽视；而大部分有机磷、拟除虫菊酯、氨基甲酸酯类农药在植物体内可以很快降解，对于人体蓄积性毒性并不明显，况且绝大多数中药材并非新鲜食用，经过炮制、饮片加工、调剂、贮藏后很多农药可能已经被分解代谢，实测数据表明检出率及不合格率都较低。

基于上述分析，我们认为目前影响中药安全性的最重要外源性污染物为个别药材中的真菌毒素残留，由于我国水系和土壤污染严重，中药中重金属残留问题也应高度关注；农药残留则应区别对待，五氯硝基苯等有机氯类农药，毒死蜱、多菌灵、氯氰菊酯、溴氰菊酯、联苯菊酯、氯氟氰菊酯、甲胺磷等高检出率农药及高毒禁限用农药应作为重点监控。

## 三、中药外源性有害残留物检测技术与方法

制订科学、可行的检测技术平台是控制中药外源性有害残留物需要面对的首要问题。残留检测不同于常规药物分析，具有如下难点：①待测成份含量极低，属痕量分析范畴，对分析方法的检测灵敏度要求很高；②中药材样品药用部位多样，基体成份不同，导致提取、净化难度大；③农药残留检测指标多，理化性质差异大；④待测指标均为毒性成份，具有较高的检测风险；⑤由于环境因素干扰较大，需要一定的操作规范和技术指标以保证痕量分析结果的可靠。

### （一）仪器分析技术

近10余年来，分析技术飞速发展，前处理手段更加多样，仪器分析技术也向更高灵敏度、更高的稳定性、更低的检测成本，更易于操作的方向取得了飞跃，这些为中药复杂基体中痕量有害残留物的分析提供了可能。

中药中重金属及有害元素残留检测包括元素总量检测和形态价态检测两个方面。针对总量检测法，一般需将有机样品完全消解，使待测元素充分游离，再采用适宜的方法进行检测，目前已普遍采用电感耦合等离子质谱（ICP-MS）等高灵敏度、高专属性检测方法，而原子荧光法（AFS）在我国有较快的发展，具有自主知识产权，仪器设备在国际上领先，是砷、汞、锑等元素的首选分析方法。而一些元素具有在不同价态表现出不同的药理和毒性作用的特点，需采用适宜手段对其形态、价态进行区别分析，高效液相色谱法－电感耦合等离子体质谱测定法（HPLC-ICP/MS法）则是有效的分析手段。

相对于重金属检测法，农药残留检测法更加复杂，要求更高，表现在：①检测指标更多。世界范围内实际应用的化学农药品种有近600种，我国作为基本品种使用的有50~60种，如果算上高毒、高残留已经禁用但必须严格监控的品种，日常需进行监测的农药品种达到百种以上。这些农药中，有机氯、有机磷农药占大部分，氨基甲酸酯、拟除虫菊酯类农药也占一定比例，还有一些芳基杂环类、脒类、苯甲酰脲类等。这些农药性质各异，分离净化与检测方法不尽相同，造成了农残检测方法的复杂性。②中药基体复杂，化学成份多，干扰大。农残检测不能像重金属检测那样将样品完全消解破坏，而是需要根据不同样品的特点，设计合理的提取净化方法。目前，《中国药典》已收录了基于高效液相色谱－串联质谱（LC-MS/MS）和气相色谱－串联质谱（GC-MS/MS）的多残留检测法，成为中药中农残分析的主流方法。禁用农药残留量检测见图13-9-1。

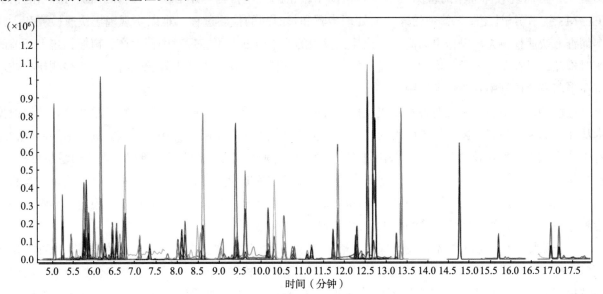

图 13-9-1　禁用农药残留量检测（LC-MS/MS 法）

真菌毒素检测包括黄曲霉毒素、赭曲霉毒素、玉米赤霉烯酮等多类检测指标。基于免疫亲和柱的高效率的样品前处理净化方法的开发，使中药复杂基质可以使用基本相同的样本前处理方式。检测技术，可以使用较为简便的液相色谱法，而 LC–MS/MS 法可以同时检测多种真菌毒素残留，使其成为灵敏度最高、最高效的检测方法，23 种真菌毒素残留量检测见图 13–9–2。

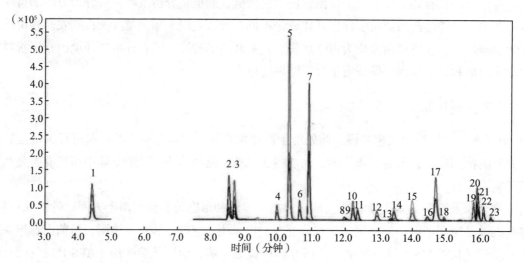

图 13–9–2　23 种真菌毒素残留量检测（LC–MS/MS 法）

二氧化硫残留检测可以使用基于氧化 – 还原反应或酸碱反应的滴定法，其优势是低成本、无需使用大型仪器；离子色谱法则较滴定法具有更高的灵敏度和专属性，同时，由于采用蒸馏方式，使样品中的亚硫酸盐通过蒸馏与药材自身基质分离，从而大幅简化了基质干扰，形成了通用性的检测方法，并可有效排除假阳性。

辐照筛查检测方法是依据辐照过程中产生的独特细微的物理化学变化及微生物迹象而建立，主要分为三大类，即化学分析检测法、生物学分析检测法和物理分析检测法。目前，已建立了光释光法用于部分中药制剂中辐照筛查，该法为定性方法，主要是用于确认样品是否经过辐照。

### （二）快速检测技术

中药外源性农药、重金属、黄曲霉毒素等外源性有害残留的检测和监控对于保证中药药用安全意义重大，然而现有标准中的检测技术主要借助于精密的大型仪器（HPLC、GC–MS/MS、LC–MS/MS、ICP–MS 技术），且受制于繁琐的样品前处理步骤和长时间的检测过程，难以实现现场快速检测和大样本筛查。快速检测方法操作更为简单、快速且投入的成本较低，可实现对中药生产、市场销售等环节的实时检测，易在基层普及，成为日常监管的重要技术支撑，故建立中药中外源性有害残留检测快检技术将在中药安全监管中发挥重大作用。

近些年来，中药外源性有害残留快检技术已取得一定发展，但实际应用到标准检验及监管的快检技术却几乎仍为空白，主要与快检应用的环节要求及关键技术尚未突破密切相关。从关键技术层面讲，现有中药中有毒有害快检技术尚存在假阳性率高、检测范围窄、灵敏度低以及难以实现高通量、可视化、实时化等问题。从技术应用层面讲，现有中药快检技术与标准应用存在脱离的现象、且缺乏权威检验机构的产品验证，以至于尚无法真正做到与标准衔接，应用到日常监管。故开发便捷、稳定、准确的快速检测方法，满足监管一线快速检测要求，是亟待解决的问题。

基于免疫分析、纳米技术、荧光探针、酶抑制法、比色法等建立真菌毒素、农药残留、植物生长素（多效唑）、重金属、二氧化硫等中药中外源性有害残留快速检测技术，有望突破现有快检技术易出现检测结果假阳性、灵敏度低、稳定性不佳等问题。基于集成技术及机器识别学习等，开发智能手机 APP

检测卡的数字化快速筛查分析平台，以实现中药中有害成份现场快检的实时化、可视化；同时实现数据库的建立及云端系统完备数据链。

### （三）建立痕量残留检测分析质量保证体系

中药外源性有害残留物分析检测指标繁多，样品基质种类多样，干扰情况复杂，分析成本较高，必须建立适宜的分析质量保证体系，以保证测试数据的准确可靠。分析质量保证体系具体体现为对分析质量控制（analytical quality control，AQC）的要求，其主要目的：①提供符合成本－效益平衡原则的质量控制体系；②保证分析结果的质量和有效可比性；③保证分析结果具有可接受的准确度；④保证排除了假阳性或者假阴性的结果；⑤保证分析符合 ISO/IEC17025 准则的要求。

分析质量控制是产生准确、可靠的残留分析结果的重要前提和保证。为了达到预定的准确度和精密度，所采用的技术手段和分析步骤必须事先规划并进行验证，建立系列的标准操作规程并在所有环节严格执行。中国食品药品检定研究院联合部分药检单位，起草了《中药中有害物质痕量残留检测分析质量控制指导原则（试行）》，用于指导中药外源性有害残留物分析检测。

分析质量控制贯穿于从分析方法建立到日常分析质量控制，从科学采样到报告格式，从实验室内部管理到实验室外部认证与比对等全过程。痕量检测不同于常量分析，技术复杂且容易受到环境、试剂等各种因素的影响。残留检测实验室的设置也有明确的技术要求，同时必须具备严格、科学的质量保证和方法验证程序，否则难免会出现由于分析方法不完善造成的分析结果不准确，从而影响政府管理部门的决策并造成高成本建设的残留分析实验室不能合格有效地运行。因此，完善痕量残留分析的方法验证是做好分析质量控制，保证得到准确、可靠分析数据的重要前提。

## 四、科学问题与监管应对

### （一）问题分析

食品药品安全为全社会所高度关注，中药质量安全监管形势却仍难乐观。公众零容忍的要求，与环境污染、市场混乱之间尚存巨大差距；中药材低附加值与较高昂的检测成本和监管成本间的差距、中国的基本国情与发达国家设置的技术壁垒间的差距、社会生活信息化与风险交流渠道不畅间的差距都需要客观面对。监管过程中有必要选择最优管理办法，解决突出的重点问题；在保证公众医疗安全、正常市场秩序条件下注重成本节约、效益显著；要考虑风险评估的不确定性，降低政策风险；引导公众科学评估风险，树立政府公信力。

### （二）监管应对

#### 1. 建立具有中国特色，符合中药特点的中药质量安全监管体系

中药质量安全来源于规范化生产，检测技术是质量安全可识别的重要手段，而质量安全的确认需要科学的风险评估结果。当前，我国中药质量检测实验室仪器配备和检测技术已达到或接近世界先进水平，但是中药材种植和加工过程中尚缺乏生产规范，如农药登记数量远远不足，农药化肥的使用全凭经验，中药加工过程中过量硫熏、超剂量辐照随处可见，中药材贮藏条件及贮藏期的确定没有科学依据等。中药质量安全风险评估更是刚刚起步，照搬食品、农业等行业的限量标准并不符合中药使用特点。因此，建立具有中国特色，符合中药特点的中药质量安全监管体系极为重要。

#### 2. 肩负安全监管与促进产业发展的双重责任

通过严格标准加强安全监管，同时也要促进产业升级与进步，这二者并不矛盾，应该和谐共生，互相促进。由于近年来相关检测技术的飞速发展，现在即使痕量的成份也可以被检测出，加之环境污染日

益加重,因此有害物质"零污染"事实上是难以实现的。零风险的目标需要耗费大量人力、物力及其他资源,与风险控制的产出未必对等。体现在残留测定上,就是不能单纯追求指标最多,灵敏度最高,技术最先进;体现在限量标准上,就是在尊重风险评估结果的基础上,更要对经济发展阶段、人文背景、社会认知、检测成本等多因素进行权重。中药是我国宝贵的而且为数不多的优势产业,缺乏风险评估科学结论的高成本检测只能造成药用资源的浪费和产业成本的增加,无异于作茧自缚。中药中有害物质限量标准目前也不宜盲目与国际接轨,更不必急于标榜为世界第一,但抓住机会,以多年实践总结的研究成果为基础力争主导天然药物国际标准的制订却大有必要。

总之,通过规范生产,促进行业进步;通过风险控制,平衡公共卫生效益要求与产业发展的成本风险,才能走上可持续发展之道。

### 3. 坚持实事求是的科学精神,坚持技术创新与监管创新

针对中药中外源性有害物质的风险控制,目前国内外都缺乏经验,迫切需要技术创新,如复杂基质条件下多残留检测方法研究与分析质量控制技术、标准物质制备、快速检测方法研究、继续完善适用于中药使用特点的风险评估模型的建立、中药消费模式调查、中药关键生产规范的建立等。

在风险控制管理体系中,限量标准的制定是风险评估的核心目的,但风险评估的范畴远远大于拟定的法定标准。样品筛查往往需要更广泛的检测指标和更灵敏的检测方法,而法定标准的制定更需强调实用性和成本 – 效益相平衡的原则。科学的价值之一就是要有实用性,解决现实问题。残留检测技术难度大、成本高,制订适宜的一致性标准是必要的,但同时也应该更新监管理念。中药批批全项检验的监管模式在很大程度上并不适合中药产业的现代化发展,探索依据风险原则进行检验的新模式有极强的现实价值和意义,例如在鼓励和严格 GAP 发展、通过信息化手段实现可追溯的条件下,很多安全性检测项目完全可以通过过程控制得以简化。再比如我国中药制剂质量控制更强调从药材、饮片就开展源头控制,从制剂投料所用的药材、饮片进行外源性污染物控制,且在新药申报时,要求提供相关的研究资料,经检验符合药典标准控制要求的,可不将外源性污染物控制列入制剂质量标准中。如不符合要求,应开展针对性研究,并制定相关质量控制要求,应在充分研究和风险评估的基础上制定合理的限度。我国基于风险角度,对重金属及有害元素等外源性污染物,通过药材控制,一般不要求在成品中控制(如生产过程中无相关污染物引入等),有利于避免过度的、不必要的检验[15]。

此外,药品安全为全社会所高度重视,中药质量安全问题又切实存在,传统的先制定法定标准再行监管的模式往往缺乏时效性,这就要求在风险控制的科学理论指导下,创新监管手段。一旦发现可能存在严重质量安全的问题,监管部门绝不能坐视不管。近年来,国家药监局广泛开展样品普查,并以专项检查、评价性抽检、发布补充检验方法等方式创新监管手段,引导市场发展方向,净化市场秩序。

(金红宇　马双成)

# 参考文献

[ 1 ] MA Shuangcheng, JIN Hongyu, LIU Lina, et al. Risk control of exogenous harmful residues in traditional Chinese medicines [ J ]. Chinese Pharmaceutical Journal, 2015( 2 ): 99–103

[ 2 ] 国家药典委员会. 中华人民共和国药典: 四部 [ S ]. 2020 年版. 北京: 中国医药科技出版社, 2020.

[ 3 ] 国家药典委员会. 中华人民共和国药典: 2010 年版第二增补本 [ S ]. 北京: 中国医药科技出版社, 2013.

[ 4 ] WANG Y, GOU Y, ZHANG L, et al. Levels and health risk of pesticide residues in Chinese herbal medicines [ J ]. Front Pharmacol, 2022, 12: 818268.

[ 5 ] HUANG X H, TIAN H P, LIU Y, et al. Rapid determination of 25 pesticide residues in rhizome of Chinese herbal medicines by ASE–GC–ECDASE–GC–ECD [ J ]. Chinese Archives of Traditional Chinese Medicine, 2014, 3( 2 ): 317–319.

［6］LIU L P, SONG L, QIAO R X. Study on the detection method of organ ochlorine pesticides in *Scutellaria radix* ［J］. Northwest Pharmaceutical Journal, 2014, 29（3）: 119–122.

［7］WANG Ying, JIN Hongyu, SUI Haixia, et al. Residue levels and cumulative risk assessment of pyrethroid residues in wolfberry［J］. Chinese Journal of Food Hygiene, 2017, 29（5）: 616–620.

［8］CHENG You, XUE Jian, HUANG Xiaohui, et al. Residual determination of 41 organophosphorus pesticides in the Astragali Radix［J］. China Pharmacy, 2012, 23（15）: 1421–1423.

［9］MA L K, LI W T, ZHAO W L, et al. Determination of 12 kinds of pesticide residues in Fritiliariae Thunbergii Bulbus by HPLC–MS［J］. Chinese Traditional and Herbal Drugs, 2014, 45（6）: 849–853.

［10］HUANG X H, LIU Y, ZHANG J. Determination of organochlorine and pyrethroid pesticides residues in Zigyphussp by accelerated solvent extraction［J］. Chinese Journal of Informationon Traditional Chinese Medicine, 2014, 21（1）: 74–78.

［11］ZHAO Weiliang, ZHU Ming, CHEN Biliang, et al. Determination of 12 kinds of pesticide residues in Chrysanthemi Flos by PSA–LC–MS［J］. Chinese Journal of Pharmaceutical Analysis, 2014, 34（3）: 447–452.

［12］JIN Chunli, SHI Zhihong, FAN Chunlin, et al. Simultaneous determination of 155 pesticide residues in four kinds of Chinese herbal medicines by DSPE–SPE–LC–MS/MS［J］. Chinese Journal of Analysis Laboratory, 2012, 31（5）: 84–92.

［13］DAI R H, REN X D, HE X. Determination of 23 kinds of pesticide residues in Dioscoreae Nipponicae Rhizoma by using gas chromatography–mass spectrometry with off line disperse solid phase extraction［J］. Chinese Pharmaceutical Journal, 2011, 46（2）: 149–152.

［14］WANG Y, JIN H Y, JIANG Y B, et al. Census of pesticide residues and suggestions for control intraditional Chinese medicine［J］. China Journal of Chinese Materia Medica, 2014, 39（5）: 807–811.

［15］申向荣，阳长明，韩炜，等. 中药加拿大注册申报研究及建议［J］，中药药理与临床，2024，40（6）: 2–10.

# 第十节 中药材、饮片及中成药的质量等级

2019年10月中共中央、国务院印发了《关于促进中医药传承创新发展的意见》，意见指出应大力推动中药质量提升和产业高质量发展，加强中药材质量控制，促进中药饮片和中成药质量提升。中药质量评价作为中药质量控制的主要内容，是中药质量安全监管的有力手段。长期以来，中药质量控制采用国家药品标准作为依据进行控制，大多数中药材的质量仅能满足标准的基本要求，但质量优劣难以区分，即真伪可辨，优劣难分，导致中药材的质量良莠不齐。中药材的质量优劣差异客观存在，对其进行等级划分是反映中药材质量优劣的主要方式，传统上采用商品规格等级进行划分。随着时代变迁和产业发展，商品规格等级的划分与当前的中药材质量关联性不强，真正反映其内在质量的评价指标及指标间的关系、权重未能体现。因此积极开展中药质量等级评价研究，构建中药质量等级标准体系具有十分迫切的现实意义。

## 一、中药材及饮片的质量等级

国务院印发的《中医药发展战略规划纲要（2016—2030 年）》（国发〔2016〕15 号）把中医药发展上升为国家战略，然而在推动中医药产业高质量发展的过程中，一直面临着中药材、饮片跨区域标准难统一、质量难追溯，以及由此带来的药贱伤农、高价低质等问题，制约着中药产业的发展。特别是长久以来中药质量多以法定检验标准为准入门槛进行低限控制，质量等级标准缺乏，致使中药质量仅能满足基本要求，而优质优价未能得到充分体现，甚至出现价格成本倒挂，劣币驱逐良币，市场公平和公正受到冲击。而中共中央、国务院《关于促进中医药传承创新发展的意见》明确提出要"改善市场竞争环境，促进中药饮片优质优价"，因此，构建科学合理的质量标准与等级评价体系，解决中药质量优劣评价的瓶颈问题，对于引导和规范市场秩序，提升中药产品的优质供给，满足公众高质量消费需求和助推中药产业高质量发展具有重大的现实意义。

### （一）概念的提出与发展

#### 1. 概念提出的背景

中药材及饮片的质量等级是指同种规格或同一品名的药材或饮片，根据加工后的部位、形态、色泽、大小、内在成份含量等质量要素，制订出的若干标准，每一标准为一个等级。中药材和饮片的质量等级是中药材和饮片进入流通使用环节的第一道质量关。制定中药材和饮片质量等级，开展中药质量优劣评价研究，是保证中药材饮片质量，实现市场优质优价的基础，更是保障药材饮片临床疗效的关键。中药材大部分来源于自然，目前多数中药材野生资源的枯竭，人工种植中药材已成为药材来源的重要途径，但受到盲目引种、生产及采收加工过程不规范等人为因素影响，行业内重产量轻质量，药材质量重心下沉成为当前中药质量现状中的重要问题之一。因此，直面中药材饮片质量现状、深入总结当前质量评价和标准制定方面的不足，开展基于内在质量指标的中药质量等级综合评价标准研究制定，是引导和推动中药产业高质量发展的基础和保障。

（1）**中药材饮片质量面临合格率持续走高但重心下沉的现实**　近年来，随着中药材及饮片基础研究逐步深入，生产技术不断进步，标准体系逐步完善，市场监管持续加强，以及全行业质量意识的不断提高，中药材及饮片的质量水平也逐年提升。从全国市场质量抽检数据看，2013—2023 年我国中药材及饮片总体合格率呈现出逐年提升、稳步向好的发展态势[1-2]，应该说当前中药材及饮片生产供应和质量情况基本满足了中医药临床用药、中药产业和健康服务业快速发展的需要。

传统中药材大多为野生资源，随着时代变迁，加之过度采挖和利用，野生中药材资源日益枯竭。为满足市场需求，人工种植药材的技术不断发展，目前人工种植的药材多数已成为市场主流商品。中药材及饮片同其他商品一样，其质量源于生产，源头控制及全链条生产过程的规范是质量的保证，但中药材生产技术相比农业生产技术等仍相对落后，生产规范性不够，种植环节出现的不适宜产区栽培、种植年限不够、采收加工随意、滥用化肥农药及生长调节剂等时有发生，重产量而轻质量以及追求药典标准"及格率"的现象仍然存在。公众对高品质中药的需求与中药材质量难以提升、优质中药供给不足之间的矛盾日趋凸显。质量抽检数据显示的市场监管合格率提升，并不能掩盖高合格率下中药整体质量重心下移的事实，特别是中药材品质重心下移的难题（见图 13-10-1），仍是制约中药质量和临床疗效发挥的最大掣肘，在一定程度上不仅损害了中医药信誉，更与我国中药产业高质量发展的目标背道而驰[3]。

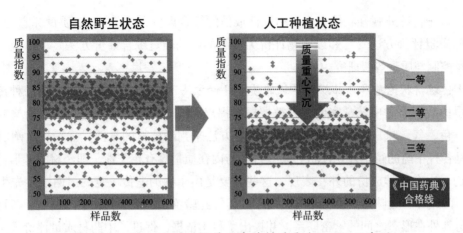

图 13-10-1　不规范种植导致中药材质量重心下沉示意图

（2）聚焦内在质量指标的确立，建立多维综合评价标准　与化学药品不同，中药在疾病的治疗方面具有多组分、多靶点同时作用的特点，其质量也受到基原、产地、种植加工方式等多种因素的影响。目前大多数常用中药材品种以人工种植／养殖为主，行业从业人员门槛较低，在种植过程中重产量轻质量的现象还比较普遍。一些不遵循传统中药材生长共识的做法，诸如跨区引种、北药南移、海拔降低等还时有发生，导致中药材质量重心下移，药材饮片合格但低质。而根源在于对中药质量形成规律认识不清，关键评价指标不明，评价标准"不好用，不管用"的问题仍然突出。如何改变目前中药质量下沉的现状，突破现有质量评价的瓶颈，特别是中药质量优劣评价研究仍面临着巨大挑战。

中药的质量是一个系统和整体的概念，是中药产品满足其防病、治病目的，并符合国家药品标准和相关要求的一组属性。中药质量属性的形成涵盖多个环节并受多种过程因素影响，包括基原、产地、种植／养殖、采收、加工、炮制、生产、包装、贮藏、运输、销售、使用等，其中任何一个环节的生产操作不规范均可影响中药的质量。因此，必须从中药质量形成的影响因素抓起，研究揭示中药的质量内涵，寻找可传递的内在质量指标，方能从源头控制中药材质量。而科学、合理、可行的质量评价指标的寻找、发现、确立是中药质量标准的重点和难点，也是中药质量评价的核心问题或技术瓶颈问题。虽然中药质量评价模式陆续呈现出方法多、思路广的现象，评价技术已涵盖光谱、色谱、生物评价、多组学分析等多个领域，评价指标亦从单个指标转向多样指标，但由于研究工作对中药质量属性的把握不清，对质量属性形成过程和特点分析不足，所建立的"质量指标"和产品质量关联性不强，因而制定的标准无法指导实际生产，自然无法控制和评价质量。具体表现在：①质量指标筛选重表观特征，轻质量内涵；②质量指标不与质量关联，难与药效挂钩；③质量指标碎片化，综合等级评价模式缺失。

综上，如何确立能代表中药道地优质性、彰显中药临床有效性和整体性质量控制和评价的指标研究仍然存在不足，亟需从理念、策略、思路和方法等方面进行反思和创新。因此，在中医理论指导下，围绕中药"安全、有效、质量可控"的基本科学问题，从系统和整体功效角度揭示中药质量内涵，创建符合中医药特点、契合中药质量形成规律、涵盖多维质量信息的整体评控技术与等级标准是破解中药材饮片优劣难评的关键。

2. 中药材及饮片的质量等级研究进展

中药自古以来就是一种治病防病的良药，也是一种特殊的商品，其既要满足作为药品的特殊性"安全有效"，又要满足其作为商品的一般属性"质优价优"。中药材基原多、品种多，且受到自然环境、采收时间、产地加工等条件的影响较大，其质量构成具有鲜明的自身特点，兼具自然属性和人文属性，因而其质量控制和评价又增加了特殊性和复杂性。在漫长的中医药发展过程中，中药材逐步形成了独特的"看货评级，分档议价"的传统质量评价。直至近现代，人们在中医药理论指导下，不断融合现代科学技术与理念对中药质量评价进行了持续探索与传承创新，形成基于辨状论质的商品规格等级质量评价的思路与方法、基于传统外观性状结合内在指标性成份的综合评价方法[4-5]、以质量标志物（Q-Marker）为核心的中药质量评价方法[6-8]和以生物评价为核心的中药质量综合评价方法[9-12]，极大地丰富了中药材饮片质量控制与质量等级研究内容。

（1）**基于传统辨状论质和商品规格等级的质量评价方法** "辨状论质"作为中药品种传统经验鉴别之精髓，最早由我国著名中药学家谢宗万教授概括提出[13]，"辨状论质"是根据中药材的表观呈现状态，包括形、色、气、味，利用看、摸、闻、尝等方法来判断药材的真伪优劣，从而阐明其质量的本质。其实质是各种中药的特定外观性状和某些特性与内在质量具有相关性，即药材的外形特点，也是其内部组织结构、内含化学成份的外在表现，这些主要是由生物的遗传决定的。谢宗万先生将这种看形状、摸质感、闻气味、尝味道，看似平常又简单的传统经验鉴别法提升到了学术高度，辨证地分析中药材内在质量与其外在形态之间的紧密联系，并提出了科学依据，促进了中药材质量评价及鉴别体系的现代化发展。但"辨状论质"传统的经验鉴别法存在描述主观性、评价客观性差异，故存在一定局限性，迫切需要现代科学技术的阐释和修正[4, 14]。

（2）**基于传统外观性状结合内在指标性成份的综合等级评价方法** 传统外观性状包括药材的形状、大小、色泽、表面特征、质地、断面特征及气味等，随着数字化、仿生化等分析技术与仪器的兴起，传统外观性状均可以通过电子眼、电子鼻、电子舌等进行量化。而《黄帝内经》有云："有诸形于内，必形于外。"中药材饮片内在化学成份的差异性则是其外在性状差异的重要表现，化学成份是中药发挥药效作用的物质基础，化学分析用于质量等级评价研究具有客观、准确、可操作性强等优点。通过测定不同规格等级药材中有效成份并量化其外在性状，结合主成份分析、聚类分析等化学计量学方法，研究化学成份与外在性状、已有商品规格等级的相关性，既可对现有规格等级的合理性进行探讨，又可建立新的划分指标和标准。这种通过对中药外观性状等参数的定量化并与化学成份的进行相关性分析来综合评价中药质量已成为常用方法[5-6]。

刘安课题组[7]通过外观性状与内在质量相结合提出"质量常数法"，定义为单位中药中成份的质量与其厚度平方的比值，质量常数越大，等级越高。并建立质量常数的计算公式用于饮片商品规格等级划分，结果显示质量常数与饮片的大小、指标成份含量成正比，与饮片的厚薄成反比，质量常数越大，其规格越高，并将其应用于黄芩、炙甘草、姜厚朴、栀子等多种不同形态的中药饮片质量评价中。质量常数综合性状特征指标和化学指标，适用于形状规则的中药饮片的等级划分，不同形状的中药饮片，质量常数模型不同。多指标质控的中药饮片，不同指标含量差异大，质量常数评价结果易出现偏离。此外，由于现在多数中药材的供应靠种植为主，在化肥、农药的催长下，部分中药在外观性状上出现明显的变异，其性状与内在成份间已然失衡。吕秋菊等[8]分析市场上不同商品等级的延胡索药材块茎直径大小与化学成份含量的相关性，结果发现等级越高，块茎直径越大，醇出物、原阿片碱、延胡索乙素、延胡索甲素量随着等级升高而降低。因此，以性状和内在成份划分等级仍需要更多的中药材饮片研究后进一步完善。

（3）**以质量标志物（Q-Marker）为核心的中药质量评价方法** 刘昌孝等[9]在研究现有质量评价与控制方法基础上，从质量要素的传递与溯源、化学成份与药性药效两方面的关系、基于植物亲缘学及生源途径的成份特有性分析等角度，提出以中药质量标志物（Q-Marker）研究为核心的中药质量评价模式[10-11]。其团队对复方丹参制剂中丹参、延胡索、元胡止痛滴丸、益母草和赶黄草的Q-Marker进行了深入的研究，详细阐述了质量标志物的研究路径。此外，针对多个质量标志物与整体综合评价，以当归药材为范例，结合现行的《中国药典》评价标准与技术体系，研究提出中药质量综合评价指数（Fq）的概念，为中药材的科学监管提供了新的解决方案[12]。郝敏等[15]认为应针对不同的中药产品针对性地制定质量标准更为科学合理，提出了基于中药质量标志物的饮片质量控制研究思路。中药Q-Marker概念作为中药质量标准研究系统的新概念，在单味中药以及经典名方等方面逐渐得到广泛研究，它的提出避免了中药以及方剂有效成份研究思路混乱、研究系统碎片化的现象，并在理论和传统模式上有所规范和创新，促进中药质量标准的提高，加快中药产业快速繁荣发展[16]。

（4）以生物评价为核心的中药质量综合评价方法　　生物活性测定被认为是衡量药品内在质量的"黄金标准"，其应用于中药质量等级研究可提供与临床疗效相关的评价依据[17-19]。肖小河等[20]提出中药整合质量观（中药大质量观）的质控策略，其核心思想是以生物评价为核心，并用传统感官评价和化学评价的多元化质量评价控制模式，凸显了中药整体性的质量属性。其研究内容主要包括：中药效应成份指数评价、基于组分敲除敲入的中药药效物质筛选评价和基于生物效价检测评价等，并以附子为例，提出了品质综合指数（integrated quality index，IQI），以生物测定反映品质的方法，体现了中药评价关联药效的特点[21]。谭鹏等[22]构建了一种基于生物效价权重系数加权的多组分化学定量分析的大黄质量评控模式，即致泻效应成份指数，以番泻苷A的致泻生物效价为基准，得到各个化学成份的生物效价权重系数，进而计算大黄致泻效应成份指数，临床根据致泻效应成份指数的不同可选择不同品质大黄。张学儒[23]基于泻下药效模型和生物热力学2种方法，比较了不同商品规格等级大黄药材的生物活性。结果表明，按《七十六种药材商品规格标准》划分的不同等级大黄药材之间，生物效价差别较大，效价分布较宽，效价的高低与等级并没有相关性，建议引入效价等级的概念，重新修订药材等级标准。

以上质量评价方法对于规范中药材市场流通秩序，合理引导中药材生产，促进优质优价，推动中药材电子商务交易等方面起到了一定的作用。可以说，中药材饮片质量等级的产生是伴随着中医药的产生而出现，伴随着中药学的发展而逐渐成熟，但现代质量等级划分标准仍然存在诸多需要完善的地方，标准的科学性、合理性和可行性等方面仍略显不足。

### （二）中药材及饮片的质量等级评价方法

#### 1. 基本原则

中药材的质量形成有异于一般产品，其质量属性禀赋于人工和天然两部分因素。从人工的角度，和所有产品一样，中药材的质量源于生产，过程控制和生产（种植/养殖）规范性是质量的保证；从天然的角度，中药材的质量受产地环境的影响极大，因而有"道地药材"之称，其质优效佳已被几千年中医临床实践所证明。因此，道地性和生产规范性才是中药质量属性形成的关键，是中药材和饮片临床有效性的前提。其中，道地性是质量形成的基础，生产规范性是质量形成的保障，有效成份的累积是质量形成的根本，安全有效是质量的最终体现。在现有药效物质基础研究不深入、不明晰的情况，必须基于传统临床认知，牢牢把握药材的道地性和生产规范性，让中药质量真正可描述、可表达、可控制、可评价，并以此制定安全、有效、管用的质量等级标准，实现中药质量等级评价不断在传承中发展，在发展中创新。坚持中医药特点，基于中医临床认知，制定有效的标准；坚持中药材质量特点，围绕质量属性确立质量指标，制定管用的标准；守住真伪和安全底线，基于风险评估，制定安全标准。以回归中医临床，体现中药特点，综合评价质量为指导，构建中药质量等级综合评价标准与质量指数，助力中药产业高质量发展。

（1）坚持中医药特点，基于中医临床认知，制定有效的标准　　坚持中医药特点并基于中医长期临床经验总结形成的中药质量观，是研究和制定中药标准的基本原则和前提，也是中药标准和现代植物药或天然药物标准制定思路的根本区别。通常所说的"道地药材"就是中医临床长期实践的总结和对中药质量最直接最有效的认知。中药材及饮片的传统性状特征（形状、大小、颜色、气味、质地等）往往隐含着产地信息、种植生长方式、生长年限、采收季节、加工方式、炮制工艺等质量要求，也是经过长期临床实践验证和经验总结出的质量认识。近年来在中药材的种植过程中，在经济利益驱使下出现了"北药南移""降低海拔""抢青采收"，重产量而轻质量等不规范情况。

基于中医临床实践的总结和认知，确保道地性和生产规范性即是有效性的保证。因此，寻找道地产区和非道地产区（或适宜产区和非适宜产区）药材的质量差异，比较规范种植和非规范种植情况，如不同种植方式、生长年限、采收季节、加工方法、炮制工艺对中药材及饮片造成的质量差异，进而寻找与质量正相关的指标是制定有效标准的关键。

（2）坚持中药材质量特点，围绕质量属性确立质量指标，制定管用的标准　中药材不同于化学药，质量属性和特点鲜明，从质量属性形成的角度看，中药材自然属性强，其质量受环境因素影响大，其源头属农产品，生产环节链条长，因而质量影响因素多。从中药功效特点看，因其所含化学成份多，作用方式多样，起效途径各异，作用机理复杂，再加上中药材及饮片均一性差，造成其质量控制和评价难度极大。中药材及饮片因种植生产加工方式不同其客观上存在质量等级，但当前的标准却难以体现其质量差别，难以评价其优劣。究其原因是本质上未找到真正的内在质量指标，这也是质量"说不清"的根源所在。因此，要评价中药材的质量，确立其真正的质量指标，就不能离开中药材质量形成的两大因素：天然因素和人工因素，即以道地性和生产规范性为抓手，围绕破解道地药材"质优效佳"的内涵，充分明确其道地性物质基础及关键指标在生长、生产过程中的动态累积、转移和变化规律，理清其质量属性形成过程中的关键因素。基于质量属性形成的关键环节和影响因素寻找、发现、确立真正的质量指标，让质量指标和生产过程的规范性关联起来，所确立的质量指标方能体现质量，所建立的标准才是能够指导规范生产的标准和市场监管管用的标准[10-11]。另外，质量指标的选择除了考虑与质量的相关性外，尽量选择专属性强的指标成份，对于中药饮片，质量指标应尽力体现炮制工艺对药材的改变及程度。

总之，中药材及饮片质量标准制定应坚持中药材质量特点，围绕质量属性确立质量指标，制定管用的标准。质量指标的选择和确立，应紧扣道地性和生产规范性这两大质量属性形成的关键条件和影响因素，在充分的因素分析和比对验证的基础上，尽可能选择质量相关性强、专属性强、代表性好、稳定性好、可行性强的指标和方法（见图 13-10-2）。体现中药材及饮片来源的正确性和真实性、生产过程的规范性，从而保证产品的安全性、有效性、稳定性和一致性。

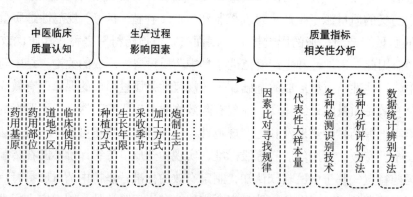

图 13-10-2　围绕关键质量属性找真伪优劣相关性

（3）守住真伪和安全底线，基于风险评估，制定安全标准　中药真伪和安全性问题是质量风险最大，公众最为关心，也是市场质量监管的首要关注和底线要求。基于安全性的质量控制指标包括外源性有害残留（包括重金属及有害元素、农药残留、二氧化硫残留、真菌毒素、其他环境污染物等）和内源性有毒物质（中药材本身含有的一些有毒化学成份如乌头碱类、马钱子碱、罂粟碱类、马兜铃酸类、吡咯里西啶生物碱类等）。外源性有害残留属于环境污染物或种植加工中人为引入的有毒物质，需基于风险评估制定科学合理的限量标准。有些内源性有毒物质本身也是有效成份，因此在饮片炮制时对这些成份应特别关注，须制定适宜的含量限度范围，用法用量及包装贮藏方面亦应当严格规定。总之，中药材及饮片标准研究是一个系统复杂的工程，有赖于基础研究和临床认知的不断深入。在开展标准研究和制修订时，围绕中药材质量属性形成的关键要素，寻找、发现、并确立与质量密切相关的质量指标最为关键，是形成中药材饮片质量等级的根本。

通过对不同产地道地性和现代生产规范性等影响因素进行研究，利用仿生学手段、高效液相色谱、质谱等系列方法，结合化学计量学、机器学习、统计学等技术，形成中药材饮片质量指标，确立关键技术，构筑体现中药特点和内在质量的质量指标群。质量指标可以是量化的性状、性味指标，也可以是内在化学成份指标。基于质量指标群，开展以中药质量综合评价指数（traditional Chinese medicine quality composite evaluation index，TCM QCEI）为评价指标的中药材饮片质量等级评价研究。

2. 中药材及饮片的质量等级评价方法

（1）**基于中药材饮片外观性状特征数字化的等级评价**  传统中药鉴别方法主要是性状鉴别法，即根据药材的外观性状如形、色、气、味等，直接利用看、摸、闻、尝等方法，必要时加用水试与火试的方法以达到鉴别的目的。这种传统的性状鉴别方法是数千年中医药鉴别实践经验的发展成果和智慧结晶，是中医药及中国传统文化特色与优势的集中体现，是中药传统经验鉴别的精髓。但如何在利用现代科学技术对传统外观性状进行量化是对传统辨状论质的集中创新。图像识别、仿生化等技术更新发展为开展中药外观性状，包括形色气味等量化研究提供了技术支撑，通过形（长度、厚度、质地）、色（颜色）、气（芳香、辛）、味（酸、苦、甘等）综合的定量化表征，筛选与道地性、生产规范性和内在质量关联的关键指标，以数字化的方式实现外观性状的客观评价，丰富传统辨状论质内涵，形成基于中药材饮片外观性状特征数字化的等级评价方法。

（2）**基于色谱、质谱以及联用技术等的中药材饮片内在成份信息化评价**  中药的本质在于物质基础，是多成份、多靶点共同发挥疗效的复杂体系，而指纹图谱或特征图谱的建立给中药物质基础的表征提供了有力保障。运用指纹图谱、液–质联用和气–质联用等技术，实现中药材饮片内在化学成份多层次、多维度的信息化定性定量表征，结合化学计量学、机器学习等筛选道地与非道地药材差异性关键成份，从整体化学成份种类、含量、同类别组分间比例关系、不同类别组分内配比关系研究道地性差异指标，阐明道地性内涵。利用植物代谢组学技术、多成份定量分析，研究在规范化种植情况下，质量形成过程中的动态关键指标：通过考察不同生长阶段、不同采收时间以及加工过程等关键差异指标的分布、累积和传递规律，明确药材质量形成过程中的关键因素和生产规范性形成的物质基础，充分体现质量属性形成过程，建立基于中药材饮片内在关键质量指标的等级评价方法。

（3）**构建以中药质量综合评价指数（TCM QCEI）为核心的综合性质量等级评价方法**  在全方位阐述中药材饮片道地性和生产规范性质量属性内涵基础上，筛选、确立与传统道地性、现代生产规范性关联的关键质量指标。多种外观性状指标和内在成份指标共同构成了中药材饮片质量等级评价的质量指标群，质量指标群的各个有效指标在不同质量属性中所占权重各不相同，采用何种权重赋值法对指标进行权重分配、以及权重分配后的组合是 TCM QCEI 研究的难点。

常见主观权重赋权法常用的有专家调查法（德尔菲法和专家会议法）、比较矩阵法（包括层次分析法、模糊矩阵法）、二项系数法、环比评分法（古林法）、最小评比法等。客观权重赋权法有主成份分析法、熵权法、CRITIC 法、变异系数法（标准差率法）、灰色关联度法等。组合权重赋权法有 AHP- 熵权法、熵权 -TOPSIS 法、AHP-CRITIC 混合加权法、AHP- 模糊综合评判法、AHP- 变异系数法等。从每种权重赋值方法的优缺点来看，多种权重赋值方法的组合例如 AHP-CRITIC 法、熵权法 – 灰色关联度法、TOPSIS 法等更符合中药质量既有定性指标、又有定量指标的多指标特点，更适用于中药质量的综合评价或等级划分。通过 CRITIC 法、熵权法对确立的各个质量指标进行权重赋值，最后综合权重值与各个质量指标的定量化结果展示道地性和生产规范性属性指数，各种质量属性之和代表该中药的质量指数值，利用中药质量综合评价指数值即可划分该中药的质量等级。

$$TCM\ QCEI=\sum_{i_1}^{n_1} X_{i1}\times W_{i1}+\sum_{i_2}^{n_2} X_{i2}\times W_{i2}+\cdots\cdots$$

式中：$n_1$ 为道地性属性指数；$n_2$ 为生产规范性属性指数；$X_i$ 为质量指标的定量值；$W_i$ 为该质量指标所在属性权重值。

临床传统功效的有效性是中药质量的根本体现，但由于中药多成份、多靶点、多途径的作用特征，其疗效有效成份、作用机制及作用靶点具有难测性，随着中药代谢组研究的深入，利用代谢组学挖掘中药药效信息，通过代谢过程深入探索药效物质基础，并致力于寻找功效关联性关键指标或效应成份，制定中药质量控制标准，极大地推动了中药质量控制的发展。未来利用前沿的分析方法和数据处理技术，定性、定量地检测出进入机体内的中药药效成份，进而量化研究中药药效物质，深入解读中药量－效关系，确立功效关联性关键指标，并将其纳入到中药质量综合评价指数模型中，为丰富中药质量等级评价指数融合传统道地性、现代生产规范性和临床功效有效性提供了新思路（见图 13-10-3）。

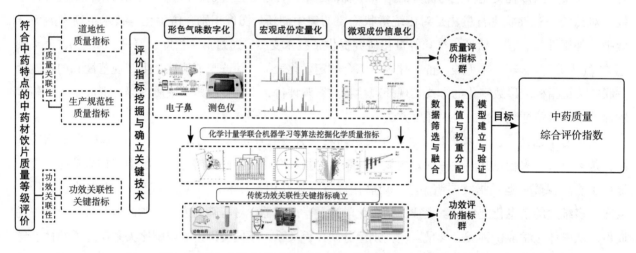

图 13-10-3　符合中医药特点的中药材饮片质量等级评价

传统中药质量综合评价指数以回归中医临床，体现中药特点，综合评价质量为指导，从传统道地性和现代生产规范性是临床有效性的保障出发，形成了以多种指标群为主体的综合评价质量的方法，以综合评价指数推动中药质量等级的制定，符合中药质量形成规律，符合中药产业发展特征，符合市场以质定价的法则。

## 二、中成药的质量等级

### （一）概念的提出与发展

中成药的质量等级根据与安全性、有效性和均一性等相关的质量要素，对处方、制法和规格相同的同一品种中成药进行质量优劣评价，主要反映原料对制剂的安全性和有效性的影响。中成药是为了预防及治疗疾病的需要，在中医药理论指导下，以中药材（饮片）为原料，由生产企业按照批准的处方和制剂工艺批量生产的，具有一定规格、剂型、用法用量的药品，是经国家药品监督管理部门批准的商品化的中药制剂。中成药继承了传统中医药的理论和经验，又吸纳了现代制药工业的先进技术，具有剂量准确、使用贮存方便、剂型丰富等特点。中成药品种众多，市场份额远超饮片，是中医临床用药的主要形式和手段。作为临床直接使用的药品，其质量直接关系用药安全与疗效，因此，对其进行严格的质量控制意义重大。

随着科学技术的发展，中成药的分析水平显著提高，同时其质量问题也更多被发现。历年国家药品监督抽检结果均表明，按法定标准检验合格的样品，通过探索性研究，往往会发现诸多隐患，如原料药材及饮片掺伪增重染色，加工不当，非药用部位使用，外源性有毒有害残留偏高等。另外还存在未按处方投料，贵细药不投料或少投料，生产线交叉污染，改变工艺等问题。2015 年国家食品药品监督管理总局开展的银杏叶药品专项治理工作震惊业界，揭示出擅自改变工艺和非法添加的行业潜规则的存在。2016 年安宫牛黄丸、大活络丸假药案，分析结果显示，问题样品不仅按标准检验合格，标准未控制的原料，企业也均有投料，但投料量远低于处方量。上述问题提示，《中国药典》等国家强制标准仅仅是中成药需要满足的最低标准。部分标准质量控制项目缺失，使不法企业有机可乘，偷工减料；即使是对所有药味均设定了检验项目，可以依据其判断"真伪"，但往往难以反映产品"优劣"。

中药既是药品，又是市场流通的商品，受产地、种植、工艺等多种因素影响，不同企业生产的同一品种中成药无可避免地存在质量差异，其价格也高低不一，但均符合国家药品标准的规定。以藿香正气水为例，全国共 171 个生产厂家，单支零售价格在 0.23~3.3 元之间，差异很大，相差 10 倍以上。患者在购买药品时，往往受广告、价格引导，难以针对药品内在质量作出合理选择，而供销方也无法提供科学证明产品质量水平。另一方面，药品生产成本，尤其是中药材原料的成本逐年攀升，而药品定价和招标采购未能体现按质论价原则。原材料涨价和招标降价的双重挤压催生了恶性竞争，一些企业为了维持利润，压低产品质量，导致中成药质量良莠不齐，甚至价格成本倒挂。劣币驱逐良币，优质产品的价值得不到体现和认可，市场公平和公正受损，规范的药厂不得不放弃被挤压品种的生产，"撤标""断供"导致药品短缺预警频出，严重影响产业健康发展，也给供应保障埋下隐忧[24]。

中药材等级研究已成为中药评价的前沿热点和新兴领域，中成药的质量优劣评价目前尚未引起足够重视，随着药品监管需求的不断增长，在该领域储备理论和技术基础已成为当务之急。在我国经济转型升级与供给侧改革的大背景下，积极探索研究中成药质量评价创新模式，提出并推行行业认可、使用的等级标准，具有重要和迫切的现实意义。中成药质量等级标准以质量与安全为核心，对良莠不齐的产品进行科学研判和严格控制，能够甄别"采用优质原料规范生产的放心药"和"应付标准检验生产的合格药"，为中药招标和临床应用提供科学依据，保障人民用药安全有效。药品分析技术不断提升，不法分子的造假手段也不断翻新，这已成为当前药品标准研究和药品监管所面临的重大课题。

2023 年 2 月 28 日，国务院办公厅印发《中医药振兴发展重大工程实施方案》（国办发〔2023〕3 号），明确提出"开展中成药质量评价方法研究，建立常用中成药质量优劣评价标准"的建设任务。中检院中药民族药检定所率先提出了构建中成药质量等级评价体系的构想，创建了中药对照制剂这一全新的标准物质理论，并将其用于牛黄清胃丸、沉香化气丸、复方丹参片、抗宫炎片、通窍鼻炎片、板蓝根颗粒等多个中成药品种的质量评价新模式研究（研究思路见图 13-10-4）[25-33]，基于实践提出了《中药对照制剂研制指导原则和技术要求》[34]与《中成药质量等级标准研究原则和方法》[35]。开展中成药的质量优劣评价标准研究，并据此建立符合中医药特点的中成药价值评价体系，构建中成药质量等级评价体系，旨在摸索出一条与行业发展趋势相契合的质量控制模式，为全国中药检验检测体系的工作指引新的方向，为国家药品监管提供有利支撑，从而提高药品质量风险管控能力，践行"四个最严"要求，真正实现为国把关、为民尽责。推广中成药质量等级标准，推优驱劣，可打击行业潜规则，规范市场秩序，引导中医药产业健康有序发展，还可促进企业自主提高产品质量，解决质量安全问题层出不穷的困境，推动行业持续健康发展。中成药质量控制水平的提高，能够倒逼上游饮片、药材生产环节改进质量管理，提高原料质量，全面推进中药全生产链调整和升级，为中药产业大品种和优质品牌的孵育创造良好环境。

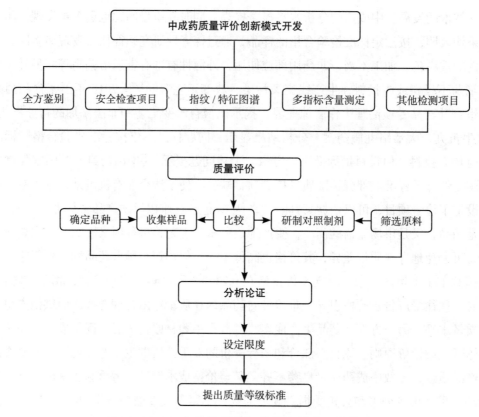

图 13-10-4　中成药质量评价创新模式研究策略

## （二）中成药的质量等级评价方法

### 1. 中药对照制剂的研制

中药标准物质是中药材（含饮片）、提取物、中成药检测中使用的实物对照，用于确定中药的真伪、评价其质量优劣，在控制药品生产，提高和保证药品质量方面发挥着重要作用，主要包括中药化学对照品、对照药材和对照提取物。按照《中华人民共和国药品管理法》（简称《药品管理法》）和《药品注册管理办法》的规定，中检院承担着国家药品标准物质标定和管理的职责，目前已建立中药化学对照品 600 余种、对照药材 700 余种、对照提取物数十种，为国家药品标准的顺利实施和中药的规范化生产提供了有效的物质保证。然而，随着药物分析学科的发展，现有的中药标准物质已不能完全满足中药研究、新药开发等诸多方面的需求。尤其中药复方作为一个有机整体，其多成份的特性决定了单一或几个指标性成份难以反映中药所体现的整体疗效，使得有效控制其质量，尤其是评价其优劣存在很大困难。在这种形势下，中药对照制剂作为中药标准物质的新形式应运而生，在中药质量评价和控制方面显示出广泛的应用前景。

（1）**中药对照制剂的定义**　中药对照制剂系指采用道地、优质、规范加工的原料药材（饮片）和辅料，严格按照制法和生产工艺规程，并遵循药品生产质量管理规范制备的实物对照，主要用于中成药的质量控制，评价产品投料的真实性（是否投正确的原料）和投料量的可靠性（是否按处方量投料）。根据用途可以将中药对照制剂分为定性对照制剂和定量对照制剂：定性对照制剂主要用于中成药的 TLC 鉴别、LC 鉴别、GC 鉴别、指纹／特征图谱或含量测定时色谱峰定位；定量对照制剂标示多成份含量，通过量值传递直接对中成药进行定量。由于中成药成方历史悠久，部分品种的原研厂家难以界定，另一方面，原研厂家生产的药品质量未必最佳，故中药对照制剂的研制不宜照搬与化学药品一致性评价选用原研药品为对照制剂的做法。

（2）**中药对照制剂的研制指导原则**　中药对照制剂的品种根据国家药品标准制定及修订的需要确定。候选样品应满足适用性、代表性及可获得性的原则，其性质应符合使用要求，均匀性、稳定性及相应特性量值范围应符合其具体用途。选择合理的制备方法和工艺流程，防止特性量值发生变化并避免污染。候选中药对照制剂在发放前要进行标定，以确证其原料真实可靠，外源性杂质可控，组分分布均匀。为保证中药对照制剂的代表性，在进行首批研制时，需制备 3 批以上的候选样品进行以上所有项目的研究。对于含量测定用对照制剂，符合上述要求后，还需进行定值。此外，中药对照制剂应在规定的贮藏或使用条件下，定期进行稳定性考察。

（3）**中药对照制剂的应用**　中药对照制剂是标准物质，不是药品，不作临床使用，也不能用于释放度、药理、药动、毒理研究用。如果超出规定的用途，使用者应对标准物质的适用性负责。中药对照制剂是传统中医药理论与现代制药技术及国际标准化规范相结合的产物，将其应用于中药质量评价和控制具有如下意义：①相对于化学对照品，中药对照制剂易制备、价格低、稳定性好、化学信息丰富，作为标准物质使用可以大大减少单体对照品的使用，从而节约中药稀有资源，降低检验成本；②中药复方物质基础复杂，中药对照制剂可以同时对多个组分进行控制，为建立更加全面、完善的质量评价模式提供参照，体现了中药整体质量控制的思想；③中成药一般为复方，处方药味在制剂过程中化学成份可能会相互影响而发生变化，这种变化是对照药材或对照提取物无法重现的。中药对照制剂按照和中成药品种相同的处方、制法研制，其色谱行为与实际样品更加一致，当其用于鉴别时，可有效弥补对照药材或对照提取物与药品斑点 / 色谱峰以及背景差异较大的问题，能够有效避免误判，提高方法的准确性和专属性；④以中药对照制剂作为标准物质随行生成指纹 / 特征图谱辅助或代替对照指纹 / 特征图谱对中药复方制剂进行质量评价，可消除因仪器和色谱柱等实验条件不同引入的误差，同时解决无对照指纹 / 特征图谱不能拟合的问题，提高方法的重现性；⑤中药对照制剂可以在含量测定中作为随行对照，在不同色谱柱、不同仪器及不同实验室条件下比替代对照法具有更好的适用性，保证了色谱峰指认的准确性；⑥标示多个待测成份含量的中药对照制剂可供含量测定用，对于减少化学对照品的使用，提高检验效率，降低检验成本具有重要意义；⑦国家药品标准仅仅是中成药需要满足的最低标准，部分标准质量控制项目不够全面，使不法企业有机可乘，偷工减料；即使是对所有药味均设定了检验项目，可以依据其判断"真伪"，但往往难以衡量产品"优劣"。如果不及时发展以质量与安全为核心的药品标准，"合格的劣药"甚至"合格的假药"还将长期混迹于流通市场，威胁患者健康。以道地优质原料投料，严格按制法和 GMP 规范生产，并经准确标定的中药对照制剂，可为研究中成药质量评价创新模式，提出中药优质认证标准或等级标准提供实物参照，对于规范市场秩序，打击行业潜规则，引导中医药产业健康有序发展，预防药品监管系统性风险，保障人民用药安全有效具有重要和迫切的现实意义。

2. 中成药质量等级评价方法

中成药质量等级标准研究应根据中成药的处方组成、原辅料质量现状、工艺过程、生产实际、化学成份、制剂稳定性等特点，结合新技术新方法的应用，全面开展质量评价，有针对性地建立检测项目，确定检测指标和限度，不断完善质量等级标准内容，保证药品的安全性和有效性。制订的质量等级标准一方面应满足甄别优劣的要求，鼓励企业采用优质原料投料；另一方面应与现代中医药学和分析化学技术的发展状况相适应，提升中成药质量标准的整体水平。

（1）**符合法规**　进行质量等级划分的中成药应首先符合《中国药典》等强制性药品标准的规定和要求，并在质量等级标准正文的适宜位置注明"应首先符合 XX 标准（品种现行国家强制性药品标准）的规定"。质量等级标准中引用的强制性标准，凡不注日期的，按其最新版本执行。在开发质量等级评价方法时，应注意与现行标准的衔接，现行标准中已经设立的质控项目，在新拟定的质量等级标准中要有体现。采用质量等级标准评定为二级及以上等级的样品，按现行标准检验也应符合规定。

（2）**样品要求** 质量等级研究用样品应具有代表性，覆盖多个省、市、自治区，涉及企业、药店、医院等生产、流通、使用环节，基本可以反映该品种当前国内的实际情况。为示公允，在确定等级划分依据时，每个厂家的样品批数应尽量保持一致。

（3）**中药对照制剂的应用** 中药对照制剂系指采用道地、优质、规范加工的原料药材（饮片）和辅料，严格按照制法和生产工艺规程，并遵循药品生产质量管理规范制备的实物对照[34]。中药对照制剂可为衡量样品中某味原料投料的真伪、优劣、多少提供更加客观的依据，还可以提供包括化学成份（群）从原料到制剂的转移率等关键信息。以中药对照制剂作为标准物质随行生成指纹图谱，可消除因仪器和色谱柱等实验条件不同引入的误差，提高方法的重现性。在中成药的质量等级标准研究初期，就需要按《中药对照制剂研制指导原则和技术要求》[34]制备和标定相应品种的对照制剂，将其用于方法开发、质量评价和等级划分。在拟定质量等级限度时，应选用不同批次的优质原料分别制备 3 批对照制剂，观察其指标成份波动范围，选择其中 1 批作为实物对照。

以牛黄清胃丸对照制剂为例[27]，根据 17 味原料的《中国药典》标准，结合文献考证和市场调研，从不同渠道购买或收集了基原正确、种植加工规范、优质道地的药材（饮片），以及规范加工的辅料蜂蜜。按各原辅料品种的标准进行检验，均符合规定。对人工牛黄、冰片外的 15 种植物类原料药，按照《中国药典》相应通则下方法，测定其重金属及有害元素、农药残留、黄曲霉毒素、二氧化硫等含量，结果表明各原料上述有害残留未检出或检出量低于参考限度。黄芩、黄柏、大黄、桔梗、薄荷、蜂蜜等原辅料，按相应药品补充检验方法检测，未发现化工染料染色和掺伪掺杂。取不同来源的原辅料，按牛黄清胃丸标准"制法"项下规定，在 GMP 车间制备 3 批牛黄清胃丸对照制剂。采用显微和薄层色谱法进行全处方鉴别，可检出所有 17 个药味。用超高效液相色谱（UPLC）法测定黄柏、栀子、连翘、菊花、枳实、黄芩、甘草、大黄含量，并建立指纹图谱，结果表明 3 批对照制剂指纹图谱两两相似度均高于 0.98，说明其化学物质基础基本一致，各指标成份含量存在一定范围的波动，最终选择多数指标含量居中的 1 批对照制剂作为实物对照。分别制备供试品溶液，采用 UPLC 法和 GC 法测定小檗碱峰和龙脑面积（$A$）与样品称样量（$m$）的比值（$A/m$）为指标，结合方差分析法和特性值变化率法，对选定对照制剂的均匀性和稳定性加以评估（见图 13-10-5）。

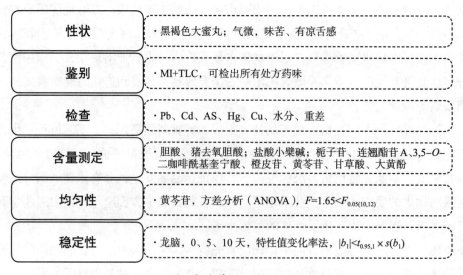

图 13-10-5 牛黄清胃丸对照制剂的标定

（4）**质量评价方法的建立**　参考最新版本的国家药品标准、团体或行业已经发布或公示的等级标准或优质产品标准，查阅文献资料，开展广泛、深入的质量研究。在相应强制性标准的基础上，中成药质量等级标准应从项目的全面性、指标的科学性、限度的合理性、测定方法的先进性等方面大幅度提升品种的质量控制水平。鼓励采用新技术，提高方法的专属性和准确性，缩短分析时间。在建立鉴别、指纹图谱和含量测定方法时，鼓励引入中药对照制剂作为实物参照。质量控制项目和指标的设定应与制剂工艺路线相关联，可根据对照制剂与其原料的相关性分析加以取舍。对于采用一般的化学方法无法控制质量或难以评价质量优劣的情况，鼓励研究生物学测定方法。

基于对照制剂和多批次样品测定结果，选择能够控制安全性，并能体现有效性、均一性和优质产品特征的项目，按《中国药典》中《药品质量标准分析方法验证指导原则》进行方法学验证。中成药质量等级标准一般应建立全处方鉴别、指纹图谱和多指标含量测定方法。全面排查内源性有害物质和外源性残留引入的风险，根据危害程度有选择性地建立安全性检查项目。例如，抗宫炎片由广东紫珠干浸膏、益母草干浸膏、乌药干浸膏经粉碎、制粒、干燥、压片制成，分别采用广东紫珠对照药材、益母草对照药材、乌药对照药材为对照，建立了全处方药味鉴别方法。以连翘酯苷 B、金石蚕苷、去甲异波尔定为指标，HPLC 法测定广东紫珠干浸膏和乌药干浸膏含量。并以抗宫炎片对照制剂为实物对照，测定样品指纹图谱相似度[29]。

（5）**质量分级**　质量等级标准应反映当前中成药品种质量的整体状况和水平，同时还应考虑其未来质量提升和发展趋势，以引导企业主动提高产品质量。除另有规定外，中成药的质量等级一般分为 2 个，即一级和二级，达不到二级的样品判为级外。分级要素应结合鉴别、检查、指纹图谱、含量测定、生物测定等检测项目，在保证安全性的前提下，反映有效性和均一性，突出优质产品特征。采用适宜的方法、指标和限度，使质量等级的划分客观具体，可度量、解释和识别，便于操作和实施。鉴别或检查项不符合规定的，首先判为级外，再以指纹图谱和含量测定结果确定一、二级的划分。原则上以使用优质原料足量投料、规范生产应达到的质量水平为一级；以使用合格原料足量投料、规范生产应达到的质量水平为二级。以复方丹参片为例[28]，采用 HPLC 分离，二级管阵列（DAD）和蒸发光散射（ELSD）检测，分别建立了本品中丹参素、原儿茶醛、迷迭香酸、丹酚酸 B 4 个丹参水溶性成份和三七皂苷 R$_1$、人参皂苷 Rg$_1$、人参皂苷 Re、人参皂 Rb$_1$、人参皂苷 Rd 等 5 个三七皂苷类成份的含量测定方法。制备复方丹参片对照制剂，以对照制剂中丹参水溶性成份和三七中皂苷总量为基准值，对上市样品进行比较，根据样品总量相当于对照制剂的比例值，划分质量等级，可较客观地反映复方丹参片的质量优劣。

以牛黄清胃丸为例（见图 13-10-6）：根据外源性污染风险排查结果，采用电感耦合等离子体质谱法（ICP-MS）建立了重金属及有害元素检查方法。采用显微和薄层技术，实现了 17 个药味的全处方鉴别，消除质控盲区。以对照制剂为实物对照，建立了 UPLC 指纹图谱方法，同时控制多个药味的投料质量。分别采用 ICP-MS、GC 和 UPLC 法建立了 9 个药味的多指标含量测定方法，以对照制剂含量和关键成份转移率为参考，制定等级限度标准，甄别"按 GMP 要求生产的放心药"和"应付标准检验生产的合格药"。

3. 中成药质量等级标准研究的各项内容及要求

（1）**性状**　除另有规定外，应符合品种现行国家药品标准项下要求。

（2）**鉴别**　鉴别方法要求专属性强、灵敏度高、重复性好，在满足上述条件的前提下优选操作快速简便的方法。中成药质量等级标准应做到处方药味控制无盲点，建立所有原料的鉴别方法。方法选择时应考虑多基原、伪品、混淆品的影响。在确定鉴别指标时，还应结合中成药的制法和工艺，可根据对照制剂的分析结果加以取舍。鉴别项不设定等级限度，任意一味原料未检出，即判为级外。

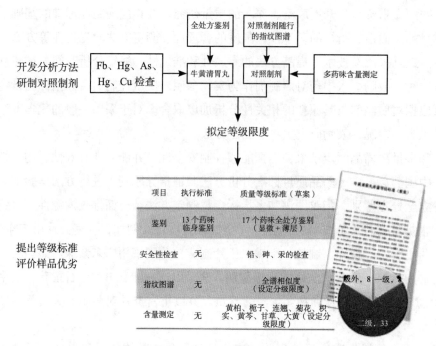

图 13-10-6  牛黄清胃丸质量评价新模式

可采用显微鉴别法、化学反应法、光谱法、色谱法、色谱 – 质谱联用法和生物学方法等方法进行鉴别。处方中有原粉入药的药味首选显微法鉴别，并分别描述不同药味的专属性特征。化学反应法一般适用于矿物类原料。光谱法主要包括紫外、红外、X 射线衍射、X 射线荧光光谱法等，光谱法灵敏度较高，需要重点考虑待鉴别药味的专属性光谱特征。色谱法主要包括 TLC、GC、（超）高效液相法（U/HPLC）、CE 等，采用 TLC 法斑点的比移（$R_f$）值和显色等特征以及 U/HPLC 法、GC 法、CE 法色谱峰的保留时间（$t$）等进行鉴别。提倡一种条件鉴定多个药味，或者一个供试品溶液在不同色谱条件下用于多个药味的鉴别，对于极性差异较大的成份，在开发方法时应考虑将提取低极性成份的剩余药渣用于高极性成份的提取。对于含量极低或常规检测器无响应的专属性指标成份，可根据需要采用色谱 – 质谱联用法加以鉴别，主要包括气相 – 质谱法（GC-MS）、（超）高效液相色谱 – 质谱法（U/HPLC-MS）和毛细管电泳 – 质谱法（CE-MS）等。对于尚无专属性化学指标的药味（如部分动物类中药材），可以采用生物学方法加以鉴别，主要包括酶联免疫、聚合酶链式反应（PCR）、DNA 条形码等方法。提倡使用中药对照制剂为实物对照，与中药化学对照品、中药对照药材或中药对照提取物互为参照和补充，以获得更加准确、客观的鉴别结果。

（3）检查

①一般检查项目：除另有规定外，应符合品种现行国家药品标准项下要求。

②制剂通则规定的检查项目：应符合《中国药典》通则相应剂型项下的各项规定。

③与安全性相关的检查项目：应根据处方药味所含化学成份、种植加工情况和制剂工艺过程，对中成药可能含有的内源性有害物质（如马兜铃酸类、吡咯双烷类生物碱）、毒性成份（如乌头类生物碱、马钱子碱等）和外源性有害残留（主要包括重金属及有害元素、生物毒素、农药残留、二氧化硫、有机溶剂残留、大孔吸附树脂残留等）加以全面排查，并进行初步的风险评估。根据危害程度，有针对性地建立相应的检查方法和限度。检查项不设定等级限度，任意一项检查项不符合检查项下的要求，即判为级外。

④指纹图谱：指纹图谱的建立应遵循信息量最大化的原则，力求反映尽可能多的处方药味的化学信息，并体现中成药质量的一致性和稳定性。如果单一指纹图谱不能完整体现品种所含成份特征，可采用两种或两种以上的方法获取不同的指纹图谱进行分析。指纹图谱的获取首选 U/HPLC、GC 法，也可采用 U/HPLC-MS、GC-MS 法，红外、近红外、拉曼等光谱法作为快速鉴别和辅助鉴别方法使用。研究过程中，指纹图谱中的共有峰应归属到相应原料药材，尽可能指认出化学成份的结构和名称。

鼓励使用中药对照制剂为实物对照，与样品随行测定，采用指纹图谱相似度评价软件计算样品的指纹图谱与中药对照制剂的指纹图谱的相似度。指纹图谱相似度的计算方法应在等级标准中明确，首选全谱峰匹配法，对于不同企业样品指纹图谱差异较大的品种，可重点选择能够体现产品质量优劣的特征峰，采用特征峰匹配法计算相似度。相似度越高，质量等级越高，一般要求二级品相似度不得低于 0.75~0.80，一级品相似度不得低于 0.90~0.95，视具体品种和样品测定结果而定。

⑤含量测定：含量测定方法要求专属性强、准确度高、重复性好，在满足上述条件的前提下优选操作快速简便的方法。重点控制关键药味，首选与药品安全性、有效性相关联的成份，原则上对君药、贵细药、毒性药材，均应进行测定。根据多批次样品测定结果，选择能够体现产品质量差异的指标，尤其是品种现行国家药品标准未设定含量测定项目，并发现不按规定投料现象药味的有效 / 标识成份。在确定含量测定指标时，还应结合中成药的制法和工艺，可根据对照制剂中成份的转移和保留情况加以取舍。

含量测定方法主要包括容量法、色谱法、光谱法等。无机成份可采用容量法、原子吸收光谱法（AAS）、原子荧光光谱法（AFS）、电感耦合等离子体原子发射光谱法（ICP-AES）、ICP-MS 等方法测定含量。有机成份一般采用 U/HPLC、GC、U/HPLC-MS、GC-MS 等方法测定，不提倡使用薄层扫描法。提倡多成份同时测定，指纹图谱和含量测定色谱条件共享，鼓励使用多波长、波长切换、一标多测技术，在使用一标多测技术时，鼓励采用中药对照制剂或中药对照提取物对色谱峰进行定位。含有同类多种成份，但单个成份含量较低或不易测定的处方药味，可采用光谱法等建立大类成份的含量测定方法。

一般应规定一级品、二级品的最低限量，原料为有效成份、提取物或毒性药材的，视情况规定含量范围。如某指标在不同来源的药材中含量差异较大，又无其他更适宜的指标可选，则可只规定二级品限度，暂不规定一级品限度。采用中成药质量等级标准最终确定的方法，测定多批次市售样品的含量，并测定 3 批对照制剂及其相应原料中各指标的含量，计算转移率。原则上以使用合格原料足量投料、规范生产应达到的质量水平为二级。可综合考虑处方药味现行标准的含量测定限度、水分限度、处方量，以最低限度（一般采用含量的最低限和水分的最高限）结合 3 批对照制剂中某指标的最低转移率和该药味在中成药中所占比例，计算得到二级品限度。对于处方药味现行标准未控制的指标，可根据多批次中成药市售样品与 3 批对照制剂含量测定值的平均数或中位数（视数据离散程度而定）的差异，拟定对照制剂测定值平均数或中位数的 40%~60% 为二级品限度。原则上以使用优质原料足量投料、规范生产应达到的质量水平为一级。如处方药味已有质量等级标准，可综合考虑以最高等级限度结合 3 批对照制剂中某指标的平均转移率和该药味在中成药中所占比例，计算得到一级品限度。在目前大多数药材尚无质量等级标准的情况下，可根据多批次中成药市售样品与 3 批对照制剂含量测定值的平均数或中位数（视数据离散程度而定）的差异，拟定对照制剂测定值平均数或中位数的 80%~100% 为一级品限度。

⑥生物活性测定方法：对于难以通过化学方法和指标反映质量优劣的中成药，或已有成熟稳健的生物活性测定方法的品种，鼓励参照《中国药典》的有关指导原则，采用生物活性测定方法作为替代或补充，建立质量等级评价方法。建立的方法应符合随机、对照、重复的原则，检测指标灵敏，操作简便可行，结果判断明确。

以板蓝根颗粒为例，首先采用多学科交叉策略，以质谱成像、抗病毒物质基础和生物效应测定为突破口，研究板蓝根质量优劣评价的生药学、化学和药效学基础，建立外源性残留可控、能够体现品质优劣、含量多寡、活性高低的质量综合评价指数模型，提出板蓝根质量等级标准[36-38]。以此为依据，优选优质板蓝根原料，制备板蓝根颗粒对照制剂，以板蓝根颗粒对照制剂为参照，采用多指标成份含量测定、指纹图谱评价指标划分一级限度、二级限度，区分出化学质量差的级外产品，结合抗流感病毒生物效应、抗炎生物效应指标，评价出化学质量好、生物效应强的优质产品[33,39]，具体见图13-10-7。

⑦规格：应符合品种现行国家药品标准项下要求，仅列出质量等级标准研究涉及的规格。

⑧质量分级量表：质量分级量表系将标准正文中不同等级的指标规定进行对照罗列，项目和指标可根据品种具体情况加以增减，参考格式见表13-10-1。

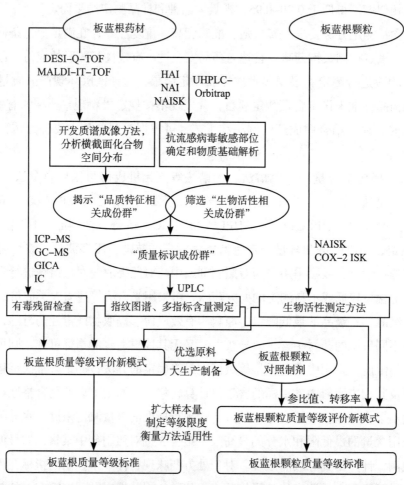

图 13-10-7　基于"品质特征－化学指标－生物活性"和基于"对照制剂－化学指标－生物活性"的板蓝根和板蓝根颗粒质量等级评价新模式

表 13-10-1　中成药质量分级表

| 项目 | | 分级 | |
|---|---|---|---|
| | | 一级 | 二级 |
| 鉴别 | 显微鉴别 | | |
| | 薄层色谱鉴别 | | |
| | …… | | |

| 项目 | 分级 | |
| --- | --- | --- |
| | 一级 | 二级 |
| 检查 | 重金属及有害元素 | |
| | 农药残留 | |
| | 真菌毒素 | |
| | 二氧化硫 | |
| | …… | |
| 指纹图谱 | | |
| 含量测定 | 指标1 | |
| | 指标2 | |
| | …… | |
| 生物测定 | | |

注：可根据具体情况进行增减。

## 三、科学问题与监管应对

### （一）问题分析

基于中药质量综合评价指数和中药对照制剂构建中药材（饮片）与中成药质量等级标准，推行相关产品质量等级优劣认证，树立优质品牌，推优驱劣，引导和督促产业良性发展，对于保障中药优质供给、实现市场优质优先、优质优价具有重要的现实意义。如何将质量优势转化为经济优势，真正实现优质优价，还需要产、学、研、政共同努力，完善政策机制。

### （二）应对措施及建议

1. 坚持关口前移，强化源头管控，注重靶向施策，多举措推进新版 GAP 政策贯彻落实

新版 GAP 是为了落实中共中央、国务院《关于促进中医药传承创新发展的意见》，推进中药材规范化生产，保证中药材质量，促进中药高质量发展，并依据《药品管理法》《中医药法》制定的。新版 GAP 的发布与实施是提升种植源头治理成效和保障道地药材产品市场生命力的关键。建议依照规范明确监管任务，对于种植端的突出问题，如异地化栽培，滥用生长调节剂、农药等的品种加强监管，对于人为缩短药材生长周期和大量使用硫黄熏蒸等屡禁不止的问题，切实夯实主体责任，同时建立严格的责任追究制度，提高违法成本。

2. 持续完善标准规范，循序渐进提升标准深度，加快推进国家认可的质量等级标准制定

《中国药典》是记载药品标准、规格的法典。而从质量角度来讲，它是保障药品质量的最低标准，从药品监管的角度来说，它也是评判药品质量的权威性典章，还是监督药品质量标准执行的法定依据，是推动药品监管科学化的基准线。作为"四个最严"之首的"最严谨的标准"的具体体现，《中国药典》是不可逾越的红线。在建立质量等级评价标准时，应首先符合《中国药典》等国家药品标准的相关规定，考虑当前中药流通环节商品的实际情况，以质量为导向，以优质为目的，结合现有已经发布的团体标准、地方标准等，在安全有效的基础上进行合理的规格等级划分，从需求侧推进统一的质量等级标准

的制定、落地实施与市场检验，让优质优价有据可依。

3. 政策引领，筑牢质量安全防线，持续推进中药质量等级研究迈向更深层次，促进优质中药供给

药品作为特殊商品，不同于一般行业，其生产、检验、应用、支付环节横跨生产企业、药品监管部门、医保部门多个部门和行业，没有多个行业认可的统一标准，优质优价则难以实现。因此，要抓住政策引领的导向性，凝聚药监部门的共同力量，发挥全国重点实验科研平台的优势，多举措同向发力，全面深入中药质量控制新技术、新方法的研究，循序渐进推进中药质量等级标准迈向更高要求，制订令中医药、医药、医疗、医保各方接受的"优质质量等级标准"。与所有标准一样，中药质量等级标准也应结合中药质量控制的学科发展、中药商品市场的变化以及国家医保政策改变等因素，不断地修订、完善，以便更好地为服务于中药生产、标准检验与科学监管。

（魏锋　聂黎行　荆文光　马双成）

# 参考文献

［1］荆文光，程显隆，张萍，等. 2017—2021年全国中药饮片抽检质量状况分析［J］. 中国现代中药，2023，25（5）：969–976.

［2］张萍，郭晓晗，金红宇，等. 2022年全国中药材及饮片质量分析概况［J］. 中国现代中药，2023，25（10）：2045–2054.

［3］魏锋，程显隆，荆文光，等. 中药材及饮片质量标准研究有关问题思考［J］. 中国药学杂志，2022，57（18）：1493–1503.

［4］王皓南，田滢琦，刘大会，等. 中药"辨状论质"的历史、发展与应用［J］. 中药材，2021，44（3）：513–519.

［5］戴全宽，李林嫒，徐国兵，等. 基于"辨状论质"的园参、移山参和野山参的外观性状与化学成份的相关性研究［J］. 中国药房，2020，31（6）：650–655.

［6］王浩，郭凌阁，尚兴朴，等. 基于防风外观性状和内在指标性成份划分防风药材商品规格等级研究［J］. 中草药，2020，51（20）：5320–5327.

［7］邓哲，章军，焦梦姣，等. 以质量常数为核心的黄芩饮片等级评价研究［J］. 中国中药杂志，2017，42（9）：1673–1678.

［8］吕秋菊，秦海燕，宋捷民，等. 延胡索药材商品规格等级划分的合理性研究［J］. 甘肃中医药大学学报，2017，34（2）：70–76.

［9］刘昌孝，陈士林肖小河，等. 中药质量标志物（Q–Marker）：中药产品质量控制的新概念［J］. 中草药，2016，47（9）：1443–1457.

［10］BAI G, ZHANG T, HOU Y, et al. From quality markers to datamining and intelligence assessment: A smart quality–evaluation strategy for traditional Chinese medicine based on quality markers［J］. Phytomedicine, 2018, 44: 109–116.

［11］LIU C X, CHENG Y Y, GUO D A, et al. A new concept on quality marker for quality assessment and process control of Chinese medicines［J］. Chinese Herbal Medicines, 2017, 9（1）: 3–13.

［12］白钢，刘昌孝，张铁军，等. 基于质量综合评价指数的药材品质快速评价［J］. 中草药，2020，52（2）：313–320.

［13］谢宗万. 中药品种传统经验鉴别"辨状论质"论［J］. 时珍国医国药，1994，5（3）：19–21.

［14］康传志，周涛，江维克，等. 根类药材商品规格等级标准研究模式探讨［J］. 中国中药杂志，2016，41（5）：769–775.

［15］郝敏，陆兔林，毛春琴，等. 基于中药质量标志物的饮片质量控制研究［J］. 中草药，2017，48（9）：1699–1708.

［16］徐园园，王明慧，魏永利，等. 中药质量标志物（Q-Marker）的科学计量分析［J］. 中草药，2024，55（4）：1297-1308.

［17］汪小莉，刘晓，韩燕全，等. 中药药效物质基础主要研究方法概述［J］. 中草药，2018，49（4）：941-947.

［18］张王宁，李爱平，李科，等. 中药药效物质基础研究方法进展［J］. 中国药学杂志，2018，53（10）：761-764.

［19］张旭，任晓航，王慧，等. 生物效应评价在中药质量控制研究中的应用进展［J］. 中草药2018，49（11）：2686-2691.

［20］肖小河，金城，鄢丹，等. 中药大质量观及实践［J］. 中草药，2010，41（4）：505-508.

［21］张定堃，王伽伯，杨明，等. 中药品质整合评控实践：附子品质综合指数［J］. 中国中药杂志，2015，40（13）：2582-2588.

［22］谭鹏，王伽伯，张定堃，等. 效应成份指数在中药大黄质量评价中的应用研究［J］. 药学学报，2019，54（12）：2141-2148.

［23］张学儒. 大黄药材商品规格评价与合理用药的研究［D］. 湖南：湖南中医药大学，2010：124.

［24］聂黎行，吴炎培，刘静，等. 中成药质量标准研究有关问题思考［J］. 药学学报，2023，58（8）：2260-2270. DOI:10.16438/j.0513-4870.2023-0337.

［25］聂黎行，查祎凡，胡晓茹，等. 基于对照制剂的牛黄清胃丸全处方鉴别研究和等级初评价［J］. 中草药，2018，49（22）：5320-5327.

［26］聂黎行，查祎凡，何风艳，等. 牛黄清胃丸对照制剂的建立［J］. 药物分析杂志，2019，39（10）：1738-1750. DOI:10.16155/j.0254-1793.2019.10.02.

［27］查祎凡，聂黎行，于健东，等. 基于超高效液相色谱法和对照制剂的牛黄清胃丸指纹图谱研究和质量等级初评价［J］. 中国药学杂志，2019，54（17）：1438-1441.

［28］林敬开，聂黎行，姚力，等. 基于对照制剂的复方丹参片质量评价新模式探讨［J］. 药物分析杂志，2019，39（10）：1751-1761. DOI:10.16155/j.0254-1793.2019.10.03.

［29］邹秋萍，许妍，罗跃华，等. 基于对照制剂的抗宫炎片质量评价新模式的探讨［J］. 药物分析杂志，2019，39（10）：1762-1770. DOI:10.16155/j.0254-1793.2019.10.04.

［30］陈馥，周颖仪，李华，等. 基于对照制剂的沉香化气丸多组分含量测定研究［J］. 药物分析杂志，2019，39（10）：1771-1780. DOI:10.16155/j.0254-1793.2019.10.05.

［31］查祎凡，聂黎行，于健东，等. 基于对照制剂和UPLC的牛黄清胃丸中黄柏的质量评价［J］. 食品与药品，2020，22（1）：7-11.

［32］NIE L X, ZHA Y F, YU J D, et al. Quality grade evaluation of Niuhuang Qingwei pills based on UPLC and TCM reference drug: a novel principle of analysis of multiple components in ready-made Chinese herbal medicine［J］. Processes, 2022, 10: 1166.

［33］QIAN Xiuyu, ZHANG Minglu, WU Yanlin, et al. Quality evaluation of Banlangen Granule based on bioassays of anti-influenzal and anti-inflammatory effects［J］. Current Pharmaceutical Analysis, 2024, 20（1）: 61-75.

［34］聂黎行，戴忠，马双成. 中药对照制剂研制指导原则和技术要求［J］. 中国中药杂志，2017，42（19）：3672-3675. DOI:10.19540/j. cnki. cjcmm.20170901.016.

［35］聂黎行，钱秀玉，张毅，等. 中成药质量等级标准研究原则和方法的探讨［J］. 沈阳药科大学学报，2021，38（12）：1327-1333. DOI:10.14066/j. cnki. cn21-1349/r.2020.1067.

［36］NIE Lixing, HUANG Lieyan, WANG Xinping, et al. Desorption electrospray ionization mass spectrometry imaging illustrates the quality characters of Isatidis Radix［J］. Frontiers in Plant Science, 2022, DOI:10.3389/fpls.2022.897528.

［37］NIE Lixing, DONG Jing, HUANG Lieyan, et al. Microscopic mass spectrometry imaging reveals the distributions of phytochemicals in the dried root of Isatis indigotica［J］. Frontiers in Pharmacolog-Ethnopharmacology, 2021, https://doi.org/10.3389/fphar.2021.685575.

［38］NIE Lixing, WU Yanlin, DAI Zhong, et al. Antiviral activity of Isatidis Radix derived glucosinolate isomers and their break down products against influenza A *in vitro*/ovo and mechanism of action［J］. Journal of Ethnopharmacology, 2020, https://doi.org/10.1016/j.jep.2020.112550.

［39］QIAN Xiuyu, NIE Lixing, ZHAO Hui, et al. Discovery and molecular elucidation of the anti-influenzamaterial basis of Banlangen granules based on biological activities and ultra-high performance liquid chromatography coupled with quadrupole-orbitrap mass spectrometry［J］. Journal of Ethnopharmacology, 2022, https://doi.org/10.1016/j.jep.2022.115683.

# 第十一节　中药标准形成机制与研究方法

药品标准是为保证药品质量，对药品的质量指标、检验方法和生产工艺等方面所做的技术规定，是药品生产、经营、使用以及监督管理等各环节必须遵守的技术要求和法定依据。药品标准是保障药品安全有效的重要基础，是药品监管工作的准绳，是国家医药产业发展和监管水平的重要体现，在药品监管体系和监管能力现代化建设中发挥着基础性、引领性作用[1]。打造具有中国特色、符合中药特点、全球领先的中药卓越监管体系，需要不断加强以《中国药典》为核心的中药标准体系建设，积极构建符合中药特点的标准体系，不断推动中药国家标准、注册标准、省级标准以及团体标准之间的融合与协调。进一步完善中药监管体系，提升中药科学监管能力，保障中药产品质量，维护公众用药安全有效。

1985年，我国第一部《药品管理法》正式实施，规定"药品必须符合国家药品标准或者省、自治区、直辖市药品标准"。2001年，根据我国医药产业发展情况以及医药卫生管理的需要，修订后的《药品管理法》规定"药品必须符合国家药品标准"，为全面建立强制性国家药品标准体系奠定了法律基础。2019年，新修订的《药品管理法》第二十八条同样规定"药品必须符合国家药品标准"，第四十四条规定了中药饮片应按照国家药品标准炮制，国家药品标准没有规定的，应按照省级药监部门制定的炮制规范炮制。《药品管理法》中也明确了地区性民间习用药材的法律地位，要求由药监部门和中医药部门制定管理办法，省级中药标准是中药标准体系中的特有的重要组成部分。

## 一、中药国家标准与地方标准的形成与发展

### （一）中药国家标准

1953年，我国颁布了第一部《中国药典》。此后，又根据我国药品监督管理工作的需要和医药产业发展的需求，依次颁布了1963年版《中国药典》、1977年版《中国药典》和1985年版《中国药典》。1985年版《药品管理法》实施之后，卫生部针对地方药品标准存在的药品通用名称不规范、疗效不确切、质量可控性差等诸多问题，组织开展了中成药品种整顿工作。在颁布1990年版《中国药典》、1995年版《中国药典》基础上，陆续制定了一系列部颁标准，主要包括《卫生部药品标准》中药成方制剂1~20册，《卫生部药品标准》藏药分册、蒙药分册、维药分册，《卫生部药品标准》中药材分册等。随着新药试行标准转正工作的开展，陆续颁布了《卫生部药品标准》新药转正标准1~15册。

伴随着药品监督管理机构的调整和改革，国家药品监督管理部门陆续颁布2000年版《中国药典》、2005年版《中国药典》、2010年版《中国药典》、2015年版《中国药典》以及2020年版《中国药典》。

中药标准工作逐步走上规范化、法制化、科学化的发展轨道，标准水平不断提高，标准体系日益完善，逐步形成了涵盖中药材、中药饮片、中药提取物、中药配方颗粒、中成药、民族药等门类齐全的国家药品标准体系[2-3]。

从 1985 年版《药品管理法》开始，历次修订的《药品管理法》均规定国家药典委员会负责国家药品标准的制定和修订。自 1950 年组建第一届药典委员会开始，目前已经是第十二届药典委员会，几代药品标准工作者按照相关法律、规章以及《药典委员会章程》规定，按照标准研究课题的方式，包括课题立项、标准起草、标准复核、标准审核、标准公示以及标准审批颁布等程序，扎实推进中药国家标准的制定和修订工作[4]。

### （二）中药地方标准

2001 年之前，省级药品监管部门可进行中成药上市审批，并颁布相应的中成药地方标准。2001 年修订的《药品管理法》规定"药品必须符合国家药品标准"。国家药品监督管理部门随即启动了中成药地方标准整顿以及中药保健药品整顿工作，将符合要求的中成药地方标准、中药保健药品省级标准上升为中成药国家标准，中成药地方标准全面退出历史舞台。

根据现行药品监管方面的法律法规，中药地方标准（又称省级中药标准）包括地区性民间习用药材标准、省级中药饮片炮制规范和省级中药配方颗粒标准，属于中药标准体系中特有的组成部分。1987年，卫生部发布了《地区性民间习用药材管理办法（试行）》，在诸多方面明确了地区性民间习用药材的管理要求。2001 年版《药品管理法》中虽未明确省级药材标准的概念，却规定地区性民间习用药材管理办法由国务院药品监督管理部门会同中医药管理部门制定，相当于在法律层面明确了地区性民间习用药材的法律地位。2019 年版《药品管理法》第四十四条规定，中药饮片应按照国家药品标准炮制，国家药品标准没有规定的，应按照省级药监部门制定的炮制规范炮制，充分说明地方炮制规范对于饮片监管的重要性。2021 年，国家药监局联合国家中医药局、国家卫健委、国家医保局发布《关于结束中药配方颗粒试点工作的公告》，明确规定对于国家标准没有规定的中药配方颗粒，允许省级药品监督管理部门根据《中药配方颗粒质量控制与标准制定技术要求》制定省级中药配方颗粒标准。

目前，我国大部分省级药品监督管理部门均制定了省级地区性民间习用药材标准。20 世纪 80 年代，各省级药品监督管理部门还具有药品审批权限，制定的省级中药材标准大多附在省级中成药标准中。2001 年《药品管理法》颁布之后，各省陆续开展了省级中药材标准的整理工作。例如，辽宁省曾先后于 1980 年和 1987 年颁布《辽宁省药品标准》，其中就含有 22 个中药材品种，通过对原收载于省级药品标准中的药材标准进行整理研究后，于 2009 年制定了《辽宁省中药材标准》，收载了省内习用药材55 个品种[5-7]。

省级药品监督管理部门制定的中药饮片炮制规范通常简称为省级炮制规范，主要收载地方临床习用的饮片，作为中药饮片国家标准的补充，对满足不同地区中医临床用药需求、规范地方中药饮片生产、保障饮片安全有效具有非常重要的作用。20 世纪 50 年代开始，各省级卫生行政部门陆续制定了一批省级中药炮制规范。到 20 世纪 70 年代，已经有北京、天津、河北、河南、辽宁、山东等 20 多个省级药品监督管理部门均制定和发布了省级中药饮片炮制规范。目前，除海南省外，有 30 个省级行政区均制定了省级饮片炮制规范，是饮片标准体系的重要组成部分，为规范中药饮片生产发挥了重要作用[8]。

## 二、以《中国药典》为核心的中药标准体系构建思路

中华人民共和国成立之初，党和政府就把药品标准体系建设作为改变公众缺医少药、加强医药产业基础、保障药品供应的有效措施。1950 年即组建了我国最早的标准化组织——第一届药典委员会。经

过几代药品标准工作者数十年的不断努力，我国药品标准体系不断完善，对保障人民群众用药安全发挥了积极的作用[9]。自 1953 年第 1 版《中国药典》颁布实施以来，《中国药典》在推动医药产业发展，促进医药创新，保障公众健康方面发挥了不可替代的作用。在中药监督管理实践中，逐步形成了以《中国药典》为核心的中药标准体系。

### （一）科学认识《中国药典》在标准体系中的核心地位

#### 1. 药典的编修机制决定了《中国药典》的核心地位

一是古今药典都具有浓重的"官修"色彩。从《中国药典》的发展历史不难看出，无论在古代，还是近现代，药典都具有浓重的"官修"色彩。从唐朝世界第一部药典《唐本草》，到宋朝第一部成药方剂药典《太平惠民和剂局方》，再到民国政府时期的《中华药典》，直至中华人民共和国成立后的历版《中国药典》，政府管理机构在药典编修过程中均发挥了重要的主导作用，有些甚至是国家最高领导者直接参与，主要原因还是因为药典的药品技术法典地位。二是药典编修组织机构规格较高。古代的官修本草，大多由政府指派编修工作组，开展具体工作。例如《唐本草》，由李勣领衔，包括尚药奉御、侍御医、太子药藏监、太医令、太医丞、右监门府长史等 23 位医药家组成编修委员会，编纂完成后由朝廷颁布天下。到了近现代，尤其是从 1977 版药典开始，负责药典编制工作的药典委员会，大多由多个部委联合组建，1972 年，卫生部、燃料化学工业部、商业部、解放军总后卫生部联合组建药典委员会，卫生部牵头。在后续历版药典编制工作中，药典委员会大多由卫生行政部门、药品监督管理部门、中医药管理部门、解放军卫生行政部门联合组建，由卫生行政部门或药品监督管理部门的行政长官兼任主任委员[10]。目前，根据新修订的《药品管理法》，药品监督管理部门和卫生行政部门组织药典委员会，负责国家药品标准工作。药典委员会采取上述组织方式，有力保障了药典的权威性和严肃性，也凸显了《中国药典》的重要地位。

#### 2. 相关法律法规决定了《中国药典》的核心地位

1978 年，国务院制定的《药政管理条例》将药品标准分为国家标准（《中国药典》）、卫生部标准（部颁标准）和地方标准，《中国药典》作为当时唯一的国家标准，在该体系中具有最高的地位。1985 年 7 月 1 日第 1 版《药品管理法》正式实施，卫生部颁布的标准（部颁标准）被纳入国家标准当中，此时药品标准由国家标准（《中国药典》、卫生部标准）和地方标准组成。2001 年 12 月 1 日新版《药品管理法》实施，明确规定国家标准为国务院药品监督管理部门颁布的《中国药典》和药品标准，2019 年新修订的《药品管理法》也有同样的规定[11-13]。在历版法规中，均将《中国药典》作为国家药品标准中的重要组成部分单独说明，也强调了《中国药典》的法律地位。

#### 3. 药典的体例结构决定了《中国药典》的核心地位

经过多年的发展，《中国药典》逐步形成了凡例为总体要求，通则为基本规定，标准正文为具体要求的药典标准体系。药典凡例规定"国家药品标准由凡例、正文及其引用的通则共同构成"，这也就说明了凡例和通则是所有国家药品标准不可或缺的组成部分。同时规定药典收载的凡例与通则，对未收载入本部药典的其他标准具有同等效力，进一步明确药典的凡例与通则对其他药品标准的效力。其他国家药品标准、注册标准、进口药品标准等，均必须符合药典凡例与通则的相关通用技术要求。药典的通则主要包括一般通则、制剂通则以及通用检测方法。一般通则对某一类制剂产品或质量控制项目作出的基本要求，制剂通则规定了不同剂型药品所必需符合的基本技术要求，通用检测方法是有效实施各类标准中分析检测的技术方法。一般通则、制剂通则以及通用检测方法对所有药品标准均具有普遍适用性[14-15]。

4. 药典的影响力决定了《中国药典》的核心地位

《中国药典》在一定程度上代表了我国医药工业的发展水平，体现了我国制药行业的技术进步，反映出我国已上市药品的质量水平。在相关药品管理工作中，例如基本药物目录以及医保药物目录的制定过程中，均将药物是否载入药典作为重要的评价指标。国家药典机构积极推进与世界卫生组织、欧盟、美国、日本等国家和地区的交流合作。通过积极编译《中国药典》英文版，扩大《中国药典》的国际影响力。目前，《中国药典》已经和《美国药典》《欧洲药典》《英国药典》一样，被世界卫生组织列为制定《国际药典》的主要参考。

综上所述，《中国药典》虽然与药品监督管理部门颁布的药品标准同属国家药品标准，但其"源于国家药品标准，高于其他国家药品标准"的基本定位较为明确。《中国药典》作为国家药品标准的龙头和核心，其在法律地位、影响力、作用方面均高于一般国家药品标准。

习近平总书记多次强调，要把"最严谨的标准、最严格的监管、最严厉的处罚、最严肃的问责"落到实处。其中要把"最严谨的标准"放在首位，突显了标准在保障公众用药安全有效的极端重要性。我国已经颁布实施 12 版《中国药典》，药品标准从无到有、收载品种从少到多、标准水平从低到高，《中国药典》在保障公众用药安全、健全药品标准体系、促进医药行业健康发展等诸多方面，均发挥了重要的作用。

## （二）不断优化《中国药典》工作机制

近年来，《中国药典》编制工作中坚持"临床常用""疗效确切""使用安全""工艺成熟""质量可控"这一基本药典品种遴选原则。国家药典委员会根据药品监管需要以及医药工业发展水平，起草药典编制大纲，按照药典编制大纲组织开展《中国药典》编制工作。但目前《中国药典》编制工作中还存在着遴选程序不明晰、评价方式不合理、技术要求不明确等诸多问题[16-17]，《中国药典》品种管理机制和工作程序有待进一步完善。

1. 优化《中国药典》中药品种遴选机制

首先，需细化《中国药典》中药品种遴选原则。在充分认识和评价《中国药典》功能和作用的基础上，结合中药特点，进一步优化中药品种遴选原则。目前所执行的"临床常用、疗效确切、使用安全、工艺成熟、质量可控"遴选原则，实际上涵盖了对中药品种在安全性、有效性、质量可控性、药物可及性等多方面的评价因素。在实际工作中，建议结合中药的特点，对上述遴选原则进行细化，以便在实际工作中更有可操作性。例如在对"使用安全"进行评价时，可对品种的不良反应报告进行分析，对其临床使用的安全特性进行评估。在对"临床常用"进行评估时，可对一定时间内药品生产数据、销售数据、医疗机构使用数据进行定量分析，掌握具体中药品种的临床使用频度。

其次，需优化《中国药典》中药品种遴选评价方式。目前，《中国药典》中药品种的遴选，主要是组织中医学专家和中药学专家通过专家咨询会议的方式开展，这种评价方式主观影响因素较大，不可避免地受到专家数量、专家代表性等条件的影响。因此，需研究建立定性指标和定量指标相结合、主观评估和客观评价相结合、药学评价和医学评价相结合的《中国药典》中药品种遴选综合评价指标体系，制定明确的遴选程序，进一步提高中药品种遴选的科学性、合理性以及公正性（见图 13-11-1）。

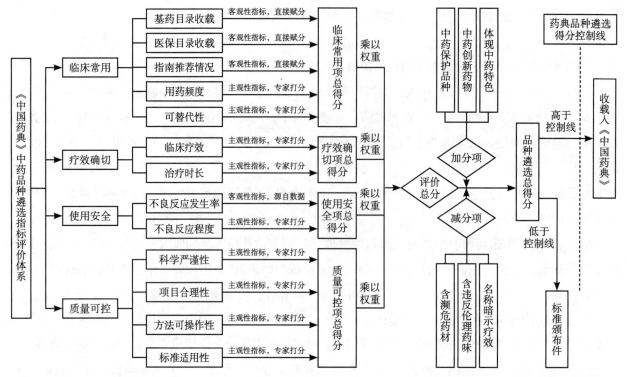

图 13-11-1 《中国药典》中药品种遴选指标评价体系

### 2. 完善《中国药典》中药品种管理机制

自 1963 年版《中国药典》首次收载中药品种以来，历版药典都会结合新药注册及药品标准修订等有关情况，在延续前一版药典收载品种的基础上，不断扩大药典品种收载范围。但随着中药制药技术的持续进步、中药产业的不断发展、公众对中药品种安全有效的期待和要求越来越高，不可避免地出现《中国药典》收载的部分老旧中药品种已经不符合药典要求、先进性与代表性存疑的情况，所以要持续优化《中国药典》品种管理机制。

（1）**建立《中国药典》品种评估机制**　目前《中国药典》品种遴选更多关注新增品种的选择，未过多关注药典已收载品种的重新评估问题，《中国药典》中还存在一些连续多年无企业生产的老旧品种，甚至是没有药品批准文号的品种。应该综合生产企业数据库、批准文号数据库、不良反应数据库、药物警戒情况等多种数据，对药典收载品种的适宜性进行定期评估，确保《中国药典》的严肃性和权威性。

（2）**建立《中国药典》品种动态调整机制**　以《中国药典》增补本为主要载体，提高《中国药典》新增品种工作程序的可操作性，对于新版药典颁布之后，国家药监局批准的创新药物、医保目录和基药目录新收载的品种以及能够体现中药特点和特色的品种，应及时增补进入《中国药典》。同时对于经过重新评估认为不适合继续收载入《中国药典》的品种，应建立健全完善的药典品种退出机制，实现药典品种的动态管理，保持《中国药典》的先进性和科学性。

（3）**完善《中国药典》淘汰品种的后续处理措施**　按照药品标准管理有关规定，新版药典不再继续收载的品种，其仍然执行之前版本《中国药典》收载的标准，该标准仍然属于国家药品标准。应针对此类新版药典未能继续收载的品种，建立完善的后续处理措施。对于已无合法批准文号的品种，应制定相应的国家标准废止程序，报请国家药品监督管理部门废止相关国家标准。对于药品安全性、有效性、质量可控性存疑的品种，应及时开展标准修订提高工作。

## 三、符合中医药特点的中药标准体系实施路径与方法

长期以来，药品标准作为中药监督管理工作的重要技术支撑和主要抓手，在保障中药产品安全有效方面发挥了重要作用。但由于中医理论的复杂性、中药化学成份的多样性、药材饮片的批间差异性、中药作用机理不完全明确、中药活性成份不清晰等多种原因，制定的中药标准很难全面反映中药的特点。如何构建符合中医药特点的中药标准体系，一直是中药监管部门、标准管理机构和广大中药科研工作者关注的重点[18]，也是中药监管科学的重要研究内容之一。

### （一）符合中医药特点中药标准体系的科学内涵

2019年10月25日，习近平总书记对中医药工作作出重要指示，强调要遵循中医药发展规律，传承精华，守正创新，推动中医药事业和产业高质量发展。中共中央、国务院发布了《关于促进中医药传承创新发展的意见》，提出目前我国中医药工作中还存在着遵循中医药规律的治理体系亟待健全、中药材质量良莠不齐、中医药传承不足、创新不够等多种问题，并就加强中药材质量控制以及促进中药饮片和中成药质量提升方面提出了具体的要求。国家药监局于2020年12月25日发布了《关于促进中药传承创新发展的实施意见》，在完善中药法规标准体系方面提出了具体的举措，要求建立和完善以临床为导向、符合中医药特点的中药质量标准、技术规范和评价体系。符合中医药特点的中药标准体系，从根本上讲就是要实现尊重中医药传统、遵循中医药理论以及尊重中医药规律。

#### 1. 尊重中医药传统

中药具有悠久的历史，种类丰富，分布广泛。我国幅员辽阔，中药材资源丰富，不同地区气候、光照、土壤等自然条件有很大差异，许多中药材在产地、生长年限、采收季节、采收加工等方面都有严格的要求。李时珍云："一物有谬，便生命及之。"多年来，历代医家在中药质量评价方面积累了非常宝贵的经验。因此，中药标准体系的完善和发展，必须以继承中医药传统理论中的精华为基础，没有继承，也就无从谈发展，更谈不上守正创新。比如地黄，《本草从新》认为："地黄以怀庆肥大而短、糯体细皮、菊花心者良"；又如甘草，《本草图经》认为："今甘草有数种，以坚实断理者为佳，其轻虚纵理及细韧者不堪。"这些都是古代中医药学家在长期临床实践的基础上，在中药质量评价方面的经验总结。在饮片标准工作中，必须全面继承和发扬传统炮制技术和饮片质量控制理念，为制定遵循中医药理论的饮片标准奠定坚实的基础。在对中药质量进行评价和控制过程中，所采用的标准体系必须充分尊重中医药传统，认真整理和挖掘传统中药评价方法和质量鉴别经验，用现代技术对传统方法和经验进行表征，使中药质量控制体系能够真正尊重、传承和发扬中医药传统[19]。

#### 2. 遵循中医药理论

中医药理论有着数千年悠久历史，是中华民族在长期生产、生活和医疗实践中，认识生命、维护健康、防治疾病宝贵经验的积累和总结，是经过历代传承并不断发展创新的原创性医学理论体系。中医药理论体系以气一元论和阴阳五行学说为哲学思辨模式，强调整体观念，以辨证论治为主要特点，形成了包括理、法、方、药在内的理论体系。而中药作为在中医药理论指导下认识和使用的药物，具有独特的理论体系、表达方式和运用形式。中药必须赋有四气、五味、归经、升降浮沉、功效等中医药理论体系下的独特内涵，这也是中药区别于天然药物的显著特点。"饮片入药"是中医临床用药的重要特色，中药炮制技术是指在中医药理论指导下，根据临床需求，将药材加工成饮片的传统加工技艺。中药炮制行业自古遵循着"修合无人见，存心有天知"以及"炮制虽繁必不敢省人工，品味虽贵必不敢减物力"的基本准则。中成药则是在中医传统临床方剂的基础上，在辨证审因、明确治法之后，选择适宜的药物，按照中医药组方原则，经过酌定用法用量和药物配伍，按照固定生产工艺批量化生产的药物。从中药监

中药监管科学

督管理的角度来说，必须将遵循中医药理论作为重要的考量。在中药标准的研究和制定过程中，离不开中医药理论的指导，尤其是中医药理论中"方"和"药"的相关内容。这样才能确保中药标准更能符合中药临床使用的实际情况，满足中药质量控制和监督管理工作的实际需要。

3. 尊重中医药规律

中药标准的研究和制定，必须充分考虑到中医药的特点，考虑到中药的特殊性，尊重中医药客观规律。在中药标准工作中，必须科学把握中药标准工作的总体原则。一是坚持临床导向原则。中药产品的质量控制最终是为药品的临床使用服务的，因此在中药标准工作中尤其要坚持临床导向原则，建立与中药临床使用过程中安全性和有效性相关联的质量控制项目，这样才能使中药质量控制项目的设置有的放矢，更具有针对性。二是坚持整体质量评价原则。中药成份复杂，很难通过单一的某一个成份或某几个成份全面评价其质量，所以在中药标准中，提倡对中药质量进行整体评价，以实现中药质量稳定可控[20]。三是坚守安全底线原则。药品是防病治病的特殊商品，其安全性底线必须坚守。中药标准必须高度重视中药质量安全风险，对农药残留、重金属及有害元素、真菌毒素、植物生长调节剂等外源性污染物及内源性有毒有害成份的安全风险进行评估，必要时制定相应的质量控制项目。四是坚持标准严谨性原则。中药标准工作必须坚持科学、严谨、规范的原则，所制定的标准，必须兼顾标准的适用性和经济性，确保标准可执行和顺利实施。

### （二）符合中医药特点中药标准体系的主要考量

#### 1. 中药材标准要关注"道地药材"理论

中药材的生长和分布离不开一定的自然环境，不同地域的自然环境和条件决定了中药材品质的差异性。《本草经集注》提出"诸药所生，皆有境界"。《新修本草》认为"离其本土，则质同而效异"。《本草蒙筌》指出"地产南北相殊，药力大小悬隔"。中医药学在实践中不断积累和总结，古代临床医学家基于长期临床用药经验，提出"道地药材"的概念。"道地药材"是指具有特定种质、特定产区、特定生产技术和加工方法的传统中药材，具有地方特色、质地优良、疗效突出的特性。例如甘肃的当归、宁夏的枸杞、青海的大黄、内蒙古的黄芪、河南的地黄、云南的三七、四川的黄连、浙江的贝母、广东的陈皮，自古以来均被称为道地药材。现代中药科研人员，也围绕着道地药材开展了大量的研究，不断深入挖掘和整理道地药材形成原因，系统总结道地药材的质量规律，并逐步研究建立道地药材品质评价的技术体系。使用 DNA 分子遗传标记技术、中药化学指纹图谱技术、组织形态三维定量分析、生物效价测定等多种检测技术和评价方法对道地药材的质量进行检测和评估[21-22]。

经过中药科研人员数十年来的不断研究探索，道地药材质量评价研究取得了明显的进展，但还存在较大的突破空间。一是因为道地药材本身具有一定的复杂性，道地药材的决定性因素主要是自然条件等环境因素，但同时也受到其他因素的影响，对其质量进行评估时必须考虑全面。二是因为道地药材并不是一成不变的，不同的历史时期，道地药材产区与非道地药材产区并不是固定不变的，而是存在一定的迁移和转变规律。三是如何客观全面评价道地药材质量仍需要继续探索。目前的质量评价大多集中在组织学性状、化学成份、生物活性检测等，仍有赖于依据临床作用"金标准"进行评估。

#### 2. 中药饮片标准要关注"生熟异治"等中药炮制理论

中药区别于天然植物药最大的特点就是以中医理论为指导和饮片入药。炮制过程通常又分为净制、切制和炮炙，饮片产品也相应地分为生饮片和熟饮片。饮片炮制之后，其外观性状会发生明显的变化，其内在化学成份也会产生一定变化，进而导致其药性和功能产生明显的转变。《审视瑶函》中有云："药之生熟，补泻在焉。剂之补泻，利害存焉。盖生者性悍而味重，其攻也急，其性也刚，主乎泻。熟者性淳而味轻，其攻也缓，其性也柔，主乎补。"随着中药炮制学科的不断发展，中药炮制机理研究不断深入，对饮片生熟异治的机理也越来越明晰。但目前中药饮片质量控制过程中，大多沿袭中药材的质量控制指标，未能充分反映出中药饮片炮制前后质量的内在差异和变化情况，未能充分体现饮片生熟异治的特点[23-24]。因此在中药饮片标准研究制定过程中，应结合中药炮制机理研究成果，关注"饮片入药，生熟异治"这一中医临床用药重要特征，制定针对性的质量控制项目，体现传统炮制技术特点。

### 3. 中成药标准要关注"君臣佐使"等方剂配伍理论

中成药是按照中医理论进行组方开发的药物，中医临床组方大多遵循君臣佐使、药性配伍、七情配伍等传统中医药组方理论。《素问·至真要大论》中认为"主病之谓君，佐君之谓臣，应臣之谓使"。通常认为，君药是处方中重要的药味，是不可缺少的。药性配伍和七情配伍也是中医组方遵循的重要理论。药性通常是指药物的性质与效能，如四气五味、升降沉浮和归经等。七情通常是指单行、相使、相须、相畏、相杀、相恶、相反的合称，中药配伍后，药效和毒性会产生一定的变化[25]。因此，在中成药标准研究制定过程中，也必须关注中成药处方配伍理论，按照处方药味在临床应用过程中的作用和特点，有针对性地制定质量控制项目。

## （三）研究制定方法

长期以来，中药标准工作始终坚持以人民为中心的发展思想，全面落实"四个最严"要求，以建立"最严谨的药品标准"为目标，立足新发展阶段，贯彻新发展理念，构建新发展格局，积极探索和完善政府主导、企业主体、社会参与的标准工作机制。积极鼓励社会团体、企业事业组织等社会各方积极参与中药标准的研究和制定工作，促进药品高质量发展。为进一步落实国家药监局《关于鼓励企业和社会第三方参与中药标准制修订工作有关事项的公告》中的要求，中药国家标准工作中将企业和社会第三方直接申请修订中药国家标准纳入药品标准形成机制，中药国家标准的制修订既可以通过药典委员会组织标准科研课题立项这一"自上而下"的方式开展，也可以由企业和社会第三方直接提出修订申请的"自下而上"的途径进行。从法规和制度层面，构建了中药国家标准修订"自上而下"和"自下而上"并行的标准形成新机制。

### 1. 中药材标准研究制定方法

中药材是中药饮片生产的起始原料，是中医防病治病的物质基础，直接影响着中药临床的疗效，中药材质量是中医药事业和中药产业发展的基石[18, 26]。中药产业链长，中药材的质量控制，需要从种植养殖基地选择、中药材种质资源管理、中药材种植养殖技术要求、中药材采收加工规范以及中药材产品质量标准的建立等多个环节进行全链条控制，方能最终保障中药材质量。

中药材标准的研究制定，是一项系统工程，既要认真做好本草考证，又要进行扎实的市场调研，还要进行周密的科学论证，确保标准的科学性、合理性、适用性和严谨性。在中药材标准研究制定过程中，需要坚持以下几个原则，综合权衡，全面考虑。一是基于本草，挖掘和传承传统质量评价方法。系统查阅和梳理代表性本草典籍中相关中药品种的记载情况，全面掌握品种的使用历史，考证其基原情况，对其传统质量评价方法进行总结，明确品种的有关信息。二是基于传统，系统评价道地药材品质特征。道地药材理论是中医药理论的重要组成部分，古代临床医家根据长期的临床用药经验，提出道地药材的概念。对药材的特定产区、生长环境、外观性状以及品质特征等关键信息进行说明，可作为评价中药材质量优劣的重要参考。三是基于关键质量属性，制定与关键质量属性相关联的质量控制项目。在中药材标准研究过程中，对药材基原、药用部位、产地、种植或养殖方式、生长年限、采收期、产地加工、生产流通以及贮藏环节等影响质量的因素进行全面分析和考察，确定影响药材质量的关键因素，并建立针对性的质量控制项目。四是基于临床使用情况，制定与临床使用直接相关的质量控制项目。根据中药材临床使用的功能主治，尽可能明确与临床应用相关联的质量检测指标和质量控制项目。五是基于监管，针对性解决中药材监督管理过程中的实际问题。药品标准作为药品监督管理的重要技术支撑，其主要功能之一就是服务于药品监管工作。在中药材标准研究制定过程中，需进行广泛的市场调研，了解相关品种存在的主要质量问题，在标准中建立相应的技术要求，解决实际监管问题，保障药品质量。六是基于安全，守住中药材安全用药底线。对中药材生长区域环境因素可能引入的风险因素、种植或养殖期间引入的风险因素、生产加工及贮存期间引入的风险因素以及品种本身在内源性毒性成份等有关情况进行详细的评估，并根据风险评估结果，结合品种临床使用情况，在质量标准中制定相关风险控制项目（见图13-11-2）。

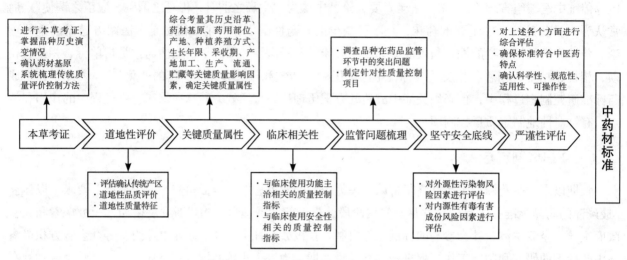

图 13-11-2　中药材标准的研究和制定

2. 中药饮片标准研究制定方法

饮片炮制是在中医药理论指导下，按中医辨证用药的原则及中药调剂的需要，将中药材炮制成饮片的方法和技术。饮片炮制方法规范与否，直接关系到药品质量和临床用药的安全有效，关系到中医药的继承与发展。中药饮片炮制规范是饮片加工、生产、经营、使用、检验、监督管理的法定依据，对继承与发扬祖国宝贵医药遗产，提高中药饮片的质量，保障人民身体健康，促进饮片产业发展具有积极的作用。

中药饮片标准的研究和制定，应坚持以下原则。一是坚持中医药理论指导。中药饮片炮制是在中医辨证用药基础上发展形成的制药技术。中药饮片炮制规范的制定应遵循中医药理论指导，继承传统饮片炮制经验和技术，满足临床需求，发挥中医临床用药的特色和优势。二是坚持体现中药特色。中药饮片炮制规范需继承传统饮片炮制方法，保留其特有传统工艺。应继承、整理和挖掘炮制经验技术，积极探索中药饮片"生熟异治"和"减毒增效"科学内涵，在标准中制定针对性质量控制项目。三是围绕关键质量属性实施中药饮片产品质量控制。应注重对种植或养殖、采收加工、炮制过程、市场流通、临床使用等的全过程调查，充分考虑影响饮片质量的关键质量属性，有针对性地确定中药饮片炮制规范的项目和内容，并研究建立专属性的质量控制方法和检测指标。四是坚持过程控制理念。鼓励结合传统炮制方法和现代生产技术手段，结合炮制机理，对炮制工艺参数进行研究和确认，通过炮制工艺和规范参数保障中药饮片质量。五是坚持创新和发展。在传统炮制工艺的基础上，结合炮制机械设备的更新，开展对传统炮制工艺参数的优化；加强炮制辅料的研究；积极研制新的炮制机械设备，引入先进的监测技术、贮藏方法等，加快推进传统炮制工艺实现规范化、自动化、智能化的饮片现代生产模式（见图13-11-3）。

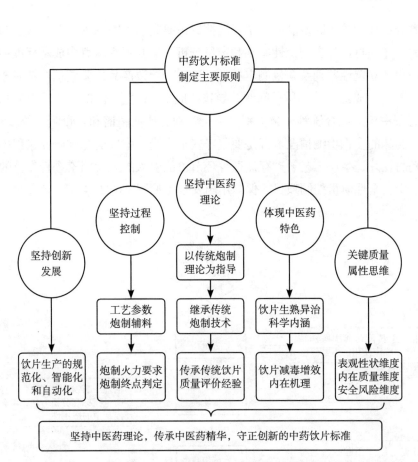

图 13-11-3 中药饮片标准的研究和制定

### 3. 中成药标准研究制定方法

中成药是在中医药理论的指导下，以中药饮片为原料，由中药生产企业按照批准的处方组成和生产工艺生产，具有特定规格、剂型和使用方法的药品。中成药一方面继承了传统中医药理论，又结合现代制药工业的先进技术，具有剂量准确、服用方便、便于携带以及规格丰富的特点，在中药产业中具有举足轻重的作用[27]。

中成药作为批量生产的商品化药品，必须坚持质量源于设计的理念，将质量控制贯穿于药品的全生命周期，通过全链条质量控制，方能保障最终制剂产品的质量。在中成药标准研究制定过程中，应当根据功能主治、"君臣佐使"等组方规律、临床使用情况，结合产品处方药味组成、主要生产工艺、关键质量属性等有关信息，制定科学严谨的质量标准，以便为中成药的生产、流通、使用、检验、监督管理提供依据，保证药品安全、有效和质量可控。

在中成药标准制定过程中，一是要坚持中医药理论为指导。中成药质量标准研究过程中应关注中医药理论的指导，对中成药处方"君臣佐使"、药性配伍和七情配伍等理论进行研究，结合中成药临床使用情况，确定影响中成药质量的关键药味，建立针对性质量控制项目。二是要坚持原料制剂标准协同的理念。中成药的生产以中药饮片为主要原料，部分中成药品种也会涉及提取物投料，在中成药标准研究制定过程中，除在制剂工艺条件下不稳定的指标成份外，要尽量确保质量指标、检测方法与相应中药饮片或提取物标准的协调一致性，以便能够对中成药生产过程中的量值传递情况进行评估，也能更有针对性地对最终制剂产品质量进行控制。三是要围绕关键质量属性制定标准检测项目。中成药标准研究，要对影响最终制剂产品质量的关键质量属性进行全面分析，基于对药用物质本身特性及生产工艺情况进行分析，结合中成药临床使用安全性及有效性方面的考量，确定关键质量属性，并制定相应的质量控制项目。防止选择质量控制指标的盲目性，甚至出现为了检测而检测的情况。四是要坚持整体质量评价，制定严谨标准。随着分析技术的不断发展以及中药活性成份研究的不断深入，分析方法和分析技术基本能够实现对处方中每一味药材饮片实现定性鉴别和定量分析，但并不意味着中成药标准中需要对所有可能的药味或指标性成份建立定性鉴别及含量测定项目。这样会导致产品检验繁琐、耗时较长、检验成本增加，但并未从根本解决中成药的关键质量问题，导致"成本／获益"偏低，严重影响标准的严谨性。在中成药标准研究过程中，应综合统筹显微鉴别、薄层鉴别、特征图谱和含量测定等多种质量控制项目，防止出现针对同一药味的多重检测情况。五是要坚守安全底线。中成药标准研究过程中应加强风险控制的理念，对源自药材饮片、生产工艺、贮存流通等环节可能引入的风险因素进行充分的评估，结合制剂产品自身特点，制定安全性质量控制项目，保障用药安全（见图 13-11-4）。

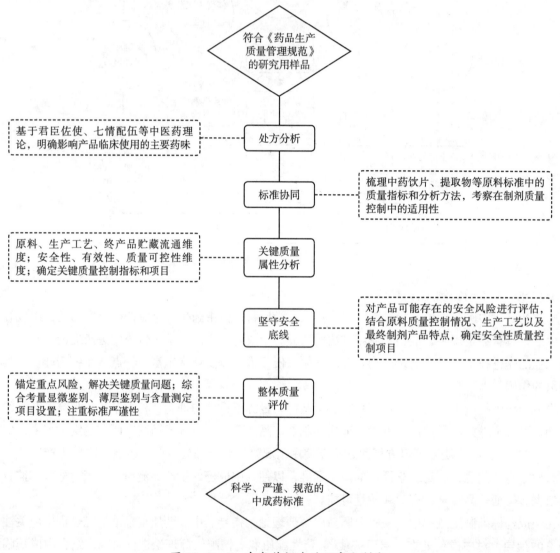

图 13-11-4　中成药标准的研究和制定

## 四、科学问题与监管应对

党中央、国务院高度重视药品标准工作，多次强调要建立"最严谨的标准"，将健全完善药品标准体系作为深化医药卫生体制改革的重要内容，药品标准工作迎来了难得的历史发展机遇。在几代药品标准工作者的不断努力下，目前已经建立了以《中国药典》为核心、涵盖中药材、中药饮片、中药提取物、中药配方颗粒、中成药以及民族药的中药标准体系。但当前中药标准工作中还存在着这样或那样的问题与不足，尤其监管方面，还存在一些亟待解决的问题或矛盾，需要不断加强中药标准体系和管理能力建设，使其能够适应新时期中药监管工作的新形势和新任务。

## （一）中药标准制定中的科学问题

### 1. 标准水平不平衡

2020 年版《中国药典》收载中药品种 2711 种，中药标准技术水平明显提升，中药安全性要求大幅提高，中药标准导向性作用日益显著，但中药标准仍然存在着标准水平不平衡的问题。一方面是标准技术水平存在差距，多年来，中药标准工作一直秉持"中药标准引领国际"的理念和思路，《中国药典》收载品种的标准处于较高水平。随着"药品标准提高行动计划"的逐步推进，老旧中药标准的提升工作有序开展，为保障已上市中药产品质量奠定了坚实的基础。但仍然有部分品种标准水平较低、质量可控性较差，尤其是原卫生部制定的部分中成药标准和新药转正标准，以及国家药监局成立之后颁布的部分地标升国标品种和保健药整顿品种的标准，在检测项目科学性、分析方法先进性以及检测指标合理性方面需要进一步提升。

另一方面不同类别中药产品的标准之间技术要求尺度不一致。由于中药标准涉及的产业链较长，情况较为复杂，且标准审核制定部门涉及国家药典委员会、国家药监局药品审评中心以及各省级药品监督管理部门，因此不可避免地出现中药材、中药饮片、中药提取物、中药配方颗粒以及中成药标准的技术水平和质量控制理念不一致的情况。对于具体的中药品种而言，有时会出现药材、饮片和中成药检测指标不一致、检测方法不统一的问题。

### 2. 标准之间协调性差

按照目前药品标准管理的法规体系，国家标准制定、修订和管理按照《药品标准管理办法》执行，中药注册标准的制定、修订和管理按照《药品注册管理办法》执行，省级中药标准方面，国家药监局组织制定《地方习用药材管理办法》，各省级药品监督管理部门也针对地方药材、中药饮片炮制规范的制定、修订等制定了相应的技术要求。从管理体系的角度讲，由于法规体系和技术要求体系并不完全统一，导致国家标准、注册标准、省级中药标准的管理相互割裂，各类标准的制定和修订自成体系，相互之间的协调性和衔接性不足，各类标准之间的相互转化受限，无法实现不同技术标准之间的监管合力。

### 3. 标准严谨性有待提高

随着经济社会和中药产业的发展，公众对中医药有了新期待，党中央、国务院对中医药事业提出了新要求。在中药标准工作中，需要将"最严谨的标准"要求贯穿中药标准管理全链条，做好传承精华，守正创新，坚持科学、严谨、实用、规范的原则，加强基础研究，采用现代科学技术研究制定中药标准，兼顾标准的适用性和经济合理性，确保人民群众用药安全。目前，中药标准工作中存在的 3 个主要矛盾，一是先进分析技术与标准可操作性之间的矛盾。随着现代分析技术和先进仪器设备的不断发展，在中药标准中逐步引入了大量先进的分析检测技术，诸如色谱 – 质谱联用分析方法、聚合酶链式反应法以及 DNA 测序方法等，分析方法的专属性和准确性显著提升，但由于所使用分析仪器较为昂贵，方法操作较为繁琐，导致在标准可操作性和适用性上存在一定的问题，在基层药品检验机构和部分药品生产企业中的推广使用情况不理想。二是繁杂的质量控制项目设置与检验成本之间的矛盾。近年来，随着中药活性成份研究的不断深入，以及标准提高工作的持续推进，中药质量标准中指标性成份的检测越来越多，部分药材或饮片标准中制定了多个成份的含量测定，中成药标准中的鉴别项目和含量测定项目也随之越来越多。从某种程度上讲，质量控制项目的不断增加，的确可以提升药品质量控制保障水平，但随之而来的是，检测的时间越来越长、检测成本越来越高，甚至出现检测成本远远超过药材本身价值的情况。三是严苛的安全性控制体系与药物可及性之间的矛盾。安全问题一直是药品标准工作的重要方面，坚守安全底线是保障公众用药安全的基本要求。目前，针对重金属、有害元素、农药残留、真菌毒素等外源性污染物以及马兜铃酸、吡咯里西定等内源性有毒有害成份建立了较为完善的质量控制体系。但由于中药的种植涉及农业部门，且外源性污染物受到土壤、水分等自然条件的影响比较大，指标过于严苛，可能会导致药品供应和药物可及性出现问题。

### （二）应对措施及建议

#### 1.注重各类标准之间的整体协调性

中药标准必须注重各类标准之间的协调，即中药材、中药饮片、中药提取物、中药配方颗粒以及中成药标准在技术要求、质量控制理念、分析技术、生产质量管理等方面应保持协调，注重彼此之间内在质量的关联性。中药标准是中药产品质量控制方面的技术规范，中药材、中药饮片、中药提取物、中药配方颗粒、中成药标准之间形成一个有机的体系，各类标准之间必须协调一致，才能充分发挥标准化的作用。在制定中药标准的技术要求和确定质量指标时，应充分考虑到与其他标准的衔接，确保技术要求、质量项目之间的协调一致。

中药标准是中药产业发展和技术进步的技术支撑，是基础性制度的重要方面。标准协调性是指标准内各相关技术要素之间以及标准与现行有效文件（包括法律法规、规范性文件、相关标准）之间的关联，确保配合科学合理。由于各类标准制定的部门有所差异，省级标准由省级药品监督管理部门制定，注册标准由国家药监局药品审评中心审核，国家标准由国家药典委员会审核，因此在标准修订和实施过程中要注重术语界定清晰、检测方法一致以及技术指标的关联性。避免出现概念混淆、执行尺度不统一，甚至出现无法执行的问题。

《药品管理法》第二十八条规定药品必须符合国家药品标准，奠定国家药品标准在药品标准体系中的核心地位。同时规定对于没有国家药品标准的，应符合核准的药品质量标准，从法律层面给中药注册标准明确的法律地位。第四十四条规定中药饮片应按照国家药品标准炮制，国家药品标准没有规定的，应按照省级药监部门制定的炮制规范炮制；同时也明确了地区性民间习用药材的法律地位，明确由药监部门和中医药部门制定管理办法。

上述相关规定基本明确了中药法定标准的基本架构，中药标准通常包括中药国家标准、中药注册标准以及地方中药标准。除此之外，中药标准还可能涉及中医药管理局、工业和信息化部等部委制定的行业标准，世界标准化组织以及世界卫生组织制定的国际标准，以及各协会学会制定的团体标准等。为充分发挥不同中药标准在中药质量控制中的作用，必须遵循"开放、融合、协调"的理念，加强各类标准之间的整体协调性，构建国家标准为主体、注册标准为协同、省级标准为补充、团体标准为储备的中药标准体系（见图13-11-5）。

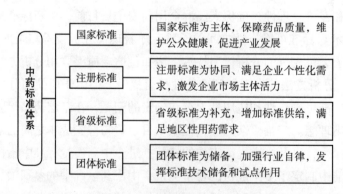

图13-11-5　国家标准、注册标准、省级标准、团体标准组成的中药标准体系

#### 2.加强国家标准、注册标准和省级中药标准之间的转化

（1）**加强注册标准与国家标准的转化和协调**　在2007年之前，新批准上市的中药品种，同时批准

其药品试行标准，药品试行标准经过 2 年的试行期后，需按照标准转正程序申请试行标准转正，批准后即执行转正后的国家药品标准。2007 年版《药品注册管理办法》取消试行标准转正环节，新批准上市的中药品种，不再批准试行标准，改为核发注册标准。药品注册标准执行《药品注册管理办法》有关规定，注册标准和国家标准之间的缺乏关联，也导致两种标准之间在协调统一方面出现了一些问题。因此在中药标准体系的构建过程中，必须关注中药注册标准和中药国家标准的转化，促进两种标准之间的相互协调，不断提高中药标准水平。

一方面要明确在已有国家药品标准基础上需要核发中药注册标准的情形。目前已经上市的中药品种，大部分执行国家药品标准，包括药典标准、局颁标准或原部颁标准。对于非独家生产且执行国家药品标准的品种，应允许药品生产企业申请对标准进行修订，并核发高于国家标准的注册标准。这样既可以鼓励药品生产企业持续提升质量标准水平的积极性，又可以通过制定质量控制水平高于国家标准的注册标准，推动国家标准的修订和提高。

另一方面要明确中药注册标准转化为国家标准的途径。近年来，随着国家鼓励医药创新的不断推进，中药创新药物上市速度明显加快，新批准上市的中药创新药均执行中药注册标准，大部分尚未制定国家标准，也不符合《药品管理法》中"药品必须符合国家药品标准"基本要求。上述创新药物标准也未被《中国药典》收载，长此以往可能影响《中国药典》的先进性和代表性。基于中药注册标准，通过适宜的转化程序制定中药国家标准，有助于通过中药国家标准和中药注册标准的良性循环，形成两种标准相互促进、动态提高的局面，有利于进一步提升中药质量控制水平。

（2）加强省级标准与国家标准的转化和协调　省级中药标准分别由各省级药品监督管理部门根据本省有关情况制定，各省在技术要求、审评尺度等方面，不可避免地存在一定程度的差异，以地区性民间习用药材标准和省级中药饮片炮制规范尤甚。以地区性民间习用药材标准为例，目前几乎大部分省都发布了省级地区性民间习用药材标准，有利于进一步有效利用地方药材资源，有利于促进当地医药产业健康发展，规范地区性民间习用药材临床使用，保障公众用药安全有效。但地区性民间习用药材标准存在着同名异物、同物异名、质量控制水平不统一、技术要求尺度不一致等诸多问题。而地区性民间习用药材又作为法定标准，可在本地甚至全国范围内流通使用，给药品安全带来一定的安全隐患[28]。

因此，建立完善地区性民间习用药材标准、省级中药饮片炮制规范以及省级中药配方颗粒转化为中药材、中药饮片、中药配方颗粒国家标准的工作机制，明确相应的工作程序，制定相应的技术要求。通过将省级中药标准转化为相应的中药国家标准，一方面可解决省级标准现阶段存在的诸多技术问题，降低临床用药安全隐患；另一方面可不断通过国家标准的制定，不断丰富国家标准品种数量，解决目前广泛存在的"品种倒挂"等问题。

（3）加强对中药团体标准的引导　团体标准是由社会团体按照自行规定的标准制定程序制定并发布，供团体成员或社会组织自愿采用的标准。社会团体通常可包括行业协会、学术研究团体、社会公益团体、联谊性团体、基金会、商会等。2016 年国家质量监督检验检疫总局和国家标准化委员会联合发布《关于培育和发展团体标准的指导意见》，明确了团体标准发展的指导思想、基本原则和主要目标。2017 年新修订的《中华人民共和国标准化法》（简称《标准化法》）从法律层面规定"标准由国家标准、行业标准、地方标准、团体标准和企业标准组成"，明确了团体标准的法律地位[29]。

目前国家对团体标准设置了非常宽松的政策环境，鼓励和扶持各协会学会制定团体标准。但不可否认的是，与药品相关的社团组织在标准专业素养、内部治理结构、独立运作能力、标准化人才配备方面的发展并不平衡，团体标准工作水平也不可避免地存在差异。因此，要加强政府在团体标准制定工作中的引导作用。国家大力发展团体标准的初衷，无非是改变政府主导标准制定、企业被动执行的格局，充分激发市场机制及企业在标准工作中的作用。因此，必须在团体标准和国家标准中建立顺畅的沟通渠道。一方面，可让药品相关社会团体了解国家标准未来主要发展方向以及前瞻性标准研究内容，以便在团体标准中开展相关工作，作为国家标准的技术储备和数据支撑。另一方面，建立团体标准上升为国家标准的通道，使经过实践检验科学合理、切实可行的团体标准，及时转化为国家标准，提高药品质量保障水平。

3. 积极探索中药标准复审评估机制，提升标准严谨性

2017 年 11 月 4 日新修订的《标准化法》第二十九条规定，"应实施信息反馈和评估机制，根据反馈和评估情况对制定的标准进行复审。标准的复审周期一般不超过五年。经过复审，对不适应经济社会发展需要和技术进步的应当及时修订或者废止"。标准复审是在标准颁布一定时间之后，对标准的适用性进行再评估的工作。标准颁布后，在一定时间内呈现静止状态，而与标准相关的技术、管理等内容会随着时间的推移不断发展，因此可能会导致标准内容相对落后，标准适用性不强的问题，需要定期对标准进行复审。对于中药标准而言，则需要立足于保障公众用药安全有效的根本需求，着眼于规范药品生产保障药品质量的根本任务，定位于服务中药监督管理和引导中药行业高质量发展的主要功能，妥善处理好中药标准工作中存在的 3 个主要矛盾，对"严谨性"的科学内涵进行积极探索，确保将"最严谨的标准"落到实处。

首先，中药标准复审制度有利于优化中药标准管理的顶层设计。实施行之有效的复审制度，可实现对现有中药标准定期进行再评价，有助于加强国家药品标准工作的规划与计划。按照 5 年复审一次的周期要求，制定相应的复审规划，有组织、有目的、有计划地对国家药品标准进行周期性再评价，并依据复审结果，有针对性地开展后续标准制修订相关工作，使中药标准工作的计划性更强。

其次，有利于解决中药标准工作中的诸多瓶颈问题。近年来，工作中逐步显现了制约中药标准工作不断发展的瓶颈问题，例如药品生产企业对药品标准工作重视度不够、参与度过低，国家药品标准制修订工作进度缓慢、样品收集困难。在实施标准复审制度过程中，可通过制定相应的配套工作机制，从源头上解决上述问题。例如，通过中药标准的定期复审，基于复审结果组织开展标准提高工作，则标准制修订的针对性大大提高，可以解决标准提高立项针对性不强的问题。

再次，中药标准复审工作有助于中药标准体系的优化，提升中药标准严谨性。在实施标准复审过程中，将从宏观角度对现行标准进行综合评价，确认是否存在标准交叉、标准衔接不畅或标准重复等问题，有助于实施标准体系的优化。更重要的是，通过标准复审工作，可对标准的科学性、规范性、可操作性、适用性进行全面评估，全面提升中药标准的严谨性。

（赵宇新　何轶　马双成）

# 参考文献

［1］麻广霖，张伟. 改革开放 40 年中国药品标准工作回顾与展望［J］. 中国药品标准，2018，19（6）：421-429.

［2］芦笛. 国民政府的药物标准统一工作：以药典的筹备编纂和推行为中心［J］. 福建师范大学学报：哲学社会科学版，2017（1）：142-145.

［3］张伟，兰奋，洪小栩. 2015 年版中国药典编制概况［J］. 中国药品标准，2015，16（5）：323-325

［4］国家药典委员会. 中国药典编制工作流程［EB/OL］.（2019-01-29）［2024-04-14］. http://www.chp.org.cn/#newsDetail?id=4591.

［5］辽宁省食品药品监督管理局. 辽宁省中药材标准［M］. 沈阳：辽宁科学技术出版社，2009.

［6］林瑞超. 中国药材标准名录［M］. 北京：科学出版社，2011.

［7］万定荣，刘学群. 关于我国民族药材标准及其研究制定的若干思考［J］. 中华中医药杂志，2007，22（12）：832.

［8］聂鹤云，宋浩伟，朱卫丰，等. 省级中药饮片炮制规范法律属性探析［J］. 中国药房，2024，35（5）：

513-517.

　　[9]周富荣.中国药典一部发展回顾[J].中国食品药品监管,2018(3):30-32.

　　[10]赵宇新,麻广霖,张伟.中国药典的发展历史及启示[J].中国药品标准,2020,21(6):481-486.

　　[11]赵宇新,麻广霖.在法律框架下改进药品标准工作的思考与建议[J].中国药品标准,2016,17(2):83-87.

　　[12]谢志洁.试析中国药典在国家药品标准体系中的核心地位[J].中国药品标准,2012,13(1):3-4.

　　[13]张建武,肖诗鹰,董国锋,等.中国药品标准制度发展简史[J].中国中药杂志,2010,35(6):803-807.

　　[14]钱忠直.建立符合中医药特点的中药质量标准:解读2010年版《中国药典》[J].中国中药杂志,2010,35(16):2048-2051.

　　[15]张鹏,何轶,杨昭鹏.中药标准体系简介与探讨[J].中国食品药品监管,2022(3):11-15

　　[16]赵宇新,麻广霖,张栩峰,等.科学把握药典定位创新品种遴选机制[J].中国药事,2020,34(3):283-287.

　　[17]孙利华,孙倩,刘秋江.国外基本药物遴选的成功经验及其对我国的启示[J].中国药房,2010,21(48):4513-4516.

　　[18]屠鹏飞,姜勇,何轶,等.中药材和饮片质量控制与质量标准体系的构建[J].中国食品药品监管,2022(10):34-45.

　　[19]金世元.金世元中药材传统鉴别经验[M].北京:中国中医药出版社,2012.

　　[20]吴婉莹,果德安.中药整体质量控制标准体系构建的思路与方法[J].中国中药杂志,2014,39(3):351-356.

　　[21]肖小河,陈士林,黄璐琦,等.中国道地药材研究20年概论[J].中国中药杂志,2009,34(5):519-523.

　　[22]杨慧宇,赖立里.在科学与道地之间中药标准的人类学考察[J].中医药文化,2023,18(1):30-39

　　[23]张凡,林桂梅,贾天柱.中药生熟异用饮片的应用与管理调查[J].中国药事,2014,28(7):741-745.

　　[24]林艳华,宋咏梅.中药生熟异用源流探析[J].山东中医药大学学报,2023,47(4):498-501.

　　[25]袁冰.中医方剂配伍理论的历史研究[D].北京:中国中医科学院,2009.

　　[26]魏锋,程显隆,荆文光,等.中药材及饮片质量标准研究有关问题思考[J].中国药学杂志,2022,57(18):1493-1503.

　　[27]聂黎行,吴炎培,刘静,等.中成药质量标准研究有关问题思考[J].药学学报,2023,58(8):2260-2270.

　　[28]赵宇新,麻广霖,于江泳.关于完善地方药材标准管理的思考与建议[J].中国中药杂志,2017,42(13):2619-2622.

　　[29]赵宇新,麻广霖,张伟.团体标准在药品标准工作中的作用与展望[J].中国药事,2018,32(5):585-590.

# 第十二节　中药标准数字化技术与方法

　　随着以信息技术为代表的新一轮科技革命和产业变革的加速推进,数字化转型已成为时代趋势。标准作为社会发展的技术支撑,是国家基础性制度的重要方面。需要人工阅读、理解、操作才能实施的传统形式标准已不能满足数字社会的发展需要,标准数字化转型成为必然趋势。

标准数字化转型已经成为国际间标准竞争的制高点，国际标准化组织（International Organization for Standardization，ISO）、国际电工委员会（International Electrotechnical Commission，IEC）等国际和区域层面的标准化组织以及英国、美国、德国等国家，都将实现标准数字化转型纳入其标准化战略，率先在工业、建筑业、社会治理等领域开展研究与应用。我国同样高度重视标准数字化转型工作。2021 年 10 月，国务院印发《国家标准化发展纲要》（2021 年第 30 号），明确将"不断提高标准数字化程度"作为重要发展目标，并将"发展机器可读、开源标准，推动标准化工作向数字化、网络化、智能化转型"部署为重点任务。2023 年，国家药监局关于《进一步加强中药科学监管 促进中药传承创新发展的若干措施》（国药监药注〔2023〕1 号）要求"提升中药标准数字化管理水平。建立完善中药国家药品标准、药品注册标准动态数据库，加快推进数字化标准建设，及时更新数据，实现药品标准的发布、查询、分析、研究、维护信息化[1]"。作为中药监管的重要工具，中药标准为保证中药质量提供技术支撑，其数字化转型刻不容缓。

## 一、中药标准数字化的提出与概念

### （一）中药标准的数字化转型背景

随着数字化技术的不断进步，中药标准也面临着数字化转型的挑战和机遇。传统的中药标准主要依靠人去识别、执行和判断，存在着效率低下、主观判断带来的风险以及数据难以共享等问题。随着数字化技术在中药鉴定研究领域中的应用，卷积神经网络等图像识别技术已经可以实现高精度的物种识别[2]，计算机视觉技术提取中药饮片横切面图像纹理特征参数已在中药材鉴定方面获得成功应用[3-4]，中药数字标准物质替代实物标准物质在药品定性和定量分析中的实践，中药指纹图谱相似度的应用研究等都为中药标准的数字化转型奠定了研究基础[5]。

中药标准的数字化转型具体包括两个方面：中药标准管理数字化和中药数字标准。

中药标准管理数字化即利用信息化、数字化手段对标准全生命周期（立项、起草及复核、审查、征求意见、实施、修订、废止等）进行数字化管理维护，能够实现中药标准在线查询、检索、更新、交流等多种功能。目前，中药标准管理的数字化主要是通过实验室信息管理系统（Laboratory Information Management System，LIMS），实现对标准的分类整理、发放、查新、修订、变更以及作废回收[6]。

中药数字标准是指借助一系列数字化、智能化技术，突破中药标准的传统方式和传统路径，将评价中药真伪优劣的法定方法转化成为由机器自动读取、分析和结果判断的数据形态。目前，中药数字标准属于理论与技术创新研究阶段。

### （二）中药数字标准的概念与内涵

"中药数字标准（Traditional Chinese Medicine Digital Standards，TCM-DS）"，是一种无人工干预的机器可读、可执行、可解析、可决策标准。该标准借助数字技术（大数据、人工智能、云计算等）、智能控制技术（智能信息处理、智能信息反馈和智能控制决策），将中药现行法定标准转化成为机器可识别的数字模型（图像、公式等），并通过机器进行自动读取、在线分析和结果判定（见图 13-12-1）。

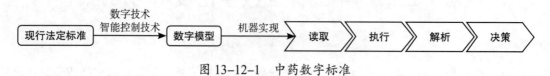

图 13-12-1　中药数字标准

1. 中药数字标准的组成

中药数字标准由数字模型、机器两部分组成。

（1）**数字模型**　数字模型的建立需要收集图片、图谱、数值等数据。通过对数据的采集、预处理、特征提取建立相应模型，并开展后续的训练、优化、验证，得到具有良好泛化能力的模型，确保模型用于待测样品的分析、结果判定时的准确度和稳定性。数字模型的建立是基于具有代表性的、来源准确的样品，模型的建立不仅需要关注数据量的大小，还需要综合考量模型的复杂度、假设、数据表示方式等多个方面。

（2）**机器**　机器是按照特定指令执行标准任务的硬件与软件装置的总称。机器通过自动控制技术，数字技术采集待测样品的特征数据信息（图像、图谱、数值等），运用所建立的数字模型，对待测样品进行数据分析和结果判断。

2. 中药数字标准的特征

（1）**机器可读**　将评价中药真伪优劣的法定方法转化成为机器可识别的数字模型（模型、公式等），并通过机器进行自动读取、在线分析和结果判定。

（2）**执行客观**　中药数字标准建立与执行的先决条件是信息化，经由信息系统将方法、流程固化下来，标准实施全过程由计算机监督执行；标准内容被转化为数字模型，直接由机器读取，无人为主观因素干扰，保证检验结果的客观性。

（3）**动态更新**　可依据检验数据或研究结果申请增删或修订标准中存在缺陷的项目，实现中药数字标准起草、复核、审批、提高、废止这一全生命周期的数字化管理，实现标准的快速迭代与动态更新，确保其实用性与适用性，缩短中药标准制修订周期。

（4）**交互智能**　中药数字标准具有开放性的程序结构和多种接口，实时提供人机对话环境，可实现自主应答询问、提供决策支持的智能转型。

（5）**低碳环保**　中药数字标准采用数字标准物质替代传统标准物质，可大幅降低实物标准物质导致的资源浪费，使数据信息以低碳、环保的方式传递和共享。

## （三）中药数字标准的应用

随着数字技术的日新月异，一场以数字化、网络化、智能化为主要特征的新科技革命和产业变革正在全球范围内如火如荼地展开。这场变革不仅深刻改变着社会的整体形态，更对中药行业带来了前所未有的挑战与机遇。在这样的时代背景下，中药数字标准的开发和应用显得尤为重要，它不仅是对传统中药监管方式的颠覆，更是对中药监管科学的一次深刻提升（见图 13-12-2）。

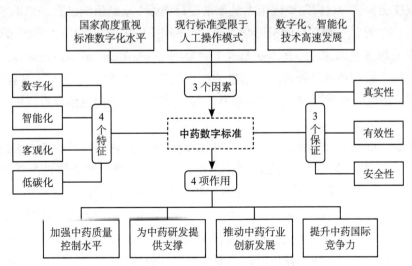

图 13-12-2　中药数字标准逻辑关系图

中药数字标准的开发，摒弃了传统的研究和制定路径，将新兴科技直接引入药品质量的决策过程中。通过数字化、智能化的手段，中药数字标准使得中药控制过程更加科学、客观。这种变革不仅体现了中药监管科学对于高科技、高效能、高质量的要求，更展现了其在数字化、智能化、客观化、低碳化等方面的先进生产力质态。这种质态的转变，不仅有助于提升中药行业的整体竞争力，更能为消费者提供更加安全、有效的中药产品。

中药数字标准的开发和应用，为中药行业带来了前所未有的便利。传统的中药研发过程往往依赖于人工操作和经验积累，不仅效率低下，而且难以保证药品质量的稳定性。而数字标准的引入，使得中药的研发、生产、流通等各个环节都可以实现数字化、智能化的管理，大大提高了工作效率和药品质量的稳定性。

中药数字标准对于中药行业的创新发展具有积极的推动作用。数字技术的应用，使得中药行业得以突破传统的研究和开发模式，开展更加深入、细致的研究工作。这不仅有助于发现新的中药品种和治疗方法，更能为中药行业的创新发展提供源源不断的动力。

此外，中药数字标准还有助于提升中药行业的国际竞争力。随着全球化的不断深入，中药行业面临着越来越多的国际竞争。而数字标准的引入，使得中药行业得以与国际接轨，提高中药产品的国际竞争力。这不仅有助于中药行业走向世界，更能为中药文化的传承和发展作出积极贡献。

中药数字标准的实施还需要加强行业监管和标准化建设。只有建立完善的监管机制和标准化体系，才能确保中药数字标准的顺利实施和中药产品的质量安全。同时，还需要加强行业自律和人才培养，提高中药行业的整体素质和水平。

中药数字标准的开发和应用对于中药行业的高质量发展具有重要意义。它不仅有助于提升中药行业的整体竞争力和国际竞争力，更能为消费者提供更加安全、有效的中药产品。因此，我们应该积极推动中药数字标准的实施和发展，为中药行业的未来发展注入源源不断的强劲动力。

## 二、中药标准数字化的实现方法

### （一）中药标准数字化方法

在中药标准的数字化转型过程中，AI 技术发挥了至关重要的作用。AI 技术在图像识别分析、数据挖掘处理、模型预测及决策支持方面具有显著优势，为中药材（饮片）鉴别[2]、成份分析[7]等方面的研究提供了新的手段。人工智能的核心研究领域是机器学习，即通过计算机模拟并实现人类学习行为，以获取新的知识或技能，这一过程需要运用大量数据进行训练，重新组织已有的知识结构使之不断改善自身的性能[8]。深度学习是一种深层的机器学习模型，利用深度的神经网络，将模型处理得更为复杂，从而使模型对数据的理解更加深入，其本质是人工神经网络（artifcial neural network，ANN）[9]。人工神经网络是一种模拟人脑神经系统处理复杂信息的数学模型和计算结构系统[10]，广泛应用于计算机视觉、自然语言处理、图像处理等领域，为中药性状、显微鉴别以及薄层色谱项目提供了客观化、科学化的标准。

多层感知器（multilayer perceptron，MLP）是目前研究相对成熟的一种前馈人工神经网络模型[11]，MLP 主要由 3 个部分组成：输入层、隐藏层和输出层，通过逐层处理和非线性激活函数将输入数据转化为预期的输出。通过反向传播误差（back prop，BP）算法对大量标注的训练数据进行自监督学习，得到从输入到输出的映射关系，并不断缩小预测输出与真实输出之间的差异，使得预测结果越来越接近真实标签。目前，人工神经网络的主流模型是卷积神经网络（convolutional neural network，CNN），通常包含卷积层、池化层、全连接层、输出层，在图像识别和处理领域得到了广泛的应用[12]。和传统图像处理方法不同的是，整个过程不需要对图像进行复杂的预处理，并且能够提取到更多高层抽象特征，因此对图像的检测和识别更加有效。CNN 可实现对中药饮片特征参数的提取与分析，为相近品种、易混淆品种和不同产地中药饮片鉴别提供可视分析手段。孙鑫等[13]运用 CNN 在测试的 50 种中药饮片图像中可以实现 70% 的平均识别精度。陈志维等[14]基于卷积神经网络建立了一种无损快速识别陈皮及广陈皮的方法，识别准确率达到 94%。

　　由于人工神经网络具有从复杂数据中寻找规律的特性，还被广泛应用于中药模式识别领域。胡继藤等[15]采用 HPLC 法指纹图谱技术结合人工神经网络鉴别陈皮药材的产地与种源，在对新会陈皮和非新会陈皮的识别训练与预测中识别准确率达到了 100%。孙成玉等[16]采集 9 种不同来源丹参饮片的高光谱，结合人工神经网络建立了分类模型，7 种丹参样品判别结果的真正率、命中率和特异度均达到100.00%，其余 2 种丹参样品的真正率、命中率和特异度也不小于 90.00%。

### （二）中药数字标准模型

　　数字模型的建立是中药数字标准的核心内容，数字模型包括两类：一类是图像模型，通过 AI 视觉识别技术对图像数据进行采集，提取特征而得，如性状、显微鉴别模型；另一类为公式模型，以具体数学形式表达。根据变量的复杂程度，可分为简单公式模型（水分、总灰分、酸不溶性灰分、浸出物等）和复杂公式模型（薄层色谱、含量测定、特征图谱、指纹图谱等）。简单公式模型通常只包含少量的变量和操作，结构简明；复杂公式模型通常包含多个变量和多层次的操作，结构复杂（见图 13-12-3）。

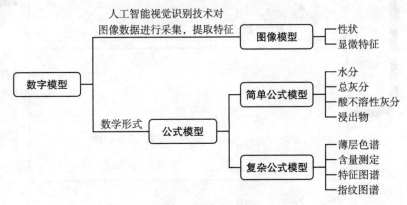

图 13-12-3　数字模型分类

　　构建中药数字标准中的图像模型（性状、显微鉴别为例）、简单公式模型（水分为例）、复杂公式模型（薄层色谱、含量测定、特征图谱为例）的方法如下。

#### 1. 图像模型应用——性状

　　（1）**数据采集**　性状图像模型需要采集中药材（饮片）外观特征数据。收集基原准确的中药材，涵盖不同主产地、不同采收期、不同加工方式等，建立图像标准化采集流程，为获得稳定的图像数据，需采用统一的图像采集设备（见图 13-12-4）。从多视角收集样品图像数据，并对药材图像进行自动定位和提取。按照 3:1 的比例将样品划分得到训练集和试验集，分别用于中药数字标准性状模式识别模型的建立和测试。

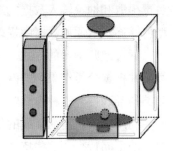

图 13-12-4　图像采集设备

　　（2）**特征提取**　将中药材（饮片）颜色、形状、表面等外观特征图像数据，分别引入关系网络、U-Net 网络和残差网络进行特征提取和学习记忆。其中，关系网络通过学习和挖掘图像中不同特征之间的关系，提取出中药材的颜色和形状等全局特征。这种网络结构可以有效地捕捉图像中的复杂模式，并对其进行准确分类。U-Net 网络则专注于提取中药材表面的局部细节特征，在保留图像细节的同时，对图像进行逐层抽象和特征提取，这种网络结构对于中药材表面纹理和质地的识别具有很好的效果。残差网络则用于提取中药材图像中的深层次特征。

通过引入残差结构，网络能够更好地学习图像中的复杂信息和模式，从而提高分类的准确性。

每种网络都独立进行特征提取和学习记忆，提取结果通过融合算法进行融合输出。这种策略可以充分利用不同网络的优势，提高分类的准确性和泛化能力。构建多视图细粒度分类框架，实现特征学习互不干扰，提取结果融合输出（见图 13-12-5）。

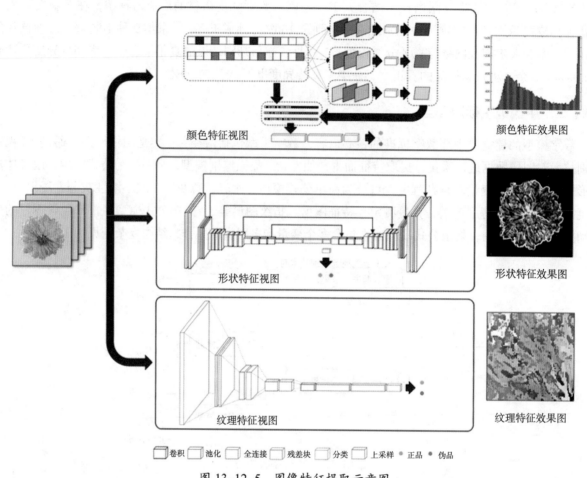

图 13-12-5　图像特征提取示意图

（3）**模型建立**　数字模型由多层子网络构成（见图 13-12-6）。数字模型的多层子网络结构类似于人类视觉系统的层次结构，从低级的边缘、纹理特征，到高级的形状特征，层层递进。每一层子网络都负责提取和抽象输入数据的特定特征，然后将这些特征传递给下一层子网络。这种层次化的结构使得模型能够逐步从原始数据中提取出更加抽象、具有判别性的特征。

通过递归学习的方式，从粗到细地产生判别性区域。在每一轮学习中，模型都会对输入数据进行分类，并根据分类结果调整网络参数。随着学习的深入，模型能够逐渐关注到更加细微的特征，从而提高分类的准确性。这种递归学习方式使得模型能够自适应地调整其判别性区域，以适应不同的数据集和任务。利用多层次特征集成的优势，有效地整合不同子网络的特征分类结果。每层子网络都会提取出输入数据的不同特征，这些特征在分类过程中都具有重要的作用。通过将这些特征进行集成，模型能够综合利用各种信息，从而提高分类的准确性和鲁棒性。

通过上述的多层子网络结构、递归学习方式，利用多层次特征集成的优势，有效地整合不同子网络的特征分类结果，实现最终的细粒度分类。

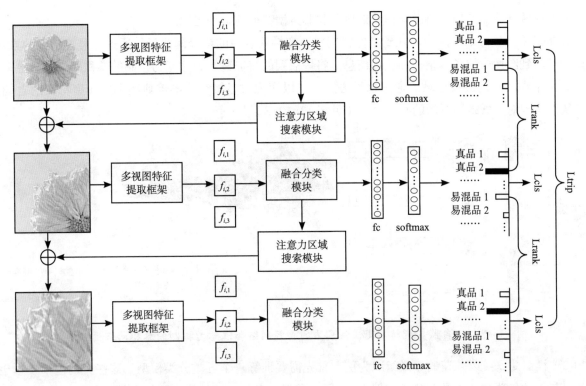

图 13-12-6　图像模型建立示意图

### 2. 图像模型应用——显微鉴别

（1）**数据采集**　显微鉴别模型需要采集中药材（饮片）的显微组织特征数据，包括特征分类信息和形态分类信息。以菊花为例，显微组织特征包括 5 种，分别为 T 形毛、腺毛、花粉粒、草酸钙以及草酸钙（偏光），每种显微特征的形态又分为典型和非典型两种（见图 13-12-7）。

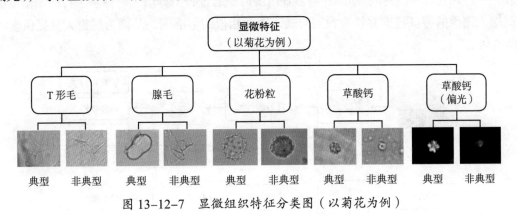

图 13-12-7　显微组织特征分类图（以菊花为例）

（2）**特征提取**　采用层级分类的方式，首先使用"预训练＋迁移学习微调"的方法进行分类训练。预训练阶段，模型在大量未标注数据上进行无监督学习，以学习通用的特征表示。通过在大规模数据集上的预训练，模型可以捕获到图像中的基本结构和纹理信息。然后将预训练得到的模型迁移到具体的显微结构图像分类任务中，利用有标注的数据进行微调。这个过程可以使得模型更加专注于显微结构图像中的特定特征，从而提高分类的准确性。

在确定分类算法的大致框架后，采用自监督旋转不变性注意力的神经网络和注意力机制的卷积网络来进一步提取显微结构图像的特征。自监督学习是一种利用未标注数据进行训练的方法，它可以帮助模型学习到更多的图像结构和纹理信息。旋转不变性注意力机制则可以帮助模型更好地应对图像旋转等变化，提高模型的鲁棒性。而注意力机制的卷积网络则可以在特征提取过程中，将更多的注意力集中在图像的关键区域，从而实现对显微结构图像典型和非典型特征的自动提取。

具体来说，显微结构图像输入到自监督旋转不变性注意力的神经网络后，通过自监督学习的方式，让模型学习到图像中的基本结构和纹理信息。将提取到的特征输入到注意力机制的卷积网络中，更多的关注力集中在图像的关键区域。通过这种方式，可以实现对显微结构图像典型和非典型特征的自动提取，从而实现对显微结构图像的有效分类（见图13-12-8）。

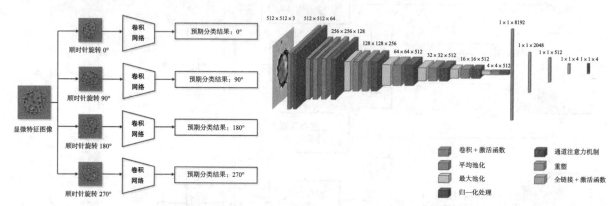

图 13-12-8　自监督旋转不变性注意力的神经网络和注意力机制的卷积网络示意图

（3）**模型建立**　以菊花的显微组织为例，首先需要训练一个五类分类模型，这些类别包括 T 形毛、腺毛、花粉粒、草酸钙以及草酸钙（偏光）。每一类都具有其独特的形态特征和结构，这些特征是模型进行区分的关键。

在训练过程中，还需要考虑典型和非典型样本的二分类问题。典型样本是指那些具有明显特征，容易区分的样本；而非典型样本则可能因为形态变化、模糊等原因而难以归类。将样本分为典型和非典型两类，分别进行训练，可以提高模型的准确性和鲁棒性。

在确定了显微组织特征种类、形态和判断置信度后，通过召回算法（一种基于特征相似度的搜索算法），根据输入图像的特征搜索并快速找到与输入图像相似的标准图，从而为研究人员提供参考和对比（见图13-12-9）。

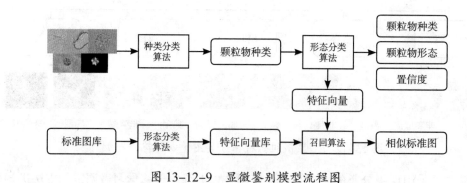

图 13-12-9　显微鉴别模型流程图

**3. 简单公式模型应用——水分**

中药水分测定是基于科学原理和实验方法进行的统计分析。

中药水分测定的核心在于建立一个可靠的公式模型，以样品的质量为变量，通过水分公式，能够准确计算出中药中的水分含量结果。这个公式的推导和验证，离不开大量实验数据的支撑和统计分析方法的运用。通过收集不同种类的中药样品，测定其水分含量，并将这些数据用于模型的构建和优化。

将水分公式及限度规定嵌入到自动化设备中，由机器自动识别模型并进行水分的自动计算与结果判定。这不仅大大提高了测定效率，还减少了人为误差，保证了测定结果的准确性和可靠性。

#### 4. 复杂公式模型应用——薄层色谱

通过对薄层色谱特征斑点的颜色和距离信息进行提取和量化（见图13-12-10），结合先进的机器学习方法，如MLP可以更加精准地分析和判断样本的成份和性质。

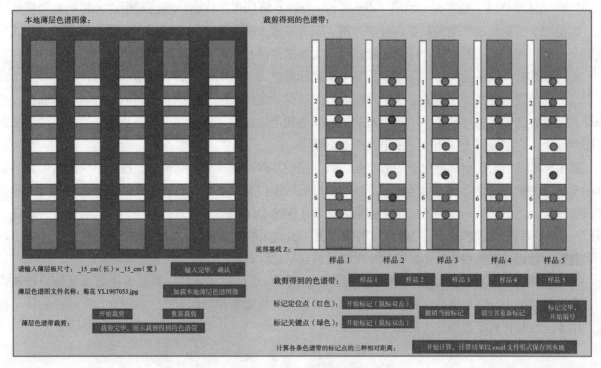

图13-12-10　薄层色谱信息提取示意图

对薄层色谱特征斑点进行准确的提取和量化过程涉及对色谱图像中的颜色、形状、大小等特征进行精细的分析和处理。通过专业的图像处理软件或算法，将色谱图像转化为数字化的信息，进而提取出特征斑点的颜色和距离信息，这些信息是后续机器学习模型训练的基础（见图13-12-11）。

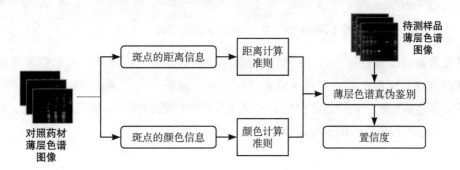

图13-12-11　薄层色谱模型流程图

对上述得到的信息进行基于MLP的自监督学习。MLP是一种常见的人工神经网络模型，具有良好的自学习和自适应能力。训练过程中，需要已知结果的样本数据作为训练集，让MLP学习如何从输入的特征信息中预测出相应的结果。通过不断调整网络参数，使MLP逐渐逼近真实的映射关系，从而形成一个准确的计算公式。

MLP模型训练成功后，进行待测样本薄层色谱图像的采集，对其进行预处理和特征提取。将这些特征信息输入到训练好的MLP模型中，模型会根据已学习到的映射关系给出预测结果。同时，还可以结合少量的对照药材薄层色谱图像进行辅助分析，以提高结果的准确性和可靠性。

5. 复杂公式模型应用——特征图谱、含量测定

（1）**数字标准物质**　中药质量控制特征图谱、含量测定等项目中需要使用标准物质作为参照，随着互联网＋、大数据等技术的快速发展及应用，标准物质的形式从实物标准物质、纸质图谱集等传统形式发展到替代标准物质、数字标准物质（digital reference standards，DRS）等创新形式。将标准物质数字化，既能减少实物标准物质的制备和标定，减少资源浪费，节省成本；又能以系统化、规范化的形式提供更全面的、相互关联的信息，达到智能搜索、大数据存储及互联网共享的目的。

替代标准物质法系指使用 1 个或少数几个实物标准物质，借助恒定的特征值和算法，对另外 1 个或多个待测成份进行定性、定量的方法。目前，广为接受的定性方法包括相对保留时间法、双标线性校正法等，定量方法包括相对校正因子法、对照提取物法和定量结构 – 离子强度关系法等。上述方法已被多国药典收录，广泛应用于中药特征图谱及指纹图谱中。

数字标准物质是实物标准物质的数字化、数据化、互联网化及智能化形式，通过不同的维度反映实物标准物质的物理、化学和生物等特征。数字标准物质不仅是标准物质自身形式的数字化，同时也是包含仪器性能、色谱柱等影响因素的融合信息数据库（DRS Database）[17]。通过相似度检索进行跨库联合匹配，采用"双标线性校正法""保留时间校正法"预测保留时间来对样品图谱进行定性鉴别，采用基于大数据的色谱柱正负列表，实现实物标准物质的数字化代替。

（2）**中药数字标准物质模型**　中药数字标准物质模型是在数字标准物质量值稳定以及量值传递快速、高效的基础上发展起来的，将实物标准物质的属性、性能等参数标准化，并形成数字形式的计量标准，用于定性分析或定量测定（见图 13-12-12）。

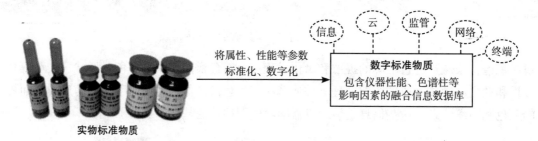

图 13-12-12　数字标准物质模型的形成[17]

（3）**数字标准物质模型应用**　以数字标准物质为基础的复杂公式模型应用包括特征图谱和含量测定。通过数字标准物质模型，可以对待测样品进行保留时间的准确预测，并确定系列特征成份峰的位置；对待测样品含量结果数据进行运算分析，在无实物标准物质的情况下实现准确定量，这将解决实物标准物质生产、贮存过程中导致的资源浪费和环境污染问题。

# 三、科学问题与监管应对

## （一）中药数字标准面临的问题

标准数字化是工业革命以来标准化发展史的一个里程碑，为标准化工作创新带来难得的机遇，有利于促进标准化方法和管理制度的变革，但也带来前所未有的挑战。早在 2016 年，国务院印发的《中医药发展战略规划纲要（2016—2030 年）》（国发〔2016〕15 号）中就提出要"完善中医药标准体系，加快中药数字化标准建设"，但由于种种原因，现阶段中药标准还处于纸质标准电子化的初级阶段。主要存在的问题包括如下方面。

1. 在合规层面

中药数字标准的研究缺乏国家层面的总体设计和技术规范，未明确中药数字标准的法律地位。

### 2. 在技术层面

中药标准数字化涉及一系列当下最先进的 AI 技术，包括数字化加工、自然语言处理、知识图谱构建等技术，如何攻破上述技术难题是中药数字标准转型的关键。

### 3. 在数据层面

中药标准数字化涉及国家标准、行业标准、团体标准、企业标准以及企业内控标准，存量数据多。而标准数字化对离散化程度要求高，加工难度大，需根据重要程度对上述标准进行差异化加工标引，打好数据基础，从而保证将来的应用。

### 4. 在应用层面

中药标准数字化建设最终是为药品监管和产业发展服务，因此需要根据应用场景进行智能对接，通过反复实践提升中药数字标准的适用性。

## （二）中药数字标准面临的挑战

### 1. 管理的挑战

标准数字化不仅涉及技术工作，还需要开展相应的管理改革，重新审定标准制修订流程与审批管理权限，确保各项工作能够高效、有序地进行。数字化并不意味着完全摒弃人为干预，相反，在适当的时候，人的参与和判断仍然是不可或缺的。因此，我们需要在管理上明确何时以及如何介入，确保标准数字化的顺利推进。

### 2. 人工智能技术的挑战

人工智能技术在大数据分析中的应用已经取得了显著的成果，但在实际应用中，我们也必须正视其存在的问题。例如，人工智能的分析结果仍存在结果可解析性差的问题，且无法阐明结果的生成逻辑；在一些重要的应用场景中，人工智能输出结果的可信性仍然值得探讨。标准数字化采用人工智能技术来理解语义，同样也面临上述困境。必须关注标准数字化过程中的责任与伦理问题，确保人工智能技术的健康发展。

### 3. 网络安全的挑战

标准数字化高度依赖于计算机系统的应用，这使得黑客和木马攻击等网络安全问题可能会给标准数字化工作带来巨大风险。因此，需要高度重视其关联信息系统的安全性，重要标准不能完全依赖机器解读，仍需要人为把关。

## （三）中药数字标准的未来展望

### 1. 明确中药数字标准的法律地位

从国家层面成立中药标准数字化转型管理相关部门，总体规划中药数字标准研究的开展工作，各部门分工协同、统筹推进中药标准数字化转型工作，明确中药数字标准的法律地位。

### 2. 建立中药数字标准技术规范

在国家科技政策及科技计划中，引导开展中药标准数字化转型共性和关键技术研究，解决相关理论、方法、模型等基础共性问题，领域应用中的语义识别、数据分析、规则集成等关键问题。通过对关键技术的深入研究，建立中药数字标准技术规范。

### 3. 培育中药标准数字化的产业应用生态

围绕中药标准数字化生成机制和应用场景设立试点范围。中药标准数字化的根本需求来源于实际应用，如标准物质问题、主观判断干扰问题等。通过试点产生的降本增效示范效应，带动行业开展更广泛的标准数字化应用和更全面的智慧检验创新，实现基于"智能检验＋数字标准"的无人干预的智慧检验。

4. 深入开展标准数字化国际合作交流

我国标准数字化起步较晚，仍与先进组织和国家存在一定差距。需要围绕相关主题积极参与国际相关工作和活动，加强研究成果和实践经验交流，培养国际化的专业人才队伍，为加速中药标准数字化进程提供助力。

（王冰　王淑红　郭子瑜　卢光明　马双成）

# 参考文献

［1］国家药品监督管理局. 关于进一步加强中药科学监管促进中药传承创新发展的若干措施［EB/OL］.（2023-01-03）［2024-03-11］. https://www.nmpa.gov.cn/xxgk/fgwj/gzwj/gzwjyp/20230103172324162.html.

［2］徐飞，孟沙，吴启南，等. 基于卷积神经网络的人参与西洋参饮片鉴别方法研究［J］. 南京中医药大学学报，2018，34（6）：621-624.

［3］陶欧，林兆洲，张宪宝，等. 基于饮片切面图像纹理特征参数的中药辨识模型研究［J］. 世界科学技术：中医药现代化，2014，16（12）：2558-2562.

［4］谭超群，温川飙，吴纯洁. 基于图像处理技术的中药饮片识别研究［J］. 时珍国医国药，2018，29（7）：1706-1709.

［5］马双成，王莹，魏锋. 我国中药质量控制模式十年来的实践与探索［J］. 中国药学杂志，2023，58（1）：2-9.

［6］张芳，朱洪. LIMS 系统中药品标准管理模式的探讨［J］. 中国检验检测，2021，29（4）：69-71.

［7］周炳文，朱丽丽，朱林，等. 基于人工智能–多元多息指纹图谱探索中药一法通识品种鉴定新方法［J］. 分析测试学报，2021，40（1）：106-111.

［8］张一凡，周苏娟，孟江，等. 基于机器视觉系统的姜炭炮制程度判别及颜色–成份相关性分析［J］. 中国药房，2022，33（22）：2712-2718.

［9］徐雅静，俞捷，余远盼，等. 人工智能在中药材及饮片鉴别领域的应用［J］. 中华中医药学刊，2022，40（8）：47-50.

［10］杨岩，肖佳妹，王韧，等. 人工神经网络在中药相关研究领域的应用［J］. 中草药，2019，50（13）：3230-3236.

［11］胡越，罗东阳，花奎，等. 关于深度学习的综述与讨论［J］. 智能系统学报，2019，14（1）：1-19.

［12］张驰，郭媛，黎明. 人工神经网络模型发展及应用综述［J］. 计算机工程与应用，2021，57（11）：57-69.

［13］孙鑫，钱会南. 基于深度卷积网络的中药饮片图像识别［J］. 世界科学技术：中医药现代化，2017，19（2）：218-222.

［14］陈志维，唐珂轲，易智彪，等. 基于不同卷积神经网络模型的陈皮、广陈皮图像的智能识别研究［J］. 按摩与康复医学，2023，14（6）：48-51.

［15］胡继藤，刘基华，陈富钦，等. 基于 HPLC 图谱和化学计量学方法对不同产地与种源陈皮的鉴别研究［J］. 今日药学，2019，29（6）：383-386.

［16］孙成玉，焦龙，闫春华，等. 高光谱结合人工神经网络鉴别不同来源的丹参饮片［J］. 理化检验：化学分册，2024，60（3）：271-276.

［17］王清君，孙磊，刘峰，等. 标准物质的发展和挑战与数字化新形式［J］. 中国药学杂志，2016，51（18）：1537.

# 第十四章
# 中药不良反应监测及风险预警

药品既具有治疗疾病的作用，也存在一定的偏性和毒副作用。随着对药品风险发生规律认识的逐步深入，业界发现即便经历了系统的安全有效性评价后获批上市的药品，且严格遵照批准的用法用量及适应症等规范使用，也不能完全避免药品不良反应的发生。此外，用药错误、质量缺陷、药物相互作用、药物过量及滥用等也可能导致药品不良事件的发生。需要通过不良反应报告和监测，及时发现、有效控制药品风险，保障公众用药安全。药品不良反应报告和监测是指药品不良反应的发现、报告、评价和控制的过程。中药涉及中药饮片、配方颗粒、成方制剂等多种产品类型，在应用理论、组方成份、制备工艺、用药方式等方面与化学药有显著差异。中药不良反应的发生涉及多种复杂因素，临床用药的安全风险特点与化学药也有所不同，传统的以自发报告为主的监测模式存在一定局限性，使得中药不良反应监测及风险预警更具难点与挑战。有必要开展中药监管科学研究，通过中西医药学、监管科学等的跨学科知识、技术融合研究，研发符合中药特点的新工具、新标准和新方法，建立系统、科学的技术标准与方法体系，基于多来源数据及证据客观认识和评价中药的安全性，减少和防止药品不良反应的重复发生，保障公众健康及用药安全，促进中药传承创新和高质量发展[1]。

## 第一节　中药安全性认识与不良反应流行特征

中药是以中医药理论指导采集、炮制、制剂，说明作用机理，指导临床应用的药物。中药在临床发挥独特的治疗优势，其安全性及不良反应发生规律与化学药、生物制品有一定差异。全面认识中药安全性特点及不良反应流行特征，进一步优化中药不良反应监测及预警方法，对推动中药高质量及安全发展具有重要作用。

### 一、中药安全用药的古籍记载

中药安全用药历来是医家关注的重要问题，《黄帝内经》《神农本草经》等历代本草医籍中均记载大量有关中药安全用药的信息。古代医家对中药安全性的认识比较朴素、相对原则，主要以毒性分级等形式提示中药的安全性，并总结出中药临床安全使用的经验和规律，如对妊娠妇女、小儿等特殊人群的用药剂量、疗程等限制，以及中药用药禁忌、配伍与炮制减毒、中毒解救等防控措施（见图 14-1-1）。应当指出的是，中医对药物"毒"的认识源远流长，传统毒性的概念与现代药物毒性概念不完全一致，中医对药物"毒"的认识有狭义和广义之分[2]。

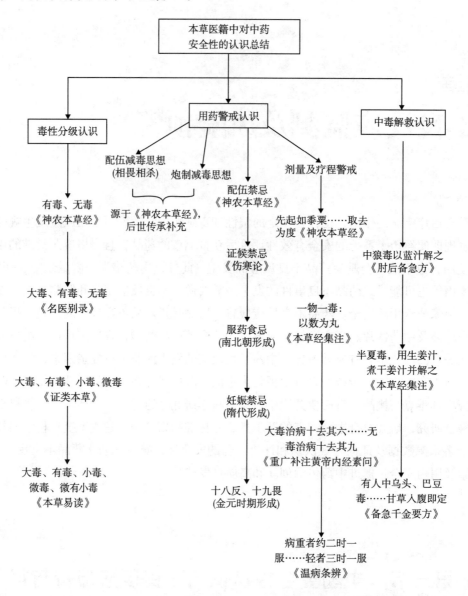

图 14-1-1　我国古代本草医籍里中药安全认识与演变简图[3]

## （一）毒性认识

狭义的"毒"或"有毒"，即单指药物对人体的伤害。一般说，凡有毒的药物，大多性质强烈，作用峻猛，易毒害人体，安全剂量范围较小。用之不当，药量稍有超过常用治疗量，即可对人体造成伤害，轻者损伤人体，重者危及生命。今人所说的"中药的毒性"即指此。药如砒石、千金子、巴豆、芫花、乌头、马钱子等。

广义的"毒"或"有毒"，常见的有两种解释：①药物的总称，药即"毒"，"毒"即药，凡药皆可谓之"毒药"；②药物的偏性，即指药物对人体的某种偏性。中医药学认为，药物之所以能疗疾，就在于它具有某种或某些特定的、有别于其他药物的偏性。临床医生每取其偏性，以祛除病邪，调节脏腑功能。古人常将这种偏性称之为"毒"或"有毒"。意思是说，每种药物都具有各自的偏性，或散或收，或升或降，或寒或热，或补或泻，或润或燥，或兼而有之等，统称为"毒"或"有毒"。

## （二）毒性分级

祖国传统医学对药物毒性分级的认识可以追溯到中医药理论形成之初。如已知最早的本草著作《神农本草经》论述药性："药有酸咸甘苦辛五味，又有寒热温凉四气，及有毒无毒"，并将所载 365 种药物按功用及有毒无毒分为上、中、下三品："上药一百二十种为君，主养命以应天，无毒，多服、久服不伤人……中药一百二十种为臣，主养性以应人，无毒、有毒，斟酌其宜……下药一百二十五种为佐使，主治病以应地，多毒，不可久服。"《神农本草经》中所说"有毒""无毒"即是药物毒性分级思想的初步体现。汉末至两晋间成书的《名医别录》首次将毒性药物分为大毒、有毒、小毒 3 个等级，如"天雄有大毒""乌头有毒""莫耳实有小毒"等，这标志着中药毒性分级思想的深化。明代本草巨著《本草纲目》按毒性大小将有毒中药分为大毒、有毒、小毒、微毒 4 个级别。清代医药学家对药物毒性分级的认识更加细化，如汪昂《本草易读》突破前世本草四级分类法，将有毒药物分为大毒、有毒、小毒、微毒和微有小毒 5 个等级。

《中华人民共和国药典》（简称《中国药典》）及中药材标准也基本沿用了传统的毒性分级。据统计，2020 版《中国药典》一部中共收录有毒中药材 83 种，其中"大毒" 10 种，"有毒" 42 种，"小毒" 31 种。

## （三）安全用药

### 1. 配伍禁忌

早在汉代《神农本草经》中就提及了配伍禁忌，并指出："勿用相恶相反。"金元时期，中药学经典提出"十八反""十九畏"等配伍禁忌理论，对中药配伍禁忌的认识也日趋深入。

### 2. 剂量与疗程

对中药服用剂量与疗程的认识最早见于《神农本草经》："若用毒药疗病，先起如黍粟，病去即止，不去倍之，不去十之，取去为度。"即首先从小剂量开始尝试，慢慢加量，直至疾病祛除。唐代王冰强调根据药物毒性的大小决定其疗程，《重广补注黄帝内经素问》："大毒治病十去其六，常毒治病十去其七，小毒治病十去其八，无毒治病十去其九。谷肉果菜，食养尽之，无使过之，伤其正也。不尽，行复如法。"

### 3. 妊娠禁忌

早在《素问·六元正纪大论》中就有"妇人重身，毒之何如"之记载。说明当时的医药学家已经对孕妇可否使用有毒药物的问题进行讨论。梁代陶弘景在《本草经集注》序例"诸病通用药"中专设堕胎药项，收载堕胎药 41 种。唐朝《产经》中列举了 82 种妊娠期间禁忌服用的药物。宋代以后，文献中出现以妊娠禁忌为内容的歌诀。

### 4. 配伍与炮制减毒

汉代《神农本草经》中即有配伍减毒的相关论述："若有毒宜制，可用相畏相杀者。"所谓相畏是指一种药物的毒性可以被另一种药物抑制或削弱，如半夏畏生姜；所谓相杀是指一种药物能够抑制或削弱另一种药物的毒性，如生姜杀半夏。

## （四）中毒解救

历代本草医籍中均载有中毒解救的相关论述。最早设专篇论述中药解毒方法的是东晋葛洪《肘后备急方》。梁代陶弘景《本草经集注》记载："半夏毒，用生姜汁，煮干姜汁并解之。"唐代药王孙思邈在《备急千金要方》和《千金翼方》中对药物中毒后的解救作了专篇论述。

## 二、中药不良反应的流行特征

### （一）中药安全性的总体状况

根据国家药品监督管理局药品评价中心（简称药品评价中心）（国家药品不良反应监测中心）发布的《国家药品不良反应监测年度报告》，2019—2023 年，全国药品不良反应监测网络收到的不良反应/事件报告中，涉及怀疑药品为中药的占比分别为12.7%、13.4%、13.0%、12.8% 和12.6%（见图 14-1-2）。同期，全国药品不良反应监测网络收到的严重不良反应/事件报告中，涉及怀疑药品为中药的占比分别为 7.1%、6.3%、5.1%、5.9% 和 5.4%（见图 14-1-3）。监测数据分析提示，近年来中药不良反应风险总体平稳，中药不良反应报告中严重报告占比明显低于化学药。

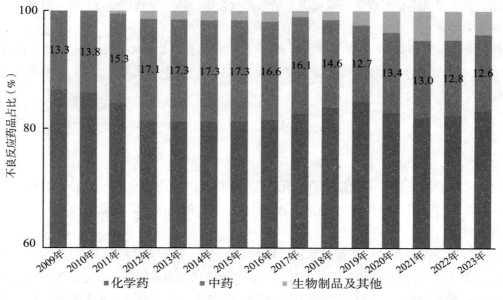

图 14-1-2　我国药品不良反应报告构成情况

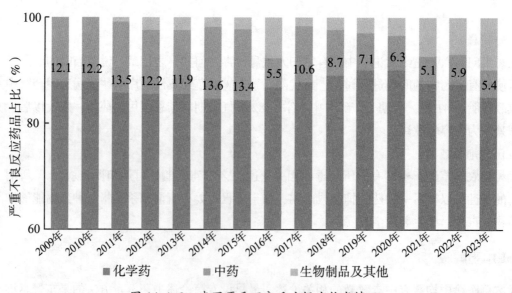

图 14-1-3　我国严重不良反应报告构成情况

监测数据分析显示，全国药品不良反应监测网络收到的不良反应/事件报告中，2016 年以来涉及儿童的药品不良反应报告占全部报告的比例分别为 8.0%、7.7%、7.6%、8.1%、6.0%、5.7%、5.8%、6.4%，呈下降趋势（见图14-1-4）；同期涉及老年人的报告占全部报告的比例分别为24.7%、27.0%、27.1%、28.2%、28.1%、29.3%、30.3%、31.0%，呈上升趋势，这与我国人口构成逐步走向老龄化的趋势类似（见图14-1-5）。与化学药相比，中药不良反应报告中儿童患者报告占比更低（见图14-1-4），老年患者报告占比略低且增幅更缓，女性患者占比略高[4]。

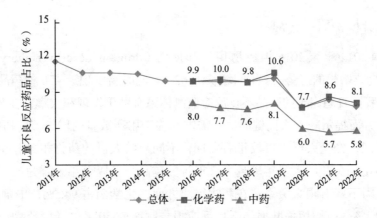

图 14-1-4　儿童药品不良反应报告的构成情况

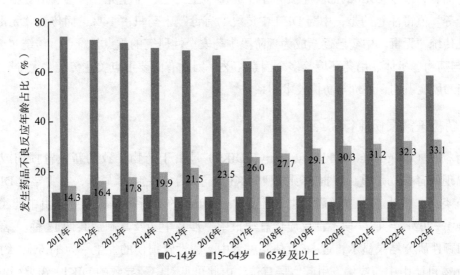

图 14-1-5　药品不良反应报告的年龄分布

近年来中药不良反应主要呈现以下流行特点：①中药严重不良反应报告占比呈现下降趋势，严重不良反应风险总体低于化学药；②从年龄来看，不良反应报告中老年人的占比，中药略低于化学药，逐年增长，不良反应报告中儿童的占比，中药明显低于化学药。老年人使用药品治疗、保健的需求逐年增高，老年人的用药安全值得关注。③从剂型来看，中药口服剂主要涉及消化系统，中药注射剂主要涉及皮肤及其附件，中药口服剂的重要脏器损害与中药注射剂的严重过敏或类过敏反应风险值得关注。④中药新药较化学药新药的不良反应报告数量少，但监测系统收到首例中药新药不良反应报告的时间更迟。这提示中药成份、效应较复杂，部分中药物质基础及作用机制尚不明确，风险多呈隐匿性，早期识别和评估相对困难。

## （二）中药注射剂的安全状况

根据《国家药品不良反应监测年度报告》，2017—2023年，全国药品不良反应监测网络收到的中药不良反应/事件报告中，注射给药途径的报告占比呈逐年降低趋势，分别为54.6%、49.3%、45.5%、33.3%、27.5%、24.8%、25.9%，中药注射剂不良反应的报告数量也持续降低。其原因之一是国家药品监督管理局（简称国家药监局）不断加强中药注射剂的安全监管，采取措施完善中药注射剂说明书安全性信息，中药注射剂在临床安全合理用药水平不断提升；二是与近年国家医疗保障局（简称国家医保局）收紧中药注射剂医保报销支付范围，要求部分中药注射剂限二级以上医疗机构才能使用，中药注射剂临床用量减少等因素有关。

### （三）中药相关肝损伤流行特点

研究显示，我国 2012 年至 2016 年药物相关肝损伤（drug-induced liver injury，DILI）不良反应（ADR）报告数呈现快速增长的态势，5 年间增长了 62%。同时新发现近 400 种药品涉及潜在的肝损伤风险。这一方面提示我国日趋完善的药品不良反应监测体系有助于发现和收集更多药物性肝损伤等药品安全风险信号；另一方面提示随着人民健康医疗需求和临床用药数量的增长，药物相关 DILI 的报告及风险信号也在不断显现；经全人群人口校正后发现，不同年龄人群的药物相关肝损伤不良反应报告数与年龄之间呈明显的正相关，即人群年龄越大，报告数越高，尤以老年人群为甚，这主要可能与老年人的肝脏代谢解毒能力下降有很大关系；在药物组成方面，化学药占 94.5%，中草药占 4.5%，生物制品占 0.8%，其他占 0.2%；药物相关肝损伤不良反应报告频次前 50 名的怀疑药物均为化学药和生物制品。针对中药而言，涉及 DILI 的品种主要包括雷公藤、土三七、千里光、苦参、山豆根、何首乌、淫羊藿、马钱子等。值得注意的是，中药 DILI 中传统"有毒"中药只占 14%，而传统"无毒"中药占比为 86%，可见传统"无毒"中药已逐渐成为现阶段中药安全性研究的重点与难点。传统"无毒"中药导致 DILI 往往与药物、机体、用药环境等多个因素相关，因此有必要重点关注传统"无毒"中药 DILI 问题并建立适当的风险识别、评价与防控技术体系[5-6]。

### （四）中药相关肾损伤流行特点

药物性肾损伤（drug-induced kidney injury，DIKI）是由于药物导致的新发肾损伤或者在原有肾损伤基础上出现的肾损伤加重。根据多项大型 DIKI 流行病学研究结果显示，主要导致 DIKI 的药物包括非甾体类抗炎药、抗生素、造影剂和中草药等。在 DIKI 的流行病学研究中，由中药类诱发者约占 7.93%，在 2001—2021 年共 77 期不良反应信息通报中，涉及中药及其制剂共计 13 种。据 2013 年我国一项多中心回顾性研究结果显示，近 66 万住院患者中，急性肾损伤的发生率为 11.6%，约 40% 由药物引起，其中 16% 可能由中药或偏方引起，居首位。由此可见对中药导致的 DIKI，需要引起重视。目前市面上主要导致 DIKI 的中药包括：①肾毒性的植物药，如含马兜铃酸的药材及中成药、雷公藤、益母草和泽泻等；②毒性较大的动物药，如蜈蚣、鱼胆和斑蝥等；③矿物药，如朱砂、升汞等。中药导致的 DIKI 不仅与药物本身毒性相关，也与患者个体因素有关。研究表明，DIKI 的发生在男性和中老年群体较多，患有糖尿病、高血压或心脏病的患者风险更高。中药引起 DIKI 的原因还包括误服或滥用有毒中药、长期用药导致的蓄积性中毒以及药物污染等[7]。

## 三、科学问题与挑战

中药安全性形势总体较好，但仍存在诸多值得关注的安全性问题。一是中、西药不良反应/事件报告占比不等于其发生率。中药涉及的不良反应/事件报告占比虽远少于化学药（约为 1 : 6.4，不含生物制品），但全国临床中药使用频次也低于化学药（约为 1 : 4），因此不能简单地认为中药安全性远比化学药好；二是中药安全质量可控性不及化学药。现今仍有较多中成药说明书安全性信息处于"尚未明确"状态，而化学药说明书记载的不良反应、禁忌及注意事项等安全性信息一般相对详实，其安全风险相对容易预测、防控；三是药物安全性是相对的，需重点考虑获益–风险比。个别中药的临床获益不佳或者难以评判，如果同时涉及较多不良反应 / 事件报告，存在风险且获益未知，则获益 - 风险相对失衡；而化学药获益往往比较明确，即便存在严重不良反应，考虑到患者治疗需求，其临床价值一般能得到认可[8]。

### （一）中药安全性涉及复杂因素

中药及天然药物与化学药同属药品，均具有安全性、有效性等固有属性。临床使用时既可发挥治疗效应，也可能导致毒性和不良反应的发生。与化学药相比，中药安全性涉及复杂因素：①组方成份复杂，一般为多味药材复方，单方制剂也多包含复杂成份；②毒性机制复杂，可能涉及多成份、多靶点、多途径、多机制的复杂效应；③用药方式复杂，涉及中药饮片、配方颗粒、中成药等多种方式，临床用药讲究辨证施治、随证加减，常与化学药联合使用。中药已有数千年临床应用历史，中药新药上市前也经历了系统规范的基础及临床研究，由于中药安全性涉及多种复杂因素，中药临床使用仍存在诸多需应对的安全性问题与挑战[9]。

### （二）对中药安全性的认识存在误区

长期以来，人们对中药安全性的认识存在许多误区，一种观点认为中药"纯天然、无毒副作用""有病治病，无病保健"，常表现为非治疗用途使用中药，以及超剂量、超疗程、超适应症、不合理药物联用等不合理用药现象。二是夸大中药的"安全性问题"，认为中药风险完全不可控，将其他原因导致的异常反应均归因于中药。某些中药安全性研究错误的将涉及天然属性产品的毒性反应均按中药不良反应统计，如个别文献将含植物组分的染发剂（含多种肝毒性化学成份）所致肝损伤按中药药物性肝损伤统计；某文献报道的引起肝损伤的所谓"中药"名单中 1/3 不属于中药，不严谨的研究方法及数据夸大了中药的安全风险[10]。

### （三）现有不良反应监测方法还需改进

药品不良反应监测的主要目的是通过广泛收集各种来源的数据，来早期识别发现风险，进而开展风险评估并根据结果及时采取有效的监管措施。中药涉及中药饮片、配方颗粒、中成药等多种产品类型，临床应用广泛，用药方式复杂，不良反应的发生涉及多种复杂因素。目前我国中药与化学药、生物制品共用一套药品不良反应监测系统，现有监测系统的功能尚不能完全适应中药临床用药的复杂特点。有必要开展相关监管科学研究，改进中药不良反应监测方法，针对中药特点进一步完善不良反应监测系统。

### （四）风险早期发现能力还需提升

新上市的中药新药相对缺乏临床应用经验，对其安全性的认识也相对不足。中药安全性固有的复杂因素同样影响其风险的发现、识别。国内外常用于化学药的信号检测技术，一般基于非均衡性测量法的理论，用于中药信号检测时存在检出效率低、难以判定关联药味等局限性。有必要针对中药安全性的复杂特点，结合药材炮制、制备、组方配伍等因素，强化大数据、人工智能、先进统计分析方法等技术的应用，研究符合中药特点的信号检测技术，进一步提升中药风险早期发现、识别、预警能力。

### （五）安全性评价方法尚不能契合中药特点

目前的安全性评价方法多基于化学药成份单一、质量一致性好的特性。可以通过数批代表性产品的基础和临床研究结果，得到较为可靠的安全性评价结论。中药的安全性受药材质量、炮制及制备工艺、联合用药、用药人群等多种复杂因素的影响，"十八反""十九畏"，辨证减毒、配伍减毒、炮制解毒等中药安全用药经验和理论相对抽象和笼统，对于新发现的疑似与中药有关的风险，仅凭传统经验和理论有时说服力不足，需要基于中药特点研究建立安全性评价方法，评估临床用药风险，为中药监管科学决策提供依据[9]。

## 四、监管应对展望与思考

中药是以中医药理论指导临床使用的药物，以植物、动物、矿物为主要来源，其安全性特点与化学药比较存在一定差别。中药不良反应监测及风险预警亟需研究的监管科学问题包括：①风险识别方面，罕见非预期严重不良反应/迟发型反应相对难以发现；②风险评估方面，与用药之间的因果关系及其严重程度相对难以评估；③风险沟通方面，常因疑似涉及严重风险而被社会广泛关注；④风险管理决策方面，监管决策所需数据、证据相对不足。需要加强相关监管科学研究，汇集多来源数据及证据，进一步提升中药不良反应监测及风险预警、管控能力（见图14-1-6）。

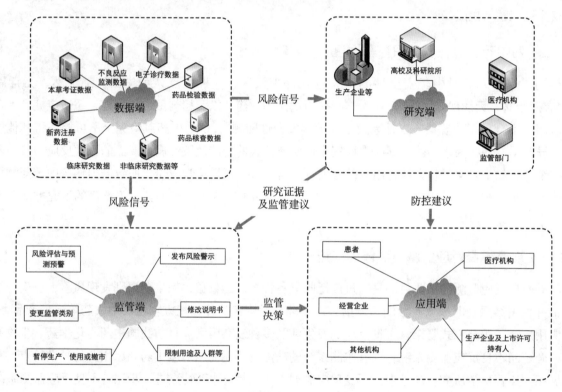

图 14-1-6　中药风险的发现、评估与处置

### （一）研究符合中药特点的评价思路与方法

**1. 重视中药安全性研究的历史传承**

中药是我国的国粹，其组方、配伍及临床应用等均以传统中医药理论为指导。中药的安全性评价时应关注中医药历史典籍中的记载，寻找安全性研究的线索。中药不良反应监测或安全性研究新发现的风险信号，也可通过开展本草考证研究进一步获取相关安全性信息。

**2. 药学、基础、临床相结合的综合评价**

中药安全性涉及药学、临床用药及患者因素等。中药安全性的评价需结合中药特点，汇总分析多来源的药学、基础、临床研究数据，研究中药炮制、制备、提取等因素，不同剂量、剂型及给药途径对毒性的影响，比较不同人群、不同"病－证－症"临床安全性的不同，利用基础研究方法明确作用机制，剖析风险发生、发展的外部影响及内在因素，科学、客观地认识中药的安全性[10]。

3. 上市前与上市后研究相结合的系统评价

中药的"上市前"与"上市后"的内涵与化学药、生物制品明显不同。中药新药多来源于临床经验方，或为现有中药提取的有效成份或有效部位，以及新复方制剂、新剂型或新给药途径等。各类中药新药的组方药味、有效成份或有效部位基本为已上市中药组方中的药味或成份，已有不同程度的患者暴露历史。现有中药安全性研究数据可用于指引中药新药的研发，降低研发风险。在上市前研究发现的安全风险，也可作为相关已上市中药的风险信号开展进一步研究。中药上市前与上市后研究互为指引、互为佐证[10]。

4. 安全性评价与临床定位相结合的客观评价

中药的安全性评价应首先考虑明确其临床定位。临床定位应为基于循证证据支持的有效适应症、适宜人群。临床定位不清，则疗效、安全性不能保证，临床价值得不到体现。临床定位确切，疗效得到充分体现，安全性相对可控，用药获益大于风险，临床价值也将被认可[9]。

某些中药临床用途较为宽泛，涉及多类临床病证及患者群体，其中部分疾病或患者群体的功效及（或）安全性尚未确立，用于治疗此类疾病或患者群体时可能缺乏临床疗效，也可能导致非预期风险。临床定位不清、有效性不确定且存在一定风险，则获益 – 风险比失衡。

## （二）推进中药安全性的主动监测模式

自发报告目前是我国药物上市后安全性数据的主要来源，具有覆盖范围广、成本相对较低等特点，具有不可替代的优势，但也存在无法获取不良反应发生率、难以判断因果关系等局限性。主动监测通常可获得更为全面、详尽的不良事件数据，可通过持续、预先组织的过程，详细了解不良事件的数量。主动监测数据可用于识别未知风险信号、评估或验证新发现的风险信号、描述产品的安全特征等。基于主动监测数据开展药物流行病学研究，可以产出支撑监管决策的证据。近年来，美国、日本等国家启动哨兵计划、医疗信息风险评估计划等，主动收集电子诊疗数据、保险索赔数据等真实世界数据，用于药品风险信号的识别与评价，并将其作为药品监管科学研究的重要内容[11]。

## （三）强化数据挖掘与人工智能技术的应用

某些药品的严重不良反应较为罕见（1/1000~1/10000），如果考虑到其临床应用的广泛性，每年仍会有许多患者因此遭受严重伤害。由于自发报告数据无法了解用药人数并准确量化风险，需要获取其他来源的数据用以评价药品的风险。而罕见的或者发生率更低的不良反应的研究，往往需要汇集更多的数据。

应用决策树、关联规则、贝叶斯网络、神经网络、支持向量机、随机森林等数据挖掘及人工智能技术，对被动监测及主动监测模式收集的多来源海量数据进行风险筛查及评价，将有助于中药风险的早期发现与及时处置，提高监管效率和质量[12]。

## （四）建立以风险信号为先导的中药监测评价体系

近年来，随着国家对药品安全性的重视，不良反应监测体系得到了较快的发展。截至 2023 年底，国家药品不良反应监测系统已收集到各类药品不良反应报告 2327 万份，其中涉及中药不良反应的报告超过 300 万份，报告信息包括患者信息、不良反应的名称、发生时间及地点、发生过程及转归等。

基于中药不良反应监测数据开展风险信号挖掘，可有效预警中药的安全性风险，指导进一步的安全性研究，提高中药上市后评价的靶向性。选择值得关注的重点品种及其风险信号，应用多来源真实世界数据开展有针对性的中药上市后临床评价研究，有助于弥补自发报告数据自身的局限性，获得可靠风险证据并评估其风险程度及影响因素。同时，围绕已发现的安全性问题，从药学、临床、基础多层面进行深入的研究，确认中药毒性的物质基础，研究其毒性作用机制，筛选更为安全的用药剂量及疗程，探讨毒性的风险因素及预防措施，可为中药风险管理和临床安全用药提供科学有效的数据支持[9]。

### （五）构建符合中药特点的安全性评价证据体系

针对同一中药的不同研究，其研究目的、对象、研究设计及数据来源、组织形式等均可能存在一定差异，其研究结果及结论也会有不同程度的差别。限于研究指标、维度等，来源于单一研究的数据，代表性相对缺乏，用于支持监管决策时证据水平相对不足。多维度数据及研究有助于产出可靠客观证据，实现科学监管决策，主动监测、真实世界研究不是对自发报告、随机对照试验的替代，而是互为补充。中药安全性评价应考虑前瞻性和回顾性研究、主动监测与被动监测、个案报告与群体研究的结合，强调证据之间的相互印证，从适应症、适用人群，到组方配伍、剂量、疗程、合并用药等多维度证明安全性问题形成的逻辑关联，进而形成安全性证据链，支持科学监管及临床安全合理用药[12]。

（宋海波　吴嘉瑞　赵旭）

## 参考文献

［1］赵军宁. 中药监管科学：助力更高水平的中药科学监管［J］. 中国药学杂志，2023（9）：749-761.

［2］吴嘉瑞，张冰. 中国传统药物警戒思想的历史沿革考证［J］. 中国药物警戒，2006，3（5）：257-260.

［3］吴嘉瑞. 基于文献数据库和传统药物警戒思想的中药注射剂安全性研究［D］. 北京：北京中医药大学，2007.

［4］章萌，聂晓璐，刘佐相，等. 中美两国2009~2020年不同人群不良反应/ADE报告分析及对中国药物警戒工作的启示［J］. 药物流行病学杂志，2022，31（12）：808-814.

［5］WANG Jiabo, SONG Haibo, GE Feilin, et al. Landscape of DILI-related adverse drug reaction in China Mainland［J］. Acta Pharm Sin B, 2022, 12（12）：4424-4431.

［6］高云娟，赵旭，白天凯，等. 基于不良反应监测大数据的药品安全风险发现与识别策略［J］. 中国药物警戒，2024，21（1）：1-5；14.

［7］张宁. 中草药肾损伤概述［J］. 临床内科杂志，2019，36（3）：158-160.

［8］肖小河，赵旭，柏兆方，等. 中药新安全观及实践［J］. 中国中药杂志，2023，48（10）：2557-2564.

［9］宋海波. 中药新药上市后的安全性评价［M］//高月. 中药安全性研究基础与方法. 北京：军事医学出版社，2017：587-632

［10］宋海波，韩玲. 中药肝损伤的流行特点、风险因素及评价［J］. 中国药理学与毒理学杂志，2016（4）：291-305.

［11］SONG H, PEI X, LIU Z, et al. Pharmacovigilance in China: evolution and future challenges［J］. British Journal of Clinical Pharmacology, 2023, 89（2）：510-522.

［12］吴嘉瑞. 中医药临床大数据研究［M］. 北京：中国医药科技出版社，2020.

# 第二节　中药不良反应的监测方法

药品的不良反应是指合格药品在正常用法用量下出现的与用药目的无关的有害反应。为了应对"反应停事件"等药害事件，20世纪60年代起，各国逐步建立药品不良反应监测制度。1999年，国家药品监督管理局发布《药品不良反应监测管理办法（试行）》，标志着药品不良反应监测制度在我国正式实施。

## 一、不良反应监测的发展

药源性疾病是指在防治疾病过程中，所用药物因药物本身（或其代谢物）的作用、药物相互作用以及药物使用引起人体器官或组织发生功能性或器质性损害而出现各种临床症状与体征的疾病。药品不良反应属于药源性疾病的范畴，药品不良反应监测沿用了疾病监测的理论及方法。

### （一）监测的概念及特征

监测是警戒的基础，监测数据可用于预防和控制。Alexander Langmuir[1]指出："良好的监测不一定确保作出正确的决策，但它可以减少错误决定的几率。"

监测是最早应用于控制传染病传播的公共卫生措施。"监测"一词早期意指对接触传染病和可能需要被公共卫生部门隔离的人进行监测。14世纪50年代，威尼斯任命公共卫生监督员以发现和排除有感染人员的船只。17世纪，伦敦对鼠疫开展监测，教区的办事员每周都会定期报告葬礼数量及死亡原因，并以"死亡报告"的形式每周向有需要的人发布信息。直至1966年，世界卫生组织（World Health Organization，WHO）还将监测定义为"对疾病开展流行病学研究的动态过程及各种疾病控制活动"。1963年，Alexander Langmuir将监测定义为"公共卫生实践中数据的系统收集、整合、分析和传播"，并概括了监测的主要特征：①系统地收集数据；②对收集的数据进行整合和分析；③通过描述性流行病学以报告传播信息。20世纪60年代末，由Alexander Langmuir和WHO传染病司司长Karel Raska共同撰写的一份工作文件沿用了Alexander Langmuir关于监测主要特征的表述，并得到世界卫生大会的认可，成为世界卫生组织的官方政策[2]。

目前，"公共卫生监测"被定义为"持续和系统地收集、分析和解释特定结局的数据，用于公共卫生实践的规划、实施和评估"。其概念更为广泛，包括对行为风险因素、卫生保健的利用和质量、药品不良反应和医疗器械不良事件以及有关健康的知识、态度和信念的监测，远超出疾病报告和登记的狭义范围。

### （二）国际药品不良反应监测的起源

包括药品不良反应监测制度在内的现代药品监管制度是伴随一次次惨痛的药害事件而逐步完善的[3]。

1. 白喉抗毒素事件与美国生物制品管制法

1901年，美国圣路易斯市发生"白喉抗毒素事件"，13名儿童因注射了被破伤风芽孢污染的马血清白喉抗毒素死亡。

1902年，美国国会通过"一项规范病毒、血清、毒素和类似产品销售的法案"，该法后来被称为《生物制品管制法》（Biologics Control Act），并被认为是第一个用于药品质量监管的现代法律。

2. 磺胺酏剂事件与美国食品、药品和化妆品法案

1937年，美国塔尔萨市发生"磺胺酏剂事件"。为方便患者服用，Massengill公司的主任药师瓦特金斯将磺胺溶于二甘醇中，开发出"磺胺酏剂"。数百名患者服用该药后因溶媒二甘醇的肾毒性出现肾衰竭，107人死亡，其中多数为儿童。

1938年，美国国会通过《食品、药品和化妆品法案》（The Food, Drug, and Cosmetic Act），明确了

药物定义；新药需经上市申请（NDA）方能上市；上市前企业需证明药物的安全性；禁止对药物疗效进行虚假宣传；授权美国食品药品管理局（Food and Drug Administration，FDA）对企业进行检查。

3. 反应停事件与美国食品、药品和化妆品法修正案

20世纪50年代末和60年代初，联邦德国药厂格兰泰集团将反应停（沙利度胺）作为一种"没有任何副作用的抗妊娠反应药物"在欧洲、拉丁美洲、澳大利亚、加拿大、日本等国家及地区上市并广泛使用，导致近万名"海豹肢畸形儿"出生。

1962年，美国国会通过《科夫沃－哈里斯修正案》（Kefauver–Harris Amendments），加强对药物临床试验的管理（患者知情同意）；强制要求药物上市前需证明其安全性及有效性；要求FDA重新评估自1938年以来批准上市药品的有效性（DESI）；要求药品的标签和广告应正确描述其疗效，并包括药品不良反应在内的警示信息；建立了GMP制度等。

4. 国际药品不良反应监测体系的建立

1963年，为防范类似"反应停"等药害事件的发生，世界卫生大会提出议案，要求基于各国监管机构的不良反应报告，建立监测药品不良反应的国际系统。

1964年，英国启动黄卡计划（Yellow Card Scheme），通过收集疑似药品不良反应的信息，监测上市后药品和疫苗的安全性。日本（1969年）、法国（1970年）等国也开始建立药品不良反应监测制度。

1968年，WHO启动国际药品监测合作计划（Programme for International Drug Monitoring，PIDM），旨在建立全球药物警戒标准和体系，用以监测和识别药品的危害，减少患者用药的风险。1998年，中国作为正式成员国加入该计划。目前，已有170多个国家及地区加入PIDM，覆盖了全球超过99%的人口[4]。WHO乌普萨拉监测中心（WHO-UMC）建立的Vigibase数据库收集了来自各个合作国家和地区监管部门共享的超过3000万份自发报告，为世界范围内药品不良反应的监测提供了有力的基础数据支持。国际上主要的不良反应报告数据库见表14-2-1。

**表 14-2-1　国际主要的不良反应报告数据库[5]**

| 数据库 | 机构 | 数据来源 | 主要报告途径 |
|---|---|---|---|
| FDA Adverse Event Reporting System（FAERS） | FDA | 医疗专业人员（约占5%）、制药企业（约占90%）、消费者报告的与药品和治疗用生物制剂的不良反应/事件个例报告 | 医疗专业人员：使用MedWatch（消费者填写FDA3500B表格、医疗专业人员填写FDA3500）以电子方式提交 制药企业：使用E2B电子传输或安全报告门户网站（SRP）以电子方式向FDA提交不良事件 |
| Japanese Adverse Drug Event Report（JADER） | PMDA | 医疗专业人员、制药企业、消费者 | 在线填报、电子传输、电子邮件、纸质报告邮寄 |
| Eudra Vigilance（EV） | EMA | 成员国药监部门、制药企业、临床试验申报者 | EV WEB为主 |
| Vigiflow | WHO-UMC | 来自成员国定期报送 | 网页报送、电子传输 |

## （三）中国药品不良反应监测体系

我国的药品不良反应监测工作起步相对较晚。1988年，卫生部在北京、上海的10家医疗机构开展了药品不良反应监察试点工作。1999年，国家药品不良反应监测中心成立，国家药品监督管理局发布《药品不良反应监测管理办法（试行）》，标志着药品不良反应监测制度在我国正式实施。

目前，我国已建立了34个省级药品不良反应监测机构（包括新疆生产建设兵团药品不良反应监测

中心、解放军药品不良反应监测中心、国家卫生健康委计划生育药具不良反应监测中心）以及市县级药品不良反应监测机构。

2019年，新修订的《中华人民共和国药品管理法》（简称《药品管理法》）第十二条规定：国家建立药物警戒制度，对药品不良反应及其他与用药有关的有害反应进行监测、识别、评估和控制。正式确立了药物警戒制度在我国的法律地位。药物警戒的研究对象既包含传统的上市后药品不良反应监测的内容，也涉及其他药品安全相关问题，如药品质量（假药和劣药）、处方错误、药品误服及过量、药物滥用、药物相互作用（drug-drug interaction，DDI）、药物食物相互作用（food-drug interaction，FDI）等。

## 二、不良反应监测方法

药品不良反应报告和监测是指药品不良反应的发现、报告、评价和控制的过程。药品不良反应监测中成本最高、难度最大的环节是不良反应数据收集。不良反应数据可以从日常收集的报告中获得，或通过调查人员的主动收集，或从上市后研究或其他监测目的收集的数据中获得。本节主要介绍目前常用的自发报告（包括强制报告、激励报告等）和主动监测（哨点监测、强化监测、处方事件监测、登记等）方法，不涉及药物流行病学研究方法与设计。

### （一）自发报告

自发报告是指医务人员或消费者向药品上市许可持有人（简称持有人）、药品监管机构或其他组织（如WHO-UMC）报告不良反应的过程，是目前各国广泛采用的药品不良反应监测方法。

各国的药品不良反应监测制度不尽相同。部分国家强制要求药品上市许可持有人报告所收集到的药品不良反应信息，日本、英国等对新药或疫苗等设计了上市后早期监测、黑三角计划等激励报告制度。按照ICH-E2D指南，上述报告符合自发报告的定义，均不属于有组织的数据收集。

1. 强制报告

强制报告是法律规定报告者必须向监管机构报告药品不良反应的制度。美国联邦法律规定医疗产品的生产商、销售商必须定期向FDA报告其生产、销售药品的不良反应，以发现那些上市前未能发现的罕见的或者迟发的药品不良反应。美国大约90%以上的不良反应报告来自企业的强制报告。

2. 激励报告

激励报告一般是指在被动监测基础上，激励或要求医务人员在特定的时间范围内报告某个（或某类）药品的不良反应/事件，如日本、英国等的上市后早期监测、黑三角计划等激励报告制度。激励报告通常应用在药品上市早期或其他需要加强监测的情况。按照ICH-E2D指南，激励报告属于自发报告的范畴。

（1）上市后早期监测　上市后早期监测（early post-marketing phase vigilance，EPPV）是日本特有的监测制度，属于激励报告的范畴。

该制度于2001年10月起实施，承诺实施EPPV是新药在日本获准上市的必要条件。上市许可持有人需在药品首次上市后2周内，向相关医疗机构提供该药品EPPV的实施计划（包括访视频率等）、产品手册、注意事项等信息，并要求相关医疗机构一旦发现严重不良反应/事件应立即进行报告。在药品首次上市后的6个月内，上市许可持有人需派出医药代表定期对所有使用该药的医疗机构进行追踪，收集药品的安全性信息。

（2）黑三角计划　英国药监局（Medicines and Healthcare products Regulatory Agency，MHRA）的黑三角计划主要涉及新药或疫苗（标识黑色倒三角符号，▼），或新增重要的适应症或治疗人群的药品（标识黑色倒三角符号及星号，▼*），其目的是为卫生保健专业人员和患者提供一种识别新药或特定药品的简单方法。MHRA 要求卫生保健专业人员通过黄卡计划报告所有涉及黑三角药品的可疑不良反应。以期通过密切监测，确保及时发现新的安全隐患。

MHRA 规定，新药或疫苗如符合下列任何一项标准，则需标识黑三角符号（▼）：一种新的活性物质或生物类似药；药物或活性物质的新组合；一种新的管理类别；一种新的药物递送系统；一种将用于新患者人群的药物。上市多年的药品，如新增重要的适应症或适用人群，MHRA 有可能会恢复其黑三角符号（▼ *）。

MHRA 通常在上市 2 年后评估药品的黑三角状态，如果药品的安全性未能得到充分证实，则黑三角符号将继续保留。

3. 优势及局限性

自发报告收集不良反应具备以下优势：相对成本较低，是最常用的药物警戒方法，可以覆盖全部上市的药物及用药人群，有助于获得新的、罕见的、严重的不良反应信号。自发报告属于被动监测模式，存在较多局限性，如漏报率比较高；缺乏详细的临床信息；混杂因素多，难以判断用药与不良事件的因果关系；缺乏用药人群信息，无法计算发生率。此外，自发报告数量还会受到用药人数、监管活动、媒体关注及药物适应症等诸多因素影响。

（二）主动监测

欧洲药品管理局（European Medicines Agency，EMA）发布的药物警戒管理规范（GVP）将主动监测定义为：通过一个持续、预先组织的过程，以更全面地确定特定人群中不良事件的数量。常用的主动监测方法包括哨点监测（sentinel sites monitoring）、强化监测（intensive monitoring）、药物／处方事件监测（drug/prescription event monitoring）、登记（registries）等。与自发报告比较，主动监测通常可获得更为全面、详尽的不良事件数据。主动监测数据可用于检测未知风险信号，识别、评估或验证新发现的风险信号，描述产品的安全特征等。基于主动监测数据开展药物流行病学研究，可以产出用于支撑监管决策的证据。主动监测未能完全弥补自发报告系统的不足，如用于评估"延迟效应／迟发型毒性反应"等风险时，对于暴露（用药）后需长时间才发生的不良事件（例如癌症、出生缺陷），仍存在一定局限性[3]。

1. 哨点监测

哨点监测指在固定地点（哨点）通过查阅医疗记录或访谈医生、患者等形式，从现场获取全面的药品不良反应／事件数据的监测方法。哨点监测可以获得被动监测所不能获得的信息，如某些特殊疾病患者亚群的信息。哨点监测适用于主要在医院或特定医疗机构使用的药品。其局限性主要是存在选择偏倚、患者数少、成本高。

2. 强化监测

强化监测是指在指定区域（如医院）或由社区医疗中的特定医疗专业人员收集记录的系统。在这种情况下，数据收集可以由参加查房的监测人员完成，他们在查房中收集主治医生认为与药物有（潜在）因果关系的不良事件或非预期事件的信息。监测也可集中在某些与药物相关的严重事件，如肝脏疾病、肾功能衰竭、血液学疾病或出血。强化监测的主要优势在于，可以记录与事件和药品暴露有关的重要信息，主要局限性是需要长期维持一支训练有素的监测团队。

3. 药物／处方事件监测

药物／处方事件监测采用非干预性、观察性队列研究方法，不干涉医师的诊疗行为，根据处方数据确认每个患者，向处方医生或患者发送随访调查表，并获取结局信息。处方事件监测的优点是避免了选择性偏倚，收集的信息具有广泛的真实代表性；可以收集到关于药品不良反应／事件的详细信息，包括患者人口统计学信息、适应症、用药持续时间、剂量、临床事件、停药原因等信息；可对潜伏期较长的不良反应进行研究。其局限性是医师或患者的应答率低，收集的信息种类分散，可能导致重要信号不明确。

4. 登记

登记是一个有组织的数据收集系统，用于收集、存储、检索、分析和发布暴露于某一相同特征的患者个体信息。登记可以分为以相同疾病为特征的疾病登记和以相同药品暴露为特征的药品登记。疾病登记有助于收集临床上相关疾病患者的药品暴露以及其他相关因素的信息。药品暴露登记聚焦于用药人群，以确定药品是否对患者有特殊影响。

登记系统的规模以及数据收集时间应与拟研究的临床问题相适应。药品暴露登记可以将患者纳入队列研究，对患者全程随访，使用标准化的调查表收集与安全性及（或）有效性相关的数据，评估药品在真实世界中应用的不良反应发生率及（或）疗效。该方法有利于放大罕见的不良反应信号；适用于特定情况下孤儿药的安全性研究。其局限性是当用药人群较大或者患病率较高时，需要登记的病例庞大，需要投入较大人力物力，同时由于药物暴露登记中未设置对照组，不能提供相关性证据。

### （三）基于健康大数据的主动监测

为满足临床需求，美国等发达国家采取多种方式加快创新药品审评审批。这些药品上市前安全研究数据相对缺乏，上市后常因发现新的风险，需对说明书安全性信息进行修订，个别药品甚至因此撤市。为强化上市药品的安全监管，美国、欧盟、日本等国家及地区药品监管部门启动相关规划计划，建设主动监测系统，广泛收集真实世界数据，加强与高校及医疗机构的研究合作，开展相关监管科学研究，持续提高风险发现及评估能力，为监管决策提供数据及证据支撑，见表 14-2-2[6]。

1. 美国

2007 年，美国食品药品管理法修正案（FDAAA）要求 FDA 建立新型药物警戒系统，提高风险识别、评估能力。2008 年，FDA 开展新型药物警戒系统研究，启动迷你哨兵计划（Mini Sentinel Initiative）；2016 年，FDA 启动正式版的哨兵计划（Sentinel Initiative）。FDA 对哨兵系统的建设目标是建成多用途的国家数据和科学资源中心，用以监测上市医疗产品的安全性，增加用于评估医疗产品性能的真实世界数据来源。

FDA 认为哨兵系统改变了 FDA 对监管产品安全监测的方式，是一种主动系统（a pro-active system），可以增强 FDA 的警戒能力。哨兵系统利用真实世界数据（医疗保险索赔数据、电子健康记录和患者报告等）及先进流行病学方法，开展风险评估识别方法研究并全面实现上市后风险主动识别和分析（active post-market risk identification and analysis, ARIA）能力。在医疗产品获批上市前，FDA 评估哨兵系统是否有能力生成高质量证据，是否足以评价潜在的安全性问题，是否可解决产品上市后需进一步研究的安全性问题；当上市后发现新的安全性问题时，是否可利用哨兵系统中数据回答安全性问题。当 FDA 经评估确定哨兵系统可充分评估安全性问题时，可免除申请人（或行业）的上市后要求（post-market requirement, PMR）；如 FDA 经评估确定哨兵系统（ARIA）不足以解决安全性问题并实现监管目标，则须采取成本更高、耗时更长的评估方式，申请人需完成 PMR 及其他相关研究。

FDA 长期以来一直使用真实世界数据监测和评估上市药品的安全性，主要来源是哨兵系统中的真实世界数据（医疗保险索赔数据、电子健康记录和患者报告等）。FDA 的药物评估和研究中心（CDER）和生物制品评估和研究中心（CBER）通过哨兵计划下的药物流行病学研究项目进行安全监测研究。此外，FDA 使用哨兵系统评估药物上市后发现的安全性问题，如使用抗精神病药后中风的风险（Taylor 2017），使用雷诺嗪后癫痫发作的风险（Eworuke 2017），以及长期或连续口服避孕药后静脉血栓栓塞的风险（Meony 2017）等。此外，FDA 探索将哨兵系统作为支持新药开发和药品评价的工具，加快对医疗产品安全性和有效性评价等相关法律义务的响应，并向其他利益相关者开放使用，赋能创新和发展。

表 14-2-2　国外药品安全性主动监测进展情况 [6]

| 国家及启动时间 | 规划计划 | 工作内容及目标 | 承担部门及运行机制 | 监测系统及数据来源 | 主要成果 | 资金来源 |
|---|---|---|---|---|---|---|
| 美国 2008年 | (1) 2008—2015年,《迷你哨兵计划》(Mini-Sentinel)<br>(2) 2016年至今,《哨兵计划》(Sentinel Initiative)<br>(3) 2019年,《哨兵系统五年战略规划(2019—2023年)》(Sentinel System Five-Year Strategy 2019-2023) | (1) 建立一个可扩展、高效、可持续的新型药物警戒系统<br>(2) 通过应用不同来源的电子健康数据完成对医疗产品安全性的主动监测<br>(3) 探索将哨兵系统数据用于有效性研究 | (1) FDA 的药物警戒与流行病学办公室(OPE)的流行病学Ⅰ部和Ⅱ部具体负责<br>(2) FDA 与公众、学术界和企业界合作开展《哨兵计划》。FDA 提供资金,并保留确定任务优先级,最终决策权<br>(3) FDA 与协作机构建立协调中心,由安全运营中心(SOC)和咨询小组组成,由哈佛医学院的首席研究员负责。共有18个主要的数据合作伙伴,研究合作伙伴包括保险公司、医疗机构、科研机构、高等院校和企业 | 监测系统:哨兵系统<br>数据来源:①单纯保险索赔数据系统;②单纯电子医疗记录系统和医疗记录的信息系统;③整合保险索赔和医疗记录的信息系统;④患者报告等。截至2021年,哨兵系统分布式数据库纳入超过7.88亿人年的数据。为应对新冠大流行,哨兵系统建立了一个新版本(快速评估分布式数据库),FDA 利用该版本开展新冠相关数据分析和监管资源分析 | (1) 建立药物源性肝损伤等严重不良反应的通用数据模型(CDM)<br>(2) 建立风险信号分析方法<br>(3) 建立医疗产品风险主动评估系统(ARIA)。2016年至2021年,ARIA 系统已评估133个安全性问题。其中79个安全性问题正在评估中,54个安全性问题的评估已经完成 | (1) 美国 Curve Act 法案<br>(2) 美国处方药用户付费法案 PDUFA Ⅵ<br>(3) FDA 直接拨款。2019年 FDA 拨款22亿美元用于下一阶段哨兵系统<br>(4) 里根-尤德尔基金会的医学证据开发和监测等新项目等 |
| 欧盟 2008年 | (1)《欧盟第七研发框架计划》(FP7)<br>(2)《地平线2020计划》(Horizon 2020) | (1) 早期发现药品风险信号<br>(2) 评估药品风险信号<br>(3) 药物警戒研究 | (1) 欧洲药品管理局(EMA)主导<br>(2) 欧盟药品不良反应联盟(EU-ADR Alliance)具体承担 | 监测系统:EU-ADR<br>数据来源:4个国家(意大利、荷兰、丹麦、英国)的8个电子健康数据库,涉及3000多万欧洲公民的医疗记录 | (1) 口服避孕药的安全性<br>(2) 双膦酸盐相关心脏瓣膜疾病的风险<br>(3) 吡格列酮风险最小化措施的有效性评估等 | (1) 2008—2012年,《欧盟第七研发框架计划》(FP7)<br>(2) 2014—2021年,《地平线2020计划》(Horizon 2020) |

续表

| 国家及启动时间 | 规划计划 | 工作内容及目标 | 承担部门及运行机制 | 监测系统及数据来源 | 主要成果 | 资金来源 |
|---|---|---|---|---|---|---|
| 日本 2009 年 | 《基于医疗信息的风险评估计划》（MIHARI） | （1）增加日本医药品医疗器械综合机构（PMDA）获取 ADR 数据的来源（2）利用不良反应自发报告以外数据分析产品安全性，重点评估创新药上市后风险 | PMDA 下设的医学信息学和流行病学办公室（Office of Medical Informatics and Epidemiology）具体负责 | 监测系统：医学信息数据库网络（MID-NET）数据来源：日本 10 家健康集团旗下的 23 家医院。建立 1 个数据中心来进行数据标准化，使这些来自不同医院的数据可用于后续研究 | （1）不良反应风险评估，如华法林患者凝血对华法肝患者凝血功能的影响等（2）监管政策对药品使用影响的评估（3）用于上市后研究的安全性数据库 | PMDA 第二个五年计划（2009—2013 年） |
| 加拿大 2007 年 | 《食品与消费品安全行动计划》（FCSAP） | 对在加拿大上市的药品的有效性和安全性进行早期评价 | 加拿大卫生部（Health Canada）和加拿大卫生研究院（Canadian Institutes of Health Research, CIHR）共同发起 | 监测系统：药品安全性和有效性网络（Drug Safety and Effectiveness Network, DSEN）数据来源：加拿大各省的药品安全数据 | — | — |
| 英国 — | — | 对上市后药品开展药物流行病学研究和风险获益评价 | 英国药品和健康产品管理局（MHRA）下设部门药物警戒和风险管理办公室（Vigilance and Risk Management of Medicines, VRMM）具体负责 | 监测系统：药物警戒与风险管理系统数据来源：英国临床实践研究数据库 CPRD。CPRD 是一个收集英国全科医生的匿名医疗记录的初级保健数据库 | — | — |

注：表中内容来源于《电子健康数据用于上市药品安全性研究的思考》[6]。

—，无相关内容。

**2. 日本**

日本药监局（PMDA）将真实世界数据作为额外的数据源，对新药进行更有效的安全监管。PMDA建设了由日本23家医院管理的医院信息系统数据组成的医学信息数据库网络（MID-NET），一个新型分布式数据库系统，用于新药上市后安全性评估。PMDA还启动了基于医疗信息的风险评估计划（MIHARI），根据真实世界数据评估得到的风险量化结果，建立新的框架，促进安全措施的实施。

**3. 欧盟**

欧盟利用来自于4个国家（意大利、荷兰、丹麦、英国）的8个电子健康数据库（如IPCI、PHARMO、QRESEARCH、AUHD、Tuscany、PEDIANET等），建设计算机系统用以进行药物不良反应的早期监测。使用数据挖掘、流行病学方法以及其他计算机技术来分析电子医疗记录（EHR），用以检测药品不良反应信号（需要进一步调查的药物和可疑不良反应的组合）。在得到信号之后，再通过生物学和流行病学的方法进行验证。

**4. 中国**

我国"十三五"国家药品安全规划将安全性主动监测作为不良反应监测能力建设的重要内容，要求"利用医疗机构电子数据，建立药品医疗器械安全性主动监测与评价系统"。药品评价中心先后组织30余家医疗机构、医学类高校，开展了基于电子诊疗数据的药品安全性主动监测研究，建立了药物性肝损伤、药物性肾损伤大数据分析平台，先后对药物性肝损伤、药物性肾损伤、严重过敏反应、粒细胞减少等严重不良反应的主动监测方法进行了研究。

近年来，在中国药品监管科学行动计划重点项目支持下，药品评价中心先后对20余个（类）中成药开展基于真实世界数据（电子诊疗数据等）的安全性主动监测研究，涉及新型冠状病毒感染（简称新冠）治疗药物、中药注射剂及含何首乌、含马兜铃酸中药等。

## 三、中药／传统药不良反应监测

《世卫组织传统医学战略2014—2023》指出，传统和补充医学是卫生保健的一个重要且常被低估的组成部分，世界上几乎每个国家都可找到传统和补充医学的应用，且对其服务需求正在不断增长[7]。80%的发展中国家人口使用某种形式的传统医学，2000年美国67.7%的人口使用传统和补充医学，2015年东南亚区域公共卫生部门10%~45%的门诊就诊与传统医药服务有关[8]。草药转化为健康问题的有效治疗方法有着悠久的历史，许多具有里程碑意义的药物源自传统医学：阿司匹林的发明借鉴了使用柳树树皮的传统药物配方；避孕药源自野生山药根茎；一些儿童癌症的疗法源于粉红色长春花；荣获诺贝尔奖的青蒿素抗疟研究始于借鉴古代中医文献；天花疫苗的发现导致消灭了天花，而天花疫苗灵感来自世界各地古老接种做法。迄今，大约40%的药品基于天然产品，传统医学和传统知识为医学突破作出了贡献[9]。

### （一）传统医药产品的药物警戒

医学的首要原则是不造成伤害，在提供任何健康治疗时，安全始终是一项基本原则，WHO一贯主张将符合质量、安全和功效标准的传统医学方法和产品纳入国家卫生系统。传统医药产品的安全性可以通过国家药物警戒系统进行监测，WHO认为监测可以通过3个可能的方式进行：①涵盖所有产品的自发报告系统（Spontaneous-voluntary Reporting System，SRS）；②针对特定产品的强化监测方案（Intensive Monitoring Programme，IMP）；③特定时期针对特定产品的主动监测（active surveillance）。WHO认为传统医药产品的药物警戒仍存在以下挑战[8]。

（1）**草药 / 传统药物的复杂性**

缺乏临床研究数据：与其他药物不同，许多草药和传统药物产品缺乏系统地临床研究数据，包括安全性和有效性数据。

化学成份复杂：草药和传统药物及其制剂多是复杂化学成份的混合物，其对安全性的影响一般仅能归因于一组相关成份，而不是单一成份。

不均一性（产品未标准化）：由于成份在整个植物中的分布不均一，含量高的植物部分可能存在毒性。在不同批次的草药之间，成份特征可能会有所不同，而环境、收获时间、贮存、加工和干燥等因素可能会导致成份的变异。因此，草药和传统药物的药代动力学、药效学和毒理学特征很难确定，引起安全问题的物质基础也难以明确。

质量保证和控制的复杂性：与其他药品不同，草药和传统药物的原料通常来自不同的产地和商业来源，其制造方法和质量控制措施也有较大差异。

缺乏应对问题的专业技术、设施和人力资源，尤其是在鉴别不合格、掺假和污染的药用植物方面。

不同传统药物之间，以及与其他药物、食物之间可能发生的相互作用。

（2）**草药和传统药物的监管差异** 一个国家的草药产品在另一个国家可能被归类为膳食 / 食品补充剂。

（3）**信息不足** 无法获得可靠的信息支持，如产品名称、用途等。

（4）**基原植物的命名法不一致** 文献有时使用误导性和不一致的名称。

（5）**安全性监测** 许多卫生专业人员未接受过传统药物安全性监测的专业培训，可导致低报告或零报告。

## （二）日本汉方制剂不良反应监测

日本汉方医学是基于古籍《伤寒论》《金匮要略》思想而形成的一套医学体系。日本汉方制剂类似于中国的中成药，是基于汉方医学将药材按照一定比例配制、生产的现代制剂。汉方制剂分为医疗用汉方制剂和一般用汉方制剂。医疗用汉方制剂须由医生开处方后在医院药局或调剂药局购买，并纳入日本社会保险和国民健康保险中。一般用汉方制剂为非处方药，医保体系不覆盖，由消费者在药局自行购买使用。

日本汉方制剂实行目录制管理。日本厚生劳动省组织行业专家确定备选处方，经过日本中央药事委员会讨论、征求意见后颁布，其最新版本为 2017 年颁布的《一般用汉方制剂生产销售承认基准》，共收载 294 个汉方制剂处方（基础方 210 个、加减方 84 个），其中 148 个处方为医疗用汉方制剂。任何药品生产企业均可申请生产其收录的汉方制剂，在规定的处方组成、用法用量及功能主治的范围内，企业可通过研究自主确定制剂产品的剂型、制备工艺及质量标准[10]。

日本自 1967 年开始建立药品不良反应报告制度，1972 年加入 WHO 国际药品监测合作计划。日本对汉方制剂的上市后监管要求与化学药相同，不良反应报告制度等法规也均适用于汉方制剂。日本药品不良事件电子报告系统（Japanese Adverse Drug Event Report，JADER）属于自发报告系统，接受消费者、医疗专业人员、制药企业提交的个例报告（ICSRs）。消费者自愿报告药品不良事件（2019 年起启用网页填报方式），医疗专业人员和制药企业有法定报告义务。JADER 数据库中报告主要来自制药企业，来自医疗机构的报告数量仅相当于制药企业报告的 1/10。

JADER 数据库中，涉及汉方制剂报告仅占全部报告的 0.9%。Shimada 等[11]对 2003 年至 2018 年 JADER 数据库中涉及汉方制剂共 4232 例报告进行分析。以涉及的药品统计，报告数量较多的药品依次为 Shakuyakukanzoto（芍药甘草汤）、Bofutsushosan（防风通圣散）、Saireito（柴苓汤）、Yokukansan（抑肝散）、Orengedokuto（黄连解毒汤）、Saikokaryukotsuboreito（柴胡加龙骨牡蛎汤）、Kakkonto（葛根汤）、Hangeshashinto（半夏泻心汤）、Daikenchuto（大建中汤）、Otsujito（乙字汤）。涉及肝损伤的报告占28%，肺损伤占28%，假性醛固醇增多占21%，肠系膜静脉硬化占5%，药疹占4%，其他占13%。进一步分析显示，假性醛固醇增多事件多涉及含甘草的汉方制剂，患者可表现为肌肉损伤、心力衰竭和心律失常；肠系膜静脉硬化风险据称可能与长期使用含栀子的汉方制剂有关。

### （三）韩国植物药不良反应监测

韩国政府采用西方医学与韩医药并存的政策。韩国的植物药根据医学理论基础不同分为韩药和生药，类似于我国的中药和天然药物。韩药基于传统韩医理论制造和使用，包括韩药材、汤剂和韩药成品。韩药和生药需经韩国食品和药品安全部（Ministry of Food and Drug Safety，MFDS）审批后方可上市销售。根据MFDS网站提供数据统计，截至2019年8月，韩药（生药）成药共有6200多个文号。

韩国于1989年建立药品不良反应报告制度，1992年加入WHO国际药品监测合作计划。2009年，韩国启动药物警戒研究网络（Pharmacovigilance Net，PVNet）项目，使得不良反应报告的途径更为简单，推动了韩国不良反应报告数量迅速增加。2012年，韩国药品安全与风险管理研究所（Korea Institute of Drug Safety and Risk Management，KIDS）成立，并建立了韩国不良事件电子报告系统（KAERS），韩国KAERS系统接受包括植物药在内的药品不良反应报告。KIDS是国家级的药物警戒中心，在韩国MFDS管理下负责韩国药物警戒工作。此外，韩国还有28个区域药物警戒中心，其中1个是草药区域警戒中心。2016年，韩国MFDS联合KIDS开发了基于电子诊疗数据的主动药物警戒系统，在9家医院设立监测哨点，提高监测效率。

与其他药品一样，MFDS审批上市销售的植物药相关的不良反应报告也需提交至KAERS系统中。据文献报道，KAERS系统中涉及植物药的报告较少。韩国东国大学—山韩方医院是韩国区域药物警戒中心之一，对该中心2012至2014年间的不良反应自发报告分析结果显示，涉及植物药的报告共101例，未发现严重的不良反应报告，以腹泻、消化不良等为主要表现的胃肠道系统报告占比最高（占41.5%），其次为以皮疹、瘙痒等皮肤系统反应报告（占25.8%）。按报告人职业统计，来自于护士的报告占92%[12]。

### （四）中国中药不良反应监测

目前，我国的药品不良反应报告按照可疑即报原则，报告范围为与用药目的无关且无法排除与药品存在相关性的所有有害反应，其中包括因药品质量问题引起的或者可能与超适应症用药、超剂量用药、禁忌症用药等相关的有害反应。药品上市许可持有人、药品经营企业、医疗机构均具有报告药品不良反应的义务。我国药品不良反应信息收集的方式已从纸质报告发展为在线网络报告。目前，医疗机构、经营企业主要通过"国家药品不良反应监测系统"网页填报的方式报告；药品上市许可人通过"药品不良反应直接报告系统"网页填报。

2017年6月，国家药品监督管理局加入国际人用药品注册技术协调会（The International Council for Harmonisation of Technical Requirements for Pharmaceuticals for Human Use，ICH），药品不良反应监测报告标准与国际规则加速接轨。2018年7月1日起，上市后药品不良反应报告适用《E2D：上市后安全数据的管理：快速报告的定义和标准》；2022年7月1日起，上市后药品不良反应报告适用《M1：监管活动医学词典（MedDRA）》和《E2B（R3）：临床安全数据的管理：个例安全报告传输的数据元素》的要求，药品上市许可持有人可以使用E2B电子传输的方式报告不良反应。

截止到2023年12月31日，全国药品不良反应监测网络累计收到《药品不良反应／事件报告表》2327.5万份。2023年药品不良反应／事件报告中，涉及怀疑药品262.7万例次，中药占12.6%；2023年严重不良反应／事件报告涉及怀疑药品47.9万例次，中药占5.4%。

2017 至 2023 年，基于中药不良反应监测数据，国家药品监督管理局网站共发布了 99 期中药说明书修订公告，对 368 个中药（按药品通用名计）说明书安全性内容进行了修订，其中仙灵骨葆胶囊、仙灵骨葆片、精乌胶囊，胃痛宁片、克痢痧胶囊、化痔栓由非处方药转为处方药管理。除国家统一修订外，药品上市许可持有人也应当按法规要求持续开展药品安全性研究，必要时主动提出说明书修订的补充申请，不断完善说明书安全性内容。

## 四、科学问题与监管应对

强化中药不良反应监测方法研究，对提升中药风险早期识别感知能力，及时发现潜在的严重风险，保障中药安全与高质量发展，具有重要意义。

### （一）建立符合中药特点的不良反应监测方法

目前我国中药不良反应监测与化学药、生物制品共用一套监测体系及网络。由于中药多联合用药，临床需辨证施治、随证加减，在应用理论、组方成份及制备工艺等方面与化学药有显著差异，中药临床用药的安全风险特点也有所不同，使得中药不良反应监测工作更具难点与挑战。

有必要在现有监测方法基础上，以中医药理论为指导，聚焦中药临床使用风险特点，积极探索符合中药特点的不良反应监测及信号检测方法，客观地识别和评估中药的安全风险。同时，对于临床用药风险相对较高的中药注射剂等品种，可采用主动监测方法，获得更为全面、详尽的不良事件数据，进一步评估潜在的严重风险，为安全监管决策提供数据或证据支撑。

### （二）完善持有人强制报告的法律制度

发达国家药品不良反应报告主要来自制药企业或上市许可持有人。美国大约 90% 以上的不良反应报告来自企业的强制报告，报告类型包括严重药品不良反应 / 事件报告（15 day-reports）、定期报告（periodic reports）、随访报告（followup reports）及分销报告（distribution reports）。日本 JADER 数据库中报告主要来自制药企业，来自医疗机构的报告数量仅相当于制药企业报告的 1/10。

我国药品不良反应报告则以医疗机构为主。国家药品不良反应监测年度报告（2023 年）显示，来自医疗机构的报告占 90.1%、来自经营企业的报告占 6.3%、来自持有人的报告占 3.5%、来自其他报告者的报告占 0.1%。我国药品不良反应报告单位构成与发达国家有较大差别，主要原因之一是我国持有人强制报告的法律制度还需进一步完善。

### （三）提高医疗机构报告不良反应的意愿

医疗机构是我国不良反应报告主渠道，医务人员提交的不良反应报告通常质量较高、信息也更为全面。同时，不良反应监测也会导致医务人员工作量增加，引发不良反应漏报等现象。

自 2016 年起，药品评价中心组织开发了中国医院药物警戒系统（CHPS），并部署到哨点医院。该系统具备医院信息系统（HIS）数据接口，可从医院 HIS 系统搜索疑似不良事件，提取 ICSRs 相关信息，辅助哨点医院填写、上报 ICSRs。CHPS 可以减少医务人员报告不良反应的工作量，提升工作效率及报告质量，减少漏报现象。

### （四）拓宽患者直接报告不良反应的渠道

美国、英国等发达国家建设了专门的患者报告系统（FDA MedWatch、MHRA Yellow Card Scheme 等），方便患者报告他们观察到或怀疑的不良事件。我国患者可以通过医疗机构、生产企业、经营企业或监测机构报告其发现的药品不良反应，未建立专门的患者报告系统。

患者是药品的直接暴露者，对不良反应伤害的描述一般不够专业，但会从患者的视角提供有关不良反应发生情况及其对生活质量影响的更直接的信息。患者报告已被证明是对自发报告的有益补充，尤其可弥补非处方药的不良反应难以监测的短板。当患者报告与专业人员报告的不良反应数据合并分析时，可反映出更多潜在的风险信息，有利于及早发现药品风险信号。建立患者直接报告不良反应的新渠道，将为药物警戒提供更多有价值的数据来源[13]。

### （五）应对数字工具及人工智能的发展与挑战

数字工具及人工智能已越来越广泛地应用到包含从新化合物设计筛选及成药性评估、生物标志物识别、临床数据分析、药物警戒和临床安全用药指导等药品全生命周期的各个阶段。药物警戒（PV）聚焦于药品使用环节的风险，FDA 将 PV 定义为"与监测、评估和认识不良事件有关的科学和数据收集活动"。随着信息技术发展，各种来源的健康数据也被广泛应用于 PV 实践，数字工具及人工智能已成为发达国家药品监管部门提高监管能力与效率的重要手段，FDA 已将其用于从健康记录中提取 ICSRs 信息、识别评估风险信号及现有方法难以识别的安全问题[14]。

药物警戒是数字工具及人工智能应用的重要场景。监管机构、持有人及合同研究组织等开发数字工具用于 ICSRs 处理、统计分析，风险信号的识别、评估等 PV 实践。数字工具在 PV 的应用也带来新挑战：数字工具很大程度上依赖于复杂的人工智能、机器学习，其原理及算法往往缺乏透明度；训练数据的样本量及质量可能影响算法的准确率与精确率；人工智能的"自我学习"可导致输出的不确定性；可能涉及的患者隐私保护、误导信息传播及网络安全等问题[15]。

WHO 认为人工智能为公共卫生和医学实践带来了巨大希望。同时，要想充分享受人工智能带来的好处，就必须解决卫生保健系统、从业人员以及医疗和公共卫生服务受益者面临的伦理挑战。WHO 关于卫生领域人工智能的伦理和治理的指导文件指出，一些应用程序引起了与监控、侵犯隐私权和自主权、健康和社会不平等以及信任和合法使用数据密集型应用程序的必要条件有关的伦理问题。为此，WHO 组织专家分析了人工智能带来的众多机遇和挑战，并就以符合伦理要求的方式使用卫生领域人工智能的政策、原则和实践以及避免滥用这些人工智能来损害人权和法律义务的手段提出了建议，形成卫生领域使用人工智能的主要伦理原则，作为各国政府、技术开发者、企业、民间社会和政府间组织以符合伦理要求的方式适当使用卫生领域人工智能的基础[16]：①保护人类的自主性；②促进人类福祉、安全和公共利益；③确保透明、可以解释和可以理解；④培养责任感和实行问责制；⑤确保包容性和公平；⑥推广反应迅速且可持续的人工智能。

监测和流行病学研究通常应遵循生物医学研究的伦理原则。生物医学研究的三大伦理原则包括：①尊重志愿者，包括自愿原则和保护那些自主能力受损或被削弱的人；②获益，包括不伤害的原则和非恶意的原则，不限于身体的伤害和痛苦，也包括失去秘密、公共声誉及他人信任；③公正，包括分配公正规则和充分知情权。然而，现代的监测概念涉及"群体"而不是"个体"，伦理原则有时不适用于公共卫生监测活动。国际医学科学组织理事会（The Council for International Organizations of Medical Sciences, CIOMS）认为：如果一项研究是根据公共卫生法律授权或由公共卫生政府部门（如疾病监测）开展的，通常既不需要伦理审查，也不需要知情同意[17]。欧盟、加拿大、美国和许多其他国家，用于疾病通报和某些公共卫生干预措施时，可以豁免公共卫生法的保密原则。

### （六）推动建立国际化协调机制

随着药品市场全球化进程的推进，药品安全信息交流与共享越来越重要，建立国际统一的不良反应监测报告标准成为了实际需要。在 CIOMS、ICH 等国际组织和各国药品监管机构的努力下，制定并不断完善了药品不良反应监测相关国际标准及指导原则，这些技术文件逐步在各国转化实施，不断促进世界各国药品不良反应监测制度朝着协调一致的方向发展。

中医药是中国的国粹，传承创新发展中医药，发挥中医药原创优势，对推动我国生命科学实现创新突破，弘扬中华优秀传统文化，增强民族自信和文化自信，促进文明互鉴和民心相通，推动构建人类命运共同体具有重要意义。进一步研究完善中药不良反应监测方法，建立符合中药特点的国际标准及指导原则，将对保障中药临床安全使用，推动中药开放发展与国际合作发挥重要作用。

（宋海波　朱兰　孟康康）

# 参考文献

［1］LANGMUIR A D. The surveillance of communicable diseases of national importance［J］. New England journal of medicine, 1963, 268（4）: 182-192.

［2］DECLICH S, CARTER A O. Public health surveillance: historical origins, methods and evaluation［J］. Bulletin of the World Health Organization, 1994, 72（2）: 285.

［3］靳洪涛，宋海波，王海学. 药物毒理学研究进展［M］. 北京：中国协和医科大学出版社，2020.

［4］World Health Organization（WHO）. The WHO Programme for International Drug Monitoring［EB/OL］.（2023-07-01）［2024-05-08］. https://www. who. int/teams/regulation-prequalification/regulation-and-safety/pharmacovigilance/networks/pidm.

［5］李宗阳，敬赟鑫，李彩霞，等. 国外典型药物警戒数据库研究及经验借鉴［J］. 中国药物评价，2021（4）：265-273.

［6］宋海波，沈传勇. 电子健康数据用于上市药品安全性研究的思考［J］. 中国食品药品监管，2020（11）：36-47.

［7］World Health Organization（WHO）. WHO traditional medicine strategy: 2014-2023［M/OL］. Geneva: WHO, 2013［2024-05-08］. https://iris.who.int/bitstream/handle/10665/92455/9789241506090_eng. pdf?sequence=1.

［8］World Health Organization（WHO）. Pharmacovigilance for traditional medicine products: Why and how?［EB/OL］.［2024-05-08］. https://iris.who. int/bitstream/handle/10665/259854/Pharmacovigilane. pdf?sequence=1.

［9］World Health Organization（WHO）. What is the contribution of T&CM to modern medicine and health?［M/OL］.［2024-05-08］. https://www.who.int/news-room/questions-and-answers/item/traditional-medicine.

［10］Pharmaceuticals and Medical Devices Agency. 医薬品医療機器等法に関する報告の制度について［R/OL］.（2019-05-16）［2024-05-08］. https://www. pmda.go.jp/safety/reports/hcp/pmd-act/0003.html.

［11］SHIMADA Y, FUJIMOTO M, NOGAMI T, et al. Adverse events associated with ethical kampo formulations: analysis of the domestic adverse-event data reports of the ministry of health, labor, and welfare in Japan［J］. Evid Based Complement Alternat Med, 2019, 2019（5）: 1643804. DOI: 10.1155/2019/1643804.

［12］MIKYUNG K, HAN C H. Analysis of herbal-drug-associated adverse drug reactions using data from spontaneous reporting system in electronic medical records［J］. The Journal of Korean Oriental Medicine, 2015, 36（1）: 45-60.

［13］SONG H, PEI X, LIU Z, et al. Pharmacovigilance in China: evolution and future challenges［J］. British Journal of Clinical Pharmacology, 2023, 89（2）: 510-522.

［14］BALL R, DAL PAN G. "Artificial Intelligence" for pharmacovigilance: ready for prime time?［J］. Drug Saf, 2022, 45: 429-438.

［15］International Coalition of Medicines Regulatory Authorities（ICMRA）. Horizon scanning assessment report: artificial intelligence［R/OL］.（2021-08-06）［2024-05-08］. https://www.icmra.info/drupal/sites/default/files/2021-08/horizon_scanning_report_artificial_intelligence.pdf.

中药监管科学

［16］World Health Organization（WHO）. Ethics and governance of artificial intelligence for health: WHO guidance. Executive summary［EB/OL］. Geneva: WHO, 2021［2024-05-08］. https://iris. who. int/bitstream/hand le/10665/350567/9789240037502-chi. pdf? sequence=10&isAllowed=y.

［17］Council for International Organizations of Medical Sciences（CIOMS）. International Ethical Guidelines for Health-related Research Involving［EB/OL］. Geneva: CIOMS, 2016［2024-05-08］. https://cioms.ch/wp-content/uploads/2017/01/WEB-CIOMS-EthicalGuidelines.pdf.

# 第三节　中药风险信号的检测方法

《药物警戒质量管理规范》要求药品上市许可持有人应当对各种途径收集的疑似药品不良反应信息开展信号检测，及时发现新的药品安全风险。世界卫生组织将信号定义为"未知的或是尚未完全证明的药品与不良事件相关的信息"。开展信号检测，可以对可疑的药品安全性风险进行及时、快速、有效地预警，也为后续信号验证、信号评估提供线索。信号检测的数据来源目前多以自发报告为主，也逐步利用电子诊疗数据、社交媒体数据等来源。利用电子诊疗数据开展信号检测可采用处方序列分析、树状扫描统计量等方法。

## 一、基于自发报告的常规信号检测方法

自发报告收集来自医疗机构、持有人、经营企业、消费者等发现的可疑药品不良反应，是信号检测的主要数据来源。但是，自发报告也存在一些固有的缺陷，如缺乏用药人群数据、误报漏报等。随着自发报告海量数据信息的不断增加和累积，传统的人工分析和判断药品不良反应信号的方法正面临前所未有的困境，迫切需要应用计算机技术的药品不良反应信号检测方法，包括单药不良反应信号检测方法、联合用药不良反应信号检测方法。

### （一）单药不良反应信号检测方法

自药品不良反应监测报告制度建立以来，不同的国家和机构提出了多种适用于自发报告的定量的单药信号检测方法，这些方法主要基于不相称测定分析理论，其思想为估计自发报告中实际出现的某药品导致不良反应的可疑报告数量与预期数量或与其他药品引起其他不良反应数量的比值，如果测量的比值超过一定阈值，则认为该药品与该不良反应之间可能存在某种联系，而并非是因机会因素或系统"嘈杂背景"所致。其算法的基础是经典的四格表（见表14-3-1），观测值为某药品不良反应组合的报告例数，期望值为假定某药品-不良反应间无关联，数据库中该组合报告数的估计值，根据信号检测方法不同期望值计算不同。

表 14-3-1　药品不良反应四格表

| 药品 | 目标不良反应 | 其他不良反应 |
| --- | --- | --- |
| 目标药品 | $a$ | $b$ |
| 其他药品 | $c$ | $d$ |

这些方法建立在经典四格表的基础上，大致可分为两类：频数法和贝叶斯法。

1. 频数法

常用的频数法包括比例报告比值比法（proportional reporting ratio，PRR）、报告比数比法（reporting odds ratio，ROR）、英国药品和健康产品管理局（Medicines and Healthcare Products Regulatory Agency，MHRA）提出的综合标准法[1-2]。

（1）PRR 法　该方法是最早且最基本的信号检测方法，Evans 等[3]首先将其应用在英国药品不良反应监测系统中，现被日本东京大学等机构采用。

与流行病学中的比例死亡比（proportional mortality ratios，PMR）计算方法类似，其计算公式如下。

$$PRR = \frac{a/(a+b)}{c/(a+d)}$$

$$PRR_{025} = e^{\ln\left(\frac{\frac{a}{(a+b)\times c}}{(c+d)}\right) - 1.96\sqrt{\frac{1}{a} - \frac{1}{a+b} + \frac{1}{c} + \frac{1}{c+d}}}$$

$PRR_{025} > 1$ 提示生成信号。

（2）ROR 法　该方法由荷兰药物警戒中心提出，目前主要用于荷兰、法国等国家。其计算公式如下。

$$ROR = \frac{a/c}{b/d} = \frac{ad}{bc}$$

$$ROR_{025} = e^{\ln\left(\frac{\frac{a}{b\times c}}{d}\right) - 1.96\sqrt{\frac{1}{a} + \frac{1}{b} + \frac{1}{c} + \frac{1}{d}}}$$

$ROR_{025} > 1$ 提示生成信号。

（3）综合标准法　一种应用多个指标的综合标准法，因此称为 MHRA 法。这几个评判指标分别是：$a \geq 3$，$PRR \geq 2$，$\chi^2 \geq 4$，如果这 3 个条件能够同时满足，则提示生成一个信号。满足下面 3 个条件提示生成信号。

$$a \geq 3$$

$$PRR = \frac{\frac{a}{(a+b)\times c}}{(c+d)} > 2$$

$$\chi^2 = \frac{(a\times d - b\times c)^2 \times (a+b+c+d)}{(a+b)\times(c+d)\times(a+c)\times(b+d)} \geq 4$$

2. 贝叶斯法

贝叶斯法是运用贝叶斯统计原理的信号检测方法，它具稳定、灵活的优点。其原理是使用了总体信息、样本信息、先验信息进行统计推断。常用的贝叶斯方法包括：WHO-UMC 应用的信息成份法（information component，IC），其前身为贝叶斯置信传播神经网络（Bayesian confidence propagation neural network，BCPNN），以及美国 FDA 采用的多项伽马泊松分布缩减法（muti-item Gamma poisson shrinker，MGPS）等。

（1）IC 法　运用贝叶斯统计原理，引入先验信息的一种信号生成方法，具有稳定、灵活的优点。IC 法与 MGPS 法都运用了贝叶斯原理，区别在于先验分布指定的不同。基于信息因子及其置信区间，评价药物与不良反应之间的联系强度。

$$IC = \log_2 \frac{O}{E} \quad \left[ O = a, \ E = \frac{(a+b)(a+c)}{a+b+c+d} \right]$$

$IC_{025} > 0$ 提示生成信号。

$$IC_{025} = \log_2 \frac{a}{\dfrac{(a+b)\times(a+c)}{a+b+c+d}} - 3.3 \times \frac{1}{\sqrt{a}} - 2 \times \frac{1}{\sqrt{a}}$$

（2）MGPS 法　MGPS 是在原方法 GPS（即伽马泊松分布缩减）法上的一种改进。MGPS 方法的核心是计算出经验贝叶斯几何均数（empirical Bayesian geometric mean，EBGM），它的计算原理与 IC 值相类似，通过计算 EBGM 的 95% 置信区间下限 $EB_{05}$，当 $EB_{05}>2$，则提示是一个药品不良反应信号。由于 $EB_{05}$ 值较 EBGM 小，如果使用 $EB_{05}$ 作为阈值会使 MGPS 方法偏保守以致不能及时发现信号。目前是用 EBGM 还是 $EB_{05}$ 作为阈值标准仍有争议。

3. 优势及局限性

单药不良反应信号检测方法中，PRR 及 ROR 方法计算简单，灵敏度较高，但特异度较低，假阳性率较高，结果不够稳定；综合标准法结合了 PRR 和 $\chi^2$ 值，结果较稳定，但随着报告数增多，其灵敏度反而下降；IC 方法在不相称测定理论的基础上结合了贝叶斯逻辑学和神经网络结构，结果更稳定，特异度也有所提高。

然而，这些方法均侧重药品与不良反应之间的关联，在进行信号检测时，对所有药品和患者的信息给予同等的权重，却忽略了数据库中可能存在的混杂因素，如年龄、性别等的影响，从而可能扭曲药品与不良反应之间的定量关系。一方面，混杂因素可能导致真正的信号被遮蔽。比如利用 WHO 数据库检测他莫昔芬与阳痿之间的关系，得到的结果是阴性的，但真正原因是他莫昔芬一般用于女性，而阳痿发生于男性，根据他莫昔芬的报告数和阳痿的报告数计算的未调整的期望值远大于根据性别调整的他莫昔芬 – 阳痿的期望值，导致未调整的 IC 值被低估。另一方面，混杂因素可能将药品与不良反应间的虚假关联标记为潜在信号。比如 WHO 数据库中 B 型流感嗜血杆菌疫苗与发热抽搐之间的关系呈阳性，是由于数据库中发热抽搐总的报告率低于其在接种疫苗的儿童中的报告率，导致期望报告值被低估，计算出的 IC 值偏高。

此外，Cutroneo 采用 PRR 方法检测抗血管内皮生长因子药物引起的心血管安全相关不良反应时，发现目标不良反应会受到患者高年龄及自身心血管事件高风险的影响；Boissieu 利用 ROR 方法检测双膦酸盐引起的颌骨坏死，发现并用药品（抗癌化疗或糖皮质激素）或潜在疾病（免疫力低下）会导致有偏的信号检测结果，这些案例均说明忽略数据库中混杂因素的影响，将会导致信号检测结果不准确，给后期信号的评价带来负担。

目前，只有 MGPS 方法在计算 EBGM 时采用了分层分析的方法，不容易受到人口统计学混杂因素的影响，当报告数量较少时，结果相对稳定。此外，一些研究采用分层或亚组分析来减少混杂因素的影响，发现其可以提高信号检测方法的效率，但分层只能控制少量混杂因素，若同时对过多协变量进行校正，存在过度分层的风险，导致层内样本量过少，灵敏度降低。几种常见单药信号检测方法及特点见表 14-3-2。

表 14-3-2　常见单药信号检测方法及特点

| 方法 | 国家及组织 | 测量指标 | 阈值 |
|---|---|---|---|
| IC | WHO–UMC | IC | $IC_{025}>0$ |
| MGPS | 美国 FDA | EBGM | $EB_{05} \geqslant 2$ |
| PRR | 欧盟药监局 | PRR | $PRR_{025}>1$ |
| ROR | 荷兰 / 法国 | ROR | $ROR_{025}>1$ |
| 综合标准法 | 英国 MHRA | 综合指标 | $n \geqslant 3$ <br> $PRR>2$ <br> $\chi^2 \geqslant 4$ |

### （二）联合用药不良反应信号检测方法

与单药产生的不良反应信号相比，药物联合应用产生的信号有其自身特点，加之自发报告对联合用药的上报率偏低，对药物交互作用导致的药品不良反应的检测过程也相对复杂。当前，基于自发报告的联合用药不良反应信号检测方法主要可分为三类，分别是不相称测定分析方法的扩展、无监督机器学习方法以及回归模型[4]。

#### 1. 不相称测定分析方法的扩展

不相称测定分析方法已被扩展应用到高维数据中，其观测 – 期望比值的计算与单药不良反应信号检测类似，但却基于 3 个元素，即药品 1、药品 2 和不良事件，主要包括卡方检验、ROR 法、高维 IC 算法、$\Omega$ 收缩测量法及交互信号分法等。

Alsheikh-Ali 等[5]利用卡方检验对 FAERS 数据库进行检测，发现阿托伐他汀与曲格列酮联用会增加肝脏毒性；Masahiko 则对传统卡方检验进行了校正，通过公式 $\chi = \dfrac{n_{111} - E_{111} - 0.5}{\sqrt{E_{111}}}$ 中加入校正项 0.5 来解决因列联表中的期望频数过小而致信号检测的假阳性率过高的问题，其中，$n_{111}$ 为数据库中联合用药导致目标不良反应的观测数，$E_{111}$ 为联合用药导致目标不良反应的期望频数。

荷兰药物警戒中心在检测伊曲康唑和口服避孕药联用与迟发性出血之间的关系时，应用了 ROR 方法，该研究分别计算仅服用避孕药组、仅服用伊曲康唑组及同时服用两种药品组相较对照组（两种药品均未服用）的 OR 值，若联合用药组的 OR 值 >1 且大于两单独用药组的 OR 值，则认为两种药品之间具有交互作用。Norén 等[6]则将 IC 算法扩展到高维度，并成功检测出特非那定与酮康唑联用可导致室颤。

为解决不良反应期望值较小时存在过多假阳性信号的问题，Norén 等应用压缩估计的原理，构建了 $\Omega$ 收缩测量法，其公式为 $\Omega = \log_2 \dfrac{n_{111} + \alpha}{E_{111} + \alpha}$，其中 $\alpha$ 为压缩估计参数，若其 95% 置信区间下限 $\Omega_{025} > 0$，提示生成一个联合用药不良反应信号。Almenoff 等[7]利用 MGPS 计算了评价药品交互作用的客观指标 – 交互信号分（interaction signal score，ISS），若联合用药不良反应组合的 $EB_{05} > 1$ 且大于任一单药不良反应组合的 $EB_{95}$，则认为药品之间存在交互作用，其利用 FAERS 数据库，检测出 β 受体阻滞剂与维拉帕米联用，会增加心肌传导障碍的风险。

#### 2. 无监督机器学习方法

机器学习方法已被应用于检测更复杂或更高维的药品安全问题，包括关联规则、聚类分析及网络分析等。Harpaz[8]首先利用关联规则对 FAERS 数据库中的严重不良反应进行挖掘，共发现 1167 个含有多个元素的药品不良反应组合（至少两种药品或两种不良反应），其中 4% 为已知的联合用药不良反应；随后其又通过 Apriori 算法对数据库中全部报告进行信号检测，共发现 3402 个联合用药不良反应组合。Ibrahim 等[9]则将关联规则进行了改进，以 PRR 代替关联规则中的置信度（confidence），并表现出较高的信号检测能力。

除关联规则外，Harpaz 等[10]还将双聚类方法应用于 FAERS 数据库中，发现双聚类分析通过挖掘相似药品或不良反应，在不良反应病因学、识别罕见不良反应等多方面有显著效果。Ball 等[11]则将网络分析方法应用于美国 VAERS 数据库中，发现了轮状病毒疫苗与严重胃肠道不良反应之间的关联，并提出网络分析方法可用于挖掘临床上感兴趣的多维不良事件。

然而，以上两类方法无法对数据库中的混杂因素进行有效控制，从而导致信号检测的不准确。天津大学的岳志华在采用 ROR、交互信号分及 $\Omega$ 收缩测量法对 FAERS 数据库中布洛芬和对乙酰氨基酚联用的情况进行监测时，发现若忽略年龄这个混杂因素，既可能产生假阳性信号，如肾乳头坏死，也可能产生假阴性信号，如急性肾损伤[12]。因此，在联合用药不良反应信号检测的过程中控制混杂因素的影响，同样具有重要意义。

### 3. 回归模型

与前两类方法相比，回归模型可对混杂因素进行控制，且因其容易实现，现已较多地用于药品交互作用的检测中。其中应用最广泛的为 Logistic 回归模型，该方法曾被荷兰药物警戒中心用于联合用药不良反应的数据挖掘中。van Puijenbroek 等[13]构建的 Logistic 回归模型如下：

$$\log(odds) = \beta_0 + \beta_1 D_A + \beta_2 D_B + \beta_3 D_A D_B + others$$（$D_A$ 为药品 A，$D_B$ 为药品 B，others 为其他协变量）

通过计算，检测到伊曲康唑与口服避孕药联用会增加迟发性出血的风险，以及利尿剂与非甾体类抗炎药联用会导致水肿和充血性心衰。同样利用该方法，岳志华等[14]对 FAERS 数据库进行挖掘，纳入年龄、性别、报告年份作为协变量对 OR 值进行调整，检测出布洛芬和对乙酰氨基酚联用，以及伐昔洛韦和洛索洛芬联用均可导致急性肾损伤，有效去除了年龄这个混杂因素造成的假阴性信号的问题。以上研究对药物交互作用导致不良反应的判断标准为，交互项（乘积项）系数 >0，且 $P<0.05$。

除此之外，Thakrar 等[15]根据 PRR 扩展而来的乘法模型和加法模型的统计学检验中，也应用了回归模型。以 $risk_{(A,B)}$，$risk_{(A,notB)}$，$risk_{(notA,B)}$，$risk_{(notA,notB)}$ 分别表示 AB 两种药品合用、单独服用 A 药、单独服用 B 药以及既不服用 A 药也不服用 B 药时的风险（可以是发生率、报告率、可能性等），在乘法模型中，若 $RR_A>RR_A \times RR_B$（其中 $RR_{AB}=risk_{(A,B)}/risk_{(notA,notB)}$），且通过对数线性模型（Logistic 回归或泊松回归）：

$$\log(risk\ of\ event)=\alpha+\beta D_A+\gamma D_B+\delta D_A D_B+others$$

进行统计学检验后，得到交互项系数 $\delta$ 显著大于 0，则证明联合用药间存在正向交互作用信号，该方法与 van Puijenbroek 等[13]的 Logistic 回归模型一致；而在加法模型中，若 $RD_{AB}>RD_A+RD_B$ [ 其中 $RD_{AB} = risk_{(A,B)} - risk_{(notA,notB)}$ ]，通过线性回归模型：

$$Risk\ of\ event= \alpha+\beta D_A+\gamma D_B+\delta D_A D_B+others$$

进行统计学检验后，得到交互项系数 $\delta$ 显著大于 0，则说明联合用药的超额风险大于两药品单独给药的超额风险之和，两药品存在正向交互作用，提示为一个信号。

在统计分析中，交互作用是指两因素共同作用不等于两因素单独作用之积（相乘交互作用）或之和（相加交互作用）。一般认为，线性回归为相加模型，乘积项反映两因素间是否具有相加交互作用；Logistic 回归为相乘模型，乘积项反映两因素间是否具有相乘交互作用。而 Rothman[16]指出 Logistic 回归模型中乘积项若无统计学意义，并不表示两因素无生物学交互作用，且一些研究者认为，当分析生物学交互作用时，应该关注相加交互作用而不是相乘交互作用。因此，Rothman[16]提出了通过 Logistic 回归计算相加交互作用的 3 个指标：①相对超额危险度（the relative excess risk due to interaction，RERI）= $OR_{AB} - OR_A - OR_B+1$；②交互作用归因比（the attributable proportion due to interaction，AP）= $RERI/OR_{AB}$；③交互作用指数（the synergy index，$S$）= $(OR_{AB}-1)/[(OR_A-1)+(OR_B-1)]$。若 RERI>0，或 AP>0，或 $S>1$，则说明两因素有相加交互作用。目前，这 3 项指标广泛用于流行病学调查中，包括基因与环境的交互、不同风险因素对疾病的影响等，然而，利用该指标对联合用药交互作用的研究较少，尤其是在自发报告中，尚未见相关报道，因此，该 3 项相加交互作用评价指标在被动监测中的适用性和有效性需要进一步探讨。

尽管回归模型相比前两类方法能较好地控制混杂因素对信号检测的影响，但当模型中纳入的混杂因素过多或纳入模型的自变量分层过多时，在目标不良反应发生较少的情况下，回归模型将不足以对纳入的协变量进行充分的调整，从而影响信号的检出能力。

　　无论是单药还是联合用药不良反应信号检测，现有的检测方法在混杂因素控制方面均存在缺陷。当采用分层、亚组分析或匹配的方法来均衡协变量时，存在过度分层或过度匹配的风险，导致信号检测效能降低；当目标不良反应较少而协变量过多时，普通 Logistic 回归也不再适用。因此，如何更加有效地减少 SRS 数据库中混杂因素的影响，提高信号检测的准确性，是当前研究的重点。

## 二、基于健康大数据的信号检测方法

　　随着科技的发展，越来越多的医疗机构和管理部门采用电子化信息系统记录和贮存医疗和管理类数据。目前，在北美和欧洲，这些自动化数据库已逐渐成为药物警戒研究的重要资源，广泛应用于药物警戒和药品上市后安全性研究等。

　　在利用电子健康数据进行信号检测时，重点是关注药品与不良事件结局之间的关系，同时需关注混杂因素的作用。控制混杂因素常用的方法包括回归模型、倾向性评分（propensity score，PS）、疾病风险评分（disease risk score，DRS）和工具变量等[17]。

### 1. 回归模型

　　研究中常常利用各类回归模型对潜在混杂调整后获得效应估计。常用的多变量回归模型包括 Logistic 回归、线性回归、Poisson 回归和 COX 比例风险回归等，可根据实际研究中结局变量特点选择。模型方面存在层次结构的数据可考虑多水平模型，存在重复测量的数据则可考虑广义线性混合效应模型和广义估计方程。但无论哪种模型都需从模型假设、自变量选择、协变量利用、暴露与结局发生率等方面进行考量。

### 2. 倾向性评分

　　倾向性评分是指在观测到的协变量条件下，目标接受处理／暴露的概率，常用于观察性研究中的因果推断。通过基于协变量的倾向性评分值可以评价协变量组间分布均衡程度，进一步调整组间均衡性从而控制混杂效应。因此倾向性评分法是一种可以调整较多协变量的方法，尤其适用于暴露因素常见而结局事件罕见，或有多个结局变量的研究。通常采用的应用方法包括倾向评分匹配法（propensity-score matching），倾向评分分层法（stratification/subclassification），逆概率加权法（inverse probability of treatment weighting，IPTW），以及将倾向评分作为唯一协变量纳入统计模型进行调整分析等。其中倾向性评分的匹配和分层法在药品医疗器械临床评价的真实世界研究中已有较为成熟的应用。

### 3. 疾病风险评分

　　疾病风险评分是一个基于所有协变量的综合指标，计算假定无暴露和特定协变量条件下发生结局事件概率。疾病风险评分通过平衡不同组间研究对象的基线疾病风险以控制高维数据结构中的混杂效应，从而减小暴露因素效应估计的偏倚。估计方法一般分为两类：一是仅拟合无暴露样本，再将所有样本观测代入模型计算预测值，另一种是将所有样本得到的观测值进行拟合得到预测。

　　相较于倾向性评分法，疾病风险评分更适用于多水平处理因素，且某些水平较罕见的研究，能够平衡不同组间样本基线疾病风险。

### 4. 工具变量

　　若要控制未知混杂或无法测量的混杂则考虑工具变量法。工具变量是指与处理因素相关，且只通过处理因素影响结局变量，同时与其他混杂不相关的变量。使用工具变量法的难点在于找到符合要求的工具变量，且该变量与研究处理因素相关性越高越好。找到后可通过二阶段最小二乘估计等方法进行因果效应估计。因为不涉及具体的混杂调整，工具变量可控制未知或不可测量的混杂进而估计处理与结局的因果效应。

　　回归模型、倾向性评分、疾病风险评分、工具变量 4 种控制混杂因素方法特点见表 14-3-3。

**表 14-3-3　4 种控制混杂因素方法特点**

| 方法 | 特点 | 具体方法 |
| --- | --- | --- |
| 回归模型 | 直接调整潜在混杂因素 | Logistic 回归、线性回归、COX 回归、泊松回归 |
| 倾向性评分 | 以接受何种处理为应变量构建倾向性评分值 | 倾向性评分匹配、倾向性评分分层、倾向性评分加权 |
| 疾病风险评分 | 以结局为应变量构建疾病风险评分 | |
| 工具变量 | 控制未被测量混杂因素 | |

　　2007 年通过的美国食品药品管理法修订案（FDAAA）授权美国 FDA 研究建立包含不同来源数据（医疗保险索赔数据、电子健康记录和患者报告等）的上市后风险主动识别和分析（ARIA）系统，用来监测与药物和生物制品相关的风险。为此，FDA 启动哨兵计划。哨兵系统是哨兵计划的核心项目，是美国的国家医疗产品安全监测系统，拥有全球最大的专用于医疗产品安全的多站点分布式数据库。截至 2021 年，哨兵系统的分布式数据库纳入超过 7.88 亿人年的数据。哨兵系统支持 FDA 的使命，以保护公众健康、保障 FDA 监管的医疗产品的安全性[18-19]。

　　目前 FDA 官网共展示了 131 个方法，其中有 3 个方法正在准备研究方案，与新冠、慢性阻塞性肺疾病（COPD）患者用药、处理电子健康记录混杂数据有关。29 个方法正在进行研究，多与新冠、电子健康记录、数据库链接有关。还有 99 个方法已处于研究完成状态。FDA 已完成一系列方法和数据关联项目，如母 - 婴关联来评价胚胎发育期间药物暴露影响，用复杂 Plasmodesmata 模拟对倾向性评分分析的系列方法进行评价、顺序 TreeScan 方法开发等。

　　FDA 研究的 3 种信号检测新方法，包括 TreeScan、序列对称分析和信息分量时间模式发现等。TreeScan 旨在系统主动扫描潜在安全性问题，用于同时评价成千上万潜在不良事件或疾病结果，以确定某类患者暴露特定药物、医疗器械或疫苗是否发生概率更高[20]。

## 三、人工智能技术在信号检测中的应用进展

　　机器学习相关算法在过去数十年内发展迅速，被广泛应用于各个领域。McMaster 等[21] 以国际疾病分类第 10 版（International Classification of Diseases 10th revision，ICD-10）编码为基础，开发了一种随机森林算法的机器学习模型，该模型能够实现药品不良反应信号自动检测，并显著改善了研究期间的不良反应信号检测效能，提高了对真假报告的区分度。在一项利用电子病历中的实验室检查结果检测药品不良反应信号的研究中，Jeong 等[22] 整合了极端实验室检测结果比较（comparison on extreme laboratory tests，CERT）、极端异常率比较（comparison of laboratory extreme abnormality ratio，CLEAR）、基于临床事件的处方模式（prescription pattern around clinical event，PACE）3 种算法提取的特征，通过随机森林、L1 正则化逻辑回归、支持向量机和神经网络算法建立了机器学习模型，发现机器学习模型在灵敏度、特异度、阳性预测值、阴性预测值、F1 指数和曲线下面积（area under curve，AUC）等各个方面均优于原有的算法。

　　在一项使用韩国国家自发报告数据库对纳武单抗和多西他赛的不良反应监测研究中，梯度提升树（gradient boosting machine，GBM）算法实现了最高的平均预测性能，随机森林算法也取得了较高的预测性能，且准确性显著高于 ROR、IC 这 2 种传统方法[14]。而在一项对比研究中，Pham 等[23] 对比了频率方法、贝叶斯算法和机器学习方法在数个层面的表现，最终结果显示贝叶斯置信传播神经网络（Bayesian confidence propagation neural network，BCPNN）体上具有最高的 AUC，蒙特卡罗期望最大化

（Monte Carlo expectation maximization，MCEM）的 AUC 次之，但约登指数和特异度最高，回归校正的伽马泊松分布（regression-adjusted gamma poisson shrinkage，RGPS）则具有最高的灵敏度。总之，机器学习为药品不良反应信号检测提供了新的途径，并显示出良好的前景。

有学者通过模拟研究和实例研究对随机森林算法、近邻算法（K-nearest neighbor，KNN）和极限梯度提升机算法（extreme gradient boosting，XGB）在药品不良反应信号检测中的预测性能进行评估，以 AUC、灵敏度、特异度、准确率、阳性预测值（positive predictive value，PPV）、阴性预测值（negative predictive value，NPV）和 F1 分数为评价指标，并与传统的不相称测定分析 DPA 方法进行比较。模拟研究发现 5 种算法的综合预测性能由低到高依次为 IC 算法、ROR 算法、KNN 算法、RF 算法、XGB 算法。4 种机器学习算法的特点和适用场景见表 14-3-4。

**表 14-3-4 4 种机器学习算法的特点和适用场景**

| 机器学习算法 | 特点 | 适用场景 |
| --- | --- | --- |
| 随机森林 | 准确率高，可获取内部误差 | 各种场景，尤其适合大数据及高维数据样本条件下和缺失值较多的样本 |
| 极限梯度提升机 | 防止过拟合，效率较高 | 各种场景，包括有缺失值的样本 |
| 邻近算法 | 简单有效，训练迅速 | 各种场景，对数据分布没有要求 |
| Logistic 回归 | 实现简单，速度快，易于理解 | 各种自变量类型的数据样本 |

近 10 年来，FDA 已广泛探索人工智能在药物警戒中的应用，现阶段 FDA 主要将人工智能的应用在处理和评价 FDA 不良事件报告系统收到的 ICSRs，并在 ICSRs 关键信息的提取和分析，ICSRs 关联性评价等方面取得了重要进展。

## 四、符合中药特点的信号检测方法研究

国内外目前常用信号检测方法用于中药多存在不同程度的局限性。

国家药品不良反应监测系统收到的涉及中药品种的不良反应 / 事件报告数据相对较少，且不良反应临床表现多样。利用现有信号检测方法，以全库数据作为背景数据，中药不良反应信号强度一般较弱，常难以检出。2023 年全国不良反应监测网络共收到药品不良反应 / 事件报告 262.7 万例次，其中中药占12.6%；2023 年严重不良反应 / 事件报告涉及怀疑药品 47.9 万例次，其中中药仅占 5.4%。目前我国上市的中成药批准文号数超过化学药的 60%，按中药管理的非处方药数量则达到化学药的近 3.5 倍。据此估算，单个中药产品的不良反应 / 事件报告数量明显低于化学药。

同时，中成药一般由为多味药材组方而成，单味药材本身也含有多种化学成份，多味药材组成的中成药成份就更加复杂，单凭产品名称无法识别中成药的组方成份，难以判断不良反应 / 事件与中药组方药味或成份的关联性。而化学药多为单一成份，通过其通用名称一般可识别其成份。如检测出现值得关注的药品风险信号（药物 - 事件组合），与不良反应 / 事件有关的化学药成份一般较为明确[24]。

此外，中药不仅像化学药一样会受到患者机体等因素的影响，还有成份复杂、作用多靶点、剂型多样化和批次间质量变异相对明显等特点，其自身的组方配伍、炮制、制备等因素也会对中药的安全性产生影响。中成药组方中各药味之间、中药与合并使用的化学药之间、中药与食物之间均可能产生相互作用。大量潜在的风险变量进一步增加了数据的维度，增加了信号检测及风险因素识别的难度。

以白蚀丸为例，该药由何首乌、补骨脂、黄药子、紫草、苍术等 14 味中药组方而成，何首乌、补骨脂与黄药子等药味都有致肝损伤的报道，各药味间对肝脏也可能存在毒性协同作用，患者如同期使用化学药、保健食品、食物（如饮酒、咖啡、绿茶）等，相关产品的影响亦难以排除。

## （一）中药信号检测及风险因素识别方法

信号检测可以对疑似药品不良反应风险进行及时、快速、有效地预警，是发现药品风险、提升药物警戒能力的重要手段。国内外目前常用的信号检测方法用于中药时常存在一定局限性，针对中药特点研究建立信号检测及风险因素识别方法是中药不良反应监测评价工作中亟待解决的关键技术问题。近年来，宋海波等[25]在"重大新药创制"国家科技重大专项、中医药行业科技专项、国家药监局药品监管科学行动计划重点项目课题支持下，开展中药注射剂严重不良反应、常用中药材及其制剂重要脏器损害的风险发现及影响因素等研究，利用机器学习、自然语言分析等技术提高电子诊疗数据中检测鉴别不良反应的准确度及效率，研究多项信号检测新方法。

结合中药安全性特点及其涉及的炮制、制备、配伍等因素研究建立的中药风险信号检测新方法（见图 14-3-1），已探索应用于感冒清制剂、腰痹通胶囊等中成药，何首乌、补骨脂等常用中药材及其口服制剂致肝、肾损伤等风险信号的检测及风险因素识别。该方法从国家药品不良反应监测系统数据库中提取中药不良反应数据；根据相关中药质量标准中处方制法，确定每种中药包含的药材（炮制、制备等）；建立中间数据库，得到药材（炮制、制备等）-不良反应的数据组合；利用预定的信号检测算法，确定该药材是否存在不良反应信号，以及涉及的炮制、制备、组方及年龄、性别等影响因素。该方法以中药不良反应监测数据作为背景，形成药材（炮制、制备等）-不良反应的数据组合，汇聚包含同一药材的全部中成药的不良反应数据，可放大信号强度，同时解决与不良反应/事件有关的药味难以明确等问题。

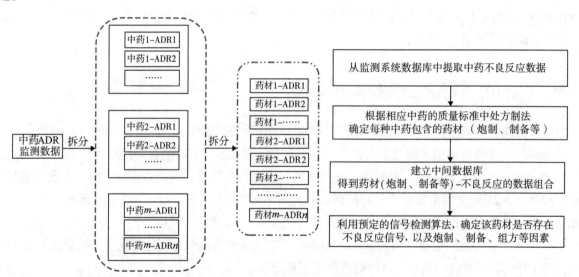

图 14-3-1　符合中药特点的信号检测方法

应用中药信号检测新方法开发了中药风险因素分析检测系统（软著登字第 2948108 号）。该系统以国家药品不良反应监测系统数据库为基础，通过药学基础库、中药组方信息数据库、模型库、应用安全控制库、中药风险因素监测业务库等基础数据库构建中药不良反应/事件库和组方药味/成份-不良反应/事件数据分析库。研究建立分类预测模型、聚类模型和关联规则发现模型，利用提取、转换和加载（ETL）组件、数据挖掘组件、报表组件、权限组件、规则组件、算法组件、定时任务引擎组件等应用支撑层组件对事件数据分析库进行分析计算。中药风险因素分析检测系统逻辑架构见图 14-3-2。

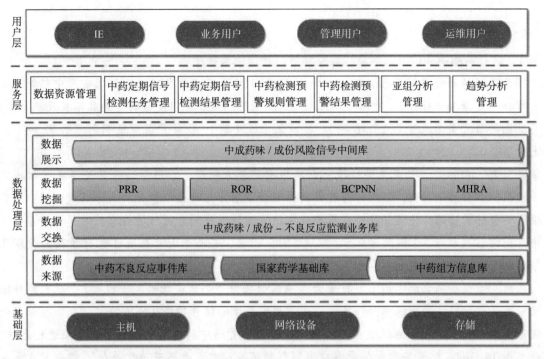

图 14-3-2 中药风险因素分析检测系统逻辑架构图

中药风险因素分析检测系统包括数据资源管理、定期信号检测任务管理、定期信号检测结果管理、检测预警规则管理、检测预警结果管理、亚组分析等模块；系统从国家药品不良反应监测系统数据库、中药组分数据库获取主要数据源进行数据抽取生成中药药味不良反应分析库；通过 PRR、ROR、BCPNN、MHRA 等算法进行数据挖掘生成中药药味 / 成份风险信号中间库；根据用户根据需求展示信号中间库数据。中药风险因素分析检测系统功能架构见图 14-3-3。

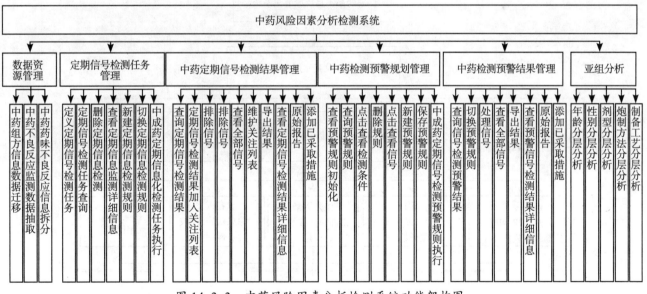

图 14-3-3 中药风险因素分析检测系统功能架构图

该系统可自定义信号检测规则，具备对不同药品或药品组合、中药药味（炮制、制备等）或药味组合 - 不良反应数据进行信号检测功能，可按性别、年龄、剂型等分层统计；可选择药品、药品组合、中药药味、药味组合；不良反应名称、不良反应 / 事件累及系统、是否关注、执行时间、是否已知等维度在检测结果数据中检索信息，以及数据下载等功能。

## （二）应用实例

### 实例1　含补骨脂中药口服制剂及代表品种致肝损伤信号检测研究

补骨脂为豆科植物补骨脂（*Psoralea coryylifolia* L.）的干燥成熟果实，为临床常用中药材。南朝宋时雷敩《雷公炮炙论》称补骨脂"性本大燥，毒"。我国药品监管部门发布的《药品不良反应信息通报》曾对含补骨脂的壮骨关节丸（第1、16期）、白蚀丸（第9期）、仙灵骨葆口服制剂（第72期）的肝损伤风险进行了警示。

壮骨关节丸、白蚀丸、仙灵骨葆口服制剂均为中药复方制剂，常用于治疗骨关节炎、白癜风或骨质疏松等疾病，多需长期用药，临床常与其他药品联合使用，与肝毒性相关的药味及成份难以明确。国内也有报道称含补骨脂的仙牛健骨颗粒在Ⅲ期临床试验阶段观察到6例与该药有关的严重肝损伤不良事件，其中3例需住院救治，1例患者死亡[26]。韩国、印度、香港等国家及地区也有涉及补骨脂及其制剂的肝损伤个案报道。

本例应用"重大新药创制"国家科技重大专项课题任务"快速有效的风险因素/高危人群筛选系统研究"及中医药行业科技专项课题分任务"临床常用中药风险信号挖掘及风险特征研究"等课题研究成果，对国家药品不良反应监测系统数据库收到的涉及含补骨脂中药口服制剂的不良反应进行系统分析，技术路线见图14-3-4。结果显示含补骨脂口服制剂的不良反应主要累及消化系统，部分不良反应临床表现为恶心、厌油、纳差、乏力、转氨酶升高、胆红素升高、皮肤黄染、眼黄、陶土样便等，提示可能存在药物性肝损伤。以中药口服制剂的不良反应数据为背景，采用ROR、PRR信号检测方法，对比含补骨脂中药口服制剂及代表品种（骨康胶囊、仙灵骨葆制剂）与其他中药口服制剂在不良反应构成比方面的差异，发现含补骨脂中药口服制剂及代表品种可能存在肝损伤风险信号。含补骨脂口服中成药及其代表品种信号检测结果[27]见表14-3-5。

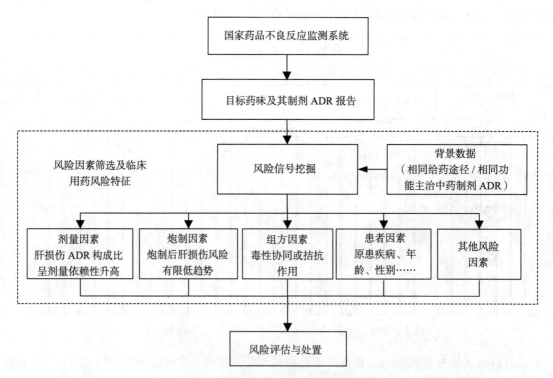

图14-3-4　符合中药特点的信号检测及风险因素分析：以肝损伤为例

**表 14-3-5 含补骨脂口服中成药及其代表品种信号检测结果**

| 品类 | ROR（95% CI） | PRR（95% CI） |
|---|---|---|
| 含补骨脂口服中成药 | 12.40（11.22~13.69） | 12.98（11.70~14.39） |
| 骨康胶囊 | 51.08（41.43~63.44） | 41.52（34.79~49.56） |
| 仙灵骨葆制剂 | 7.24（5.68~9.24） | 7.04（5.56~8.91） |

注：CI. 置信区间（confidence interval）。

　　根据含补骨脂中药口服制剂质量标准中的处方量及用法用量，折算补骨脂的日服用剂量（g/d），按剂量分组计算肝损伤不良反应占比（肝损伤不良反应数/不良反应总数），结果显示日服补骨脂量 >4g 和 2~4g 的制剂涉及肝损伤不良反应的占比分别为 <2g 制剂的 4.7 和 2.6 倍，显示肝损伤不良反应占比与日服补骨脂剂量呈正相关，见表 14-3-6。对含补骨脂中药口服制剂不良反应的原患疾病进行聚类分析，结果显示原患疾病为皮肤病的报告中肝损伤不良反应的占比约为其他疾病（皮肤病及骨科疾病以外的疾病）的 7.1 倍，原患疾病为骨科疾病的报告中肝损伤不良反应的占比约为其他疾病（皮肤病及骨科疾病以外的疾病）的 1.5 倍，见表 14-3-7。此外，服用含有生补骨脂、补骨脂原粉入药的制剂时，肝损伤不良反应占比相对较高。

**表 14-3-6 不同日服剂量的 ADR 报告中肝损伤 ADR 占比**

| 剂量（g/d） | 肝损伤 ADR 占比（%） |
|---|---|
| ≥4 | 17.04 |
| [2, 4) | 9.37 |
| <2 | 3.59 |
| 中药口服制剂 | 0.48 |

**表 14-3-7 不同原患疾病的 ADR 报告中肝损伤 ADR 占比**

| 原患疾病 | 肝损伤 ADR 占比（%） |
|---|---|
| 骨科疾病 | 5.44 |
| 皮肤病 | 25.82 |
| 其他疾病 | 3.65 |
| 各类原患疾病总计 | 5.43 |

**实例2 基于自发报告数据的心元胶囊不良反应风险信号研究**

　　王连心等[28] 利用 2009—2018 年 11 月国家药品不良反应自发报告中怀疑及并用心元胶囊引起的不良反应/事件共 119 例进行分析，不良反应/事件（ADR/AE）参考《WHO 不良反应术语集》，西医诊断、合并疾病等参考《国际疾病分类标准编码》（ICD-10），中医病名和证候参考 GB/T 16751.1—1997《中医临床诊疗术语：疾病部分》、GB/T 16751.2—1997《中医临床诊疗术语：证候部分》，形成完整有效的分析数据，以保证被分析患者的唯一性、医嘱和诊断名称一致性、用药剂量单位有效性。采用 BCPNN 法挖掘含何首乌中药制剂心元胶囊的不良反应风险信号为恶心、腹泻、皮疹、头晕、呕吐、腹痛、头痛、肝细胞损害等，为临床安全合理用药提供循证证据。

（叶小飞　宋海波　刘红亮）

# 参考文献

［1］叶小飞. 上市后药品不良反应信号检测方法的进展与思考［J］. 海军军医大学学报，2022，43（2）：117-122.

［2］JIAO X F, PU L, LAN S, et al. Adverse drug reaction signal detection methods in spontaneous reporting system：A systematic review［J］. Pharmacoepidemiol Drug Saf, 2024, 33（3）: e5768.

［3］EVANS S J, WALLER P C, DAVIS S. Use of proportional reporting ratios（PRRs）for signal generation from spontaneous adverse drug reaction reports［J］. Pharmacoepidemiol Drug Saf, 2001, 10（6）: 483-486.

［4］钱轶峰，罗宝章，叶小飞，等. 检测联合用药不良反应信号的数据挖掘方法［J］. 中国卫生统计，2010，27（1）：31-34.

［5］ALSHEIKH-ALI AA, ABOURJAILY H M, KARAS R H. Risk of adverse events with concomitant use of atorvastatin or simvastatin and glucose-lowering drugs（thiazolidinediones, metformin, sulfonylurea, insulin, and acarbose）［J］. Am J Cardiol, 2002, 89（11）: 1308-1310.

［6］NORÉN G N, BATE A, ORRE R, et al. Extending the methods used to screen the WHO drug safety database towards analysis of complex associations and improved accuracy for rare events［J］. Stat Med, 2006, 25（21）: 3740-3757.

［7］ALMENOFF J S, DUMOUCHEL W, KINDMAN L A, et al. Disproportionality analysis using empirical Bayes data mining: a tool for the evaluation of drug interactions in the post - marketing setting［J］. Pharmacoepidemiology and Drug Safety, 2003, 12（6）: 517-521.

［8］HARPAZ R, CHASE H S, FRIEDMAN C. Mining multi-item drug adverse effect associations in spontaneous reporting systems［J］. BMC Bioinformatics, 2010, 11（Suppl 9）: S7. DOI: 10. 1186/1471-2105-11-S9-S7.

［9］IBRAHIM H, SAAD A, ABDO A, et al. Mining association patterns of drug-interactions using post marketing FDA's spontaneous reporting data［J］. J Biomed Inform, 2016, 60: 294-308.

［10］HARPAZ R, PEREZ H, CHASE H S, et al. Biclustering of adverse drug events in the FDA's spontaneous reporting system［J］. Clin Pharmacol Ther, 2011, 89（2）: 243-250.

［11］BALL R, BOTSIS T. Can network analysis improve pattern recognition among adverse events following immunization reported to VAERS?［J］. Clinical Pharmacology & Therapeutics, 2011, 90（2）: 271-278.

［12］FDA. Research C for D E and FDA's Sentinel Initiative［EB/OL］.（2023-08-02）［2024-05-07］. https://www.fda.gov/safety/fdas-sentinel-initiative.

［13］van PUIJENBROEK E P, EGBERTS A C, MEYBOOM R H, et al. Signalling possible drug-drug interactions in a spontaneous reporting system：delay of withdrawal bleeding during concomitant use of oral contraceptives and itraconazole［J］. British Journal of Clinical Pharmacology, 1999, 47（6）: 689-693.

［14］岳志华. 基于自发呈报系统的儿童用药安全性监测研究［D］. 天津：天津大学，2015.

［15］THAKRAR B T, GRUNDSCHOBER S B, DOESSEGGER L. Detecting signals of drug-drug interactions in a spontaneous reports database［J］. British Journal of Clinical Pharmacology, 2007, 64（4）: 489-495.

［16］ROTHMAN K J. Epidemiology：An introduction［M］. 2nd ed. New York：Oxford University Press, 2012.

［17］郑晓琼. 美国FDA哨点系统5年战略规划（2019~2023年）［J］. 中国食品药品监管，2020（3）：81-98.

［18］Methods：Sentinel Initiative［EB/OL］.（2024-03-01）［2024-05-07］. https://www.sentinelinitiative. org/methods-data-tools/methods.

［19］BAE J H, BAEK Y H, LEE J E, et al. Machine learning for detection of safety signals from spontaneous reporting system data：example of nivolumab and docetaxel［J］. Front Pharmacol, 2020, 11: 602365.

［20］郭晓晶，王蒙，郭威，等. 药品不良反应主动监测中混杂因素控制的现状及挑战［J］. 中国药物警戒，

2018，15（10）：595-599.

［21］McMASTER C, LIEW D, KEITH C, et al. A machine-learning algorithm to optimise automated adverse drug reaction detection from clinical coding［J］. Drug Saf, 2019, 42: 721-725.

［22］JEONG E, PARK N, CHOI Y, et al. Machine learning model combining features from algorithms with different analytical methodologies to detect laboratory-event-related adverse drug reaction signals［J］. PLoS One, 2018, 13: e0207749.

［23］PHAM M, CHENG F, RAMACHANDRAN K. A comparison study of algorithms to detect drug-adverse event associations：Frequentist, Bayesian, and machine-learning approaches［J］. Drug Saf, 2019, 42（6）：743-750.

［24］宋海波，沈传勇. 中药安全用药与风险防控的探索及实践：以何首乌为例的安全风险管理［J］. 中国食品药品监管，2020（12）：12-18.

［25］宋海波. 药品不良反应的评估方法、装置、终端及可读介质：ZL2020 10313239.X［P］. 2022-12-02.

［26］王停，董润生. 一起中药临床试验严重不良事件带给我们的思考［J］. 中国新药杂志，2008（14）：1185-1187.

［27］宋海波. 基于不良反应监测数据的补骨脂临床用药风险信号及主要风险特征分析［C］// 中国毒理学会，湖北省科学技术协会. 中国毒理学会第七次全国毒理学大会暨第八届湖北科技论坛论文集. 武汉，2015.

［28］王连心，谢雁鸣，程文秀，等. 基于国家药品不良反应监测自发呈报系统的心元胶囊不良反应风险信号分析［J］. 中国中药杂志，2020，45（10）：2310-2315.

# 第四节　中药风险的评估与管理

欧洲药品管理局（EMA）将药品风险定义为与药品质量、安全性或有效性相关的患者健康或公共卫生或环境方面的任何不良结果发生的可能性[1]。国际医学科学组织理事会（CIOMS）将信号定义为由一个或多个来源（包括观察和实验）产生的信息，表明干预（如用药）与一个或一组相关事件（不利或有益的）之间存在新的、潜在的因果关系，或已知关系的一个新方面，被认为有充足的理由去采取验证行动[2]。发现药品风险信号，说明药品与不良事件之间可能存在一定关系，但尚不能确认风险真实存在，需要结合不良事件的发生特点，利用多来源数据、采用多种方法对药品风险信号进行评价，认为可能构成新的药品安全风险的，应及时开展风险评估，分析影响因素，描述风险特征，判定风险类型，评估是否需要采取风险控制措施等。《药物警戒质量管理规范》（简称《规范》）第六十条规定"持有人应当综合汇总相关信息，对检测出的信号开展评价，综合判断信号是否已构成新的药品安全风险"。风险评估是基于现有相关信息的综合汇总分析，识别和描述与产品使用相关的风险的性质、频率和严重程度，全面了解风险的特征和影响因素，为后续风险管理决策提供科学依据的过程。风险管理则是权衡政策以选择接受、最小化或减少风险及选择适当方案并实施的过程[3]。本节将结合中药特点，介绍信号筛选及评价、风险评估与管理等相关内容。

## 一、风险信号的筛选

信号检测是一个复杂的过程，涉及从大量的数据中识别出疑似药品不良反应风险信号，计算机辅助的数据挖掘技术在这一领域已经成为一个重要工具。计算机辅助的数据挖掘是基于统计学方法而不是基于医学判断，往往缺乏特异性，许多信号不涉及真实的风险（假阳性）或者涉及的风险缺乏采取行动的必要性，部分检出的信号可能因缺乏关键信息难以评价。详细评价全部信号（例如 ICSRs 或汇总报告）的做法会浪费大量社会资源，因此需要筛选出重点关注的风险信号，并确定风险信号评价的优先顺序。

## （一）需重点关注的信号

我国《规范》第五十八条要求，持有人在开展信号检测时，应当重点关注以下信号：①药品说明书中未提及的药品不良反应，特别是与严重不良反应相关信息；②药品说明书中已提及的药品不良反应，但发生频率、严重程度等明显增加的；③疑似新的药品与药品、药品与器械、药品与食品间相互作用；④疑似新的特殊人群用药或已知特殊人群用药的变化；⑤疑似不良反应呈现聚集性特点，不能排除与药品质量相关性的。

## （二）需优先评价的信号

### 1. 我国《规范》要求考虑的因素

我国《规范》第五十九条规定：持有人应当对信号进行优先级判定。对于其中可能会影响产品的获益－风险平衡，或对公众健康产生影响的信号予以优先评价。信号优先级判定可考虑以下因素：①药品不良反应的严重性、严重程度、转归、可逆性及可预防性；②患者暴露情况及药品不良反应的预期发生频率；③高风险人群及不同用药模式人群中的患者暴露情况；④中断治疗对患者的影响，以及其他治疗方案的可及性；⑤预期可能采取的风险控制措施；⑥适用于其他同类药品的信号。

### 2. EMA 提出的信号优先评价排序原则

EMA 发布的《Guideline on Good Pharmacovigilance Practices》对信号优先评价排序的原则进行了说明，主要包括以下几点[1]：①不良反应的严重程度、结局及可逆性，以及是否可预防；②患者暴露情况及药品不良反应的预期发生率；③高风险人群及不同用药模式人群中的患者暴露情况；④中断治疗对患者的影响，以及其他治疗方案的可及性；⑤监管干预的预期程度（例如增加不良反应、警告、禁忌，附加的风险最小化措施，以及暂停使用、撤市等）；⑥该信号是否适用于同类药品的其他产品。

EMA 强调指出，某些情况下对可能引起媒体关注及（或）公众关注的信号（例如大规模免疫接种后的不良事件等）应特别注意。

### 3. CIOMS 提出的信号优先评价排序原则

国际医学科学组织理事会（CIOMS）在《Practical Aspects of Signal Detection in Pharmacovigilance》中将信号优先评价排序分为两步：初始排序及改进排序。初始排序（首次优先排序）重点关注严重的非预期不良事件信号。对初始信号进行分类以后，为确保管理资源充分合理的分配，需要进行改进排序（第二次优先排序）。CIOMS 总结了以下关键点，以便进行快速的信号评价[2]。

（1）**初始排序**　初始排序的关键点包括：①新的（未被报告过的）不良反应；②严重的不良反应；③具有医学意义的事件（例如严重的、不可逆的、导致发病率或死亡率增加，纳入关键术语列表的或特定的医学事件）；④涉及监测清单中"特定药物"的事件；⑤构成比增加（根据 WHO–UMC 实施的分类算法）；⑥对公众健康有重要影响（例如常用药物、病例数量、大量超说明书用药，面向消费者的药品项目）；⑦易于从数据库字段中检索到提示与药物有关的数据元素（例如再激发呈阳性、发病时间短、存在文献报道的病例）；⑧短时间发生的聚集性。

（2）**改进排序**　改进排序的关键点包括但不限于：①在弱势人群（如儿童、孕妇、老年人、精神病患者）中有报告／观察到；②在药品上市前几年（新药）发生的事件；③受媒体高度关注的药物；④普通人群对风险的感知情况；⑤多个国家报告相同情况；⑥来自多个数据源的证据均显示存在某种风险；⑦涉及政府责任等情况。

改进排序的关键点在于设定一个更为精确和有效的信号评价优先顺序，从而在药物安全监测中及时采取更有针对性的行动。

4. 信号优先排序方法对比

我国《规范》规定的信号优先评价排序与 EMA、CIOMS 信号优先评价排序的共同点在于都认为严重性和紧急性是确定信号评价优先级的关键因素。CIOMS 信号初始排序特别强调严重的不良反应和具有医学意义的事件，这与《规范》提到的药品不良反应的严重性和严重程度相呼应。

不同点在于，CIOMS 中信号初始排序更多关注于新的、未被报告的不良反应，以及那些报告数快速增长或对公共健康有重要影响的事件。信号改进排序着重于弱势群体（如老年人、儿童等）、新上市药物或受到媒体高度关注的药物。CIOMS 信号优先排序注重于特定情况和紧急性，对识别和处理药品安全信号有实际指导意义。而《规范》的优先评价排序与 EMA 类似，包括患者暴露、治疗中断的影响、风险控制措施等综合性因素，强调评估框架的全面性和系统性，旨在从多个维度综合评估药品安全性，以确保采取最适当的风险控制措施。表 14-4-1 对不同机构的信号优先排序因素进行了对比。

**表 14-4-1　不同机构的信号优先排序因素对比**

| 考虑因素 | CIOMS | EMA | 《规范》 |
|---|---|---|---|
| 新的不良反应 | √ | | |
| 严重的不良反应 | √ | | |
| 具有医学意义的事件 | √ | | |
| 涉及监测清单中"特定药物"的事件 | √ | | |
| 构成比增加 | √ | | |
| 对公众健康有重要影响 | √ | | |
| 易于从数据库字段中检索到提示与药物有关系的数据元素 | √ | | |
| 短时间发生的聚集性 | √ | | |
| 在弱势人群中有报告/观察到 | √ | | |
| 在药品上市前几年发生的事件 | √ | | |
| 受媒体高度关注的药物 | √ | | |
| 普通人群对风险的感知情况 | √ | | |
| 报告来源于多个国家 | √ | | |
| 来自多个数据源的证据均显示存在某种风险 | √ | | |
| 涉及政府责任等情况 | √ | | |
| 药品不良反应的严重性、严重程度、转归、可逆性及可预防性 | | √ | √ |
| 患者暴露情况及药品不良反应的预期发生频率 | | √ | √ |
| 高风险人群及不同用药模式人群中的患者暴露情况 | | √ | √ |
| 中断治疗对患者的影响，以及其他治疗方案的可及性 | | √ | √ |
| 预期可能采取的风险控制措施 | | √ | √ |
| 适用于其他同类药品的信号 | | √ | √ |

## （三）需进一步调查的风险信号

美国 FDA 认为，患者的实际风险无法从数据中得知，因为不可能准确地描述所有事件。此外，由于客观存在的漏报误报等现象，实践中需要对信号开展进一步调查。需调查的风险信号，包括但不限于以下内容[4]：①新发现的未知不良事件，尤其是严重不良事件；②已知不良事件的严重程度明显增加；③罕见的严重不良事件；④新的药物－药物、药物－医疗器械、药物－食物或药物－膳食补充剂的相互作用；⑤新发现的潜在风险人群（例如具有特定种族或遗传倾向或疾病的人群）；⑥产品名称、标签、包装、用途类似导致的混淆；⑦不合理使用引发的风险（例如与超过推荐剂量使用或不推荐治疗的人群使用有关的不良事件）；⑧已采取的风险管理措施未达到效果；⑨其他需关注的风险信号。

## 二、风险信号的评价

信号检测得到的信号，仅说明用药与不良事件之间的因果关系具有潜在的可能性，尚不能明确风险真实存在。需结合信号的合理性、报告的可信度、不良事件的严重程度及临床预后等进行综合评估，必要时应进一步收集数据及资料，包括相关文献、上市后临床及（或）基础研究、主动监测等研究资料，进一步验证信号[5]。《规范》第六十条要求持有人应当综合汇总相关信息，对检测出的信号开展评价，综合判断信号是否已构成新的药品安全风险。相关信息包括个例药品不良反应报告（包括药品不良反应监测机构反馈的报告）、临床研究数据、文献报道、有关药品不良反应或疾病的流行病学信息、非临床研究信息、医药数据库信息、药品监督管理部门或药品不良反应监测机构发布的相关信息等。必要时，持有人可通过开展药品上市后安全性研究等方式获取更多信息。一般选择最适合信号特点的一种或多种方法。常用风险信号的评价方法汇总见表14-4-2。

**表14-4-2　常用风险信号的评价方法**

| 分类 | 常用风险信号评价方法 |
| --- | --- |
| 基于监测数据 | 自发报告<br>主动监测等 |
| 基于文献研究 | 文献综述<br>系统评价（systematic reviews）<br>荟萃分析（Meta-analysis）等 |
| 基于临床研究 | 观察性研究（横断面研究、队列研究、病例对照研究等）<br>干预性研究等 |
| 基于非临床研究 | 药效学、毒理学研究等 |

### （一）基于监测数据

监测数据主要来源于自发报告和主动监测。自发报告依赖于医疗专业人员、患者或药品上市许可持有人报告的疑似药品不良反应。主动监测主要通过强化监测、处方事件监测、注册登记等形式，有组织地收集特定群体的数据，提供疾病进展、治疗响应和长期健康结果的信息，对监测新药的安全性尤为重要。

两种监测方法各有优势，共同目标是通过识别、评估和预防药品相关的不良事件，保障药品安全使用，保护公众健康。主动监测通过有组织地收集特定群体数据，更主动寻找安全问题；而自发报告则依赖于已发生事件的报告，对于识别新的风险信号同样重要。

### （二）基于文献研究

文献研究因其耗时短、经费支出较少，常作为药品安全信号验证及评价首选方法。开展相关文献研究，首先应确定研究目的，在此基础上制定检索计划及检索策略。安全性研究与有效性研究在文献收集方面有所不同，前者更注重多途径、多策略、全面地收集相关文献、查找证据，既要通过文献数据库、专利数据库等多种途径收集正式发表的文献，也应收集"灰色文献（grey literature）"，即非公开出版的学位论文、会议文献、科技报告、技术档案等；既要收集临床试验及临床研究文献，包括以目标药品为试验药或对照药的文献，也应收集药学、药理毒理、药代动力学等非临床研究文献。

常用的研究方法包括文献综述、系统评价（systematic reviews）和荟萃分析（Meta-analysis）等。Meta 分析可被设计通过对已完成研究或临床试验数据的统计分析来评估一个安全性终点指标。

常用的数据库资源主要包括如下内容。

国内数据库：中国期刊全文数据库、中国生物医学文献数据库、万方数据库、维普数据库等。

国际数据库：PubMed、Embase、Cochrane 数据库等。

特定疾病相关的资源：药物性肝损伤的 LiverTox 和严重皮肤不良反应的 RegiSCAR，也能提供专题性的重要信息。

文献研究有助于全面分析药品安全性，评估可能的风险因素，从而在药品安全性评价及风险管理中发挥关键作用。

## （三）基于临床研究

临床研究包括临床试验（干预性研究）和观察性研究（非干预性研究）。多项临床研究结果的汇总分析，可构成高质量的研究证据，为信号评价提供了更具价值的信息。临床研究不仅能够提供 ICSRs，以供信号检测和信号评价，其整体研究结果也可为信号评价中提供关键证据，尤其是当研究旨在探究特定安全事件（例如心血管事件）与药品之间关系时，临床证据是确定药品安全性和采取适当监管行动的基础。

### 1. 观察性研究

观察性研究是在自然状态下对研究对象的特征进行观察和记录，然后对结果进行描述和对比分析的研究方法。在这种研究中，研究者不干预正常的医学诊疗流程。主要类型包括横断面研究、队列研究、病例对照研究等。

（1）**横断面研究**　分为普查和抽样调查，适用于描述特定时间点的患病率，或者在获得相关资料的前提下，研究患病率随时间变化的趋势等，可用于了解用药状况、药品不良反应/事件发生情况及相关因素等。横断面研究不能得出有关因果关系的结论。

（2）**队列研究**　用于分析不同暴露因素下两组或多组的组间差异，判断暴露与结局之间关联性程度。该设计可用于评估暴露与结果之间的关联，可提供因果关系证据。该设计可以使用同一数据源研究多个药品不良反应/事件，可计算不良反应/事件发生率，观察严重程度，有时还可能观察到一种因素的多重效应。

（3）**病例对照研究**　首先确定出现结局（不良反应）的人群（病例组），然后寻找未出现该结局的对照人群（对照组），比较两组在暴露因素上的差异。病例对照已衍生出多种新的研究设计类型，如病例队列研究、病例交叉研究、巢式病例对照研究与病例时间对照研究等。

### 2. 临床试验

与观察性研究的本质差别在于临床试验对研究对象施加了某种干预措施。按干预模式可分为单组（单臂）、平行（受试者平行分配至两组或多组）、交叉（受试者先后接受两种干预措施）、析因设计（多因素的交叉分组设计）；按分配方法可选择无对照、非随机对照、随机对照设计；按盲法可分为开放、单盲、双盲；根据主要结果或终点的类型及研究目的可分为安全性及（或）有效性、生物等效性、生物利用度、药动学、药动学/药效学（PK/PD）研究等。

大型简单试验或实效性临床试验是一种特殊的临床试验设计，旨在通过简化数据收集和监测过程，使得在实际临床环境中对大量患者进行研究成为可能。这种设计的核心特点是在保持研究质量的同时，尽量减少对参与者和研究团队的负担。通过招募大量患者，以提高检测较罕见不良事件的能力，弥补传统随机对照试验设计难以评估罕见不良事件风险等局限性。

### （四）基于非临床研究

非临床研究，又称为基础研究。尽管非临床研究产出的证据级别相对较低，但对于了解毒性作用机制、验证研究假设的合理性及证据的一致性等方面仍具有重要价值。在新药开发的早期阶段，非临床研究结果可为后续的临床研究设计提供重要信息，帮助识别和监测潜在的安全性信号。

## 三、风险评估

### （一）评估目的及主要内容

《规范》要求持有人对新的药品安全风险开展评估，分析影响因素，描述风险特征，判定风险类型，评估是否需要采取风险控制措施等。药品上市后开展风险评估的主要目标是识别、定性或定量描述药品安全风险，分析药品安全性特征，以及评估风险控制措施实施效果。主要评估内容包括：①量化并分析潜在的或已识别的风险及其影响因素（例如描述发生率、严重程度、风险因素等）；②评估药品在安全性信息不足或缺失人群中使用的安全性（例如孕妇、特定年龄段、肝肾功能不全等人群）；③评估长期用药的安全性；④评估风险控制措施的有效性；⑤提供药品不存在相关风险的证据；⑥评估药物使用模式（例如超适应症使用、超剂量使用、合并用药或用药错误）；⑦评估可能与药品使用有关的其他安全性问题。

评估方法一般采用非干预性研究，文献研究、主动监测、观察性研究等，也可以是干预性研究，相关方法在本节"二、风险信号的评价"中已有介绍。

### （二）风险及类型的判定

关于药品风险管理的分类和处理，《规范》第六十五条提供了一个明确的框架，以指导持有人对药品相关风险进行有效识别和评估。这些风险类型包括已识别风险和潜在风险，以及如何优先处理可能影响产品获益 – 风险平衡或对公众健康产生不利影响的重要风险等。

1. 已识别风险

已识别风险（identified risk）是指有充分的证据表明与关注药品有关的风险。ICH 指南列举了以下案例来帮助来理解什么是"充分的证据"。

（1）在非临床研究中充分显现并经临床数据证实的风险。

（2）在良好设计的临床试验或流行病学研究中观察到的风险，且与对照组（安慰剂或阳性对照）相比，观察指标的差异程度足以证明因果关系的存在。

（3）一定数量且记录完整的自发报告中提示的风险，在时间相关性和临床合理性方面，强烈提示具有因果关系。

2. 潜在风险

潜在风险（potential risk）是指有依据怀疑与关注药品有关，但这种相关性尚未得到证实的风险，ICH 指南列举了以下可能构成潜在风险的情况。

（1）在临床研究中未发现或未解决的非临床安全性问题。

（2）临床试验或流行病学研究中观察到的不良事件，且与对照组（安慰剂或阳性对照或非暴露组）相比，观察指标的差异程度存疑但不足以提示存在因果关系。

（3）自发报告系统获得的不良反应信号。

（4）同类药品中其他产品的已知不良反应或根据药品特征预期会发生的不良反应。

3. 重要风险

重要风险（important risk）是指可能会影响产品的获益 – 风险平衡或对公众健康造成不利影响的风险，包括重要的已识别风险和重要的潜在风险。重要风险可能会影响产品的获益 – 风险状况或对公共卫生产生影响，任何可能被纳入说明书禁忌症、警告、注意事项信息的相关风险通常都应该被认为是重要的风险（ICH E2C、E2F）。ICH认为确定药品风险是否构成重要风险时，需要综合考虑以下关键因素。

（1）**风险的医学严重性**　包括风险可能对个体患者造成的具体影响，如危及生命、导致永久伤害、显著影响生活质量或其他需要医疗干预的重大情况。

（2）**发生频率**　风险的发生频率越高，被视为重要风险的可能性也越大。此外，还应同时考虑该风险与特殊人群（如老年人、儿童、孕妇等）的相关性。

（3）**可预测性、可预防性和可逆性**　风险的可预防性和可逆性也是评估重要风险的主要因素。如果一个风险可预测，或通过采取特定的监测或预防措施可减少 / 避免其发生，或风险是可逆的，一般认为该风险相对不严重。

（4）**对公众健康的潜在影响**　评估风险对公众健康的潜在影响时，需要考虑治疗人群的规模和风险的广泛影响，包括对公共卫生体系的负担、对疾病传播和防控的影响等。

（5）**公众对风险的认知**　由于对风险认知的非理性，公众可能会有意识地避免使用具有预防作用的医疗产品。例如，对于某些风险的高度关注可能导致采取有效医疗干预措施的几率下降，特别是在疫苗接种领域。

4. 可接受的风险

绝对安全（无风险）的药品通常是不存在的。明代医家刘纯所著的《药治通法补遗》指出"是药三分毒"，即绝对安全（无风险）的药品通常是不存在的。Lowrance 等[6]在"可接受的风险：科学与安全的确定（Of Acceptable Risk：Science and the Determination of Safety）"一文中指出："没有什么是绝对没有风险的。在某些情况下，人们想象不出有任何东西是不会造成伤害的。因为没有什么是绝对没有风险的，也就意味着没有什么是绝对安全的。有不同程度的风险，也就有不同程度的安全。"

风险管理是权衡政策以选择接受、最小化或减少风险及选择适当方案并实施的过程。在真实世界中，实现药品零风险是不可能的。对药品风险的管理，需要综合权衡药品的临床价值、患者获益及不良反应的风险、减少风险的投入等因素。在采取风险规避、缓解或控制措施后，决策者仍需要判断剩余风险是否属于"可接受的风险（acceptable risk）"。某些情况下，剩余风险可能很高，但考虑到临床治疗需求及患者的获益，仍被判断为"可接受的风险"。

Lane 等[7]基于效用（utility）的概念提出"可接受的风险"的定义：如果相关患者群体中尚无其他替代治疗方法的累积预期效用高于使用特定药物，则使用该药物的不良反应构成可接受的风险。可接受的风险可描述为预期某种风险的最大损失不超过个人或群体的经济或心理承受能力的最大限度。许多情况下，不同个人或群体对风险的承受能力及对何种风险可以接受有不同认识，所以不同个人或群体的"可接受的风险"的情形会有不同，很难给出"可接受的风险"的具体内涵。

上市后药品的监管重点是针对使用特定药物涉及的"不可接受的风险（unacceptable risk）"，而不是针对该药物本身。所以加强宣传教育及风险沟通，提高医务人员及患者安全、合理用药水平，也是药品风险管理的重要选项。

## （三）风险诱因及影响因素

对可能导致药品安全风险发生频率或严重程度增加的诱因或影响因素进行分析，如患者的生理特征、基础疾病、并用药品，或药物的溶媒、贮存条件、使用方式等，可为药物警戒计划的制定和更新提供科学依据。对中药风险进行评估时，还应根据中医药理论，分析基原及药用部位、种植采收、炮制制备、组方配伍、临床辨证用药（功能主治、剂量、疗程、禁忌等）、患者机体（阴阳虚实等）等影响因素（见表 14-4-3）。

表 14-4-3　风险诱因及影响因素

| 分类 | 指标 |
|---|---|
| 患者因素 | 性别因素<br>年龄因素<br>遗传特征<br>肝肾功能<br>代谢特征等 |
| 药物相互作用 | 中药与中药、化学药<br>中药与保健食品<br>中药与化妆品<br>中药与食品等 |
| 中药因素 | 基原及药用部位<br>种植采收<br>炮制制备<br>组方配伍<br>临床辨证等 |

1. 患者因素

患者因素是影响药品疗效和安全性的关键因素。通过深入分析，可以识别出哪类患者在使用特定药物时可能面临更高的风险，进而制定相应的风险管理措施来降低这些风险。

（1）**性别**　不同性别患者的激素水平、基础代谢率、脂肪和肌肉组成等差异可能会影响药物的吸收、分布、代谢和排泄，从而影响药物的疗效和安全性。FDA 发现女性受损害的程度明显高于男性后，将女性患者的唑吡坦首次推荐剂量降低了一半[8]。

（2）**年龄**　14 岁以下儿童和 65 岁以上老年人，比中青年人群更易发生严重不良反应。儿童的肝脏、肾脏等脏器功能未完全发育完全，可能影响药物的代谢和排泄[9]。此外，还需考虑用药对儿童的生长发育的影响。老年人的病理生理功能降低，对药物的毒性可能更为敏感。老年人肾脏和肝脏等脏器功能下降，影响药物的清除速率。老年人往往因多种基础疾病而需同时使用多种药物，可能引发复杂的药物相互作用。

（3）**遗传特征**　患者的种族、遗传因素也会影响药品安全性。某些亚洲人群等位基因 HLA-B*15：02 携带率较高，亚裔患者在使用卡马西平可能存在更高的严重皮肤不良反应风险，包括史蒂文斯 - 约翰逊综合征（SJS）和中毒性表皮坏死松解症（TEN）[10-11]。国内学者研究发现中药何首乌引起的肝损伤与 HLA-B35：01 等位基因高度相关，携带 HLA-B35：01 等位基因的人群服用何首乌引起肝损伤风险是未携带该基因人群的 9 倍[12]。

（4）**肝肾功能**　肝脏是药物代谢的主要场所。肝功能损伤可能影响药物的代谢，导致药物半衰期延长。水溶性药物主要通过肾脏排泄。肾功能不全可导致这类药物排泄减慢，引起药物和其代谢产物在体内蓄积。

（5）**代谢特征**　不同个体的药物代谢速度及代谢产物可能存在显著差异，这主要与体内代谢酶的活性与构成有关。药物在体内代谢过快、过慢或代谢途径改变，可能导致药物无效、代谢物蓄积或产生毒性代谢产物，从而影响药品的安全性及有效性。

2. 药物相互作用

两种以上的药物联合使用时可能发生相互作用，并导致药物的物理性质、化学性质或药理作用等发生变化，进而增加风险的发生几率。此外，由于中药在疾病治疗、健康保健中的广泛应用，中药与其他中药及化学药、保健食品、化妆品及食品等均可能发生相互作用。

3. 中药因素

中药药材的基原及药用部位是否正确，种植采收、炮制制备是否规范，组方及合并用药是否涉及配伍禁忌，临床辨证是否得当等均可能影响中药的疗效或安全性。

4. 其他因素

中药产品质量缺陷、标识不清，用药错误、药物过量及滥用，超说明书用药（超剂量、超疗程、超适用人群、超适应症）等不合理使用等均可能增加临床用药风险。

## （四）风险特征的描述

对药品风险特征的描述可包括风险发生机制、频率、严重程度、可预防性、可控性、对患者或公众健康的影响范围，以及风险证据的强度和局限性等。

1. 发生机制

风险发生机制的识别对于评估和防控药品的潜在风险至关重要。一个特定的不良反应可能有多个潜在的发生机制，或者存在一个最主要的发生机制。由于不良反应病因及影响因素的复杂性，一般很难准确描述其发生机制。

2. 药品不良反应分类

（1）AB（C）分类 AB（C）分类方法基于药品不良反应与药理作用的关系，是目前较为常用的分类方法[13]。

A 型反应为药品本身药理作用的加强或延长，一般发生率较高、容易预测、死亡率低，如阿托品引起的口干等。需入院就诊或发生于医院的药品不良反应中 A 型反应约占 80%。

B 型反应是与正常药理作用完全无关的一种异常反应，一般难以预测，常规毒理学筛选难以发现，发生率一般较低但死亡率较高。包括特异质反应、药物过敏反应等。

C 型反应是指 A 型和 B 型反应之外的异常反应。一般长期用药后出现，潜伏期较长，没有明确的时间关系，难以预测，如致癌反应，或者用药后罹患常见病的风险增加等。

（2）WHO-UMC 分类 2000 年，WHO-UMC 结合药品不良反应的发生特征，将其归纳为 A（Augmented）、B（Bizarre）、C（Chronic）、D（Delayed）、E（End of use）、F（Failure）六类，见表 14-4-4。WHO-UMC 分类方法综合考虑与药理作用的关系及发生率、是否可预测，以及剂量、疗程、药物蓄积、撤药反应、相互作用等诱发因素，更加全面地体现药品不良反应的病因及影响因素[12]。

### 表 14-4-4 WHO-UMC 药品不良反应分类[13]

| 类型 | 发生特征 | 防控措施 | 示例 |
| --- | --- | --- | --- |
| A 型<br>与剂量相关 | 常见；与药理作用有关，是药理作用增强所致；可预测；死亡率低 | 减量或停药；考虑合并用药的因素 | 三环类抗抑郁药引起的口干；阿片类药物引起的呼吸抑制；华法林导致的出血；地高辛的毒性等 |
| B 型<br>与剂量无关 | 罕见；与药物的药理作用无关；不可预测；死亡率高 | 停药，避免再次使用 | 免疫反应；特异质的青霉素过敏反应；全身麻醉时的恶性高热 |
| C 型<br>与剂量、疗程相关 | 罕见；与药物蓄积有关 | 减量或停药；延长用药间隔 | 皮质类固醇对下丘脑-垂体-肾上腺轴的抑制作用；双膦酸盐类致颌骨坏死 |

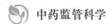

续表

| 类型 | 发生特征 | 防控措施 | 示例 |
|---|---|---|---|
| D 型<br>与疗程相关 | 罕见；常与剂量有关；在用药后的某个时间段发生或加重 | 难以处置 | 致癌；迟发性运动障碍；致畸；洛莫司汀致白细胞减少症 |
| E 型<br>与停药相关 | 罕见；停药后出现 | 重新用药或缓慢撤药 | 阿片类或苯二氮䓬类戒断综合征（如失眠、焦虑） |
| F 型<br>非预期的治疗失败 | 常见；与剂量有关；常因药物相互作用引起 | 增加剂量；考虑合并用药因素 | 在使用酶诱导剂时口服避孕药无效；抗菌药物耐药性 |

**3. 发生率分级**

CIOMS 推荐按发生率分级的不良反应分类，可作为描述药品安全性的标准框架。不良反应按发生率被划分为以下几个等级：①十分常见，发生率超过 10%；②常见，发生率在 1% 至 10% 之间（含 1%）；③偶见，发生率在 0.1% 至 1% 之间（含 0.1%）；④罕见，发生率在 0.01% 至 0.1% 之间（含 0.01%）；⑤十分罕见，发生率低于 0.01%。

**4. 严重程度分级**

风险的严重程度不仅要考虑对患者个体的损害，还应包括公共卫生体系的负担等因素，前文所述的信号优先评价排序的原则及因素（参见本节"一、风险信号的筛选"）可作为评估风险严重程度的参考。

从药品监管层面对风险严重性的判定，可参考严重不良反应 / 事件的定义[14]。从事件层面判断风险的医学严重性，可参考美国卫生及公共服务部《常见不良事件评价标准》（CTCAE），CTCAE 基于下述的基础准则将不良事件按严重程度分为 1~5 级。

1 级：轻度；无症状或轻微；仅为临床或诊断所见；无需治疗。

2 级：中度；需要微创、局部或非侵入性治疗；对应年龄人群的日常生活中的功能性日常生活活动能力（instrumental ADL）受限*。

3 级：严重或者具有重要医学意义但不会立即危及生命；需要住院或者延长住院时间；致残；日常生活中的自我护理活动能力（self care ADL）受限*。

4 级：危及生命；需要紧急治疗。

5 级：与 AE 相关的死亡。

其中涉及 3 级及以上事件的风险建议作为严重风险处理。

* 日常生活活动能力（activities of daily living，ADL）又称基本日常生活活动能力（basic activities of daily living，BADLs），包括走路、进食、穿衣打扮、如厕、洗澡、移动等。其中，功能性日常生活活动能力指的是做饭、购物、打电话、管理财务等；自我护理活动能力指的是洗澡、穿衣脱衣、自主进食、如厕、服药等。

**5. 可预防性与可控性**

通过识别对不良反应更为敏感、风险发生几率更大的高风险人群，以及诱发风险的影响因素，进而限制或规范高风险人群用药，规避诱发风险的风险因素，是提高风险可预防性与可控性的关键措施。采取一级预防，避免高风险人群用药，可从根本上避免此类风险的发生。而限于疾病治疗需求，患者必须使用某种药物时，如能开发风险预测预警模型、预警风险的生物标志物，尽早发现风险征兆、警示风险的发生，做到二级预防，实现不良反应的早发现、早诊断、早治疗，也可大大提高风险的可预防性与可控性。

**6. 对患者或公众健康的影响**

药品风险对公众健康影响的分析是一个多维度的综合考量，涉及对人群健康、公众心理、公共卫生体系以及社会公信力等方面的评估。在评估药品或疫苗的风险时，不仅要考虑不良事件的发生频率，还需要综合考虑以下因素。

（1）**治疗人群**　药品或疫苗使用的广泛性决定了其潜在风险可能影响的人数规模。

（2）**心理作用**　药品或疫苗引发的风险可能会影响人们对其安全性的认知，从而影响他们的使用意愿，特别是在疫苗接种方面，这种心理作用可能会直接影响疾病的群体免疫效果。

（3）**公共卫生影响**　药品风险事件可能增加公共卫生体系负担，尤其是需临床处置的药品不良事件大量发生时。

（4）**风险增长趋势**　对于可能快速增长并影响大量人群的风险，需要迅速评估并采取控制措施。

（5）**对社会公信力的影响**　社会广泛关注的重大安全事件将对相关生产企业、医疗机构的信誉和监管机构的公信力产生重大影响。

## 四、风险管理

风险管理是公众用药安全的重要保障。有毒性的药品，如果采取了有效的风险管理措施，可达到风险最小化的目标；无毒性的药品，如果不合理使用，也可能导致治疗无效或其他风险。

国际标准化组织（International Organization for Standardization，ISO）发布的风险管理指南（ISO 31000：2018 Risk Management-Guidelines）将风险管理定义为关于指导和控制风险的组织协调活动，并指出：风险管理是一个反复迭代提升的过程，有助于组织制定战略、实现目标并作出明智的决策；风险管理是组织所有活动的有机组成部分，包括与利益相关方的互动；风险管理考虑组织的外部和内部环境，包括人的行为和文化因素。欧盟委员会认为风险管理是权衡政策以选择接受、最小化或减少风险及选择适当方案并实施的过程。

FDA 认为风险管理由风险评估（risk assessment）和风险最小化（risk minimization）共同构成，是为了保证获益－风险比最优（获益最大化、风险最小化）而建立的不断迭代的过程。风险评估包括识别和描述与产品使用相关的风险的性质、频率和严重程度。风险评估贯穿于产品的整个生命周期，从潜在产品的早期识别，到上市前的整个开发过程，以及批准上市后阶段。获益－风险权衡（risk-benefit balance）是评估与药品的积极治疗效果相关的风险，即与药品的质量、安全性或有效性相关的任何风险对患者健康或公众健康的影响。描述干预或风险因素对结局影响程度的相对衡量指标包括危险比（hazard ratio）、优势比（odds ratio）、风险比（risk ratio）或比值比（rate ratio）。对不同人群中的风险比较（风险比和相对风险）时，需要确保所比较的两个人群具有"可比性"（即相同／相似类型的患者、年龄、性别、疾病状态、暴露时间等）。

风险最小化是指尽一切可能将风险的概率及（或）影响降低到最小的过程。FDA 将风险最小化措施分为常规风险最小化措施（routine risk minimization measures）、风险最小化计划（risk MAP）及额外风险最小化活动（additional risk minimization activity）。FDA 认为对于大多数产品，可以仅采用常规风险最小化措施，包括定期更新说明书产品安全有效使用信息，将新发现的获益信息（新适应症／新剂型）或风险问题纳入上市后研究／监测。认为风险最小化计划是一项战略安全计划，旨在实现特定目标，将产品的已知风险降至最低，同时保持其获益。而额外风险最小化活动旨在预防或减少不良后果发生的可能性，或在发生不良后果时降低其严重性的干预措施，是对常规风险最小化活动的补充。

## 五、中药风险的评估与管理应用实例

实例 1　口服何首乌及其成方制剂肝损伤风险的评估与管理

药物性肝损伤（DILI）重者可致急性肝衰竭（ALF），甚至危及生命，可能导致药物获益－风险比失衡，是药物不能获批上市、已上市药物撤市或限制使用的主要原因之一，各国药品监管部门均将 DILI 作为需重点关注的药品风险。

2012 年起，药品评价中心监测发现养血生发胶囊等品种涉及肝损伤风险信号，由于相关中药均为多味药材组方而成的复方制剂，无法评估肝损伤与组方药味的关联性。进一步研究发现，涉及肝损伤风险信号的药品中，多个产品含何首乌（见表 14-4-5）。何首乌是传统认为"安全无毒"的中药，列入《可用于保健食品的物品名单》，在医疗和保健中使用广泛，何首乌的藤茎（夜交藤）及叶（何首乌叶）亦可供药用。初步统计，国内上市的含何首乌中成药和保健食品超过 500 种。

表 14-4-5　何首乌致肝损伤的风险信号[15]

| 检测方法 | 检测值 | 95% 可信区间（95% CI） | 信号判断标准 |
| --- | --- | --- | --- |
| PRR | 16.95 | 10.63~27.04 | 95% CI-L>1 |
| ROR | 45.87 | 24.91~84.46 | $a \geq 3$；95% CI-L>1 |

注：a. 涉及何首乌的肝损伤报告数；95% CI-L. 95% 可信区间下限。

何首乌临床应用首见于唐，对历代本草进行研究发现，历代收载何首乌的本草文献共有 42 种，其中 3 部记载何首乌有毒，20 部认为何首乌无毒，19 部无相关记载[16]。《本草汇言》"（何首乌）生用气寒，性敛，有毒。制熟气温，无毒"。《冷庐医话》"（服用何首乌后）未数日，腹泻死""抑首乌或挟毒物之气能害人也，服食之当慎也"。《神农本草经读》"涩滞如首乌，何以能滋？苦劣如首乌，何以能补？"

国内外文献研究发现，有多篇文献报道何首乌及其制剂涉及肝损伤不良反应，其中 3 例临床表现为再激发。韩国 1 例患者既往有何首乌相关肝损伤病史，10 个月后再次服用何首乌后出现肌痛伴转氨酶显著升高，停药后肝功能迅速恢复。

国家药监局对相关监测数据及文献报道进行综合评价，认为口服何首乌与肝损伤发生有一定相关性，口服何首乌及其成方制剂可能有引起肝损伤的风险，先后采取以下风险管理措施：2013 年，对涉及多例肝损伤报告的养血生发胶囊等 6 个含何首乌中药口服制剂，发布通知要求统一修订其说明书；将养血生发胶囊、首乌丸、首乌片、首乌延寿片及首乌延寿颗粒等 5 个含何首乌的非处方药品种转为处方药管理等措施。2014 年，发布药品不良反应信息通报提示关注口服何首乌及其成方制剂引起的肝损伤风险；组织开展"何首乌肝毒性相关机理研究"等措施。其后，根据不良反应监测评价结果，先后对精乌胶囊、百乐眠胶囊、七宝美髯丸、心元胶囊、生血宝、斑秃丸等多个相关品种采取修订说明书等措施。

在国家药监局、科技部、国家自然科学基金委、国家中医药管理局立项支持下，国家药监局药品评价中心、解放军总医院第五医学中心、中国医学科学院药用植物研究所、北京大学第一医院先后开展"何首乌肝毒性相关机理研究""基于临床的中药肝毒性生物标记物研究""基于临床的何首乌肝损害易感人群筛查及防控对策研究""广泛的药物性肝损伤及何首乌肝损伤致病基因研究"等课题研究。解放军总医院第五医学中心的肖小河研究员团队建立了以药源性肝损伤因果关系评价"整合证据链法"为核心的中草药肝损伤诊断方法和标准[17]，先后在中华中医药学会《中草药相关肝损伤临床诊疗指南》（2016 年）、国家药监局《中药药源性肝损伤临床评价技术指导原则》（2018 年）和国际医学科学组织理事会（CIMOS）《药物性肝损伤国际共识》（2020 年）等多项指南中得到应用。相关监管科学研究进一步阐明了何首乌肝损伤风险的流行情况，为何首乌的风险防控提供了客观数据及临床证据[15]。

监管、科研、医疗机构的共同参与强化了监管科学协同创新能力，提高了社会对何首乌肝损伤风险的警惕性，推动何首乌肝损伤风险的防控，实现社会共治并取得良好效果。监测数据显示，2012 年前后涉及何首乌的肝损伤病例报告增长较快，2016 年报告数量达到峰值，2017 年起即逐年降低，2019 年已降至峰值的约 1/4，体现了监管科学研究对中药风险评估与管理的重要价值。

**实例2　基于真实世界数据的药品安全性主动监测研究**

近年来，药品评价中心积极借鉴国外经验，开展药品安全性主动监测研究。在中国药品监管科学行动计划重点项目等支持下，宋海波等[17]利用医院电子诊疗数据建设了药物性肝损伤、肾损伤大数据分析平台，对药物性肝损伤及肾损伤、严重过敏反应、粒细胞减少等严重ADR的主动监测方法进行了研究，利用真实世界数据对他汀类药物、非甾体类药物、中成药致肝损伤，中药注射剂、含碘造影剂致过敏反应，抗肿瘤药致粒细胞减少，新冠治疗药物相关肝肾不良事件等风险进行了主动监测研究，相关研究结果已应用于多个药品的安全监管决策。

对主动监测协作医疗机构的住院患者的电子诊疗数据进行分析显示，2012—2018年住院患者的肝生化指标（AST、ALT、ALP）>2×ULN（ULN为正常上限值）的比例均小于5%（见图14-4-1）。肝生化指标异常的患者中，绝大多数乙型肝炎病毒（HBV）、EB病毒（EBV）等病毒检查呈阳性，提示HBV、EBV等病毒感染是我国患者肝生化指标异常的主要病因（见图14-4-2）。诊断为药物性肝损伤的患者中，小于15岁的患者中男性较多，不小于15岁的患者中女性较多[18]（见图14-4-3）。

利用主动监测协作医疗机构的电子诊疗数据，对代表性品种（非甾体类、他汀类、含补骨脂中药）的疑似药物性肝损伤风险进行了分析，相关结果已应用于支撑监管决策。其中，布洛芬（Ibuprofen）疑似药物性肝损伤院内发生率相对较高，美洛昔康（Meloxicam）、瑞舒伐他汀（Rosuvastatin）的院内发生率相对较低。

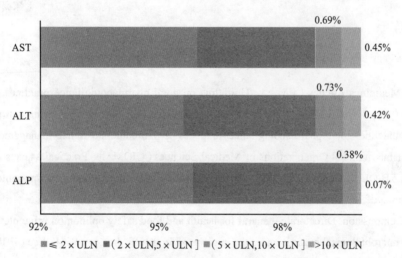

图14-4-1　住院患者肝生化指标检查情况[18]

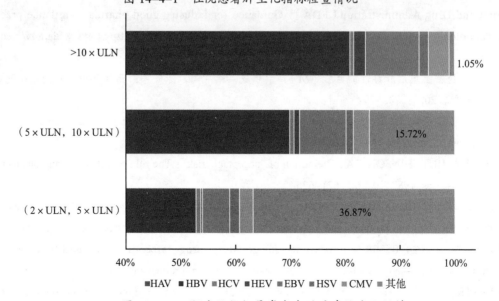

图14-4-2　肝生化指标异常患者的病毒检查阳性情况

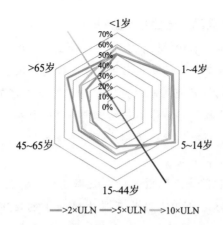

图 14-4-3　不同年龄 DILI 患者中男性占比[18]

　　对信号检测发现涉及肝损伤风险信号的中成药代表品种，选择明确不涉及 / 涉及肝损伤的适应症类似的药品作为阴性 / 阳性对照，采用倾向性评分匹配法对比分析观察组与对照组人群药物性肝损伤的发生风险，并采用常规 Logistic 回归法及逆概率加权法（inverse-probability-of-treatment weighted，IPTW）法进行敏感性分析。经评估，该品种肝损伤风险高于阴性对照但低于阳性对照，该研究结果可用于支持对产品风险采取更精准的风险管理措施。

（宋海波　郑蕊　刘硕）

# 参考文献

［1］European Medicines Agency（EMA）. Guideline on good pharmacovigilance practices（GVP）Module IX：Signal management（Rev 1）［EB/OL］.（2017-11-22）［2024-05-08］. https://www.ema.europa.eu/en/documents/scientific-guideline/guideline-good-pharmacovigilance-practices-gvp-module-ix-signal-management-rev-1_en.pdf.

［2］Council for International Organizations of Medical Sciences（CIOMS）. Practical aspects of signal detection in pharmacovigilance［EB/OL］. Geneva：CIOMS, 2010［2024-05-08］. https://cioms.ch/wp-content/uploads/2018/03/WG8-Signal-Detection.pdf.

［3］European Commission. Directorate-general for health and food safety opinion on principles for the development of risk assessment of microbiological hazards under the hygiene of foodstuffs directive 93/43/Eec［EB/OL］. (1997-06-13)［2024-05-08］. https://food.ec.europa.eu/system/files/2020-12/sci-com_scf_7_out07_en.pdf.

［4］Food and Drug Administration（FDA）. Guidance for industry good pharmacovigilance practices and pharmacoepidemiologic assessment［EB/OL］.（2005-03-22）［2024-05-08］. https://www.fda.gov/media/71546/download.

［5］宋海波. 药物上市后肝毒性的监管［M］// 于乐成, 赖荣陶, 陈成伟. 药物与中毒性肝病. 3 版. 上海：上海科学技术出版社, 2024：782-792.

［6］LOWRANCE W W. Of acceptable risk：science and the determination of safety［J］. Journal of the American Statistical Association, 1976, 123（11）. DOI：10.1149/1.2132690.

［7］LANE D A, HUTCHINSON T A . The notion of "acceptable risk"：The role of utility in drug management［J］. Journal of Chronic Diseases, 1987, 40（6）：621-625.

［8］Food and Drug Administration（FDA）. FDA Drug Safety Communication：FDA approves new label changes and dosing for zolpidem products and a recommendation to avoid driving the day after using Ambien CR［EB/OL］.（2013-05-14）［2024-05-08］. https://www.fda.gov/drugs/drug-safety-and-availability/fda-drug-safety-communication-fda-approves-new-label-changes-and-dosing-zolpidem-products-and.

［9］DIEPSTRATEN F A, HOETINK A E, van GROTEL M, et al. Aminoglycoside-and glycopeptide-induced ototoxicity in children：a systematic review［J］. JAC-Antimicrobial Resistance, 2021, 3（4）: dlab184.

［10］THAM K M, YEK J J L, LIU C W Y. Unraveling the genetic link：an umbrella review on HLA-B*15：02 and antiepileptic drug-induced Stevens-Johnson syndrome/toxic epidermal necrolysis［J］. Pharmacogenetics and Genomics, 2024, 34（5）: 154-165.

［11］TANGAMORNSUKSAN W, CHAIYAKUNAPRUK N, SOMKRUA R, et al. Relationship between the HLA-B*1502 allele and carbamazepine-induced Stevens-Johnson syndrome and toxic epidermal necrolysis：a systematic review and meta-analysis［J］. JAMA Dermatol, 2013, 149（9）: 1025-1032.

［12］LI Chaopeng, RAO Tai, CHEN Xiaoping, et al. HLA-B*35：01 allele is a potential biomarker for predicting Polygonum multiflorum-induced liver injury in humans［J］. Hepatology, 2019, 70（1）: 346-357.

［13］靳洪涛, 宋海波, 王海学. 药物毒理学研究进展［M］. 北京：中国协和医科大学出版社, 2020.

［14］U. S. Department of Health and Human Services. Common Terminology Criteria for Adverse Events（CTCAE）Version 5.0［EB/OL］.（2017-11-27）［2024-05-08］. https://ctep.cancer.gov/protocoldevelopment/electronic_applications/docs/ctcae_v5_quick_reference_5x7.pdf.

［15］宋海波, 沈传勇. 中药安全用药与风险防控的探索及实践：以何首乌为例的安全风险管理［J］. 中国食品药品监管, 2020（12）: 12-18.

［16］宋海波, 杜晓曦, 郭晓昕, 等. 基于中医药古籍的何首乌安全性及风险因素分析［J］. 中国中药杂志, 2015（5）: 985-988.

［17］王伽伯, 张乐, 郭玉明, 等. 中药药源性肝损伤因果关系的评价策略和方法［J］. 药学学报, 2018, 53（6）: 920-928.

［18］宋海波, 沈传勇. 电子健康数据用于上市药品安全性研究的思考［J］. 中国食品药品监管, 2020（11）: 36-47.

# 第五节　中药风险的预警与处置

新修订的《药品管理法》规定，药品管理应当以人民健康为中心，坚持风险管理、全程管控、社会共治的原则，建立科学、严格的监督管理制度，全面提升药品质量，保障药品的安全、有效、可及。党的二十大报告对国家安全体系和能力现代化作出深刻阐述，强调药品安全作为最基本的公共安全的重要性。药品监管部门作为守护药品安全底线的关键力量，肩负着重大职责和使命。在当前的药品安全监管工作中，要保持"风险随时都在、成绩每天归零"的危机感，清醒认识到药品安全面临的复杂性和严峻性，不断提升监管能力和水平[1]。

近年来，随着人民群众治病防病、健康保健意识的增强，中药的临床应用日益广泛，对中药的有效性和安全性也提出了更高的要求，如何及时预警、科学处置中药相关严重风险，成为中药风险管理的关键。药品风险产生的原因是复杂的，既可能是上市前研究不充分、缺乏对产品安全性的认识，或质量缺陷、标识不清，或处方、调剂错误，也可能与药物相互作用、药物过量或超疗程使用，以及药物无效等有关。中药安全性的影响因素则更为复杂，涉及药材基原、种植、炮制、制备、组方配伍、临床辨证等。中药风险的处置与预警必须遵循我国药品监管相关法律法规，与化学和生物制品风险处置的总体要求及原则保持一致，同时也需要考虑中医药特点，保障中药安全使用和高质量发展[2]。

## 一、风险处置与预警的各方责任

药品风险的处置与预警是一个多方参与、社会共治的过程。药品上市许可持有人对药品安全负有主体责任，其他相关方依法承担相应责任。新修订的《药品管理法》规定：药品上市许可持有人应当开展药品上市后不良反应监测，主动收集、跟踪分析疑似药品不良反应信息，对已识别风险的药品及时采取风险控制措施。药品上市许可持有人、药品生产企业、药品经营企业和医疗机构应当经常考察本单位所生产、经营、使用的药品质量、疗效和不良反应。发现疑似不良反应的，应当及时向药品监督管理部门和卫生健康主管部门报告。

患者和公众也是自身健康的"第一责任人"，亦应注意增强药品安全意识，在使用药品时应严格遵照医嘱和说明书的要求。用药期间如出现不适或疑似不良反应的情况，可向经治医师、药师报告，也可以向相关药品的持有人、生产、经营企业或者当地的监测机构报告。

国家药品不良反应监测系统数据库建有数据分析、信号检测等功能模块，药品监管部门定期对收到的中药不良反应/事件开展信号检测，药品不良反应聚集性事件，经评价怀疑与质量相关时，组织现场调查，必要时由相关部门开展现场检查及抽样检验，并根据风险情况采取暂停生产、销售、使用，以及召回产品、撤销批准证明文件等措施。发现可疑药品风险信号，组织开展分析评价，经评价认为与药品有关的，根据风险情况采取修订说明书、限制使用人群、发布药品不良反应信息通报等措施，风险大于获益的，撤销批准证明文件。我国药品风险的预警与处置流程见图14-5-1。

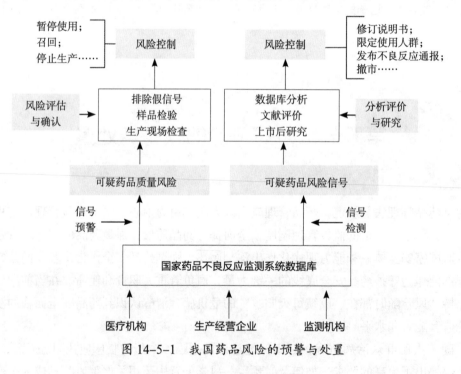

图 14-5-1　我国药品风险的预警与处置

## 二、临床试验期间风险的处置

根据《药物警戒质量管理规范》要求，在药品上市前临床试验期间，申办者需全面收集安全性信息并开展风险的监测、识别、评估和控制，主动采取必要的风险控制措施，确保风险最小化。申办者在试验实施过程中应密切关注受试者的反应，及时发现并记录任何不良反应或非预期事件。一旦发现潜在的安全性问题，应立即停止相关试验操作，并进行深入调查和分析。申办者还应及时递交安全性相关报告，包括研发期间安全性更新报告、非个例的潜在严重安全性风险信息报告以及临床试验期间可疑且非预期严重不良反应（SUSAR）个例安全性报告等。这些报告有助于及时发现并处置潜在的安全性问题，保障受试者的权益。

申办者应当对安全性信息进行分析和评估，识别安全风险。个例评估考虑患者人群、研究药物适应症、疾病自然史、现有治疗方法以及可能的获益－风险等因素。申办者还应当定期对安全性数据进行汇总分析，评估风险。经评估认为临床试验存在一定安全风险的，申办者应当采取修改临床试验方案、修改研究者手册、修改知情同意书等风险控制措施；评估认为临床试验存在较大安全风险的，申办者应当主动暂停临床试验；评估认为临床试验存在重大安全风险的，申办者应当主动终止临床试验。

药品监督管理部门通过现场检查、查阅试验记录等方式，对临床试验实施过程中的安全性风险情况进行监督检查，确保申办者严格遵守相关法规和规定，及时处置潜在的风险[3]。

## 三、上市药品预警信号的处置

药品不良反应聚集性事件是指同一批号（或相邻批号）的同一药品在短期内集中出现多例临床表现相似的疑似不良反应，呈现聚集性特点，且怀疑与质量相关或可能存在其他安全风险的事件。

药品聚集性事件包括但不限于以下两类情形：①国家药品不良反应监测系统预警平台监测到的聚集性事件；②药品不良反应监测机构常规监测发现短期内同一品种严重不良反应异常增多的，呈异常聚集性趋势的安全风险事件。药品评价中心制定预警规则，并在国家药品不良反应监测系统设置预警模块及功能。省级不良反应监测机构在药品评价中心制定的预警规则基础上，设置符合所辖区域药品不良反应/事件以及聚集性事件特点的预警规则，作为药品评价中心的预警规则的补充，以期更为有效地发现有意义的聚集性药品不良事件，及时控制药品风险。

### （一）处置流程

药品聚集性不良事件的处置需要多方面的参与和合作，包括医疗机构、药品生产及经营企业、公众以及药品监管部门等。药品聚集性不良事件的处置流程强调快速反应、统一领导、分工合作、部门协调以及群防群控的原则，旨在最大程度地减少药品不良反应聚集性事件对公众健康的影响。只有形成完善的监测报告和预警处置机制，才能及时发现和处理药品不良事件，保障公众用药安全。

1. 报告与初步调查

一旦发现药品不良反应聚集性事件，相关主体（如医疗机构、药品经营企业等）应立即通过电话、传真等方式报告给所在地的县级药品监督管理部门、卫生行政部门和药品不良反应监测机构。同时，逐例填写《药品不良反应/事件报告表》，通过国家不良反应监测信息网络报告相关信息。

2. 药品生产企业与经营企业

药品生产企业应立即开展调查，并在规定时限内完成调查报告，报告省级药监部门和不良反应监测机构。同时，自查并分析事件发生的原因，必要时应及时采取暂停生产、销售、使用和召回药品等措施。药品经营企业在发现药品聚集性不良事件后，应通知药品生产企业，同时自查，必要时暂停药品的销售，并配合药品生产企业采取相关风险控制措施。

3. 医疗机构

临床调查：医疗机构发现药品聚集性不良事件后，应进行临床调查，分析事件原因，必要时应暂停药品的使用，封存涉事产品。

患者救治与记录：对于出现不良反应的患者，应立即进行救治，记录患者的生命体征、一般情况和抢救过程。同时保留相关药物和输液器具，以备送检。

后续监测与沟通：在聚集性不良反应事件处置过程中，应继续监测事件的发展。此外，还应建立健全快速反应机制，积极配合监管部门对相关不良事件的调查工作。

### （二）分级处置原则

某种药品在短时间内出现多例临床表现相似的不良反应，或者某种不良反应的发生频率突然增加，就可能触发预警信号。根据药品安全性信号的强度和影响范围，将其分为不同的预警级别，对应不同程度的疑似药品安全风险。根据不同级别的预警信号，应采取相应的风险管理措施，确保药品使用安全。

国家药品不良反应监测系统的预警管理功能平台（简称预警平台）生成的预警信号采用分级审核的原则。药品评价中心承担预警平台，A、B、C 级信号以及省级中心审核为"关注"和"继续监测"的 D、E 级信号的日常监测、审核工作。省级药品不良反应监测中心承担本行政区域报告的药品不良反应/事件生成的预警信号的监测、审核工作，生产企业所在地省级中心也需重点关注涉及本行政区域内生产企业药品的预警信号[4]。

对于特别重大和重大药品安全预警信号，应立即启动应急预案，采取紧急措施控制风险。包括暂停相关药品的生产、销售和使用，召回已上市的药品，开展生产企业的现场检查等。必要时可发布警示信息，提醒患者和医疗机构注意用药安全。对于较大和一般药品安全预警信号，监管部门将密切关注风险的发展趋势，并根据情况采取相应的监管措施。包括加强药品不良反应的监测和报告，对药品生产企业进行约谈和警示，以及加强监督检查等[5]。

## 四、主要风险控制措施

我国《药物警戒质量管理规范》规定，对于已识别的安全风险，药品上市许可持有人应当综合考虑药品风险特征、药品的可替代性、社会经济因素等，采取适宜的风险控制措施。

常规风险控制措施包括修订药品说明书、标签、包装，改变药品包装规格，改变药品管理状态等。特殊风险控制措施包括开展医务人员和患者的沟通和教育、药品使用环节的限制、患者登记等。需要紧急控制的，可采取暂停药品生产、销售及召回产品等措施。当评估认为药品风险大于获益的，持有人应当主动申请注销药品注册证书。

在药品风险识别和评估的任何阶段，持有人认为风险可能严重危害患者生命安全或公众健康的，应当立即采取暂停生产、销售及召回产品等风险控制措施，并向所在地省级药品监督管理部门报告。

### （一）修订药品说明书

药品说明书包含药品安全性、有效性的重要科学数据、结论和信息，用以指导安全、合理使用药品。药品说明书的安全性信息项目包括警示语、不良反应、禁忌、注意事项、药物相互作用、特殊人群用药等。药品说明书应当充分包含药品不良反应信息，详细注明药品不良反应。药品生产企业未根据药品上市后的安全性、有效性情况及时修改说明书或者未将药品不良反应在说明书中充分说明的，由此引起的不良后果由该生产企业承担。

部分中药说明书的【禁忌】【不良反应】【注意事项】等安全性信息提示不足，临床安全用药缺乏有效指导。2023 年，国家药监局发布《中药注册管理专门规定》，要求持有人应当加强对药品全生命周期的管理，加强对安全性风险的监测、评价和分析，应当参照相关技术指导原则及时对中药说明书【禁忌】【不良反应】【注意事项】进行完善。在《中药注册管理专门规定》施行之日起满 3 年后申请药品再注册时上述项目仍为"尚不明确"的，将依法不予再注册。

## （二）改变药品管理状态

药品分类管理是国际通行的管理办法，我国自 2000 年起开始实施处方药与非处方药分类管理制度，目的是加强处方药的监管，规范非处方药的监管，减少不合理用药的发生，保障人民用药安全有效，满足广大消费者日益增长的自我药疗、自我保健需求，促进医疗资源合理配置。

原国家食品药品监督管理局发布的《关于开展处方药与非处方药转换评价工作的通知》中规定了 10 类不适宜按非处方药管理的药品。

（1）监测期内的药品。

（2）用于急救和其他患者不宜自我治疗疾病的药品。如用于肿瘤、青光眼、消化道溃疡、精神病、糖尿病、肝病、肾病、前列腺疾病、免疫性疾病、心脑血管疾病、性传播疾病等的治疗药品。

（3）消费者不便自我使用的药物剂型。如注射剂、埋植剂等。

（4）用药期间需要专业人员进行医学监护和指导的药品。

（5）需要在特殊条件下保存的药品。

（6）作用于全身的抗菌药、激素（避孕药除外）。

（7）含毒性中药材，且不能证明其安全性的药品。

（8）原料药、药用辅料、中药材、饮片。

（9）国家规定的医疗用毒性药品、麻醉药品、精神药品和放射性药品，以及其他特殊管理的药品。

（10）其他不符合非处方药要求的药品。

除上述规定情况外，申请单位均可对其生产或代理的品种提出处方药转换评价为非处方药的申请。同时，存在不安全隐患或不适宜按非处方药管理的品种需及时转换为处方药，按处方药管理，

## （三）暂停药品生产销售

药品上市许可持有人、药品生产企业应该加强自身的质量管理和风险控制能力，确保药品的质量和安全。这包括加强原料采购和检验、优化生产工艺、完善质量管理体系、加强人员培训等方面的工作[6]。新修订的《药品管理法》规定：对已确认发生严重不良反应的药品，由国务院药品监督管理部门或者省、自治区、直辖市人民政府药品监督管理部门根据实际情况采取停止生产、销售、使用等紧急控制措施，并应当在 5 日内组织鉴定，自鉴定结论作出之日起 15 日内依法作出行政处理决定。

## （四）药品召回

药品召回，是指药品上市许可持有人按照规定的程序收回已上市的存在质量问题或者其他安全隐患药品，并采取相应措施，及时控制风险、消除隐患的活动。持有人是控制风险和消除隐患的责任主体，应当建立并完善药品召回制度，收集药品质量和安全的相关信息，对可能存在的质量问题或者其他安全隐患进行调查、评估，及时召回存在质量问题或者其他安全隐患的药品。

药品生产企业、药品经营企业、药品使用单位应当积极协助持有人对可能存在质量问题或者其他安全隐患的药品进行调查、评估，主动配合持有人履行召回义务，按照召回计划及时传达、反馈药品召回信息，控制和收回存在质量问题或者其他安全隐患的药品。

## （五）药品撤市

对于风险大于获益的药品，国家药品监督管理部门可以采取责令药品生产企业将该药品撤市，药品生产企业也可以主动将药品撤市。药品生产企业除了由于药品的风险大于获益撤市药品外，还可以因为商业原因撤市药品，如销售成绩不好、已有替代产品等[7]。

我国《药品管理法》规定，持有人应当对已上市药品的安全性、有效性和质量可控性定期开展上市后评价。必要时，国务院药品监督管理部门可以责令药品上市许可持有人开展上市后评价或者直接组织开展上市后评价。经评价，对疗效不确切、不良反应大或者因其他原因危害人体健康的药品，应当注销药品注册证书。对附条件批准的药品，药品上市许可持有人应当采取相应风险管理措施，并在规定期限内按照要求完成相关研究；逾期未按照要求完成研究或者不能证明其获益大于风险的，国务院药品监督管理部门应当依法处理，直至注销药品注册证书。

我国《药品注册管理办法》规定，药品再注册申请经审查不符合规定的，不予再注册，并报请国家药品监督管理局注销药品注册证书。不予再注册包括以下情形。

（1）有效期届满未提出再注册申请的。

（2）药品注册证书有效期内持有人不能履行持续考察药品质量、疗效和不良反应责任的。

（3）未在规定时限内完成药品批准证明文件和药品监督管理部门要求的研究工作且无合理理由的。

（4）经上市后评价，属于疗效不确切、不良反应大或者因其他原因危害人体健康的。

（5）法律、行政法规规定的其他不予再注册情形。

对不予再注册的药品，药品注册证书有效期届满时予以注销。

## （六）风险沟通

医务人员和患者的沟通和教育属于特殊风险控制措施。持有人应当向医务人员、患者、公众传递药品安全性信息，沟通药品风险。并根据不同的沟通目的，采用不同的风险沟通方式和渠道，制定有针对性的沟通内容，确保沟通及时、准确、有效。沟通方式包括发送致医务人员的函、患者安全用药提示以及发布公告、召开发布会等。

此外，持有人采取药品使用环节的限制措施，以及暂停药品生产、销售，召回产品等风险控制措施的，应当向所在地省级药品监督管理部门报告，并告知相关药品经营企业和医疗机构停止销售和使用。因药品不良反应原因被境外药品监督管理部门要求暂停销售、使用或撤市的，持有人应当在获知相关信息后 24 小时内报告国家药品监督管理部门和药品不良反应监测机构。

## 五、典型案例

### 案例 1　感冒清制剂致血尿风险的预警与处置

中西药复方制剂成份复杂，除中药外尚含有一种或多种化学药成份。部分中西药复方制剂在临床应用较为广泛，临床使用中易忽略其化学药成份的安全性问题，与含有相同成份或功效类似的药品联合使用，易造成组方成份超剂量使用或引起毒性协同作用，增加了用药风险。本实例以感冒清制剂致血尿为例介绍相关风险的预警与处置情况。

感冒清片（胶囊）为临床常用的抗感冒药物，属中西药复方制剂，按处方药管理。功能主治为疏风解表，清热解毒，用于风热感冒、发热、头痛、鼻塞流涕、喷嚏、咽喉肿痛、全身酸痛等症。处方中含有对乙酰氨基酚、马来酸氯苯那敏、盐酸吗啉胍 3 种化学药成份及南板蓝根、大青叶、金盏银盘、岗梅、山芝麻、穿心莲叶 6 种中药成份。监测数据显示，感冒清制剂涉及血尿风险信号，感冒清制剂涉及血尿临床表现的不良反应报告例数在总报告的构成比约为 3.6%。该药含对乙酰氨基酚、盐酸吗啉胍、马来酸氯苯那敏等化学药成份，这些化学药成份的单方制剂涉及血尿临床表现的不良反应报告例数在总报告的构成比均低于感冒清制剂。文献研究显示，该产品存在引起泌尿系统损害和凝血功能改变的物质基础。其所含化学药成份中，对乙酰氨基酚制剂说明书注明其长期使用可能导致肾损害，马来酸氯苯那敏主要不良反应有出血倾向；所含的靛玉红、水杨酸、苯甲酸类、香豆素类、黄酮类、穿心莲内酯等成份，文献报道具有抗血小板、抗凝血等作用。初步分析，感冒清制剂致血尿可能与组方中多种中西药成份协同作用有关。此外，感冒清制剂的严重不良反应可能涉及合并用药等因素，合并用药病例报告中严重报告占比明显超过单独用药。

2015年、2016年，国家药监局发布两期药品不良反应信息通报，警示中西药复方制剂感冒清片（胶囊）致血尿、脑络通胶囊致严重过敏反应及新复方大青叶片致重症药疹、肝损伤等风险。提醒医生和患者使用中西药复方制剂前应仔细阅读药品说明书，充分了解中西药复方制剂及其组分的用药风险。与含有相同化学药成份或中药药味的药品联合使用时，应计算各药品中相同组分的用量，以避免药物过量。与功效类似的药品联合使用时，应注意因毒性协同作用导致的用药风险。国家药监局先后发布公告对感冒清片（胶囊）、脑络通胶囊、新复方大青叶片等中西复方制剂的说明书警示语、【不良反应】【禁忌】【注意事项】和特殊人群用药项进行修订，指导临床安全合理用药[8-9]。

### 案例2　小败毒膏聚集性事件的预警与处置

2020年7月，药品监管部门监测发现，天津市博爱生物药业有限公司生产的口服药小败毒膏出现聚集性不良反应信号。该信号主要涉及视物模糊、口干、排尿困难等临床表现。经初步分析，聚集性事件涉及的临床表现与既往收到涉及该药的不良反应/事件的组成及临床表现均有明显差别。小败毒膏组方含白芷、陈皮、赤芍、大黄、当归、甘草、黄柏、金银花、木鳖子、蒲公英、乳香、天花粉等药味，经对照监测数据及文献，视物模糊、排尿困难等不良反应/事件与小败毒膏组方药味的作用也有一定差别。经对事发医院调查，涉事药品为天津市博爱生物药业有限公司产品。

天津市药品监督管理局立即对涉案批次药品采取风险控制措施，并深入开展调查。经检验，天津市博爱生物药业有限公司生产的相关批次小败毒膏（库存、留样、退回）中含莨菪碱类生物碱，与该公司库存中颠茄流浸膏的成份（《中国药典》2015年版一部）相符，并与模拟添加颠茄流浸膏生产的小败毒膏检验结果相同。相关批次小败毒膏和模拟批次小败毒膏中硫酸阿托品（或硫酸天仙子胺）、山莨菪碱、东莨菪碱、东莨菪碱内酯成份、含量基本相符。经查，该公司在生产小败毒膏过程中，误将生产外用药的原料颠茄流浸膏用于该涉案批次小败毒膏生产，导致所含成份与国家药品标准规定不符。涉案批次药品共10980盒，货值金额91591.5元。调查中研判认为，现有证据不足以证明该公司具有生产假药的主观故意，由药品监管部门依法处理[10-11]。

2021年7月，天津市药品监督管理局根据《药品管理法》第九十八条第二款第一项规定，认定涉案批次药品为假药；依据《药品管理法》第一百一十六条、第一百一十八条、第一百三十七条第四项等规定，处以该公司没收涉案药品、没收违法所得5625.5元、责令停产停业整顿、罚款300万元的行政处罚，处以该公司法定代表人没收违法行为发生期间自本单位所获收入1万元、罚款3万元、终身禁止从事药品生产经营活动的行政处罚。2022年2月，国家药监局依据《药品管理法》第一百一十六条规定，吊销该产品的药品批准证明文件[11]。

小败毒膏聚集性事件由药品不良反应监测评价部门通过监测系统预警发现、进而组织对事发医院开展调查，审核查验部门对涉事企业现场检查，药品检验部门对涉事产品组织抽验，经综合分析研判确认事件发生原因及过程。药品监管部门依法查处了这起违法案件，严厉打击了危害药品安全违法行为，切实维护了人民群众身体健康和用药安全。

小败毒膏聚集性事件的预警与处置过程展现了我国药品监管在监测评价、检验检测、审核查验等风险预警与处置环节的良好联动机制，各相关部门形成工作合力，及时采取风险控制措施，有效避免该事件风险进一步扩散。

（宋海波　刘硕）

# 参考文献

［1］李利. 建立健全科学高效权威的药品监管体系［J］. 中国信用，2023（12）：10-13.

［2］宋海波，杜晓曦，任经天，等. 不良反应监测对中药安全性评价的启示［J］. 中国中药杂志，2015（8）：1620-1623.

［3］裴小静，韩玲，王涛. 健全药物临床试验期间安全性数据快速报告制度及加强临床试验风险监测管理［J］. 中国新药杂志，2019（17）：4. DOI:10.3969/j.issn.1003-3734.2019.17.011.

［4］冯红云，侯永芳，吴桂芝，等. 药品不良事件聚集性信号预警系统的建立和运行［J］. 中国药物警戒，2012，9（12）：4. DOI:10.3969/j.issn.1672-8629.2012.12.013.

［5］黄红雯，李庆德，谭兵，等. 浅谈地市级药品不良反应监测工作中的聚集性信号调查［J］. 今日药学，2015（1）：4. DOI:CNKI:SUN:YAXU.0.2015-01-024.

［6］邵蓉，陶田甜. 依法治药，保障公众用药安全:《中华人民共和国药品管理法》修订要点解析［J］. 药物不良反应杂志，2019，21（5）：4. DOI:10.3760/cma.j.issn.1008-5734.2019.05.012.

［7］陈宪，孙利华，李轩. 英美药品因安全原因撤市分析及对我国的启示［J］. 中国新药杂志，2008（17）：1550-1552. DOI:10.3321/j.issn.1003-3734.2008.17.025.

［8］国家食品药品监督管理总局. 食品药品监管总局提醒关注中西药复方制剂的用药风险［EB/OL］.（2015-06-26）［2024-05-20］. https://www.nmpa.gov.cn/yaopin/ypjgdt/20150626151901886.html.

［9］国家食品药品监督管理总局. 总局关于修订感冒清制剂说明书的公告（2016年第155号）［EB/OL］.（2016-09-30）［2024-05-20］. https://www.nmpa.gov.cn/xxgk/ggtg/ypggtg/ypshmshxdgg/20160930194301211.html.

［10］天津市药品监督管理局. 行政处罚决定书［EB/OL］.（2021-07-20）［2024-05-20］. https://scjg. tj. gov. cn/tjsscjdglwyh_52651/tjyj/ZWGK149660/ZFXXGK149668/fdzdgknryjj/XZCFQZ149668/202107/t20210720_5513140. html.

［11］国家药品监督管理局. 国家药监局公布5起药品安全专项整治典型案例［EB/OL］.（2022-04-20）［2024-05-20］. https://www.nmpa.gov.cn/yaowen/ypjgyw/zhyw/20220420174434189.html.

# 第十五章
# 中药新药获益－风险评估要素与方法

药品的获益－风险评估是贯穿于药品科学监管各环节中的基本理念。中药新药申请上市许可的标准是安全、有效、质量可控。质量可控性是药品上市许可的基本保障和要求，因此，最终的评估是在不同阶段，基于比较有效性和安全性之间的综合判断，看获益是否大于风险。药物研发或监管各方一直在探讨科学、合理、可行的获益－风险评估方法。目前，国际上药品的获益－风险评估的理念与方法正从定性、非结构化的评估向客观、结构化、甚至是定量评估的思路转变。2015 年，国家食品药品监督管理总局药品审评中心印发的《中药新药临床研究一般原则》中明确提出中药新药获益－风险评估，就中药新药获益－风险评估的要求、重点及原则进行了初步的阐释。2021 年 1 月，国家药品监督管理局药品审评中心（简称药审中心）内部印发执行的《化药及生物制品上市申请临床专业审评报告模板》中获益－风险评价章节指出：获益－风险评价对于新药上市申请的评价至关重要。2023 年 6 月，药审中心印发《新药获益－风险评估技术指导原则》，阐明了如何在上市申请中呈现药物的获益和风险信息，上市申请中获益－风险评估的框架、评估的重要考虑要素和可能存在的不确定性，以及如何通过药物研发中临床试验的设计、实施和风险管理，为获益－风险评估提供信息等。本章节则结合中医药的特点，系统阐述中药新药获益－风险评估的一般原则及中药新药研发不同阶段的评估要素、可能的评估工具与方法。

## 第一节　中药新药获益－风险与综合性能评估的一般原则

### 一、基本概念

获益－风险评估是根据药物显示的获益与风险特征，针对拟定适应症判定其预期获益是否大于风险，并作出决策的过程。获益是指药物对目标人群产生的任何有益影响，例如延长生存期、治愈疾病、改善疾病、延缓疾病进展、改善功能或生活质量、缓解症状、预防疾病、提高患者依从性。风险是与药品质量、安全性或药效相关的，涉及患者或公众健康的不良事件和其他不利影响的可能性，主要从频率和（或）严重程度等方面进行评价[1]。获益－风险评估贯穿于药物的全生命周期中，是药物临床研发、上市申请和上市后监管决策的重要考虑因素。

中药新药获益 – 风险评估特指在中成药研发立项、上市许可、上市后等过程中，基于中药新药的特点，科学、客观、规范的识别、分析、评估药物获益与风险点，且随着证据累积开展的中药新药全生命周期动态评估。

## 二、中药新药获益 – 风险评估的一般原则

1. 以临床价值为核心

以能够满足未满足的临床需求作为评估中药上市价值的基本出发点，强调中药的临床有效性，以公认的临床价值作为中药上市价值的核心，科技水准为临床价值提供保障与支撑。

2. 以中医药特色为根基

中药以改善和保障人类健康为出发点，运用的是源于自然的药物的合理组合，利用药物之间的配伍而达到对抗、补充和协调的整体综合作用，发挥整体和谐效应。

3. 以临床证据为基础

中药新药的获益 – 风险评估中强调临床证据，以客观、真实的有效性及安全性数据为基础，以全面、综合的获益 – 风险评估为根本，突出患者受益，当患者获益大于风险，才具备上市价值。

4. 注重比较优势显著性

获益 – 风险评估核心要素是临床价值的比较优势体现，中药新药的比较优势指与已上市的同类中药相比，拟研发的中药新药应在组方、功能定位、有效性、安全性、经济性、可及性、适当性等方面具有潜在的特色和优势，遏制低水平重复。

5. 以全生命周期为重点，以鼓励创新为目标

涵盖从研发立项、申报临床前、申报新药证书及上市后不同阶段的价值，对药物进行全周期、动态价值评估，突出比较获益优势，遏制中药研发的低水平重复，鼓励创新，促进上市后品种潜在价值的发掘和价值提升。

## 三、中药新药获益 – 风险评估的总体考虑

从药品监管的角度看，不同研发阶段的中药新药，研究人员均应当对其开展获益 – 风险评估。如图 15-1-1 所示，当一个中药新药的获益很高且临床风险极低时，该中药新药为理想型的药品，此时，该中药新药的开发价值或上市的价值重大。当一个中药新药的获益低且风险较高时，该中药新药就不具备开发价值。这两种情形下中药新药的获益 – 风险评估结果显而易见。然而，对图 15-1-1 中 Ⅰ、Ⅲ象限的中药新药开展获益 – 风险评估会存在一定难度，这是中药新药获益 – 风险评估的难点。

对于高获益高风险的中药新药的评估，要以产品所解决的未满足的临床需求为基础，秉承以患者为中心的理念，如果临床急需，在建立完善的风险管理机制的情况下，开展精准的获益 – 风险评估后，只要获益大于风险，则该中药新药具有上市价值。因此，"满足未被满足的临床需求"是增加药品获益的一项重要考量要素。

对于临床获益不高，安全性风险也较低的中药新药，更是要在综合考虑经济价值、社会价值、提高药品的可及性等多种因素基础上进行综合权衡，引导此类中药新药合理有序地开发，避免出现低水平的重复。

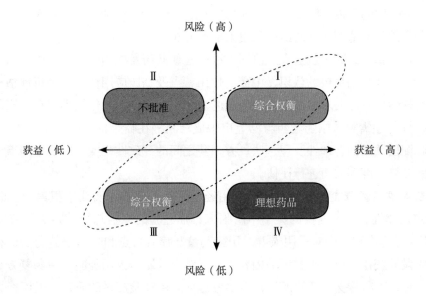

图 15-1-1　药品获益－风险评估模型图

（王忠　党海霞）

## 参考文献

［1］国家药品监督管理局药品审评中心. 新药获益－风险评估技术指导原则［J］. 中国医药导刊，2023，25（6）：564；574；591；612；635；645；649；660.

# 第二节　中药新药临床前研究的获益－风险评估

中药创新药从早期的研发立项到最终的上市，经历前期临床人用经验的积累，中药处方的筛选与优化，完成药效学、毒理学和质量标准评价等临床前研究后，向药审中心提交新药临床试验申请（investigational new drug，IND）。《药品注册管理办法》第二十三条：申请人完成支持药物临床试验的药学、药理毒理学等研究后，提出药物临床试验申请的，应当按照申报资料要求提交相关研究资料。药审中心基于提交的资料，分析药品潜在的获益与风险，综合判断其临床价值。

## 一、中药临床前研究获益－风险评估要素

### 1. 在获益层面考虑的评估要素

中药临床前研究阶段应该从未满足的临床需求、合理的临床定位以及人用经验对临床获益支持程度，以及药效学的有效性 4 个维度评估药品的可能的获益[1]。

（1）**未满足的临床需求**　满足未满足的临床需求是中药新药研发的出发点。从临床获益层面考虑临床需求的评估应综合考虑目标适应症、目标人群、当前治疗现状等因素。具体包括所治疗疾病的严重程度、疾病影响的人群数量、中药组方所治疗的目标人群情况以及目前治疗的现状来综合判断目前"未满

足的临床需求"，可采用发病率、致死率、目标人群占比、现有治疗的综合述评等数据资料信息进行评估，同时还应充分考虑目标适应症不同证候亚组人群的分布。

（2）**合理的临床定位**　临床定位合理、清晰、准确是新药研发成功的前提。中药新药的临床定位应结合中医药对目标适应症病因病机的认识、中药的作用特点及临床应用情况等进行评估。因此，临床前评估中药组方的合理性，一般要求中药组方有明确的功能主治范围，定位精准，且与当前疾病治疗的临床需求方向一致。此外还需要从中药新药与已上市中成药品种在临床目标适应症相似性、处方相似度，中药组方中各药味配伍关系的合理性及理、法、方、药之间的一致性程度，以及中药组方的药理学研究证据对临床定位的支持程度等方面进行评估。

（3）**人用经验对临床获益支持程度**　中药人用经验是在长期临床实践中积累的，能够满足一定临床需求，具有一定规律性、可重复性的关于中医临床诊疗经验的概括总结[2]。人用经验包含中药处方（制剂）在临床用药过程中积累的对适用人群、用药剂量、疗效特点和临床获益的认识和总结，是中药新药在研发立项阶段的获益 – 风险重要评估内容之一。结合《基于人用经验的中药复方制剂新药临床研发指导原则》[3]，对人用经验支持度的评估，主要考虑从人用经验资料的质量、人用经验处方与拟申报的中药新药之间的一致性、人用经验处方的临床使用情况及人用经验显示的拟申报新药的临床价值等 4 个指标进行评价。

（4）**药效学的有效性**　临床前有效性评价主要以药效学试验、一般药理学、临床前药代动力学研究结果为基础开展，是中药新药研发过程中要解决的核心问题。中药新药临床前有效性可采用多模型、多指标综合进行比较，突出中药的特点与优势，可从药效学试验设计的合理性、主要药效学试验指标优效性和剂量 – 效应关系的明确性 3 个指标进行评估。

2. 在风险层面考虑的评估要素

在中药新药研发立项阶段，应全面、客观地识别研发过程中可能存在的潜在风险点。对立题风险提出从中药材的资源可持续性、组方的安全性以及药材的质量可控性（包括基原、品种以及产地）等 3 个方面开展评估[1]。

（1）**组方的安全性**　组方的安全性主要考虑组方中是否存在毒性药材、组方中是否存在配伍禁忌以及中药组方所用饮片的日用量是否符合法定用量等 3 个方面进行评估。

（2）**毒理学研究提示的安全性风险**　临床前毒理学研究是对药物安全性风险的评估，主要基于急性毒性试验、长期毒性试验及特殊毒性试验结果开展评估，从而预测临床用药时可能出现的不良反应，并为人用剂量提供安全剂量参考范围。基于《药物单次给药毒性研究技术指导原则》[4]和《药物重复给药毒性研究技术指导原则》[5]，毒理学研究主要提示的安全性风险应该考虑药物急性毒性大小、长期毒性试验设计合理性、长期毒性的严重程度等方面进行评估。

（3）**中药材的资源可持续性**　参考《中药资源评估技术指导原则》[6]，需要评估中药组方药材供给的资源量是否可持续与资源质量的稳定性，以及组方中药材的再生能力、用药周期、分布区域、濒危程度、特殊价值等方面存在的潜在风险。

3. 药材质量的可控性

药材的质量可控性主要从中药组方所用饮片的基原是否明确，品种是否固定，以及产地的固定程度等 3 个方面进行评估。

## 二、中药临床前研究获益 – 风险评估的新工具

1. 中成药价值评估信息数据库

中成药价值评估信息数据库（http：//crds.release.daodikeji.com/）是基于已有的国家药监局中药药

品注册数据库、国家药品审评数据库、药品不良反应数据库、国内外天然药物毒性数据库等，广泛收集已上市中成药信息数据（目前为所有 2016 年前上市的药品信息），以多维度、多样性为特点，将处方组成、功能主治等信息整理出了药品的科别、类别、功效、不良反应、医保等详细信息通过大数据的形式整体呈现，构建了中成药价值评估信息数据库及中成药信息查询分析系统，实现了对中成药的基础查询、组方相似度分析、功能主治分析等，从而为中药价值评估提供信息和技术服务，也为中药新药的注册、上市监管提供信息服务。

### 2. 数据库的来源及特点

本数据库内收录了来源于原国家食品药品监督管理局已上市的中成药信息以及各药品厂商的说明信息 60589 条。其中，药品名称、剂型、生产企业、批准文号、批准时间、在注册时间及中药保护品种，此七项信息来源于原国家食品药品监督管理局官网；药品的功能主治及用法用量来源于药智数据网及药品标准查询数据库，并从功能主治中提取出药品的功效；药品的科别及功能分类依据功能主治和功能分类纳入，而各药品的处方组成来源于两方面，数据"1"表示来源于药智数据网及药品标准查询数据库，数据"2"表示来源于药品的说明书；药品的注意事项、禁忌、不良反应、孕妇及哺乳期妇女用药、儿童用药、老年用药及药物相互作用均来源于药品说明书。药品是否属于医保及医保类型以及是否收录2015 版《中华人民共和国药典》（简称《中国药典》）收载均按照药智网数据进行录入。

数据库中将药品信息按药品的名称、生产企业、批准文号、药品本位码、批准时间、再注册时间、科别、类别、功效、不良反应、医保等 33 项信息进行分类，其中将药品的科别、类别及细分类别间做了详细的区分和关联；另外，对于处方组成中有克数的药方，还做了各药材与克数的关联。这些数据的整理、分析和关联，使本数据库由单纯的药品信息数据查询，进化到更为深刻的、聚类的分析中去，从而令使用者得以从更为本质的方面分析市售中成药数据。

### 3. 数据库的功能

该数据库同时具备数据分析功能，可以使用图表形式直观展现分析结果，并可按照预设条件分析库内药品组方、功效、科别等的相互匹配度、相似性。如对比特定组方间的相似度，或某类药品中药味的组合分析。

（1）该数据库内数据完整全面，覆盖了所有市售中成药信息，数据信息丰富，数据库内容提炼自各药品的说明书，同时根据其功效进行了聚合与分类。

（2）查询功能完善，充分考虑到使用者不同的查询需求，内置多种查询方式。

（3）具备数据分析功能，可依据组合及相似度方式对结果进行分析。

（4）便捷的结果展现筛选功能，查询结果经过初步统计分析，可直观展示，并可自定义显示内容和条目，同时具备画图功能，可按照指定条件自动生成折线图及柱状图。

（5）收录信息准确，每条信息均经过人工校对验证，确保了数据的完整性及一致性。

### 4. 查询系统示例

查询系统流程见图 15-2-1。用户可以在第一栏选择要查询的药品信息类别，如药品名称、生产企业、药品类别等，并在右侧勾选其他条件，如禁忌、医保目录、保护品种等。在查询框中输入关键词，关键词可同时输入多个并以空格分隔，用户可以选择"与"查询或"或"查询逻辑。第一个条件查询后，会弹出第二个查询条件。勾选药品通用名合并可按照通用名对查询结果进行合并。查询条件默认为"与"查询，若设置为"或"查询，结果将至少同时包含多个条件中的一个。用户可继续输入条件进行查询，重置查询条件可点击"清空搜索条件"或刷新页面。查询结果直接显示在页面上，可通过"设置"按钮选择显示项目，点击"更多"显示查询中的聚类结果，结果可导出到 Excel 表。

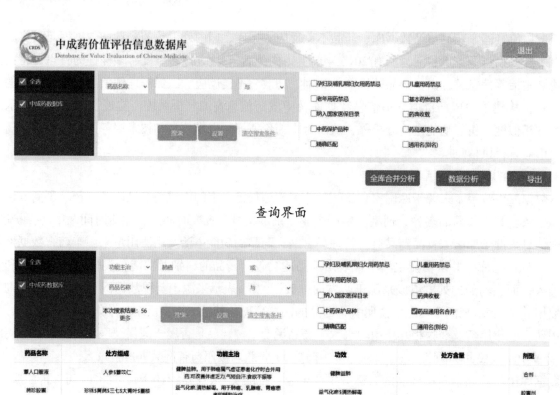

查询界面

查询示例结果

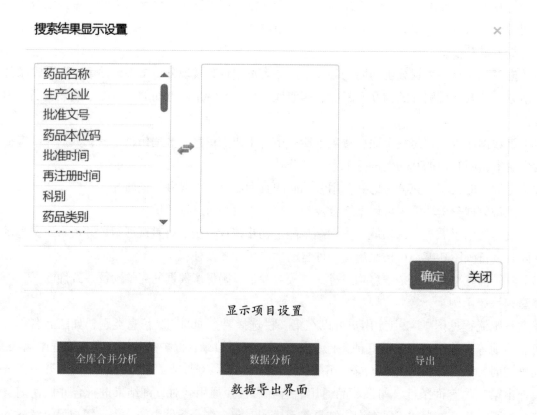

显示项目设置

全库合并分析　　　数据分析　　　导出

数据导出界面

图 15-2-1　查询系统流程

5.分析系统示例

（1）包含分析　在进行组合分析时，用户可以选择需要分析的项目，如药品名称、科别、功效等，并在分析框中填入条件，条件间以空格分隔。用户需要选择分析类型，"包含"或"组合"，并根据所选功能正确填入对应数字范围。选择"组合"功能需按照输入条件根据填入数字组合后进行分析。例如填入 5 个关键词，填写数字值为 3~5，则系统将根据 5 个关键词进行 5 选 3 的组合进行分析，并得到结果。选择"包含"功能需按照输入条件进行包含分析，并根据填写范围给出分析结果。例如填入 5 个药材名称，填写数字值为 5~20，则系统将分析出在有 5 至 20 味药材组成的药方中，包含这 5 味药材的药品信息。所得数量与是否进行去重相关（未进行药品通用名合并的，结果内会有重复），该分析模式目前只适用于处方组合与功效的分析。

组合分析示例中，在全数据库中进行药品名称的包含匹配，未进行药品通用名合并，匹配项为"复方 注射 丸 液剂"，匹配范围为 2~5。本示例的结果是在 5 个关键词中，抽取 2~5 个关键词进行查询并汇总结果，结果中可直观反映出各关键词及组合在数据库中的数量和关系。包含分析示例：在全数据库中分析，未进行药品通用名合并，填入条件为"丹参 三七 冰片"，范围填 3~15。本示例结果中，"匹配总数"一列是指包含这三味处方的中成药药味数的总和，方剂数量指对应药味数内的中成药总数。示例示意图见图 15-2-2。

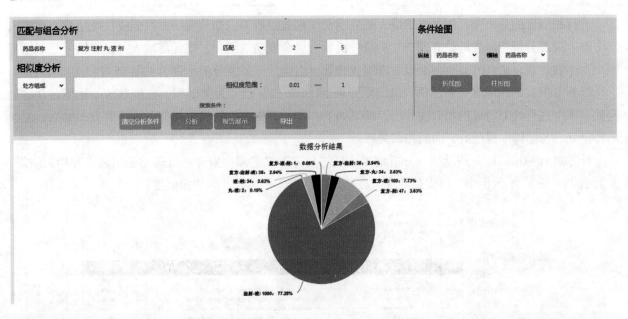

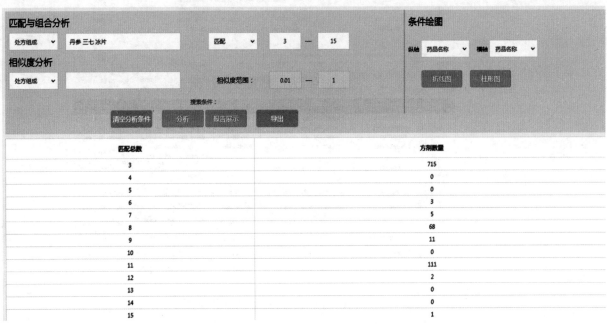

图 15-2-2　组合分析及包含分析示意图

（2）**相似度分析** 分析页面中第二行为相似度分析功能，本功能可按"处方组成"及"处方组合"；"功效组成"及"功效组合"进行分析（见表 15-2-1）。

相似度计算按照 Jaccard 相似性进行计算，公式如下。

$$Sim_{A\&B}=A \cap B/A \cup B$$

**表 15-2-1 相似度功能说明**

| 功能 | 说明 | 填入范围 |
| --- | --- | --- |
| 处方组成 | 计算输入的处方与结果中处方的相似度 | $0.01<X<1$ |
| 处方组合 | 计算结果中处方之间的相似度，并按照相似程度排序 | $0.01<X<1$ |
| 功效组成 | 计算输入的药品功效与结果中功效的相似度 | $0.01<X<1$ |
| 功效组合 | 计算结果中药品功效之间的相似度，并按照相似程度排序 | $0.01<X<1$ |

选择相似度的分析项，如处方组成、处方组合、功效组成等。如分析处方组成或功效组成，在输入框中键入需要分析相似度的处方或功效；若分析处方组合或功效组合，则无需输入，仅需输入相似度范围，以小数计数，从 0.01~1。下面以处方组成和处方组合的相似度分析示例（见图 15-2-3）。

以处方组成的相似度分析示例：以"西青果 两面针 山豆根"为关键词，在经过药品通用名合并的全数据库中进行处方组成的相似度分析，结果如下：本示例中，可看到按相似度排序的分析结果，反映出特定处方与整体中成药处方间的相似关系。

处方组合的相似度分析示例：分析结果（以"复方"关键词检索并进行药品通用名合并后的结果，源数据 495 条）：本示例中，可直观展现出在特定条件下，药品处方间的相似度。

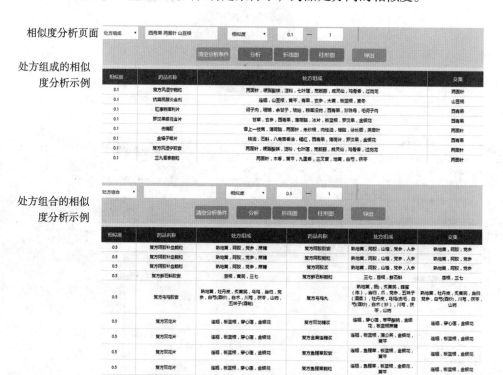

图 15-2-3 处方组成及组合相似度分析示例

（王忠 刘骏）

# 参考文献

［1］于亚南，刘骏，李兵，等.中成药全生命周期价值评估核心指标专家共识［J］.中国中药杂志，2023，48（19）：5389-5396.

［2］杨忠奇，高蕊，胡思源，等.中药人用经验研究专家共识［J］.中国中药杂志，2022，47（18）：4829.

［3］国家药品监督管理局药品审评中心.基于人用经验的中药复方制剂新药临床研发指导原则（试行）［EB/OL］.（2022-04-29）［2024-04-21］.https://www.cde.org.cn/zdyz/domesticinfopage?zdyzIdCODE=ab8a9785226f419b63e5b2ab02242073.

［4］国家食品药品监督管理总局药品审评中心.药物单次给药毒性研究技术指导原则［EB/OL］.（2014-05-13）［2024-04-21］.https://www.cde.org.cn/zdyz/domesticinfopage?zdyzIdCODE=0c935796de664b377759b4dcb6a2634c.

［5］国家食品药品监督管理总局药品审评中心.药物重复给药毒性研究技术指导原则［EB/OL］.（2014-05-13）［2024-04-21］.https://www.cde.org.cn/zdyz/domesticinfopage?zdyzIdCODE=eb1121e208d156f8fb0384d1e77edb8f.

［6］国家食品药品监督管理总局药品审评中心.中药资源评估技术指导原则［EB/OL］.（2017-12-25）［2024-04-21］.https://www.cde.org.cn/zdyz/domesticinfopage?zdyzIdCODE=2c511268a8dc3eb85dfe46f9a277b66d.

# 第三节　中药新药临床研究过程中的获益－风险评估

药物临床研发中应制定获益－风险评估计划，通过科学合理的设计，减少获益－风险评估的不确定性，建立药物完整的获益－风险特征，指导药物研发。权衡"获益"与"风险"主要是比较有利和不利的影响，并说明其含有的不确定性及其影响，最终得出"获益－风险比"的结论。如何通过药物研发中临床试验的设计、实施和风险管理，为获益－风险评估提供信息是重要的议题。

## 一、中药新药临床研究过程中获益－风险评估的方法与路径

药物研发的本质在于提出有效性、安全性相关的问题，然后通过研究进行回答。临床研究按研发阶段分类，分为Ⅰ期临床试验、Ⅱ期临床试验、Ⅲ期临床试验和Ⅳ期临床试验[1]；按研究目的分类，分为临床药理学研究、探索性临床试验、确证性临床试验、上市后研究[1]。

临床试验的过程，是一个不断决策的过程。在每个临床试验过程中或结束后，都应及时进行阶段性获益与风险评估，以决定终止或继续进行临床研发[2]。如有数据提示有明确风险（缺乏有效性或存在安全性问题），临床试验应尽早终止。如果数据提示研究药物有研发前景，临床试验应在已有研究数据支持的基础上，逐步向前推进。

中药新药临床试验应当是一个有逻辑、有步骤的过程，在这一过程中产生的阶段性研究结果可用于进行研发决策，同时也可用于与监管机构进行沟通，或作为上市申报资料的一部分，为支持上市申请中的获益－风险评估提供证据[1]。

### 1.获益－风险计划的制定

早期小规模临床试验结果，为后续更大规模的、目的性更强的临床试验提供重要信息，用以进一步判断药物的临床价值和安全性风险。为了更好地降低药物研发风险，在研发早期需根据药物的特点、立

题依据及非临床研究的结果，拟定目标适应症的疾病发生发展演变规律，确定药物的临床定位、预期的临床价值和使用方法等，据此制定适宜的临床试验计划及研发风险控制策略[3]。

临床研发计划应随着研究结果而作适当调整，例如，临床有效性验证的研究结果可能提示需要进行更多人体药理学研究。在某些情况下，根据临床试验筛选结果，需要放弃或改变原来拟定的适应症。

当预测获益－风险评估具有挑战性时，如预期获益不大或具有高度的不确定性，或预期药物有严重不良事件［例如，基于可疑的药物类别、作用机制相关风险和（或）非临床或早期临床安全性发现］，获益－风险评估计划更有价值。新药预期有严重风险的情况下，必须考虑是否可以通过足够确定性和足够程度的获益来平衡该风险。获益－风险评估计划的目的是通过降低重要的不确定性，建立有利的获益－风险特征指导药物研发，针对可从该药物中获益的人群（可能需要将人群限制在预期获得较大获益的患者，或有较大未满足需求，如现有治疗失败的患者），将患者风险降至最低，证明药物在患者群体中获益大于风险。临床研发中，制定获益－风险评估计划，有助于收集临床试验数据和其他支持信息，包括尽早识别药物最重要的潜在获益和风险，对其进行评估。其制定过程需考虑以下几方面。

（1）目标人群选择，哪些人群可能有更大的预期获益或更少的药物相关严重不良事件（如利用预测性生物标志物），确定药物可能具有更有利的获益－风险的人群。

（2）研发中充分收集数据，为有效性和安全性/耐受性提供剂量暴露反应信息，确定更优获益－风险比的剂量，用于剂量推荐。

（3）选择可直接衡量患者的生存、功能或症状的主要疗效终点，或选择替代终点（应说明替代终点和临床结局的关系，替代终点预测临床获益的能力和依据），获得对患者获益的可靠估计并减少不确定性，特别是可能存在药物相关严重风险时。

（4）使用阳性对照时，需要确保与已批准的可选择疗法相比该药没有不可接受的获益－风险，或该药相较现有疗法更有效。

（5）在试验中通过富集，证明特定人群（如对标准治疗无反应或不耐受的患者）的获益。

（6）设计临床试验的样本量和治疗持续时间时，不仅要考虑有效性评估，同时要满足能够充分评估预期的严重安全性风险的要求。

（7）前瞻性收集数据以评估潜在严重风险，如通过使用目标病例报告表格提示和（或）独立决策，积极确定所关注不良事件的发生及其性质。

（8）临床试验中实施适当的风险控制措施，预防或监测预期的严重不良事件，以提供充分证据，证明在批准上市后可以充分管理这些风险。

2. 临床研究设计的考量

权衡"获益"与"风险"主要是比较有利和不利影响，并说明其含有的不确定性及其影响，最终得出"获益－风险比"的结论。通常根据现有数据所提供的信息对可能实际使用该药患者的预期获益和风险作出决定。

在以目标为导向的整体临床设计思路下需要考虑如何设计不同阶段及不同研究目的的临床试验。探索性临床试验的研究目的是探索目标适应症后续研究的给药方案，为有效性和安全性确证的研究设计、研究终点、方法学等提供基础；确证性临床试验的研究目的是确证有效性和安全性，为支持注册提供获益与风险关系评价基础，同时确定剂量与效应的关系。临床研发中综合考虑试验设计，通过合理的良好的临床试验设计和实施，可以预见并可能避免许多不确定性来源，减少药物获益和风险中的不确定性。该阶段可能对获益－风险评估产生影响的因素包括但不限于：患者未满足的需求、试验设计类型、目标患者人群、试验药物剂量、试验终点选择、安全性信号以及风险控制措施等。

现代临床试验方法机遇与挑战并存。传统的临床研究需要在研究实施前科学设计关键参数，而研究的成功与否很大程度上取决于预先假设的准确性。确证性临床试验的设计一般基于前期探索性研究结果，很多时候仅依赖于非常有限的数据，由此可能造成设计元素存在较大的偏差，从而直接影响试验的成败。随着药物研发的推动，临床研究的技术方法得到不断的发展，如适应性设计的应用[4-5]。与传统临床试验设计相比，适应性设计具有更大的灵活性，允许根据试验期间累积的数据对试验设计进行修改，以修正初始设计的偏差，从而增加试验的成功率，提高试验的效率。

期中分析是适应性设计的关键要素，指正式完成临床试验前，按事先制订的分析计划，比较处理组间的有效性和（或）安全性所作的分析。其分析目的是为后续试验是否能继续执行提供决策依据。基于期中分析结果中止试验无外乎两种情况，其一是可以预见即使试验继续执行至试验结束也不可能得出试验药物有效的结论，或者是发现试验药物的安全性存在隐患；另一种是得出试验药物有效的结论。如果根据期中分析得出试验药物有效而提前中止试验，需要保证有足够的药物暴露时间和安全性数据，一般应继续随访以收集更多的安全性数据，以避免安全性评价不充分。

适应性设计由于涉及临床试验许多方面的修改，有可能影响后续试验的执行，对保持试验的完整性增加了额外的难度。因此，在确证性试验中，适应性设计的期中分析一般应该由独立的第三方，即数据监查委员会（Data Monitoring Committee，DMC）及其申办者以外的独立统计支持团队完成，并保证期中分析的结果不被申办者、研究者和受试者所知悉，以免影响后续试验的执行和引入操作偏倚。

## 二、中药新药研发过程中获益–风险决策评估角色

### （一）CMDMC 在中药新药研发临床研究中建立的必要性

进入 21 世纪以来，随着越来越多中医药临床研究的开展，中医药临床科研正逐渐从传统的经验总结向寻求循证医学证据方向转变，在此过程中，迫切需要建立一系列的操作规范，以不断完善中医药临床科研方法学。同时，中药成份复杂，导致临床疗效多表现为"多作用靶点、低效应强度"，因而导致中医药临床研究中呈现较多的测量偏倚，如何保证数据的准确、完整，提高中医药临床研究的质量和水平，是中医药临床研究中迫切需要解决的重点和难点问题。

临床试验作为评估治疗措施获益–风险的重要方式之一，其基本优先事项是保护受试者及其福利以及确保试验数据的完整性。因此，研究者必须对临床试验进行监督，以确保参与试验的患者不会造成不可避免的危害风险，确保临床试验基本优先事项得到满足。因此，临床试验有时需要成立临床试验DMC 来承担这些任务。

中医药临床研究复杂程度高，涉及证候的诊断和评价，常常采用复合性的干预措施，疗效评价指标采用主观性判断评价指标较多，因此，期中分析的作用尤为重要。当期中分析早期发现临床研究药物／医疗措施具有较大疗效时，可以提前结束研究，因而能缩短临床研究时间，节约资源。另一方面，若期中分析显示临床研究药物／医疗措施疗效不佳时，亦可提前终止研究，避免受试者继续暴露于无益的干预措施，保护受试者利益。同时，期中分析可以及时评估中医药临床研究质量，以及可能获得的结局和研究价值，监测研究的风险趋势，为中医药临床研究的进一步开展提供信息和依据。

中医药临床研究数据监查委员会（Chinese Medicine Data Monitoring Committee of Clinical Studies，CMDMC）[6-7]是指在中医药临床研究中，为保证临床研究受试者的安全和利益，由一组独立于组织者、申办者／发起者和研究者以外的，具备中医药安全监测与评价、统计学、临床流行病学、临床医学和药学等涉及多学科专业知识和经验的人员成立的专家组，负责开展中医药临床数据监查技术工作。

### （二）CMDMC 在获益–风险评估中的角色

高质量的研究证据引导医学实践，而只有高质量的数据才能支撑起高质量的临床研究。近年来，随着我国越来越多的临床研究的开展，研究过程中的规范化数据监查的需求不断攀升。由于不同研究机构

和研究者对方案的理解不同，或者监管不力，很容易产生数据质量问题，从而影响临床研究的质量。数据监查是保障临床研究数据质量具有决定意义的关键环节。同时，如何在临床研究过程中对累积收集的有效性和安全性数据进行周期性的获益-风险评估，最大程度保护临床试验受试者权益和安全、保证临床试验质量和效率。从这两个方面而言，CMDMC 的重要性日益凸显。

CMDMC 通过利用期中试验数据进行利益-风险评估，在确保试验参与者获益方面发挥着关键作用。CMDMC 的作用是独一无二的，因为它是唯一可以通过无盲治疗分配获得数据的实体。为了进行充分知情的获益-风险评估，CMDMC 必须能够访问所有数据。获取安全数据的途径往往是有限的。鼓励在每次审查时向所有 CMDMC 提供所有中期数据，包括疗效数据。这样做将使 CMDMC 能够作出更全面的利益-风险评估，以保护试验参与者。

CMDMC 的利益-风险和安全评估应包括符合意向性治疗（intention-to-treat，ITT）原则并注重实效的总结，其在作出决策并给出建议时，始终从有效性、安全性角度综合权衡研究干预措施的获益-风险关系。基于决策的建议是否被接受，由申办者决定。一般而言，CMDMC 可向申办者提出按原方案研究继续进行、进行较大或较小修正后继续研究、暂停入组和（或）研究干预直到不确定性因素消除及终止研究等建议。

### （三）CMDMC 在中药新药研发临床研究中获益-风险评估原则

针对临床试验过程中获得的阶段性有效性、安全性数据，需整体评价是否具备获益-风险评估的条件，在此基础上方可进行获益-风险评估。

患者的受益需要以有效性作为基础，但对疾病某一方面有效的药物未必使该疾病患者受益。受益评估更看重的是临床结局指标或公认的替代指标的结果所体现的临床价值。

对于安全性的可接受性，会因受益大小、疾病类型和严重程度的不同而变化，其获益-风险的平衡点是不同的。

在药物的获益-风险评估中，通常不能仅仅局限于所研发药物的安全性和有效性，还应该兼顾与现有的治疗药物、治疗水平进行必要的比较，依据其受益所体现的临床价值的大小，其风险是否可以接受，以综合评估是否受益大于风险，具备继续研发的必要性。药物获益-风险评估是一个动态的过程。申请人应该通过不断的研究，在不同阶段的临床试验结束时都进行获益-风险的评估，以及时评估药物风险的性质和与受益关联的风险程度。在受益的基础上通过风险控制计划，尽量减少风险，努力达到受益最大化。

CMDMC 的获益-风险评估通常是非结构化的。建议综合利弊的图形摘要，如结果排序的可取性（the desirability of outcome ranking，DOOR）图[8-9]，DOOR 则总结了对试验参与者的总体影响。这些摘要将使 CMDMC 能够更容易地识别信号，并更系统和透明地作出决定。

DOOR 是所有试验参与者对其总体结果的期望程度的排名。在临床试验分析过程中，对不同策略的DOOR 分布进行比较。DOOR 的构建始于确定一个（有序的）总体临床结果，总体临床结果基于试验过程中单个患者经验的纵向快照，类似于出院期间经常进行的出院审查或出院检查，但现在应用于临床试验环境。每位患者经验根据在重要临床结果（即获益、危害和可能的生活质量）的基础上精心构建的总体临床结果来表征。这为单个患者提供了全面的综合结果。结果是用来分析患者的，而不是用患者来分析结果。

总体临床结果有 5 个相互排斥的等级水平，按期望程度降序排列：Ⅰ［为临床获益（患者症状/功能）无不良反应（AE）］、Ⅱ（为临床获益伴一些不良反应）、Ⅲ（为无临床获益或不良反应的生存期）、Ⅳ（为无临床获益但有不良反应的生存期）、Ⅴ（为死亡）。

根据总体临床结果对所有试验参与者进行分类。不同类别的参与者在总体临床结果上存在临床相关差异。同一类别的参与者具有相似的总体临床结果。类别的数量和定义是针对感兴趣的临床疾病量身定制的（例如，可以根据 AE 类型 / 严重程度和耐药性的出现创建更多级别；或者死亡类别可以分为早期死亡和晚期死亡）。

相对于疾病对人体的危害及现有治疗方法及水平，药物的疗效与对照药物相比体现出优势或特色并能够使患者受益且具有临床价值，如果药物的不良反应可接受，则具进一步研发价值；如果药物的不良反应比较大，则需要结合适应症特点、适应人群的特点、疾病本身对人体的危害及其现有治疗药物和治疗方法、不良反应是否可控、可防等因素，综合评估其是否具有继续研发价值。

## 三、中药新药研发临床研究过程中获益－风险评估新标准、新方法

### （一）《中医药临床研究数据监查技术规范》

《中医药临床研究数据监查技术规范》（CMDMC–SOP）（简称《规范》）[6] 于 2019 年 10 月，由中华中医药学会正式发布。该《规范》的发布填补了我国中医药临床研究质量控制和质量保证体系的空白。《规范》充分考虑了中医药干预措施和临床研究的特点，将中药注射剂、创新型中医特色诊疗技术等存在潜在风险的临床研究，中药处方组成中含有大毒或剧毒中药或处方配伍可能引起毒性反应的临床研究，涉及证候亚组分层、证候类药物、较复杂中医证候量表的中医复杂证候诊断及疗效判定的研究、缺乏足够人用经验的中药有效部位、有效成份的创新新药临床研究均纳入需要建立 CMDMC 的研究类型中。

在成员组成中，CMDMC 主席一般是临床中医生或者具有丰富中医药领域统计分析经验的统计师担任，CMDMC 成员应包括与中医药临床研究数据解释和保证患者安全性有关的所有学科的专家。

中药新药的研发与注册依赖于对中药临床有效性和安全性的准确评价，同时中药的安全性一直是广受关注的问题。而真实、规范、完整的临床试验数据，是药品安全性和有效性的源头保障。结合我国国情，在中医药临床数据与安全监查技术规范中，创新性地增加了对部分病例的有因现场核查工作，《规范》指出："CMDMC 可根据临床研究的进展、数据审核会议中发现的问题，且通过一般形式的沟通未能得到解决问题的明确答案，必要时，可以结合研究单位自查 / 合同研究组织（Contract Research Organization，CRO）监查报告内容，并获得申办者 / 发起者和（或）专家指导委员会的认可后，开展有因现场数据核实"。这是《规范》的亮点之一，也是与我国当前临床研究水平和研究质量相结合的成果。《规范》还表达了各个环节中如何整合和体现中医药研究的特点，有效地发挥对中医药临床研究质量的提升与推动作用。为进一步彰显中医药临床研究数据监查委员会的操作及运行的意义，专家组将《规范》的主要内容翻译为英文，通过《中国结合医学杂志》（英文版）《Chinese Journal of Integrative Medicine》[7] 介绍给全世界需要开展中医药临床研究的专家和学者，进一步扩大中医药临床研究的国际影响力。

### （二）获益－风险评估中证候转化的判断

中药新药的研制是基于中医药理论和临床实践，中医证候的观察和疗效评价是中药新药临床试验的重要内容之一。中医证候既是目标适应症的纳入标准，同时也是疗效评价的指标。中医证候的疗效评价方法应具有科学性，所获得的临床受益应具有公认的临床价值。

中药新药临床试验需充分关注证候转化对药物有效性、安全性评价的影响。证候具有"内实外虚"的特征[10]。所谓"实"是指最能反映该病机的权重最大的关键内容，是群体在某一特定病变过程中所具有的共性规律，是干预的依据。"虚"则指具体某一患者所表现出的一系列个性化症状信息，它涵盖了所有能够表达个性化的内容，对干预原则和方法具有一定的影响作用。因此药物干预证候的症状靶位

不同对证候的疗效判定也具有不同的意义。评价证候疗效，首先要进行证候的解构，明确证候的"内实"，分析证候"内实"的动态变化趋势。证候是随着时空的变迁而演化的过程流。随着时间的推移和状态的变化，证候有可能发生轻重程度的变化以及由此及彼的改变。证候的"内实外虚"也不是固定不变的，也具有随着时间的变化而不断变化的趋势。分析证候整体、证候"内实"以及单一症状的动态变化趋势，有利于探索证候变化的拐点。评价证候疗效分析药物干预的症状靶位。

**证候动态时空演变规律研究：以心血康 RCT 临床研究为例**

以心血康胶囊治疗冠心病心绞痛血瘀证的随机、双盲、多中心临床试验的数据作为研究对象，分析冠心病心绞痛血瘀证证候整体及其结构的动态变化趋势，探索随着时间的变化药物对证候和证候"内实"动态变化的影响。研究根据数据类型，针对有序分类变量，采用可以处理非正态、非独立数据的分析重复测量资料的常用方法——广义估计方程对不同药物干预下冠心病心绞痛血瘀证潜在类别的变化和构成冠心病心绞痛血瘀证的单一症状的变化进行分析；针对证候、证候"内实"等多维数据的变化，采用相似度分析方法，通过相似度的变化探索不同药物干预下的证候和证候"内实"动态变化趋势，在此基础上，以非线性混合效应模型拟合相似度随着时间变化的过程[11-12]。

（1）**冠心病心绞痛血瘀证的解构**　采用潜在类别模型对冠心病心绞痛血瘀证进行解构，分析冠心病心绞痛血瘀证证候的潜在分类以及证候的"内实"部分。结果发现：冠心病心绞痛血瘀证的潜在分类包括两类，一类为轻证，一类为重证，其中轻证的概率是 0.6320，重证的概率是 0.3680。胸痛、胸闷、唇色紫暗、舌质紫暗是冠心病心绞痛血瘀证的"内实"部分。

（2）**证候的动态变化与证候状态变化的拐点**　采用夹角余弦法、Dice 系法、Jaccard 系数法分别计算不同时间点不同组别的冠心病心绞痛血瘀证相似度值，以相似度值代替证候积分分析证候的动态变化，以非线性混合效应模型，探索证候动态变化趋势，分析证候状态变化的拐点。结果发现：不同方法计算的证候相似度值总体变化趋势基本一致，即随着治疗时间的延长，治疗组和对照组证候相似度值均逐渐下降；证候的变化受到心绞痛积分、证候"内实"、试验中心的影响，说明地域不同，治疗组和对照组对"血瘀证"的疗效存在一定的差异。心绞痛程度越重，药物对"血瘀证"的疗效越差；治疗组和对照组证候变化存在差异，治疗组药物治疗冠心病心绞痛血瘀证的疗效略优于对照组；以相似度值等于 0.8 作为界点，计算此时药物使用时间，结果显示群体临床试验过程中，治疗组使用 7.28 周，对照组使用 10.72 周时，入组时的冠心病心绞痛血瘀证状态发生变化。

（3）**证候潜在类别的动态变化**　通过潜在类别分析和广义估计方程分析，探索证候潜在类别的变化，结果显示：第 2、4、6、8 周和 3 个月随访的潜在类别与基线相比，均有统计学意义，并且相邻两个时间点潜在类别的差异也具有统计学意义。同时，在第 4 周时，时间与组别存在交互作用。说明治疗组和对照组均可以缓解冠心病心绞痛血瘀证，并且随着治疗时间的延长，冠心病心绞痛血瘀证缓解越明显。治疗组和对照组相比，在治疗后的第 4 周时潜在类别的变化有统计学差异。

（4）**证候"内实"的动态变化**　采用夹角余弦法、Dice 系数法、Jaccard 系数法分别计算不同时间点不同组别的冠心病心绞痛血瘀证"内实"相似度值，以相似度值代替证候积分分析证候"内实"的动态变化，以非线性混合效应模型，探索证候"内实"动态变化趋势。结果发现：随着治疗时间的延长，治疗组和对照组证候"内实"的相似度值均逐渐下降，说明治疗组和对照组都可以干预证候的"内实"部分。治疗组药物干预下证候"内实"相似度的变化受到试验中心的影响，与心绞痛积分无关，说明无论心绞痛程度轻重，治疗组药物均能较好地改善血瘀证的"内实"部分，并且在不同的研究中心，药物对"证候"内实部分的影响不同，说明地域不同，治疗组药物对"血瘀证"内实的疗效存在一定的差异。对照组药物干预下证候"内实"相似度的变化受到心绞痛积分和试验中心的影响，说明地域不同，对照组药物对"血瘀证"内实的疗效存在一定的差异。同时，心绞痛程度越重，对照组药物对"血瘀证"内实的疗效越差。治疗组和对照组证候"内实"的变化存在差异，治疗组药物干预冠心病心绞痛血瘀证"内实"的疗效略优于对照组。

（5）**单一症状的动态变化** 分别采用秩和检验和广义估计方程对冠心病心绞痛血瘀证单一症状分析，秩和检验结果发现：除2周、4周对照组的脉细涩外，其他时间点各项中医症状评分与其自身前后的差异有统计学意义。4周、6周、8周时舌质紫暗、脉细涩在两组间的差异有统计学意义，随访3个月时胸痛、舌质紫暗与脉细涩在两组间的差别有统计学意义。广义估计方程分析显示：6个单一症状在治疗后2周、4周、6周、8周、随访3个月与基线相比以及相邻2个时间点相比，症状积分变化有统计学意义，说明治疗组和对照组都具有改善冠心病心绞痛血瘀证相关症状的作用，并且治疗时间越长，药物的疗效越好。同时发现，第20周胸痛的变化、2周、4周、8周及3个月随访心悸的变化、4周起舌质紫暗的变化在两组之间存在差异。采用秩和检验和广义估计方程分析不同时间点和不同药物干预下中医症状的变化情况，发现两种统计分析方法得到的结果存在一定的差异。后者是分析重复测量资料常用的方法之一，得到的结果比较可靠。

## （三）中医证候数据分析平台

中医证候数据分析平台（软件著作权号：2014SR004953），是以前述研究为基础，基于中医证候内实外虚、动态时空的特点，分析纵向临床研究数据，评价中医证候的疗效。平台提供系统的症状、证候等临床研究数据的管理和分析服务，一方面可以实现分析证候疗效，另一方面可以通过证候动态变化情况，分析药物干预的时间窗。该平台适合不同类型的企业和开发者开展中医证候疗效评价使用。登录界面见图15-3-1。

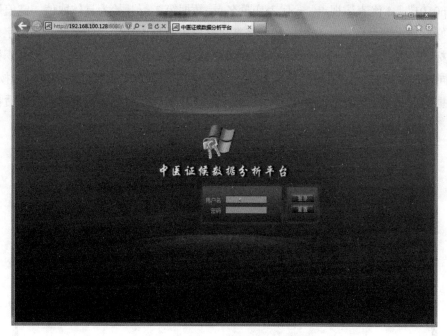

图15-3-1 中医证候数据分析平台登陆界面

1. 平台特点

中医证候数据分析平台可以根据数据类型，针对有序分类变量，采用可以处理非正态、非独立数据的分析重复测量资料的常用方法——广义估计方程对不同药物干预下证候潜在类别的变化和构成证候的单一症状的变化进行分析；针对证候、证候"内实"等多维数据的变化，采用相似度分析方法，通过相似度的变化探索不同药物干预下的证候和证候"内实"动态变化趋势，在此基础上，以非线性混合效应模型拟合相似度随着时间变化的过程，建立了一套分析证候药效学动态变化的方法，分析药物干预的时间窗。

2. 平台功能

中医证候数据分析平台是一个基于 Java web 的数据分析工具，并结合 SAS 数据分析软件，可以为研究者提供医学数据的科学分析，为科研提供帮助。

本系统意在简化用户的操作流程，为数据提供一个集中的存储平台，并根据用户需要对数据进行分割和变换，针对不同的数据集进行科学分析。系统为研究者用户主要提供了数据导入、变量选择、数据管理以及数据分析 4 个模块的功能。

数据导入功能支持 Excel 文件和 CSV 文件的数据导入，导入后的数据保存在后台的数据库中。

变量选择功能为用户提供对数据的自定义操作，用户可以按需选择某些字段，根据这些字段对数据集进行分割或者转置。

数据管理模块中展示了已导入的原始数据，用户可以对原始数据进行预览、导出和删除，并查看基于某原始数据生成的子集和转置表，同样地，用户可以对子集和转置表进行预览、导出和删除。

数据分析是用户的最终目的，对于已经准备好的数据，用户可以在数据分析模块中选择不同的方法进行分析，目前系统支持 9 种分析方法：连续型变量的基线分析和疗效分析、离散变量基线和疗效分析、重复测量方差分析、广义估计方程、Graph 图、相似度计算、非线性混合效应模型、非线性残差图、药效时间方程。

3. 平台功能示例

（1）**数据导入**　点击左侧的数据导入功能，用户会看到如图 15-3-2 的界面，对于数据格式要求：数据第 1 行为变量中文名；数据第 2 行为字段名，以 "treat" 代表组别，其他变量以 "d*p****" 形式表示，如 "d0p0101"（d 代表访视点，p 代表变量名）；数据第 3 行开始为具体取值，空值用 "." 代替。

数据准备好后导入到系统中，数据集名是将来数据导入数据库后保存的名字，该名字作为以后用户对数据操作的标识，如 "mydata1"；用户可以为此数据集添加一个备注，以便用户能够识别该数据，如 "数据集 1"。同时，系统提供了简单的数据验证，若用户在处理中文解释以及字段时未按照要求处理，系统检查到数据的前 2 行有问题，会反馈给用户提示信息，用户按照提示信息修改数据后再重新尝试。

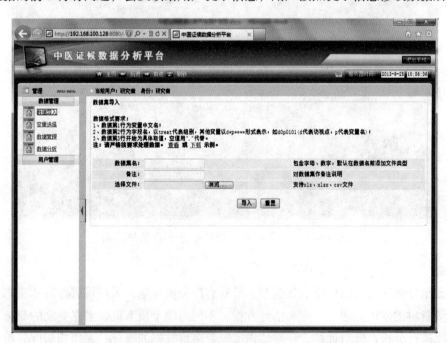

图 15-3-2　数据导入

（2）**变量选择**　在数据变量选择界面，用户可以选择已导入的数据集进行数据集切割，本系统提供两种方法，一种是生成子集，一种是数据转置，页面见图 15-3-3。子表是原始数据的子集，用户可以勾选需要分析的字段，将原始表缩小，生成新的表进行分析，这样可以屏蔽掉原始数据集中一些不相关或者不需要的字段。转置表是原始数据集中带有时点的字段由横向表示变为纵向表示，比如字段中包含"d0p0101、d1p0101、d2p0101、d3p0101"，转置后，字段仅为"p0101"，四列的同一行数据都以列的形式显示在"p0101"字段下，而4个时点列在"time"字段下。

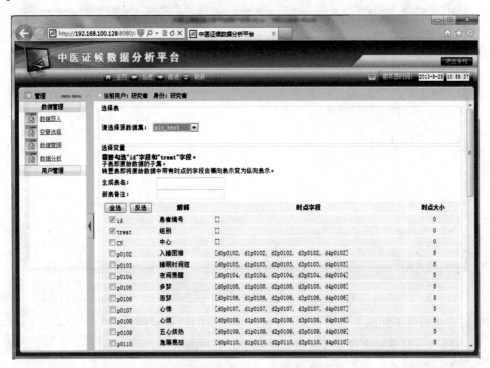

图 15-3-3 变量选择

（3）**数据管理** 点击数据管理链接，在主界面上显示出用户已经导入系统的数据集，见图15-3-4。在管理栏目中，提供了4个功能：子集、转置、导出、删除。子集和转置的功能类似，可以查看通过该数据集生成的表，进入功能后的界面同样包含预览，导出和删除功能。

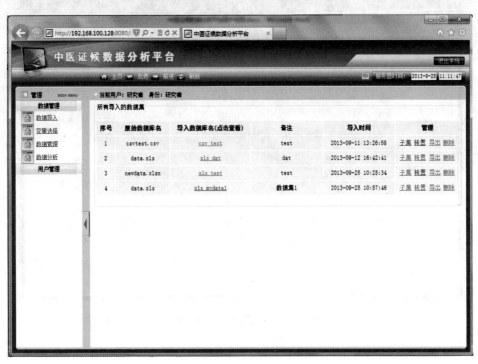

图 15-3-4 数据管理

（4）**数据分析**　数据分析模块提供上述 9 种分析方法，主界面见图 15-3-5。

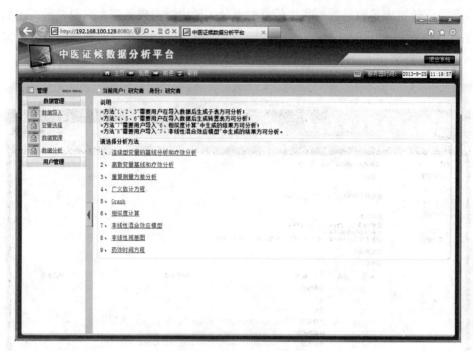

图 15-3-5　数据分析

不同的分析方法对应不同的生成数据集，9 种分析方法的结果示例见图 15-3-6~ 图 15-3-14。

· 方法 "1、2、3" 需要用户在导入数据后生成子表方可分析。

· 方法 "4、5、6" 需要用户在导入数据后生成转置表方可分析。

· 方法 "7" 需要用户导入 "6、相似度计算" 中生成的结果方可分析。

· 方法 "8" 需要用户导入 "7、非线性混合效应模型" 中生成的结果方可分析。

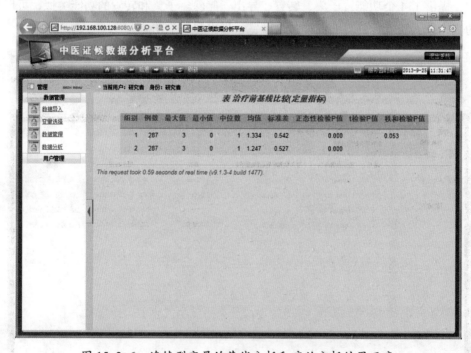

图 15-3-6　连续型变量的基线分析和疗效分析结果示意

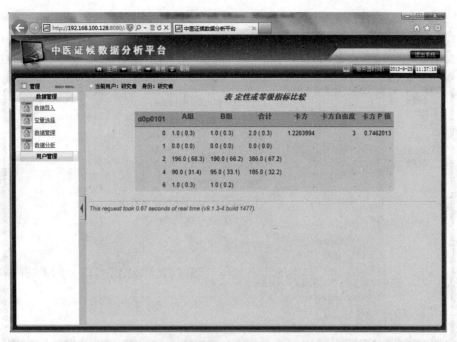

图 15-3-7 离散变量基线和疗效分析结果示意

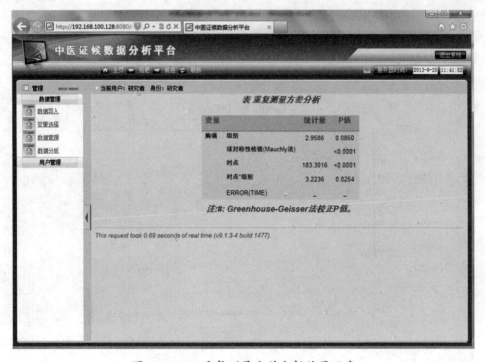

图 15-3-8 重复测量方差分析结果示意

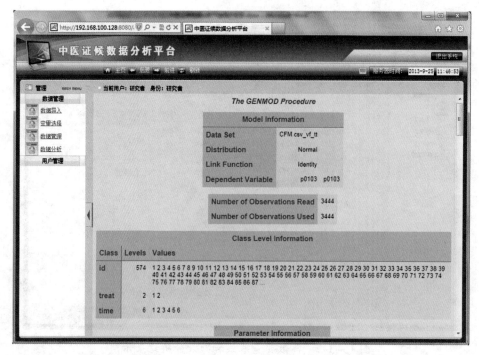

图 15-3-9　广义估计方程分析结果示意

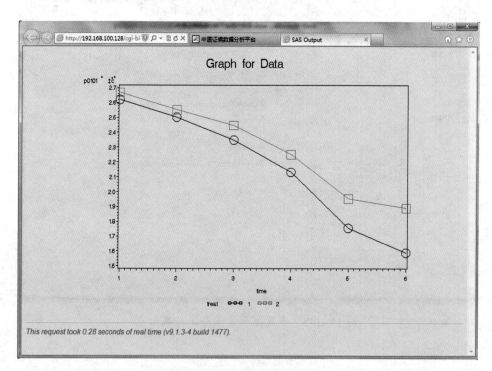

图 15-3-10　Graph 图示意

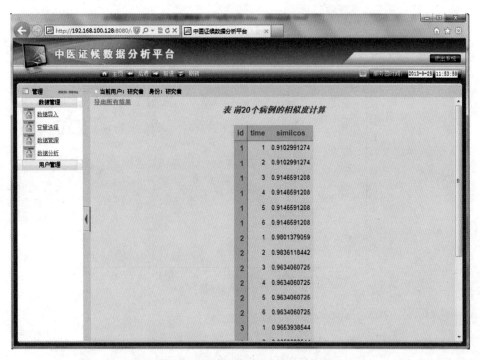

图 15-3-11　相似度计算结果示意

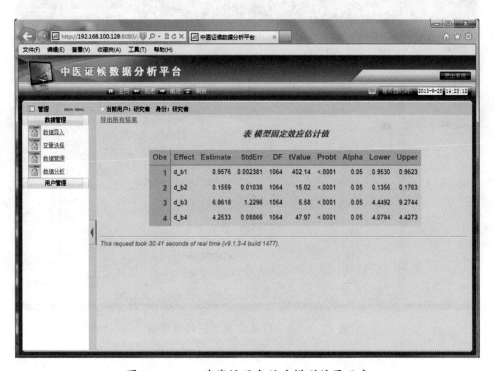

图 15-3-12　非线性混合效应模型结果示意

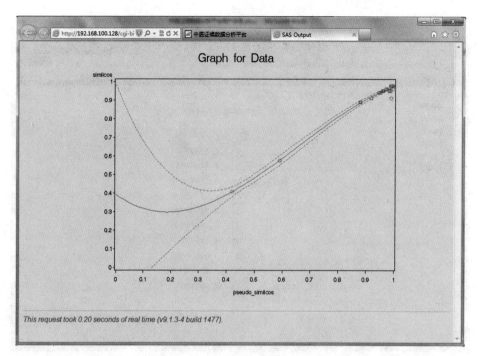

图 15-3-13　非线性残差图示意

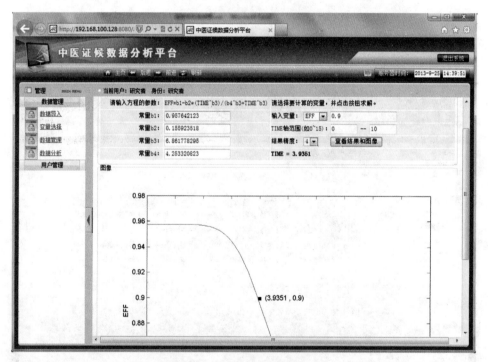

图 15-3-14　药效时间方程结果示意

（于亚南　王丽颖）

# 参考文献

［1］国家药品监督管理局药品审评中心. 中药新药临床研究一般原则［EB/OL］.（2021-01-29）［2022-08-04］. https://www.cde.org.cn/zdyz/domesticinfopagezdyzIdCODE=c1e508cf80c961a4ede520fed397cfc9.

［2］左书凝，何春俐，赵建中. 药品评价中的获益风险评估［J］. 中国临床药理学杂志，2021，37（13）：1757-1763. DOI：10.13699/j.cnki.1001-6821.2021.13.033.

［3］国家药品监督管理局药品审评中心.新药获益－风险评估技术指导原则［J］.中国医药导刊，2023，25（6）：564；574；591；612；635；645；649；660.

［4］杜培艳，亓亚南，刘骏，等.基于FDA新版指南草案浅谈适应性设计的发展［J］.药物流行病学杂志，2019，28（9）：613.

［5］国家药品监督管理局药品审评中心.关于发布《药物临床试验适应性设计指导原则（试行）》的通告［EB/OL］.（2021-01-29）［2022-08-04］.https://www.cde.org.cn/main/news/viewInfoCommon/bc2b326bd49bac7437368272be6ec00d.

［6］中国中医科学院中医临床基础医学研究所，东南大学，北京中医药大学，等.中医药临床研究数据监查技术规范［S］.北京：中华中医药学会，2019.

［7］LIU J, WANG N, DANG H X, et al. Standard operating procedures for Chinese medicine Data Monitoring Committees of Clinical Studies［J］. Chinese Journal of Integrative Medicine, 2021, 27（7）: 7.

［8］EVANS S R, BIGELOW R, CHUANG-STEIN C, et al. Presenting risks and benefits: helping the Data Monitoring Committee do its job［J］. Ann Intern Med, 2020, 172（2）: 119-125.

［9］EVANS S R, RUBIN D, FOLLMANN D, et al. Desirability of Outcome Ranking（DOOR）and Response Adjusted for Duration of Antibiotic Risk（RADAR）［J］. Clin Infect Dis, 2015, 61（5）: 800-806.

［10］王永炎，张志斌.再议完善辨证方法体系的几个问题［J］.天津中医药，2007，24（1）：1-4

［11］王丽颖.冠心病心绞痛血瘀证的药效学解构与动态演变的多维度诠释［D］.北京：中国中医科学院，2011.

［12］WANG L Y, TANG J Y, LIU J, et al. Dynamic changes in phenotypic groups in patients with stable angina pectoris after treatment with Xinxuekang capsule: a randomized controlled trial［J］. Curr Vasc Pharmacol, 2015, 13（4）: 492-503.

# 第四节　中药新药获得上市许可前的获益－风险评估要素与方法

中成药上市前的获益－风险评估要结合治疗目标，主要基于上市前临床研究结果，明确药品给患者带来的预期获益与潜在的风险，权衡风险与获益，以评估是否可获得上市许可。同时，在中成药上市前，应全程关注试验用药品的质量可控性，践行全生命周期管理理念，促进药品质量不断提升。

## 一、中成药上市许可前获益－风险评估的评估要素

结合上市前阶段中药新药的特点，围绕适宜的获益－风险比和产品质量均一性原则，可从有效性、安全性、质量可控性3个维度进行评估，综合判断中药品种上市前的价值。

### 1. 有效性

临床有效性是中药临床价值的主体，是判断中药在设定状态中效力强度的主要依据。对有效性的价值评估，主要考虑如下因素：①获益类型，即以临床需求和临床定位为出发点的主要结局指标的类型，其考察目标人群与目标适应症是否相符且确切反映中药的治疗特点和优势；②获益大小，即为临床获益提供证据充足的程度，是中成药上市前临床价值的核心体现，也是最终能否获得上市许可的重要因素；③从临床探索性阶段到临床确证性阶段，其相应的有效性结果应遵循一致性原则，为上市前获益的评价

提供充足、可靠的证据。因此，本共识对中药上市前有效性价值通过比较获益的类型、比较获益的大小及有效性结果一致性等 3 个指标来评估。

**2. 安全性**

上市前安全性评估，在参考《药物临床试验期间安全信息评估与管理规范（试行）》《研发期间安全性更新报告管理规范》等评价准则和技术标准的基础上，应着重从各种不良反应发生率、不良事件发生率、不良反应严重程度、治疗中断、间断或用药量减少的患者比例等 8 个指标全面评估。

**3. 质量可控性**

对于质量可控性应从生产工艺和质量控制方法两个核心指标以评估质量可控性。中成药的质量控制是随着药品研究过程中断完善并持续改进，以促进药品质量的不断提升。临床试验所用样品应采用生产规模制备的样品，生产应符合药品生产质量管理规范的要求，明确生产工艺及关键工艺参数的合理范围，建立基本完善的质量控制方法，保证上市后药品与确证性临床试验用样品质量一致。

## 二、国际上主要药品获益 - 风险评估框架

### （一）FDA

美国食品药品管理局（FDA）从 2009 年开始着手组织专家构建以获益 - 风险评估为基础的药品价值评估框架，希望该框架既可作为药品审评的一个模板，也可成为解释 FDA 在药品审评管理决策依据的工具[1-2]。2010 年，在 FDA 讨论《处方药使用付费法案》再授权时，将构建一个改进的结构化获益 - 风险评估方法纳入热点问题，并在随后的 2013—2017 财年和 2018—2022 财年的《处方药使用付费法案实施计划》（PDUFA）中，对其获益 - 风险评估框架进行逐步完善，并将该框架整合进 FDA 的医用产品的监管决策过程[2-3]。2023 年，FDA 发布《新药和生物制品获益 - 风险评估行业指南》，系统阐述获益与风险考量的要素。目前，FDA 已将获益 - 风险评估框架纳入其新药上市申请（new drug application，NDA）和生物制品许可申请（biologics license application，BLA）审评培训、流程和模板中，用于实施和交流获益 - 风险评估。FDA 的获益 - 风险评估框架的关键决策维度包括疾病背景分析、当前的治疗现状、获益、风险和风险管理，最后得出获益 - 风险评估结论（见表 15-4-1）[3]。

表 15-4-1　人用药品获益 - 风险评估框架

| 评估维度 | 证据及不确定性 | 结论及原因 |
| --- | --- | --- |
| 疾病背景分析 | | |
| 当前治疗方案 | | |
| 获益 | | |
| 风险及风险管理 | | |
| 获益 - 风险评估结论 | | |

（1）**疾病背景**　疾病背景分析是对与药品适用的目标人群最为密切或影响最大的疾病或状态的分析与评价，可从发生率、持续时间、发病率、死亡率及健康相关的生活质量等方面进行分析。这部分重点关注的是医用产品申请的适应症所涵盖疾病的各个方面，疾病对社会或公共健康影响（例如传染性疾病的控制及或预防能力的影响）也应在这部分进行分析。

（2）**治疗现状**　治疗现状是对目标人群当前主要治疗方案的描述，例如使用频率最高或临床指南中推荐的疗法。应从有效性、安全性、耐受性、便利性或使用偏好等方面对治疗现状进行分析，并提出新的临床治疗需求。对于有多个不同类别药品治疗的疾病，采用分组或按药品类别进行简化评估。在目标

人群中，临床实践或临床指南推荐其他干预手段（如药物和手术治疗、超说明书用药以及其他非药物治疗等）也在这部分进行评估分析。

（3）**获益** 框架中的获益是对临床研究结局指标的综合分析（如控制哮喘的获益可采用哮喘发作和住院的频率以及哮喘相关的死亡人数）。如采用替代结局指标，需解释替代指标预测临床获益能力及基础。获益也涵盖了药物重要特点，如便利性（一个更为方便的剂量方案或给药途径）可以改善患者的依从性，或者对除患者以外的人群带来的获益（疫苗的群体获益）。通过以下四方面的评估、识别药物的重要获益：①获益的临床意义（延长生命、治愈、改善疾病、缓解症状、改善患者依从性、生命质量或功能的改善、预防疾病进展、预防传染、诊断）；②和对照组比较，临床效果绝对差异的大小。同时提出，特殊情况下和对照组比较相对差异也有意义（如果治疗组和对照组的响应率分别是 20% 和 8%，那么绝对差异为 12%，相对效果为 2.5）；③关键获益的时间（起效时间、持续时间）；④关键获益变异：应考虑相关的亚组人群，例如年龄、性别、器官功能、疾病严重程度或遗传多态性。同时，获益的评估也应综合考虑研究设计、数据收集的完整性和随访的时间、临床研究的数量及不同研究结果之间的一致性、获益与暴露的关系、临床研究结果向临床实践的转化能力、替代指标预测目标人群获益能力等。

（4）**风险及风险管理** 框架中的风险包括不良事件或其他与医用产品有关的不利影响，涵盖了药物间相互作用、非临床数据中发现的风险、对患者之外人群的风险（例如，胎儿、药品的制备和管理人员）和基于药理类别和药品可预测的风险以及药物误用、滥用或转移的风险。框架指出，在识别药品的关键风险时，考虑的要素包括①风险的严重程度、频率、可逆性、耐受性：在评价重要风险时，风险的频率主要采用与对照组（安慰剂或阳性对照）的绝对差值表示，特殊情况下，也可采用相对差异表示；②监测、最小化和管理风险的能力；③重要风险在亚组人群中的差异，例如年龄、性别、民族、体质量、器官功能、疾病严重程度、并发症、伴随的疾病和治疗及遗传多态性；④在纳入研究人群中不良事件的时间过程：例如，不良事件出现的时间及解决方法、不良事件发生的频率是否在用药起始最高，随后逐渐降低，或者是相对恒定，或者随着累积暴露量增加而增加等。

（5）**获益－风险的综合评价** 人用药品获益－风险评估框架（见表 15-4-1）最后一行的获益－风险评估结论是在对提交的证据总结与评价基础上，整合风险与获益的分析、可适用的法律及管理准则后，对整个评估作出的简洁明了、推理严谨的总结，以便清晰地解释审评决策的缘由。FDA 指出评估总结中也应包括采用标签说明及其他风险管理措施的原因。对于需要在上市后提供更多信息，进一步明确风险与获益的药品，综合评价中应包括上市后的要求及承诺。此外，FDA 指出当审评团队中对药品的科学性或临床判断有不同的观点时，必须在评估总结中记录并解释这个分歧是如何解决及最后决策的。

## （二）EMA（PrOACT-URL）

欧洲药品管理局（EMA）开发了 8 步 PrOACT-URL 框架法用于监管机构的获益－风险评估（见表 15-4-2）[4]。主要关注问题、目标、备选方案、后果、权衡、不确定性、风险承受能力、联系决策等因素[5]。步骤①~⑤考虑有利影响和不利影响及其平衡问题，步骤⑥~⑧这 3 步与考虑不确定性如何影响获益－风险平衡有关[4]。

**表 15-4-2 PrOACT-URL 获益－风险评估框架**

| 步骤 | 描述 |
| --- | --- |
| ①构建问题 | 确定问题的性质及背景；使用说明；治疗领域和疾病流行病学需满足的医疗需求、病情的严重程度和发病率、受影响的人群、患者和医生的担忧、健康结果的时间框架；决策问题；解决问题时要考虑的因素等 |

| 步骤 | 描述 |
|---|---|
| ②确定目的 | 确定总体要实现的目标并确定有利影响与不利影响的标准 |
| ③备选方案 | 确定要根据标准进行评估的选项，提供每个选项的清晰定义 |
| ④后果 | 描述如何使替代方案满足每个标准，即所有影响的大小、其可取性或严重性以及所有影响的发生率 |
| ⑤权衡 | 评估有利影响与不利影响之间的平衡。对获益与风险平衡的判断以及判断的理由。定量模型中包含与标准相关的权重 |
| ⑥不确定性 | 判断与有利影响和不利影响相关的不确定性，评估不确定性如何影响有利影响与不利影响间的平衡 |
| ⑦风险承受能力 | 判断决策者对这种药物风险认知的相对重要性，并相应调整有利影响与不利影响间不确定性的平衡 |
| ⑧关联决策 | 比较该决策与过去类似决策的一致性，并评估该决策是否会对未来的决策产生有利或不利影响 |

第①步构建问题，确定问题的性质及背景：医药产品是什么（例如，新的或上市的化学或生物实体、设备、仿制药）；使用说明；治疗领域和疾病流行病学需满足的医疗需求、病情的严重程度和发病率、受影响的人群、患者和医生的担忧、健康结果的时间框架；决策问题（决定什么以及由谁决定，例如行业、监管机构、处方者、患者）；解决问题时要考虑的因素（例如，研究设计、数据来源和充分性、疾病流行病学、替代治疗方案等）。第 1 步提出的问题通常是有利影响大小、不利影响严重性及其不确定性的混合体。

第②步确定目的，确定总体要实现的目标并确定有利影响与不利影响的标准。目的（例如，评估获益 – 风险平衡、需要哪些附加信息、评估获益 – 风险平衡的变化）。有利和不利影响的全套标准（例如终点、相关健康状况、临床结果）。每个标准的操作定义以及具有两个点的测量尺度，定义为涵盖替代方案的性能范围（不仅报告集中趋势的测量，还包括置信区间）。同时定量建模需要在每个测量尺度上定义两个点：例如，最低和最高的实际可实现的测量。

第③步备选方案，确定要根据标准进行评估的选项，提供每个选项的清晰定义。预批准：剂量、治疗时间、药物 vs 安慰剂和（或）活性剂；所需的决定或建议（例如，批准 / 不批准、限制、撤回）。批准后：不执行任何操作、限制持续时间、限制指示、暂停。

第④步后果，描述如何使替代方案满足每个标准，即所有影响的大小、其可取性或严重性以及所有影响的发生率。各标准的每个替代方案的后果（例如，临床相关的功效和安全性影响、积极和消极的健康结果），总结在"效果表"中，列为替代方案，行为标准。每个单元格中包含效果的定性和定量描述，包括带有置信区间的统计摘要，以及对源数据、图表和绘图的引用。

第⑤步权衡，评估有利影响与不利影响之间的平衡。对利益与风险平衡的判断以及判断的理由。定量模型中包含与标准相关的权重。

第⑥步不确定性，判断与有利影响和不利影响相关的不确定性，评估不确定性如何影响有利影响与不利影响间的平衡。除统计概率外不确定性的基础和程度（例如，数据中可能存在的偏差、临床试验的合理性和代表性、未观察到的不良反应的可能性）。通过考虑所有不确定性来源以提供获益 – 风险平衡，步骤⑦中的获益 – 风险平衡减少的程度，以及减少的原因。并通过定量模型在敏感性分析和情景分析（或通过在模型中明确纳入概率分布）中探讨所有不确定性来源对总体获益 – 风险平衡的影响。

第⑦步风险承受能力，判断决策者对这种药物风险认知的相对重要性，并相应的调整有利影响与不利影响间不确定性的平衡。任何可能或应该影响决策者对该产品风险态度的考虑因素（例如，罕见病药物、特殊人群、未满足的医疗需求、风险管理计划）。决策者判断获益－风险平衡的可承受程度的决策依据。

第⑧步关联决策，比较该决策与过去类似决策的一致性，并评估该决策是否会对未来的决策产生有利或不利影响。由于所有决策不仅基于证据，而且还基于对证据的解释，这些解释引发了对不确定性的价值判断和信念，决策者可能希望反思这些判断和信念在过去类似的决策中是否一致，允许未来变化，并且可以辩护。

### （三）CIRS-BRAT

CIRS-BRAT 框架（见表 15-4-3）由美国药物研究和制造商利益风险行动小组（BRAT）开发[6-7]。BRAT 框架以多项原则为指导：所需的决策背景和结果、所有关键基本假设的记录，包括从评估中排除特定结果或数据源的理由、摘要中出现的所有措施的来源／信息的透明度、适应不同技术的灵活性获益－风险方法论和观点，以及使用清晰灵活的视觉显示来简化理解和传达复杂的权衡。

表 15-4-3 CIRS-BRAT 获益－风险评估框架

| 步骤 | 描述 |
| --- | --- |
| ①确定决策背景 | 定义药物、剂量、配方、适应症、患者群体、比较药物、结果的时间范围、决策者观点（监管者、申办者、患者或医生） |
| ②确定结果 | 选择所有重要结果并创建初始价值树。为每个结果定义一组初步的结果测量／终点。记录包含／排除结果的理由 |
| ③识别并提取数据源 | 确定并记录所有数据源（例如临床试验、观察性研究），提取数据源表的所有相关数据，包括详细的参考文献和任何注释，以帮助后续解释创建汇总度量 |
| ④制定框架 | 在进一步审查数据和临床专业知识的基础上修改价值树，细化结果测量／终点，包括对与特定利益－风险评估不相关或因利益相关者群体的相关性存异的结果的调整 |
| ⑤评估结果的重要性 | 可采用加权或排序方法来确定结果的相对重要性 |
| ⑥展示并解释关键的获益－风险指标 | 主要结果数据和指标通过可视化的表格和图形展示出来，以供决策参考 |

### （四）IMI PROTECT

欧洲联盟的治疗结果研究（Innovative Medicine Initiative's Pharmacoepidemiological Research on Outcomes of Therapeutics in a European Consortium, IMI PROTECT）倡议是一个欧洲合作项目，旨在解决当前药物流行病学和药物警戒领域方法的局限性。PROTECT 于 2009 年启动，于 2015 年结束，是创新药物计划的一部分，该计划是欧盟和制药行业的联合项目[8]。

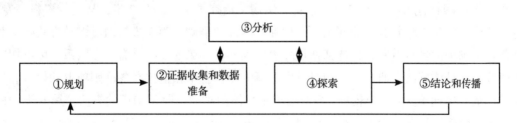

图 15-4-1 IMI PROTECT 获益－风险评估路线[9]

IMI PROTECT 获益－风险评估路线分为 5 步（见图 15-4-1）。第①步规划：建议使用描述性框架来构建每个获益－风险评估，应选择一组涵盖整个治疗过程范围的获益和风险，并可用树形图直观表示，指示层次结构，同时用表展示需要收集的数据。第②步证据收集和数据准备：评审员应审查所有可用数据，并筛选出与决策问题相关且充足的数据，并使用表格呈现，突出展示可用与缺失数据，并对最初设计的树形图和表格加以修订。第③步分析：分析应与任务的复杂性相适应。简单的描述性方法可能足以进行日常的获益－风险评估，而定量决策模型可更提高复杂问题的清晰度[9]。当使用定量的利益－风险评估方法时，获益相关者的价值偏好和获益－风险的大小（标准和总体）应通过适当的条形图（特别注意"差异"）、点图或线图来表示，以促进点的准确读数、局部和全局比较以及判断备选方案之间的权衡。在任何分析中应注意避免重复计算事件或影响。第④步探索：所有获益－风险评估都应包括某种敏感性分析。在获益和风险很好地平衡的情况下，量化决策模型通过明确列出影响、不确定性和偏好不确定性对结果的各自影响，促进了敏感性分析的执行和交流。在这一阶段应使用的直观表示法是分布图、线图、森林图或龙卷风图，以全面概述获益－风险分析，利于作出更明智的决定。第⑤步结论和传播：采用一个正式的获益－风险评估结构是提高整个过程的透明度和可沟通性并促进稳健决策的有效途径。

## 三、药品获益－风险定量分析方法

结构性步骤化的定性评价框架结合定量评价方法逐渐成为各国专家的共识，在定性评价框架的基础上，形成了一系列定量评估框架与方法[10-11]。主要的定量分析方法，包括结构性框架、估计技术、度量标准及权衡方法等。

### （一）多标准决策分析

#### 1. 多标准决策分析（MCDA）的概念及基本步骤

MCDA 方法所体现的理论可起源于 1896 年 Pareto 提出的最优概念，该方法整合了不同利益相关者的多种价值权衡，在考虑多重因素、多重标准的前提下，通过定性与定量相结合，可以对一系列复杂的问题进行分析、评价和决策，可以帮助人们在多目标多属性及存在大量不确定因素的情况下进行方案排序和优选[12]，并已被广泛应用于公共卫生保健、医疗卫生相关政策制定、药品处方决策和价值评估等领域[13-14]。在药品价值评估领域，MCDA 方法能够权衡多个利益相关方意见，以一种包容、透明和结构化的方式对多个药品的价值要素进行综合评估。目前，MCDA 方法已被 EMA、FDA 和国际药物经济学与结果研究学会（International Society for Pharmacoeconomics and Outcomes Research，ISPOR）推荐用于比较药品的获益和风险[5, 15-16]。

MCDA[15] 方法主要包括界定决策问题、筛选和构建评估准则框架、选择测量准则得分的方法、测量准则得分、确定准则权重、计算合计得分、处理不确定性、报告和检查结果 8 步（见表 15-4-4）[17]。首先，明确决策问题是进行 MCDA 评估的前提，如确定拟资助或拟列入报销清单的卫生技术的优先次序或优选正在考虑的替代方案（如技术、患者、疾病、治疗等）等。第 2 步，从文献资料、专家调研、焦点小组讨论中确定与评估相关的非冗余、结构独立的评估准则。第 3 步，通过多种方式收集和整理各干预措施在各准则中的证据资料，构建证据矩阵表。第 4 步和第 5 步间具有内在联系，可以按顺序、同时或迭代地执行，具体取决于研究者。同时可供选择的测量各干预措施在各准则项下的得分和权重值的方法较多，因此，本研究总结了 MCDA 模型应用于具体药物评估时常采用的方法。第 6 步，权重和得分的聚合方法目前使用较多的为加性聚合模型（additive linear model），即加权求和的形式。不确定性分析则多采取重测方法（re-test）。

### 表 15-4-4 MCDA 分析步骤

| 步骤 | 描述 |
| --- | --- |
| ①决策问题界定 | 给出对决策问题的清晰描述；验证并报告决策问题 |
| ②筛选和构建准则 | 报告并给出用于确定准则的方法的合理性；报告并给出准则的定义；验证并报告准则和支撑指标 |
| ③测量得分 | 报告并给出用于测量得分的数据来源的合理性；验证并报告用于评分的证据矩阵 |
| ④各种评分方法 | 报告并给出用于评分的方法的合理性；验证并报告得分 |
| ⑤确定准则的权重 | 报告并给出用于加权的方法的合理性；验证并报告权重 |
| ⑥计算合计得分 | 报告并给出合计计分方法的合理性；报告并验证合计方法的结果 |
| ⑦处理不确定性 | 报告不确定性的来源；报告并验证不确定性分析 |
| ⑧报告和检查结果 | 报告 MCDA 方法和结果；检查 MCDA 的结果 |

2. 权重的测量

MCDA 采用的权重方法主要有 11 种，分别为 5 点加权法（5-point weighting scale）、10 点加权法（10-point scale）、层次点分配法（hierarchical point allocation，HPA）、视觉模拟加权法（visual analogue scale，VAS）、摆动权重法（swing weighting）、优劣尺度法（best-worst scale）、离散选择试验（discrete choice experiment，DCE）、层次分析法（analytic hierarchy process，AHP）、基于排名的加权方法（a novel rank-based weighting methodology）、联合分析法（adaptive conjoint analysis，ACA）或研究者自行确定权重的方法。其中，摆动权重法使用最为频繁。总体来看，不同的 MCDA 框架采用不同的加权方法。以 EVIDEM 框架（Evidence and Value: Impact on Decision Making framework）为基础的 MCDA 研究多采用 5 点加权法或 HPA；以 Benefit-Risk 框架为基础的 MCDA 研究多采用摆动权重法，也有的研究采用 HPA、AHP、DCE 或 VAS；以 AVF 框架（the Advance Value framework）为基础的 MCDA 研究多采用摆动权重法；以 MUAT 为基础的 MCDA 研究多为研究者基于文献资料自行确定指标权重，此外也有部分研究采用 HPA 或 10 点加权法。

3. 得分的测量

MCDA 中各指标得分的测量主要基于研究者预先总结和整理的干预措施相关的证据矩阵，通过专家会议法对干预措施在各项评估指标中的绩效表现来评分或者由研究者根据干预措施相关的文献资料自行评分而得到评分值。目前，得分的测量方法主要有 11 种，分别为 0~1 偏好价值测量法（0~1 preference value scales）、3 点评分法（3-point scale）、4 点评分法（4-point scale）、5 点评分法（5-point scale）、直接评分法（a direct rating scale）、7 点评分法（7-point scale）、11 点评分法（11-point cardinal scoring scale）、0~100 价值评分法（0-100 value scales）、优劣尺度法（best-worst scale）、低－高参考水平法（lower-higher reference levels）和等级评分法（grade scoring）。其中，等级评分法为研究者预先为各评估指标设定不同的等级，然后基于干预措施在该指标中的文献资料证据，研究者自行为干预措施在该指标下的绩效表现赋分。为简化 MCDA 评估流程，增强评估框架的实用性（即在药物评价中不再需要组织专家会议打分），有研究者尝试邀请专家直接对各指标的等级赋分，建立带有等级的评估框架。该评估框架在具体药物的 MCDA 评估中，只须研究者综合可获得的证据资料确定该干预措施在各项评估指标中所属的等级范围，即可确定其得分值。总体来看，不同的 MCDA 框架采用不同的评分方法。以 EVIDEM 框架为基础的 MCDA 研究多采用直接评分法或 4 点评分法；以 Benefit-Risk 框架为基础的 MCDA 研究多采用 0~100 价值评分法，也有部分研究采用 0~1 偏好价值测量法、优劣尺度法或 11 点评分法；以 AVF 框架为基础的 MCDA 研究多采用低－高参考水平法；以 MUAT 为基础的 MCDA 研究多采用等级评分法或 5 点李克特评分法。

### （二）决策树模型

决策树模型以图形方式显示决策（选项）、随后的不确定事件、后果和描述后果的多个标准。决策树模型中将这些列为分支结构，根（决策）位于左侧，右边的分支显示不确定事件可能的结果等。不确定事件被作为带有相关概率变量的机会节点，每一个分支代表一个特定的事件链，构成全部可能的临床结果，每个机会节点被分配对应的概率，分支终止的结果对应相应效应值[11]。决策树中随着包含的节点越来越多，它们会呈指数级扩展，从而变得非常复杂。但从本质上讲，连贯偏好在逻辑上意味着决策只需要两个量：表示可能后果的相对值，以及显示这些后果发生的可能性数字。将效用与其相关概率相乘，并将这些乘积与给定替代方案的所有后果相加，提供了一个预期效用数字，作为行动指南。决策树模型得出数值结果，比较的不仅是效用，而是概率加权效用，即预期效用。

### （三）概率模拟

概率模拟方法将总体获益 – 风险平衡的不确定性分解为单独的获益和风险标准相关的不确定性，评估每个标准的概率分布，并且总体结果常通过蒙特卡罗模拟得到的，并运用散点图进行直观表达[4]。通过大量的模拟抽样，探索分析原始数据中存在的不确定性及对评价结果的影响，特殊情况下也可以对原始数据进行重新采样。此方法常被我国学者用来处理药品获益 – 风险评估过程中存在不确定性的数据[11]。这种获益 – 风险评估的分析方法表明，根据风险阈值，即使两种疗法在风险或获益方面没有统计学上的显着差异，大多数情况下仍然存在非零概率治疗方法之间的差异。

### （四）治疗需求人数 / 致害数

治疗需求人数 / 致害数（NNT/NNH）方法是一种常用于衡量临床治疗效果的度量标准。NNT 是指需要接受治疗以防止其他不良后果的患者人数，NNH 是在一次不良治疗结果发生前需要接受治疗的患者数量。NNT 和 NNH 均按治疗组和对照组间比例差异的倒数计算[4]。

$$NNT（NNH）= \frac{1}{P_t - P_c}$$

分母通常被称为绝对风险降低。对于给定的疾病，NNT 值越小（即产生有利效果的可能性提高，这意味着产生负面结果的可能性降低）越好，因为它表明药物对更多患者的疾病有效。而较大的 NNH 值（不良反应的机会略有增加）是更好的，说明药物引起的不良反应情况比较罕见。因此，较小的 NNT 意味着需要接受治疗的人数较少才能看到有利的效果，而较大的 NNH 则表明只有对许多人进行治疗才会只有一个人出现不利的效果。NNT 取决于基线风险（即接受治疗人群的发病率）和治疗持续时间以及相对风险降低程度表明实现积极结果所需的努力，而不区分是否存在与治疗相关的不良事件，而 NNH 则没有考虑治疗的益处，现已开发数学模型来克服相关问题，NNT_u（"绝对的成功"，治疗成功，且无治疗引起的副作用）和 NNH_u（"彻底的失败"，治疗不成功，且有治疗副作用）的概念已经被创建，但迄今为止尚未广泛使用。与大多数其他定量 Benefit-Risk 方法和模型一样，该方法不包含临床判断，但其直接利用人数描述结果，易于理解与交流，仍是临床医生描述获益 – 风险的常用指标。

### （五）联合分析

联合分析（CA）是一种对各种属性级别描述的真实或假设的产品进行比较，并且通过多次比较可以计算总体偏好和偏好函数的权衡方法。通常，属性 X 的更优选级别与属性 Y 的次优选级别组合，并且将该组合与 X 的次优选级别与 Y 的更优选级别组合进行比较，其中，实验者需事先假设至少一个属性偏好。当要比较多个属性时，会向受访者呈现更多和不太喜欢的级别的混合，并询问他们的总体偏好，或者通过陈述对治疗的偏好选项 A（低 X 和高 Y 的组合）或治疗选项 B（高 X 和低 Y 的组合）优于另一种，或通过评估他们对其中一种的偏好强度。通过反复询问多对不同处理之间的比较，可以应用多元回归统计分析，该分析提供与属性水平相关的"效用权重"。可应用 CA 来捕捉个人在以多种"线索"为特征的情况下作出判断的"策略"，也可利用 CA 的能力来捕捉产品竞争特征之间的权衡，以帮助工作人员更好地了解人们对产品的看法以及他们在作出选择时如何权衡产品属性。在药品领域，联合分析可以被用来衡量患者或医生对药品特定适应症的获益 – 风险相对重要性的偏好情况，作为监管决策的考量要素[18]。

## 四、中药新药上市前获益 – 风险评估指标体系

基于上市前中药新药获益 – 风险评估要素，研究建立中成药上市前获益 – 风险评估指标池，采用问卷调查方式，进行两轮专家咨询，对建立的指标池进行修改及增删。主要函询专家对于咨询表各级指标的重要性、熟悉程度和判断依据的评分，及对各级指标提出的意见或修改，如指标定义是否模糊、用词是否恰当等。采用 Likert 5 级评分法对各指标重要性进行评分。使用熟悉程度系数（$C_s$）将熟悉程度分为很熟悉、熟悉、比较熟悉、一般熟悉、不熟悉 5 个等级，分别赋值 1.0、0.8、0.6、0.4、0.2、0。使用判断系数（$C_a$）表示专家的判断依据，分为理论分析（$C_{a1}$）、实践经验（$C_{a2}$）、参考国内外资料（$C_{a3}$）、直觉（$C_{a4}$）四种。专家权威程度（$C_r$）由专家对指标的熟悉程度（$C_s$）和专家的判断系数（$C_a$）两部分因素决定，当 $C_r \geq 0.7$ 时，即表示专家意见可取。采用层次分析法初步构建层次结构模型，通过 Saaty 标度构建两两判断矩阵，并用检验指标（CR）判断矩阵的一致性，确定指标权重（见表 15-4-5）。

表 15-4-5 中药新药上市前获益 – 风险评估指标及指标权重

| 评估维度 | 评估指标 | 权重（%） |
|---|---|---|
| 1. 获益 | | 33.33 |
| | 比较获益的类型 | 10.94 |
| | 比较获益的大小 | 11.14 |
| | 有效性结果的一致性 | 11.25 |
| 2. 风险 | | 66.67 |
| | 不良反应发生率 | 8.81 |
| | 严重不良反应发生率 | 9.27 |
| | 可疑且非预期的严重的不良反应发生率 | 8.49 |
| | 不良反应的严重程度 | 9.19 |
| | 药品不良事件发生率 | 8.11 |
| | 治疗中断的患者比例 | 7.84 |
| | 治疗间断的患者比例 | 7.59 |
| | 用药量减少的患者比例 | 7.35 |
| 总计 | | 100 |

（王忠 党海霞）

# 参考文献

［1］党海霞，张力，刘骏，等.基于风险–效益的美国 FDA 药品价值评估框架分析与启示［J］.药物评价研究，2020，43（4）：665-669.

［2］U. S. Food and Drug Administration. PDUFA Vimplementation plan：structured approach to benefit-riskassessment in drug regulatory decision-making［EB/OL］.（2013-02）［2019-11-15］. https://www. fda. gov/media/84831/download.

［3］U. S. Food and Drug Administration. PDUFA Ⅵ Implementation plan：benefit-risk assessment in drugregulatory decision-making［EB/OL］.（2018-03-30）［2019-11-15］. https://www.fda.gov/media/112570/download.

［4］European Medicines Agency. Benefit-risk methodology project work package 2 report：Applicability of current tools and processes for regulatory benefit-risk assessment. 31 August 2010 EMA/549682/2010 – Revision 1 Human Medicines Development and Evaluation［R/OL］. http://www.ema.europa.eu/docs/en_GB/document_library/Report/2010/10/WC500097750.pdf.

［5］European Medicines Agency. Benefit-risk methodology project；work package 4 report：Benefit-risk tools and processes［R/OL］. London, UK：London School of Economics and Political Science, LSE Library, 2012. https://www.ema.europa.eu/docum ents/report/benefit-risk-methodology-project-workpackage-4-report-benefit-risk-tools processes_en.pdf.

［6］张昱，刘畅，王斯玥，等.国内外效益风险评价体系与评估要点研究［J］.中南药学，2018，16（3）：427-432.

［7］LEVITAN B S, ANDREWS E B, GILSENAN A, et al. Application of the BRAT framework to case studies：observations and insights［J］. Clin Pharmacol Ther, 2011, 89（2）：217-224.

［8］REYNOLDS R F, KURZ X, de GROOT M C, et al. The IMI PROTECT project：purpose, organizational structure, and procedures［J］. Pharmacoepidemiol Drug Saf, 2016, 25（Suppl 1）：5-10.

［9］HUGHES D, WADDINGHAM E, MT-ISA S, et al. Recommendations for benefit-risk assessment methodologies and visual representations［J］. Pharmacoepidemiol Drug Saf, 2016, 25：251-262.

［10］PUHAN M A, SINGH S, WEISS C O, et al. A framework for organizing and selecting quantitative approaches for benefit-harm assessment［J］. BMC Med Res Methodol, 2012, 12：173.

［11］郭志坚.药品获益风险评价中的随机多目标可接受度分析模型研究与应用［D］.北京：中国人民解放军海军军医大学，2022.

［12］THOKALA P, DEVLIN N, MARSH K, et al. Multiple Criteria Decision Analysis for Health Care Decision Making：An Introduction：Report 1 of the ISPOR MCDA Emerging Good Practices Task Force［J］. Value Health, 2016, 19（1）：1-13.

［13］YU Y, JIA L, MENG Y, et al. Method development for clinical comprehensive evaluation of pediatric drugs based on multi-criteria decision analysis：application to inhaled corticosteroids for children with asthma［J］. Pediatr Drugs, 2018, 20（2）：195.

［14］宋子扬，尉耘翠，聂晓璐，等.基于卫生技术评估联合多准则决策分析建立我国儿童用药临床综合评价方法［J］.药物流行病学杂志，2019，28（10）：681.

［15］MARSH K, IJZERMAN M, THOKALA P, et al. Multiple Criteria Decision Analysis for Health Care Decision Making：Emerging Good Practices：Report 2 of the ISPOR MCDA Emerging Good Practices Task Force［J］. Value Health, 2016, 19（2）：125-137.

［16］The Food and Drug Administration. Structured approach to benefit-risk assessment in drug regulatory decision-making. Draft PDUFA V Implementation Plan［R/OL］.（2013-02）. https://www.fda.gov/industry/prescription-drug-user-fee-amendments/enhancing-benefit-risk-assessment-regulatory-decision-making.

［17］苏鹏丽. 基于 MCDA 模型的中成药上市后价值评估指标体系的构建与验证［D］. 北京：中国中医科学院，2023.

［18］魏芬芳，吴文宇，李丽敏，等. 国外药品获益－风险评价方法概述［J］. 中国药物警戒，2024（6）：1-8.

# 第五节　中药新药上市后获益－风险评估

中药新药的获益－风险评估不能因获得上市许可而结束。中药上市后，随着有效性或安全性新证据的累积与出现，获益和风险的评估也会不断变化。从中成药监管的角度看，一方面，由于历史原因，已上市的中成药品种存在临床定位模糊，临床证据质量不高等问题，需要科学规范对中成药的获益与风险进行再评价，另一方面，随着用药人群的扩大、临床证据的累积及医药科学的发展，对已上市中药开展评估，对其获益－风险进行评估，为临床合理用药、新适应症的开发及退市提供支撑，本节以中成药评估为重点，系统阐述中药新药上市后的获益－风险评估。

## 一、中药新药上市后药品获益－风险评估的评估要素

### 1. 有效性

上市后的有效性评估应注重临床需求和疗效评价指标的结合，在更广泛的人群中评估中药新药的临床获益，并解决Ⅱ、Ⅲ期临床研究中未解决的问题。因此，中药新药上市后可从治疗背景和有效性结局两个方面的指标来评估已上市中药的有效性。治疗背景指标主要从中成药所治疗的疾病严重程度、疾病影响的人群及药物作用的目标人群数量联合评价其临床需求，注重突出中医药的价值特点；有效性结局指标综合中药的临床获益及其证据质量来评估其价值，注重体现中药的比较获益优势和证据的一致性，可在循证医学方法的基础上，运用全面、综合的证据类型和评估方法评价中成药临床有效性[1]。

### 2. 安全性及风险管理

上市后的安全性及风险管理主要考察其在临床广泛使用条件下的不良反应发生情况及其风险可控性。因此，可从安全性、风险可控性两方面提出 8 个核心指标。在安全性方面尤其应注重新发现的不良反应／事件、前期未关注的重点风险人群以及上市后临床合并用药所发生的不良反应／事件等信息。风险可控性则主要注重含毒性药材、配伍禁忌或其他具有已知潜在风险的中药在长期临床应用中的不良反应监测和风险管理。由于上市后用药人群扩大、临床病情复杂、合并用药等因素影响，已上市中药新药的安全性评估同样应强调证据的多元性和充分性，可基于上市后临床研究、国家药品不良反应监测系统、说明书修订等药物警戒和风险管理研究获取的相关证据进行评估。

## 二、上市后中成药获益－风险评估指标体系

基于评估要素，研究建立中成药上市后获益－风险评估指标池，采用问卷调查方式，进行两轮专家咨询，对建立的指标池进行修改及增删。主要函询专家对于咨询表各级指标的重要性、熟悉程度和判断依据的评分，及对各级指标提出的意见或修改，如指标定义是否模糊、用词是否恰当等。具体方法同上市前价值评估指标体系构建，指标及权重结果见表 15-5-1[2-3]。

### 表 15-5-1  中药新药上市后获益 – 风险评估指标及权重

| 评估维度 | 二级指标 | 三级指标 | 权重（%） |
|---|---|---|---|
| 1. 获益 | | | 33.33 |
| | （1）治疗背景 | ①疾病的严重程度 | 4.77 |
| | | ②疾病影响的人群数量 | 4.82 |
| | | ③药物适用人群占比 | 4.82 |
| | （2）有效性结局 | ④获益的类型 | 4.66 |
| | | ⑤比较获益的大小 | 4.51 |
| | | ⑥临床疗效的一致性 | 4.68 |
| | | ⑦证据的质量 | 5.07 |
| 2. 风险 | | | 66.67 |
| | （1）安全性 | ①不良反应发生率 | 7.74 |
| | | ②严重不良反应发生率 | 8.19 |
| | | ③可疑且非预期的严重的不良反应发生率 | 7.52 |
| | | ④不良反应的严重程度 | 7.87 |
| | （2）风险可控性 | ⑤毒性药材 | 7.00 |
| | | ⑥毒性药材的风险管控 | 7.23 |
| | | ⑦配伍禁忌 | 6.94 |
| | | ⑧药品说明书的完善程度 | 7.25 |
| | | ⑨药物安全性通报信息 | 6.91 |
| 总计 | | | 100 |

## 三、案例验证

案例  以某中成药干预治疗慢性稳定型心绞痛为例

为验证已构建的中成药上市后获益 – 风险评估指标体系在具体药物的价值评估过程中各项指标相关的证据资料的可获得性以及评估指标体系整体的可操作性，本研究以某中成药治疗慢性稳定型心绞痛（chronic stable angina，CSA）为例，开展了直接验证[3]。首先基于待评估药品的特点，对表 15-5-1 进行修正，形成待评估药品的评估指标框架（见表 15-5-2）。以评估指标为基础，全面检索"某中成药＋标准治疗"和"标准治疗"两种治疗方案在各评估指标项下的相关证据资料，检索范围包括知网、万方、维普、中国生物医学数据库、PubMed、Cochrane Library、中国临床试验注册中心、美国临床试验注册中心以及部分中国官方网站和官方疾病数据病，如国家药品监督管理局官网、国家统计局官网、国家医疗保障局官网、国家知识产权局官网、国家心血管病中心官网和全球疾病负担数据库（Global Disease Burden，GDB）等。基于查阅资料、总结的证据资料以及重新开展调查研究获得的新的证据资料，构建《某中成药治疗慢性稳定型心绞痛的价值证据矩阵评估表》专家问卷。基于各项指标可获取的或最佳的证据资料，采用 0~5 分赋值，由专家依据证据矩阵，为每项指标评分。同时调查各位专家对各项指标的熟悉程度。最终指标的评分综合考虑各专家对各项指标的熟悉程度和各专家对该中成药治疗 CSA 的价值评分得到。该中成药的获益得分为 27.35，风险得分为 13.08，获益与风险比为 2.09，说明该中成药的获益大于风险，具有临床价值（见表 15-5-3）。

**表 15-5-2　某中成药评估实际调整后的上市后价值评估框架**

| 指标 | 调整后的权重（%） | 指标 | 调整后的权重（%） |
|---|---|---|---|
| 1. 有效性 | 33.33 | ②严重不良反应发生率 | 9.23 |
| ①疾病的严重程度 | 4.77 | ③可疑且非预期的严重的不良反应发生率 | 0 |
| ②疾病影响的人群数量 | 4.82 | ④不良反应的严重程度 | 8.87 |
| ③药物适用人群占比 | 4.82 | ⑤毒性药材 | 7.89 |
| ④获益的类型 | 4.66 | ⑥毒性药材的风险管控 | 8.15 |
| ⑤比较获益的大小 | 4.51 | ⑦配伍禁忌 | 7.83 |
| ⑥临床疗效的一致性 | 4.68 | ⑧药品说明书的完善程度 | 8.17 |
| ⑦证据的质量 | 5.07 | ⑨药物安全性通报信息 | 7.80 |
| 2. 安全性及风险管理评估 | 66.67 | 总计 | 100 |
| ①不良反应发生率 | 8.73 | | |

**表 15-5-3　某中成药获益 - 风险评估表**

| 指标 | 均分 | 指标权重值（%） | 最终得分 | 指标 | 均分 | 指标权重值（%） | 最终得分 |
|---|---|---|---|---|---|---|---|
| 1. 有效性 | | 33.33 | 27.35 | ②严重不良反应发生率 | 1.25 | 9.23 | 2.30 |
| ①疾病的严重程度 | 4.046 | 4.77 | 3.86 | ③可疑且非预期的严重的不良反应发生率 | 0 | 0 | 0 |
| ②疾病影响的人群数量 | 4.556 | 4.82 | 4.39 | ④不良反应的严重程度 | 1.012 | 8.87 | 1.80 |
| ③药物适用人群占比 | 4.364 | 4.82 | 4.21 | ⑤毒性药材 | 0.75 | 7.89 | 1.18 |
| ④获益的类型 | 3.619 | 4.66 | 3.37 | ⑥毒性药材的风险管控 | 0.242 | 8.15 | 0.39 |
| ⑤比较获益的大小 | 4.792 | 4.51 | 4.32 | ⑦配伍禁忌 | 0.9 | 7.83 | 1.41 |
| ⑥临床疗效的一致性 | 3.5714 | 4.68 | 3.34 | ⑧药品说明书的完善程度 | 0.819 | 8.17 | 1.34 |
| ⑦证据的质量 | 3.809 | 5.07 | 3.86 | ⑨药物安全性通报信息 | 1.8 | 7.8 | 2.81 |
| 2. 安全性及风险管理评估 | | 66.67 | 13.08 | 获益 - 风险比 | | 2.09 | |
| ①不良反应发生率 | 1.056 | 8.73 | 1.85 | | | | |

注：均分为 7 位专家的证据评分均值。

（王忠　党海霞）

# 参考文献

［1］于亚南，刘骏，李兵，等. 中成药全生命周期价值评估核心指标专家共识［J］. 中国中药杂志，2023，48（19）：5389–5396.

［2］徐欢欢，苏鹏丽，刘骏，等. 基于德尔菲法的中成药上市后价值评估指标体系研究［J］. 药物评价研究，2024，47（2）：230–236.

［3］苏鹏丽. 基于 MCDA 模型的中成药上市后价值评估指标体系的构建与验证［D］. 北京：中国中医科学院，2023.

# 第十六章
# 中药复杂性药理研究与评价新工具

## 第一节　中药网络药理学原理与方法

### 一、中药网络药理学概述

#### （一）中药复杂性研究技术挑战与监管应对

中医药是中华民族的瑰宝，积累了我国人民几千年来对抗疾病的实践经验。中医药治疗注重整体观、动态观、辨证观，用药具有复方特色，中医药治疗的这种整体效应使其在治疗一些复杂疾病具有独特优势，也符合现代治疗学的发展趋势。然而，具有宏观辨证治疗特色的中医药长期以来缺乏微观精确的现代认识，主要原因在于中医病证复杂性、中药物质复杂性及其相互关联复杂性难以阐释，解析中药复杂体系作用模式是中药现代研究中亟待突破的重大挑战，突破这一重大技术挑战的关键在于要建立符合中医药整体特色的研究方法学体系。然而，以往的还原、试错的研究方法难以满足中药方剂化学成份与机体生物系统的相互复杂关系的研究需要，亟需建立符合中医药整体特点的新理论与新方法。

在大数据、人工智能等技术飞速发展的时代背景下，如何把现代科学研究成果与中医药整体观念有机融合，是当前医药学持续进步所面临的重大难题。系统生物学的发展表明，复杂疾病可能无法通过干预单个生物节点来进行有效治疗，"一种药物、一个靶点、一种疾病"的研究模式已经难以满足当前的药物研发需求。在生物医药大数据、人工智能蓬勃发展的时代背景下，以生命科学、信息科学与医学交叉融合的复杂生物网络研究受到越来越广泛的关注。2017年，美国科学院院士 Loscalzo 等[1] 在《新英格兰医学杂志》上发表观点文章，认为医学研究需要从长期的还原论"重归整体"。其中一个重要的转变是从生物分子网络调控的角度认识复杂疾病的发生发展机制与中药复性的原理越来越受到关注。因此，系统医学、网络生物学，以及本节主题相关的"网络药理学"等研究应运而生，为中医药学复杂体系研究带来了前所未有的契机。网络药理学融合系统生物学、生物信息学、网络科学等学科，从系统层次和生物网络的整体角度出发，解析药物与治疗对象之间的分子关联，揭示药物的系统性药理机制，从而指导药物研发和临床诊疗，是人工智能和大数据时代药物系统性研究的新兴原创科学。

对于中药复杂性研究技术挑战，如何科学、客观评价中药新技术、新产品的有效性与安全性已经成为中药监管应对难题。中医药临床诊疗思想的整体观念，一方面突显了还原论医药研究模式的局限，另一方面孕育了以生物网络和系统生物学为特色的新一代研究模式，为网络药理学的起源和发展起到了关键作用。1999 年，为系统揭示中医药整体诊疗的生物学基础，清华大学李梢[2]率先提出了中医药与生物分子网络相关的假说，并在 2002 年提出中药方剂可能通过发挥"多因微效"的协同效应来调控复杂的疾病基因网络[3-4]。2007 年 10 月，英国学者 Hopkins[5]提出"网络药理学"术语。可见，我国在从生物网络角度认识药物作用机理方面，具有原创性与引领性，并出版了首部网络药理学中英文专著[6-7]。网络药理学与中医药整体治疗的特色不谋而合，也为发掘中医药特色、走向国际科技前沿创造了有利条件，中医药与网络药理学的有机融合催生了中药网络药理学。中药网络药理学是以生物网络为基础，揭示复杂疾病、证候和方剂之间相互联系的方法学[8]。其核心概念"网络靶标"指的是中药方剂或组合药物以病证生物分子网络及其关键模块为靶标，对疾病或证候发挥系统调节作用，中药方剂的整体调控机制可以通过定量表征关键的生物分子、通路以及生物模块来阐释[8-9]。因此，中药网络药理学中的"网络"一词涵盖了中药、靶点（分子、细胞等多层次生物靶点）、证候、疾病等多种要素，充分体现了中医药"整体观"的特性。近年来以深度学习为代表的机器学习领域的突破使得人工智能成为当下最为热门的研究方向之一，人工智能算法可以基于不同策略，应用不同种类数据，实现搜索、判别等多种任务，适用于解决中药网络药理学研究中面临的海量数据和复杂关系分析难题，推动了中药网络药理学的发展与应用[10-11]。然而，以网络药理学为代表的中药复杂性研究新技术、新方法，目前在数据质量、数据规范性和科学检验方面仍面临着重大挑战，需要广大科研工作者持续努力、深入探索，以期建立严谨规范、科学统一的评价标准，以确保中药复杂性研究技术的应用得到良好监管。

## （二）中药网络药理学原理

### 1. 网络靶标理论的提出

网络药理学为药物研究带来了变革，有望引领药物研发的新思想，系统地理解并处理化学体系与机体生物系统的复杂性，使药物的现代研究由还原论转变为系统论成为可能。为了将网络药理学的思路和方法，与复杂疾病的内在机制和中药方剂系统干预有机结合，从而实现复杂疾病和中医药干预研究模式的突破与跨越，我国学者李梢等[2-4]在生物分子网络与中医药相关联假说、药物网络调节理念的基础上，进一步提出"网络靶标"原创理论。将构成中药复杂体系关键要素的中药、疾病与证候映射到生物分子网络，发现中药作用靶标具有网络化和模块化特征，推演出以多靶点的关联网络系统表征中药功效的"网络靶标"新概念。在研究实践的基础上，发现中药多成份药效具有反馈调控、拓扑互补、功能增强的协同作用形式，揭示以病证生物分子网络为靶标的中药调节原理，形成"网络靶标"理论[9]。"网络靶标"理论突破了长期以来"单靶标、局部对抗"研究模式的局限。"网络靶标、系统调节"研究模式和方法体系，为理解复杂化学体系与机体复杂生物系统之间的相互作用找到一种新的思路与方法，成为源自中医药、构建"中药网络药理学"[8]新方向的核心理论。"网络靶标"理论诞生之初就是针对复杂程度更高的中药复杂体系解析难题，其应用领域涵盖了对化学药、多成份组合药物以及中药复方的科学基础研究。可见，基于网络靶标理论的技术方法的研究应用范围涵盖了整个网络药理学，并引领了国内外网络药理学的发展。

### 2. 网络靶标的概念

中药网络药理学的核心理论是"网络靶标"。本节首先介绍网络药理学中"生物网络"的概念，然后介绍"网络靶标"的概念，并从概念定义的角度和定性定量分析等方面，对"网络靶标"与单靶标、多靶标的概念进行比较，进一步加深读者对"网络靶标"概念的理解。生物网络既是机体复杂生物系统的构建基础，同时也是描述生物系统中要素与要素之间关系的重要方法。作为生物系统的构建基础，生物网络在狭义和广义上具有不同的表现形式。狭义上，生物网络是以生物分子作为节点，分子之间的相互关联为连边构成的系统，有基因调控网络、蛋白质相互作用网络、信号转导网络、代谢网络等；广义上，有生物功能网络、中药成份网络、中药配伍网络、疾病－疾病网络、中药－疾病网络等。作为描述生物系统中要素和要素之间关系的重要方法，生物网络在计算上可以用复杂网络理论和方法进行描述和分析。例如，分析生物网络的节点度、度分布、介数以及最短路径等属性从而理解生物网络的拓扑结构，分析生物网络的网络模体和网络模块从而识别网络的关键调控环节，以及通过微分方程对生物网络进行网络动力学分析从而模拟在时间和空间上的演变。网络靶标是指生物分子网络中机制性关联药物与病证的关键模块，也是调节机体复杂系统的内核和实质，包括关键分子、关键通路或关键模块等。"网络靶标"可以从狭义和广义两方面来理解。狭义上，"网络靶标"可以理解为病证生物网络中能够被药物干预的关键环节。广义上，"网络靶标"可以理解为一种建立药物和病证之间关联的研究模式，即通过定性和定量研究病证生物网络中与病证表型相关的局部生物网络模块的网络拓扑结构与动力学特征等，识别其关键机制，进而设计药物干预病证生物网络的关键环节、实现对病证表型的整体调控。

值得注意的是，"网络靶标"的概念与单靶标、多靶标的概念存在本质区别。单靶标是指针对单一靶标选择具有高亲和性和高选择性的药物，通过干预一个靶标治疗一种病证。多靶标是指药物同时作用于疾病相关的两个或多个相关靶标，仅是从药物作用性质上来定义的。"网络靶标"和单靶标、多靶标的区别在于：网络靶标理论指出了靶点间相互作用的重要性，而非简单组合。"网络靶标"强调以病证生物分子网络为靶标，定量分析中医药的整体作用机理。中药网络药理学的研究思路是将中药成份靶标和病证相关分子共同映射于生物分子网络，以生物分子网络为基础建立药物与病证的关联机制，分析中药的"网络靶标－系统调节"机制。以研究中药干预病证为例进行介绍，中药对病证的干预作用具有中药化学成份复杂、复方组合形式多样、各中药有效成份生物活性相对缓和且彼此协同作用的"多因微效"综合调节特点，中药疗效机制是在"多因微效"基础上的系统"涌现"。将计算、系统建模与实验验证等技术运用于中医药之非线性、开放性复杂体系的研究有助于阐释中药"网络靶标－系统调节"机制，理解复杂生物网络失衡这一病证的本质，理解中药疗效机制和中药毒性作用的产生。例如，中药成份可以通过干预网络上具有特定关联的一组靶标，利用靶标效应在时间、空间上的网络联系，形成整体效应的"开、关"[12]。理想情况下，优化的中药组方成份作用的靶标效应在病证生物网络上叠加或者协同，通过生物网络进行传播，超出效应阈值，使整体效应"开启"，表现为产生疗效；同时，其靶标效应在毒性和副作用相关生物网络上分散或者拮抗，低于效应阈值，使整体效应"关闭"，不产生毒性或毒性降低。具体而言，在时间尺度上，通过微分方程等方式模拟药物靶标作用于病证生物网络后产生的效果随时间的变化。在空间尺度上，通过衡量药物靶标在病证生物网络上分布的拓扑属性等信息，刻画药物治疗病证的关键环节。最后，将时间和空间尺度的效应进行整合形成综合效应，评价综合效应与效应"阈值"之间的关系，超出效应"阈值"，则整体效应"开启"，表现为"涌现"。通过这种时间－空间多尺度、生物分子－生物功能模块－表型多层次的模拟，可以对微观层次的生物分子变化如何影响宏观层次的药物治疗病证动态过程进行定性和定量分析。对"单靶标－局部对抗"与"网络靶标－系统调节"模式进行比较[12]见图16-1-1。

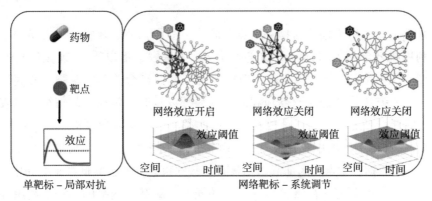

图16-1-1　"单靶标－局部对抗"与"网络靶标－系统调节"模式的比较[12]

## 二、中药网络药理学算法与工具

### （一）中药网络药理学研究的相关算法

中药网络药理学是一项基于系统生物学的研究方法，其理念是从机体与中药关系整体的角度来认识中药机理和发掘中药新药。近年高通量组学数据的增长和药理学知识的积累促进了中药网络药理学的快速发展。随着不同类型数据资源库和知识库的积累，研究如何从海量、异质且包含噪声的数据中对药物靶点、作用机制、药物与机体的相互作用关系等有效信息进行挖掘，在网络药理学研究中变得更加重要，因此对更精准、高效分析算法的需求也进一步提高。网络药理学研究一般共性问题有三类：①最优解搜索；②预测与分类；③网络生成与分析。计算机和人工智能算法能够有效地从复杂的大数据中完成特征提取、潜在关系挖掘等工作，被广泛地运用于大数据分析以及解决中药网络药理学的共性问题[13]。将人工智能等算法与中药网络药理学结合，是有效克服中药网络药理学面临问题的一种思路，二者的结合具有很大的发展潜力。

自中药网络药理学的研究出现开始，计算机算法就已经与其紧密结合，其运用的范围也非常广泛，如在仿真评价药–靶相互作用关系时需要执行最优解搜索操作，往往采用以遗传算法（genetic algorithm）或模拟退火算法（simulated annealing algorithm）为核心的分子对接、分子动力学模拟技术实行构象搜索策略；在网络分析和预测的过程中需要进行分类与预测，往往采用人工智能中的无监督学习的聚类算法，如 AP 聚类算法（affinity propagation clustering algorithm），$K$ 均值聚类算法（$K$-means clustering algorithm）等，监督学习的回归/分类算法等均取得了较广泛的应用；在机制研究中需要进行网络和通路的自动构建，往往采用贝叶斯网络（Bayesian network）算法等多种网络构建相关的人工智能算法。

中药网络药理学研究和应用中的常见算法目前主要以人工智能算法为主。得益于高性能的规模计算设备、大数据的积累以及算法创新，人工智能已在图像识别、语音识别、医疗诊断、药物研发等领域广泛应用，其成果涵盖了人类生活的各个方面。在中药网络药理学中得到广泛应用的人工智能算法根据其解决问题的范围和应用特征，主要可以分为最优解搜索、判别与分类、关系推断 3 个方面。

#### 1. 最优解搜索

搜索算法是利用计算机的高性能来有目的的穷举一个问题的部分或所有的可能情况，从而求出问题的解的一种方法。例如，深度优先搜索、广度优先搜索、回溯算法、蒙特卡洛树搜索、散列函数等算法属于此类算法。搜索过程实际上是根据初始条件和扩展规则构造一棵解答树并寻找符合目标状态的节点的过程。在分子对接模拟中，考虑了药物分子和靶点的 3D 结构并确定潜在的结合位点，往往采用以遗传算法或模拟退火算法执行最优解搜索操作，这类算法可应用于药物–靶标相互作用预测。

#### 2. 判别与分类

预测与分类算法主要应用于包括药物–靶点与病证–基因预测、药物分类、疾病与临床分型以及处方挖掘分析。利用机器学习方法预测药物或病证靶标（基因、蛋白质）、发掘优化处方分为以下几类：①基于相似度/距离的方法通过预测的相似性或距离函数来合并药物–靶点和病证–基因的相似性测量；②基于特征的方法将药物–靶点和病证–基因都以具有一定长度的特征向量表示，通常使用二进制标签将这些成对向量分为具有正负相互作用的两类，包括支持向量机（support vector machines，SVM）、基于树的方法和基于核函数的方法等；③矩阵分解法是假设药物–靶点或病证–基因位于相同的距离空间中，然后把药物、靶点、病证嵌入到具有某些约束条件的公共低维子空间中，使用药物（病证）和靶点（基因）之间的距离来衡量其相互作用的强度；④基于网络的方法是利用基于图的技术来实现靶标/基因预测的方法。这些方法中包括网络关系推断算法来预测靶标。通过将蛋白质–蛋白质相似性，药物－药物相似性和病证－基因关系这3个网络整合到一个异质网络中，计算药物－靶点与病证－基因双向网络拓扑相似性，被认为是最可靠的推理方法之一；⑤深度学习是机器学习的一个子集，它能过模拟神经网络的结构和功能来实现复杂的模式识别与数据处理任务。例如，深度学习通过将药物、靶点、病证的3种类型的属性（即生物学、拓扑学和物理化学信息）用于生成特征向量／矩阵。与SVM分类器相比，采用深度学习的方法的一个优势在于能够挖掘药物与靶点、基因与疾病之间的隐藏相互作用，被广泛应用于靶点预测、处方挖掘分析等领域；⑥混合方法是指利用基于特征的方法、矩阵分解、深度学习和基于网络的方法的任意组合的各种方法，通过集成不同的信息集可以扩展预测算法的功能。

### 3. 关系推断

理解生物要素之间各种复杂关系是复杂生物网络研究的一个根本问题。为突破复杂生物网络关系解析中多层次、异质性信息融合难题以及小样本推断难题，可以利用不确定知识表达和推理等领域的手段来进行预测，并生成新的网络连接关系，这类方法就是基于网络的关系推断算法。依据网络多层次相似性原理，可从全局特征角度对疾病宏、微观关联关系进行建模与分析，实现多层次异质信息的融合；借助疾病之间的相似性，即便对致病基因完全未知的疾病也能进行推断，实现无标签信息与先验知识的小样本推断。尤为重要的是，关系推断的原理与方法为克服中医药相关生物信息匮乏的难题，揭示中医药分子机制提供了系统解决方案。

基于网络的关系推断算法包括关系网络构建、关系表示与建模、未知关系推断。多层次生物网络的关系建模，主要有以下几种方法：①基于网络距离的方法。这类方法的假设是疾病表型与致病基因的关系强弱与相关节点模块之间的网络距离远近之间呈负相关关联。②基于随机游走的方法。这类方法将疾病表型、致病基因等不同层次模块之间的关系建模为相关节点在网络中的转移概率。随机游走方法可以应用于不同拓扑结构的网络，为探索网络中的关系提供了一个有效的框架。③基于矩阵分解的方法。这类方法通常利用主成份分析（principal component analysis，PCA）或非负矩阵分解（non-negative matrix factorization，NMF）等方法将疾病表型－致病基因关系矩阵进行分解，得到包含不同层次模块之间关系对的降维表示或向量表示。④基于图嵌入的方法。这类方法通过将疾病表型－致病基因关联关系构建图模型，并利用图嵌入方法将图模型映射到低维向量空间中，实现不同层次模块关系的非线性建模。⑤基于图神经网络的方法。这类方法通过利用神经网络结构模型将疾病表型－致病基因的多层次关联关系转化为基于网络节点的隐向量之间的关系。这类方法通常包含信息传递阶段和信息读出阶段。基于网络的关系推断算法可应用于致病基因与药物靶标预测、疾病标志物识别、中医药机制解析等方面。例如，李梢课题组建立的基于图对比学习的人体组织－细胞－分子等多层次生物网络关系推断算法（graph local infoMax，GLIM），首次构建出胃炎癌转化"组织－细胞－分子"多层次生物网络，实现了特定组织或细胞条件下疾病网络调节机制的系统分析，对于促进中西医精准诊疗具有重要意义。

### （二）中药网络药理学研究数据库

中药网络药理学是在生物学大数据和人工智能背景下产生的，数据库对于网络药理学研究至关重要。历朝历代的中医药古籍文献中有海量的方剂。现代研究对很多方剂或者中药材进行了成份分离和分析，以及现代分子药理研究。当前，已经系统整理了一些中医药领域内的重要数据库，这些数据库多从中药复方或药材的组成化合物出发，通过药物潜在的靶点，利用网络药理学的手段建立中药与疾病或者证候之间的关联。这些数据库为认识中药治疗疾病的机制，以及加深对中医药理论的理解提供了值得发掘和进一步验证的资源。除了中医药数据库之外，中药网络药理学研究离不开一些国际上重要的公共数据库。例如，药物和化学数据库为认识中药成份等天然产物的理化性质、生物活性、作用靶标、成药性等方面提供了数据。同时这些数据库收录的美国食品药品管理局（Food and Drug Administration，FDA）

批准的已上市药物的信息，也为药物信息学的研究提供了参考。因此，本节将对中药网络药理学常用的数据库进行介绍，主要从中医药数据库和生物医学相关数据库两方面展开。

1. 常用中医药数据库

中药复方由多种中草药构成，每种中草药还包含多个活性成份，因此也就导致了中药的作用靶点是广泛的。但正是因为中药"多组分、多靶点、多通路"的作用机制，使它能够有效治疗包括癌症和糖尿病等在内的复杂疾病。基于中药的以上特点，利用网络药理学的思想研究中药的作用机制可能是一种有效的方式。网络药理学研究中涉及中药成份、靶标、通路、表型、证候、疾病等多种实体[14]。不同数据库的侧重点不同，可以相互借鉴参考。ETCM（Encyclopedia of Traditional Chinese Medicine）和TCMID（Traditional Chinese Medicines Integrated Database）等数据库注重于中药相关的化学成份、作用靶标等数据的收集。而SymMap（Symptom Mapping）、TCMGeneDIT（Traditional Chinese Medicine, Gene and Disease Information Using Text Mining）则关注中药实体之间的关联，其中SymMap收录并评价了中医症状、西医症状与中药成份、靶点之前的关联。而TCMGeneDIT则通过文献挖掘来构建以及评价中药、基因、疾病之间的关系。TCMSP（Traditional Chinese Medicine Systems Pharmacology Database and Analysis Platform）以及BATMAN–TCM（Bioinformatics Analysis Tool for Molecular Mechanism of Traditional Chinese Medicine）则以基于成份的靶标预测和网络分析为核心。

2. 常用生物医学数据库

近年来各类生物学数据库的构建为网络药理学研究提供了海量的数据支撑。中药网络药理学研究常用的生物学数据库包括疾病表型与基因型关联数据库（OMIM、HPO、DisGeNET）、药物靶标信息数据库（TTD、PDB、KEGG）和生物分子相互作用数据库（STRING、DIP、MINT、IntAct、BioGRID）等。其中，OMIM数据库是一个有关人类基因与遗传性状的综合性权威数据库，此数据库重点关注疾病表型与基因型之间的联系，收录了所有孟德尔遗传性疾病和超过15000种人类基因的相关信息，包括所有已知的遗传病、遗传决定的性状及其基因，除了简略描述各种疾病的临床特征、诊断、鉴别诊断、治疗与预防，还提供已知的致病基因的连锁关系、染色体定位、组成结构和功能、动物模型等信息，并附有经人工核查的相关文献证据。DisGeNET数据库是将疾病和基因的关联信息，及相关药物信息相整合的开源数据库，其证据来源于其他数据库和文献。

## （三）中药网络药理学常用软件

中药网络药理学作为当前药理学研究的热点方向和网络科学研究的重要医学应用，随着大规模药理学和疾病分子网络数据的海量积累和整合，已经成为传统药理学研究不可或缺的补充组成部分。除了不断涌现的新方法和新技术之外，将大量的分析技术和方法如网络分析和分子功能分析等固化成系列相关软件或程序，为网络药理研究提供支撑条件。这些软件的可靠性还需要在实践应用中接受检验并不断发展。本节从中药网络药理学常用的Web软件、基于图形化界面操作的软件和基于编程语言的工具包三方面进行简单介绍，为实际开展网络药理学研究提供便捷的软件工具选择和实用指导。

1. 基于编程语言的工具包

目前基于编程语言调用的可视化工具包，基本都具备了网络的拓扑统计度量、经典图算法、社团划分和链接预测等分析方法，网络分析较为灵活，可以精确到节点和边的控制，同时也易于按照需求调整相应的计算功能。但一般情况下，基于编程语言调用的工具适合进行后台批量计算和系统整合。表16–1–1中列举了一些常用的可视化工具包。

**表 16-1-1　常见网络可视化工具包**

| 名称 | 开发者 | 编程语言 | 开源、免费 |
|---|---|---|---|
| Hiveplot | Martin Krzywinski | Python | 是 |
| NetworkX | Aric Hagberg, Pieter J. Swart | Python | 是 |
| Igraph | Szabolcs Horvát | R、Python、C/C++ | 是 |
| GraphStream | Julien Baudry, Antoine Dutot | Java | 是 |

2. 基于图形化界面操作的软件

复杂网络既是一种形式化工具，也是一种科学研究手段，由于其对各领域问题的普适性，它在医学、社会学、物理学、信息学和生态学等领域都得到广泛应用。当前各领域网络数据如蛋白质相互作用网络、疾病关系网络、社交网络、电力网络、航空网络、交通网络等的大量积累，进一步促进了复杂网络研究方法的发展。当前网络数据规模庞大，网络节点和边的数量众多，需要借助可视化方法让网络关系具体化。鉴于此，研究者开发了一系列可视化网络分析工具，包括基于图形化界面的可视化软件和可以进行编程调用的程序包软件（如 R 包、Python 包、Java 包等）。其中基于图形化界面的可视化工具，易于安装和操作，相对于编程语言包来说，操作起来更加直观。本节将从差异基因富集分析和网络分析两个方面对独立系统软件进行简要介绍及操作示范。

（1）**基因集富集分析**（gene set enrichment analysis，GSEA）　就是被广泛使用的差异基因富集分析代表方法，它可以用于评估一个基因集的基因在表型相关度排序中的分布趋势，进而判断它们与特定表型的关联。与京都基因与基因组百科全书（Kyoto encyclopedia of genes and genomes，KEGG）通路分析不同的是，GSEA 可以考虑那些表达差异不大却功能重要的基因对通路的影响，相比 KEGG 通路分析能保留更多的关联信息。

（2）**开源和商用的复杂网络构建与网络分析软件**　目前有很多的开源和商用的复杂网络构建与网络分析软件，例如开源免费的有 Gephi、Cytoscape、Graphia 等[15]。这些软件不仅可以提供网络图的创建、可视化以及网络图布局方法，同时还提供了较大规模的网络分析算法，例如社团划分算法、中心性度量算法和最短路径计算方法等。

3. 常用的 Web 软件

Web 软件是促进药物靶点、适应症分析等药理学研究的重要途径，尤其对初识网络药理学技术和方法的研究者非常重要。本节将从成型的 Web 软件方面对分析类工具进行介绍。

（1）新药研发中药物靶标关系的确定是重要环节，但基于湿性实验的筛选方法仍具有挑战和难度，因此，药物靶标预测分析是相关领域研究的热点。全球多个研究机构和科研院所的团队在这方面做了大量的研究，已经开发了多种计算模型大规模地预测潜在的药物靶标关系。目前涌现出一批便捷实用的 Web 端服务工具，可以提供在线的药物靶标预测服务，比如 DINIES、SuperPred 和 Swiss Target Prediction 等。

（2）药物适应症分析相关的软件研发工作也已经形成较强趋势，比如 MeSHDD（meSH-based drug-drug similarity and repositioning）和 RE：fine Drugs。利用以上软件，研究者可以通过在线方法分析已有药物的性质，以明确相关药物能否安全有效地应用于特定疾病。

（3）基因富集分析是在一组基因中找到具有一定基因功能特征和生物过程的基因集，在研究差异表达基因、筛选基因的后续分析中经常使用。目前富集分析的工具有将近百种，来自于多个研究单位。目前已有多个开源网站集成了 GO（Gene Ontology）富集和 KEGG 通路分析功能，如 GSEA、DAVID 和 STRING 等。

（4）在中药网络药理学相关分析里，蛋白质相互作用网络常常被用于药物靶点和基因富集分析等研究中，其对于了解生物系统中蛋白质的工作原理、生物信号和能量物质代谢的反应机制，以及蛋白质之间的功能联系都有重要意义。目前已有多个数据库提供了蛋白质相互作用关系，如 STRING、MINT（Molecular INTeraction Database）和 BioGRID 等。

### 4. 基于网络靶标理论的中医药智能研发系统

除了上述各具特点的数据库和软件外，还需要自主研发针对中医药特色的集成系统，以更好地适应于中医药复杂性解析研究。基于网络靶标理论的中西医药分子网络导航系统（Using Network Target for Intelligent and Quantitative Analysis on Drug Actions，UNIQ 系统）[10] 是当前人工智能应用于中医药研究的代表性成果之一，由李梢团队历时 20 余年自主研发，2024 年首次在中医药与人工智能领域获得日内瓦国际发明展的最高奖"评审团特别嘉许金奖"。该系统创建了中西医表型网络、生物分子网络、中西药物网络的"关系推断"核心算法，以 CIPHER、drugCIPHER 为代表的算法分别实现了同时期国际最高精度的全基因组水平致病基因、药物靶标预测。在系列核心算法的基础上，将病证和药物准确"定位"于分子水平，计算预测药物组合与协同干预模块，并实现"表型 – 组织 – 细胞 – 分子"等多层次信息的跨尺度系统整合，进而全景式解析中西医表型 – 细胞 – 分子 – 中西药物之间的关系。UNIQ 系统从病证结合的生物网络角度实现了"病 – 证 – 方 – 药"关联机制的系统解析，建立基于网络靶标的病证结合科学基础解析关键技术，并应用于中西医的精准诊疗、精准用药与精准研发等方向。网络靶标理论跨越了宏微观内在关联解析的鸿沟，促进了传统中医与现代医学的融合，为探索中医药学原理提供了新理论、新方法，UNIQ 系统则为"网络靶标"理论的落地应用提供了关键技术支撑平台。运用该系统靶向类风湿关节炎湿热证难治环节血管新生机制，结合网络靶标全局预测筛选与名老中医的人用经验，对清络饮进行优化研发，获得机制较为清晰、临床疗效提升的新方"加味清络饮"。该系统平台还应用于支撑银翘清热片、益气通窍丸等中药新药研发以及中成药天舒胶囊、血必净注射液等中药大品种升级研发，有力地促进了中药科学内涵阐释和竞争力提升，形成良好的示范推广效应。UNIQ 系统被评价为集成了中药和病证宏微观多层次数据，以疾病或证候生物网络为靶标的综合效应来表征中药方剂的整体调节机制，可指导制定切实可行的中药新药研发计划，提高中药新药研发的针对性和精准度[16]。

## 三、中药网络药理学应用范围与实例

在中药创新发展方面，网络药理学契合了中医药诊疗的整体特点，成为人工智能与中医药交叉研究的突破口，由人工智能导向的网络药理学为中药新药的高效深度开发提供了新的策略。近年来，随着大数据和人工智能为代表的计算机领域相关概念和算法的发展，以及高通量组学技术的进步，极大推动了中药网络药理学的发展。随着网络药理学首个国际标准《网络药理学评价方法指南》的发布，将进一步加强中药网络药理学在中药复杂性研究中的实践应用，助力中药研发的各个环节，包括中药处方优化、新适应症发现、中药临床精准定位、工艺设计、质量研究、中药安全性研究以及中成药二次开发等方面。

### （一）中药网络药理学在中药复杂性研究中的应用

#### 1. 处方优化

中医的临床人用经验是源于临床，结合经典，反复论证，反映中医防治疾病内在规律的理性认识，根据中医理论辨证论治形成的特定组方，在临床应用中具有较大的优势。但是，从整体角度评价中药药效的方法和探析方剂与证候间内在联系，仍是中医药临床研究的难题。网络药理学可充分利用患者临床大数据信息和名老中医的临床经验，通过"疾病 – 基因 – 靶点 – 药物"相互作用网络能系统阐释中药对疾病网络的干预作用，通过分析中药作用的多靶点模块在网络水平上的叠加、协同、调节作用推断中药靶点与功效的因果关系，进而探索中药复方配伍及其与证候间的内在联系与规律，架起理、法、方、药的桥梁，既能丰富中医基础理论内涵和创新学术思想，又有助于实现现代科学技术手段与人用经验有机结合，为名医经验传承发展和中药精准创制提供新的思路。如通过靶向类风湿关节炎特定生物网络对国医大师名方"清络饮"进行精准优化，研制出靶向类风湿关节炎血管新生的清热中药新方加味清络饮[17]，临床研究表明，加味清络饮能够提升临床疗效、促进临床精准定位。

### 2. 新适应症发现

从系统生物学的角度看，生物网络平衡是健康的基础，疾病的本质在于生物网络的失衡，药物治疗疾病的本质则在于重建生物网络的平衡或减轻平衡被破坏的程度。对复杂疾病的治疗，药物往往不是干预单一致病基因而是调节或扰动整个"致病网络"，从而影响疾病表型。网络药理学可以机制性耦合药物与病证临床表型，通过分析中药所含化合物的靶标谱、病证的潜在通路和生物过程的协同作用关系，揭示其生物网络调节机制，从而为中药临床精准定位和新适应症发现提供科学依据。如利用网络药理学发现清热方药治疗冠状病毒感染的临床证据，入选世界卫生组织（WHO）《COVID-19临床管理动态指南》，进而构建新型冠状病毒感染（简称新冠）免疫调节相关细胞–分子网络，发现清热解毒中药大品种热毒宁注射液抗新冠的功效物质及机理[18]，入选包括第六至十版国家卫生健康委员会《新型冠状病毒肺炎诊疗方案》等多个诊疗方案和指南，为中药大品种升级研发和临床应用提供关键科学依据。

### 3. 临床精准定位

如何揭示中药与病证的关联机制、促进中医药诊疗的精准化，是提升中医临床诊疗水平的关键难题。网络药理学通过将复杂生物网络分析与人工智能、多组学检测相结合，智能解析病证相关的多模态特征，定量耦合病证宏观表型特征与细胞、分子等微观信息，系统阐释病证相关生物网络基础；在此基础上，发掘疾病风险表征的客观指标、病证精准诊疗的生物标志物，建立宏、微观信息整合的中药处方精准推断系统，显著提升病证中医临床诊疗水平。如针对风热"兼燥"型感冒日益高发、缠绵难愈、治疗手段缺乏的临床难题，利用网络药理学开发发掘王永炎院士伏燥论治感冒经验方，构建感冒风热兼燥证先天性免疫调节与适应性免疫应答相关生物网络，明确该药治疗风热兼燥型感冒的临床最佳适应症[18]，推动其成为2020年新的中药注册分类法实施以来第一个获批的1.1类中药新药银翘清热片。除此之外，利用网络药理学还揭示了益气通窍方治疗季节性过敏性鼻炎的机理与临床适应症，推动其获批1.1类中药新药[19]。再如结合临床多组学的网络药理学分析，揭示了"清热"复方葛根芩连汤（源自《伤寒论》葛根芩连汤）治疗2型糖尿病的新机制，促进临床精准定位[20]。

### 4. 工艺设计

功效物质（功效成份群）是指中药中含有的发挥中医药临床疗效特点的化学成份群，也是网络靶标与复杂成份群多维关联网络化效应治疗"疾病–证候"的物质总和，且要能体现中药药味组成特点，能表征中药整体功效强度，能反映中药功能主治特色。但由于其基础研究薄弱、功效物质不清、作用机制不明确，质量标准大多采用部分药味的指标成份，往往难以充分反映产品整体质量。因此，应当开展针对性研究，立足中医临床，整合证候宏观体征与基因组学、转录组学、蛋白质组学、代谢组学和微生物组学等组学信息，构建相关病证网络模型和药物靶标谱，辨识与病证网络关键环节相关联的潜在功效物质，构建中药功效物质解析方法与技术体系。中药复方功效是其所含的功效物质对机体生物网络（包括DNA、RNA、蛋白质、小分子代谢物等）广泛调节的综合结果。因此在中药复方提取工艺评价指标的选择上，用单一指标成份对工艺进行评价，存在着较大偏颇。利用网络药理学技术寻找影响中药功效相关的功效物质，并能同时了解其作用机理，结合药理活性评价能更合理地进行提取工艺设计与评价指标的建立。如通过网络药理学方法预测栀子豉汤治疗失眠的活性成份、潜在作用靶点和作用机制，同时以质量源于设计（quality by design，QbD）理念为指导，建立栀子豉汤提取工艺的评价指标和设计空间，发现其提取工艺设计空间稳健可靠，可为其制剂的工艺开发提供参考[21]。

### 5. 质量研究

近年来，中成药质量控制水平不断进步，由多采用单一指标成份的含量控制逐步表现为更多地采用多指标成份控制，但是，控制的指标成份多未与中药功效相关，内在质量的整体控制水平未有质的突破；另一方面，由于对影响原药材发挥核心功效作用的物质成份认识不足，生产过程缺乏质量控制或控制水平不高，药材质量不稳定导致产品批间均一性较差，难以保证药品疗效的稳定发挥，未达到国际药品标准先进水平。因此，中成药质量控制问题仍是制约中药现代化、国际化的主要瓶颈。基于中药方剂–分子–病证生物网络，可以发掘其中的关键成份或关键生物网络模块作为评估中药临床疗效的质控指标，从而促进中药方剂精准质控[22]，助力中医药企业国际化临床试验的开展。如利用网络药理学精准辨识天舒胶囊的核心功效成份，促进精准质控[18]，显著提升中药品种的市场竞争力。

### 6. 安全性研究

中药本身的复杂性、特殊性以及中西药联用日益普遍，人们生活方式改变、人类疾病谱变化等因素，中医用药的背景和环境越来越复杂，中药不合理使用等安全性风险陡增，使得中药不良反应/事件频繁发生，对科学认知中药安全性领域出现的新情况、新问题提出了新的挑战。网络药理学能够从中药成份–效应靶标互作角度，有效阐释中药毒性特点和作用方式，揭示其对药效和毒性效应的影响，为构建更加科学、有效的配伍减毒策略和方法提供技术参考[23-24]。例如，通过网络药理学方法，建立"中药–成份–靶点–通路"，揭示黄芪干预雷公藤肾毒性的核心靶点，为雷公藤安全合理用药提供参考依据[25]。

### 7. 中成药二次开发

中成药上市前的临床病例评价信息少、定位模糊，人群范围相对较窄，用药条件控制苛刻，使得中药上市前的有效性评价内容并不充分。运用网络药理学开展中成药的作用机制研究，能够系统综合地观察药物对疾病网络的干预与影响，并通过评估中药成份组合对疾病分子网络的扰动程度，解析经典名方"异病同治"共性机制，从而为中药上市后新适应症发现及药效机制阐明，在质量提升、新适应症发掘等方面，提供了有力证据。例如，从寒热生物网络的角度出发，运用网络药理学揭示了"异病同治"复方胃复春和摩罗丹治疗慢性萎缩性胃炎的不同干预机制特点[26-27]，以及利用网络药理学辨识天舒胶囊中丁烯基苯酞等功效成份，使其质控标准由原来的2个指标成份提升为13个功效成份[18]。又如通过网络药理学与实验相结合的方法揭示了中成药口炎清颗粒治疗阴虚火旺型口腔炎症的作用机制[28]，明确了丹红化瘀口服液的主要药效物质基础[29]。

## （二）中药网络药理学应用典型实例——"清络饮"的优化开发

国医大师及名医经验方的采集、整理、挖掘是中药新药研发的源头活水。中药研发要坚持以中医临床为导向，以科学研究为基础，坚持创新思维和整体观，将网络靶标技术应用于"三结合"体系建设中，深入挖掘国医大师临证经验数据，是推动中医药传承创新的新探索。本节将以"清络饮"的优化开发为例，重点阐述基于网络靶标建立名医验方优化的新方法。"清络饮"是首届国医大师李济仁治痹验方，临床疗效满意。国医大师李济仁临床治疗类风湿关节炎（rheumatoid arthritis，RA）（中医又称痹病）过程中积累了871首安全有效的临床验方，发现"清络饮"为其治疗多种风湿类疾病的核心处方。该方针对痹病湿热证的主要病机，以清热除湿、通络开痹为目的，发挥抗炎、抑制免疫反应、抑制血管新生、镇痛等作用。针对这一核心病理过程，利用 UNIQ 系统，靶向类风湿关节炎湿热证血管新生难治环节的特定生物机制，从全局上筛选针对性中药；再将筛选结果与名老中医的人用经验紧密结合，对名医验方进行精准优化，获得机制较为清晰、临床疗效提高的优化处方——加味清络饮，并对处方组合进行实验与临床验证[17]。本研究基于网络靶标理论与方法首次成功优化名医验方，建立了一种处方优化的新模式，也提供了一种名老中医经验传承与创新的新途径。

1. 资料与方法

（1）**研究流程**　本研究通过应用网络靶标分析专利方法 UNIQ 系统，以"RA 血管新生等关键通路"为靶点，全面预测治疗类风湿关节炎的有效药物，并结合首届国医大师李济仁、安徽省名中医李艳临证经验，从中医理论角度遣方组药，优化开发出新处方"加味清络饮"，进而验证加味清络饮的临床疗效及机制，具体流程见图 16-1-2。

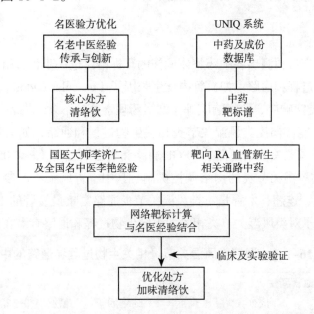

图 16-1-2　基于中药网络药理学的"清络饮"的优化开发研究流程图

（2）**基于网络靶标方法预测中药成份靶标谱**　为保证处方优化的全面性，本研究首先针对类风湿关节炎血管新生等生物过程，从全局上对所有中药进行筛选。首先从中药数据库和化学成份信息数据库中收集各中药所含成份及其化学结构、CID 编号等信息。利用网络靶标分析专利技术 UNIQ 系统中 drugCIPHER 算法预测各中药成份的靶标列表。该方法利用回归模型来刻画药物和靶标网络的整体关联，整合了给定中药成份和 FDA 批准药物的关联药物化学相似性（drug chemical similarity）、FDA 药物已知靶标在蛋白质互作（protein-protein interaction，PPI）网络上的关联，一致性分数高的靶标蛋白作为中药成份高可信度的预测靶标谱。

（3）**挖掘靶向类风湿关节炎血管新生相关分子网络的中药**　为了加强优化中药处方的精准性，提升临床疗效，选取与类风湿关节炎有关的生物过程和生物通路，如类风湿关节炎通路和血管内皮生长因子信号通路等。根据生物过程和通路的类别划分，类风湿关节炎主要包括血管新生、炎症和免疫等生物功能。参照网络药理学国际标准《网络药理学评价方法指南》，利用上述生物过程和通路中的生物分子和 PPI 关系构建类风湿关节炎生物分子网络。对各中药整体靶标谱和类风湿关节炎生物分子网络中的生物过程和通路进行富集分析，利用 Fisher 精确检验方法计算各中药在网络中各生物过程和通路的富集显著性（$P<0.05$），根据中药靶标谱富集在类风湿关节炎通路的显著性，综合排序中药对类风湿关节炎相关生物过程和通路的网络调控作用。

（4）**结合名老中医学术经验及思想**　为精准、高效传承创新国医大师李济仁治疗经验，结合李济仁及其学术继承人李艳临床经验，在其核心处方"清络饮"的基础上利用上述算法筛选出的靶向 RA 血管新生通路的中药重新组方，获得优化处方即"加味清络饮"。这种将网络靶标分析与名老中医经验相结合的新型处方优化方式，是传统中医与现代科技相结合的体现。

（5）**临床疗效与动物实验验证**　通过开放的前瞻性自身对照临床研究评价加味清络饮的临床疗效。

参照 2002 年版《中药新药临床研究指导原则》中关于痹病的疗效评价标准与美国风湿病学会 RA 疾病缓解标准（American College of Rheumatology 20 50 70 criteria，ACR20、ACR50、ACR70）疗效评价标准，对疾病活动度、RA 病情的控制及生活质量等疗效性指标进行评估，从临床方面验证新型处方加味清络饮的疗效。基于前期临床研究结果，采用胶原诱导型关节炎（collagen-induced arthritis，CIA）大鼠模型进一步验证加味清络饮对 RA 的治疗作用机制。对大鼠连续给药 40 天后对相关指标进行综合性评价分析，包括免疫组织化学指标、一般生理指标、组织病理学指标、形态学指标、血清生物标志物水平等。

2. 研究结果

利用网络药理学分析方法预测出各中药整体调控的靶标谱。进一步，分析中药整体调控靶标谱富集的类风湿关节炎相关生物过程和通路〔如血管内皮生长因子（vascular endothelial growth factor，VEGF）通路〕、细胞因子释放、炎症响应、免疫响应等。网络药理学分析结果（见表 16-1-2）显示，痹病上市中成药所含中药的靶标谱能够调控类风湿关节炎相关生物过程和通路，如关黄柏和蔓荆子等均排名靠前，靶标谱显著富集在类风湿关节炎通路、VEGF 通路和炎症响应等（$P<0.05$），体现了网络靶标技术方法能够阐释中药治疗类风湿关节炎的网络调控机制。其中，青风藤、苦参、关黄柏、蔓荆子、救必应、威灵仙、重楼、续断、连翘、木香是对类风湿关节炎通路富集最显著的 10 味中药。苦参、青风藤是清络饮原方的药味，显示对类风湿关节炎相关的不同生物过程和通路有潜在的调控作用。

表 16-1-2　调控类风湿关节炎相关生物过程和通路的中药

| 中药 | 类风湿关节炎通路 | 血管新生 | | 炎症 | | 免疫 | | | |
|---|---|---|---|---|---|---|---|---|---|
| | | VEGF 通路 | 损伤响应 | 炎症响应 | 细胞因子产生 | 免疫响应 | 白细胞激活 | 淋巴细胞凋亡 | NF-κB 活性 |
| 青风藤 | 0.0002 | $1.25 \times 10^{-7}$ | $4.60 \times 10^{-6}$ | 0.007 | $7.10 \times 10^{-5}$ | 0.47 | 0.064 | 0.44 | 0.004 |
| 苦参 | 0.0011 | $2.93 \times 10^{-6}$ | $2.36 \times 10^{-8}$ | $1.29 \times 10^{-6}$ | 0.048 | 0.22 | 0.0088 | 0.047 | 0.65 |
| 蔓荆子 | 0.0023 | $2.15 \times 10^{-5}$ | 0.02 | $1.57 \times 10^{-5}$ | 0.0024 | 0.4 | 0.0032 | 0.089 | 0.045 |
| 救必应 | 0.0027 | 0.0041 | 0.12 | 0.005 | 0.0011 | 0.18 | 0.16 | 0.24 | 0.023 |
| 威灵仙 | 0.0029 | $5.48 \times 10^{-6}$ | 0.0026 | $1.38 \times 10^{-5}$ | $2.70 \times 10^{-4}$ | 0.027 | 0.0081 | 0.022 | 0.002 |
| 重楼 | 0.0029 | $6.54 \times 10^{-6}$ | 0.0066 | 0.016 | 0.033 | 0.14 | 0.48 | 0.85 | 0.18 |
| 续断 | 0.0046 | $1.00 \times 10^{-4}$ | 0.0012 | $4.43 \times 10^{-5}$ | $5.30 \times 10^{-4}$ | 0.65 | 0.19 | 0.051 | 0.45 |
| 连翘 | 0.0059 | $1.00 \times 10^{-4}$ | $7.07 \times 10^{-6}$ | $6.50 \times 10^{-4}$ | 0.0019 | 0.17 | 0.0035 | 0.28 | 0.079 |
| 木香 | 0.0065 | $5.10 \times 10^{-4}$ | 0.0085 | 0.022 | 0.004 | 0.18 | 0.29 | 0.66 | 0.015 |
| 薏苡仁 | 0.0065 | 0.0028 | 0.0085 | $7.80 \times 10^{-5}$ | 0.033 | 0.52 | 0.07 | 0.016 | 0.008 |
| 党参 | 0.0071 | 0.0028 | 0.024 | $8.17 \times 10^{-6}$ | $4.46 \times 10^{-7}$ | 0.45 | 0.059 | 0.21 | 0.15 |
| 羌活 | 0.011 | $3.65 \times 10^{-9}$ | $7.30 \times 10^{-4}$ | 0.0062 | 0.0051 | 0.087 | 0.02 | 0.0082 | 0.014 |
| 甘松 | 0.012 | $2.0 \times 10^{-4}$ | $8.30 \times 10^{-4}$ | $6.30 \times 10^{-4}$ | $3.50 \times 10^{-4}$ | 0.13 | 0.045 | 0.024 | 0.007 |
| 刺五加 | 0.013 | 0.006 | 0.0053 | $8.60 \times 10^{-4}$ | $2.10 \times 10^{-4}$ | 0.14 | 0.0095 | 0.0034 | 0.01 |
| 黄柏 | 0.014 | $1.44 \times 10^{-6}$ | $4.36 \times 10^{-6}$ | 0.0013 | $1.66 \times 10^{-6}$ | 0.22 | 0.0094 | 0.017 | 0.096 |
| 昆布 | 0.019 | $1.37 \times 10^{-6}$ | 0.0065 | $9.60 \times 10^{-4}$ | 0.012 | 0.049 | 0.003 | 0.16 | $3.3 \times 10^{-4}$ |
| 金银花 | 0.023 | $5.00 \times 10^{-4}$ | 0.01 | 0.0077 | 0.019 | 0.27 | 0.0025 | 0.026 | 0.006 |
| 筋骨草 | 0.025 | 0.068 | 0.046 | 0.025 | $5.99 \times 10^{-5}$ | 0.41 | 0.0074 | 0.072 | 0.21 |
| 狗脊 | 0.03 | $0.15 \times 10^{-4}$ | $8.67 \times 10^{-5}$ | 0.0031 | $2.30 \times 10^{-4}$ | 0.19 | 0.0035 | $6.50 \times 10^{-4}$ | 0.005 |
| 秦皮 | 0.035 | $2.07 \times 10^{-5}$ | 0.0099 | $8.50 \times 10^{-4}$ | $4.10 \times 10^{-4}$ | 0.14 | 0.12 | 0.053 | 0.15 |
| 当归 | 0.038 | $1.02 \times 10^{-6}$ | 0.0071 | $3.50 \times 10^{-4}$ | 0.013 | 0.46 | 0.019 | 0.033 | 0.25 |
| 没药 | 0.038 | $1.12 \times 10^{-5}$ | $7.38 \times 10^{-23}$ | $1.20 \times 10^{-4}$ | 0.023 | 0.076 | 0.45 | 0.16 | 0.51 |
| 黄连 | 0.043 | $4.65 \times 10^{-11}$ | $8.27 \times 10^{-6}$ | 0.017 | $3.80 \times 10^{-4}$ | 0.51 | 0.016 | 0.056 | 0.16 |

续表

| 中药 | 类风湿关节炎通路 | 血管新生 | | 炎症 | | 免疫 | | | |
|---|---|---|---|---|---|---|---|---|---|
| | | VEGF 通路 | 损伤响应 | 炎症响应 | 细胞因子产生 | 免疫响应 | 白细胞激活 | 淋巴细胞凋亡 | NF-κB 活性 |
| 萆薢 | 0.047 | $3.92 \times 10^{-5}$ | $9.85 \times 10^{-5}$ | $9.70 \times 10^{-4}$ | $5.80 \times 10^{-4}$ | 0.52 | 0.23 | 0.59 | 0.89 |
| 豨莶草 | 0.049 | 0.0061 | 0.049 | 0.0097 | $9.40 \times 10^{-4}$ | 0.23 | 0.031 | 0.087 | 0.004 |
| 知母 | 0.049 | 0.0061 | 0.15 | 0.022 | 0.0023 | 0.11 | 0.011 | 0.19 | 0.016 |
| 苍术 | 0.05 | $6.55 \times 10^{-6}$ | $5.31 \times 10^{-5}$ | 0.0028 | 0.0036 | 0.035 | 0.054 | 0.026 | 0.021 |

注：采用 Fisher 精确检验计算各中药靶标列表在类风湿关节炎生物分子网络中的生物过程和通路的富集显著性，用 $P$ 值表示。

结合首届国医大师李济仁及其学术继承人李艳临床经验，对上述网络靶标方法预测中药进行筛选组方，获得优化处方，即加味清络饮。加味清络饮组方：青风藤 10g，苦参 10g，知母 10g，豨莶草 15g，延胡索 15g，筋骨草 15g，救必应 15g，萆薢 10g，刺五加 12g。与清络饮相比，增加豨莶草、延胡索、筋骨草、救必应、知母、刺五加共 6 味药物。功用为祛风除湿、清络舒筋、散结止痛。主治痹病反复发作，症见筋脉拘挛、屈伸不利、皮下结节；或痹病急性发作期，症见关节红肿热痛明显，伴发热、口渴。

进一步地通过临床与动物实验对新方加味清络饮治疗 RA 作用及机制进行验证。临床试验结果分析表明加味清络饮在 ACR20、ACR50 疗效，DAS28-ESR、DAS28-CRP 疗效，中医证候评价指标和 TJC 评分、SJC 评分 4 个方面均优于清络饮。动物实验结果表明，加味清络饮能显著抑制大鼠关节滑膜组织中 p-p65 的表达，降低大鼠血清内 TNF-α 水平；具有更强的免疫调节作用，能够抑制大鼠血清中 IL-17 水平，促进抗炎因子 IL-35 的上调；具有抑制血管新生的作用，能显著抑制大鼠血清中 VEGF 浓度与环氧合酶 -2（cyclooxygenase-2，COX-2）活性。

3. 结论

本研究应用网络药理学技术方法，以"血管新生"等关键通路为靶点，全面预测治疗 RA 的有效药味，进而结合首届国医大师李济仁、安徽省名中医李艳临证经验，获得针对湿热痹阻型 RA，临床定位更精准，临床疗效更突出的优化处方加味清络饮，初步揭示加味清络饮抑制 VEGF 信号转导通路、NF-κB 信号转导通路、炎症应答、炎症细胞因子释放、免疫细胞调节等不同通路而调节炎症反应、抑制血管新生的作用机制。本研究方法获得的优化处方特色更明显、定位更精准、疗效更突出。本研究也表明以 UNIQ 系统为代表的网络药理学方法能够为中医药验方优化开发、中医药验方机制研究及名老中医学术经验传承创新提供新途径。

## 四、中药网络药理学评价方法与流程

中药具有多成份、多途径、多靶点作用的特点。然而，由于目前尚缺乏可量化且客观的数据支撑来验证其有效性与安全性，因此深入解析中药复方的复杂作用机制变得困难。这一局限性在很大程度上阻碍了中药在国际社会中的广泛接受和认可，成为其国际化进程中不可忽视的瓶颈。网络药理学是一门新兴的原创学科，深度融合了人工智能和大数据技术，以系统层次和生物网络的整体视角为核心，致力于揭示药物与治疗对象之间的分子关联规律。这一研究理念与中医药学的整体观念高度契合，已在药物及中药活性化合物的发掘、作用机制的解析、药物组合及方剂配伍规律的研究等方面展现出广泛的应用前景。此外，网络药理学为中药复杂体系的研究提供了全新的思路，并助力临床用药的合理化、新药研发等方面的科技支撑。

然而，随着网络药理学的影响力和应用范围不断扩大，该领域在理论分析、算法开发和实际应用等方面迎来了重要的发展机遇与挑战。整合临床和实验的大量数据，结合科学验证，揭示药物对疾病的调控机制，构成了网络药理学研究的核心任务。然而，当前网络药理学研究在质量、数据规范性和科学检验方面存在不足，迫切需要建立严谨规范、科学统一的评价标准，以确保新兴学科的健康发展。因此，2021 年世界中医药学会联合会网络药理学专业委员会与清华大学共同主持制定了《网络药理学评价方法指南》[30-31]，该标准为中医药领域第一个正式制定的关于新兴学科的国际标准，走出中医药原创研究引领交叉学科国际发展的关键一步。本节就其制定的背景及在中药网络药理学评价方法方面进行介绍。

### （一）中药网络药理学评价方法制定的背景

#### 1. 研究结果的可信度问题

随着网络药理学研究在中医药领域的广泛应用，受研究者技术水平的限制，容易导致研究质量良莠不齐，极大地影响了研究结果的可信度，因此，如何提升研究质量已成为当前中药网络药理学发展面临的首要问题。影响中药网络药理学研究质量的因素主要包括以下方面。

（1）**数据质量**　数据质量是保障中药网络药理学分析结果可信度的根本前提。中药网络药理学研究的数据来源广泛、数据种类复杂，如何确保数据的质量是每个中药网络药理学研究需要直面解决的首要问题。当前部分中药网络药理学研究在信息收集、数据集成、数据清理等方面不同程度地缺少恰当的规范和约束，导致难以准确预测关键化合物及其作用机制，加大了后续结果实验验证难度。

中药网络药理学的数据质量问题主要集中在以下方面：①数据缺乏完整性及准确性，获得的方剂或药材、化合物、靶点、疾病等信息未经过核实和数据清理，导致纳入数据的关键属性不完整、出现错误属性值、或与已知研究不相符；②数据缺乏全面性：检索条件不完整、或者仅从单一数据源获得信息，易导致纳入数据的缺漏、或者特征属性值的遗失；③数据缺乏及时性，采用的数据源长期缺乏更新以及维护，未及时纳入新增研究、也未能对缺失或错误的关键属性进行修订；④数据缺乏精准性，未能采用符合逻辑的数据分析方法、模型、算法或者参数，导致纳入数据的误差容忍度高。

（2）**算法可靠性**　算法可靠性是影响中药网络药理学分析结果可信度的重要因素。智能算法的应用是中药网络药理学等大数据分析技术的最大特色，能够辅助研究者基于较为合理的理论，发现更加丰富的信息知识，而智能算法的这种扩展性也是导致其结果不确定性的主要来源。

因算法可靠性导致结果可信度降低的情况主要体现在：①研究者往往选择最容易得到的预测算法，而忽略了算法的效能，增加了误差引入的风险；②算法运用不得当，缺乏全方位系统性的评价，导致分析结果的偏颇和同质化现象严重；③研究者盲目相信算法得到的结果，对基础理论理解不足，未进行合理的结果分析筛选，引入假阳性误差。

（3）**结果可验证性**　中药网络药理学分析过程中对不确定性因素的处理，是提升中药网络药理学分析结果可靠性的关键。在实际研究过程中，研究者常常需要借助实验手段来验证计算结果。尤其针对具有辨证论治特色的中医药，当难以通过细胞或动物模型来模拟证候时，临床资料便成为至关重要的参考依据。因此，将计算、实验与临床三者相结合，已然成为验证中药网络药理学结果的一个核心方向。

对于分析算法或模型开发、数据库构建等原创性研究，不应仅以分析结果结束整个研究，还应提供外部数据的评价结果以证明其预测结果的稳健性；引入统计方法并设定阈值有助于研究人员更好地评估分析结果以合理设计下游实验方案。

此外，中药网络药理学研究过程存在较大偏倚和不确定时（如软件预测或非权威文献的数据库结果），不应仅使用计算机模拟或文献数据的方式进行验证；优先推荐采用具备高可信度的验证方式，即体、内外实验或临床试验进行评价。多种方式的联合验证会大幅增加研究结果的可靠性。

2. 研究过程及内容的规范性问题

（1）**数据使用的规范性**　由于不同来源数据对分析结果的影响，以及不同数据库适用性等方面的系统性研究尚不充分，因此在实际应用中，数据处理过程难以避免存在不规范现象。例如，成份名称或编号等关键信息缺失，以及在数据筛选过程中相关指标未明确等问题。

（2）**网络分析过程的规范性**　网络分析过程通常通过特定算法或软件进行，这些算法和软件的开发都需要经过严谨、规范的评估流程。在具体应用算法时，可能还会涉及参数选择等问题。然而，在部分中药网络药理学研究中，分析方法的选择和筛选条件的确定等方面仍存在一定程度的盲目性，缺乏充分可靠的参考依据。

3. 研究过程的可溯源性问题

中药网络药理学的应用弥补了常规药理学研究对不确定因素分析能力的不足，但中药网络药理学分析数据总量大、分析过程也较为繁杂，因此，为保障分析结果的可重现性，需明确数据获取、筛选、整合、分析等过程的所有细节参数，并加强对原始研究数据、技术原理、分析方法等关键信息的溯源管理。

### （二）中药网络药理学评价实施对象

中药网络药理学，作为一门交叉学科，整合了系统生物学、生物信息学、网络科学等研究领域，这为其优势所倚，但同时也面临着巨大的评价挑战。由于中药网络药理学应用需求和研究目的的不同，其评价对象呈现多样化特点，评价内容和要求也有所差异。因此，针对不同评价对象，需实施有差别的评价。

在应用需求层面，中药网络药理学主要应用于中药复方筛选优化、中药药效物质分析、中药相互作用、中药质量控制方法、药效作用机制分析、中药新适应症发现以及中药不良反应预测等领域。而从研究目的来看，中药网络药理学研究可划分为数据库构建、分析算法研究、作用机制分析和技术应用等四大类别。其中，数据库构建和分析算法研究依赖于计算科学、网络科学相关技术；作用机制分析则主要依托生物医学和生物信息学相关技术；技术应用则侧重于临床试验和制药领域。

### （三）中药网络药理学评价实施内容

中药网络药理学研究过程的可靠性、规范性和合理性评价是关键环节，其评价内容可根据研究的一般分析流程分为数据的收集与筛选、网络的构建与分析、结果的筛选与分析 3 个部分。每个部分关注的具体问题有所不同，因此，针对不同评价过程设定相应的技术内容[30-31]。

可靠性评价主要关注数据来源、数据信息及关联信息的收集情况，以及软件算法、分析方法的网络分析情况和验证方法、模型构建的结果验证情况。数据信息涵盖疾病、疾病靶标、药物、药物成份、成份靶标等，关联信息包括基因 – 蛋白质对应关系、蛋白质相互作用关系、蛋白质 – 代谢物相互作用等。规范性评价关注相关技术应用的规范性，涉及信息提取、信息转化、算法实现、网络分析路径、结果验证等操作流程。合理性评价则关注数据的可溯源性、数据筛选方法、网络分析指标选择、验证模型选择及相关检测指标等。

针对不同评价对象，除满足数据信息的可靠性、全面性和可溯源性等基本要求外，数据库开发需关注数据获取和处理方式，对数据规范性有较高要求。分析算法研究强调过程和方法的准确性与稳定性，以及必要的结果验证。作用机制分析注重网络分析结果的验证，因疾病发病机制复杂，实验模型建立和分析需全面、合理，必要时采用多个验证方法。临床诊疗技术研制和创新药物研发需贴近实际应用，对研究过程各环节有较高要求（见表 16-1-3）。

综上，中药网络药理学研究评价的具体要求需根据不同评价对象分别考虑。

表 16-1-3　中药网络药理学评价实施内容

| 评价内容 | | 疾病分析 | | | | 药物分析 | | | |
|---|---|---|---|---|---|---|---|---|---|
| | | 数据库开发 | 算法开发 | 机制研究 | 诊疗发现 | 数据库开发 | 算法开发 | 机制研究 | 药物发现 |
| 可靠性 | 数据来源 | ● | ● | ● | ● | ● | ● | ● | ● |
| | 数据信息 | ● | ● | ● | ● | ● | ● | ● | ● |
| | 关联信息 | ● | ● | ● | ● | ● | ● | ● | ● |
| | 软件算法 | ○ | ● | ○ | ○ | ○ | ● | ○ | ○ |
| | 分析方法 | ● | ● | ● | ● | ● | ● | ● | ● |
| | 验证方法 2 | — | ● | ● | ● | ● | ● | ● | ● |
| | 模型构建 3 | — | ○ | ● | ○ | — | ○ | ● | ○ |
| 规范性 | 信息提取 | ● | — | — | — | ● | — | — | — |
| | 信息转换 | ● | — | ○ | ○ | ● | — | ○ | ○ |
| | 算法实现 | — | ● | — | — | — | ● | — | — |
| | 分析路径 | — | ● | ● | ● | — | ● | ● | ● |
| | 验证流程 | — | ● | ● | ● | — | ● | ● | ● |
| 合理性 | 数据溯源 | ● | — | — | — | ● | — | — | — |
| | 数据筛选 | — | — | — | — | — | — | — | — |
| | 分析指标 | — | ● | ● | ● | — | ● | ● | ● |
| | 验证模型 3 | — | ○ | ● | ○ | — | ○ | ● | ○ |
| | 检测指标 | — | ● | ● | ● | — | ● | ● | ● |

注 1："●"基础性评价内容；"○"扩展性评价内容；"—"不做要求。

注 2：验证方法主要包含临床、实验等方法。

注 3：模型构建与验证模型中的"模型"主要是指动物、细胞等模型。

## （四）中药网络药理学评价实施要素与评价指标

中药网络药理学评价的实施要素与评价指标总体涵盖数据收集、网络分析以及结果验证。然而，鉴于中药网络药理学评价对象和评价内容的多样性，针对具体评价要求及所采用的评价方法各有差异。因此，在实际操作中应依据具体情况，确立适宜的评价要素，并选择相应的评价指标。

（1）在可靠性评价方面　数据收集过程的核心评价要素聚焦于数据的准确性、完整性和可获取性。其中，数据准确性的具体评价指标包括准确率与查准率；数据完整性则以查全率作为关键指标；而数据可获取性则着重评价数据是否可公开获取。在网络分析过程中，分析算法的正确性、准确性以及分析的稳定性成为主要考察点。算法正确性的评价涉及算法功能及实现的正确性；算法准确性则通过准确率、特异性、灵敏度、召回率及 $F$ 值等指标来评估；分析稳定性则基于均方根误差与平均绝对误差等指标来衡量。至于结果验证过程，其重点在于验证方法的可靠性及结果的可重复性，其中方法可靠性通过信度和效度来评价，而结果可重复性则依赖于一致率指标进行衡量。在选定可靠性的评价指标时，可参考图 16-1-3。

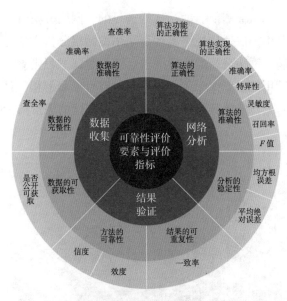

图 16-1-3　中药网络药理学可靠性评价要素与评价指标

（2）**在规范性评价方面**　数据收集过程着重强调数据描述的完整性、数据提取的明确性以及数据处理的规范性。数据描述的完整性主要通过考察数据内容的关键信息是否描述清楚来评估；数据提取的明确性指标包含描述是否确切，提取规则和方式是否清晰明了；数据处理规范性则涉及对不同来源数据转换与对接方法的描述是否明确。网络分析过程则注重分析流程的明确性、方法评价的规范性以及分析方法的可溯源性。分析流程的明确性需关注算法设计或网络分析的流程描述是否清晰；方法评价规范性则关注算法开发过程中是否进行严谨的方法学评价；分析方法可溯源性则强调所应用的分析方法或技术指标是否具备溯源能力。结果验证过程则关注实验操作流程和结果分析是否规范，包括采用的模型是否明确，操作流程描述是否清晰，结果评价指标需明确且描述需客观准确。在选定规范性的评价指标时，可参考图 16-1-4。

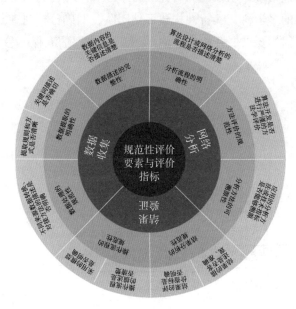

图 16-1-4　中药网络药理学规范性评价要素与评价指标

（3）**在合理性评价方面**　数据收集过程的核心在于评估数据的可溯源性以及相关信息提取和筛选策略的合理性。数据可溯源性通过考察依据描述信息能否溯源相关数据来评价；信息提取合理性则关注检索关键词的选择是否与研究目标相符以及关键词是否完备；信息筛选合理性则要求数据筛选原则必须符合研究内容的相关要求，且筛选指标需能有效达成筛选目的。网络分析过程则主要评估分析方法的适用性以及分析指标的合理性。分析方法适用性需确保所采用的网络分析方法与研究目标相符合；分析指标合理性则要求所选指标能够满足网络分析的实际需求。结果验证过程则聚焦于所采用评价模型的适用性和评价指标的合理性。模型适用性需确保采用的模型与研究目标紧密相关且具备代表性；评价指标合理性则要求所选指标必须符合研究目标的具体要求。在选定合理性的评价指标时，可参考图16-1-5。

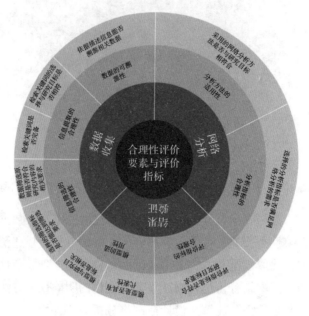

图 16-1-5　中药网络药理学合理性评价要素与评价指标

### （五）中药网络药理学评价流程

在进行中药网络药理学评估时，须以确保研究的科学性和严谨性为核心。从评估的具体实施过程来看，应根据中药网络药理学的多学科交叉特性构建评估团队，明确分析对象与目标，设定评估内容，并依据基础性评估与扩展性评估的要求展开相应评价[30-31]。具体评估流程可参考图16-1-6。

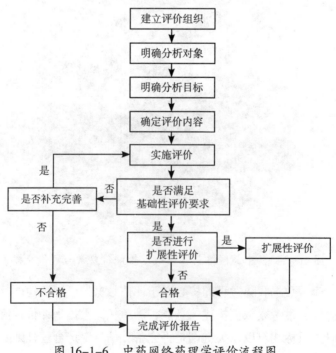

图 16-1-6　中药网络药理学评价流程图

## （六）中药网络药理学报告模板

### 1. 题目和摘要

题目需要包含研究对象；摘要需包含研究对象、研究目的、研究方法、研究结果、研究结论及意义等。

### 2. 前言

应详细阐述研究背景和原理等内容，针对具体的研究目标尽可能提供确切的临床疗效或试验证据，如真实世界的研究结果、高质量的随机对照试验（randomized controlled trial，RCT）研究、队列研究或可靠的实验研究数据等。

### 3. 方法与结果

此部分应包括研究设计、研究对象、数据来源、网络分析和结果验证的内容。

（1）**研究设计**　概述研究设计的内容并提供研究流程图，包含对象、方法、类型、获取数据的方法等。

（2）**研究对象**　分为面向疾病的研究和面向药物的研究。面向疾病的研究应提供疾病标准名称、现行版国际疾病分类（international classification of diseases，ICD）编码，对于中医证候的研究，其名称应符合中医临床诊疗术语国家标准要求；面向中药的研究应提供中药复方的处方来源、组成及每味药的标准名称，对中药化合物成份的研究应提供其标准名称，必要时提供结构式。

（3）**数据来源**　应详细描述数据来源，并提供重现的参数细节。如数据来源于数据库检索，应提供数据库名称、版本号、检索日期及策略，Web 数据库应该提供数据库参考文献，必要时应提供访问地址及数据收录情况等描述性统计；如数据来源于文献数据，应提供原始参考文献及原始文献数据的获取方法，并对文献数据进行描述性统计；如数据来源于实验数据，应提供实验方法、实验条件、实验结果及获取方式。

（4）**网络分析**　内容包括网络分析的方法指标和网络构建的相关要素及其相互关系，如果是经过筛选的子集，应提供筛选方法、依据、原则。对网络分析结果应有生物学意义的阐述。

网络分析方法描述具体应包括分析内容与指标（网络的基本参数及这些参数与研究目的的关系）、网络分析策略（非原创方法应提供方法来源、参数、参考文献、分析软件名称及版本号）、原创性分析算法描述（原理、实施步骤与方式、参数设置、编程语言，必要时提供与主流算法的比较结果与稳健性分析结果）、网络分析方法的生物学意义，如生物功能注释（包括注释方法、参数、软件名称及版本号）。

（5）**结果验证**　推荐联合多种方式进行验证（计算机辅助验证、实验研究验证、临床研究验证），并详细描述验证方法、策略。计算机辅助验证应提供相关算法名称、出处、使用理由、具体参数、软件名称及版本号，文献数据验证应提供相关数据的选择依据、文献来源、文献获取数据的方法及可靠性分析结果；实验研究验证应提供实验对象、材料、模型、方法、指标、数据获取方式及分析结果，并阐明与研究目的的关系；临床研究验证应提供伦理审查批件、研究对象、设计方案、实施流程、纳入排除标准、知情同意、样本采集策略及方法、样本处理方法、数据管理、检测指标及分析结果。

### 4. 讨论

根据研究目标应谨慎给出总体的结果解释，此外，还应对研究结果的局限性进行分析，包括不确定性的来源以及任何潜在影响研究结果的因素。

### 5. 其他内容

除上述报告内容外，原始数据还应明确是否可获得，必要时提供获取途径；分析方法应提供研究使用的软件包及其版本号清单，必要时提供分析算法源代码；未在文中展示的其他原始资料、方法及分析结果应提供获取补充信息的途径。

（李梢　谌攀　孙德阳）

# 参考文献

［1］GREENE J A, LOSCALZO J. Putting the patient back together-social medicine, network medicine, and the limits of reductionism［J］. N Engl J Med, 2017, 377（25）: 2493-2499.

［2］李梢. 中医证候与分子网络调节机制的可能关联［M］// 面向21世纪的科技进步与社会经济发展: 上册. 北京: 中国科学技术出版社, 1999: 442.

［3］李梢, 王永炎, 季梁, 等. 复杂系统意义下的中医药学及其案例研究［J］. 系统仿真学报, 2002（11）: 1429-1431; 1442.

［4］李梢. 中医药计算系统生物学与寒热证候研究［J］. 世界科学技术: 中医药现代化, 2007（1）: 105-111.

［5］HOPKINS A L. Network pharmacology［J］. Nat Biotechnol, 2007, 25（10）: 1110-1111.

［6］LI S. Network pharmacology［M］. Beijing: Springer Press & Tsinghua University Press, 2021.

［7］李梢. 网络药理学［M］. 北京: 清华大学出版社, 2022.

［8］LI S, ZHANG B. Traditional Chinese medicine network pharmacology: Theory, methodology and application［J］. Chin J Nat Med, 2013, 11（2）: 110-120.

［9］LI S, ZHANG B, ZHANG N B. Network target for screening synergistic drug combinations with application to traditional Chinese medicine［J］. BMC Systems Biology, 2011, 5: 1-13.

［10］NOGALES C, MAMDOUH Z M, LIST M, et al. Network pharmacology: curing causal mechanisms instead of treating symptoms［J］. Trends in Pharmacological Sciences, 2022, 43（2）: 136-150.

［11］ZHANG P, ZHANG D F, ZHOU W, et al. Network pharmacology: towards the artificial intelligence-based precision traditional Chinese medicine［J］. Briefings in Bioinformatics, 2024, 25（1）: bbad518.

［12］LI S. Mapping ancient remedies: Applying a network approach to traditional Chinese medicine［J］. Science, 2015, 350: S72-S74.

［13］THEODORIS C V, XIAO L, CHOPRA A, et al. Transfer learning enables predictions in network biology［J］. Nature, 2023, 618（7965）: 616-624.

［14］XU H Y, ZHANG Y Q, LIU Z M, et al. ETCM: an encyclopaedia of traditional Chinese medicine［J］. Nucleic Acids Research, 2019, 47（D1）: D976-D982.

［15］OTASEK D, MORRIS J H, BOUÇAS J, et al. Cytoscape automation: empowering workflow-based network analysis［J］. Genome Biology, 2019, 20: 1-15.

［16］赵军宁, 黄璐琦. 中药监管科学: 发展中的新兴融合科学［J］. 中国科学基金, 2024, 38（3）: 396-405.

［17］李艳, 王鑫, 杨哲, 等. 基于网络靶标建立名医验方优化的新方法: 以 "清络饮" 优化开发为例［J］. 中国中药杂志, 2022, 47（19）: 5264-5273.

［18］李梢, 汪博洋, 曹亮, 等. 基于网络靶标理论和技术的中药研发实践［J］. 中国中药杂志, 2023, 48（22）: 5965-5976.

［19］WANG B, ZHANG D, ZHANG T, et al. Uncovering the mechanisms of Yi Qi Tong Qiao Pill in the treatment of allergic rhinitis based on Network target analysis［J］. Chin Med, 2023, 18（1）: 88.

［20］谌攀, 吴博文, 张鹏, 等. 基于生物网络的中医药学原理探索［J］. 科学通报, 2024, 69（1）: 17-29.

［21］胡钟姣, 郑露露, 许光亚, 等. 基于网络药理学和质量源于设计理念的栀子豉汤提取工艺研究［J］. 中草药, 2022, 53（7）: 1973-1982.

［22］肖伟, 张新庄, 曹亮, 等. 基于功效成分群的中成药全过程质量控制体系探索［J］. 南京中医药大学学报, 2022, 38（9）: 743-747.

［23］TU C, NIU M, LI C, et al. Network pharmacology oriented study reveals inflammatory state-dependent dietary supplement hepatotoxicity responses in normal and diseased rats［J］. Food Funct, 2019, 10（6）: 3477–3490.

［24］柏兆方，王伽伯，肖小河. 中药毒性认知创新与安全精准用药［J］. 中国中药杂志，2022，47（10）: 2557–2564.

［25］吴溪，吴德玲，魏良兵，等. 基于网络毒理学结合网络药理学及实验验证探讨黄芪减雷公藤肾毒性机制［J/OL］. 中药药理与临床：1–19.

［26］WANG B, ZHOU W, ZHANG H, et al. Exploring the effect of Weifuchun capsule on the toll–like receptor pathway mediated HES6 and immune regulation against chronic atrophic gastritis［J］. J Ethnopharmacol, 2023, 303: 115930.

［27］ZHOU W, ZHANG H, WANG X, et al. Network pharmacology to unveil the mechanism of Moluodan in the treatment of chronic atrophic gastritis［J］.Phytomedicine, 2022, 95: 153837.

［28］CHEN P, YAO H, YUAN Q, et al. Discovery of the possible mechanisms in kouyanqing granule for treatment of oral ulcers based on network pharmacology［J］.BMC Complement Med Ther, 2020, 20（1）: 258.

［29］许浚，张铁军，王文倩，等. 丹红化瘀口服液的二次开发研究［J］. 中草药，2022，53（6）: 1609–1615.

［30］李梢. 网络药理学评价方法指南［J］. 世界中医药，2021，16（4）: 527–532.

［31］LI S. Network pharmacology evaluation method guidance: draft［J］. World J Tradit Chin Med, 2021, 7（1）: 148.

# 第二节　系统生物学原理与方法

## 一、系统生物学概述

系统生物学作为近年来医学领域的显著焦点，继人类基因组学之后，再次引领了生物学研究的浪潮。在20世纪，生物学的研究经历了从宏观到微观的深刻转变，从最初的形态、表型描述逐渐深入到对生物体内部各种分子蛋白质、基因及其功能的详细探究[1]。然而，随着基因组学、转录组学、蛋白质组学、代谢组学、相互作用组学、表型组学和计算机生物学等多个庞大数据库的涌现，科学家们面临着如何有效处理这些数据的挑战。

早在20世纪中叶，贝塔朗菲就提出了"机体生物学"的概念，将"机体"视为一个"整体"或"系统"，并运用生物学理论、数学模型和计算机技术来探讨系统论的研究。1999年，美国科学院院士胡德正式提出了系统生物学理论，他认为这一领域将是21世纪推动医学和生物学发展的关键动力。随着系统生物学的兴起，传统生物学研究也取得了显著的突破。

系统生物学的研究重点在于从细胞、组织、器官到整个生物体的水平上，探索不同生物分子的结构和功能以及它们之间的相互作用，并借助计算生物学的方法定量解析和预测生物体的功能、表型和行为。胡德强调，系统生物学的研究应关注生物系统内的所有组成部分及其相互关系，通过大规模的动力学分析，运用数学方法揭示生物系统的设计原理和运行规律。

系统生物学的基本研究方法之一是组学，而"生命组学"则是一个综合性学科，涵盖了基因组学、转录组学、蛋白质组学、代谢组学等多个组学领域。这一学科通过组学的策略、技术和思路，深入研究

667

生命体的发育、组成和代谢等规律[2]（见图 16-2-1）。

转录组，作为生命体在特定发育阶段或功能状态下所转录出的核糖核酸的总和，包括编码蛋白的 mRNA 和非编码 RNAs，其测序技术经历了从基因芯片到高通量测序再到单分子测序的演进，目前主流研究主要依赖二代或三代测序技术。

蛋白质组学研究在特定生理或病理状态下由基因组编码的全部蛋白质，包括蛋白质的表达水平、蛋白质的构成及蛋白质与蛋白质相互作用等[2]。蛋白质组学关键的技术环节为蛋白质的分离及鉴定。分离技术包括双向凝胶电泳、荧光差异凝胶电泳、多维液相色谱等。

代谢组学聚焦于生物体在病理生理刺激或遗传因素变化时，其代谢活动在不同时间点和多维度下的定量评估。该领域着重观察内源性小分子代谢物（分子量小于 1kD）的种类、数量以及它们之间的动态变化模式和相互关联。代谢组学的核心在于对代谢产物的检测、深入分析和准确鉴定，常用的技术手段包括核磁共振、液相色谱–质谱联用技术以及气相色谱–质谱联用技术，这些技术为代谢组学的研究提供了强有力的支持。

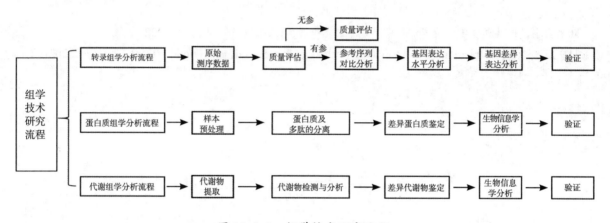

图 16-2-1　组学技术研究流程

## 二、系统生物学与中药复杂性研究

整合基因组、蛋白质组、转录组、表观遗传组等多组学的生物大数据，基于系统、网络层次的分析，表征中药制剂多成份、多靶点、多途径的作用机制，有助于中药复方的药理机制的研究，帮助发现更好的药物靶标，将成为未来中药复方现代研究的新模式。科学、系统地研究基因、RNA、蛋白质和小分子间的相互作用和系统机制的多组学分析方法为认识中药复方的复杂作用提供了非常有力的工具。

通过对代谢组学、蛋白质组学、转录组学等实验数据进行整合分析，可构建复杂生物网络，从宏观上勾勒中药复方的可能效应机制和作用环节。但是，这种基于实验数据勾勒出的轮廓尚不够精细，还应对基因、RNA、蛋白质、体内小分子，对整体变化物质分子进行综合分析，包括原始通路的分析及新通路的构建，探明作用于通路的各个关键分子节点，从而对生物系统进行全面的解读。系统生物学可作为其构建 DNA、RNA、蛋白质生物网络的桥梁，进而整合生命多组学，它们彼此间联系紧密且相互验证，从小到大，由靶点看到疾病的表征。本节将对各个生命多组学方法在中药复方复杂性方面的研究进行介绍。

### （一）转录组学在中药研究中的应用

转录组（Transcriptome）的概念由 Velculescu 等[3-4]首先提出。广义上指某一生理条件下，细胞内所有转录产物的集合，狭义上指所有 mRNA 的集合。转录组学，作为功能基因组学的重要组成部分，旨在全面揭示细胞中基因转录的状况及其调控机制。这一学科不仅为高通量基因表达谱分析提供了有力工具，更在整体上深入探索了特定组织或细胞在某一阶段内全部转录组的种类、结构和功能。其研究理念与中医的整体观念相契合，特别是针对中药复方这一多药味、化学成份复杂且作用靶点相互关联的药物形式。转录组学的发展为中药复方的研究与进展开辟了新的道路。

目前，转录组学技术如基因芯片、单分子测序和高通量测序等，已广泛应用于 mRNA、lncRNA、circRNA 等基因组的测序分析。转录组作为连接物种基因组和外部表现的桥梁，受多种内外因素的调控，能够反映生物体在特定器官、组织或发育、生理阶段内所有基因的表达水平。这一特性使转录组学成为比较不同组织或生理条件下基因表达差异、发现与特定生理功能相关基因、推测未知基因的有力工具。

通过对特定生理、病理或中医证型等表型的转录组研究，能够获取大量差异表达的基因和调控代谢通路的信息，从而鉴定关键基因靶点，构建核心调控网络，全面解析疾病发生发展的复杂机制。在中医药研究中，转录组学的应用已被广泛认可，特别是在揭示中药复方相容性规则的基本原理和确定复杂复方治疗作用的活性成份方面，展现了巨大的潜力。无论在中药复方成份靶点、中药复方机制还是中药毒理学研究方面，转录组学均发挥了重要的作用。如浙江大学王毅团队和范骁辉团队针对细胞群体之间的异质性及细胞对药物的反应的不同，提出了一种新方法——scRank（single-cell rank），它利用靶点扰动的基因调控网络整合生物网络和药物靶点信息对药物扰动进行建模，实现了仅从未处理的单细胞转录组数据中推断出药物效应细胞类型。并利用该方法实现了活血化瘀中药丹参中丹参酮类成份的效应细胞群与潜在靶标预测，推断出丹参酮 IIA 在缓解心肌梗死过程中主要抑制的巨噬细胞亚群，并且鉴定得到了丹参酮 IIA 的潜在分子靶标[5]。

## （二）蛋白质组学在中药研究中的应用

蛋白质组学（Proteomics）概念由澳大利亚学者 Wilkins 等[6-7]在 20 世纪 90 年代提出，又被誉为"后基因组学"，其研究内容以探究生物体内细胞、组织及体液内所有蛋白质的组成、表达与组合蛋白质功能模式为主，这种研究方式不仅以探查蛋白质组的功能、表达及相互作用为目的，也与中医"整体观念"相契合。中国科学家在该概念提出伊始就将其应用到中医药现代化研究中。蛋白质组学具有特异性、整体性、动态性、阶段性等特点，随着研究条件的进步，现阶段已将其作为中药复方研究的重要手段之一。

蛋白质组学在中药复方的研究主要应用于中药复方成份靶点研究、中药复方机制研究和中药复方毒理学研究。中药复方成份靶点研究方面，主要通过比较蛋白质组学发现中药在新治疗领域存在的治疗潜力及对常用传统中药材进行作用机制。中药复方机制研究方面，主要利用差异蛋白质组学研究发现传统方剂有效干预的相关蛋白质并揭示传统中医方剂的治疗机制。中药复方毒理学研究方面，主要利用同位素标记相对和绝对定量技术对中药复方在护肝功能上的作用进行了探索。蛋白质组学技术，作为一种全面分析生物样本（如细胞、组织）中全蛋白动态变化、组成成份及修饰状态的方法，其核心理念是强调联系、动态和整体性，这与中医药的理论基础不谋而合。借助这一技术，能够获取宝贵的数据支持，这些数据不仅增强了对中药复方作用机制的理解，还成功地推动了中药复方现代化的研究进程。如北京大学王初团队利用点击化学结合定量蛋白质组学技术，揭示中药黄芩中活性分子黄芩苷 Baicalin 作为别构调控分子，激活线粒体中脂肪酸代谢关键酶肉碱脂酰转移酶（carnitine palmitoyl transferase，CPT），加速脂肪酸代谢而延缓因能量摄入过多导致的肥胖的机制[8]。再如南开大学白钢团队利用蛋白质组学与磷酸化修饰组学等技术揭示了人参皂苷的抑癌作用机制。研究通过对人参皂苷提取物处理的非小细胞肺癌 A549 细胞系进行定量蛋白质组学和磷酸化修饰组学分析，发现 Ras 蛋白在多个功能通路中都起到了调节作用，预示着它很有可能是人参皂苷中某一成份的靶蛋白，除此之外，研究还利用亲和质谱技术筛选出 3 个 Ras 结合配体,分别为 20(s)–PPD、20(s)–Rh2 和 20(s)–Rg3。该研究利用基于质谱的高通量蛋白质组学不仅鉴定到了其抗癌过程中的核心靶蛋白 Ras,而且发现了与 Ras 结合并直接影响的癌细胞生长活性的配体,这对人参皂苷的药效发挥有了更深层的理解[9]。

## (三)代谢组学在中药研究中的应用

代谢组学(Metabonomics),作为一种新兴的研究领域,专注于对生物体或细胞在特定生理阶段内所有低分子量代谢产物的定性与定量分析。它与基因组学、转录组学和蛋白质组学共同构成了系统生物学的重要研究支柱[10-11]。代谢组学借鉴了基因组学和蛋白质组学的研究思路,并运用现代高通量、高灵敏度、高精度的分析技术,对细胞、组织等生物样本(如血液、尿液)中的内源性代谢物进行全面定量分析。通过监测代谢物的变化,能够洞察被研究对象的生理或病理状态。

目前用于代谢组学研究数据采集的分析技术主要有核磁共振技术(NMR)、气相色谱与质谱联用技术(GC–MS)、液相色谱与质谱联用技术(LC–MS)、毛细管电泳与质谱联用技术(CE–MS)、液相色谱与质谱串联技术(LC–MS/MS)、超临界色谱与质谱联用技术(SFC–MS)、傅里叶变换 – 离子回旋共振质谱技术(FTICR–MS)、以及高效液相色谱与质谱和核磁共振联用技术(LC–NMR–MS)等。其中,NMR、GC–MS 和 LC–MS 是应用最为广泛的技术。

代谢物作为生物系统中生化活动的最终产物,它们能够直接反映已经发生的生物学事件。此外,基因表达和环境因素的变化对生物系统的影响最终都会在代谢物水平上得以体现。代谢组学在复杂生物网络中占据重要地位,它基于组群指标分析,利用高通量检测和数据处理技术,以信息建模和系统整合为目标,通过对机体体液中小分子代谢产物在特定时间的定性和定量分析,从整体上评估生命体的功能状态及其变化。代谢组学同样强调整体观和系统性,它通过研究小分子代谢物的动态变化以揭示中药对生物体生理病理状态和变化机制,构建生物代谢网络,这与中医药的整体观相契合。近年来,代谢组学技术在中医药研究领域得到广泛应用,推动了中医药的现代化发展进程。如海军军医大学张卫东团队利用代谢组学研究速效救心丸对异丙肾上腺素诱导的急性心肌梗死的心脏保护作用。研究发现速效救心丸可以恢复肠道微生物群的丰富性和多样性,多种肠道微生物群(包括 *Jeotgalicoccus*、毛螺菌科和 *Blautia*)与脂肪酸显著相关。非靶向代谢组学还发现,速效救心丸可以恢复血清和盲肠内容物中各种脂肪酸代谢产物的水平。靶向代谢组学进一步证实,血清、盲肠内容物和心脏样本中分别有 41、21 和 39 种脂肪酸发生了显著变化,这些脂肪酸属于类花生酸,速效救心丸可以显著下调急性心肌梗死大鼠的这些类花生酸。研究提示速效救心丸可能通过重塑肠道菌群和宿主脂肪酸代谢来发挥其心脏保护作用[12]。

## (四)多组学整合分析在中药研究中的应用

"多组学"是相对于单一组学如基因组、转录组、蛋白质组、代谢组、脂质组、糖组等而言的,是将两个及以上的单一组学联合起来进行全面综合分析[13]。多组学整合分析绝不仅仅是几个组学数据的简单拼接,而是综合这些数据进行深入的研究,突破单一组学研究的局限性,对不同的组学数据进行联合分析,在有限的数据中挖掘更多有意义的信息,构建机体调控网络,深层次理解各个分子之间的调控及因果关系。多组学数据集的综合分析有可能为揭示系统范围的复杂生物过程和中药复方中多种化合物的功能提供新的视野。

站在网络医学的角度,复杂疾病可以看成是机体生物网络紊乱的结果,而针对疾病的干预则可理解成对生物网络的干预,这就将针对复杂疾病的诊疗研究转化为针对复杂生物网络的研究。随着多组学检测技术的进步以及对复杂疾病发生发展生物学基础认识的深入,疾病生物网络研究无论是呈现形式、分析方法还是应用,都经历了较快的发展。在呈现形式上,随着组学数据的大量累积,逐渐形成了分子网络、细胞网络以及疾病表型网络等多层次生物网络。对于分子层次生物网络,又形成了以描述 DNA 层次关联关系为主的遗传相互作用网络、以描述 RNA 层次关联关系为主的 microRNA 调控网络、以描述蛋白质层次关联关系为主的蛋白质互作网络及信号转导网络、以及描述不同分子层次之间关联关系的转录调控网络等，甚至还催生了以关联关系为主要要素的"相互作用组学（interactome）"。在分析方法上，从最开始的针对基于先验知识的"静态"生物网络的拓扑分析、模拟分析，过渡到针对基于先验知识与多组学数据整合的"动态"生物网络的活性模块识别分析、动态演化分析等。从应用对象上，生物网络从最开始应用于研究线虫、果蝇等模式生物的生物机制，近年来逐渐开始被广泛应用于肿瘤等复杂疾病病理机制阐释、诊疗标志物识别、药物发现及药理分析等方面，形成了网络靶标、网络标志物等新理论、新思路，并衍生出网络药理学等新兴学科[14]，因此多组学整合是对生物网络研究的重要方法，也是研究中药复方药理的重要手段。

生物网络在多组学整合分析中十分重要，利用生物网络可对复杂疾病内在机制进行解析，进一步识别生物标志物及药物靶点，用以指导疾病临床精准诊疗及药物发现。在肿瘤等复杂疾病标志物识别方面，主要通过建立生物网络关键节点或模块与疾病临床结局之间的关联模型来进行标志物识别，目前被广泛应用于预测肿瘤发生、预后转移以及化疗敏感等。生物网络对于阐释多靶点药物对疾病的干预机制、指导多靶点药物的精准使用方面也具有十分重要的意义。这点在以多靶点作用为特色的中药干预机制研究方面显得尤为突出。

## 三、系统生物学应用实例

转录组学、基因组学、蛋白质组学和代谢组学等多组学技术，为中医药研究赋予了海量的高维度数据[15-16]。通过人工智能方法系统解耦中西医临床表型、影像组学、中药或处方等宏观层次信息与细胞、分子组学等微观层次数据不同模态内及模态间的特征关联，实现表型 – 细胞 – 分子 – 药物等多层次生物网络构建。基于宏微观多层次生物网络"跨层次关联规律"，建立定量解析不同层次之间关联规律的人工智能方法，从而实现定量预测疾病 / 证候、中药 / 天然产物等宏观层次表型与致病基因、药物靶点等微观层次节点的相互关系。多组学技术在中药大品种的科学内涵提升和二次开发中也发挥了越来越重要的作用。香港中文大学于君团队在小鼠结肠癌模型中结合肠道微生物宏基因组测序、肠道微生物代谢组学、结肠组织转录组测序深入分析了片仔癀依赖于肠道微生物群与非微生物依赖的抑制结肠癌的整体机制[17]。研究者通过多组学系统分析，发现片仔癀可通过肠道微生物群调控来增加益生菌如木样假丁酸弧菌和灰泥真杆菌的丰度，减少致病菌的丰度，并增加有益代谢产物的含量。同时，片仔癀还能显著恢复肠道屏障功能，并抑制致癌和促炎信号通路，系统揭示了片仔癀抑制结直肠癌发生的潜力[17]。再如北京中医药大学吴嘉瑞团队利用多组学研究技术揭示茵栀黄颗粒治疗非酒精性脂肪性肝病的物质基础和机制。研究采用血清药物化学方法进行中药成份分析，结果表明茵栀黄颗粒中鉴定出 52 种化合物，其中 42 种被吸收入血。再通过网络药理学和分子对接发现，茵栀黄颗粒治疗非酒精性脂肪性肝病具有多组分和多靶点的特点。茵栀黄颗粒通过改善非酒精性脂肪性肝病小鼠的血脂、肝酶、脂多糖和炎症因子水平，增加肠道菌群的多样性和丰富度并调节甘油磷脂和鞘脂代谢来发挥治疗效果。该研究采用 16S rRNA 测序和代谢组学等多组学方法结合网络药理学分析，对茵栀黄颗粒治疗非酒精性脂肪性肝病的作用机制进行了阐明，为复方中药的药理机制研究了提供新的思路[18]。多模态多组学数据和人工智能技术对数据的维度和数据量的需求不谋而合，弥补了中医药研究宏观、微观及其关联数据缺乏的不足。随着中医药多模态多组学数据的积累，更多的人工智能模型能够应用在中医药领域研究中，基于人工智能的多模态多组学整合分析，有助于实现中西医表型 – 组织 – 细胞 – 分子等层次间的信息关联，构建并深度解析中西医表型 – 组织 – 细胞 – 分子多层次生物网络。

## 四、系统生物学发展与监管应对

系统生物学综合运用了生物学、数学、物理等多学科的理论与方法，旨在揭示生物系统内部复杂的相互作用和调控机制。随着高通量测序、组学技术等手段的进步，系统生物学得以在基因组、转录组、蛋白质组等多个层次上进行深入研究，为理解生命现象提供了全新的视角。系统生物学将在精准医疗、药物研发、生态保护等领域发挥更加重要的作用。通过系统生物学的研究，期望更加精准地预测疾病的发生与发展，为个性化治疗提供有力支持；同时，系统生物学也将在优化药物设计、提高药物疗效方面发挥关键作用。

1. 存在问题

系统生物学在探索生物体响应疾病或损伤刺激时面临的挑战之一在于生物体反应的复杂性和不可预测性，同时环境和生活方式因素在疾病发展过程中扮演的角色也不容忽视。这种多因素交织的影响与中医药强调的全局整体观念有着异曲同工之妙。在中药研究中，采用"整体观"的思路，需要充分考虑中药的"多组分、多效用、多靶点"特性，以及其在体内产生的整体调节作用。而系统生物学技术的引入，为中药研究开辟了新的视角，有望推动中药现代化的步伐。

然而，目前系统生物学技术与中药传统理论研究的融合程度尚显不足，研究策略尚未成熟，导致其在中药研究领域的潜力尚未得到充分发挥。面对这一挑战，我们需要不断探索和完善研究方法，以促进系统生物学技术与中药理论的深度融合，进而推动中药研究的深入发展。

2. 监管应对

在 21 世纪，随着健康中国战略的推进，研究者们应深思如何更好地发挥中医药在疾病预防与治疗方面的独特优势，从监管角度如何客观评价中药的优势与特色，主要体现在以下 3 个方面。

首先，中药拥有悠久的"中医药理论指导"历史，这一理论积淀了数千年的智慧。中医与中药相辅相成，互为表里。中药的研究应以中医药理论为基石，以真正释放其独特的优势。其次，中药独特的"炮制加工"技术是其重要特征之一。炮制不仅是中医用药的特色，也是中药独有的制药技艺。通过现代科学技术的加持，深入探究中药炮制的技巧与原理，能够进一步拓展中药的应用价值。再者，中药的"复方配伍"是其在临床应用中的一大亮点。中药复方是中医药的宝贵财富，其由多味中药组合而成，相较于单味中药更为复杂。利用系统生物学技术，对经典复方的药效机制和质量标准进行深入研究，只有在全面理解其特点的基础上，才能更好地发挥复方的整体疗效。

展望未来，如何更科学地融合系统生物学技术与"中医药理论""中药炮制加工"以及"中药配伍复方"的研究，持续创新研究路径，以揭示中药的传统疗效并发挥其独特优势，仍需要更深入的探索和思考。

（李梢　孙德阳　龚后武）

## 参考文献

［1］HOOD L E. Lessons learned as president of the Institute for Systems Biology（2000–2018）［J］. Genomics Proteomics Bioinformatics, 2018, 6: 1–9.

［2］ALLISON D. Systems biology: Tracking the protein–metabolite interactome［J］. Nature Methods, 2018, 15（3）: 160–161.

［3］VELCULESCU V E, ZHANG L, VOGELSTEIN B, et al. Serial analysis of gene expression［J］. Science, 1995, 270（5235）: 484–487.

［4］VELCULESCU V E, ZHANG L, ZHOU W, et al. Characterization of the yeast transcriptome［J］. Cell, 1997, 88（2）: 243–251.

［5］LI C, SHAO X, ZHANG S, et al. scRank infers drug–responsive cell types from untreated scRNA–seq data using a target–perturbed gene regulatory network［J］. Cell Rep Med, 2024.

［6］WILKINS M R, GASTEIGER E, SANCHEZ J C, et al. Protein identification with sequence tags［J］. Curr Biol, 1996, 6（12）: 1543–1544.

［7］WILKINS M R, GOOLEY A A. Protein identification in proteome projects［J］. Springer Berlin Heidelberg, 1997.

［8］DAI J, LIANG K, ZHAO S, et al. Chemoproteomics reveals baicalin activates hepatic CPT1 to ameliorate diet–induced obesity and hepatic steatosis［J］. Proc Natl Acad Sci U S A, 2018, 115（26）: E5896–E5905.

［9］WANG Z, KIM U, JIAO Y, et al. Quantitative proteomics combined with affinity MS revealed the molecular mechanism of ginsenoside antitumor effects［J］. J Proteome Res, 2019, 18（5）: 2100–2108.

［10］NICHOLSON J K, LINDON J C, HOLMES E. 'Metabonomics': understanding the metabolic responses of living systems to pathophysiological stimuli via multivariate statistical analysis of biological NMR spectroscopic data［J］. Xenobiotica, 1999, 29（11）: 1181–1189.

［11］FIEHN O, KOPKA J, DÖRMANN P, et al Metabolite profiling for plant functional genomics［J］. Nat Biotechnol, 2000, 18（11）: 1157–1161.

［12］LIAO J, ZHANG Y, MA C, et al. Microbiome–metabolome reveals that the Suxiao Jiuxin pill attenuates acute myocardial infarction associated with fatty acid metabolism［J］. J Ethnopharmacol, 2023, 312: 116529.

［13］ZHANG P, WANG B, LI S. Network–based cancer precision prevention with artificial intelligence and multi–omics［J］. Science Bulletin, 2023, 68（12）: 1219–1222.

［14］HOPKINS A L. Network pharmacology［J］. Nature Biotechnology, 2007, 25（10）: 1110–1111.

［15］CHEN L, LU W, WANG L, et al. Metabolite discovery through global annotation of untargeted metabolomics data［J］. Nature Methods, 2021, 18（11）: 1377–1385.

［16］PANYARD D J, YU B, SNYDER M P. The metabolomics of human aging: Advances, challenges, and opportunities［J］. Sci Adv, 2022, 8（42）: eadd6155.

［17］GOU H, SU H, LIU D, et al. Traditional medicine Pien Tze Huang suppresses colorectal tumorigenesis through restoring gut microbiota and metabolites［J］. Gastroenterology, 2023, 165（6）: 1404–1419.

［18］TAN Y, HUANG Z, LIU Y, et al. Integrated serum pharmacochemistry, 16S rRNA sequencing and metabolomics to reveal the material basis and mechanism of Yinzhihuang granule against non–alcoholic fatty liver disease［J］. Journal of Ethnopharmacology, 2023, 310: 116418.

# 第三节　生物信息学原理与方法

在20世纪初，生物学家们开始使用电泳技术进行蛋白质分离和纯化，这为后来的生物信息学技术奠定了基础。随着DNA结构的揭示，DNA序列分析的研究得到了推动。1953年，Watson和Crick提出了DNA双螺旋结构的模型，这一重大发现促进了DNA序列分析的研究。70年代初，Sanger发明了基于化学法的DNA测序技术，这项技术开创了基因组学和转录组学的新时代，为后来的生物信息学和药理学的发展打下了坚实的基础[1]。随着计算机和互联网的发展，生物信息学迎来了快速发展的时期，分子对接、高通量测序、基因芯片等技术的应用极大地推动了生物信息学的发展。网络药理学则是生物信息学与药理学交叉融合的一门新兴学科，通过结合生物信息学、网络科学和药理学的知识，系统地研究药物作用机制、预测药物靶点、评估药物副作用等，不仅可为药物研发提供了新思路和新方法，而且可为中药有效性、安全性与质量评价提供监管新工具与新方法，极大地丰富了生物信息学的应用领域。

## 一、生物信息学概述

生物信息学的主要目标是利用计算方法解析大量的生物学数据，从而为生物学领域提供新的发现和洞见[2]。为此，生物信息学需要借助计算机软件和硬件等技术设备，运用各种算法和工具对生物信息进行存储、管理、处理和分析。生物信息学主要分为两个领域：生物信息分析和生物信息学方法学。生物信息分析主要包括生物数据的收集、预处理、存储、挖掘和分析等方面，常见的生物信息数据包括基因组、转录组、蛋白质组和代谢组等[3]。而生物信息学方法学主要涉及生物数据处理和分析的算法以及工具开发等方面，包括序列比对、基因识别、蛋白质结构预测、基因表达分析、代谢通路分析等。

生物信息学在疾病基因组学研究中有着重要的应用，其中包括基因变异的鉴定和功能预测、疾病相关基因的筛选和识别、疾病基因组数据的整合和分析等[4]。例如，利用基因芯片技术，可以对大量疾病患者和正常人的基因组进行比较，以发现与特定疾病相关的基因变异。生物信息学算法可以进一步预测这些基因的功能和调控机制，为研究疾病的发病机制提供重要的线索。

## 二、生物信息学与中药复杂性研究

生物信息学在药理学中的应用可以追溯到20世纪末和21世纪初，当时生物技术和基因组学的发展为生物信息学在药理学研究中的应用奠定了基础[5]。早期，生物信息学主要被用于寻找新的药物靶点和开发新药物。通过对基因组、蛋白质组和代谢组等大数据的分析，生物信息学可以揭示疾病发生和发展的分子机制，进而为药物的研发提供有力支持。例如，生物信息学方法可以通过模拟分子相互作用，预测化合物与蛋白质靶点的亲和力，从而筛选出具有潜在生物活性的化合物，为新药物的发现提供线索。而随着系统生物学的发展，研究者们发现复杂的疾病可能无法通过干预单个节点来进行有效治疗，"一种药物、一个靶点、一个疾病"的研究模式已经难以满足当前的药物研发需求。研究者们逐渐意识到医学研究需要从长期的还原论"重归整体"。随着生物医药大数据、人工智能和实验技术的不断发展，生物信息学在药理学研究中的应用范围已经扩展到了网络药理学、系统药理学和多向药理学等领域。

中医药防治疾病的优势和特点是基于整体思维对疾病进行系统的调节，中药方剂通过多成份、多靶点、多途径的方式发挥作用。但是如何将中药物质基础与复杂的疾病相关联，从而全景式解析中医药防治疾病的"功效-物质"关系，打开中医防治疾病的黑箱，是中医药现代化面临的关键问题。与化学药、生物制品相比，因为中药的物质基础及药理机制更为复杂，在新方法新技术应用上也会更注重系统性。中药复杂性研究涉及应用大规模高通量多组学技术，如基因组学、蛋白质组学和代谢组学的发展，极大地推动了中医药大数据的生成。对中医药大数据的高效解析，则需要借助生物信息学发展所提供的新技术。网络药理学作为生物信息学与药理学交叉融合的代表学科，聚焦于生命科学、信息科学与医学前沿交叉的复杂生物网络研究，符合中药方剂的作用特点，为阐释中药方剂的药效物质基础及其作用机制提供了良好的契机，这也使得生物信息学在中药复杂性研究中发挥着越来越大的作用。

生物信息学与中药网络药理学相融合，契合于中药方剂的多成份对病证特定生物网络靶标的多途径调节作用，有助于理解并处理中药方剂化学体系与机体生物系统的复杂性，从生物网络平衡的角度系统地认识病证发生发展机制和评价中药方剂整体干预作用。生物信息分析主要包括生物大数据的预处理、挖掘和分析，其分析结果通常还需要经过较为严格验证，经过验证的分析结果有望作为科学证据在中药安全性、有效性、质量可控性方面用于指导中药新药的研发、上市后再评价等。总之，随着人工智能、生物医药大数据的发展，生物信息学在中医药领域的应用已经成为中药现代化的重要组成部分，将在未来继续发挥重要的作用。

## 三、生物信息学应用实例

生物信息学运用计算机技术和数据分析手段，深入挖掘中药多层次信息，揭示中药成份与药效之间的复杂关系。通过生物信息学分析，研究人员能够更准确地筛选中药活性成份，预测中药的药理作用机制，为中药现代化和国际化提供有力支持。同时，生物信息学还有助于研究中药在人体内的代谢过程，优化中药配伍，提高中药疗效。随着生物信息学技术的不断进步，其在中药复杂性研究中的应用将更加广泛，为中药学的发展注入新的活力。

程京院士研发的分子本草技术[6]，将生物信息学技术和传统中医药相结合，首次构建了国际上超大规模的中药分子功能组学数据库，系统评价了中药逆转人体疾病分子信号通路的科学内涵和创新中药开发，来进行中药作用机制方面的阐释及创新开发，在慢性心力衰竭[7]与治疗新型冠状病毒感染（简称新冠）[8-9]中药研究中实现了成功应用。陈士林院士带领团队建立了药用动植物高通量混合测序的全基因组组装及拼接技术，在国际上率先完成500余个中药基原物种核基因组和细胞器基因组图谱。基于全基因组测序和高通量筛选，在国际上首次验证提出核基因组序列ITS2作为中草药通用DNA条形码，建立了中药材DNA条形码鉴定标准，为中药鉴定学开拓了新的方法学领域[10]。其中一项代表性研究就是通过对中药黄连进行系统发育和比较基因组分析，揭示了黄连的系统发育位置，并确定了毛茛科共有的单轮古代全基因组加倍（WGD），标记了黄连原小檗碱型生物碱生物合成基因，并发现局部基因组串联复制促进毛茛科支特异性基因家族细胞色素P450（CYP）719扩增，编码小檗碱生物合成途径中（S）−加碱合成酶的关键基因CYP719的多功能性可能在小檗碱相关生物碱的多样性中发挥重要作用，为药用植物的遗传研究和应用提供了宝贵的资源[11]。

李梢团队通过生物信息学手段进一步发展网络药理学方法，建立了参芪扶正、六味地黄等常见方药调节肿瘤和免疫关键通路的分子图谱。该研究采用自主研制的drugCIPHER算法预测了47种常用中药所含1446种成份的靶标谱，采用基于高通量测序的基因表达高通量检测技术（HTS2）并行化检测了其中166种中药成份干预420个肿瘤或免疫相关基因的表达谱，同时分析了133种中药成份的公共活性数据，从而综合绘制了扶正中药成份调节肿瘤和免疫相关生物网络的分子图谱，较为系统地阐释了扶正类中药作用机制[12]（见图16-3-1）。该研究发现，扶正中药成份的靶标显著富集在自然杀伤细胞、抗原提呈等免疫相关通路，人参、黄芪、六味地黄所含成份能够显著上调自然杀伤细胞、T细胞等通路的基因表达，且部分扶正中药成份能抑制细胞周期、凋亡等肿瘤信号通路的基因表达，并通过体内外实验，验证了没食子酰芍药苷等成份的抗肿瘤活性。该研究为揭示扶正中药的作用机理、促进中药精准化提供了方向，提示扶正中药在肿瘤预防、肿瘤免疫调节方面具有进一步研发的重要价值。

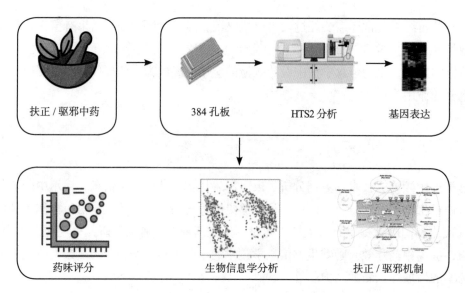

扶正/驱邪中药　384孔板　HTS2分析　基因表达

药味评分　生物信息学分析　扶正/驱邪机制

图 16-3-1　扶正/驱邪中药调控机制研究框架[12]

## 四、生物信息学发展与监管应对

### 1. 存在问题

生物信息学在中药及其复方的研究中发挥着重要作用，它主要关注于中药的物质基础、作用机制、功效、归经、配伍规律以及组分结构的优化。这一领域的探索为传统中医药理论注入了新的科学活力，并推动了中药及其复方现代化的研究进程，显著提升了研究的效率与深度。然而，当前的研究中也存在一些挑战。

（1）现有的中医药生物信息学数据库如 TCMSP、TCMD、TCMID、HIT 以及 BATMAN-TCM 等，虽然为中药及复方的生物信息学研究提供了基础，但面对日益增长的研究需求，这些数据库的规模尚显不足。药物信息在不同数据库间的差异较大，且存在大量数据缺失。一些常用药物如矿物类和动物类药物尚未被收录，而一些复方药物的信息检索则需要在多个数据库间进行，操作繁琐且数据完整性难以保证。此外，数据库中还存在一些概念的混淆和错误，如同名复方其实药物组成不同，而炮制过程对中药成份的影响也未能在现有数据库中体现。

（2）在中药及其复方的生物信息学研究中，研究者主要依赖计算机模拟和数学算法进行预测和分析，但这些预测结果往往缺乏充分的验证。当前的研究存在"重预测、轻验证"的倾向，对预测结果的深入探索尚显不足。

（3）中药及其复方的生物信息学预测和分析结果主要基于其化学成份或活性成份，但中药在煎煮过程中化学成份会相互作用，有些化学成份经人体代谢后才产生效果。大分子物质如多糖类物质在肠道与调节肠道的菌群相互作用而产生效果[13]。因此，要完整揭示中药及其复方的物质基础和作用机制，需要结合药物代谢动力学和代谢组学等技术进行深入的研究，以解决目前研究中面临的难点和挑战。

### 2. 监管应对

中药复方的全身效应研究与评价始终面临诸多挑战，而系统生物学正为其提供了强有力的理论支撑和实践方法。近年来，该领域的研究更侧重于整合思维，其全面检测与综合分析的特点与中医药的核心理念不谋而合，为中医药研究开辟了新的途径，并展现出广阔的研究前景。然而，在运用生物信息学方法研究中药复方时，必须保持批判性和创造性思维，深入理解生物信息学技术的差异及其整合应用的精髓，以促进中医药信息学的发展，进而推动现代医学的进步。

　　生物信息学，这一在人类基因组计划实施过程中崛起的新兴学科，如今已广泛应用于生物学、医学、农学、微生物学等多个领域，极大地推动了自然科学的发展。在"后基因组"时代，生物信息学在中药及其复方的研究中开始发挥重要作用。然而，这把新钥匙是否能够成功解锁传统中医药特别是中药及其复方研究的宝库，还需要中医药学者与生物信息学专家进行深入的多学科交叉研究。特别是，应当整合多学科的优势，培养具备跨学科能力的专业人才，为中药及其复方的研究探索出更为精准和高效的方法与路径。

（李梢　谌攀　孙德阳）

## 参考文献

［1］KUMAR A, SINGH V. Advances in bioinformatics［J］. Advances in Bioinformatics, 2021. DOI：10.1007/978-981-33-6191-1.

［2］ANANYA R. From inception to current challenges in bioinformatics［J］. Nature Computational Science, 2023, 3（12）：1001-1002.

［3］ALTEMOSE N, LOGSDON G A, BZIKADZE A V, et al. Complete genomic and epigenetic maps of human centromeres［J］. Science, 2022, 376（6588）：eabl4178.

［4］VANDEREYKEN K, SIFRIM A, THIENPONT B, et al. Methods and applications for single-cell and spatial multi-omics［J］. Nat Rev Genet, 2023, 24（8）：494-515.

［5］GAUTHIER J, VINCENT A T, CHARETTE S J, et al. A brief history of bioinformatics［J］. Brief Bioinform, 2019, 20（6）：1981-1996.

［6］LIU J, XU Y, CHENG J. Biochips under COVID-19：a new stage of well-grounded development and accelerated translation［J］. Sci Bull（Beijing）, 2022, 67（18）：1823-1826.

［7］乔连生，李军，谢兰，等. 基于靶向转录组、专家经验和人工智能研发守正创新中药的路径探索：以治疗慢性心力衰竭的中药新药研发为例［J］. 中医杂志，2023，64（3）：217-224

［8］QIAO L, HUANG W, ZHANG X, et al. Evaluation of the immunomodulatory effects of anti-COVID-19 TCM formulae by multiple virus-related pathways［J］. Signal Transduct Target Ther, 2021, 6（1）：50.

［9］DAI Y, QIANG W, GUI Y, et al. A large-scale transcriptional study reveals inhibition of COVID-19 related cytokine storm by traditional Chinese medicines［J］. Sci Bull（Beijing）, 2021, 66（9）：884.

［10］CHEN S, SONG J, SUN C, et al. Herbal genomics：Examining the biologyof traditional medicines［J］. Science 2015, 347（6219）：S27-S29.

［11］LIU Y, WANG B, SHU S, et al. Analysis of the Coptis chinensis genome reveals the diversification of protoberberine-type alkaloids［J］. Nat Commun, 2021, 12（1）：3276.

［12］ZHENG J, WU M, WANG H, et al. Network pharmacology to unveil the biological basis of health-strengthening herbal medicine in cancer treatment［J］. Cancers, 2018, 10（11）：461.

［13］ZHANG D, LIU J, CHENG H, et al. Interactions between polysaccharides and gut microbiota：A metabolomic and microbial review［J］. Food Res Int, 2022, 160：111653.

# 第四节　中医方证代谢组学原理与方法

中药是中医防治疾病的物质基础，也是中医理论及临床实践的有效载体。中药在临床上疗效确切，其在新冠疫情防控中发挥的不可替代作用就是其现实体现。中药既然确有疗效，必有其发挥功效的物质基础，在阐明中药临床效应、效应机制基础上，发现与临床疗效关联的药效物质基础是提高临床疗效、建立中药标准、开发创新药物及国际发展的必由之路。长期以来，囿于天然药物研究模式，以及与中医证相关联的生物评价体系的严重缺乏，加之单味中药研究模式与临床方剂用药实践相悖，使中药药效物质基础研究与临床疗效严重脱节。从严格意义上讲，大部分中药药效物质基础尚未阐明，严重制约了临床精准用药和有效的质量控制体系，也致使经典方剂及中药大品种二次开发陷入困境。因此，急需一种新的符合中医理论及临床实践特征的研究方法，使发现的药效物质能与临床疗效紧密关联。

为突破中药药效物质基础与临床疗效脱节的瓶颈，王喜军教授整合系统生物学和中药血清药物化学方法，建立了中医方证代谢组学的理论及方法，形成了鉴定证候生物标志物，建立方剂有效性评价体系，并发现药效物质基础的应用科学，为实现方剂成份清楚、靶点明确的精准效应评价提供了科学方法。

## 一、中医方证代谢组学概念与原理形成思路

### （一）概念与科学内涵

中医方证代谢组学（Chinmedomics）是 2011 年由王喜军教授正式提出[1]，是通过证候标志物及方剂体内显效成份的关系分析，揭示中药药效物质基础，阐明其作用的靶点与通路，解决中药有效性相关科学问题的理论或研究策略[2-3]。其科学内涵是以证候为切入点，以方剂为研究对象，利用代谢组学技术发现并鉴定证候的生物标志物，以证候代谢轮廓及生物标志物为参数精准评价方剂疗效；在有效的状态下，利用中药血清药物化学方法分析鉴定方剂体内直接作用物质的显效形式；进而将证候生物标志物与方剂体内显效成份相关联，发现与生物标志物轨迹变化高度关联的体内成份，并进行生物学验证，从而确定表达方剂临床疗效的药效物质基础及作用靶点，阐明中药有效性科学问题，见图 16-4-1。其研究成果能够使中药的有效性"说清楚、讲明白"，提高国际社会对中医药理论学术价值及中医临床经验实用价值的认知度，推动创新药物开发及中药质量控制，促进中医药的传承创新与发展。

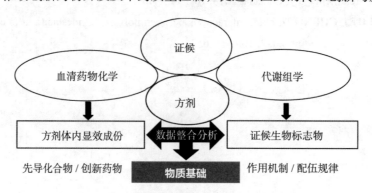

图 16-4-1　中医方证代谢组学研究科学内涵示意图

## （二）原理形成思路

中药有效性的阐明是沟通中医学与现代医学科学的桥梁，是提升中医药认知度，促进中医药国际化发展的关键；也是发现药效物质基础，开展创新药物研究的前提。中药的有效性包括效应、效应机制及效应成份，其科学表达就是正确地认知中药有效性，有效地利用中药有效性的前提。以往由于方法局限，难以科学完整地表达中药有效性，导致与之相关的药效物质发现、方剂配伍规律阐释、创新药物设计及经典名方产业化开发等研究举步维艰。为此，急需建立符合中医药理论及临床实践特点的有效性评价体系。

首先，中药的效应及效应机制如何评价。辨证论治、方证对应是中医临床用药的原则，中药的效应在临床上是通过方剂作为药物针对证候而表达的，中药饮片是原料药，不是临床药物。由此评价中药效应必须以证候为起点，以方剂为研究对象，在阐明证候本质的基础上，精准评价方剂的效应，才能体现中医药理论及临床用药实践。然而，由于中医证候的生物学本质没有阐明，中药有效性评价长期以来套用现代药理学指标体系，导致中医临床优势不能得到充分展现；中药的效应及效应机制没能以现代生物学语言得到科学阐明，使国际社会对中药有效性的认可度大打折扣。为此，在证候规范化及准确诊断基础上，利用代谢组学、蛋白质组学、转录组学等系统生物学技术，揭示中医证候生物学本质，建立基于证候标志物的中药整体效应的精准评价体系，为科学诠释中医药临床优势科学内涵提供了方法，有利于促进中医药原创思维的传承和创新发展[4]。

进而，中药的效应成份如何发现。中药表达临床疗效的效应成份即药效物质基础，以往关于中药药效物质基础研究已取得了可喜的进展，发现了大量中药活性成份，然而这些所谓活性成份并不能与中药的临床疗效直接相关联。一方面，中药的药效物质基础是通过具体的方剂针对证候而表达的，中药的药效物质基础应该存在于方证对应有效实践的药物作用过程中；另一方面，由于方剂发挥疗效过程中药物成份的药动学相互作用，中药真正发挥功效的活性成份与其所含的固有成份往往不同，必须在方剂显效状态下的体内直接作用物质中才能发现真正表达中药临床疗效的药效物质基础[5]。

为解决中医方证对应理论及临床实践指导下的中药有效性评价问题，王喜军教授将中药血清药物化学与代谢组学整合，从发现证候标志物入手，在方证对应显效状态下，发现调节证候标志物轨迹变化，表达临床疗效的中药体内成份作为药效物质基础，创建了中医方证代谢组学的理论及方法[6]。该方法搭建了中医学与现代医学科学沟通的生物学语言桥梁，为证候的精准诊断、方剂效应的精准评价及效应成份与靶点的发现开辟了有效途径，助力实现方剂治疗疾病原理"说清楚、讲明白"，进而促进中药新药研发及产业化高质量发展[7-8]。

## 二、中医方证代谢组学研究方法

### （一）基于代谢组学的证候生物标志物发现方法

方剂的治疗对象是中医学的证候及中医学的病，只有正确评价证（病），才能评价方剂的效应，进而才能阐明方剂及相关组成中药的药效物质基础。因此，证候生物学本质是中医方证代谢组学研究的起点。

证候是疾病发生和演变过程中某阶段以及患者个体当时所处特定内外环境本质的反映，它以相应的症、舌、脉、形、色、神表现出来，能够不同程度地揭示病因病位、病性、邪正、盛衰、病势等病机内容。中医学证（病）的诊断存在不确定性和模糊性，如何使中医学证（病）的诊断实现客观精确和可重现是评价方剂效应的前提。从现代系统医学角度，中医学证（病）是机体对体内外各种环境变化和致病因素作出反应的一种功能状态，其本质是机体失衡而致的代谢或其网络的改变，机体内源性代谢成份的变化通过生物表型的变化而反映出来。代谢组学利用高通量、高分辨率的分析技术，结合模式识别、专家系统等分析方法，通过定量测定生命系统对病理刺激或遗传变异产生的动态多参数代谢应答，从整体上探讨生命活动在代谢层面的特征和规律。代谢组学研究的对象是生物体中分子量小于 1kD 的内源性小分子代谢物，它们是生物体所有基因、蛋白质功能活动的终点，被视为生物体整体功能状态的生化表型，能够即时灵敏真实地表征在各种外界因素刺激下生物体整体功能状态的应答与调节。因此，代谢组学研究与中医证候对机体整体功能反应状态的认识相一致，代谢物（组）作为证候的生物标志物（组），能够反映证候的生物学本质，用于证候的精准诊断和方剂效应的客观评价。

基于代谢组学研究方法，提出了证候代谢轮廓、生物标志物及用于证候精准诊断的研究思路，即：按中医证候诊断标准及专家系统对拟研究的证候患者进行诊断和收集，以典型证候（病）患者群的体液（尿液、血液、唾液等）为样本，以液 – 质联用等仪器分析技术对血清、尿液等体液样品的小分子代谢产物进行无歧视分析，建立证候（病）患者群的代谢轮廓代谢指纹，并鉴定证候的代谢生物标志物，对标志物再进行精准定量，确定证候标志物量变区间，并通过与蛋白质组学相结合，发现生物标志物的关键代谢酶、代谢通路，阐释证候（病）的生物学机制和探索治疗靶点；分析证候的代谢轮廓及代谢标志物，以代谢轮廓宏观表征证候（病）的整体特征，以代谢标志物的质与量变化微观表达证候（病）的精细特征，利用标志物定量范围进行证候精准诊断。

代表性成果是中医黄疸证的生物标志物研究。采用基于超高效液相色谱串联高分辨质谱（ultra performance liquid chromatography high definition mass spectrometry，UPLC–HDMS）的代谢组学技术对中医临床诊断为黄疸证的受试者及健康志愿者的代谢轮廓进行分析，建立黄疸证的特征性代谢模式，鉴定相关生物标志物（群），即探寻"证"的物质基础，从微观角度解读黄疸证候生物学本质。完成了中医黄疸证及其亚型阳黄证及阴黄证的代谢轮廓及生物标志物研究，发现黄疸证生物标志物 44 种，包括二甲基鸟（嘌呤核）苷、吲哚谷氨酰胺、皮甾酮四醇 –3– 葡萄糖苷酸、孕二醇 –3– 葡萄糖苷酸等，从代谢角度揭示黄疸证的代谢通路，即主要关联于酮体的合成及降解，丙氨酸、天门冬氨酸及谷氨酸代谢，色氨酸代谢，精氨酸及脯氨酸代谢，甾类激素及初级胆汁酸生物合成，D– 谷氨酰胺及 D– 谷氨酸代谢以及半胱氨酸及甲硫氨酸代谢等。进一步发现阳黄证生物标志物 40 种，主要关联色氨酸代谢、维生素 B₆ 代谢、精氨酸和脯氨酸代谢等；鉴定阴黄证生物标志物 49 种，包括 2– 丁烯二酸、焦谷氨酸、α–N– 苯乙酰基 –L– 谷氨酰胺等，主要和半胱氨酸、蛋氨酸代谢及初级胆汁酸的生物合成等相关。中医不同证候之间存在着不同的代谢物组、代谢产物谱或其代谢网路的改变，这为阐释中医黄疸证候的生物学本质和诊断客观化、规范化及病证分型治疗提供了依据，同时也为方剂效应评价提供了评价指标[9]。

## （二）基于证候代谢轮廓及生物标志物的方剂疗效精准评价

方剂是中医临床使用的药物，是在辨证论治基础上由多味中药配伍组成的复方。在正确辨证诊断的前提下，选用合适的方剂，使"方证相应"，调整机体的阴阳平衡，可使代谢网络中的扰动部分趋于正常状态。因此，方剂的整体效应可以通过检测证候生物标志物的变化进行精准评价。同时，证候生物标志物的阐明，为设计制备证候相关的动物模型，开展相关治疗药物的发现及其机制挖掘研究提供评价方法。基于此，提出了基于证候代谢轮廓及生物标志物的方剂效应评价体系，即以证候（病）的代谢轮廓、代谢指纹及生物标志物作为方剂药效评价的依据，在疗效评价上结合症状、体征的变化以及疾病的生物学指标，建立基于代谢生物标志物的方剂药效临床精准评价体系；以从临床病例获得的证候生物标志物为靶点，通过生物标志物的功能分析、代谢通路及相关关键代谢酶为指导，并结合功能蛋白分析，整合相关证候的中医学病因病机，并以相关的现代疾病模型为基础，复制中医证候相关的动物模型；在此基础上，利用代谢组学技术，建立证候相关动物模型的代谢轮廓、代谢指纹及生物标志物，并以此作为方剂药效评价的依据，建立基于代谢生物标志物的方剂药效生物评价体系，进而开展方剂有效性及其机制挖掘研究。

在前期临床黄疸证生物标志物研究基础上，进一步扩大病例数和进行受试者工作特征曲线（receiver operating characteristic curve，ROC 曲线）分析，聚焦临床阳黄证核心生物标志物为胆红素、胆绿素、牛磺胆酸、胆红素葡萄糖醛酸苷，对随机抽取 60 名受试者进行预测，可以有效区分健康受试者和黄疸患者整体代谢轮廓。以治疗阴黄证的主要中药（反治造模）及白酒（60°）加微量 α- 萘异硫氰酸酯（alpha-naphthyl isothiocyanate，ANIT）制备了阳黄证相关动物模型，聚焦模型小鼠生物标志物为胆红素、胆绿素、牛磺胆酸、磺甘胆酸盐、磷脂酰胆碱（16:0/16:0）、溶血磷脂胆碱 [18:1（9Z）]，其中胆红素、胆绿素和牛磺胆酸与临床一致。茵陈蒿汤对整体代谢轮廓及核心生物标志物均可见显著回调，并显著调节上游靶蛋白 CYP7A1、ABCC2、ABCC3、UGT1A1 的表达和法尼醇 X 受体（FXR，又称为胆汁酸受体）的活性，从而以生物标志物为参数不仅精准评价了茵陈蒿汤的药效，而且从整体效应水平揭示了茵陈蒿汤的效应机制（见图 16-4-2）[10]。

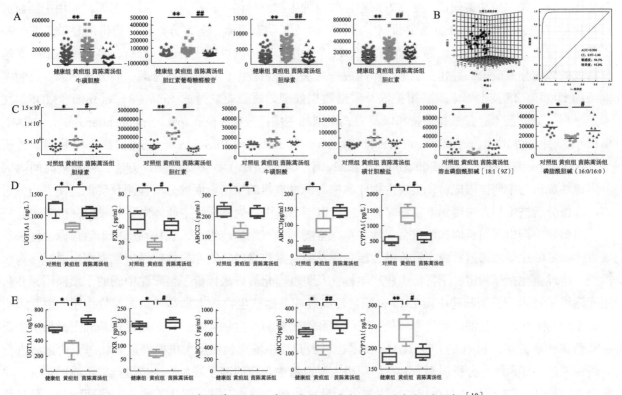

图 16-4-2　茵陈蒿汤对阳黄证生物标志物及上游靶标的调控[10]

A. 临床生物标志物；B. 临床生物标志物对阳黄证的预测；C. 小鼠模型生物标志物；D. 临床样品中上游靶标的表达；
E. 小鼠模型样品中上游靶标的表达

## （三）基于中药血清药物化学的显效状态下方剂体内成份分析

方剂是一个复杂的化学巨系统，其中哪些成份是方剂表达临床疗效的药效物质基础，仍知之甚少，方剂作为一个化学"黑箱"，其有效成份仍不能得到精准解析，影响了对方剂效应的精准评价。

单味中药已含有数以千计的化合物，多味中药组成的方剂已经成为复杂的化学成份巨系统，其有效成份确定已成为中药药效物质研究的瓶颈。活性导向的分离方法不能反映成份的体内生物转化（机体对药物的作用），更不能反映方剂中中药之间在吸收、分布等方面的相互作用，体现不出方剂的整体效应物质。王喜军教授在 20 世纪 90 年代初开展了中药血清药物化学的研究工作，2002 年完成了中药血清药物化学方法的建立与实施的系统研究工作，使其理论及方法实现了系统化及规范化，确定了这一学科的理论内涵及方法的技术规范，并将中药血清药物化学定义为：以药物化学的研究手段和方法为基础，多种现代技术综合运用，分析鉴定中药口服后血清中移动成份，研究其药效相关性，确定中药药效物质基础并研究其体内过程的应用科学[11]。利用中药血清药物化学方法，通过分析口服方剂后血清中的药物成份，可以鉴定方剂的体内直接作用物质及其来源药物，其研究结果既能体现人体对药物的作用（代谢和转化），又能体现方剂中药物间在吸收、分布等方面的相互作用和方剂药效物质基础的体内存在状态，已经成为公认的研究中药药效物质基础的快速准确的研究方法。

显效状态下的方剂体内物质才是方剂表达临床疗效的真正有效成份，对显效状态下的方剂体内成份进行分析，是精准确定方剂药效物质基础的前提。前述已经介绍了基于代谢生物标志物建立方剂效应的生物评价体系，实现方剂疗效的精准评价。在此基础上，王喜军教授整合中药血清药物化学及代谢组学技术，设计了方剂血中移行成份分析和有效性评价同步进行的一体化研究策略，即利用代谢组学技术充分认识中医证（病）的生物学本质，确定证（病）的生物标志物，以证（病）的生物标志物为桥接复制与证（病）关联的动物模型，建立方剂整体效应的生物评价体系；在方剂显效状态下，利用中药血清药物化学方法分析口服方剂后的中药血中移行成份及其动态规律，鉴定方剂体内成份的显效形式。基于该研究策略，已对茵陈蒿汤等 25 个方剂及 11 个上市中药体内显效成份进行分析，鉴定或表征了表达其药效的体内显效成份，并建立了中药体内成份的快速辨识技术，包括高效分离、高分辨率和高灵敏度检测的 UPLC-MS 技术等多维联用技术及质谱数据处理的质量短缺过滤（mass defect filter，MDF）技术、母离子提取技术、背景扣除技术以及模式识别的主成份分析（principal component analysis，PCA）、偏最小二乘判别分析（partial least squared discriminant analysis，PLS-DA）、正交偏最小二乘判别分析（orthogonal partial least squared discriminant analysis，OPLS-DA）等多变量统计方法，可在短时间内区分内源性成份与中药体内成份，实现生物样品中药源性成份的快速全面的分析检测及辨识，使中药方剂体内成份分析技术和方法得到丰富和完善。这里以当归建中汤为例介绍中药体内显效成份分析方法。

当归建中汤由当归、肉桂、白芍、炒甘草、生姜和大枣六味药组成，现代临床用于治疗原发性痛经取得了一定的疗效。通过腹腔注射苯甲酸雌二醇及缩宫素建立经典的原发性痛经大鼠模型，通过行为学检查、生理生化指标测定、子宫组织病理学检查及免疫组化等方法评价了当归建中汤的干预作用，并利用代谢组学技术表征当归建中汤对 15 种原发性痛经相关血液生物标志物具有显著调节作用，主要影响了花生四烯酸代谢、甘油磷脂代谢、色氨酸代谢和类固醇激素生物合成。在药效评价基础上，采用中药血清药物化学方法，利用 UPLC-HDMS 技术，对当归建中汤干预痛经大鼠模型显效状态下的血清进行分析，通过多变量统计分析识别只在给药组大鼠血清中含有的离子峰，进一步进行二级质谱解析，共鉴定 24 种当归建中汤体内显效成份，主要包括没食子酸、邻苯三酚、原儿茶酸 -3- 葡萄糖苷、羟基芍药苷、咖啡酸、阿魏酸、酸枣碱、肉桂酸等，为进一步筛选与临床疗效高度相关的体内直接作用物质奠定了基础（见图 16-4-3）[12]。

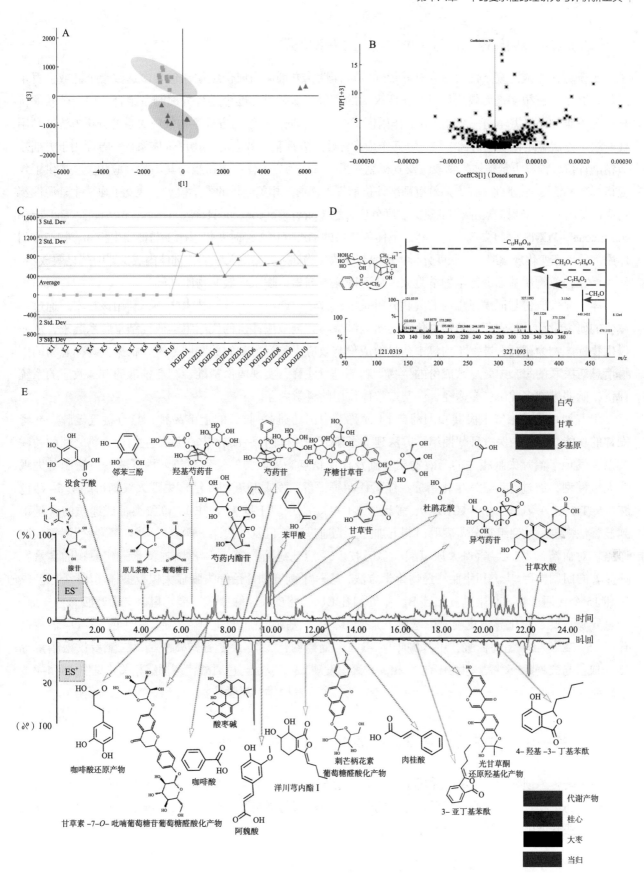

图 16-4-3　当归建中汤治疗痛经大鼠模型的体内显效成份分析[12]

A. 模型对照组与给药组大鼠血清 UPLC-MS 数据 PCA 分析得分图；B. OPLS-DA 分析载荷图；

C. 两组血清样品中体内成份相对离子强度比较图；D. 当归建中汤体内成份芍药苷二级质谱解析；

E. 当归建中汤 UPLC-MS 总离子流色谱图及辨识的体内显效成份

中药监管科学

### （四）方剂体内显效成份与证候标志物的关联度分析

由于方剂组成的复杂性及体内有效形式的多样性，方剂体内成份组往往包含多达数十个其或上百个成份，其中仍有很多是无效成份或是代谢灭活的成份，如果对其逐个进行分离制备组合，用于药效评价是极为困难的，仍需建立一种符合方剂作用模式的提取体内成份组与方剂生物效应关系的分析方法。利用代谢组学方法鉴定证候生物标志物，以其作为指标建立方剂整体效应的生物评价体系，一方面用于方剂效应精准评价，诠释方剂整体生物效应及其机制；另一方面为方剂体内成份组与其治疗效应相关联提供了效应指标"系统"。鉴于此，在方剂效应精准评价前提下，通过相关分析的数学模型，建立了血清中外源性药物成份与内源性生物标志物两组变量关联度分析方法（plotting of correction between marker metabolites and serum constituents，PCMS），将方剂在有效状态下体内成份的动态变化（经时变化规律）与证候生物标志物在方剂作用下的动态变化规律进行关联度分析，提取与证候生物标志物高度关联的方剂体内成份即中药显效成份，作为潜在药效物质基础进行生物学验证，从而确证方剂表达临床疗效的物质基础。

体内显效成份与证候标志物的关联分析是中医方证代谢组学的核心技术之一，利用该技术，通过一体化的研究设计，将中药血清药物化学的研究结果与方剂效应评价的代谢组学研究结果联系起来，从而以生物标志物为靶标，进一步构建中药显效成份与效应生物标志物的关联网络图，根据生物标志物的生物信息对关联的每个中药显效成份的生物学功能进行注释，实现成份精准、靶点精准的方剂效应的系统评价，阐明方剂多成份、多途径、多靶点整体作用的科学内涵。

刺五加片是《中华人民共和国药典》（简称《中国药典》）收载的上市品种，具有益气健脾、补肾安神的功能。利用中医方证代谢组学方法建立了刺五加片体内显效成份与失眠症生物标志物之间的关联关系，发现了治疗失眠相关的药效物质基础及作用靶点。采取腹腔注射对氯苯丙氨酸的方法制备失眠症大鼠模型，通过行为学、生化指标、能量代谢等评价，发现刺五加片治疗失眠大鼠脑组织中 5- 羟色胺（5-TH）、$\gamma$- 氨基丁酸（GABA）、多巴胺（DA）、去甲肾上腺素（NE）、单胺类神经递质的含量得到显著性恢复。代谢组学分析表明，刺五加片主要通过调节色氨酸代谢、赖氨酸降解、嘌呤代谢等代谢通路，对血清素、L-3- 羟基犬尿氨酸、多巴胺、6- 羟基褪黑激素、N- 乙酰血清素等代谢物的含量发挥显著的回调作用[13]。利用血清药物化学方法，表征了刺五加片治疗失眠症大鼠模型体内 14 个原型成份和 15 个代谢产物，其中刺五加苷 B、刺五加苷 E、异嗪皮啶、绿原酸、鹅掌楸碱、七叶胺、柠檬酸、二氢异嗪皮啶、氧化异嗪皮啶、甲基刺五加苷 B、去甲基刺五加苷 B、嗪皮啶、咖啡酸 -3-O- 葡萄糖苷、2,5- 二氢 -D- 葡萄糖酸、甲基咖啡酸 -3-O- 葡萄糖苷、L- 天冬氨酸硫酸酯、二氢罗汉松脂素等 18 个成份与失眠症模型大鼠生物标志物相关，聚焦发现 13 个成份与色氨酸代谢通路相关（见图 16-4-4）。本研究为刺五加片的质量标准提升、临床定位等二次开发提供了科学依据。

## 三、基于中医方证代谢组学方法的中药监管科学新技术

在中药传承创新发展及中药注册审评政策的指导下，围绕证候生物标志物检测及中药临床疗效精准评价、中药生物效应检测及关联质量标志物研究、中药新药创制及上市中药二次开发，利用中医方证代谢组学方法开展中药有效性评价的监管新技术研究。

### （一）建立基于证候生物标志物的中药疗效评价技术

中医证候诊疗评价方法是探索构建符合中医药特点审评标准体系的核心要素，《证候类中药新药临床研究指导原则》鼓励采用生物标志物等能够反映证候诊疗的客观应答指标进行评价。因此，探索发现证候标志物的技术及方法，引入证候生物标志物作为新工具、新方法、新技术、新标准，建立健全符合

684

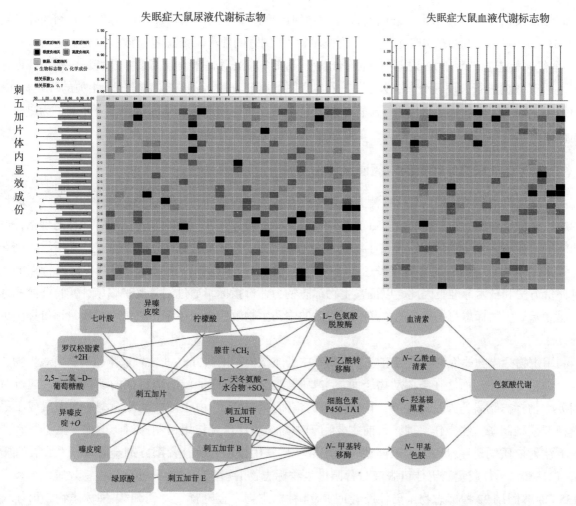

图 16-4-4　刺五加片治疗失眠症大鼠模型体内显效成份与生物标志物关联分析（PCMS）热图及对色氨酸代谢通路的调控

中医药特点的中药临床疗效评价方法和技术标准，有助于推动符合中医药特点的中药新药技术审评体系建设，促进符合中医药理论及实践的中药创新药物研发及上市产品的再评价，助力中医药传承创新发展。

利用证候生物标志物精准评价中药疗效，包括三方面的技术内容。①基于非靶向代谢组学的证候生物标志物发现技术，即在中医专家对患者证候进行准确诊断基础上，利用高分辨液 - 质联用技术、气 - 质联用技术、核磁共振波谱技术等高通量仪器分析技术，表征患者及健康人血液、尿液等体液样品的代谢指纹图谱，通过多变量统计分析及大数据相关分析，挖掘证候要素相关的代谢标志物，通过生物信息学及证候诊断意义分析，聚焦关键证候生物标志物及调控通路；②基于靶向代谢组学的证候生物标志物定量检测技术，即针对筛选的证候生物标志物，利用液 - 质联用技术、核磁共振波谱技术建立靶向定量检测方法，对证候诊断及方剂治疗过程中生物标志物的浓度变化进行监测；③基于人工智能机器学习的数据建模技术，即集合证候要素量表、临床生理病理检查、生物标志物检测，利用人工智能机器学习算法构建证候诊疗数学模型，辅助证候精准诊断与方剂临床疗效的精准评价。目前，证候生物标志物的发现技术已广泛应用，随着人工智能技术的快速发展，生物标志物将成为证候诊断与方剂疗效精准评价的有效方法。

王喜军教授利用高分辨液 - 质联用技术对 226 例阳黄证患者血液、尿液代谢轮廓进行分析，鉴定 14 个生物标志物，进一步评价各标志物的 ROC 曲线，筛选牛磺胆酸、胆红素葡糖醛糖苷、胆红素和胆绿素为阳黄证具有临床诊断意义的核心生物标志物，ROC 曲线下面积（AUC）值等于 0.996，茵陈蒿汤治疗能够使其回调至正常水平，表明所选代谢物的评价模型可用作阳黄证诊断与治疗方剂的疗效评价（见图16-4-2）[10]。利用高分辨液–质联用技术对67例肾阴虚火旺证患者血液代谢轮廓进行分析，鉴定34个代谢标志物，利用大数据非负矩阵分解（NMF）算法对临床证候要素主题特征，并与代谢标志物表达强度数据进行关联性分析，发现12个与肾阴虚火旺证患者的临床特征显著相关的代谢标志物，例如临床特征"腰膝酸软"与代谢标志物尿酸、色氨酸、花生四烯酸、苯丙氨酸显著相关，为进一步开展知柏地黄丸等肾阴虚火旺证治疗方剂的疗效精准评价奠定了基础[14]。

### （二）建立关联临床疗效的中药质量评价技术

中药质量标准主要是采用理化检测方法对指标性成份进行控制，与药品的有效性和安全性关联性不强，难以充分反映药品的整体质量。目前的生物效应检测通过反映"疾病"特征的特异性药理指标或局部功能的改变来评价中药质量，丰富了中药质量控制方法。《中药生物效应检测研究技术指导原则》鼓励探索采用生物标志物、生物效应表达谱等作为生物效应检测指标，建立健全符合中医药特点的中药质量评价方法和技术标准。因此，以证候生物标志物为评价指标，通过制备反映临床证候特征的病理模型，建立基于生物标志物（谱）的关联临床疗效的中药生物效应检测体系，将为中药质量评价提供更有效的方法。

利用生物标志物评价中药生物效应并应用于中药质量控制的研究，可分为整体动物、模式生物、类器官、细胞等多个层面。在整体动物层面，主要是建立反映临床证候病理特征的动物模型，通过对证候相关生物标志物表达强度的检测，评价中药的整体生物效应。由于证候动物模型多为大鼠或小鼠病理模型，模型制备方法操作繁琐，目前主要用于中药药效评价及作用机制探讨。例如，王喜军教授制备皮下注射皮质酮诱导肾阳虚大鼠模型，利用液–质联用技术分析补肾阳方剂金匮肾气丸和补肾阳保健品AS1350、男仕胶囊、男仕口服液对肾阳虚生物标志物的影响，评价其补肾阳生物效应，结果发现AS1350能够回调22种标志物，男仕胶囊回调24种标志物，金匮肾气丸回调21种标志物，男仕口服液回调17种标志物，均涉及下丘脑–垂体–甲状腺轴、下丘脑–垂体–肾上腺轴的病理变化，从调控生物标志物变化角度分析，结合临床指标检测，治疗肾阳虚证的作用强度依次为金匮肾气丸、AS1350、男仕胶囊、男仕口服液[15-17]。为适用于中药质量评价，果蝇、斑马鱼、线虫等模式生物，以及类器官、细胞等生物体系，为从生物标志物表达水平角度评价中药生物效应提供了可替代的模型，通过阐明该病理模型中证候生物标志物表达与临床的一致性，进而建立适用于中药生物效应的评价方法，将进一步提升中药质量控制水平。

### （三）建立关联临床疗效的中药质量标志物发现技术

中药质量标志物是质量标准的核心，决定了质量标准能否保障中药临床疗效。由于药效物质基础研究薄弱，中药质量标志物不能与药效相关联，导致中药质量标准对控制中药质量略显乏力。按照质量标志物的概念和中药临床实践形式，方剂更能反映质量标志物的有效、特有、传递与溯源、可测和处方配伍的所有要素要求，也更具有临床指导价值和建立全程质量控制体系的可行性。因此，利用中医方证代谢组学方法，发现关联临床疗效中药质量标志物，为建立有效的中药质量标准提供了有效途径；同时，有助于研发有效成份清晰、作用机理明确、质量可控、临床定位准确的中药创新药物。

基于中医方证代谢组学方法，以方剂为研究对象，以证候为切入，在方证对应有效性精准评价基础上，发现中药发挥功效的药效物质基础，进而结合中药质量标志物"五原则"属性，确定中药质量标志物[18]。具体而言，首先建立符合临床病证特点的动物模型，利用代谢组学技术发现动物模型生物标志物，建立方剂药效生物评价体系，精准评价方剂药效及发现作用靶点；然后，利用血清药物化学方法分析鉴定方剂显效状态下的体内成份，进而发现与病证生物标志物高度关联的中药体内药效物质基础；最后，通过体内药效物质基础的传递溯源、化学成份特有性分析、含量测定方法建立，确定中药功效的质量标志物。

利用中医方证代谢组学方法，王喜军教授发现了关黄柏分别发挥滋肾阴降相火和清热燥湿功效的药效物质基础[14,19]，结合质量标志物属性，选择小檗碱、巴马汀、木兰花碱、黄柏内酯、黄柏碱、白鲜碱、γ-崖椒碱、铁屎米酮作为关黄柏质量标志物。其中，小檗碱、巴马汀、木兰花碱为关黄柏发挥滋阴降火和清热燥湿功效的共同药效物质基础，是关黄柏药材及其方剂的共性质量标志物；黄柏碱、白鲜碱、γ-崖椒碱、铁屎米酮是关黄柏发挥滋阴降火功效的特征性质量标志物；黄柏内酯是关黄柏发挥清热燥湿功效的特征性质量标志物（见图16-4-5）。中医方证代谢组学方法应用于经典名方质量标志物研究，通过评价保阴煎治疗功能性子宫出血大鼠模型的有效性及发现药效物质基础，确定其质量标志物为梓醇、地黄苷D、黄柏碱、芍药苷、甘草苷、黄芩苷、小檗碱、川续断皂苷Ⅵ、甘草酸[20]；通过评价当归建中汤治疗原发性痛经大鼠模型的有效性及发现药效物质基础，确定其质量标志物为阿魏酸、芍药苷、甘草苷、肉桂酸、桂皮醛、芍药内酯苷、甘草酸、6-姜辣素和肉桂醇[12]；通过评价当归补血汤治疗血虚证大鼠模型的有效性及发现药效物质基础，确定其质量标志物为黄芪甲苷、毛蕊异黄酮葡萄糖苷、藁本内酯和阿魏酸[21]。

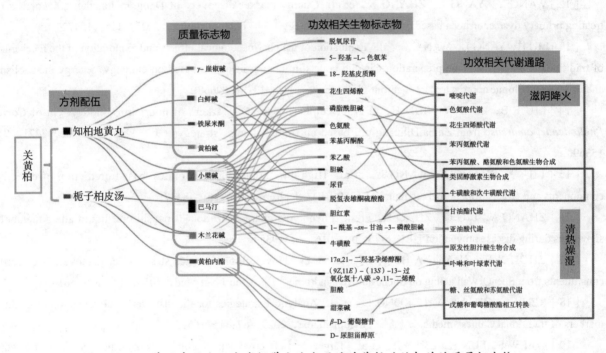

图16-4-5　基于中医方证代谢组学方法发现的关黄柏功效相关的质量标志物

（王喜军）

# 参考文献

[1]WANG X, ZHANG A, SUN H. Future perspectives of Chinese medical formulae：chinmedomics as an effector [J]. OMICS，2012，16（7-8）：414-421.

[2]ZHANG Aihua, SUN Hui, YAN Guangli, et al. Chinmedomics：A powerful approach integrating metabolomics with serum pharmacochemistry to evaluate the efficacy of traditional Chinese medicine [J]. Engineering，2019，5（1）：60-68.

[3]HAN Y, SUN H, ZHANG A, et al. Chinmedomics, a new strategy for evaluating the therapeutic efficacy of herbal medicines [J]. Pharmacol Ther，2020，216：107680.

［4］王喜军, 张爱华, 孙晖, 等. 基于中医方证代谢组学的中医证候精准诊断及方剂疗效精准评价［J］. 世界科学技术: 中医药现代化, 2017, 19（1）: 30-33.

［5］王喜军. 基于临床有效性的中药药效物质基础生物分析体系［J］. 世界科学技术: 中医药现代化, 2013, 15（1）: 16-19.

［6］WANG Xijun. Chinmedomics: The integration of serum pharmacochemistry and metabolomics to elucidate the scientific value of traditional Chinese medicine［M］. Amsterdam: Elsevier, 2015.

［7］Inside View: Nature, 2015, 528（7582）.

［8］LIU Changxiao. Chinmedomics builds a bridge from traditional to modern research of traditional Chinese medicine［J］. Chinese Herbal Medicines, 2016, 8（4）: 297-298.

［9］WANG X, ZHANG A, HAN Y, et al. Urine metabolomics analysis for biomarker discovery and detection of jaundice syndrome in patients with liver disease［J］. Mol Cell Proteomics, 2012, 11（8）: 370-380.

［10］XIONG H, ZHANG A H, GUO Y J, et al. A clinical and animal experiment integrated platform for small-molecule screening reveals potential targets of bioactive compounds from a herbal prescription based on the therapeutic efficacy of Yinchenhao Tang for Jaundice syndrome［J］. Engineering, 2021, 7: 1293-1305.

［11］王喜军. 中药血清药物化学［M］. 北京: 科学出版社, 2010.

［12］WANG Y, YANG L, ZHANG X, et al. Quality marker discovery of Danggui Jianzhong decoction for treating primary dysmenorrhoea based on chinmedomics strategy［J］. Phytomedicine, 2023, 115: 154724.

［13］LIU H, YANG L, WAN C, et al. Evaluation of the pharmacological effects and exploration of the mechanism of traditional Chinese medicine preparation Ciwujia tablets in treating insomnia based on ethology, energy metabolism, and urine metabolomic approaches［J］. Front Pharmacol, 2022, 13: 1009668.

［14］LIU S B, LU S W, SUN H, et al. Deciphering the Q-Markers of nourishing kidney-yin of *Cortex Phellodendri amurense* from ZhibaiDihuang pill based on Chinmedomics strategys［J］. Phytomedicine, 2021, 91: 153690.

［15］LIU Q, ZHANG A, WANG L, et al. High-throughput chinmedomics-based prediction of effective components and targets from herbal medicine AS1350［J］. Sci Rep, 2016, 6: 38437.

［16］ZHANG A, LIU Q, ZHAO H, et al. Phenotypic characterization of nanshi oral liquid alters metabolic signatures during disease prevention［J］. Sci Rep, 2016, 6: 19333.

［17］ZHOU X H, ZHANG A H, WANG L, et al. Novel chinmedomics strategy for discovering effective constituents from ShenQiWan acting on ShenYangXu syndrome［J］. Chin J Nat Med, 2016, 14（8）: 561-581.

［18］REN J L, ZHANG A H, KONG L, et al. Analytical strategies for the discovery and validation of quality-markers of traditional Chinese medicine［J］. Phytomedicine, 2020, 67: 153165.

［19］WEI W F, SUN H, LIU S B, et al. Targets and effective constituents of ZhiziBaipi decoction for treating Damp-heat Jaundice Syndrome based on chinmedomics coupled with UPLC-MS/MS［J］. Front Pharmacol, 2022, 13: 857361.

［20］LI Q, REN J, YANG L, et al. Parsing the Q-Markers of Baoyin Jian to treat abnormal uterine bleeding by high-throughput chinmedomics strategy［J］. Pharmaceuticals（Basel）, 2023, 16（5）: 719.

［21］ZHANG Y, YANG Y, REN J, et al. Chinmedomics strategy for elucidating the effects and effective constituents of Danggui Buxue Decoction in treating blood deficiency syndrome［J］. Front Mol Biosci, 2024, 11: 1376345.

# 第五节　人工智能原理与方法

## 一、人工智能概念与技术

### （一）人工智能概念

人工智能（artificial intelligence，AI）是 1955 年由美国学者约翰·麦卡锡提出的概念，是指让机器具有类似于人类智能的技术，主要研究、开发用于模拟、延伸和扩展人类智能的理论、方法与技术等。虽然人工智能的概念并没有严格界定，但在人工智能所能实现的功能以及从学科的角度具有一些共识。

从人工智能所要实现的功能角度，艾伦·图灵认为如果一台机器能够与人展开对话（通过电传设备），并且会被人误以为它也是人，那么这台机器就具有智能[1]。约翰·麦卡锡认为人工智能就是要让机器的行为看起来就像是人所表现出的智能行为一样。由此可见，人工智能是机器（如计算机）模拟人的智能行为与能力，是一种非生物智能和人造智能。

从人工智能的学科特点来看，赫伯特·西蒙认为人工智能是对物理符号的操作，是认知心理学与计算机科学相结合的新学科[2]。约翰·尼尔森认为人工智能是关于知识的学科，即计算机如何表示知识、获得知识并使用知识的学科。从该学科特点来看，人工智能与计算机学科具有较为明确的差别，相对应而言，计算机学科可以称为关于数据或者信息的学科。

### （二）人工智能的两大支撑技术

在长期的发展过程中，人工智能的历史是知识工程（knowledge engineering）与机器学习（machine learning，ML）两大主流技术竞相发展的进程。

ML 是计算机从数据中进行学习从而获取某种知识（或规律）的技术。作为一门学科，机器学习通常是指一类从观测得到的特殊实例中归纳获得模式或者预测能力的计算方法，即如何从观测数据（样本）中寻找规律，并利用学习到的规律（模型）对未知或无法观测的数据进行预测。从技术与任务分类的角度，机器学习可分为有监督学习、无监督学习和强化学习等。有监督学习（supervised learning）是指从标注数据中学习预测模型的机器学习问题。常见有监督学习算法包括线性回归、决策树、支持向量机等。无监督学习（unsupervised learning）是指从无标注数据中学习预测模型的机器学习问题。常见的无监督学习算法包括聚类、主成份分析等。强化学习（reinforcement learning）是指智能系统在与环境的连续互动中学习最优行为策略的机器学习问题，常见的强化学习算法包括 Q-Learning、"状态 – 动作 – 奖励 – 状态 – 动作"算法（State–Action–Reward–State–Action，SARSA）和深度 Q 网络等。

知识工程的概念是 1977 年美国斯坦福大学的计算机科学家费根鲍姆提出的。在维基百科上，知识工程定义为构建、维护和使用基于知识的系统所涉及的所有技术、科学和社会等方面。知识工程涉及知识表示、知识获取、知识推理等关键技术。具体而言，知识表示环节把知识载体中的知识因子与知识关联起来，便于计算机识别和理解知识。知识获取环节把问题求解的专门知识从专家头脑或者其他知识源中提取出来，并将之转换为计算机内部表示的过程。知识推理环节通常从已知的知识出发，通过一系列逻辑思考找出蕴含的知识或者事实，或者归纳出新的知识。知识库（knowledge base）和专家系统（expert system）是知识工程领域的两个基础概念与技术。知识库构建是知识工程的核心任务，知识库是指存储有知识的库，往往采用传统数据库（如 MySQL 等）或者专门的图数据库（如 Neo4J 等）进行存储和管理。专家系统则是模拟领域专家决策行为的人工智能系统，早期的专家系统（如 1974 年以感染性疾病诊断与抗生素剂量使用主要任务的 MYCIN 系统）都以知识库为核心，通过结合相应的推理引擎和用户交互界面实现模拟领域专家的决策行为。当前，知识工程领域热门的技术术语是知识图谱（knowledge graph），知识图谱可以认为是一种以图（包括节点与边）的形式表示和存储知识库的技术，或者知识图谱本身就是代表一种知识库。

## 二、中医药人工智能研究

中医药人工智能是指将人工智能技术应用于中医药领域的研究和实践过程中产生的新兴的交叉领域。这一领域的研究旨在利用人工智能的算法、模型和技术，结合中医药的理论和实践，以中医辨证论治理论为核心、现代中医诊断技术为支持，开发出能够辅助中医医生诊断、治疗和预防疾病的智能工具和技术。本节将从中医药数据资源、中医药知识工程、中医药生物学机制解析、真实世界临床数据挖掘、临床辅助诊疗决策等方面进行阐述。

### （一）中医药数据资源

中医药人工智能发展过程中可用的数据资源通常来源于书籍、文献、临床数据库、结构化数据库和术语库等，这些数据资源蕴含着中医药理论、方药和临床个案等信息与知识，是开展中医药人工智能研究的重要基础。

#### 1. 中医书籍

中医药书籍涵盖了丰富的知识信息，如中医经典古籍、现代教材和临床指南等。中医古籍包括《黄帝内经》《伤寒杂病论》等，承载着古代医家对疾病治疗的深刻思考和经验总结。中医教材包括《中医基础理论》《中医诊断学》等，它们系统介绍了中医药理论、诊断方法等基础知识。临床指南包括《中医临床诊疗指南》等，它们提供了规范化的诊疗方案，有助于临床医生提高诊疗水平。这些书籍不仅是传承中医药文化的宝贵遗产，也是当代中医药工作者不可或缺的参考工具。中国中医科学院中医药信息研究所古籍资源研究室牵头完成的《中医药古籍版本资源库》项目主要依托《中国中医古籍总目》进行索引，涵盖了 13455 种古籍数据，包括各版本，共计 39206 幅图片，为中医药古籍资源的统筹管理提供了便利条件，同时促进了古籍保护与研究工作的开展，对中医药文化的传承与发展具有重要意义。

#### 2. 学术文献

学术文献是医学研究人员发表的重要知识集合。学术文献中包括字段标题、摘要、全文、医学主题词和其他特征字段（如作者、出版日期和引用等），为医学文本挖掘和特定主题的结构化数据库管理提供了大规模数据源。在中医药领域，中国中医科学院中医药信息研究所建立的大型中医药数据库——传统中国医学文献分析和检索系统（TCMLARS），包含了百余万条传统中国医学文献记录，已积累了超过 80 万篇参考文献和摘要，包括中草药、针灸、气功、中医按摩和健康理疗等信息。TCMLARS 的结构类似于 MedLine，包含论文标题、作者、期刊标题、发表年份和摘要等字段。此外，它还包含几个专门为中医设计的领域，包括中药药理学、配方成份和推荐剂量、药物配伍针灸等。中国中医药专利数据库（CTCMPD）是另一个典型的书籍文献数据库。CTCMPD 由专利数据研究与开发中心成立，该中心是中国国家知识产权局（SIPO）知识产权出版社的子公司。从 1985 年至今，已有超过 22000 项专利记录被收录在 CTCMPD 中。

3. 结构化数据库

结构化数据库一般按照特定主题来构建，如中药数据库、处方数据库、疾病数据库和药理数据库等，其数据主要来源包括教科书、医学字典和书籍文献数据库。这些数据库的内容由结构化字段（如中药名称、同义词、适应症、中药相关成份等）和相关文本字段组成。近年来，许多研究人员构建了一些高质量的中医药结构化数据库，如 TCMSP、ETCM、HERB 和 SymMap 等。

TCMSP 是一个针对中药化学组分与靶点相互作用的综合数据库，其主要关注于中药的活性成份与靶点之间的相互作用，以帮助研究者更好地理解中药的药理学特性。ETCM 是一个面向中药基因组学研究的数据库，包含 402 种中药、3959 种中药处方、7284 种化学组分、2266 种靶点和 4323 种疾病。HERB 包含了中药的植物学特性、化学成份、药理学作用、临床应用等方面的信息，涵盖 7263 种中药、49258 种成份、12933 个靶点和 28212 个疾病以及它们之间的关联关系数据。SymMap 包含了 499 种中药和 1717 种中医症状，并将中医症状映射到 961 种西医症状，同时纳入了与这些症状相关的 5235 种疾病、19595 种中药成份和 4302 种中药靶点。SymMap 从症状表型到分子基因型水平将传统中医药与现代医学联系起来，已越来越多地用于网络药理学研究。

4. 术语库

术语库主要由受控词汇表和医学本体组成，其核心是展现不同数据源中的医学术语和实体的语义映射关系。一项较为典型的工作是 UTCMLS 系统，该系统支持中医语言知识存储、基于概念的信息检索和书目记录的信息集成。为了解决中医术语表达差异的问题，Guo 等[3]开发了一个类似 SNOMED CT 的中医临床术语集，用于规范临床中医概念的术语和表达。随着 2012 年 Google 正式引入知识图谱的概念，中医学的知识图谱逐渐发展起来例如包括了 127 种语义类型和 58 种语义关系的中医语言系统 TCMLS，以及耳穴疗法、艾灸疗法、药酒疗法、拔罐疗法、放血疗法等中医特色疗法的知识图谱。

5. 临床病例数据库

临床病例数据库是医学知识发现和临床决策支持最重要的数据源之一，由于种族和隐私问题，这些数据往往不会公开。例如，2010 年 Zhou 等[4]开发的中医临床数据仓库，该数据仓库整合了用于医学知识发现和中医临床决策支持的结构化电子病历数据，并集成了 20000 条中医住院数据和 20000 条门诊数据。

## （二）中医药知识工程

知识工程是人工智能的重要技术之一，在人工智能早期便已发展起来。近年来，此类技术已经在医学人工智能领域中得到了广泛的应用与研究[5-6]，成为了开发以辅助临床决策为目的的知识库和专家系统的主要方法。

自 20 世纪 70 年代以来，研究人员试图收集专家知识，建立知识库，模拟临床医生的诊疗决策过程。例如，关幼波的计算机肝病诊疗程序是我国第一个中医专家系统[7]，自 1979 年问世以来，对中医诊疗决策支持系统的发展起到了重要作用。在此之后，以规则推理和机器学习为主要方法的中医专家系统被相继推出，这些系统的主要功能是支持中医诊断。同期，领域内还涌现了一些通用中医专家系统软件，比如 GTS（1985）、Monkey（1988）、YHW–CTMEST（1988）等，均对该领域的研究和发展起到了推动作用。

医学本体和知识图谱一直是替代医学和人工智能研究者关注的重点[8]，因为替代医学领域中存在大量来自教科书和古代文献的经验知识。此外，由于术语来源的多样性和中医治疗所具有的个性化特点，诊断和治疗的术语往往是非标准化且多样化的。知识表示方法为传统医学知识提供了一种形式化的语义表示方法，这将有助于领域知识的保存和利用，并在不同的医学社区和群体之间形成共识。因此，许多国家，例如中国、印度、希腊、韩国、印度尼西亚、泰国和非洲，都开发了自己的医学本体。统一中医语言系统（UTCMLS）是由 16 所中医药大学和数百名研究人员共同开发的系统，通过本体方法论和结构设计促进中医知识库的发展。中医语言系统（TCMLS）是建立在中医学科体系基础上的中医语言集成系统，它涵盖了中医学科体系以及与中医相关的生物、植物、化学工程等自然科学和人文科学词汇；另一方面，中医特色疗法知识图谱系统整合了耳穴疗法、艾灸疗法、酒疗法、拔罐疗法、放血疗法等中医特色疗法知识。

### （三）中医药生物学机制

#### 1. 基于网络药理学的人工智能

网络药理学是人工智能与临床药理学相结合的一个典型例子，它是在系统生物学、计算机科学、多学科方法论的基础上发展起来的一门新兴交叉学科[9]。中药网络药理学致力于从生物网络的角度阐明中医药的作用机制[10-12]。基于网络的人工智能方法也被成功地用于中药靶点预测。例如，Vanunu 等[13]提出了 PRINCE 方法，该方法最初用于疾病基因预测，然后由 Yang 等[14]引入中药靶点预测。2019 年，Wang 等[15]提出了一种名为 HTINet 的方法，这是一种主要依靠药症关系进行药靶预测的新型算法，进一步体现了人工智能在网络药理学中日益突出的优势。

Gan 等[16]提出了基于网络医学的理论与方法，探讨了中医临床辨证论治中的"对症下药"原理（见图 16-5-1）。该研究使用症状表型描述中医适应症和功效，并将与症状相关的基因映射到蛋白质相互作用网络上。然后利用 8 种网络关联指标，系统验证中药 – 症状临床疗效的网络拓扑邻近规律。最

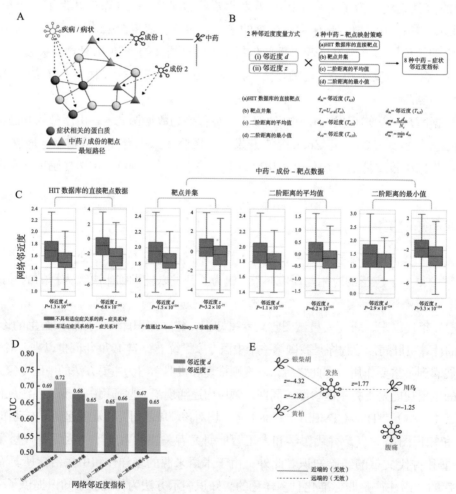

**图 16-5-1　网络医学理论揭示中药临床疗效的普遍性规律[16]**

A. 中药 – 症状邻近关联示意图；B. 网络方法与工作流程示意图；

C. 将药 – 症对分组为有适应症 / 无适应症关系后的 8 种网络邻近度指标的计算结果；

D. 8 种网络邻近度指标的 AUROC 性能比较；E. 网络邻近度的具体示例

后，利用临床肝硬化数据，验证了中药－症状对的网络邻近度与中药治疗症状有效性的关系。研究发现具有疗效的中药－症状存在普遍性的网络邻近关系，即中药靶标邻近症状关联蛋白质时更易产生疗效。此外中药与症状网络的邻近度能够反映中药治疗症状的有效性。例如，银柴胡与发热相关的网络邻近度高，与其在治疗发热方面的临床应用一致，而川乌与发热的网络接近度低，也符合专家的认知。这一工作通过原创的科学理论，首次给出了中医药传统治疗原则的系统性、普遍性的现代科学解释，并通过了严谨、全面的数据验证。这一理论对推进中药现代化、国际化具有突破性意义。同时，此研究建立了新的中药原理研究范式，指明完整的人类蛋白质网络可能是中药药理研究的下一个热点方向。

### 2. 证候生物学机制

证候是中医临床诊断的核心要素。通过对中医四诊获得的临床信息进行综合分析，揭示疾病的属性并对证型进行分类，将人工智能方法与系统生物学相结合，作为研究中医证候生物学机制的新途径，已成为当前研究的热点。

有关证候生物学机制的研究自 20 世纪 50 年代开始开展，并取得了一批重要的研究成果，如肾阳虚证、血瘀证、脾虚证等，主要依赖于模型动物的相关基因表达和基因多态性。然而，大多证候动物模型尚不能完全体现中医临床证候，难以揭示证候的生物学本质。2004 年，Wu 等[17]采用 Bootstrapping 技术从文献中提取中文疾病名称，并使用术语共现来提取关系，并通过 MedLine 上的相关共享疾病发现了 20 万个证候－基因关系，并构建了基于证候的基因网络，以从证候的角度分析基因的功能知识。自 2007 年经典的疾病组学作品发表以来，利用不同层次的分子相互作用网络分析疾病机制的网络医学研究成为热点。因此，从分子网络的角度研究证候的生物学基础已成为一个热点方向[18-19]。典型的研究包括 2007 年 Li 等[18]关于寒热证候的研究工作。而且，通过对胃炎寒热证典型患者的临床检测，发现寒热证患者具有能量代谢－免疫调节网络失衡的特点，该网络的关键节点可作为寒热证的潜在生物标志物。此外，还有许多与慢性病相关的证候研究（如 2 型糖尿病与气阴两虚证、慢性肾病与血瘀证、哮喘与热证）。在此基础上，相关研究者进一步提出了新的研究思路，如证候组学、证候系统生物学、网络证候学等，以探讨证候的生物学机制。为了解决综合征遗传关联的瓶颈，Yang 等[20]整合了一个包含 505 个症状和 4549 个基因之间的 18270 个基因关联的基准数据集，并开发了基于深度学习的症状候选基因预测算法，这有可能促进症状分子机制的研究，从而提供综合征的候选基因（通过综合征－症状联系），用于在实验环境中验证。显然，利用数据挖掘技术和生物信息学方法，中医证候的生物学基础将在未来得到进一步的阐明。

症状表型（即症状和体征）是疾病的主要临床表现之一，是人类自然感知和认知能力所能获得的，对医疗就诊、临床诊断和疾病治疗起着至关重要的作用。众所周知，探索症状表型的临床模式及其潜在的分子机制将极大促进护理科学和精准医学的发展。然而，非特异性（或多样性）是充分利用症状表型进行诊断和治疗的主要障碍之一。特别是，据估计，如疲劳、头晕和头痛这样医学上无法解释的症状，实际上是疾病早期表现的第一部分，占常规就诊的 49%，导致了高昂的医疗费用。此外，由于临床表现的网络病理机制，临床上症状往往会在不同的慢性疾病条件下一起出现，形成症状群，这将对诊断和治疗更具特异性和意义。因此，症状群的评估已被公认为症状科学中一个有前途的研究任务。例如，对抑郁和疼痛等典型症状群及其潜在机制的识别促进了对精神障碍的理解和更好的治疗。此外，调查精神障碍症状之间相互联系的网络医学方法已成为心理测量学领域最受欢迎的调查方法之一。

症状集群已被认为是一种稳健的现象，对护理和精确健康都具有很高的临床价值。症状集群的概念起源于心理学和精神病学，然后发展到普通医学，并在这些领域被广泛应用。在 20 世纪早期，定义聚类的统计方法和聚类方法首次被系统地用于描述精神障碍（例如重度抑郁症）。Dodd 等[21]提出了术语"症状群"，其被定义为一起存在的 3 个或更多个相互关联的症状。与癌症患者的支持性和姑息治疗相关的研究迅速增加，在癌症患者中观察并研究了特定的症状集群，如恶心－呕吐、焦虑－抑郁、咳嗽－

呼吸困难，这些症状的识别可能有助于患者和临床医生评估这种疾病的早期体征，从而减少干预措施的延迟。此外，症状群的研究可能有助于疾病的病理生理学和病因学的发展。Li 等[22]的研究表明了在基于蛋白质的疾病网络中，聚集的疾病具有相同的因素。此外，一项关于放射性肿瘤的相关研究表明，这些聚集的症状具有共同的潜在分子机制。McCall 等[23]发现，27 个基因与不止一种症状相关，例如，ABCB1 和 SLC6A4 与认知障碍，胃肠道不适和疼痛相关。其他研究发现，共同的生物学途径（例如促炎细胞因子、下丘脑 – 垂体 – 肾上腺轴和单胺神经传递系统）可能是这一簇症状（抑郁症状、认知障碍、疲劳、睡眠障碍、疼痛）发展的基础。

### （四）真实世界临床数据挖掘

真实世界研究（real world study，RWS）是收集与利用真实世界数据（real world data，RWD）形成真实世界证据（real world evidence，RWE）的临床研究方法。RWE 可以为治疗开发、结果研究、患者护理、医疗保健系统研究、质量改进、安全监测和对照试验提供信息，还可以表明临床环境和卫生系统特征等因素对治疗效果和结果的影响。利用大规模临床电子病历数据形成高质量临床证据是 RWS 面临的重要机遇与挑战。中医临床数据资源，是指在中医药临床活动所产生的中医药数据，主要包括医疗机构电子病历信息、医学影像数据信息、处方信息等与面对患者和疾病工作直接相关的数据集合。真实世界中医临床数据挖掘则是通过分析这些数据来探索中医临床实践中的模式和规律，从而为临床诊断和治疗提供科学依据。该领域主要涉及辨证规律挖掘、用药规律挖掘、疾病精准分型、有效处方发现与新药研发、中药加载治疗分析等研究主题。

#### 1. 辨证规律挖掘

辨证规律挖掘是指通过分析大量的中医临床数据，从中发现和提取中医辨证规律的模式、趋势和关联规律的过程。它旨在系统地研究中医辨证的规律性和客观性，深化对中医辨证的理解，提高辨证的准确性和临床应用的有效性。例如，余帆等[24]从已发表的文献与专著中收集国医大师医案，分析得到国医大师医案关于冠心病病位、证候和治法的提示。于婧等[25]建立了以异质关联网络为基础的辨证规律挖掘方法，能高效精准地挖掘医案中症状、证素、证型之间的潜在关系。沈凌宇等[26]分析多囊卵巢综合征多毛的分布特点及其经络辨证规律，发现血在毫毛生长中起重要作用，从部位的阴阳属性分析，属阴的部位多毛的发生频率高于属阳的部位，多毛的发生与经络气血变化密切相关，冲任脉、足厥阴肝经、阳明经在本病发生中有重要作用。蓝勇等[27]使用神经网络和随机森林从证素中提取辨证规则，提高了证素辨识的准确率和可解释性。

#### 2. 用药规律挖掘

用药规律挖掘是指从医疗数据中发现和提取有关药物使用的模式、趋势和关联规律的过程，通过用药规律挖掘，可以发现药物之间的相互作用，改进药物治疗策略和制定政策。例如，郇家铭等[28]采用关联规则、点式互信息、复杂网络等数据挖掘方法对丁教授治疗房颤的药物配伍和处方进行分析，为丁教授经验的传承和临床应用提供直接可靠的依据。孔维莲等[29]利用复杂网络方法进行处方及药物配伍分析，得到薛教授治疗不同疾病的常用复方核心药物组合。王怡斐等[30]利用相似性网络技术得到了丁教授治疗冠心病的"常法"与"变法"的诊疗思路。省格丽等[31]利用复杂网络对数据进行中药核心配伍分析、核心药物组合分析和核心药物关联分析，得到沈宝藩教授治疗老年心血管疾病常采"痰瘀同治"法的结论。张磊等[32]对中医古籍中治疗近视的古方进行收集、筛选，并应用《中医古籍防治证据评价分级量表》进行评价及分级，得出高等级方剂证据，为中医临床治疗近视提供更可靠的古籍证据。Yao 等[33]应用关联规则分析，对中药复方配伍治疗糖尿病的科学内涵进行了分析和研究。

#### 3. 疾病精准分型

疾病精准分型是指通过分析同一诊断的患者群体中的不同特征信息，揭示同一疾病的不同机制，并基于此将患者准确地分为诊断或预后的不同亚组。在中医领域，疾病分型也会涉及中医证候分析，即分析疾病不同证候的症状体征得到疾病的中医证候分型。通过对疾病进行分型，可以更好地理解和描述疾病的不同类型，有助于指导临床诊断、治疗和疾病管理。例如，邱冬妮等[34]收集306例强直性脊柱炎患者的中医临床四诊信息，使用因子分析法从数据中提取公因子，其中有12个具有代表性的公因子能对应肾虚督寒证、督寒脾湿证及肾督痰瘀证这3个强直性脊柱炎的中医临床常见证候。王胜等[35]通过聚类分析和主成份分析对数据进行归类分析，归纳出该疾病的症状及体征的4个中医证型，包括痰热壅肺、肺气上逆、肺肾气虚、外邪留恋、肺脾气虚、痰浊阻肺，以及脾肾气虚、气滞血瘀，为中医临床治疗提供了参考依据。蒋文凤等[36]采用加权百分率法对妊娠期高血压疾病子痫前期病例进行荟萃分析，发现该疾病脾肾阳虚、肝阳上亢、肝肾阴虚和血虚4种主要证型。师晶丽等[37]采用最近邻算法获得原发性肾小球疾病各证型的舌象特点，为该病患者的中医辨证分型提供客观化和量化指标。

Shu等[38]收集了6475例肝病科住院患者的电子病历数据，构建了疾病合并病网络（LDCN）和患者相似性网络（PSN），并应用BigClam算法和BGLL算法，得到疾病合并病子网和患者亚型。用BGLL来探测总体肝病人群的亚型分布情况，获得了303个模块，代表着肝病人群的不同亚型，其中大型模块能够反映肝病患者的一般特征，对众多中小型模块进行分析可以得到肝病患者的多样性和部分患者的独特性。研究表明基于共享中医症状特征的人群网络划分的疾病分类研究具备实用性和全面性，也可以用于其他复杂疾病的研究。

4. 有效处方发现与新药研发

有效处方发现是指利用网络分析、核心配伍分析等方法，从临床数据或者经典方剂中发现治疗效果更优的新处方过程。通过这些方法期望发现的新处方不仅可以提高对患者的治疗效果，还可以为医学研究提供重要的参考和指导，推动医学研究和创新。例如，方旭鹏等[39]运用复杂网络分析挖掘中医药防治肺癌术后复发转移优势人群的核心处方，然后通过建立C57BL/6小鼠Lewis肺癌术后动物模型验证了核心处方的有效性。李嘉旗等[40]利用遗传算法发现核心中药处方挖掘出核心有效处方4张，动物实验表明核心处方可抑制Lewis肺癌皮下移植瘤的瘤体生长。杨铭等[41]通过D指数法筛选得到潜在获益药物群，并在此基础上通过复杂网络的极大团算法与生存分析模型得到了2个潜在的核心处方。俞成诚等[42]采用Apriori算法构建"病-症-药"超网络，分析了治疗肾阳虚证的已上市中成药，挖掘了肾阳虚证的核心处方。Yang等[43]提出了一种结合倾向病例匹配、复杂网络分析和药物集富集分析的多阶段有效处方分析方法，以确定治疗失眠的核心有效处方。该研究首先采用倾向性病例匹配比较有效病例和无效病例，排除混杂因素的影响。然后，使用核心药物网络分析提取临床方剂的核心配伍，使用药物富集分析定量评估方药间疗效评分的差异，以此确定核心有效药物配伍。该研究提出的多阶段分析方法为中药有效处方发现提供了新方法。

5. 中药加载治疗分析

中药加载治疗分析是指在标准医疗治疗的基础上，对患者使用个性化中药进行辅助治疗，以提升治疗效果，降低患者死亡。由于目前许多中药加载治疗方案的安全性和效果仍然未知，因此需要持续进行中药加载治疗分析，探索更多合理的中药加载治疗方案，以确保患者的安全和疗效最大化。Xu等[44]提取了2011年7月至2019年11月期间4781名成年慢性阻塞性肺疾病患者的电子病历进行分析，发现个性化中药可显著降低住院慢性阻塞性肺疾病患者的死亡率。Luo等[45]对中药加载治疗新冠的疗效和安全性进行了19项研究，得到中药加载治疗的总体临床有效性、阴性率和症状消失率等均优于对照组的结果。Cai[46]搜索了9个数据库，使用Cochrane偏倚风险工具来获取纳入研究的方法学质量，然后采用RevMan进行统计分析，发现中草药可以降低痉挛的严重程度，是一种潜在的有效且耐受性良好的辅助疗法。Liao等[47]分析了中药加载治疗在治疗肌萎缩侧索硬化症方面的作用，发现与安慰剂或利鲁唑单独使用相比，短期辅助使用中药可以提高肌萎缩侧索硬化功能评分表（ALSFRS）评分和临床效果，具有良好的安全性。

Shu 等[48]为回答"新冠肺炎临床治疗中增加中医药治疗（以辨证论治汤剂为代表）是否真正减低新冠肺炎患者的病死率"的问题，收集了湖北省中医院等 5 家医院的新冠肺炎诊断患者的全病历数据，以《新型冠状病毒肺炎诊疗方案（试行第七版）》作为纳排标准，然后针对患者采用 Kaplan–Meier 单因素生存分析和 Cox 多因素生存回归进行了生存分析，比较了新冠肺炎患者加载汤剂治疗与基础治疗的效果。在 1788 例确定结局（出院或者死亡）患者中，汤剂加载治疗组（1694 例）相比基础治疗对照组（94 例），具有明显的较低病死率，其总体病死率是对照组的 1/4，表明了中医药作为附加疗法治疗新冠肺炎患者的有效性。

### （五）临床辅助决策

人工智能在临床治疗中的应用主要体现在辅助临床治疗决策方面。20 世纪 70 年代末，人工智能被引入中医药领域，为中医药现代化提供了先进的生产力，中医专家系统应运而生。但是，由于四诊信息的客观化、标准化问题，长期以来，中医专家系统停留在辅助临床诊断和保存老中医学术思想的阶段，没有取得实质性的进展。直到近年来，中医专家系统才逐渐经历了从中医方剂分析到临床决策支持，再到针对特定疾病的处方推荐的发展过程。2007 年，Liu 等[49]开发了中医处方智能分析系统（CPIAS），引入定量化的方法，通过从中医医案中提取四诊信息和处方进行一系列处方分析得出辨证模式，但仍然不涉及临床决策。2010 年，北京交通大学 Zhou 等[4]开发了基于结构化电子病历（SEMR）数据，开发中医临床数据仓库平台，用于医学知识发现和决策支持。该平台极大地促进了医学知识发现和中医临床决策支持的发展。而后在 2015 年，中医临床辅助决策系统 TCM–CDS 问世，该系统利用 Agent 技术对临床思维进行人工智能处理，并利用大量的机器学习算法实现系统的自主决策，并构建了一个智能化的专家决策系统。随后，针对各种疾病（如肺癌和高血压）的中医处方智能决策系统开始逐渐发展，大大提高了中医临床决策能力。

随着近 10 年机器学习、深度学习等人工智能技术的进一步发展，在中医智能诊疗模型方法研究方面，领域内相关学者基于深度学习和多标签分类等方法提出了面向单病种的中医辨证和处方推荐算法相关工作中。Yao 等[50]提出处方主题模型（prescription topic model，PTM），描述了中医理论中处方的生成过程，并进一步将领域知识纳入该模型；Jin 等[51]针对如何构建证候诱导中间过程、怎样结合外部知识优化构建患者特征等问题，先后提出了 SMGCN、KG–ASMGNN、MGAT 等模型，在 Top@k 指标上达到了相对理想的效果；Zhou 等[52]通过融合表型以及分子的信息，提出了一个基于卷积神经网络的深度学习处方推荐模型，表明分子信息能够很好地辅助中医处方推荐任务，促使中医处方推荐任务从"基于经验的、宏观的"向"基于数据的、微观的"转变。Dong 等[53]提出了一种基于子网络的症状术语映射方法（subnetwork–based symptom term mapping，SSTM），并构建了基于 SSTM 的中医处方推荐方法（SSTM–based TCM prescription recommendation method，TCMPR），通过 SSTM 的结合可以从知识网络中提取出症状间的子网结构，有效地表示未记录临床症状术语的嵌入特征，解决中医处方推荐任务中未登录词的问题。其他相关模型如 AttentiveHerb、KGAPG、HC–KGETM、KDHR 等，通过不断优化，在诊疗的临床适用性方面初步形成智能计算技术方案。

目前，人工智能在针灸研究领域的应用还处于起步阶段。2007 年，Lam 等[54]开发了中国针灸专家系统（CAES），该系统可以根据患者的症状和体征提供相关诊断列表，并为用户提供相应的中医针灸治疗建议。2012 年出现的一种中医针灸软硬件集成系统，主要用于辅助医生进行临床针灸操作。2017 年 8 月开发了名为程莘农院士的智能针灸辅助诊疗系统，极大地推动了 AI 在针灸领域的发展趋势。同年，由中国南京中医药大学研究人员领导的跨大学科技创新团队 Acubots（数字经络智能针灸机器人系统）亮相。2019 年，机器人控制针灸设备使机器人控制针灸的愿景成为现实。然而，要为针灸疗法的临床应用提供实用的人工智能系统还需领域内的研究者们共同持续努力。

## 三、人工智能辅助技术挑战与监管应对

创新药的技术审评是一项高度复杂而需要智力的工作，要求审评者具备丰富的研发经验、法规意识以及风险评估与控制能力[55]。药品审评作为典型的知识密集型行业，若能有效地运用人工智能技术，将能够有效学习和传承审评经验，提高审评质量，减少人力需求，从而降低公共支出。在当前阶段，人工智能技术在药物辅助监管领域可能会涉及以下几个场景。

首先，药品技术审评阶段涉及大量技术资料的研读、关键信息的提取以及技术和法规的判断。这项工作通常被描述为"力气活"，因为其主要是案头工作，工作较为枯燥。然而，可利用AI技术在资料的信息提取阶段进行辅助，计算机可以自动研读电子通用技术文件申报资料中的关键信息，并生成审评报告基础版，从而节约了大量宝贵的审评专家时间，显著提高了审评效率。此外，在技术审评阶段，大量的结构确证图谱和药物分析方法学、稳定性研究的杂质色谱图需要审阅。AI技术如图像识别可应用于色谱图的审评中，从而有效地筛选优质研究结果，降低审评者的工作量，提高其研读的准确性，使他们能够集中精力进行品种评价工作。

其次，业务管理阶段也可以引入AI，自动完成药品批件初稿的制作，按法规要求自动进行药品质量标准和说明书、标签的初级校核，从而使得审评流程专家能够更专注于关键技术信息的把控，大幅提高审评效率。此外，AI还可用于审评专家库的自动筛选、更新和选择，以及专家审评咨询会的核心专家筛选，并根据专家个人信息执行专家回避制度，提高会议成效。

综上所述，在中药监管领域，人工智能的应用确实有着巨大的潜力，除了上述内容外，还可从其他方面将AI与中药监管进行结合，例如，通过图像和模式识别技术，可以帮助快速准确地溯源和鉴别中药材，但需要注意样本数据的多样性和生长环境的变化可能带来的挑战。另外，大数据分析和模型预测可以用于监测和预测中药制剂的质量，但建立和验证这些模型需要大量的数据支持，并且要保证其准确性和稳定性，需要持续的更新和改进。此外，AI在中药临床研究中的辅助作用也不可忽视，通过挖掘海量临床数据，可以发现中药的潜在治疗效果，但需要谨慎考虑临床数据的质量和可靠性，以及对结果的合理解释。因此，尽管人工智能在中药监管中有着巨大的潜力，但在实际应用中需要综合考虑多种因素，以确保其有效性和可靠性。

（周雪忠　杨扩　董鑫）

## 参考文献

［1］TURING A M. Computing machinery and intelligence［M］. Netherlands：Springer, 2009.

［2］NEWELL A, SIMON H. Computer science as empirical inquiry：symbols and search［M］//ACM Turing award lectures. 2007：1975.

［3］GUO Y, et al. Preliminary study on the characteristic elements of TCM clinical terminology standardization based on SNOMED CT core framework［J］. Chin J TCM Inf, 2008, 9：96-97.

［4］ZHOU X, CHEN S, LIU B, et al. Development of traditional Chinese medicine clinical data warehouse for medical knowledge discovery and decision support［J］. Artificial Intelligence in Medicine, 2010, 48（2-3）：139-152.

［5］ZHOU X, PENG Y, LIU B. Text mining for traditional Chinese medical knowledge discovery：a survey［J］. Journal of Biomedical Informatics, 2010, 43（4）：650-660.

［6］FENG Y, WU Z, ZHOU X, et al. Knowledge discovery in traditional Chinese medicine：state of the art and perspectives［J］. Artif Intell Med, 2006, 38（3）：219-236.

[7] ZONG X, DAI L. Analysis of 196 cases of liver disease treated by computer [J]. Liaoning J Tradit Chin Med, 1992, 6: 26-27.

[8] ZHOU X, WU Z, YIN A, et al. Ontology development for unified traditional Chinese medical language system[J] Artif Intell Med, 2004, 32 (1): 15-27.

[9] HOPKINS A L. Network pharmacology: the next paradigm in drug discovery [J]. Nat Chem Biol, 2008, 4 (11): 682-690.

[10] LI S, BO Z. Traditional Chinese medicine network pharmacology: theory, methodology and application [J]. Chin J Nat Med, 2013, 11 (2): 110-120.

[11] LI S. Framework and practice of network-based studies for Chinese herbal formula [J]. J Chin Integr Med, 2007, 5 (5): 489-493.

[12] LI S, ZHANG B, ZHANG N. Network target for screening synergistic drug combinations with application to traditional Chinese medicine [J]. BMC Syst Biol, 2011, 5 (1): 1-13.

[13] VANUNU O, MAGGER O, RUPPIN E, et al. Associating genes and protein complexes with disease via network propagation [J]. PLoS Computational Biology, 2010, 6 (1): e1000641.

[14] YANG K, ZHOU X, ZHANG R, et al. Integrating herb effect similarity for network-based herb target prediction [C] //2015 8th international conference on biomedical engineering and informatics (BMEI). IEEE; 2015.

[15] WANG Ning, LI Peng, HU Xiaochen, et al. Herb target prediction based on representation learning of symptom related heterogeneous network [J]. Comput Struct Biotechnol J, 2019, 17: 282-290.

[16] GAN X, SHU Z, WANG X, et al. Network medicine framework reveals generic herb-symptom effectiveness of traditional Chinese medicine [J]. Science Advances, 2023, 9 (43): eadh0215.

[17] WU Z, ZHOU X, LIU B, et al. Text mining for finding functional community of related genes using TCM knowledge [C] //BOULICAUT J F, ESPOSITO F, GIANNOTTI F, et al. Knowledge Discovery in Databases: PKDD 2004, 8th European Conference on Principles and Practice of Knowledge Discovery in Databases, Pisa, Italy, September 20-24, 2004, Proceedings. Berlin Heidelberg: Springer, 2004: 459-470.

[18] LI S, ZHANG Z Q, WU L J, et al. Understanding ZHENG in traditional Chinese medicine in the context of neuro-endocrine-immune network [J]. IET Syst Biol, 2007, 1 (1): 51-60.

[19] LI S, RAO X, WANG S, et al. Study on the relationship between blood stasis syndrome and clinical pathology in 227 patients with primary glomerular disease [J]. Chin J Integr Med, 2009, 15 (3): 170-176.

[20] YANG K, WANG N, LIU G, et al. Heterogeneous network embedding for identifying symptom candidate genes [J]. Journal of the American Medical Informatics Association, 2018, 25 (11): 1452-1459.

[21] DODD M J, MIASKOWSKI C, LEE K A. Occurrence of symptom clusters [J]. JNCI Monographs, 2004, 2004 (32): 76-78.

[22] LI Y, HUANG W. Constructing and analyzing a disease network based on proteins [C] //E3S Web of Conferences. EDP Sciences, 2019, 131: 01010.

[23] McCALL M K, STANFILL A G, SKROVANEK E, et al. Symptom science: Omics supports common biological underpinnings across symptoms [J]. Biological Research for Nursing, 2018, 20 (2): 183-191.

[24] 余帆, 韩爱庆, 周雪忠, 等. 基于医案研究的国医大师冠心病辨治规律与用药探索 [J]. 中国医药导报, 2022, 19 (13): 115-118.

[25] 于婧, 张宁, 杨涛, 等. 基于异质关联网络的辨证规律挖掘方法设计及应用 [J]. 世界科学技术: 中医药现代化, 2020, 22 (6): 1955-1961.

[26] 沈凌宇, 邢玉, 鲁秋丹, 等. 基于数据挖掘技术探析多囊卵巢综合征多毛的经络辨证规律 [J]. 中国针灸, 2018, 38 (2): 165-171.

[27] 蓝勇, 程春雷, 叶青, 等. 两阶段多标签分类探索中医证素辨证规律 [J]. 现代信息科技, 2024, 8 (4): 153-161; 166.

［28］郇家铭，王宁，李运伦，等. 全国名中医丁书文益气活血解毒法治疗心房颤动的处方用药规律挖掘［J］. 世界科学技术：中医药现代化，2020，22（12）：4094-4102.

［29］孔维莲，徐丽丽，薛燕星，等. 基于复杂网络的薛伯寿教授临床处方用药规律分析研究［J］. 世界科学技术：中医药现代化，2017，19（1）：55-62.

［30］王怡斐，郇家铭，焦华琛，等. 基于相似性网络技术挖掘丁书文教授治疗冠心病的处方用药规律［J］. 世界科学技术：中医药现代化，2021，23（11）：3918-3925.

［31］省格丽，刘晶晶，于泽丛，等. 基于复杂网络的国医大师沈宝藩治疗冠心病用药规律分析［J］. 湖南中医药大学学报，2021，41（7）：986-991.

［32］张磊，佟琳，刘思鸿，等. 中医古籍中有关近视治疗的证据评价与分析［J］. 中国中医眼科杂志，2023，33（12）：1118-1123.

［33］YAO Meicun，AI Lu，YUAN Yuemei，et al. Analysis of the association rule in the composition of the TCM formulas for diabetes［J］. Journal-Beijing University of Traditional Chinese Medicine，2002，25（6）：48-53.

［34］邱冬妮，赖勇辉，谭希，等. 基于广东省中医院慢性疾病管理门诊以因子分析法分析广东地区强直性脊柱炎证候分型特点［J］. 中国中医基础医学杂志，2018，24（6）：792-795.

［35］王胜，叶海勇，陈悦，等. 302例慢性阻塞性肺疾病急性加重期中医证候分型［J］. 北京中医药大学学报，2015，38（1）：57-62.

［36］蒋文凤，范长秋. 妊娠期高血压疾病子痫前期辨证分型荟萃分析［J］. 中国中医基础医学杂志，2013，19（7）：799-800

［37］师晶丽，沈祥立，张大成，等. 舌诊客观化图像识别在原发性肾小球疾病辨证分型的研究［J］. 中国中医基础医学杂志，2009，15（2）：120-122.

［38］SHU Z，LIU W，WU H，et al. Symptom-based network classification identifies distinct clinical subgroups of liver diseases with common molecular pathways［J］. Comput Methods Prog Biomed，2019，174：41-50.

［39］方旭鹏，徐振晔，王中奇，等. 基于复杂网络分析肺癌术后优势人群有效核心处方的发现及实验验证［J］. 世界科学技术：中医药现代化，2023，25（4）：1224-1229.

［40］李嘉旗，杨铭，焦丽静，等. 基于遗传法的中医药治疗肺癌核心有效处方的发现及实验研究［J］. 中华中医药杂志，2018，33（9）：4143-4146.

［41］杨铭，李嘉旗，焦丽静，等. 基于复杂网络结合生存分析的中医药治疗肺癌的核心有效处方的发现研究［J］. 中国中药杂志，2015，40（22）：4482-4490.

［42］俞成诚，王念，关双，等. 已上市中成药治疗肾阳虚证的"病-症-药"超网络分析及核心处方发现［J］. 中草药，2023，54（24）：8153-8164.

［43］YANG K，ZHANG R，HE L，et al. Multistage analysis method for detection of effective herb prescription from clinical data［J］. Frontiers of Medicine，2018，12（2）：206-217.

［44］XU N，ZHONG K，YU H，et al. Add-on Chinese medicine for hospitalized chronic obstructive pulmonary disease（CHOP）：A cohort study of hospital registry［J］. Phytomedicine，2023，109：154586.

［45］LUO X，NI X，LIN J，et al. The add-on effect of Chinese herbal medicine on COVID-19：a systematic review and meta-analysis［J］. Phytomedicine，2021，85：153282.

［46］CAI Y. Add-on benefit of Chinese medicine for post-stroke spasticity：current state of evidence and future research priorities［D］. Melbourne：RMIT University，2018.

［47］LIAO Y，HE S. The efficacy and safety of Chinese herbal medicine as an add-on therapy for amyotrophic lateral sclerosis：An updated systematic review and meta-analysis of randomized controlled trials［J］. Frontiers in Neurology，2022，13：988034.

［48］SHU Z，CHANG K，ZHOU Y，et al. Add-on Chinese medicine for coronavirus disease 2019（accord）：a retrospective cohort study of hospital registries［J］. The American Journal of Chinese Medicine，2021，49（3）：543-575.

［49］LIU X，REN T，GAO Q，et al. Research and practice of intelligent analysis system of traditional Chinese medicine prescription［J］. Chinese Journal of Information on Traditional Chinese Medicine, 2007, 2007（10）：97–99.

　　［50］YAO L, ZHANG Y, WEI B, et al. A topic modeling approach for traditional Chinese medicine prescriptions［J］. IEEE Transactions on Knowledge and Data Engineering, 2018, 30（6）：1007–1021.

　　［51］JIN Y, ZHANG W, HE X, et al. Syndrome–aware herb recommendation with multi–graph convolution network［C］// 2020 IEEE 36th International Conference on Data Engineering（ICDE）. IEEE, 2020：145–156.

　　［52］ZHOU W, YANG K, ZENG J, et al. FordNet：Recommending traditional Chinese medicine formula via deep neural network integrating phenotype and molecule［J］. Pharmacological Research, 2021, 173：105752.

　　［53］DONG X, ZHENG Y, SHU Z, et al. TCMPR：TCM Prescription recommendation based on subnetwork term mapping and deep learning［C］//IEEE International Conference on Bioinformatics and Biomedicine, 2021：3776–3783.

　　［54］LAM C F D, LEUNG K S, HENG P A, et al. Chinese acupuncture expert system（CAES）：a useful tool to practice and learn medical acupuncture［J］. Journal of Medical Systems, 2012, 36：1883–1890.

　　［55］张星一，吕虹. 人工智能在药物研发与监管领域的应用及展望［J］. 中国新药杂志，2018，27（14）：1583–1586.

# 第六节　中医药人工智能大模型及分子本草研发新模式

　　2022 年 11 月，生成式 AI 工具 ChatGPT 的出现标志着人工智能行业进入到了以大模型为代表的快速发展阶段。随之，通用基础大模型和垂直应用大模型快速涌现并交互迭代，正在推动人类社会进入通用人工智能（artificial general intelligence，AGI）第四次产业革命时代。

　　生命现象的本质也是一种自然进化的精密语言编码，包括微观世界的基因、转录本、蛋白质、代谢物等物质的分子序列、结构和调控网络，自组装形成的动态分子复合体、细胞器、细胞、组织、器官、系统等功能体，宏观互作形成的生命体、生态体以及诊疗知识图谱等。人工智能在生物医药领域的垂直应用大模型的建立和发展，将会对疾病诊断、药物研发、医疗模式变革产生深远的影响。

　　中医药学是中国原创药的重要来源，价值巨大。但目前的中医药产业发展仍然较为缓慢，究其本源，与中药成份复杂，"说不清楚、讲不明白"中医药的疗效有重要关系。人工智能在处理复杂系统中具有强大的潜能，引入人工智能技术，将中医药理论、人用经验和现代生命科学、信息技术进行融合，有助于建立符合中药复杂体系多成份、多靶点、多途径规律特点，体现临床优势和价值的评价新方法，有望促进科学内涵清晰、疗效确切的中药研发新路径创新，推动中药新药创制和科学监管。

## 一、中医药人工智能大模型

### （一）生物医药大模型

　　新药研发是一个系统工程，投入高、周期长、成功率低。据文献报道，传统的新药研发平均成本约为 26 亿美元，耗时约 10 年，成功率仅有 6.2%[1–2]。生物医药大模型有助于加速药物设计、合成、筛选、药理学、毒理学、药物代谢动力学和功效重定位等研发过程。据报道，基于人工智能和生物计算的新药研发管线平均 1~2 年就可以完成临床前药物研究[1]。人工智能辅助的药物研发模式与传统药物研发模式相比，在化合物合成和筛选方面可节约 40% 的时间，每年可为医药企业节约 260 亿美元的化合物筛选成本[3]。人工智能驱动和加速的新药研发领域已经涌现出许多重要模型和算法。

2018 年，DeepMind 团队开发出 AlphaFold[4]平台，基于深度神经网络预测蛋白质的二级结构，并在 2020 年底升级的 AlphaFold 2[5]解决了困扰科研人员已久的蛋白质折叠问题，完成了超过 1.3 亿个人类、斑马鱼及果蝇等物种的蛋白质结构分析。2024 年升级的 AlphaFold 3[6]可预测蛋白质、DNA、RNA、小分子等生物分子的结构及其相互作用，为基于分子模拟加速药物研究与发现过程提供了重要工具。

2020 年，麻省理工学院 James Collins 教授团队在《Cell》杂志发表论文，利用有向消息传递深度神经网络（directed message passing neural networks，D–MPNN）来识别可抑制大肠埃希菌的化合物，从包含超过 1 亿种分子的化合物库中找到了一种化合物——halicin[7]，这是首个由人工智能发现的新型抗生素。之后研究团队陆续发现了特异性杀死耐药鲍曼不动杆菌[8]、耐甲氧西林金黄色葡萄球菌的化合物[9]，展示了人工智能在革命性药物发现和解决抗生素耐药性方面的巨大潜力。

2023 年，在《Nature》杂志上发表了转录组计算生物学领域的首个生成式计算大模型 Geneformer[10]。该模型在约 3000 万个单细胞转录组的大模型语料库上进行预训练，通过迁移学习在有限数据的网络生物学中实现上下文特异性预测，实现预测基因网络动力学、绘制基因网络图谱、促进疾病治疗候选靶点发现等功能。

2023 年，清华大学智能产业研究院孵化的水木分子发布了新一代对话式药物研发助手 ChatDD（Drug Design）和全球首个千亿参数多模态生物医药对话大模型 ChatDD–FM 100B，在 C–Eval 评测中达到全部医学 4 项专业第一，已用于辅助药物研发立项调研、靶点或靶通路发现、临床前研究到临床试验、药物重定位等各环节。

这些生物医药大模型不仅可用于辅助小分子药物、生物制品等研发，也可用于赋能中药靶点发现、天然活性成份预测、天然产物生物合成、机制解析、功效预测等药物研发过程，具有很强的借鉴价值。

## （二）组学大数据与生物医药大模型

随着人类基因组计划的完成和人类细胞图谱计划的开展，形成的基因组、表观遗传组、转录组、蛋白质组、代谢组、微生物组、单细胞组、空间组等多组学、多维度海量生物大数据，不仅揭秘了多种疾病和生命现象的根源，使得人们对细胞、基因与疾病的关系有了更深刻的理解，而且为生物医药大模型的建立奠定了重要的科学数据基础。

国际上有多个知名的组学大数据存储数据库，如美国国家生物技术信息中心（National Center for Biotechnology Information，NCBI）基因表达综合数据库（Gene Expression Omnibus，GEO，https://www.ncbi.nlm.nih.gov/geo/）[11]、癌症基因组图谱数据库（The Cancer Genome Atlas，TCGA，https://www.cancer.gov/about–nci/organization/ccg/research/structural–genomics/tcga）[12]、Arrayexpress 数据库（https://www.ebi.ac.uk/arrayexpress/）[13]等，为系统、动态地探索生命、解析疾病机制、筛选诊断标志物、寻找药物靶点、探索疗效机制提供了重要参考。

美国 Broad 研究所采用基因表达谱技术建立了小分子药物处理人类细胞模型的关联图谱 CMap 数据库（Connectivity Map）[14]。通过计算关联性得分（connectivity score），CMap 建立了大量的小分子化合物或药物、基因、疾病的对应关系，近年已扩展到 130 多万个 L1000 表达谱[15]。通过基因表达谱快速检索比对出具有高关联性的小分子化合物或药物，比较作用机制上的相似性，进行药物筛选和评价，已在药物作用新模式[16-17]、药物重定位[18]、疾病相关基因发现[19]、疾病机理研究[20]等方面得到了成功应用。在中医药研发中，也有 CMap 技术应用的报道，例如，分析三黄泻心汤及其主要成份处理肝癌 HepG2 细胞系后的基因表达变化，发现其主要成份与黄连的基因表达图谱相似，推测黄连可能是三黄泻心汤最主要的活性成份[21]。

由美国 Broad 研究所开发的基因集通路富集分析（gene set pathway eenrichment aanalysis，GSEA）[22]

是组学分析常用的方法，其原理为通过计算信号通路基因集在排序后的背景基因集两端的富集程度和显著性，预测表型与通路的相关性及方向。GSEA 分析可将复杂的基因集简化为通路进行整体分析，可以发现生物学过程中起关键作用的生物通路，简化疾病机理解析、药物靶点发现的复杂度。DAVID[23] 是最早的做富集分析的经典数据库，它整合了大量生物学数据和分析工具，为大规模的基因和蛋白质分析提供系统综合的生物功能注释信息。

构建基因互作网络是组学分析另外一个常用方法。WGCNA[24]（Weighted Correlation Network Analysis）是常用的网络分析方法，该方法将基因表达变化与表型差异进行关联，挖掘在表型变化过程中发挥关键作用的核心基因或基因模块。欧洲分子生物学实验室（European Molecular Biology Laboratory，EMBL）在 2003 年创建的 STRING（Search Tool for the Retrieval of Interacting Genes/Proteins）数据库[25] 是构建基因互作网络最常用的数据库，包括了大量已知和预测的蛋白质 – 蛋白质互作信息。

此外，也涌现出了大量新方法、新技术用于组学分析。2023 年清华大学丘成桐数学科学中心等研究团队，创新性地运用数学方法构建了统计物理学网络模型 idopNetworks[26]，引入进化博弈论原理，利用丘成桐等发展出的 GLMY 同调理论（GLMY Homology Theory），整合有向图论（Directed Graph Theory）等数学理论，分析不同疾病的代谢网络拓扑结构模型，探究对人类疾病的影响[27]。2023 年来自中国和美国多校联合的研究团队，提出了中药网络医学理论与方法，将中医临床辨证论治中的"对症下药"通过人类蛋白质相互作用及其网络拓扑关系进行解释[28]。

人工智能在挖掘信号通路和分析复杂网络方面具有巨大潜力，利用人工智能算法可以实现自动表型分析、药物反应预测、布尔网络建模、多组学数据集成以及数据驱动的通路知识发现[29-31]，为揭示生物过程和疾病背后的复杂机制和药物关键靶点提供强有力的支撑。

### （三）中医药大模型

中医药垂直领域的大模型也在快速涌现，主要分为基于现代科学的中医药大模型和基于传统中医知识图谱的大模型两大类。

2023 年，清华大学、生物芯片北京国家工程研究中心程京院士团队孵化的分子本草导航系统（见图 16-6-1），历时 10 年，基于微量细胞高通量转录组测序技术建立了 10 亿级超大规模中药 – 细胞 – 基因表达实验数据库和重大疾病分子信号通路数据库。以逆转疾病分子信号通路为核心，建立了中药智能组方计算系统（Intelligent Prescription Generation System，IPGS），已用于中药科学内涵解析、数字化方剂评价和靶标化中药研发[32-38]。此外，还在与 ChatDD 等生物医药大模型进行优势互补，联合研发基于文献加强疾病通路挖掘、活性天然产物及靶点挖掘的人工智能助手工具，促进中药深入开发。

2023 年，中山大学智能工程学院陈语谦教授团队利用自然语言处理等技术建立了中医药数据库 TCMBank[39]，该数据库提供了 9192 种草药、61966 种成份、15179 个靶标、32529 种疾病，及其它们之间的关联信息，并基于深度学习算法进行药物互斥和中西药联合潜在不良反应预测。

2023 年，天津中医药大学李遇伯教授团队构建了中药系统毒理学数据库（Traditional Chinese Medicine System Toxicology Database，TCMSTD）[40]，该数据库系统整合并分析了中药毒性的研究结果，构建了基于人工神经网络与支持向量机算法的模型，用于预测中药成份的毒性作用和相关靶点。

2024 年，由华东师范大学、上海中医药大学等单位联合开发的"数智岐黄"中医药大模型，以中医典籍及中医药文献为核心数据基础，实现了中医药领域知识智能问答、健康咨询、中医药知识图谱动态交互三大核心功能和人工智能辅助的精确诊疗方案推荐。

2024 年，天士力医药集团与华为云合作，发布了"数智本草"中医药大模型，该模型基于中医药海量文本数据进行预训练，通过智能问答、交互计算和文档生成三大应用模式，帮助研究者开展中医药理论证据的挖掘和总结，覆盖了中医药研发的重要链条，以促进"数智中药"[41]建设。

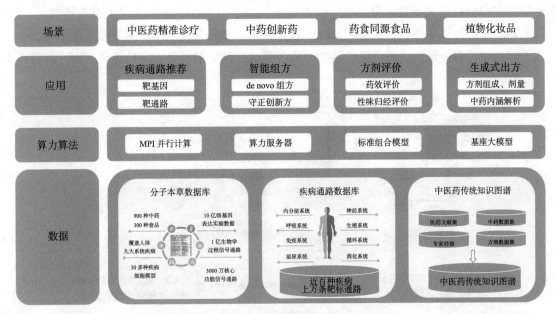

图 16-6-1　分子本草导航系统

此外，文心一言、智谱清言、通义千问、腾讯混元等通用大模型也涵盖中医证候、治则、方药相关知识领域和生命科学知识领域，可进行生成式交互智能问答。

## 二、分子本草技术平台构建与应用

近代以来，在西医药的巨大冲击下，中医药"传统、经验、不科学"的争议从未断绝。中医药面临着成份复杂、物质基础解析难度大、作用机制科学内涵不清晰、质量难以控制、缺乏符合自身规律的评价体系等诸多难点。中医药产业存在新药源头创新不足、自主创新药物少、关键核心技术存在差距、产业整体水平相对滞后等现状。

2021 年 5 月，习近平总书记在南阳考察调研时作出重要指示，注重用现代科学解读中医药学原理，推动传统中医药和现代科学相结合、相促进。2023 年 2 月习近平总书记在中共中央政治局第三次集体学习时强调，加强基础研究，从源头和底层解决关键技术问题。

随着组学技术发展，涌现出了海量的人体微观实验数据，系统解析疾病发生、发展过程中基因表达调控网络和表观遗传调控网络的动态变化过程，开展疾病图谱的绘制，已成为我国未来医学需重点布局的领域方向之一[42]。这些数据对医学发展来讲没有边界，不仅可以用来支持现代医学体系的发展，也完全可以用来建立中医药病理病机和治则的理论创新体系。通过人工智能技术，将现代生命组学和中医药宝贵的人用经验相结合，相互促进致病机制、疗效机制的解析和发现，对于在遵循中医药整体性、动态性规律特点基础上，用世界通行的科学语言阐释中医药疗效内涵，促进中医药创新发展具有重要意义。

### （一）分子本草技术平台构建

程京院士自 2014 年提出建立分子版《本草纲目》研究计划，历经 10 年，基于微量细胞高通量药物转录组测序技术，首创了世界超大规模的中药功效评价科学数据体系，构建了涵盖 900 多种中药、300 多种食物提取物对人体九大系统疾病细胞模型作用的 10 亿级中药 – 细胞 – 基因表达数据、1 亿级别的药物生物学效应实验数据和 3000 多万条关键的药用通路实验数据。通过人工智能驱动疾病分子信号通路标靶发现和超大规模中药基因表达实验数据挖掘，以逆转疾病分子信号通路为核心，进行高性能计算中药逆转疾病通路的定量效果，建立中药智能组方和评价系统，形成了以临床价值为导向、人工智能和数据驱动的中药创新研发平台"分子本草技术平台"（见图 16-6-2）。该平台不但在科学化、数字化、智能化技术赋能中医药机制解析、经验方评价筛选、新组方和药食妆创新产品开发方面具有很强的创新性，也在天然药物、海洋药物及特色民族药物的活性筛选、药效解析及安全性评价方面，具有巨大的应用价值。

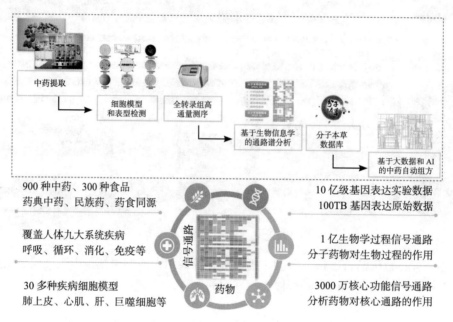

图 16-6-2　分子本草技术体系和中药功效数据库

该技术从通路水平而非单独基因靶点水平进行中药效应应答机制分析，基于疾病信号通路而非分离活性成份的研究技术体系，跨越了中药多成份、多靶点、功效物质基础不清的障碍。研究团队开展了一系列中药研发新模式的探索。

## （二）基于分子本草技术平台的中药研发新模式

### 1. 基于分子信号通路的药材质量研究

研究团队收集了 4 个不同产地的黄连（湖北利川、四川大邑、重庆石柱、四川雅安）以及类似物土黄连（伪品），分析发现 4 种黄连提取物对细胞分子信号通路均有相似的影响，不同产地黄连在个别通路富集上存在差异，而伪品土黄连与真品黄连相比对生物活性通路影响差异较大[34]。研究团队还收集了来自云南 3 种质量等级的铁皮石斛、缅甸石斛及类似物草石斛的样品，分析发现受这些样品影响的分子信号通路可以区分石斛品种和质量[35]。此外，研究团队基于分子信号通路筛选大凉山高原艾草优势功效，入选了四川省 39 个欠发达县域托底性帮扶工作表彰典型案例。

### 2. 基于分子信号通路的药用资源功效挖掘及机制研究

开展中药功效挖掘及药物机制研究，对于中药资源开发和临床应用具有重要价值。麻竹是中国分布最广且极具经济价值的竹种之一，传统中医认为竹子的竹叶、竹茹均可入药，发挥清热泻火，除烦利尿的功效。研究团队通过基因表达谱分析与通路富集发现，麻竹叶提取物可以影响代谢途径，其通过降低葡萄糖 –6– 磷酸酶和磷酸烯醇式丙酮酸羧激酶 1 的表达，激活了 Akt（蛋白激酶 B）信号通路并减少了葡萄糖的产生，具有潜在治疗 2 型糖尿病的药用价值，并发现了芦丁是麻竹叶提取物中的活性成份[36]。此外，研究团队研究了 200 多种茶叶，发现老鹰茶、白茶调节脂代谢的作用机制，为两者用于高脂血症的预防和治疗提供了科学依据[37]，并据此开发了科学理论指导的大健康产品。我国幅员辽阔，药用资源丰富，除了已知中药外，应加大海洋药物、传统民族药物等药用生物资源的研究和探索，有利于促进中药资源的可持续发展。

**3. 基于分子信号通路的中药复方功效评价**

研究团队以新冠重症患者病毒和免疫失调信号通路作为靶标，对全国 125 首抗新冠中药方剂进行了定量评价。通过涉及的 166 味中药对人巨噬细胞系 11 条病毒通路上的调控作用，评价结果显示 98 首方剂能下调病毒通路，具有潜在的抑制炎症因子风暴作用。排名前三的方剂为清肺排毒汤、九味羌活汤合神授太乙散、桂枝汤合麻黄附子细辛汤。其中，细辛、桂枝、麻黄、甘草为主要药物，能逆转新冠患者失调的关键信号通路。26 首方剂能上调病毒信号通路，具有增强免疫的作用，排名前三的组方为生脉饮、诊疗方案 4- 肺脾气虚证、百合固金汤合清燥养荣汤。研究结果与临床实践和中医药理论高度一致，发表于《Nature》子刊《Signal Transduction and Targeted Therapy》杂志，为中药抗新冠治疗提供了国际科学界认可的科学依据[38]（见图 16-6-3）。

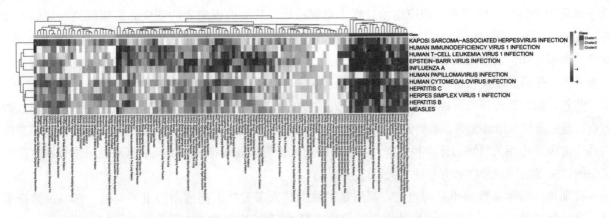

图 16-6-3　125 首新冠方剂信号通路评价聚类图

**4. 基于中医药理论指导、人工智能和现代科学数据驱动的守正创新中药研发路径探索**

慢性心力衰竭是各种心血管疾病的严重和终末阶段。近年来，虽然多种新型治疗心力衰竭的化学药和生物制品陆续上市，但患者死亡率高的问题仍未得到根本性解决，5 年生存率约为 50%，10 年生存率仅为 10%，患者的生活质量很差。

慢性心力衰竭是中医药治疗的优势病种，相关的症状描述早在《黄帝内经》中已有记载："若心气虚衰，可见喘息持续不已""夫不得卧，卧则喘者，是水气之客也""肾者，水藏，主津液，主卧与喘也"，体现心力衰竭病位在心，与肾脏密切相关，相关治疗经典名方真武汤、苓桂术甘汤等在古籍《伤寒论》《金匮要略》中已有记载。

研究团队以古方加味为基础方剂，结合中医临床经验，在中医药理论指导下，针对心衰阳虚、血瘀、痰饮的中医病因病机，以温阳补气、活血化瘀、化痰利水为基本治则，选取《中国药典》中 92 味中药，采用高通量转录组检测中药提取物对心肌细胞、心成纤维细胞和肾小管上皮细胞的心功能、肾功能、代谢、免疫、神经、内分泌等信号通路的影响，针对疾病失调通路借助人工智能技术计算候选组方，形成可有效逆转心衰患者失调的信号通路[43-45]的具有抗慢性心力衰竭功效的黑黄赤珠饮[33]。该方既有中医药理论指导，人用临床观察结果，又具有现代生命科学基础研究的数据支持，可显著改善心衰患者的气短、喘憋、疲倦乏力和水肿等症状。该项目研究开启了基于中医药理论、临床实践、靶向转录组和人工智能研发创新中药的全新路径探索，展现出在中医药理论指导下，以人工智能和现代科学数据驱动的科学内涵相对清晰、疗效确切的中药新药研发的巨大潜力。

## 三、技术挑战与监管应对

目前，人工智能在中医药领域的应用前景已初见端倪，人工智能强大的计算和学习能力不仅有助于解析中医药复杂的物质基础、科学内涵，显著提高新药研制的效率和质量，而且有助于对中医药古籍进行数字化深度挖掘，推动中医药理论体系的系统传承创新。结合医疗大数据和中医药宝贵人用经验搭建高质量的中医药精准诊疗大模型，将会促进中医药基层诊疗水平、全面患者服务能力、全链条科学监管以及产业创新升级。

同时也应看到，人工智能与中医药深层次结合方面还存在着巨大挑战。在技术层面上存在着数据偏见、算法偏见、大语言模型的记忆风险、模型幻觉等问题，是人工智能应用到临床实践的关键挑战[46]。这些风险因素需要在模型开发和应用的过程中得到控制，从而确保患者的安全和临床研究结果的完整性。在应用层面，如何应用人工智能解析中药复方量-效关系，构建遵循中医药用药规律和特点的量-效评价体系；如何借助人工智能强大的图像识别、多模态数据融合能力，构建更为全面、立体的质量评价体系等，还需要重大项目攻关。

此外，现有的法规和标准也无法全面适应人工智能新技术的特点，需要建立和完善相应的法律法规体系、监管框架、伦理准则等来确保人工智能技术的有效性、安全性和合规性。监管机构需要充分借鉴国内外生物医药等相关领域的标准和指南，制定中医药人工智能监管指南，涵盖数据质量可靠性、算法或模型的透明度、可理解性和有效性等关键内容[47]。

特别是，需加强数据质量的监管。高质量的数据是人工智能医药应用的重要前提，在满足数据安全、隐私保护的前提下，应可识别数据质量无法支撑 AI 系统应用的基本风险。为了加强公平性、可靠性和预防偏倚，可解释的透明模型应为首选，以确保患者的安全和研究结果的完整性。人工审查和监督在目前阶段也必不可少，以充分发现和改进 AI 系统的错误和偏差，提高模型的成熟度和决策的可靠性，保障患者的安全性和利益。

当前，国际上，各国都在积极探索人工智能技术引入医药领域所带来的潜在风险监管。美国是最早开始关注人工智能发展和治理的国家，2021 年通过的《2020 年国家人工智能计划法案》[48]，旨在推动增加研究基金、优化资源获取、建立技术标准，以加速人工智能研究和应用，并关注了伦理、法律、安全等社会议题，通过监测偏见、确保数据安全、促进技术正面应用及符合隐私与民权法律标准，来平衡技术创新和对个体权利保护。2023 年，美国通过《关于安全、可靠、可信的人工智能开发和使用的行政命令》[46]，要求美国卫生与公众服务部在健康相关领域推进负责任的人工智能。

2023 年，欧洲药品管理局（European Medicines Agency，EMA）发布了关于在医药产品生命周期中使用人工智能的反思论文[49]，指出快速发展的人工智能在推进医药产品生命周期各阶段发展的同时，也引入了新的风险，需要在模型开发过程中采取措施，以确保患者的安全和临床研究结果的完整性。另外，人工智能和机器学习以数据驱动，必须采取积极措施避免将偏见整合到相关应用程序中。人工智能的使用应遵守已有法律要求、伦理要求、适用的原则和基本权利。同年，EMA 发布《指导人工智能在药品监管中应用的工作计划》[50]，探索对人工智能参与的药物生命周期进行评估和指导，实现新药申请等评估流程和系统的自动化。

2023 年，国家药品监督管理局（National Medical Products Administration，NMPA）印发《关于进一步加强中药科学监管 促进中药传承创新发展的若干措施》，提出推动医疗机构采用大数据、人工智能、真实世界研究等技术手段对医疗机构中药制剂开展研究，推动中药制剂品种向新药转化。但总体而言，人工智能技术在中药领域的应用还处于早期阶段，存在中医药数据基础不完备、数据标准不统一、伦理争议、人工智能黑盒等问题。加强人工智能在中医药领域的应用是一项系统工程，涉及上游基础研究和下游应用，需要遵循中医药自身的规律和特点，体现临床优势和价值。国家也急需设立战略性、全局性、前瞻性的重大科技项目，以加强中医药人工智能核心关键技术及应用攻关。

（1）识别关键术语、技术、产品、检验、质量控制、应用及细化领域，建立相关的标准、指导原则、法规要求，科学监管。

（2）加强利用人工智能技术挖掘中医药数据，创新中医药理论，推动中医药理论客观化发展。规范中医药术语、数据标准，加强中医药数据化、信息化、科学化，提升中药研发水平。

（3）建立生物数据驱动中药研发和精准治疗支持系统的共性技术集群，突破中医药科学化、工程化、数字化和智能化的难点，并与临床循证结合闭环优化，形成可落地应用的中医药研发和精准诊疗大模型应用平台。

（4）针对中药成份复杂，质量监管难的痛点，构建符合中药属性特点、基于表型、药效成份等多模态的现代中药质量标准体系和智能制造体系，提高中药质量控制。

（5）建立中医药人工智能国家应用示范基地和试点，形成研发机构、药械企业、医疗机构、健康管理机构、审批监管机构的资源整合平台和高质量数据共享应用平台，联合开展人工智能中医药产品研发、先行先试、规模化验证等，推动相关标准体系、技术体系、产品体系、市场体系和监管体系的建立和完善。

（6）加大审批制度改革，针对有临床重大需求的中医药、人工智能、生物技术等融合的医药创新产品，提供优先审评审批、附条件上市的创新审批制度改革实践，缩短科技创新到产业落地时差。

综上，中医药与人工智能的结合，将会是一个充满希望的前沿领域。中国工程院院士程京指出，用颠覆性技术构建人工智能大模型，通过现代科学方法，验证中医药的疗效和作用机制，用西医听得懂的科学语言来解读和评价中医药，"中医西释"，对弘扬中医药文化有重大意义。中国工程院院士李兰娟指出，大数据、人工智能的发展并不是西医所独有的，是一个新兴的科学技术。把中医药大量的真实世界数据与人工智能结合起来，可能会使医学产生重大突破。中国工程院院士顾晓松指出，利用互联网、人工智能大数据，把中医优质资源释放，通过互联网、移动终端让更多老百姓获益，才能真正实现"健康中国"民生的获得感。唯有不断提升人工智能技术在中医药领域应用的安全性、可靠性、可控性、公平性、规范性、科学性，通过技术创新和监管的协同演进，才能真正推动战略性新兴产业发展落地，惠及于民。

（杨越　郭弘妍　王辉）

# 参考文献

［1］CHAN H C S, SHAN H, DAHOUN T, et al. Advancing drug discovery via artificial intelligence ［J］. Trends in Pharmacological Sciences, 2019, 40（8）: 592-604.

［2］MULLARD A. Biotech R&D spend jumps by more than 15%［J］. Nature reviews drug discovery, 2016, 15（7）: 447-448.

［3］WONG C H, SIAH K W, LO A W. Estimation of clinical trial success rates and related parameters ［J］. Biostatistics, 2019, 20（2）: 273-286.

［4］SENIOR A W, EVANS R, JUMPER J, et al. Improved protein structure prediction using potentials from deep learning ［J］. Nature, 2020, 577（7792）: 706-710.

［5］JUMPER J, EVANS R, PRITZEL A, et al. Highly accurate protein structure prediction with AlphaFold ［J］. Nature, 2021, 596（7873）: 583-589.

［6］ABRAMSON J, ADLER J, DUNGER J, et al. Accurate structure prediction of biomolecular interactions with AlphaFold 3［J］. Nature, 2024, 630: 493-500.

［7］STOKES J M, YANG K, SWANSON K, et al. A deep learning approach to antibiotic discovery［J］. Cell, 2020, 180（4）: 688–702.

［8］LIU G, CATACUTAN D B, RATHOD K, et al. Deep learning–guided discovery of an antibiotic targeting *Acinetobacter baumannii*［J］. Nature Chemical Biology, 2023, 19（11）: 1342–1350.

［9］WONG F, ZHENG E J, VALERI J A, et al. Discovery of a structural class of antibiotics with explainable deep learning［J］. Nature, 2024, 626（7997）: 177–185.

［10］THEODORIS C V, XIAO L, CHOPRA A, et al. Transfer learning enables predictions in network biology［J］. Nature, 2023, 618（7965）: 616–624.

［11］EDGAR R, DOMRACHEV M, LASH A E. Gene Expression Omnibus: NCBI gene expression and hybridization array data repository［J］. Nucleic Acids Research, 2002, 30（1）: 207–210.

［12］WANG Z, JENSEN M A, ZENKLUSEN J C. A practical guide to The Cancer Genome Atlas（TCGA）［M］// Methods in Molecular Biology. New York: Humana Press, 2016.

［13］PARKINSON H, KAPUSHESKY M, SHOJATALAB M, et al. ArrayExpress: a public database of microarray experiments and gene expression profiles［J］. Nucleic Acids Research, 2007, 35（Database issue）: 747–750.

［14］LAMB J, CRAWFORD E D, PECK D, et al. The Connectivity Map: using gene–expression signatures to connect small molecules, genes, and disease［J］. Science, 2006, 313（5795）: 1929–1935.

［15］SUBRAMANIAN A, NARAYAN R, CORSELLO S M, et al. A next generation connectivity map: L1000 platform and the first 1,000,000 profiles［J］. Cell, 2017, 171（6）: 1437–1452.

［16］IORIO F, TAGLIAFERRI R, DI BERNARDO D. Identifying network of drug mode of action by gene expression profiling［J］. Journal of Computational Biology, 2009, 16（2）: 241–251.

［17］IORIO F, BOSOTTI R, SCACHERI E, et al. Discovery of drug mode of action and drug repositioning from transcriptional responses［J］. Proceedings of the National Academy of Sciences, 2010, 107（33）: 14621–14626.

［18］CHANG M, SMITH S, THORPE A, et al. Evaluation of phenoxybenzamine in the CFA model of pain following gene expression studies and connectivity mapping［J］. Molecular pain, 2010, 6: 56.

［19］REKA A K, KUICK R, KURAPATI H, et al. Identifying inhibitors of epithelial–mesenchymal transition by connectivity map–based systems approach［J］. Journal of Thoracic Oncology, 2011, 6（11）: 1784–1792.

［20］WEI G, TWOMEY D, LAMB J, et al. Gene expression–based chemical genomics identifies rapamycin as a modulator of MCL1 and glucocorticoid resistance［J］. Cancer Cell, 2006, 10（4）: 331–342.

［21］CHENG W Y, WU S L, HSIANG C Y, et al. Relationship between San–Huang–Xie–Xin–Tang and its herbal components on the gene expression profiles in HepG2 cells［J］. The American Journal of Chinese Medicine, 2008, 36（4）: 783–797.

［22］SHI J, WALKER M G. Gene Set Enrichment Analysis（GSEA）for interpreting gene expression profiles［J］. Current Bioinformatics, 2007, 2（2）: 133–137.

［23］DENNIS G, SHERMAN B T, HOSACK D A, et al. DAVID: database for annotation, visualization, and integrated discovery［J］. Genome Biology, 2003, 4: 3.

［24］LANGFELDER P, HORVATH S. WGCNA: an R package for weighted correlation network analysis［J］. BMC bioinformatics, 2008, 9: 559.

［25］MERING C V, HUYNEN M, JAEGGI D, et al. STRING: a database of predicted functional associations between proteins［J］. Nucleic Acids Research, 2003, 31（1）: 258–261.

［26］DONG A, WU S, CHE J, et al. idopNetwork: A network tool to dissect spatial community ecology［J］. Methods in Ecology and Evolution, 2023, 14（9）: 2272–2283.

［27］WU S, LIU X, DONG A, et al. The metabolomic physics of complex diseases［J］. Proceedings of the National Academy of Sciences, 2023, 120（42）: e2308496120.

［28］GAN X, SHU Z, WANG X, et al. Network medicine framework reveals generic herb–symptom effectiveness of traditional Chinese medicine［J］. Science Advances, 2023, 9（43）: eadh0215.

［29］CALZONE L, NOËL V, BARILLOT E, et al. Modeling signaling pathways in biology with MaBoSS: From one single cell to a dynamic population of heterogeneous interacting cells［J］. Computational and Structural Biotechnology Journal, 2022, 20: 5661-5671.

［30］ČAPEK D, SAFROSHKIN M, MORALES-NAVARRETE H, et al. EmbryoNet: using deep learning to link embryonic phenotypes to signaling pathways［J］. Nature Methods, 2023, 20（6）: 815-823.

［31］SÁNCHEZ-GUTIÉRREZ M E, GONZÁLEZ-PÉREZ P P. Modeling and simulation of cell signaling networks for subsequent analytics processes using big data and machine learning［J］. Bioinformatics and Biology Insights, 2022, 16.

［32］黄文婷，乔连生，闫迪，等. 基于人工智能技术的治疗非重症新型冠状病毒感染中药方剂研发及其作用机制研究［J］. 中医杂志，2024，65（1）：103-112.

［33］乔连生，李军，谢兰，等. 基于靶向转录组，专家经验和人工智能研发守正创新中药的路径探索：以治疗慢性心力衰竭的中药新药研发为例［J］. 中医杂志，2023，64（3）：217-224.

［34］FENG J, LI H, ZHAO W, et al. Biological-profiling-based systematic analysis of rhizoma coptidis from different growing regions and its anticholesterol biosynthesis activity on HepG2 cells［J］. Molecular Pharmaceutics, 2018, 15（6）: 2234-2245.

［35］DANG H, ZHANG X, MA C, et al. A transcriptome-based analysis reveals functional differences among Dendrobium officinale Kimura & Migo species from different growing regions and with different quality levels［J］. Medicine in Novel Technology and Devices, 2022, 16: 100163.

［36］LUO K, HUANG W, QIAO L, et al. *Dendrocalamus latiflorus* and its component rutin exhibit glucose-lowering activities by inhibiting hepatic glucose production via AKT activation［J］. Acta Pharmaceutica Sinica B, 2022, 12（5）: 2239-2251.

［37］FENG J, YANG J, CHANG Y, et al. Caffeine-free hawk tea lowers cholesterol by reducing free cholesterol uptake and the production of very-low-density lipoprotein［J］. Communications Biology, 2019, 2（1）: 173.

［38］QIAO L, HUANG W, ZHANG X, et al. Evaluation of the immunomodulatory effects of anti-COVID-19 TCM formulae by multiple virus-related pathways［J］. Signal Transduction and Targeted Therapy, 2021, 6（1）: 50.

［39］LÜ Q, CHEN G, HE H, et al. TCMBank-the largest TCM database provides deep learning-based Chinese-Western medicine exclusion prediction［J］. Signal Transduction and Targeted Therapy, 2023, 8（1）: 127.

［40］SONG L, QIAN W, YIN H, et al. TCMSTD 1.0: a systematic analysis of the traditional Chinese medicine system toxicology database［J］. Science China Life Sciences, 2023, 66（9）: 2189-2192.

［41］胡蕴慧，刘朋，熊皓舒，等. 数智中药：现代中药数智化升级与创新发展［J］. 中草药，2024，55（1）：1-11.

［42］国家自然科学基金委员会"十四五"学科发展战略研究工作组. 国家自然科学基金医学科学"十四五"学科发展战略研究报告［M］. 北京：科学出版社，2024：1-15.

［43］ZHANG Q, WANG L, WANG S, et al. Signaling pathways and targeted therapy for myocardial infarction［J］. Signal Transduction and Targeted Therapy, 2022, 7（1）: 78.

［44］SCHEFOLD J C, FILIPPATOS G, HASENFUSS G, et al. Heart failure and kidney dysfunction: epidemiology, mechanisms and management［J］. Nature Reviews Nephrology, 2016, 12（10）: 610-623.

［45］HE X, DU T, LONG T, et al. Signaling cascades in the failing heart and emerging therapeutic strategies［J］. Signal Transduction and Targeted Therapy, 2022, 7（1）: 134.

［46］KELLY C J, KARTHIKESALINGAM A, SULEYMAN M, et al. Key challenges for delivering clinical impact with artificial intelligence［J］. BMC Medicine, 2019, 17: 1-9.

［47］李帅，董正龙，浩吴，等. 人工智能应用于制药领域的监管对策探讨［J］. 中国医药工业杂志，2024，55（3）：406-411.

［48］116ᵗʰ CONGRESS（2019–2020）. National artificial intelligence initiative act of 2020［H.R.6216］［EB/OL］.（2020–03–12）［2024–06–05］. https：//www.congress.gov/bill/116th–congress/house–bill/6216.

［49］European Medicines Agency. Reflection paper on the use of Artificial Intelligence（AI）in the medicinal product lifecycle［EMA/CHMP/CVMP/83833/2023］［EB/OL］.（2023–07–19）［2024–06–05］. https：//www.ema.europa.eu/en/news/reflection–paper–use–artificial–intelligence–lifecycle–medicines.

［50］EUROPEAN MEDICINES AGENCY. Artificial intelligence workplan to guide use of AI in medicines regulation［EB/OL］.（2023–12–18）［2024–06–05］. https：//www.ema.europa.eu/en/news/artificial–intelligence–workplan–guide–use–ai–medicines–regulation.

下篇　转化篇

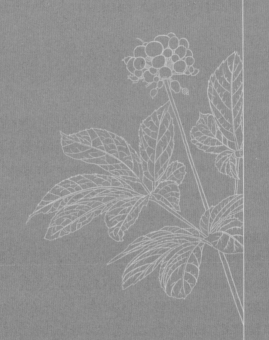

# 第十七章
# 中药卓越监管体系战略目标与构建策略

## 第一节 中药卓越监管体系战略目标和核心内容

### 一、时代背景

2024年1月，全国药品监督管理工作会议对中国式现代化药品监管实践的新战略新目标，明确提出"加快打造具有中国特色、符合中药特点、全球领先的中药卓越监管体系的新任务，建立中药监管科学研究转化新机制"。构建中药卓越监管体系是实现高水平中药安全监管，促进高质量中药产业发展，满足人民群众对中医药服务需求的重大战略考量，是我国构建"科学、高效、权威"现代药品监管体系，高位推进中医药传承创新发展的重要保障。

1. 防范"监管失灵"对中药监管提出更高要求

20世纪以来的科技迅猛发展在解决传统社会所面临的一些贫困、疾病、残疾等问题的同时，也带来了"风险社会"暴露出的威胁、不确定性、不受控性。全球范围内出现诸如英国疯牛病、美国拉夫运河事件、印度博帕尔毒气泄漏案、欧洲沙利度胺事件（海豹肢症婴儿）等。处于转型时期的中国也遭遇了三鹿奶粉事件、广西龙江镉污染事件、长春长生疫苗事件、江苏响水化工企业爆炸事故等，包括在中药监管领域出现的含马兜铃酸中药、何首乌、中药注射剂等安全风险。这些事件让政府、产业界和学界开始关注传统的风险监管模式的"监管失灵"问题。知识进步和科技创新不仅会创造新的风险，也应当能够检测到从前未能识别的风险。现代社会迫切需要一种能够应对所面临的客观风险的监管新工具、新方法和新模式，这也成为"监管科学"思想出现的最早萌芽。中药监管的核心是坚持中国式现代化的发展道路，要兼顾专业权威、政策法规和社会声誉，创新科学监管混合决策模式，更好履行公众健康守护者的职责，更好发挥中药应对科技创新、产业驱动、健康需求发展以及突发公共卫生事件的挑战作用[1]。

2. 新兴科技驱动中药监管紧跟时代发展步伐

中药作为在中医药理论指导下使用的药用物质及其制剂，是中医药传承创新发展的物质基础，具有悠久的临床使用历史。随着21世纪科技飞速进步，中药新药研发已经采用系统生物学、人工智能（AI+）、纳米药物等创新技术，中药生产创新也涉及连续制造，先进的过程控制和自动化等先进工艺。科学技术发展必然导致许多中药新产品的出现和前所未有的监管问题，加之不同国家和地区药监部门的监管要求和监管环境存在较大差异，医药科技创新和药品安全监管也成为全球范围内需要共同面对的监管挑战。药品创新和药品监管是针对同一个产品的不同视角的工作。从药品监管者的角度来看，关注的是这些新产品有效性、安全性证据是否充分，有没有受到严格的质量安全监管。从研发创新者的角度来看，如果过度加强法规监管和过多的技术要求，有可能阻碍创新的脚步和新产品的上市。

3. 产业发展倒逼中药高水平安全监管

我国是全球最大的中药研发、生产及使用市场。我国中药工业经过近 30 年的快速发展，已经建立了较为完备的全产业链质量安全监管体系和中药产业生态。2023 年 8 月，国务院常务会议审议通过《医药工业高质量发展行动计划（2023—2025 年）》《医疗装备产业高质量发展行动计划（2023—2025 年）》，强调"要充分发挥我国中医药独特优势，加大保护力度，维护中医药发展安全"。与国际上传统药、天然药物、草药或现代药的定义不尽相同，我国中药产品既有采用传统工艺、传统给药途径、传统剂型，功能主治以中医术语表述的古代经典名方中药复方制剂，也有新发现的中药材、新的药用部位及珍稀濒危中药替代品及其制剂，还有化学成份明确的小分子药物或组分相对明确的中药提取物及其制剂。药监部门监管的中药产品涉及中药材、中药提取物、中药饮片、中药配方颗粒、医疗机构制剂、中成药等，在产业、文化、生态、卫生等多个产业领域发挥重要而又独特的作用，不能简单套用国际上的传统药、草药、天然药物或者现代药规则对中药进行监管。2023 年 12 月中央经济工作会议强调，"要以科技创新推动产业创新，特别是以颠覆性技术和前沿技术催生新产业、新模式、新动能，发展新质生产力"。中药产业需要开辟未来产业新赛道，中药监管也要主动服务产业需求，统筹高水平安全监管和产业高质量发展，加快传统产业转型升级，推动我国从中药制药大国向中药制药强国跨越[2]。

4. 中药传承创新呼唤全球领先的科学监管

2019 年 10 月中共中央、国务院《关于促进中医药传承创新发展的意见》强调，建立健全符合中医药特点的中药安全、疗效评价方法和技术标准。2021 年 5 月，习近平总书记在南阳医圣祠考察时强调，要做好守正创新、传承发展工作，积极推进中医药科研和创新，为人民群众提供更加优质的健康服务。2023 年 5 月，习近平总书记在考察石家庄市国际生物医药园时强调，要坚持人民至上、生命至上，研发生产更多适合中国人生命基因传承和身体素质特点的"中国药"，特别是要加强中医药传承创新发展。中药兼有中医属性和药品属性，这类特殊而重要商品的监管挑战和困难也不言而喻。中药传承创新呼唤具有中国特色、符合中药特点的卓越监管体系。一方面，在中药监管立法的过程中，由于传统中医属性的个体用药与现代药品属性的群体用药的理论不同，在中医药理论指导下的中药复方组合用药，在面临批准或者不批准、撤市或者不撤市的监管决策关头，如何避免"以西律中"，建立既符合中医药特点，又符合群体用药的有效性、安全性、质量及获益风险评估要求的中药新药审评标准评价体系和制度；另一方面，在中药产品生产过程中，中药产品既不等同于国外的传统药、草药或天然药物，也很难与现代药画等号，从中药、化学药、生物制剂特点及质量控制模式比较不难发现，中药的物质基础、生产工艺"近"生物制剂而"远"化学药，但中药现行质量控制方法却"远"生物制剂而"近"化学药，质量管理则既不"近"生物制剂，也不"近"化学药[3]。

## 二、核心内容

### 1. 中药卓越监管体系的科学内涵

中药卓越监管体系（TCM Excellent Regulatory System，TCM-ERS）以中药监管科学创新成果和转化应用为支撑，在中药科学监管的基础上构建新型科学、高效、权威监管体系。

中药卓越监管体系的关键是建立具有中药特点的审评审批体系，遵循中医药理论指导，促进中医药传承创新。加强中医药理论＋人用经验＋临床试验（简称"三结合"）临床价值证据研究和转化，体现从中药材/道地药材、饮片炮制，到复方制剂全链条的"品质性效用"传递规律，加快中药新技术新产品上市以满足中医临床需求。全球领先的关键是高质量发展和高水平对外开放，要以全方位中药监管科学创新为支撑，实现监管全过程审评审批加速、全产业链安全监管、全生命周期监管服务、全球化监管合作协调。

2. 中药卓越监管体系的核心内容

（1）**战略目标**　中药卓越监管体系作为我国"科学、高效、权威"药品监管体系的重要组成部分，其战略目标聚焦中国特色、中药特点、全球领先3个层次进行立体布局（见第三章图3-3-1）。

第一，中国特色的核心是坚持中国式现代化的发展道路。独特的文化传统，独特的历史命运，独特的基本国情，注定了中国必然要走适合自己特点的发展道路。要创新科学监管混合决策模式，兼顾专业权威、政策法规和社会声誉，更好履行公众健康守护者的职责。要坚持"三医"协同发展治理，更好发挥中药在应对科技创新、产业驱动、健康需求发展以及新型冠状病毒感染（简称新冠）等突发公共卫生事件挑战方面的作用。

第二，上述战略目标所述"中药特点"的重点是建立具有中药特点的审评审批体系。要遵循中医药理论指导，促进中医药传承创新。加强"三结合"临床价值证据研究和转化。要重视中药特殊的药性（毒性）理论和配伍理论，特殊的复方组合用药以及质量与安全性控制方法，加快中药新技术新产品上市以满足中医临床需求。

第三，全球领先的关键是高质量发展和高水平对外开放。全球领先的基础是高质量发展，是创新成为第一动力、协调成为内生特点、绿色成为普遍形态、开放成为必由之路、共享成为根本目的的发展，是国家推进高水平对外开放的必然要求。全球领先中药卓越监管体系要以全方位中药监管科学创新为支撑，实现监管全过程审评审批加速、全产业链安全监管、全生命周期监管服务、全球化监管合作协调。

（2）**主要内容**　中药卓越监管体系建设主要内容是通过法规制度、组织机构、科技支撑、产业发展、国际影响5个维度进行系统设计完善工作内容和核心指标，确保全球领先战略目标达成（见第三章图3-3-2）。

法规制度：系统、科学的政策法规和技术指导体系，涵盖产品研发、审评审批、标准管理、安全生产、流通、使用等全产业链和全生命周期的安全监管。

组织机构：独立、完备、高效的组织构架及中西知识融合的顶尖人才聚集，确保管理运行的科学、高效、权威。

科技支撑：强化中药监管科学体系和转化机制建设，不断创制符合中药特点的监管新工具、新标准、新方法。

产业发展：通过中药监管创新和智慧监管，支持中药产业化、现代化、国际化，实现传统中药产业转型升级和高质量发展，成就我国中药的"强大产业"。

国际影响：建立中药全链条监管工作协调会商机制，中药监管科学研究者联盟机制，全球中药监管合作与协调机制，全球中药天然药物监管协调领导者/主要参与者。

## 三、推进措施

### 1. 大力发展中药监管科学

截至目前，已实施中国药品监管科学行动计划、《全面强化药品监管科学体系建设实施方案》，组建中药监管科学研究基地2家、国家药品监督管理局（简称国家药监局）中药监管重点实验室27家，开展中药监管科学重点项目研究并形成一批中药监管新工具、新标准、新方法。成立中国药品监督管理研究会中药监管研究专业委员会、中国药学会监管科学与国际规范专业委员会等。召开2022中药科学监管大会（2022 年 7 月 14 日，北京）、2023 中药科学监管大会（2023 年 7 月 18 日，上海）、第六届中国药品监管科学大会、中药监管科学研究——中药新药审评审批新工具新标准新方法研讨会、中国药学会监管科学与国际规范专业委员会成立大会暨第一届监管科学与国际规范大会、国家中药科学监管大会中药监管科学平行论坛等。积极推动粤港澳三地药品监管部门协作会议机制的建立，参加西太区草药监管协调论坛（FHH）、金砖国家传统药监管研讨，组织开展中国 - 东盟、中国 - 澜湄国家传统药物监管协调。研究完成《中药监管科学战略研究报告》，编辑出版《中国中药监管政策法规与技术指引》《2021 国家中药监管蓝皮书》《2022 国家中药监管蓝皮书》等，为中药科学监管提供技术支撑[4]。

**2. 组建中药监管高端智库**

首次组建由中医药领域和其他相关学科领域的院士、国医大师以及资深专家组成的中药管理战略决策专家咨询委员会。组建专门的中药材 GAP 专家工作组、珍稀濒危中药材替代品监管政策与技术要求研究专家工作组、含马兜铃酸类成份中药安全风险控制专家工作组、已上市中药注射剂上市后研究和评价专家工作组等。初步构建中药监管决策咨询制度，形成定位明晰、特色鲜明、规模适度、布局合理的具有中国特色的中药监管智库体系。

**3. 深化中药审评审批制度改革**

研究制定《关于进一步加强中药科学监管 促进中药传承创新发展的若干措施》（国药监药注〔2023〕1 号）、《中药注册管理专门规定》（2023 年第 20 号）、《中药标准管理专门规定》及系列中药研究技术指导原则等，不断完善中药全链条全生命周期监管体系，我国中药监管进入全方位科学监管新阶段。近年来，中药注册审评新药临床试验申请（IND）、新药上市申请（NDA）和补充申请受理数量均大幅增长，2021—2023 年分别有 12、10、11 个新药获批上市（以受理号计），并在 2023 年首次实现了新的中药（天然药物）注册分类调整后 4 个类别的全覆盖。

**4. 强化中药全产业链质量安全监管**

深入推进药品安全巩固提升行动，创新建立《中药全链条监管工作协调会商机制工作方案》。修订《中药材生产质量管理规范》《中药品种保护条例》，研究制定《中药生产监督管理专门规定》《实施审批管理的中药材品种目录》《实施审批管理的中药饮片品种目录》，印发《地区性民间习用药材管理办法》（2024 年第 61 号）、《关于进一步加强中药生产质量监管工作的通知》，组建中药材 GAP 专家工作组，开展中药材 GAP 监督实施示范省（自治区、直辖市）建设，加强中成药上市后监测和评价，中药质量整体情况持续稳定向好。

**5. 全方位推进中药监管国际协调**

我国高度重视药品监管国际协调，共同应对不断出现的新问题和新挑战。充分发挥 FHH、第 7 届中国 - 东盟药品合作发展高峰论坛，澜湄国家、金砖国家传统药监管研讨会议及亚洲合作资金项目、中国 - 东盟合作基金作用。成功推选澳门成为 FHH 正式会员，并推动设立 FHH 永久秘书处落户澳门大学。完成 22 个中药技术文件英文翻译工作，为对外交流宣传推广提供基础。2023 年 9 月，国家药监局赵军宁等出席第 13 届全球监管科学峰会（GSRS），以"中国药品监管的科学化进程"为题进行了大会报告，并与美国食品药品管理局（FDA）以及有关药品企业、行业协会进行了交流。近年来，中国的监管科学和新兴技术研究取得了重要突破，尤其是中药监管体系建设和监管成效引起了国际上的高度重视，显著提升了我国在国际监管科学领域的影响力。

综上，伴随着中药工业化、现代化、国际化进程，中药监管体系建设与能力提升正处在全球化中药监管融合与监管协调发展的战略机遇期。国家药监局 2024 年工作要点明确提出，持续推进《关于进一步加强中药科学监管 促进中药传承创新发展的若干措施》（国药监药注〔2023〕1 号）落实，加快打造具有中国特色、符合中药特点、全球领先的中药卓越监管体系，建立中药监管科学研究转化机制。这是新时代赋予药监人的新任务，是中国式现代化药品监管实践的新要求，是统筹高质量发展和高水平安全，是促进中药传承创新发展的根本保证。未来中药卓越监管体系的构建，要进一步强化中药监管科学新工具、新标准、新方法研究，建立国家中药全链条监管工作协调会商机制、国际中药监管科学研究者联盟合作协调机制、全球中药注册标准与监管协调机制，完善符合中药特点的法律法规、部门规章、规范性文件、技术指导原则等法规技术体系，支持基础学科向监管应用转化，支持中药科学监管决策，构建具有中国特色、高效运转的中药监管组织体系[5]。

（于江泳　周思源　王海南　赵军宁）

## 参考文献

［1］赵军宁. 我国药品监管科学体系建设与发展前瞻［J］. 中药药理与临床，2024，40（2）：3-17.

［2］赵军宁. 培育和强化药品监管领域国家战略科技力量［J］. 中国食品药品监管，2023（4）：4-13；160-161.

［3］赵军宁，黄璐琦. 中药监管科学：发展中的新兴融合科学［J］. 中国科学基金，2024，38（3）：396-405.

［4］赵军宁. 中药监管科学：助力更高水平的中药科学监管［J］. 中国药学杂志，2023，58（9）：749-761.

［5］赵军宁. 中药卓越监管体系的构建策略与前景展望［J］. 中国食品药品监管，2024（2）：4-15.

# 第二节　《关于进一步加强中药科学监管　促进中药传承创新发展的若干措施》中的监管科学

## 一、中药全链条科学监管策略

在新时期中药卓越监管体系构筑的总体战略框架下，以中药监管科学新工具、新标准、新方法等创新性成果为支撑，构建中药全链条科学监管发展策略：全过程中药审评审批加速、全链条中药质量安全监管、全生命周期产品服务、全球化中药监管合作协调，加快完善符合中药特点的法律法规、部门规章、规范性文件、技术指导原则等法规技术体系，通过国家中药全链条监管工作协调会商机制，国际中药监管科学研究者联盟合作协调机制，全球中药注册标准与监管协调机制，支持基础学科向监管应用转化，支持中药科学监管决策，构建具有中国特色、高效运转的中药监管组织体系。

### 1. 夯实中药卓越监管体系的科学基础

从中药监管科学的提出与发展，到加速构建中药卓越监管体系，我国药品监管部门为适应新时期中药传承创新崇高使命和安全监管需求而主动采取变革性措施。我国在2006年8月全国食品药品监督管理工作座谈会就提出"科学监管"概念。2019年4月国家药监局开始实施药品监管科学行动计划，中药监管科学正式被提出，并作为中药监管的主要技术支撑。2021年4月，国务院办公厅《关于全面加强药品监管能力建设的实施意见》（国办发〔2021〕16号）正式提出"加快建立健全科学、高效、权威的药品监管体系"。2023年11月，国家药监局提出要全面贯彻党的二十大精神，认真落实习近平总书记关于药品安全"四个最严"重要要求，建立科学、高效、权威的药品监管体系，不断强化高效能监管，保障高水平安全，促进高质量发展[1-2]。

中药监管科学不同于中药科学监管或者中药卓越监管。中药监管科学研发符合中药特点的新工具、新标准、新方法，研究建立保障产品质量的评价方法和标准，研究制定产品研发和评价所需的技术指导原则。中药卓越监管是在中药科学监管发展起来的新型高效、科学、权威监管体系，属于行政监管事务（regulatory affairs）活动，包括立法、程序、审评、检查、执法等，当然也包括科学活动，监管活动中面临的决策风险、危机和挑战则构成了监管科学的需要解决的重大问题，通常以法律法规形式确立监管科学新工具、新方法、新标准的法律地位，通过资格认定、部门规章、技术指南等达成监管机构和行业共识。以国家药品监督管理局药品审评中心（简称药审中心）的工作为例，研究制定中药技术指导原则的过程属于中药监管科学，应用技术指导原则开展具体产品的技术审评并作出审评结论则属于中药科学监管。以中国食品药品检定研究院（简称中检院）的工作为例，研究建立新的中药质控方法的过程属于中药监管科学，应用所建立的质控方法对中药产品进行质量判定则属于中药科学监管[3-4]。

2. 创制中药监管新工具、新标准、新方法

中药兼有中医属性和药品属性，这类特殊而重要商品的监管挑战和困难也不言而喻。在中药监管立法的过程中，由于传统中医属性的个体用药与现代药品属性的群体用药的理论不同，在中医药理论指导下的中药复方组合用药，在面临批准或者不批准、撤市或者不撤市的监管决策关头，如何避免"以西律中"，建立既符合中医药特点，又符合群体用药的有效性、安全性、质量及获益风险评估要求的中药新药审评标准评价体系和制度。

中药监管科学旨在强化中药监管科学新工具、新标准、新方法研究，突破中药监管领域的基础性、关键性、前沿性技术问题。近年来，国家药监局中药监管科学研究团队及国内高校、科研机构、企业、行业协会/学会等相关技术团队，系统研究并对中药监管科学（TCM Regulatory Science，TCMRS）的科学内涵和定义进行诠释，通过中西医跨学科知识、技术融合研究，创新研发符合中药特点的新工具、新方法和新标准，用以评估受监管中药产品的安全性、有效性、质量和获益风险综合性能的新兴科学，进而发展中药监管科学创新体系、转化体系、学科体系及国际协调体系，不断强化我国中药监管体系建设和科学监管能力提升，强化对复杂多样的中药新技术新产品质量和安全进行有效监管，为建立具有中国特色、符合中药特点、全球领先的中药科学监管体系提供科技支撑[5-6]。

3. 创建中药监管科学研究转化新机制

中药监管科学的关键问题是转化应用，创新中药监管科学中西医融合研究新模式，建立中药监管科学转化新机制。要按照国家药监局《关于全面强化药品监管科学体系建设实施方案》要求，探索建立符合中药特点的先进临床试验方法、中医动物模型、生物标志物等中药监管新工具、新标准、新方法。进一步完善中医药理论、人用经验和临床试验相结合的中药注册审评证据体系，建立人用经验收集与整理的方法和工具，研究符合中医药特点的临床疗效评价新方法。要持续推进中药质量控制技术研究，完善符合中药特点的药学评价技术体系，突破中药复杂体系质量的高级表征和系统控制技术瓶颈。

我国是全球最大的中药研发、生产及使用市场。随着经济社会和中药产业的发展，公众对中医药有了新期待，党中央、国务院对中医药事业提出了新要求。近年防控新冠疫情中，中医药彰显特色优势，发挥了重要作用，全世界对中医药的认同进一步提升，全社会对深化中医药改革发展的共识进一步凝聚。目前，中医药事业进入了新的历史发展时期，发展中医药已上升为国家战略，中药高水平安全监管和高质量产业发展呈现新的格局。要抓紧建立完善全链条中药监管工作协调会商、全方位中药监管科学研究者联盟及全球化中药监管政策协调3个新机制。要加快建立具有中药特点的审评审批体系，遵循中医药理论指导，促进中医药传承创新。加强"三结合"临床价值证据研究和转化。要重视中药特殊的药性（毒性）理论和配伍理论，特殊的复方组合用药以及质量与安全性控制方法。要尊重传统制药经验和质量控制方法，体现从中药材/道地药材、饮片炮制，到复方制剂全链条的"品质性效用"传递规律，

加快中药新技术新产品上市以满足中医临床需求[7]。

## 二、中药全链条科学监管的若干措施（《新35条》）

为深入贯彻党的二十大精神，全面落实二十大报告关于"强化食品药品安全监管""促进中医药传承创新发展"的重大战略部署，坚持以习近平新时代中国特色社会主义思想为指导，准确把握当前中药质量安全监管和中药产业高质量发展面临的新形势、新任务和新挑战，全面加强中药全产业链质量管理、全过程审评审批加速、全生命周期产品服务、全球化监管合作、全方位监管科学创新，向纵深推进中国式现代化药品监管实践和具有中国特色的中药科学监管体系建设，2023年1月国家药监局关于印发《关于进一步加强中药科学监管 促进中药传承创新发展的若干措施》（国药监药注〔2023〕1号）（简称《新35条》）[8-10]。

《新35条》提出了"加强中药材质量管理""强化中药饮片、中药配方颗粒监管""优化医疗机构中药制剂管理""完善中药审评审批机制""重视中药上市后管理""提升中药标准管理水平""加大中药安全监管力度""推进中药监管全球化合作"等九方面共35条政策措施。《新35条》与《药品注册管理办法》（总局令第27号）、《中药注册分类及申报资料要求》（2020年第68号）、《关于促进中药传承创新发展的实施意见》（国药监药注〔2020〕27号）及中药系列技术指导原则等形成各有侧重、有机统一的中药监管政策体系，全面落实党中央、国务院关于促进中医药事业传承创新发展决策部署，增添中药产业高质量发展新动力，更好保护和促进公众健康。

1. 加强中药材质量管理

《新35条》提出，规范中药材产地加工。进一步调动中药材产地地方政府、中药材生产企业、基地农户积极性，推动中药生产企业将药品质量管理体系向中药材种植加工环节延伸，促进中药材生产加工与生态文明建设和乡村振兴结合。

2. 强化中药饮片、中药配方颗粒监管

《新35条》提出，加强中药饮片审批管理。遵循中医药理论和用药规律，围绕质量安全风险，推动中药饮片炮制机理研究，建立健全中药饮片质量评价体系。会同国家中医药管理局制定《实施审批管理的中药饮片目录》及配套文件，依法对符合规定情形的中药饮片实施审批管理。

3. 完善中药审评审批机制

《新35条》提出，完善中药应急审评审批机制。快速有效应对公共突发卫生事件，对国务院卫生健康或者中医药管理部门认定急需中药实施特别审批程序。鼓励并扶持用于重大疾病、罕见病，或者儿童用中药新药的研制，对符合规定情形的相关注册申请实行优先审评审批。

4. 重视中药上市后管理

《新35条》提出，加强中药不良反应监测。组织研究开发符合中药特点的中药不良反应信号监测工具，对发现的安全性风险信号及时开展综合分析研判，采取相应的风险控制措施，加强对不良反应聚集性事件的监测和处置力度，及时防控用药风险。

5. 加大中药安全监管力度

《新35条》提出，创新中药质量监管模式。逐步构建"网格化"监管模式，完善中药生产监管制度建设，研究制定并监督实施《中药生产质量管理规范》。逐步建立并完善中药生产区域化风险研判机制，针对重点企业、重点品种、重点环节，持续加强中药饮片、中药配方颗粒和中成药监督检查，有序开展中药材延伸检查。进一步规范中药饮片、中药配方颗粒和中成药流通经营秩序，强化使用环节质量监管。

#### 6.严厉打击违法违规行为

《新35条》依法严查重处药品上市许可持有人、生产和（或）经营企业涉嫌注册、备案造假，以及掺杂掺假、编造记录、违规销售等违法违规行为。严厉打击"窝点"制售中药假药等违法犯罪活动，充分利用网络监测、投诉举报等线索，联合公安、司法等部门，坚决查清源头、一追到底，依法追究犯罪人员刑事责任，坚守中药安全底线。

（赵军宁　王海南　周思源）

## 参考文献

［1］国家药品监督管理局.2022中国药品监督管理统计年鉴［M］.北京：中国食品药品监督管理年鉴杂志社，2022.

［2］国家中药监管蓝皮书编委会.2022国家中药监管蓝皮书［M］.北京：中国医药科技出版社，2023.

［3］赵军宁.中药卓越监管体系的构建策略与前景展望［J］.中国食品药品监管，2024（2）：4-15.

［4］赵军宁.培育和强化药品监管领域国家战略科技力量［J］.中国食品药品监管，2023（4）：4-13.

［5］赵军宁.中药监管科学：助力更高水平的中药科学监管［J］.中国药学杂志，2023，58（9）：749-761.

［6］谢志洁.论科学发展观指导下的科学监管理念［J］.中国医药技术经济与管理，2007（5）：84-89.

［7］赵军宁，王军志，李波，等.中国药品监管的科学化进程与监管科学发展［J］.中国科学：生命科学，2024，54（3）：507-524.

［8］国家药品监督管理局.2024年全国药品监督管理工作会议召开［EB/OL］.（2024-01-10）.https://www.nmpa.gov.cn/yaowen/ypjgyw/hyxx/zhhyxx/20240110172910106.html.

［9］国家药监局关于印发进一步加强中药科学监管 促进中药传承创新发展的若干措施的通知［EB/OL］.（2023-01-03）.https://www.nmpa.gov.cn/xxgk/fgwj/gzwj/gzwjyp/20230103172324162.html.

［10］加强中药科学监管 国家药监局发布"35条"措施［EB/OL］.（2023-01-05）.http://health.people.com.cn/n1/2023/0105/c14739-32600332.html.

# 第三节　《中药注册分类及申报资料要求》中的监管科学

为深入贯彻落实党中央、国务院决策部署，解决中药创新研发动力不足等关键问题，国家药监局着力构建、完善符合中药特点的审评审批机制，依据《中华人民共和国药品管理法》（简称《药品管理法》）、《中华人民共和国中医药法》（简称《中医药法》）以及新修订的《药品注册管理办法》（总局令第27号），组织制定并于2020年9月印发了《中药注册分类及申报资料要求》（2020年第68号）。

## 一、中药注册分类改革

中药注册分类的修订是在深刻总结中药审评审批实践经验，充分吸纳药品审评审批制度改革成果的基础上，结合中药特点和研发实际情况而进行的。

### （一）中药注册分类修订的理念

中药注册分类修订，主要遵循以下理念[1]。

一是尊重中药研发规律，突出中药特色。充分考虑中药注册药品的产品特性、创新程度和审评管理需要，不再仅以物质基础作为划分注册类别的依据，而是遵循中医药发展规律，突出中药特色，对中药注册分类进行优化。

二是坚持以临床价值为导向，鼓励中药创新研制。中药创新药注重满足尚未满足的临床需求，中药改良型新药需体现临床应用优势和特点。不再仅强调原注册分类管理中"有效成份"和"有效部位"的含量要求。

三是加强古典医籍精华的梳理和挖掘，促进中药传承发展。新增"古代经典名方中药复方制剂"注册分类，发挥中医药原创优势，促进古代经典名方向中药新药的转化。丰富古代经典名方中药复方制剂范围，明确按古代经典名方目录管理的中药复方制剂和其他来源于古代经典名方的中药复方制剂的注册申报路径。

四是完善全生命周期管理，鼓励中药二次开发。拓宽改良型新药范畴，鼓励药品上市许可持有人对已上市中药开展研究，推动已上市中药的改良与质量提升，促进中药产业高质量发展。

五是坚持宽口径分类，体现新中药注册分类对研发实践的包容性。研发实践丰富多样，而药品注册分类不可能穷尽所有研发情形，拓宽注册分类口径，反而有利于增强对注册申报情形的包容性。凡是符合注册分类定义的，注册申请人即可循此注册分类路径进行注册申报。同时，宽口径注册分类还可避免出现注册分类"有名无实"的情况，即虽有注册分类却多年无品种申报。例如，新发现的药材及其制剂、新的中药材代用品、药材新的药用部位及其制剂虽然在 2007 年版注册分类中被分为 3 个注册类别，但多年没有品种申报，考虑在历版中药注册分类中三者均属于新药范畴，因此，在新注册分类中三者被归并为中药创新药中的新药材及其制剂。对比新注册分类与 2007 年版注册分类，除仿制药外，新注册分类包含了 2007 年版注册分类的所有情形（见图 17-3-1）。

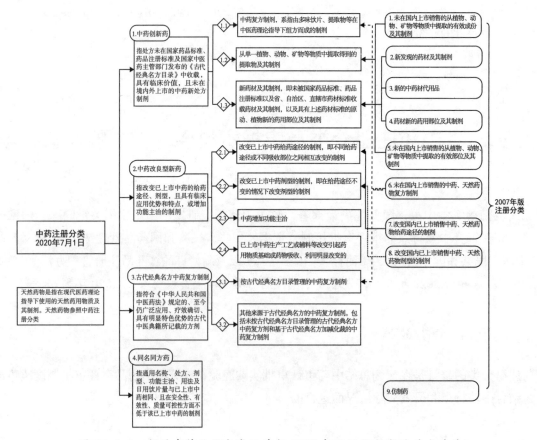

图 17-3-1　新的中药注册分类及其与 2007 年版注册分类的对应关系

## （二）突出复方制剂在中药新药中的重要地位

### 1. 新组方的中药复方制剂

自古以来，中药新药的创制均是以复方为主，从临床实践中产生，再运用到临床中去，并形成丸、散、膏、丹等传统剂型。中药复方制剂通过不同药物的组合，形成协同效应，在临床发挥着防病治病的作用。中药复方新药是在中医药理论指导下研制中药新药的载体与成果，每一首新的中药复方的产生，均是中医药理论在临床诊疗中守正创新的生动实践。可以说，中药复方新药最能反映中医药特点，也最能体现中医药临床价值，最有"中药味"。中国工程院曾向国家药品监督管理部门书面建议，要高度重视中药复方新药的研制。因此，在中药注册分类改革中，将中药复方新药列入中药创新药范畴得到了学界、业界的普遍认可[2]。2021 年至 2023 年已批准上市的中药创新药复方制剂详见表 17-3-1。

表 17-3-1　2021—2023 年批准上市的中药创新药

| 序号 | 通用名称 | 主治 | 注册类别 | 批准年份 |
|---|---|---|---|---|
| 1 | 益肾养心安神片 | 失眠症，中医辨证属心血亏虚、肾精不足证 | 原中药 6.1 类 | 2021 年 |
| 2 | 益气通窍滴丸 | 季节性过敏性鼻炎，中医辨证属肺脾气虚证 | 原中药 6.1 类 | 2021 年 |
| 3 | 银翘清热片 | 外感风热型普通感冒 | 1.1 类 | 2021 年 |
| 4 | 玄七健骨片 | 轻中度膝骨关节炎，中医辨证属筋脉瘀滞证 | 1.1 类 | 2021 年 |
| 5 | 芪蛭益肾胶囊 | 早期糖尿病肾病气阴两虚证 | 1.1 类 | 2021 年 |
| 6 | 坤心宁颗粒 | 女性更年期综合征，中医辨证属肾阴阳两虚证 | 1.1 类 | 2021 年 |
| 7 | 虎贞清风胶囊 | 轻中度急性痛风性关节炎，中医辨证属湿热蕴结 | 1.1 类 | 2021 年 |
| 8 | 解郁除烦胶囊 | 轻中度抑郁症，中医辨证属气郁痰阻、郁火内扰证 | 1.1 类 | 2021 年 |
| 9 | 七蕊胃舒胶囊 | 轻中度慢性非萎缩性胃炎伴糜烂热瘀阻证 | 1.1 类 | 2021 年 |
| 10 | 参葛补肾胶囊 | 轻、中度抑郁症，中医辨证属气阴两虚、肾气不足证 | 1.1 类 | 2022 年 |
| 11 | 芪胶调经颗粒 | 上环所致经期延长，中医辨证属气血两虚证 | 原中药 6.1 类 | 2022 年 |
| 12 | 淫羊藿素 / 淫羊藿素软胶囊 | 不适合或患者拒绝接受标准治疗，且既往未接受过全身系统性治疗的、不可切除的肝细胞癌 | 1.2 类 | 2022 年 |
| 13 | 广金钱草总黄酮提取物 / 广金钱草总黄酮胶囊 | 输尿管结石，中医辨证属湿热蕴结证 | 1.2 类 | 2022 年 |
| 14 | 黄蜀葵花总黄酮提取物 / 黄蜀葵花总黄酮口腔贴片 | 心脾积热所致轻型复发性口腔溃疡，症见口腔黏膜溃疡，局部红肿、灼热疼痛等 | 原中药 5 类 | 2022 年 |
| 15 | 参郁宁神片 | 轻、中度抑郁症，中医辨证属气阴两虚证 | 1.1 类 | 2023 年 |
| 16 | 小儿紫贝宣肺糖浆 | 小儿急性支气管炎风热犯肺证的咳嗽 | 1.1 类 | 2023 年 |
| 17 | 通络明目胶囊 | 2 型糖尿病引起的中度非增殖性糖尿病视网膜病变血瘀络阻、气阴两虚证所致的眼底点片状出血、目睛干涩等相关症状 | 1.1 类 | 2023 年 |
| 18 | 枳实总黄酮 / 枳实总黄酮片 | 功能性消化不良的餐后饱胀感、早饱、上腹烧灼感和上腹疼痛 | 1.2 类 | 2023 年 |

### 2. 古代经典名方中药复方制剂

《中医药法》第三十条指出："生产符合国家规定条件的来源于古代经典名方的中药复方制剂，在申请药品批准文号时，可以仅提供非临床安全性研究资料。具体管理办法由国务院药品监督管理部门会同中医药主管部门制定。"根据该要求，结合中医药传承发展的规律以及中药临床应用的特点，新中药注册分类将 3 类"古代经典名方中药复方制剂"细分为两种情形，及 3.1 类为"按古代经典名方目录管理的中药复方制剂"，3.2 类为"其他来源于古代经典名方的中药复方制剂"。3.2 类包括未按古代经典名方目录管理的古代经典名方中药复方制剂和基于古代经典名方加减化裁的中药复方制剂，此类别是对《中医药法》第三十条主旨的深化落实[1]。

根据《中医药法》对古代经典名方的定义，对来源于古代经典名方的复方制剂需要依托具有丰富临床经验的中医专家以中医视角进行审评，因此，国家药品审评机构专门成立了以国医大师、院士、全国名中医等为主的古代经典名方中药复方制剂专家委员会对此类药物进行临床技术审评并出具技术审评意见，从而开辟了具有中医药特色的注册审评路径，这也是建立中医药理论、人用经验、临床试验相结合的审评证据体系和基于中医药自身发展规律的中药注册审评审批模式的探索实践[1]。而且，3.2 类的出现，使得用于抗击新冠疫情中药新药的加快审批上市路径得以畅通。2021 年至 2023 年已批准上市的古代经典名方中药复方制剂详见表 17-3-2。

表 17-3-2　2021—2023 年批准上市的古代经典名方中药复方制剂

| 序号 | 通用名称 | 主治 | 注册类别 | 批准年份 |
|---|---|---|---|---|
| 1 | 清肺排毒颗粒 | 感受寒湿疫毒所致的疫病 | 3.2 类 | 2021 年 |
| 2 | 化湿败毒颗粒 | 湿毒侵肺所致的疫病 | 3.2 类 | 2021 年 |
| 3 | 宣肺败毒颗粒 | 湿毒郁肺所致的疫病 | 3.2 类 | 2021 年 |
| 4 | 苓桂术甘颗粒 | 温阳化饮，健脾利湿。用于中阳不足之痰饮。症见胸胁支满，目眩心悸，短气而咳，舌苔白滑，脉弦滑 | 3.1 类 | 2022 年 |
| 5 | 散寒化湿颗粒 | 寒湿郁肺所致的疫病 | 3.2 类 | 2022 年 |
| 6 | 枇杷清肺颗粒 | 清肺经热。用于肺风酒刺。症见面鼻疙瘩，红赤肿痛，破出粉汁或结屑等 | 3.1 类 | 2023 年 |
| 7 | 济川颗粒 | | 3.1 类 | 2023 年 |
| 8 | 一贯煎颗粒 | 滋阴疏肝。用于肝阴不足，血燥气郁证。症见胸脘胁痛，吞酸吐苦，咽干口燥，舌红少津，脉细弦。亦治疝气瘕聚 | 3.1 类 | 2023 年 |

### （三）改变"中药增加功能主治"的申报路径

在中药改良型新药的细化分类中，有一类为"中药增加功能主治"，也就是说，"中药增加功能主治"的申报路径由原来的补充申请改为纳入新药申报范畴。这一调整，旨在鼓励二次开发，促进开展"老药新用"研究。需要说明的是，增加功能主治不应被理解成仅是功能主治文字的规范性增加，而应当是基于临床需要的新适应症的开发[1]。

### （四）廓清中药上市后变更的边界

新中药注册分类对已上市中药生产工艺等变更引起药用物质基础或药物吸收、利用明显改变的申报路径由原来的补充申请改为纳入新药申报范畴。廓清了中药上市后变更的边界，即变更引起药用物质或药物的吸收、利用明显改变的，不再属于上市后变更范畴，而要按改良型新药进行研究申报。这一调整，旨在鼓励药品上市许可持有人对已上市中药深入开展研究，优化生产工艺等，进一步提高已上市中药的获益风险比和质量控制水平[1]。

（五）同名同方药类别的提出

同名同方药不能简单理解为原仿制药的概念。中药同名同方药能否符合上市要求，关键是看其与所申请药物同名同方的已上市中药（简称同名同方已上市中药）的比较研究结果如何，而不是比较两者质量标准之间的一致性。申请注册的同名同方药在通用名称、处方、剂型、功能主治、用法及日用饮片量与同名同方已上市中药相同的前提下，其安全性、有效性、质量可控性应当不低于同名同方已上市中药。同名同方已上市中药应当具有充分的安全性、有效性证据[1]。随着同名同方药百令胶囊的获批上市，新注册分类实施后的第一个同名同方药诞生了。

## 二、基于新注册分类的中药申报资料要求的特点

为提高中药注册申报和审评效率，并为将来中药注册电子化申报奠定基础，将中药研发所需的各项研究资料模块化，同时突出中药研发逻辑和特点，在具体内容或名称上体现中药特点，以期更好地引导申请人开展中药研发工作[1, 3]。

中药注册申报资料前言部分明确了文件的适用范围和基本要求，正文部分按照行政文件和药品信息、概要、药学研究资料、药理毒理研究资料、临床试验资料的顺序依次明确了中药注册所需申报资料的项目和相关要求[4]。新注册分类的中药申报资料要求见表 17-3-3。

**表 17-3-3　中药注册分类及申报资料要求**

| 中药注册分类 | 行政文件和药品信息 | 概要 | 药学研究资料 | 药理毒理研究资料 | 临床研究资料 |
|---|---|---|---|---|---|
| 1 类中药创新药 | 1.0 说明函<br>1.1 目录<br>1.2 申请表<br>1.3 产品信息相关资料<br>1.4 申请状态（如适用）<br>1.5 加快上市注册程序申请（如适用）<br>1.6 沟通交流会议（如适用）<br>1.7 临床试验过程管理信息（如适用）<br>1.8 药物警戒与风险管理（如适用）<br>1.9 上市后研究（如适用）<br>1.10 申请人/生产企业证明性文件<br>1.11 小微企业证明文件（如适用） | 2.1 品种概况<br>2.2 药学研究资料总结报告<br>2.3 药理毒理研究资料总结报告<br>2.4 临床研究资料总结报告<br>2.5 综合分析与评价 | 3.1 处方药味及药材资源评估<br>3.2 饮片炮制<br>3.3 制备工艺<br>3.4 制剂质量与质量标准研究<br>3.5 稳定性 | 4.1 药理学研究资料<br>4.2 药代动力学研究资料<br>4.3 毒理学研究资料 | 处方组成符合中医药理论、具有人用经验的创新药，需提供中医药理论、人用经验、临床试验、临床价值评估等资料<br>对于其他来源的创新药，需提供研究背景、临床试验、临床价值评估等资料 |
| 2 类中药改良型新药 | 需提供 1.0~1.11 号资料 | 需提供 2.1~2.5 号资料 | 需提供 3.1~3.5 号资料，并围绕临床应用优势和产品特点分别说明改良的合理性。生产工艺、辅料等发生改变的，应当说明相关变化情况，参照已上市中药药学变更研究技术指导原则相关要求进行研究、评估，提供研究资料 | 应当根据改良目的、变更的具体内容来提供相应的药效学及毒理学研究资料 | 需提供研究背景、临床试验、临床价值评估等资料 |

续表

| 中药注册分类 | 行政文件和药品信息 | 概要 | 药学研究资料 | 药理毒理研究资料 | 临床研究资料 |
|---|---|---|---|---|---|
| 3类古代经典名方中药复方制剂 | 需提供 1.0~1.11 号资料 | 需提供 2.1~2.5 号资料 | 需提供 3.1~3.5 号资料。对于 3.1 类按古代经典名方目录管理的中药复方制剂，应当在"3.3.4.1 制备工艺路线筛选"中提供基准样品所用药材和饮片情况，基准样品的制备研究、质量研究、质量标准等内容。在"3.3.5.7 生产数据和工艺验证资料"中提供基准样品、中试规模样品、商业规模样品制备过程控制指标的对比研究内容等。在"3.4.2 质量研究"中提供中试规模以上生产的中间体、制剂及所用的药材、饮片的相关性研究数据，基准样品、中试规模样品、商业规模样品的质量控制指标的对比研究内容等 | 应当根据具体情况提供相应的毒理学研究资料 | 3.1 类按古代经典名方目录管理的中药复方制剂，需提交说明书中临床相关项草拟的内容及其依据等资料 3.2 类其他来源于古代经典名方的中药复方制剂，需提交中医药理论、人用经验、临床价值评估和说明书中临床相关项草拟的内容及其依据等资料 |
| 4类同名同方药 | 需提供 1.0~1.11 号资料 | 需提供 2.1~2.5 号资料 | 需提供 3.1~3.5 号资料，并提供与选择的对照药（同名同方已上市中药）的对比研究资料 | 应当根据具体情况提供相应的毒理学研究资料 | 需提供研究背景、临床试验（若适用）、说明书中临床相关项草拟的内容及其依据等资料 |

## 三、支撑新中药注册分类实施的工具、方法与标准举隅

新的中药注册分类对于业界守正创新、激发研制中药的热情起到了积极作用，其本身就可谓是一个促进中药研制申报的新工具。中药注册分类的实施，需要一系列工具、方法与标准的支撑，下面作一简要介绍。

### （一）基于人用经验的中药复方制剂创新药临床研发的策略工具

作为支持中药安全性、有效性的人用经验，包含了中药处方或者制剂在临床用药过程中积累的对其适用人群、用药剂量、疗效特点和临床获益的认识和总结，具有一定的规律性、可重复性。获取人用经验的过程是逐步探索明确中药复方制剂有效性、安全性以及临床获益的过程，是中药复方制剂新药研发过程中的重要阶段。临床试验应当结合中医药理论和人用经验的总结，对尚未明确的有效性、安全性问题开展研究，可根据需要采用不同的研发策略和灵活多样的试验设计。《基于人用经验的中药复方制剂新药临床研发指导原则（试行）》为基于人用经验的中药复方制剂新药的临床研发提供了新的策略工具。

以创新药研发为例，上述指导原则列举了不同情形下的临床研发路径[5]。路径一：基于既往人用经验数据的临床研究所获得的证据较弱，但可以为后续临床研究设计提供依据的，后续临床研究需先行探索性研究（可以是干预性的，也可以是观察性的），再行确证性随机对照试验。路径二：具有高质量

人用经验数据，且研究结果积极或显示较明确的积极趋势的，后续可以直接开展确证性随机对照试验。

路径三：具有高质量人用经验数据，且研究结果积极或显示较明确的积极趋势的，后续也可以直接开展确证性的实用临床试验。上述路径的描述为基于人用经验的中药复方制剂创新药的临床研发提供了清晰的研发策略方面的指导。同时，指导原则还强调指出，所列举的研发路径并不代表所有可能的研发路径，申请人可以根据品种情况选择适宜的路径，也可以就研发策略与监管机构进行充分的沟通交流，这就为临床研发的创新实践预留了空间。对于无任何人用经验基础的，指导原则明确要求需遵循常规临床试验路径，即按照探索性试验和确证性随机对照试验的顺序开展临床研究。

### （二）同名同方药研制的思路方法

同名同方药是指通用名称、处方、剂型、功能主治、用法及日用饮片量与同名同方已上市中药相同，且在有效性、安全性、质量可控性方面不低于该已上市中药的制剂。从同名同方药的定义看，它与仿制药有相似性，但又有显著的不同，即同名同方药在"制法"上并不强调一致。在同名同方药的研发中，鼓励运用符合产品特点的新技术、新方法进行工艺优化、质量提升。因此，同名同方药是一个不同于仿制药的、符合中药全生命周期管理特点的又一个新的中药注册分类。对于这样的一个新分类，需要有新的思路方法来指导研发。

在《同名同方药研究技术指导原则（试行）》中强调，同名同方药的研发应当以临床价值为导向，促进中医药传承精华，守正创新，高质量发展，避免低水平重复[6]。同名同方药的研发应当选择合适的同名同方已上市中药作为对照药。同名同方已上市中药应当具有充分的有效性、安全性证据。指导原则建议，同名同方药的工艺路线与对照药批准证明文件（含附件）载明的工艺路线保持一致，应当结合工艺特点开展同名同方药的工艺参数、辅料等的相关研究。同名同方药的研发应当基于中药质量控制的特点，加强药材、饮片、中间体、制剂等全过程质量控制。指导原则还对是否需要开展毒理、临床试验的问题进行了阐述。同名同方药的工艺参数、辅料与对照药相同的，或者工艺参数、辅料变化参照《已上市中药药学变更研究技术指导原则（试行）》经研究评估不引起药用物质基础或药物吸收、利用明显改变的，一般无需进行毒理和临床试验。对照药批准证明文件（含附件）载明的关键工艺参数不明确的，或者工艺参数、辅料的变化参照《已上市中药药学变更研究技术指导原则（试行）》，对药用物质基础或药物吸收、利用的影响难以评估的，一般需进行毒理和临床试验。如果药用物质基础或药物吸收、利用发生明显改变，应当以安全性、有效性不低于对照药为原则，开展毒理和临床试验。

### （三）3.1 类古代经典名方中药复方制剂基准样品的标准

3.1 类古代经典名方中药复方制剂是按目录管理的古代经典名方中药复方制剂，其上市无需提供临床试验资料。纳入国家公布目录的古代经典名方的疗效已得到中医界的广泛认可，但是如果将"方"变成"药"的过程，也就是由有效处方形成最终制剂的过程，在"免临床"的情况下，如果没有与临床实践相一致的"桥梁"来桥接，那么由"方"到"药"的过程中，疗效就无法得到很好的传递，甚至出现有效处方形成无效制剂的情形。而基准样品就是桥接有效处方与有效制剂的重要工具，而且是这几年在中药制剂工艺研究中出现的新工具。

在临床上，医生开具处方后，通常是以汤剂形式供患者服用，因此，"一碗汤"就是中药临床治病的物质载体。对于汤剂而言，基准样品就是来源于汤剂，用于对"一碗汤"进行表征的实物，其数字化标准即是虚拟的"一碗汤"。通过基准样品的随行对照，逐步形成制剂的商业规模生产工艺。在《按目录管理的古代经典名方中药复方制剂药学研究技术指导原则（试行）》中规定，应当根据国家发布的古代经典名方关键信息及古籍记载内容研究制备基准样品[7]。若国家发布的古代经典名方关键信息或古籍记载内容中仅为"水煎服"等无详细工艺制法的表述，应当参照《医疗机构中药煎药室管理规范》

（国中医药发〔2009〕3号）并结合具体情况，合理确定制备工艺。基准样品一般为煎液、浓缩浸膏或干燥品，原则上不加辅料，可考虑采用低温浓缩、冷冻干燥或其他适宜的方法，并选择适宜的贮存容器、贮存条件，保证基准样品在研究期间质量稳定。指导原则强调，应当固定炮制、前处理、煎煮、滤过、浓缩、干燥等制备方法和工艺参数（范围），重点关注滤过、浓缩、干燥等工艺对质量的影响。应当制备不少于15批样品，并根据研究结果确定煎液得量和干膏率范围。研究制备基准样品时，应当关注饮片取样的代表性。应当开展基准样品的质量研究，采用专属性鉴别、干膏率、浸出物/总固体、多指标成份的含量、指纹/特征图谱等进行整体质量评价，表征其质量。应当对研究结果进行分析，确定各指标的合理范围，如干膏率的波动范围一般不超过均值的±10%，指标成份的含量波动范围一般不超过均值的±30%。针对离散程度较大的，分析原因并采取针对性措施，控制其波动范围，研究确定基准样品的质量标准。正是由于基准样品这一新工具以及表征该工具的新标准的出现，确保了3.1类古代经典名方中药复方制剂的疗效。

由上可见，新中药注册分类已为中药注册工作的科学监管奠定了良好的基础，同时，其实施也离不开监管科学新工具、新方法、新标准的支撑。

（王海南　陈旭　刘思燚）

## 参考文献

［1］国家药品监督管理局.《中药注册分类及申报资料要求》政策解读［EB/OL］.（2020-09-27）. https://www.nmpa.gov.cn/xxgk/ggtg/ypggtg/ypqtggtg/20200928164311143.html.

［2］姚新生. 中药复方制剂的规范化及国际化的思考［J］. 中国科技产业，2023（10）：5-6.

［3］刘建勋. 中药注册分类及申报资料要求与以往相比有哪些变化［N］. 中国医药报，2020-10-19.

［4］国家药品监督管理局.《中药注册分类及申报资料要求（征求意见稿）》起草说明［EB/OL］.（2020-04-29）. https://www.nmpa.gov.cn/xxgk/zhqyj/zhqyjyp/20200430154501315.html.

［5］国家药品监督管理局药品审评中心. 基于人用经验的中药复方制剂新药临床研发指导原则（试行）［EB/OL］.（2022-04-29）. https://www.cde.org.cn/zdyz/domesticinfopage?zdyzIdCODE=ab8a9785226f419b63e5b2ab02242073.

［6］国家药品监督管理局药品审评中心. 同名同方药研究技术指导原则（试行）［EB/OL］.（2022-12-27）. https://www.cde.org.cn/zdyz/domesticinfopage?zdyzIdCODE=e398872ff0c9fde0df943052ef243f39.

［7］国家药品监督管理局药品审评中心. 按目录管理的古代经典名方中药复方制剂药学研究技术指导原则（试行）［EB/OL］.（2021-08-31）. https://www.cde.org.cn/zdyz/domesticinfopage?zdyzIdCODE=da822debe9b2ef909a6080bd0c8af6de.

## 第四节　《中药注册管理专门规定》中的监管科学

当前，生物制造已成为我国的战略性新兴产业，生命科学成为未来产业的新赛道。中医药作为我国具有原创性优势和巨大发展潜力的战略性产业，其系统性和复杂性等关键问题的突破，有望对以我国为主导取得创新突破、对世界生物制造和生命科学发展产生重大影响[1-2]。

国家历来十分重视中药事业，把传承创新发展中医药作为新时代中国特色社会主义事业的重要内容，作为中华民族伟大复兴的大事来抓。以习近平同志为核心的党中央多次就中医药事业作出重要指示批示。2023 年 2 月 10 日，国家药监局印发《中药注册管理专门规定》（简称《专门规定》（2023 年第20 号）[3]，全面贯彻落实中共中央 国务院《关于促进中医药传承创新发展的意见》，实施新修订《药品管理法》和《药品注册管理办法》（总局令第 27 号）的重要举措，也是落实药品审评审批制度改革要求、改革完善中药注册管理制度的重大进展，对于充分发挥中药的独特优势、促进中药产业高质量发展，具有积极而深远的意义。

## 一、制定背景

### （一）中药注册管理面临的形势和挑战

当前国际国内形势仍存在较多不确定性，风险隐患仍然较多。现阶段中药产业发展整体水平、创新研发能力、监管能力还不能完全满足人民群众的需求[4]。

#### 1. 中国式现代化对中药监管和产业发展提出新要求

必须把推进中国式现代化作为最大的政治，把中国式现代化宏伟蓝图一步步变成美好现实。前不久召开的中央经济工作会议明确提出，对中国式现代化作出系列部署，提出明确要求，这是以习近平同志为核心的党中央在深刻把握国际国内形势发展的新变化、新趋势，深刻洞察我国社会主义现代化建设基本规律的基础上作出的新的重大论断，我们要深入学习贯彻领会，严格抓好贯彻落实。

当前，我国中药产业加速发展。根据全国医药工业统计数据显示，2023 年，中药工业全年营收预计超过 7500 亿元，同比增长预计接近 6%。但是中药产业占医药工业比重却有所下降，由 10 年前的1/3 下降为 22% 左右。制约产业发展的瓶颈仍不同程度存在，产业发展整体水平不高。当前，关于中药审评审批的思路和框架已基本完成构建，"三结合"审评证据体系得到广泛认可。如何使"三结合"审评证据体系落地生根，切实将政策转化成红利，还需结合中药特点进一步深思谋划、凝聚共识、探索完善。中药材资源可持续性、中药材价格一直备受各界关注，制约中药可持续发展和高质量发展。当前中药监管科学的体系已有系统谋划，但监管科学研究理论体系和方法体系尚待进一步探究探索。加快推进中国式现代化中药监管实践仍任重而道远。

#### 2. 中药新药研究创新转化能力仍需大幅提升

我国中药新药申请与批准数量曾一度呈持续双低的态势，尤其是在 2015—2017 年甚至出现新药上市申请连续零批准的现象，业界中药新药研发的积极性下降，中药产业面临严峻的考验[5-6]（新药受理、批准情况分别见图 17-4-1、图 17-4-2）。随着中药审评审批制度的持续推进，中药创新研发能力得到了显著提升，但中药基础研究和应用研究还难以有力支撑中药高质量发展，临床试验设计和开展还存在短板，临床试验人才明显不足，一定程度上影响了中药新药高质量审评证据的获得。此外，部分中药新药研发单位还存在惯性思维，研发理念未能跟上改革的步伐，对相关法律法规、政策、技术指导原则等了解不够。

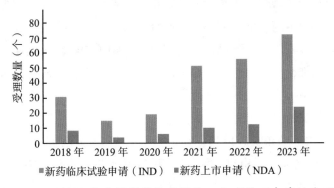

图 17-4-1　2018—2023 年中药新药临床试验、上市许可申请的受理数量情况

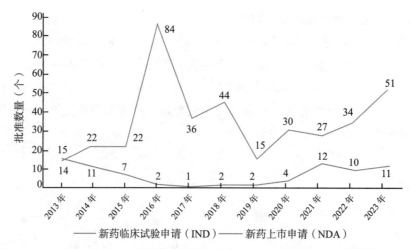

图 17-4-2　2013—2023 年中药新药临床试验、上市许可申请的批准情况

### 3. 符合中药特点的审评审批体系仍需进一步完善

当前，关于中药审评审批的思路和框架已基本完成构建，"三结合"审评证据体系得到学界、业界的广泛认可。如何使"三结合"审评证据体系落地生根，切实将政策转化成红利，还需结合中药药学、药理毒理、临床各专业特点进一步着力谋划，在具体实践中进一步形成共识，"三结合"审评证据体系下的数据核查仍需探索完善[7-9]。此外，随着中药材资源的变化，近年来，业界更加关注新药材、新提取物、中药材人工替代品的研发，而学界、业界对中药材人工替代品还持有不同的观点，相关的技术要求仍需进一步完善。

### 4. 医药科技快速发展给监管带来新的挑战

随着医药科技的快速发展，新的技术和手段也逐渐应用于中药研发、生产领域。例如，人工智能、大数据、智能制造、连续制造等技术的应用将有助于提高中药研发和生产的效率和质量；同时，也对中药注册管理提出了新的挑战，如如何保障新产品的安全性，如何对人用经验数据开展核查，如何控制上市后变更风险等。因此，需要密切关注医药科技的发展趋势和应用前景，增强对新技术、新工具的了解，弥补知识不足，以便更好地应对未来的监管挑战。

## （二）新时代的新要求

党的十八大以来，习近平总书记多次针对中药传承创新发展作出指示批示，对中药传承创新发展寄予殷切期望。党的二十大报告明确指出，要促进中药传承创新发展。2023 年 5 月，习近平总书记在河北考察调研时指出，要坚持人民至上、生命至上，研发生产更多适合中国人生命基因传承和身体素质特点的"中国药"，特别是要加强中医药传承创新发展。

当前更加体现中医药特点的中药监管体系正在加快构建，各项新政策新规定也在加速落地，但是我们要清醒地看到目前无论是中药监管，还是中药产业仍然不够大、不够强。比如虽然中药创新研发能力在近年来得到了显著提升，但中药基础研究和应用研究还难以有力支撑中药高质量发展，临床试验设计和开展还存在短板，临床试验人才明显不足，一定程度上影响了中药新药高质量审评证据的获得。部分新药研发单位还存在惯性思维，研发理念未能跟上改革的步伐，对相关法律法规、政策、技术指导原则等了解不够。2023 年批准上市了 10 个中药新药品种，尽管涵盖了各个注册分类，但是无论是从数量和质量上看，距离党中央国务院的要求仍存在较大差距。

自 1985 年《药品管理法》颁布实施以来，在不同历史阶段，国家药品监督管理部门针对中药的特点和研制规律，曾先后出台过《新药审批办法》《<新药审批办法>有关中药问题的补充规定和说明》等文件，不断探索完善中药审评审批工作[10]。2008 年，国家食品药品监督管理局发布了《中药注册管理补充规定》（国食药监注〔2008〕3号）（简称《补充规定》），至今已10余年。《补充规定》的实施对中医药事业的发展起到了积极的推动作用。但面对新形势、新挑战，《补充规定》已与新时代的新要求不相适应。

随着《药品管理法》《中医药法》的修订颁布，中共中央、国务院《关于促进中医药传承创新发展的意见》、国务院办公厅《关于加快中医药特色发展的若干政策措施》（国办发〔2021〕3号）陆续发布，全国中医药大会召开，我国中药传承创新发展进入新的历史阶段。2018年机构改革后，国家药监局党组高度重视中药监管工作，研究部署对《补充规定》作进一步修订完善。为全面落实中共中央、国务院《关于促进中医药传承创新发展的意见》，并与新修订《药品管理法》、《药品注册管理办法》（总局令第27号）有机衔接，经研究决定对《补充规定》进行修订，并将"补充规定"修改为"专门规定"。可以说《专门规定》是在药品监管理念不断创新、审评审批制度改革持续深化、中药监管科学日趋深入的大背景下出台的。

## 二、主要内容及特点

### （一）内容简介

《专门规定》共十一章，82条。主要内容分为总则（10）、中药注册分类与上市审批（6）、人用经验证据的合理应用（11）、中药创新药（13）、中药改良型新药（7）、古代经典名方中药复方制剂（6）、同名同方药（6）、上市后变更（8）、中药注册标准（4）、药品名称和说明书（5）、附则（6）等。其中：

第一章总则。强调传承与创新并重，坚持以临床价值为导向、中医药理论指导，注重临床实践，改革、完善审评证据体系和疗效结局指标；建立符合中药特点的安全性评价要求，强化中药研制全过程的质量控制，保障中药资源可持续利用。

第二章中药注册分类与上市审批。明确中药注册分类、研制路径和模式，建立适合中药研制情形的简化审批、优先审批、附条件审批、特别审批的相应规定。

第三章人用经验证据的合理应用。明确了中药人用经验的具体内涵，以及作为支持中药安全性、有效性证据的合规性和药学研究要求；明确了合理使用人用经验证据支持注册申请，合理豁免非临床安全性研究及部分临床试验的情形；引入真实世界证据作为支持产品上市的依据；对医疗机构中药制剂应用人用经验的情形进行明确。

第四章中药创新药。根据中药特点分别规定了临床、药学及药理毒理方面的相应要求，涉及明确中药复方组方要求，新药材及其制剂、提取物及其制剂研究基本原则和要求等。

第五章中药改良型新药。明确改良型新药研发的基本原则，并针对改剂型、改变给药途径、增加功能主治、改变工艺或辅料等引起药用物质基础或药物吸收、利用明显改变等改良型新药情形，分别提出研制要求。

第六章古代经典名方中药复方制剂。明确了古代经典名方制剂的注册管理总体要求、研制基本要求、审评模式，以及该类制剂上市后的研究要求。

第七章同名同方药。明确了同名同方药的研制基本原则，规定了对照同名同方药的选择要求，以及同名同方药开展临床试验以及豁免临床试验的条件。

第八章上市后变更。提出中药上市后变更的总体要求；明确了变更规格、生产工艺及辅料、适用人群、用法用量、处方药味等常见变更情形的研制要求；明确替代或减去国家药品标准处方中的毒性药味或处于濒危状态药味、将处方中按新药批准的提取物由外购变更为自行提取、删除主治或者适用人群范围等特殊变更情形的研制要求。

第九章药品注册标准。明确中药注册标准的研制目标，支持探索建立整体质量控制方法和持续完善中药质量标准体系；明确企业内控标准与注册标准的关系。

第十章药品名称和说明书。明确中药通用名称的命名要求，对已上市中药的说明书完善提出了要求。对含毒性中药饮片的中药、主治为证候的中药复方制剂以及来源于古代经典名方中药复方制剂的说明书均作出了针对性的有关要求。

第十一章附则。主要包括天然药物、境外已上市而境内未上市产品、中药注射剂等的研制要求，以及医疗机构中药制剂的注册管理有关规定。明确《专门规定》施行日期、废止相关文件等。

## （二）主要特点

《专门规定》是在《补充规定》的基础上，遵循中医药发展规律及中药特点，以临床价值为导向，总结历史教训，充分吸纳药品审评审批制度改革成熟经验，结合疫情防控中药审评审批实践探索，借鉴国外药品监管科学研究成果，全方位、成体系构建中药注册管理体系而成。

1.《专门规定》将药品的基本要求与中药特殊性有机结合

中药与其他药品的共同特点是都以临床价值为导向，用于人体疾病的预防、治疗、诊断，而不同点在于中药具有丰富的临床人用经验，中药的人用经验蕴含着重要的有效性和安全性信息，不同于其他药品的研制路径，"临床－实验室－临床"是中药新药研发的主要路径和特点。因此，《专门规定》遵循中药研制规律和特点，不断强化"以临床价值为导向、重视人用历史、全过程质量控制"等研制理念，将工艺、质量标准、药效学、毒理学、临床研究等各环节有机结合，结合药品安全性、有效性、质量可控性的基本要求，建立起兼顾药品基本要求，更具有中药特点的审评审批体系。

《专门规定》明确中药新药研制应当注重体现中医药原创思维及整体观，鼓励运用传统中药研究方法和现代科学技术研究、开发中药；支持研制基于古代经典名方、名老中医经验方、医疗机构中药制剂等具有丰富中医临床实践经验的中药新药。同时，《专门规定》鼓励应用新兴科学和技术研究阐释中药的作用机理，积极借鉴国际先进药物研制指南技术所要求的先进理念，鼓励将真实世界研究、新型生物标志物、替代终点决策、以患者为中心的药物研发、适应性设计、富集设计等用于中药疗效评价，在此基础上推动中药新药研制创新。

2. 辨证处理好中药传承与创新的关系

推动中药高质量发展，要善于传承、勇于创新。中医药具有历史悠久的临床实践，为中药研发提供了宝贵经验和指导理论；同时，中药的创新发展，也需要充分运用现代科学技术。中药的传承与创新是相互统一、相互依存、相互促进的关系。《专门规定》明确中药新药研制应当注重体现中医药原创思维及整体观，鼓励运用传统中药研究方法和现代科学技术研究、开发中药；支持研制基于古代经典名方、名老中医经验方、医疗机构中药制剂等具有丰富中医临床实践经验的中药新药。同时，《专门规定》鼓励应用新兴科学和技术研究阐释中药的作用机理，鼓励将真实世界研究、新型生物标志物、替代终点决策、以患者为中心的药物研发、适应性设计、富集设计等用于中药疗效评价，在此基础上推动中药新药研制创新。

3.《专门规定》充分尊重中药人用经验，建立完善"三结合"审评证据体系

中医药学极其注重临床实践，中医药具有悠久的人用经验和数据，人用经验反映了中医药的实践性特点。中药研制一般具有"源于临床，用于临床"的特点，中药新药在上市前多数已有一定的人用经验。将已有的中药人用经验整合入中药的审评证据体系，长期以来一直是业界的呼声，也是药品监管部门积极探索构建符合中药特点的审评技术评价体系的切入点。构建"三结合"审评证据体系是中药审评审批制度改革的重要内容。2021年以来，国家局加快了构建中医药理论、人用经验和临床试验相结合的研发决策和中药注册申请审评证据体系构建步伐。《专门规定》充分重视"人用经验"对中药安全性、有效性的支撑，设立专章，对中药人用经验的具体内涵，作为支持中药安全性、有效性证据的合规性、

药学研究要求，以及人用经验证据支持注册申请的情形等进行明确，加快促进了"三结合"审评证据体系的建立和完善。同时，还明确注册申请人可根据中药人用经验对中药安全性、有效性的支持程度和不同情形，在研制时可选择不同的临床研究路径，将极大地激发中药新药研制的活力。

4.《专门规定》系统阐释了中药注册分类研制原则要求

目前，调整后的中药注册分类尊重中药研发规律、突出中药特色，鼓励具有中医药特点的中药复方制剂创新，注重以临床价值为导向，不再以物质基础作为划分注册类别的依据。《专门规定》按照调整后的中药注册分类（中药创新药、中药改良型新药、古代经典名方中药复方制剂及同名同方药等）的不同特点，分章节系统阐释，依法简化古代经典名方中药复方制剂审批，构建与制剂特点相适应的审评模式，促进古代经典名方中药复方制剂研发。

5.《专门规定》明确了中药疗效评价指标的多元性

《专门规定》基于中医药在临床中发挥的作用和特点，明确了中药的疗效评价应当结合中医药临床治疗特点，确定与中药临床定位相适应、体现其作用特点和优势的疗效结局指标；挖掘中医药临床价值，列举了可作为中药疗效评价的8种情形（对疾病痊愈或者延缓发展、病情或者症状改善、患者与疾病相关的机体功能或者生存质量改善、与化学药品等合用增效减毒或者减少毒副作用明显的化学药品使用剂量等情形），丰富了以临床价值为导向的多元化中药临床疗效评价方法，促进建立中医药独特的评价方法与体系，为中药新药研制拓展思路。

## 三、《专门规定》施行的监管科学支撑

《专门规定》在中药安全性、有效性、质量可控性方面的原则规定、具体要求在中药研制和评价过程中的良好施行，均需中药监管科学加以支撑，相关研究需求以及有关进展已在其他章节中多有阐述，本节不再赘述。

（于江泳）

## 参考文献

[1]赵军宁.中药卓越监管体系的构建策略与前景展望[J].中国食品药品监管，2024（2）：4-15.

[2]张伯礼.关于构建符合中药特点的审评注册技术体系的几点建议[J].世界科学技术：中医药现代化，2016，18（12）：2031-2033.

[3]国家药监局关于发布《中药注册管理专门规定》的公告（2023年第20号）[EB/OL].（2023-02-13）.https://www.nmpa.gov.cn/xxgk/fgwj/xzhgfxwj/20230210173401120.html.

[4]国务院.中共中央 国务院关于促进中医药传承创新发展的意见[EB/OL].（2019-10-20）[2024-04-15].https://www.gov.cn/gongbao/content/2019/content_5449644.html.

[5]瞿礼萍，陈杨，王筱竺，等.2007—2019年国内中药新药注册的审批情况分析[J].中草药，2021，52（3）：894.

[6]张霄潇.新时期中成药产业发展趋势探讨[J].中国现代中药，2020，22（9）：1415.

[7]杨忠奇，高蕊，胡思源，等.中药人用经验研究专家共识[J].中国中药杂志，2022，47（18）：4829-4834.DOI：10.19540/j.cnki.cjcmm.20220601.501.

[8]王停，周刚，赵保胜.中药新药研发策略分析[J].中国新药杂志，2017，26（8）：865-870.

[9]王海南.从注册管理的视角谈中药新药临床试验[J].世界科学技术：中医药现代化，2016，18（12）：2070-2074.

[10]瞿礼萍，唐健元，张磊，等.我国中药注册分类的历史演变、现状与问题[J].中国中药杂志，2022，

47（2）：562–568. DOI：10.19540/j.cnki.cjcmm.20210817.601.

# 第五节 《中药标准管理专门规定》中的监管科学

药品标准是保障药品安全有效的重要基础，是药品监管工作的技术支撑，是引领产业发展的技术规范，同时也是制药工业发展水平的重要体现。为了贯彻实施《中医药法》、新修订的《药品管理法》，遵循中医药发展规律，体现中医药特色，传承精华，守正创新，建立符合中药特点的标准管理体系，推动中药产业高质量发展，针对中药标准管理制定专门的管理规定，对理顺中药标准管理机制，完善中药标准技术要求，推进中药卓越监管体系建设，必将起到重要的作用。

## 一、制定背景及主要原则

长期以来，有关药品标准管理的规定和要求散在于《药品管理法》《药品管理法实施条例》、《药品注册管理办法》（总局令第 27 号）、《中药注册管理专门规定》（2023 年第 20 号）等法律、法规及部门规章中。2023 年 7 月，国家药监局将发布《药品标准管理办法》（2023 年第 86 号），第一次全面系统地制定了药品标准管理的制度和要求[1]。

随着经济社会和中药产业的发展，公众对中医药有了新期待，党中央、国务院对中医药事业提出了新要求。习近平总书记多次强调，要把"最严谨的标准"落到实处，确保人民群众用药安全。新时代发展中医药，尤其是在如何做好守正创新，如何推动中药产业高质量发展等方面需要有新思路、新举措。在中药标准管理过程中，需要将"最严谨的标准"要求贯穿中药标准管理全链条，同时做好传承精华，守正创新，建立符合中药特点的标准管理体系，成为中药标准管理的重要课题。国家药监局在《进一步加强中药科学监管 促进中药传承创新发展的若干措施》（国食药监注〔2023〕1 号）中，也对"研究制定中药标准管理专门规定"提出明确要求[2-3]。

为做好《中药标准管理专门规定》（2024 年第 93 号）的制定工作，国家药监局对现阶段中药标准工作中存在的问题进行梳理，对《中药标准管理专门规定》的地位和作用进行讨论，拟定了制定工作的基本原则（见图 17-5-1）。

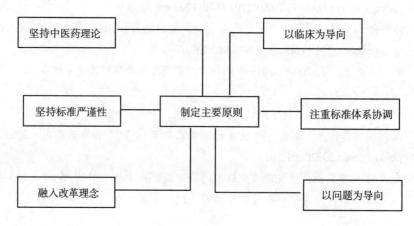

图 17-5-1 《中药标准管理专门规定》制定主要原则

坚持中医药理论是《中药标准管理专门规定》起草工作坚持的基本原则，以中医药理论为根本遵循，才能构建符合中药自身特点和规律的标准技术体系，才能在中药标准管理工作中尊重中医药传统和体现中医药特色。以临床为导向则要求《中药标准管理专门规定》制定过程中要严格把握临床导向原则，明确要求中药标准研究和制定过程中，要建立与临床安全性有效性相关联的质量控制项目。坚持标准严谨性则是要把"四个最严"有关要求落到实处，在中药标准工作中既要传承精华守正创新，又要紧紧把握"最严谨的标准"有关要求。注重标准体系协调则要解决中药标准与中药（含中药材）生产规范之间不协调、中药标准技术水平发展不协调以及各类标准质量控制水平不统一的问题。以问题为导向是针对目前中药标准管理工作中存在的痛点和难点问题，在《中药标准管理专门规定》制定过程中提出针对性的解决方案和解决思路。融入改革理念则是要求强化中药标准管理工作的顶层设计，通过一些前瞻性的理念和制度设计，为优化中药标准工作机制奠定基础。

## 二、主要内容和特点

《中药标准管理专门规定》紧扣中药标准特有的情形和要求，彰显传承中药特色，注重强调中药质量的整体、过程控制，全面系统梳理中药标准管理的有关规定和内容，在吸纳《中华人民共和国药典》（简称《中国药典》）"凡例""通则"以及《国家药品标准工作手册》等内容基础上，形成总则、基本要求、中药材标准、中药饮片标准、中药提取物与中药配方颗粒标准、中成药标准、中药标准修订、程序与实施、附则共9个章节。《中药标准管理专门规定》基于中药的自身特点，将药品标准管理的一般性要求与中药自身特殊性相结合。在《药品标准管理办法》（2023年第86号）通用性规定的基础上，按照中药材、中药饮片、中药提取物与配方颗粒、中成药等中药产品属性分类，进一步对中药标准管理的各项要求进行细化和明确，彰显中药的特殊性。

### （一）优化中药标准形成机制

中药标准形成机制在很大程度上影响着中药标准工作的质量和效率。为进一步优化中药标准形成机制，《中药标准管理专门规定》积极探索中药标准监管新举措，引入新的工作机制。一是引入竞争机制，对中药国家标准制修订实施课题管理，各相关单位可公开申报，择优确定标准课题承担单位。二是全面深化公开机制，强调标准提高课题立项信息、起草单位、样品信息、研究草案甚至审核专家及审核意见的对外公开，确保标准工作公开、公平、公正。三是进一步强化鼓励机制。《中药标准管理专门规定》严格落实《进一步加强中药科学监管 促进中药传承创新发展的若干措施》（国药监药注〔2023〕1号）的有关要求，将企业和社会第三方直接申请修订中药国家标准纳入药品标准形成机制。四是构建中药标准快速修订机制，要求制定相关配套文件，加快中药标准修订工作。

### （二）压实中药标准工作各方责任

为进一步提高中药标准工作质量，《中药标准管理专门规定》对中药标准制修订工作中所涉及的起草单位、复核单位、标准审核部门、药典委员或专家、药品生产企业等均进一步明确了工作职责，并提出相应的工作要求。对起草单位和复核单位，在样品代表性、起草环节征求意见等方面提出明确要求；对标准审核部门，在组建中药标准专家委员会、审核方式以及民族药标准审核等方面，提出明确要求；对药典委员或专家，在审核要求及意见公开等方面提出明确要求；对生产企业，进一步强调了其在标准工作中的义务。进一步压实了中药标准制修订工作中的各方责任，形成全链条管理。

### （三）推进中药标准管理工作的协调

中药标准涉及链条较长，部门较多，情况较为复杂。《中药标准管理专门规定》重点对中药标准管理过程中可能涉及的协调问题都进行了明确。一是加强省级中药标准、中药注册标准和中药国家药品标准的协调，明确需制定中药国家药品标准和核发中药注册标准的情形。提出建立中药注册标准、省级中药标准转化中药国家药品标准的工作机制，加强各类标准的融合与转化。二是明确中成药国家药品标准修订涉及上市后变更管理的衔接事项。对中成药国家药品标准修订中涉及重大变更或中等变更的，应按照上市后变更管理相应规定获得批准或备案后，才可对标准中相关内容进行修订；涉及微小变更的，可对标准相关内容进行修订后，由药品生产企业按上市后变更管理相应要求进行年报即可。例如，中药口服制剂由于香精、色素、填充剂等药用辅料变更导致产品性状发生变化的，在对国家药品标准性状项进行修订后，药品生产企业按照上市后变更管理要求进行年度报告即可。三是进一步理顺中药通用名称管理机制。"医保目录"和"基药目录"中相关品种通用名称发生变更的，建立国家药监局与相关部委的通报机制。明确了仅有注册标准的中药通用名称修订的工作程序。

### （四）不断完善中药标准技术体系

建立完善的中药标准技术体系对中药标准管理至关重要，《中药标准管理专门规定》结合中药标准实际情况，优化完善中药标准技术体系。一是明确中药标准研究和制定时必须遵循的总体原则。包括坚持传承中医药理论和传统经验，坚持标准科学严谨实用规范，坚持与临床安全、有效性相关联，坚持整体质量控制等原则，注重安全性原则，倡导绿色低碳标准理念。二是结合中药标准工作客观需要，明确非强制性标准的适用情形，即与国家标准配套实施或对中药质量控制起引领作用等情形。三是明确中药材、中药饮片、中药提取物、中药配方颗粒以及中成药标准研究和制定时的技术要求和主要原则，并强调中药材、中药饮片、中药配方颗粒以及中成药标准在技术要求、标准水平以及管理要求等方面应当保持协调。四是要求中药国家标准、中药注册标准以及省级中药标准均应该研究制定标准制修订的相关技术要求，持续完善中药标准技术体系。

## 三、中药标准工作中的监管科学

《中药标准管理专门规定》的原则、要求要能在中药标准研究制定中得到良好的贯彻实施，是离不开中药监管科学的支撑的。针对需要重点研究，有必要建立新工具、新方法、新标准的需求，择其要者作一些分析，以供参考。

### （一）构建遵循中医药理论和尊重中医药传统的中药质量评价体系

中药是在中医药理论指导下使用的药品，中药标准的研究、制定和管理必须充分考虑到中药的自身特点。在中药材标准研究和制定方面，注重对传统质量评价方法进行研究和传承，鼓励对道地药材的品质特征进行系统研究和评价。中医药在数千年发展的临床实践中，逐渐积累了丰富的中药质量评价传统经验，李时珍在《本草纲目》中提出"一物有谬，便性命及之"。中药材的质量通常与生长环境、生长年限、采收季节以及产地加工方式等具有一定的相关性，所以历代医家针对药材质量的优劣总结出了宝贵的实践经验，对特定中药材品种的产地、生长年限、采收期、外观形状特征、气味特征等进行了系统的总结，为中医临床实践中选择和判定中药质量提供了重要的依据[4-5]。而这些传统中药质量评价方法，需要在中药材标准研究制定过程中予以关注，通过现代化的分析技术继承和表征传统质量评价经验，积极探索基于中药复杂体系的质量评价技术。

在中药饮片标准研究和制定方面，应该突出炮制特色，针对中药炮制"减毒增效"以及"生熟异治"等用药特点，对炮制机理进行深入研究，制定与炮制机理相适应的质量控制项目。中药炮制具有悠久的历史，是我国历代医药学家在长期医疗实践中经过不断发展积累的宝贵经验。几千年来，中药炮制技术作为中国特有的传统制药技术，在提高药物疗效、保障用药安全方面起到了重要的作用。"饮片入药，生熟异治"的临床用药特点也是中药区别于天然药物的显著特征。在中药饮片标准研究和质量评价过程中，必须坚守中药炮制特色，以炮制机理为主线，制定真正能反映饮片炮制前后质量特性和临床用药特点的检测项目。

在中成药标准研究和制定方面，应该尊重中医思维，体现"君臣佐使"等组方规律。中成药继承了传统中医药理论经验，又吸收了现代制药工业的先进技术，具有剂量准确、存储运输方面、药物可及性强等特点，极大促进了中药的临床应用，是目前中医临床过程中用药的重要形式和手段。中成药的处方以中医药理论为指导，大都按照君臣佐使、药性配伍以及七情配伍等传统中医药理论进行组方。《素问·至真要大论》中认为"主病之谓君，佐君之谓臣，应臣之谓使"[6]。所以，在中成药标准研究制定过程中，必须关注中成药处方配伍理论，结合中成药产品的临床使用情况，制定适宜的质量控制项目，保障中成药产品质量，确保临床用药安全有效。

### （二）积极探索关键质量属性在中药标准中的应用

ICH Q8 中提出关键质量属性（critical quality attributes，CQAs）的概念，认为药品的关键质量属性应包括药物的物理、化学、生物或微生物性质/特性，应在适当的限度或范围之内，确保产品的预期质量。关键质量属性是基于质量源于设计的理念，在药品研发阶段，对影响药品质量的各种因素进行评估和综合考量，确定最终影响药品临床使用安全性、有效性和药品质量的关键特性[7-10]。在中药标准研究制定过程中，积极探索关键质量属性理念，有助于全面分析中药产品质量风险，对中药产品质量进行整体综合评价，通过多种质量控制策略保证中药产品质量。《中药标准管理专门规定》将坚持整体质量评价和关键质量属性理念作为中药标准工作的重要原则之一，要求要根据关键质量属性及产品特点，建立能够反映中药整体质量控制的项目、方法和指标，保障中药安全、有效和稳定可控。

中药材是中医药防病治病的物质基础，是中药饮片生产的重要原料。中药材的质量直接关系着人民群众的身体健康和用药安全。2020 年版《中国药典》收载中药材 616 种，其中植物类药材 499 种，动物类药材 43 种，矿物类药材 25 种，菌类药材 8 种，其他药材 41 种[11]。影响中药材质量的因素较多，所以《中药标准管理专门规定》提出，中药材标准的研究和制定，应当综合考虑药材基原、药用部位、产地、种植养殖方式、生长年限、采收期、产地加工、生产、流通以及贮藏等关键质量影响因素，制定合理的质量控制项目。上述关键质量属性，既包括中药材本身的生物学特性（基原、药用部位），又包括环境因素（产地、种植养殖方式），也包括生产因素（生长年限、采收期、产地加工），还包括中药材监督管理过程中其他环节的影响因素（生产、流通、贮藏）。中药材标准的制定，必须充分考虑到上述关键质量属性，方能制定出"科学、合理、管用"的标准，有效保障中药产品质量，促进中药产业高质量发展。

中药饮片是按照中医药理论，基于临床需求，对中药材进行炮制之后的产品，是中医临床用药和中成药生产的特色与优势。饮片炮制通常包括净制、切制、炮炙等，中药饮片生产工艺通常包括净洗、分拣、切制、炮炙、干燥、包装等主要工艺流程。《中药标准管理专门规定》对中药饮片标准的研究和制定，提出要综合考虑炮制方法、炮制火候、炮制辅料、炮制终点以及炮制设备等影响饮片质量的关键因素，建立反映中药饮片质量特点的质量控制项目和指标。中药炮制通常具有减毒增效、改变药性的目的。炮制方法和炮制辅料对饮片的质量具有重要影响，经过不同炮制方法进行炮制前后，饮片所含化学成份的种类、含量以及生物利用度可能会发生改变。炮制辅料也会直接对中药饮片质量产生影响，甚至在炮制过程中与饮片发生相互作用，导致其性味归经、功效等方面发生转变。因此，在中药饮片关键质量属性确定过程中，要重点考虑炮制对饮片质量的影响。

对中成药标准的研究和制定，《中药标准管理专门规定》也提出，应当根据功能主治、君臣佐使等组方规律及临床使用情况，结合处方、制法、关键质量属性等有关信息，科学合理设置中成药质量控制项目和指标。对于中药提取物标准的研究和制定，考虑到提取物生产的原料是中药材，提取物同时又是中成药生产的原料，所以也引入了关键质量属性理念，明确提出中药提取物标准研究和制定，应当根据药材基原、提取工艺、提取溶剂等情况，围绕药材、中成药等的关键质量属性，制定合理的质量控制项目和指标。

### （三）积极推进信息化、数字化先进技术在中药标准中的应用

在全球数字化浪潮背景下，中药标准工作也需要适应数字化、网络化、智能化发展需要，需要进行系统性和整体性数字化转型升级。《中药标准管理专门规定》提出，中药标准的研究和制定，应当坚持传承与创新并重。鼓励大数据、人工智能等先进技术在中药标准中的应用，持续提高中药质量的可控性。同时要求推进数字化、信息化技术在中药标准管理工作中的应用，建立数字化平台。中药标准数字化主要包括标准本身的数字化以及标准化工作的数字化。通过标准数据的不断积累与数字技术的突破，最终实现中药标准化工作的数字化转型，培育新型中药标准化生态，增强中药标准工作的基础性、先导性和战略性作用。

#### 1. 积极推进数字化中药标准产品

在全球范围内，信息技术的快速发展及芯片技术的日益成熟促进了种类繁多的数字化阅读终端，传统出版业也纷纷向数字化方向转型，推出数字化出版物[12-13]。目前，我国已建立起以《中国药典》为核心的国家药品标准体系，药品标准的出版发行是标准实施的重要步骤，现阶段主要以纸质出版物的方式进行发展，在中药科学监管的大背景下，在传承精华、守正创新的新要求下，中药标准出版发行工作应该以更开放的姿态迎接日新月异的时代变革和科技更新，加快推进数字化中药标准产品的开发。

与传统中药标准纸质出版物相比，数字化中药标准产品具有明显的优势。首先是出版时效性更高。药品监管的时效性需求与药品标准制订和颁布发行的冗长周期之间的矛盾日益突显。在新的药品监管形势下，国家不断加强药品标准的提高工作，企业逐渐认识到提高标准在提升产品质量和塑造品牌形象方面发挥的积极作用，药品标准的更新持续加快，现行标准的生命周期不断缩短；传统出版方式已无法满足其对于效率及成本的苛刻要求。其次是标准容量更大。《中国药典》收载品种数量、各论内容的快速增长与传统纸质媒体承载能力有限之间存在矛盾。随着国家药品标准制修订技术门槛的不断提升，我国药品标准及其所涵盖的资料信息正在以几何级数规模增长，使得传统出版物的发行和获取成本不断增加，并直接导致信息交流不畅。再次是信息更丰富。药品标准及其所涉及的不断丰富的复杂专业数据、图片、图谱资料（如药材原植物照片、性状描述、粉末显微照片、薄层色谱、数字指纹图谱等）对标准信息的管理、应用和检索等方面都提出了更高要求，传统出版方式在专业数据的组织及呈现能力等方面力所不及[14]。有鉴于此，通过数字化药典技术，系统地将数字化出版、数字加密与防伪认证、软件国际化支持、药品标准数据库及检索引擎设计，以及药品质量标准管理和大数据分析等先进理念和技术引入药典数字化标准的顶层设计当中，可使得上述突出问题获得有效解决（见图17-5-2）。

#### 2. 大力推进人工智能技术在中药标准中的应用

随着互联网、云计算、大数据、区块链等信息技术的加速创新以及上述技术日益融入经济社会发展各领域、全过程，数字经济已成为全世界经济的重要组成部分。党的二十大报告指出，加快发展数字经济，促进数字经济和实体经济深度融合，打造具有国际竞争力的数字产业集群。中药标准作为中药产业发展的重要技术支撑，在中药高质量发展中发挥着基础性、引领性作用。《国家标准化发展纲要》提出，

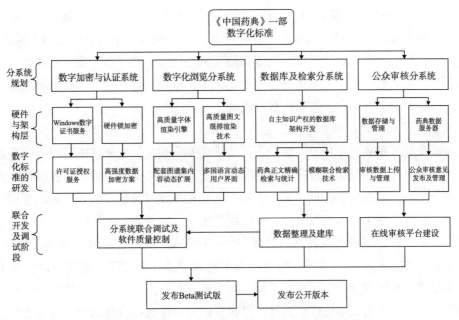

图 17-5-2 数字化《中国药典》系统设计方案[14]

要发展机器可读标准、开源标准，推动标准化工作向数字化、网络化、智能化转型。在标准化全面迈入数字阶段，中药数字标准将成为推动今后中药产业跨越式发展的重要方式。

目前，中药质量评价体系人工依赖程度大，总体实施效率低下，面临一定的挑战。首先是中药的性状和显微鉴别主要依赖人员的经验积累，有些鉴别特征难以用客观量值的形式进行文字描述，只能采用比较模糊表述甚至类比形式，影响了传统鉴定的经验传承。其次是中药薄层色谱鉴别以斑点的颜色和位置是否与对照药材或对照品相同来进行评价，而不同的检验人员对斑点位置和颜色的判断存在偏差，导致检测结果引入主观偏差。此外，含量测定用中药标准物质价格昂贵、检验需要量大、不易获得且无法循环利用。不仅在标准执行过程中占检验成本权重较大，在制备中药标准物质的过程中又消耗了大量的药材资源和有机溶剂，不利于绿色环保的理念。

中药数字标准以中药质量标准检验项目为建设框架，根据不同的检验项目特点，构建不同形式的数字评价理论与技术方法，以示范性应用模型形成中药数字标准的整体框架。最终实现降低检验人员主观评价风险、降低标准物质的使用等目的。目前，中药检验机构和科研人员在中药数字化标准建立方面积累了一定的经验。建立了基于深度学习识别技术的中药"形-色-质"数字化模型。借助关系网络和残差网络等创新技术进行多视图特征提取，通过多层次网络迭代、金字塔网络等高效深度学习算法，探索建立性状、显微特征的中药数字标准的整体框架，实现对智能识别、在线分析以及结果判定的数字化替代。建立了无实物对照模式下的中药薄层色谱数字化表征对照理论模型。利用薄层色谱标记软件对特征斑点进行位置标记、距离测量及颜色参数提取，建立了以特征斑点比距法为核心的斑点定位评价方法以及符合肉眼判断的颜色评价法则，实现了不使用对照品也能进行薄层色谱鉴别的愿望[15-16]。

3. 建设中药标准信息化支撑体系

标准数字化是一项系统工程，通过将大数据、人工智能等前沿技术引入中药标准化工作，从工作体制机制建设、中药标准数据资源建设、试点应用推广等方面不断推进，充分发挥中药标准对产业发展的支撑和引领作用。

数据是中药标准数字化转型的核心与基础，中药标准数字化不仅仅是将标准文本转化为数据的过程，更包含了对标准研制、实施等全生命周期产生的数据进行整合应用，提升中药标准相关数据的使用效能和效益。因此，应当根据中药监督管理工作的实际需求，结合现有中药标准工作实践，建立全面、统一、动态更新的中药标准信息平台，全面收集中药国家药品标准、中药注册标准、省级中药标准等各类强制性标准，作为中药监督管理和检验评价的法定依据。同时也应该加强标准实施数据采集机制的完善，建设标准实施数据系统，支持中药生产企业、药品检验机构以及中药科研机构在药品研发、生产、监督管理等环节执行中药标准时，通过数字标准实施工具与接口，进一步采集标准实施过程中的技术参数、中药产品标准实施数据，依托大数据处理等先进技术，通过对数据进行综合分析处理，形成中药标准实施信息数据库，为中药标准化工作提供数据支持。

中药来源复杂、产地多边、种类繁多，中药标本的系统收集、整理和应用，在中药监督管理和技术标准的制定方面发挥了重要的作用[17]。《中药标准管理专门规定》也要求中药材、中药饮片国家药品标准起草单位和省级中药标准起草单位应该将相应标本送交至中检院和省级药品检验机构保管收藏，并对标本的整理和使用提出原则要求。近年来，在标本数字化建设以及标准数字化系统应用方面也进行了诸多积极的探索。通过实施中药标本数字化，可以保存中药标本的相关文字信息，还可以通过图片、视频、影音等多种方式保存标本的外观性状以及形态学特征数据，可以全面系统地展示标本的有关信息，增加对中药标本的保护，提高利用价值。积极探索中药数字化标本管理系统的建设，基于中药标本实物，依托数字化系统，采用多种数字化技术手段，对中药标本的外观性状、气味特征、显微特征、化学特征进行数字化处理，转化为数字化信息，并通过相应的网络平台提供自动化、智能化的检索和特征化评估服务，可为中药标准的研究制定、实施和使用提供重要的技术支持。

（于江泳）

# 参考文献

［1］国家药品监督管理局. 关于发布《药品标准管理办法》的公告［EB/OL］.（2023-07-05）［2024-04-02］. http://www.nmpa.gov.cn/xxgk/fgwj/xzhgfxwj/20230705191500136.html.

［2］中华人民共和国中央人民政府. 中共中央国务院关于促进中医药传承创新发展的意见［EB/OL］.（2019-10-26）［2024-04-02］. http://www.gov.cn/zhengce/202203/content_3635418.htm.

［3］国家药品监督管理局. 关于印发进一步加强中药科学监管促进中药传承创新发展若干措施的通知［EB/OL］.（2023-01-04）［2024-04-02］. http://www.nmpa.gov.cn/xxgk/fgwj/gzwj/gzwjyp/20230103172324162.html.

［4］肖小河，陈士林，黄璐琦，等. 中国道地药材研究20年概论［J］. 中国中药杂志，2009，34（5）：519-523.

［5］杨慧宇，赖立里. 在科学与道地之间中药标准的人类学考察［J］. 中医药文化，2023，18（1）：30-39.

［6］袁冰. 中医方剂配伍理论的历史研究［D］. 北京：中国中医科学院，2009.

［7］赵晓霞，赵巍，张永文. 中药制剂关键质量属性确认的思考［J］. 中草药，2019，50（17）：4008-4011.

［8］李亚男，王少平，张加余，等. 经典名方桃红四物汤基准样品关键质量属性研究［J］. 时珍国医国药，2023，34（6）：1359-1363.

［9］张燕，崔佳琪，高珣，等. 基于关键质量属性与质量源于设计的化学药物质量控制研究进展［J］. 药物评价研究，2023，46（12）：2505-2512.

［10］姜艳雯，邹恺平，陈梦娇，等. 加味柴胡疏肝散基准样品HPLC指纹图谱及关键质量属性量值传递规律研究［J］. 中草药，2024，55（1）：85-99.

［11］国家药典委员会. 中华人民共和国药典：一部［S］. 2020年版. 北京：中国医药科技出版社，2020.

［12］袁立凡，宋淑云，王薇. 论数字出版与传统出版［J］. 中国传媒科技，2012（20）：148-150.

［13］孙寿山. 以标准推动出版产业的科技创新与数字化转型［J］. 传媒，2012（8）：11-13.

［14］于江泳，张伟，洪小栩，等. 关于《中国药典》数字化的思路和设计［J］. 中国药事，2015，29（8）：820-825.

［15］石佳，巫明慧，康帅，等. 覆盆子的性状和显微鉴定研究与数字化表征［J］. 中国药学杂志，2022，57（6）：420-427.

［16］康帅，江玲玲，罗婧，等. 决明子及其易混淆品望江南的性状和显微特征与数字化研究［J］. 药物分析杂志，2021，41（8）：1352-1359.

［17］康帅，王淑红，连超杰，等. 服务监管科学的中药民族药数字标本平台建设思路［J］. 中国食品药品监管，2021（9）：32-39.

# 第十八章
# 中药注册与审评审批全过程加速

## 第一节 中药审评技术标准体系建设

中药是在中医药理论指导下使用的药用物质及其制剂[1]，一般来源于中医临床实践，在总结个体用药经验的基础上积累长期的临床实践经验，形成固定处方，研发制成适合群体用药的中药新药[2]。源于传统中医药理论和临床实践的中药复方及其制剂是传统中药防病治病的基本特色和主要用药方法[3]，是中医药文化传承创新的重要载体，也是目前中药新药研究开发的主要方向[4-6]。与化学药品的研究模式不同，中药复方新药研究大多是在已有临床应用经验和确切疗效的中药方剂基础上的研究，其"源于临床—证于实验—回归临床"的研究过程体现了中药研究的特点和规律[7]。中药制剂兼具中医属性和药品属性[8]，其研究评价没有可直接借鉴的国际经验，需要在实践中探索总结，解决中药制剂面临的现代药品属性和传统中医属性之间的巨大冲突与挑战，兼顾中医临床长期用药习惯与药品属性的一般要求[9-10]。同时，中药制剂采用源于自然界的植物、动物和矿物为原料，具有成份复杂、质量波动大、活性成份不明确、作用机理不清楚以及质量控制相对困难等特点，这些特点决定了现阶段中药新药研发和技术评价的基础，也决定了中药研发与评价的复杂性[11]。如何对中药这个复杂未知体系的质量和疗效进行更符合中药特点的表征和评价，探索符合中药特点的注册管理制度和审评技术标准体系一直是中药监管的重点和难点，也是中药监管科学研究的重点方向[8]。

党中央国务院对中医药传承创新发展高度重视，对新形势下中药的注册管理和审评审批提出了新的要求，明确提出建立和完善符合中药特点的技术评价体系，促进中药传承创新。随着《中华人民共和国中医药法》（简称《中医药法》）、《中华人民共和国药品管理法》（简称《药品管理法》）、《药品注册管理办法》[12]、《关于促进中医药传承创新发展的意见》[13]、《中药注册管理专门规定》[14]等法规政策文件相继出台，以及为贯彻党中央国务院的政策精神、落实药品审评审批改革要求，推动审评审批由末端加速向全过程加速转变，国家药品监督管理局药品审评中心（简称药审中心）深入研究中药特点、研发规律和实际情况，总结中药研发、生产、审评、监管的工作经验和成果，广泛凝聚产学研各界共识，不断改进优化中药疗效评价和质量控制方法，尤其是总结新型冠状病毒感染（简称新冠）大流行中药加速审评审批新机制新方法，持续探索建立符合中药特点的审评标准体系，加快推进中药新药研发进程和注册上市，促进中药传承创新和产业高质量发展。

## 一、中药注册管理与审评技术标准体系发展历程

1963 年，卫生部、化工部、商业部联合制定并发布《关于药政管理的若干规定》[15]，是 1949 年后首部综合性的药品监督管理法规。1978 年，国务院批准颁发了卫生部制定的《药政管理条例》，首次明确了新药注册的分级审批制度，也标志着我国中药注册开始以省、自治区、直辖市为单位统一实行批准文号管理[16]。1985 年，《药品管理法》正式施行，标志着我国药品监督管理工作从此进入了法制化轨道[17]。同年，卫生部颁布《新药审批办法》等，明确将新药分成中药、西药和生物制品三部分，我国中药注册审批工作由起步步入正轨[18]。1988 年，卫生部发布《关于新药审批管理的若干补充规定》，同时发布了一系列临床试验指导原则。1992 年，卫生部发布《关于药品审批管理若干问题的通知》，针对中药相关部分制定发布了《〈新药审批办法〉有关中药部分的修订和补充规定》，对中药的分类、研究内容、资料规范等作出了相关规定，并于 1993 年起陆续发布了一系列基于病证的中药新药临床研究技术指导原则[19]，为推动我国中药新药研究和审评的规范化、科学化发挥了重要作用。

1998 年国家药品监督管理局成立，1999 年修订颁布实施《新药审批办法》，对新药审评、审批统一归口管理，并在此基础上制定了《中药新药研究的技术要求》。2002 年，国家药品监督管理局颁布《药品注册管理办法（试行）》，第一次明确提出了药品注册的法规概念，明确了管理方式、审评方式和审评技术要求的基本规范[20]。2005 年、2007 年国家食品药品监督管理局两次对《药品注册管理办法》进行修订、颁布[21-22]。2008 年，《中药注册管理补充规定》[23]发布，进一步细化和明确关于中药注册管理的要求，首次提出中药注册应体现中医药特色。在此期间，一系列配套文件包括中药相关指导原则和技术标准 / 技术要求相继发布，指导原则和技术标准 / 技术要求内容有了较大丰富，系统性显著提升，但仍不够全面，未成体系，且缺乏基于中药特点的深入研究和探讨，难以满足中药新药研发、产业高质量发展的需要和审评审批制度改革的要求[24]。

## 二、符合中药特点的审评标准体系的建立

随着医药产业发展，药物的可及性得到极大改善，临床诊疗实践不断更新，人民群众对于新药、好药需求的不断提高，亟需建立完善与之相适应的中药审评标准和技术要求。2015 年药品审评审批改革以来，《关于改革药品医疗器械审评审批制度的意见》（国发〔2015〕44 号）、《关于深化审评审批制度改革鼓励药品医疗器械创新的意见》、《关于促进中医药传承创新发展的意见》以及《中医药法》《药品管理法》《药品注册管理办法》陆续颁布实施，提出改革完善中药注册管理，建立和完善符合中药特点的技术评价体系，促进中药传承创新。为落实党中央国务院的政策精神，2019 年起，国家药品监督管理局（简称国家药监局）启动实施中国药品监管科学行动计划，围绕建立科学、高效、权威的药品监管体系战略目标，深化药品审评审批制度改革创新，加快推进中药科学监管体系建设，不断探索建立符合中药特点的研究评价模式和审评标准，系统构建符合中医药特点的中药监管体系[25]。

药审中心积极调整审评理念，深入研究中药特点、研发规律和实际情况，针对长期以来对中药审评"以西律中""唯成份论""耗子点头"等质疑[26]，以问题为导向，总结中药研发、生产、审评、监管的工作经验和成果，改革完善中药注册管理，优化中药审评审批体系和机制，探索建立符合中药特点的技术审评标准体系，加快推进"中医药理论、人用经验和临床试验相结合"（简称"三结合"）中药注册审评证据体系建设，推进注册"末端"加速变为向"前端"延伸的全程加速，建立完善以临床价值为导向的多元化中药评价技术标准和临床疗效评价方法。如：为回应业界关于"中药疗效以西律中"的质疑，积极探索构建符合中药特点的疗效评价标准体系，明确"三结合"中药注册审评证据体系的具体要求，

创造性建立了符合中药特点和研发规律的研发路径和审评技术要求，激活研发活力；针对"中药质量控制唯成份论"的评价，优化已上市中药变更技术要求，建立中药全过程质量控制体系；优化中药注册分类，突出中药研发特色，畅通各种研发路径的中药注册申报途径，鼓励运用新技术新工艺以及体现临床应用优势的新剂型改进已上市中药品种，并创造性提出"其他来源于古代经典名方的中药复方制剂"新注册分类，促进了中药抗疫成果转化上市；建立健全符合中医药特点的中药安全、疗效评价方法和技术标准等，在研究中药的特点和研发规律的基础上，于 2020 年以来发布了一系列指导原则（见表 18-1-1），不断探索构建符合中药特点的审评标准体系，推动中医药传承精华、守正创新和高质量发展取得突破性进展。系列改革成果被中华中医药学会列入"2022 年度中医药十大学术进展""新时代中医药标志性科技成果（2012—2022）""2023 年度中医药十大学术进展"[27-29]。

**表 18-1-1　2020 年以来研究制定的中药相关技术指导原则**

| 序号 | 指导原则名称 | 发布时间 |
|---|---|---|
| 1 | 《中药新药用药材质量控制研究技术指导原则（试行）》 | 2020 年 10 月 |
| 2 | 《中药新药用饮片炮制研究技术指导原则（试行）》 | 2020 年 10 月 |
| 3 | 《中药新药质量标准研究技术指导原则（试行）》 | 2020 年 10 月 |
| 4 | 《中药新药研究各阶段药学研究技术指导原则（试行）》 | 2020 年 11 月 |
| 5 | 《中药均一化研究技术指导原则（试行）》 | 2020 年 11 月 |
| 6 | 《中药新药研究过程中沟通交流会的药学资料要求（试行）》 | 2020 年 11 月 |
| 7 | 《中药复方制剂生产工艺研究技术指导原则（试行）》 | 2020 年 11 月 |
| 8 | 《中药生物效应检测研究技术指导原则（试行）》 | 2020 年 12 月 |
| 9 | 《中药新药用于糖尿病肾脏疾病临床研究技术指导原则》 | 2020 年 12 月 |
| 10 | 《中药新药用于慢性便秘临床研究技术指导原则》 | 2020 年 12 月 |
| 11 | 《中药新药质量研究技术指导原则（试行）》 | 2021 年 1 月 |
| 12 | 《已上市中药药学变更研究技术指导原则（试行）》 | 2021 年 4 月 |
| 13 | 《按古代经典名方目录管理的中药复方制剂药学研究技术指导原则（试行）》 | 2021 年 8 月 |
| 14 | 《中药新药复方制剂中医药理论申报资料撰写指导原则（试行）》 | 2021 年 10 月 |
| 15 | 《古代经典名方中药复方制剂说明书撰写指导原则（试行）》 | 2021 年 10 月 |
| 16 | 《中药新药毒理研究用样品研究技术指导原则（试行）》 | 2022 年 1 月 |
| 17 | 《基于人用经验的中药复方制剂新药研发指导原则（试行）》 | 2022 年 4 月 |
| 18 | 《基于"三结合"注册审评证据体系下的沟通交流指导原则（试行）》 | 2022 年 4 月 |
| 19 | 《中药新药用于慢性胃炎的临床疗效评价技术指导原则（试行）》 | 2022 年 12 月 |
| 20 | 《中药新药用于胃食管反流病的临床疗效评价技术指导原则（试行）》 | 2022 年 12 月 |
| 21 | 《同名同方药研究技术指导原则（试行）》 | 2022 年 12 月 |
| 22 | 《与恶性肿瘤治疗相关中药新药复方制剂临床研发技术指导原则（试行）》 | 2023 年 4 月 |

续表

| 序号 | 指导原则名称 | 发布时间 |
|---|---|---|
| 23 | 《中药新药临床试验用药品的制备研究技术指导原则（试行）》 | 2023 年 7 月 |
| 24 | 《其他来源于古代经典名方的中药复方制剂药学研究技术指导原则（试行）》 | 2023 年 7 月 |
| 25 | 《基于人用经验的中药复方制剂新药药学研究技术指导原则（试行）》 | 2023 年 10 月 |
| 26 | 《糖尿病视网膜病变相关的中药新药临床研发技术指导原则（试行）》 | 2023 年 11 月 |
| 27 | 《中药制剂稳定性研究技术指导原则（试行）》 | 2024 年 2 月 |
| 28 | 《中药特征图谱研究技术指导原则（试行）》 | 2024 年 2 月 |
| 29 | 《小儿便秘中药新药临床研发技术指导原则（试行）》 | 2024 年 3 月 |
| 30 | 《按古代经典名方目录管理的中药复方制剂药学申报资料撰写指导原则（试行）》 | 2024 年 4 月 |
| 31 | 《中药新药用于紧张型头痛的临床疗效评价技术指导原则（试行）》 | 2024 年 5 月 |
| 32 | 《中药改良型新药研究技术指导原则（试行）》 | 2024 年 5 月 |
| 33 | 《中药口服制剂生产过程质量控制研究技术指导原则（试行）》 | 2024 年 6 月 |

### （一）以临床价值为导向，优化调整中药注册分类

通过深刻总结药品注册分类改革的经验，尊重中药研发规律，突出中药特色，充分考虑中药注册药品的产品特性、创新程度和审评管理需要，对中药注册分类进行改革，制定发布《中药注册分类及申报资料要求》的通告（2020 年第 68 号）[1]，将中药注册类别分为中药创新药、中药改良型新药、古代经典名方中药复方制剂、同名同方药等，畅通了各种研发路径的中药注册申报途径。首次提出了中药创新药和改良型新药等分类，不再仅以物质基础作为划分注册类别的依据。并逐步构建完善了与新注册分类相配套的技术要求，以进一步激发产业创新动能。

（1）**以临床价值为导向，加快中药创新药研发**　中药创新药作为中医药领域科学前沿力量，将中医药原创优势转化为中药产业高质量创新发展的新动力已成为行业共识。基于中药特点，新的中药注册分类不再仅以物质基础作为注册分类的依据，将"中药复方制剂"由原中药注册分类 6.1 类调整为"中药创新药 1.1 类"，突出对传统中药复方制剂的鼓励；对于中药提取物及其制剂的研发，不再强调原注册分类中"有效成份"和"有效部位"对成份含量的要求，为具有临床价值的提取物产品提供了更广阔的创新研发空间；促进新药材及其制剂研发；并发布了中药新药用药材、饮片、质量研究、质量标准及中药新药用于多个适应症的研究技术指导原则（见表 18-1-1），引导申请人开展中药新药研发。同时，构建多渠道、多层次的沟通交流机制，在药品研发和注册过程中给予必要的技术指导、沟通交流、优先配置资源、缩短审评时限等技术支持，对重点品种按照"提前介入、一企一策、全程服务、研审联动"的原则加强沟通和技术指导，加快中药创新药研发上市。

（2）**传承精华，推动古代经典名方中药复方制剂研发上市**　为促进中药传承创新发展，推动古代经典名方中药复方制剂研发上市，将其单独分类，简化审评审批，构建与其特点相适应的审评模式，制定相应技术要求、指导原则等。同时，为推进疫情防控成果转化，对三类进行细化，增加了 3.2 新分类。

一是明确了古代经典名方中药复方制剂技术要求。针对古代经典名方中药复方制剂，基于关键信息和基准样品（一碗汤）承载了古代经典名方安全性有效性，研究制定《按古代经典名方目录管理的中药复方制剂药学研究技术指导原则（试行）》[30]《其他来源于古代经典名方的中药复方制剂药学研究技术指导原则（试行）》[31]《古代经典名方中药复方制剂说明书撰写指导原则（试行）》[32]等。二是建立与

古代经典名方复方制剂特点相适应的审评模式。组建古代经典名方中药复方制剂专家审评委员会，制定古代经典名方中药复方制剂专家审评委员会审评程序与流程，落实古代经典名方复方制剂由专家审评的政策[33]。三是全力助推古代经典名方复方制剂的研发与上市。制定《关于加快古代经典名方中药复方制剂沟通交流和申报的有关意见》[34]《按古代经典名方目录管理的中药复方制剂药学申报资料撰写指导原则（试行）》[35]等，加强研发关键节点的沟通交流。

（3）明确同名同方药和改良型新药要求，促进中药高质量发展　将改变剂型、给药途径，以及增加功能主治、需临床研究的变更情形纳入改良型新药范畴，进一步拓宽改良型新药范围，并鼓励运用新技术新工艺以及体现临床应用优势的新剂型改进已上市中药品种，鼓励对已上市中药临床治疗潜力的挖掘。另外，为促进中药高质量发展，增加同名同方药新分类，与化学药分类中的仿制药有所区分，以临床价值为导向，鼓励运用新技术、新工艺、新方法提升药品质量。研究制定《同名同方药研究技术指导原则（试行）》[36]和《中药改良型新药研究技术指导原则（试行）》[37]，明确了同名同方药和改良型新药的技术要求，促进中药高质量发展，避免低水平重复。

### （二）明确"三结合"技术标准，推动基于人用经验的中药复方制剂新药研发

积极落实党中央国务院关于改革中药审评审批机制的要求，根据中医药研发特点和规律，积极探索中医药理论、人用经验在中医药研发决策和注册审评证据体系中的应用，依托监管科学研究，按照"开放心态、多方参与、凝聚共识"的原则，充分调动和汇聚学术界、产业界力量，广泛开展学术交流，结合审评案例，研究形成技术标准。同时，积极开展"三结合"示范研究，结合案例实践，细化人用经验收集整理技术要求，进一步完善"三结合"中药注册审评证据体系，推动具有人用经验的中药新药复方制剂向新药转化。

一是针对"三结合"中药注册审评证据体系下临床研究策略和方法的调整，围绕人用经验这一核心关键，制定发布了《基于人用经验的中药复方制剂新药临床研发指导原则（试行）》[2]，重点阐述了基于人用经验的临床研究设计基本原则、有效性和安全性评价的基本要求。为在中医药理论指导下的中药复方制剂新药，采用人用经验用于支持的药物研发决策或注册申请提供了研究路径和决策依据，为构建"三结合"中药注册审评证据体系奠定了基础。目前正进一步探索新工具新方法在中药人用经验收集整理中的应用。

二是以具体适应症为突破口，持续推动中医药优势病种、优势领域的技术指导原则制修订工作，为符合中医特点的新药研发提供技术指导，加快新药好药问世。已制定发布中药新药用于恶性肿瘤症状改善、慢性胃炎、胃食管反流病、糖尿病视网膜病变、小儿便秘等中药新药临床研发技术指导原则[38-41]，从当前中医药指导相关适应症的临床实际需求出发，以突出中医药治疗的特点和优势为目标，提出了中药新药可能的研发方向，并提供了人用经验和临床试验研究过程中需要关注的具体内容。上述系列指导原则探索了中医药理论和人用经验在中药新药研发中的指导作用，引导申请人在中药新药的研发中，关注中医药理论、人用经验和临床试验的有机整合，共同构成有效性评价的证据。

三是针对有关人用经验实践的共性问题、基本原则和基本要求，制定《基于人用经验的中药复方制剂新药药学研究技术指导原则（试行）》[42]，明确基于人用经验的中药复方制剂新药药学研究技术要求。另外，制定了《中药新药复方制剂中医药理论申报资料撰写指导原则（试行）》[32]，适用于中药新药复方制剂注册申请涉及的中医药理论阐述。

四是制定发布《基于"三结合"注册审评证据体系下的沟通交流指导原则（试行）》[2]《中药新药研究过程中沟通交流会的药学资料要求（试行）》[43]等，细化了按照"三结合"体系下研发中药复方制剂沟通交流具体情形、资料要求和特殊考虑，促进与申请人共建符合中医特点的评价方法和技术标准体系。

### （三）创新中药监管科学新工具，探索符合中医药特点的疗效评价方法

一是基于中医药在临床中发挥的作用和特点，中药疗效评价应当结合中医药临床治疗特点，确定与中药临床定位相适应、体现其作用特点和优势的疗效结局指标。聚焦具有中医药治疗临床优势和特点的适应症，发布的中药新药用于恶性肿瘤、慢性胃炎、胃食管反流病、糖尿病视网膜病变等临床研发指导原则明确对疾病痊愈或者延缓发展、病情或者症状改善、患者与疾病相关的机体功能或者生存质量改善、与化学药品等合用增效减毒或者减少毒副作用明显的化学药品使用剂量等情形的评价，均可用于中药的疗效评价，丰富了以临床价值为导向的多元化中药临床疗效评价方法，促进了中医药独特的评价方法与体系的建立。

二是鼓励将真实世界研究、新型生物标志物、替代终点决策、以患者为中心的药物研发、适应性设计、富集设计等新工具新方法用于中药疗效评价，并将实践成果在《中药注册管理专门规定》中固化。

针对我国特有的名老中医经验方、中药医疗机构制剂的人用经验总结与临床研发，《真实世界证据支持药物研发与审评的指导原则（试行）》[44]提出了采用真实世界研究与随机临床试验相结合的研发策略，为此类中药的评价提供了参考，随后发布了真实世界证据系列指导原则对真实世界研究设计与方案框架、真实世界数据、沟通交流等提供技术指导。应用真实世界证据探索有临床价值的药物和组方，以问题为导向，运用大数据和传统中医药融合，将独立、碎片化、局部的中医药信息整合，加强多来源中医药证据的快速收集、产生、评价、整合技术和方法学研究，探索具有临床价值的中药新药，并制定真实世界在中药临床疗效评价中的应用技术指导原则。系统梳理总结"以患者为中心"的研发理念在国内外药物研发中的应用和进展，形成了《符合中药特色和优势的疗效评价指标特点总结报告》和《符合中药特点的以患者为中心的疗效评价指标的研制方法总结报告》，为以患者为中心的中药临床疗效指标的设计和研发提供了方法学的指导，起草以患者为中心的中药研发指导原则。

### （四）针对中药质量控制特点，建立完善全过程质量控制指导原则体系

根据中药特点，围绕中药质量控制的热点、难点问题，遵循中医药理论，尊重人用经验和中药研发规律，不断改进优化质量控制方法，建立了从药材、饮片到制剂生产的全链条质量管理，从中药复方制剂工艺研究设计到毒理研究用样品制备和临床试验用药品制备，从药物研发到上市后变更全生命周期管理的全过程质量控制体系，构建符合中药特点的中药质量控制指导原则体系，回应和解决了长期以来对中药审评"以西律中""唯成份论"的质疑。

一是加强源头质量控制，重视药材质量、饮片炮制和传统工艺。中药材来源于天然资源，化学成份复杂，其生长和内在质量受产地、土壤、气候及栽培技术等影响很大；中药药材、饮片生产链长，质量影响因素较多，仅依据标准检验难以满足药材、饮片和制剂的质量控制需要[45-46]。为加强对药材、饮片的质量控制，强化源头质量控制，《中药新药用药材质量控制研究技术指导原则（试行）》和《中药新药用饮片炮制研究技术指导原则（试行）》[47]明确了药材基原、产地、种植养殖、采收加工及饮片炮制等方面的质量控制要求。鼓励传承传统经验和技术，重视传统经验关于药材质量、饮片炮制和生产工艺的要求，同时探索应用现代科学技术表征传统质量评价经验和指标。

二是重视制剂生产过程控制，强调临床实践人用经验的重要性。在保证药材、饮片质量的前提下，制剂生产工艺研究设计、生产过程控制是临床应用有效的方剂转变为有效制剂的关键。针对中药复方制剂大多来源于临床有效方剂，具有基础研究薄弱、有效成份不明确、影响中药制剂质量的因素多等特点，制定发布《中药复方制剂生产工艺研究技术指导原则（试行）》[48]，明确中药复方制剂生产工艺的研究既要遵循中医药理论，尊重传统用药经验，又要遵循药品研究的一般规律，结合制剂工艺和生产实际，开展相关研究，实现中药复方从临床用药经验到中药制剂的有效转化。针对饮片质量的波动、批量

规模的变化、工艺过程较多的影响因素、生产设备的老化更新等实际情况，中药复方制剂在实际生产中要保持产品质量的均一稳定具有较大难度，而随着生产数据的积累和对产品质量认识的深入，持续的工艺研究及优化更有利于持续生产出质量相对稳定均一的产品。因此，《中药均一化研究技术指导原则（试行）》《中药口服固体制剂生产过程质量控制指导原则（试行）》等提出，在符合药物质量设计要求的基础上，根据产品的具体特点和实际生产情况，可进一步开展均一化和生产过程质量控制研究，以更好地保证产品质量的批间一致、批内均一。

三是强调整体质量控制，加强系统性研究。针对中药成份复杂、活性成份不清楚的问题，根据中药特点，破除"唯成份"评价方式的桎梏，制定发布《中药新药质量研究技术指导原则（试行）》[49]和《中药新药质量标准研究技术指导原则（试行）》[47]，以实现中药质量的稳定可控为目标，根据产品特点建立反映中药整体质量的控制指标，关注与中药有效性、安全性的关联；强调质量控制的整体性、系统性，而不仅是强调化学成份检测，引导建立浸出物、指纹图谱/特征图谱、大类成份含量测定等整体质量评价指标和方法，探索中药复杂体系质量的整体表征和系统控制方法，并制定发布《中药特征图谱研究技术指导原则（试行）》等。鼓励采用新技术、新方法、新工具，研究建立反映产品有效性安全性的质量控制指标，发布《中药生物效应检测研究技术指导原则（试行）》。

四是针对中药质量控制的特点，关注研发过程中毒理研究用样品、临床试验用药品的制备，以及作为注册审评证据的人用经验所用药物的研究，制定发布《中药新药毒理研究用样品研究技术指导原则（试行）》[50]、《中药新药临床试验用药品的制备研究技术指导原则（试行）》[51]、《基于人用经验的中药复方制剂新药药学研究技术指导原则（试行）》（2023年第53号）[42]，对上述研发过程中关键样品的质量控制研究要求进行了明确。

五是完善全生命周期质量控制，优化已上市中药变更技术要求，破解中药产业发展瓶颈。针对"工艺一变就要做临床"的质疑，为解决长期困扰企业的工艺变更而不敢申报、监管部门不能准确掌握企业生产工艺变更情况的难点痛点问题，发布《已上市中药药学变更研究技术指导原则（试行）》（国家药监局通告2021年第26号）[52]，深刻总结近几十年来中药变更研究以及变更监管的经验和成果，破除"唯工艺/制法"的评价模式，建立了中药变更研究评价方法和标准，研究明确了生产工艺变更可通过药学研究进行质量比较评估的情形，引导持有人注重对药用物质的质量控制要求，让持有人在开展中药变更研究和注册申报时有了更加明确的预期，鼓励采用符合产品特点的新技术、新方法、新设备，畅通中药高质量发展路径。

### （五）加强中药安全性研究，构建符合中药特点的安全性评价技术标准

为贯彻落实中共中央办公厅、国务院办公厅《关于深化审评审批制度改革鼓励药品医疗器械创新的意见》，进一步加强对药品全生命周期的监管、建立系统的安全性研究和评价体系，高度重视中药安全性监管。

一是制定《中药药源性肝损伤临床评价技术指导原则》[53]，加强中药肝损伤的临床风险预警和风险控制，建立符合中国国情和中药特点的药源性肝损伤风险评价与管理体系，指导和帮助中药研发、审评、监管、使用相关人员有益捕捉和识别中药药源性肝损伤风险信号，科学厘定患者肝损伤和中药之间因果关系，科学系统评价相关中药安全性及风险获益。

二是构建"中药安全性（毒性）数据库"。基本完成了毒性药材专题知识库的搭建，完成知识图谱发布与存储阶段，结合审评案例研究了以中医临床为导向的中药安全评价分类分级方法；形成法定药材标准中标示为有毒的药材名单[54]。

三是相关指导原则明确加强对毒性成份和外源性污染物（农药、重金属及有害元素、真菌毒素等）等安全性相关指标的研究，控制安全风险。发布《中药新药毒理研究用样品研究技术指导原则（试行）》

规范中药新药毒理研究用样品的研究和过程管理。

## 三、中药审评全程加速新机制的建立

中药审评审批涉及前端的临床前研究、临床研究，末端的上市许可申请，以及产品上市后的研究、再注册等。药品研发周期长、投入高、风险大。以往将重心放在注册审评审批末端的重"审"轻"研"模式难以满足中药新药、好药早日研发上市的需要，也无法适应中药全链条、全生命周期管理的要求，亟需结合中药特点，推进中药注册审评审批模式向全过程加速新机制的转变。随着药品审评审批制度改革的逐步深入，为推进药品创新，以临床价值为导向，引导中药新药研发重心向中医药临床优势病种及未被满足的临床需求转移，助力中药新药研发和早日获批上市，更好地满足公众用药需求，药审中心积极总结新冠大流行中药加速审评审批新机制新方法，推进注册"末端"加速变为"前端"延伸的全程加速，实现程序不减，标准不降、靠前服务、研审联动，全程加速[8]。从之前将重心放在注册审评审批末端的重"审"轻"研"，转变为在研发过程中进行充分的调研和沟通；根据有效性科学证据特点，建立优先审评审批、附条件批准、应急/特别审批、突破性治疗药物等特殊程序，使重要产品尽快获得上市许可；优化审评审批工作流程，强化研审联动、提前介入，审评过程中加强沟通交流，加快中药审评审批。同时向上市后的生产改进延伸，重视上市后研究和变更对加速创新的重要性。在此过程中，遵循中医药理论和临床实践经验，以"三结合"为突破口，持续推动中药评价体系的研究和创新，加快推动构建"三结合"中药注册审评证据体系，并基于该体系制定出一系列审评标准和技术指导原则，建立完善了以临床价值为导向的多元化中药评价技术标准和临床疗效评价方法。

### （一）根据有效性科学证据特点，畅通符合中药特点的加速通道

为鼓励创新和满足临床急需，明确药品加快上市注册程序，2020 年新修订的《药品注册管理办法》设立突破性治疗药物、附条件批准、优先审评审批、特别审批 4 个加快上市注册通道。《突破性治疗药物审评工作程序（试行）》《药品附条件批准上市申请审评审批工作程序（试行）》《药品上市许可优先审评审批工作程序（试行）》[55] 等陆续发布，进一步明确了适用范围、适用条件、工作程序和工作要求。国家药监局印发《关于进一步加强中药科学监管 促进中药传承创新发展的若干措施》的通知（国药监药注〔2023〕1 号）[56] 要求，"完善中药应急审评审批机制。快速有效应对公共突发卫生事件，对国务院卫生健康或者中医药管理部门认定急需中药实施特别审批程序。鼓励并扶持用于重大疾病、罕见病，或者儿童用中药新药的研制，对符合规定情形的相关注册申请实行优先审评审批"。根据有效性科学证据特点，建立适合中药研制情形的 4 个加速通道包括简化注册审批、优先审评审批、附条件批准、特别审批的相应规定，并将成果凝练转化为《中药注册管理专门规定》[14]。

一是对古代经典名方中药复方制剂的上市申请实施简化注册审批。古代经典名方中药复方制剂的鲜明特点是"至今仍广泛应用、疗效确切、具有明显特色与优势"，也是基于此，古代经典名方中药复方制剂的研发不同于长期从事中药新药研究的研究者所熟悉了解的、通过药学和药理毒理以及临床试验获得的研究结果来证明上市价值的研发思路，应体现其长期用药实际，就是要按照其"广泛应用"的处方药味、工艺，还原其长期临床应用的情况（俗称"一碗汤"），借此承载长期用药的安全性、有效性。因此符合要求的经典名方制剂申请上市，可仅提供药学及非临床安全性研究资料，无需药效学研究及临床试验资料。

二是对临床定位清晰且具有明显临床价值的以下五类情形中药新药等的注册申请实行优先审评审批：用于重大疾病、新发突发传染病、罕见病防治；临床急需而市场短缺；儿童用药；新发现的药材及其制剂，或者药材新的药用部位及其制剂；药用物质基础清楚、作用机理基本明确。

三是对治疗严重危及生命且尚无有效治疗手段的疾病以及国务院卫生健康或者中医药主管部门认定急需的中药，药物临床试验已有数据或者高质量中药人用经验证据显示疗效并能预测其临床价值的，可以附条件批准，并在药品注册证书中载明有关事项。

四是在突发公共卫生事件时，国务院卫生健康或者中医药主管部门认定急需的中药，可应用人用经验证据直接按照特别审批程序申请开展临床试验或者上市许可或者增加功能主治。

### （二）全力做好疫情防控中医药审评，推进抗疫品种成果转化

一是第一时间依法启动了应急审批工作机制，采取"专人负责、提前介入、研审联动、靠前服务"的举措，集中优势审评资源，成立专项工作组，借助专家力量，研究制定了抗新冠药物研发技术要求，全力加快抗新冠中药审评审批。

二是发挥中药防控优势，推动中药抗疫成果转化（三药四方）。通过特别审批程序应急批准了"三药"（连花清瘟颗粒/胶囊、金花清感颗粒、血必净注射液）的抗疫成果转化；按照中药3.2类批准清肺排毒颗粒、化湿败毒颗粒、宣肺败毒颗粒、散寒化湿颗粒上市。

三是促进法规、技术标准体系建立完善。探索符合中药研发规律和特点的中药注册分类和审评证据体系，高度重视中医药理论、人用经验在中药注册审评证据体系中的支持作用，创造性提出了"其他来源于古代经典名方的中药复方制剂"的注册分类建议，组建了相应的专家审评委员会、制定了审评程序和审评标准体系，打通了抗疫成果转化注册路径，丰富完善了"三结合"注册审评证据体系。

### （三）优化审评审批工作流程，加快中药审评

一是强化上市许可持有人/申请人主体责任。强化药品上市许可持有人主动提升中药质量的主体责任意识，发挥末端政策发力优势，提升药品上市许可持有人对产品的全生命周期管理能力。

二是药物临床试验审批实施默示许可制度是药品审评审批改革中的一项重大措施，改变了以往必须经过书面审批作出决定的方式，解决了药品注册申请积压严重、临床试验启动速度落后、企业创新研发动力受限等系列问题，激发了企业研发活力，促进新药研发注册。

三是核查检验串联改并联。做好药品注册受理、审评、核查和检验等各环节的衔接，将原来的审评、核查和检验由"串联"改成"并联"，明确审评时限，提高药品注册效率和注册时限的预期性。通过"审评、核查、检验协调推进"以及加强审评任务督导的工作机制，加快中药新药研发上市进程，提高申请人创新研发的获得感。

四是充分认识中药质量控制研究的复杂性、渐进性，提出质量控制研究分阶段要求，加快中药注册上市。《中药注册管理专门规定》强调中药创新药的注册申请人可根据中药特点、新药研发的一般规律，针对申请临床试验、Ⅲ期临床试验前、申请上市许可等不同研究阶段的主要目的进行分阶段研究。中药药学分阶段研究应当体现质量源于设计理念，注重研究的整体性和系统性。《中药新药研究各阶段药学研究技术指导原则（试行）》《中药新药研究过程中沟通交流会的药学资料要求（试行）》明确了相关技术要求，以加快中药新药进入临床试验，推动中药新药研发上市。

### （四）强化研审联动、提前介入，加强沟通交流，促进新药研发

为强化研审联动、提前介入的服务理念，一是制定发布系列指导原则细化了按照"三结合"体系下研发中药复方制剂等沟通交流具体情形、资料要求和特殊考虑，加强沟通交流，促进新药研发。

二是加强按古代经典名方目录管理的中药复方制剂研发关键节点的沟通交流。制定《关于加快古代经典名方中药复方制剂沟通交流和申报的有关措施》《按古代经典名方目录管理的中药复方制剂药学申报资料撰写指导原则（试行）》等，加强研发关键节点的沟通交流，实行药学稳定性研究和毒理研究资

料阶段性提交，指导申请人资料撰写，加快技术审评，推动中药3.1类的研发和注册。2022年批准了首个按古代经典名方目录管理的中药上市，被评为"2022年度中医药十大学术进展"。

三是新冠疫情期间，积极做好应急审评工作，坚持"提前介入、一企一策、全程指导、研审联动"，集中优势审评资源，成立专项工作组，专人联络协调，主动对接服务药物研发单位；加强与申请人事前、事中沟通交流，做好技术服务；保证所有沟通交流48小时内回复，助力抗疫药物研发提质加速，推动抗疫中药的注册上市，促进抗疫品种成果转化。

四是强化服务，加强沟通交流。通过一般性技术问题咨询、沟通交流、审评中沟通等方式，加强在受理前和审评中对申请人的服务和指导。借鉴疫情防控期间提前介入、研审联动的做法和经验，加强对名老中医方、医疗机构中药制剂、中药儿童用药等重点品种在研发和审评全过程的沟通交流和技术指导。同时，加强培训宣贯，有针对性地开展对于临床专家、企业研发人员等的培训，做好中药各项改革政策、指导原则的宣贯和解读，形成多方推动中药创新药研发的合力，共同推动中药研发上市。

## 四、总结与展望

作为中药监管科学的重点研究方向，构建符合中药特点的审评标准体系仍然面临很多挑战，需要继续加强中药监管科学研究，全面强化中药监管科学新工具、新方法、新标准研究，完善符合中医药特点的中药审评标准体系，实现更高水平的中药审评决策与科学监管，更好地促进中药传承创新发展。一是围绕构建"三结合"中药注册审评证据体系，持续推动中药评价体系的研究和创新，继续深入研究探索采用新工具、新技术构建符合中医药特点的疗效评价方法，优化明确人用经验用于支持中药注册申请的技术要求，推动基于名老中医经验方、医疗机构中药制剂等具有中医长期临床实践的中药新药研发注册。二是根据中药的特点，持续推进新技术、新方法在中药质量控制中的应用，不断建立完善符合中药特点的质量控制和标准体系，以期实现对中药复杂体系质量更符合中药特点的表征和控制，促进中药传承创新发展。三是继续加强中药安全性研究，推进构建符合中药特点的安全性评价技术标准。四是不断优化审评审批工作机制，畅通符合中药特点的加速通道，加强沟通交流，持续推动中药注册与审评审批全过程加速。

（周思源　阳长明　顾杰　李培　安娜　张晓东）

## 参考文献

［1］国家药品监督管理局. 国家药监局关于发布《中药注册分类及申报资料要求》的通告（2020年第68号）［EB/OL］.（2020-09-28）［2024-04-10］. https://www.nmpa.gov.cn/xxgk/ggtg/qtggtg/20200928164311143.html.

［2］国家药品监督管理局药品审评中心. 国家药监局药审中心关于发布《基于人用经验的中药复方制剂新药临床研发指导原则（试行）》《基于"三结合"注册审评证据体系下的沟通交流指导原则（试行）》的通告（2022年第24号）［EB/OL］.（2023-04-29）［2024-04-10］. https://www.cde.org.cn/main/news/viewInfoCommon/8a1682a8d37494732f7f441dd11f5af6.

［3］戴瑛，张翼冠，曾瑾，等. 伊尹汤液之谜：中药复方非典型药理效应规律发现与评价策略［J］. 中国中药杂志，2022，47（16）：4261-4268.

［4］陈霞，阳长明，陈浩，等. 基于中药复方制剂特点的中药复方制剂生产工艺研究［J］. 中草药，2021，52（19）：5807-5813.

［5］阳长明. 中药复方新药研究的质量设计、质量完善与技术审评的分阶段要求［J］. 中草药，2017,48（16）：3253-3258.

［6］刘乐环，周跃华，周刚，等. 2005—2021年批准上市中药复方新药的回顾分析［J］. 中国现代中药，

2023, 25（1）: 1-8.

［7］肖小河, 鄢丹, 马丽娜, 等. 中药现代化研究近十年概论［J］. 中国现代中药, 2012, 14（1）: 7-12.

［8］赵军宁. 中药监管科学: 助力更高水平的中药科学监管［J］. 中国药学杂志, 2023, 58（9）: 749-761.

［9］谢杜红. 从药品的特殊属性看中药新药的研发方向［J］. 湖南中医杂志, 2017, 33（8）: 166-167.

［10］唐建元, 马莉. 从药品属性谈中药新药研发［J］. 中国药理与临床, 2008, 24（2）: 104.

［11］杨平, 阳长明. 建立完善符合中药特点的中药药学研究技术指导原则体系［J］. 中国现代中药, 2020, 22（12）: 1951-1956.

［12］国家市场监督管理总局. 药品注册管理办法（国家市场监督管理总局令第27号）［EB/OL］.（2020-03-30）［2024-04-10］. https://www.nmpa.gov.cn/directory/web/nmpa/xxgk/fgwj/bmgzh/20070710010101571.html.

［13］中共中央办公厅 国务院办公厅. 中共中央 国务院《关于促进中医药传承创新发展的意见》［EB/OL］.（2019-10-26）［2024-04-10］. http://www.gov.cn/zhengce/2019-10/26/content_5445336.htm.

［14］国家药品监督管理局. 国家药监局关于发布《中药注册管理专门规定》的公告（2023年第20号）［EB/OL］.（2023-02-10）［2024-04-10］. https://www.nmpa.gov.cn/yaopin/ypggtg/20230210173401120.html.

［15］重要法规颁布及重要纪事年历表. 中国医药联盟［EB/OL］.（2005-05-20）［2024-04-10］. http://www.chinamsr.com/2005/0520/2897.shtml.

［16］邵辰杰, 田侃, 臧运森. 我国中药注册程序的比较研究［J］. 时珍国医国药, 2016, 27（11）: 2763-2765.

［17］罗慧莉. 我国药品注册管理制度研究［D］. 杭州: 浙江大学, 2007.

［18］陶晶, 操玮, 陆巍. 中药注册管理的历史沿革及现状分析［J］. 中成药, 2014, 36（7）: 1509-1512.

［19］周贝, 刘亚琳, 唐健元. 我国中药新药临床研究技术指导原则体系发布概况［J］. 中国临床药理学杂志, 2017, 33（18）: 1850-1852.

［20］赵巍, 阳长明, 周思源, 等. 中药药学研究技术指导原则体系介绍［J］. 中国食品药品监管, 2021（9）: 56-63.

［21］国家食品药品监督管理局. 药品注册管理办法（局令第17号）［EB/OL］.（2005-02-28）［2024-04-10］. https://www.nmpa.gov.cn/xxgk/fgwj/bmgzh/20050228010101137.html?type=pc&m=.

［22］国家食品药品监督管理局. 药品注册管理办法（局令第28号）［EB/OL］.（2007-07-10）［2024-04-10］. http://www.gov.cn/ziliao/flfg/2007-07/11/content_680384.htm.

［23］国家食品药品监管局. 国家食品药品监督管理局关于印发《中药注册管理补充规定》的通知（国食药监注［2008］3号）［EB/OL］.（2008-01-09）［2024-04-10］. http://fjs.satcm.gov.cn/gongzuodongtai/2018-03-24/2286.html.

［24］瞿礼萍, 陈杨, 王筱竺, 等. 2007—2019年国内中药新药注册的审批情况分析［J］. 中草药, 2021, 52（3）: 894-901.

［25］刘昌孝, 张铁军, 黄璐琦, 等. 发展监管科学, 促进中药产业传承创新［J］. 药物评价研究, 2019, 42（10）: 1901-1912.

［26］黄菊, 李耿, 张霄潇, 等. 新时期下中医药产业发展的有关思考［J］. 中国中药杂志, 2022, 47（17）: 4799-4813.

［27］中华中医药学会. 2021年度中医药十大学术进展发布［EB/OL］.（2022-01-13）［2024-04-10］. https://www.cacm.org.cn/2022/01/13/16815/.

［28］中华中医药学会. 2022年度中医药十大学术进展发布［EB/OL］.（2023-03-01）［2024-04-10］. https://www.cacm.org.cn/2023/03/01/22021/.

［29］光明网. 2023年度中医药十大学术进展发布［EB/OL］.（2024-03-22）［2024-06-14］. https://zhongyi.gmw.cn/2024-03/22/content_37219889.htm.

［30］国家药品监督管理局药品审评中心. 国家药监局药审中心关于发布《按古代经典名方目录管理的中药复方制剂药学研究技术指导原则（试行）》的通告（2021年第36号）［EB/OL］.（2021-08-31）［2024-04-10］.

https://www.cde.org.cn/main/news/viewInfoCommon/1c18dd163e7c9221786e5469889367d0.

［31］国家药品监督管理局药品审评中心. 国家药监局药审中心关于发布《其他来源于古代经典名方的中药复方制剂药学研究技术指导原则（试行）》的通告（2023 年第 42 号）［EB/OL］.（2023-07-25）［2024-04-06］. https://www.cde.org.cn/main/news/viewInfoCommon/861799feb6f3be49dbc8a365a3aeff0a.

［32］国家药品监督管理局药品审评中心. 国家药监局药审中心关于发布《中药新药复方制剂中医药理论申报资料撰写指导原则（试行）》《古代经典名方中药复方制剂说明书撰写指导原则（试行）》的通告（2021 年第 42 号）［EB/OL］.（2021-10-15）［2024-04-06］. https://www.cde.org.cn/main/news/viewInfoCommon/bfe3d71270e186a08fe353664031e1b7.

［33］国家药品监督管理局药品审评中心. 国家药监局药审中心关于发布《古代经典名方中药复方制剂专家审评委员会委员名单（第一批）》的通告［EB/OL］.（2022-04-25）［2024-04-10］. https://www.cde.org.cn/main/news/viewInfoCommon/52b37d99bf1af43d37f380b3f2f49389.

［34］国家药品监督管理局药品审评中心. 国家药监局药审中心关于发布《关于加快古代经典名方中药复方制剂沟通交流和申报的有关措施》的通告［EB/OL］.（2023-11-22）［2024-04-10］. https://www.cde.org.cn/main/news/viewInfoCommon/c95764dacf31f3212c78a49ef9510ce9.

［35］国家药品监督管理局药品审评中心. 国家药监局药审中心关于发布《按古代经典名方目录管理的中药复方制剂药学申报资料撰写指导原则（试行）》的通告（2024 年第 20 号）［EB/OL］.（2024-04-23）［2024-04-26］. https://www.cde.org.cn/main/news/viewInfoCommon/2ec60f7849641d2b9c19bbbff124973d.

［36］国家药品监督管理局药品审评中心. 国家药监局药审中心关于发布《同名同方药研究技术指导原则（试行）》的通告（2022 年第 48 号）［EB/OL］.（2022-12-27）［2024-04-10］. https://www.cde.org.cn/main/news/viewInfoCommon/85127e7b4298e0b779fe1c4d6ec11727.

［37］国家药品监督管理局药品审评中心. 国家药监局药审中心关于发布《中药改良型新药研究技术指导原则（试行）》的通告（2024 年第 24 号）［EB/OL］.（2024-05-15）［2024-06-14］. https://www.cde.org.cn/main/news/viewInfoCommon/a1e6d2195a9a2c0f3cb7b2bc0ce88006.

［38］国家药品监督管理局药品审评中心. 国家药监局药审中心关于发布《与恶性肿瘤治疗相关中药新药复方制剂临床研发技术指导原则（试行）》的通告（2023 年第 30 号）［EB/OL］.（2023-04-14）［2024-06-14］. https://www.cde.org.cn/main/news/viewInfoCommon/53fe81056937a6029663b48280a972c6.

［39］国家药品监督管理局药品审评中心. 国家药监局药审中心关于发布《中药新药用于慢性胃炎的临床疗效评价技术指导原则（试行）》《中药新药用于胃食管反流病的临床疗效评价技术指导原则（试行）》的通告（2022 年第 47 号）［EB/OL］.（2022-12-21）［2024-06-14］. https://www.cde.org.cn/main/news/viewInfoCommon/1c795c7bbdc595e9aac0c7ebff781bb0.

［40］国家药品监督管理局药品审评中心. 国家药监局药审中心关于发布《糖尿病视网膜病变相关中药新药临床研发技术指导原则（试行）》的通告（2023 年第 55 号）［EB/OL］.（2023-11-14）［2024-06-14］. https://www.cde.org.cn/main/news/viewInfoCommon/b984a8d499e698665f8aaf48407c0307.

［41］国家药品监督管理局药品审评中心. 国家药监局药审中心关于发布《小儿便秘中药新药临床研发技术指导原则（试行）》的通告（2024 年第 19 号）［EB/OL］.（2024-03-01）［2024-06-14］. https://www.cde.org.cn/main/news/viewInfoCommon/4c86138227ec5df72efe07fe68231617.

［42］国家药品监督管理局药品审评中心. 国家药监局药审中心关于发布《基于人用经验的中药复方制剂新药药学研究技术指导原则（试行）》的通告（2023 年第 53 号）［EB/OL］.（2023-10-16）［2024-04-10］. https://www.cde.org.cn/main/news/viewInfoCommon/f7840a316591e68be0a0d9b5a4a66d72.

［43］国家药品监督管理局药品审评中心. 国家药监局药审中心关于发布《中药新药研究过程中沟通交流会的药学资料要求（试行）》的通告（2020 年第 39 号）［EB/OL］.（2020-11-10）［2024-06-14］. https://www.cde.org.cn/main/news/viewInfoCommon/9b5407a0e9a0895ac1c2e697a71babec.

［44］国家药品监督管理局药品审评中心. 国家药监局药审中心关于发布《真实世界证据支持药物注册申请的沟通交流指导原则（试行）》的通告（2023 年第 6 号）［EB/OL］.（2023-02-16）［2024-06-14］. https://www.cde.

org.cn/main/news/viewInfoCommon/8b59a85b13019b5084675edc912004f1.

［45］马双成，王莹，魏锋. 我国中药质量控制模式十年来的实践与探索［J］. 中国药学杂志，2023，58（1）：2-9.

［46］屠鹏飞，姜勇，何轶，等. 中药材和饮片质量控制与质量标准体系的构建［J］. 中国食品药品监管，2022（10）：34-45.

［47］国家药品监督管理局药品审评中心. 国家药监局药审中心关于发布《中药新药用药材质量控制研究技术指导原则（试行）》等3个指导原则的通告（2020年第31号）［EB/OL］.（2020-10-12）［2024-04-10］. http://www.cde.org.cn/news.do?method=viewInfoCommon&id=8f11f5ed03d3ef1d.

［48］国家药品监督管理局药品审评中心. 国家药监局药审中心关于发布《中药复方制剂生产工艺研究技术指导原则（试行）》的通告（2020年第43号）［EB/OL］.（2020-11-27）［2024-04-10］. https://www.cde.org.cn/main/news/viewInfoCommon/cadbfb1d2998182c8671fe85954e1d59.

［49］国家药品监督管理局药品审评中心. 国家药监局药审中心关于发布《中药新药质量研究技术指导原则（试行）》的通告（2021年第3号）［EB/OL］.（2021-01-15）［2024-04-10］. https://www.cde.org.cn/main/news/viewInfoCommon/eda07852d89f6fa7a6da7db6577d5695.

［50］国家药品监督管理局药品审评中心. 国家药监局药审中心关于发布《中药新药毒理研究用样品研究技术指导原则（试行）》的通告（2022年第1号）［EB/OL］.（2022-01-04）［2024-04-10］. https://www.cde.org.cn/main/news/viewInfoCommon/837a9b355dcc7f1724194e97c2fa3a29.

［51］国家药品监督管理局药品审评中心. 国家药监局药审中心关于发布《中药新药临床试验用药品的制备研究技术指导原则（试行）》的通告（2023年第41号）［EB/OL］.（2023-07-21）［2024-04-10］. https://www.cde.org.cn/main/news/viewInfoCommon/c36e5f39426b9a402be39c89016ebe7c.

［52］国家药品监督管理局药品审评中心. 国家药监局药审中心关于发布《已上市中药药学变更研究技术指导原则（试行）》的通告（2021年第26号）［EB/OL］.（2021-04-02）［2024-04-10］. https://www.cde.org.cn/main/news/viewInfoCommon/67cf09282a5159c6b7a78429983ea6b1.

［53］国家药品监督管理局药品审评中心. 中药药源性肝损伤临床评价指导原则［EB/OL］.（2018-06-12）［2024-06-14］. https://www.cde.org.cn/zdyz/domesticinfopage?zdyzIdCODE=5d114913f115ba7a2a1c536f5933f19e.

［54］国家药品监督管理局药品审评中心. 2023年度药品审评报告［EB/OL］.（2024-02-04）［2024-06-14］. https://www.cde.org.cn/main/news/viewInfoCommon/9506710a7471174ab169e98b0bbb9e23.

［55］国家药品监督管理局. 国家药监局关于发布《突破性治疗药物审评工作程序（试行）》等三个文件的公告（2020年第82号）［EB/OL］.（2020-07-08）［2024-06-14］. https://www.nmpa.gov.cn/xxgk/fgwj/xzhgfxwj/20200708151701834.html.

［56］国家药品监督管理局. 国家药监局关于印发进一步加强中药科学监管 促进中药传承创新发展若干措施的通知（国药监药注〔2023〕1号）［EB/OL］.（2023-01-04）［2024-06-14］. https://www.nmpa.gov.cn/xxgk/fgwj/gzwj/gzwjyp/20230103172324162.html.

# 第二节 中药创新药的审评技术要求与监管实践

2020年国家药监局发布《中药注册分类及申报资料要求》将中药分为中药创新药、中药改良型新药、古代经典名方中药复方制剂和同名同方药，首次明确中药创新药的概念和分类。中药创新药是指处方未在国家药品标准、药品注册标准及国家中医药主管部门发布的《古代经典名方目录》中收载，具有临床价值，且未在境外上市的中药新处方制剂。一般包含：1.1 中药复方制剂；1.2 从单一植物、动物、矿物等物质中提取得到的提取物及其制剂；1.3 新药材及其制剂。这一新的注册分类方法，体现了中药特点、研发规律和实际情况，总结吸收了药品审评审批制度改革成熟经验、疫情防控中药成果转化实践探索成果，是国家药品监督管理部门积极开展中药监管科学研究及其成果的体现[1-2]，是国家药监局积极努力推动建立完善符合中药特点的注册管理制度和技术评价标准体系，以临床价值为导向深化中药注册分类改革成果的体现。

与化学药、生物制品不同，中药是我国独有的医疗资源，中药已上升为国家战略。鉴于中药天然来源、成份复杂的药用物质特点、独具特色的理论体系和来源于临床的有效性安全性特点，中药在药学质量控制、非临床药效学、安全性评价标准和临床评价方法等技术审评标准体系上不能机械照搬化学药、生物制品的国际共识，也没有可以借鉴的国际经验，具有独创性，需要通过自主创新形成对于传统药物、中药创新药监管的"中国方案"。

中药创新药是满足未被满足的临床需求的重要研究方向，是推动中药传承创新发展的重要方面，是激活中药产业新质生产力的重要抓手。2015 年药品审评审批改革以来，《关于改革药品医疗器械审评审批制度的意见》《关于深化审评审批制度改革鼓励药品医疗器械创新的意见》《关于促进中医药传承创新发展的意见》以及《中医药法》《药品管理法》《药品注册管理办法》等一系列重要法律法规文件颁布实施，国家药监局积极开展中药监管科学研究，深入研究中药特点，遵循中药研发规律，凝聚行业共识，形成了一系列中药创新研究指导原则，研究实施适应中药创新药研究、审评审批的激励措施，极大地促进了中药创新药的研发。

# 一、优化中药创新药的注册分类

## （一）中药新药注册分类的历史沿革

历经 1985 年《新药审批办法》，1987 年《<新药审批办法>中有关中药问题的补充规定和说明》，1992 年《<新药审批办法>有关中药部分的修订和补充规定》，1999 年《新药审批办法》以及 2002 年、2005 年、2007 年、2020 年《药品注册管理办法》，国家药品监督管理部门根据中药特点、研制规律和研发实际情况，对中药新药注册分类进行了多次调整，见表 18-2-1、表 18-2-2。

### 表 18-2-1 《新药审批办法》时期中药注册分类情况

| 分类 | 1985 年 | 1992 年 | 1999 年 |
|---|---|---|---|
| 1 | ·中药材的人工制成品<br>·新发现的中药材<br>·中药材新的药用部位 | ·中药材的人工制成品<br>·新发现的中药材及其制剂<br>·中药材中提取物的有效成份及其制剂 | ·中药材的人工制成品<br>·新发现的中药材及其制剂<br>·中药材中提取的有效成份及其制剂<br>·复方中提取物的有效成份 |
| 2 | ·改变中药传统给药途径的新制剂<br>·天然药物中提取的有效部位及其制剂 | ·中药注射剂<br>·中药材新的药用部位及其制剂<br>·中药材、天然药物中提取的有效部位及其制剂<br>·中药材以人工方法在体内的制取物及其制剂 | ·中药注射剂<br>·中药材新的药用部位及其制剂<br>·中药材、天然药物中提取的有效部位及其制剂<br>·中药材以人工方法在体内的制取物及其制剂<br>·复方中提取物的有效部位群 |

续表

| 分类 | 1985 年 | 1992 年 | 1999 年 |
|---|---|---|---|
| 3 | 新的中药制剂（包括古方、秘方、验方和改变传统处方组成者） | ·新的中药制剂<br>·以中药为主的中西药复方制剂<br>·从国外引种或引进养殖的习用进口药材及其制剂 | ·新的中药复方制剂<br>·以中药疗效为主的中药和化学药品的复方制剂<br>·从国外引种或引进养殖的习用进口药材及其制剂 |
| 4 | 改变剂型但不改变给药途径的中成药 | ·改变剂型或改变给药途径的药品<br>·国内异地引种和野生变家养的动植物药材 | ·改变剂型或改变给药途径的药品<br>·国内异地引种和野生变家养的动植物药材 |
| 5 | 增加适应症的中成药 | 增加新主治病证的药品 | 增加新主治病证的药品 |

表 18-2-2　《药品注册管理办法》时期中药注册分类情况

| 分类 | 2002 年 | 2005 年 | 2007 年 | 2020 年 |
|---|---|---|---|---|
| 1 | 未在国内上市销售的从中药、天然药物中提取的有效成份及其制剂 | 未在国内上市销售的从植物、动物、矿物等物质中提取的有效成份及其制剂 | 未在国内上市销售的从植物、动物、矿物等物质中提取的有效成份及其制剂 | 1 中药创新药<br>1.1 中药复方制剂<br>1.2 从单一植物、动物、矿物等物质中提取物得到的提取物及其制剂<br>1.3 新药材及其制剂 |
| 2 | 未在国内上市销售的来源于植物、动物、矿物等药用物质制成的制剂 | 新发现的药材及其制剂 | 新发现的药材及其制剂 | 2 中药改良型新药<br>2.1 改变已上市中药给药途径的制剂<br>2.2 改变已上市中药剂型的制剂<br>2.3 中药增加功能主治<br>已上市中药生产工艺或辅料等改变引起药用物质基础或药物吸收、利用明显改变的 |
| 3 | 中药材的代用品：①已被法定标准收载的中药材；②未被法定标准收载的药用物质 | 新的中药材代用品 | 新的中药材代用品 | 3 古代经典名方中药复方制剂<br>3.1 按古代经典名方目录管理的中药复方制剂<br>3.2 其他来源于古代经典名方的中药复方制剂 |
| 4 | 未在国内上市销售的中药材新的药用部位制成的制剂 | 药材新的药用部位及其制剂 | 药材新的药用部位及其制剂 | 4 同名同方药 |
| 5 | 未在国内上市销售的从中药、天然药物中提取的有效部位制成的制剂 | 未在国内上市销售的从植物、动物、矿物等物质中提取的有效部位及其制剂 | 未在国内上市销售的从植物、动物、矿物等物质中提取的有效部位及其制剂 | — |

续表

| 分类 | 2002 年 | 2005 年 | 2007 年 | 2020 年 |
|---|---|---|---|---|
| 6 | 未在国内上市销售的由中药、天然药物制成的复方制剂：①传统中药复方制剂；②现代中药复方制剂；③天然药物复方制剂 | 未在国内上市销售的中药、天然药物复方制剂<br>6.1 传统中药复方制剂<br>6.2 现代中药复方制剂<br>6.3 天然药物复方制剂<br>6.4 中药、天然药物和化学药品组成的复方制剂 | 未在国内上市销售的中药、天然药物复方制剂<br>6.1 中药复方制剂<br>6.2 天然药物复方制剂<br>6.3 中药、天然药物和化学药品组成的复方制剂 | — |
| 7 | 未在国内上市销售的由中药、天然药物制成的注射剂 | 改变国内已上市销售中药、天然药物给药途径的制剂 | 改变国内已上市销售中药、天然药物给药途径的制剂 | — |
| 8 | 改变国内已上市销售药品给药途径的制剂：①不同给药途径之间相互改变的制剂；②局部给药改为全身给药的制剂 | 改变国内已上市销售中药、天然药物剂型的制剂 | 改变国内已上市销售中药、天然药物剂型的制剂 | — |
| 9 | 改变国内已上市销售药品剂型的制剂 | 已有国家标准的中药、天然药物 | 仿制药 | — |
| 10 | 改变国内已上市销售药品工艺的制剂：①工艺有质的改变的制剂；②工艺无质的改变的制剂 | — | — | — |
| 11 | 已有国家标准的中成药和天然药物制剂 | — | — | — |

注：—. 无相关内容。

经历历版《新药审批办法》，中药注册分类体现了两大特点，一是重视药材资源，二是逐步形成了有效部位、有效成份制剂等概念。2002 年、2005 年至 2007 年《药品注册管理办法》期间，中药注册分类则基本形成了以药学物质基础为核心，兼具区分"新老改"的分类模式，中药分类从原来五大类增至十一类[3]。2007 年《药品注册管理办法》进一步提高了对中药新药的要求，规定中药注册分类 1~6 的品种为新药，注册分类 7、8 按新药申请程序申报。新药前 5 类为有效成份、新药材、有效部位等类型的中药，复方制剂按 6 类新药管理。

2020 年之前发布的《药品注册管理办法》只有中药新药的概念，没有中药创新药的概念。

### （二）中药创新药注册分类的改革与思考

2015 年国务院发布的《关于改革药品医疗器械审评审批制度的意见》（国发〔2015〕44 号），将新药由"未曾在中国境内上市销售的药品"调整为"未在中国境内外上市销售的药品"。根据物质基础的原创性和新颖性，将新药分为创新药和改良型新药，鼓励以临床价值为导向的药物创新。2017 年中共中央办公厅、国务院办公厅印发《关于深化审评审批制度改革鼓励药品医疗器械创新的意见》（厅字〔2017〕42 号）提出"中药创新药应突出疗效新的特点"的意见。2019 年，中共中央、国务院印发的《关于促进中医药传承创新发展的意见》指出"改革完善中药注册管理，建立健全符合中医药特点的中药安全、疗效评价方法和技术标准，及时完善中药注册分类，制定中药审评审批管理规定，实施基于临床价值的优先审评审批制度"。国家药品监督管理部门深入研究总结中药特点、研发规律，总结中药审评审批实践经验，以突出中药特色、坚持临床价值导向、鼓励中药创新研制为理念，改革中药创新药的注册分类，于 2020 年 9 月发布《中药注册分类及申报资料要求》。

《中药注册分类及申报资料要求》通过深刻总结药品注册分类改革的经验，尊重中药研发规律，突出中药特色，充分考虑中药注册药品的产品特性、创新程度和审评管理需要，对中药注册分类进行改革，将中药注册类别分为中药创新药、中药改良型新药、古代经典名方中药复方制剂、同名同方药等，畅通了各种研发路径的中药注册申报途径。首次提出了中药创新药和改良型新药等分类，不再仅以物质基础作为划分注册类别的依据。并逐步构建完善了与新注册分类相配套的技术要求，以进一步激发产业创新动能。

### 1. 中药复方制剂新药分类的调整

中药复方体现了中医的整体观念和辨证论治，是中医临床用药的主要形式和手段，其独特配伍规律及应用效用的优越性已为长期临床实践所证实，因而中药复方制剂是中药创新药研发的重要方向[4]。2005 至 2020 年统计数据显示，中药复方制剂创新药临床试验申请（investigational new drug，IND）数量约占整个中药新药 IND 总量的 81.66%，占据了新药申报的绝大部分[5]。但受到中药新药注册分类的影响，以往中药新药研发立项过程中，1 类"有效成份及其制剂"、5 类"有效部位及其制剂"相比 6 类"复方制剂"，更容易得到政策和资金上的支持，临床医生也认为 1 类中药新药疗效更好[6]。同时，中药复方制剂往往具有长期而丰富的临床人用经验，但以往受现代医学和化学药物研发模式的影响，研发者容易忽视已有的人用经验和对中药复方特点的认知，甚至重新筛选处方、工艺路线，使得中药复方制剂的研发需要"老鼠点头"，甚至导致"有效的方子"变成"无用的制剂"[4,7-9]。

中药复方制剂研发应充分尊重中药复方的特点，把宝贵的人用经验充分利用起来，尊重积累的有效性、安全性经验对研发的指导作用，还原临床应用的有效性和安全性。为支持中药复方制剂研发，2020 年《中药注册分类及申报资料要求》将"中药复方制剂"由原 6 类新药调整为现行 1.1 类创新药，突出中药特色。

### 2. 不再仅以物质基础作为划分注册类别的依据

面对化学药物具有明确的成份结构、治病机理等优势特点，"清楚的药用物质基础"成为中药创新的一个方向。从 2007 年及之前的《药品注册管理办法》可以看出，以前的中药注册分类似乎是成份纯度越高，注册分类越靠前，如未在国内上市销售的从植物、动物、矿物等物质中提取的有效成份及其制剂（单一成份含量占 90% 以上）为 1 类新药，提取的有效部位及其制剂（有效部位含量占 50% 以上）为 5 类新药，中药、天然药物复方制剂属于 6 类新药。这种以成份含量或者纯度作为划分依据，在一定程度上促进了药用动物、植物、矿物中有效成份或药效成份群的发现，但对于从天然动物、植物、矿物得到的提取物而言，成份含量或纯度的要求与提取物的临床价值、有效性、安全性并没有必然联系。

2020 年《中药注册分类及申报资料要求》不再仅以物质基础作为划分注册类别的依据，不再强调原"有效成份"和"有效部位"对成份含量需要达到 90% 和 50% 的要求，统一调整为 1.2 类中药创新药"从单一植物、动物、矿物等物质中提取得到的提取物及其制剂"，去掉了成份含量的"紧箍咒"[10-11]。

对于中药而言，物质创新并不一定等同于疗效创新，满足临床尚未满足的需求，研发生产出更多适合中国人生命基因传承和身体素质特点、安全有效的中药创新药才是根本目的。新的中药创新药注册分类将中医学的整体观念、人用经验、复方用药等优势和特色融入到中药注册管理之中，使中药研发能更好地体现中药特点，把"安全、有效、质量可控"的药品一般要求与中医药传承创新发展独特的理论体系和实践特点有机结合[12]，引导中药研发回归防病治病的根本目标，只要能解决临床实际问题，任何创新研发的路径都是畅通的，这样宽口径的注册分类为促进具有临床价值的中药传承创新发展，提供了更广阔的研发空间，更大程度地释放了中药创新潜能。

## 二、中药创新药研发模式的思考

化学药、生物制品的审评和监管是基于其研发特点设置的。化学药、生物制品新药在实验室通过作用靶点、作用机制等研究被发现后,通过临床试验验证其风险获益与临床价值。由于该类新药来自实验室研究,没有任何人体应用的数据,因此其立题依据主要来源于非临床研究,经监管机构批准后方可开展临床试验,通过Ⅰ期临床试验明确其人体代谢特征、耐受性等临床药理学数据,确定适宜剂量范围;通过多项Ⅱ期临床试验探索有效性特点和安全性风险,最终经Ⅲ期确证性临床试验获得支持上市的关键性证据。我国药品注册管理的法规和技术要求也是按照该类药物研发的规律,上市前的监管主要是基于风险控制,制定了临床试验许可、上市许可的具体要求,确定了临床试验前及各期临床试验的技术要求和药学、药理毒理研究要求。在这种模式下的中药复方制剂新药研发,多参考化学药物研究模式和方法进行,注重单体研究而忽略了中医特色,导致科研与临床脱节,中医药基础研究成果无法及时有效指导临床或转化为防病治病的手段[12]。特别是对具有传统用药经验的中药进行研发时,往往忽视从人用经验传承的角度来思考,未能充分发挥该类中药已有临床用药经验的优势作用[13],中药在临床应用中积累的安全性和有效性证据难以发挥支持上市的作用。

除一些按照化学药、生物制品模式研发的中药创新药外,绝大多数的中药创新药来源于中医临床实践,在中医药理论指导下,积累了丰富的人用经验,具有大量的人体有效性、安全性数据,基本明确了有效性特点和安全性风险。鉴于中药创新药审评与化学药、生物制品新药审评相比,在研发模式上存在本质上的差异,在政策法规和注册监管的程序上需要有所不同,按照以化学药、生物制品研发模式制定的政策法规和工作程序与中药审评不相适应,不必要也不应该都按照化学药、生物制品的研发模式循序开展药学研究、非临床有效性和安全性研究、临床药理学研究、探索性临床试验和确证性临床试验,基于上述研究结果和试验数据来支持药品安全性和有效性,从而获得批准上市。中药复方制剂来源多样,如果不考虑中药复方制剂自身特点,全部参照化学药的研究模式,不仅需要经过漫长的临床研究周期,难以及时满足临床需求,也不能满足中药研发的多样性需求,还会丢弃原来临床应用中积累的宝贵的安全性、有效性的认识,从而增加研发的风险。中药创新药上市前的监管重点应在于中医药理论和人用经验如何转化为支持药物上市的证据,通过必要的、严格设计的临床试验进一步回答药物上市需要回答的问题。

2019 年,中共中央、国务院印发的《关于促进中医药传承创新发展的意见》提出了加强构建"三结合"的中药注册审评证据体系的要求[14]。"三结合"审评证据体系的提出,体现了中药复方制剂具有"源于临床,用于临床"的特点,尊重了中药复方制剂研发的客观实际,构建了明确的可用于注册审评的证据体系,体现了中药复方制剂研发模式的多样性。

中药创新药的研发具有多样性,应当根据品种情况选择符合其特点的研发路径或者模式。如基于中医药理论和人用经验发现、探索疗效特点的中药,主要通过人用经验和(或者)必要的临床试验确认其疗效;基于药理学筛选研究确定拟研发的中药,应当进行必要的Ⅰ期临床试验,并循序开展Ⅱ期临床试验和Ⅲ期临床试验。

## 三、创新药审评审批全过程加速与激励

### (一)优化临床试验申请审评审批

随着我国医药产业快速发展,药品的质量和标准不断提高,较好地满足了公众用药需求,但同时药品审评审批过程中存在的问题也日益突出,临床急需创新药上市审批时间过长,严重影响了药品创新

的积极性和新产品的上市速度。为促进新药加快上市，满足临床用药可及性，国务院印发的《关于改革药品医疗器械审评审批制度的意见》（国发〔2015〕44 号）提出了改进药品临床试验审批的意见，对创新药临床试验申请，重点审查临床价值和受试者保护等内容。强化申请人、临床试验机构及伦理委员会保护受试者的责任。原国家食品药品监督管理总局发布了《关于药品注册审评审批若干政策的公告》（2015 年第 230 号），以及《关于深化审评审批制度改革鼓励药品医疗器械创新的意见》（厅字〔2017〕42 号）均提出优化临床试验审批程序、完善注册申请人与审评机构的沟通交流机制等措施。国家药监局印发的《关于调整药物临床试验审评审批程序的公告》（2018 年第 50 号）明确 60 日默示许可的临床试验审评审批程序，申请人未收到药审中心否定或质疑意见的，可按照提交的方案开展药物临床试验。

中药创新药的研发往往来源于长期临床应用安全有效的方剂，为了加快中药创新药研发进程，提高研发质量和效率，促进具有临床价值的药品快速开展临床试验和早日上市，满足临床用药需求，国家药品监督管理部门研究起草了《中药新药研究各阶段药学研究技术指导原则（试行）》，根据中药特点、新药研发的一般规律及不同研究阶段的主要目的，对中药新药申请临床试验、Ⅲ期临床试验前、申请上市许可及上市后研究各阶段需要完成的药学主要研究内容提出基本要求[15]。

为解决研发过程中一些指导原则未涵盖的问题，降低研发和申报失败的风险，国家药品监督管理部门研究起草了《中药新药研究过程中沟通交流会的药学资料要求（试行）》《药物研发与技术审评沟通交流会议申请资料参考：中药沟通交流会议申请资料参考》，指导原则根据沟通交流制度的相关规定，规范了沟通交流会的资料，为申请人准备中药新药研究过程中沟通交流会的资料提供指导；研究起草了《基于"三结合"注册审评证据体系下的沟通交流指导原则（试行）》，明确了在"三结合"审评证据体系下研发的中药新药，不同注册分类临床方面沟通交流的关键节点、会议资料要求以及关注点，促进与申请人共同推进按照"三结合"审评证据体系研发的中药复方制剂的上市进程[16]。

## （二）丰富完善中药创新药技术标准体系

国家药品监督管理部门遵循中药研制规律和特点，不断强化"以临床价值为导向、重视人用经验、全过程质量控制"等的中药研制理念，将中药的生产工艺、质量标准、药效学、毒理学、临床研究等各研制内容有机结合，结合药品安全性、有效性、质量可控性的基本要求[17]，不断丰富完善符合中药特点的中药创新药研发技术标准体系。

临床研究方面，一是结合审评实践，不断丰富完善"三结合"审评证据体系相关指导原则和技术要求，制定发布了《中药新药复方制剂中医药理论申报资料撰写指导原则（试行）》《基于人用经验的中药复方制剂新药临床研发指导原则（试行）》《基于"三结合"注册审评证据体系下的沟通交流指导原则（试行）》《基于人用经验的中药复方制剂新药药学研究技术指导原则（试行）》等，基于中医药特点和研发规律，明确了中医药理论、人用经验和临床试验在中药注册审评证据体系中的作用，按照人用经验在不同注册分类的中药注册研究和监管决策中的作用，明确了不同注册分类中药复方制剂基于人用经验的临床研发策略路径，以及作为注册审评证据的人用经验所用药物的药学研究基本要求，推进"三结合"审评证据体系的落地实施，为在中医药理论指导下的中药复方制剂新药，采用人用经验用于支持的研发决策或注册申请提供了研究路径和决策依据，为构建"三结合"审评证据体系奠定了基础。二是聚焦中医药治疗临床优势和特点，引入新工具、新方法、新标准用于中药疗效评价，研究制定了《与恶性肿瘤治疗相关中药新药复方制剂临床研发技术指导原则（试行）》《小儿便秘中药新药临床研发技术指导原则（试行）》《中药新药用于紧张型头痛的临床疗效评价技术指导原则（试行）》《糖尿病视网膜病变相关中药新药临床研发技术指导原则（试行）》《中药新药用于胃食管反流病的临床疗效评价技术指导原则（试行）》《中药新药用于慢性胃炎的临床疗效评价技术指导原则（试行）》《中药新药用于慢性便秘临床研究技术指导原则（试行）》《中药新药用于糖尿病肾脏疾病临床研究技术指导原则（试行）》等临床研究和疗效评价技术指导原则，促进了符合中药特点的疗效评价审评标准体系建设。

药学研究方面，一是围绕中药生产链条长、质量影响因素多等特点，构建了涵盖中药材、中药饮片、生产工艺、质量研究、质量标准、稳定性等的中药新药全过程质量研究与控制技术标准体系，制定发布了《中药新药用药材质量控制研究技术指导原则（试行）》《中药新药用饮片炮制研究技术指导原则（试行）》《中药复方制剂生产工艺研究技术指导原则（试行）》《中药新药质量研究技术指导原则（试行）》《中药新药质量标准研究技术指导原则（试行）》《中药制剂稳定性研究技术指导原则（试行）》《中药均一化研究技术指导原则（试行）》。二是推动与规范新技术、新方法应用，制定发布了《中药生物效应检测研究技术指导原则（试行）》《中药制剂特征图谱研究技术指导原则（试行）》。三是规范试验样品的研究和过程管理，制定发布了《中药新药毒理研究用样品研究技术指导原则（试行）》和《中药新药临床试验用药品的制备研究技术指导原则（试行）》，促进药物临床试验规范研究和质量提升[18-19]。

非临床研究方面，将国际人用药品注册技术协调会（ICH）技术指导原则中部分适用于中药的技术方法和标准引用至药理毒理研究中，基本已经形成全方面的指导原则体系。

### （三）促进各类中药创新药研发

中药创新药研发应以临床价值为导向，不同注册分类不代表药物研制水平及药物疗效的高低。为促进各类中药创新药的研发，《中药注册管理专门规定》第十四条规定，对临床定位清晰且具有明显临床价值的以下情形中药新药等的注册申请实行优先审评审批：①用于重大疾病、新发突发传染病、罕见病防治；②临床急需而市场短缺；③儿童用药；④新发现的药材及其制剂，或者药材新的药用部位及其制剂；⑤药用物质基础清楚、作用机理基本明确。《中药注册管理专门规定》及相关技术指导原则在明确中药创新药应满足有效性、安全性和质量可控性的基本要求基础上，针对中药复方制剂、提取物及其制剂、新药材及其制剂的各自特点，进一步明确了研究要求。

#### 1. 中药复方制剂

基于人用经验研发的中药复方制剂，应参照相关技术要求开展研究。药学关键信息及制剂质量应与人用经验所用药物基本一致，若制备工艺、辅料等发生改变，应当进行评估。可根据人用经验对药物有效性的支持程度，适当减免药效学试验；若人用经验对有效性具有一定支撑作用，处方组成、工艺路线、临床定位、用法用量等与既往临床应用基本一致的，则可不开展药效学研究。毒理学研究方面，对于采用传统工艺，具有人用经验的，一般应开展单次给药毒性试验、重复给药毒性试验。临床研究方面，通过人用经验和（或）必要的临床试验确认其疗效。人用经验能在临床定位、适用人群筛选、疗程探索、剂量探索等方面提供研究、支持证据的，可不开展 II 期临床试验。对尚未明确的有效性、安全性问题开展研究，可根据需要采用不同的研发策略和灵活多样的试验设计。

对于来源于医疗机构制剂的，如处方组成、提取工艺、剂型、直接接触药品的包装等与该医疗机构中药制剂一致的，在提供该医疗机构中药制剂的药学研究资料基础上，可不进行剂型选择、工艺路线筛选、直接接触药品的包装材料研究等研究。

#### 2. 提取物及其制剂

提取物及其制剂应当具有充分的立题依据，开展有效性、安全性和质量可控性研究。应当研究确定合理的制备工艺，研究明确所含大类成份的结构类型及主要成份的结构，通过建立主要成份、大类成份的含量测定及指纹或者特征图谱等质控项目，充分表征提取物及制剂质量，保证不同批次提取物及制剂质量均一稳定。对于新的提取物及其制剂的注册申请，如已有单味制剂或者单味提取物制剂上市且功能主治（适应症）基本一致，还需与该类制剂进行非临床及临床对比研究，说明其优势与特点。

#### 3. 新药材及其制剂

新药材及其制剂的注册申请，应当提供该药材性味、归经、功效等的研究资料，相关研究应当为新药材拟定的性味、归经、功效等提供支持证据。为鼓励新药材研发，对于临床定位清晰且具有明显临床价值的新发现的药材及其制剂或者药材新的药用部位及其制剂的注册申请，实行优先审评审批。为贯彻落实《关于促进中医药传承创新发展的意见》中关于"加强珍稀濒危野生药用动植物保护，支持珍稀濒危中药材替代品的研究与开发利用"，国家药品监督管理部门在中药管理战略决策咨询委员会下设立珍稀濒危中药材替代品监管政策与技术要求研究专家工作组，在专家工作组的指导下组织有关部门起草了濒危动物类中药材人工制成品研究、替代或者减去已上市中药处方中濒危药味的研究技术指导原则，以期促进临床定位清晰且具有明显临床价值的创新产品早日上市。

## 四、监管实践和成果

国家药监局深入贯彻党的二十大精神，全面落实二十大报告关于"促进中医药传承创新发展"的重大战略部署，准确把握当前中药产业高质量发展面临的新形势、新任务和新挑战，在中药监管科学研究的助力和推动下，优化中药创新药的审评审批标准体系和机制，提出"三结合"注册审评证据体系。近几年，中药创新药的申报数量、研发质量较以往均有了明显的提升，新药上市持续加快。

### （一）中药创新药研究情况

在多项促进中药传承创新发展的政策鼓励下，近几年中药创新药临床试验申请和上市申请显著增多（见图18-2-1）。中药创新药研发申报形成了以临床疗效为核心，规范指导在前、沟通交流在中、审评决策在后的审评管理体系。通过加强指导原则的培训与宣贯，申请人在研发关键节点，包括pre-IND、Ⅱ期临床试验结束后Ⅲ期临床试验前、pre-NDA阶段（即新药注册流程前阶段）与药品审评机构进行沟通交流，加快了研发和申报进度，将研发存在的问题在注册申报前解决，中药创新药的注册申报质量显著提升。

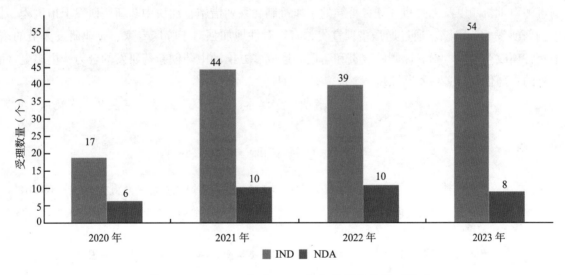

图 18-2-1　2020 年至 2023 年中药创新药受理情况

### （二）中药创新药批准情况

近 5 年批准上市的中药创新药数量呈现稳步增长，共批准中药创新药 32 个，包括中药复方制剂 22 个、中药提取物及其制剂 10 个[20-23]。批准的 1.1 类创新药包括：芍麻止痉颗粒、小儿荆杏止咳颗粒、筋骨止痛凝胶、连花清咳片、益肾养心安神片、益气通窍丸、银翘清热片、芪蛭益肾胶囊、玄七健骨片、坤心宁颗粒、虎贞清风胶囊、解郁除烦胶囊、七蕊胃舒胶囊、芪胶调经颗粒、参葛补肾胶囊、通络明目胶囊、小儿紫贝宣肺糖浆、参郁宁神片、香雷糖足膏（附条件批准）、儿茶上清丸、九味止咳口服液、秦威颗粒。批准的 1.2 类创新药包括：桑枝总生物碱和桑枝总生物碱片、淫羊藿素和淫羊藿素软胶囊（优先审评审批、附条件批准）、广金钱草总黄酮提取物和广金钱草总黄酮胶囊、黄蜀葵花总黄酮提取物和黄蜀葵花总黄酮口腔贴片、枳实总黄酮提取物和枳实总黄酮片。

获批的中药创新药中，25 个品种采用"病证结合"的研发模式，用于具有中医药治疗临床优势和符合中医药特点的适应症，包括糖尿病视网膜病变、糖尿病肾病、膝骨关节炎、失眠症、季节性过敏性鼻炎、更年期综合征、阿弗他溃疡、慢性非萎缩性胃炎、功能性消化不良等病证，为相关疾病的患者提供了更多治疗选择。以上品种处方大多来源于名老中医方、医疗机构制剂等，新药转化的过程中发挥了中医药理论和人用经验的重要作用。4 个中药创新药主治为现代医学疾病，获批用于 2 型糖尿病、原发性肝癌等疾病领域，疗效评价方法探索运用了富集设计等新型临床研究设计。有 3 个中药创新药为儿童用药，用于小儿抽动障碍、小儿急性支气管炎等适应症，为患儿提供了更为安全有效的治疗选择，对于满足儿童用药需求和解决儿童用药短缺难题具有积极意义。

### （三）前景展望

当下全球创新药物研发正处于一个快速变化和竞争的时代，化学药品、生物制品、传统草药 / 天然药物基于各自特点和临床价值，都在不断寻求创新和突破。中医药作为几千年来我国医药文化的瑰宝，传承创新发展好中医药是时代赋予我们的责任和使命。国家药品监督管理部门不断优化工作机制，促进中药创新药的全链条加速，持续按照"提前介入、一企一策、全程服务、研审联动"的原则加强沟通交流，加强对名老中医方、医疗机构中药制剂、中药儿童用药等重点品种在研发和审评全过程中的沟通交流和技术指导。针对中药多元化的创新研发，如网络药理学、转基因技术、人工智能、合成生物学等创新技术在中药、天然药物研发中的应用，探索中药创新研发的新模式，制定完善相适应的技术要求，进一步修订完善天然药物研究技术指导原则。通过建立"以审评为核心，现场检查、产品检验为技术支持"的审评审批机制以及加强审评任务督导的工作机制和系列措施，加快中药新药研发上市进程，提高申请人创新研发的获得感。通过加强培训宣贯，有针对性地加强对于临床专家、企业研发人员的培训，做好中药各项改革政策、指导原则的宣贯和解读，形成多方推动中药创新药研发的合力，更多更好满足患者需求的中药创新药必将不断涌现。

（阳长明　于江泳　吴晨悦　唐湊　侯晨晨　张晓东　王熙熙）

## 参考文献

［1］赵军宁 . 中药监管科学：助力更高水平的中药科学监管［J］. 中国药学杂志，2023（9）：749-761.

［2］唐健元，艾彦伶，孙博，等 . 面向中医药高质量发展的中药监管科学概论［J］. 科学通报，2023（22）：2934-2942.

［3］瞿礼萍，唐健元，张磊，等 . 我国中药注册分类的历史演变、现状与问题［J］. 中国中药杂志，2022（2）：562-568.

［4］阳长明，王建新 . 论中药复方制剂质量源于设计［J］. 中国医药工业杂志，2016（9）：1211-1215.

［5］王玲玲，胡流芳，张晓东，等 . 2005—2020 年申请临床试验中药新药的审评审批情况分析［J］. 中草药，2021，52（12）：3765-3774.

［6］陆文亮，李鸿彬，董海鸥，等 . 对现行的中药注册分类制度改革的建议和思考［J］. 中草药，2015（9）：1410-1412.

［7］阳长明 . 基于临床价值和传承创新的中药复方制剂设计［J］. 中草药，2019（17）：3997-4002.

［8］阳长明 . 中药复方新药研究的质量设计、质量完善与技术审评的分阶段要求［J］. 中草药，2017（16）：

3253-3258.

［9］陈霞，阳长明，陈浩，等. 基于中药复方制剂特点的中药复方制剂生产工艺研究［J］. 中草药，2021（19）：5807-5813.

［10］王海南. 中药审评审批改革与中药注册分类：2020第四届中国创新药论坛发言［J］. 中国新药杂志，2021（3）：193-196.

［11］国家药品监督管理局.《中药注册分类及申报资料要求》政策解读［EB/OL］.（2020-09-30）［2024-05-21］. https://www.nmpa.gov.cn/xxgk/zhcjd/zhcjdyp/20200930164259184.html.

［12］成小兰，王倩，袁飞飞，等. 以临床价值为导向的中药复方转化医学研究思路与方法［J］. 南京中医药大学学报，2021，37（5）：648-653.

［13］宋菊，阳长明，于江泳，等. 古代经典名方中药复方制剂的转化研究与审评决策思路［J］. 中药药理与临床，2024，40（3）：2-7.

［14］中共中央办公厅 国务院办公厅. 中共中央办公厅 国务院办公厅印发《关于深化审评审批制度改革鼓励药品医疗器械创新的意见》（厅字〔2017〕42号）［EB/OL］.（2017-10-08）［2024-05-21］. http://www.gov.cn/zhengce/2017-10/08/content_5230105.htm.

［15］顾杰，宋菊，李培，等.《中药新药研究各阶段药学研究技术指导原则（试行）》解读［J］. 世界中西医结合杂志，2020（12）：2332-2335.

［16］韩玲，侯晨晨. 中药新药研发与注册过程中的沟通交流［J］. 中国中药杂志，2021（3）：730-735.

［17］国家药品监督管理局.《中药注册管理专门规定》政策解读［EB/OL］.（2023-02-10）［2024-05-21］. https://www.nmpa.gov.cn/xxgk/zhcjd/zhcjdyp/20230210173935194.html.

［18］杨平，阳长明. 建立完善符合中药特点的中药药学研究技术指导原则体系［J］. 中国现代中药，2020（12）：1951-1956.

［19］赵巍，阳长明，周思源，等. 中药药学研究技术指导原则体系介绍［J］. 中国食品药品监管，2021（9）：56-63.

［20］国家药品监督管理局药品审评中心. 2019年至2023年度药品审评报告［EB/OL］.［2024-05-09］. https://www.cde.org.cn/main/fullsearch/fullsearchpage.

［21］国家药品监督管理局. 国家药监局批准中药创新药儿茶上清丸上市［EB/OL］.（2024-01-09）［2024-05-21］. https://www.nmpa.gov.cn/zhuanti/cxylqx/cxypxx/20240109151050122.html.

［22］国家药品监督管理局. 国家药监局批准中药创新药九味止咳口服液上市［EB/OL］.（2024-02-21）［2024-05-21］. https://www.nmpa.gov.cn/zhuanti/cxylqx/cxypxx/20240221142924144.html.

［23］国家药品监督管理局. 国家药监局批准中药创新药秦威颗粒上市［EB/OL］.（2024-03-15）［2024-05-21］. https://www.nmpa.gov.cn/zhuanti/cxylqx/cxypxx/20240315170225199.html.

# 第三节　中药改良型新药的审评技术要求与监管实践

中药改良型新药是指改变已上市中药的给药途径、剂型，且具有临床应用优势和特点，或增加功能主治等的制剂[1]。中药改良型新药是中药传承创新发展的重要组成部分，也是对已上市中药开发利用的重要途径。自药品审评审批改革以来，为了落实药品审评审批改革的要求，建立和完善符合中药特点的技术评价体系，国家药监局出台了一系列的中药相关政策法规，先后印发《中药注册分类及申报资料要求》[1]《关于进一步加强中药科学监管 促进中药传承创新发展的若干措施》[2]《中药注册管理专门规定》[3]等里程碑式政策文件，纵深推进具有中国特色的中药科学监管体系建设。为鼓励中药改良型新药的开发，《关于促进中药传承创新发展的实施意见》（国药监药注〔2020〕27号）[4]指出"鼓励二次开发。制定中药改良型新药研究相关技术要求，支持运用符合产品特点的新技术、新工艺以及体现临床应用优势和特点的新剂型改进已上市中药品种"。《中药注册分类及申报资料要求》[1]中首次明确改良型新药的概念，《中药注册管理专门规定》[3]中进一步明确了原则和要求，药审中心研究制定了《中药改良型新药研究技术指导原则（试行）》[5]，并于2024年5月发布实施。

对已上市中药的挖掘和二次开发是提升中药高质量发展水平的有效途径，随着现代科学技术的进步，新方法、新技术、新工艺的应用，以及临床使用过程中对产品研究和认识的不断深入，围绕其临床应用优势和特点等开展中药改良型新药研究，推动已上市中药的改良与质量提升，对促进中医药传承精华、守正创新，及中药产业高质量发展具有重要意义。

## 一、中药改良型新药的注册监管历史

自1998年国家药品监督管理局成立以来，国家药品监督管理局先后5次出台药品注册管理规定。1999年颁布了《新药审批办法》（局令第2号），该办法中对中药新药注册分类进一步细化、扩展并进行了类别调整，其中在已上市中药基础上进行改良的新药类别包括第四类改变剂型或改变给药途径的制剂和第五类增加新主治病证的药品。2002年实施《药品注册管理办法（试行）》（局令第35号）后，重新对新药进行了定义，进一步明确了药品审评权限，规范了药品注册申请程序。该办法中中药第8、9、10类为改变国内已上市销售药品给药途径、剂型和工艺的制剂，按新药管理，增加功能主治归为补充申请事项。其中，改剂型又可分为工艺有质的改变和工艺无质的改变两大类，并明确改剂型如果生产工艺无质的改变，可减免药理、毒理和临床的申报资料。这一时期，中药改剂型品种成为申报热点，申报的大部分品种均无质的改变，为了满足法规中规定的免药理毒理和临床申报资料的要求，多从药学角度阐述改剂型，如将普通片改胶囊、颗粒改胶囊或片剂等，不考虑原剂型工艺的合理性而照搬照抄原工艺，缺乏对市场研发行情的分析，导致低水平重复开发[6-7]。以桂枝茯苓胶囊的改剂型品种为例，2003—2004年软胶囊、片或颗粒剂等改剂型申报的单位有38家，使同类品种的研发过度饱和，加剧了市场竞争[8]。2005年版《药品注册管理办法》延续了中药改剂型生产工艺无质的改变可减免临床研究的要求，且当时有关政策支持对独家剂型可单独定价，加剧大量中药改剂型品种重复研发和申报[9]，改剂型中药注册申请数量激增，很多改剂型品种以目前无该药物的剂型上市为由，为获得独家剂型资格而申报，未充分考虑药物的理化性质、制剂因素对药物吸收的影响、临床用药的顺应性等，未充分考虑药物性质、原剂型工艺等对新剂型是否具有合理性，导致中药改剂型申报存在比较混乱的现象：出现了很多不合理的照搬原工艺的改剂型，如丸剂改为分散片，丸剂的生产工艺为粉碎入药，未经提取，一般不宜制成分散片，但为获该品种新剂型却照搬原工艺改为分散片；出现了很多不符合制剂要求的改剂型品种，如普通片改为缓释剂型缺乏合理的立题依据，不符合相应制剂要求等。申报数量剧增，不仅造成审评积压，还导致相关产品的市场无序竞争，以脑心通胶囊的改剂型品种为例，经查询药审中心审评信息库，在2005—2006年申请改剂型为脑心通片的申报单位近50家。

2007年版《药品注册管理办法》（局令第28号）吸取了2005年版《药品注册管理办法》的经验教训，为限制低水平重复的盲目改剂型，2007年版《药品注册管理办法》以及2008年发布的《中药注册管理补充规定》（国食药监注〔2008〕3号）[10]相继对中药改剂型提出了与原剂型比较有明显临床应用优势的研究要求，并且在2014年发布的《中药、天然药物改变剂型研究技术指导原则》[11]中明确指出不建议在通过改变工艺等措施能够解决依从性差的情况下开展改剂型研究。上述在特定历史时期的特殊要求，有效解决了当时改剂型中药中存在的乱象，但并没有为中药改良型新药的研发提供更多的途径和思路。

目前国家药监局网站查询到"国药准字 Z"的批准文号有 5 万多个，处方 8000 多个[12]，其中部分品种因原研时期条件所限，存在临床定位宽泛、药效物质及其作用机制不清、药品优势不明、制药工艺粗糙、质量控制技术落后等共性问题，导致品种同质化严重、质控水平不高，且上市后没有再开展系统规范的研究[13]，未能充分发挥其优势和特点，限制进一步广泛使用。改良型新药应是在对原制剂充分了解的基础上，深刻认识原制剂的缺陷和不足，明确改良所要解决的问题，从已上市中药中有效地挖掘具有临床价值的品种，为患者提供安全、有效、质量可控的产品以满足社会和行业发展的需求。

## 二、中药改良型新药注册分类的改革

### 1. 已上市中药二次开发所面临的问题和挑战

随着对中医药研发规律认识的不断深入，已上市中药二次开发在中药传承创新发展中的作用和意义日益受到重视，已上市中药具有现代临床应用实践，是具有研究和开发价值的宝库，如何在数量众多的已上市中药中有效地挖掘具有临床价值的品种，是中药改良型新药所面临的问题和挑战。

2007 年《药品注册管理办法》的颁布虽有效遏制了当时中药行业存在的低水平重复剂型互改、不适合制剂特点的改剂型等乱象，但是由于既往法规下改良的路径和相关要求过高，企业对中药注册分类 7 类改变给药途径和 8 类改变剂型的相关研发的积极性不高。经查询药审中心审评信息库，2009—2015 年间申报临床和申报生产的品种数量基本呈逐年下降的趋势，2016—2019 年间未有中药 7 类改变给药途径和 8 类改变剂型品种申报生产，但值得注意的是，在此期间仍有品种申报临床，这反映了中药行业对已上市品种改变给药途径和改变剂型仍有需求（见图 18-3-1）。

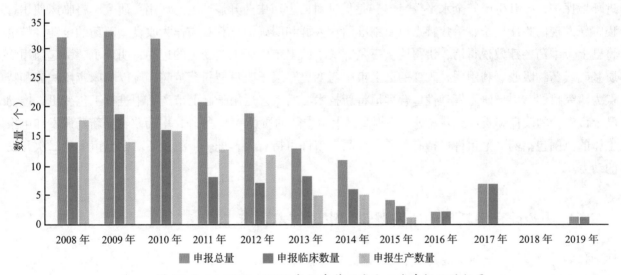

图 18-3-1　2008—2019 年间中药 7 类和 8 类申报品种数量

针对已上市中药药品质量与临床用药存在问题及其影响因素进行深入研究，形成更具市场竞争力的产品对中药产业的发展具有重要意义[18]。中药行业也对中药二次开发进行了探索和研究，如明确品种特色和优势、确定临床定位，以及探索中药生产过程控制技术、质量控制技术等[15-16]，然而在研发和注册申报方面仍面临着较大的困难和挑战：①研发的成本较高、难度较大。对于增加功能主治的补充申请，一般需要进行非临床有效性试验、开展探索性和验证性临床试验研究，企业花费的成本较高，研发周期较长。对于生产工艺或辅料等改变引起药用物质基础或药物吸收、利用明显改变的补充申请，由 2011 年的《已上市中药变更研究指导原则（一）》及 2017 年的《已上市中药生产工艺变更研究技术指导原则》中强调"由于中药的特殊性及工艺变更的复杂性，有时具体变更的类别界限可能不很清晰，需

中药监管科学

根据具体情况具体分析"可见，当时对生产工艺重大变更的界定范围和评价标准尚不够清晰，企业开展工艺变更研究面临着较大困难[17]。②已上市中药增加功能主治、生产工艺或辅料等改变引起药用物质基础或药物吸收、利用明显改变的情形，均被列入补充申请事项，不属于新药范畴，但却需要开展大量的安全性、有效性研究，且药品上市许可持有人才能进行变更研究和申报。这些因素均导致了企业对已上市产品二次研发和申报的积极性不高。

为建立和完善符合中药特点的技术评价体系，鼓励运用符合产品特点的现代科学技术以及体现临床应用优势和特点的改良理念改进已上市中药品种，中共中央办公厅、国务院办公厅及国家药监局相继出台一系列相关法规和意见[2]。2020 年 1 月 22 日，国家市场监督管理总局发布的《药品注册管理办法》（局令第 27 号）首次提出了中药改良型新药概念，彰显了其在中药新药研发中的重要地位。

2. 明确以临床价值为研发导向的改良型新药注册情形

在深刻总结中药审评审批实践经验，充分了解中药行业发展现状并遵循中药研发规律的基础上，2020 年国家药监局组织制定并发布了《中药注册分类及申报资料要求》[1]，进一步明细了中药改良型新药的定义和分类，拓宽了中药改良型新药的范畴，突出了以临床价值为导向进行注册分类的理念。新的中药注册分类除保留原注册分类中中药改变给药途径和改变剂型的情形外，将原"增加功能主治""已上市中药生产工艺或辅料等改变引起药用物质基础或药物吸收、利用明显改变的"由补充申请申报路径改为纳入新药申报范畴，明确以临床价值为导向，围绕临床应用优势和特点进行改良型新药的研发，为中药改良型新药的研发和申报提供更多的思路和途径[18]。

中药改良型新药注册类别的调整为有序开展已上市中药二次开发提供了更多的可能，一是保留原注册分类中中药改变给药途径和改变剂型作为改良型新药，强调该两类情形应具有临床应用优势与特点，明确改良目的，如提高有效性、改善安全性、提高依从性等，或者在有效性、安全性不降低的前提下，促进环境保护、提升生产安全水平等[3]。二是促进对已上市中药开展"老药新用"研究，将临床使用过程中新发现的临床定位、治疗特点以及精准治疗人群和明确治疗获益均作为改良型新药的范畴，鼓励将已上市中药的疗效说得清，讲得明。三是廓清了已上市中药工艺变更的边界，明确了"引起药用物质基础或药物吸收、利用明显改变的已上市中药变更"属于改良型新药范畴，应以临床应用优势和特点为研究目的，引导研发者理性、合理地将新技术、新工艺运用于已上市产品中进行工艺变更，推动已上市中药的改良和质量提升，进一步提高已上市中药的质量[19]。另外，中药改良型新药研发和申报主体的范围包括药品上市许可持有人和非药品上市许可持有人，进一步激发了对已上市中药二次开发的动力。

## 三、中药改良型新药的研发逻辑和审评技术要求

### 1. 中药改良型新药应体现其临床应用优势和特点

中药改良型新药应以临床价值为导向，围绕临床应用优势和特点进行研发，如提高有效性、改善安全性、提高依从性等，或者在有效性、安全性不降低的前提下，促进环境保护、提升生产安全水平等[3]。

基于有效性的改良，指提高已获批功能主治的有效性或者新增功能主治。基于安全性的改良，指不降低疗效的前提下，针对性地降低临床应用中已出现的安全性风险，最终提高获益 - 风险比。基于依从性的改良，指患者难以使用或者不愿坚持使用的已上市中药，改良后在有效性、安全性不降低的情况下使其依从性得到实质性的提高。基于促进环境保护、提升生产安全水平等的改良，指在有效性、安全性不降低的前提下，对剂型、生产工艺、使用溶媒等进行改良，以减少环境污染、保障安全生产等[5]。

### 2. 中药改良型新药是在原制剂基础上的创新和提高

中药改良型新药的研发是在已上市中药基础上的再研究。随着临床使用过程中对已上市产品研究和

认识的不断深入，可能会发现某些品种在给药途径、剂型、生产工艺或辅料、生产安全和环境保护等方面存在问题或不足，或者在临床应用过程中新发现其治疗特点和潜力。基于对原制剂客观、科学、全面的认识，明确改良目的以及改良型新药所需要解决的问题，以临床价值为导向，围绕临床应用优势和特点，针对原制剂进行改良、创新和提高[5]。

### 3. 中药改良型新药应顺应社会生产力发展的需求

随着科学技术的发展，特别是新方法、新技术、新工艺在中药工业化生产中的应用[20-22]，有些上市时间较早的中药品种可能已经不适应新技术、新设备或新的生产力发展水平，对有临床价值的已上市中药引入新方法、新技术、新工艺进行二次开发，具有促进产业升级、适应社会生产力发展需求等多方面的优势。

《中药注册管理专门规定》[3]中明确指出，在有效性、安全性不降低的前提下，促进环境保护、提升生产安全水平等也属于中药改良的范畴。鼓励运用适合产品特点的新技术、新工艺改进已上市中药。目前已上市中药中一些老品种存在着工艺缺陷或不适合当今发展需求的现象，如传统黑膏药因大量使用铅丹，并且长时间高温炼油等工艺产生大量的废水废气，造成严重的环境污染，同时高温炼油也存在安全隐患，因此，在保留原制剂疗效明显、携带方便等优点的基础上，值得对其进一步研究[23]。

### 4. 中药改良型新药应加强全过程质量控制，保证制剂质量稳定可控

中药改良型新药的质量控制水平应不低于原制剂，其质量标准需达到中药新药质量控制要求并符合新制剂的特点，应根据改良后制剂特点及临床用药需要，建立反映其特性的检查方法，优先选择能反映药品安全性、有效性以及稳定性变化情况的指标，建立从药材/饮片、中间体到制剂的全过程质量控制研究，确保中成药质量的稳定均一可控，促进药品质量不断提升。

### 5. 中药改良型新药应选择适宜的研发路径和模式

中药改良型新药通常具有一定的研究基础，在对已上市中药临床应用和不断深入研究过程中，针对原制剂新发现的治疗特点和潜力或存在的问题与不足，遵循必要、可行、合理的原则[3]，基于改良目的选择适应的研发路径和模式进行改良和提高。与创新药研究相比，其研发成本相对较低、成功率相对较高，值得予以重视。其研发路径、模式和技术要求可参照《中药改良型新药研究技术指导原则（试行）》[5]相关要求。

（1）2.1 类改变已上市中药给药途径的制剂　改变已上市中药给药途径的制剂，即不同给药途径或不同吸收部位之间相互改变的制剂。该类制剂需说明改变给药途径的合理性和必要性，开展相应的非临床研究，并围绕改良目的开展临床试验，证明改变给药途径的临床应用优势和特点[3]。

改变给药途径的制剂除给药途径不同的影响外，还可能会随着其制剂要求、工艺变化等导致药用物质基础或药物吸收、利用发生变化，进而影响制剂的有效性和安全性，因此，一般情况下也需要按照中药新药相关要求开展药学、药理毒理和临床相关研究。

（2）2.2 类改变已上市中药剂型的制剂　改变已上市中药的剂型应关注其临床应用优势和特点。剂型的改变可能影响药物的有效性和安全性，因此剂型选择应以满足临床需求为宗旨，在对药物理化性质、生物学特性、剂型特点等方面综合分析的基础上进行[24]。中药改剂型时，除剂型发生改变外，也可能会伴随着生产工艺、辅料等的变化，对于生产工艺、辅料等的变化，可参照《已上市中药药学变更研究技术指导原则（试行）》[25]等相关要求进行研究和评估工作。若新剂型在药用物质基础和（或）药物吸收利用方面发生明显改变，一般需要参照中药新药相关要求开展药学、药理毒理以及临床相关研究。

提高临床用药依从性是中药改剂型体现临床应用优势和特点的重要方面之一，也是企业改剂型研发重点关注的领域之一。对于提高依从性的改剂型制剂，其依从性与原剂型相比应能得到实质性提高，避免中药简单剂型互改等低水平重复研发和注册申请。为切实推动改剂型新药的研制，《中药注册管理专门规定》[3]明确指出，对儿童用药、特殊人群（如吞咽困难者）用药、某些因用法特殊而使用不便的已上市中药，可通过改变剂型提高药物临床使用的依从性，若对比研究显示改剂型后药用物质基础和药

物吸收、利用无明显改变，且原剂型临床价值依据充分的，可不开展临床试验。

（3）2.3类中药增加功能主治的改良型新药　随着符合中药特点监管体系的不断完善，人用经验证据在中药新药研发中的作用日益得到重视和利用。已上市中药增加功能主治多源于产品上市后临床应用经验，可能具有一定的人用经验证据，因此，"三结合"中药注册审评证据体系是中药增加功能主治研发的重要途径。

已上市中药申请增加功能主治，人用经验证据支持相应临床定位的，可不提供非临床有效性试验资料。使用剂量和疗程不增加，且适用人群不变的，可不提供非临床安全性试验资料。对于人用经验支持依据充分的，可直接开展III期临床试验[3,5]。

此外，2.3类改良型新药若采用人用经验作为证据支持，需关注其与人用经验所用药物的一致性，即人用经验所用药物的处方药味（包括药材基原、药用部位、炮制等）及其用量、工艺路线、给药途径、日用饮片量应基本一致[26-27]，另外还需关注其用法用量和疗程的一致性。

鼓励药品上市许可持有人开展中药改良型新药的研究，对于申请人不持有已上市中药申请增加功能主治的，除针对新功能主治的研究外，还应当参照同名同方药研究技术指导原则有关要求开展相应研究[5]。

（4）2.4类已上市中药生产工艺或辅料等改变引起药用物质基础或药物吸收、利用明显改变的改良型新药　按照《中药注册分类及申报资料要求》[1]，"已上市中药生产工艺或辅料等的改变引起药用物质基础或药物的吸收、利用明显改变"属于改良型新药，该类改变与《已上市中药药学变更研究技术指导原则（试行）》中所述的各种变更情形具有明显的界限和根本的区分[28]。鉴于该类改变引起药用物质基础或药物的吸收、利用明显改变，原有的药品有效性、安全性研究资料已不能表征改变后药品的有效性、安全性情况，因此一般需参考中药新药研发相关要求进行药学、药理毒理和临床研究。该类情形按照新药管理，有利于明晰研究内容，并明确其申报预期。

## 四、中药改良型新药的监管实践

### 1. 中药改良型新药受理审批情况

自2020年新的中药注册分类实施以来，中药改良型新药的申报数量呈逐渐增加的趋势，其中大多为申报临床的品种，申报品种覆盖了中药改良型新药4种情形，部分产品同时包含2种或2种以上情形，如申报改变给药途径同时改变剂型、申报改变剂型同时增加功能主治等，这说明了中药改良型新药的4种情形均符合中药行业发展实际需求。

经查询药审中心审评信息库，目前中药改良型新药的申报主要集中在2.3类增加功能主治（见图18-3-2），体现了促进"老药新用"理念在中药研发和监管实践中的落实，有利于继续发掘具有潜在临床价值的已上市中药，为未被满足的临床需求提供更多的机会。申报增加功能主治的中药改良型新药品种所涉及的适应症也较为广泛，见图18-3-3。

### 2."三结合"中药注册审评证据体系在中药改良型新药审评审批中的应用

随着对中药研发规律的不断探索和中药监管科学研究的不断深入，"三结合"中药注册审评证据体系在中药研发中的作用日益得到重视，也在2.3类改良型新药的注册监管中得到落实，《中药注册管理专门规定》[3]第二十三条指出，来源于临床实践的中药新药，人用经验能在临床定位、适用人群筛选、疗程探索、剂量探索等方面提供研究、支持证据的，可不开展II期临床试验。《中药改良型新药研究技术指导原则（试行）》[5]中突出了"三结合"中药注册审评证据体系在2.3类改良型新药研发过程中的重要性，明确指出若中医药理论、人用经验支持依据充分，可不开展非临床有效性研究和探索性临床试验。

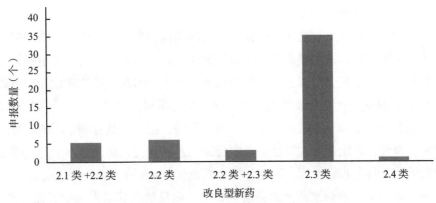

图 18-3-2 各类改良型新药申报数量

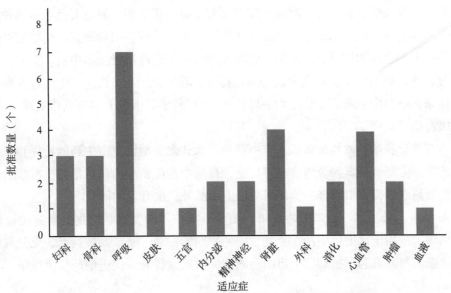

图 18-3-3 各类适应症已批准改良型新药数量

**3. 落实鼓励对儿童等特殊人群的中药改良型新药研发的理念**

儿童用药的研发应以儿科临床治疗现状及未被满足的临床需求为导向，在遵循常规药物开发的基础上重点考虑儿童人群特征，确保制剂给药剂量的准确性、给药方式的便利性以及患者的依从性等。

国家鼓励针对儿童生长发育特征开发与其年龄相适宜的中药改良型新药，《中药注册管理专门规定》指出，对于儿童用改良型新药的研发，应当关注符合儿童生长发育特征及用药习惯[3]。目前已上市儿童用中药制剂存在种类较少、剂型和适应症较为集中、用法用量及规格项设定存在缺陷等问题[29]，因此目前亟需对已上市中药进行儿童用药的二次开发，研制开发适合儿童使用的中药制剂，满足儿童用药需求，同时提高儿童临床用药的依从性。通过改变给药途径和改变剂型等提高儿童用药的依从性，增加儿童用药品的种类，填补儿童用药品的缺口。2023 年 11 月 17 日，国家药监局批准了中药 2.2 类改良型新药小儿豉翘清热糖浆上市，该品种为儿童用药，剂型改良后顺应性明显提高，为小儿风热感冒夹滞证患儿提供了又一种治疗选择[30]。

**4. 总结与展望**

（1）**促进具有临床价值的已上市中药品种的二次开发** 一些已上市中药品种存在功能主治模糊，或临床定位宽泛的问题，这导致部分优质中药品种的临床潜力未被充分挖掘。新的注册分类中将"增加功能主治"由原补充申请事项纳入改良型新药范畴，有利于鼓励对有临床价值的已上市中药品种进行二次开发，促进开展"老药新用"的研究。通过增加新的主治病证或原主治病证下新的治疗目标或原功能主治为中医术语表述，改良后拟新增用于现代医学疾病的适应症等方式[5]，提高已上市品种的有效性，开发更多具有临床价值的中药大品种。

（2）促进已上市中药工艺深入研究和持续改进　药品的研发贯穿于其整个生命周期，通过对已上市药品生产工艺、辅料等的不断改进可提高产品质量，增强产品的市场竞争力。变更通常不应引起药用物质基础或吸收、利用的明显改变，对于生产工艺或辅料等的改变引起药用物质或制剂吸收、利用明显改变需要进行临床试验证明安全性及有效性的，不再列为变更范畴。将"引起药用物质基础或药物吸收、利用明显改变"的工艺变更由补充申请列入改良型新药范畴，这一调整有利于明晰研究内容，明确其申报预期，提高研发积极性，鼓励持有人对已上市中药深入开展研究，对已上市中药进行二次开发，进一步提高已上市中药的质量具有积极作用。

（3）促进中药传承创新，推动中药产业高质量发展　改良型新药研发是中药创新研究的重要内容，是促进中医药传承精华、守正创新，中药产业高质量发展的重要路径。随着药品生产与临床使用经验的积累，对其安全性、有效性、稳定性、质量可控性等有了进一步认识，通过对已上市品种的改良创新及二次开发研究，一方面能明确临床定位，加强药效物质基础及其作用机制研究，科学阐释中成药的有效性和安全性；另一方面通过运用适合产品特点的新技术、新工艺改进已上市中药，提升中药制药生产工艺水平及生产过程质量控制水平，提高中成药质量标准，建立从药材／饮片、生产过程到制剂全过程中成药质量保障体系，确保中成药质量稳定均一可控[31]。有利于对市场上的中成药实现"优胜劣汰"，推动中药产业健康高质量发展。

（4）借助中药监管科学，继续加强已上市中药的二次开发　对已上市中药的挖掘和二次开发是中药传承创新发展的重要方向，但其涉及内容非常广泛，目前中药改良型新药申报和批准数量还比较少，有待于借助中药监管科学研究，继续进一步加强对已上市品种二次开发的研究。

（5）鼓励新方法、新技术、新工艺的应用　随着科学技术的发展，特别是新方法、新技术、新工艺、新辅料的涌现，应用于已上市中药，有利于中药制剂的发展。基于品种特点，充分利用新方法、新技术、新工艺、新辅料，有利于推动已上市中药的改良与质量提升，促进中药传承精华、守正创新、高质量发展。

（曲建博　李慧　陈霞　杨娜　黄芳华）

# 参考文献

［1］国家药品监督管理局. 国家药监局关于发布《中药注册分类及申报资料要求》的通告（2020年第68号）［EB/OL］.（2020-09-28）［2024-04-07］. https://www.nmpa.gov.cn/xxgk/ggtg/qtggtg/20200928164311143.html.

［2］国家药品监督管理局. 国家药监局关于印发《关于进一步加强中药科学监管 促进中药传承创新发展的若干措施》的通知（国药监药注［2023］1号）［EB/OL］.（2023-01-04）［2024-04-07］. https://www.nmpa.gov.cn/xxgk/fgwj/gzwj/gzwjyp/20230103172324162.html.

［3］国家药品监督管理局. 国家药监局关于发布《中药注册管理专门规定》的公告（2023年第20号）［EB/OL］.（2023-02-10）［2024-04-07］. https://www.nmpa.gov.cn/xxgk/fgwj/xzhgfxwj/20230210173401120.html.

［4］国家药品监督管理局. 国家药监局关于促进中药传承创新发展的实施意见（国药监药注［2020］27号）.（2020-12-25）［2024-04-07］. https://www.nmpa.gov.cn/xxgk/fgwj/gzwj/gzwjyp/20201225163906151.html.

［5］国家药品监督管理局药品审评中心. 关于发布《中药改良型新药研究技术指导原则（试行）》的通告（2024年第24号）.（2024-05-13）［2024-05-14］. https://www.cde.org.cn/main/news/viewInfoCommon/a1e6d2195a9a2c0f3cb7b2bc0ce88006.

［6］阳长明. 试论中药仿制与改剂型研究［J］. 中国执业药师, 2008, 5（10）: 37-40.

［7］王停. 关于中药改剂型申请临床方面需关注的问题［J］. 中国中药杂志, 2012, 37（19）: 3001-3002.

［8］王海南. 从立题依据谈中药改剂型品种［J］. 中国新药杂志, 2005, 14（12）: 1380-1381.

［9］唐健元. 关于中药注册分类的思考和建议［J］. 中国中药杂志，2020，45（16）：4004-4008.

［10］国家食品药品监督管理局. 关于印发中药注册管理补充规定（国食药监注〔2008〕3号）［EB/OL］.（2008-01-07）［2024-04-07］. https://www.nmpa.gov.cn/xxgk/fgwj/gzwj/gzwjyp/20080107120001991.html.

［11］国家食品药品监督管理总局. 国家食品药品监督管理总局关于发布中药、天然药物改变剂型研究技术指导原则的通告（第1号）［EB/OL］.（2014-03-07）［2024-04-07］. https://www.nmpa.gov.cn/xxgk/ggtg/ypggtg/ypqtggtg/20140307120001463.html.

［12］宋菊，阳长明，于江泳，等. 古代经典名方中药复方制剂的转化研究与审评决策思路［J］. 中药药理与临床，2024，40（3）：2-7.

［13］张伯礼，范骁辉，刘洋，等. 中成药二次开发战略及其核心技术体系［J］. 中国中药杂志，2013，38（22）：3797-3800.

［14］王永炎，王忠. 中成药二次开发的意义与对策［J］. 中国药学杂志，2010，45（10）：721-723.

［15］成旭东，贾晓斌，封亮. 基于系统论的中药大品种二次开发研究思路［J］. 中国中药杂志，2013，38（24）：4369-4374.

［16］张伯礼，程翼宇，瞿海斌，等. 中成药二次开发核心技术体系创研及其产业化［J］. 天津中医药，2015，32（2）：1-3.

［17］赵巍，阳长明，周思源. 浅谈已上市中药工艺变更研究管理及技术要求［J］. 中国食品药品监管，2021，9：100-105.

［18］国家药品监督管理局.《中药注册分类及申报资料要求》政策解读［EB/OL］.（2020-09-30）［2024-04-07］. https://www.nmpa.gov.cn/xxgk/zhcjd/zhcjdyp/20200930164259184.html.

［19］王海南. 中药审评审批改革与中药注册分类［J］. 中国新药杂志，2021，30（9）：193-196.

［20］王子千，王学成，钟志坚. 中药口服固体制剂连续制造技术应用现状、趋势与挑战［J］. 中国中药杂志，2023，48（16）：4536-4544.

［21］马欣荣，王鋆璇，赵万顺. 数据驱动技术在中药提取智能制造中的应用进展［J］. 中国中药杂志，2023，48（21）：5701-5706.

［22］朱卫丰，沈玉，邓攀，等. 过程分析技术在中药制造工业中的应用［J］. 中国中药杂志，2024，49（9）：2299-2307.

［23］李银，杜菁. 黑膏药剂型改革浅议：中药巴布剂的开发［J］. 现代经济信息，2009（12）：233-236.

［24］国家药品监督管理局药品审评中心. 国家药监局药审中心关于发布《中药复方制剂生产工艺研究技术指导原则（试行）》的通告（2020年第43号）［EB/OL］.（2020-11-27）［2024-04-07］. https://www.cde.org.cn/main/news/viewInfoCommon/cadbfb1d2998182c8671fe85954e1d59.

［25］国家食品药品监督管理总局. 总局关于发布已上市中药生产工艺变更研究技术指导原则的通告（2017年第141号）［EB/OL］.（2017-09-11）［2024-04-07］. https://www.nmpa.gov.cn/xxgk/ggtg/ypg gtg/ypqtggtg/20170911171501800.html.

［26］国家药品监督管理局药品审评中心. 国家药监局药审中心关于发布《基于人用经验的中药复方制剂新药临床研发指导原则（试行）》《基于"三结合"注册审评证据体系下的沟通交流指导原则（试行）》的通告（2022年第24号）［EB/OL］.（2022-04-29）［2024-04-07］. https://www.cde.org.cn/main/news/viewInfoCommon/8a1682a8d37494732f7f441dd11f5af6.

［27］国家药品监督管理局药品审评中心. 国家药监局药审中心关于发布《基于人用经验的中药复方制剂新药药学研究技术指导原则（试行）》的通告（2023年第53号）［EB/OL］.（2023-10-18）［2024-04-07］. https://www.cde.org.cn/main/news/viewInfoCommon/f7840a316591e68be0a0d9b5a4a66d72.

［28］阳长明，赵巍，曲建博. 制订符合中药变更特点和规律的指导原则，提高中药制剂质量：《已上市中药药学变更研究技术指导原则》解读［J］. 中国中药杂志，2021，46（8）：2016- 2019.

［29］王玲玲，唐漆，李计萍，等. 儿童用中药制剂药学研究开发的一般考虑及建议［J］. 中国医药工业杂志，2022，53（11）：1571-1578.

［30］国家药品监督管理局. 国家药监局批准中药改良型新药小儿豉翘清热糖浆上市［EB/OL］.（2023-11-17）［2024-04-07］. https://www.nmpa.gov.cn/zhuanti/cxylqx/cxypxx/20231117094601174.html.

［31］阳长明，陈霞，赵巍. 基于源头控制的中药制剂质量研究［J］. 中草药，2021，52（2）：321-326.

# 第四节　古代经典名方中药复方制剂的审评技术要求与监管实践

古代经典名方是指符合《中医药法》规定的，至今仍广泛应用、疗效确切、具有明显特色与优势的古代中医典籍所记载的方剂。古代经典名方中药复方制剂是指来源于古代经典名方的中药复方制剂[1]，包含以下情形：3.1 按古代经典名方目录管理的中药复方制剂；3.2 其他来源于古代经典名方的中药复方制剂，包括未按古代经典名方目录管理的古代经典名方中药复方制剂和基于古代经典名方加减化裁的中药复方制剂。

古代经典名方是中医药的精华，有明显特色和优势，2020 年习近平总书记主持专家学者座谈会时强调要加强古医籍的梳理和挖掘，2023 年习近平总书记在石家庄考察时强调要加强中医药传承创新发展。做好古代经典名方中药复方制剂的研究转化，满足人民群众治疗需求，是中药传承创新发展的重要工作。自 2007 年以来，药品监督管理部门针对古代经典名方中药复方制剂发布了一系列政策文件，开展符合中药特点的中药监管科学新工具、新方法和新标准研究，形成了《按古代经典名方目录管理的中药复方制剂药学研究技术指导原则（试行）》《古代经典名方中药复方制剂说明书撰写指导原则（试行）》《按古代经典名方目录管理的中药复方制剂药学申报资料撰写指导原则（试行）》等指导原则，促进古代经典名方中药复方制剂研发上市。特别是在新冠疫情期间，根据抗疫实践经验和成果，边审评、边研究、边总结，按照"其他来源于古代经典名方的中药复方制剂"类别批准了清肺排毒颗粒、化湿败毒颗粒、宣肺败毒颗粒、散寒化湿颗粒等上市。

## 一、古代经典名方中药复方制剂的简化注册管理

中药复方成份复杂，有效成份不明确，如何进行工艺研究和评价指标选择，如何确保有效成份的保留，如何保证制剂的安全有效，这些都是中药复方制剂研发面临的难点和重点问题。既往中药复方新药习惯参照化学药品研究思路开展相关药学研究工作，确定的工艺往往与传统用药方法存在较大差异，使其研究无法借鉴传统用药的安全性和有效性，而需要进行非临床有效性研究和临床试验才能获批上市，花费大量时间和费用，甚至可能由于剂量、提取工艺等与传统用药经验不同，使有效的汤剂变成无效的制剂。这种研发模式不应成为中药复方制剂研发的唯一选择。古代经典名方有着长期用药历史、丰富的人用经验，倘若还采用原来的研发模式进行研究，不仅需要大量人力、物力和时间，而且难以保证其疗效和质量。长久以来，业界一直在思考如何合理进行中药复方制剂的研发，基于古代经典名方的长期用药实际，提出了古代经典名方中药复方制剂的注册分类[2]。

2007 年《药品注册管理办法》（局令第 28 号）附件 1《中药、天然药物注册分类及申报资料要求》在中药注册第 6 类"未在国内上市销售的中药、天然药物复方制剂"的基础上，提出该类细分注册类别"6.1 中药、天然药物和化学药品组成的复方制剂"包含"来源于古代经典名方的中药复方制剂"。这是

首次提出涉及古代经典名方制剂相关注册分类的概念，并在 2008 年《中药注册管理补充规定》（国食药监注〔2008〕3 号）第七条提出"来源于古代经典名方的中药复方制剂"相关定义和概念[3]。"来源于古代经典名方的中药复方制剂"作为当前古代经典名方中药复方制剂的前身，与古代经典名方中药复方制剂的内涵基本一致。

2015 年 8 月，国务院印发的《关于改革药品医疗器械审评审批制度的意见》（国发〔2015〕44 号）要求"简化来源于古代经典名方的复方制剂的审批"[4]。2016 年《中医药法》明确古代经典名方的定义，并规定"在申请药品批准文号时，可以仅提供非临床安全性研究资料。具体管理办法由国务院药品监督管理部门会同中医药主管部门制定"。

2018 年 6 月发布的《古代经典名方中药复方制剂简化注册审批管理规定》中规定了古代经典名方中药复方制剂注册审批的具体流程[5]，但是，其中将注册过程分为"经典名方物质基准"标准统一、制剂注册两个阶段，不利于此类制剂的快速研发注册上市。为贯彻落实中共中央、国务院印发的《关于促进中医药传承创新发展的意见》[6]精神，加快推进古代经典名方的研发转化，2020 年 9 月，国家药监局关于发布《中药注册分类及申报资料要求》的通告[1]，通过调整中药注册分类，将古代经典名方中药复方制剂单独划分为一类并进行了细化，同时明确该类制剂在申请人完成研究后可一次性提出上市许可申请，不再审核发布"经典名方物质基准"统一标准，大幅缩短流程环节。2023 年 2 月，《中药注册管理专门规定》[7]明确古代经典名方中药复方制剂"不需要开展非临床有效性研究和临床试验"。

## 二、古代经典名方中药复方制剂简化注册的研发逻辑和技术要求

### 1. 古代经典名方中药复方制剂的研发应体现其安全有效性

古代经典名方中药复方制剂的鲜明特点是"至今仍广泛应用、疗效确切、具有明显特色与优势"，有着长期的临床用药实践，是古代经典名方中药复方制剂新药研发不需要再开展非临床有效性研究和临床试验的依据。基于此，古代经典名方中药复方制剂的研发不同于长期从事中药新药研究的研究者所熟悉了解的、通过药学和药理毒理以及临床试验获得的研究结果来证明上市价值的研发思路，应根据国家发布的古代经典名方关键信息，还原其临床应用情况（俗称"一碗汤"）[8]，借此承载临床用药的安全性、有效性，而不必再另行提供安全性、有效性证据。这是该类制剂研发、审评需要遵循的基础。古代经典名方中药复方制剂的研发需要了解和明确该类制剂的相关管理规定和技术要求。

### 2. 古代经典名方目录和关键信息是研发的依据

古代经典名方目录和关键信息考证是古代经典名方开发利用的关键性、源头性问题[9]。《中药注册管理专门规定》明确古代经典名方中药复方制剂的处方组成、药材基原、药用部位、炮制规格、折算剂量、用法用量、功能主治等内容原则上应当与国家发布的古代经典名方关键信息一致。研究者应依据国家发布的古代经典名方目录和关键信息开展研究，国家发布的关键信息中已明确的内容无需提供考证研究资料[10]。截至 2024 年 5 月底，国家已发布 324 首古代经典名方和 64 首方剂的关键信息，为古代经典名方的研究转化提供了重要依据。

### 3. 古代经典名方的研发应还原临床使用的"一碗汤"

古代经典名方中药复方制剂的研发和审评逻辑是基于其长期临床应用安全有效，如何将关键信息表的文字转化为临床使用的中药制剂，同时还要保证中药制剂能够继承原方的安全性和有效性，这是古代经典名方中药复方制剂研究的难点和关键所在。对于如何将古代经典名方转化为现代应用的中成药制剂，药审中心通过中药监管科学研究，凝聚业界共识，组织研究制定了《按古代经典名方目录管理的中药复方制剂药学研究技术指导原则（试行）》[11]，提出了"基准样品"的概念，提出需按照国家发布的关键信息和古籍记载来研究、制备基准样品，以基准样品还原临床使用的"一碗汤"，并对其开展质量

研究，再以"制剂与基准样品质量基本一致"作为制剂研究的要求，开展制剂的生产工艺研究[12]。基准样品承载了古代经典名方的物质基础和安全有效性，同时也桥接了古代经典名方和中药复方制剂，必须加以充分重视，只有在基准样品研究明确的基础上，才能保障制剂研究的质量。

4. 加强全过程质量控制，保证制剂质量稳定可控

保证制剂质量稳定是药品质量属性的要求，古代经典名方中药复方制剂也应该遵从符合中药特点的中药质量控制要求，践行"质量源于设计"的研发理念，做好药材、饮片、基准样品以及制剂的全过程质量控制[13]，保证古代经典名方中药复方制剂质量稳定可控。

药材和饮片是中药制剂的源头，古代经典名方中药复方制剂研究应先进行药材研究，以确定药材的质量要求；采用符合研究确定质量标准的药材进行饮片研究，以确定饮片炮制工艺和饮片质量标准；采用符合上述要求的饮片进行基准样品和制剂生产研究[10]。在做好药材、饮片源头质量控制的同时，加强生产过程质量控制，保证制剂质量稳定。

5. 古代经典名方中药复方制剂毒理学研究

《中药注册分类及申报资料要求》对中药复方制剂的毒理学研究要求为"中药复方制剂，根据其处方来源及组成、人用安全性经验、安全性风险程度的不同，提供相应的毒理学试验资料，若减免部分试验项目，应提供充分的理由。对于采用传统工艺，具有人用经验的，一般应提供单次给药毒性试验、重复给药毒性试验资料"。古代经典名方中药复方制剂属于采用传统工艺、具有人用经验的中药复方制剂，因此按照《中药注册分类及申报资料要求》，一般情况下，古代经典名方中药复方制剂的毒理学研究一般包括单次给药毒性试验、重复给药毒性试验，应符合药物非临床研究质量管理规范（GLP）的相关要求。

根据品种具体情况，必要时需提供其他毒理学试验。例如，若临床应用涉及儿童人群，应进行幼龄动物重复给药毒性试验，试验具体要求参考支持儿科用药开发的非临床安全性评价指导原则；若临床应用可能涉及哺乳期女性，应开展相关的毒理学试验，以评估是否会通过哺乳对子代生长发育产生影响。另外，当在重复给药毒性试验中发现受试物对生殖系统具有不良影响或具有潜在的致癌性风险，或文献提示具有相关担忧时，可能需要追加相应的特殊毒理学试验。如出现此类情况，鼓励申请人就特殊毒理学试验的必要性等问题与药审中心进行沟通交流[14]。

6. 古代经典名方中药复方制剂的说明书撰写

为体现古代经典名方中药复方制剂的中医药特色，体现"传承精华，守正创新"理念，打造宣传中医药传承创新的文化名片，药审中心发布了《古代经典名方中药复方制剂说明书撰写指导原则（试行）》[15]，重点介绍说明书的标题、【处方组成】【处方来源】【功能主治的理论依据】【中医临床实践】等撰写内容和要求，以彰显古代经典名方中药复方制剂的特色和优势。

考虑到该类药品组方来源于古代经典名方，有必要引经据典，因此增加【处方来源】一项，包括古籍出处和原文信息/原文信息诠释。考虑到古代经典名方中药复方制剂作为传统中药，支持上市的关键证据为中医药理论和人用经验，该类制剂说明书增加【功效主治的理论依据】和【中医临床实践】项，以体现古代经典名方的长期应用基础。【功能主治的理论依据】包括方解、化裁依据和历代医评3项内容。古代经典名方中药复方制剂历代医评应当依据该处方来源，精选出该古代经典名方与功能主治直接相关、能有效指导临床应用、最具代表性的清代及以前的医籍对该方的评述。基于古代经典名方加减化裁的中药复方制剂无需撰写历代医评，需撰写化裁依据，应当列明在古代经典名方基础上增加和减去的药味等相关变化情况，并说明化裁依据。【中医临床实践】项撰写用于支持中药3.2类上市的关键性中医临床实践总结，中药3.1类无需撰写。

### 三、监管实践和成果

#### 1. 构建优化与古代经典名方中药复方制剂相适应的审评模式

药审中心参考中医药抗疫相关品种的审评经验，建立了与古代经典名方中药复方制剂相适应的审评工作程序，组建了古代经典名方中药复方制剂专家审评委员会，于 2022 年 4 月 25 日发布《古代经典名方中药复方制剂专家审评委员会委员名单（第一批）》[16]，并强化靠前服务指导意识，与中国食品药品检定研究院（简称中检院）、审核查验中心等相关单位共同发力，总结优化"早期介入，研审联动，全程参与，一企一策"的审评审批模式，切实推进古代经典名方中药复方制剂的研发上市。

#### 2. 凝聚行业共识，形成古代经典名方研究技术指导原则

为促进古代经典名方中药复方制剂研发，推进疫情防控成果转化，药审中心总结审评经验，制定了古代经典名方中药复方制剂相关指导原则（见表 18-4-1），加强技术标准体系建设，采取早期介入、研审联动等措施，加快相关品种的研发和申报进度。

**表 18-4-1 古代经典名方中药复方制剂相关技术指导原则文件**

| 文件名称 | 发布日期 |
| --- | --- |
| 《按古代经典名方目录管理的中药复方制剂药学研究技术指导原则（试行）》[11] | 2021 年 8 月 31 日 |
| 《中药新药复方制剂中医药理论申报资料撰写指导原则（试行）》[15] | 2021 年 10 月 15 日 |
| 《古代经典名方中药复方制剂说明书撰写指导原则（试行）》[15] | 2021 年 10 月 15 日 |
| 《基于人用经验的中药复方制剂新药临床研发指导原则（试行）》[17] | 2022 年 4 月 29 日 |
| 《基于"三结合"注册审评证据体系下的沟通交流指导原则（试行）》[17] | 2022 年 4 月 29 日 |
| 《其他来源于古代经典名方的中药复方制剂药学研究技术指导原则（试行）》[18] | 2023 年 7 月 21 日 |
| 《基于人用经验的中药复方制剂新药药学研究技术指导原则（试行）》[19] | 2023 年 10 月 18 日 |
| 《关于加快古代经典名方中药复方制剂沟通交流和申报的有关措施》[20] | 2023 年 11 月 22 日 |
| 《按古代经典名方目录管理的中药复方制剂药学申报资料撰写指导原则（试行）》[10] | 2024 年 4 月 23 日 |

#### 3. 助力抗击新冠疫情，促进中药 3.2 类成果转化

2019 年 12 月以来新冠在全球蔓延，在这次抗击疫情过程中，中医药通过临床筛选出的有效方剂发挥了重要的作用。抗疫期间，药审中心边审评、边研究、边总结，基于清肺排毒方、化湿败毒方、宣肺败毒方（简称"三方"）等抗疫中医验方在疫情期间处方固定且广泛应用，提供了大量的人用经验总结和相关数据，疗效确切，满足《中医药法》对古代经典名方的要求，以及所转化研发的制剂与临床实践所用药物一致等情况，经专家审评委员会审评和科学决策，2021 年基于"三方"研发而成的清肺排毒颗粒、化湿败毒颗粒、宣肺败毒颗粒按中药 3.2 类获批上市，被评为"2021 年度中医药十大学术进展"[21]；2022 年散寒化湿颗粒也按照中药 3.2 类获批上市。以上品种均是在古代经典名方基础上创新而成，其上市开辟了中药新药创制的新机制，是中医药原创优势成果转化的典范。

#### 4. 加强沟通引导，促进中药 3.1 类研发上市

古代经典名方中药复方制剂是一类新的注册分类，其研发模式、技术要求、审评逻辑与以往中药新药研究均有较大差异，药审中心大力加强宣贯解读工作，多次组织相关研发单位就古代经典名方中药复方制剂的研发开展座谈研讨，积极宣讲相关政策，向外传递鼓励新举措，深入解读研发相关技术要求，促进研发单位对古代经典名方中药复方制剂研发注册相关政策和研发逻辑、理念的理解，助力古代经典名方的发掘和转化。

2020 年新版《药品注册管理办法》颁布实施以来，古代经典名方中药复方制剂申报和沟通交流的申请数量逐年增加，截至 2024 年 5 月，药审中心收到中药 3 类相关的沟通交流百余次，相关的一般性技术咨询过百件。药审中心与申请人就研发过程中的难点、重点问题进行深入研讨，研审联动，促进中药 3.1 类申报上市。2022 年首个中药 3.1 类制剂苓桂术甘颗粒获批上市，被评为"2022 年度中医药十大学术进展"之一[22]。2023 年以来，枇杷清肺颗粒、济川煎颗粒、一贯煎颗粒、芍药甘草颗粒、温经汤颗粒等多个中药 3.1 类品种获批上市（见表 18-4-2）。

**表 18-4-2　已上市的中药 3.1 类品种信息**

| 药品名称 | 批准文号 | 功能主治 | 批准时间 |
|---|---|---|---|
| 苓桂术甘颗粒 | 国药准字 C20220002 | 温阳化饮，健脾利湿。用于中阳不足之痰饮。症见胸胁支满，目眩心悸，短气而咳，舌苔白滑，脉弦滑 | 2022 年 12 月 27 日 |
| 枇杷清肺颗粒 | 国药准字 C20230001 | 清肺经热。主治肺风酒刺，症见面鼻疙瘩，红赤肿疼，破出粉汁或结屑等 | 2023 年 7 月 26 日 |
| 济川煎颗粒 | 国药准字 C20230002 | 温肾益精，润肠通便。用于肾虚便秘证。症见大便秘结，小便清长，腰膝酸软，头目眩晕，舌淡苔白，脉沉迟 | 2023 年 12 月 26 日 |
| 一贯煎颗粒 | 国药准字 C20230003 | 滋阴疏肝。主治肝阴不足，血燥气郁证。胸脘胁痛，吞酸吐苦，咽干口燥，舌红少津，脉细弦。亦治疝气瘕聚 | 2023 年 12 月 26 日 |
| 芍药甘草颗粒 | 国药准字 C20240001 | 益阴养血，缓急止痛。用于阴血不足，筋脉失养所致挛急疼痛诸证，症见腿脚挛急，腹中疼痛 | 2024 年 1 月 08 日 |
| 苓桂术甘颗粒 | 国药准字 C20240002 | 温阳化饮，健脾利湿。用于中阳不足之痰饮，症见胸胁支满，目眩心悸，短气而咳，舌苔白滑，脉弦滑 | 2024 年 3 月 29 日 |
| 温经汤颗粒 | 国药准字 C20240003 | 温经补虚，化瘀止痛。血海虚寒，气血凝滞证。症见妇人月经不调，脐腹作痛，脉沉紧 | 2024 年 5 月 15 日 |

## 四、总结与展望

### 1. 采用与古代经典名方中药复方制剂相适应的研发模式

古代经典名方中药复方制剂与既往的中药复方制剂新药药学研究要求、审评逻辑存在较大差异。根据近年的注册审评情况，发现在进行古代经典名方中药复方制剂研发时，许多研发者没有关注该类制剂的相关要求，未按要求进行药材、饮片的质量控制，工艺研究时追求某些指标成份的转移率最大化，而忽略了该类制剂要求制剂与基准样品（"一碗汤"）质量一致。为帮助研发者理解古代经典名方中药复方制剂研发逻辑和技术要求，药审中心加强中药监管科学研究，针对研发中药材、饮片、制剂的全过程质量控制以及基准样品研究和申报资料存在的问题，依托 2023 年药品监管科学全国重点实验室第一批课题，凝聚多方共识，形成了《按古代经典名方目录管理的中药复方制剂药学申报资料撰写指导原则（试行）》，将申报资料要求与已有的技术要求相结合，指导申请人厘清研发思路、撰写申报资料，进而加快古代经典名方中药复方制剂的上市。

### 2. 选择合适的古代经典名方进行研发

国家药监局印发的《关于促进中药传承创新发展的实施意见》[23]明确"坚持以临床价值为导向。"

在进行古代经典名方中药复方制剂研究时，也应该以临床价值为导向、以满足患者用药需求为目标。国家药监局网站查询到"国药准字 Z"的批准文号已有 5 万多个，其处方有 8000 多个，其中很大部分是在古代经典名方的基础上研究开发。因此，在进行古代经典名方中药复方制剂研究时，如何更好地满足临床用药需求，选择合适的古代经典名方进行研发，并避免同质化，仍是研究者和业界需要进一步研讨的问题。另外，在古代经典名方转化为中药复方制剂的研究过程中，还应考虑其成药性以及商业规模化生产的可行性。

### 3. 研发过程中加强沟通交流

古代经典名方中药复方制剂的研发是中药传承创新发展的重要内容，如何将古代医籍记载和国家发布的关键信息转化为符合要求的中药制剂，在实际研究中可能还存在许多问题。药审中心于 2023 年 11 月 22 日发布了《关于加快古代经典名方中药复方制剂沟通交流和申报的有关措施》的通告，建议申请人在基准样品研究基本完成后、制备工艺确定后/开展毒理研究前、申请上市许可前等研发关键节点与药审中心进行沟通交流。针对研发过程中遇到的重点、难点问题，研发者可以通过一般性技术问题咨询、沟通交流申请等多种方式和渠道，加强与药审中心的沟通，促进古代经典名方中药复方制剂的上市。

### 4. 注重上市后研究

《国家药监局关于发布〈中药注册分类及申报资料要求〉的通告》中明确古代经典名方中药复方制剂的功能主治以中医术语进行表述，这在一定程度上限制了古代经典名方中药复方制剂在临床使用的范围。上市后研究是药品研发的重要组成部分，建议古代经典名方中药复方制剂在批准上市后，针对功能主治或某适应症/病症开展上市后研究，根据研究结果进一步完善说明书【功能主治】相关内容，以更好地指导临床用药，更加方便该类制剂的临床应用。

（韩炜 宋菊 陈浩 田玉欣 安娜 周植星）

# 参考文献

［1］国家药品监督管理局. 国家药监局关于发布《中药注册分类及申报资料要求》的通告（2020 年第 68 号）［EB/OL］.（2020-09-28）［2024-04-06］. https://www.nmpa.gov.cn/xxgk/ggtg/qtggtg/20200928164311143.html.

［2］宋菊，阳长明，于江泳，等. 古代经典名方中药复方制剂的转化研究与审评决策思路［J］. 中药药理与临床，2024，40（3）：2-7.

［3］国家食品药品监督管理局. 关于印发中药注册管理补充规定（国食药监注［2008］3 号）［EB/OL］.（2008-01-07）［2024-04-06］. https://www.nmpa.gov.cn/xxgk/fgwj/gzwj/gzwjyp/20080107120001991.html.

［4］国务院. 国务院印发《关于改革药品医疗器械审评审批制度的意见》（国发［2015］44 号）［EB/OL］.（2015-08-09）［2024-04-06］. https://www.gov.cn/zhengce/content/2015-08/18/content_10101.htm?trs=1.

［5］国家药品监督管理局. 国家药品监督管理局关于发布《古代经典名方中药复方制剂简化注册审批管理规定》的公告（2018 年第 27 号）［EB/OL］.（2018-06-01）［2024-04-06］. https://www.nmpa.gov.cn/xxgk/ggtg/ypggtg/ypqtggtg/20180601163901361.html.

［6］中共中央办公厅 国务院办公厅. 中共中央 国务院《关于促进中医药传承创新发展的意见》［EB/OL］.（2019-10-20）［2024-04-06］. https://www.gov.cn/gongbao/content/2019/content_5449644.htm.

［7］国家药品监督管理局. 国家药监局关于发布《中药注册管理专门规定》的公告（2023 年第 20 号）［EB/OL］.（2023-02-10）［2024-04-06］. https://www.nmpa.gov.cn/xxgk/fgwj/xzhgfxwj/20230210173401120.html.

［8］李玲，季光，张彤，等. 经典名方苓桂术甘汤复方制剂的研制［J］. 中成药，2023（10）：3165-3172.

［9］詹志来，张华敏，黄璐琦. 经典名方药物考证关键问题分析与要点建议［J］. 中国实验方剂学杂志，

2022（10）：1-10.

［10］国家药品监督管理局药品审评中心 . 国家药监局药审中心关于发布《按古代经典名方目录管理的中药复方制剂药学申报资料撰写指导原则（试行）》的通告（2024 年第 20 号）［EB/OL］.（2024-04-23）［2024-04-26］. https://www.cde.org.cn/main/news/viewInfoCommon/2ec60f7849641d2b9c19bbbff124973d.

［11］国家药品监督管理局药品审评中心 . 国家药监局药审中心关于发布《按古代经典名方目录管理的中药复方制剂药学研究技术指导原则（试行）》的通告（2021 年第 36 号）［EB/OL］.（2021-08-31）［2024-04-06］. https://www.cde.org.cn/main/news/viewInfoCommon/1c18dd163e7c9221786e5469889367d0.

［12］赵晓霞，阳长明，韩炜，等 . 试论按古代经典名方目录管理的中药复方制剂的基准样品研究［J/OL］. 中国中药杂志 . https://doi.org/10.19540/j.cnki.cjcmm.20240315.601.

［13］郑天骄，韩炜 . 基于药品全生命周期管理的中药质量控制策略［J］. 中国中药杂志，2023，48（5）：1407-1412.

［14］黄芳华，王庆利 . 古代经典名方中药复方制剂毒理学研究［J］. 中国中药杂志，2022，47（23）：6529-6532.

［15］国家药品监督管理局药品审评中心 . 国家药监局药审中心关于发布《中药新药复方制剂中医药理论申报资料撰写指导原则（试行）》《古代经典名方中药复方制剂说明书撰写指导原则（试行）》的通告（2021 年第 42 号）［EB/OL］.（2021-10-15）［2024-04-06］. https://www.cde.org.cn/main/news/viewInfoCommon/bfe3d71270e186a08fe353664031e1b7.

［16］国家药品监督管理局药品审评中心 . 国家药监局药审中心关于发布《古代经典名方中药复方制剂专家审评委员会委员名单（第一批）》的通告［EB/OL］.（2022-04-25）［2024-04-06］. https://www.cde.org.cn/main/news/viewInfoCommon/52b37d99bf1af43d37f380b3f2f49389.

［17］国家药品监督管理局药品审评中心 . 国家药监局药审中心关于发布《基于人用经验的中药复方制剂新药临床研发指导原则（试行）》《基于"三结合"注册审评证据体系下的沟通交流指导原则（试行）》的通告（2022 年第 24 号）［EB/OL］.（2023-04-29）［2024-04-06］. https://www.cde.org.cn/main/news/viewInfoCommon/8a1682a8d37494732f7f441dd11f5af6.

［18］国家药品监督管理局药品审评中心 . 国家药监局药审中心关于发布《其他来源于古代经典名方的中药复方制剂药学研究技术指导原则（试行）》的通告（2023 年第 42 号）［EB/OL］.（2023-07-25）［2024-04-06］. https://www.cde.org.cn/main/news/viewInfoCommon/861799feb6f3be49dbc8a365a3eeff0a.

［19］国家药品监督管理局药品审评中心 . 国家药监局药审中心关于发布《基于人用经验的中药复方制剂新药药学研究技术指导原则（试行）》的通告（2023 年第 53 号）［EB/OL］.（2023-10-18）［2024-04-06］. https://www.cde.org.cn/main/news/viewInfoCommon/f7840a316591e68be0a0d9b5a4a66d72.

［20］国家药品监督管理局药品审评中心 . 国家药监局药审中心关于发布《关于加快古代经典名方中药复方制剂沟通交流和申报的有关措施》的通告［EB/OL］.（2023-11-22）［2024-04-06］. https://www.cde.org.cn/main/news/viewInfoCommon/c95764dacf31f3212c78a49ef9510ce9.

［21］中华中医药学会 . 2021 年度中医药十大学术进展发布［EB/OL］.（2022-01-13）［2024-04-06］. https://www.cacm.org.cn/2022/01/13/16815/.

［22］中华中医药学会 . 2022 年度中医药十大学术进展发布［EB/OL］.（2023-03-01）［2024-04-06］. https://www.cacm.org.cn/2023/03/01/22021/.

［23］国家药品监督管理局 . 国家药监局关于促进中药传承创新发展的实施意见（国药监药注〔2020〕27 号）.（2020-12-25）［2024-04-06］. https://www.nmpa.gov.cn/xxgk/fgwj/gzwj/gzwjyp/20201225163906151.html.

# 第五节　同名同方药的审评技术要求与监管实践

同名同方药是指通用名称、处方、剂型、功能主治、用法及日用饮片量与已上市中药相同，且在安全性、有效性、质量可控性方面不低于该已上市中药的制剂[1]。"同名同方药"作为 2020 年版《药品注册管理办法》新增的中药注册分类，是体现中药高质量发展的重要注册路径之一，是在药品审评审批改革的新形势下，对中药仿制药提出的新要求，旨在鼓励中药高质量发展。同名同方药不能简单理解为原仿制药的概念，中药同名同方药能否符合上市要求，关键是看其与所申请药物同名同方的已上市中药的比较研究结果如何，而不是比较两者质量标准之间的一致性[2]。

中药发展历史较长，已上市中药情况复杂，如何在鼓励中药创新发展的目标下，兼顾中药实际情况，药审中心围绕政策法规管理、研发定位、申报路径和技术要求等，积极开展中药监管科学研究，经多方研讨，凝聚行业共识，形成了《同名同方药研究技术指导原则（试行）》，以期引领中药高质量发展。

## 一、中药仿制药的注册监管历史

### （一）中药仿制药的历史起源及演变过程

1985 年国家颁发了第一部《药品管理法》有了仿制药的雏形，规定对生产已有国家标准或者省、自治区、直辖市标准的药品，必须经省、自治区、直辖市卫生行政部门征求同级药品生产经营主管部门意见后审核批准，并发给批准文号。中药仿制药开始逐步进入药品市场。

2002 年、2005 年及 2007 年颁发的《药品注册管理办法》存在中药仿制药的注册分类。在这一时期中药仿制药被贴上"仿标准"的标签，研发模式以"质量标准一致性"为基准，由于仿制的技术门槛较低，国内形成了中药仿制药研究开发的热潮。在这种情况下，大量中药仿制药获批上市，丰富了药品市场，药物可及性得到了提高，缓解了药物紧缺、市场独占性问题；但是，由于缺乏对被仿品种的了解，造成同质化产品大量存在，低水平重复现象非常严重，一定程度上也阻碍了中药产业高质量发展的步伐。

2008 年，针对中药仿制药出现的问题，国家食品药品监督管理局发布了《中药注册管理补充规定》，其中第十一条明确指出"仿制药的注册申请，应与被仿制药品的处方组成、药材基原、生产工艺（包括药材前处理、提取、分离、纯化等）及工艺参数、制剂处方保持一致，质量可控性不得低于被仿制药品。如不能确定具体工艺参数、制剂处方等与被仿制药品一致的，应进行对比研究，以保证与被仿制药品质量的一致性，并进行病例数不少于 100 对的临床试验或人体生物等效性研究"[3]。修订后的注册法规体系强调了仿制药要"同"的核心思想，使中药仿制药审评和审批的思路从"仿标准"到"仿品种"的改变[4]。在这种技术思路的指导下中药仿制低水平重复申报现象得到了根本性的扭转，注册申报数量出现了"断崖式"下降[5]，但也导致基本没有中药仿制药申报和获批上市。

2015 年 8 月国务院发布《关于改革药品医疗器械审评审批制度的意见》[6]，同年国家食品药品监督管理总局发布关于《药品注册审评审批若干政策的公告》（2015 年第 230 号公告）[7]，提出要提高仿制药的审批标准，将仿制药由"仿已有国家标准的药品"调整为"研制与原研药品质量和疗效一致的药品"。中药仿制药发展到"仿原研"的历史阶段。但这一时期，中药仿制药发展仍处于低迷状态，申报、获批数量极少，迫切需要结合已上市中药的特点，对中药仿制药进行深入研究，制定出符合中药特点的中药仿制药研究技术要求和评价标准，破解中药仿制药研究难题。

2017年中共中央办公厅 国务院办公厅印发《关于深化审评审批制度改革鼓励药品医疗器械创新的意见》[8]，要求"提高仿制药审批标准，引导仿制药研发"。2019年中共中央、国务院发布《关于促进中医药传承创新发展的意见》[9]，指出要大力推动中药质量提升和产业高质量发展，改革完善中药注册管理，建立健全符合中药特点安全疗效评价方法和技术标准。2020年国家药监局发布《关于促进中药传承创新发展的实施意见》[10]，提出要支持同名同方药的研制。国家药监局积极思索、探讨中药仿制药这一类品种的研发路径、评价模式和技术要求，破解中药市场独占性问题和中药仿制药"一放就乱，一管就死"难题，促进中药产业高质量发展。

### （二）中药仿制药研发进程中存在的主要问题

中药仿制药具有不同于化学药品仿制药的特点，有其独特性，一是由于影响中药质量的因素很多，其生产工艺复杂且质量标准中描述不详，药材、饮片及制剂生产质量控制有其特殊性，从技术上来说，都增加了仿制的难度。二是中医药治疗疾病主要还是开处方，用汤药或者配方颗粒。一个中医处方研制成的药物获批后，中医临床可以使用这个药的处方或者根据其处方加减进行治疗，难以导致垄断或引起药物的可及性问题。三是中药新药研发周期较长，相对投入较大，而其推广销售较难，企业回收研发成本困难。四是在中成药的价格构成中，很大一部分是原药材和人工成本，相对化学药品、生物制品来说，靠仿制降低价格的空间相对不大，可及性问题相对较低。而中药仿制药历史经验显示中药仿制易导致无序竞争、低水平重复、质量控制不如原研药的情况。但是，独占性、可及性问题依然是中药行业需要面对、研究解决的问题，研究解决中药仿制药问题对于促进中药产业高质量发展具有十分重要的意义。

从中药仿制药的监管实践来看，一是中药仿制研制者缺乏对于已上市药品的深入了解，缺乏对科学、合理、必要性的求证，也因此缺乏有针对性的研究工作。特别是在不了解被仿制药的生产研究，如对所用药材、饮片质量要求及其生产过程完全不知晓的情况下，很容易导致产品质量的降低。

二是忽略对已上市中药临床价值的评估研究和患者需求的了解。有的被仿药品已经或逐渐被安全性、有效性更好的药品所取代，有的药品供应已经大于需求等，由于缺乏充分的调研，对被仿品种的临床价值情况不了解，就盲目研究开发[11]，这样并不能有效解决、满足患者和市场的需求。

三是由于缺乏与之相适应的中药仿制药临床研究要求，缺乏临床价值评估，通过盲目减免非临床试验和临床试验政策，不能根据产品评价的需要进行必要的安全性、有效性验证，难以真正满足患者的临床用药需求，即使通过临床试验也难以针对性指导患者准确用药。

四是欠缺与之相适应的工艺变更评估、质量研究和质量控制研究要求，不能有效控制产品质量。由于缺乏对被仿药品的了解，忽略产品的自身特点，盲目照搬国家标准，导致不能有效控制产品质量。

## 二、同名同方药的科学内涵

### 1. 同名同方药定位

《中药注册分类及申报资料要求》中明确指出"同名同方药是指通用名称、处方、剂型、功能主治、用法及日用饮片量与已上市中药相同，且在安全性、有效性、质量可控性方面不低于该已上市中药的制剂"[1]。同时在《〈中药注册分类及申报资料要求〉政策解读》中阐述了同名同方药与原注册分类中仿制药的区别，即"同名同方药不能简单理解为原仿制药的概念。中药同名同方药能否符合上市要求，关键是看其与所申请药物同名同方的已上市中药的比较研究结果如何，而不是比较两者质量标准之间的一致性。申请注册的同名同方药在通用名称、处方、剂型、功能主治、用法及日用饮片量与同名同方已上市中药相同的前提下，其安全性、有效性、质量可控性应当不低于同名同方已上市中药。同名同方已上市中药应当具有充分的安全性、有效性证据"[3]。

这就意味着，同名同方药的研发思路与原中药仿制药不同，是对已上市品种再研究的过程，以临床价值为导向，充分利用已上市品种有效性和安全性证据，实现已上市品种替代，达到临床疗效替代。

2. 开启以临床价值为导向的研发新思路

中药具有悠久的应用历史，已上市中药情况复杂，据不完全统计已上市中药批准文号数量高达5万多个[12]，许多药品生产企业超过一半以上的批准文号处于闲置状态，成为"僵尸"品种，其临床疗效和临床价值尚值得进一步商榷。此外，在党中央国务院高度重视中医药高质量发展的情况下，中药还面临着一个新的使命，就是疗效要讲明白，机理要说清楚。这也是中药仿制药研究自身的要求，患者的呼声。同名同方药注册分类的设立就是为了体现这一点，为了促进中药产业的高质量发展，避免低水平重复。因此，同名同方药研发首先要考虑和评估同名同方已上市中药（简称"对照药"）的临床价值，鼓励选择临床广泛使用、功能主治科学合理、无明显安全性担忧、且符合当前临床诊疗需求等临床价值依据充分的品种进行同名同方药研发。

已上市中药情况复杂，现阶段尚不具备制定可以直接借鉴有效性和安全性证据的对照药目录的条件，但可通过界定对照药的选择范围指导申请人进行研发。《中药注册管理专门规定》[13]和《同名同方药研究技术指导原则（试行）》[14]明确"按药品注册管理要求开展临床试验后批准上市的品种、现行版《中华人民共和国药典》（简称《中国药典》）收载的品种以及获得过中药保护品种证书的品种（结束保护期的中药保护品种以及符合中药品种保护制度有关规定的其他中药保护品种）"，可视作具有充分的有效性、安全性证据。不属于上述范围的品种，若开展同名同方药的研发，一般应当开展临床试验进一步验证其临床价值。同名同方药的研发思路图见图18-5-1，供研究者参考。

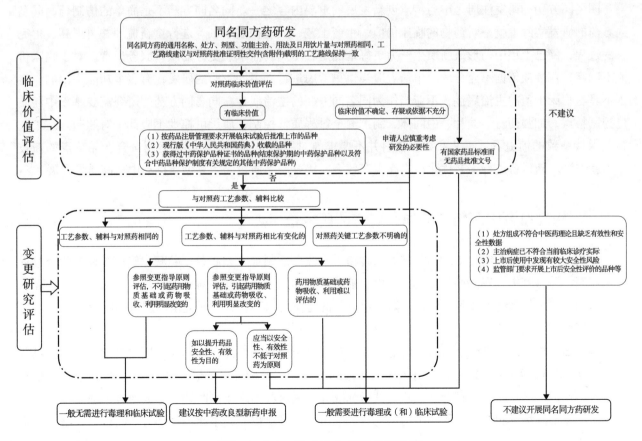

图 18-5-1　同名同方药研发思路图

此外，对于有国家药品标准而无药品批准文号的品种，应当按照同名同方药提出注册申请，申请人应当根据其中医理论和人用经验情况，开展必要的临床试验。

3. 破除不能变的固有思维，科学合理运用变更理念

同名同方药的定义中明确了"通用名称、处方、剂型、功能主治、用法及日用饮片量" 6 个基本要素应与对照药相同，未对生产工艺进行限定，说明生产工艺可以根据实际情况发生一些变化，破除了原中药仿制药生产工艺不能变的限制。虽然同名同方药的生产工艺可以与对照药不同，但并不是毫无章法地随便变化，应当结合对照药的工艺，科学合理运用已上市中药变更研究方法研究确定。

2021 年 4 月 2 日，药审中心发布《已上市中药药学变更研究技术指导原则（试行）》[15]，修订优化了已上市中药药学变更技术要求，构建中药变更的质量评价标准，不局限于成份的含量测定，还包括出膏率、浸出物等过程控制指标。特别是采用传统工艺生产的中药制剂，由于设备改进等原因导致工艺参数调整，对质量的影响可以通过变更研究进行评估。这一理念的转变，使得同名同方药研究不再限制与对照药的工艺参数保持一致，可根据研究情况确定工艺参数。

同名同方药的工艺路线，建议与对照药批准证明文件（含附件）载明的工艺路线保持一致，结合工艺特点开展工艺参数、辅料等的相关研究。工艺变化属于变更范畴内的，一般无需进行毒理和临床试验，如同名同方药的工艺参数、辅料与对照药相同，或工艺参数、辅料变化参照《已上市中药药学变更研究技术指导原则（试行）》经研究评估不引起药用物质基础或药物吸收、利用明显改变的。工艺变化超出变更范畴的，应当以安全性、有效性不低于对照药的原则，开展毒理和临床试验；但是，对于以提升药品安全性、有效性为研发目的的研究，建议按照中药改良型新药相关技术要求进行研发和申报。此外，还存在对照药关键工艺参数不明确的，或参照《已上市中药药学变更研究技术指导原则（试行）》对药用物质基础或药物吸收、利用的影响难以评估的情形，一般需进行毒理和临床试验，进一步验证有效性、安全性（见图 18-5-1）。

4. 加快发展新质生产力，促进中药高质量发展

同名同方药的研发注册是中药传承创新发展的重要内容之一。同名同方药不是简单的仿制药，同名同方药的研发实际上就是对药物的临床价值、生产工艺、质量控制水平等进行重新梳理并再提高、再完善的过程，使已上市中药形成新质生产力更好地满足临床用药需求、更好的质量服务患者。对于临床价值不确定、存疑或依据不充分的，申请人应当慎重考虑进行同名同方药的研发；有多个功能主治的，对于不具有临床价值的主治病症，不应当作为同名同方药的主治病症。同名同方药的研究需要基于中药质量控制特点，加强药材、饮片、中间体、制剂等全过程质量控制，质量可控性不应低于对照药。在工艺路线保持一致的前提下，工艺参数、辅料并不要求与对照药完全相同，鼓励运用符合产品特点的新技术、新方法、新设备进行工艺优化，提高生产效率，提升产品质量，依靠创新推动中药高质量发展。

## 三、构建符合中药特点的同名同方药研究技术要求

中药制剂的质量控制在于对药材基原、种植、采收、炮制加工、制备、贮藏、使用等环节的全过程质量控制，并且其中具有深厚的文化、历史、地域等方面内涵。只有在对已上市药品深入了解、全面认识的基础上，才能围绕临床价值评估、高质量发展的总体要求，设计、研究出高质量的同名同方药。

1. 同名同方药研究的复杂性

（1）已上市药品标准的复杂性　已上市药品标准由于历史的原因，在不同的历史时期产生了各具特色的标准，现行标准中有地方标准升入国家标准的（包括部颁标准、局颁国家标准）；药健字产品整顿后升入国家标准的；新药转正标准；新药试行标准等。从这些由于不同时期、不同地方（地方批准药品时期）以及不同情况和特殊性所产生的已上市标准中，不难看出，其中相当一部分药品虽已上市，但是

缺乏系统的研究，特别是对药品的安全性、有效性缺乏全面深入的认识；有一部分标准药材基原、处方、剂量、工艺等不明确；相当一部分标准质量控制项目难以控制药品质量[11]。还有一些标准中的药材，由于存在地域性、习用性，及历版《中国药典》收载情况等问题，而难以明确；更多的是已上市药品标准存在对药品所用药材、炮制加工、生产工艺等重要方面描述的缺乏，甚至存在错误等情况。

（2）**中药处方药味的复杂性**　中药处方药味包括以植物、动物和矿物为来源的药材，还包括药材提取物、有效部位、有效成份等，用于制剂成型的半成品（或中间体）包括有效成份、有效部位、提取物（有时还有化学药物等）及用于制剂成型的药材粉末等。而药材具有历史性、地域性、习用性以及某些药材的替代等问题。有以下几种情况值得注意：①处方中含有砷、汞、铅类矿物药材；②处方中含有毒药材（如国务院发布的28种毒剧药）；③处方中含有马兜铃酸的药材；④处方中含有濒危野生动植物药材或国家一、二类保护动物的药材；⑤处方中药材或原料无法定标准；⑥处方中药材是多基原的，而且国家标准中未明确所用品种；⑦处方中所用药材有多个法定标准（一般是地方药材标准），而且标准未明确应执行哪个标准；⑧处方中药材虽有法定标准，但其标准难以控制药材质量进而严重影响药品安全性的（如紫河车）等[11]。由于这些性质各异的供制剂成型的原料的性质对制剂成型工艺、辅料、设备的选择有较大的影响，其同名同方药研究就不可避免地包含有更为丰富、更为复杂的内涵，增加了开发的难度。

（3）**生产工艺与药品质量的相关性**　对于中药而言，处方相同，如果生产工艺不同所得的物质就不同，因而其安全性、有效性就有可能不同。也就是说，中药的生产工艺影响药品的物质基础，从而影响药物的疗效和安全[11]。所以，生产工艺与药品质量高度相关。对于质量标准中工艺条件不明确的，药品需进一步研究的必要性也是显而易见的。

（4）**已上市药品标准的质量可控性**　有相当部分已上市药品质量标准存在可控性差问题，如部颁标准大部分质控水平较低，一部分没有定量检测指标和检测方法，定性检测的专属性也较差，有的甚至除制剂通则项目外没有相关的检测项目。同名同方药的质量标准研究是在参考已上市同品种药品质量标准基础上，按照现行技术要求开展研究。中药质量的控制体现在对药材基原、产地、采收、炮制加工、生产等各方面。基本的共识是：中药质量的可控性不仅在于质量标准中质控项目的有无与多少，质量控制项目技术的先进与否。中药质量的可控性在于其设计研究过程，在于对其自药材、生产、贮藏及使用等全过程的质量控制，在于研究建立与其相适应的质量控制项目。基于此，中药质量的可控性研究任重而道远[11]。

**2. 科学合理选择对照药**

（1）**对照药临床价值评估**　应当充分评估对照药的临床价值，选择临床价值依据充分的已上市中药作为对照药。对于临床价值不确定、存疑或依据不充分的情形，申请人应当慎重考虑是否进行同名同方药的研发，如开展同名同方药研发，应当进行临床试验。处方组成不符合中医药理论且缺乏有效性和安全性数据、主治病症已不符合当前临床诊疗实际、上市后使用中发现有较大安全性风险、监管部门要求开展上市后安全性评价的品种等，不建议开展同名同方药研发。

（2）**对照药的选择**　对照药的选择是同名同方药研发的关键问题。基于临床价值评估结果，对存在多家生产、多个文号的已上市中药，从以下几方面考虑。同名同方药的功能主治原则上应当与对照药相同。所选择对照药有多个主治病症的，应当分别进行临床价值评估，选择具有临床价值的主治病症作为同名同方药的主治病症。

不同生产企业相同品种的功能主治、适用人群、用法用量、日用饮片量等内容可能存在差异，应当选择经评估临床价值依据充分的品种作为对照药。

不同生产企业相同品种的药材基原、药用部位、饮片炮制等内容也可能存在差异，同名同方药的药材基原、药用部位、饮片炮制等内容应当与所选的对照药一致。多基原的药材应当在对照药的使用范围内研究固定基原。对于药物成份明确的制剂，应当与对照药的药物成份一致。

### 3. 同名同方药的对比研究

同名同方药的研制，应当与对照药开展中药材、中药饮片、中间体、制剂等全过程质量控制方面进行比较研究。根据对照药的有效性、安全性证据，以及同名同方药与对照药的工艺、辅料等比较结果，评估是否开展非临床安全性研究及临床试验，以保证同名同方药的安全性、有效性、质量可控性不低于对照药。

中药工艺复杂，对采用传统工艺生产的品种，如粉碎或水提工艺，可参照《已上市中药药学变更研究技术指导原则（试行）》，以出粉率、粒度及粉末粒度分布，浸膏提取得率或浸出物、指纹图谱／特征图谱、活性成份或指标成份含量等指标进行对比研究、评估。结合对照药的临床价值，经研究、评估可视情况减免临床研究。

### 4. 同名同方药的药学研究要求

自 2015 年药品审评审批制度改革以来，药审中心不断研究完善符合中药特点的药学研究技术评价体系。自 2020 年起，药审中心陆续发布 10 余项中药药学相关指导原则，逐步建立了从药材、饮片到制剂，从药物研发到上市后研究的中药药学指导原则技术标准体系。

同名同方药的研制是对原有产品质量提升的过程，应当符合现行技术要求。同名同方药的药学研究应加强药材、饮片、中间体、制剂等全过程质量控制，工艺、质量标准、稳定性等研究应符合现行技术要求，质量可控性应不低于对照药。

同名同方药的处方药味（包括药材基原、药用部位、饮片炮制等）及其用量应当与对照药一致。药材基原是保证中药质量稳定的基础，也是保证同名同方药与对照药质量一致的基础。由于中药复杂性成份作用不易讲清楚，同名同方药的药材基原、药用部位、饮片炮制等内容应当与所选的对照药一致。应研究固定药材产地，明确详细的炮制工艺路线和关键工艺参数。这也是中药高质量发展的体现。

同名同方药的工艺路线，建议与对照药批准证明文件（含附件）载明的工艺路线保持一致，应当结合工艺特点开展同名同方药的工艺参数、辅料等的相关研究，明确前处理、提取纯化、浓缩干燥、制剂成型等工艺参数。如工艺参数、辅料发生变化的，可参考《已上市中药药学变更研究技术指导原则（试行）》进行研究、评估。同时，辅料应当符合药用辅料管理的相关规定和要求，辅料的变化一般不应当引起药用物质基础或药物吸收、利用的改变；若辅料为具有药材标准的特殊辅料（如蜂蜜、冰糖）等，且该辅料的功能主治与药品功能主治或安全性相关的，该辅料不应当发生改变。

同名同方药的质量可控性应当不低于对照药，可参考同处方已上市品种质量标准的质量控制项目，按照现行技术要求进行质量研究，制定质量标准。同时，还应关注与安全性有关的质量控制研究。对于含毒性药味，特别是含大毒（剧毒）药味或现代研究发现有严重毒性的药味，应对相关毒性成份进行质量控制。中药复方制剂与对照药质量对比研究的评价指标一般包括但不限于浸出物、指纹图谱／特征图谱以及多种指标成份或有效成份含量等。

开展同名同方药的稳定性研究工作，根据稳定性研究结果，确定贮藏条件、有效期及包装材料／容器。直接接触药品的包装材料／容器应当符合药品包装材料管理的相关规定和质量控制要求。

### 5. 同名同方药的毒理研究要求

对于需要进行毒理试验研究的同名同方药，如对照药关键工艺参数不明确的、工艺及辅料参照《已上市中药药学变更研究技术指导原则（试行）》评估后引起药用物质基础或药物吸收、利用难以评估或发生明显改变的情形，应当再进行相关毒理试验。此外，若对照药上市前及上市后均未进行相关的毒理研究，且在应用过程中存在安全性担忧的，如含大毒（剧毒）药味或现代研究发现有严重毒性的药味、临床上出现严重不良反应，应考虑进行毒理试验。

申请人可根据具体情况，确定所需要进行的毒理试验项目。对于中药复方制剂，毒理试验项目一般包括单次给药毒性试验、重复给药毒性试验，必要时进行其他毒理试验。对于非口服给药途径的同名同方药，根据给药途径及制剂特点进行相应的制剂安全性试验。

6. 同名同方药的临床试验要求

对于需要开展临床试验研究的同名同方药，临床试验应按照现行技术要求开展。对于对照药具有临床价值的品种，因药用物质基础或药物吸收、利用明显改变需开展临床试验的，申请注册的同名同方药与对照药需要通过临床试验进行比较的，按现行技术要求开展Ⅱ、Ⅲ期临床试验，验证同名同方药的有效性和安全性不低于对照药。

此外，对照药临床价值不确定、存疑或依据不充分的，同名同方药应当按照现行技术要求开展临床试验，进一步验证其临床价值，原则上应当选择安慰剂作为对照。对存在多个主治病证的情况，原则上应当验证所有的主治病症，对有相同的病因病机及相同的主要 / 核心临床症状的，可选择其中某个代表性的适应症开展临床试验。若对照药部分主治病症已不符合当前临床诊疗实际，或因其他特殊原因不能全部进行验证，可仅针对其部分主治病症进行临床试验，但应当说明原因以及选择依据。

对于其他情形，比如提取的单一成份中药，若适合进行生物等效性研究，可通过生物等效性试验证明其与对照同名同方药的一致性。再如有国家药品标准而无药品批准文号的品种，应当按照同名同方药提出注册申请；申请人应当根据其中医药理论和人用经验情况，开展必要的临床试验。

7. 同名同方药的说明书撰写原则

同名同方药说明书撰写的一般原则是在对照药说明书基础上，按照现行技术要求，结合临床价值评估和（或）临床试验结果等进行规范和完善。

根据同名同方药的定义，说明书【功能主治】【用法用量】等项的撰写，原则上需与对照药保持一致。若对照药【功能主治】存在表述不规范或不符合当前学科共识等情形，应当在原说明书范围内，按现行相关技术要求进行删减或规范表述。【用法用量】如存在表述不规范的情形，应当在原说明书范围内，结合临床试验或人用经验情况规范表述。对于开展了临床试验的同名同方药，应当根据临床试验结果确定【用法用量】表述。

关于安全性相关内容，应根据对照药最新的说明书撰写说明书"警示语"、【不良反应】【禁忌】【注意事项】等内容。对于对照药安全性相关内容存在不足或缺失，影响安全合理用药的，同名同方药应按照《已上市中药说明书安全信息项内容修订技术指导原则（试行）》进行完善。开展了临床试验的同名同方药，还应根据临床试验结果，增加相应的安全性内容。对于开展了临床试验的同名同方药，在【临床试验】项下增加相应的内容。对于【药理毒理】项，在同名同方药研发过程中进行了毒理试验的，若重复给药毒性试验（必要时，单次给药毒性试验）中发现了对临床应用有参考价值的毒性结果，可在该项中增加相应内容，若进行了特殊毒理学试验，可增加相应内容。

## 四、监管实践与思考

1. 同名同方药研究技术要求的形成与落地实施

2020 年，随着《药品注册管理办法》（2020 年第 27 号）等颁发实施，中药注册分类调整为"中药注册按照中药创新药、中药改良型新药、古代经典名方中药复方制剂、同名同方药等"，首次提出"同名同方药"注册分类以来，药审中心一直在积极探索、研究思考"同名同方药"这一类中药的研发技术要求。同名同方药的研究技术要求，既不能走原来仿制药的老路，又能符合中药研发实际，还需积极调动行业研发热情，共同促进中药传承精华、守正创新，实现中药产业高质量发展。

2020—2022 年期间，为研究制定同名同方药研究技术指导原则，药审中心组织召开了"中药研发座谈会""同名同方药研讨会"等多次会议，广泛听取学界、业界等专家意见和建议，各方参与、凝聚共识，经多次论证、广泛征求意见，于 2022 年 12 月 26 日，在药审中心官网正式发布《同名同方药研究技术指导原则（试行）》。同时，同名同方药指导原则的相关内容进一步凝练，形成《中药注册管理专门规定》第七章。

《同名同方药研究技术指导原则（试行）》充分考虑了"同名同方药"研发过程中可能出现的各种情形，总结分析了同名同方已上市药情况，并充分结合上市后变更研究理念，以临床价值为导向，详细阐述了药学、药理毒理、临床等多方面的研究思路，为同名同方药的研究提供支撑。

2. 同名同方药申报与审批情况

随着《中药注册管理专门规定》《同名同方药研究技术指导原则（试行）》发布实施，2023 年 12 月首个"同名同方药"获批上市[16]；2 个品种获得《临床试验通知书》，进一步通过临床试验验证安全性、有效性、质量可控性应当不低于同名同方已上市中药。

截止到 2024 年 3 月共收到 30 多个同名同方药研发过程中的沟通交流申请，从同名同方药申报、沟通交流与审批情况来看，相关政策已经激发了行业研发热情。

3. 思考与展望

《中药注册管理专门规定》《同名同方药研究技术指导原则（试行）》明确了同名同方药研究途径、模式和技术要求等，解决了既往中药仿制药无序竞争、低水平重复、质量控制不如原研药的问题，根据中药特点和中药仿制药研发实际，以临床价值为导向、以高质量发展为引领，创新性提出了符合中药研发实际的技术要求，巧妙合理地结合已上市中药变更评价理念，进一步解决了患者用药需求、药品可及性问题，必将进一步促进中医药传承创新发展、中药产业高质量发展。

中药生产工艺非常复杂，涉及的技术领域也非常广泛，如何研究和评估仍然是中药行业面临的问题，需要借助中药监管科学研究进一步解决中药行业发展的"卡脖子"问题，运用符合中药特点的现代科学技术和传统中医药研究方法，提升中药产品安全、有效、质量可控等特性的评价能力，促进中医药新技术发展和加速转化为具有临床价值的药品[17]。

随着政策法规对外宣贯、申请人对同名同方药技术要求的进一步了解及多渠道沟通交流支撑力度的加大，奠定了同名同方药健康发展的基础，也必将进一步促进中药产业高质量发展。

（韩炜　王玲玲　赵巍　吴艳　黄芳华　马秀璟）

# 参考文献

［1］国家药品监督管理局. 国家药监局关于发布《中药注册分类及申报资料要求》的通告（2020 年第 68 号）［EB/OL］.（2020-09-28）［2024-05-21］. https://www.nmpa.gov.cn/xxgk/ggtg/qtggtg/20200928 164311143.html.

［2］国家药品监督管理局. 国家药品监督管理局《＜中药注册分类及申报资料要求＞政策解读》［EB/OL］.（2020-09-30）［2024-05-21］. https://www.nmpa.gov.cn/xxgk/zhcjd/zhcjdyp/20200930164259184.html.

［3］国家食品药品监督管理局. 国家食品药品监督管理局《关于印发中药注册管理补充规定的通知》（国食药监注〔2008〕3 号）［EB/OL］.（2008-01-07）［2024-05-21］. https://www.scxsls.com/knowledge/detail?id=149704.

［4］李鸿彬，陆文亮. 对中药仿制药"同"的思考［J］. 中国药事，2011，25（7）：674-677.

［5］邵辰杰. 中药注册制度比较与完善研究［D］. 南京：南京中医药大学，2014.

［6］国务院. 国务院《关于改革药品医疗器械审评审批制度的意见》（国发〔2015〕44 号）［EB/OL］.（2015-08-09）［2024-05-21］. https://www.gov.cn/gongbao/content/2015/content_2924002.htm.

［7］国家食品药品监督管理总局. 国家食品药品监督管理总局《关于药品注册审评审批若干政策的公告》（2015 年 第 230 号 ）［EB/OL］.（2015-11-11）［2024-05-21］. https://www.nmpa.gov.cn/xxgk/ggtg/ypggtg/ypqtggtg/20151111120001229.html.

［8］中共中央办公厅 国务院办公厅. 中共中央办公厅 国务院办公厅印发《关于深化审评审批制度改革鼓励药品医疗器械创新的意见》［EB/OL］.（2017-10-08）［2024-05-21］. https://www.gov.cn/gongbao/content/2017/

content_5232362.htm.

［9］中共中央办公厅 国务院办公厅. 中共中央办公厅 国务院办公厅印发《关于促进中医药传承创新发展的意见》［EB/OL］.（2019-10-26）［2024-05-21］. https://www.gov.cn/gongbao/content/2019/content_5449644.htm.

［10］国家药品监督管理局. 国家药品监督管理局《关于促进中药传承创新发展的实施意见》（国药监药注〔2020〕27 号）［EB/OL］.（2020-12-25）［2024-05-21］. https://www.nmpa.gov.cn/xxgk/fgwj/gzwj/gzwjyp/20201225163906151.html.

［11］阳长明. 试论中药仿制与改剂型研究［J］. 中国执业药师，2008，5（10）：37-40.

［12］宋菊，阳长明，于江泳，等. 古代经典名方中药复方制剂的转化研究与审评决策思路［J］. 中药药理与临床，2024，40（3）：2-7.

［13］国家药品监督管理局. 国家药监局关于发布《中药注册管理专门规定》的公告（2023 年第 20 号）［EB/OL］.（2023-02-10）［2024-05-21］. https://www.nmpa.gov.cn/xxgk/fgwj/xzhgfxwj/20230210173401120.html.

［14］国家药品监督管理局药品审评中心. 国家药监局药审中心关于发布《同名同方药研究技术指导原则（试行）》的通告（2022 年第 48 号）［EB/OL］.（2022-12-27）［2024-05-21］. https://www.cde.org.cn/main/news/viewInfoCommon/85127e7b4298e0b779fe1c4d6ec11727.

［15］国家药品监督管理局药品审评中心. 国家药监局药审中心关于发布《已上市中药药学变更研究技术指导原则（试行）》的通告（2021 年第 26 号）［EB/OL］.（2021-04-02）［2024-05-21］. https://www.cde.org.cn/main/news/viewInfoCommon/67cf09282a5159c6b7a78429983ea6b1.

［16］国家药品监督管理局. 2024 年 01 月 05 日药品批准证明文件送达信息发布［EB/OL］.（2021-01-05）［2024-05-21］. https://www.nmpa.gov.cn/zwfw/sdxx/sdxxyp/yppjfb/20240105153100136.html.

［17］华桦，方清茂，赵军宁，等. 中药监管科学驱动下的四川中药产业高质量发展新策略［J］. 世界科学技术：中医药现代化，2023，7（25）：2241-2247.

## 第六节　中药制剂变更创新的监管促进与审评技术要求

已上市中药制剂变更是中药传承创新最为急迫、最为重要的一个方面，亟待发展中药监管科学新工具助力监管促进和产品质量提升。已上市中药制剂变更是指根据对已上市中药的认知，基于风险控制和药品安全、有效、质量可控的要求，针对在生产、质量控制、使用等方面拟进行的变更[1]。上市后中药变更不仅是中药制剂产品质量提高和保证均一稳定的重要途径，也是一个不断进行质量设计赋予、质量完善的过程[2]，对于保证产品质量和提高生产效率、完善产品相关信息具有重要意义。由于历史原因，中药品种存在上市前研究基础较为薄弱，工艺复杂且质量影响因素多，现代药效物质及其作用机制不清等问题，随着科学技术的进步和生产设备的更新，早期研发品种的生产工艺与现行制药生产线存在不相适应的情况，中药企业对变更的需求更为迫切，但由于缺乏明确的技术评价方法和标准，在原法规和技术要求体系下，简单地从工艺／工艺参数和化学成份等方面比较变更前后的变化，导致中药制剂变更难以研究和评价，大部分变更需要进一步开展药理毒理和（或）临床试验研究，一定程度上限制了已上市中药的变更研究和中药质量提升的积极性，长期形成的历史问题未能得到及时有效解决，存在不敢申报、实际变更情况不清楚等问题[3]。

为促进中药的质量提升和产业发展，2019 年 10 月中共中央、国务院印发《关于促进中医药传承创新发展的意见》[4]，鼓励运用新技术新工艺改进已上市中药品种，优化已上市中药变更技术要求。《药品管理法》第七十九条规定，对药品生产过程中的变更，按照其对药品安全性、有效性和质量可控性的风险和产生影响的程度，实行分类管理。属于重大变更的，应当经国务院药品监督管理部门批准，其他变更应当按照国务院药品监督管理部门的规定备案或者报告。《药品注册管理办法》[5]细化了药品上市后研究和变更的相关管理要求，提出持有人应当参照相关技术指导原则，全面评估、验证变更事项对药品安全性、有效性和质量可控性的影响，进行相应的研究工作。重大变更应以补充申请方式申报，经批准后实施；中等变更在实施前，报省级药品监管部门备案；微小变更在年度报告中报告。2021年国家药监局发布《药品上市后变更管理办法（试行）》[6]，坚持风险分级管理的基本理念，统一注册变更和生产变更管理，夯实了持有人的主体责任，构建和完善了药品上市后管理新制度。

为进一步落实中药审评审批改革要求，建立完善符合中药特点的技术评价标准体系，贯彻落实《关于促进中医药传承创新发展的意见》《药品管理法》《药品注册管理办法》《药品生产监督管理办法》《药品上市后变更管理办法（试行）》等政策法规中对药品变更提出的新要求，药审中心通过药品监管科学行动计划重点项目[7]，围绕中药特点和变更规律，结合药品变更的一般要求，总结、吸收近几十年来中药生产工艺变更研究以及中药变更监管的经验和成果，遵循中医药理论、传统用药经验和中药研发规律，集中行业智慧、凝聚行业共识，破除"唯成份""唯工艺/工艺参数"的评价方式，改进优化中药质量控制评价方法，积极研究制定符合中药特点的变更技术要求。2021年《已上市中药变更事项及申报资料要求》[8]和《已上市中药药学变更研究技术指导原则（试行）》[1]的发布，基本建立了符合中药特点的中药变更研究方法和评价标准，明确了符合中药特点和生产实际的中药变更技术要求。

## 一、中药变更管理历史

### 1. 变更管理制度的初步建立

医药行政管理监督机构建立初期：1978年国务院颁布《药政管理条例》，规定改变工艺规程应按原审批程序办理报批；1979年卫生部制定《新药管理办法（试行）》，1985年卫生部颁布《新药审批办法》，1985年开始施行《药品管理法》；当时的法规对于药品变更，仅是规定了药品生产企业不得擅自改变工艺规程，还谈不上变更管理体系的理念。1999年国家药品监督管理局在卫生部《新药审批办法》基础上修订完善，发布了《新药审批办法》，明确改进生产工艺等应提出补充申请。2002年国家药品监督管理局制颁布《药品注册管理办法（试行）》、2005年国家药品监督管理局制修订颁布《药品注册管理办法》，规定上市后变更药品注册批准事项实行审批制，包括药品批准证明文件及其附件中载明的内容。其中，改变药品生产工艺、变更规格、变更辅料、修改药品注册标准、变更直接接触药品的包装材料或者容器等的补充申请事项需报国家药监局批准。

### 2. 变更管理体系的初步形成

2007年国家药品监督管理局修订颁布《药品注册管理办法》，首次提出新药生产审批"三合一"管理模式，即"国家药品监督管理局药品审评中心依据技术审评意见、样品生产现场检查报告和样品检验结果，形成综合意见。国家药品监督管理局依据综合意见，作出审批决定"。同年发布的《中药注射剂生产工艺处方核查一般要求》对中药制剂生产工艺变更管理产生了重要影响。随着新药生产检查工艺的核定，上市后生产工艺的变更管理更为切实可行，为中药变更管理体系的形成打下基础。

过去相当一段时间没有明确的中药变更技术要求，在管理上也只对"改变影响药品质量的生产工艺"提出了申报要求，但生产企业和管理者对何种变更情况是"影响药品质量"并不明晰，也没有相应指导原则。直到2008年国家药品监督管理局发布《中药注册管理补充规定》，从"物质基础""吸收利用"角度对生产工艺变更、辅料变更情形做了分类，提出相关技术要求。此后，国家食品药品监督管理局2011年发布《已上市中药变更研究技术指导原则（一）》[9]以及2017年发布《已上市中药生产工艺变更研究技术指导原则》[10]，进一步丰富完善中药变更情形和相应技术要求。但限于该阶段行业对变更研究的认识、政策法规背景，制定的技术要求存在一定滞后性，不符合中药产业生产实际，并不能满足行业对新技术、新设备的应用需求[3,11]。

### 3. 中药制剂变更管理体系的逐步完善

随着《药品管理法》《药品注册管理办法》修订颁布施行，2020年修订颁布《药品生产监督管理办法》，规定药品生产应当遵守药品生产质量管理规范，建立健全药品生产质量管理体系，涵盖影响药品质量的所有因素，保证药品生产全过程持续符合法定要求。持有人应按照药品生产质量管理规范的要求对生产工艺变更进行管理和控制。生产工艺变更应当开展研究，并依法取得批准、备案或进行报告。《药品上市后变更管理办法（试行）》，进一步强调持有人是药品上市后变更管理的责任主体，应按照药品生产质量管理规范等建立变更控制体系。变更生产工艺等事项按照变更对药品安全、有效和质量可控性可能产生影响的风险程度，分级实行审批、备案和报告管理，补充申请报国家药监局批准。已批准或再注册确认的工艺，再次发生变更的，法规或指导原则已明确变更管理类别的，从其规定；未明确的变更情形以及调整变更类别的，要在研究、评估和验证基础上确定，纳入药品品种档案。上述办法还同时指出药品监管机构应加强对药品上市后变更的监督管理。作为新版《药品注册管理办法》《药品上市后变更管理办法（试行）》的配套文件，2021年《已上市中药变更事项及申报资料要求》及《已上市中药药学变更研究技术指导原则（试行）》发布实施，明确属于重大变更情形的生产工艺改变等，按照相关技术要求研究，报补充申请审批。变更引起药用物质基础或药物吸收、利用的明显改变的情形，不再属于变更管理范畴。自此，中药生产工艺变更管理形成了以核定工艺为基础，持有人履行变更管理主体责任，加强生产监督管理，变更过程全面受控的管理体系[3,11]。

## 二、中药变更审评技术要求

### 1. 制修订背景

中药制剂规模化、专业化的不断提高，科学技术、生产设备、科研成果在中药制剂中的应用，对已上市中药制剂质量提高发挥了重要作用。特别是自20世纪80年代以来，中药制剂实现了跨越式发展，激发了中药制剂质量提高和发展；同时"质量源于生产""质量源于设计"等理念逐步形成和普及，对中药制剂变更特别是生产工艺变更评估和管理提出了越来越严谨的要求，这些都极大地促进了中药制剂变更研究。

为贯彻落实《药品管理法》《药品注册管理办法》，适应药品监管新形势和新要求，基于科学和风险管理原则，进一步优化中药制剂药学变更技术要求，制定符合中药制剂变更特点的技术要求具有重要意义。药审中心自2016年起通过调研生产企业了解生产实际情况，组织召开企业生产一线人员座谈会等，研究、总结、吸收近几十年来中药变更研究以及中药变更监管的经验和成果，借鉴国际上药品变更管理先进经验和理念，启动了对2011年国家食品药品监督管理局发布的《已上市中药变更研究技术指导原则（一）》、2017年国家食品药品监督管理总局发布的《已上市中药生产工艺变更研究技术指导原则》的修订工作。本着科学性、可操作性、前瞻性、包容性相结合的原则，广泛邀请业界参与，充分听取业界对中药制剂变更的意见建议，集中集体智慧、凝聚共识，修订和完善形成了《已上市中药药学变更研究技术指导原则（试行）》，制定形成了《已上市中药变更事项分类及申报资料要求》，作为新修订的《药品注册管理办法》配套文件[12]。

### 2. 中药变更的监管科学研究

（1）**鼓励创新研究，明确中药变更边界** 《已上市中药药学变更研究技术指导原则（试行）》进一步明确了中药变更不应引起药用物质基础或制剂吸收、利用的明显改变，对药品安全性、有效性产生不利影响或带来明显变化，列出了常见的中药变更情形，并相应明确了变更类别和变更研究要求等，使持有人在开展中药变更研究和注册申报时有了更明确、更合理的预期。对于生产工艺或辅料等的改变引起药用物质或制剂吸收、利用明显改变需要进行临床试验证明安全性及有效性的，不再列为变更范畴，可作为中药改良型新药申报。对"生产工艺或辅料等的改变引起药用物质或制剂吸收、利用明显改变"以及"增加功能主治"的情形由"变更"调整为"中药改良型新药"。这一调整，除了基于这类变更需要提供新的研究资料证明变更后制剂的安全性和有效性，需要明确按照新药管理以便持有人有明确的申报预期以外，更彰显了政策上的鼓励，推动已上市中药的改良与提升，促进中药产业高质量发展。

（2）**基于风险，调整中药变更分类**　中药成份复杂，影响质量的因素较多，难以清晰阐释变更对其质量影响的程度。既往的变更技术要求，侧重于从药用物质基础等方面比较变更前后的变化，而忽略对中药制剂变更特点和规律的总结，对于成份众多、活性成份及作用机制不清楚的中药制剂来说，难以从物质基础、吸收利用等方面比较说明变更前后差异，一定程度上不利于中药制剂的变更研究和中药制剂质量的提高。因此，《已上市中药药学变更研究技术指导原则（试行）》基于风险理念，结合中药特点和中药生产实际，重新调整了中药生产工艺变更分类情形和要求。如在业内已经使用了几十年的微波干燥技术，已积累了大量的生产实践数据，该变更不再认为是会引起药用物质基础明显改变的情形，其变更也不需要再按照之前的要求进行药理毒理和临床研究。此外，《已上市中药药学变更研究技术指导原则（试行）》体现了鼓励采用符合产品特点的新技术、新方法、新辅料，以提升中药质量的监管理念。伴随制药技术与生产设备的不断发展，以及节能降耗的需求，敞口式提取设备改为密闭的提取罐及动态提取设备，传统的晾晒或烘房干燥改为减压干燥、流化床干燥、微波干燥设备，手工泛丸改为塑制制丸或压制制丸设备，挤压式湿法制粒改为沸腾造粒设备等，特别是随着连续化、自动化、智能化生产的发展，需要通过工艺变更与之相适应，以提高生产效率，保证中药生产质量，更好地应用于临床[11]。新的变更情形及分类体现了基于风险的科学监管理念，进一步简化了审评审批，压实了持有人是变更研究和研究结果自我评估的主体和第一责任人的主体责任，顺应了中药高质量发展的时代需求。

（3）**改变唯化学成份和工艺参数的评价模式，建立中药变更评价方法和标准**　以往中药变更评价局限于化学成份的对比，但是中药成份复杂，仅通过化学成份对比难以评价变更对产品质量的影响，导致需要通过药理毒理和（或）临床试验评价变更，对工艺/工艺参数的变化限制过多。《已上市中药药学变更研究技术指导原则（试行）》改变了唯化学成份和工艺/工艺参数的评价模式，建立了基于整体质量评价的药用物质基础对比研究方法。药用物质的变化研究不限于化学成份的含量测定，还包括出膏率（干膏率）、浸出物等过程控制指标。根据药品特点采用合适的评价指标及检测方法，对于对成份复杂、有效成份不清楚的传统工艺制成的药用物质（如提取物），建立了包括浸出物、指纹图谱/特征图谱、含量测定等在内的中药整体质量评价方法和标准。如果通过充分研究对比后，药用物质基础不产生明显的变化，属于变更范畴，例如因设备更换或更新导致中药口服固体制剂制粒、干燥等工艺发生变更的，对制剂质量不产生影响的，一般可视为中等变更；提取溶剂（不包括水）和提取方式不变，提取时间、溶剂用量、次数的变更，评估后未对产品质量产生重大影响的，一般可视为重大变更。普通口服中药复方制剂和单方制剂一般应重点关注变更对药用物质基础的影响；提取的单一成份和提取物制成的普通口服制剂还需关注变更对吸收、利用的影响。对于药品质量的可控性低，仅依据药品标准进行变更前后药品质量对比研究难以评估变更影响的，应开展质量及药品标准研究工作，根据药品特点采用合适的评价指标及检测方法。

（4）**遵循中医药特点和变更规律，明确变更研究思路**　中药具有悠久的历史传统和独特的理论及技术方法，并经丰富的临床实践所证明。中药的变更应遵循中医药自身特点和规律。如基于传统中医理论和传统工艺制备（如水煎煮工艺等）的中药，在工艺方法不变的情况下，其生产工艺参数的变更一般可通过药学研究进行变更前后的比较，评估变更前后的一致性，通常不再要求进行临床试验，但对于采用如大孔吸附树脂等非传统工艺进行制备的品种，其生产工艺参数的变更一般仍会评估是否需要开展药理毒理和（或）临床试验。对于一些基于中医药理论，具有功能主治的辅料，和处方药味一起发挥治疗作用时，其变更可能引起药物安全性和有效性的明显变化。在进行该类辅料的变更时，要考虑既往产品历史及对辅料应用的历史，对变更具有药材标准的特殊辅料如蜂蜜、冰糖等的改变，且该辅料功能主治与药品功能主治或安全性相关，应进行安全性、有效性全面评价。

（5）变更适用人群和用法用量的技术要求更加符合中药特点　以往对适用人群和用法用量变更的要求仅体现在《药品注册管理办法》附件4《药品补充申请注册及申报资料要求》中，没有针对中药变更适用人群和用法用量的详细技术要求。《已上市中药变更事项分类及申报资料要求》明确了变更适用人群或用法用量的范畴和具体的技术要求。指出变更适用人群范围是指在原功能主治范围基本不变、给药途径和剂型保持一致的情况下，增加、限定或删除适用人群范围，强调了应重视中医药理论和现有药品安全性和有效性证据对变更后适用人群的安全性和有效性的支持情况，应根据已有的药品有效性、安全性证据支持程度，考虑后续临床试验计划和方案。对于变更用法用量，强调了应重点说明变更用法用量的理由和合理性，并根据用法用量的变更对有效性和安全性的影响，考虑临床试验计划。结合审评实际，针对变更用法用量的不同情形，如涉及使用剂量增加或疗程延长、用药周期缩短或疗程降低、其他用法用量的变更等，分别提出了相应的技术要求。

## 三、监管实践

### 1. 解决中药变更瓶颈问题，持续推动中药质量的提升和产业发展

新构建的中药制剂变更管理体系，从中药生产实际情况出发，将大部分中药生产过程中常见的变更情形划分为中等或微小变更，分别对应备案和年度报告管理，进一步简化了审评审批，压实了持有人主体责任，破解产业发展瓶颈，解决了长期困扰企业的难点痛点问题。

此外，在《药品上市后变更管理办法（试行）》第二十三条载明"新修订《药品管理法》和《药品注册管理办法》实施前，持有人或生产企业按照原生产工艺变更管理的有关规定和技术要求经研究、验证证明不影响药品质量的已实施的变更，或经过批准、再注册中已确认的工艺，不需按照新的变更管理规定及技术要求重新申报，再次发生变更的，应当按现行变更管理规定和技术要求执行，并纳入药品品种档案"，使持有人在符合一定要求的情况下，可以"轻装上阵"，解决了中药产业发展过程中的历史遗留问题。

### 2. 明确中药变更评价方法和标准，引导关注生产过程质量控制研究

基于中药特点和中药变更研发规律，《已上市中药药学变更研究技术指导原则（试行）》进一步明确中药变更评价的方法和标准，并且引入了"质量源于设计""设计空间""既定条件"，以及持有人主体责任、变更研究自我评估、风险控制等理念和方法，更加符合产业发展和变更实际，畅通了中药高质量发展路径，鼓励采用符合产品特点的新技术、新方法、新设备改进已上市中药，提升中药质量，发展中药新质生产力，解决生产工艺变更长期存在的难点痛点问题。《已上市中药药学变更研究技术指导原则（试行）》针对中药变更研究需要解决的关键问题，注重物质对比研究、强调整体质量评价，如采用浸膏/干膏得率、浸出物、特征/指纹图谱、多指标成份含量等多种评价指标进行评价，引导持有人关注生产过程质量控制研究，保障产品质量稳定，使既往安全性、有效性资料能支持变更后产品的安全性、有效性。这些监管理念和要求的完善和明确，有效促进了中药质量的提升和产业发展。

### 3. 促进对其他中药注册类别的思考和认识

《已上市中药药学变更研究技术指导原则（试行）》基于中药特点和研发规律提出的中药变更质量研究评价标准和方法，同样适用于中药创新药、改良型新药、同名同方药等的研发、质量研究及评价。

如在《同名同方药研究技术指导原则（试行）》中明确指出，"同名同方药的工艺参数、辅料与对照药相同的，或工艺参数、辅料变化参照《已上市中药药学变更研究技术指导原则（试行）》经研究评估不引起药用物质基础或药物吸收、利用明显改变的，一般无需进行毒理和临床试验。对照药批准证明文件（含附件）载明的关键工艺参数不明确的，或工艺参数、辅料的变化参照《已上市中药药学变更研究技术指导原则（试行）》，对药用物质基础或药物吸收、利用的影响难以评估的，一般需进行毒理和临床试验"。中药变更评价方法和标准的完善和提出，也促进了中药创新药、改良型新药、古代经典名方中药复方制剂、同名同方药等质量控制研究的思考和认识，解决了研究过程中涉及的相关质量控制研究问题，构成基于中药特点和研发规律的中药质量控制评价体系的重要内容。

4. 加强宣贯培训，促进已上市中药变更提升

为做好已上市中药变更相关政策和研发技术要求的宣传，国家药监局加强中药变更宣贯解读工作，积极宣讲相关政策，向外传递鼓励新举措，深入解读变更相关技术要求，促进已上市中药变更研究，推动已上市中药的质量提升和产业高质量发展。

## 四、思考与展望

《已上市中药药学变更研究技术指导原则（试行）》提出了中药变更评价方法和评价标准，让持有人在开展中药变更研究、评估和注册申报时有了更加明确的预期，从而促进了中药的变更，加快了新技术和新设备的应用，促进了中药产业现代化发展和中药质量提升。

新的中药变更评价方法和标准，针对中药变更研究需要解决的关键问题，强调物质基础对比和整体质量评价，鼓励持有人加强生产过程质量控制研究。如在提取设备升级改造时，应基于产品质量设计目标要求、工艺过程和提取物质量属性，采用浸膏/干膏得率、浸出物、特征/指纹图谱、多指标成份含量等多种评价指标，以产品质量稳定可控为目标开展质量对比研究和评估，指导调控、合理变更生产过程参数（设备参数、工艺参数等），防范诸如涨膏问题的产生，保证产品质量稳定一致。

随着中药研发生产的深入，中药智能制造、连续制造等先进制造技术的应用发展，已上市中药变更面临新的需求和问题，需进一步通过中药监管科学研究，深入调研了解中药行业对已上市中药变更的需求、研发过程中存在的问题、指导原则应用过程中的困难，进一步结合中药特点和生产实际，总结变更研究经验，研究解决影响变更研究和评价的难点问题，优化变更分类，完善变更技术要求，为中药上市后变更的研发和监管提供有益的意见和建议，适应先进制造、智能制造在中药生产领域的发展需求，促进适应产品特点的新技术、新设备、新方法在中药制剂生产中的应用发展，促进中药产业现代化发展和中药质量提升。

另外，如何落实《药品上市后变更管理办法（试行）》第二十三条相关规定，也需要监管部门、持有人根据品种特点、历史经纬等深入研究，凝聚共识，有效解决中药产业发展过程中的历史遗留问题。

（曲建博　刘思燚　杨平　宋彩梅）

## 参考文献

［1］国家药品监督管理局药品审评中心. 国家药监局药审中心关于发布《已上市中药药学变更研究技术指导原则（试行）》的通告（2021年第26号）［EB/OL］.（2021-04-02）［2024-04-10］. http://www.cde.org.cn/news.do?method=largeInfo&id=d91f1b6ba0922d3b.

［2］阳长明. 中药复方新药研究的质量设计、质量完善与技术审评的分阶段要求［J］. 中草药,2017,48（16）：3253-3258.

下篇　转化篇

第十八章　中药注册与审评审批全过程加速

［3］赵巍，阳长明，周思源，等. 浅谈已上市中药工艺变更研究管理及技术要求［J］. 中国食品药品监管，2021，212（9）：100-105.

［4］中共中央办公厅 国务院办公厅. 中共中央 国务院《关于促进中医药传承创新发展的意见》［EB/OL］.（2019-10-26）［2024-04-10］. http://www.gov.cn/zhengce/2019-10/26/content_5445336.htm.

［5］国家市场监督管理总局. 药品注册管理办法（国家市场监督管理总局令第27号）［EB/OL］.（2020-01-22）［2024-04-01］. https://gkml.smar.gov.cn/nsjg/fgs/202003/t20200330_313670.html.

［6］国家药品监督管理局. 关于发布药品上市后变更管理办法（试行）的公告（2021年第8号）［EB/OL］.（2021-01-13）［2024-04-10］. https://www.nmpa.gov.cn/xxgk/ggtg/qtggtg/20210113142301136.html.

［7］国家药品监督管理局. 国家药监局启动中国药品监管科学行动计划［EB/OL］.（2019-04-30）［2024-04-10］. https://www.nmpa.gov.cn/yaowen/ypjgyw/zhyw/20190430213401392.html.

［8］国家药品监督管理局. 关于发布已上市中药变更事项及申报资料要求的通告（2021年第19号）［EB/OL］.（2021-02-24）［2024-04-10］. https://www.nmpa.gov.cn/xxgk/fgwj/xzhgfxwj/20210224165613198.html.

［9］国家食品药品监督管理局. 关于印发已上市中药变更研究技术指导原则（一）的通知（国食药监注〔2011〕472号）［EB/OL］.（2011-11-16）［2024-04-10］. https://www.nmpa.gov.cn/xxgk/fgwj/gzwj/gzwjyp/20111116120001954.html.

［10］国家食品药品监督管理总局. 关于发布已上市中药生产工艺变更研究技术指导原则的通告（2017年第141号）［EB/OL］.（2017-08-24）［2024-04-10］. https://www.nmpa.gov.cn/directory/web/nmpa/xxgk/ggtg/qtggtg/20170911171501800.html.

［11］赵巍，王建新，阳长明. 中药制剂生产工艺变更研究管理历史、现状与思考［J］. 中草药，2018，49（12）：2729-2734.

［12］阳长明，赵巍，曲建博，等. 制定符合中药变更特点和规律的指导原则，提高中药制剂质量:《已上市中药变更研究技术指导原则》解读［J］. 中国中药杂志，2021，46（8）：2016-2019.

# 第十九章
# 中药生产全链条监管实践

## 第一节　中药生产全链条安全监管概述

### 一、中药产业发展与监管挑战

#### （一）中药产业发展现状

中药产业是我国生物医药产业的重要组成部分，在 70 余年发展历程中实现了从手工作坊式生产模式向现代化制造业的迈进，建立了以科技创新为源头、中药材生产为基础、中药工业为主体、制药装备为支撑、中药商业为纽带的产业体系，成功地打造了拥有独特产业特色并体现现代医药工业技术水平的中药制药业，发展形成了较为完整的现代中药产业链。

20 世纪 70 年代，我国中药工业出现了以"机械化和半机械化"为主的技术变革，发展形成了具有现代工业意义的第一代中药制药技术。第二代中药制药技术的发展始于 20 世纪 90 年代，以制药流程管道化、制药设备自动化和半自动化为主，形成了目前中成药大规模生产制造的基础；2000 年后，随着通信技术与信息技术突破，在学界与产业界共同努力下以运用高新技术改造中药传统制造方式，重视发展中药制药工程技术，围绕中药工业数字化、网络化、自动化及智能化等关键技术突破，以提高产品质量及资源利用度并降低物耗（即提质增效）为目标，中药制造业逐步具备了数字化、信息化等先进产业特征；随着"云计算"、大数据以及新一代人工智能（artificial intelligence，AI）技术爆发，以制药工艺"精密化、数字化及智能化"为主要技术特征的新一代中药制药技术，正在通过技术升级换代迈向"智能制造"的台阶[1]。

目前，我国已经是全球最大的中药研发、生产及使用市场。我国中药工业经过近 30 年的快速发展，已经建立了较为完备的全产业链质量安全监管体系和中药产业生态。截至 2022 年底，中药生产企业 4569 家（其中，中成药生产企业 2319 家，中药饮片生产企业 2250 家，专营中药材、中药饮片的药品经营企业 486 家）。中药营业收入 6919 亿元（同比增长 12.4%），利润总额 1005 亿元（增长 37.1%）。其中，中成药营收 4862 亿元（增长 11.8%），利润总额 755 亿元（增长 23.2%）；中药饮片营收 2057 亿元（增长 13.7%），利润总额 249 亿元（增长 102%）。国家药品监督管理局（简称国家药监局）监管的中药批准文号 57991 项，制剂品种 8670 个，《中华人民共和国药典》（简称《中国药典》）2020 年版一部收载中药标准 2711 项，局颁中药标准 13091 项。截至 2023 年底，中药配方颗粒生产企业 73 家，上市备案 15718 件，品种 880 个。中药医疗机构制剂批准文号总数 16548 个，按传统工艺备案 13434 个[2]。

### （二）中药产业监管挑战

2023 年 8 月，国务院常务会议审议通过《医药工业高质量发展行动计划（2023—2025 年）》《医疗装备产业高质量发展行动计划（2023—2025 年）》，强调"要充分发挥我国中医药独特优势，加大保护力度，维护中医药发展安全"。2023 年 12 月中央经济工作会议强调，"要以科技创新推动产业创新，特别是以颠覆性技术和前沿技术催生新产业、新模式、新动能，发展新质生产力"。中药产业需要开辟未来产业新赛道，中药监管也要主动服务产业需求，统筹高水平安全监管和产业高质量发展，加快传统产业转型升级，推动我国从中药制药大国向中药制药强国跨越。

尽管中药工业制造能力有了长足进步，但由于历史原因及受限于原研时期在医药知识、工艺技术、制药设备以及药品监管政策等诸多方面的历史局限，大部分中成药品种的制药技术较落后，存在粗放、缺控、凌乱、低效、高耗等问题，导致部分中成药品种仍存在质量波动大、质量保障体系不健全、产品优势不明确等问题。与国际上传统药、天然药物、草药或现代药的定义不尽相同，我国中药产品既有采用传统工艺、传统给药途径、传统剂型，功能主治以中医术语表述的古代经典名方中药复方制剂，也有新发现的中药材、新的药用部位及珍稀濒危中药替代品及其制剂，还有化学成份明确的小分子药物或组分相对明确的中药提取物及其制剂。药监部门监管的中药产品涉及中药材、提取物、中药饮片、中药配方颗粒、医疗机构中药制剂、中成药等，在产业、文化、生态、卫生等多个产业领域发挥重要而又独特的作用，不能简单套用国际上的传统药、草药、天然药物或者现代药规则对中药进行监管，亟需建立完善的中药生产全链条监管体系，保障中药的质量与安全。

## 二、中药产业全链条安全监管内涵

### （一）中药产业链构成

产业链是产业经济学中的一个概念，即产供销，从原料到消费者手中的整个产业链条，是各个部门之间基于一定的技术经济关联，并依据特定的逻辑关系和时空布局关系客观形成的链条式关联关系形态。产业链供应链安全是助力国家产业高质量发展、保障实体经济稳定运行、构建新发展格局的重要内容，也是国家经济安全的重要组成部分。产业链和供应链的安全稳定是大国经济循环畅通的关键，也是构建新发展格局的重要基础。

由图 19-1-1 可见，中药产业链范围广、链条长、关联性大、融合度高，涉及一、二、三产业全过程，一般是指在中药产品（中药饮片、中成药）的生产加工过程中，从种植到中药产品到达消费者手中整个过程中所构成的产业链条，涵盖中药种植、中药生产、中药流通、中药使用等诸多环节。其中，中药农业是产业链上游环节，是中药原材料的生产，包括育苗/育种业和种植/养殖业。它处于中药行业的源头，其产量高低影响到药农的经济收益，其质量优劣、种植的规范化程度影响到中药产业的发展。中药工业集中了大中型企业，技术水平相对较高，其中涉及中药材的加工炮制，中成药及中药配方颗粒等的生产制造等。中药商业是产业链的下游环节，也是中药产业链的拓展和延伸。

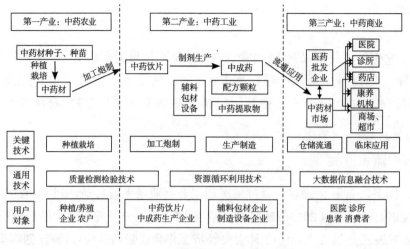

图 19-1-1　中药全产业链示意图

## （二）中药产业全链条安全监管应对

### 1. 中药全产业链理念

"支持中药工业龙头企业全产业链布局，加快中药全产业链追溯体系建设"是促进中药产业健康发展的一项重要发展战略。我国中药工业总产值高速增长的同时，也催生了中药全产业链协同发展（包括中药工业、中药农业、中药商业等）的迅速崛起，2022 年中药大健康产业规模预计超过 2 万亿元，也对全产业链监管提出了更高要求。传统意义上的药品全产业链监管一般着眼于全生命周期的管理，即从药品研发、技术转移、商业化生产到退市的整个过程。从中药全产业链布局来看，中药农业、中药工业以及中药商业服务业的监管主体、监管要求、监管重点及用户对象有较大差异。要实现针对种植栽培、加工炮制、制造生产、仓储流通和临床应用等产业链全流程的有效监管，必须在质量检测检验、资源循环利用、数据融合处理等方面建立先进适用的监管体系并发展相对应的关键技术。中药生产从药材到饮片及制剂的生产过程和品质传递环节多，加之中药内在物质基础具有多样性和复杂性，这都决定了中药质量的评价模式应区别于化学药物，这也对中药监管体系提出了新的要求与挑战[3]。

### 2. 全产业链风险管理

2005 年，国际人用药注册技术协调会（ICH）发布 ICH Q9《Quality Risk Management》（即《质量风险管理》），正式确定了质量风险管理的概念，指导药品生产企业进行药品质量风险管理[4]。具体而言，质量风险管理是指贯穿于药品生产过程中的风险评估、控制、沟通和评审的系统过程。在中药产业链前端的药材种植、产地加工阶段，其生产过程与人员操作较为粗放，生产设备智能化程度较差，由于产业主体在生产条件、技术能力、资源保障等方面存在一定程度上的能力不足，需要监管体系准确分析造成质量风险的主要原因，有针对性地逐步提高监管要求。而处于产业链中段的中药饮片、中成药及中药配方颗粒生产企业，存在整体技术水准较高但不同企业间质量体系与管理水平较为悬殊，特别是部分市场主体存在过程质量保障体系不完善、生产技术革新意识不强、技术创新驱动力不足等问题，导致个别企业偶发的质量安全问题对全行业声誉造成负面影响，客观上造成了公众对监管体系的质疑，进而阻碍了中药产业高质量发展。在产业链后端的流通应用环节，由于各级医疗机构、超商药店及消费者对于中药产品的质量认识上存在显著差别，在检验能力和反馈渠道上也不尽相同，唯有通过在经营使用全过程、各环节的监管并强化专项抽检和不良反应监测，通过持续推进监管能力体系的制度化建设，才能有效保障人民群众用药安全。国家药监局在《关于进一步加强中药科学监管 促进中药传承创新发展的若干措施》中提出，在中药材的质量风险管理方面，应组织综合分析中药材质量监测数据，关注不同产地中药材质量的差异，研究发布中药材质量监测报告。构建涵盖药材品种考证、产地、质量、安全等信息的国家中药材质量基本数据库，促进中药材数据信息的共享和共用；在中药饮片生产和质量追溯方面，应遵循中药饮片炮制特点，结合传统炮制方法和现代生产技术手段，研究完善中药饮片生产质量管理规范，探索建立中药饮片生产流通追溯体系，逐步实现重点品种来源可查、去向可追和追溯信息互通互享；在中药配方颗粒生产过程管理方面，应督促中药配方颗粒生产企业严格按照备案的生产工艺生产，严格供应商审核，加强中药材鉴别、中药饮片炮制、颗粒生产、检验放行等全环节质量管理，确保生产全过程符合相应的药品标准和药品生产质量管理规范。

3. 全产品链质量监管

为了纵深推进中国式现代化药品监管实践和建设具有中国特色的中药科学监管体系，2023 年 1 月，国家药监局印发了《关于进一步加强中药科学监管 促进中药传承创新发展的若干措施》（国药监药注〔2023〕1 号）[5]，其中提出要准确把握当前中药质量安全监管和中药产业高质量发展面临的新形势、新任务和新挑战，全面加强中药全产业链质量管理，其中提出要加强中药材质量管理、强化中药饮片、中药配方颗粒监管和优化医疗机构中药制剂管理，明确了对中药生产全链条生产体系建设的具体要求与目标。整体上看，通过近年来系统重构中药监管法律法规体系，持续健全标准体系，中药全链条全生命周期监管体系得以持续完善。同时，需要逐步构建创新中药质量监管模式。逐步构建"网格化"监管模式，完善中药生产监管制度建设，研究制定并监督实施《中药材生产质量管理规范》。逐步建立并完善中药生产区域化风险研判机制，针对重点企业、重点品种、重点环节，持续加强中药饮片、中药配方颗粒和中成药监督检查，有序开展中药材延伸检查。进一步规范中药饮片、中药配方颗粒和中成药流通经营秩序，强化使用环节质量监管。

（刘春　于江泳　王毅）

## 参考文献

［1］程翼宇，瞿海斌，张伯礼. 论中药制药工程科技创新方略及其工业转化［J］. 中国中药杂志，2013，38（1）：3-5.

［2］赵军宁. 中药卓越监管体系的构建策略与前景展望［J］. 中国食品药品监管，2024（2）：4-15.

［3］赵军宁，黄璐琦. 中药监管科学：发展中的新兴融合科学［J］. 中国科学基金，2024，38（3）：396-405.

［4］徐昕怡，刘贞，陶乐然，等. 中、美、欧、日药典标准体系与其他标准体系互操作性的比较研究［J］. 中国药师，2024，27（2）：233-241.

［5］国家药品监督管理局. 关于进一步加强中药科学监管 促进中药传承创新发展的若干措施［EB/OL］.（2023-01-23）［2024-05-05］. https://www. gov. cn/zhengce/zhengceku/2023-01/09/content_5735789. htm.

# 第二节　中药材生产监管实践

## 一、中药材生产监管法规

药品范畴的中药材是中药饮片的原料，一般系指原植物、动物、矿物除去非药用部位的商品药材，也可定义为未经精致加工或未制成成品的原生药材。中药材未注明炮制要求的，均指生药材，应按照

《中国药典》2020 年版附录中药材炮制通则的净制项进行处理。从严格意义上来说，药品范畴内的中药材仅指经过净制处理后的药材，对于未经依法净制处理的原药材不能列入药品概念下的中药材，更不能直接入药。因此，作为药品范畴接受监管的中药材应是严格按照药品标准加工而成的商品，在生产上应区分其他普通农副产品，进入药品流通渠道后应完全具备药品的属性，药品经营企业经营的中药材必须是完全具备药品的属性（有合法的生产企业及相关的产品标示），这样才能从根本上控制作为药品的中药材质量，保证用药安全有效。

近 20 年间，国家相关部门先后出台了《关于加强中药饮片监督管理的通知》（国食药监安〔2011〕25 号）、《关于进一步加强中药材管理的通知》（食药监〔2013〕208 号）、《中药饮片质量集中整治工作方案》（国药监〔2018〕28 号）等系列文件，加快建立完善符合中药饮片特点的长效机制，提升监管能力和水平，提高中药饮片质量，保障公众用药安全有效。在多个相关文件中，国家也倡导中药材生产持续发展与生态环境保护的良性互动，推动贫困地区中药材产业化精准扶贫。通过鼓励制药企业自建基地，或与农户、药材种植合作社建立长期稳定的合作关系，利用制药企业在技术、资金和装备方面的优势，帮助农户提高规范化种植加工能力，完善标准体系，降低原料药材的质量波动，建立完善的质量追溯体系。

2022 年，由国家药监局、农业农村部、国家林业和草原局、国家中医药管理局等多部委联合制订了新版《中药材生产质量管理规范》（国家药品监督管理局令第 32 号），明确了种子种苗、种植养殖、采收加工、包装储运、质量检验等中药材生产关键环节的监管要求，进一步推进中药材规范化、标准化、集约化发展。其中提到鼓励中药饮片生产企业、中成药上市许可持有人等中药生产企业在中药材产地自建、共建符合本规范的中药材生产企业及生产基地，将药品质量管理体系延伸到中药材产地。鼓励中药生产企业优先使用符合本规范要求的中药材，如使用符合本规范要求的中药材，相关中药生产企业可以参照药品标签管理的相关规定，在药品标签中适当位置标示"药材符合 GAP 要求"，可以依法进行宣传。对中药复方制剂，所有处方成份均符合本规范要求，方可标示。而在中药材的监管方面，省级药品监督管理部门应当加强监督检查，对应当使用或者标示使用符合本规范中药材的中药生产企业，必要时对相应的中药材生产企业开展延伸检查，重点检查是否符合本规范。发现不符合的，应当依法严厉查处，责令中药生产企业限期改正、取消标示等，并公开相应的中药材生产企业及其中药材品种，通报中药材产地人民政府。各地还应建立中药材生产企业及其生产基地台账和信用档案，实施动态监管；建立中药材规范化生产追溯信息化平台等。此外，农业农村部门应牵头做好中药材种子种苗及种源提供、田间管理、农药和肥料使用、病虫害防治等指导。林业和草原部门应牵头做好中药材生态种植、野生抚育、仿野生栽培，以及属于濒危管理范畴的中药材种植、养殖等指导。中医药管理部门协同做好中药材种子种苗、规范种植、采收加工以及生态种植等指导。药品监督管理部门对相应的中药材生产企业开展延伸检查，做好药用要求、产地加工、质量检验等指导。

## 二、中药材标准管理与技术要求

"药材好，药才好"，中药材的品质关系着我国中医药事业的发展前景。中药材来源广泛，种类繁多，据不完全统计，我国现有的中药材资源上万种，其中以药用植物为主，少量为药用动物，以及几十种药用矿物。2020 年版《中国药典》共收载中药材（民族药材）共 616 种，部（局）颁标准中收载药材 300 多种，另外各省（自治区、直辖市）发布的地方药材标准也有数百种，以上标准涉及的药用植物品种上千种。

中药材标准是评价中药质量属性的基本遵循，为规范中药材的生产、经营、使用，保障临床用药安全有效提供了法律依据。我国现行的中药材质量标准为三级标准，即国家标准、地方标准和企业标准，这三类标准形成了中药材的"三位一体"的质量标准体系。这三类质量标准的内容构成大致相同，通常质量标准的正文项目包括名称、来源、性状、鉴别（含显微鉴别、理化鉴别、薄层色谱鉴别、特征图谱等）、检查（杂质、灰分、水分、浸出物、重金属、农药残留、真菌毒素等）、含量测定等10余种检验检测项目。

国家标准包括《中国药典》和国家药品监督管理局国家药品标准（简称"局颁标准"）。《中国药典》在国家药品标准中处于核心地位，也是全国范围内的法定标准，在中药材标准质量控制水平提升方面起到了引领和示范作用。自颁布《中国药典》1953年版第1版到现行2020年版，《中国药典》已走过近70年的历程，《中国药典》不断提升保证药品安全性和有效性的检测技术要求，促进药品质量提升、指导药品研发和推动产业高质量发展。"局颁标准"主要来源于整理提高后的原卫生部发布的《中华人民共和国卫生部药品标准·中药材》以及历年来发布的部分进口药材标准和新药材标准，与《中国药典》收载的品种不重复。

省级中药标准主要包括省、直辖市和自治区的中药材标准和饮片炮制规范，如《四川省中药材标准》等。通常不再重复收载与《中国药典》相同的品种，主要收载地方习用品种或特有品种，体现地域特点，突出地方炮制工艺，生产和中医临床使用习惯特色。省级中药标准可作为本地区的法定标准，只在本地区适用。中药材的企业标准是指企业为使产品达到应符合的国家或省级中药标准所制定的产品内控标准，在企业内部适用，企业标准的项目与国家标准和省级中药标准类似，但通常不会面向社会公开其全部内容。

## 三、中药材生产流通管理

### （一）中药材种植养殖管理

中药材在我国长期作为农副产品进行管理，中药材种植养殖主体有很大一部分是一家一户的小农个体经济，生产者缺乏科学系统的指导与培训，用种菜的思维去种药，加上一些不法种植者为追求经济利益，违背种植规律，滥用化肥农药、采集时间随意等现象时有发生，以至于严重影响个别中药材品质。而我国的中药材产地较为分散，规范化、规模化种植养殖程度较低，因此尚未实现产业化。此外，一些非道地或适宜地区盲目引种市场需求量较大的药材品种，由于缺乏科学规划，导致该品种药材品质下降。

近年来，我国各地区对中药材资源的保护、利用和可持续发展的重视程度逐渐加强，要求中药材野生资源的采集和抚育管理、采集使用国家保护品种，必须严格按规定履行审批手续，严禁非法贩卖野生动物和非法采挖野生中药材资源。随着《中药材生产质量管理规范》的推进实施，部分传统中药材道地产区政府加强了统一规划与管理，在全国中药材资源普查的基础上结合本地中药材负距分布、自然环境条件、传统种植养殖历史和道地药材特性，加强中药材种植养殖的科学管理，按种逐一制定并严格实施种植养殖和采集技术规范，统一建立种子种苗繁育基地，合理使用农药和化肥，按年限、季节和药用部位采收中药材，提高中药材种植养殖的科学化、规范化水平。农业农村部门牵头做好中药材种子种苗及种源提供、田间管理、农药和肥料使用、病虫害防治等指导，严禁使用高毒、剧毒农药、严禁滥用农药、抗生素、化肥，特别是动物激素类物质、植物生长调节剂和除草剂。林业和草原部门牵头做好中药材生态种植、野生抚育、仿野生栽培，以及属于濒危管理范畴的中药材种植、养殖等指导。中医药管理部门协同做好中药材种子种苗、规范种植、采收加工以及生态种植等指导。药品监督管理部门对相应的中药材生产企业开展延伸检查，做好药用要求、产地加工、质量检验等指导，加快技术、信息和供应保障服务体系建设，完善中药材质量控制标准以及农药、重金属等有害物质限量控制标准，强化中药材质量监测，监督和指导中药生产企业依法合规使用中药材，杜绝不合格中药材用于中药生产。

## （二）中药材产地加工监管

产地加工是药材生产与品质形成的重要环节，原药材经产地加工获得中药材，中药材再经炮制制成中药饮片，是中药生产全产业链的起始环节。产地初加工是指在中药材产地对地产中药材进行洁净、除去非药用部位、干燥等处理，常用步骤包括挑选、冲洗、粗切、浸漂、蒸煮、发汗、熏烤和干燥等步骤，也有部分产地采用杀青灭活等初加工手段，以达到防止霉变虫蛀、便于储存运输等目的，是保障中药材质量的重要手段。合理规范的产地加工方法是保证中药材品质和安全的重要因素，也是形成中药材不同商品等级规格的重要途径。

国家先后出台了一系列文件强调药材产地加工的重要性。国家林业和草原局办公室发布的《林草中药材产业发展指南》要求在中药材主产区建立药材产地加工与流通基地，保证药材及时加工和收储，方便销售和运输。2021年，国家药监局以《关于中药饮片生产企业采购产地加工（趁鲜切制）中药材有关问题的复函》的形势探索规范中药材产地加工，明确产地加工属于中药材来源范畴。2023年，国家药监局等多部门联合发布的《中药材生产质量管理规范》，进一步明确了"六统一"内容，其中之一即为"统一采收与产地加工技术规程"，要求企业应建立包括产地加工等全过程关键环节可追溯[1]。

由于我国幅员辽阔，各产地长期的生产实践和经验积累形成了独具特色、内容丰富的加工方法和技术体系，但在加工方法的技术水平与规范化方面仍存在一定不足，从业人员也缺乏系统的产地加工理论与技术培训。因此，各产地需要结合道地中药材的特点，加强对中药材产地初加工的管理，逐步实现初加工集中化、规范化、产业化。通过逐品种制定产地初加工规范，统一质量控制标准，改进加工工艺，提高中药材产地初加工水平，避免粗制滥造导致中药材有效成份流失、质量下降。另一方面，各地监管部门也要严厉打击产地初加工过程中掺杂使假、染色增重、污染霉变、非法提取等违法违规行为，严禁滥用硫磺熏蒸等方法，保证二氧化硫等物质残留符合国家规定，从而建立健全中药材产地加工的操作规范、质量体系与监管体系。

## （三）中药材专业市场管理

中药材专业市场是经相关部门检查验收批准，并在工商行政管理部门核准登记的专门经营中药材的集贸市场。目前，我国建有亳州、安国、新荷花等17个中药材专业市场，包括安徽亳州中药材市场、河北省安国中药材专业市场、成都市荷花池中药材专业市场、河南省禹州中药材专业市场、江西樟树中药材市场、广州市清平中药材市场、山东鄄城县舜王城药材市场、重庆桐君阁中药批发市场、哈尔滨三棵树药业专业市场、兰州黄河中药材专业市场、西安万寿路中药材专业市场、湖北省蕲州中药材专业市场、湖南岳阳花板桥中药材市场、湖南省邵东县廉桥中药材市场、广西玉林中药材专业市场、广东省普宁中药材专业市场、云南省昆明菊花园中药材市场。除现有的中药材专业市场外，各地不得开办新的中药材专业市场。按照"谁开办，谁管理"的原则，中药材专业市场所在地人民政府承担管理责任，并明确市场开办主体及其责任。

中药材专业市场正逐步建立健全交易管理部门和质量管理机构，完善市场交易和质量管理的规章制度，建立规模化市场化的中药材经营模式。部分专业市场已构建中药材电子交易平台和市场信息平台，建设中药材流通追溯系统，配备使用具有药品现代物流水平的仓储设施设备，通过提升中药材仓储、养护技术水平，保障中药材质量。按照相关监管要求，中药材专业市场严禁销售假劣中药材，严禁未经批准以任何名义或方式经营中药饮片、中成药和其他药品，严禁销售国家规定的28种毒性药材，严禁非法销售国家规定的42种濒危药材。值得注意的是，随着市场化程度不断加深，近年来部分中药材价格呈现出猛涨的趋势，个别品种年涨幅甚至超过300%。中药价格的快速上涨也需要进一步完善市场秩序监管，依法打击非法、恶意竞争行为，确保中药材市场的正常秩序和稳定发展。

### （四）中药材外源性有害残留监管

近年来，为满足对中药不断增长的需求，中药种植品种及种植面积不断扩大，由人工种植引发的外源性有害残留污染问题成为社会关注的焦点。一般认为，中药外源性有害残留物主要包括农药、重金属、黄曲霉毒素、二氧化硫等。自《中国药典》2000 年版开始，中药标准正文及附录中陆续收录了有机氯类农药残留、重金属及有害元素、黄曲霉毒素、二氧化硫等检测方法和限度要求，至正在执行的《中国药典》2020 年版，涉及中药外源性有害残留物检测的标准不断完善[2]。

中药种植、贮藏过程是中药生产的最初环节，要解决中药外源性有害残留污染问题，首先要加强产业链源头的监控和管理。农药、化肥的过度不规范使用及种植基地土壤、水质的污染是中药中农药、重金属超标等问题的根源。因此，在种植过程中，应根据中药生长特性，规范使用农药、化肥等，严禁使用禁限用农药；在种植基地选址过程中注意土壤、水质中重金属、农药残留的监控，及时开展修复工作，降低重金属污染的可能性；研究有效且低成本的干燥、防腐技术，加强对种子育苗过程中内生真菌的研究，减少黄曲霉毒素残留[2]。此外，加强生产质量管理规范（GAP）种植基地建设，培养一线种植人员的规范种植理念和专业技能，充分发挥 GAP 种植对中药质量提升的引导作用。2019 年发布的《中共中央　国务院关于促进中医药传承创新发展的意见》中指出，应推行中药材生态种植、野生抚育和仿生栽培。中药生态种植更加注重中药资源对环境条件的适应和顺应，以及对各种自然环境资源的充分利用，在预防有害物质产生和污染、强化绿色安全生产、保障药材质量安全和环境生态安全等方面具有一定优势。

中药从种植到成药生产链条较长且属于跨部门监管，仅依靠药品监督管理部门不能保证中药饮片安全。中药材兼具农产品和药品双重属性，农业部门对其种植过程的监管是保证中药质量的关键环节。中药种植过程中农药的使用应符合农业部门农药登记的要求。近年来，虽然我国农业农村部对小作物中农药登记及限量标准制定关注度逐渐增加，但在中药种植中实际使用的农药仍远远超过已登记的农药品种。积极联合农业部门、调动企业主动性、促进中药材农药的登记管理，是从根本上避免中药材种植中农药滥用现象的重要途径。然而，中药品种繁多，若每个品种都采用此方式，则时间、费用投入极大，难以在短期内实现。因此，通过积极联合农业部门制定科学的标准转化原则，适当进行品种归类，完善中药标准中农药残留的标准体系，有望实现更加科学、高效的外源性有害残留监管，且减少资源浪费。

开展例行监测任务是我国农业及食品安全监管部门判断农产品、食品风险及制定相应监管政策的有效途径。近年来，随着中药中外源性有害残留检测标准的不断完善，各中药品种中外源性污染物的报告及研究论文越来越多。药检部门在进行药品评价性抽检工作时，也将外源性有害物污染情况作为抽检品种重要的质量评价指标之一。然而，由于中药中外源性有害残留标准及检测技术尚处于发展状态，现有研究力量较为薄弱，研究数据零散。由于缺乏目标明确的顶层设计，数据代表性一般，准确性有待考察，难以抓取出可靠数据信息为监管提供支持[2]。

《中国药典》2020 年版新增 33 种禁用农药残留一致性限量标准和有关指导原则以及植物类药材及饮片重金属及有害元素一致性限量指导值。由于缺乏较为完善的风险监测系统，尚无法做到对中药农药残留、重金属等污染情况的精准和实时把控。药品检验部门通过日常检验、药品评价性抽检工作，积累了大量外源性有害残留物污染数据。迫切需要将这些数据加以梳理、整合和进一步完善。建议继续积极建立和完善中药外源性有害残留物污染监测数据库，构建中药有害残留物数据监测系统。同时采用科学的风险评估方法识别高风险中药品种，以提高检验效率、降低检测成本，并为中药安全性监管政策的制定提供基础数据支撑[3]。

### （五）中药材追溯体系建设

随着溯源方法和监测仪器等新技术的飞速发展，针对当前中药材在生产流通环节上存在的质量问题，将传统中药材与新一代信息技术进行融合创新势在必行，建设中药材追溯体系对确保中药材质量与安全，促进中药材产业迈向高质量发展具有重大意义。中药材追溯体系的概念于 2010 年提出，是基于保障中药材质量和加强对风险管控的理念，实现追溯中药材生产、加工、流通过程的溯源系统[4]。

在中药材追溯系统的建设中，既要重视中药材特殊的商品属性，尊重其天然属性，使溯源体系能充分体现出影响其质量的关键因素，满足对其在生产、流通和使用中的溯源要求，同时又要尊重中医药的传统用药经验和考虑传统质控要求，结合中药材具体个性，研发出能体现影响中药材质量的关键因素的中药材追溯系统。中药材追溯体系应聚焦于影响中药材质量的关键因素：药材基原与药用部位、生长环境、人为因素。对人工栽培的中药材而言，其基原的准确性依然是中药材溯源的首要任务，以免大规模栽培后发现基原错误而造成人力物力资源的浪费，其次，要以中药材生产质量管理规范（GAP）的标准去规范中药材生产，并对其生产全过程进行详细记录，及时将信息录入中药材追溯系统中[4]。

运用移动互联网、物联网、区块链、大数据技术及现代企业先进管理理念，构建中药材生产数字化管理平台，通过智慧农业物联网管理、投入品管理、种植生产过程管理、区块链防伪溯源查询等模块，对中药产业高质量发展示范项目的种植、加工企业提供全过程第三方数字化管理与服务，从原产地、种子种苗、加工包装、仓储物流各个环节，从源头全过程保真控制，突破中药质量客观分级评价、中药质量防伪、中药安全预警、三产整合质量监管等关键技术，从中药材生产／检测／监控装备联网与质量数据采集、中药一物一码质量追溯评价与市场监管等研究，搭建具有自主知识产权的基于区块链技术的道地药材溯源服务平台，通过自动采集系统或工具完成交易，获得交易数据或溯源系统的源数据，确保中药产业链的信息不可篡改，并实现系统互信，为消费者提供放心药材消费指引，增强产品核心竞争力[5]。

## 四、中药材生产监管问题与监管应对

### （一）监管问题

由于市场需求的增大和野生环境的破坏，临床和生产上使用的大宗品种已经较少来自天然野生态，出现在市场上的同种药材可能是野生、半野生、野生培育品、栽培品种、道地产区品种、异地引种品种等多种情况，甚至还有从国外进口的。不同来源的中药材其外观性状可能差别甚微，但是其内在质量差别巨大，对加工后的饮片或者中药制剂的质量已经造成了严重影响。根据《中华人民共和国药品管理法》（简称《药品管理法》）释义和国家统计局颁布的《行业分类标准》《产品分类目录》，中药材既是药品，又是农副产品，部分中药材还是食品，由于具备 3 种属性，导致与其监管相关的法律法规散布于药品、农产品、食品三大部门，并未形成有机的体系，这也使得中药材质控过程相当困难。对中药材生产过程进行全面监管，对保障中药材质量具有重要意义，对保证后续中药饮片、中药制剂的质量与安全具有重要价值[2]。原料药材的质量、价格和供给是中药全产业链生存和发展的基础。中药材生产基地已经成为中成药生产的"第一车间"。

我国中药行政管理主体较多样化。从有关部门"三定"职责看，林业部门负责良种选育推广，管理林木种苗、草种生产经营行为和质量；农业部门负责种植业监督管理，指导农业标准化生产，组织农业资源区划，负责农作物重大病虫害防治等；药监部门负责中药材质量管理；商务部门负责组织实施重要消费品市场调控和重要生产资料流通管理；市场监管部门负责监督管理市场秩序；经济信息化和科学技术部门负责中药材生产扶持项目管理；中医药管理局负责中药产业发展规划和产业政策制定。各部门职能和体制均不统一，而且有些环节是不能分割的，这就造成了"九龙治水"、多头监管的问题，最后的结果只能是监管缺位。

### （二）监管应对

#### 1. 中药材全产业链系统管理

中药材的3种属性涉及多部门管理问题，单一的行政监管可能难以有效推动中药材市场的进一步发展，未来可能通过行政监管、自我规范、群众监督相结合的方式，将药品监管、林业、农业、商务等相关监管部门联合起来，组建中药材全产业链质量管理沟通协调、工作互认机制，制定中药材全产业链管理模式。

#### 2. 中药监管科学与中药质量标准提升

涉及中药材种植养殖加工技术的，应当建设相关规范制度，可组织专家对按中药材全产业链质量管理规范建设的备案品种进行技术审核，品种相关信息对外公开，接受社会监督。

#### 3. 中药材质量溯源体系

中药材在产地源头属于农副产品，种植分散，规模小，加上我国各地历史、文化、地域、使用习惯的不同，产生质量问题的原因极为复杂。对于如何解决中药材及饮片质量问题，建议由中药生产企业联合科研院校，以中药材单品种入手，从种子种苗、种植养殖、采收及产地初加工到质量溯源体系建设，系统研究并建立中药材全产业链质量管理规范，使中药材从田间地头就脱离农副产品属性和未来用途的不确定性，明确其使用终端为中药饮片或中药制剂的生产，从而在源头上保障中药饮片或中药制剂的质量[6]。

（刘春　于江泳　王毅）

## 参考文献

［1］吴斌，高敏洁，邹任贤. 中药材产地加工概述及监管建议［J］. 中药材，2023（10）：2377-2381.

［2］王莹，刘芫汐，刘丽娜，等. 中药中外源性有害残留物标准现状与监管建议［J］. 中国现代中药，2023，25（5）：943-950.

［3］左甜甜，金红宇，王莹，等. 以风险控制为核心的中药外源性有害残留物标准建设初步成效及展望［J］. 中国食品药品监管，2023（1）：26-35.

［4］赖锟阳，肖建才，闫滨滨，等. 基于中药材质量影响因素的中药材追溯体系建设［J］. 中国实验方剂学杂志，2024，30（7）：215-224.

［5］华桦，方清茂，李青苗，等. 中药监管科学驱动下的四川中药产业高质量发展新策略［J］. 世界科学技术－中医药现代化，2023，25（7）：2241-2247.

［6］蒋敏桃，何畏，赵卫权，等. 中药材监督管理现状及全产业链监管模式创新初探［J］. 中药与临床，2021，12（1）：1-5.

# 第三节　中药饮片及中药配方颗粒生产监管实践

## 一、中药饮片生产监管法规

中药饮片是指在中医药理论的指导下，可直接用于调配或制剂的中药材及其中药材的加工炮制品。中药饮片是中医学临床辨证施治必需的传统武器，也是中成药的重要原料，其独特的炮制理论和方法，无不体现着中医学的精深智慧。随着中药饮片炮制理论的不断完善和成熟，目前它已成为中医学临床防病、治病的重要手段[1]。

中药饮片产业是中药产业三大支柱之一，保证饮片质量和安全性一直是重中之重的工作。中药饮片作为中药的重要组成部分，既可以用于中医临床配方使用，也可以用于中成药生产，其质量关乎人民群众用药安全。传统中药饮片生产主要包括净制、切制、炮制和干燥等复杂生产加工过程，质量往往难以把控，同时，中药饮片的炮制不规范、掺伪掺杂、染色及增重、过度硫熏等问题时有发生。然而在强调智能制造的大背景下，现有分析技术无法全面满足中药饮片产业化发展的需求，亟需提升生产设备水平保障中药饮片的质量稳定[2]。近年来，各级药品监管部门持续加大对中药饮片监督检查和抽检度，依法查处和曝光违法违规企业和不合格产品，中药饮片总体质量状况有所好转，但存在的问题仍不容乐观。

中药饮片生产是现代中药发展的关键环节，饮片质量直接关系着中医的临床疗效与中成药等二级产品的质量。当前，我国中药材生产中存在基源品种混乱、农残含量高、初加工方法不当、炮制不合理等影响中药饮片质量的现象及问题，严重阻碍了中药现代化进程[3]。规范化的中药种植是保障中药材及饮片质量的关键。要扭转种植现状，提升中药原料质量，必须充分利用标准的引领作用和监管的震慑作用，在落实现有《中药材生产质量管理规范》（GAP）基础上，注重源头监管，持续完善标准规范，健全追溯体系；坚持聚焦监管短板、消除监管盲区；积极创新监管手段、强化基层监管能力；高起点谋划、多渠道发力、全链条覆盖助力中药材及饮片整体质量提升。2023 年 1 月 3 日，国家药监局印发《关于进一步加强中药科学监管 促进中药传承创新发展的若干措施》（简称《若干措施》），其中提到加强中药饮片审批管理、完善中药饮片炮制规范、规范中药饮片生产和质量追溯、推动改进中药饮片生产经营模式和强化中药配方颗粒生产过程管理。

## 二、中药饮片标准管理与技术要求

### （一）中药饮片标准管理

中药饮片是中药新药研发和制剂生产的源头，其质量是影响中药质量的关键因素。因此，中药饮片标准也是评价中药质量属性的基本遵循，为中药材及饮片的生产、经营、使用得更加规范提供了保障，为临床用药安全有效提供了法律依据。我国现行的中药饮片质量标准同样也为三级标准，即国家标准、地方标准和企业标准，这三类标准构成了中药饮片的"三位一体"的质量标准体系，相关内容构成大致相同，通常质量标准的正文项目包括：名称、来源、性状，鉴别（含显微鉴别、理化鉴别、薄层色谱鉴别、特征图谱等）、检查（杂质、灰分、水分、浸出物、重金属、农药残留、真菌毒素等）、含量测定等 10 余种检验检测项目，而中药饮片的炮制规范还包含炮制方法、性味与归经、功能主治、用法用量、贮藏等项目。

《中国药典》和《国家药品监督管理局国家药品标准》是中药饮片管理的国家标准。地方标准主要包括省、直辖市和自治区的中药饮片炮制规范，例如《安徽省中药饮片炮制规范》等。地方标准通常不再重复收载与国家标准相同的品种，而主要收载地方习用品种或特有品种，体现地域特点，突出地方炮制工艺，生产和中医临床使用习惯特色。地方标准可作为本地区的法定标准，仅限在本地区适用。

中药饮片的企业标准则是指中药饮片生产企业为使产品达到应符合的国家或地方标准，所制定的产品内控标准，在企业内部适用，企业标准的项目与国家标准和地方标准类似，但通常不会面向公众公开其全部内容。

中药饮片的质量标准也是指中药饮片的物理、化学性质、微生物污染、重金属等物质含量、药效成份等方面的指标，是中药饮片质量的评价标准，也是中药饮片行业质量管理的重要基础。中药饮片质量标准应该具备科学性、先进性和可行性，应根据中药饮片的生产工艺和特点制定相应的标准。同时，应加强标准的更新和完善，保持与国际接轨。在科学合理的管理过程下，可以引入更为精准的管理制度从而优化中药饮片的管理过程，提升中药饮片的药效与质量。

中药饮片作为中医临床治疗和中成药的关键环节，与生命健康息息相关，中药饮片质量的有效控制至关重要。中药饮片的核心属性是药品，保障其临床使用的安全有效是进行质量控制的终极目的。我国对中药饮片的监管力度日益强化，监管体系逐步完善，中药质量控制的方法也逐步从传统经验、主要有效成份及指标成份测定，发展到一测多评、质量标志物、生物标志物、仿生感官等现代分析技术综合运用。

由图 19-3-1 可见，国家先后出台了一系列的政策法规，加强中药饮片质量控制，涉及饮片生产、质量标准、流通环节、调配使用等多个环节。在药品管理法律法规方面，2002 年发布实施的《中华人民共和国药品管理法实施条例》对中药饮片标签等进行了规定；2003 年发布的《关于印发中药饮片、医用氧 GMP 补充规定的通知》（国药监安〔2003〕40 号）开启了中药饮片规范检查；2009 年，中药饮片被列入《国家基本药物目录管理办法（暂行）》，按基本药物管理；2019 年发布的《关于促进中医药传承创新发展的意见》，提出健全中药饮片标准体系，制定实施全国中药饮片炮制规范，促进中药饮片优质优价。建立与公立医院药品采购、基本药物遴选、医保目录调整等联动机制，促进产业升级和结构调整；2020 年，为贯彻落实新修订《药品管理法》、《中华人民共和国中医药法》（简称《中医药法》），配合《药品注册管理办法》实施，国家药监局组织制定并发布了《中药注册分类及申报资料要求》，对中药创新药、中药改良型新药、古代经典名方中药复方制剂、同名同方药等进行分类管理；2020 年，国家药监局药品审评中心发布了《中药新药用饮片炮制研究技术指导原则（试行）》，该指导原则主要包括炮制工艺、炮制用辅料、饮片标准、包装与贮藏等内容，为中药新药用饮片炮制的研究提供参考；2022 年，国家药监局发布关于实施《国家中药饮片炮制规范》有关事项的公告，鼓励中药饮片生产企业在过渡期内提前实施《国家中药饮片炮制规范》。

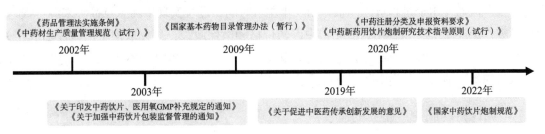

图 19-3-1　规范中药饮片管理的相关法律法规发布时间

### （二）中药饮片生产技术规范

中药饮片也是国家基本药物目录品种，质量优劣直接关系到中医医疗效果。目前，中药饮片生产、经营和使用等环节还存在一些不规范的问题，个别生产企业存在着不按《药品生产质量管理规范》（GMP）要求生产，甚至外购散装饮片、加工包装等行为；部分经营企业和医疗机构存在着从不具有资质的生产经营企业采购和使用中药饮片等问题。各级卫生行政、食品药品监管和中医药管理部门务必高度重视，应充分认识加强中药饮片监管对推动医药卫生体制改革、强化基本药物制度建设的重要意义，依法加强辖区内中药饮片的生产、经营和使用各个环节的监管，工作中应加强协调配合，形成监管合力，切实保障中药饮片质量。

各级食品药品监管部门应加强中药饮片生产、经营行为监管。生产中药饮片必须持有《药品生产许可证》《药品 GMP 证书》；必须以中药材为起始原料，使用符合药用标准的中药材，并应尽量固定药材产地；必须严格执行国家药品标准和地方中药饮片炮制规范、工艺规程；必须在符合药品 GHP 条件下组织生产，出厂的中药饮片应检验合格，并随货附纸质或电子版的检验报告书。批发零售中药饮片必须持有《药品经营许可证》《药品 GSP 证书》，必须从持有《药品 GMP 证书》的生产企业或持有《药品 GSP 证书》的经营企业采购。批发企业销售给医疗机构、药品零售企业和使用单位的中药饮片，应随货附加盖单位公章的生产、经营企业资质证书及检验报告书（复印件）。严禁生产企业外购中药饮片半成品或成品进行分包装或改换包装标签等行为。严禁经营企业从事饮片分包装改换标签等活动；严禁从中药材市场或其他不具备饮片生产经营资质的单位或个人采购中药饮片。

为提高中药饮片的监管力度，保障中药饮片的质量与安全，我国近些年相继推出了一些相关政策措施与规范要求。2014 年，国家食品药品监督管理总局发布《药品生产质量管理规范（2016 年修订）》附录——中药饮片，自 2014 年 7 月 1 日起施行。该附录适用于中药饮片生产管理和质量控制的全过程，对从事中药饮片生产管理人员、厂房、设施、设备、物料、产品、工艺验证、质量管理文件、生产管理、质量管理等都作了详细规定。附录强调：①中药饮片的质量与中药材的质量和炮制工艺密切相关，应当对中药材的质量、炮制工艺严格控制；在炮制、贮存和运输过程中，应当采取措施控制污染，防止变质，避免交叉污染、混淆、差错；生产直接口服中药饮片的，应对生产环境及产品微生物进行控制。②中药饮片必须按照国家药品标准炮制；国家药品标准没有规定的，必须按照省、自治区、直辖市食品药品监督管理部门制定的炮制规范或审批的标准炮制；③中药饮片应按照品种工艺规程生产。中药饮片生产条件应与生产许可范围相适应，不得外购中药饮片的中间产品或成品进行分包装或改换包装标签。2015 年，《中药材保护和发展规划（2015—2020 年）》强调，要保障中成药大品种和中药饮片的原料供应，加大对中药饮片的抽样检验力度，在国家医药储备中进一步完善中药材及中药饮片储备，继续实施不取消中药饮片加成政策。2019 年 10 月，中共中央、国务院《关于促进中医药传承创新发展的意见》第（八）条明确提出，要促进中药饮片和中成药质量提升，健全中药饮片标准体系，制定实施全国中药饮片炮制规范；改善市场竞争环境，促进中药饮片优质优价。第（十）条强调，要以中药饮片监管为抓手，向上下游延伸，落实中药生产企业主体责任，建立多部门协同监管机制，探索建立中药材、中药饮片、中成药生产流通使用全过程追溯体系，用 5 年左右时间，逐步实现中药重点品种来源可查、去向可追、责任可究。第（十七）条提出，要完善中医药价格和医保政策，研究取消中药饮片加成相关工作。2019 年 10 月，国家发展和改革委员会《产业结构调整指导目录（2019 年本）》发布，将"中药饮片炮制技术传承与创新"纳入鼓励类中药产业目录[5]。

### （三）中药饮片炮制生产企业的监管

中药多来源于自然，多为天然的植物、动物及其加工代用品。其以中医药理论为指导，有着独特的理论体系和应用形式，可用于预防和治疗疾病，为中国传统医学特有药物。因其多为生药材，如不予以有效地提取，直接摄入机体，不仅对临床疗效造成影响，还增加了不良反应。故在应用或制成剂型前，需进行特定加工处理，将药材中的有效成份进行提取，有害成份去除，降低药物的毒副反应，提高药物的利用率，同时便于药材的贮存。此过程即为中药的炮制，通常分为修制、水制、火制、水火共制和其他制法等炮制类别。中药材必须经过炮制程序制成饮片后才能真正进入临床，实现中医药的治疗效果，这也是中医临床用药的一大特点。中药饮片是中医临床调配处方的处方药，也是生产中成药的原料药，因此，可以说中药饮片炮制的规范化和标准化是中医药现代化的关键环节之一。临床配伍用优质饮片是指以道地优质药材为原料，采用规范化的传统炮制工艺生产的饮片。优质饮片要求原料药材来源道地，质量可靠；炮制加工方法规范，把握传承与创新的连接点，在传承各地具有鲜明地方特色的炮制技术上融入现代化加工方法[3]。

《药品管理法》明确规定饮片炮制系药品生产行为，生产者必须取得《药品生产许可证》，且必须按照法定的 GMP 标准组织生产。因此取得饮片身份（法律属性）的关键不在于产品性状形态与加工工艺简繁而取决于加工主体，原形药材饮片即便只需最简单的净制干燥甚至仅仅包装工序，也必须由符合 GMP 标准的合法生产企业实施（实际上 GMP 生产还蕴含了原材料检验、依法包装、成品检验等质量控制过程）。由此强化了中药饮片的 GMP 属性，即可实现临床意义和监管意义两个概念的统一：即直接用于临床配方或制剂生产的一律为中药饮片而非中药材，未按 GMP 标准生产的中药饮片不得直接用于临床配方或制剂生产[4]。

饮片生产企业应当从合格市场主体购进中药材，不得购进未使用中药材专用包装的原药材及质量不符合法定标准的中药材（包括过度加工的中药材）作为饮片生产的原材料；企业应当按照 GMP 的要求组织生产，选用与药品性质相适应的包装材料和容器。饮片包装（容器）须印有"饮片"字样的专有标识，包装（标签）还需注明品名、规格、产地、生产企业、产品批号、生产日期、适应症或主治功效、执行标准等，并附有质量合格的标志，实施审批管理的中药饮片还须注明批准文号。饮片生产企业也不得将中药饮片销售给无药品上市许可持有人资格、《药品生产许可证》《药品经营许可证》或者《医疗机构执业许可证》的单位和个人（但依照《中医药法》经依法备案的中医诊所视同持证医疗机构）。药品上市许可持有人、药品生产、经营企业和医疗机构只能从持有药品生产、经营许可证的企业购进中药饮片，不得从非法渠道购进或者从持证企业购进非 GMP 标准生产的中药饮片[4]。

## 三、中药饮片生产监管问题与监管应对

### （一）监管措施

在中药饮片监管的措施方面，主要有日常监管、跟踪检查、飞行检查、专项检查等方式。由于中药饮片的社会关注度较高，相关部门主要对其进行专项抽检，以增强监管的靶向性。根据《国家药品抽检年报（2021）》，2021 年中药饮片专项抽检共 1957 批次，其中不符合规定的有 32 批次，不符合规定的项目主要为总灰分、性状、杂质、鉴别和含量测定等方面。相关部门对中药饮片的有效监管和查处是中药饮片质量监控最重要的一环，为保障中药饮片质量作出了巨大贡献。然而，由于中药饮片种类多而复杂，监管任务较为繁重，迫切需要具有中医药相关背景的专业监管人员；中药饮片的监管方式多为抽检，会导致饮片企业或单位存在侥幸心理，无法形成严格的高压态势；对于饮片企业存在的质量问题，监管单位对其违法行为进行处罚，却无法为其解决实际困难；对中药饮片的监管主要是药品监管部门进行行政监督，而消费者等其他中药饮片相关客体在监管中缺少参与[6]。

## （二）监管法规

在中药饮片监管的依据方面，主要以《中国药典》为主，药典未收载的品种，主要以各省（自治区、直辖市）炮制规范为依据，但各省（自治区、直辖市）炮制规范的差异，对饮片的质量监管也造成一定影响。同时，针对市场与临床需求日益增加的中药饮片的相应注册管理技术指导原则或规范仍存在不足，政策法规尚不健全，制约了中药饮片的质量监管。

因此，建议加强对基层单位贮存、流通、使用等环节的监管，强化飞行检查管理，建立中药饮片从生产、贮存、运输、销售直至使用终端的全程化的质量追溯制度和责任追究制度，层层把关，对于不合格的中药饮片一查到底，加强加大对无证经营、从非法渠道进货及售假的处罚力度，从根本上打击不法行为。对于评价抽检中发现的中药饮片质量问题应及时反馈给相关生产企业，生产企业要建立并充分利用条形码等中药材及饮片质量追溯体系，加强对不合格饮片的追踪，通过对生产销售全过程、产地加工及种植过程的追溯，切实抓好对不合格饮片原因的剖析，开展饮片质量关键风险点的排查和处置，保证饮片追溯到田间地头，才能杜绝类似质量问题的发生[7]。

### （三）中药饮片质量检验技术

我国对中药饮片的监管力度日益强化，监管体系逐步完善，其质量检验的方法也逐步从传统经验、主要有效成份及指标成份测定，发展到一测多评、质量标志物、生物标志物、仿生感官等现代分析技术综合运用。随着现代仪器分析技术的快速发展及人工智能技术的兴起，带动了中药质量控制研究从初级向更深层次迈进，从单一化学评价向以临床疗效为导向的中药整体质量控制转变。

针对中药饮片生产长链条、多环节的特点，为了保障中药饮片的质量，建立基于中药材种植、采收加工、饮片炮制、销售流通、临床应用的中药饮片溯源体系，对中药饮片质量控制尤为重要。物联网、条形码、区块链、电子标签等信息技术已应用于中药饮片溯源体系的构建，通过信息技术等对中药饮片全产业链各环节进行信息收集汇总、实时监控管理，建立中药饮片信息溯源系统，实现中药饮片来源追踪、信息查询、全过程监测。同时，在线检测技术包括光谱技术、电子传感技术、生物信息表征技术等已广泛应用在线检测中，通过直接安装在生产线上的过程分析仪器，实时检测中药饮片关键质量属性，如色泽、片型、水分、药效成份等，结合自动化智能设备反馈控制，实现中药饮片生产过程关键工序监测，提升了中药饮片智能化工艺装备过程质量控制能力，提高饮片质量与生产效率。目前，中药饮片溯源体系的建立仍在起步阶段，由于其品种繁多且复杂、生产周期长以及涉及种植、采收、加工、流通等多环节，建立完善的中药饮片质量溯源体系仍需中药饮片产业各界的共同努力。

## 四、中药配方颗粒生产监管实践

### （一）中药配方颗粒的形成与发展

中药配方颗粒作为中药饮片的延伸产品，是以符合炮制规范的中药饮片为原料，以水为媒介经提取、分离、浓缩、干燥、制粒而成的单味颗粒，该剂型可以有效省去熬药时间，密封包装后更方便贮存和运输，并且携带灵活方便，便于患者日常服用，提高了患者的顺应性，为公众多样化的用药需求提供了更多选择。

中药配方颗粒曾称为单味中药浓缩颗粒、中药饮片精制颗粒、免煎中药饮片或中药免煎饮片。我国中药配方颗粒由 6 家中药制药企业从 20 世纪 90 年代初起率先研究开发并用于临床。1993 年，国家中医药管理局在江苏、广东两地建立科研基地，并制定了相应的生产工艺和质量标准等。在同一时期，数家企业还相继配套开发了适合中药配方颗粒的中药智能调配系统和装置。2001 年，国家药监局发布《关于印发〈中药配方颗粒管理暂行规定〉的通知》（国药监注〔2001〕325号），试点开展中药配方颗粒相关工作，将中药配方颗粒纳入中药饮片范畴并拟实施批准文号管理，以后又制定了"中药配方颗粒生产工艺研究的技术要求"和"中药配方颗粒质量标准研究的技术要求"，从政策层面给中药配方颗粒的发展指明了方向。经过近20年的探索和发展，江苏天江制药、广东一方制药、三九医药股份有限公司（华润三九）等6家企业作为中药配方颗粒的试点生产单位，建成了中药配方颗粒提取、浓缩、干燥、制粒等生产线及配套设施，建立了常用颗粒的工艺参数，中药配方颗粒产业得到了明显发展，其品种总数已超过600种。中药配方颗粒逐步为临床接受和认可，市场规模也逐年扩大。国家药典委员会、国家中医药管理局组织国内中药配方颗粒试点生产企业，共同研讨保证中药配方颗粒GMP生产、产品质量标准制定等技术问题，并达成了行业共识，已启动了中药配方颗粒国家药品标准的制定工作。为规范和指导行业健康发展，国家食品药品监督管理总局于2015年12月起草了《中药配方颗粒管理办法（征求意见稿）》（2015年第283号），要求中药配方颗粒的生产和使用保证全程可溯源，所有信息均需备案，接受全社会的监督等。这些规定的颁布，有利于指导和促进中药配方颗粒产业的健康发展。

2021年2月，国家药监局、国家中医药管理局、国家卫生健康委员会、国家医疗保障局等多部委联合发布《关于结束中药配方颗粒试点工作的公告》（简称《公告》）（2021年第22号），明确了中药配方颗粒的质量监管纳入中药饮片管理范畴，实施备案管理，在上市前由生产企业报所在地省级药品监督管理部门备案；进一步要求中药配方颗粒不得在医疗机构以外销售。医疗机构使用的中药配方颗粒应当通过省级药品集中采购平台阳光采购、网上交易。由生产企业直接配送，或者由生产企业委托具备贮存、运输条件的药品经营企业配送。接受配送中药配方颗粒的企业不得委托配送。医疗机构应当与生产企业签订质量保证协议。

### （二）中药配方颗粒生产监管现状与发展前瞻

我国中药配方颗粒在中药饮片市场份额逐渐加大。近年，随着一系列政策落地，中药配方颗粒得到较快发展，且在生产、流通和使用方面逐步规范。与此同时，中药配方颗粒的产业发展和监管问题也进一步凸显，在政策法规方面，中药配方颗粒监管"泛政策化"特点明显，缺少上位法的有力支撑；在生产环节方面，生产企业资质和专业人员配备存在不足，生产设备技术含量偏低等；在流通环节，普通物流在运输过程中的温湿度控制和装卸操作存在影响中药配方颗粒质量的风险。为此，亟需进一步完善中药配方颗粒相关的法律法规，进一步构建并实施全生命周期监管，同时，探索建立中药材→中药饮片→中药配方颗粒全生命周期可溯源质量管理模式，以保障中药配方颗粒的质量[8]。

中药配方颗粒的监管，相关标准的制定与落实一定是先行的。国家药监局、国家中医药管理局、国家卫生健康委员会和国家医疗保障局联合发布《公告》中对中药配方颗粒的药品标准提出了明确的要求，即中药配方颗粒应当按照备案的生产工艺进行生产，并符合国家药品标准，国家药品标准没有规定的，应当符合省级药品监督管理部门制定的标准；省级标准应当符合《中药配方颗粒质量控制与标准制定技术要求》（简称《技术要求》）的规定；中药配方颗粒国家药品标准颁布实施后，省级药监部门制定的相应标准即行废止。国家药典委员会于2021年2月24日发布《有关中药配方颗粒药品标准制定的通知》，明确企业可按照国家药监局发布的《技术要求》和国家药典委员会制定的《中药配方颗粒国家标准申报资料目录及要求》开展研究，鼓励企业积极参与中药配方颗粒国家标准的制定工作；根据《公告》要求，省级药品监督管理部门制定的中药配方颗粒标准应当符合《技术要求》的规定。

目前，中药配方颗粒执行国家和省级两级标准。中药配方颗粒国家标准分别于2021年4月29日颁布160个品种，2021年11月2日颁布36个品种，2022年6月13日颁布4个品种，2023年2月1日颁布48个品种。截至2023年2月1日，共正式颁布248个中药配方颗粒国家标准。作为中药配方颗粒国家药品标准的补充，各省根据本省实际情况也积极制定并颁布了各省中药配方颗粒标准。目前各省颁布的省级中药配方颗粒标准约几千种[9]。

（刘春　于江泳　王毅）

## 参考文献

［1］国家药品监督管理局. 何谓中药饮片［EB/OL］.（2017-10-24）［2024-05-05］. https://www.nmpa.gov.cn/xxgk/kpzhsh/kpzhshyp/20171024101001332.html.

［2］史亚博，李铭轩，傅饶，等. 在线检测技术在中药饮片智能化生产与质量控制中的研究现状与展望［J］. 中国现代中药：1-22.［2024-04-16］. https://doi.org/10.13313/j.issn.1673-4890.

［3］李丝雨，翟华强，戴莹，等. 中药饮片质量全产业链监管发展路径的初步思考［C］// 中国中医药信息学会. 第六届中国中医药信息大会：创新驱动·融合共享·安全可控论文集. 北京：北京中医药大学，2019：422-427.

［4］赵林. 中药材和中药饮片若干监管政策规制问题的探讨［J］. 中国食品药品监管，2019（10）：52-67.

［5］李美英，李先元. 我国中药饮片管理法规标准体系［J］. 中国食品药品监管，2021（6）：32-39.

［6］薛蓉，戴衍朋，王彬，等. 中药饮片质量控制标准研究与展望［J］. 中国食品药品监管，2022（11）：32-41.

［7］荆文光，程显隆，张萍，等. 2022年国家药品抽检中药饮片专项质量分析、标准修订和监管建议［J］. 中国现代中药，2023，25（12）：2445-2452.

［8］赵军宁. 中药卓越监管体系的构建的策略与前景展望［J］. 中国食品药品监管，2024（2）：4-15.

［9］庄辉，王德才，梁海岩，等. 中药配方颗粒监管存在的问题与对策［J］. 中国药事，2023，37（7）：757-763.

# 第四节　中成药生产监管实践

## 一、中成药生产监管法规

中成药生产是我国中药产业最重要的组成部分。中成药有两种概念：一种是狭义的中成药，它主要是指用一定的配方将中药加工或提取后制成具有一定规格，可以直接用于防病治病的一类药品，如各种丸剂、散剂、冲剂等，这便是生活中人们常说的中成药；另一种是广义的中成药，它除包括狭义中成药的概念外，还包括一切经过炮制加工而成的中药材。狭义中成药其优点是现成可用、适应急需、存储方便，能随身携带，省去了煎剂煎煮过程，消除了中药煎剂服用时特有的异味和不良刺激等。狭义中成药也有一定缺点，这主要表现在成药成份组成、药量配比的一成不变上。由于配方既定，药已制成，故而中成药往往不能像煎剂方药那样表现得灵活多变，随症加减，这使中成药的实际应用受到了一定的限制[1]。

中成药也是以中医处方为依据，以中药材或中药饮片为原料，由药品生产企业按照规定的生产工艺和质量标准批量生产的，具有一定规格、剂型、用法用量的药品。目前常见的中成药剂型有20多种，包括片剂、缓释片、胶囊剂、颗粒剂、口服液、滴丸剂、膜剂、气雾剂、注射剂、粉针剂、凝胶剂、贴膏和涂膜剂等。由于中成药剂型种类繁多，有效成份复杂，对中成药质量的监管一直是个难题[2]。

中成药生产监管已经有较完善的监管法律体系。2011年3月1日起施行《药品生产质量管理规范（2010年修订）》。2019年《药品管理法》要求"从事药品生产活动，应当遵守药品生产质量管理规范，建立健全药品生产质量管理体系"。2020年国家市场监督管理总局颁布《药品生产监督管理办法》，其中对于制剂的监管覆盖了中成药。对于中成药质量标准，2020版《中国药典》一部中已经有明确规定。未收录于《中国药典》的中成药品种，也有部颁药品标准和地方药品标准进行规定。

## 二、中成药标准管理与技术要求

标准是按照规定程序，经协商一致执行，为各种活动或其结果提供规则、指南或特征的文件，目的在于获得最佳秩序和共同效益。中成药质量标准是中成药质量规格及检验方法的法定技术规范，为中成药研制、生产、经营、使用、检验、监督、管理提供可遵循的参照文件。中成药标准通过评价和控制中成药质量、服务药品监管，保障最佳秩序，另一方面，通过保障临床用药安全有效、提高产品竞争力、推动和引领产业发展，追求共同效益。据不完全统计，已上市中成药品种有9000多个质量标准，包括《中国药典》、部颁标准、局颁标准、新药注册标准、进口中成药标准。与中药材（饮片）不同，中成药不存在地方标准，由省级药品监督管理部门审批的医疗机构成方制剂标准仅限于在本医疗机构使用。中成药多源于中药方剂，体现了中医的整体观念与配伍规律，其独特疗效已经由长期人用经验证实，但复方配伍的复杂性也给其质量评价和检测造成了困难，因而自古以来就有"膏丹丸散，神仙难辨"的说法。伴随时代变迁，中成药的质量标准也经历了"依赖感官评价的传统经验鉴别—借助仪器分析的简单定性定量测定—综合运用多种手段的整体质量控制"的发展过程。特别是近年，得益于中成药化学物质基础、药效药动、作用机制等研究的不断深入和药品分析检测技术的迅猛发展，中成药标准取得了长足进步，并为引导产品质量提升、保障临床用药安全有效、促进监管效能提升提供了技术支撑。

国家药典委员会、国家药监局药品审评中心、中国食品药品检定研究院及各药品标准相关产学研单位勠力同心，中成药标准制修订工作稳中有进。《中国药典》2020年版一部新增中成药品种116个，中药注射剂标准全面提高，《中药新药质量标准研究技术指导原则（试行）》《中药新药质量研究技术指导原则（试行）》《中药生物效应检测研究技术指导原则（试行）》《同名同方药研究技术指导原则（试行）》《按古代经典名方目录管理的中药复方制剂药学研究技术指导原则（试行）》等引导性文件陆续出台[3]。

## 三、中成药生产监管问题与监管应对

### （一）上市后变更管理

目前在中成药生产监管中的突出问题是变更。2019年10月中共中央、国务院《关于促进中医药传承创新发展的意见》中要求：鼓励运用新技术新工艺以及体现临床应用优势的新剂型改进已上市中药品种，优化已上市中药变更技术要求。国家药监局在2021年发布《药品上市后变更管理办法（试行）》，其中列出了多种需要变更的情形。对于中成药企业来说，常见的生产相关的变更原因包括：产品上市年代早，研发阶段工艺研究不足，导致工艺落后，无法很好保障药品质量；企业使用的设备已经老化淘汰，需要更新为新型高效设备；企业建设了新车间，需要生产场地变更等。

国家药监局在2011年印发《已上市中药变更研究技术指导原则（一）》，2017年印发《已上市中药生产工艺变更研究技术指导原则》，2021年印发《已上市中药药学变更研究技术指导原则（试行）》。上述文件为已上市中药变更研究提供了很好的依据。具体实施后，中药企业在浓缩、干燥、固液分离等工艺中采用新型设备，达到了节能降耗，提高效率的良好效果。

## （二）生产过程质量管理

随着我国制药工业整体水平的提升，先进制药设备、信息技术与控制技术在中药工业中的应用逐渐普遍，传统人工操作逐渐被自动化仪表和计算机控制系统所取代，部分中成药品种已实现在线检测和生产过程监控。过去10年间，中成药生产过程自动化水平显著提高，部分龙头企业已达到国际先进水平，并在智能化、信息化方面作出了有益探索。中药制药技术的快速进步，为中药和大健康产品质量提升奠定了基础，同时也对科学监管提出了新的挑战，尤其是中药注射剂、中药单体/有效部位制剂等中药产品存在制造难度大、安全性风险高等问题。

由于中成药成份复杂，针对可能存在的质量问题，只靠现有的药品标准、常规检查方法以及药品检验方法，还不能杜绝生产中人为使用不合格药材、底限投料、掺杂使假、添加化学原料以骗取检验合格的问题。因此，为确保中成药质量和疗效，在加大飞行检查力度的同时还需进一步加强生产过程的监管，严格生产工艺的控制，对质量标准要及时补充完善和采取针对性的监督检查方法[4]。

中成药生产通常采用分批生产方式，经过预先设定一系列加工单元（如提取、分离纯化、浓缩和干燥等），将中药材加工成最终产品。因此，每一加工单元涉及的每一操作步骤及设备性能都影响中间产品的质量，并间接影响到最终产品质量。中药化学成份复杂，很难阐明哪些加工单元或哪些操作参数是如何影响中药质量的。因此，事实上中药质量与其生产过程质量（即过程重现能力）控制水平密切相关，也就是说，批次之间的过程重现能力决定了中药质量。而制药技术水平直接决定了中药生产过程重现能力。

## （三）全链条安全监管

随着新修订《药品管理法》的实施，国家药品抽检的持续开展，以及药品监管部门的有力监管，部分中成药质量问题，如染色、掺伪问题得到较大改善。中成药整个质量生命周期涉及药材种植和采收、饮片炮制和流通、药品生产和贮藏等诸多环节，但其核心问题仍然是中成药质量控制的问题。针对药材质量控制仍需加强源头监测，保证中成药的原材料的安全；针对饮片炮制质控，应加强质控管理，对炮制方法进行规范化管理，加强炮制加工前原料的质量管控。同时药品生产企业应强化落实主体责任，严把原药材质量关，从源头提高产品投料用原料药材的质量，加强工艺参数优化，严格对生产工艺进行科学验证，严格工艺规程与购进药材质量控制，提高产品质量的均一性和稳定性[4]。药品监管部门，则需要从实际监管需求出发，加强对生产企业的督促、指导和帮扶，促进生产企业针对相关风险积极认真开展排查并整改到位，以推动企业规范生产。

综上所述，中成药生产监管体系已经有很大进步，总体上能够起到保障生产规范和产品质量的作用。但仍有必要进一步提升中成药生产的监管技术，科学有效地实施监管，既保证产品质量，又落实中共中央、国务院《关于促进中医药传承创新发展的意见》中针对中成药生产与质量监管的要求。

## 四、中药提取物的生产监管

中药提取是中药生产的关键环节，中药提取和提取物是保证中药质量可控、安全有效的前提和物质基础。近年来，随着中药生产的规模化和集约化发展，中药提取或外购中药提取物环节存在的问题比较突出，给中药的质量安全带来隐患。2014年7月，国家食品药品监督管理总局以食药监药化监〔2014〕135号印发《中药提取物备案管理实施细则》，与中药提取物的生产监管相关细则内容见表19-4-1。

**表 19-4-1　《中药提取物备案管理实施细则》关于中药提取物的生产监管相关细则**

| 序号 | 细则主要内容 |
|---|---|
| 1 | 生产企业必须具备与其生产品种和规模相适应的提取能力。药品生产企业可以异地设立前处理和提取车间，也可与集团内部具有控股关系的药品生产企业共用前处理和提取车间 |
| 2 | 中成药生产企业需要异地设立前处理或提取车间的，需经企业所在地省（区、市）食品药品监督管理局批准。跨省（区、市）设立异地车间的，还应经车间所在地省（区、市）食品药品监督管理局审查同意。中成药生产企业《药品生产许可证》上应注明异地车间的生产地址 |
| 3 | 与集团内部具有控股关系的药品生产企业共用前处理和提取车间的，该车间应归属于集团公司内部一个药品生产企业，并应报经所在地省（区、市）食品药品监督管理局批准。跨省（区、市）设立共用车间的，须经双方所在地省（区、市）食品药品监督管理局审查同意。该集团应加强统一管理，明确双方责任，制定切实可行的生产和质量管理措施，建立严格的质量控制标准。共用提取车间的中成药生产企业《药品生产许可证》上应注明提取车间的归属企业名称和地址 |
| 4 | 中成药生产企业应对其异地车间或共用车间相关品种的前处理或提取质量负责，将其纳入生产和质量管理体系并对生产的全过程进行管理，提取过程应符合所生产中成药的生产工艺。提取过程与中成药应批批对应，形成完整的批生产记录，并在贮存、包装、运输等方面采取有效的质量控制措施。共用车间所属企业应按照《药品生产质量管理规范》（简称药品 GMP）组织生产，严格履行双方质量协议，对提取过程的质量负责 |
| 5 | 中成药生产企业所在地省（区、市）食品药品监督管理局负责异地车间或共用车间相应品种生产过程的监督管理，对跨省（区、市）的异地车间或共用车间应进行延伸监管，车间所在地省（区、市）食品药品监督管理局负责异地车间或共用车间提取过程的日常监管 |
| 6 | 中成药生产企业应严格按照药品标准投料生产，并对中药提取物的质量负责。对属于备案管理的中药提取物，可自行提取，也可购买使用已备案的中药提取物；对不属于备案管理的中药提取物，应自行提取 |
| 7 | 备案的中药提取物生产企业应按照药品 GMP 要求组织生产，保证其产品质量，其日常监管由所在地省（区、市）食品药品监督管理局负责 |
| 8 | 中成药生产企业使用备案的中药提取物投料生产的，应按照药品 GMP 要求对中药提取物生产企业进行质量评估和供应商审计。中成药生产企业所在地省（区、市）食品药品监督管理局应按照药品 GMP 有关要求和国家药品标准对中药提取物生产企业组织开展延伸检查，并出具检查报告，确认其是否符合药品 GMP 要求 |
| 9 | 中药材前处理是中药生产的重要工序，中药生产企业和中药提取物生产企业应当具备与所生产品种相适应的中药材前处理设施、设备，制定相应的前处理工艺规程，对中药材进行炮制和加工。外购中药饮片投料生产的，必须从具备合法资质的中药饮片生产经营企业购买 |
| 10 | 中成药生产企业违反本通知第七条规定，使用未备案的中药提取物投料生产的，应依据《药品管理法》第七十九条进行查处 |
| 11 | 中成药生产企业未按药品标准规定投料生产，购买并使用中药提取物代替中药饮片投料生产的，应依据《药品管理法》第四十八条第三款第二项按假药论处 |

2017 年 8 月，国家食品药品监督管理总局办公厅发布的关于开展中药提取物专项检查的通知中，要求的检查内容包括①中药提取物生产企业重点检查：提取物生产备案情况；按照药品 GMP 要求组织生产情况；是否存在外购中药提取物进行贴牌生产行为。②中药生产企业重点检查：提取物使用备案情况；对提取物的质量评估和供应商审计情况；生产过程中是否物料平衡；是否存在使用非法提取物的行为。③集团内共用、异地设立提取车间的药品生产企业重点检查：省级食品药品监管局审核批准情况；提取物生产和质量管理情况；在提取物贮存、包装、运输等方面的质量控制措施是否充分。④省级食品药品监管局中药提取物备案工作实施情况：实施提取物备案工作总体情况；已备案的企业、品种是否符合《中药提取物备案管理实施细则》要求，不符合要求的备案是否进行了处理；对备案企业、品种的日常监管和延伸检查情况。

（刘春　于江泳　王毅）

## 参考文献

［1］国家药品监督管理局. 何谓中成药［EB/OL］.（2017-10-24）［2024-04-15］. https://www. nmpa. gov. cn/xxgk/kpzhsh/kpzhshyp/20171024101101251. html.

［2］祁永飞，包晗，王玉琨. 中成药质量监管问题和原因分析及对策探讨［J］. 中国医药工业杂志，2018，49（1）：119-123.

［3］聂黎行，吴炎培，刘静，等. 中成药质量标准研究有关问题思考［J］. 药学学报，2023，58（8）：2260-2270.

［4］朱嘉亮，李文莉，王翀，等. 基于2021年国家药品抽检中成药质量状况分析的监管策略研究［J］. 中国现代应用药学，2023，40（18）：2584-2590.

# 第五节  医疗机构中药制剂配制监管实践

## 一、医疗机构中药制剂配制监管法规

依据《药品管理法》《医疗机构制剂配制质量管理规范》等相关规定，医疗机构中药制剂是指由于医院临床治疗需求而医药市场上无同类药品供应，经有关部门同意后，医疗机构可以配制自用中药制剂[1]。医疗机构中药制剂是根据临床应用效果良好的中药方剂为基础研制而成。具有临床疗效确切、应用方便、成本相对较低等优点。它们体现了地域特色、医院特色、中医专业特色和医生临床经验，是中医临床医学的重要组成部分[2]。

医疗机构中药制剂长期以来一直是临床用药的重要补充，在一定程度上解决了市场上药品品种供应不足等问题，尤其是一些特色中药制剂，在疾病的临床治疗中发挥了重要作用。许多中成药品种是在医疗机构制剂的基础上发展而来的。在《关于进一步加强中药科学监管 促进中药传承创新发展的若干措施》的文件中，专门要求积极发挥医疗机构中药制剂作用、严格备案和调剂使用医疗机构中药制剂和加强医疗机构中药制剂不良反应监测。我国也出台了相关政策，支持医疗机构中药制剂的发展，近些年国家对于医疗机构中药制剂的政策支持相关情况（见表19-5-1）。

**表19-5-1  近些年国家对于医疗机构中药制剂的政策支持[2]**

| 序号 | 文件名称 | 政策支持 | 非临床研究 | 临床试验研究 | 优先审评审批 |
|---|---|---|---|---|---|
| 1 | 中药注册管理专门规定（征求意见稿） | 【豁免来源于医疗机构制剂的中药新药的申报资料】国家药品监督管理局支持以中药医疗机构制剂为基础研制中药新药。中药医疗机构制剂人用经验对中药新药的安全性、有效性具有一定支撑作用，且经国家药审中心与申请人沟通交流认定的，可豁免相应的研究或试验 | ①处方组成、工艺路线、临床定位、用法用量等与既往临床应用基本一致的，可豁免非临床有效性研究；②处方组成、提取工艺剂型、包装等与该医疗机构制剂一致的，可豁免工艺及稳定性研究 | 可豁免Ⅰ、Ⅱ期临床试验，仅进行Ⅲ期临床试验 | — |

续表

| 序号 | 文件名称 | 政策支持 | 非临床研究 | 临床试验研究 | 优先审评审批 |
|---|---|---|---|---|---|
| 2 | 国家药监局关于促进中药传承创新发展的实施意见（国药监药注〔2020〕27号） | 改革完善中药审评审批制度。对治疗严重危及生命且尚无有效治疗手段的疾病以及国务院卫生健康或中医药主管部门认定为急需的中药，药物临床试验已有数据或高质量中药人用经验证据显示疗效并能预测其临床价值的，可以附条件批准 | — | — | 对临床定位清晰且具有明显临床价值，用于重大疾病、罕见病防治、临床急需而市场短缺、或属于儿童用药的中药新药申请实行优先审评审批。对突发重大公共卫生事件中应急所需的已上市中药增加功能主治实施特别审批 |
| 3 | 国务院办公厅印发关于加快中医药特色发展若干政策措施的通知（国办发〔2021〕3号） | ①优化中药审评审批管理；②支持中医医院与企业、科研机构、学校加强协作、共享资源，促进优秀研究成果投入市场应用 | — | — | 强化部门横向联动，建立科技、医疗、中医药等部门推荐符合条件的中药新药进入快速审评审批通道的有效机制。优化具有人用经验的中药新药审评审批 |

注：—. 无相关内容。

## 二、医疗机构中药制剂监管的技术要求

医疗机构中药制剂是基于临床丰富实践过程中逐渐发展起来的，是中华民族中医药理论、药品制作方法在现代医疗实践中的具体应用，主要优势表现为处方固定、疗效显著、临床需要、自备自用，具有安全性高、实用性强、剂型多样的特征[2]。我国对医疗机构中药制剂的管理经历了注册制和备案制两个阶段；2005年出台了《医疗机构制剂注册管理办法》，明确应用传统工艺配制中药制剂实行注册制；2017年7月实施的《中医药法》，第三十一条规定"支持应用传统工艺配制中药制剂及以中药制剂为基础研制中药新药"，第三十二条规定"仅应用传统工艺配制中药制剂品种，向医疗机构所在地省、自治区、直辖市人民政府药监部门备案后即可配制，无需取得制剂批准文号"[3]；2018年2月，国家药监局发布了《关于对医疗机构应用传统工艺配制中药制剂实施备案管理的公告》（简称《公告》）（食药监办药化管〔2018〕39号），规范了传统中药制剂定义及备案等事宜，意味着应用传统工艺配制中药制剂开始执行备案管理。《公告》发布后，各省市根据本省市实际情况制定了具体实施细则，这是对《公告》的补充，更具可操作性[4-5]。

此外，《中药注册管理专门规定》中明确指出，医疗机构对医疗机构中药制剂的安全性、有效性及质量可控性负责，应当持续规范收集整理医疗机构中药制剂人用经验资料，并按年度向所在地省级药品监督管理部门提交医疗机构中药制剂人用经验收集整理与评估的报告。来源于医疗机构制剂的中药新药，如处方组成、工艺路线、临床定位、用法用量等与既往临床应用基本一致，且可通过人用经验初步确定功能主治、适用人群、给药方案和临床获益等的，可不开展非临床有效性研究。如处方组成、提取

工艺、剂型、直接接触药品的包装等与该医疗机构中药制剂一致的，在提供该医疗机构中药制剂的药学研究资料基础上，可不提供剂型选择、工艺路线筛选、直接接触药品的包装材料研究等研究资料。同时，国家有关部门要求省级药品监督管理部门应当按年度向国家药品监督管理部门提交医疗机构中药制剂审批、备案情况的报告。国家药品监督管理部门根据省级药品监督管理部门提交的报告，将医疗机构中药制剂的审批、备案情况纳入药品审评年度报告。

### 三、医疗机构中药制剂监管问题与监管应对

#### （一）监管问题

近5年来，医疗机构中药制剂备案数量增长迅速，部分医疗机构的外用中药制剂、儿童用中药制剂年销售额达到上千万元，有效弥补了临床未被满足的药品需求。然而医疗机构中药制剂仍存在着诸多问题，如医疗机构中药制剂同质化问题突出和规范化、标准化程度不高等。同时从客观上看，医疗机构中药制剂尚存在质量标准普遍偏低、同名异方、制备工艺不统一等问题。此外，部分地区的医疗机构缺乏独立的现代化制剂室，制剂室的环境、设备、人员、配制过程、检验设备等未达到GMP要求，导致其质量参差不齐。因此，加强医疗机构中药制剂监管需要，提高医疗机构自身的责任意识，既要保证中医临床用药的安全、有效，又要充分考虑人民群众的实际临床需求，促进医疗机构中药制剂的健康发展。

#### （二）监管应对

1. 落实各类激励政策，完善备案制

各省市应根据具体情况，制定适合其自身的制度，进一步优化实施细则。监管部门应加强对医疗机构中药制剂的调研，通过深层次的沟通，结合医疗机构的实际情况，查看激励政策是否落实。

2. 激励医疗机构加大投入，配制中药制剂

大型医疗机构应加大对制剂室的投入，改善制剂室硬件设施，方便科研人员研制新药；中小型医疗机构委托其他单位配制制剂，可有效降低成本，实现医疗机构与受托单位的共赢。

3. 加强医疗机构中药制剂的监管力度

加大医疗机构中药制剂配制工作的质量监管，相关监管部门可通过分析各省市备案制剂年度配制及质量报告，了解各省市中药制剂备案的具体情况，一旦发现问题，及时采取专项检查等有效的监管措施。同时，还需对中药制剂全生命周期进行监管，增加抽检频率，保证产品质量的可控性。对于委托配制的备案制剂，需规范医疗机构的行为，保障委托制剂的质量。此外，还应加强对医疗机构中药制剂合理使用的监管，通过分析和评估中药制剂临床使用情况年度报告，加强对风险较大制剂的监管。最后，加强对医疗机构中药制剂不良反应的监测，通过建立医疗机构不良反应监测平台，统计和分析由中药制剂造成的不良反应，制定相应解决措施，应积极主动控制不良反应的安全性风险。

通过对实施备案管理后的风险因素进行评估，可以看到制剂不合理使用带来的风险级别较高。因此，药品监管部门应对备案中药制剂临床使用情况的年度报告进行分析和评估，并会同卫生健康委员会一起加强对不合理使用且风险较大制剂的监管，适时发起有因检查，或者根据临床实际应用情况及时调整制剂说明书。

4. 加强对医疗机构及制剂配制单位的培训指导

在医疗机构中药制剂实际配制过程中，还存在变更控制不完善等情况，监管部门应做好事前的培训指导工作，从而提升医疗机构能力，积极灌输现代质量管理理念。同时，监管部门可定期汇总整理医疗机构在制剂研究、申报及配制中的各类问题，通过常见问题公示解答或集中培训的方式加强对医疗机构的指导[5]。

## （三）前景展望

中药制剂作为医疗机构临床治疗的补充，在提高疾病治疗效果、降低患者治病负担以及传承中医药文化精髓方面意义重大。尽管医疗机构中药制剂的发展面临一些困难和挑战，随着《中医药法》《关于促进中医药传承创新发展的意见》《对医疗机构应用传统工艺配制中药制剂实施备案管理的公告》等相关法规的实施，体现出国家重视中药制剂的发展，通过简化原有注册程序、推行信息平台备案、缩短审查时限等方式，显著提高了中药制剂备案数量及参与备案申报的医疗机构数量，促进了医疗机构中药制剂的发展[6]。

医疗机构应在严格遵循法律法规有关要求的前提下，充分利用自身优势，优化资源配置，提高医疗机构中药制剂质量和安全性，更好发挥医院临床科研优势，促进医疗机构中药制剂研究与开发。

（刘春 于江泳 王毅）

## 参考文献

［1］王晓曦，高静，高敏洁. 传统医疗机构中药制剂实施备案管理后的监管重点探讨［J］. 中国食品药品监管，2019（8）：58-63.

［2］周心怡，蔡琰，周青飞. 医疗机构中药制剂的现状与发展策略：基于浙江省《关于改革完善医疗机构中药制剂管理的若干实施意见》的思考［J］. 中医药管理杂志，2024，32（5）：238-241.

［3］张文焘，李筱永. 中医药法背景下对医疗机构中药制剂法律规制研究［J］. 中国医院，2017，21（11）：56-59.

［4］明爱恋，俞双燕. 医疗机构中药制剂备案管理比较研究［J］. 亚太传统医药，2024，20（3）：247-251.

［5］孙骏，潘文，薛峰. 江苏省传统中药制剂备案现状及向中药新药转化的探讨［J］. 药学与临床研究，2024，32（1）：79-84.

［6］孔艳，赵予楠，范润勇，等. 四川省医疗机构中药制剂备案管理现状分析与思考［J］. 中国药业，2023，32（23）：32-37.

# 第六节 中药生产技术创新、智能制造与智慧监管

## 一、中药生产技术创新

传统的中药制药行业生产水平较低、工艺粗放、生产设备落后、自动化水平低，严重制约着制药行业整体水平的提高，影响药品质量与安全。由于中药成份复杂，传统的生产制造模式普遍存在"三低、三高、不适宜"的瓶颈问题，即工艺水平低、生产效率低、药材利用率低，制药过程能耗高、污染高、成本高，工艺与装备不适宜中药生产。上述问题严重制约着中药制药行业的健康发展，也是造成中药产品质量和疗效不稳定的主要原因。我国的中药制药装备自动化和智能化水平也还较低，大部分制药装备企业生产缺乏创新，普遍相互模仿、低水平重复，制造过程以落后的单元操作为主，远未实现整个制造技术装备的集成与优化，先进的技术与装备只在少数企业转化应用，已严重制约了中药产业的可持续发

展及国际化进程。

此外，中药传统的间歇生产方式存在诸多劣势，比如，中药生产过程的阶段式生产方式，往往存在投料和出料不同步，工艺流程耗时长的情况；中间品的存储占用空间大；质量控制大多采用中间体和终产品抽样检测，检测速度慢且具有滞后性，当样品检测完成后，该批次生产已经结束，若检验不合格，将造成损失；产品质量在批与批之间存在变异或波动；实验室研究至工业生产的规模放大中存在一系列的困难等。因此，近年来连续制造、在线监测控制及绿色制造成为中药生产技术发展的新方向，也对中药生产监管提出了新的要求，涉及的智能制造技术示意图见图 19-6-1。

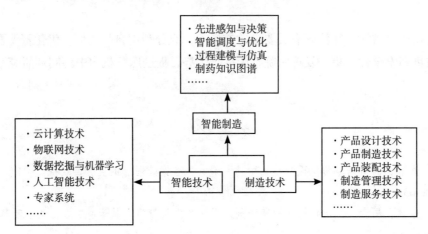

图 19-6-1　中药智能制造技术示意图

## （一）中药连续制造技术

中药连续制造作为一种新的生产制造模式，指以中药材（包括但不限于原药材、净药材和饮片等）为原料投入生产，按照工艺流程（包括但不限于 2 个以上单元，如提取与制剂等集成）连续不断生产出药品，具有显著的工艺效益，包括节约成本和提高材料效率，提高产品质量和提高生产安全性等方面有着巨大的应用价值[1]。采用中药连续制造，不仅能提高中药生产速度，还能有效保障"药材 – 饮片 – 药品"全生命周期的质量可控与可追溯[2]。而最终要实现中药连续制造顺利实施不仅需要关键设备、关键技术和工艺理解，顶层的先进控制策略是极为重要的，其可以将各关键技术有机融合，对工艺生产智能调控并持续优化[3]。连续制造装备是连续制造工艺的载体。美国食品药品管理局（FDA）批准的口服固体制剂连续制造产品，在固体物料连续加工方面均实现了装备的创新突破，如连续喂料、连续混合、连续双螺杆湿法制粒、旋转流化床等装备的集成应用。

连续处理为减少成本提供了重要的机会，通过大幅度减少由于小型生物反应器导致的设备占地面积而降低成本，节省占地空间；取消中间储存罐和非增值的单元操作，提高了生产力，设备利用率。连续型生产过程采用更多的在线检测和控制设备，从原料投入到最终产品产出的过程的全面监控，提高了生产过程的透明性，利于实现产品质量追溯。

中药制剂生产一般由药材前处理、提取和制剂三部分组成，目前尚无中药生产全链条连续化制造的应用。在中药饮片加工中，已实现了根据不同药用部位进行饮片加工的联动生产线。一些提取和制剂的常见单元装备本身即是连续性装备，如柱色谱、连续动态逆流萃取、高速滴丸、高速压片与胶囊填充等[4]。目前，部分单位已运用微混合技术开发了连续醇沉工艺，可实现连续加醇，并有可能减少有效成份包裹损失[5]。

## （二）中药生产在线检测与控制技术

现代在线检测技术通过在线监测系统实时采集、处理和分析样品数据，能够更快速、准确地得到产品质量信息,对于中药的智能化生产和质量控制具有重要意义。在线检测技术包括光谱技术、电子传感技术、生物信息表征技术等已广泛应用于在线检测中,通过直接安装在生产线上的过程分析仪器,实时检测中药的关键质量属性,如颜色、水分与药效成份等,结合自动化智能设备反馈控制,实现中药生产过程关键工序监测,提升了中药智能化工艺装备过程质量控制能力,提高饮片质量与生产效率[6]。

光谱技术是一种重要的在线检测技术,通过分析中药的光谱信息可以判断样品的成份和质量,主要包括红外光谱、近红外光谱、拉曼光谱等技术。其中,近红外光谱作为近 10 年来令人瞩目的中药关键质量属性快速评价技术,其检测波长范围在 780~2526nm( 12500~4000cm⁻¹ ) 之间,该区域主要是 C—H、O—H、N—H 和 S—H 等含氢基团振动光谱的倍频及合频吸收。这些吸收谱带信号丰富,受外界干扰因素较小等,使得该技术具有快速、无损、适用于实时及在线分析等优势。在中药生产环节,在线近红外光谱技术主要集中在生产过程中提取、浓缩、醇沉和纯化等共性环节,且对单味药材逐渐转变为复方多味药材配伍的生产过程在线检测[7]。在中药大规模智能化生产中,近红外越来越广泛应用于各个环节的质量控制,包括从原药材的采购到终点浓度监测等一系列步骤的实时监测和在线分析,成功确保了批间稳定性和一致性,将经验化、人为化判断浓缩终点变为数据化、智能化中药制剂生产制造[8]。

### (三)中药绿色制造技术

"建立中药绿色制造体系"是《中医药发展战略规划纲要(2016—2030 年)》制定的重点任务[9]。制造业是将可用资源(包括能源,亦称"制造资源")通过制造过程,转化为可被人类利用或使用的工业品或者生活消费品的产业。

在中药生产过程中,存在的能耗问题仍然较为严重,大多数中药生产企业的能源管理还停留在传统的管理模式上,主要依靠人工抄表、统计和分析,难以对生产过程和用能设备的能耗情况进行实时监测与分析诊断,也难以实施能源的精益化管理及精准化技改。节能标准化是企业降本增效、提高市场竞争力的重要手段,应高度重视、常抓不懈、持续推进。在节能标准化建设过程中,中药企业务必结合自身实际情况和发展需求,采用能源计量、信息化监测、绿色制造等方式,通过节能减排更好地服务于企业高质量发展[10]。

现代中药绿色制造最重要的一步是理顺生产工艺,通过梳理整个业务和生产制造流程,完成相关的工厂布局设计、设备选型和系统配置设计。在自动化设计阶段,根据工艺需求,选择适合的传感器。通过生产执行管理系统和能源管理系统,追溯全部生产过程参数,最终对产品的总拥有成本进行实时分析[11],从而实现降本增效与节能减排。

现代中药的绿色生产离不开新工艺与新装备的开发与利用,如粉碎与混合环节可以考虑采用超微粉碎及混合机自动喷液等装置;提取与分离工艺环节,可以考虑引入挥发油提取收集分离设备,吊篮式循环提取技术,减压提取工艺,膜分离技术与分子蒸馏技术等;浓缩与干燥工艺环节,可以采用机械蒸汽再压缩蒸发技术,气体射流冲击干燥,热泵干燥与复合式多层螺旋振动逆流干燥等技术,对中药制剂进行浓缩与干燥;灭菌环节,则可以采用微波灭菌、高压灭菌、灭菌剂灭菌设备与多功能倒锥形灭菌设备。

此外,通过推广清洁生产技术,减少中药生产过程中的污染物排放。采用高效过滤、脱硫、脱氮等技术,可以有效减少废气和废水中的有害物质排放,降低对周围环境的影响。同时,通过资源综合利用和废弃物回收再利用,可以最大限度地利用中药药渣等废料,实现资源的循环利用。

通过多种新工艺与新生产技术,可以最大限度减少排放和能耗,实现中药绿色生产。这不仅有利于减少对环境的影响,还能提高中药产业的竞争力和可持续发展能力,为中药产业的健康发展注入新的活力。

## 二、中药智能化生产与示范

当前，新一轮科技革命和产业变革正孕育兴起，绿色制造、智能制造正成为世界制造业未来发展的必然需求和产业发展制高点。《中国制造2025》《中医药发展战略规划纲要（2016—2030年）》已明确将"加快推进智能制造，注重信息化、智能化与工业化的融合"列为主攻方向，实施"中国制造2025"，必须坚持创新驱动、智能转型、强化基础、绿色发展，对传统高耗能高污染、低小散等企业动真格，鼓励中国的制造业从低端向高端转型，加快我国从制造大国向制造强国转变的步伐，中药制药行业面临着重大发展机遇和挑战。

中药智能化生产是以智能制造（intelligent manufacturing，IM）为特点的药品生产方式，主要技术特征包括使用大量的工业传感器、过程检测仪表以及过程分析仪器等组成一张庞大而灵敏的可反映制药过程全貌的感知网，并将信息技术与制药技术深度融合，进而实现人与人、人与机器、机器与机器、生产管理与过程控制等之间互通互联，通过制药设备、生产管理、质量检测等与过程控制系统网络化联接，形成集聚了原料/制药生产/药品流通/临床使用等中药产品全生命周期信息的智能网络，使制药过程的每一个工艺细节均被注入"智慧基因"。通过赋予中药制造平台学习和思考能力，用充满智慧的数据整合、分析与挖掘，从多种来源的中药工业数据中寻找关联，发现制药过程规律，洞察引起药品质量波动的因素，不仅实现制药工艺精湛控制，而且达到管理精益化要求，实现优质、保量、低耗、绿色、高效能制药[12]。

如何以高效生产并控制成本方式制造优质药品是设计中药智造系统所面对的关键性技术难题，并且还面临生产装备及设施合规性、智造装备配置系统性、信息系统集成协同性、非标设备维保可靠性、建造周期及费用管控等一系列工程问题。国内团队构建了中药智造工程理论模型，并依据数智化中试及工程验证平台获知的关键参数，可将过程智能建模、质量链路智控、过程精益管控等设计融入中药新药智能制造技术体系[12]。国内中药企业自主建设的数智化中试平台配备了多种自动提取、浓缩、分离、干燥、成型设备，可实现单元操作的灵活组合，适应不同新药品种的特殊工艺要求；部署了覆盖人员、设备、物料、环境和水电气等要素的数据自动采集和智能监测装置，并建有实时数据库和关系数据库，能够完整地获取试验过程的时序动态数据，还可准确追溯对应的原辅料及包装材料等检验数据；研发配置了智能信息处理系统，通过对试验数据进行智能分析、建模和仿真，实施工业规模新药生产系统优化。该平台为中试放大、工艺优化、质量管控调优、过程控制系统开发、信息系统集成联调、智能软件系统研发测试等提供综合性的工程化试验环境。

高度智能化的生产车间会逐步使用机器人来代替人工作业，促进生产过程的自动化与机械化，以此来降低生产成本、节约能耗、优化资源配置。如某中药制药企业的智能制造示范车间，已实现全智能化、现代化、无人化的生产和操作，车间内只有机器人和无人驾驶小车穿行其中。随着中国制造低成本优势不再，提高制药过程生产自动化水平成了企业发展的关键，未来的中药制造过程将实现智慧生产模式，集成信息化与智能化等关键技术和装备，结合先进的制造模式、制造系统和组织管理方式，促进未来制药过程的网络化、智能化、精密化、快速化和柔性化。智能信息收集与反馈将彻底改变制药企业的生产方式、管理方式和设计方式[13]。

## 三、中药智慧监管

在中药科学监管体系建设过程中，随着信息化水平提升以及监管手段的不断丰富，智慧监管技术正在飞速发展，"互联网+"、区块链、新一代人工智能等新兴技术融入药品全生命周期管理，有望开发出数字标准物质等新型监管工具，开创新业态下药品智慧监管的新技术、新方法，加快中药生产监管的新技术、新标准和新方法的有效转化，构建具有我国特色并领先国际的药品智慧监管技术体系。

智慧监管是指利用信息化、大数据、人工智能等技术手段，对监管对象进行全方位、精准化的监管，实现监管的科学化、精细化和智能化。在中药领域，智慧监管体系的建设将有助于提高监管效率和监管水平，有效应对中药产业发展中出现的各种挑战和问题。

### （一）中药智慧监管体系建设

从智能化监管视角审视中药全产业链，首先必须在饮片生产等重点环节实现数字化记录与全流程追溯。在继承传统经验和实现中药材及饮片规范化、专业化生产的前提下，将传统经验与生产过程信息数据化，并对炮制、饮片生产过程的关键环节进行智能控制改造，构建区域性、专业化、过程控制程序化的生产监管模式。

在质量检测方面，传统的中药监管方式往往依靠人工抽检和查验，效率较低且易受人为因素影响。而智慧监管可借助新型传感器、在线光谱、物联网等技术，实现对中药生产、流通、使用等环节的中药质量的实时数据采集和全程监控，大大提升监管效率。

在市场主体监管方面，可以通过大数据分析和人工智能技术，实现对中药市场的动态监测和风险预警，有助于及时发现和解决潜在的质量安全问题，提高监管的精准度。

### （二）中药智慧监管的相关技术

大数据技术在中药智慧监管中将发挥着至关重要的作用，通过集成中药全产业链的生产、流通、使用信息，汇总与分析中药材与中成药性味、性状、炮制加工、临床应用及不良反应等海量数据，有望提前发现市场动态、质量问题、流通环节风险等信息，为监管决策提供科学依据。

人工智能技术已经在中药质量检测、智能制造、流通监管等方面取得了一定应用，通过图像识别、自然语言处理等技术手段，有望实现对中药产品的高效检测和智慧监管。新近提出的中药全产业链大模型"本草智库·中药大模型"已汇聚了1500万条中药材基原物种的基因信息，3000余万条中药成份与靶点的互作信息，400余万个化合物等中药研究底层核心数据，形成了覆盖中药全产业链的2000余万个实体和超20亿个关系对的知识图谱，可以为基础研究、中药种植、质量控制、药物研发等中药全产业链关键环节提供决策支持。

此外，区块链技术的去中心化、不可篡改等特性，使其在中药流通环节的监管中具有独特优势，可以实现中药产品的追溯和溯源，确保产品质量和安全。未来，中药智慧监管体系将继续向着信息化、智能化方向发展。随着5G、物联网等技术的不断成熟，监管手段将更加多样化和精细化。通过监管部门与科研院所、行业协会等机构的协同努力，共同推动中药智慧监管体系的建设，将有望进一步促进中药产业的科学监管与健康发展。

（刘春　于江泳　王毅）

# 参考文献

［1］王芬，徐冰，刘雨，等．中药质量源于设计方法和应用：连续制造［J］．世界中医药，2018，13（3）：566-573.

［2］关志宇，刘星宇，姜晟，等．中药连续化生产的必要性与可行性探讨［J］．中草药，2022，53（12）：3573-3580.

［3］倪鸿飞，何衍钦，沈欢超，等．连续制造研究进展及中药过程知识系统研究［J］．中国中药杂志，2021，

46（8）：2045–2050.

［4］梁子辰，唐雪芳，杨平，等. 中药连续制造研究进展和成熟度评估［J］. 中国中药杂志，2023，48（12）：3162–3168.

［5］瞿海斌，龚行楚. 一种连续醇沉的方法：201510555023. 3［P］. 2015–12–02.

［6］史亚博，李铭轩，傅饶，等. 在线检测技术在中药饮片智能化生产与质量控制中的研究现状与展望［J/OL］中国现代中药：1–22.［2024–04–16］. https://doi.org/10.13313/j.issn.1673–4890.

［7］李洋，吴志生，潘晓宁，等. 在线近红外光谱在我国中药研究和生产中应用现状与展望［J］. 光谱学与光谱分析，2014，34（10）：2632–2638.

［8］周雨枫，苏健，巢香丽，等. 近红外光谱技术在稀有中药及智能化生产中的研究进展［J］. 中国当代医药，2023，30（36）：31–36.

［9］郭立玮，党建兵，陈顺权，等. 关于构建中药绿色制造理论与技术体系的思考和实践［J］. 中草药，2019，50（8）：1745–1758.

［10］陈水平，胡素萍，乐渝宁. 中药企业节能标准化建设实践与探索：以江中药业股份有限公司为例［J］. 质量探索，2019，16（4）：43–48.

［11］邵杰. 助力现代中药智能化生产［J］. 流程工业，2020（4）：12–15.

［12］程翼宇，瞿海斌，张伯礼. 中药工业4.0：从数字制药迈向智慧制药［J］. 中国中药杂志，2016，41（1）：1–5.

［13］杨明，伍振峰，王芳，等. 中药制药实现绿色、智能制造的策略与建议［J］. 中国医药工业杂志，2016，47（9）：1205–1210.

# 第二十章
# 中药产品全生命周期科学监管

## 第一节　中药产品全生命周期监管体系

### 一、中药产品全生命周期介绍

#### （一）药品全生命周期概念

产品生命周期理论是美国哈佛大学教授雷蒙德·弗农（Raymond Vernon）于 1966 年在其《产品周期中的国际投资与国际贸易》一文中首次提出的[1]。产品生命周期（product life cycle，PLC），亦称"商品生命周期"，是产品的市场寿命，即一种新产品从开始进入市场到被市场淘汰的整个过程，经历开发、引进、成长、成熟、衰退的几个阶段。医药产品也不例外，所谓"药品的生命周期"是指从药品的研发开始，到注册评价、上市使用，再评价，直至由于安全性问题等原因撤市的整个过程，分为研发期、成长期、成熟期和衰退期 4 个阶段，而狭义上讲就是该药品在第一个剂型和适应症的开发、上市销售之后，为了维持和增长该药品的销售额和利润，以及防御该药品的销售额和利润免受竞争药品的冲击所采取的所有措施。

药物研发指导原则 ICH Q8 将药品的生命周期定义为"一个产品从研发到上市，直至产品终止的所有阶段"，并在 ICH Q10 中明确了药品生命周期的 4 个阶段，即药品研发、技术转移、商业生产、产品终止[2]。我国新的《中华人民共和国药品管理法》（简称《药品管理法》）也引入了药品全生命周期管理理念，注重从药品注册到生产流通，再到不良反应监测的全链条监管。药品全生命周期理念的提出将"分段式"的药品研发、上市、上市后的单一阶段贯穿成了一个整体。这种以品种为主线的整体统筹和系统设计与传统的分阶段监管理念相比，更利于各环节间的协同配合和动态管理。

##### 1. 药品研发

药品研发活动的目标是设计产品及其生产工艺，使其能始终如一地提供达到预期性能，并满足患者、医护人员、监管机构和内部客户的需求。

##### 2. 技术转移

技术转移的目标是在研发和生产之间以及生产厂内部或之间转移产品和工艺知识来获得符合要求的产品。这些知识是构成生产工艺、控制策略、工艺验证方法以及在此过程中持续改进的基础。

3. 商业生产

生产的目标包括获得符合要求的产品，建立和保持受控状态，以及推动持续改进。药品质量体系应保证预期的产品质量可按常规获得、合适的工艺性能可实现、控制措施适宜、改进机会可识别和评估、知识体系可不断扩充。

4. 产品终止

产品终止的目标是有效地管理产品生命周期的最终阶段。就产品终止而言，应根据监管要求，采用预先确定的方法来管理诸如文件和样品的保留，后续的产品评价（如投诉处理和稳定性考察）和报告等活动。

### （二）中药产品全生命周期及其特点

中药产品全生命周期的概念与药品全生命周期概念一致，包括中药产品的研发立项、临床前研究、临床试验、申请上市许可、上市后研究、上市后评价、上市后获益－风险评估、上市后变更管理、上市后再注册、完善说明书和撤市等阶段。中药产品全生命周期有其自身特点。

1. 中药产品全生命周期特殊性和复杂性

（1）**中药产品全生命周期特殊性**　中药与化学药的共同特点是都以临床价值为导向，而不同点在于中药具有丰富的人用历史经验。这些宝贵的人用经验蕴含着中药重要的有效性和安全性信息。所以中药与化学药研发过程最大的区别是中药新药研发是一个"临床－实验室－临床"的过程[3]。中医药理论、人用经验和临床试验相结合的中药"三结合"审评证据体系的提出为中药新药研发提供了新的路径，特定条件下的人用经验数据可作为注册申报证据，人用经验也可被看作药品生命周期管理的一部分内容。人用经验是"三结合"证据体系的核心，是中药新药研发的特点和优势。

2023 年 2 月 10 日，国家药品监督管理局（简称国家药监局）发布了《中药注册管理专门规定》（2023 年第 20 号）[4]，自 2023 年 7 月 1 日起施行。《中药注册管理专门规定》设立了"人用经验证据的合理应用"专章，采用"三结合"的审评证据体系综合评价中药的安全性、有效性和质量可控性，对药效学和临床等研究内容的减免进行了规定。对于中药创新药处方来源于古代经典名方或者中医临床经验方，如处方组成、临床定位、用法用量等与既往临床应用基本一致，采用与临床使用药物基本一致的传统工艺，且可通过人用经验初步确定功能主治、适用人群、给药方案和临床获益等的，可不开展非临床有效性研究。来源于临床实践的中药新药，人用经验能在临床定位、适用人群筛选、疗程探索、剂量探索等方面提供研究、支持证据的，可不开展Ⅱ期临床试验。

《中药注册管理专门规定》的实施有效缩短了中药新药研发的周期，提高了研发的成功率，使中药产品全生命周期具有多样化的特点，加快了具有临床价值的中药新药上市，加速了中医药产业化的蓬勃发展。

（2）**中药产品全生命周期复杂性**　作为中药产品全生命周期的关键所在，中药质量赋予过程复杂。中药产品来源于植物、动物、矿物等物质，成份多样，作用途径、靶点和机制复杂，中药临床安全性、有效性与其成份之间的关系及其体内代谢过程多样。中药产品产业链长，类型复杂，包括中药材、中药饮片、中药提取物、配方颗粒、医院制剂、中成药等，中成药除了传统经典名方制剂及现代中药制剂外，还有受到严格监管的中药创新药、中药注射剂等，各类产品上市许可的审评审批或者备案依据的政策法规与技术要求各有不同。中药产品的批准文号及品种、中药标准等的形成机制复杂，现有国家药监局监管的中成药批准文号 57991 项，制剂品种 8670 个，2020 年版《中华人民共和国药典》（简称《中国药典》）一部收载中药标准 2711 项，局颁中药标准 13091 项，医疗机构中药制剂批准文号总数 16548 个（按传统工艺备案 13434 个），中药标准的形成或者批准文号的获得，既有从中医药传统经验和文献记载获得，也有来自现代研究的数据支撑，既有国家严格审评审批及注册管理，也有历史上省级地方政府审批或者备案而来。中药产品质量控制方法不仅包括针对单一指标成份的定性或定量检测，还包括基于中药自身特点而建立的浸出物检测、大类成份含量测定、指纹/特征图谱等整体性质量控制方法。质量标志物的提出使中药质量评价体系的建立更符合中药特点，反映其安全性和有效性。因此，在质量研究过程中应加深对质量评价方法和质量控制指标的研究，选择合适的方法进行质量评价，建立贯穿药品生命周期的质量评价体系，尽量使评价结果能反映中药质量的实际情况[5]。

中药制备过程相对复杂，影响制剂质量稳定、均一的因素较多，如中药材种植环境和采收加工的影响、中药饮片炮制工艺的影响、提取纯化工艺的影响等[6-7]。因此，需要将各个阶段串联起来，采用合适的指标和方法评估各工艺步骤、参数、因素对质量的影响程度，考察量质传递情况，从而使质量标准的建立更科学、合理，使最终产品的质量能反映其安全性、有效性和质量稳定性，保障质量可溯源。质量相关性研究是评价量质传递以及不同阶段样品质量一致性的重要途径，其不仅包括采用合适的指标和方法考察药材、饮片、中间体、制剂的量质传递过程，还包括保证研究阶段样品质量的一致性。质量相关性研究贯穿整个中药研发周期，是基于药品生命周期管理的中药质量控制的关键内容[5]。

中药的质量需要经过药材采收加工、饮片炮制、研究用样品制备、制剂生产、贮藏、运输等多个步骤逐渐形成，这也将中药质量控制进一步延伸为对形成中药质量的各个环节的控制。针对不同阶段建立相应的质量控制策略对于保证产品质量十分关键，将中药产品全生命周期拆解为多个阶段，再将各阶段进一步细分到具体的环节，结合不同阶段研究的目的进行质量风险评估，基于风险评估结果进行质量控制研究并建立相应的质量控制方法，保证不同阶段样品质量的一致性，结合中药特点建立能反映其安全性、有效性和质量稳定性的质量控制体系。

2. 中药产品全生命周期各阶段特点

（1）**中药产品研发立项** 科学、合理的立项决策对中药新药研发成功起着至关重要的作用。在中药新药研发立项阶段，应全面、客观地识别研发过程中的潜在风险点。可从中药材的资源可持续性、组方的安全性（包括毒性药材、组方配伍禁忌以及日用量的限制等）以及药材的质量可控性（包括基原、品种以及产地）等方面对中药产品进行全面的立项评估。人用经验包含中药处方（制剂）在临床用药过程中积累的对适用人群、用药剂量、疗效特点和临床获益的认识和总结，是中药产品在研发立项阶段的重要评估内容之一[5]。

对于中药复方制剂，临床实践的"经验导向性"是其显著特点。在研发立项阶段，应选择中医药临床优势病种，针对临床治疗需求、现有疗法和现有药物，提出临床治疗问题，聚焦治疗领域和选题方向[8]。复方中药产品的处方来源一般包括古方、临床经验方（包括院内制剂）。应体现以下优势和要求：①医家经验和临床特长；②临床证据；③成药性（如药味多少、处方剂量、原料合规、工艺实现可行性、产业化）等。改良型新药在研发立项阶段应具有"必要"与"合理"性依据。按照新药注册要求，古代经典名方中药复方制剂"一致性"是最重要的要求。即古代经典名方新药与古方用法物质基准的"一致"，实质上是古代经典名方制剂与古代经典名方汤剂有效性的一致。古代经典名方中药复方制剂的研发立项应注意古方关键信息的考证、关键质量属性的提炼，以及基于一致性和制造全过程优质产品的生产等关键环节。同名同方药的研发应当以临床价值为导向，基于获益－风险评估，综合中医药理论、人用经验和临床试验数据，评估同名同方已上市中药的临床价值，科学合理选择对照药。同时，鼓励运用符合产品特点的新技术、新方法进行工艺优化、质量提升，避免低水平重复，以促进中医药传承精华、守正创新，高质量发展。

（2）**中药产品临床前研究** 中药产品临床前研究包括药学、药理毒理学研究。中药新药的药学研究主要包括处方药味及其质量、剂型及生产工艺、质量研究及质量标准、稳定性等研究内容。药理学研究包括药效学和药物代谢动力学。药效学研究药物对机体的作用及作用规律，又可分为主要药效学实验和次要药效学实验。中药复方制剂的毒理学研究可根据处方来源及组成、人用历史中的安全性经验积累、安全风险程度的不同，提供与之相应的毒理学试验资料，若减免部分试验项目，应提供充分的理由。对于采用传统工艺，具有人用经验的，一般应提供单次给药毒性试验、重复给药毒性试验资料。对于采用非传统工艺，但具有可参考的临床应用资料的，一般应提供安全药理学、单次给药毒性试验、重复给药毒性试验资料。对于采用非传统工艺，且无人用经验的，一般应进行全面的毒理学试验（安全药理学、单次给药毒性试验、重复给药毒性试验、"三致"试验、制剂安全性试验等）。

（3）**中药产品临床试验** 《药品注册管理办法》规定，药物临床试验是指以药品上市注册为目的，为确定药物安全性与有效性在人体开展的药物研究。中药创新药的研发路径和临床试验要求与化学药的临床试验要求基本一致，通过较全面的临床试验过程验证中药创新药的有效性、安全性和质量可控性，但同时增加了较多特色的临床试验要求，例如中药临床研究中常见的安慰剂的设置，以及序贯联合用药的方式等，均是具有中药特色的临床试验要求。药物临床试验分为Ⅰ期临床试验、Ⅱ期临床试验、Ⅲ期临床试验、Ⅳ期临床试验以及生物等效性试验。药物临床试验应当经批准，其中生物等效性试验应当备案。

（4）**中药产品申请上市许可** 2020年1月22日国家市场监督管理总局令第27号公布《药品注册管理办法》，自2020年7月1日起施行。新的《药品注册管理办法》实施后，不仅进行了事权调整、药品注册分类等调整，还进行了药品上市许可程序调整。不管是创新药还是同名同方药都必需经过药品上市许可申请，批准后才可以上市销售。申请人在完成支持药品上市注册的药学、药理毒理学和药物临床试验等研究，确定质量标准，完成商业规模生产工艺验证，并做好接受药品注册核查检验的准备后，提出药品上市许可申请，按照申报资料要求提交相关研究资料。

（5）**中药产品上市后研究** 我国对药品上市后研究的要求主要体现在《药品管理法》《药品注册管理办法》《药品定期安全性更新报告撰写规范》《药品不良反应报告和监测管理办法》等法律法规中。其中《药品管理法》中专设"药品上市后管理"一章，明确要求药品上市许可持有人（简称持有人）应制定药品上市后风险管理计划，主动开展药品上市后研究，以进一步确证药品的安全性、有效性和质量可控性，加强对已上市药品的持续管理。Ⅳ期临床研究为上市后研究。中药上市后研究的核心任务是通过上市后研究找到其临床价值，为临床合理准确用药提供循证依据。

（6）**中药产品上市后评价** 依据《药品管理法》，持有人应当对已上市药品的安全性、有效性和质量可控性定期开展上市后评价。必要时，国务院药品监督管理部门可以责令持有人开展上市后评价或者直接组织开展上市后评价。上市后评价的结果用于评估药品在普通和特殊人群中使用的获益和风险，综合评估药品的安全性、有效性、经济性以及合理性。《中医药发展战略规划纲要（2016—2030年）》中明确提出："要开展中成药上市后再评价，加大中成药二次开发力度，开展大规模、规范化临床试验，培育一批具有国际竞争力的名方大药。"

（7）**中药产品上市后获益－风险评估** 药品获益－风险评估是药品开发、监管和临床实践的一个重要过程，贯穿于药物的全生命周期中，是药物临床研发、上市申请和上市后监管决策的重要考虑因素。获益－风险评估是根据药物显示的获益与风险特征，针对拟定适应症判定其预期获益是否大于风险，并作出决策的过程。获益是指药物对目标人群产生的任何有益影响，例如延长生存期、治愈疾病、改善疾病、延缓疾病进展、改善功能或生活质量、缓解症状、预防疾病、提高患者依从性。风险是与药品质量、安全性或药效相关的，涉及患者或公众健康的不良事件和其他不利影响的可能性，主要从频率和（或）严重程度等方面进行评价。

（8）**中药产品上市后变更管理** 2021年1月，国家药监局颁布了《药品上市后变更管理办法（试行）》（2021年第8号）[9]，落实了《药品管理法》对药品生产过程中的变更按照风险实行分类管理的要求，进一步明确了药品上市后变更的原则和常见情形，规定了持有人义务和监管部门职责，为药品上市后变更管理提供了依据。中药上市后的变更，按照其对药品安全性、有效性和质量可控性的风险和产生影响的程度，实行分类管理，分为审批类变更、备案类变更和报告类变更。

（9）**中药产品上市后再注册**　《药品注册管理办法》规定，持有人应当在药品注册证书有效期届满前 6 个月申请再注册。境内生产药品再注册申请由持有人向其所在地省、自治区、直辖市药品监督管理部门提出，境外生产药品再注册申请由持有人向国家药监局药品审评中心（简称药审中心）提出。药品再注册申请受理后，省、自治区、直辖市药品监督管理部门或者药审中心对持有人开展药品上市后评价和不良反应监测情况，按照药品批准证明文件和药品监督管理部门要求开展相关工作情况，以及药品批准证明文件载明信息变化情况等进行审查，符合规定的，予以再注册，发给药品再注册批准通知书。不符合规定的，不予再注册，并报请国家药监局注销药品注册证书。

（10）**完善说明书**　中成药说明书管理是国家药监局的重点工作之一，国家药监局积极推进药品说明书安全性内容修订工作，近几年来，国家药监局发布了 100 余份已上市中药的说明书修订公告，其中【禁忌】项和【不良反应】项等安全信息项内容为修订的重点。持有人是药品说明书修订的责任主体，应当在药品上市后主动开展研究，结合上市后临床使用期间的不良反应监测数据，及时对药品说明书安全信息项内容进行修订。《中药注册管理专门规定》要求，持有人应当加强对药品全生命周期的管理，加强对安全性风险的监测、评价和分析，应当参照相关技术指导原则及时对中药说明书【禁忌】【不良反应】【注意事项】进行完善；并提出已上市药品说明书修订的 2 条路径，要求"药品批准上市后，持有人应当持续开展药品安全性和有效性研究，根据有关数据及时备案或者提出修订说明书的补充申请，不断完善说明书和标签。药品监督管理部门依职责可以根据药品不良反应监测和药品上市后评价结果等，要求持有人对说明书和标签进行修订"。

（11）**撤市**　如果中药上市后评价显示其风险大于获益，国家药品监督管理部门可以采取责令持有人将该中药撤市，持有人也可以主动将中药撤市。持有人除了由于药品的风险大于获益撤市药品外，还可能因为商业原因撤市药品，如销售业绩不好、已有替代产品等。

## 二、中药产品全生命周期监管

### （一）监管责任

#### 1. 企业主体责任

目前，我国强化药品全生命周期持续监管，强调落实企业主体责任，对持有人和药品生产经营单位提出了持续合规的高要求。新修订《药品管理法》《药品注册管理办法》《药品生产监督管理办法》《药品经营和使用质量监督管理办法》实施，《药品上市后变更管理办法（试行）》《药品网络销售监督管理办法》和《药物警戒质量管理规范》等文件发布，国家集中采购中选药品专项检查等专项整治大力开展，中国药品监管科学行动计划深入推进等，标志着我国药品全生命周期监管"闭环"加速形成。

《药品管理法》规定国家对药品管理实行持有人制度。持有人依法对药品研制、生产、经营、使用全过程中药品的安全性、有效性和质量可控性负责。

新修订《药品注册管理办法》强化了覆盖药品研制、注册和上市后监管的全生命周期管理要求，严格规范药品注册行为，实行基于风险的审评、检查和检验模式。药品注册是指药品注册申请人（简称申请人）依照法定程序和相关要求提出药物临床试验、药品上市许可、再注册等申请以及补充申请，药品监督管理部门基于法律法规和现有科学认知进行安全性、有效性和质量可控性等审查，决定是否同意其申请的活动。申请人取得药品注册证书后，为药品上市许可持有人。

新修订《药品生产监督管理办法》"生产管理"专章强化了药品生产企业主体责任，并大幅增加监督检查相关内容，顺应了监管机制创新的趋势。从事药品生产活动，应当遵守法律、法规、规章、标准和规范，保证全过程信息真实、准确、完整和可追溯。从事药品生产活动，应当经所在地省、自治区、直辖市药品监督管理部门批准，依法取得《药品生产许可证》，严格遵守药品生产质量管理规范，确保生产过程持续符合法定要求。持有人应当建立药品质量保证体系，履行药品上市放行责任，对其取得药品注册证书的药品质量负责。中药饮片生产企业应当履行持有人的相关义务，确保中药饮片生产过程持续符合法定要求。原料药生产企业应当按照核准的生产工艺组织生产，严格遵守药品生产质量管理规范，确保生产过程持续符合法定要求。经关联审评的辅料、直接接触药品的包装材料和容器的生产企业以及其他从事与药品相关生产活动的单位和个人依法承担相应责任。持有人、药品生产企业应当建立并实施药品追溯制度，按照规定赋予药品各级销售包装单元追溯标识，通过信息化手段实施药品追溯，及时准确记录、保存药品追溯数据，并向药品追溯协同服务平台提供追溯信息。

2. 国家药品监管部门职责

国家药监局主管全国药品注册管理工作，负责建立药品注册管理工作体系和制度，制定药品注册管理规范，依法组织药品注册审评审批以及相关的监督管理工作。药审中心负责药物临床试验申请、药品上市许可申请、补充申请和境外生产药品再注册申请等的审评。中国食品药品检定研究院（简称中检院）、国家药典委员会（简称药典委）、国家药品监督管理局食品药品审核查验中心（简称药品核查中心）、国家药品监督管理局药品评价中心（简称药品评价中心）、国家药品监督管理局行政事项受理服务和投诉举报中心、国家药品监督管理局信息中心（简称信息中心）等药品专业技术机构，承担依法实施药品注册管理所需的药品注册检验、通用名称核准、核查、监测与评价、制证送达以及相应的信息化建设与管理等相关工作。

国家药监局主管全国药品生产监督管理工作，对省、自治区、直辖市药品监督管理部门的药品生产监督管理工作进行监督和指导。药品核查中心组织制定药品检查技术规范和文件，承担境外检查以及组织疫苗巡查等，分析评估检查发现风险、作出检查结论并提出处置建议，负责各省、自治区、直辖市药品检查机构质量管理体系的指导和评估。信息中心负责药品追溯协同服务平台、药品安全信用档案建设和管理，对药品生产场地进行统一编码。药品监督管理部门依法设置或者指定的药品审评、检验、核查、监测与评价等专业技术机构，依职责承担相关技术工作并出具技术结论，为药品生产监督管理提供技术支撑。

《药品注册管理办法》和《药品生产监督管理办法》同步修订和实施，体现了注册与上市后监管的协调性，在推动新药研发的同时，强化了药品全生命周期监管。以附条件批准上市药品的监管为例，《药品注册管理办法》明确，持有人应当在药品上市后采取相应的风险管理措施，并在规定期限内按照要求完成药物临床试验等相关研究，以补充申请方式申报。《药品生产监督管理办法》则要求，监督检查时被检查对象应当根据检查需要，提供实施附条件批准品种开展上市后研究的材料。

3. 地方政府职责

《药品管理法》规定省、自治区、直辖市药品监督管理部门负责本行政区域内以下药品注册相关管理工作：①境内生产药品再注册申请的受理、审查和审批；②药品上市后变更的备案、报告事项管理；③组织对药物非临床安全性评价研究机构、药物临床试验机构的日常监管及违法行为的查处；④参与国家药监局组织的药品注册核查、检验等工作；⑤国家药监局委托实施的药品注册相关事项。省、自治区、直辖市药品监督管理部门设置或者指定的药品专业技术机构，承担依法实施药品监督管理所需的审评、检验、核查、监测与评价等工作。

省、自治区、直辖市药品监督管理部门负责本行政区域内的药品生产监督管理，承担药品生产环节的许可、检查和处罚等工作。

## （二）分阶段的主要工作

2021年12月31日，国家药监局等8部门联合印发《"十四五"国家药品安全及促进高质量发展规划》(简称《规划》),《规划》指出,在研制环节,要严格监督执行非临床及临床试验质量管理规范,加强临床试验核查,完善药品注册管理。在生产环节,要严格监督执行生产质量管理规范,加强高风险产品监管。在经营环节,要严格监督执行经营质量管理规范,加强对药品经营单位的监管。针对网络销售等新业态的不断发展,《规划》提出要完善网络销售监管制度,完善网络违法违规行为交易监测平台。此外,《规划》提出严格监督执法,强化各级监管部门的执法职责,完善稽查办案机制,将办案情况作为考核的重要依据;同时针对重要品种重要领域持续开展专项整治,严厉打击违法犯罪行为。

中药产品全生命周期监管包括中药产品上市前科学监管和中药产品上市后科学监管两个部分。其中,中药产品上市前科学监管包括中药产品研发立项、中药产品临床前研究、中药产品临床试验和中药产品申请上市许可 4 个阶段。中药上市后科学监管包括中药产品上市后研究、中药产品上市后评价、中药产品上市后获益 – 风险评估、中药产品上市后变更管理、中药产品上市后再注册、完善说明书和撤市阶段。分阶段的主要工作如下。

**1. 中药产品研发立项**

中药产品研发立项前申请人应根据中药的特点与定位,对中药潜在临床价值进行评估,明确开发过程中可能具有的风险与获益,以降低研发风险。

**2. 中药产品临床前研究**

申请人应按照《中药注册分类及申报资料要求》(2020 年第 68 号)、《中药注册管理专门规定》(2023 年第 20 号)及相关指导原则如《中药新药用药材质量控制研究技术指导原则(试行)》(2020 年第 31 号)、《中药新药用饮片炮制研究技术指导原则(试行)》(2020 年第 31 号)、《中药新药质量标准研究技术指导原则(试行)》(2020 年第 31 号)和《中药新药毒理研究用样品研究技术指导原则(试行)》(2022 年第 1 号)等进行中药产品临床前研究。申请人可根据《中药新药研究过程中沟通交流会的药学资料要求(试行)》(2020 年第 39 号)向药审中心申请召开沟通交流会,解决中药新药研究及审评中有关问题。

申请人完成支持药物临床试验的药学、药理毒理学等研究后,提出药物临床试验申请的,应当按照申报资料要求提交相关研究资料[10]。经形式审查,申报资料符合要求的,予以受理。药审中心应当组织药学、医学和其他技术人员对已受理的药物临床试验申请进行审评。对药物临床试验申请应当自受理之日起 60 日内决定是否同意开展,并通过药审中心网站通知申请人审批结果;逾期未通知的,视为同意,申请人可以按照提交的方案开展药物临床试验。申请人获准开展药物临床试验的为药物临床试验申办者(简称申办者)。

**3. 中药产品临床试验**

申请人应按照《药物临床试验质量管理规范》及相关指导原则进行中药产品临床试验。

**4. 中药产品申请上市许可**

根据《药品注册管理办法》规定,申请人在完成支持中药产品上市注册的药学、药理毒理学和药物临床试验等研究,确定质量标准,完成商业规模生产工艺验证,并做好接受药品注册核查检验的准备后,提出药品上市许可申请,按照申报资料要求提交相关研究资料。申报药品拟使用的药品通用名称,未列入国家药品标准或者药品注册标准的,申请人应当在提出药品上市许可申请时同时提出通用名称核准申请。药品上市许可申请受理后,通用名称核准相关资料转药典委,药典委核准后反馈药审中心。申报药品拟使用的药品通用名称,已列入国家药品标准或者药品注册标准,药审中心在审评过程中认为需要核准药品通用名称的,应当通知药典委核准通用名称并提供相关资料,药典委核准后反馈药审中心。药典委在核准药品通用名称时,应当与申请人做好沟通交流,并将核准结果告知申请人。

药审中心应当组织药学、医学和其他技术人员,按要求对已受理的药品上市许可申请进行审评。审评过程中基于风险启动药品注册核查、检验,相关技术机构应当在规定时限内完成核查、检验工作。药审中心决定启动药品注册研制现场核查的，通知药品核查中心在审评期间组织实施核查，同时告知申请人。中检院或者经国家药监局指定的药品检验机构承担以下药品注册检验：①创新药；②改良型新药（中药除外）；③生物制品、放射性药品和按照药品管理的体外诊断试剂；④国家药监局规定的其他药品。药审中心根据药品注册申报资料、核查结果、检验结果等，对药品的安全性、有效性和质量可控性等进行综合审评，非处方药还应当转药品评价中心进行非处方药适宜性审查。综合审评结论通过的，批准药品上市，发给药品注册证书。综合审评结论不通过的，作出不予批准决定。

5. 中药产品上市后研究

《药品管理法》明确要求持有人应制定药品上市后风险管理计划，主动开展药品上市后研究，以进一步确证药品的安全性、有效性和质量可控性，加强对已上市药品的持续管理。Ⅳ期临床研究为上市后研究，是新药上市后由申请人进行的应用研究阶段，其目的是考察在广泛使用条件下的药物的疗效和不良反应、评价在普通或者特殊人群中使用的获益与风险关系以及改进给药剂量等。《药品注册管理办法》规定，发给药品注册证书后，经核准的药品生产工艺、质量标准、说明书和标签作为药品注册证书的附件一并发给申请人，必要时还应当附药品上市后研究要求。上述信息纳入药品品种档案，并根据上市后变更情况及时更新。药品批准上市后，持有人应当按照国家药监局核准的生产工艺和质量标准生产药品，并按照药品生产质量管理规范要求进行细化和实施。

6. 中药产品上市后评价

《药品管理法》规定，持有人应当对已上市药品的安全性、有效性和质量可控性定期开展上市后评价。必要时，国务院药品监督管理部门可以责令持有人开展上市后评价或者直接组织开展上市后评价。中药上市后评价研究越来越受到制药企业的重视，已经逐步开展。早在 2009 年 7 月，国家食品药品监督管理局就发布了《关于征求中药注射剂安全性再评价相关技术要求意见的函》（食药监安函〔2009〕63 号），提出对中药注射液的进行再评价。国家食品药品监督管理局于 2010 年 10 月 21 日发布中药注射剂安全性再评价生产工艺评价等 7 个技术指导原则（国食药监办〔2010〕395 号），以规范和指导中药注射剂安全性再评价工作，要求中药注射剂在保证药品疗效的同时实现药品风险最小化。2017 年 10 月，中共中央办公厅、国务院办公厅印发了《关于深化审评审批制度改革鼓励药品医疗器械创新的意见》（厅字〔2017〕42 号），明确提出对已上市药品注射剂进行再评价，并同时明确力争用 5 至 10 年时间基本完成。2023 年 12 月 19 日，国家药监局召开了已上市中药注射剂上市后研究和评价专家工作组成立会议，组建已上市中药注射剂上市后研究和评价专家工作组，做好已上市中药注射剂的上市后研究评价工作，完善其安全性有效性证据。

7. 中药产品上市后获益 - 风险评估

2023 年 6 月 20 日，药审中心发布了《新药获益 - 风险评估技术指导原则》（2023 年第 36 号）。获益 - 风险评估贯穿于药物的全生命周期中，是药物临床研发、上市申请和上市后监管决策的重要考虑因素。药物临床研发中应制定获益 - 风险评估计划，通过科学合理的设计，减少获益 - 风险评估的不确定性，建立药物完整的获益 - 风险特征，指导药物研发。在上市申请中，作为重要资料的一部分，申请人需提交"药物获益和风险的总结，包括在说明书规定的适用人群和给药方案等条件下获益超过风险的依据"，可参考 ICH M4 E（R2）指导原则，在 CTD 格式文件中的相应位置呈现"药物获益和风险总结"等相关内容。中药产品上市后应持续进行获益 - 风险评估，当获得新的有效性或安全性信息时，药物的获益和风险的认识可能会发生改变，反映药物生命周期中获益 - 风险评估的动态变化。

8. 中药产品上市后变更管理

2021 年，国家药监局先后颁布了《药品上市后变更管理办法（试行）》、《已上市中药变更事项及申报资料要求》（2021 年第 19 号）和《已上市中药药学变更研究技术指导原则（试行）》（2021 年第 26 号），一方面鼓励持有人运用新生产技术、新方法、新设备、新科技成果，不断改进和优化生产工艺，持续提高药品质量，提升药品安全性、有效性和质量可控性；同时坚决贯彻习近平总书记对于药品监管工作"四个最严"的要求，规范药品变更行为和变更监管，严厉打击非法变更，落实持有人主体责任，保障人民群众用药安全。

### 9. 中药产品上市后再注册

《药品注册管理办法》规定，药品注册证书有效期为 5 年，药品注册证书有效期内持有人应当持续保证上市药品的安全性、有效性和质量可控性，并在有效期届满前 6 个月申请药品再注册。药品再注册申请受理后，省、自治区、直辖市药品监督管理部门或者药审中心对持有人开展药品上市后评价和不良反应监测情况，按照药品批准证明文件和药品监督管理部门要求开展相关工作情况，以及药品批准证明文件载明信息变化情况等进行审查，符合规定的，予以再注册，发给药品再注册批准通知书。不符合规定的，不予再注册，并报请国家药监局注销药品注册证书。经上市后评价，属于疗效不确切、不良反应大或者因其他原因危害人体健康的，不予再注册。

### 10. 完善说明书

持有人是药品说明书修订的责任主体，应在药品上市后主动开展研究，及时对药品说明书安全信息项内容进行修订。

### 11. 撤市

《药品注册管理办法》规定，国家药监局注销药品注册证书，并予以公布，并规定了注销药品注册证书的具体情形。如果中药上市后评价显示其风险大于获益，国家药品监督管理部门可以采取责令药品生产企业将该中药撤市，持有人也可以主动将中药撤市。持有人除了由于药品的风险大于获益撤市药品外，还可能因为商业原因撤市药品，如销售业绩不好、已有替代产品等。

（王停　徐文慧）

## 参考文献

［1］刘浩，李素梅. 生命周期理论在药品生产和质量管理中的应用［J］. 黑龙江医药，2017，30（5）：982-986.

［2］国家药监局关于推荐适用《Q8（R2）：药品研发》等 4 个国际人用药品注册技术协调会指导原则的公告（2020年第 6 号）［EB/OL］.［2020-01-10］. https://www.nmpa.gov.cn/xxgk/ggtg/ypggtg/ypqtggtg/20200121171001817.html.

［3］王停，林红梅，于江泳，等. 基于新法规下的中药创新药研发策略［J］. 中国中药杂志，2021，46（12）：3150-3155.

［4］国家药监局关于发布《中药注册管理专门规定》的公告（2023 年第 20 号）［EB/OL］.（2023-02-10）. https://www.nmpa.gov.cn/xxgk/fgwj/xzhgfxwj/20230210173401120.html.

［5］郑天骄，韩炜. 基于药品全生命周期管理的中药质量控制策略［J］. 中国中药杂志，2023，48（5）：1407-1412.

［6］于亚南，刘骏，李兵，等. 中成药全生命周期价值评估核心指标专家共识［J］. 中国中药杂志，2023，48（19）：5389-5396.

［7］黄哲，李美辰，施卉，等. 基于全生命周期理念的中药新药监管科学研究［J］. 中草药，2021，52（17）：5132-5138.

［8］张铁军，刘昌孝. 新形势下中药新药研发的思路与策略［J］. 中草药，2021，51（1）：1-8.

［9］国家药监局关于发布《药品上市后变更管理办法（试行）》的公告（2021 年第 8 号）［EB/OL］.（2021-01-13）. https://www.nmpa.gov.cn/xxgk/fgwj/xzhgfxwj/20210113142301136.html.

［10］国家药监局关于发布《中药注册分类及申报资料要求》的通告（2020 年第 68 号）［EB/OL］.（2020-09-27）. https://www.nmpa.gov.cn/xxgk/ggtg/ypggtg/ypqtggtg/20200928164311143.html.

# 第二节　中药产品上市前科学监管

中药产品上市前的科学监管包括中药研发立项、临床前研究、临床试验、申请上市许可等阶段。

## 一、中药产品研发立项

2020 年 9 月 28 日，国家药监局发布《中药注册分类及申报资料要求》（2020 年第 68 号）明确中药注册分为 4 类：中药创新药、中药改良型新药、古代经典名方中药复方制剂及同名同方药，其中前 3 类均属于中药新药范畴。

中药创新药是指处方未在国家药品标准、药品注册标准及国家中医药主管部门发布的《古代经典名方目录》中收载，具有临床价值，且未在境外上市的中药新处方制剂。一般包含以下情形：1.1 类 "中药复方制剂"，系指由多味饮片、提取物等在中医药理论指导下组方而成的制剂；1.2 类 "从单一植物、动物、矿物等物质中提取得到的提取物及其制剂"；1.3 类 "新药材及其制剂"，即未被国家药品标准、药品注册标准以及省、自治区、直辖市药材标准收载的药材及其制剂，以及具有上述标准药材的原动、植物新的药用部位及其制剂[1]。新中药注册分类鼓励具有中医药特点的中药复方制剂创新，注重以临床价值为导向，不再仅强调原注册分类管理中 "有效成份" 和 "有效部位" 的含量要求，不再仅以物质基础作为划分注册类别的依据[2]。中药改良型新药指改变已上市中药的给药途径、剂型且具有临床应用优势和特点，或增加功能主治等的制剂，共为 4 类，包括 2.1 类 "改变已上市中药给药途径的制剂"，2.2 类 "改变已上市中药剂型的制剂"，2.3 类 "中药增加功能主治" 和 2.4 类 "已上市中药生产工艺或辅料等改变引起药用物质基础或药物吸收、利用明显改变的"，旨在鼓励申请人基于临床新适应需要的 "老药新用" 研究及对已上市中药进行生产工艺优化等研究[1]。古代经典名方中药复方制剂则是指处方收载于国务院中医药主管部门发布的《古代经典名方目录》且符合国家药监局发布的《古代经典名方中药复方制剂简化注册审批管理规定》（2018 年第 27 号）等有关要求的中药复方制剂，以及来源于古代经典名方（包括但不限于上述《古代经典名方目录》收载的古代经典名方）加减方的中药复方制剂。结合中医药传承发展的规律以及中药临床应用的特点，中药注册分类将 3 类 "古代经典名方中药复方制剂" 细分为 2 种情形，即 3.1 类 "按古代经典名方目录管理的中药复方制剂"，3.2 类 "来源于古代经典名方加减方的中药复方制剂"[1]。中药新药的研发应当结合中药注册分类，根据品种情况选择符合其特点的研发路径或者模式。基于中医药理论和人用经验发现、探索疗效特点的中药，主要通过人用经验和必要的临床试验确认其疗效[2]。

## 二、中药产品临床前研究

中药产品临床前研究内容包括药学研究、药理毒理学研究。

### （一）药学研究

中药新药的药学研究主要包括处方药味及其质量、剂型及生产工艺、质量研究及质量标准、稳定性等研究内容。在药学研究的整个过程中建立中药全过程质量控制体系，建立源头控制、过程控制及终点控制的体系，以确保中药新药的安全性、有效性和质量可控性[1-2]。

### 1. 处方药味及其质量

从源头上控制中药的质量，主要包括对处方药味及其质量的研究，针对药材基原、产地、采收加工、贮藏及野生药材资源等影响中药质量的关键环节进行控制，秉承用对药材、用好药材、用稳定及有可持续资源药材的原则。

（1）**基原与药用部位**　应明确药材的原动植物中文名、拉丁学名及药用部位。对于多基原药材，一般应固定使用其中一个基原，若需使用多个基原的，应提供充分的依据，并固定使用比例，保证制剂质量的稳定。种植养殖药材有明确选育品种的，一般应说明品种信息。矿物药应明确该矿物的类、族、矿石名或岩石名以及主要成份。新药材、易混淆药材、难以确定基原的药材，原则上应采集原植物、动物、矿物的凭证标本，由专家或有资质的机构进行物种鉴定，并保留标本、照片及相关资料。必要时还需与伪品进行对比研究，并结合产地调研等，确认药材基原。

（2）**产地**　产地是影响药材质量的重要因素之一，固定产地是保证药材质量相对稳定的重要措施。综合考虑药材的生长习性、临床用药经验和传统习惯、药材质量、资源状况及种植养殖条件等合理选择药材产地。了解药材的道地产区、主产区、核心分布区及适生区等情况，了解不同产地药材的质量差异，加强不同产地药材质量规律的研究。鼓励以道地产区作为药材产地，药材种植也可选择适宜生长区内生态环境与道地产区相似的地区。矿物药产地的地质环境及伴生矿等情况与药材中重金属及其他杂质密切相关，应加强研究。

产地一般为生态环境相似的特定药材生长区域，产地范围应根据所产药材质量变化情况而定，同一产地内所产药材的质量一般应相对稳定。在保证药材质量稳定的前提下，可以选择多个产地。

（3）**采收与产地加工**　采收和产地加工是影响药材质量的重要环节。一般应尊重传统经验，坚持质量优先、兼顾产量的原则。

①采收：药材的采收应根据药材的特点和生长物候期，确定生长年限、采收期及采收方法。生长年限和采收期等与传统经验不一致时，应有充分的依据。野生药材的采收应制定科学合理的采收方案，保证资源可持续利用。采收过程中应避免混采混收、非药用部位或杂质的混入。矿物药的采挖应符合国家相关规定，注意对产地的研究，特别关注地质环境及伴生矿等情况，避免杂质混入。

②产地加工：药材的产地加工一般应遵循传统经验，根据药材的特点和制剂需要，研究确定适宜的产地加工方法，明确关键工艺参数。鼓励采用有科学依据并经生产实践证明高效、集约化的产地加工技术。产地加工过程中应避免造成药材的二次污染或质量下降。

（4）**包装与贮藏**　药材的包装与贮藏对其质量有着重要的影响。药材的包装应能够保护药材的质量并便于流通。

①包装及标签：包装材料应符合国家相关规定，有利于保持药材质量稳定、不污染药材。根据药材特点选择合适的包装材料，关注易挥发、污染、受潮、变质等特殊药材的包装。同一包装内药材的基原、产地、采收期等应一致。包装上应按照规定印有或者贴有标签，标签内容应符合法律、法规的要求。

②贮藏条件：药材的贮藏应符合中药养护要求，结合药材的特点及传统经验，开展贮藏条件（如温度、湿度、光照等）和贮藏时间对药材质量影响的研究，特别是对易虫蛀、霉变、腐烂、走油等药材，根据研究结果建立合理的质量控制指标，确定合理的贮藏条件，加强质量控制。

（5）**质量研究与质量标准**　中药新药用药材的质量标准应根据制剂质量控制需要进行研究完善。药材质量标准应符合中药特点，反映药材的质量状况，体现整体质量控制理念，有利于保证药材质量稳定。

①保证基原准确：建立药材的专属性鉴别方法，保证药材来源准确，避免出现易混淆品、掺杂使假等问题。可选择适宜的对照药材、对照提取物、标准图谱等作为对照，必要时还需与伪品进行对比研究，说明方法的专属性。注意加强传统鉴别中有效方法的使用。

②控制安全风险：对于传统认识为大毒、有毒的药材，以及现代研究发现的毒性药材（如马兜铃科药材等），应加强毒性成份的基础研究，结合制剂安全性及风险评估结果确定合理的质控指标及限度要求。对含有与已发现有毒成份同科属的药材应注意进行相关研究。

外购药材存在染色增重、掺杂使假等常见问题的，应加强研究，根据风险管理的需要，参照国家相关补充检验方法或研究增加针对性的检测项目，必要时列入内控标准。

加强药材外源性污染物的研究。根据药材生产过程中农药、兽药、熏蒸剂等的使用情况，以及可能被重金属及有害元素、真菌毒素等污染的风险，结合炮制及相应制剂的生产工艺进行综合评估，必要时在质量标准中建立相关外源性污染物的检测项目，并根据研究结果，分区域、分品种制定外源性污染物控制标准。矿物药应关注矿床地质环境、采收和加工方法的规范性，加强伴生重金属及有害元素的控制。动物类药材应关注携带病原微生物等问题，防范生物安全风险，尤其是源自野生动物的药材。

③质量稳定可控：质量标准应能反映药材的整体质量属性，应关注检测项目和指标与制剂关键质量属性的相关性。应根据药材质量状况和中药新药研究设计要求，研究确定合理的质量要求。鼓励研究建立多指标检验检测方法，如浸出物测定、指纹/特征图谱、大类成份含量测定、多指标成份含量测定，以整体控制药材质量，保证制剂质量稳定。

（6）**饮片的炮制方法及质量标准**　中药新药用饮片炮制与新药制剂的质量控制和临床疗效密切相关，需要在新药研制阶段遵循中医药理论，围绕新药特点和研究设计需要开展研究。

①炮制工艺：根据中医药理论、临床用药及中药新药研究设计需要，在继承传统工艺的基础上，对药材进行净制、切制、炮炙等炮制具体工艺研究，确定工艺参数、生产设备等，并进行工艺验证。炮制所用的生产设备应与炮制工艺、生产规模及饮片质量要求相适应。

②炮制用辅料

· 炮制用辅料的制备

炮制用辅料需外购的，一般应选用以传统工艺制备的产品。如醋，应为米、麦、高粱等酿制而成，不得添加着色剂、调味剂等。

炮制用辅料需自行制备的，一般应按饮片炮制规范、药材/饮片标准收载的制备方法制备，加强过程控制，保证炮制用辅料质量稳定，必要时应进行制备方法的研究，明确制备方法及工艺参数。如甘草汁、姜汁等临用前配制的，应按炮制规范规定的方法制备，并研究细化工艺参数（如加水量、提取次数、煎煮时间等）。

辅料制备方法未收载于国家药品标准或省、自治区、直辖市的药材/饮片标准或炮制规范的，应尊重传统经验，进行制备方法研究，明确适宜的制备方法及工艺参数。来源于动物的辅料，应对可能引发人畜共患病的病原微生物进行灭活研究和验证。

· 炮制用辅料的标准

炮制用辅料已有药用或食用标准的，一般可沿用原标准，必要时根据传统经验及炮制要求进行完善。无标准的，应结合其质量特点，研究建立符合药用要求的质量标准。

特殊来源的辅料，应加强针对性研究。如来源于矿物的辅料，应对重金属及有害元素等进行研究，必要时在辅料标准中建立相应检测项；来源于动物的辅料，应对可能引发人畜共患病的病原微生物等进行研究，必要时建立相应检测方法。

· 炮制用辅料的包装及贮藏

应根据辅料特点选择合适的包装材料/容器，必要时应进行辅料与包装材料的相容性研究。根据稳定性研究结果确定炮制用辅料的贮藏条件。

③饮片标准：饮片标准应突出中药炮制特色，注重对传统炮制经验进行总结，反映饮片的质量特点，体现饮片与药材、中药制剂质量标准的关联性，体现中药复杂体系整体质量控制的要求。制定合理的饮片标准，并对饮片炮制进行全过程质量控制，有利于保证饮片质量的稳定。采用特殊方法炮制或具有"生熟异治"特点的饮片应建立区别于对应生品的专属性质控方法。

④包装与贮藏：饮片的包装、贮藏应便于保存和使用，根据饮片的特性，结合实际生产加工经验，确定合适的包装材料（容器）和贮藏条件。

2.剂型及制备工艺

在中医药理论指导下，结合人用经验、各药味所含化学成份的理化性质和药理作用等，开展中药新药制备工艺研究。应进行剂型选择、工艺路线及主要工艺参数研究，明确剂型和制备工艺，说明其选择的合理性。明确前处理、提取、纯化、浓缩、干燥等方法及主要工艺参数，基本明确中间体（如浸膏等）的得率或得量等关键工艺指标。

申请上市许可，需根据确证性临床试验用样品的制备工艺，建立生产过程的控制指标，完成商业规模的生产工艺验证，确定申请上市的生产工艺及工艺参数，确定中间体（如浸膏等）的得率/得量范围等，更好地控制产品质量的一致性。生产工艺应稳定可行，生产条件应符合药品生产质量管理规范的要求。所用辅料应符合关联审评审批相关要求。

（1）前处理研究　药材前处理方法包括净制、切制、炮炙、粉碎、灭菌等。饮片炮制研究应尊重临床应用的饮片炮制工艺，符合中药复方制剂研究设计的需要，符合相关技术要求。

（2）提取纯化、浓缩干燥研究　中药复方制剂成份复杂，为尽可能保留药效物质、降低服用量、便于制剂等，一般需要经过提取、纯化处理。提取、纯化技术的合理、正确运用与否直接关系到药物疗效的发挥和药材资源的利用。中药复方制剂提取纯化、浓缩干燥研究过程中应围绕药物有效性和安全性，注重中医组方配伍理论和临床传统应用经验（如合煎、分煎、先煎、后下等），关注组方药味相互作用以及饮片、中间体/中间产物和制剂的量质传递，并考虑规模化生产的可行性，安全、节能、降耗、环保等要求。

①工艺路线：不同的提取纯化、浓缩干燥方法均有其特点与使用范围，应根据工艺设计目的，并结合与治疗作用及安全性相关的药物成份的理化性质，药效、安全性研究结果，已有的文献报道，应选择适宜的工艺路线、方法和评价指标。

工艺路线筛选研究需要注意以下两方面。

首先，与有效性相关的工艺路线筛选研究。对来源于临床有效方剂的中药复方，一般可以但不限于从以下方面考虑：①临床用药经验。应考虑采用的工艺路线与临床用药（如医疗机构制剂等）工艺路线的异同，如采用与临床用药不同的生产工艺，一般宜与临床用药的工艺进行比较。②药效学试验依据或文献依据。药效学试验应以临床用药形式（如汤剂）等为对照，选择适宜的药效模型和主要药效学指标，进行工艺路线的对比研究。③药效物质基础的比较。如与临床用药形式（如汤剂）对照，从物质基础等方面进行比较。

其次，应在有效性筛选的同时考察药物的安全性。一般可以但不限于以下方面考虑：前期临床用药时产生的不良反应、文献报道，采用药效试验对比不同工艺路线时动物的安全性指标，有毒、有害成份，单次给药毒性试验结果。

·提取与纯化工艺

中药复方制剂的提取应在充分理解传统应用方式的基础上，考虑饮片特点、有效成份性质以及剂型的要求，关注有效成份、有毒成份、浸出物的性质和其他质量属性的量质传递。提取溶剂应尽量避免选择使用一、二类有机溶剂。

中药复方制剂的纯化可依据中药传统用药经验或根据药物中已确认的一些有效成份的存在状态、极性、溶解性等设计科学、合理、稳定、可行的工艺。但由于中药复方制剂中成份的复杂性，应考虑纯化的必要性和适宜性。

·浓缩与干燥工艺

依据物料的理化性质、制剂的要求，影响浓缩、干燥效果的因素，选择相应工艺，使所得产物达到要求的相对密度、含水量等，以便于制剂成型。需确定主要工艺环节及工艺条件与考察因素。应考察主要成份，关注不稳定成份。

②工艺条件：工艺路线初步确定后，对采用的工艺技术与方法，应进行科学、合理的试验设计和优化。工艺的优选应采用准确、简便、具有代表性、可量化的综合性评价指标与合理的方法，在预试验的基础上对多因素、多水平进行考察。鼓励新技术新方法的应用，但对于新建立的方法，应进行方法的合理性、可行性研究。

提取与纯化工艺条件的优化：采用的提取方法不同，影响提取效果的因素有别，因此应根据所采用的提取方法与设备，考虑影响因素的选择和提取参数的确定。一般需对溶媒、提取次数、提取时间等影响因素及生产设备、工艺条件进行选择，优化提取工艺。通常采用成熟公认的优选方法，如果使用新方法应考虑其适用性。

应根据纯化的目的、拟采用方法的原理和影响因素选择纯化工艺。一般应考虑拟保留的药效物质与去除物质的理化性质、拟制成的剂型与成型工艺的需要以及与生产条件的桥接。

浓缩与干燥工艺条件的优化：浓缩与干燥的方法和程度、设备和工艺参数等因素都直接影响物料中成份的稳定，应结合制剂的要求对工艺条件进行研究和优化。

（3）**成型研究**　中药复方制剂成型研究应根据制剂成型所用原料的性质和用量，结合用药经验、适应症等，选择适宜的剂型、辅料、生产工艺及设备。

成型工艺的优化应重点描述工艺研究的主要变化（包括批量、设备、工艺参数等）及相关的支持性验证研究。

①剂型选择：药物剂型的不同，可能导致药物作用效果的差异，从而关系到药物的临床疗效及不良反应。剂型选择应借鉴前期用药经验，以满足临床医疗需要为宗旨，在对药物理化性质、生物学特性、剂型特点等方面综合分析的基础上进行。提供具有说服力的文献依据、试验资料，充分阐述剂型选择的科学性、合理性、必要性。

剂型的选择应主要考虑以下方面。

临床需要及用药对象：不同剂型可能适用于不同的临床病证需要，以及用药对象的顺应性和生理情况等。

制剂成型所用原料的性质和用量：中药有效成份复杂，各成份溶解性、稳定性，在体内的吸收、分布、代谢、排泄过程各不相同，应根据药物的性质选择适宜的剂型。选择剂型时应考虑处方量、制剂成型所用原料的量及性质、临床用药剂量，以及不同剂型的载药量等。

安全性：应关注剂型因素和给药途径可能产生的安全隐患（包括毒性和副作用）。另外，需要重视药物制剂处方设计前研究工作。在认识药物的基本性质、剂型特点以及制剂要求的基础上，进行相关研究。在剂型选择和设计中注意借鉴相关学科的理论、方法和技术。

②制剂处方研究：制剂处方研究是根据制剂成型所用原料性质、剂型特点、临床用药要求等，筛选适宜的辅料，确定制剂处方的过程。制剂处方研究是制剂研究的重要内容。

制剂处方前研究：制剂处方研究是制剂成型研究的基础，其目的是使制剂处方和制剂工艺适应工业化生产的要求，保证生产时的合理性、可行性及批间一致性。中药复方制剂处方前研究中，应研究制剂成型所用原料的性质。例如，制备固体制剂应主要研究制剂成型所用原料的溶解特性、吸湿性、流动性、稳定性、可压性等；制备口服液体制剂应主要研究制剂成型所用原料的溶解特性、酸碱性、稳定性以及嗅、味等。

辅料的选择：制剂成型工艺的研究中，应对辅料的选用进行研究。所用辅料应符合药用要求，新辅料还应符合相关要求。辅料选择一般应考虑以下原则：满足制剂成型、稳定、作用特点的要求，不与药物发生不良相互作用，避免影响药品的检测。考虑到中药复方制剂的特点，减少服用量及提高用药顺应性，制剂处方应能在尽可能少的辅料用量下获得良好的制剂成型性。

制剂处方筛选研究：制剂处方筛选研究应考虑以下因素，包括临床用药的要求、制剂成型所用原料和辅料的性质、剂型特点等。通过处方筛选研究，初步确定制剂处方组成，明确所用辅料的种类、型号、规格、用量等。

③制剂成型工艺研究：通过制剂成型研究进一步改进和完善处方设计，最终确定制剂处方、工艺和设备，并关注制剂的稳定性。

制剂成型工艺研究一般应考虑成型工艺路线和制备技术的选择，应注意实验室条件与中试和生产的桥接，考虑大生产制剂设备的可行性、适应性。对单元操作或关键工艺，应进行考察，以保证质量的稳定。应研究各工序技术条件，确定详细的制剂成型工艺流程。在制剂过程中，对于含有毒药物以及用量小而活性强的药物，应特别注意其均匀性。

（4）**包装选择研究** 中药复方制剂的包装选择研究主要指制剂成品、中间体/中间产物（如适用）直接接触药品的包装材料（容器）的选择研究，也包括次级包装材料（容器）的选择研究。应根据产品的影响因素及稳定性研究结果，选择直接接触药品的包装材料（容器）。直接接触药品的包装材料（容器）的选择，应符合直接接触药品的包装材料（容器）、药品包装标签管理等相关要求。

在某些特殊情况或文献资料不充分的情况下，应加强药品与直接接触药品的包装材料（容器）的相容性考察。特别是含有有机溶剂的液体制剂或半固体制剂，一方面可以根据迁移试验结果，考察包装材料中的成份（尤其是包装材料的添加剂成份）是否会渗出至药品中，引起产品质量的变化；另一方面可以根据吸附试验结果，考察是否会由于包装材料的吸附或渗出而导致药品浓度的改变、产生沉淀等，从而引起安全性担忧。采用新的直接接触药品的包装材料（容器）或特定剂型直接接触药品的包装材料（容器），在包装材料（容器）的选择研究中除应进行稳定性试验需要进行的项目外，还应增加适宜的考察项目。

（5）**中试研究** 中试研究是对实验室工艺合理性的验证与完善，是保证工艺达到生产稳定性、可操作性的必经环节。完成中药复方制剂生产工艺系列研究后，应采用与生产基本相符的条件进行工艺放大研究，为实现商业规模的生产工艺验证提供基础。中试研究过程要制定详细的工艺规程，并做好记录。通过中试研究，探索关键步骤、关键工艺参数控制范围和中间体或中间产物（如浸膏等）的得率范围等，发现工艺可行性、劳动保护、环保、生产成本等方面存在的问题，为实现商业规模的生产提供依据。

中试研究设备与生产设备的工作原理一般应一致，主要技术参数应基本相符。中试样品如用于临床试验，应当在符合药品生产质量管理规范条件的车间制备。由于药品剂型不同，所用生产工艺、设备、生产车间条件、辅料、包装等有很大差异，因此在中试研究中要结合剂型，特别要考虑如何适应生产的特点开展工作。中试研究的投料量应考虑与商业规模生产研究的桥接，为商业规模生产提供依据。投料量、中间体或中间产物得率、成品率是衡量中试研究可行性、稳定性的重要指标。中试研究一般需经过多批次试验，以达到工艺稳定的目的。

（6）**商业规模生产研究** 商业规模生产重点考察在规模化条件下，产品质量的均一性、稳定性，特别是与临床试验用样品质量的一致性，并进行对比与评估。通过研究，明确适于商业规模生产的所有工艺步骤及其工艺参数控制范围，明确饮片、中间体或中间产物、质量风险点，保障工艺稳健、环保、经济。商业规模生产应关注与设备的匹配性、生产各环节的流畅与便捷。产品质量的均一稳定及生产效率是衡量规模化生产的重要指标。商业规模生产的稳定，一般需经过多批次试验。试验中注意工艺参数、质量属性关联性，关注质量的波动性。相关记录应完善、规范、可追溯。

（7）**工艺验证**　应在开展临床试验前完成关键环节、关键工艺参数的验证，在申请上市许可前完成完整的工艺验证。工艺验证的生产环境要符合药品生产质量管理规范的要求，生产设备要与拟定的生产规模相匹配。进行工艺验证时，应进行工艺验证方案的设计，按验证方案进行验证。验证结束后应形成工艺验证报告。应针对中试工艺或商业生产规模，选择适宜的指标，设计工艺验证方案，考察在拟定的生产规模以及工艺条件和参数下，人员、设备、材料、生产环境、管控措施等各方面对产品质量带来的影响。

### 3. 质量研究及质量标准

申请临床试验，需对中药新药用药材或饮片、中间体、制剂及辅料开展质量控制研究，建立质量标准。围绕药品的安全性、有效性开展质量研究，重点对影响安全性的质控项目进行研究，如毒性成份及其控制，建立质量控制方法[3-4]。

Ⅲ期临床试验前，继续开展质量研究和质量标准完善工作，如增加专属性鉴别药味、多指标的含量测定等。根据产品具体情况开展安全性相关指标（如重金属及有害元素、农药残留、真菌毒素）的研究，结果列入标准，以更好地控制产品质量。

申请上市许可，应加强药材或饮片、中间体、制剂及辅料、直接接触药品的包装材料或容器的质量研究，关注生产过程的质量变化，构建完善的质量标准体系，实现药品全过程质量控制。制剂质量标准的制定应根据确证性临床试验用样品的检测结果，反映临床试验用样品的质量状况，含量测定等检测指标应制定合理的范围，确保制剂质量稳定。根据产品特点，探索建立指纹或特征图谱、生物活性检测等项目。

### 4. 稳定性研究

中药新药的稳定性是指成品的化学、物理及生物学特性发生变化的程度。通过稳定性试验，考察成品在不同环境条件（如温度、湿度、光线等）下药品特性随时间变化的规律，以认识和预测药品的稳定趋势，为药品生产、包装、贮存、运输条件的确定和有效期的建立提供科学依据。根据研究目的和条件的不同，稳定性研究内容可分为影响因素试验、加速试验和长期试验等。影响因素试验一般包括高温、高湿、强光照射试验。加速试验一般在温度 $40℃±2℃$、相对湿度 $75\%±5\%$ 条件下进行试验，在试验期间第 0、1、2、3、6 个月末取样检测。长期试验是在接近药品的实际贮存条件下进行的稳定性试验，建议在温度 $25℃±2℃$、相对湿度 $60\%±10\%$ 条件下，分别于第 0、3、6、9、12、18 个月取样检测，也可在常温条件下进行。对温度特别敏感药物长期试验可在 $6℃±2℃$ 条件下进行试验，取样时间点同上。

影响因素试验可采用一批小试规模样品进行；加速试验和长期试验应采用 3 批中试以上规模样品进行。加速试验和长期试验所用包装材料和封装条件应与拟上市包装一致。稳定性研究中需要设置多个时间点。一般情况下，考察项目可分为物理、化学和生物学等几个方面。稳定性研究的考察项目（或指标）应根据所含成份和（或）制剂特性、质量要求设置，选择在药品保存期间易于变化，可能会影响到药品的质量、安全性和有效性的项目，以便客观、全面地评价药品的稳定性。一般以质量标准及《中国药典》制剂通则中与稳定性相关的指标为考察项目，必要时，应超出质量标准的范围选择稳定性考察指标。

稳定性研究结果应当确定成品的贮存条件、包装材料或容器、有效期。申请临床试验，需进行初步稳定性研究，选择适宜的直接接触药品的包装材料或容器，研究确定贮藏条件，保证临床试验用样品的质量稳定。Ⅲ期临床试验前，继续进行稳定性研究，保证确证性临床试验用样品的质量稳定。申请上市许可，需根据生产规模样品的稳定性考察结果，确定有效期及贮藏条件。明确直接接触样品的包装材料或容器及其质量控制要求。所用直接接触样品的包装材料或容器应符合关联审评审批相关要求。

## （二）药理毒理学研究

中药研制过程中，申请人应当进行必要的药理毒理研究，可根据药物和功能主治特点分阶段开展非临床安全性试验。药物非临床安全性试验应当在通过药物非临床研究质量管理规范认证的机构进行。非临床安全性试验所用样品，应采用中试或中试以上规模的样品。

申请注册的中药新药具有人用经验的，可根据人用经验对药物安全性、有效性的支持程度，合理减免相应的药理毒理申报资料。如以下情况：①中药创新药处方来源于经典名方或国医大师、名老中医等具有丰富临床经验的中医临床专家经验方，且提取工艺仅为水提的，可豁免非临床有效性研究；②中药处方组成药味均具有国家药品标准或具有药品注册标准，处方不涉及毒性药材或不含有现代研究公认有毒性的药味，且药物单次给药毒性研究和一种动物的药物重复给药毒性研究未发现明显毒性的，可以减免一种动物的药物重复给药毒性研究、药物安全药理学研究、药物遗传毒性研究、药物致癌毒性研究、药物生殖毒性研究，同时豁免Ⅰ期临床试验。用于促孕、保胎、催乳等药物的注册申报另有规定的，从其规定；③已上市药品申请增加功能主治，人用经验支持相应临床定位的，可豁免非临床有效性试验。使用剂量和疗程不增加，且适用人群不变的，还可豁免非临床安全性试验，以及Ⅱ期临床试验，仅进行Ⅲ期临床试验。

### 1. 药理学

药理学的研究包括药效学和药物代谢动力学，药效学是研究药物对机体的作用及作用规律，又可分为主要药效学试验和次要药效学实验。药物代谢动力学研究药物本身在机体内的变化过程及其规律。主要药效学试验即动物试验部分，以动物或其器官、组织、细胞、分子等为对象，以试验特有手段进行新药有效性的初步评价，为临床研究提供可靠的试验依据，为全面评价新药的有效性奠定基础。

#### （1）主要药效学研究

①试验动物：应根据试验的具体要求，合理选择动物，对其种属、品系、性别、年龄、体重、健康状态、饲养条件及动物来源、合格证号，均应按试验要求严格选择，并详细记录。

②试验方法：根据新药的主治（病或证），参考其功能，选择两种或多种试验方法，进行主要药效学研究。动物模型应首选符合中医病或证的模型，目前尚有困难的，可选用与其相近似的动物模型和方法进行试验，以整体动物试验为主，必要时配合体外试验，从不同层次证实其药效。

③试验指标：指标应满足特异性强、敏感性高、重现性好、客观性、定量指标、多指标综合运用等条件。还应具体情况具体分析，根据试验目的与要求，优选指标。

④受试药物：应处方固定，各味药材经过品种鉴定，生产工艺基本定型，质量标准及稳定性试验基本符合要求，与临床用药基本相同的剂型与质量。

⑤给药途径：应与临床相同。例如口服制剂动物可采用灌胃、十二指肠给药。如有困难可选用其他给药途径进行试验，但应该说明原因。

⑥给药剂量及容量：各种试验至少设高、中、低3个剂量组，剂量选择应合理，尽量反映量－效和（或）时－效关系。高剂量一般应低于长毒试验的低剂量。还应该通过预试，摸索到出现药理效应的适当剂量，再确定正式试验剂量。给药容量则根据用药剂量而定。

⑦给药方式：根据药物特点及试验要求，可采用预防性给药，观察药物的保护作用；或用治疗性给药，观察药物的治疗作用。两种给药方式，以治疗性给药为主，部分试验可根据需要采用预防性给药，但不可全部试验均用预防性给药。此外，给药次数、给药间隔、全部疗程等，也应合理规定，使之充分显示药效，有利于准确评价新药的有效性。

⑧对照组及对照药：应设对照组，包括正常动物空白对照组、模型动物对照组、阳性药物对照组。阳性药应是《中国药典》或部颁标准，或新批准生产的合法的中药或西药。其功效、主治、剂型、给药途径应与新药相似，便于比较新药的优劣与特点。

（2）**次要药效学**　对于中药新药而言，一般情况下无需提供次要药效学资料，如中药复方制剂[5]。对于中药单一成份可能需要进行必要的次要药效学研究，如对于作用于中枢神经系统的中药单一成份，则需要参照化学药的要求，进行中枢神经系统靶点结合筛选试验以考察可能的脱靶效应，同时也是非临床依赖性研究的早期评估内容。对于开发用于多个适应症的药物，与所申请适应症不相关的药效学试验可作为次要药效学试验资料提交。

（3）**药代动力学**　药代动力学的研究对指导新药设计，改进药物剂型，评选高效、速效、长效、低毒副作用的药物，指导临床用药，优选给药方案等都发挥较大的作用。

对于中药中提取的单一成份制剂，其非临床药代动力学要求同化学药物。而其他类型药物，则根据具体情况确定是否需要进行药代动力学研究或探索研究[5-6]。例如，有特殊的安全性担忧而该担忧与某类成份相关时，必要时可进行毒代研究，以解释毒理学结果，或为临床试验风险控制提供更多的信息，如含乌头类成份的中药复方制剂，可以进行主要毒性成份乌头碱的毒代探索。对于非单一成份但主要药效成份相对明确且含量高的中药提取物，则可能需要进行药代动力学研究，以研究主要药效成份的药代特征，为临床试验给药剂量和给药方案设计提供参考。对于中药复方制剂，由于其成份复杂且体内有效成份不清楚，给药后体内各成份含量过低导致难以通过现有的分析方法进行药动学研究，一般情况下不要求进行药代研究。

2. 毒理学

要求中药新药复方制剂毒理学试验必须在具备 GLP 认证资质的有关单位中开展。中药复方制剂的毒理学研究可根据处方来源及组成、人用历史中的安全性经验积累、安全风险程度的不同，提供与之相应的毒理学试验资料，若减免部分试验项目，应提供充分的理由。对于采用传统工艺，具有人用经验的，一般应提供单次给药毒性试验、重复给药毒性试验资料。对于采用非传统工艺，但具有可参考的临床应用资料的，一般应提供安全药理学、单次给药毒性试验、重复给药毒性试验资料。对于采用非传统工艺，且无人用经验的，一般应进行全面的毒理学试验（安全药理学、单次给药毒性试验、重复给药毒性试验、"三致"试验、制剂安全性试验等）。具体要求可参考国家药监局发布的药物研究相关技术指导原则。

## 三、中药产品临床试验

中药新药临床试验必须在完成符合法规要求的药学、药效、毒理研究，经过国家药监局行政批准后，在具有相应《药物临床试验机构资格认定证书》的医疗机构内开展，试验研究过程应当执行《药物临床试验质量管理规范》（2020 年第 57 号）[7]。此外，还可参照《中药新药临床研究一般原则》（2015年第 83 号）及相关适应症临床研究技术指导原则[8]。

### 1. 中药新药临床试验研究的一般原则

中药新药的临床试验需符合伦理学原则，充分保护受试者的安全；中药新药临床试验是以研究药物的临床价值为目标；在启动临床试验时，应根据药物的潜在临床作用制定整体临床试验计划；临床试验过程应具有逻辑性，应重视早期探索性研究，不同阶段的各项临床试验应具有明确、具体的试验目的；临床试验过程中应重视获取的阶段性研究数据，不断地进行获益 - 风险评估，及时调整下一步研究计划，以降低研发风险。

中药新药的临床试验需客观地评价中药新药的临床疗效及其特点，确证性临床试验有效性应以临床结局指标或公认的替代指标进行评价。应重视中药新药的安全性研究，对于长期治疗不危及生命疾病的药物延长疗程需进行安全性研究。应重视临床价值在获益－风险评估中的重要性，重视临床试验设计与实施过程中的质量控制。

2. 中药新药的临床试验分期

中药新药的临床试验分期进行，不同期有不同的设计要求。中药新药临床试验分为以下四期。

（1）Ⅰ期临床试验　是初步的临床药理学及人体安全性评价试验。包括人体耐受性试验和人体药代动力学等研究。人体耐受性试验是观察人体对于药物的耐受程度，其目的是为Ⅱ期临床试验确定合适的剂量，为用药间隔和疗程等提供依据。典型的Ⅰ期临床试验是临床药理学试验。由于中药的特点，在无法进行药代动力学试验时Ⅰ期临床试验主要是人体耐受性试验。

（2）Ⅱ期临床试验　是对新药有效性及安全性的初步评价，并为Ⅲ期临床试验推荐临床用药剂量。典型的Ⅱ期临床试验是探索性试验。

（3）Ⅲ期临床试验　是为了进一步评价新药的疗效及安全性，是扩大的多中心临床试验。典型的Ⅲ期临床试验是验证性试验。在分析Ⅱ期临床试验所获数据的基础上，Ⅲ期临床试验应验证药物对目标适应症和人群是安全、有效的，并为获益－风险评价以及药物获准上市提供足够依据，同时为撰写药物说明书提供所需的完整的信息。

（4）Ⅳ期临床试验　是新药上市后的监测，是在临床广泛使用的条件下考查疗效和不良反应，应特别注意发现罕见的不良反应。Ⅳ期临床试验应在获准上市时许可的适应症范围内进行。

由于申请注册药物的研究背景、成熟程度不同，一个药物申请上市需做哪些期的临床试验，应按照有关规定实施。

中药新药研发应合理使用人用经验证据。申请注册的中药具有人用经验的，可根据人用经验对药物安全性、有效性的支持程度，合理减免相应的临床研究申报资料。

3. 临床试验设计

临床试验取得成功的关键在于制定科学、周密的临床试验方案。如果Ⅰ期临床试验结果支持后续的临床试验，则应根据临床试验计划，分阶段通过多个不同目的的临床试验逐步探索和确证药物的有效性和安全性。设计一项临床试验方案时应考虑的主要内容，包括临床试验目的、目标适应症人群、试验设计方法，有效性和安全性评价指标等。

中药临床试验目前推荐的试验设计方法包括以阳性药及安慰剂为双重对照的三臂试验设计、以阳性药为对照的优效性设计和以安慰剂为对照的优效性设计。其中以阳性药为对照的研究，可获得与已上市公认有效药物的相对疗效和安全性信息的中药新药；以安慰剂为对照药物，则可以了解中药新药的绝对疗效，清晰地评价其安全性。

疗效指标包括主要疗效指标及次要疗效指标，其中主要疗效指标应具有较好的信度和效度并被广泛采用，符合当前国内外该适应症领域的共识，一般只有 1 个。次要疗效指标可以是多个，但不能作为疗效确证的依据。目前常用的临床疗效评价方法是二分类法，即根据不同的适应症及临床定位，将观测指标设定一个有效性界值，从而把计量资料数据转化为"有效"或"无效"两类。

《中药新药临床研究一般原则》（2015 年第 83 号）对中药的临床安全性研究提出要求：①加强安全性研究的质量控制；②修订了安全性检测指标的要求，如肝功能需检测谷丙转氨酶（ALT）、谷草转氨酶（AST）、总胆红素（TBil）、碱性磷酸酶（ALP）、$\gamma$-谷氨酰转移酶（GGT）等指标；③强化研究过程中的风险评估。由于中药新药不良反应最常见的是药物性肝损伤，国家药监局于 2018 年 6 月发布了《中药药源性肝损伤临床评价技术指导原则》（2018 年第 41 号），若临床试验中出现了药物性肝损伤的情况，可采用 RUCAM 评分量表对受试中药与药物性肝损伤之间的因果关系进行评估[9]。

4. 中药新药临床试验质量控制

良好的质量控制是保障临床试验获得可评价的有效性、安全性数据的必要条件。对可能影响临床试验质量的问题，应在临床试验方案设计时预先考虑，并在临床试验实施前采取相关措施。需关注的影响质量控制的常见因素如下。

（1）**主观症状评价或量表应用的质量控制**　在中药新药临床试验中，采用与疾病相关的症状、体征或量表是有效性研究的重要部分。常见的问题是不同研究者评价的一致性差，尤其作为主要疗效指标时，将影响对有效性的客观评价。在设计临床试验方案时，应采用信度、效度和反应度良好的量表和（或）行业公认的症状量化标准。在使用症状、体征或量表评价有效性时，要重视对研究者评价一致性的质量控制，尤其是在多中心试验时，在临床试验实施前应对所有研究者进行统一培训，并应通过一致性检测。在早期探索性临床试验中即应重视和关注研究者对量表及症状等评价的一致性，以确保进入确证性临床试验前研究者对量表及症状等所采集的临床试验数据具有可评价性。

（2）**实验室检测指标的质量控制**　参与临床试验的医疗机构临床检验实验室应当建立质量管理标准和标准操作规范，以保证检测、诊断数据及结果的准确可靠。鼓励采用通过国家卫生健康委临床检验中心的室间质量控制评价或通过 ISO 15189 认证的实验室。

（3）**非实验室检查指标的质量控制**　对于非实验室检查指标，如血压检查、心电图运动平板试验、X 线检查、B 超、计算机断层扫描（CT）、核磁共振成像（MRI）等，应选择公认的、质量可控的测量方法和测量仪器，对检查过程要制定规范的标准作业程序（SOP），以保证不同中心、不同人员检查测量结果的一致性。

（4）**受试者选择及疗效评价的质量控制**　在中药新药临床试验中，由于症状、体征或量表等主观指标较多，更应该重视通过合理的试验设计控制主观性偏倚。主观性偏倚是指临床试验中由于受试者和研究者对药物、治疗措施先入为主的信赖或怀疑所造成的偏倚。这是干扰药物临床试验的重要因素之一。

随机化和盲法是控制受试者选择偏倚和疗效评价偏倚的主要措施。研究者应当遵循试验方案的随机化程序，按其要求顺序进行随机化分配，保证随机化方法不被破坏。应注意盲法切实可靠的实施。由于中药安慰剂制作存在实际困难，故应加强安慰剂的研究，避免因安慰剂制作质量的问题，导致临床试验实施中可能破盲。

（5）**临床试验原始数据采集的质量控制**　通过临床试验原始数据的完整采集记录，可以了解影响临床试验质量控制的相关因素也有助于解释临床试验数据中发现的问题。

（6）**临床试验用样品管理的相关要求**　在临床试验的过程中，为保证其公正性，对样品的管理有如下要求，研究者应当对生物等效性试验的临床试验用药品进行随机抽取并留样；临床试验机构需至少保留这些样品至药品上市后 2 年，也可将样品委托给具备条件的独立第三方保存，但样品不得返还给申办者或与其有利益关系的第三方；在临床试验期间，申办者需确保试验期间药品的稳定性；试验用药品的留存样品保存期限，在试验用药品贮存时限内，应当保存至临床试验数据分析结束或者相关法规要求的时限，两者不一致时则以较长的时限为准。

## 四、中药产品申请上市许可

中药产品申请上市许可应依照药审中心 2020 年颁布的《药品注册管理办法》进行。国家药监局支持中药传承和创新，建立和完善符合中药特点的注册管理制度和技术评价体系，鼓励运用现代科学技术和传统研究方法研制中药，加强中药质量控制，提高中药临床试验水平。中药注册申请人应当进行临床价值和资源评估，突出以临床价值为导向，促进资源可持续利用。

申请人在完成支持药品上市注册的药学、药理毒理学和药物临床试验等研究，确定质量标准，完成商业规模生产工艺验证，并做好接受药品注册核查检验的准备后，提出药品上市许可申请，按照申报资料要求提交相关研究资料。

符合以下情形之一的，可以直接提出非处方药上市许可申请：①境内已有相同活性成份、适应症（或者功能主治）、剂型、规格的非处方药上市的药品；②经国家药监局确定的非处方药改变剂型或者规格，但不改变适应症（或者功能主治）、给药剂量以及给药途径的药品；③使用国家药监局确定的非处方药的活性成份组成的新的复方制剂；④其他直接申报非处方药上市许可的情形。

### 1. 药品上市许可

药品名称：申报药品拟使用的药品通用名称，已列入国家药品标准或者药品注册标准的，药审中心会进行核准。未列入国家药品标准或者药品注册标准的，申请人应当在提出药品上市许可申请时同时提出通用名称核准申请。

综合审评：药审中心会组织药学、医学和其他技术人员，按要求对已受理的药品上市许可申请进行审评。药审中心根据药品注册申报资料、核查结果、检验结果等，对药品的安全性、有效性和质量可控性等进行综合审评，非处方药还会转药品评价中心进行非处方药适宜性审查。

药品上市许可申请审评期间，若发生影响药品安全性、有效性和质量可控性的重大变更，申请人应当撤回原注册申请，补充研究后重新申报。申请人名称变更、注册地址名称变更等不涉及技术审评内容的，应当及时书面告知药审中心并提交相关证明性资料。综合审评结论通过则会批准药品上市，并颁发药品注册证书。药品批准上市后，持有人应当按照国家药监局核准的生产工艺和质量标准生产药品，并按照药品生产质量管理规范要求进行细化和实施。

### 2. 关联审评

药审中心在审评药品制剂注册申请时，对药品制剂选用的化学原料药、辅料及直接接触药品的包装材料和容器进行关联审评。具体审评要求按照《药品注册管理办法》等有关规定执行。

### 3. 药品注册核查

药审中心根据药物创新程度、申报注册的品种、工艺、设施、药物研究机构既往接受核查情况等，基于风险决定是否开展药品注册研制现场核查。将核实申报资料的真实性、一致性以及药品上市商业化生产条件，检查药品研制的合规性、数据可靠性等，对研制现场和生产现场开展的核查活动，以及必要时对药品注册申请所涉及的化学原料药、辅料及直接接触药品的包装材料和容器生产企业、供应商或者其他受托机构开展的延伸检查活动。具体审评要求按照《药品注册管理办法》等有关规定执行。

### 4. 药品注册检验

药品注册检验包括标准复核和样品检验。标准复核是指对申请人申报药品标准中设定项目的科学性、检验方法的可行性、质控指标的合理性等进行的实验室评估。样品检验是指按照申请人申报或者药审中心核定的药品质量标准对样品进行的实验室检验。具体审评要求按照《药品注册管理办法》等有关规定执行。

（王停　林红梅　杨颂）

## 参考文献

［1］王停，林红梅，于江泳，等. 基于新法规下的中药创新药研发策略［J］. 中国中药杂志，2021，46（12）：3150-3155.

［2］王停，林红梅，周刚，等. 基于名老中医经验方的中药新药研发策略分析［J］. 中国实验方剂学杂志，2019，25（14）：1-5.

［3］董玲，孙裕，裴纹萱，等. 基于全程质量控制理念的中药标准化体系研究思路探讨［J］. 中国中药杂志，

2017，42（23）：4481-4487.

［4］阳长明.中药复方新药研究的质量设计、质量完善与技术审评的分阶段要求［J］.中草药,2017,48（16）：3253-3258.

［5］周植星,黄芳华.中药注册申报中非临床研究资料常见问题探讨［J］.中草药，2022，53（15）：4905-4914.

［6］国家药品监督管理局.关于发布《中药注册分类及申报资料要求》的通告（2020年第68号）［EB/OL］.（2020-09-28）［2024-06-05］.https://www.nmpa.gov.cn/xxgk/ggtg/ypggtg/ypqtggtg/20200928164311143.html.

［7］国家药品监督管理局,国家卫生健康委员会.关于发布《药物临床试验质量管理规范》的公告（2020年第57号）［EB/OL］.（2020-04-23）［2024-06-03］.https://www.nmpa.gov.cn/xxgk/fgwj/xzhgfxwj/20200426162401243.html.

［8］国家食品药品监督管理总局.关于发布《中药新药临床研究一般原则》等4个技术指导原则的通告（2015年第83号）［EB/OL］.（2015-11-03）［2024-06-02］.https://www.nmpa.gov.cn/xxgk/ggtg/ypggtg/ypqtggtg/20151103120001444.html.

［9］国家药品监督管理局.关于发布《中药药源性肝损伤临床评价技术指导原则》的通告（2018年第41号）［EB/OL］.（2018-06-19）［2024-06-04］.https://www.nmpa.gov.cn/xxgk/ggtg/ypggtg/ypqtggtg/20180619172601728.html.

# 第三节　中药产品上市后科学监管

中药产品上市后的科学监管包括中药产品上市后研究、中药产品上市后评价、获益－风险评估、中药产品上市后变更管理、中药产品上市后再注册、完善说明书和撤市等阶段。

## 一、中药产品上市后研究

我国对药品上市后研究的要求主要体现在《药品管理法》《药品注册管理办法》《药品定期安全性更新报告撰写规范》《药品不良反应报告和监测管理办法》等法律法规中。其中《药品管理法》明确提出持有人应制定药品上市后风险管理计划，主动开展药品上市后研究，以进一步确证药品的安全性、有效性和质量可控性，加强对已上市药品的持续管理。2020年9月，国家药监局发布《中药注册分类及申报资料要求》的通告（2020年第68号）中明确上市后研究包括Ⅳ期和有特定研究目的的研究等。

### （一）中药产品上市后安全性研究

#### 1.药品上市后安全性研究定义

2021年5月13日，国家药监局发布关于《药物警戒质量管理规范》的公告（2021年第65号），指出药品上市后开展的以识别、定性或定量描述药品安全风险，研究药品安全性特征，以及评估风险控制措施实施效果为目的的研究均属于药品上市后安全性研究。

药品上市后安全性研究一般是非干预性研究，也可以是干预性研究，一般不涉及非临床研究。干预性研究可参照《药物临床试验质量管理规范》的要求开展。

#### 2.研究目的

开展药品上市后安全性研究的目的包括但不限于：①量化并分析潜在的或已识别的风险及其影响因素（例如描述发生率、严重程度、风险因素等）；②评估药品在安全信息有限或缺失人群中使用的安全性（例如孕妇、特定年龄段、肾功能不全、肝功能不全等人群）；③评估长期用药的安全性；④评估风险控制措施的有效性；⑤提供药品不存在相关风险的证据；⑥评估药物使用模式（例如超适应症使用、超剂量使用、合并用药或用药错误）；⑦评估可能与药品使用有关的其他安全性问题。

3. 上市许可持有人的责任

持有人应当根据药品风险情况主动开展药品上市后安全性研究，或按照省级及以上药品监督管理部门的要求开展。药品上市后安全性研究及其活动不得以产品推广为目的。

持有人应当遵守伦理和受试者保护的相关法律法规和要求，确保受试者的权益。

持有人应当根据研究目的、药品风险特征、临床使用情况等选择适宜的药品上市后安全性研究方法。药品上市后安全性研究可以基于本次研究中从医务人员或患者处直接收集的原始数据，也可以基于本次研究前已经发生并且收集的用于其他研究目的的二手数据。

持有人开展药品上市后安全性研究应当制定书面的研究方案。研究方案应当由具有适当学科背景和实践经验的人员制定，并经药物警戒负责人审核或批准。

研究方案中应当规定研究开展期间疑似药品不良反应信息的收集、评估和报告程序，并在研究报告中进行总结。

研究过程中可根据需要修订或更新研究方案。研究开始后，对研究方案的任何实质性修订（如研究终点和研究人群变更）应当以可追溯和可审查的方式记录在方案中，包括变更原因、变更内容及日期。

对于药品监督管理部门要求开展的药品上市后安全性研究，研究方案和报告应当按照药品监督管理部门的要求提交。

持有人应当监测研究期间的安全性信息，发现任何可能影响药品获益－风险平衡的新信息，应当及时开展评估。

研究中发现可能严重危害患者的生命安全或公众健康的药品安全问题时，持有人应当立即采取暂停生产、销售及召回产品等风险控制措施，并向所在地省级药品监督管理部门报告。

## （二）中药产品上市后临床有效性研究

对于中成药而言，其上市后有效性研究尤为重要。由于历史原因和学科特点，部分中成药缺少上市前的临床研究资料，导致中成药存在适应症宽泛、临床定位不明确的问题，因而需通过上市后的有效性研究明确其临床定位，确证其疗效，并进一步验证其在广泛的用药人群、复杂疾病、联合用药等情况下的临床疗效。

1. 中药产品上市后有效性研究定义

中成药上市后有效性研究，既包括监测期已满的中成药在说明书规定的功能主治、用法用量范围内，进行功能主治（目标人群）精准定位、用药方案优化的研究，又包括正在监测期的中成药按监管要求开展的旨在进一步确定其有效性的研究，还包括上市前未系统开展临床有效性研究的中药，在上市后开展的明确其适应症疗效的研究，也包括基于真实世界数据探索新的功能主治、用法用量、给药途径与疗程等属于中成药二次开发的研究。

中成药上市后临床有效性研究可能是观察性研究、干预性研究、动物实验、体外试验等不同研究类型的相互组合，也可能是同一研究类型针对不同研究问题的渐进式探索。

2. 研究目的

中成药上市后临床有效性研究应以法定药品说明书为依据，干预性研究的设计应符合药品说明书所载功能主治或适应症、适应人群、用法用量等；临床试验可以在药品说明书的框架下进一步聚焦或细化，但在一般情况下不宜开展超说明书用药的干预性研究。

**3. 研究设计**

中成药临床有效性研究要在中医药理论指导下开展，应先开展顶层设计，基于产品发展的总体规划，厘清逻辑关系，制定各项研究的实施细则，并根据人力、物力和时间投入等规划相关研究开展的顺序，分步实施。除了临床试验外还应重视人用经验的积累。宜将人用经验作为中成药临床试验设计的依据之一，同样临床试验的证据也要结合人用经验考虑其适用性。

中成药上市后研究临床试验研究目的直接决定设计类型以及评价指标的选择，在进行上市后研究之前，首先应明确研究的目的。中成药上市后有效性研究是验证药物在广泛人群中使用的有效率、长期效应，以及特殊人群疗效、评价用药剂量、疗程的合理性和影响因素（制剂类型、患者年龄及生理状态、并发疾病、合并用药等）对疗效的影响。为进一步研究中成药上市后在广泛人群中使用的有效性和联合用药等的效力、效果与效益，应根据不同中药的不同特点以及不同的有效性研究目标，选择能够体现中药特色的指标，在临床试验的不同阶段设计不同的研究方案。中成药上市后有效性研究的方案设计应以上市前的药理、毒理、临床研究，以及上市后开展的临床试验和效应机制研究为依据，充分考虑前期研究结论对方案设计的支撑。研究计划也需考虑已有研究结果对后续研究设计的支持。

（1）**一般原则**　针对我国中成药上市后研究与评价自身的特点，中成药上市后临床有效性研究的一般原则应以国际标准为基础，运用中医药学、临床流行病学、药物流行病学、循证医学、循证药学、医学统计学等前沿方法，参考国际上市药品研究与评价技术及国内外相关指导原则开展。强调中成药上市后临床有效性研究与评价是以研究其在广泛人群中使用的效果为目标，根据中药的已知功能主治制定整体研究计划；不同阶段具有不同的研究目的，不同的研究目的具有不同的研究设计方法和数据分析方法。

（2）**临床定位**　中成药上市后的临床定位需考虑：功能主治发生发展演变规律、现阶段医学进展和所能达到的治疗水平、中医药目前在功能主治（目标人群）治疗中的作用和地位及药物潜在的临床价值；需明确是治疗用药还是辅助用药，是影响疾病进程还是改善症状，是联合现有治疗方法还是单独使用等。

（3）**研究对象**　有效性研究纳入的研究对象应能代表实际用药人群。要充分考虑中成药在儿童、老年人、孕产妇、哺乳期妇女等特殊人群中的用药特点及有效性；也要考虑不同的性别、种族或族裔、体质、地域、气候，以及个体代谢、免疫等差异的影响；经肝、肾代谢的药物，应考虑在肝、肾功能不全的用药人群中的有效性与安全性。

（4）**设计类型**　尚未确定效力的中成药，应首先开展效力评价。可选择解释性随机对照试验（explanatory randomized controlled trials，eRCT），应以安慰剂作为对照，并实施盲法，开展随机、双盲、多中心、平行对照的优效性临床试验。如果该中成药具有突出的安全性或经济性，也可考虑开展非劣效试验设计。无论是优效性临床设计，还是非劣效性临床设计，均应设置合理的临床界值。

已确定了效力的中成药，应进一步评价其效果。推荐首选实效性随机对照试验（pragmatic randomized controlled trial，pRCT），一般应采用标准对照，也可根据不同的研究目的采用医疗保险、国家基本药物或其他目录的同类产品作为对照。如果不适宜采用随机分组，则可选择非随机对照试验（non-randomized controlled trial，non-RCT）设计。真实世界研究中，若无法实施对照，可采用单臂试验，推荐结合目标值法（objective performance criteria，OPC）确定其临床效果。

观察性研究也可用于临床效果评价。可采用前瞻性的队列研究、注册登记研究等设计类型，也可采用基于历史性数据的队列研究设计、模拟目标试验设计等。基于历史性数据的观察性研究还应充分考虑数据的完整性、准确性、透明性和适用性，应审慎地评价研究结果的内部真实性。

（5）**样本量**　根据研究目的来确定样本量，主要疗效指标是样本量估算的依据；具有多个研究目的的临床试验，应针对每个特定目的的主要疗效指标估算样本量，且每个估算结果都应符合统计学要求。

根据具体临床问题确定合适的检验水准（$\alpha$）和检验效能（$1-\beta$），确定具有临床意义的比较界值（$\triangle$），并应关注优效性、等效性、非劣效性和差异性检验对样本量的不同要求。样本量估算一般基于主要结局指标，有时也需兼顾次要结局指标及安全性指标。如果需兼顾多个效应指标，应对每个效应指标进行样本量估算，然后取其样本量最大者为研究的最终样本量。估算样本量还须考虑耗损（包括失访、退出、无应答），应根据对患者依从性的估计增加 10%~20% 的样本量。如果采用真实世界研究设计，且所纳入的观察对象是某个有限总体时，可将该总体人群全部纳入研究。基于数据库中已有数据的回顾性研究，虽无法预先估算样本量，但应计算统计效能，从数据量的角度分析研究结论的论证强度。中成药上市后研究观察广泛人群的有效性应适当增大样本量。

（6）**对照设置** 上市后有效性评价常选用指南推荐的阳性药品作对照。中成药上市后研究常开展单臂试验。基于单臂试验开展有效性研究，也应有较合理的疗效对照。可以选择采用目标值法，检索大量历史数据或其他可靠资料以获得被广泛认可的研究结局指标的临床性能标准，将所要开展临床研究的终点结局与所获取的性能标准进行比较分析，从而评价干预措施的有效性。

（7）**疗效指标** 中成药上市后有效性评价应针对上市前因样本量小和时间所限未能考察和解决的问题而进行研究，尤其是中药长期疗效、具体给药方案、合并用药、对生命质量的影响、对终点事件的干预程度等。疗效指标的选择可参考已发表的相关中医药临床试验核心结局指标集（core outcome sets, COS）及国际公认的其他结局指标，可设定为疾病的临床终点、重要的临床事件、反映患者社会参与能力（例如生活质量等）、临床症状和（或）体征、心理状态等，也可设定为中医证候疗效指标，也可兼用理化检查、影像学检查结果。根据中成药的功能主治不同，确定不同的疗效指标。主治为"病证结合"的中成药，主要指标应采用现代医学疾病的疗效指标，次要指标可采用中医证候疗效、临床症状、体征、生活质量、理化指标等。主治为"病"的中成药，推荐以现代医学疾病的指标为主要疗效指标。主治为"证候"的中成药，推荐以中医证候疗效为主要疗效指标，采用经信度、效度检验的中医证候量表评价。

主要疗效指标通常只设 1 个，若 1 个主要疗效指标不足以说明药物效应时，可采用两个或多个主要疗效指标，但都应符合当前国内外共识。次要疗效指标可设多个，应当与主要疗效指标之间有相应的逻辑关系。疗效指标不应简单地转化为痊愈率、愈显率、有效率、总有效率等复合指标。

此外，还涉及质量控制、数据清理及统计分析。研究者应对研究可能存在的偏倚进行综合考量，分析偏倚来源，并在实施中采取措施，如随机分配、设置对照等控制和减少偏倚。如数据确实会降低效能，导致结果偏倚，应采用科学的方法进行处理。首先尽量溯源来填补数据，无法溯源，应针对缺失类型选择合适的处理方法。完全随机缺失一般不会对结果产生影响。随机缺失（missing at random, MAR）推荐使用多重插补法或删失逆概率加权法处理；非随机缺失（missing not at random, MNAR）没有较好的处理方法，可详细描述其缺失分布、缺失程度、缺失原因及机制，并慎重考虑研究的论证强度。观察性研究的设计与统计分析过程中，在对常规混杂因素控制的基础上，通过实现研究对象的入组、干预措施分配及随访开始时间的同步以控制永恒时间偏倚和现使用者偏倚，可以实现观察性研究对相对应 RCT 的模拟，即所谓模拟目标试验。

Ⅳ期临床研究通常在药物获准上市后进行，并只涉及许可的适应症。这类研究对药物获准上市并不是必需的，但对药物的优化使用有重要作用。研究可采取任何一种形式，但都应有科学合理的目的，通常包括附加的药物间相互作用研究、剂量 – 效应关系或安全性研究以及支持药物用于许可的适应症的研究，例如：死亡率或发病率的研究、流行病学研究等。突出中医药的特点，切实加强中医药Ⅳ期临床研究，对于促进中医药现代化发展，推动中医药走向国际非常重要。

## 二、中药产品上市后评价

基于历史原因，现有上市中成药中由地方审批上市的品种数量占了相当大的比例，后经部颁标准、地方标准升国家标准以及标准提高行动计划等，该类产品的质量标准均纳入了国家标准系列，并得到了不同程度的提高。尽管如此，该类产品总体上的研究基础相对薄弱，有必要开展再评价工作。2019年10月，中共中央、国务院《关于促进中医药传承创新发展的意见》（2019年第31号），明确指出"加大中成药上市后评价工作力度"。《药品管理法》第八十三条明确规定：药品上市许可持有人应当对已上市药品的安全性、有效性和质量可控性定期开展上市后评价。必要时，国务院药品监督管理部门可以责令药品上市许可持有人开展上市后评价或者直接组织开展上市后评价。中药上市后评价工作的核心，是寻找更有说服力的证据来支撑中成药的精准临床定位，中成药的上市后评价是中成药研究的重要环节。

### （一）中成药上市后安全性评价

#### 1. 中成药上市后安全性评价主要内容

基于临床研究结果，从药理学、药效学、临床中药学、药物流行病学、药物经济学及药物政策等方面，对已批准上市中药的疗效、不良反应、用药方案、稳定性及费用等是否符合安全、有效、经济的合理用药，研究其科学的评价与估计方法。

上市许可持有人开展中药上市后评价工作，首先要注重临床安全性评价，如针对药物性肝损伤、肾损伤，应结合药品不良反应监测中心的数据、文献数据、临床试验数据及毒理学研究等相关资料综合分析，明确不良反应的发生率、人群特征及临床表现，以及潜伏期和影响因素等，形成规范化的研究报告。

国内学者也开始了不断探索，如谢雁鸣团队[1-2]采用多维准则决策模型对部分中成药探索开展了包含安全性、有效性、经济等方面的综合评价，并提出安全性证据评价应融合多种研究类型进行综合评价以构建中药上市后安全性证据体系。刘建平[3]也同样提出，应该构建由多种研究方法、不同设计类型、多种来源的证据组成的"证据体"。国内符合药品安全性特点的、能够同时兼顾不同研究类型评价结果的、临床安全性综合评价具体技术方法尚未见报道。

#### 2. 中药注射剂安全性再评价

中药注射剂是中医药现代化的代表产物，因其具有起效迅速、生物利用度高等特点，在各种急危重症的治疗中发挥了重要作用。但近10余年频发的中药注射剂安全性事件[4]，触发了业界重新审视中药注射剂疗效与风险的证据严重不足的问题。为全面提高中药注射剂的安全性、有效性和质量可控性，国家食品药品监督管理局于2009年出台了《关于做好中药注射剂安全性再评价工作的通知》（国食药监办〔2009〕359号），要求对中药注射剂进行安全性再评价，全面开展生产及质量控制环节的风险排查，切实控制中药注射剂安全隐患，保证中药注射剂安全有效质量可控；于2010年出台《关于做好2010年中药注射剂安全性再评价工作的通知》（国食药监办〔2010〕162号），发布了《中药注射剂安全性再评价生产工艺评价技术原则》《中药注射剂安全性再评价质量控制评价技术原则》《中药注射剂安全性再评价临床研究评价技术原则》等7个指导原则；并先后要求对双黄连、参麦、鱼腥草等注射剂品种开展安全性再评价工作，提升了中药注射剂行业标准；丹红注射液、热毒宁注射液等品种的临床安全性评价研究被列入了"国家科技计划"并实施。2017年2月，国家食品药品监督管理总局再次提出启动中药注射剂药品安全性、有效性的再评价工作。2017年10月，中共中央办公厅、国务院办公厅印发了《关于深化审评审批制度改革鼓励药品医疗器械创新的意见》（2017年第29号），明确提出对已上市药品注射剂进行再评价，并同时明确力争用5至10年左右时间基本完成。2023年12月19日，国家药监局召开了已上市中药注射剂上市后研究和评价专家工作组成立会议，组建已上市中药注射剂上市后研究和评价专家工作组，做好已上市中药注射剂的上市后研究评价工作，完善其安全性有效性证据。

构建中药注射剂临床安全性综合评价模型。亟需开展中药注射剂上市后临床安全性综合评价研究，以获取更高质量的循证医学证据。综合评价研究是指依据不同的评价目的和对象，选择相应的评价指标，通过赋予指标不同权重，按照一定的评价方法将评价指标转化为能反映评价对象某方面特征的信息（即综合评价结果）[5]。因此，开展中药注射剂上市后临床安全性综合评价研究的关键，是先建立中药注射剂上市后临床安全性综合评价核心指标的优选方法，形成可赋权量化评分的模型应用于综合评价。

构建中药注射剂上市后临床安全性综合评价模型可有效解决综合评价研究中核心指标筛选与研究质量测量中实际存在的难题。具体表现在：①可以有效降低不同研究类型收集或报告数据类型的差异，解决不同研究类型间由于方法、群体等因素造成的差异性结果难以整合的问题，使更多研究纳入综合评价；②可以提前规范设计不同研究类型应收集的数据条目和核心指标条目，有利于及时发现并减少不良反应漏报的情况；③通过对不同研究类型发现的不良反应进行多角度、多指标相关暴露因素的数据收集，提高不良反应因果关联性；④通过规范设计研究中应收集的核心指标条目，有效减少由于收集信息繁冗造成的研究对象依从性差的问题；⑤构建的量化评价模型，可实现对不同品种的中药注射剂上市后临床安全性各类型研究质量进行综合测量，评估其完成的优劣，为将来借助人工智能技术实现动态、实时评价奠定基础[6]。

### （二）中成药上市后有效性评价

#### 1. 重点关注内容

重视中药上市后临床有效性评价，着眼点在于广泛使用情况下药物的有效性，包括现有适应症疗效的再评价，服用剂量的验证以及新适应症疗效的评价，通过真实世界研究等找到或验证药物临床价值及与同类中成药、化学药比较的临床优势，学术定位是产品推广的第一步。

随着中医药的发展，中成药的上市后评价问题逐渐引起了人们的广泛关注。中成药主要存在以下几个特征性问题：①中成药大多从传统名方或验方开发而来，其上市前的研究往往比较单薄，缺乏现代药理学证据及高质量的临床应用证据，对于药物的用法用量、规格、适应症或不良反应描述等研究受制于诸多因素（如临床试验病例数不足，研究时间短，纳入病例条件严格、范围窄等）；②中成药的功效、主治表述模糊、边界不清，使用说明在临床实践中指导作用不大；③中成药复方成份多样、机制复杂，难以进行系统的研究。一系列基础性问题未得到解决，影响了中成药的临床应用。另外，目前国内中成药的应用不仅包括中医专家还包括西医专家，而西医专家需要更为精准的用药证据支持。因此，对中成药进行上市后评价是对中成药产品的二次开发，不仅有助于提升药品质量，保证用药安全，还有利于明确中成药的应用范围，促进中医药事业的发展。

针对中药上市后应用中存在的问题，进行有效性评价时需关注以下几点：第一，疾病与辨证论治是否统一。病证结合、方证相应是中医学证治的内在规范，辨识疾病证候与明确方药指征是合理用药与否的关键环节。只有病证符合，方能说明符合药品说明书的适应症。第二，用药剂量、给药次数、给药途径。药品说明书中推荐的中药剂量是经过上市前有效性与安全性验证的标准剂量，是根据药理、毒理学资料以及相关临床知识确定，给药次数常常由药物的半衰期决定，中药的合理剂型决定给药途径，所发挥药效作用亦不同。第三，用药疗程。用药疗程是指医疗中对疾病连续用药治疗的时间，疗程的长短与疗效相关，用药的疗程主要取决于两方面，一方面是疾病的情况，另一方面是根据药物毒性大小来确定用药周期。第四，用药配伍禁忌。中药合理用药中，配伍用药是很重要的内容。患者病情复杂，常常需要多种药物联合应用，在临床应用过程中出现的配伍禁忌问题是造成不良反应的直接原因之一。

## 2. 评价方法

（1）**随机对照试验**　上市中药只有临床定位确认清楚后才能进行严格的随机对照试验。一般定位应在药品说明书范围之内。如果该定位超出其适应症范围，需提供足够的相关用药经验、有效性和安全性数据，并明确告知伦理委员会，获得伦理委员会批准后方能实施。

试验设计方法：上市中药临床试验设计时必须遵循对照、随机和重复的原则，这些原则是减少临床试验偏倚的基本保障。

盲法是控制临床试验过程中的各种偏倚的主要措施之一。建议上市中药的随机对照试验尽量采用双盲。只有伦理学或可行性存在问题时，才考虑单盲试验或开放试验。多中心临床试验是指由一个主要研究者总负责，多个临床试验机构合作，按同一临床试验方案同时进行的临床试验。多中心试验可以在较短时间内招募试验所需的受试者，且受试者范围广，用药的临床条件广泛，试验的结果对将来的应用更具代表性。多中心临床试验要求不同中心的研究者采用相同的试验方法，所以试验过程要有严格的质量控制。

在上市中药临床试验设计方案中，统计设计类型的选择是至关重要的，因为它决定了样本量的估计、研究过程及其质量控制。因此，应根据试验目的和试验条件的不同，选择不同统计设计方法。上市中药随机对照试验基本设计类型包括平行设计、交叉设计、析因设计、成组序贯设计、加载设计、剂量 – 效应研究设计等。

受试者的选择：选择合格受试者，是设计和实施上市中药随机对照试验的重要环节。受试者的选择是根据试验定位和目的来决定的，恰当的疾病与中医证候诊断标准是确保样本同质的关键。上市中药随机对照试验设计中应确定统一的目标适应症受试者诊断标准（包括疾病与中医证候）、入选标准、排除标准、退出试验标准、剔除病例标准等。

对照的设置：上市中药随机对照试验中对照的设置常采用安慰剂对照或阳性药物对照。其中阳性药物对照推荐使用公认的临床一线西药，如果选择中药阳性对照药，必须提供充分循证证据。

样本量的估计：是临床试验设计的关键点之一。上市中药随机对照试验设计必须进行样本量的估算。样本的大小通常依据试验的主要指标来确定，同时应考虑试验设计类型、比较类型等。上市中药随机对照临床试验所需样本量应满足统计学要求。

治疗方案：上市中药随机对照试验的治疗方案包括给药剂量、给药方法、疗程、合并治疗的规定等。需要强调的是，该给药方案通常不能超出药品说明书范围。如果给药方案超出说明书，需提供足够的相关用药经验、有效性和安全性数据，并明确告知伦理委员会，获得伦理委员会批准后方能实施。

有效性指标观测与评价：上市中药随机对照试验的主要疗效指标主要根据药品临床定位确定，要能够反映临床试验的主要目的。主要有效性指标可以是临床结局指标（如发病率、死亡率、复发率、生存质量等），也可以是公认的替代指标（如血压、血脂、血糖）等，但要注意，上市中药随机对照试验的主要疗效指标一般只选择 1 个。

上市中药随机对照试验的次要疗效指标是指与临床试验主要目的相关的重要支持性疗效指标。次要疗效指标可以是多个，次要疗效指标可以为疗效确定提供支持，但不能作为疗效确证性依据。上市中药随机对照试验的疗效评价以主要疗效指标为评价依据，次要疗效指标不能作为评价依据，不能在试验开始后对主要疗效指标进行期中调整，更不能在临床试验结束后再行调整。对主要疗效指标评价应采用多层次分析，包括亚组分析，以充分显示药物的作用特点。

证候的特性类似生存质量，因此可被视为临床结局指标。证候诊断目前主要有 2 种方法，即证候量表诊断、主次证传统诊断。从诊断的优先等级上，以证候诊断量表依据最充分，等级最高，主次证传统方法次之。在证候确诊方面，已被公认的证候诊断量表，都应包括诊断阈值，到达其诊断阈值即可确诊。临床试验通常需要多中心和很多研究者共同完成，因此，必须对所有研究者进行证候诊断培训，取得培训证书，并经一致性检验合格，才能进行正式研究。因证候诊断主观性强，容易出现偏移，有必要考虑重复诊断方式来确诊。如 2 名研究者同时认可证候诊断；或研究中心中 1 名研究者诊断后，经整个试验的专家委员会再一次诊断，方能确诊。

中医证候量表一般分为中医证候诊断用量表和中医证候评价用量表，中医证候诊断用量表和中医证候评价用量表应该分别制定，一般不能用中医证候诊断用量表甚至简单的诊断标准直接作为中医证候评价用量表。

（2）**人用经验收集整理** 中成药上市后评价要在中医药理论指导下开展，除了临床试验外还应重视人用经验的积累。可将人用经验作为中成药临床试验设计的依据之一，同样临床试验的证据也要结合人用经验考虑其适用性。国家药监局《关于促进中药传承创新发展的实施意见》中进一步明确了人用经验的作用。首先是人用经验对中药安全性、有效性的支持作用；其次是人用经验在审评证据体系中的作用。

中药人用经验资料的收集是一个系统的庞大工程。首先要对人用经验资料的认定制定相关指导原则，规范人用经验相关的中医药理论、临床有效性和安全性资料认定，对人用经验相关临床研究及资料进行规范。人用经验资料要包括指导形成处方的中医药理论、处方演变及依据，演变过程中的临床数据，还需要包括临床定位和目标人群以及能反映药物有效性、安全性的临床研究数据。人用经验收集，需要保证资料的真实性、可溯源性，避免资料的选择性偏倚。

①人用经验临床资料来源：人用经验临床资料来源众多，收集方法各异，应根据不同资料特点有目的地收集整理。对处方提供者、代表性专家、学术继承人和师承团队的访谈，注重询问其对临床适应症的病因、病机、治法认识和组方原则，个人临床应用经验、心得体会和典型案例，保留受访专家个性和特色，访谈结束后加以概括，结合其医论、医话、论文、著作等，重点阐述处方的中医药理论依据。

②人用经验临床资料收集：病历是人用经验的重要信息载体，包括门诊病历和住院病历；合格的病历资料应具备患者姓名、性别、年龄等基本信息；具备病名诊断、中医证候、主诉、现病史、刻下症、初诊、复诊和处方用药信息；有体现治疗效果的描述；有病史、体检、理化检查指标、疗程等信息。病历书写不完整、缺失重要诊疗信息、处方用药不完整或不明确的病历不宜采用。病历整理属于回顾性研究，由于受临床病历记录完整性和准确性的影响，开展人用经验总结应具备较多病案数量。除非事先有严格的规定，一般来说从病历中总结出处方有效性和安全性的准确数据比较困难，所以对临床病历总结重点在明确处方应用人群、常用剂量和疗程，推测其临床有效性和安全性，据此评估处方的临床价值。

基于中医临床实际，人用经验研究有效性和安全性数据应主要来自观察性研究或随机对照试验，观察性研究根据是否设立对照组分为描述性研究和分析性研究。观察性研究存在研究人群异质性较大、数据来源较多、各类混杂因素和偏倚较多的特点，为保证观察性研究数据的可靠性，应制定数据采集的标准操作规程或者其他预先规定收集数据的文件。如已经开展了随机对照试验，可参照目前临床试验报告规范进行材料总结。

真实世界研究是指针对预设的临床问题，在真实世界环境下收集与研究对象健康有关的真实世界数据，通过分析获得药物的使用情况及潜在获益－风险的过程，其数据来源于卫生信息系统、医保系统、疾病登记系统和药品不良反应监测系统等。根据研究目的进行研究设计，筛选获取真实世界数据，形成真实世界证据，可以用于中药人用经验积累，丰富中药上市后有效性证据来源。与西医有比较明确的诊断标准、病名、临床指南和治疗规范比较，目前中医临床实践中医病名宽泛，某些情况下以症状作为病名，中医证型没有明确诊断标准，证型命名可由医生自由组合且变化甚多，治疗方案更是强调因人而异，因此难以产生格式化数据。对这类真实世界数据进行治理与分析，可提供一些中药安全性数据，但较难提供有效性数据。因此，鼓励医疗机构按照真实世界研究要求，构建符合真实世界数据要求的临床科研一体化系统，为未来开展基于真实世界的中药人用经验研究创造条件。

（3）**真实世界研究**　上市中药大多存在适应症较宽泛、定位不够准确的特点。要解决扩大应用人群后的中药治疗适应症定位问题，并评价其真实临床治疗效果，需要进行真实世界的上市后中药有效性评价，进一步明确临床定位，提高临床疗效。

试验设计类型：真实世界研究覆盖多种研究类型，包括效果比较研究、注册登记研究、回顾性病例对照研究、巢式病例对照研究、数据挖掘方法，以及能够为患者、医生、决策者在临床决策时提供理由充分的证据的其他类研究。目前应用较多的是临床登记注册研究。

试验设计方法：上市中药真实世界研究是指在较大的样本量（覆盖具有代表性的更广大受试人群）的基础上，观察药物在真实临床环境下的实际效果。

注册登记研究是通过有组织、有计划地使用观察性研究方法来收集统一数据，对某一特定状态下的人群或患有某种特殊疾病的人群或暴露在某一特定因素下的人群，进行特定结局的评价，从而对达到预定科学目的、临床目的、政策决定目的的一种研究形式[7]。

病例注册登记需根据其预期研究目的来确定注册病例样本量的大小、涉及的地区以及临床监测时程。在注册登记研究中，研究者需收集注册病例人口学特征、患病史、发病时间、临床表现、治疗措施、治疗结局相关的信息，甚至特定的远期结局信息。在研究设计、计划实施、数据采集、管理和分析上需要严格的控制措施来保证信息的真实、完整，且需符合医学伦理要求。医药产品注册登记专注于1个特定医药产品干预的患者。必须详细记录该产品信息，包括剂量、使用方法、时间、开始和结束日期，并记录有关同类仿制品或品牌产品的使用情况，以提高注册登记信息分析的针对性[8]。

研究人群及样本量：上市中药真实世界研究应覆盖较全面的用药人群，受试者入选标准必须使所研究人群与试验结果的外推人群保持均一性[9]。通过宽泛的纳入标准和较少的排除标准，来获得1组无选择偏倚或较少选择偏倚的受试者。在罕见但重要的结局（如死亡或住院）是主要研究指标的情况下，样本量必须扩大且要基于充足的检验效能计算[8]。

上市中药真实世界研究，需在一定时间、一定范围内记录全部使用被观察药物的患者信息。各中心患者一旦开始入选服用某药品，必须连续入选，不能对入选对象进行挑选，也不能漏选，直至完成预先设计好的病例数，以避免因为人为挑选病例造成该研究出现选择性偏倚[10]。

上市中药真实世界研究所需样本量大小尚无统一标准，但根据现有研究来看，绝大部分选择了较大的样本量（>500例），以保证具有良好的代表性。

观测指标：上市中药真实世界研究的疗效评价指标应选择疾病的结局指标和重要临床事件，如痊愈率、死亡率、致残率、复发率、心脑血管事件（心肌梗死、脑卒中）、生活质量等，同时根据中药作用特点设定中医证候疗效评价指标[11-12]。上市中药真实世界研究应当进行安全性指标观测与评价，主要是对不良事件的观察（并详细记录），这些不良事件除了症状和体征，还应包括实验室或其他方式检查所见的任何异常发现。

数据采集：上市中药真实世界研究主要采用传统数据采集和电子数据采集2种模式，电子数据采集可以提高数据的安全性，尤其便于数据的管理、运输、贮存，传递的成本更低，应用更广。基于网络数据的注册登记式医院集中监测以及依托于医院的信息系统应用较多，为数据的收集、统计、以及国际性多中心的上市中药再评价研究开展提供了便利条件。

数据规范化：上市中药真实世界研究数据多来自多中心，存在数据量庞大、诊断标准不统一等特点。需对数据进行规范化处理，剔除重复数据、前后不一致数据及无关的记录。规范诊断名称：西医诊断标准应采用国际、国内普遍接受的标准，或权威性机构颁布、全国性专业学会和一些权威性著作的标准，对疾病有不同分型（或分期、分度、分级）的要列出分型（或分期、分度、分级）标准。中医病名和证候的诊断标准，应参照现行的全国统一标准制定，若无现行标准，也可采用全国性专业学会标准或国际会议等提出的标准。主证和次证宜分别列出，要注意到中医舌、脉特征，并特别注意证候判断的特异性指标或特征性指标[13]。

### （三）中成药上市后经济学评价

中药上市后药物经济学评价的目的是中药上市后的药物治疗疾病进行的成本－效果分析，提供成本效果最佳的药物治疗干预方案，监测药物的不良反应，优化药物资源配置。

**1. 成本概念**

成本是指用于投入产品生产或提供服务的资源消耗，以货币单位表现。在药物经济学中，成本是指具体使用、实施某一中药、中医诊疗方案或对照其他方案所消耗全部资源的价值，包括直接成本、间接成本和隐形成本。其中，直接成本又分为直接医疗成本和直接非医疗成本。

**2. 中成药上市后临床研究经济性评价成本的测量**

研究设计阶段确定成本相关资源消耗项目，明确每个项目的计量单位。计量单位可以是宏观的，如一次入院、一次门诊等，也可以是微观的，如一片药片、一次注射、一次手术等。在数据可及的程度内，推荐使用微观计量单位，其优势是便于梳理成本数据构成，评价其合理性。成本测量阶段，应以基于中国人群的数据为先。若缺乏基于中国人群的数据，在测量时则需要对数据进行校正，使数据本地化。

**3. 中医药的健康产出**

疾病诊疗过程中对患者产生的影响分为三类，即经济产出、临床产出和人文产出。经济产出归于成本范畴，临床产出和人文产出归于健康产出范畴。效益是用货币单位量化健康产出，包括直接效益、间接效益和无形效益。

中医基础理论中，健康是指人体阴阳维持相对平衡的状态，即"阴平阳秘"。因此，在中医治疗过程中，不是单纯地诊治患者的所患处，而是把患者看作一个整体，既辨病又辨证。中成药上市后临床研究经济性评价主要关注中药主治或中成药说明书中明确的适应症。中药的适应症往往对应的是中医病名及证候，部分包括了相对应的西医病名。因此，在测量健康产出时，除了借助现代医疗疗效的评价标准外，还应充分考虑具有中医特色的评价方式，如中医证候积分量表。

根据中药的组方特点，不同类型的指标在评价中药治疗效果时的重要性不同。对于治疗目的以对证治疗或改善症状为主的中药，效果评价应重点采用症状评分或中医证候积分量表。如治疗肾阴虚的中药（六味地黄丸等）往往采用相应的主要、次要证候的改善来评价治疗效果。对于以病证结合治疗为主的中药，效果评价建议采用中医证候指标（主要症状、中医证候量表等）与现代医学主、客观指标相结合的方式。如治疗气滞血瘀型冠心病（复方丹参滴丸、速效救心丸等），采用心率、心电图、心绞痛发作次数、血管内皮功能指标等联合胸闷、舌脉象等中医证候指标进行疗效评价。此外，少数中药的适应症证候属性区分度不强，或直接标注为西医疾病名称，效果评价建议首先采用现代医学评价指标。如消渴丸、感冒清胶囊等按照中成药管理的中西药复方制剂，往往采用相应的现代医学指标进行治疗效果评价。

中成药上市后临床研究经济性评价的主要目标，是探索、证实中药或中医诊疗方案的临床应用价值，为合理用药提供依据。因此，推荐选择成本－效果分析和成本－效用分析作为中成药上市后临床研究经济性评价的主体方法。中医诊疗方案相对于西医学，遣方用药的目标在于获得患者整体健康状态的改善，而非单个临床指标或症状的短期变化。中医的优势病种主要为慢性非感染性疾病、功能性或退行性病变、原因不明或病因复杂等情况，因此成本－效用分析是比较适用于中成药上市后临床研究经济性评价的方法之一。成本－效用分析尤其适用于研究中医"同病异治""异病同治"的用药模式。在具体评价时，还需考虑评价疾病、目标人群证候、中成药特性、可选用的指标等问题，合理选择评价方法并设计相应研究方案。

## 三、中药产品上市后获益-风险评估

获益-风险评估是根据药物显示的获益与风险特征，针对拟定适应症判定其预期获益是否大于风险，并作出决策的过程。获益是指药物对目标人群产生的任何有益影响，例如延长生存期、治愈疾病、改善疾病、延缓疾病进展、改善功能或生活质量、缓解症状、预防疾病、提高患者依从性。风险是与药品质量、安全性或药效相关的，涉及患者或公众健康的不良事件和其他不利影响的可能性，主要从频率和（或）严重程度等方面进行评价。

药品获益-风险评估是药品开发、监管和临床实践的一个重要过程，贯穿于药物的全生命周期中，是药物临床研发、上市申请和上市后监管决策的重要考虑因素。中药监管科学研究的核心是创制符合中药特点的新工具、新方法和新标准，其目的是从有效性、安全性、质量可控性3个维度评价中药产品获益-风险综合性能。

### （一）中药产品上市后获益-风险评估的重要性

2015年我国启动药品审评审批制度改革。《药品管理法》规定："国家对药品管理实行药品上市许可持有人制度。药品上市许可持有人依法对药品研制、生产、经营、使用全过程中药品的安全性、有效性和质量可控性负责。"《"十四五"国家药品安全及促进高质量发展规划》（国药监综〔2021〕64号）指出，我国药品安全性、有效性、可及性仍需进一步提高，全生命周期监管工作仍需完善。完善药品安全治理体系，加快国际人用药品注册技术协调会指导原则落地实施。建立健全药物警戒体系，贯彻落实药物警戒质量管理规范，持续推进上市后药品安全监测评价技术的研究与应用。《药物警戒质量管理规范》中多次提到"获益-风险平衡"，风险评估应当考虑药品的获益，获益-风险的综合评估以批准的适应症为基础，结合药品实际使用中的风险开展。2023年6月，药审中心发布关于《新药获益-风险评估技术指导原则》的通告（2023年第36号），指出药物临床研发中应制定获益-风险评估计划，通过科学合理的设计，减少获益-风险评估的不确定性，建立药物完整的获益-风险特征，指导药物研发。

近年来，中药药物警戒逐渐引起关注，尤其是中药注射剂的不良反应、含毒性药材以及一些含特定药材成份的中成药对重要脏器损伤受到国内外关注。我国已上市中药品种繁多，其中不少品种疗效确切，使用安全方便。但相比西药的单组分组成，中药组分、作用机制和作用靶点复杂，有一大部分中药因早期研发科学技术水平有限以及早期上市审批制度的不完善，上市后在广泛人群使用中存在安全性、有效性不确切等问题，这决定了开展已上市中药获益-风险评估的重要性和迫切性。

**1. 基于中药特点的中药上市后获益-风险评估**

持有人应根据中医药相关理论，分析处方特点（如炮制方式、毒性成份、配伍禁忌等）、临床使用（如功能主治、剂量与疗程等）、患者机体等影响因素。具有中医特色的风险指标是中药获益-风险评估不可忽视的内容。中药寒热温凉、升降浮沉的药性理论，炮制配伍减毒的传统药物警戒思想和"有故无殒"的中医体质理论等有助于中医药特色风险指标的分析。

第一，在制备生产方面，药品原料药质量、炮制方式、制备工艺、助溶剂等赋形剂可能引起安全性问题，比如药品不良反应聚集性事件。

第二，在药品说明书方面，部分中成药药品说明书存在功能主治宽泛，或安全性信息项（如不良反应、禁忌症、注意事项等）信息缺失的情况，会影响药品临床安全、合理用药。

第三，在人用经验方面，中医药根据中医药、民族医药理论体系开展疾病的诊疗防治，历史悠久；中医药处方中君臣佐使、七情和合、配伍禁忌等特点，诊疗中辨证论治、整体观念、三因制宜、方证相应等特点。

第四，在治疗适应症（证型）方面，辨证论治决定了中成药的适应症要明确疾病及证型。中药的适应症往往不限一种疾病，基于不同病机的变化同病异治。若同一疾病不同证型治疗用药错误，可能导致疾病加重的风险。

第五，在疗效评价方面，中药疗效不仅体现在具体疾病症状体征的治疗，有时对于患者生存质量的改善也有重要作用；证候类中成药异病同治，其获益往往是针对一组症状的多种疾病症状或体征的改善和治疗。另外，中药治疗感染性疾病不易产生耐药性，治疗慢性疾病、功能性疾病具有独特优势。

**2. 中药产品上市后风险信息来源**

中药产品上市后风险信息来源，通常包括上市后研究、不良事件报告、用药错误报告、产品质量报告，还包括医学文献、非临床研究、同类药物获得的新数据等。

获益－风险评估不会随药物上市结束，当获得新的有效性或安全性信息，对药物的获益和风险的认识可能会发生改变，反映药物生命周期中获益－风险评估的动态变化。药品上市后也可能出现新的安全性信号，特别是临床试验中未观察到的罕见不良事件。新信息的出现可能需重新审查已上市药物的获益－风险状况，采取相应的监管决策。例如增加、修改或删除风险控制措施，修订说明书（包括增加、修改或删除安全性信息），启动上市后研究甚至撤市等。

### （二）中药获益－风险评估体系

国家药监局药品获益－风险评估思路主要借鉴了国际人用药品注册技术协调会（The International Council for Harmonisation of Technical Requirements for Pharmaceuticals for Human Use，ICH）的相关指导原则。目前中成药上市后获益－风险评估工作尚处在起步阶段，其评估体系仍需不断完善。

**1. 中药安全性信号及风险评估**

开展评估安全风险，分析影响因素，描述风险特征，判定风险类型，评估是否需要采取风险控制措施等，风险评估应当考虑药品的获益。分析可能引起药品安全风险、增加风险发生频率或严重程度等的原因或影响因素，如患者的生理特征、基础疾病、并用药品，或药物的溶媒、贮存条件、使用方式等。

（1）**风险特征描述**　对药品风险特征的描述可包括药品与不良事件组合描述、风险发生机制、频率、严重程度、可预防性、可控性、对患者或者公众健康的影响范围，以及风险证据的强度和局限性等。

（2）**风险评估类型**　风险类型分为已识别风险和潜在风险。

对于可能会影响产品的获益－风险平衡，或者对公众健康产生不利影响的风险，应当作为重要风险予以优先评估。当不良反应的性质、特征、严重性或结果与持有人药品说明书中的描述不符时，应当认为是非预期不良反应。未预期、未识别或管理不当的药物相互作用，是引发严重不良反应的一个重要原因。

潜在风险可以通过收集同功效药品、组分相似药品，以及动物实验中的安全性信息来分析。有学者通过构建已知风险等级充分性矩阵来评价药物上市后安全性已知风险。目前，学术界对中成药上市后安全性研究类型的证据等级划分尚未达成共识，但可根据已经开展的安全性研究的类型来评价证据的充分性。

**2. 中药获益评估**

（1）**中药获益指标选择**　中药的临床疗效指标既存在西医学的疾病指标，又存在中医证候相关指标，还有生活质量等生命状态改变指标。病证结合是目前受到广泛推广的模式，即是西医辨病的基础上对患者所处特殊状态进行本质判断，许多学者认为西医"辨病"与中医"辨证"的结合，有利于反映疾病及患者状态，以及中西医两种医学的优势互补，进而有利于提高临床疗效。

中医药存在结局指标多、指标测量工具混乱、缺少终点指标等问题，对中医药复杂疗效指标的研究越来越受到大家的关注。构建病证结合模式下的核心证候指标集，核心证候指标集可以涵盖特定疾病最常见的证候类型及每种证候应当报告的核心症状或体征。构建以证统病研究模式下的中医核心证候指标集，以证候的最小单元，对于临床常见的复杂证候进行自由组合，但是可能无法突出特定疾病的特征性症状或体征。

（2）**中药获益评估方法** 西医评价方法对中医"证"的疗效评价多数时候是不适用的，如借鉴痊愈、显效、有效、无效、恶化等不同等级的概念来判断疾病的痊愈与否。整体观念和辨证论治是中医理论体系的基本特点，中医和西医对疾病疗效的标准存在差异，在一些情况下，西医疗效评价标准不能完全体现中医药疗效。

以临床价值为导向，中医药理论、人用经验和临床试验"三结合"的中药审评证据体系，有助于推动建立与中药临床定位相适应、体现其作用特点和优势的疗效评价标准，"三结合"模式也为中成药上市后获益 - 风险评估开拓了思路。

评价模型和分析的方法也引入多维度多层次的中医临床疗效评价中，如层次分析法，针对多层次结构的系统，用相对量的比较，确定多个判断矩阵，最后综合出总权重，并且排序，用于构建中医药病证结合的多层次疗效评价指标；模糊综合评价方法对多属性的评价对象从多个方面进行系统性和整体性的评价，用整体反映中医药的综合疗效等；数理统计方法主要是应用其主成份分析、因子分析等方法对一些对象进行分类和评价，可反映各类评价对象之间的依赖关系，开展临床获益的综合评价。

### （三）常用获益 - 风险评估方法

国内外公开发表的药物获益 - 风险评估方法主要分为结构化定性框架和定量方法两大类。其中，获益 - 风险评估定性研究方法主要以欧洲药品管理局（European Medicines Agency，EMA）提出的 PrOACT-URL 和美国提出的 BRAT 定性结构化框架为主；定量研究方法包含了多准则决策分析法（multi-criteria decision analysis，MCDA）、离散选择实验（discrete choice experiments，DCE）、随机多准则可接受性分析（stochastic multicriteria acceptability analysis，SMAA）、规模损失分数法（scale loss score，SLoS）、层次分析法（analytic hierarchy process，AHP）等近 50 种方法。

据统计，MCDA 模型是运用最多，灵活性最好，最受欢迎的一种方法。MCDA 模型可以对多个指标进行权衡，相比于其他评价模型而言，该模型构建的评价方法比较容易理解与使用，具有较好的灵活性，能较直观地为临床药物决策提供循证评价证据。MCDA 模型主要分为建立决策环境，确定评价指标、指标权重赋予、数据收集与处理、获益 - 风险值计算、不确定性分析（敏感性分析和蒙特卡洛模拟）等步骤，同时 MCDA 模型也是 EMA 下属机构人用药品委员会（Committee for Medicinal Products for Human Use，CHMP）组织的获益 - 风险方法项目中进行重点研究实践的方法。在中药获益 - 风险评估研究领域，张冰等[14-15]运用 MCDA 模型对有毒中药乌头、草乌以及雷公藤制剂等临床应用的获益 - 风险情况进行了评价，均取得了好的方法学应用效果。

### （四）以患者为中心的获益 - 风险评估

患者是医疗结果的最终利益相关者，患者体验数据可以在整个药物生命周期获益 - 风险评估的每个方面。目前多数中药上市后临床有效性试验对患者报告结局（patient-reported outcome，PRO）的重视不足，以 PRO 为导向的方案方便申办方、受试者利益方等对 PRO 的要素进行评估。为进一步优化以患者为中心的医疗理念，高质量的 PRO 试验结果有助于确保患者的意愿可以体现到获益 - 风险评估、共识决定、标签声明、临床指南和卫生政策中。

对于目前药物治疗重视病因学治疗而忽视患者的生存质量的社会性问题，将生存质量测评和循证医学思想以及研究方法引入中医药疗效评价研究中，从多维度充分反映患者生理、心理功能、精神状态、社会关系、经济与社会环境条件，使中医药疗效评价达到客观化和定量化，凸显中医药治疗的临床优势，成为现在许多学者研究的一个重要内容。

## 四、中药产品上市后变更管理

随着科技的进步，新的技术、设备、新的科技成果越来越多地应用在药品研究生产领域，对药品研发和已上市药品的质量提升起到了重要作用，由此带来的药品生产过程中的变更是生产常态，也是客观必然。充分发挥先进生产技术和科技成果对药品产业的促进作用，同时加强药品上市后变更管理，保障人民群众用药安全，是药品上市后变更科学监管的重要任务。基于药品产业现状和药品监管工作实际，制定适应新形势下的药品上市后变更管理规定既是产业发展需要，也是监管需要。

根据《药品管理法》《疫苗管理法》《药品注册管理办法》《药品生产监督管理办法》，2021 年 1 月，国家药监局颁布了《药品上市后变更管理办法（试行）》，落实了《药品管理法》对药品生产过程中的变更按照风险实行分类管理的要求，进一步明确了药品上市后变更的原则和常见情形，规定了持有人义务和监管部门职责，为药品上市后变更管理提供了依据。一方面鼓励持有人运用新生产技术、新方法、新设备、新科技成果，不断改进和优化生产工艺，持续提高药品质量，提升药品安全性、有效性和质量可控性；同时坚决贯彻习近平总书记对于药品监管工作"四个最严"的要求，规范药品变更行为和变更监管，严厉打击非法变更，落实持有人主体责任，保障人民群众用药安全。

中药变更应遵循中医药自身特点和规律。《已上市中药变更事项及申报资料要求》（2021 年第 19 号）规定，中药上市后变更，按照其对药品安全性、有效性和质量可控性的风险和产生影响的程度，实行分类管理，分为审批类变更、备案类变更和报告类变更。国家药品监管部门审批类变更事项需要按以下分类提出补充申请，备案类变更和报告类变更按以下分类进行备案或报告。

1. 国家药品监督管理部门审批的补充申请事项

药品上市许可持有人的变更；变更适用人群范围；变更用法用量；替代或减去国家药品标准或药品注册标准处方中毒性药味或处于濒危状态的药味；变更药品说明书中安全性等内容；变更药品规格；变更事项中属于重大变更的情形（变更生产工艺；变更制剂处方中的辅料；变更药品注册标准；变更药品包装材料和容器；变更药品有效期或贮藏条件）；其他。

2. 国家或省级药品监督管理部门备案事项

中等变更的情形（变更药品包装规格；变更生产工艺；变更制剂处方中的辅料；变更药品注册标准；变更药品包装材料和容器；变更药品有效期或贮藏条件）；国家药品监督管理部门规定统一按要求补充完善说明书的变更；根据药品说明书内容变更标签相应内容；药品分包装及其变更；变更药品上市许可持有人名称、生产企业名称、生产地址名称（药品上市许可持有人未发生变更）；其他。

其中境内生产药品报持有人所在地省级药品监督管理部门备案，境外生产药品报国家药监局药品审评中心备案。

3. 报告事项

变更事项中属于微小变更的情形（变更药品包装规格；变更生产工艺；变更制剂处方中的辅料；变更药品包装材料和容器）；其他。

为指导我国已上市中药药学的变更研究，药审中心组织制定了《已上市中药药学变更研究技术指导原则（试行）》（2021 年第 26 号），已上市中药变更情形主要包括变更生产工艺、变更制剂处方中的辅料、变更规格或包装规格、变更注册标准、变更包装材料和容器、变更有效期或贮藏条件、变更制剂生产场地。按照变更对药品安全性、有效性和质量可控性的风险和产生影响的程度，指导原则中对所述及的变更划分为三类：重大变更、中等变更、微小变更。

（1）**变更生产工艺**　已上市中药的工艺变更包括生产工艺路线、方法、参数等变更。中药生产工艺变更可能涉及前处理、提取、分离纯化、浓缩、干燥、制剂成型等工艺的变更。生产工艺变更一般不应引起药用物质基础的明显改变。生产工艺变化引起药用物质基础发生明显改变的，应进行安全性、有效性全面评价，如改变饮片炮炙方法（如蜜炙改成生用），改变提取溶剂种类，改变提取纯化方法等。含大毒（剧毒）药味或现代研究发现有严重毒性药味的制剂，生产工艺变更内容涉及上述毒性药味的，应按照重大变更进行研究，必要时开展非临床安全性评价等研究工作。

（2）**变更制剂处方中的辅料**　变更制剂处方中的辅料一般包括变更辅料供应商、种类、用量或级别等。辅料的级别主要与辅料的型号和（或）功能、杂质状况等相关。此类变更应结合变更的具体情况、变更对药品的影响程度、制剂的特性等进行相应的研究工作。

（3）**变更规格或包装规格**　变更规格应遵循科学、合理、必要及方便临床用药的原则，根据药品用法用量合理确定。研究工作需关注变更规格后的药品与原规格药品处方、工艺、日服/用药量等方面的一致性。变更药品规格不得引起药用物质基础的变化，不得改变药品原批准的用法用量或者适用人群。可能会引起药用物质基础的明显改变或对吸收、利用可能产生明显影响的改变，应进行安全性、有效性全面评价。

（4）**变更注册标准**　变更注册标准主要是指注册标准中检查、鉴别、含量测定等检验项目及其方法或限度/范围的修订。修改的药品注册标准应不低于国家药品标准。中药上市后，持有人应根据对药品认知的不断丰富，结合检测技术、方法和手段的最新进展，持续提升、完善质量标准，以增加其可控性。变更注册标准不应引起药品质量控制水平的降低，对药品质量保证不应产生负面影响。变更注册标准需考虑是否会影响到药品的有效期，如对注册标准进行了提高（例如缩小限度、增加检验项目等），应考察药品在原定的有效期内是否符合修订后质量标准的要求。

（5）**变更包装材料和容器**　包装材料和容器主要指直接接触药品的包装。包装材料和容器的变更可能对涉及药品的安全性、有效性及质量可控性的相关因素产生影响，其风险取决于制剂的给药途径、包装材料和容器的性能以及包装和制剂之间的相容性等。总体上，变更药品的包装材料和容器应能对保证药品的质量和稳定性起到有益的作用，或至少不降低药品包装材料和容器的保护作用，药品和包装材料之间不得发生不良相互作用。研究工作中重点关注药品和包装材料、容器之间是否发生相互作用，变更前后药品的稳定性是否受到影响。与药品生产过程中的中间体直接接触的包装材料和容器的变更，应按照品种相关要求对变更类别进行评估，并进行相关研究。

（6）**变更有效期或贮藏条件**　药品有效期和（或）贮藏条件变更可能包含以下几种情况：①延长有效期；②缩短有效期；③严格贮藏条件；④放宽贮藏条件。拟变更的药品有效期应不超过所进行的长期稳定性试验考察时间。应关注生产过程中中间体的贮藏时间和贮藏条件的变更。

（7）**变更制剂生产场地**　中药制剂生产场地（包括前处理、提取纯化、浓缩干燥、制剂成型、包装的地址）变更，包括制剂实际生产地址的改变或新增，或同一生产地址内的生产场地的改建、重建和新建。变更制剂生产场地，重点关注生产场地变更前后生产全过程的质量控制一致性情况，通过对变更前后药品关键工艺控制参数、药用物质基础的对比研究和分析，判定变更前后药品质量是否存在明显差异。持有人应确保药品生产技术转移至新生产场地后能持续稳定地生产出符合预定用途和注册要求的药品。制剂生产场地的变更不应改变药品的处方、工艺、直接接触药品的包装材料和容器，不应降低质量过程控制水平及药品标准。提取物生产场地变更的技术要求同制剂生产场地变更。变更制剂生产场地应执行《药品生产监督管理办法》《药品上市后变更管理办法（试行）》相关规定。

## 五、中药上市后再注册

2020 年施行的《药品注册管理办法》指出 "药品注册证书有效期为五年，药品注册证书有效期内持有人应当持续保证上市药品的安全性、有效性和质量可控性，并在有效期届满前六个月申请药品再注册"，再次明确境内药品再注册的审批权限在省局，并修订了不予再注册的情形。

（1）有效期届满未提出再注册申请的。

（2）药品注册证书有效期内持有人不能履行持续考察药品质量、疗效和不良反应责任的。

（3）未在规定时限内完成药品批准证明文件和药品监督管理部门要求的研究工作且无合理理由的。

（4）经上市后评价，属于疗效不确切、不良反应大或者因其他原因危害人体健康的。

（5）法律、行政法规规定的其他不予再注册情形。

新形势下迫切需要通过有限的药品监管力量发挥出更大的效用，以点带面，从制度上完善再注册审查各个环节的监管。

（1）强化药品上市许可持有人作为药品再注册申报主体的责任担当，全面落实药品全生命周期管理要求。

（2）明确新政策下药品再注册形式审查和技术审评的要点，基于风险考量审查首次再注册药品。

（3）基于风险评估结果，实现药品再注册与药品现场检查信息共享，对于在再注册申报审查中发现问题的高风险药品，应予以密切关注，加强日常监管和检查。

（4）通过再注册制度建立药品淘汰机制，引导生产企业合理保留原有药品批准文号，适当放弃长期不生产的药物品种，优化产品结构。

## 六、完善说明书

部分已上市多年中药的说明书中安全信息项内容存在缺失，不良反应、禁忌、注意事项等常表述为 "尚不明确"，影响安全合理用药。持有人是药品说明书修订的责任主体，应在药品上市后主动开展研究，及时对药品说明书安全信息项内容进行修订。中成药说明书管理是国家药监局的重点工作之一，国家药监局积极推进药品说明书安全性内容修订工作，近几年来，国家药监局发布了 100 余种已上市中药的说明书修订公告，其中 "禁忌" 项和 "不良反应" 项等安全信息项内容为修订的重点。

2023 年 2 月，国家药监局发布《中药注册管理专门规定》（2023 年第 20 号），要求持有人应当加强对药品全生命周期的管理，加强对安全性风险的监测、评价和分析，应当参照相关技术指导原则及时对中药说明书【禁忌】【不良反应】【注意事项】进行完善；并提出已上市药品说明书修订的两条路径，要求 "药品批准上市后，持有人应当持续开展药品安全性和有效性研究，根据有关数据及时备案或者提出修订说明书的补充申请，不断完善说明书和标签" "药品监督管理部门依职责可以根据药品不良反应监测和药品上市后评价结果等，要求持有人对说明书和标签进行修订"。

2020 年 12 月，国家药监局发布《关于促进中药传承创新发展的实施意见》（国药监药注〔2020〕27 号），明确提出要加强中药说明书和标签管理，推进对已上市中药说明书中【禁忌】【不良反应】【注意事项】等相关内容的修改完善。

2023 年 9 月，国家药监局印发了《已上市中药说明书安全信息内容修订技术指导原则（试行）》（2022 年第 1 号），进一步指导药品上市许可持有人对已上市中成药说明书安全信息项内容的修订，加强中药全生命周期管理，强调对药品的非临床研究、临床试验、上市后研究、不良反应监测等信息综合研判，进行获益 – 风险权衡，依据研究结果和不良反应监测数据等修订说明书安全信息项内容。明确了已上市中药说明书修订应当遵循的基本原则，即坚持中医药理论指导，体现全生命周期管理，表述科学、规范、准确等。说明书修订内容主要涉及的警示语、不良反应、禁忌、注意事项、特殊人群用药等5 项安全信息项内容。同时，国家药品不良反应监测系统及时向持有人反馈所收集到的药品不良反应监测数据，以更好地促进药品上市许可持有人落实主体责任。

## 七、撤市

2020 年施行的《药品注册管理办法》指出，国家药监局注销药品注册证书，并予以公布，并规定了具体情形，其中符合中成药的情形如下。

（1）持有人自行提出注销药品注册证书的。

（2）按照本办法规定不予再注册的。

（3）持有人药品注册证书、药品生产许可证等行政许可被依法吊销或者撤销的。

（4）按照《药品管理法》第八十三条的规定，疗效不确切、不良反应大或者因其他原因危害人体健康的。

（5）违反法律、行政法规规定，未按照药品批准证明文件要求或者药品监督管理部门要求在规定时限内完成相应研究工作且无合理理由的。

（6）其他依法应当注销药品注册证书的情形。

药品上市后评价显示其风险大于获益，国家药品监督管理部门可以采取责令药品生产企业将该药品撤市，药品生产企业也可以主动将药品撤市。药品生产企业除了由于药品的风险大于获益撤市药品外，还可能因为商业原因撤市药品，如销售业绩不好、已有替代产品等。

以含马兜铃酸的中药安全监管为例，随着对马兜铃酸的深入研究和在临床的广泛应用，发现其有较强的肝肾损伤等毒副作用。为了最大程度地规避风险，原国家食品药品监督管理局从 2003 年开始陆续将含有马兜铃酸的关木通、广防己、青木香这 3 种中药药材标准取消；2015 年，《中国药典》删除了关木通、广防己、青木香（青藤香）这 3 种中药。根据国家药品不良反应监测中心的监测，鱼腥草注射液、新鱼腥草素钠氯化钠注射液、新鱼腥草素钠注射液、注射用新鱼腥草素钠、复方蒲公英注射液、炎毒清注射液、鱼金注射液 7 个注射剂在临床应用中出现了过敏性休克、全身过敏反应、胸闷、心急、呼吸困难和重症药疹等严重不良反应，甚至有引起死亡病例报告。为保障公众用药安全有效，防止意外用药事故或严重不良反应的重复发生，原国家食品药品监督管理局于 2006 年 6 月 1 日发布了《关于暂停使用和审批鱼腥草注射液等 7 个注射剂的通告》（国食药监安〔2006〕218 号）决定，暂停使用鱼腥草注射液等 7 个注射剂，暂停受理和审批鱼腥草注射液等 7 个注射剂的各类注册申请，对鱼腥草注射液等7 个注射剂的安全性进行科学评价，依法作出行政决定。根据生产企业申请，原国家食品药品监督管理局先后于 2007 年 12 月 26 日和 2008 年 11 月 14 日注销炎毒清注射液（国药准字 Z20059005）和人参茎叶总皂苷注射液（国药准字 Z20025349），并经专家论证会论证，决定撤消人参茎叶总皂苷注射液和炎毒清注射液的药品标准，迈出了中药注射剂淘汰工作的第一步。

（王停　高健）

## 参考文献

［1］廖星，谢雁鸣，王永炎，等 . 药品安全性证据分级分类探索研究：构建中药上市后安全性证据体［J］.

中国中药杂志，2015，40（24）：4723-4727.

［2］LIAO X，ROBINSON N. Methodological approaches to developing and establishing the body of evidence on post-marketing Chinese medicine safety［J］. Chin J Integr Med，2013，19（7）：494-497.

［3］刘建平. 传统医学证据体的构成及证据分级的建议［J］. 中国中西医结合杂志，2007，27（12）：1061-1065.

［4］彭国平，李存玉. 中药注射剂安全性的分析与思考［J］. 南京中医药大学学报，2019，35（6）：744-751.

［5］李春晓，凌霄，李学林，等. 中成药上市后安全性综合评价研究探讨［J］. 中医杂志，2020，61（12）：1049-1053.

［6］李春晓，杨玉晴，凌霄，等. 基于混合方法的中药注射剂上市后临床安全性综合评价模型构建研究思路探讨［J］. 中国循证医学杂志. 2024，24（4）：484-489.

［7］廖星，谢雁鸣，杨薇，等. 将注册登记研究引入到中医药上市后再评价研究领域的意义［J］. 中国中西医结合杂志，2014，34（3）：261.

［8］曾繁典. 真实世界研究与患者注册登记［C］// 中国药学大会暨第十二届中国药师周论文集. 南京，2012.

［9］李敏，时景璞，于慧会. 真实世界研究与随机对照试验、单病例随机对照试验在临床诊疗性研究中的关系比较［J］. 中华流行病学杂志，2012，33（3）：342.

［10］王艳鹏，吴圣贤，潘美香，等. 把比较效果研究模式引入中药临床评价：丹红注射液医院注册登记研究方案解读［J］. 中医杂志，2014，55（5）：379.

［11］谢雁鸣，魏戌. 中药上市后安全性及有效性再评价临床试验设计要求［J］. 中国中药杂志，2011，36（20）：2768.

［12］何伟，程淼. 中药上市后临床有效性再评价试验设计流程及要点［J］. 中草药，2013，44（5）：637.

［13］郑筱萸. 中药新药临床研究指导原则（试行）［M］. 北京：中国医药科技出版社，2002.

［14］张晓朦，金勇男，张冰，等. 川草乌治疗类风湿性关节炎的效益-风险评价［J］. 中国中药杂志，2018，43（2）：234-241.

［15］姜皓，张晓朦，张冰，等. 基于多准则决策的雷公藤多苷片治疗类风湿关节炎效益-风险评价［J］. 中国中药杂志，2020，45（4）：798-808.

# 第二十一章
# 中药监管全球化合作与国际协调

## 第一节　国际药品监管制度和草药监管政策

传统医药在世界卫生组织（WHO，简称世卫组织）发布的《北京宣言》中明确定义为：在维护健康以及预防、诊断、改善或治疗身心疾病方面使用的以不同文化固有的、可解释的或不可解释的理论、信仰和经验为基础的知识、技能和实践总和。前 WHO 总干事陈冯富珍表示传统药物通常更容易获得、更实惠和更容易被人们接受，因此也可以作为帮助实现全民健康覆盖的工具。从全球范围内看，中药或者植物药（botanical medicine）、天然药物是传统医学的重要组成部分，有着悠久的药用历史，并在现代疾病治疗中起着重要作用。不同国家及地区有不同的归类和习称，中国统一称"中药"，东南亚、欧洲、非洲、阿拉伯等多称"草药"（herbs），在日本习称"汉方药"，在韩国称"韩药"，北美市场多称"植物药"或"天然药物"。根据 WHO 最新发布的《2019 年传统和补充医学全球报告》，截至 2018 年，传统医学和补充医学在 170 个 WHO 会员国得到应用，范围已遍布全球[1-3]。随着社会发展与科技进步，人类疾病谱、医疗模式与消费观念逐步发生改变，"回归自然""崇尚自然"的消费潮流正在全球涌起。目前，发达国家 60% 的人群接受过草药的治疗，尤其是针对慢性病；而在不发达国家，使用草药的比例更高。

### 一、草药的定义、分类与监管应对

#### （一）草药的定义与分类

由于不同地区、不同国家的历史、地理、文化等方面存在较大差异，各个国家对草药的定义和分类等内容各不相同。目前草药的监管分类主要包括草药、处方药物、非处方（over the counter，OTC）药物、膳食补充剂、天然保健产品、治疗产品或功能性食品、一般食品以及其他类别等多种分类[4]。在不同国家草药所属类别不同，进而会受不同法律、法规政策和合约规范的约束[5]。2005 年 WHO 137 个成员国将草药归于"非处方药物"类别，2012 年该数字下降为 79 个，但是越来越多的成员国将草药单独归类为"草药"类别（2005—2012 年成员国由 25 个增加到 77 个）。不同地区、不同国家对草药的定义和分类也不同，主要包括处方药、非处方药、草药、膳食补充剂、保健食品、功能食品和普通食品等分类。截至 2012 年，在 WHO 的六大区域国家中，约 60 个国家将草药归类为处方药，79 个国家将其归类为非处方药，77 个国家将其归类为草药，40 个国家将其归类为膳食补充剂，18 个国家将其归类为保健食品，11 个国家将其归类为功能食品，5 个国家将其归类为普通食品[6]。

WHO 发布的《传统医学研究和评价方法学总指导原则》对草药建立了标准的、并且为国际所接受的定义。草药又称植物药，是以植物及其提取物为原料制成的药品。草药药品（herbal medicine）包括草药、草药原料、草药制品和草药成品，其含有植物的部分或其他植物原料或组合物作为活性成份。草药成品（finished herbal products）由一种或多种药草的制品组成。如果使用一种以上的药草，也可以使用术语复方草药产品（mixture herbal product）。草药成品和复方草药产品除了含有活性成份之外，可以含有辅料。但是，在成品或复方产品中加入有化学定义的活性物质，包括合成的化合物和（或）从草药原料中分离的成份，该产品则一般不能称为草药成品或复方草药产品[6]。

欧美等对草药药品的特征性规定包括：①草药药品（植物性药品）是由植物性药用物质和辅料或单独组成的制剂；②植物性药用物质指一种预期在诊断、治愈、缓解、治疗或预防疾病方面发挥某药理活性作用或其他直接作用或者能够影响人体的结构和功能的活性成分，来源于植物、植物部位、藻类、真菌和苔藓类，不包括高度纯化或天然来源但经过化学修饰过的物质；③在草药药品中可以存在动物原料或矿物原料。但是各国的规则有所不同。美国允许在植物性药品含有来自动物或矿物的成份，但是必须参照有关技术原则进行操作。欧盟允许在传统草药药品中含矿物质，但是必须有安全性和辅助作用的证据。日本则根据《日本药局方》记载的药材和汉方传统决定药用物质；④各国都认识到草药制剂是一种多种活性成份组成的药品，而且应用到多种草药组成的复方。即使采用一种草药作为药用物质，其中包括的化学成份也不仅仅是一种成份。这些构成草药药品的基本特征，是基于草药使用的传统和天然本性以及多成份联合作用的优势所决定的。

我国"中药"代替传统"本草"一词并广泛使用，始于 1950 年以后。我国中药定义是指以中国传统医药理论指导采集、炮制、制剂，说明作用机理，指导临床应用的药物，主要来源于天然药及其加工品，包括植物药、动物药、矿物药等。天然药物是指经现代医药体系证明具有一定药理活性的动物药、植物药和矿物药等，其产品形式主要包括植物药粉末和提取物制剂，因此也被称为"植物药"。国家药品监督管理部门监管的中药产品类型包括中药材、中药饮片、中药配方颗粒、中药提取物、中成药等，天然药物也纳入中药管理。可见，我国的中药概念源自中医药理论指导，产品类型丰富，与国际上的草药或者传统药、植物药、天然药物等概念既密切相关，但其定义和内涵又不完全等同。

### （二）草药监管挑战与监管应对

草药的监管涉及范围较广，包括研发、注册、流通、使用等多个环节，不同国家及地区对草药的监管多通过法律、法规、国家药典等实施，同时辅以相应的草药专论作为指南[7]。国家药典通常由官方颁布且具有法律效力，其中包含对当前医学实践中药物的描述，并注明其制剂、已知的成份分析及物理常数，可用于鉴定药品、制备化合物或组合产品的主要化学性质，详细信息还包括测定方法的规范、活性成份的含量，以及在适当情况下的生物效价，如《中华人民共和国药典》（简称《中国药典》）、《欧洲药典》等。专论一般指行业内专家进行编纂，目的在于提升草药及草药产品的质量，多具有指南性质，如《WHO 精选药用植物专论》《完整的德国委员会 E 专论：草药治疗指南》等。截止 2012 年，有 110 个 WHO 成员国在使用本国或其他国家药典对草药的来源、鉴别以及质量标准等实施监管。截止 2005 年，有 92 个成员国拥有草药相关的监管法律、法规，到 2018 年已增加至 124 个成员国对草药制定了相关的监管法律、法规，达到了成员国总数的 64%。而且 35 个国家拥有草药的专属监管法规（如埃塞俄比亚、坦桑尼亚、阿根廷、巴西、也门、冰岛等国家），多数国家的草药监管法规与常规药物一致。其中，WHO 欧洲区域拥有草药监管法规的国家数目最高，其次为非洲区域，第三为美洲和东地中海区域，随后为西太平洋区域，东南亚区域最低。不同国家和地区对草药的监管法规和国家药典各不相同。欧洲地区国家多采用欧盟的相关法规，法定药典以《欧洲药典》为主，并基于此颁布了本国的国家药典，如奥地利采用《奥地利药典》和《欧洲药典》，德国采用《德国药典》和《欧洲药典》等。

由于草药的监管法规、分类等不同，同一种草药可能作为药物出现在一个国家及地区的药典中，但在另一个国家及地区的药典中却作为非药物出现，例如银杏叶在《中国药典》《英国药典》《欧洲药典》中均作为药物使用，而在《美国药典》中收录在膳食补充剂部分。同一草药品种（特别是对于一些毒性药材、易制毒药材）在不同国家监管法规之间的合法性差异也会导致流通和应用上的监管问题，例如中药材麻黄，因其含有制造冰毒的前体麻黄素而受到不同的监管，我国颁布了《麻黄素管理办法》等法规，对麻黄的种植、采收、加工、销售进行严格监管；美国食品药品管理局（Food and Drug Administration，FDA）禁止销售含麻黄的膳食补充剂和产品；英国药品和健康产品管理局将该类药物作为处方药销售，并要求药师检测该类产品的销售和供应情况。

在一些成员国，所有的草药 / 草药产品均得到官方认可，但并非所有草药都被归为药物类。例如印度、中国和巴西的许多草药 / 草药产品被正式注册和批准为药物，但批准的草药 / 草药产品仅少数在国家药典或国家基本药物目录中提及，印度的基本药物目录（2018—2019）中无草药 / 草药产品的收录；中国的 2018 年版《国家基本药物目录》中收录了 268 个中成药品种以及具有国家标准的中药饮片（国家另有规定的除外）；巴西的基本药物目录中仅收录了 13 种草药的使用；在其他成员国，一些草药 / 草药产品虽然被官方承认为药物，但多用作功能性食品或食品补充剂，如美洲区域、东地中海区域、欧洲区域的国家。例如，加拿大的草药被归类为"天然保健产品"，秘鲁的草药分为膳食补充剂和功能性食品，美国的一些常用的草药 / 草药产品作为膳食补充剂收录在《美国药典》中，瑞士的草药产品归类为食品、膳食补充剂或功能性食品。2003 年 WHO 形成《东南亚地区草药管理准则》（Guidelines for the Regulation of Herbal Medicines in the South-East Asia Region），对东南亚地区的草药监管提出了安全性、有效性和质量管理的要求，但由于文化、政治环境等差异，东南亚各国的草药管理并不统一，如印度有《印度阿育吠陀药典》《印度锡达药典》和《印度药典》管理草药及草药制品的形态特征、检测指标及检测方法，著有《印度医学中央理事会法》和《顺势疗法中央理事会法》管理传统医学；越南有《药品注册管理办法》《批准传统医药发展的国家政策》等对草药进行立法管理。不同地区、不同国家对草药的销售监管也不尽相同。部分国家要求草药出售时需要附带医学、健康和营养成份报告，但对此规定不进行严格限制；部分国家要求归类为"药品"的草药提供医疗报告，并提供相关文献或临床试验结果。截至 2012 年，在 WHO 的六大区域国家中，约 57 个国家的草药出售需要提供营养成份报告，85 个国家的草药出售需要提供健康和报告，107 个国家的草药出售需要提供医学报告。

总之，鉴于不同国家和地区在草药应用历史、地域特征、草药医师的治疗理念等方面存在差异，草药的监管现状各不相同，甚至于同一种草药在不同国家的监管药典及标准也不尽相同，导致同一草药的应用、质量控制等方面均存在问题，也进一步突显中药或者草药全球监管协调的必要性和重要性。

## 二、WHO 六大区域的草药监管

据 WHO 统计，欧洲区域是拥有草药监管法规数量最多的地区（45 个国家，占该区域国家总数的 85%），其次为非洲区域（20 个国家，占该区域国家总数的 35%）、美洲区域（18 个国家，占该区域国家总数的 33%）、东部地中海区域（18 个国家，占该区域国家总数的 75%）、西太平洋区域（13 个国家，占该区域国家总数的 48%），最后是东南亚区域（10 个国家，占该区域国家总数的 91%）[6-7]。

### （一）非洲区域

2005 年有 12 个成员国对草药实施了监管，2018 年增加至 20 个成员国对草药实施监管。表 21-1-1

是非洲区域主要国家的草药监管情况。其中所列 WHO 成员国草药的销售需要附带医学、健康和营养成份报告，但不受限制。

表 21-1-1 非洲区域主要国家的草药监管[6]

| 序号 | 国家 | 草药监管状况 | 草药分类 | 法定药典 | 其他参考草药专著 |
|---|---|---|---|---|---|
| 1 | 喀麦隆 | 草药的国家监管是在药品批准程序框架内进行的 | 草药 | 《法国药典》。进口草药产品使用原产国的药典 | 《WHO 精选药用植物专论》，卷 3（2007）和卷 4（2009） |
| 2 | 加纳 | 草药受到《药品法》和《食品与药品法》的监管 | — | 《加纳草药药典》（2007 年，2nd 版） | 《民族植物学和植物学研究》、《尼日利亚草药药典》、《非洲草药药典》和《西非卫生组织（West African Health Organization，WAHO）西非药典》 |
| 3 | 马里 | 草药的监管法规包括第 95-009/P-RM 号法令和第 95-2084/MSS-PA-MFC-MDRE 号命令，对于人用和兽用草药进行监管 | 处方药、非处方药和草药 | 《非洲药典》卷 1 和卷 2、《WAHO 西非药典》 | WHO 的专论 |
| 4 | 莫桑比克 | 草药监管法规于 1999 年首次颁布 | 非处方药、草药和膳食补充剂 | 《美国药典》《巴西药典》《葡萄牙药典》《欧洲药典》 | 《莫桑比克的传统药用植物》（1983、1984、1990、1991、2001 版）；《马尼卡和赞比西亚省的药用植物的民族植物学研究》（2001、2004 版）;《治疗疾病的药用植物》（2009 版） |
| 5 | 刚果民主共和国 | 草药监管的国家级法规为非洲联盟（AU）非洲传统医学十年（2001—2010）中期审查［Mid-term review of the African Union（AU）decade of African traditional medicine（2001—2010）］ | — | 《刚果传统药典：120 种药用植物编著》（2009 年第 1 版） | — |
| 6 | 埃塞俄比亚 | 草药的专属监管法规为"可单独使用或组合使用以治疗人类或动物疾病的任何植物，动物或矿物质" | 非处方药、自用药或 OTC 药 | — | — |
| 7 | 塞内加尔 | 草药的国家监管法规为第 65-33 号法律 | — | — | — |
| 8 | 坦桑尼亚 | 草药的监管法规为《本草法规》（Materia Medica Regulations） | 处方药、非处方药和草药 | — | 《WHO 精选药用植物专论》，卷 4（2007） |
| 9 | 贝宁 | 草药监管法规为《WAHO 西非药典》 | 处方药、非处方药、自制药和 OTC 药 | 《WAHO 西非药典》 | — |
| 10 | 布隆迪 | 草药的监管法规为"传统医学和传统医师的法规（traditional medicine and the art of the traditional therapist）"规定和第 100/253 号法令 | — | — | — |

注：—.无相关内容。下同。

## （二）美洲区域

2005 年有 13 个国家对草药实施监管，2018 年增加至 18 个国家对草药实施监管。表 21-1-2 是美洲区域主要国家的草药监管情况。其中所列 WHO 成员国草药的销售需要附带医学、健康和营养成份报告。

**表 21-1-2　美洲区域主要国家的草药监管[6]**

| 序号 | 国家 | 草药监管状况 | 草药分类 | 法定药典 | 其他参考草药专著 |
|---|---|---|---|---|---|
| 1 | 阿根廷 | 草药的专属国家立法为第 144/1998 号决议和第 2673/99、2671/99 和 178+8/00 号法规 | 处方药、非处方药、草药、膳食补充剂和功能性食品 | 《阿根廷药典》和《美国药典》 | 美国植物理事会和欧盟的专论 |
| 2 | 巴西 | 草药的专属监管法规为《董事合议庭决议》（ Resolución de Directoría Colegiada, DRC-Resolution No.14 ） | 处方药和非处方药 | 《巴西药典》 | 《阿根廷药典》《欧洲药典》《法国药典》《德国药典》《日本药局方》《墨西哥药典》《葡萄牙药典》《英国药典》《美国药典》《WHO 精选药用植物专论》 |
| 3 | 加拿大 | 草药监管法规为《天然保健产品条例》 | 天然保健产品 | 《英国药典》《美国药典》《欧洲药典》 | 天然和非处方保健产品理事会（Natural and Non-Prescription Health Products Directorate，NNHPD）纲要的专论（草药、维生素、矿物质等） |
| 4 | 智利 | 草药的监管法规为《国家人用药品管理控制系统条例》（2010 第 3 号法令） | 处方药、非处方药和传统草药 | 《智利药典》 | 《欧洲药典》《法国药典》《德国药典》《英国药典》和《美国药典》，以及威尔马·施瓦布博士的《顺势疗法药典》 |
| 5 | 哥伦比亚 | 草药的监管法规为 2004 年颁布的第 2266 号法令（2004 年第 3553 号法令的修订版）* | 非处方药 | 《英国草药典》《英国药典》《西班牙药典》《美国药典》《巴西药典》《墨西哥药典》和《法国法典》 | 《哥伦比亚药用植物年鉴》（包括 119 部专论）、《WHO 精选药用植物的专论》和《伊比利亚美洲药用植物》（古普塔，243 部专论） |
| 6 | 古巴 | — | 处方药、非处方药和草药、膳食补充剂和功能性食品 | 《中国药典》《日本药局方》《菲律宾药典》《西班牙药典》《泰国药典》《英国药典》和《美国药典》 | 《古巴植物药物和蜂蜜药物治疗指南》（ Guia Terapeutica Dispensarial de Fito-farmacosy Apifarmacos ） |
| 7 | 萨尔瓦多 | 草药的监管法规为《特殊药物》（ Reglamento de Especialidades Farmaceut-icas, 1970 ） | 非处方药、草药和膳食补充剂 | 《美国药典》《西班牙药典》和《英国药典》 | 《WHO 精选药用植物专论》 |

| 序号 | 国家 | 草药监管状况 | 草药分类 | 法定药典 | 其他参考草药专著 |
|---|---|---|---|---|---|
| 8 | 墨西哥 | 草药的监管法规为《迈向墨西哥的整体医药政策》(Towards an Integral Pharmaceutical Policy for Mexico, 2005) | 处方药、非处方药、草药、膳食补充剂、保健食品、功能性食品和普通食品 | 《草药药典》(2001版)、《顺势疗法药典》(2007版)、《普通药典》(2005版) | — |
| 9 | 秘鲁 | 草药的监管法规为No. 010号最高法令** | 草药、膳食补充剂和功能性食品 | — | 《药用植物处方集》(2002)、《植物治疗手册》(2000)和《秘鲁亚马逊药用植物数据库》(2007) |
| 10 | 美国 | 草药的监管法规为膳食补充剂的健康教育法案(Dietary Supplement Health and Education Act, 1994) | | 《美国药典》 | — |

注：*. 哥伦比亚的草药监管法规对草药产品的健康登记、健康监测和控制以及草药广告进行了规范；**. 秘鲁的草药监管法规批准草药和相关产品的注册、控制和健康监督。

## (三)东地中海区域

2005年有12个国家对草药实施监管，2018年增加至18个国家对草药实施监管。表21-1-3是东地中海地区主要国家的草药监管情况。其中所列WHO成员国草药的销售需要附带医学、健康和营养成份报告。

**表21-1-3　东地中海区域主要国家的草药监管[6]**

| 序号 | 国家 | 草药监管状况 | 草药分类 | 法定药典 | 其他参考草药专著 |
|---|---|---|---|---|---|
| 1 | 约旦 | 草药的监管法规为《国家药品和药房法》* | 草药归类为处方药；草药制剂归类为一般保健食品 | — | 《WHO精选药用植物专论》；欧盟草药专论和评估报告 |
| 2 | 伊朗 | 草药的监管法规为《伊朗草药药典》第1卷 | 处方药、非处方药、草药和膳食补充剂 | 《伊朗草药药典》第1卷、《英国药典》、《欧洲药典》和《美国药典》 | 《伊朗国家处方集》(最新的第三版包含168部专著)和《WHO精选药用植物专论》 |
| 3 | 摩洛哥 | 草药的监管法规为《医药法规》(2006)** | 食品补充剂 | — | — |
| 4 | 卡塔尔 | 草药受《草药、膳食补充剂和药物化妆品条例》监管(2009) | 草药和膳食补充剂 | 《马丁代尔(Martindale)：完整的药物参考》(第33版, 2003)和《草药医生案头参考》(第3版, 2005) | — |

续表

| 序号 | 国家 | 草药监管状况 | 草药分类 | 法定药典 | 其他参考草药专著 |
|---|---|---|---|---|---|
| 5 | 沙特阿拉伯 | 草药的监管法规为《具有医疗说明的草药制剂、保健和辅助食品、化妆品和防腐剂医注册条例》***，沙特食品药品管理局（Saudi FDA）负责注册和监管草药生产 | 处方药、非处方药、草药、膳食补充剂和保健食品 | 《美国药典》《英国药典》和《欧洲药典》 | 《WHO 精选药用植物专论》、《欧洲药典专论》和《完整的德国委员会E专论：草药治疗指南》（包括81个专论） |
| 6 | 苏丹 | 草药的监管法规为《药品和毒药法》（2009） | 处方药和草药 | 《美国药典》和《英国药典》 | — |
| 7 | 叙利亚 | 草药受卫生部食品实验室部门监管 | 草药分类包括食用草药；具有医疗报告的草药归类为药品；植物药物包括标准化的草药提取物和膳食补充剂 | 《美国药典》《英国药典》《印度药典》和《中国药典》 | 《草药医生案头参考专论》 |
| 8 | 也门 | 草药的专属监管条例为《草药、食品补充剂和药用化妆品管理条例》（2010） | 处方药、非处方药、保健食品和受管制的草药 | 《英国药典》和《美国药典》 | 《也门药用植物集》（2008）、《WHO 精选药用植物专论》 |

注：*.约旦的草药监管法规包括草药的质量、安全和功效的相关规定；**.摩洛哥草药的注册由卫生部医药管理局监管，获得注册证书后方可出售；草药的安全性由国家药物警戒中心监管；***.沙特食品药品管理局负责注册和监管草药生产。

### （四）欧洲区域

2005 年有 36 个国家对草药实施监管，2018 年增加至 45 个国家对草药实施监管。表 21-1-4 是欧洲地区主要国家的草药监管情况。其中所列 WHO 成员国除克罗地亚之外草药的销售需要附带医学、健康和营养成份报告，且丹麦、马耳他等国家的草药产品销售时需附带临床前和临床试验结果，若该草药已有至少 10 年的良好药效，临床前和临床试验的结果允许应用参考文献替代。克罗地亚的草药销售无需医疗或健康报告。

表 21-1-4　欧洲区域主要国家的草药监管[6]

| 序号 | 国家 | 草药监管状况 | 草药分类 | 法定药典 | 其他参考草药专著 |
|---|---|---|---|---|---|
| 1 | 亚美尼亚 | 草药的监管法规为《药品法》（1998） | 非处方药、草药和膳食补充剂 | 《欧洲药典》《俄罗斯药典》和《美国药典》 | 《亚美尼亚国家草药处方集》（2001）、《WHO 精选药用植物专论》、《WHO 新独立国家常用药用植物专论》（2010） |
| 2 | 奥地利 | 草药的监管法规为《药品法》（The Medicine Act, 2006） | 处方药、非处方药和草药 | 《奥地利药典》《欧洲药典》 | 欧洲药品管理局（European Medicines Agency, EMA）草药产品委员会（Committee on Herbal Medicinal Products, HMPC）的90部专论 |

续表

| 序号 | 国家 | 草药监管状况 | 草药分类 | 法定药典 | 其他参考草药专著 |
|---|---|---|---|---|---|
| 3 | 比利时 | 草药受欧盟草药法规的监管，传统草药产品的监管法规为欧盟法令 2004/24/EC；其他草药产品的监管法规与传统药物相同 | 传统草药产品、食品补充剂和药品 | — | — |
| 4 | 波斯尼亚和黑塞哥维那 | 草药的国家监管法规包括《医药产品和医疗器械法》（2008）和《上市许可审批程序和方法规则手册》（2011） | 草药 | 《欧洲药典》 | — |
| 5 | 克罗地亚 | 草药的监管法规为《药品法》 | 草药（多为非处方药）、膳食补充剂和一般食品 | 《克罗地亚药典》和《欧洲药典》 | — |
| 6 | 捷克 | 草药的监管法规为《国家药品法》 | 非处方药和草药 | 《捷克药典》《欧洲药典》 | 《捷克药品法典》（Czech pharmaceutical codex） |
| 7 | 丹麦 | 草药的监管法规为《草药产品行政令》和《传统草药产品行政令》* | 非处方药和草药 | 《欧洲药典》 | 《HMPC 专论》 |
| 8 | 爱沙尼亚 | 草药的监管法规为《爱沙尼亚医药产品法》（2004）** | 处方药、非处方药和草药 | 《欧洲药典》《英国药典》和《美国药典》 | 《HMPC 专论》和《WHO 精选药用植物专论》 |
| 9 | 德国 | 草药的监管法规为《德国药品法》 | 处方药、非处方药和草药 | 《德国药典》《欧洲药典》和欧盟的《顺势疗法药典》 | 《完整的德国委员会专论：草药的治疗指南》 |
| 10 | 匈牙利 | 草药产品（治疗产品或辅助医疗产品）的监管法规为公共卫生法（Law on Public Health, Ch. Ⅳ, s. 104. Laws），于 1987 年颁布 | 治疗产品和辅助医疗产品 | 《匈牙利药典》 | — |
| 11 | 冰岛 | 草药的专属监管法规为《草药营销授权和传统草药产品清单条例》（Ummarkaðsleyfi náttúrulyfja og skráningu jurtalyfja sem hefð er fyrir） | 非处方药、草药、膳食补充剂和保健食品 | 《欧洲药典》 | — |
| 12 | 爱尔兰 | 草药的监管法规为欧盟传统草药产品指令（EU Directive on Traditional Herbal Medicinal Products，THMPD）；《配售控制条例》（Control of Placing on Market Regulations），2007 年第 SI540 号 | 处方药、非处方药和草药 | 《欧洲药典》和《英国药典》 | — |
| 13 | 立陶宛 | 草药的监管法规为欧盟指令 2004/24/EC（包括草药定义、注册） | 草药产品、传统草药产品或食品补充剂 | 《欧洲药典》《英国药典》《法国药典》《意大利药典》和《德国药典》 | — |

续表

| 序号 | 国家 | 草药监管状况 | 草药分类 | 法定药典 | 其他参考草药专著 |
|---|---|---|---|---|---|
| 14 | 马耳他 | 传统草药的监管法规为《草药产品条例》 | 处方药、非处方药、膳食补充剂、保健食品、功能性食品和化妆品 | 《欧洲药典》 | 《EMA 专论》 |
| 15 | 荷兰 | 草药的监管法规为 2007 年颁布的《医药法》（Geneesmiddelenwet） | 处方药、非处方药、草药和膳食补充剂 | 《欧洲药典》 | 《HMPC 专论》 |
| 16 | 波兰 | 草药的监管法规为《药品法》第 20a 和 20b 条，及欧洲指令 2001/83/UE | 处方药、非处方药和草药 | 《波兰药典》《欧洲药典》 | — |
| 17 | 葡萄牙 | 草药的监管法规为 176/2006 号法律第 141~147 条；监管机构为国家药品和健康管理局（National Authority of Medicines and Health, INFARMED）*** | 药品和食品补充剂 | 《葡萄牙药典》和《欧洲药典》 | — |
| 18 | 罗马尼亚 | 草药的监管法规为欧盟指令 2001/83/EC | 处方药和非处方药 | 《罗马尼亚药典》 | — |
| 19 | 塞尔维亚 | 草药的监管法规为《药品和医疗器械法》（2010） | 草药 | 《南斯拉夫药典》（第 3~5 卷）、《英国药典》《欧洲药典》和《美国药典》 | — |
| 20 | 斯洛文尼亚 | 传统草药的监管法规为 2006 年通过的国家立法第 2004/24/ES 号指令 | 处方药、非处方药和草药 | 《欧洲药典》 | 《国家处方集》（斯洛文尼亚处方集） |
| 21 | 西班牙 | 草药的监管法规为第 2001/83/EC 号指令（第 2004/24/EC 号指令的修订版） | 处方药和非处方药 | 《西班牙药典》和《欧洲药典》 | — |
| 22 | 瑞士 | 草药的监管法规为《关于药品和植物的法令和关于植物的说明》（Ordonnance sur les medicaments complementaires et les phytomedicaments and Instructions sur les phytomedicaments） | 处方药、非处方药、草药、食品、膳食补充剂和功能性食品 | 《瑞士药典》《欧洲药典》《德国药典》《英国药典》《法国药典》和《美国顺势疗法药典》 | — |
| 23 | 土耳其 | 草药的监管法规为《传统草药产品法》（2010） | 草药和传统草药 | 《欧洲药典》 | — |
| 24 | 乌克兰 | 草药的监管法规为第 426 号法令（2005） | 处方药、非处方药、草药、膳食补充剂、保健食品和功能性食品 | 《乌克兰国家药典》 | — |

注：*.丹麦草药的销售需满足欧盟要求，提交申请并获得销售授权；**.爱沙尼亚的草药监管法规规定了"草药产品"和"传统草药产品"的申请条件和市场授权程序；***.INFARMED 是监管药品的政府机构，负责评估、授权、监管和控制药品以及医疗器械和化妆品等健康产品。

### （五）东南亚区域

2005 年有 7 个国家对草药实施监管，2018 年增加至 10 个国家对草药实施监管。表 21-1-5 是东南亚主要国家的草药监管情况。其中所列 WHO 成员国草药的销售需要附带医学、健康和营养成份报告。

**表 21-1-5 东南亚区域主要国家的草药监管[6]**

| 序号 | 国家 | 草药监管状况 | 草药分类 | 法定药典 | 其他参考草药专著 |
|---|---|---|---|---|---|
| 1 | 孟加拉国 | 草药的监管法规为《草药注册指南》（2006） | 非处方药和草药 | 《英国草药药典》和《美国草药药典》 | 《WHO 精选药用植物专论》 |
| 2 | 不丹 | 草药的监管法规为《不丹药品规则和条例》（2012） | 处方药 | 《传统药物处方集》第一版（1983）和第二版（2007） | 《WHO 精选药用植物专论》 |
| 3 | 印度 | 草药的监管法规为《药品和化妆品法 1940 & 1945》（Drugs & Cometics Act 1940 & 1945） | 处方药和非处方药 | 《印度阿育吠陀药典》《印度乌纳尼药典》《印度悉达多药典》 | 《印度草药典》 |
| 4 | 印度尼西亚 | 草药的监管法规为《传统药物、标准化草药和植物药物注册标准和程序》（Kriteria dan Tata Laksana Pendaftaran Obat Tradisional，Obat Herbal Terstandar dan Fitofarmaka） | 非处方药和草药 | 《印度尼西亚药典》第 4 版，1995）及其补编（2009） | 《印度尼西亚本草》（Materiamedika Indonesia）（包括 237 部专论）、《WHO 精选药用植物专论》 |
| 5 | 缅甸 | 草药的监管法规为《缅甸传统医药药品法》 | 草药 | — | 《WHO 精选药用植物专论》 |
| 6 | 尼泊尔 | 草药的监管法规为《药品注册条例》 | 处方药和草药 | 《印度阿育吠陀药典》 | — |
| 7 | 泰国 | 草药的监管法规为《药品法》及其修正法案 | 非处方药 | 《泰国药典》及其增补版本、《PhratyaPhitsanprasatwet 医学研究》《Khun Sophitbunnalak 传统医学论文》《Phaetthayas-atsongkhro》和《泰国草药典》 | 《中国药典》《日本药局方》《英国草药典》《完整德国委员会 E 专论：草药治疗指南》（包括 81 部专著）和《泰国本草精选专著》（第一卷，54 部专著） |

### （六）西太平洋区域

2005 年有 12 个国家对草药实施监管，2018 年增加至 13 个国家对草药实施监管。表 21-1-6 是西太平洋区域主要国家的草药监管情况。其中所列 WHO 成员国草药的销售需要附带医学、健康和营养成份报告。

**表 21-1-6 西太平洋区域主要国家的草药监管[6]**

| 序号 | 国家 | 草药监管状况 | 草药分类 | 法定药典 | 其他参考草药专著 |
|---|---|---|---|---|---|
| 1 | 澳大利亚 | 草药的监管机构为药品管理局，法规为《治疗产品法》《药品管理法》《食品标准法典》* | 药品、食品 | 《英国药典》《欧洲药典》和《美国药典》 | — |
| 2 | 文莱达鲁萨兰国 | 草药的监管法规为《传统药物和健康补充剂处理指南》** | 传统药物、健康补充剂（Traditional medicines and health supplements，TMHS） | — | — |

续表

| 序号 | 国家 | 草药监管状况 | 草药分类 | 法定药典 | 其他参考草药专著 |
|---|---|---|---|---|---|
| 3 | 中国 | 国家对中药和天然药物的监管法规为《药品管理法》（2001年修订）、《药品管理法》、中药保护、医疗用毒性药品管理以及野生药用资源保护的法规 | 处方药、非处方药、保健食品和普通食品 | 《中国药典》（一部） | — |
| 4 | 日本 | 草药的监管法规为《药事法》 | 处方药、非处方药 | 《日本药局方》 | |
| 5 | 老挝 | 草药的监管法规为《药用自然资源的法令》 | — | 《中国药典》《日本药局方》和《越南药典》 | 东盟草药和药用植物数据库（2003年第一卷10部，第二卷5部）、《WHO药用植物的专论》 |
| 6 | 马来西亚 | 草药的监管法规包括《药品销售法》（1952）;《药品和化妆品管制条例》（1984）;《危险药物法》（1952）;《毒药法》（1952）;《药品广告和销售法》（1956）;《专利法》（1983）;《野生动物保护法》（2010第716号法案）;《濒危物种国际贸易法》（2008第686号法案） | — | 《英国草药典》《德国顺势疗法药典》《印度草药典》《中国药典》 | 《马来西亚草药专论》《马来西亚药用植物简编》《WHO精选药用植物专论》 |
| 7 | 菲律宾 | 草药的注册受到菲律宾食品药品管理局（PFDA）的监管，包括产品名称和药物的配方或成份 | 传统使用的草药产品和草药 | 《菲律宾药典》（2004） | 《美国药典》《英国药典》和《欧洲药典》 |
| 8 | 韩国 | 草药的监管法规包括《草药质量控制和销售（供应）条例》（1995）、草药质量控制（"标准化"）监管体系（1996） | — | 《韩国药典》（165部专论）和《韩国草药典》（436部专论） | — |
| 9 | 新加坡 | 草药的监管法规为《药品法》*** | 草药和中成药 | 《中国药典》 | — |
| 10 | 越南 | 草药的监管法规为《药品法》 | 非处方药和功能性食品 | 《越南药典》第五版 | 中国（包括中国香港）、日本和韩国的国家和地区药典 |

注：\*.澳大利亚的草药产品只有符合《治疗产品法》中"医疗药物"的定义时，才受《药品管理法》的监管。属于食品范畴的草药由州和地区的食品监管机构通过实施《食品标准法典》进行监管；\*\*.文莱达鲁萨兰国的草药由卫生部药物服务部进行监管，其安全性由市场监督系统监管。进口草药须得到药品服务部的批准；\*\*\*.新加坡对草药的监管侧重于安全和质量方面，包括有毒重金属的限量，禁止掺假和存在西药成份（如皮质类固醇和非甾体抗炎药）。

## 三、美欧日药品监管机构的草药监管

### （一）美国药品监管审评审批机构和植物药监管[8-11]

#### 1. 负责药品审批的部门及职责

美国药品审批的FDA，隶属于美国卫生和公众服务部（U.S. Department of Health and Human

Services，DHHS），是专门从事食品药品监督管理的最高执法机关。药品评价与研究中心（Center for Drug Evaluation and Research，CDER）和生物制品评价与研究中心（Center for Biological Evaluation and Research，CBER），作为 FDA 的内设机构，分别负责药品和生物制品的审评审批。

FDA 的组成部门可通过职能分工大致分为三类。

（1）局长办公室：局长办公室负责领导该局的科学活动、沟通、立法联络、政策和规划、女性和少数民族卫生项目、机构运行等工作。

（2）围绕局长办公室运行的 7 个综合性办公室，包括临床政策和项目办公室、外部事务办公室、少数民族健康和健康平等办公室、运营办公室、政策立法和国际事务办公室、首席科学家办公室、妇女健康办公室。

（3）业务管理中心 9 个，包括 CDER、CBER、医疗器械和放射健康中心、国家毒理学研究中心、食品安全和应用营养中心、烟草产品中心、兽药中心、监管事务办公室（Office of Regulatory Affairs，ORA）和肿瘤卓越中心。

2. 审评模式和审评程序

CDER 下辖 13 个办公室，分别是中心主任办公室、新药办公室、药品质量办公室、仿制药办公室、监管政策办公室、管理办公室、沟通交流办公室、合规办公室、医药政策办公室、转化科学办公室、项目执行办公室、战略项目办公室、监测和流行病学办公室。其中，有四大业务办公室，围绕审评和研究各自担负不同的职责，具体如下。

（1）**新药办公室**　负责所有新药的审批工作，按照不同适应症分成不同部门。

（2）**仿制药办公室**　负责对仿制药实施审评和监管工作，管理仿制药的各种临床、科研和管理事务，确保仿制药安全、有效、高质量，为患者提供安全、有效、高质量的仿制药品。

（3）**转化科学办公室**　研究并应用统计数学建模与仿真技术促进新型药品发展，通过 CDER 的生物统计处、临床药理学处和其他部门以及 FDA 下设各中心的协作定量评估药品的疗效、安全性和剂量。

（4）**药品质量办公室**　主要调整 CDER 的所有药物质量职能，包括审查、检查和研究，创建质量标准并改进对药品整个使用周期的质量监督，从而确保公众用药质量可靠。

新药审评流程参见图 21-1-1。

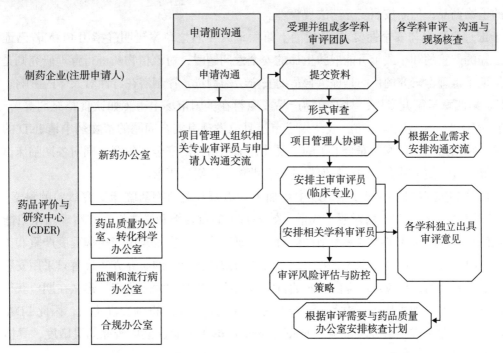

图 21-1-1　CDER 的新药上市申请审评流程示意图[12]

3. FDA《Guidance for Industry Botanical Drug Products》

（1）**主要内容**　1994 年 10 月，美国国会通过一项联邦法案，即《膳食补充剂健康和教育法》（DSHEA），依照该法许多植物产品可以作为膳食补充剂出售，但还不能进入销售处方药的药店。1996 年 8 月，美国 FDA 开始起草《Guidance for Industry Botanical Drug Products（植物药品产业指南）》（简称《指南》）[8]。2000 年 8 月，FDA 发布《指南》草案，肯定植物药的特殊性，承认以同等条件标准规范植物药与化学药的不现实性，就植物产品在美国作为药品上市所需的各项技术细节进行了相关规定和要求。2004 年 6 月，FDA 发布《指南》正式稿，强调植物药申报新药上市申请（NDA）的有利之处，并完善植物药的安全性和有效性的研究试验规范，确保有未知成份存在的植物药的安全性。《指南》指明了植物药可以作为治疗性药物进行开发以及可以获得 FDA 审批的可能性；承认植物药的特殊性，承认其有别于化学合成药品；概述了植物药与合成药物、半合成药物以及其他高度纯化或化学处理药品在法规管理方面的不同；并指出植物药上市途径。其主要政策还包括对植物药从申报到上市批准的申报材料和临床研究政策的解释说明；区别在什么情况下植物药可以作为 OTC 获批上市，在什么情况下植物药可以按照 NDA 获批上市；新药临床试验申请（IND）时，向植物产品（包括那些在美国正在作为食品与膳食补充剂合法上市的植物性产品）的申请者提供相关指导等。

虽然该指南对植物药的审评并未给予注册条件的放宽，但却从制度上承认了植物药是药品这一事实，并为植物药进入美国医疗报销系统创造了可能。

（2）**相关技术要求**

①关于定义及适用范围。FDA 对植物药定义阐述为"包括植物、藻类、可见真菌以及它们的混合物"。不包括发酵产品、源于植物的高度纯化或化学修饰的物质、生物技术或其他天然方法制备的非植物性药物部分，但对于那些含有动物或动物部位和矿物的药物（矿物药）可在适用范围内[9]。

《指南》第三章 D 中指出，按 21CFR300.50 和 330.10（a）（4）（iv）规定，由某植物单一部位（如叶、茎、根、种子等），或者单一藻类或可见真菌制成的植物药品，一般不视为固定复方药，此类药不需满足复方药的技术要求，即不需阐述清楚每个成份或活性在治疗中所起到的作用。尽管认识到以化学药复方制剂的技术标准来规范植物药复方制剂是不合适的，目前多植物组分的复方药仍需要受到复方药物技术要求的制约。对多植物组分的复方药（combination drug），即由一种植物不同部分或者多种不同植物制成的植物药品，仍需按照复方药法规管理。

②关于毒理学研究与安全性要求。《指南》第六章 A 中较之草案更明确指出 FDA 若已证明某种植物药存在已知的严重的和（或）可能威胁生命的安全性问题时，对该植物药进行毒理研究则是很有必要的，同时例证了毒理学研究的目的是提供合适的安全给药剂量，控制潜在毒性对人体的影响。

《指南》第四章至第九章中，对于植物产品或原料在美国市场上市（如饮食补充剂等），或未在美国市场而在美国以外其他国家上市，或从未上市过且已发现有安全问题的植物药申请 IND 的 Ⅰ 期及 Ⅱ 期临床试验，突出强调了植物药安全上市的重要性，依据植物药安全性程度不同对各期临床试验做了调整、各阶段提交资料做了补充，并对如何保证安全性做了详细的要求。

③关于临床研究。《指南》第六章 B5 中增加了大篇幅有关植物药临床研究试验的科学方法阐述，FDA 再次强调随机、双盲和空白对照（或量 - 效关系）的重要性和必要性，并明确指出只能在空白对照试验存在伦理学问题时才可考虑采用阳性药对照的研究途径，也就是说当疾病程度严重和（或）威胁患者生命的情况下必须用现已证实的有效治疗方法作为阳性药对照的研究方法代替只采用安慰剂的空白对照，除此之外其他病症均应采取空白对照的科学方法研究。又因为此研究是建立在期望获得植物药有效性结论的基础上的，而采用阳性对照所得结果的特殊性导致很难得到准确论断，因此 FDA 建议采用"附加"（add-on）方法或多组分层试验（three-armed study）来验证该项研究的灵敏度，具体相关问题参见 ICH E10 指导意见。

④关于活性成份研究。《指南》第四章至第九章中，多次强调对植物药活性成份的研究。在许多情况下植物药的有效成份与生物活性都不能十分确定地表述出来，这就要求在提交化学、制造和控制（Chemistry，Manufacturing and Controls，CMC）资料中，如果可表述，提交其活性成份或指标性成份的理化鉴别；不可表述，提交其代表性的光谱和色谱指纹图谱。较之草案，FDA将原单一"色谱指纹图谱"均改为"光谱和（或）色谱指纹图谱"（spectroscopic and/or chromato graphic finger printing）。在活性成份化学测定中也指出：如果存在多个植物药制备多味植物药中间体时，单味药的活性成份不能准确检测的情况，即每一单个活性物质或标记物的定量确定不可行时，可以采用对多个活性成份联合检测的方法，联合测定活性物质群或标记物质群。

⑤关于质量控制研究。《指南》中第七章至第九章中重新制定了植物药原料质量的测量标准，第七章B中首次增加了CMC植物药原料药以及植物药中间体的质量测量标准，即其质量一律以干重为准；在第八章B中增加了在植物药原料药生产中需要提交植物原料与提取物的质量之比的要求；对数种植物药原料药混合的情况，除要求注明各原料药质量外，还特别强调每种原料药投放的顺序；并指出如果多种植物药混合物是由两种或多种原料分别制作，然后混合而成的，那么每一种植物药原料药制作过程应该分别描述。在植物药单剂量单位含量表达方面，除将单味植物药、多味植物药产品的举例补充了每批次单位含量外，还增加了单味植物药提取物的单剂量含量表达。

《指南》第三章B中明确提出，依据①光谱和色谱指纹图谱等试验，②植物药生产全程的质量控制，③植物药中间体过程有效性的联合应用，保证植物药的纯度、质量、规格、药效等方面的连贯性和一致性；《指南》第六章B6中，强调要求指出除了对最终产品进行质量检测外，还应对植物原料药进行严格的质量控制，旨在保证植物药产品质量的一致性；同时要求对试验各阶段所用样品保证配方成份及组分配比的恒定性，要求IND申请中尽可能采取同一批植物产品（同一个植物来源或同一中间体来源）；《指南》第九章C中增加了动物实验、临床试验应使用该植物产品进行研究，要求使用方式尽可能保持一致。

4.美国植物药注册新阶段

1990—1998年共有64个植物药向FDA申请临床试验，在这些IND中，有68%被评价为具备足够的安全性可以顺利进行临床试验。但在2004年《指南》正式发布前，已有139个植物药申请IND，但未有一个植物药进入NDA阶段。

2006年10月31日，FDA批准了第一个植物药，德国植物药公司MediGene植物类处方药Veregen™（NDA21-902）的新药申请，主要用于局部治疗由人类乳头瘤病毒（HPV）引起的生殖器疣。Veregen™是来源于绿茶的一个混合物，主要有效成份为kunecatechins，在药品中占15%。该成份来自于绿茶［Camellia sinensis（L.）Kuntze］叶水提取物的部分纯化组分，是一种儿茶素类和其他绿茶组分的混合物。其中儿茶素类占总有效成份质量的85%~95%，包括超过55%的表没食子儿茶素没食子酸酯（epigallocatechin gallate），其他儿茶素类衍生物有表儿茶素（epicatechin）、表没食子儿茶素（epigallocatechin）、表儿茶素没食子酸酯（epicatechin gallate）和另外一些少量的儿茶素衍生物。除了已知的儿茶素组分外，也含没食子酸、咖啡因和可可碱，这些组分的总和约占药物质量的2.5%，其余的是未确证的绿茶叶提取物的植物性组分，未知成份只占总有效成份约7.5%。虽然只是1例外用制剂，这是FDA自1962年通过《联邦食品、药品和化妆品法案》（FDCA）Kefauver-Harris修正案以来，首次批准1个化学成份并未全部清楚的混合物当作新分子实体药物上市，也是FDA自2004年6月15日正式实施《植物药研究指南》以来批准的第1个植物药制剂。因而，这是美国植物药历史上的一个里程碑[11]。

2012年12月31日，FDA批准第2例植物药，同时也是第1例口服植物药。Salix制药公司（总部位于美国北卡罗莱纳州）的植物药Crofelemer（商品名为Fulyzaq™）上市，来源于巴豆属植物lechleri（在南美洲被称为"sangre de drago"）的红色胶乳。当树皮被割破时，会流出一种红色的、类似于血样的胶乳，其中含有新型多分子结构物质 Crofelemer。该药物为 125mg 的缓释片，主要用于缓解人类免疫缺陷病毒（HIV）引起的艾滋病（AIDS）患者接受抗逆转录病毒（ART）疗法时出现的非感染性腹泻症状。巴豆属植物 lechleri 是南美洲西北部的常见植物，在 1994 年 FDA 发布《膳食补充剂健康与教育法案》（DSHEA）之前，该植物就已被用于多种产品的生产；在 FDA 启动新膳食成份上市前通知程序时，该植物曾被列入犹他州天然产品联盟递交给 FDA 的传统膳食成份目录中。Crofelemer 的获批，标志着美国植物药审评制度更趋成熟，植物药在美国注册已迈入一个新的历史阶段[12]。

2022 年 12 月 28 日，FDA 批准 MediWound 公司（以色列 YAVNE）的 NexoBrid（注射剂，活性成份 anacaulase-bcdb，一种富含菠萝蛋白酶的蛋白水解酶浓缩物）是一种植物药物产品（注：尽管标识是生物制品类别注册，但是在 FDA 认为是植物药），适用于去除深度局部和（或）全层热烧伤成人的焦痂，属于 2022 年获批的孤儿药认定新药。NexoBrid（anacaulase-bcdb）先前，它已在欧盟国家、日本、印度等全球 43 个国家和地区获得批准，并且曾获得美国、欧盟的"孤儿药"资格认定[13-14]。

2023 年 12 月 18 日，FDA 批准凯西全球罕见病公司罕见病用天然药物 Filsuvez（Birch triterpenes，桦木三萜）外用凝胶，用于治疗 6 个月及以上交界性大疱性表皮松解症（JEB）和营养不良性大疱性表皮松解症（DEB）患者的部分厚度伤口（一种罕见的中重度皮肤病）。Filsuvez 含有两种桦树皮的干提取物，由天然存在的三萜物质组成，包括白桦醇、白桦脂酸、赤藓糖醇、羽扁豆醇和齐墩果酸[15]。

### （二）欧盟药品监管审评审批机构和植物药监管[16-21]

#### 1. 欧盟草药药品注册

欧盟现行的药品注册管理模式可概括为 2 层机构和 3 种程序。2 层机构即欧盟和各成员国的药品管理局；3 种程序指中央程序、相互认证程序以及成员国程序[19]。

**（1）中央程序**

①管理机构。欧盟中央程序中具体负责药品审批工作的机构是欧洲药品评价局（European Medicines Evaluation Agency，EMEA）。EMEA 是根据 1993 年 7 月 22 日通过的欧盟法令（EEC）NO12309/93 而建立的，总部设在伦敦，其隶属于欧盟工业总局下属欧盟药品化妆品管理局，由理事会（Management Board）和委员会组成[17,19]。

理事会委员由来自成员国、欧盟委员会、欧盟理事会的各 2 名代表组成，任期 3 年，可以连任，理事会主席在该委员会中选举产生。EMEA 对药物的审评主要依靠以下 3 个委员会：负责人用药的人用药委员会（CPMP）；负责兽用药的兽用药委员会（CVMP）；负责罕用药物的罕见药委员会（COMP）。其中 CPMP、CVMP 分别由每个成员国推荐 2 名代表组成；COMP 由每个成员国推荐 1 名代表，另外还有 EMEA 及每类疾病的 3 位代表组成。

②职能。EMEA 负责欧盟药物的审查、批准上市工作，并全面负责审查药品科学评价、监督药品在欧共体范围内的安全性、有效性。同时也负责协调、检查、监督欧盟内各国 GAP、GMP、GLP、GCP 工作落实。EMEA 主要通过以下措施来行使保障、促进公众健康的职责：通过整合整个欧盟地区的科学资源，为制药企业等提供高质量的药品审评及为新药开发提供明确的指导，同时也为药品使用者、医学专业人员提供有用、清晰的信息。努力打造高效、透明的审评程序及创造欧盟医药单一市场，使疗效更好的创新药品能更及时地到达患者手中。控制人用、兽用药物的安全性，特别是通过药物监测网络确立食用动物体内残留的安全限。

③审评对象。EMEA 规定凡是属于以下生物制品范畴的药品必须通过中央程序审批注册：DNA 重组技术；原核生物和真核生物，其中包括转化哺乳动物细胞活性蛋白基因编码的控制表达技术；杂交和单克隆技术。

另外，根据申请者的要求，以下情形的药品也可以在中央程序进行申请注册：来源于其他生物技术的药品，而且这些技术被 EMEA 认为具有重要创新的；药品给药途径是一种新的给药方法，给药系统被 EMEA 认为具有重要创新的；给予药品全新的适应症，该药被 EMEA 认为具有重要治疗意义；以放射性同位素为基础的药品，同时被 EMEA 认为具有重要治疗意义；从人血液或血浆中提取的新药；药品的制造过程被认为是重大技术进步，如微引力下的二维电泳；试图用于人类含有新活性物质的药品，在符合章程情况下，尚未被欧共体成员国批准为人用药的。

另外，非成员国向欧盟申请上市的上述药品（即进口药）亦按此程序向 EMEA 申请。

④审批程序。在提交资料前 4~6 个月内，申请人应当提前通知 EMEA，并尽可能准确地预测出提交申请资料的时间。接到通知后，CPMP 将会任命书记员，书记员会按规定在 EMEA 专家库内近 3000 名专家中选出负责该药审评的专家，并通知 CPMP 及申请人。提交资料后 EMEA 将在 15 天内完成对资料的验证，验证资料是否合格主要取决于：申请人是否按要求提交了资料、信息，是否交费等。如果合格则进入正式专业审查，CPMP 在 70 天内一般会得出一个初步的评论；在 120 天内，CPMP 会针对该项申请，列出所有存在问题的清单，并第一次得出结论。在接下来的 60 天内，申请人准备回答问题，并在第 180 天前决定是否举行听证会。在接下来的 30 个工作日内，EMEA 将作出决定，写出评价报告，如果得出肯定结论评估报告将会送到欧盟委员会。如无不同意见，欧盟委员会则在 30 天内拟出决定的初稿，再次下发给成员国和药厂。若 28 天内没有新的科学或技术问题提出，欧盟委员会即正式宣布这一决定。在上述评价过程中，假如成员国或药厂提出不同意见，CPMP 将按规定重新评价。

（2）**相互认证程序**　除必须采用中央程序的生物技术产品外，自 1995 年 1 月 1 日起，制药企业若希望药品能在多个成员国上市，则可以采用相互认证程序申请。它是基于各成员国对上市药品的审评要求基本一致这一前提，简化了审评程序，以加速新药进入多国市场。

具体过程：生产企业首先向第一个成员国当局提交上市申请及技术资料。经审评，如果该局同意上市，应在 210 天内写出评价报告。若申请者在同时或其后向其他成员国当局申请上市，这些成员国可暂停审评。待第一成员国批准该药上市后，申请者可以请求第一成员国写出有关该药的最新评价报告（包括上市后的评价），送至其他有关成员国，进入认证过程。其他有关成员国在接到申请及评价报告后 90 天内必须作出反应，如果意见一致，则可予以上市许可。如果发生对某药品的安全性、有效性方面各成员国的意见不一致时，EMEA 的 CPMP 有权进行科学裁决，CPMP 将对意见不一致的药品作出对所有成员国都有约束力的专门决定。原则上来讲，从一个成员国获得销售许可应该被另一成员国药审局认可（除非有充分理由怀疑该药会给公众健康带来危害）。

（3）**成员国程序**　这是指成员国药品注册管理部门负责对药品审查的过程，其主要是指（EEC）NO12309/93 法令规定的必须通过"中央程序"的审批药品之外的药品。对于"成员国程序"，其实与相互认证程序互为补充，先在某一成员国取得销售许可，再向其他成员国递交申请，请其作相互认可而取得销售许可，当然也可以逐个向成员国递交申请，获得每个国家的批准。成员国程序同样继续适用于那些在（EC）NO183/2001 中规定的确定了良好使用记录的药品，也适用于对那些已上市药品的变更申请。

2.**欧盟草药药品监管**

（1）**欧盟草药药品的法定概念和范围**　在欧盟草药药品（herbal medicinal product，HMP）与化学药品一样同属于药品范畴，是以 1 种或多种草药材（herbal substances，HS）、1 种或多种草药提取物（herbal preparations，HP），或 1 种或多种 HS 与 1 种或多种 HP 作为活性组分（active substance，AS）的药品。其中，HS 包括所有未经加工的植物全株、片段或切制的植物或其部位、藻类、真菌或苔藓类；HP 是由 HS 经处理得到的制品，制备方法包括萃取、蒸馏、压榨、分馏、纯化、浓缩和发酵等。可见，HMP 的法定概念和范围包括了单方和复方，这为中成药开展欧盟药品注册提供了基本法律依据。根据欧盟法令，无论是单方还是复方中成药，均可通过三类 HMP 身份进入欧盟市场，即作为新型 HMP、固有应用（well established use，WEU）HMP 进行上市许可（marketing authorisation），以及作为传统应用

（traditional use，TU）HMP 进行简化注册（simplified registration）。其中，新型 HMP 的 AS 为全新、无人用历史的组分；WEU 和 TU HMP 则均具有长期人用经验，前者系在欧盟应用超过 10 年、有充分的科学文献证据，后者系药用超过 30 年（含欧盟应用＞15 年）、有充分的传统应用证据。从法令层面，欧盟对新型 HMP 的注册评价技术要求与新化学实体基本一致；对 WEU 和 TU HMP 则依据已有人用经验情况对安全与有效性研究给予了不同程度的减免，但质量要求并不受人用经验有无的影响，三类 HMP 的质量要求均一致。

（2）**欧盟草药药品质量评价技术要求**　在质量研究与评价方面，HMP 质量研究指南[18]和质量标准指南是围绕药学研究进行一般性规定的核心指导性文件，均于 2006 年首版发布，目前已修订 3 次，最新版本于 2022 年 5 月发布。在安全与有效性评价方面，欧盟早期同样围绕 HMP 的非临床与临床评价发布了核心指南，并分别于 2019 年 2 月和 2017 年 11 月进行了修订。对复方 HMP 的研究与评价不仅应遵循前述一般性规定，亦需满足欧盟对复方 HMP 的特殊要求，包括复方 HMP 质量研究指南、临床评价相关指南。此外，《欧洲药典》与欧盟草药专论（European Union Monograph，EUM）分别就 HMP 质量、安全与有效性提供了完整的技术标准体系，具有法律效力或强推荐性，也是构成欧盟 HMP 注册评价技术标准体系的重要内容。

欧盟对三类 HMP 的质量要求一致，均需完成通用技术文件（common technical document，CTD）模块 3 的所有药学研究。首先是重视源头，尤其强调药材基原、生长地理条件、遵循《药用植物种植和采集质量管理规范》（GACP）等。同时，由于大多 HMP 有效成份不完全清楚，欧盟认为不能仅以特定成份或标记物表征产品 AS，应将 HMP 所含的 HS、HP 整体视为 AS，因而要求 HS、HP 的定性、定量特征均应予以界定，并依据有效成份是否明确将其分为三类：标准类、定量类和其他类。前二者可通过添加辅料和 HS/HP 混批的方式控制有效成份含量，其他类由于有效成份未知，只能通过分析指标成份进行质量控制。HMP 的质量标准不仅涉及产品，还包括 HS 和 HP，其目的是描述相应质量特征（尤其与安全、有效性相关的），而非定性定量分析所有化学成份。在鉴别方面，应通过性状和显微鉴别描述 HS 的特征，区分可能的掺假物和替代品，并提倡采用指纹图谱表征 AS 和 HMP 的已知有效成份或分析指标成份；在杂质方面，欧盟强调 HS、HP、辅料、包装以及生产过程等各个环节均可能产生杂质，应引起重视，一是重金属、杀虫剂和熏蒸剂残留物、霉菌毒素、微生物污染、吡咯里西啶生物碱等污染物，二是 HS、HP 产生的可能有毒降解产物，三是生产过程中的残留溶剂；在含量检测方面，应建立已知活性成份的检测方法，在活性成份未知的情况下可对分析指标成份进行含量测定，特定情况下甚至允许采用苦味值和膨胀指数等进行替代。对于复方 HMP 而言，理论上应对其组成中各个 HS、HP 进行鉴别、含量测定等，但在实际研究中存在较大困难。因而，在遵循《欧洲药典》、GMP 及上述一般性质量要求的基础上，欧盟尤其强调复方 HMP 的生产工艺设计和过程验证、关键工序考察等，通过相应生产工艺、过程控制和成品检测等系列措施尽可能确保复方 HMP 的质量和批间一致性。

（3）**欧盟草药药品安全与有效性评价技术要求**　欧盟对新型 HMP 安全与有效性研究的要求与新化学实体基本一致，均须完成 CTD 模块 4、5 的所有药理、毒理和临床试验研究；由复方组成的新型 HMP 亦同固定剂量复方制剂一样，须按要求证明复方相较单味药应用的优效性。WEU 和 TU HMP 由于长期的临床或人用经验，其 CTD 模块 4、5 相应研究得到不同程度的减免，具有特殊性，也更符合中成药的实际。

非临床部分，对于 CTD 的模块 4 部分，原则上 WEU HMP 可采用科学文献逐项替代非临床药理、毒理各项研究数据，TU HMP 可采用安全性文献综述及专家证据进行替代，仅在 NCA 另有要求时补充开展相应实验研究。

临床部分，WEU HMP 可采用科学文献（含上市前、上市后研究和涉及相关内容的流行病学研究）逐项替代 CTD 模块 5 的相应临床试验数据，这类文献有三大方面的要求：一是类型，可包括对照或非对照临床研究、队列或纵贯研究、观察性研究、病例对照研究和经科学评价的病例报告、专论等；二是质量，文献质量与报道的一致性直接关系能否充分支撑产品的安全与有效性，较陈旧的文献应评估科学可信度，同时欧盟强调 WEU HMP 应至少有 1 项较高质量的对照临床试验研究文献；三是报道完整性与连续性，如受试物特点清晰、足够病例数、针对目标适应症的确切安全与有效性数据、报道时间的连续性等。

（4）欧盟评价草药药品"三性"的特点　欧盟对 HMP 的质量要求具有"灵活性"的特点，允许 HMP 的组分存在一定浮动范围：对于来自同一植物同一药用部位的药材，若采用相似溶剂进行提取，欧盟允许提取物相当于原药材的比例（DER）在一定范围浮动，如 Dormeasan Valerian-Hops Drops 中 2 味药材的 DER 分别为 1:10~1:11、1:12~1:13。对于 WEU 和 TU HMP 这 2 类具有人用经验的产品，其相关 HP 所采用提取溶剂的浓度亦允许一定波动；对于复方 WEU 和 TU HMP 来说，在能证明剩余药味组成的安全与有效性的基础上，甚至允许缩减药味，如逍遥片在荷兰药品注册过程中去除了原方中的茯苓和薄荷。

在安全与有效性评价方面，欧盟针对 WEU 和 TU HMP 制定了符合植物药长期人用历史特点的评价标准体系，依据人用特点和应用过程中所产生"证据"的科学性程度，对模块 4、5 的研究内容进行分类要求；其核心原则是认可 HMP 的人用历史，认为人用经验"证据"代表着当时植物药领域的最先进技术水平，尽管可能已不符合当前的方法学要求和报告标准，但经过质量和可信度评价后依然可用于论证产品的安全与有效性，并以此对研究数据予以不同程度的减免。

从注册评价技术标准体系层面看，欧盟亦考虑复方相较单方产品的特殊性，专门针对复方 HMP 的质量研究和临床评价问题制定了技术指南。欧盟复方 HMP 的研究与评价不仅遵循前述一般性规定，也重视其围绕复方产品特点制定的特殊要求。在质量方面，欧盟考虑复方 HMP 在研究与生产实际中难以逐一定性、定量分析各组成药味，尤其强调生产工艺设计、过程验证、关键工序考察等，以尽可能确保产品质量和批间一致性。在安全和有效性评价方面，欧盟亦结合复方 HMP 的物质构成特点，不再采用固定剂量复方制剂去验证复方相较单方应用优效性的评价思路，而是重视对产品所含各组分在复方中所发挥作用的论证，重视复方应用的合理性"证据"。

### （三）日本药品监管审评审批机构和汉方药监管

#### 1. 负责药品审批的部门及职责

日本的《药事法》授权厚生省（MHLW）主管全国的药品管理工作。厚生劳动省是日本负责医疗卫生和社会保障的主要部门，主要负责日本的国民健康、医疗保险、医疗服务提供、药品和食品安全、社会保险和社会保障、劳动就业、弱势群体社会救助等职责。日本的药品监督管理制分为三级，即中央级、都道府县级和市町村级。中央政府厚生省药务局是权力机构，地方政府为政策的贯彻执行部门。其中，药品和医疗器械管理局（Pharmaceuticals and Medical Devices Agency，PMDA），其日语名称翻译为"独立行政法人医药品医疗器械综合机构"，是厚生劳动省医药食品局所管辖的独立行政法人[22-23]。

PMDA 的业务主要包括审查、安全对策、健康损害救济三大板块。

审查业务：旨在控制风险，是在上市前对产品安全、有效性的审核，主要职能包括临床试验等相关咨询工作；对药品、医疗器械和再生医疗产品的审查、再审查/再评价；对申请资料等相关内容可靠性调查（GCP/GLP/GPSP 符合性评估）；对生产企业的 GMP/QMS/GCTP（Good Gene, Cellular, and Tissue-based Products Manufacturing Practice，再生医疗产品的生产管理和质量管理规范）检查；对注册认证机构的检查;《日本药局方》等标准的编写与调查等。

安全对策业务：是指上市后的安全措施，旨在持续性降低风险，是 PMDA 与厚生省一同协作，为了保证医疗器械的安全、放心使用而实施。PMDA 与厚生省从制造商、经销商、医疗机构等处收集与医疗器械产品质量、有效性、安全性相关的信息，并对收集的信息进行科学的调查。探讨，形成安全应对策略。根据各项规定要求，在 PMDA 官网上不仅可以查到审查相关的资料，同时可以查到紧急安全性信息、关于医疗安全信息的通知等。

健康损害救济业务：旨在为医疗领域健康已受到的伤害采取救助措施，此业务与审评审批业务关系不大。

2. 审评模式和审评程序

PMDA 根据当前的科学技术标准评估药物、医疗器械以及基于细胞和组织的产品的质量、疗效和安全性。在审查药品申请时，拥有制药科学、医学、兽医学、物理科学、生物统计学或其他专业学位的 PMDA 审查员组成一个团队，对被审查的特定药品的质量、药理学、药物动力学、毒理学、临床影响和生物统计学进行评估。在审评过程中，审评员与外部专家交换意见（专家讨论），以确保利用他们的先进专业知识进行更有效的审评。此外，药品管理局还参加了"国际人用药品注册技术协调会"（ICH），并积极将 ICH 议定的准则纳入药品审评工作。

PMDA 通过设定目标审评时间，努力加快审评进程，同时通过在其网站上公布审评人员的基本注意事项，明确审评标准。PMDA 的药品审评不仅包括新药，还包括仿制药、OTC 药品以及准药品等。药品管理局还对已批准的药物产品进行重新审查和重新评估。此外，PMDA 的审查和相关服务包括各种活动，例如提供有关监管提交建议的"咨询"、GLP/GCP/GPSP（Good Post-marketing Study Practice，药品上市后研究质量管理规范）检查以确保提交的数据符合伦理和科学标准，以及 GMP/QMS/GCTP（Good Gene, Cellular, and Tissue-based Products Manufacturing Practice，再生医疗产品的生产管理和质量管理规范）检查以确保提交批准的产品的制造设施的质量管理。

PMDA 提供咨询，以就药物、医疗设备、细胞和组织产品的临床试验以及监管提交的数据提供指导和建议。在新药临床试验咨询中，PMDA 审查拟议的临床试验是否符合注册申报的要求，同时考虑临床试验的伦理和科学方面、可靠性以及试验对象的安全性，并给出建议促进临床试验的改进。

专门委员由 PMDA 从各学科经验丰富者中选出并任命，名单在 PMDA 网站公布。与专门委员商议的制度与我中心的专家咨询制度类似，有信函商议和会议商议两种方式。

日本药品或医疗器械的申请上市流程及药品及医疗器械审评的示意图分别见图 21-1-2、图 21-1-3。

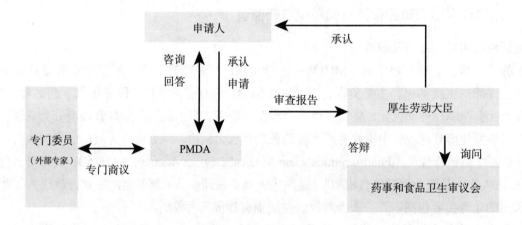

图 21-1-2　日本药品或医疗器械的申请上市流程[21]

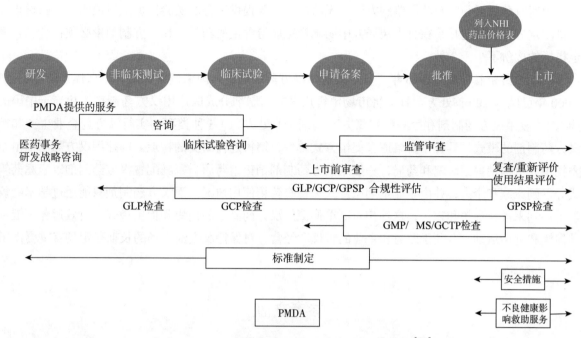

图 21-1-3　日本药品及医疗器械审评的示意图[21]

### 3. 汉方药监管

日本十分重视研究《伤寒杂病论》，现在使用的方剂大多为书中原方，故称为汉方药。20 世纪 60 年代日本政府采取了一系列促进汉方药发展壮大的措施，汉方药进入了蓬勃发展时期。目前日本有 80 所大学开设汉方医学课程，20 余所大学设有汉方医学和生药研究部门，研究人员近 3 万。日本政府成立中医药研究所，民间成立中医药研究会，面向社会举办汉方培训班，据统计日本汉方药品销售额排名前 10 位的制药企业，其平均研发费用从 2002 年的 588 亿日元增至 2010 年的 1262 亿日元，已形成由科研人员、汉方医学专业研究机构、医学类大学、综合类大学医学部和汉方药企业的汉方研究机构组成的汉方药科研体系。日本有较为完善的汉方药管理体系，对汉方药的研发、注册审批、生产、质量、销售过程都进行严格的监管和控制。但在新药研发方面，由于审批要求严格，日本汉方企业很少涉及新药领域[23]。

（1）**汉方药注册审批管理**　日本汉方药的审批主要是基于 1975 年颁布的《一般用汉方制剂承认基准》，里边共收录了处方 210 首，出自中国的《伤寒论》《金匮要略》《千金方》《惠民和剂局方》等，对每一首处方的配伍、用法、用量以及功能主治都有明确的规定，该文件是日本医疗用汉方制剂研发和生产的基础，企业向厚生劳动大臣或行政部门提交申请书，得到批准可进行生产和销售。

（2）**汉方药生产管理**　日本实行企业生产和管理汉方药产品的模式。目前汉方药的生产主要集中在 18 家企业，其中最大的为津村制药会社。津村是日本最大的汉方药生产企业，从 1976 年就开始研发汉方制剂，在 11 年内申请了 129 种汉方制剂，在 2016 年约占日本汉方药销售额的 80%。日本汉方药制剂的剂型以颗粒剂为主，最早是由板仓武在 1944 年开发，颗粒剂既保留了中药汤剂易吸收、起效快、疗效好的优势，还克服了其药物用量大、工艺繁杂、有效成份破坏严重的缺点。

目前日本的汉方药制剂主要集中在"七汤二散一丸"10 种制剂（补中益气汤、大建中汤、柴苓汤、六君子汤、芍药甘草汤、加味逍遥散、麦门冬汤、牛车肾气丸、葛根汤、五苓散），占据了日本汉方药生产总额的 75.79% 和医疗用汉方药生产总额的 95.88%。

（3）**汉方药质量管理**　日本制定了一系列管理汉方药质量的文件：1976 年颁布《药品生产质量管理规范》（GMP），2003 年颁布《药用植物种植和采集的生产质量管理规范》（GAP），2012 年颁布《生药及汉方生药制剂制造与品质管理相关基准》（简称新汉方 GMP），在药材的鉴别、含量测定方面，规定处方中所有药材必须制定薄层鉴别方法，无法制定的要提供充分的实验依据加以说明。在药材指标成份定量测定方面，规定凡是在日本药局方中明确规定成份含量的药材，在汉方制剂中必须符合，且要求测定指标的成份不少于3种。

（4）**汉方药销售管理**  1976年，日本政府将汉方药制剂纳入国家健康保险和医保体系的报销范畴，到2000年已纳入200首处方。日本将市场销售用汉方药制剂分成医疗用汉方药制剂（相当于中国的处方药）、一般用汉方药制剂和家庭配置汉方药制剂（非处方药）3种类型，实行汉方药企业生产和销售的汉方药制剂的模式，具有销售渠道和促销方式单一，销售过程简捷的特点。医疗用汉方药制剂由企业或委托中介机构销售给医院和药局，一般用汉方药制剂销售给药店，家庭配置汉方药制剂以家庭药箱的形式分发到家庭和个人，并由企业定期派专人去检查药箱使用情况。而汉方药制剂只能通过学术会议或者学术期刊来进行促销和宣传，这种相对简单便捷的汉方药制剂的销售和促销模式，有效避免了混乱的药品促销和宣传活动，有利于政府和企业的管理和经营，对保持汉方药市场的长期稳定具有重要作用。

（蒋露  赵军宁  黄璐琦）

# 参考文献

［1］World Health Organization. WHO global report on traditional and complementary medicine［R］. Luxembourg: World Health Organization，2019.

［2］新华社. 中医药已传播到世界196个国家和地区［EB/OL］.（2023-09-06）. https://www.gov.cn/yaowen/liebiao/202309/content_6902465.htm.

［3］程蒙，杨光. 国际植物药市场现状概述［J］. 中国食品药品监管，2019（5）：62-67.

［4］党海霞，智恺，刘新民，等. 世界卫生组织草药产品注册监管联盟概述［J］. 中草药，2020，51（23）：6133-6136

［5］赵浩如. 论草药药品的基本特征及其注册类型［J］. 中国药事，2011，25（1）：25-28. DOI：10.16153/j.1002-7777.2011.01.010.

［6］于金倩，段文娟，王志伟，等. 世界卫生组织的六大区域对草药的监管概述［J］. 世界科学技术－中医药现代化，2023，25（5）：1569-1579.

［7］于金倩，黄璐琦，段文娟，等. 世界卫生组织6大区域对草药生产和安全评估的监管概况［J］. 世界中医药，2023，18（12）：1741-1749；1754.

［8］王智民，任谦，叶祖光. 美国FDA《植物药品产业指南》的技术要求与我国中药新药技术要求的比较［J］. 中国中药杂志，2001（1）：15-17.

［9］马昕. 美国FDA《植物药新药研究指南》的研究Ⅱ［D］. 哈尔滨：黑龙江中医药大学，2010.

［10］唐健元，张磊，杜晓曦. 国外上市植物药评价简介和对我国中药新药临床研究现状的思考［J］. 中药药理与临床，2007（5）：222-227.

［11］闫庆松，樊玉录. 美国植物药注册迈入新阶段［J］. 中国现代中药，2013，15（2）：147-150. DOI：10.13313/j.issn.1673-4890.2013.02.006.

［12］何辉，杨兰，王淼，等. 浅析美国药品监督管理机构合规办公室［J］. 中国新药杂志，2022，31（22）：2231-2236.

［13］FDA. Novel Drug Approvals for 2023［R/OL］.（2024-07-18）. https://www.fda.gov/drugs/new-drugs-fda-cders-new-molecular-entities-and-new-therapeutic-biological-products/novel-drug-approvals-2023.

［14］Chiesi Global Rare Diseases receives FDA approval for Filsuvez®（birch triterpenes）topical gel for the treatment of epidermolysis bullosa. News release. Chiesi Global Rare Diseases. 2023-12-19.

［15］FDA. Drug Trials Snapshots：FILSUVEZ［R/OL］.（2024-03-06）. https://www.fda.gov/drugs/drug-approvals-and-databases/drug-trials-snapshots-filsuvez.

［16］瞿礼萍，曾洁，黄倩倩，等. 欧盟草药药品监管模式对中国中药注册管理的启示［J］. 世界科学技术：中医药现代化，2020，22（2）：434-440.

［17］翁新愚. 欧盟的药品注册管理［J］. 国外医学：中医中药分册，2003（4）：195-196.

［18］瞿礼萍，李秀丽，张廷模，等. 欧盟草药药品注册评价技术标准体系研究［J］. 中草药，2023，54（14）：4762-4768.

［19］张欣涛，平其能，胡彬. 欧盟药品注册管理浅析［J］. 中国药事，2009，23（4）：396-399.

［20］瞿礼萍，王梅，邹文俊. 欧盟草药药品注册管理现状与中药欧盟注册策略［J］. 中草药，2021，52（20）：6135-6143.

［21］国家药品监督管理局国际交流中心. 美英等8国药品监管审评审批机构和工作的概况. 2024.

［22］王诗恒，刘剑锋，秦培洁，等. 日本汉方药产业管理现状概况［J］. 世界中医药，2021，16（2）：351-354.

［23］杨明，杨逢柱. 日本汉方药国际化路径研究及对我国中药行业发展的启示［J］. 世界中医药，2020，15（20）：3174-3178.

## 第二节　中药及植物药国际标准研究与协调

目前，中医药已传播至196个国家和地区，全球范围内已有超过180个国家和地区进口或使用草药及草药产品，使用者数量高达40亿，约占据全球总人口数的80%。中国作为中药大国，其中药类产品广泛打入世界各地市场，出口至包括日本、韩国、德国、美国、加拿大、澳大利亚在内的众多国家和地区。出口品类涵括了植物提取物、中药材及饮片、配方颗粒、中成药和保健食品等多种类型，其中植物提取物占据较大比例，后续依次为中药材及饮片、中成药和保健食品[1]。

各国对草药的监督管理普遍依赖于各自的法律法规体系和药典标准，WHO报告指出，截至2019年，已有至少110个成员国在其国内药典中引用或制定了针对草药的来源鉴定、品质标准等环节的监管条款。与此同时，全球大约有40个国家已自主编纂并出台了国家药典或专门针对草药的独立药典，相反，大约70个国家暂无本国药典或国家草药典，因而选择借鉴并采纳其他国家的权威药典标准，以确保中药产品质量的国际认可度和一致性[2]。值得注意的是，即便在同一药材的识别、描述、真伪鉴别的标准，以及有效成份含量测定的方法和质量控制指标设定等方面，各国和地区的现行国家药典或草药专论间往往体现出一定的差异性。本节对国际主流药典及相关组织标准概况进行了总结，见表21-2-1。

### 一、主流药典及相关组织标准概况

#### （一）美国药典和HMC

《美国药典》（United State Pharmacopeia，USP）自1820年12月首次发布以来，历经2个世纪的发展，现已成为全球药品质量标准的基石。自1980年起，《美国药典》和《国家处方集》（National Formulary，NF）进行了整合，联合出版《美国药典/国家处方集》（USP-NF），这套标准得到了全球140多个国家和地区的广泛认可和采纳。最新版本为2021年出版的"USP-NF 2022"，该版本于2022年5月1日正式生效。早在19世纪末至20世纪初，USP就开始逐步收录药用植物的提取物和制剂，并将其编入食品补充剂相关的卷册中。USP43-NF38共收载膳食补充剂580种，其中收载植物来源的共

表 21-2-1　国际主流药典及相关组织标准概况

| 国家及地区 | 药典及法规 | 英文名称 | 第一版 | 更新频率 | 最新版本 | 发布时间 | 收录中药品种 | 特色 |
|---|---|---|---|---|---|---|---|---|
| 中国 | 《中国药典》 | Chinese Pharmacopoeia (ChP) | 1953 年 | 1985 年后每 5 年更新 | ChP2020 | 2020 年 | 收录 2777 种，包括 616 种药材与饮片，47 种植物油脂与提取物，1605 种成方和单方制剂 | 标准项目含中医药理论指导的信息；几乎每种中药均收录对应饮片；复方制剂收录最丰富 |
| 美国 | 《美国药典/国家处方集》 | United States Pharmacopeia/National Formulary (USP-NF) | 1820 年/1980 年 | 持续更新，随时变更 | USP-NF 2022 (USP44-NF39) | 2022 年 | USP43-NF38 收录植物来源的膳食补充剂 286 种 | 以膳食补充剂的形式收录 |
| | 《草药专集》 | Herbal Medicines Compendium (HMC) | 2013 年 | 官网持续更新 | 在线发布，无版本 | 不涉及 | 收录 91 种植物药、植物药粉末和提取药物等 | 标准可免费获取；注重药材鉴定和安全性检测（重金属、微生物限度、农药残留和机会性毒素等） |
| 欧洲 | 《欧洲药典》 | European Pharmacopeia (EP) | 1977 年 | 持续更新；定期发布 | EP11 | 2022 年 | 收录 344 种草药、草药制剂 | 极其注重安全性控制指标，近乎全面要求进行微生物限度、重金属及有机农药残留的检测 |
| 英国 | 《英国药典》 | British Pharmacopoeia (BP) | 1864 年 | 每年更新 | BP2024 | 2024 年 | BP2021 收录 398 种中药产品以及草药制剂 | 采纳了《欧洲药典》所有标准 |
| 日本 | 《日本药局方》 | Japanese Pharmacopoeia (JP) | 1886 年 | 9 版后每 5 年更新 | JP18 | 2021 年 | 收录 326 种生药及其制剂 | 收录生药，且制剂检测项全面；所用试剂强调安全环保；官网可下载英文版 |
| 韩国 | 《韩国药典》 | Korean Pharmacopoeia (KP) | 1958 年 | 1976 年后每 5 年更新 | KP12 | 2019 年 | 收录 179 种生药和生药制剂 | 标准体系精简凸显后 |
| 中国香港和台湾 | 《香港中药材标准》 | Hong Kong Chinese Materia Medica Standards | 2005 年 | 不固定 | 第 10 版 | 2020 年 | 收录 330 种常用中药材 | 严格限定每种药材的重金属含量、农药残留等安全性指标；图文并茂；在线免费获取 |
| | 《台湾中药典》 | Taiwan Herbal Pharmacopoeia | 2004 年 | 不固定 | 第 4 版 | 2022 年 | 收录 394 种，包括 355 种单味药，30 种提取物和 9 种中药制剂 | 标准所列项目同《中国药典》；官网可免费下载英文版 |
| 印度 | 《印度药典》 | Indian Pharmacopoeia (IP) | 1955 年 | 不固定 | IP2022 | 2022 年 | 几十种 | 除《印度阿育吠陀药典》外，印度的传统医学药典还包括《印度尤纳尼药典》及《印度顺势疗法药典》以 |
| | 《印度阿育吠陀药典》 | The Ayurvedic Pharmacopoeia of India (API) | 1989 年 | 不固定 | 第 7 卷 | 2016 年 | 收录 645 种单味药和 202 种制剂 | 悉知这些药典《印度尤纳尼药典》等 |
| 45 个成员国 | ISO 标准 | International Organization for Standardization Standards | 2009 年 | 官网持续更新； | 在线发布，无版本 | 不涉及 | 已发布 101 项单味中药材标准 | 在线购买获取；不涉及中药制剂 |

计 286 种 97 个类别，但尚未收录植物来源的复方制剂。随着社会进步和医学科技的飞速发展，USP 愈发认识到植物药在全球医疗保健体系中的关键地位，并着力加强了对植物药标准制定的投入。2013 年 5 月 20 日，USP 推出了《草药专集》(Herbal Medicines Compendium，HMC )，该专集的所有标准均可在网上免费获取。不同于 USP-NF 中主要针对膳食和营养补充用途的植物成份，HMC 涵盖了更为广泛的草药制剂，包括但不限于传统中药，如《神农本草经》中记载的一些药物虽不适宜归入食品补充剂范畴，却能在 HMC 中找到相应标准。相比于《中国药典》，HMC 并未包含诸如性状和功能主治的描述，而将焦点更多地集中在植物药材鉴定和安全性检测。HMC 尤其注重植物来源的清晰界定，体现在别名、通用名等命名信息的详尽列举，以及混淆品的精准鉴别上，后者是草药卷新推出的一项重要内容。在安全保障方面，HMC 特别强化了对草药制品中潜在的隐患项目的管理力度，比如重金属、微生物限度、农药残留和机会性毒素等有害物质的严格检测，几乎涉及所有的植物药品种。例如规定所有 76 种农药的最大残留限量。此外，在薄层色谱和含量测定两个关键环节，USP-NF 和 HMC 秉承相同的原则，即通过选取更多能够体现植物特性和药效的关键指标成份或有效成份来进行药材的真伪鉴别和质量优劣评价。为了减少标准执行成本，两者在薄层色谱中倾向于使用对照提取物作为参照物，而在含量测定环节，倡导使用一标多测的方法，减轻对照品高昂的成本对执行标准带来的经济负担。

### （二）欧洲药典和英国药典

《欧洲药典》(European Pharmacopeia，EP ) 于 1977 年出版第一版，是全球最具影响力的药典之一，作为欧洲药典质量评估的唯一法定依据，得到 37 个欧洲国家和欧盟成员国的共同采纳与执行。现行的 EP11 版本，收载了 344 种草药、草药产品和草药制剂，大多具备作为药物使用的属性，这在很大程度上得益于欧洲深厚的天然药物使用传统[3]。与《美国药典》类似，由于没有中医药基础理论为指导，EP11 收录的草药并不涉及炮制、性味与归经、功效与主治、用法与用量等方面的规范，但极其注重安全性控制指标。在收录的所有草药中，EP11 近乎全面要求进行微生物限度、重金属及有机农药残留的检测，尤以对黄曲霉素和活性组分的限量控制更为严格，其标准限度规定值低于 ChP 和 USP-NF。同时，在农药残留量检测方面，EP11 与 USP-NF 保持一致。

《英国药典》(British Pharmacopoeia，BP ) 不仅全面采纳了 EP 的所有标准，而且自身具有更悠久的历史底蕴，其首版发行于 1864 年，是一部英国药剂和药用物质的官方标准文集。作为世界上最古老的药典之一，BP 享有极高的国际声誉和权威性，在包括加拿大、澳大利亚在内的全球 100 多个国家和地区得到广泛运用和认可。自 2007 年起，《英国药典》首次引入了中药内容，标志性地将甘草纳入正文，启动了对英联邦内中药质量管理体系的构建，随后逐年拓展收录品种，不仅包括英国本地常用的草药，也借鉴了《欧洲药典》的品种。2009 年，EP 正式将草药与草药制剂作为单独单元列出，至 2011 年，这单元演变为草药、草药制剂和草药专项。《英国药典》每年定期进行修订与更新，新版通常在每年 8 月发布，并于次年 1 月开始实施。2021 年版本涵盖了 I 至 VI 卷，其中草药及相关制品的详细规定位于第 IV 卷，囊括了超过 398 种草药、草药产品以及草药制剂[4]。

### （三）日本药典

《日本药典》，又称《日本药局方》(Japanese Pharmacopoeia，JP )，自 1886 年首发以来，便成为日本法定的草药标准文献。早期版本每 10 年修订 1 次，直至第 9 版，此后改为了每 5 年进行一次大规模修订。从第 12 版起，更是每 5 年进行两次补充更新[5]。目前的最新版本为 2021 年 6 月生效的第 18 版，即 JP18，该版本分为两部分发布：第一部主要收录原料药及其基础制剂，而第二部则聚焦于草药（含拉丁名索引）、家庭药制剂以及制剂原料。JP16 版收录了 216 个生药材专论，到了 JP17 版，则增至 234 个生药材专论。目前 JP18 版所收录生药材及其制剂共 326 种。如同 USP 和 EP，JP 并不涵盖功能主治、用法用量和使用注意事项等信息。复方制剂是《日本药典》的一大特色，在制剂形式上，JP 偏重于传统的中药制剂，如汤剂、浸膏剂等。值得一提的是，JP 对复方制剂的质量控制尤为周全。例如，补中益气汤浸膏的质量标准中，包含 10 味药材的 11 项定性鉴别，同时对其中 3 种成份设定了定量分析的上下限，上限通常是下限的 3 或 4 倍，确保了临床用药批次间的一致性。此外，JP 亦贯彻了一法多用的原则，不同复方中相同药味的定性与定量分析方法相同或相近，既实用又简化，尤其有利于药检部门的快速检测。此外，所有的制剂质量标准均涉及薄层液相色谱（TLC）鉴别、重金属、砷盐检查和高效液相色谱（HPLC）含量测定等项目，相比于汉方制剂比较全面的标准，JP 中单味药的标准略显简单。

### （四）韩国药典

《韩国药典》的发展历程可追溯至 1958 年出版的第一版，随后在 1967 年完成了第二版修订，并于 1976 年推出了第三版。自此以后，《韩国药典》每 5 年定期更新，当前正处于第 12 版的有效期内。《韩国药典》主体结构划分为两大部分，其中第二部分着重收录了生药及其制品的相关标准。这一部分详细列明了 179 种生药和生药制剂，涵盖 46 种生物制剂，19 种复合制剂，以及 140 种赋形剂和 16 种接近药品级别的物质。相较于中美欧三大药典，《韩国药典》在标准体系建设方面稍显滞后，其专论内容主要专注于药材、提取物及制剂的质量控制。

### （五）印度标准

《印度药典》的发展历程始于 19 世纪，早在 1833 年，东印度公司的药房就推出了名为《孟加拉药典及药用植物的一般规范》的出版物，这份文件实质上预示了现代印度药典的雏形，主要收录了当时当地常见的本土草药资源。1946 年，加尔各答市政府发布了 "Indian Pharmacopoeial List 1946"。印度独立后，1955 年印度药典委员会发布了《印度药典》(Indian Pharmacopoeia，IP)，紧接着在 1960 年推出了增补版，涵盖了当时在印度境内广泛使用的西药以及草药。这种综合性的收录模式延续至 1966 年的第二版及其 1975 年的增补版，其中第二版中收录了源自动植物的药材及其制剂约 170 余种。鉴于传统医学在印度文化中的核心地位，印度政府积极编纂了一系列专注于本土传统医学的药典，包括但不限于《印度阿育吠陀药典》《印度悉达药典》《印度尤纳尼药典》以及《印度顺势疗法药典》[6]。《印度药典》2010 年版收载的植物药材及其制品的数量为 89 种。《印度阿育吠陀药典》自 1989 年首卷发布以来，已更新至第七卷（2016 年），记录了 645 种单味药和 202 种制剂，其配套的《印度阿育吠陀药典处方集》则规定了 985 种制剂的标准。此外，《印度悉达药典》记录了悉达医学体系中的 139 种单味药，《印度尤纳尼药典》及其处方集则涵盖了 298 种单味药和 1135 种制剂，《印度顺势疗法药典》则列出了 1010 种单味药物。

### （六）中药 ISO 标准

国际标准化组织（ISO）是由全球各个国家标准化机构组成的联合体，致力于制定并推行具有广泛国际影响力的标准，对全球经济、贸易往来及国际合作产生深远影响。2009 年 9 月，国际标准化组织正式成立了中医药技术委员会（ISO/TC 249），总部设在中国上海。该委员会目前拥有 45 个成员国，其中 23 个为积极成员国，22 个为观察员国[7]。ISO/TC 249 的核心工作范畴：所有起源于古代中医并能共享同一套标准的传统医学体系标准化领域工作。ISO/TC 249 下设 5 个专门工作组和 1 个联合工作组，分别专注于中药材、中成药、针灸针、中医器械（除去针灸针）的质量与安全以及中医药信息等领域内的标准化工作[8]。其中，原材料与传统炮制的质量与安全工作组（WG1）申报的标准项目最为活跃，紧随其后的是中药制成品质量与安全工作组（WG2）。中药首个国际标准《中医药—人参种子种苗 第一部分：亚洲人参》(ISO 17217-1：2014 Traditional Chinese medicine–Ginseng seeds and seedlings–Part 1:

*Panax ginseng* C.A. Meyer）发布于 2014 年。在 2022 年 8 月，该技术委员会已累计制定并发布了 89 项与中医药相关的国际标准，其中由中国主导制定的标准多达 63 项[8]。中药标准的数量呈现出逐年稳健增长的趋势，且在选择制定标准的品种时，主要侧重于市场需求旺盛的大宗品种。2019 年，结合中药材贸易现状、中药安全性考量以及国际药典收录情况等因素，ISO/TC 249 发布了包含 366 种中药材的优先制定标准清单《中医药—单味中药材国际标准制定优先级》。截至 2024 年 6 月，ISO 已发布或正在评议 163 项与中医药相关的标准，已发布 101 项单味中药材标准。

### （七）中国香港和中国台湾标准

中国香港地区自 2005 年首次发布《香港中药材标准》（简称《港标》）以来，至今已更新至第十期，期间已系统建立了 330 种常用中药材的质量控制标准体系[9]。这些标准的选择立足于香港市场上广泛流通和应用的中药材品种，并对每一种药材在重金属含量、农药残留、黄曲霉素等安全性指标上设立了明确且严格的限定值。相较于其他标准，《港标》的一大特色在于其标准研究过程的科学严谨，详尽完备的标准项目设置，并独具匠心地在性状、色谱鉴别以及含量测定部分，配备了高清彩色照片或色谱图示例作为参考依据。这一系列严谨且直观的标准制定方式，不仅提升了中药材质量评判的科学性和准确性，也为业界同仁提供了切实可行的操作指南。

中国台湾地区的中药材市场主要依赖进口，为确保药材的质量、疗效和安全性，台湾卫生主管部门于 2004 年发布了首部《植物药标准》，并于次年更名为《台湾传统药典》，初步确立了 200 种中药材专论，但初期版本主要针对原药材，尚未涵盖饮片、粉末及提取物等不同形态的药材质量标准。至 2013 年 1 月，《台湾传统药典》升级为第二版，并更名为《台湾中药典》，已扩充至 300 种中药材的专论。目前最新的《台湾中药典》版本发布于 2022 年，收录了 394 项标准，包括 355 种单味药，30 种提取物和 9 种中药制剂。药材标准所列项目与中国的药典有很大的相似之处。

## 二、中药标准国际化进展及主要成效

### （一）中药标准被国际主流药典和组织采纳

中药贸易的发展促使欧盟、美国等国家的药品监督管理部门迫切需要制定相关法规和质量标准，以规范市场并建立质量控制体系来有效管理中药。近年来，中药国际化取得显著进展。首先，中药标准获得了国际标准组织的认可。2009 年，ISO 成立了中医药技术委员会 ISO/TC 249，负责制定和发布国际中医药标准，这一举措推动了中药在国际认可程度和标准化方面的进程。自从 2014 年 ISO 发布了首个中药相关的国际标准 "ISO 17217-1: 2014" 以来，中药国际标准化的步伐持续加速，截至 2024 年 6 月，ISO 已发布或正在评议 163 项与中医药相关的标准，已发布 101 项为单味中药材标准。与此同时，中药国际化的重要里程碑也体现在中药标准成功进入西方主要药典体系中。自 2012 年中国学者果德安教授所制定的人参标准首次被《美国药典》采纳以来，中药国际化的突破性进展愈发明显。到了 2015 年，由中国学者主导制定的钩藤标准被纳入《欧洲药典》，这标志着中国学者主导的中药标准开始被国际主流药典体系所采纳。随后，诸如五味子、薏苡仁、桂枝、红参、金银花、何首乌、丹参、三七、灵芝等大宗中药材陆续被《美国药典》收录；钩藤、水红花子、虎杖、桔梗和巴戟天等中药也被《欧洲药典》收录。至今，已有 110 余项由中国学者主导制定的中药标准被《欧盟药典》和《美国药典》收录。这些标准的制定不仅提高了传统草药及其制品的质量安全，也推动了中国传统医药的国际市场准入，有助于打破国际贸易壁垒，产生长远而深刻的影响。

## （二）中药标准研究理念和技术获得认可

在全球贸易的大背景下，标准已成为发达国家采用的一种新型贸易保护手段。以欧美为代表的西方国家对传统药物的管理和规范日益严格，面对这种被动的局面，强化自身能力成为首要任务。建立一个完善的中药质量标准体系是关键，这将有助于更多的中药标准被《美国药典》《欧洲药典》等国际主流药典所收录，从而提升中药的国际知名度和影响力。

理想的中药质量标准应当是科学、合理、简便且可行的。然而，要实现这一目标，必须首先对中药进行深入的基础研究，明确其化学成份及与药理功效相关的活性成份，这是建立质量标准的前提。中药的质量标准研究不应仅限于化学成份分析，而应是一个跨学科的研究领域，涉及中药化学、分析化学、药理学、生物学等多个学科。果德安团队提出了贯穿"化学分析－体内代谢－生物机制"的中药复杂体系系统分析方法学体系，并经过 10 多年的实践探索，形成了"深入研究，浅出标准"的中药现代质量标准构建理念[10]。"深入研究"是指对中药复杂体系的药效物质基础、体内代谢过程以及作用机制进行深入系统的研究；在此基础上，制定简便、可行适用的中药质量控制标准，即"浅出标准"。只有通过大量深入的基础研究工作和积累总结，才能制定出既简便又严谨的标准。这一理念已成功应用于国际标准的制定中。

标准的建立基于周密而详实的数据，其内容科学且可行，这是中药标准国际化的基础。针对中药多成份复杂特点，果德安团队创建了科学合理、国际兼容的中药整体质量标准体系，该体系以指纹图谱结合多成份定量为核心，以特征图谱、一标多测、一法多用等为核心技术要素[11]。通过长期参与中药国际标准的制订和交流，该体系已被广泛应用于《中国药典》以及《美国药典》《欧洲药典》的中药标准制定中，中药多成份定量质控已在全球中药国际标准中得到广泛实施。例如，在桔梗标准的审评阶段，我方提出了单一成份测定的不足，并改进为蒸发光散射检测器（ELSD）检测，形成了 5 个成份的定量，最终被纳入《欧洲药典》。在杜仲 ISO 标准的提案阶段，我方提出了单一成份的不足，并形成了 6 个成份的定量，得到了认可。中药整体质量标准体系显著提升了《中国药典》与国际主流药典中药标准的制定技术和质量可控水平，推动了国家中药现代质量标准体系的建立和中药标准国际化的发展进程。

# 三、中药标准国际化发展前瞻

## （一）应对监管法规挑战

由于不同国家和地区的文化差异、法律法规及管理方式的多样性，中药产品在国际市场上的"身份"各有不同。在欧美等西方发达国家，中药产品通常以膳食补充剂或保健食品的身份进行销售，而作为处方药进入这些国家的主流医药市场则面临诸多挑战。一方面，发达国家常在中医药国际贸易中设立贸易壁垒，从质量安全、技术标准等方面对传统药物实施限制或提高市场准入门槛，这导致我国中医药产品在农药残留、重金属含量、草药安全、质量控制、不良反应等方面遭遇难题，从而难以进入国际市场。另一方面，虽然我国在推进中药标准化进程中取得了重要进展，已经成功建立了超过 150 种中药的国际标准，但这仅触及中药宝库的一隅。鉴于目前临床常用的中药种类达 500 多种，为了满足不同病症治疗所需的配伍方案至少需要 400 多种中药饮片来确保处方的合理性和有效性，中药国际标准制定任重而道远。此外，不容忽视的是，中药复方这一领域至今尚未能收录于国际主流药典中，无论是世界卫生组织还是其他权威国际组织的相关药典内，中药复方的标准制定仍是一片待开发的空白地带。

## （二）突破中药国际化的技术壁垒

虽然我们在标准制定技术上取得了显著的进步，并获得了国际标准组织的认可，但这些标准尚未完全融入我国的药典法规之中。通过将国内标准与国际标准进行对标，形成的逆向压力有助于推动中药质量的全面提升。在中药整体质量标准体系的基础上，接下来应更注重安全性和技术先进性的提升与改进。在安全性方面，对于重金属、有害元素、农药残留等关键安全性指标的控制，欧美药典和香港标准等对几乎所有品种都设定了明确且严格的限定阈值。相较之下，中国仅对药食两用和大宗中药材规定了限度指标。这种标准上的显著差异导致我国生产的药材往往难以满足国际标准的要求，从而为中药出口带来了挑战。在技术先进性方面，应积极借鉴其他药典的优点，重视新技术、新方法和图文分析的应用，并积极推广绿色标准，避免使用毒性较大的溶剂或试剂来建立检测方法。此外，在参考《日本药典》中成方制剂的"复方整体质控"和"一法多用"技术的基础上，应探索中药复方国际化的标准方案，以促进中药在国际市场的认可和接受。

### （三）国际理念与法规的协调互认

中西方医学文化背景的差异显著，欧美的专家与药品监督管理部门在理解和认识中医药时，往往基于西方医学体系的视角，缺乏对中医药相关的传统文化知识和概念的深入了解，同时也缺乏实际用药经验，导致在制定涉及中医药的法律和质量标准时面临诸多挑战和问题。因此在标准制定过程中，需要双方广泛地沟通交流，以避免在标准的形成过程中因为对中药缺乏了解而造成不必要的错误。世界各国对传统药物的认识和接受程度各不相同，这一差异在政策法规的形式和内容上得到了体现。为了寻找进一步合作的切合点，中国需要与欧美相关部门及专家进行良好而深入的沟通，以了解双方的需求。同时，中国还应积极加强与国际相关组织的密切合作，紧密关注国际中医药政策法规的变化，并分析全球市场需求。通过多渠道、多角度的沟通策略，可以有组织、有计划地推进中医药国际化的进程。

（果德安）

## 参考文献

［1］高红艳，宋欣阳，黄奕然，等. 中药国际标准构建的战略思考［J］. 世界科学技术：中医药现代化，2021，23（1）：33-38.

［2］于金倩，段文娟，王志伟，等. 世界各国药典关于草药的质量控制：对草药全球化的一些启示［J］. 亚太传统医药，2022，18（9）：1-7.

［3］王赵，李海亮，金红宇，等. 中国、欧洲、美国药典中天然药物质量控制技术比较［J］. 中国新药杂志，2024，33（4）：313-322.

［4］于金倩，王凯，郭富金，等. 中英两国药典收载的中草药信息比较［J］. 亚太传统医药，2023，19（5）：1-12.

［5］吴婉莹，笪娟，吴婷婷，等. 日、韩、中国台湾中药标准概况及几点思考［J］. 世界科学技术：中医药现代化，2017，19（7）：1258-1265.

［6］吴瑞霞，孙铭，王张. 印度的传统医药及其发展现状［J］. 中药与临床，2021，12（5）：55-59；70.

［7］何雅莉，郭兰萍，葛阳，等. ISO/TC 249中药国际标准制定现状及发展策略［J］. 中国中药杂志，2022，47（13）：3675-3680.

［8］王丁熠，王晶亚，刘玉祁，等. 中方ISO中医药国际标准申报现状分析及建议［J］. 中国中医基础医学杂志，2023，29（1）：104-108.

［9］聂黎行，康帅，鲁静，等.《香港中药材标准》发展概况、工作程序和研究技术特点［J］. 中草药，2023，54（5）：1597-1608.

［10］吴婉莹，果德安. 中药整体质量控制标准体系构建的思路与方法［J］. 中国中药杂志，2014，39（3）：351-356.

［11］姚长良，张建青，毕启瑞，等. 中药质量标准和检测技术研究及应用［J］. 中国食品药品监管，2021（9）：106-115.

# 第三节　中药及植物药注册法规比较及国际注册

中医药作为中华民族的瑰宝，是构建人类卫生健康共同体的重要组成部分。从中共中央、国务院中医药发展战略规划纲要、中医药法、"十四五"中医药发展规划等国家多项政策中均指出，要加快推进中医药现代化、产业化和高质量发展。可见，中药走向世界已上升为国家战略，现代中药国际化是服务人类健康的必由之路。

自 1996 年国家科技部提出"中药现代化科技产业行动计划"，1997 年提出中药现代化和国际化的战略目标，我国中药产品在现代化发展与国际化进程中取得了重大进展，中药的审评审批也越来越国际化趋同。随着 2017 年 6 月，我国正式成为 ICH 成员国，中国医药产业正式置身于国际竞争的环境中，药品监督管理部门、研发机构和制药行业都将采用更高标准的指南，有效提升中国医药企业的综合竞争力和创新能力。

中药产品的研发与注册是一项涉及药学、药理、毒理、临床、统计等多学科研究的系统工程。ICH的技术指导原则在质量（Quality）、安全（Safety）、有效（Efficacy）方面为研发提供了基本依据，同时也极大推动了全世界新药注册和研发进步。由于中药产品来源于自然，有着多年人用经验、多是作用机制和活性成份不明确的复杂混合物，不同国家对于中药准入的技术路径和法规要求不同，因此，中药产品在不同国家和地区的注册，仍面临着较大的挑战。

## 一、国内外植物药注册法规和技术要求

为了促进中药的繁荣发展，我国政府制定并实施了众多政策与指导性文件。2016 年，国务院办公厅发布了《中医药发展战略规划纲要（2016—2030 年）》，旨在推动中医药的国际化进程，包括技术、药物、标准及服务的全球推广，以增进国际社会对中医药的广泛认可[1]。到了 2022 年，国务院办公厅进一步印发《"十四五"中医药发展规划》，强调完善中医药国际化的策略，深入研究海外市场政策，并支持中医药企业走向世界，包括促进中药产品的国际注册与应用[2]。

在植物药的注册管理方面，我国的国家药品监督管理局（National Medical Products Administration，NMPA，简称国家药监局）于 2020 年 9 月、2023 年 2 月颁布了《中药注册分类及申报资料要求》《中药注册管理专门规定》等，为植物药的注册提供了明确的指导。美国 FDA 在 2016 年 12 月发布了《植物药工业开发指南》，规范了植物药在美国的注册流程。欧盟则依据 2004 年 4 月欧洲药品管理局（EMA）发布的《传统植物药注册程序法令》来进行植物药的注册管理。

通过对比分析我国 NMPA、美国 FDA 和欧盟 EMA 所颁布的中药 / 植物药注册法规，以及相关的研究指南，可以从管理范围、药学研究、非临床研究和临床研究等多个维度，探索三地在植物药注册管理和技术要求上的共性与差异（见表 21-3-1）[3]。这一比较研究旨在为植物药的国际注册工作开辟新路径，促进其在全球范围内的发展与应用。

**表 21-3-1 国内外植物药注册法规和技术要求[3]**

| 项目 | 不同点 | | | 相同点 |
|---|---|---|---|---|
| | 中国 NMPA | 美国 FDA | 欧盟 EMA | |
| 中药/植物药定义和范畴比较 | 允许使用动物性或矿物质成份 | 允许添加微量动物性或矿物质成份 | 不能使用动物性或矿物质成份 | 允许使用植物性成份 |
| 中药/植物药质量控制要求比较 | 临床试验期间，如药品规格、制备工艺等发生改变，属重大变更以及引起药用物质组成或制剂吸收、利用明显改变的，应提出补充申请 | 通过开展桥接研究（如生物效价、其他非临床研究、化学成份的鉴别和含量测定等），证明不同研究阶段所用的提取物足够相同，支持先前非临床和临床研究结果的适用性。对植物药的总体要求为产品上市后不同批次间临床效应要具有一致性。采用整体证据链方式对植物药产品进行质量控制 | 提取物分为标准化提取物、量化提取物和其他提取物 | ①3个国家和地区都强调申请人应基于不同申报阶段要求提供相应的药学研究资料；②强调定量或质量可控的药用物质从药材或提取物、中间体到制剂的传递过程；③3个国家和地区都强调批准后的上市产品与Ⅲ期临床试验药品质量应一致 |
| 中药/植物药非临床研究要求比较 | 对于中药复方制剂，根据其处方来源及组成、人用安全性经验、安全性风险程度的不同，提供相应的毒理学试验资料；若减免部分试验项目，应提供充分的理由 | ①先前人用经验；②既往临床研究；③药品已知或可疑风险；④药品开发阶段；⑤拟开展临床研究设计 | 通过安全性文献数据评价，结合专家报告以及欧盟药政部门要求补充的必要数据等途径，申请人必须证明药品的安全性 | ①非临床安全性研究要符合ICH-GLP规范；②必要时需要开展非临床桥接研究 |
| 中药/植物药临床研究要求比较 | 临床评价采用"三结合"评价方法，即传统中医药理论、既往人用经验、科学临床试验的结合 | 植物药评价更加强调疗效一致性，采用整体证据链进行评价；同时要求确证性临床试验采用多批次的临床评价方法；对于少于四味药的复方产品，要求进行拆方试验，证明每个药味对产品临床效应的作用，且复方产品优于单方产品 | 植物药注册临床评价更加关注传统使用证据的完整性、有效性；对固有良好应用（WEU）植物药临床评价，关注组成成份在欧盟至少10年的固有良好运用以及公认的安全有效性；对于复方产品，关注其相较于单方产品的临床优势的证明 | 临床研究要符合ICH-GCP规范 |

## （一）植物药管理范畴比较

中国、美国和欧盟在植物药所含成份以及管理类别方面存在一定差别。在我国，植物药范畴包括药材、饮片、提取物、中药、天然药物。根据国家药监局发布的《中药注册分类及申报资料要求》，中药是指在我国中医药理论指导下使用的药用物质及其制剂；天然药物是指在现代医药理论指导下使用的天然药用物质及其制剂。在美国，植物药包括植物性成份、藻类、真菌及其混合物，不包括含有动物或动物性成份或者矿物质成份产品（除了添加微量该类成份的中药制剂外）；来源于基因重组植物性原料；

经过发酵的产品；高度纯化成份。在欧盟，植物药中化学性成份和动物性成份不能作为有效成份，传统草药可以添加维生素和矿物质成份，但只能起功能辅助作用。

### （二）植物药质量控制的关键要求比较

在植物药质量控制方面，3个国家和地区既有相同点又有各自的管理特色[4]。共同点在于：①都强调申请人应基于不同申报阶段要求提供相应的药学研究资料；②强调定量或质量可控的药用物质从药材或提取物、中间体到制剂的传递过程；③3个国家和地区都强调批准后的上市产品与Ⅲ期临床试验药品质量应一致。

不同点在于：中国NMPA对植物药质量控制的关键要求临床试验期间，如药品规格、制备工艺等发生改变，属重大变更以及引起药用物质组成或制剂吸收、利用明显改变的，应提出补充申请。美国FDA对植物药质量控制的关键要求通过开展桥接研究（如生物效价、其他非临床研究、化学成份的鉴别和含量测定等），证明不同研究阶段所用的提取物足够相同，支持先前非临床和临床研究结果的适用性。对植物药的总体要求为产品上市后不同批次间临床效应要具有一致性。采用整体证据链方式对植物药产品进行质量控制。欧盟EMA对植物药质量控制的关键要求提取物分为标准化提取物、量化提取物和其他提取物。

### （三）植物药非临床研究要求比较

在植物药非临床研究要求方面，3个国家和地区都要求非临床安全性研究要符合ICH-GLP规范；在必要时需要开展非临床桥接研究。

不同点在于：中国NMPA对植物药非临床研究要求对于中药复方制剂，根据其处方来源及组成、人用安全性经验、安全性风险程度的不同，提供相应的毒理学试验资料；若减免部分试验项目，应提供充分的理由。美国FDA对植物药非临床研究支持IND申请递交资料要求基于以下5个方面：先前人用经验、既往临床研究、药品已知或可疑风险、药品开发阶段、拟开展临床研究设计。欧盟对植物药非临床研究的要求通过安全性文献数据评价，结合专家报告以及欧盟药政部门要求补充的必要数据等途径，申请人必须证明药品的安全性。

### （四）植物药临床研究要求比较

在植物药临床研究要求方面，3个国家和地区都要求临床研究要符合ICH-GCP规范。

不同点在于：NMPA对植物药临床评价采用"三结合"评价方法，即传统中医药理论、人用经验、临床试验相结合。美国FDA对植物药临床研究的植物药评价更加强调疗效一致性，采用整体证据链进行评价；同时要求确证性临床试验采用多批次的临床评价方法；对于少于四味药的复方产品，要求进行拆方试验，证明每个药味对产品临床效应的作用，且复方产品优于单方产品。欧盟对植物药注册临床评价更加关注传统使用证据的完整性、有效性；对固有应用（WEU）植物药临床评价，关注组成成份在欧盟至少10年的固有良好运用以及公认的安全有效性；对于复方产品，关注其相较于单方产品的临床优势的证明。

## 二、中药产品标准的国际协调及监管应对

### （一）问题与挑战

中药现代化与国际化，也带动了全产业链过程的规范化和标准化。在新药创制关键环节，在质量一致性、生产过程质量控制、制药装备和保障体系方面，通过CMC技术突破，构建了一系列标准体系，

以及体系集成，进一步促进中药产品国际协调与注册。

基于多国药政法规体系多样性及技术要求复杂性，中药产品注册时需要关注 CMC、GMP、有效性安全性证据、质量标准、申报形式等多方面要求。同时，建立基于多国药政法规体系的中药整合式申报策略研究，从源头制定产品国际化准入策略，国内外一体化研发，建立中药品种全球准入标准化技术路径，推动中药行业国际化进程。

### （二）监管应对

国际中药监管的协调工作正通过多维度的合作机制得到加强。首先，通过发挥国际合作平台的积极作用，如 WHO、国际草药监管合作组织（IRCH）、西太区草药监管协调论坛（Western Pacific Regional Forum for the Harmonization of Herbal Medicines，FHH）、"一带一路"倡议下的国际合作框架，以及"中国－东盟药品合作发展高峰论坛"和 WHO 传统医药合作中心等，深化合作，促进在传统草药监管和标准统一等方面的国际共识。

我国正积极推动中药在国际舞台上的注册工作，支持在临床上具有明显优势的中药品种进行国际注册，并鼓励开展国际多中心临床试验，以提升中药的国际影响力和认可度。为了加快中药监管的国际化步伐，我国正在加速中药监管相关政策、规定和技术指导原则的翻译工作，以及加强中药监管的国际宣传和推广活动。通过这些努力，希望将"中国经验"融入到国际传统草药监管规则和标准的制定和修订中，为全球草药监管的发展贡献中国智慧。

### （三）ICH、PIC/S 等国际组织

ICH 的成立旨在协调不同国家间的药品注册技术要求，包括统一标准、检测要求、数据收集及报告格式，以便制药企业能够应用统一的注册资料规范，按照 ICH 的有效性、质量、安全性及综合学科指南申报。这样的协调有助于制药企业在各成员国同时上市其产品，提高申报注册资料的质量，缩短研发时间，节省研发成本，提高药物研发、注册、上市的效率[5]。2017 年我国加入了 ICH 组织，新药研发标准正式与国际接轨，中国化学药和生物制品创新发展进入全新时代[6]。然而，与化学药和生物制品如火如荼的研发形势对比，中药新药研发略显不足。一方面，国家对新药的技术要求越来越高，提高了审评审批标准，使得获得批准通过的门槛越来越高；另一方面，医药企业研发创新能力不足、对国家中药新药研发的审评理念、政策导向和相关技术要求了解不够，申报资料未能达到国家要求的审评标准，存在盲目、低水平重复申报情况，这是目前批准数量低的主要原因[7]。

药品检查合作计划（Pharmaceutical Inspection Co-operation Scheme，PIC/S）组织的前身为药品审查会（Pharmaceutical Inspection Convention，PIC），是由欧洲自由贸易联盟（EFTA）于 1970 年 10 月成立的，最初目的是为消除全球国际贸易壁垒，实现国家之间药品 GMP 检查的互认协议（MRA）。1995 年欧盟成立后，因欧盟体系无法与其他国家签署协议，PIC 和 PIC Scheme 合称为 PIC/S。PIC/S 通过制定统一的药品 GMP 标准和指导原则及质量管理体系，为检查员提供培训来协调和促进监管机构及国际组织之间的合作和检查互信[8]。加入 PIC/S 也将促进我国制药企业走出国门参与全球竞争，推动产业高质量可持续发展。为推进我国顺利加入 PIC/S，需要建立全国统一的药品检查体系、对需要完善的法律法规进行推进、建立 GMP 标准更新机制，推进动态检查监管、健全检查员的组织管理制度、加强信息化建设等[9]。

药品供应全球化带来的质量风险对各国药品监管体系提出了新的挑战，国际监管合作已成为必然趋势。加入 ICH 标志着我国药品审评审批体系逐渐与国际接轨，通过 WHO NRA 评估代表我国的疫苗监管体系获得了国际认可，加入 PIC/S 是我国主动融入国际药品监管体系的积极表现，将进一步推进我国药品监管国际化和现代化。

### 三、主要海外注册及进展

#### （一）中药产品在美国注册及进展

2004 年，美国公布了植物药指南（Guidance for Industry Botanical Drug Products），并在 2016 年进行了修订（Botanical Drug Development Guidance for Industry）。指南对植物药（Botanical Drug Products）的定义、不同的法规路径进行了概述，并对植物药研发不同阶段的 CMC、临床、非临床提出技术要求，是中药产品在美国进行注册的重要参考。

历时 20 年，FDA 批准的植物药有 4 个。2006 年获批的 Veregen，其通用名为 Sinecatechins，药物成份为部分纯化的绿茶提取物，儿茶素按质量约占 90%，日本生产[10]；植物原料为绿茶，来源于中国野茶树的干叶子，制剂为 15% 浓度的软膏，适应症为外生殖器疣（尖锐湿疣）或肛疣，申请人为德国的 MediGene 公司。2012 年获批的 Fulyzaq（现名 Mytesi），其通用名为 Crofelemer，植物原料为南美巴豆龙血树树脂，制剂为 125mg 口服片剂，适应症为 HIV 相关的腹泻，申请人为 Salix Pharmaceuticals[11]。2022 年获批的 NexoBrid（注射剂，活性成份 anacaulase-bcdb）用于去除深度局部和（或）全层热烧伤成人的焦痂。2023 年获批的 Filsuvez（birch triterpenes），用于治疗患有营养不良和大疱性交界性表皮松解症相关伤口的无菌外用制剂，德国 Lichtenheldt GmbH 公司生产。

中药在美国申报的探索始于 1996 年，科技部遴选了代表性产品按 FDA 新药申报要求启动申报程序，其中复方丹参滴丸历经"问路 - 探路 - 建路"三阶段，搭建了全流程的复方中药国际化研发体系，使其成为全球首个完成国际多中心 III 期临床研究的复方中药，同期推进多项适应症中美同步研发；桂枝茯苓胶囊、康莱特注射液等完成美国 II 期临床试验；连花清瘟胶囊、痛舒胶囊等获得美国 II 期临床试验许可。

中药在美国以药品的形式申报，由于对植物药的理解和法规路径不同，在质量控制、临床方案、人用经验等方面面临着诸多的技术难题。如在 MRCT（multi-regional clinical trials）研究中，除了需要遵循 ICH E2、E6、E9 等指南的要求，还需要特别关注 E17 的要求，在"同"一个临床方案下在"不同"地区开展的临床试验，"同"指同一方案下要考虑到疗效安全性指标，给药方案等在不同药监与伦理审评等是否同时被允许；"不同"则要关注不同国家的药政法规差异，申报时限不同，语言文化差异，以及供应商的选择等。

#### （二）中药产品在欧盟注册及进展

欧盟是全球最重要的区域一体化组织，也是西方最成熟的植物药市场。中药、植物药等传统药物在欧盟被称为草药药品（herbal medicinal product，HMP），要求活性成份仅为植物成份，不能含动物性和矿物性成份，辅料成份可以允许含有维生素和（或）营养素类的矿物质[12]。

2004 年《欧盟传统草药指令》（2004/24/EC）的颁布标志着欧盟草药药品注册管理制度的成熟和完善，不仅对统一监管草药具有里程碑式意义，而且为中药国际化发展提供了重要机遇。根据 2001/83/EC 和 2004/24/EC，欧盟 HMP 注册类别包括新药申请（HMP）、固有应用申请（well-established use，WEU）和传统应用（traditional use registration，TUR）三类。2012 年，地奥心血康以 TUR 的形式，成为我国首个通过欧盟植物药审评的产品，随后，丹参胶囊、板蓝根颗粒、愈风宁心胶囊先后在 2016 年、2017 年、2019 年获批，2021 年逍遥片成为在荷兰首个获批（TUR）的复方中药[13]。

欧盟对 TUR 产品有着较为严格的限定条件，如剂型只能为口服、外用或吸入制剂，须有充分传统应用资料证明产品在特定条件下使用无害、且在药品申请日之前已有 30 年以上药用历史（含在欧盟药用超过 15 年）等。

欧盟药品注册上市途径一般包括集中程序（centralized procedure，CP）、分散程序（decentralized procedure，DCP）、互认程序（mutual recognition procedure/repeat use orocedure，MRP/RUP）及成员国程序（national procedure，NP）。其中，DCP 由 HMA 监管，是指尚未在欧盟审批过但期望在 2 个或 2 个以上的成员国获批上市的产品进行的上市许可路径，审评过程需指定一个参照国（Reference Member State，RMS），其他相关国为 CMS（Concerned Member State）。集中程序由 EMA 负责审评，针对整个欧盟市场；通过分散程序和互认程序可在欧盟多个成员国上市销售；成员国程序则是针对单一成员国提出申请，最终只能在 1 个国家上市。值得注意的是，2004/24/EC 明确规定分散程序和互认程序只适用于已建立相应欧盟草药专论（European Union monograph，EUM）或准入目录（list entries，LE）的 HMP。

### （三）中药产品在加拿大注册要求

中药在加拿大划归为天然健康产品（natural health product，NHP）的范畴，按《天然健康产品条例》（Natural Health Products Regulations，NHPR）规定，NHPs 需满足产品具有疗效、药用成份为天然来源的要求，药用成份通常来自植物、动物、微生物或海洋生物，包括维生素及矿物质、草药制剂、顺势疗法药品、传统药品、微生态制剂（如益生菌）、其他氨基酸和必需脂肪酸等。1999 年 3 月，加拿大卫生部决定将包括中药在内的草药制品列为 NHPs，中成药的上市注册申请及上市后监管由下属的天然和非处方产品理事会（Non-Prescription Natural Health Products Directorate，NNHPD）负责管理。中药产品在加拿大进行 NHP 申请通常可以分成立项、申报前沟通、文档准备与递交审评几个环节。按照最新法规，安全性和有效性的证据将依据所注册类别和所申报的功能的风险等级有不同的要求。

### （四）中药产品在澳大利亚注册要求

澳大利亚于 1991 年 2 月修订了《1989 联邦药物用品管理法》（Therapeutic Goods Act 1989，TGA1989），将中草药列入补充药品类管理，澳大利亚因此成为全球第一个承认中药为药物的西方国家。2000 年 5 月，澳大利亚的维多利亚州首先通过《中医药管理法》立法，该法案成为西方国家第一部中医法，2012 年 7 月 1 日澳大利亚全国立法，树立了全球的里程碑。中药在澳大利亚划归为补充药品（complementary medicine）的范畴，补充药品含草药、维生素、动物性成份、矿物质、氨基酸和顺势疗法等，同样依据风险程度，补充药品分为 3 种上市途径：登记补充药品、评估登记补充药品、注册补充药品。按照 TGA 要求，通过 3 种路径满足 GMP 符合性，MRA（Mutual Recognition Agreements）、CV（Compliance Verification）和 TGA 现场检查。

### （五）中药产品在"一带一路"国家及地区要求

在"一带一路"国家和地区中，以越南、印度尼西亚、马来西亚、泰国为代表东盟（10 国），以俄罗斯、哈萨克斯坦为代表的欧亚经济联盟（5 国），以印度和巴基斯坦为代表的南亚联盟（8 国），和以沙特阿拉伯为代表的海湾合作组织（6 国），各区域有其各自监管特点。总体来说，东盟形成了有区域特色、相对统一的药品注册和申报要求，对中药按传统药申报，制定了区域统一的技术指南，包括 GMP 标准、稳定性考察、功效表述要求等，但各国又遵循各自的申报审评程序和要求，例如越南植物药和传统药都要求全面审评。欧亚经济联盟，区域性标准的统一性最高，从 GMP 体系、到质量、有效性和安全性，都形成了统一的标准和要求；按统一的植物药审评技术要求，可走 MRP（Mutual Recognition Procedure）程序，但须先按欧亚经济联盟的 GMP 要求完成 GMP 现场检查和认证。南盟没有统一的植物药技术要求，在药品法规和注册要求上共性方面很少，建立了各自的管理要求。海湾合作组织，对植物药的有效成份要求只能为植物性成份，不能含动物/矿物成份，且复方产品药味不能超过 5 种；按海湾合作组织申报文档和技术要求提交注册申请，获批后，药品可在其组织成员国销售。

## （六）海外注册成功案列

### 1. Veregen——FDA 批准的第一例植物处方药

Veregen 是一种绿茶提取物，用于治疗外生殖器和肛周疣，属外用制剂。基于Ⅲ期临床试验数据，德国生物制药公司 MediGene 于 2005 年 12 月向 FDA 提交 NDA 申请；2006 年 7 月，因 NDA 材料过多、过新，延长 90 天审批时限；2006 年 10 月 31 日，FDA 正式批准（Monograph ID：NDA021902）。FDA 首次批准植物药具有里程碑意义，不仅进一步确定植物药产品药品身份，还代表着 FDA 对植物药产品安全性和有效性的肯定与认可[14]。

### 2. Fulyzaq——FDA 批准的首例口服植物处方药

Fulyzaq 是一款用于治疗 HIV/AIDS 患者因抗逆转录病毒疗法（ART）引起的非感染性腹泻的处方药，早在 20 世纪 90 年代就由 Shaman 制药公司申请了相关专利，并向 FDA 提交临床研究申请。2002 年，Napo 制药公司购买了相关权利，于 2008 年授权 Salix 制药公司继续开展 Fulyzaq 药品研发和注册工作。

Salix 制药公司在 2011 年 12 月向 FDA 提交 Fulyzaq 新药申请。根据 FDA《政策和程序手册》（Mapp 6020.3）规定的"优先药品"条件，鉴于 Fulyzaq 在治疗上的重要性，FDA 在 2012 年 2 月授予 Fulyzaq "优先评审"资格。按照规定，FDA 应在 6 个月内对该产品作出批准或拒绝的决定。而在 2012 年 4 月，FDA 将评审时间延迟到 2012 年 9 月，而后再次将评审时间延迟到 2013 年第一季度末。最终于 2012 年 12 月 31 日，FDA 批准 Fulyzaq 上市（Monograph ID：NDA202292）。

Fulyzaq 是 FDA 批准的第一例口服植物药制剂。从植物药外用制剂到口服制剂的批准，表明 FDA 对植物药审评制度更趋成熟。Fulyzaq 获批，为我国中药在美国通过注册提供了一些思路[15]。

### 3. 胆宁片加拿大注册的国际化路径

胆宁片由大黄、虎杖、青皮、白茅根、陈皮、郁金、山楂七味药材组成，用于肝郁气滞、湿热未清所致的右上腹隐痛、食入作胀、胃纳不香、嗳气、便秘；慢性胆囊炎见上述证候者，在中国有 20 余年的临床使用历史。

上海和黄药业在 2014 年向加拿大提交胆宁片"传统功效申请"境外注册。基于安全性、有效性论证，及质量标准提升研究等研究数据，于 2016 年 12 月 15 日获得加拿大卫生部正式颁发的天然产品上市许可证（product licence，NPN-80073325）[16]。

### 4. 地奥心血康胶囊

2012 年 3 月 22 日，成都地奥制药集团有限公司的创新药物——地奥心血康胶囊成功获准欧盟注册上市，标志着我国中药品种首次以药品身份进入发达国家主流市场，实现零的突破，也标志着我国中药国际化发展取得了标志性进步。

2006 年，地奥集团开始与荷兰应用科学院（TNO）下属生物医药研究所（SUB）合作，开展地奥心血康胶囊物质基础和作用机制的深入研究，并实施欧盟 GMP 规范生产。2008 年，地奥集团向荷兰药品评价委员会（MEB）递交了地奥心血康胶囊欧盟药品注册申请，并于 2009 年 3 月向 MEB 递交欧盟 GMP 认证申请。2009 年 11 月，荷兰健康保护检查局的欧盟 GMP 检查官员到地奥集团进行为期 4 天的认证检查，并一次性通过了欧盟 GMP 认证。2010 年 1 月，地奥心血康胶囊正式获得欧盟 GMP 证书。2012 年 3 月 14 日，经过 4 年的审评，地奥心血康胶囊成功获得荷兰 MEB 批准，取得产品作为传统植物药品在荷兰上市的许可[17]。

## 四、总结与展望

### （一）中药现代化和国际化的战略目标

中药作为我国重要的卫生资源和科技资源，面对全球化市场竞争和国内外政策支持，拥有独特的优势和巨大的潜力。但其现代化和国际化进程仍在探索中，需要应对技术规范、市场准入及知识产权等多方面的挑战。因此，制订科学且切实可行的战略目标和实施路径尤为重要。

为了实现中药的现代化和国际化，国内中药企业应积极主动，深入调研国际市场，特别是欧美市场的需求，并针对具有市场潜力的中药品种进行产品开发和注册。例如，从国内上市的新药和经典组方中筛选用药味数较少、疗效好的中药，提出注册申请。这样可以在可控性方面更符合欧美在植物药注册方面的要求，从而减小注册难度，顺利进入国际市场，使得外国专家和民众可以真正接触并认可中药。同时，我国政府应鼓励中药企业开展 PIC/S 组织成员国的 GMP 认证工作，提高自我标准水平，改变成员国对我国中药企业的落后印象。

当然，要想实现中药的现代化和国际化，不能仅靠迎合市场，也应该在充分分析外部环境，明确目前国内中药研究的不足，提升中药国际化的后劲。国内科研机构应加强中药药学研究，通过药理学等现代技术明确中药质量标志物，解析中药作用机制，提高其科学性和可控性。同时强化对中药有效性和安全性的数据支持，开展符合现代医学评价方法的临床试验，以科学数据证实中药疗效，为国际市场准入奠定坚实基础。

国家应在政策方面逐步完善中药种植、生产、流通全流程的质量控制标准，为中药的进一步规范化发展提供依据和监管要求；主导建立国际认可的中药标准体系，推进中药在全球市场的互认；强化中药企业和科研机构知识产权保护意识，探索适合中药的保护规则，规范中药领域的知识产权保护方式。

### （二）监管全球融合与协调的必要性

科学监管是确保中药安全性和有效性的基础。不同国家对药品，尤其是植物药的监管要求各异，中药进入国际市场，就必须符合目的地国家的药品法规和技术标准。通过全球融合的监管，统一中药种植、生产和质量控制等标准，有助于提升中药产品的整体质量。这样既能确保中药产品在符合国际标准的前提下的安全性和有效性，也能增加其在国际市场的认可度。

许多国家对中药设置了各种绿色壁垒，只有通过满足这些国家的法规和标准，中药产品才能合法进入。实施严格且统一的全球融合监管可以改善国际市场对中药产品质量参差不齐的印象，确保其质量、疗效和安全性数据在国际市场上具有一致性和可比性，有助于中药产品顺利突破绿色壁垒，建立竞争优势。

全球化的中药监管体系还可以更好地协调各国知识产权法，保护中药企业和科研机构的专利和商标等知识产权，预防侵权行为，激发创新动力。

### （三）进一步的建议

我国政府应积极开拓与国外相关部门间的沟通和交流渠道，如在欧美地区建立示范型的中医院或者中医门诊，通过派遣国内知名的中医专家前去坐诊的方式，针对中医擅长而西医目前疗效不佳的慢性病、消化病和妇科病等进行诊治，以切实的临床诊疗效果，提高欧美地区民众对中药的接受程度。在此基础上，中药企业可与当地中医师进行合作，建立中药店，并由中医师指导和推荐中药产品的使用和销售，为企业产品的国际销售铺开道路。

我国中药还可以通过融入全球健康产业，在预防和保健上发挥作用以提升中药产品的知名度。目前，我国中药企业已经在国内"大健康"产业发展中积累了一定的经验，并且开发出了不少国内知名的中药保健产品和中药食品。因此，我国中药企业可以充分结合国家对国际市场的调研成果，了解国际上对健康产品和健康服务的需求，开发适合国际和国内市场的产品和服务，通过国内市场影响国际市场，以国际市场带动国内市场，塑造中药企业的国际形象，提高品牌知名度。

（唐自闽　何毅）

## 参考文献

［1］国务院关于印发中医药发展战略规划纲要（2016—2030 年）的通知（国发［2016］15 号）［J］. 中华人民共和国国务院公报，2016（8）：21-29.

［2］国务院办公厅关于印发"十四五"中医药发展规划的通知（国办发［2022］5 号）［J］. 中华人民共和国国务院公报，2022（11）：8-21.

［3］张万良，胡泽萍，周立红，等. 中国、美国和欧盟植物药注册法规和技术要求比较研究［J］. 中国食品药品监管，2023（12）：120-129.

［4］何毅，叶正良，赵利斌，等. 中美欧中药 / 植物药 / 传统草药质量标准差异分析［J］. 中草药，2012，43（1）：5.

［5］李鸿彬，丁文侠，陆文亮，等. 全球化研发背景下中药新药研发面临的形势和机遇［J］. 中草药，2020，51（15）：6.

［6］周贝，刘亚琳，唐健元，等. 我国中药新药临床研究技术指导原则体系发布概况［J］. 中国临床药理学杂志，2017，33（18）：3.

［7］王海南. 从注册管理的视角谈中药新药临床试验［J］. 世界科学技术：中医药现代化，2016，18（12）：5.

［8］郑永侠，杜婧，杨悦，等. 国际药品检查组织（PIC/S）申请加入程序及对我国的启示［J］. 中国医药工业杂志，2019，50（9）：6.

［9］厉程，葛渊源，陈桂良，等. 加入 PIC/S 与推进我国药品监管国际化的思考［J］. 中国药事，2023，37（5）：489-498.

［10］何毅，肖传学，朱永宏，等. 从源头探讨中药国际化之路［J］. 中草药，2012，43（4）：630-635.

［11］冯生光，苏兰. FDA 批准的第 1 例口服植物药案例研究［J］. 中成药，2023，45（4）：1381-1386.

［12］朱友平. 欧盟植物药注册法规和质量技术要求和中药国际化新药开发［J］. 中国中药杂志，2017，42（11）：6.

［13］王琼，何毅，高胜寒，等. 逍遥片对复方中药欧盟传统应用注册安全性评价的借鉴与启示［J］. 中草药，2023，54（21）：7273-7280.

［14］宋洋，于志斌，杨悦，等. 中药以植物药新药在美国注册的研究［J］. 中国药物警戒，2015，12（4）：6.

［15］敬志刚，陈永法，叶正良，等. FDA 批准的第一例口服植物药 Fulyzaq 情况及启示［J］. 现代药物与临床，2013（3）：3.

［16］黄昕明，周文娟，詹常森. 胆宁片加拿大注册的国际化路径探索经验［J］. 上海医药，2018，39（11）：4.

［17］王夏玲. 地奥心血康胶囊引领中药国际化发展革命［J］. 中国社区医师，2012，28（40）：1.

# 第四节 世界卫生组织国际草药监管合作组织

随着世界各国对植物药需求的增加和相应产业的不断扩大，以及全球公众对植物药的安全性、有效性和质量的日益关注，国际植物药监管协调机制应运而生。

## 一、IRCH 组织结构与工作机制

### （一）组建背景

2006 年，由 WHO 与多国政府共同发起，草药监管合作组织（International Regulatory Cooperation for Herbal Medicines，IRCH）在北京成立。

2017 年，IRCH 成为 WHO 的正式官方机构，其规模和国际影响力进一步扩大，其成员数量也不断增加。

IRCH 是由 WHO 和多个国家及地区的草药监督管理机构组成的国际性合作组织，致力于通过完善草药监管规章，保护并促进公众健康与安全，通过在草药安全、质量、有效方面的监管经验、信息和知识共享，形成国家及组织相关监管和立法机构的共识，促进和加强成员间合作[1]。

### （二）正式成员、观察员和特别观察员

截至 2024 年 4 月，已有 48 个成员，包括 43 个国家，2 个特别行政区，以及 3 个区域性组织。具体为阿根廷、亚美尼亚、澳大利亚、博兹瓦纳、巴西、文莱、加拿大、智利、中国、科摩罗、古巴、德国、加纳、匈牙利、印度、印度尼西亚、伊朗、意大利、日本、马来西亚、墨西哥、缅甸、纳米比亚、尼泊尔、荷兰、阿曼、巴基斯坦、秘鲁、波兰、葡萄牙、韩国、沙特阿拉伯、新加坡、南非、瑞士、坦桑尼亚、泰国、土耳其、乌干达、阿联酋、英国、美国、津巴布韦，中国澳门特别行政区、中国香港特别行政区，东盟、欧洲药品管理局和拉丁美洲议会。各成员设有 1 至 2 名联络员（Information Focal Point，IFP），代表本成员国 / 地区 / 组织与 WHO–IRCH 联系。

除正式成员外，IRCH 还允许观察员（IRCH observer）和特别观察员（Ad–hoc observers）参与 IRCH 年会等活动，但不具有表决权。

### （三）组织结构

按照 IRCH 的章程（Term of Reference，TOR），IRCH 通过秘书处（Secretariat）、执行委员会（Steering Group，SG，简称执委会）和工作组（Work Groups，WGs）进行管理，主要组织结构见图 21–4–1[2]。

IRCH 秘书处设在 WHO 日内瓦总部，由服务提供和安全司（Service Delivery and Safety Department，SDS）传统医学、补充医学与整合医学处（Traditional，Complementary and Integrative Medicine，TCI）具体负责日常工作的协调、年会组织、会议报告撰写等工作。执委会由 WHO 任主席，并选择部分成员国 / 地区 / 组织的代表任副主席和委员，任期 2 年。

执委会负责确定 IRCH 重点工作领域，制订和实施 2~3 年的工作规划，评估 IRCH 的业绩，组织和领导 IRCH 年会等重要活动。

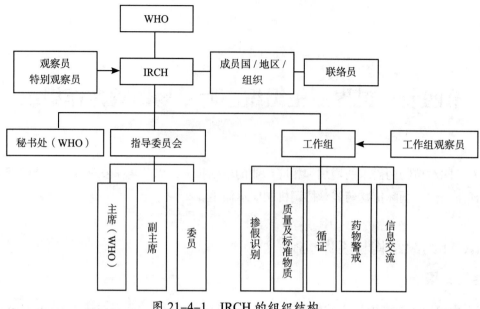

图 21-4-1　IRCH 的组织结构

IRCH 下设 5 个工作组（见表 21-4-1），各工作组由主席国负责，分别针对植物药监管和 IRCH 管理的不同领域开展专项合作，各成员国 / 地区 / 组织都可参加一个或多个工作组。除正式成员外，IRCH 还允许工作组观察员（Working Group Observers）参与工作组会议等活动，工作组观察员可以是国际或地区行业协会代表。

表 21-4-1　IRCH 工作组

| 工作组编号 | 工作组名称 | 主席国及组织 | 参与成员国及地区 |
|---|---|---|---|
| WG1 | Identification of Adulteration of Products-Information Sharing Including Laboratory Testing | 马来西亚、新加坡 | 亚美尼亚、澳大利亚、加拿大、加纳、印度尼西亚、葡萄牙、英国、美国 |
| WG2 | Quality Control of Herbal Materials and Products（Including Refere-ncestandards） | 中国、印度 | 巴西、中国香港、古巴、印度尼西亚、墨西哥、秘鲁、葡萄牙、沙特阿拉伯、坦桑尼亚 |
| WG3 | Evidence | 澳大利亚、加拿大 | 巴西、中国香港、古巴、印度尼西亚、马来西亚、墨西哥、秘鲁、沙特阿拉伯 |
| WG4 | Vigilance of Herbal Medicines | 加拿大、澳大利亚 | 巴西、中国香港、古巴、加纳、印度、印度尼西亚、马来西亚、葡萄牙、英国、美国 |
| WG5 | WHO | Information Sharing/ Communication | 所有成员国 / 地区 / 组织的联络员 |

IRCH 秘书处设在 WHO 日内瓦总部，由 SDS TCI 具体负责日常工作的协调、年会组织、会议报告撰写等工作。执委会由 WHO TCI 处长任主席，并选择部分成员国的专家任副主席和委员。执委会负责确定 IRCH 重点工作领域，制定和实施 2~3 年的工作规划，评估 IRCH 的业绩，组织和领导 IRCH 年会等重要活动。

## （四）IRCH 年会

IRCH 年会一般每年召开 1 次，截至 2024 年 4 月，IRCH 已经举办过 15 次年会，历次年会举办年、主办国及城市见图 21-4-2。

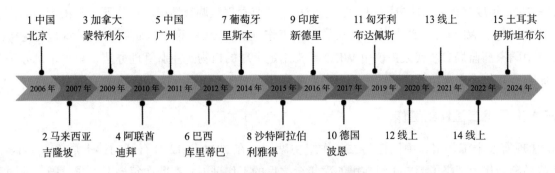

图 21-4-2　IRCH 历次年会

2024 年 4 月 16 日至 19 日，WHO IRCH 第十五届年会在土耳其伊斯坦布尔召开。第十五届年会由 WHO IRCH 秘书处主办，土耳其卫生部（Ministry of Health，MOH）承办，来自 38 个成员国、2 个地区和 WHO 非洲、美洲、东南亚、欧洲、地中海区域办事处的 99 名官员及专家出席了本次会议。会议议程主要包括开幕致辞、IRCH 秘书处报告、IRCH 成员报告、草药安全与质量专题研讨、WHO 全球基准工具评估草药监管展望、草药有效性专题研讨（Workshop on Efficacy of Herbal Medicines）、Share Point 交流平台使用展示、WHO 国际草药典专题研讨、总结和闭幕致辞等 10 部分议程。

## 二、中国参与 IRCH 工作成效

### （一）参加和承办 IRCH 年会

中国是 IRCH 的成立倡导国和第一批成员国，第一届 IRCH 年会于 2006 年在北京召开，此后已经举办过 14 次。自成立起由国家药监局代表中国，组团参加了历次年会[3]，并分别在北京和广州主办了第一届和第五届年会。在历次年会中，国家药监局的领导和团员发表了国家报告和（或）第二工作组报告，向其他成员介绍和分享我国在植物药监管、中药民族药安全和质量评价和控制、中药标准制修订等方面的进展和经验，并积极参与各项专题研讨会的讨论和交流。

IRCH 第十二届、第十三届、第十四届年会均以线上形式召开。2024 年 4 月 16 日至 19 日，IRCH 第十五届年会是自 2019 年新型冠状病毒感染（简称新冠）疫情后 WHO 组织的第一次线下大会，也是 WHO 总部服务提供和安全司传统医学、补充医学与整合医学处新任处长 Sungchol Kim 博士上任后召开的第一次年会。由国家药典委员会（简称药典委）、国家药监局药品审评中心（简称药审中心）、中国食品药品检定研究院（简称中检院）中药民族药检定所（简称中药所）组成国家药监局代表团，代表中国参加了此次会议。

### （二）参加 IRCH 执委会

为更好地推动和管理相关工作，IRCH 于 2018 年开始组织成立由中国、日本、印度、德国、匈牙利、巴西、南非 7 个国家组成的执委会。2021 年，新一届执委会成员国扩大至 14 个，包括中国、日本、印度、巴西、南非、加纳、阿根廷、加拿大、墨西哥、美国、波兰、瑞士、印度尼西亚、澳大利亚。马双成和聂黎行作为执委会专家，参加了历次执委会会议，配合 IRCH 秘书处对年会进行统筹安排，审议 IRCH 最新章程，并对 IRCH 各阶段主要工作的计划和实施提出建议。

2021 年 4 月 28 日，WHO 服务提供和安全司传统医学、补充医学与整合医学处负责人 Dr. ZhangQi 来函，确认马双成续任 WHO-IRCH 执委会委员，任期为 2021—2023 年。新一届执委会成员国扩大至 14 个，包括中国、日本、印度、巴西、南非、加纳、阿根廷、加拿大、墨西哥、美国、波兰、瑞士、印度尼西亚、澳大利亚。2021 年 6 月 18 日，第 5 次指导小组会议以线上形式召开，主要议题包括执委会 2021—2022 年战略规划、成员国 / 地区 / 组织植物药监管现状调查情况、植物药及相关产品名词术语定义介绍和讨论、WHO 工作组与执委会成员相关工作进展、IRCH 第十三届年会相关日程讨论等。在本次会议中国家药监局参会代表提议由 WHO 牵头制定全球的植物药注册管理办法、审评审批办法及相关指导原则，并代表国家药监局表明了积极主导和参与 WHO 工作组与执委会相关工作的决心。

### （三）主导第二工作组工作

IRCH 现有 5 个工作组，中国任第二工作组主席国。在 2014 年 12 月召开的第七届 IRCH 年会上，国家药监局参会代表汇报了第二小组在第 6 次年会之后的工作进展。在此次年会上，成员国一致同意第二小组更名为 "Quality Control of Herbal Materials and Products（including Reference Standards）"，针对植物药对照物质开展合作和交流，以加强植物药原料及其制剂的质量控制，保障用药安全有效。研究对象主要包括与植物药相关的化学对照品、对照药材和对照提取物，拟研究内容包括对照物质及标定技术指南、合作制备、协作标定、对照物质在质量控制中的应用、标定新技术、对照品替代法、对照物质谱库和电子对照物质等。同时应相应成员国要求，增补古巴、秘鲁和马来西亚为第二小组成员[4]。

中检院在国家药监局的指导下，积极主导的 WHO–IRCH 第二工作组的工作。先后于 2015 年 9 月、2016 年 10 月、2018 年 8 月分别在北京、上海、佛山举办了 3 次工作组会议，邀请组内成员国、地区代表参加，就植物药标准物质、植物药质量控制、数字标准物质、数字标本平台、植物药掺伪检测等议题进行交流和探讨。2015 年，起草了第二工作组的章程（Terms of Reference），分别于 2015 年和 2016 年组织召开了小组会议进行讨论，并广泛征求所有 IRCH 成员的意见，最终于 2017 年在 IRCH 年会上通过，正式列入 WHO–IRCH 文件[5]。

按第二工作组章程，中检院中药所研究起草了植物药化学对照品指导原则（General Guidelines for the Establishment, Maintenance and Distribution of Herbal Chemical Reference Substance）、植物药对照药材指导原则（General Guidelines for the Establishment, Maintenance and Distribution of Herbal Material Reference Substances）、植物药对照提取物指导原则（General Guidelines for the Establishment, Maintenance and Distribution of Herbal Extractive Reference Substances），广泛征求 IRCH 成员的意见，并于小组会议上讨论和通过。

## 三、IRCH 重点工作展望

中国是该组织的第一批成员国，自成立起由国家药监局作为代表，一直积极参与该组织活动，并发挥引领作用。参与和引领 IRCH 的工作，既有利于增强我国在国际植物药监管领域的话语权，也可促进中药现代化和国际化的步伐，对我国植物药监管和产业发展均有良好助力。

国家药监局对植物药国际交流合作和 IRCH 工作高度重视，局领导亲临指挥、协调和参与，确保了工作的高效有序运行，并陆续取得重要成果。通过积极参与 IRCH 年会、IRCH 执委会，主导第二工作组开展实质性工作，我国在植物药传统药物领域的国际影响力和话语权不断强化。中检院中药所以 IRCH 为平台，积极推进植物药质量控制与标准物质研究等实质性的国际合作，充分发挥和利用 WHO 传统医药合作中心的职能优势，既有利于合作中心工作的顺利开展，同时树立了我国在植物药监管领域的国际引领地位。

WHO 于 2019 年启动了国际草药典（International Herbal Pharmacopoeia，IHP）计划，但由于新冠疫情等因素，目前尚未提出成熟的方案，实质性工作推进缓慢。2024 年 4 月刚结束的第十五届年会专门设置了 IHP 研讨会环节，IRCH 成员均对该项工作表示强烈关注和积极支持，尤其是一些本国尚无草药标准的国家，纷纷提出了希望能够以 WHO 国际草药典为依据实施草药监管的迫切需求。2024 年 WHO

将加大 IHP 工作的推进力度，未来 IRCH 的重点工作是 WHO 草药产品名词术语规范和 IHP 的编制。目前 WHO 已根据专家意见对 IHP 的前言进行了修改，制定了 IHP 的组织、责任及工作程序、IHP 专家委员会成员的遴选标准和程序、IHP 各论、通则、分析方法起草 / 复核 WHO 合作实验室的要求、IHP 标准物质 WHO 合作中心的要求，根据各国植物药相关原料和制品的监管现状，进一步明确了 IHP 收录植物药品种的范围及其优先顺序，并从巴西、中国、中国香港、英国、日本、韩国、印度、美国、欧洲、非洲、加拿大、澳大利亚、加拿大、德国等国家 / 地区 / 组织的药典和数据库中初步遴选了 291 个植物药及其制品，拟对其各论开展研究，收录入 IHP 第 1 版。

我国是植物药的生产和使用大国，在草药和传统药物质量标准制订和研究方面具备领先水平和丰富经验，应以此为契机，积极主导和参与 IHP 的筹备和编写工作，为保障全球植物药用药安全、有效和质量，贡献中国智慧和力量，为 WHO IHP 编制工作贡献中国智慧，争做引领者，不做被动的参与者。并继续以 IRCH 为平台，探索符合中药特点、卓越领先的中药监管科学全球协调新机制。

（聂黎行　马双成）

## 参考文献

［1］聂黎行，马双成，张颖，等 . 国际植物药监管合作组织（IRCH）的发展及对我国植物药监管的启示［J］. 中国药事，2017，31（11）：1281-1284. DOI：10.16153/j.1002-7777.2017.11.010.

［2］聂黎行，戴忠，马双成，等 . 中国参与 WHO 草药产品注册监管联盟工作回顾与展望［J］. 中国食品药品监管，2022（3）：4-10.

［3］聂黎行，左甜甜，黄宝斌，等 . 国际草药抗击新型冠状病毒肺炎的认知与实践：世界卫生组织草药产品注册监管联盟第十三届年会的启示［J］. 世界最新医学信息文摘，2022，22（67）：180-185.

［4］聂黎行，马双成，裴小静，等 . WHO 国际植物药监管合作组织（IRCH）第七届年会介绍［J］. 中国药事，2015，29（5）：559-562. DOI：10.16153/j.1002-7777.2015.05.023.

［5］聂黎行，戴忠，马双成 . WHO 国际植物药监管合作组织（IRCH）第二工作组章程介绍［J］. 世界中医药，2019，14（1）：236-238.

# 第五节　世界卫生组织西太区草药监管协调论坛

西太区草药监管协调论坛（FHH）是一个由成员国药品监督管理当局及科研院所等组成的技术论坛机构。其宗旨是为了区域内草药安全性、有效性及质量标准的协调一致，并相互利用信息资源，保证公众健康[1]。

## 一、论坛背景

2001 年 11 月，受到 ICH 成功经验的启示，在世界卫生组织西太区办事处的组织安排下，西太区的一些国家和地区参加了在韩国汉城召开的筹备会议。此次筹备会议确定了将要讨论的主要议题，并提出了应优先解决的一些关键性问题。

2002 年 3 月，FHH 在 WHO 西太区的倡导下，由中国国家药监局与日本、韩国、新加坡、越南、澳大利亚、中国香港地区药监部门共同发起，在北京正式成立。旨在协调各成员传统药物的安全性、有效性和质量方面的技术要求，形成共识和技术指南，并为各成员的药监部门提供参考[1]。

2002 年 5 月，FHH 命名及标准化分委会在日本东京召开第一次会议，讨论了草药命名方法的协调统一问题，并成立了专家工作组。

2002 年 7 月，FHH 质量保证及信息分委会在韩国汉城召开第一次会议，研究了有关制订地区药材及草药制剂问题，并成立了专家工作组。

2023 年 2 月召开 FHH 第二十届常务委员会上，中国澳门药监局成功申请成为 FHH 正式成员，同时 FHH 永久秘书处落户澳门大学，为中药国际化打开新机遇。

## 二、组织机构

FHH 是由创立成员国及地区的药物监管机构组成的一个技术性论坛，基于互信的原则，通过开放及真诚的讨论，以求各成员国互相了解，缩小分歧，建立共识。它的整体目的是确认和发展有关改善草药品质、安全性及效能的标准和技术指引，从而推广公共健康。协调是指在众多不同中，寻找和迈向一个共同的、为各成员国及地区所接受的体制。草药协调的特定目的包括：为改善及发展草药品质、安全性及效能提供科学基础；减少各成员国重复性研究工作；向监管机构提出公众健康范畴内缺乏标准的问题[2]。

FHH 设有常务委员会（Standing Committee）和 3 个分委会（Subcommittee）。

### （一）常务委员会

常务委员会是 FHH 的最高权力决策机构，负责制定发展规划和行动纲领，并任命分委会组成人员。每一个成员国选派 2 名具有监督管理经验或研究开发经验的人士参加该委员会，世界卫生组织西太区办事处作为观察员，成为成员国与非成员国之间沟通的桥梁。

FHH 每年召开一次常务委员会工作会议，每两年与当年常务工作会同期召开一次开放的国际专题研讨会，由执行主席国 / 地区承办，执行主席国 / 地区每两年轮值一次。

FHH 设立一个固定的秘书处，负责日常事务性工作。2023 年 FHH 永久秘书处落户澳门大学。

### （二）分委会

第 1 分委会—术语和标准化（Subcommittee 1-Nomenclature and Standardization），由日本牵头，主要负责针对各成员药典的协调，以及 e-Green Book 项目维护等方面。

第 2 分委会—质量保证和信息（Subcommittee 2-Quality Assurance and Information），由韩国牵头，主要负责针对传统药物标准的建立，FHH 网站建设与运营等方面。

第 3 分委会—中药审评、安全性评价和药物警戒（Subcommittee 3-TCM review and Safety Assessment and Pharmacovigilance），由中国牵头，主要负责针对传统药物审评、不良反应监测、药物警戒等方面。

## 三、常务委员会会议及关注议题

FHH 常务委员会会议每年召开 1 次，由各成员的药监部门和相关学者参与。FHH 关注的议题非常广泛，涉及药材、成药等生产监督管理全过程的有关要求。其主要议题包括：草药（含植物及制剂）命名方法的协调一致；药材 GAP 的协调一致，规范农药、杀虫剂等的应用，保证原药材的质量稳定一致；物种鉴别方法的协调一致，包括性状鉴别、微观鉴别及 DNA 鉴别等内容；药典及其他质量标准中有关重金属、农药残留及微生物限量的协调一致；药典及其他质量标准中有关植物分类及分析方法的协调一致；药材加工方法（诸如切、烘、干燥等）的协调一致；药材提取方法及溶剂的协调一致；草药GMP的协调一致；同名但组成成份含量不同的草药的协调一致；检测传统和现代草药制剂疗效的方法和技术要求的协调一致；草药质量稳定性测定方法的协调统一；草药包装及标签的标准化；草药质量评估（包括化学、药理学及抽样方法等）；草药原料及制剂的动物毒性实验（包括急性、慢性、生殖等方面）数据要求；剂型及用法、用量的标准化；研究草药与食品、草药与草药、草药与化学药品的配伍禁忌；草药新药研究中药理学要求的标准化；研究草药与草药的相互协同作用；草药注册要求的协调统一；建立草药上市后监测系统；协商知识产权保护问题；建立草药监督管理信息系统等[3]。

FHH优先讨论已初步开展研究工作的课题；已发展相关技术的课题；区域及国际关注的问题；对整体改善草药品质、安全性及效能的关键性课题，如原材料、种植方法、草药加工及命名法等。确定今后将优先考虑的四项议题：草药命名方法的协调统一；草药注册监督管理方法和技术要求的协调统一；药材GAP的协调统一；建立草药监督管理信息系统。

2004年9月21~22日，来自中国、美国、澳大利亚、加拿大、日本、韩国、越南、香港等国家及地区的专家、代表，以及WHO官员等100多人出席了在上海召开的FHH首届国际论坛。作为首届论坛的协调人，原国家食品药品监督管理局副局长任德权致辞，并高度评价了FHH两年来的工作，以及各国专家在草药方面的研究进展和贡献。FHH两个分委会及所属专家工作组总结了2年的工作情况。

之后，2024年3月5~8日，由越南卫生部传统医药管理局主办，在越南河内召开FHH第21次常务委员会会议。来自中国、中国香港、中国澳门、日本、韩国、新加坡和越南等7个成员国和地区的药监部门和相关学者出席了本次会议。会议主要分为3个环节，第一环节为各成员大会报告（Members' report），7个成员的药监机构分别报告了各国家及地区传统医药监管的最新进展。第二环节为3个分委会报告：第1分委会主要围绕各成员传统药物药典的比对、e-Green book项目等药典协调方面；第2分委会主要围绕传统药物质量控制方法和技术、FHH的Atlas项目等方面；第3分委会主要围绕中药审评、传统药物研发等方面。第三环节为讨论，围绕FHH的秘书处相关工作，2025年FHH会议拟选主题以及FHH运行协调机制等问题进行交流。

国家药监局代表团在各成员大会报告、3个分委会报告上均作了专题报告，围绕中药传承创新发展、《中国药典》的修订工作、FHH人参专论框架的考虑和人参Atlas研究进展、符合中药特点的中药质量控制体系等相关内容进行了主题报告，向FHH各成员国和地区全面介绍了中药注册管理、标准体系、检验、审评等方面的新进展，并在整个会议中多次呼吁推动建立FHH成员政府间的协调机制，共同参与传统药物研究与标准协调，凝聚共识，促进传统药物的发展。

国家药监局药品注册司参会代表以"中药传承创新发展–2023年度进展"为题作了成员国报告，从中药政策法规、技术要求及上市品种、中药监管科学体系建设3个方面全面介绍了2023年中国中药传承创新的新进展以及所取得的成果，并倡议FHH建立政府间的协调机制，只有不断深化各成员间的交流、合作与支持，才能共创传统药的新未来。中检院、药典委、药审中心参会代表分别以"《中国药典》2025年版中药标准修订工作""建立FHH传统药物品种专论指导原则的建议""符合中药特点的中药质量控制体系"为题在第1、第2、第3分委会作了专题报告。针对大会上日本、越南等成员国所提出的传统药物质量控制难题的破解问题，分享了中国中药质量控制的实践成果，与大会最后越南倡议的"以质量理念提升传统药物的质量"的精神实质基本一致，中药整体质量控制的理念和相关技术标准体系得到了与会者的认同。

（聂黎行　马双成）

# 参考文献

[1] 翁新愚. 西太区草药论坛简介 [J]. 国外医学：中医中药分册, 2003 (3): 182-183.

[2] 冰琳. FHH：多国参与协调 促进草药发展 [J]. 中药研究与信息, 2004 (9): 37.

[3] 聂黎行, 左甜甜, 黄宝斌, 等. 国际草药抗击新型冠状病毒肺炎的认知与实践：世界卫生组织草药产品注册监管联盟第十三届年会的启示 [J]. 世界最新医学信息文摘, 2022, 22 (67): 180-185.

# 第六节　世界卫生组织世界传统医药合作中心

## 一、WHO 合作中心

WHO 合作中心（简称 WHO CC）为总干事指定的，属于国际合作网络其中一部分的研究机构，通过进行相关活动，为世卫组织重点领域的战略规划提供帮助。WHO 合作中心的主要职能包括：收集、整理和传播信息；建立术语标准、诊断、治疗和预防性药物技术命名规范；开发循证技术指导工具和资源材料；提供对照品和服务；在 WHO 领导下参与合作研究；开展培训、研究等活动；协调多方开展活动；在国家层面提升能力建设；在公共卫生突发事件发生时提供监测、备战和响应服务。WHO CC 的申请条件包括：①科技水平达到国家或国际级别；②在本国内医疗、科研教育等领域占据重要地位；③高质量的科学技术领导力，且具有足够数量的高层次学历员工；④机构人员、工作及资金来源稳定；⑤与国内及国际上的其他机构建立了合作关系；⑥具备完成 WHO 计划的工作能力及潜力，支持国家计划、参与国际合作计划；⑦具有较强的专业性，且专业领域切合 WHO 工作重点或重点项目；⑧至少与 WHO 合作开展活动 2 年以上；⑨必须参加所申请领城 WHO 技术部门的工作计划，符合条件的机构可以是公共或私人的，但不可具备商业或营利性质。WHO CC 每次任期一般为 4 年，每个任期在职责范围内围绕 WHO 制定的工作计划（Term of Reference，简称 TOR）开展技术支持与人员培训、信息与成果传播、学术交流与网络建设、研究创新能力、技术方法标准化工作。WHO 采用短期评价和长期评价两种方式对 WHO CC 进行考核，短期评价指标包括年度报告、开展活动、科研产出、培训效果等；长期评价则主要关注任期考核和国际影响。

WHO CC 是全球卫生领域一项重要合作机制，WHO 认可相关机构通过支持在区域和全球层面实现 WHO 计划的战略目标、提高其全球卫生工作的科学有效性、发展和加强各国和各区域的机构能力 3 个方面，协助 WHO 执行规定工作；WHO 与合作中心努力实现双方互利共赢。WHO 通过合作中心畅通领导全球范围机构、提升机构能力以支持 WHO 工作的渠道。机构通过任命成为合作中心，提升国家权威机构关注和认可，围绕机构开展的卫生领域工作获得公众更多关注。截至 2023 年 12 月，全球在任 WHO 合作中心 813 家，分布在非洲区（26 家）、美洲区（176 家）、东地中海区（59 家）、欧洲区（270 家）、东南亚区（92 家）、西太区（190 家）的 90 个会员国。领域分布、公共卫生与全球卫生、传染性疾病防控、卫生体系发展、生殖与妇幼健康、慢性非传染性疾病防控、职业健康、食品药品安全、精神健康、传统医学、康复医学、预防牙医学、标准制定等领域。其中西太区 190 个世卫组织合作中心集中在 9 个成员国，主要为中国、澳大利亚、日本和韩国。

## 二、WHO 在华合作中心

WHO CC 是支持 WHO 在国家、区域开展卫生合作的平台，也中国参与全球卫生治理的重要方式，还是全球各研究机构资源共享技术合作的途径。自 1978 年 10 月，卫生部与 WHO 签署《中华人民共和国卫生部与世卫组织关于卫生技术合作的备忘录》开始，我国与 WHO 持续开展技术合作，先后有 150 多家机构被任命为合作中心，截至 2023 年 12 月，在任 WHO 在华合作中心共 61 家（大陆地区 54 家，港澳地区 7 家），分布在 10 个省、直辖市、特别行政区，分别是北京市（33 家）、上海市（9 家）、江苏省（4 家）、广东省（4 家）、湖南省（1 家）、湖北省（1 家）、四川省（1 家）、甘肃省（1 家）和香港、澳门特别行政区（7 家）。专业覆盖传统医学、传染性疾病预防与控制、卫生体系发展、标准制定与信息技术、生殖与妇幼健康、康复医学、精神健康、慢性非传染性疾病预防与控制、食品药品安全、公共卫生与全球卫生、职业健康、预防牙医学等各领域。

国家卫生健康委员会国际合作司（简称国家卫生健康委国际司），经商世界卫生组织驻华代表处同意，委托中国医学科学院医学信息研究所承担世界卫生组织在华合作中心协调办公室工作：①负责收集、整理各类与合作中心工作相关的文件资料，分享合作中心工作动态及世界卫生组织公开信息；②负责与合作中心的日常联系与沟通，协助开展合作中心新任、续任事宜，承办合作中心相关会议；③开展合作中心相关理论机制和政策研究；负责收集汇总合作中心年度计划和工作总结，开展合作中心绩效和动态评价等工作。在多方共同努力下，WHO 在华合作中心认真履行职责，在 WHO 统一规范框架内，结合专业领域特长，开展相关实践，取得积极成效，绝大多数机构成功续任，共同为中国卫生健康事业发展以及全球卫生治理发挥了重要的作用。

## 三、WHO 世界传统医药合作中心（CHN-139）

自 20 世纪 80 年代初起，WHO 将世界各地在传统医药领域方面有良好基础和一定成绩的机构相继确认为 WHO 传统医药合作中心。截至 2023 年 12 月，在任的 WHO 传统医药合作中心共 23 家，分布在西太区（16 家）、东南亚区（4 家）、美洲区（2 家）、欧洲区（1 家）的 11 个会员国（中国、韩国、日本、越南、马来西亚、朝鲜、泰国、印度、挪威、秘鲁、美国）。在华的 WHO 传统医药合作中心共 9 家，分布于 10 个省、直辖市、特别行政区，分别是北京市（5 家）、上海市（1 家）、江苏省（1 家）、香港特别行政区（1 家）、澳门特别行政区（1 家）。23 家 WHO 传统医药合作中心中，专业为传统医学的合作中心（WHO Collaboration Center for Traditional Medicine）19 家，专业为传统药学的合作中心（WHO Collaboration Center for Traditional Medicine）4 家，分别为中检院（中药所）、中国医学科学院（药用植物研究所）、中国中医科学院（中药研究所）、美国伊利诺伊大学。

2014 年，中检院中药所着手向 WHO 申请成为传统医药合作中心，经过 2 年的探讨、准备和 1 年的申请、等待。2017 年 4 月 7 日，WHO 正式批准中检院中药所设立世界卫生组织传统医药合作中心（WHO Collaboration Center for Traditional Medicine，CHN-139），马双成和聂黎行分别任中心主任（Head）和副主任（Co-head）。世卫组织传统医药合作中心落户中检院，表明我国传统药监管及检测能力水平获得了国际认可。2017 年 7 月 6 日，中心成立典礼在中检院举行，WHO 西太平洋区域主任申英秀（Shin Young-soo）博士、原国家食品药品监督管理总局国际合作司司长袁林等为中心揭牌。WHO 组织区域主任执行官兼协调官安吉拉·普拉特、西太区技术官员 Yu lee Park、原中检院副院长张志军等出席。原国家食品药品监督管理总局国际合作司副司长秦晓岑主持典礼。

中心第一届任期为 4 年（2017 年 4 月~2021 年 4 月），主要任务包括：①支持 WHO 起草制订中药（草药）及其相关制品的质量控制标准及技术指南；②为研制中药（草药）及其相关制品的国际标准物质提供支持；③关注中药（草药）及其相关制品的质量控制方法和标准的研发，并针对中药（草药）安全使用进行新型试验方法的建立和已有方法的改进等研究；④为 WHO 中药（草药）及其相关制品的质量和安全作出贡献，建立合作实验中心；⑤为 WHO 中药（草药）区域合作、人员培训提供支持。

第一届任期内，中心圆满完成了任务书中的各项任务，包括草药用化学对照品技术指南、草药用对照药材技术指南、草药用对照提取物技术指南、中药中重金属及有害元素残留风险评估技术指南、中药中农药残留风险评估技术指南、中药中黄曲霉毒素残留风险评估技术指南、草药掺伪染色检测技术指南、中药标本基原鉴定技术指南、药材及饮片技术指南等技术文件的起草，草药用化学对照品标准物质库、对照药材标准物质库的建立，代表性草药标准物质（包括化学对照品、对照药材和对照提取物）的标定等工作，并向 WHO 服务提供和安全司传统医学及整合医学部提交了相关研究资料。此外，还完成了 Key Technical Issues for the Safe use of Herbal Medicines with Reference to Interaction with Other Medicines、WHO Benchmarks for Training in Anthroposophic Medicine 2 个 WHO 技术文件的全球评议，结合中药安全性风险控制实践和我国中药化药联合临床应用的特点，提出意见和建立，被 WHO 采纳。

2021 年 1 月初，WHO 为中心开启续任程序，中药所积极与 WHO 相关部门及管员联系，反复沟通拟承担的委托任务及支持活动。在充分准备的基础上，及时完成了下届任期的续任申请报告，包括中心的具体信息、中心的研究范围、科研优势、组织机构、专家团队、委托任务、支持活动等。通过近 4 个月的艰苦努力，中心于 2021 年 4 月 23 日正式获得续任通知。

按 WHO 规划，中心第二届任期为 4 年（2021 年 4 月~2025 年 4 月），主要任务为：①在传统药物的政策、标准的制定和实施、保障传统药物质量及安全、有效、加强成员国相关能力建设等，为 WHO 提供技术支持、信息共享和培训；②按 WHO 的安排和要求，为 WHO 国际草药典的编制提供技术支持、实验室服务和专家意见。

第二届任期内，完成了 The Survey Intended to Gather Regulatory Data related to Herbal Medicines 调查。应 WHO 要求，经国家药监局批准，于 2021 年举办了草药掺伪打假专题技术培训（Training on Identification of Adulteration in Herbal Medicine）。2019 年，中心派员参加了 WHO 在华合作中心主任会，与各中心代表共享信息和经验。2023 年，WHO 传统医学合作中心组成的专业领域联盟［WHO Collaborating Centres of the Traditional，Complementary and Integrative Medicine（TCI）Global Network］成立，同年 8 月，中心参加了 WHO 传统、补充、整合医药合作中心峰会，介绍了中心的主要专长、近年与 WHO 的合作情况，并对 WHO 传统、补充医学与整合医学处的未来重点工作提出了建议。2023 年 12 月，应 WHO 在华合作中心协调办公室邀请，中心派员参加了国家卫生健康委国际司和 WHO 驻华代表处在京共同主办的"世卫组织在华合作中心参与全球卫生治理研讨会"和"世卫组织在华合作中心能力提升培训"会议，就提升 WHO 在华合作中心任职履职和参与全球卫生能力、促进 WHO 在华合作中心可持续发展等议题，与 WHO 在华各合作中心，展开交流与讨论。2024 年，应 WHO 总部邀请，中心代表结合中药监管经验和特点，为 WHO 全球卫生新策略 2025—2028 草案（WHO's New Draft Strategy for Global Health 2025—2028）和 WHO 全球传统医学发展新战略 2025—2034 草案（New Draft WHO Global Traditional Medicine Strategy：2025—2034）建言献策。此外，在第二任期内，中心完成了 Clinical Research in Traditional and Complementary Medicine、Comments on WHO Draft Benchmark Documents、WHO Benchmarks for the Training of Traditional Chinese Medicine、WHO Benchmarks for the Practice of Traditional Chinese Medicine、WHO Benchmarks for the Training of Traditional Tibetan Medicine 5 个 WHO 技术文件的全球评议。

中国与 WHO 制定的《中国 – 世卫组织国家合作战略（2022—2026）》，提出 2 个战略目标和 6 个优先领域，双方共同努力落实可持续发展目标、改善全球和区域的健康结果，其中优先领域 2.1 提到要"提升世卫组织合作中心的能力，发挥其在实施 GPW13 和西太平洋地区重点领域中的作用，并促进其与其他发展中国家及伙伴的合作"，共同促进全球卫生，构建人类卫生健康共同体。作为 WHO 与我国在传统医学领域的重要合作机构和桥梁，未来 WHO CC（CHN-139）将继续履职尽责，构建符合中药特点、卓越领先的中药监管科学全球协调新机制，为世界各国的传统医学现代化、科学化和规范化发展及国家能力建设提供重要的技术支持[1]。

（聂黎行　马双成）

## 参考文献

［1］World Health Organization，Guide for WHO collaborating centres［R］．Geneva：WHO，2018．

# 第七节　中药监管双边国际合作与协调

## 一、国际合作背景

随着生命健康需求快速增长和生物技术加速演进，我国生物医药产业步入高质量发展的重要阶段。作为全球生物资源最丰富、生物医药产业体系最完备、生命健康消费市场最广阔的国家之一，我国生物医药产业链的部分环节、核心产品已跃居世界前列。据科技部中国生物技术发展中心编制的《2023 中国生命科学与生物技术发展报告》，生命科学涉及生物学、生态学、分子生物学、微生物学和生物技术等多个交叉学科，产业发展空间巨大，在推动经济社会转型和发展方面的作用日益显现。全球范围内越来越多的经济体将发展生命科学纳入国家战略规划。2022 年，美国启动《国家生物技术和生物制造计划》，为进一步巩固美国在全球生物技术中的领先地位；2018 年，欧盟委员会正式启动了欧洲创新理事会（EIC）项目，旨在提供超 100 亿欧元的预算用于重大突破技术（如细胞和基因治疗、脑部疾病工具等）的开发和创新；日本也在 2019 年正式推出《生物战略 2019》，解决近年来生物科技的基础研究和产业化方面落后于欧美和中国的困境，并且将生物技术重新提到战略高度。可以预见，生命科学将成为未来各主要经济体在科技、经济竞争的主战场，势必将成为推动经济社会高质量发展的新动能。

据《世界卫生组织 2019 年传统和补充医学报告》显示，全球有 170 个国家认同传统及补充医学（complementary medicine，或称替代医学）的应用。WHO 194 个成员国中，98 个国家针对传统医药制定了国家层面的政策，107 个国家为传统医学和补充医学设立了国家级办公室，124 个国家制定了草药发展法规，78 个国家制定了针对草药生产商的法规，75 个国家设立了国家级中草药研究机构。FDA 长期活跃于多个国际平台，通过加强与全球利益相关者合作，以应对制药行业运营和相关监管监督日益复杂和全球化的性质。相关平台主要包括 ICH、国际药物监管机构计划（IPRP）、国际药品检查合作计划（PIC/S）、国际药品监管机构联盟（ICMRA）等。此外，成立于 1982 年的美国草药协会（AHPA）是美国草药产品行业国家贸易协会的代表，主要职能是促进草药产品的可靠、可持续商业发展，确保消费者能够获得各种草药产品安全性的知情权。AHPA 在多个领域与多个联邦监管机构就行业监管问题进行常规的沟通，积极参与行业监管。经过多年的发展，AHPA 在植物药贸易活动中的领导地位正日渐显现。美国通过上述活动，不断提高其监管领域话语权。日本药品医疗器械管理局（PMDA）于 2018 年启动了"亚洲药品和医疗器械监管事务培训中心"，通过组织培训加强监管科学领域国际合作，并于 2023 年 4 月与 WHO 面对面会晤，计划通过相互提供协调员，将目前在亚洲地区提供的研讨会的合作系统化，并进一步在东盟国家规划和开展有效的能力建设和培训活动。

我国中药及传统药物、植物药产业迅猛发展，已经成为全球中药、传统药及植物药创新能力最强、市场规模最大、监管体制最为完备的重要国家。预计 2024—2029 年，中国中药行业将以 14% 的年复合增速增长，预计 2029 年中国中药行业规模将达 2 万亿元。《中医药发展战略规划纲要（2016—2030年）》提出要加强中医药国际贸易，随着"一带一路"建设的稳步推进，中医药的海外市场需求也会逐步上升。要进一步充分利用好我国传统药物监管科学的发展优势，强化传统药物国际合作中话语权建设，加强与各个国家和地区传统医药从业者和利益相关方的深入交流协作，推进中医药国际监管科学高地建设，为政府、学术界和产业界的合作打造一个开放的可持续性的交流合作平台，持续交流分享传统药物监管科学的新工具、新方法和新标准，努力让中医药监管科学成果为世界经济发展和人类健康作出更多贡献。这既是推动构建我国国际领先药品监管机构的重要突破口，也是主动服务国家战略，促进中药国际化发展的重要保障[1]。

## 二、合作机制与成效

除了 IRCH、FHH、濒危野生动植物种国际贸易公约（The Convention on International Trade in Endangered Species of Wild Fauna and Flora，CITES）等合作机制之外，我国已与 60 余个国家和地区的药品监管机构建立了工作联系，并与其中 27 个国家和地区的药品监管机构签署了 32 份合作文件，与欧、美、日等发达国家监管机构合作及"一带一路"沿线国家药监机构的合作成效显著[2]。

国家药监局坚持促进大国协调和良性互动，推动与美欧药品监管机构建立稳定的合作关系。在中美药品监管合作框架下，举办中美药品监管高层会议，共同制定双方年度合作计划并推动实施。与德国药品和医疗器械管理局签署双方《联合意向声明》，标志着中德药品监管合作取得突破性进展。组织召开中丹药品医疗器械战略领域合作项目指导委员会会议。与日本国立卫生科学研究院在中药（汉方药）检验标准研究方面加强交流。

"一带一路"倡议以共商、共建、共享为核心发展理念，是中国推动构建人类命运共同体的重要抓手。2016 年 6 月，习近平总书记在塔什干乌兹别克斯坦最高会议立法院发表重要演讲，指出要"着力深化医疗卫生合作"，加强在传染病疫情通报、疾病防控、医疗救援、传统医药领域互利合作，携手打造"健康丝绸之路"[3]。国家药监局进一步拓展与"一带一路"沿线国家药监机构的合作。推动国家药监局高级研修学院获批亚合资金项目《澜湄区域中药（传统药）研制与市场准入协调机制构建研究》，推动广西药品监督管理局获批中国 - 东盟合作基金项目"深化东南亚大宗药材质量研究合作，打造中国 - 东盟药品质量交流平台"。组织召开第 7 届中国 - 东盟药品合作发展高峰论坛，缅甸、老挝、新加坡等东盟 10 国代表出席会议，进一步加强了中国同东盟国家在中药、传统药监管领域的交流与合作。在国家药监局与印度尼西亚国家食品药品管理局合作协议框架下，研究起草双方 2023—2024 年行动计划，在传统药监管信息、政策分享等领域开展交流。在第三届中国 - 非洲经贸博览会上主办中非医药健康发展论坛，推动中非医药产品注册标准、程序、质量管理体系互认，助力中非卫生健康共同体建设。积极参加上海合作组织（简称上合组织）医药合作发展大会，积极推动和完善上合组织框架下药品监管机构交流对话机制，加强上合组织国家药品监管政策与技术交流互鉴。

## 三、发展前瞻

20多年来，我国在中药基础研究、中药资源与可持续利用、中药标准化与产业化、新药研发及中药国际化等方面均取得了巨大成就[4]。随着药品市场的现代化、国际化，中药走出国门已成必然趋势。但要实现这个目标，还面临不少挑战。中药（特别是复方制剂）的组成极为复杂，如何能被国外接受是首先遇到的难题；另外，如何加强对中药研发、生产和临床应用相关知识产权的保护，也是一个突出的问题。"十三五"期间，国家重点研发计划项目支持"中药国际标准示范研究""中医国际标准研制与评价研究"等项目，有力推动了中药标准的国际化。国际标准化组织/中医药技术委员会（ISO/TC 249）至今已发布中医药国际标准69项，正在制定的国际标准31项，实现了ISO中医药国际标准的高效率和高质量发展[3]。《欧洲药典》迄今收载了80个中药标准；《美国药典》采纳了15个中药的56个标准。这些进展实现了国际标准、国际注册技术和法规制约瓶颈的突破，为推动中药走向国际提供了支撑。此外，聚焦"一带一路"沿线国家，中医药及传统医学国际合作也得到了有力推动和显著发展。

伴随着中药工业化、现代化、国际化进程，我国药品监管国际化水平的显著提升，中药监管已经进入全球化监管合作协调的新阶段，中药监管科学作为中药监管领域应用的新兴前沿学科在我国迅速发展。中药监管体系构建与能力提升正处在全球化监管合作与监管协调发展的战略机遇期。加快打造具有中国特色、符合中药特点、全球领先的中药卓越监管体系是我国构建"科学、高效、权威"药品监管体系战略的重要组成部分，是中国式现代化药品监管实践的新要求，是统筹高水平安全监管和产业高质量发展的新举措[5]。

全球领先的关键是高质量发展和高水平对外开放。全球领先的基础是高质量发展，是创新成为第一动力、协调成为内生特点、绿色成为普遍形态、开放成为必由之路、共享成为根本目的的发展，是国家推进高水平对外开放的必然要求。全球领先中药卓越监管体系要以全方位中药监管科学创新为支撑，实现监管全过程审评审批加速、全产业链安全监管、全生命周期监管服务、全球化监管合作协调。加强我国传统医药国际话语权的平台建设，推进传统药物监管科学国际合作的系统工程建设，注重中医药人才培养和国际推广[6]。强化中药监管科学新工具、新标准、新方法研究，建立中药全链条监管工作协调会商机制、中药监管科学研究者联盟工作机制、中药监管全球化政策协调机制，完善符合中药特点的法律法规、部门规章、规范性文件、技术指导原则等法规技术体系，支持基础学科向监管应用转化，支持中药科学监管决策，构建具有中国特色、高效运转的中药监管行政管理体系。

（蒋露 许明哲）

# 参考文献

[1] 吴函蓉，李菲菲，雷海民. 传统药物监管科学国际共享的重要实践 [J]. 中国新药与临床杂志，2024（4）：257.

[2] 聂黎行，马双成，张颖，等. 国际植物药监管合作组织（IRCH）的发展及对我国植物药监管的启示 [J]. 中国药事，2017，31（11）：1281-1284.

[3] 雷福明. 中国对"一带一路"沿线主要医药贸易伙伴国家医药产品出口影响因素及出口潜力研究 [D]. 北京：对外经济贸易大学，2022.

[4] 陈凯先，张卫军. 中药现代化与中药创新 [J]. 中国食品药品监管，2022（8）：237.

[5] 赵军宁. 中药卓越监管体系的构建策略与前景展望 [J]. 中国食品药品监管，2024（2）：241.

[6] 吴函蓉，李菲菲，雷海民，等. 传统药物监管科学国际共享的重要实践 [J]. 中国新药与临床杂志，2024（4）. DOI：10.14109/j.cnki.xyylc.2024.04.04.

# 第二十二章
# 中药监管科学转化应用与监管促进

## 第一节 中药传承创新发展的监管科学与监管促进

近年来，国家药品监督管理局（简称国家药监局）深化药品审评审批制度改革，在促进生产创新方面发挥了至关重要的作用。强化中药材、中药饮片、配方颗粒、医院制剂、中成药等中药产品安全监管，促进中药传承创新，确保民众获得安全、有效的中药是国家药监局的一项重要职责。随着中药现代化、国际化、全球化进程，更多的创新技术被开发并广泛用于中药的生产、标准、质量及安全控制，这些创新可以提高产品质量并防止药品短缺，尤其是新型冠状病毒感染（简称新冠）大流行更加强化了充分利用科技力量，使中药产品加快上市和获得使用，以解决中药产品的可及性和可负担性问题。与此同时，新兴科技在中药生产制造的广泛应用，给药品监管部门带来的技术挑战、监管矛盾也日渐突出。中药监管科学作为近年发展起来的新兴前沿科学，其核心是创新和发展符合中药特点的新工具、新标准、新方法，有效解决影响和制约中药创新的突出问题，加速中药科技成果转化和促进中医药高质量发展。国家药监局为深化中药审评审批制度改革，研究制定《关于进一步强化中药科学监管 促进中药传承创新的若干措施》与《中药注册管理专门规定》《中药标准管理专门规定》《中药生产管理专门规定》等政策文件，审核发布了中药新药相关技术指导原则，对促进中药新药临床试验申请（IND）、新药上市申请（NDA）注册审评和产业健康发展发挥了重要作用。

### 一、中药产业驱动与监管应对

#### （一）产业发展

中医药作为独特的卫生资源、潜力巨大的经济资源、具有原创优势的科技资源、优秀的文化资源和重要的生态资源，在经济社会发展中具有越来越重要的地位和作用。随着中药现代化进程的推进，形成了涉及中药种植，产品研发、生产、流通、销售在内的跨行业、跨区域的产业链，并具有调整产业结构、增加就业、农民增收、服务医改、惠及民生及保护生态等综合优势。与现代农业"第六产业"发展类似，中药一、二、三产业的相互融合构成典型的中药"第六产业"内涵，代表着中药产业化先进的发展方向。"现代中药第六产业"标志着中药一、二、三产业的技术链、产品链、服务链、区块链和产业链的有机融合，发挥 1+2+3 ＞ 6 的协同效应，从上游的中药农业，到中游的中药工业，直至下游中医药服务业[1]。

### 1. 中药农业

近 20 年来，一批大宗药材的规范化种植，中药资源综合开发利用都取得了积极进展，在中医药事业持续发展、中药产业快速增长的背景下，中药资源的产业化发展，实现了中药资源可持续供给，有力保障了中医药事业、产业的高速发展。根据第四次全国中药资源普查数据，我国已确认共有 18817 种中药资源，包括 3151 种我国特有的药用植物和 464 种需要保护的物种，覆盖全国 31 个省份、2702 个县区。已在国际学术期刊发表 3 个新属和 196 个新物种（包括种下分类群），其中，3 个新属分别为征镒麻属、希陶木属、先骕兰属，196 个新物种分别隶属于真菌、蕨类、裸子植物和被子植物，分布在 57 个科 114 个属中[2]。我国丰富的中药资源是中药农业、中药工业、中药大健康产业等发展的物质基础，是中药产业高质量发展的关键保障。

中药农业包括中药种植业和养殖业等，是保障中医药事业健康发展的源头产业。我国中药材种植历史悠久，最早可追溯到《诗经》中对可入药的枣、梅的种植记载。20 世纪 50~60 年代，我国开始大力发展中药材的栽培和养殖，从单一品种、个体分散种植向多品种、大规模、集约化生产发展。1957 年，我国中药材种植面积仅有 100 余万亩，到 2017 年全国中药材种植面积达 3241.61 万亩（不包括野生抚育和林下种植的中药材），期间中药材种植面积增长了 32 倍[3]。根据《全国中药材生产统计报告（2020）》，2020 年全国 329 种中药材种植总面积约为 8339.46 万亩，其中，广西、甘肃、云南、四川等省份种植面积较大，191 种临床常用中药材种植面积约为 5773.98 万亩，占总面积的 69.24%[4]。

尽管我国中药材种植面积大幅增加，但仍存在外源性有害物质残留超限、产地加工不规范、质量追溯体系不完善等问题，导致中药材品质下降。为保障中医临床用药安全有效，从源头提升中药质量，国家食品药品监督管理局于 2003 年 9 月印发《中药材生产质量管理规范认证管理办法（试行）》及《中药材 GAP 认证检查评定标准（试行）》，开启中药材生产质量管理规范（GAP）基地示范建设。2016 年 2 月，国务院印发《关于取消 13 项国务院部门行政许可事项的决定》，取消中药材 GAP 认证。根据执行 GAP 认证期间（2004—2016 年）国家食品药品监督管理总局数据，全国共认证 167 个中药材 GAP 基地，四川省中药材 GAP 基地位居全国首位，共有 24 个，其次为云南省、吉林省、河南省、山东省，分别有 16、13、11、11 个，形成了以四川省、云南省、吉林省、河南省、山东省等为核心的中药材 GAP 基地规模化建设示范区[5]。直到 2022 年，国家药监局、农业农村部、国家林业和草原局、国家中医药管理局四部门联合发布新版《中药材生产质量管理规范》，又重新启动中药材 GAP 认证。为促进中药材规范化发展，强化中药材质量控制，推进中药材溯源体系建设，从源头提升中药质量，2023 年 5 月国家药监局决定设立由黄璐琦院士为组长的中药材 GAP 专家工作组。

随着中药材种植面积的增加，我国中药材市场成交额不断上升，由 2008 年的 244.63 亿元快速增长至 2014 年的 1507.11 亿元，年复合平均增长率达 35.40%。2015 年，2015 年版《中华人民共和国药典》（简称《中国药典》）颁布，加强了对中药材重金属和有毒有害物质的管控，规定中药材中二氧化硫残留量、重金属及有害元素、黄曲霉毒素、农药残留量等物质的检测限度标准，全年中药材市场成交额较上年同比下降 40.2%，仅为 901.09 亿元。2016 年，中共中央、国务院先后出台《中医药发展"十三五"规划》、《"健康中国 2030"规划纲要》、《中华人民共和国中医药法》（简称《中医药法》）等政策文件，有利提振了中药材市场信心，中药材市场回暖，全年中药材市场成交额为 1229 亿元。随后的几年，中药材市场成交额呈稳定上升趋势。2022 年，中药材市场成交额为 1911.6，较 2008 年翻了近三番（见图 22-1-1）[6]。

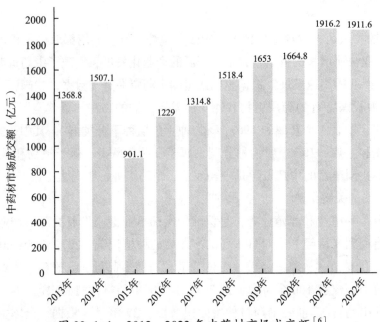

图 22-1-1　2012—2022 年中药材市场成交额[6]

### 2. 中药工业

中药工业包括中成药生产和中药饮片加工，是中药产业的支柱。20 世纪 50~60 年代，中药行业开启工业化进程。1950 年，全国制药工业专业会议制定方针："发展原料药为主，制剂为辅。"1955 年，中国药材公司（中国中药控股有限公司前身）成立，负责全国中药的产、供、销综合平衡和行业管理，中药工业体系初步形成。1985 年，《中华人民共和国药品管理法》（简称《药品管理法》）、《药品生产质量管理规范》出台，为中药工业发展提供了制度保证，中药工业进入黄金发展时期。1994 年中药工业总产值仅为 165.3 亿元，2016 年中药工业主营业务收入达 8653.4 亿元，产业规模增长了 52 倍之多，中药工业成为我国新的经济增长点。2017 年，在国家药品政策和医保政策的双重作用下，我国中药工业结束了长期稳定的增长，开始转向下行趋势。2017 年，我国中药工业主营业务收入和利润分别为 7901.1 亿元和 860.7 亿元，较 2016 年同比下降 2.7% 和 1.6%。随着药品监督管理日渐完善，集中采购、医保谈判等多项政策实施，及新冠疫情爆发，2017—2020 年期间，中药工业主营业务收入及利润均大幅下降。"三药三方"等中药处方在抗击新冠疫情中发挥了重要作用，进一步扩大了中医药在全国和全球的影响。2021 年，中药工业主营业务收入达 6919 亿元，较上年同比增长了 11.7%；中药工业利润总额首次突破 1000 亿元大关，达 1004.5 亿元，较上年同比增长了 35%。中成药和中药饮片均从 2020 年的负增长转为实现 10% 左右的较高增速。2023 年，医药工业规模以上企业实现营业收入 29552.5 亿元，同比下降 4%，实现利润 4127.2 亿元，同比下降 16.2%，各子行业走势出现分化，仅中成药、中药饮片 2 个子行业营业收入和利润均保持正增长[6-7]（见图 22-1-2、图 22-1-3）。

根据国家药监局发布的《药品监督管理统计年度数据（2022）》，截至 2022 年底，全国生产中药企业合计 4569 家，占全国药品生产企业总数的 57.3%，其中，广东省、安徽省和四川省数量均超 300 家，分别为 358、357 和 317 家。全国生产中成药企业合计 2319 家，占全国生产中药企业总数的 50.8%，其中，广东省、吉林省、四川省、黑龙江省和陕西省数量位居全国前五，分别为 160、155、138、121 和 116 家。全国生产中药饮片企业合计 2250 家，占全国生产中药企业总数的 49.2%，各省市数量相差较大，安徽省数量最多，为 272 家，其次广东省，为 198 家，新疆兵团无生产中药饮片企业[8]（见图 22-1-4）。《2022 国家中药监管蓝皮书》显示，全国已完成上市备案的中药配方颗粒生产企业有 73 家[9]。

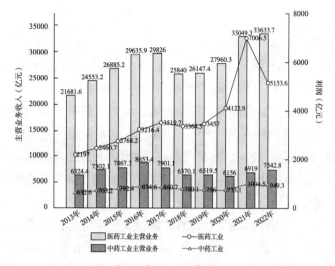

图 22-1-2　2012—2022 年医药工业和中药工业主营业务收入及利润

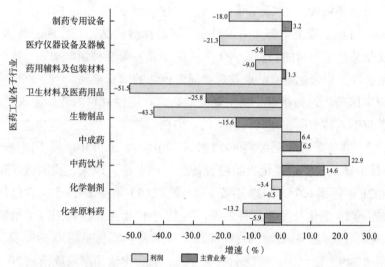

图 22-1-3　2023 年医药工业各子行业营业收入增速和利润增速

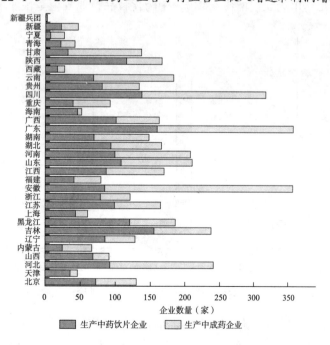

图 22-1-4　截至 2022 年底生产中成药企业和生产中药饮片企业数量

### 3. 中药大健康产业

当前，我国健康服务业产值仅占国内生产总值的 5% 左右，而发达国家的健康服务业产值占 GDP 的 10% 以上，我国健康服务业尚有巨大发展空间。作为大健康产业的重要组成部分，中药大健康产业主要涉及养生养老市场、健康管理市场、药妆市场、中药保健茶市场、保健酒市场、传统滋补品市场等，在调整产业结构、吸纳就业、促进消费、拉动内需、促进生态环境保护等方面具有综合优势，是具有巨大市场前景及重大发展机遇的新兴产业[10]。目前，我国大健康产业规模超 8 万亿元，其中与中药资源相关超 3 万亿元。作为我国独具特色的健康资源、潜力巨大的经济资源，中药资源广泛应用于保健品、中兽药、天然化妆品、健康日化、食品、饲料等领域，中药大健康产业快速发展，对中药材、中药饮片、中药提取物的质量监管提出新的要求和挑战。

随着我国人口老龄化加剧及疫情后民众健康意识盛行，健康养生的需求日益旺盛，保健食品行业有望迎来迅速发展阶段。我国保健食品市场规模从 2018 年 419 亿元增长至 2021 年 627 亿元，复合年均增长率达 10.6%，2022 年市场规模 671 亿元，预计 2023 年市场规模将超过 800 亿元[10]。同此，我国保健食品相关企业新注册量逐年增加，由 2017 年的 43 万家增加至 2022 年的 131 万家[11]。近年来，新中式养生成为健康新浪潮，再加上原卫生部《关于进一步规范保健食品原料管理的通知》《关于当归等 6 种新增按照传统既是食品又是中药材的物质公告》和《关于党参等 9 种新增按照传统既是食品又是中药材的物质公告》等政策文件，中药保健食品产业规模尚有广阔的增长空间。

中药化妆品是以中医药理论为指导，将中药提取物以功能性原料的性质加入到化妆品中，通过洗、擦、喷、涂等方法散布于人体表面，使其具有清洁、美白、祛斑、抗衰老等功能[12]。根据 2021 版《已使用化妆品原料目录》，共收录化妆品原料 8972 种，其中涉及 2020 年版《中国药典》中药材品种 300 余种。自 2021 年 5 月 1 日正式实施《化妆品注册备案管理办法》以来，我国近 3 年共备案 117 个化妆品新原料，其中，2021 年备案 6 个，2022 年备案 42 个，2023 年备案 69 个（含已注销 1 个）[13]（见图 22-1-5）。剔除未公布的 13 个化妆品新原料来源，共 13 个化妆品新原料来源于植物，植物来源的化妆品新原料占比逐渐增加。据智研咨询统计数据，2022 年化妆品类零售总额为 3936 亿元，同比下降 4.5%，中药化妆品市场规模达 749.6 亿元，仍实现小幅度增长。中药化妆品市场规模从 2013 年的 170.6 亿元增长至 2022 年的 749.6 亿元，市场规模增长 4.4 倍，中药化妆品行业规模呈快速增长态势[10]。

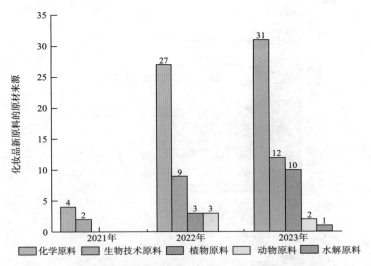

图 22-1-5　近 3 年化妆品新原料备案信息（剔除未披露原料 13 个）

中兽药是应用"整体观点、辨证论治"的基础理论进行疾病诊断后，对动物疾病进行预防和治疗的天然动植物药品[14]。其具有毒副作用低、不易产生耐药性等特点，且符合国家绿色养殖和"减抗"行动方案，有望成为兽药行业新的增长点，未来发展空间巨大。虽然近年兽药行业企业数量有所下降，但市场规模仍保持发展态势。2022年，我国兽药产品销售规模达770.93亿元，同比增长10.5%。近年来，国家出台了一系列政策促进中兽药发展，中兽药市场规模快速增长。根据中国兽药协会数据，2018至2021年，我国中兽药市场规模从36.84亿元快速上市至61.26亿元，年复合增长率18%，预计2022年销售额将突破70亿元[15]。同时，我国各家兽药企业积极研发，近年农业农村部批准新兽药数量呈波动上升趋势。2018年以来，我国每年新兽药批准数量均维持在70个以上。2022年批准新兽药78个，其中，化学药品31个，诊断制品18个，疫苗18个，抗体、血清6个，中兽药类5个[16]，新兽药类型占比情况见图22-1-6。

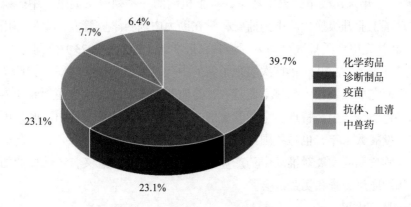

图 22-1-6　2022 年新兽药类型占比情况

### （二）监管应对

#### 1. 应对产业发展和创新挑战

监管科学最早是由美国国家环境保护局提出的。2010年，美国食品药品管理局（Food and Drug Administration，FDA）将其定义为研发新工具、新标准和新方法，以评估受监管产品的安全性、有效性、质量和性能的科学[17]。并运用这些监管手段推动了医药领域的高质量安全监管。药品监管方面，FDA启动了药物开发工具（DDT）认证计划，旨在开发用于动物模型、生物标志物和临床结果评估等相关领域的研发工具，用于药品和生物制品开发项目[18]。又于2020年11月启动新药创新科学和技术方法（ISTAND）试点计划，以支持药物开发工具的开发，并提出将3D细胞培养平台作为潜在的药物开发工具。医疗器械监管方面，2017年，FDA公布了一种医疗器械监管科学新工具（medicaldevice development tool，MDDT），用于评估受医疗器械和放射卫生中心（CDRH）监管的器械，既能帮助医疗器械研发人员更有效地预测和评价产品性能，又能帮助监管机构更高效地做出医疗器械审评决策，具体包括临床结果评估、非临床评估模型和生物标志物测试等。根据最新的FDA监管科学工具目录，除MDDT外，共包括46个可用于医疗器械的监管科学工具，涉及医学影像诊断、生物相容性和毒理学、计算模型的可信度、人工智能/机器学习、患者监测与控制等领域[19]。此外，FDA还启动了医疗对策计划（Medical Countermeasures Initiative，MCMi），旨在协调应急医疗产品的开发、储备和应急响应，以应对化学、生物、放射、核物质和新发疾病的威胁，并公布了MCM相关的FDA-ARGOS等监管科学工具[20]。

随着互联网、人工智能、大数据、生物医药等现代前言科学技术的快速发展，我国医药行业的新技术、新产品不断涌现。这些新技术、新产品的应用对我国医药行业监管提出了新的挑战。因此，急切需要研发一批适合我国医药产业发展特点的监管新工具、新标准、新方法和新技术。基于此，国家药监局于2019年4月启动实施中国药品监管科学行动计划，并首批立项细胞和基因治疗产品技术评价与监管体系研究等9个重点项目。为进一步加快推动中国药品监管科学行动计划实施，国家药监局又于2021年6月发布中国药品监管科学行动计划第二批重点项目，立项中药有效性安全性评价及全过程质量控制研究等 10 个重点项目。据最新统计，已研究制定药品监管相关新工具、新标准、新方法共 337 项。这些新的监管手段和方法不仅有助于规范中药材的种植、养殖、采集、加工等环节，同时也加强了对中药饮片、中药制剂生产、流通和使用的监管，保障了中药产品的疗效和安全，从而增强了中药产业的市场竞争力和可持续发展能力。

2023 年 12 月 11 日，中央经济工作会议强调，"要以科技创新推动产业创新，特别是以颠覆性技术和前沿技术催生新产业、新模式、新动能，发展新质生产力""打造生物制造、商业航天、低空经济等若干战略性新兴产业，开辟量子、生命科学等未来产业新赛道，广泛应用数智技术、绿色技术，加快传统产业转型升级"。近年来，改革完善中药审评审批机制的一系列政策促进了中药研发创新，推动了产业健康发展，带动了工业升级换代。中药监管科学在助力中药科学监管发挥重要作用，近年来中药注册审评 IND、NDA 和补充申请受理数量均大幅增长，近 3 年（2021—2023）分别有 12、10、11 个新药获批上市（以受理号计），并在 2023 年首次实现了新的中药（天然药物）注册分类调整后 4 个类别的全覆盖。中药监管科学研究成果及在中药科学监管、智慧监管工作中的转化应用得到业界高度评价。2024 年，打造具有中国特色、符合中药特点、全球领先的中药卓越监管体系的提出，既是因为中医药作为中华民族独特资源传承发展数千年，也是我国经济长期向好，新药创制取得成效，中药监管制度改革稳步推进的结果。中药监管科学的发展对推动中药产业健康发展具有重要意义，中药产业的繁荣也为中药监管科学提供了更广阔的应用场景和实践机会。

2. 提升质量安全监管水平

药品质量安全与人民群众健康息息相关，是公共卫生安全的重要内容。习近平总书记多次强调，药品安全责任重于泰山，要求按照"四个最严"切实加强药品质量安全监管。2020 年 1 月，国家市场监督管理总局颁布《药品注册管理办法》和《药品生产监督管理办法》，强化落实药品研制、注册、上市后全生命周期监管。2021 年 12 月，国家药监局等 8 部门联合印发《"十四五"国家药品安全及促进高质量发展规划》，紧密围绕保障药品安全，促进药品高质量发展，推进药品监管体系和监管能力现代化，保护和促进公众用药安全和健康。新时代医药产业安全及高质量发展，有赖于药品监管体系的科学完善。我国药品监管科学行动计划实施近 5 年，研究制定药品监管相关新工具、新标准、新方法共 337 项，为药品有效性、安全性、质量控制和风险获益评估等提供了重要的技术支撑，推动我国药品监管工作进入全过程审评审批加速、全产业链质量管控、全生命周期产品创新、全球化监管协调的全方位科学监管新阶段[21]。

中药安全事关人民群众身体健康和生命安全。我国已成为全球最大的中药研制、生产、流通、使用市场。近 30 年，我国中药工业快速发展，已成为我国新的经济增长点。根据《药品监督管理统计年度数据（2022）》，截止 2022 年底，全国共有生产中药企业 4569 家，其中中成药生产企业 2319 家，中药饮片生产企业 2250 家，均较 2021 年有增长[8]。据中国医药企业管理协会发布的《2023 年医药工业运行情况》，2023 年中药工业营业收入达 7095.2 亿元，其中中成药生产营业收入 4922.4 亿元，中药饮片加工营业收入 2172.8 亿元，均较 2022 年有大幅增长[7]。根据《国家基本医疗保险、工伤保险和生育保险药品目录（2022 年）》，国家医保药品目录内药品总数为 2967 种，其中西药 1586 种，中成药 1381 种，中成药占比达 46.55%[22]。根据中华人民共和国海关总署统计数据，2023 年中药材出口金额为 70.3 亿元，中式成药出口金额为 23.8 亿元，海外市场潜力巨大[23]。针对日渐庞大的中药市场，我国已建立了较为完备的全产业链质量安全监管体系和中药产业生态，然而，在中药研制、生产、流通、使用等环节仍面临系列安全监管难题。

中药产品与国际上传统药、植物药、天然药或现代药不同，其既有采用传统工艺、传统给药途径、传统剂型，功能主治采用中医术语表述的古代经典名方中药复方制剂，又有新发现的中药材、新的药用部位及珍稀濒危中药替代品及制剂，还有化学成份明确的小分子药物或组分相对明确的中药提取物及制剂。我国药品监督管理部门监管的中药产品包括中药材、提取物、中药饮片、配方颗粒、医院制剂、中成药等，涉及药材种植、加工、产品研发、生产、流通、销售在内的多个领域，不能简单套用国际上的传统药、植物药、天然药或现代药监管措施对中药产品进行监管[24]。党的二十大作报告对"强化食品药品安全监管""促进中医药传承创新发展"等提出了新要求和新期望，中药安全监管与传承创新发展正处于大有可为、大有作为的高质量发展战略机遇期。2023 年 1 月，国家药监局印发《关于进一步加强中药科学监管 促进中药传承创新发展的若干措施》，提出"加大中药安全监管力度"，包括创新中药质量监管模式，加强中药质量抽检监测和严厉打击违法违规行为等。2023 年 8 月，国务院常务会议审议通过《医药工业高质量发展行动计划（2023—2025 年）》《医疗装备产业高质量发展行动计划（2023—2025 年）》，指出"要充分发挥我国中医药独特优势，加大保护力度，维护中医药发展安全"。2024 年 2 月，全国中药注册管理和质量安全监管工作会议要求，做好 2024 年中药注册管理和质量安全监管工作顶层设计，系统构建中药监管制度体系，严守质量安全底线，持续深化审评审批制度改革，创新和完善标准管理，全面强化监管科学体系建设，建立健全国际监管协调机制，推进中药监管国际交流。中药产业需要开辟未来产业新赛道，中药监管也要主动服务产业需求，完善评价工具、药物警戒工具、快速检测工具、远程监管工具等在中药全生命周期监管中的运用，以保障中药的安全性、有效性和质量[25]。当前，我国正处于从中药制药大国向中药制药强国跨越的重要阶段，认真贯彻落实习近平总书记有关药品安全"四个最严"的要求，严把中药质量"安全关"，统筹高水平安全监管和中药产业的高质量发展。

3. 加快中药新药上市速度

近年来，改革完善中药审评审批机制的一系列政策促进了中药研发创新，推动了产业健康发展，带动了工业升级换代。中药监管科学在助力中药科学监管发挥重要作用，中药受理新药 IND、NDA、补充申请等受理数量和批准 / 建议批准数量均大幅增长，其增长幅度引人瞩目。2023 年，国家药品监督管理局药品审评中心（简称药审中心）全年共受理中药注册申请 1163 件，同比增加 176.3%。按审评序列统计，IND 75 件（包括创新中药 IND 54 件，改良型中药 IND 21 件），同比增加 31.6%；NDA 26 件（包括创新中药 NDA 8 件，改良新中药 NDA 3 件，古代经典名方中药复方制剂 NDA 15 件），同比增加 85.7%；补充申请 1054 件，同比增加 206.4%；同名同方药、化学仿制药上市许可申请（ANDA）1 件，境外生产药品再注册申请 7 件[26]（见图 22-1-7）。

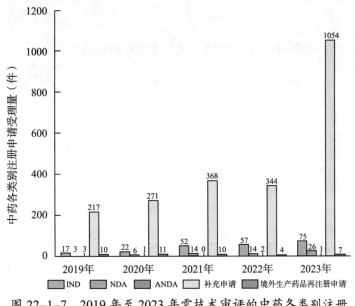

图 22-1-7　2019 年至 2023 年需技术审评的中药各类别注册
申请受理情况

2023 年药审中心共审结中药注册申请 878 件，批准 / 建议批准中药注册申请 771 件，同比增加 152.0%。其中，批准 / 建议批准 IND 63 件，同比增长 40.0%，包括创新药 IND 45 件，同比增长 50.0%；改良型新药 IND 17 件，同比增长 30.8%；同名同方药 IND 1 件。批准 / 建议批准 NDA 11 件，同比增长 37.5%，包括创新药 NDA 7 件；改良型新药 NDA 1 件；古代经典名方 NDA 3 件。批准 / 建议批准 ANDA 1 件，属中药同名同方药。批准 / 建议批准补充申请 688 件。批准 / 建议批准境外生产药品再注册 8 件[26]（见图 22-1-8）。

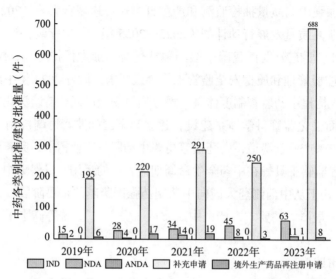

图 22-1-8　2019 年至 2023 年需技术审评的中药各类别批准 / 建议批准情况

2020 年 9 月，国家药监局发布《中药注册分类及申报资料要求》，对中药注册分类进行重大调整，新的中药注册分类包括中药创新药、中药改良型新药、古代经典名方中药复方制剂、同名同方药。2021—2023 年分别有 12、10、11 个中药品种获批上市（以批准文号计）。自国家中医药管理局发布《古代经典名方目录（第一批）》《古代经典名方目录（第二批）》以来，截至 2023 年底，已有 8 个古代经典名方中药复方制剂新药上市。2023 年，国家药监局共批准 11 个中药品种的上市许可，包括 6 个中药创新药、1 个中药改良型新药、3 个古代经典名方中药复方制剂和 1 个同名同方药，首次批准中药改良型新药小儿豉翘清热糖浆及同名同方药百令胶囊的上市许可申请，实现新的中药注册分类调整后 4 个类别的全覆盖[27]（见表 22-1-1）。

表 22-1-1　2023 年获批上市中药新药情况

| 序号 | 药品名称 | 适应症 | 批准日期 | 批准文号 | 注册分类 |
|---|---|---|---|---|---|
| 1 | 参郁宁神片 | 益气养阴、宁神解郁。用于轻、中度抑郁症中医辨证属气阴两虚证者，症见失眠多梦、多疑善惊、口咽干燥、舌淡红或红、苔薄白少津、脉细或沉细等 | 2023 年 6 月 8 日 | 国药准字 Z20230001 | 1.1 |
| 2 | 枇杷清肺颗粒 | 清肺经热，用于肺风酒刺，症见面鼻疙瘩，红赤肿痛，破出粉汁或结屑等 | 2023 年 7 月 26 日 | 国药准字 C20230001 | 3.1 |

续表

| 序号 | 药品名称 | 适应症 | 批准日期 | 批准文号 | 注册分类 |
|---|---|---|---|---|---|
| 3 | 小儿紫贝宣肺糖浆 | 宣肺止咳，化痰利咽。用于治疗小儿急性气管－支气管炎风热犯肺证。症见咳嗽不爽或咳声重浊，痰黄黏稠，不易咳出，恶风，汗出，咽痛，口渴，鼻浊流涕等；舌苔薄黄，脉浮数 | 2023 年 10 月 19 日 | 国药准字 Z20230002 | 1.1 |
| 4 | 通络明目胶囊 | 化瘀通络，益气养阴，止血明目。用于 2 型糖尿病引起的中度非增殖性糖尿病视网膜病变血瘀络阻、气阴两虚证所致的眼底点片状出血、目睛干涩、面色晦暗、倦怠乏力，舌质淡，或舌暗红少津，或有瘀斑瘀点，脉细，或脉细数，或脉涩 | 2023 年 10 月 19 日 | 国药准字 Z20230003 | 1.1 |
| 5 | 枳实总黄酮片 | 行气消积、散痞止痛。用于功能性消化不良，症见餐后饱胀感、早饱、上腹烧灼感和上腹疼痛等 | 2023 年 10 月 19 日 | 国药准字 Z20230004 | 1.2 |
| 6 | 枳实总黄酮提取物 | 行气消积、散痞止痛。用于功能性消化不良，症见餐后饱胀感、早饱、上腹烧灼感和上腹疼痛等 | 2023 年 10 月 19 日 | 国药准字 Z20230005 | 1.2 |
| 7 | 香雷糖足膏 | 清创后创面截面积小于 25cm$^2$ 的 Wagner 1 级糖尿病足部伤口溃疡 | 2023 年 11 月 9 日 | 国药准字 ZC20230001 | 1.1 |
| 8 | 小儿豉翘清热糖浆 | 宣肺止咳，化痰利咽。用于治疗小儿急性气管－支气管炎风热犯肺证。症见咳嗽不爽或咳声重浊，痰黄黏稠，不易咳出，恶风，汗出，咽痛，口渴，鼻浊流涕等；舌苔薄黄，脉浮数 | 2023 年 10 月 17 日 | 国药准字 Z20230006 | 2.2 |
| 9 | 一贯煎颗粒 | 滋阴疏肝之功效。用于治疗慢性肝炎、慢性胃炎、胃及十二指肠溃疡、肋间神经痛、神经官能症等属阴虚肝郁者 | 2023 年 12 月 26 日 | 国药准字 C20230003 | 3.1 |
| 10 | 济川煎颗粒 | 温肾益精，润肠通便。用于肾虚便秘证。症见大便秘结，小便清长，腰膝酸软，头目眩晕，舌淡苔白，脉沉迟 | 2023 年 12 月 26 日 | 国药准字 C20230002 | 3.1 |

续表

| 序号 | 药品名称 | 适应症 | 批准日期 | 批准文号 | 注册分类 |
|------|----------|--------|----------|----------|----------|
| 11 | 百令胶囊 | 补肺肾，益精气。用于肺肾两虚引起的咳嗽、气喘、腰背酸痛；慢性支气管炎的辅助治疗 | 2023 年 12 月 29 日 | 国药准字 Z20233001 | 4 |

#### 4. 完善中药标准体系

中药标准化是中药产业发展的重要技术支撑，对于规范行业管理、提高质量安全水平等具有指导意义。近年来，国家药监局积极构建以国家药品标准为主体、省级标准为补充的中药标准体系。2020 年颁布实施的 2020 年版《中国药典》一部收载中药 2711 个，新增 117 种，修订 452 种[28]。为规范中药饮片炮制，健全中药饮片标准体系，促进中药饮片质量提升，国家药监局首次颁布了《国家中药饮片炮制规范》，已收载 61 个品种规格[29]。在稳妥结束中药配方颗粒试点的同时，国家药监局组织国家药典委员会积极推进中药配方颗粒国家药品标准制定工作，目前已正式颁布 248 个中药配方颗粒国家药品标准，7419 个品种的省级中药配方颗粒标准向国家药典委员会提交了备案，涉及品种 702 个[30]。在加快中药配方颗粒国家标准制定的同时，为建立符合中医药特点的标准管理体系，国家药监局在前期组织部分中药企业、行业协会、省药监局、专家等代表座谈、调研、论证基础上，起草了《中药标准管理专门规定（征求意见稿）》，不断规范和加强标准的管理工作。

#### 5. 筑牢中药质量安全底线

随着中国药品监管科学行动计划的实施，以及《关于全面加强药品监管能力建设的实施意见》《关于进一步加强中药科学监管 促进中药传承创新发展的若干措施》等系列文件的出台，中药饮片专项整治、中药生产专项检查取得显著实效。根据国家药品抽检年报（2023），国家药品抽检共抽检中成药43 个品种 5584 批次，涉及生产、经营、使用、互联网环节的 11 个剂型，符合规定 5555 批次，不符合规定 29 批次，合格率 99.5%；共抽检中药饮片 9 个品种 2158 批次（其中配方颗粒 234 批，饮片 1924 批），符合规定 2095 批次，不符合规定 63 批次，合格率 97.1%，相比于 2018 年 87.8% 的合格率有较大提升[31]（见图 22-1-9）。

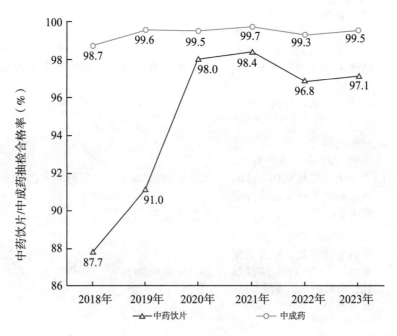

图 22-1-9　2018 年至 2023 年全国中药饮片／中成药抽检合格率趋势

另外，根据国家药品不良反应监测中心编撰的《国家药品不良反应监测年度报告》，药品不良反应/事件报告中，中药占比逐渐降低，由2018年的14.6%下降至2023年的12.6%；药品严重不良反应/事件报告中，中药占比亦逐渐降低，由2018年的8.7%下降至2023年的5.4%[32]（见图22-1-10）。

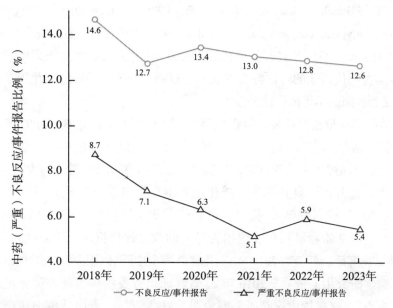

图22-1-10 2018年至2023年全国中药饮片/中成药抽检合格率趋势

中药产业包括从药材种植、加工到临床应用，是一个长的产业链，涉及多个地区、多个部门、多个环节。中药监管政策的制定需要重视多地区、多部门、多环节的协调，让监管政策产生积极的作用[33]。为赋能地方中药产业发展，国家中医药局会同国家发展改革委、国家卫生健康委、工业和信息化部、国家药监局等部门联合批复同意上海、浙江、江西、山东、湖南、广东、四川7个省份首批建设国家中医药综合改革示范区。各示范区结合实际情况提出了一系列监管措施、策略促进中医药产业的高质量发展，同时也推动了监管科学与地方中医药产业发展的深度融合[34-35]。总体来讲，通过监管科学研究，制定科学规范的中药质量标准、评价指导原则及技术指南，推进中药材、中药饮片和中成药，特别是经典名方制剂品种示范研究，将有利于中药产业的健康科学发展[36]。中药监管科学与产业发展之间存在密切的联系和相互促进的关系。中药监管科学的发展对于推动中药产业的健康发展具有重要的意义，而中药产业的繁荣也为中药监管科学提供了更广阔的应用场景和实践平台。随着中医药产业的快速发展，中药监管科学可在更广阔的领域得到应用和实践，进而促进其不断自我完善和优化，提升中药监管的科学化、规范化和现代化水平。未来，随着中药监管科学的不断发展和完善，以及中药产业的持续繁荣和创新，这种关系将更加紧密和深入，为人们的健康事业作出更大的贡献。

## 二、中药监管科学研究转化与监管促进机制

中药监管科学（TCM Regulatory Science，TCMRS）是基于中药产品特殊的中医和药品"双重"属性，通过中西医药学、监管科学等跨学科知识、技术融合研究，研发符合中药特点的新工具、新标准和新方法，用以评估受监管的中药材、中药饮片、中成药等中药产品的安全性、有效性、质量和风险获益综合性能的新兴科学[37]。其核心是开发符合中药特点的监管新工具、新标准和新方法，提高监管机构对中药产品有效性、安全性、质量和综合性能的评价能力，进而促进中医药新技术、新产品尽快转化为具有临床价值的药品，推动中医药产业传承创新。

### （一）中药监管科学的转化研究特征

转化医学（translational medicine）或转化研究（translational research）的概念由 Choi[38] 在《Science》杂志提出的"Bench to Bedside"衍生而来。1996 年，Geraghty[39] 在《The Lancet》杂志发表题为《Adenomatous polyposis coli and translational medicine》的文章，首次提出转化医学这一新名词。2003 年，美国国立卫生研究院（NIH）院长 Zerhouni[40] 在《Science》杂志发表文章《Medicine. The NIH Roadmap》，标志着现代概念的转化医学理念——双向、开放、循环的转化医学体系正式确立。自此，转化医学日益受到各国医学界的广泛关注。

我国的转化医学研究起步相对较晚，但很快得到广泛认同和高度重视。2007 年，北京协和医院举办了"第一届国际转化医学大会"，2008 年又召开了"第二届国际转化医学大会"。2010 年 10 月，中共中央第十七届五中全会通过了《关于制定国民经济和社会发展第十二个五年规划的建议》，指出：以转化医学为核心，大力提升医学科技水平，强化医药卫生重点学科建设。2016 年，中共中央、国务院印发《"健康中国 2030"规划纲要》，提出：加强医药成果转化推广平台建设，促进医学成果转化推广，建立更好的医学创新激励机制和以应用为导向的成果评价机制。近 10 余年来，转化医学在中国完成了从理念到实践落地的转变。2010 年，国内第一个中药转化医学研究中心——中国中医科学院中药研究所转化医学研究中心成立。2016 年 12 月，四川省委机构编制委员会正式批准设立"四川省中医药转化医学中心"，这是国内迄今唯一具有独立法人资质、专门从事中医药"基础－临床－产业"多向性转化的公益二类事业单位，其主要职责是承担中医药转化医学研究和临床应用等工作，重点研究领域包括转化药理与新药创制、道地药材品质评价与大品种开发、中医药技术装备与精准医学等。

传统中医药从神农尝百草、个体化辨证处方到渐次演变、转化而来的现代复方中成药，从五行生克制化理论、运气学说以及经络流注理论的演变，到金元医家的创新，再到温病学说的形成与发展，无不体现着中医学理论来源于临床实践又在临床实践中得到验证和完善的特点，临床与基础的相互转化一直是中医药发展的主线[41]。中医药来源于数千年的临床实践，其基础研究的根本目的也是为了解决临床实践中出现的问题，提高临床疗效，促进中药复方新药转化，这与转化医学的理念不谋而合。基于此，转化中医学应运而生，诞生了中医药"基础－临床－产业"多向性转化新模式。转化中医学有助于客观描述中药作用特点和指导中药复方新药创制与转化，推动具有中药特色的审评技术体系建立，助力构筑中医药"基础－临床－产业"相互开放、相互循环、相互转化的新型并行性研究新模式。研究开发中医药特色明显、配伍科学合理、安全有效、质量可控的复方中药创新药，加快传统中医药获得国际主流医药市场的认可步伐，并在未来创新药物国际竞争中占据有利地位[42]。

中药复方制剂转化的核心在于量质传递，即将质量和疗效完整地传递到临床，指在中药制剂的生产过程中，可量化或质量可控的药用物质从饮片或提取物、中间体到制剂的传递过程，以全链条质量控制为目的确保中药安全与疗效。然而，与单一成份的小分子化学药物相比较，中药复方制剂质量受饮片质量、组方、制剂工艺等多个环节影响，而饮片质量又受药材基原、产地、生长年限、加工炮制等多个因素的影响，很难通过几项简单的指标成份含量评价其质量优劣，其质量一致性的科学监管更有难度[43]。针对当前中药复方制剂质量控制方法较难真实地反映其质量一致性的现状，亟需构建中药复方制剂整体质量一致性的监管体系，在不同阶段建立相应的质量控制方法和检测手段，通过科学监管保障和提升中药复方制剂品质，促进中药复方制剂的转化推广。2023 年 1 月，国家药监局印发《关于进一步加强中药科学监管促进中药传承创新发展的若干措施》，提出：全面加强中药全产业链质量管理、全过程审评审批加速、全生命周期产品服务、全球化监管合作和全方位监管科学创新。将高品质的中药材（如道地药材）和饮片（如优质饮片）的质量控制标准化，发挥道地药材、优质饮片、中药复方的特色优势，进一步完善中药复方制剂质量评价体系，将质量和疗效完整地传递到临床，促进中药复方制剂转化[44]。

2020年7月，全国研究生教育会议新增"交叉学科"作为第14个新的学科门类。监管科学正是一门新兴的中西医融合交叉学科，既涉及中药学、中医学、中药药理学、中药化学等中医药学学科群，也涉及医学、药学、统计学及转化科学、循证医学、精准医学等自然科学学科群，还涉及经济学、管理学、法学等社会科学学科群。当前，监管科学尚未成为正式批准设置的一级学科，仅在生物医学工程、药学等学科的基础上增加监管科学方向。发展监管科学学科体系，要以监管科学研究基地为重点，积极支持和鼓励相关高校开展学科建设，推动设立药品监管科学专业，鼓励在相关一级学科下设立监管科学二级学科/方向，开展监管科学本科生、研究生教育，完善监管科学专业课程体系[45-46]。2018年4月，清华大学药品监管科学研究院成立，着力布局药品监管科学学科，培养高端药品监管科学研究人才。2018年9月，上海健康医学院"医疗产品管理"本科专业首批招生60人，截至2022年6月底，该专业本科班就业率达94.7%，且基本就职于专业对口岗位。2019年7月，山东大学药品监管科学研究院成立，并于2021年正式开展交叉学科专业学位硕士研究生招生工作。目前，清华大学、北京中医药大学、山东大学等多所高校已在监管科学学科建设、课程开设等方面做了大量工作。其中，清华大学已开设本科生、研究生选修课程、继续教育课程等多维度的监管科学课程体系。北京中医药大学在中药学专业中增设中药监管科学研究方向，招收硕士和博士研究生。山东大学在药学院开设了"社会与管理药学（药品监管科学）"微专业，对修满规定学分的本科生颁发山东大学微专业证书。

### （二）中药监管科学相关中医药转化研究平台

转化研究是医药研究的未来。基于"临床需求－科研攻关－临床验证－推广应用"的创新模式，整合多学科优势资源，与高校、医院等联合构建转化研究机构，推动基础研究发现向临床应用的快速转变。我国最早于1999年开始建立转化研究机构。中国科学院上海生命科学研究院、上海交通大学医学院于1999年合作成立健康科学研究所（2005年更名），聚焦生物医学转化型研究。2009年，国内首家儿科转化医学研究机构——上海儿童医学中心儿科转化医学研究所成立。2010年，国内首个中药转化医学研究中心——中国中医科学院中药研究所转化医学研究中心成立。2016年12月，国内迄今唯一具有独立法人资质、专门从事中医药"基础－临床－产业"多向性转化的中医药转化医学中心——四川省中医药转化医学中心成立。2023年5月，由四川省中医药科学院、成都中医药大学联合创办的中医药转化医学院在成都挂牌成立，此为国内首家由科研机构与高校联合创办的中医药转化机构。据不完全统计，我国已有转化医学机构超过百余家，政府部门、高校、医院、科研机构、企业等各方具有参与（见表22-1-2）。

表22-1-2　我国主要转化医学机构

| 序号 | 成立时间 | 转化医学机构名称 | 机构特色 |
| --- | --- | --- | --- |
| 1 | 1999年 | 健康科学研究所 | 由中国科学院上海生命科学研究院和上海交通大学医学院联合成立，聚焦生物医学转化型研究 |
| 2 | 2006年 | 厦门大学生物医学研究院转化医学研究中心 | 研究院下设6个研究中心：癌症研究中心、细胞生物学及传染性疾病研究中心、代谢性疾病研究中心、神经退行性疾病及衰老研究中心、转化医学研究中心和天然产物化学研究中心 |
| 3 | 2009年 | 中国科学院深圳先进技术研究院转化医学研究与发展中心 | 以骨科及心血管科相关疾病的转化性研究为重点，研究范围主要涉及生命科学、医学、材料学、力学等专业领域，致力于骨科技术和产品在临床应用方面的转化研究 |

续表

| 序号 | 成立时间 | 转化医学机构名称 | 机构特色 |
|---|---|---|---|
| 4 | 2009 年 | 复旦大学儿童发育与疾病转化医学研究中心 | 以发育生物学和出生缺陷研究为主攻方向，致力于搭建儿科学与其他学科间的桥梁，建立稳定学科交叉合作机制，注重从临床问题到实验室研究，再从实验室新技术研发到应用于临床诊断 |
| 5 | 2009 年 | 吉林大学白求恩第一医院转化医学研究院 | 承担着重大疾病、疑难病、常见病和多发病的基础、临床研究，以探求危害人民健康的重大疾病的发病机制、诊断方法、干预措施，从而提高诊治水平，为疾病的防治提供科研支持 |
| 6 | 2009 年 | 上海儿童医学中心儿科转化医学研究所 | 国内首家儿科转化医学研究机构，形成了 6 个研究室和 3 个共享平台的组织构架 |
| 7 | 2009 年 | 南昌大学转化医学研究院 | 国内首批建立的转化医学研究机构，集基础医学研究、临床研究和产品研发为一体，设有心血管疾病研究中心等六大研究平台，拥有江西省转化医学重点实验室等 7 个国家及省级重点实验室或研究工程技术中心 |
| 8 | 2010 年 | 解放军 307 医院青藤转化医学中心 | 致力于干细胞与免疫细胞技术基础与临床应用研究 |
| 9 | 2010 年 | 同济大学附属东方医院转化医学研究中心 | 以心律失常教育部重点实验室为核心，研究方向以心血管疾病为主，并以肿瘤、急救与创伤、心身疾病等为重点 |
| 10 | 2010 年 | 北京协和医院转化医学中心 | 实施海内外高端人才的双聘、特聘制度，建立与国内外高水平机构间的交流互访和资源共享机制；同时发挥北京协和医院丰富的病例、临床专家队伍和先进的技术设备等资源优势，整合、共享中国医学科学院多家院所的优势资源，努力建成国家级、国际化的转化医学研究合作高端平台 |
| 11 | 2010 年 | 中国中医科学院中药研究所转化医学研究中心 | 我国中医药界展开转化医学研究的开端 |
| 12 | 2011 | 上海交通大学转化医学研究院 | 针对我国重大疾病诊疗中的重大关键技术，围绕癌症、心脑血管疾病、代谢性疾病等三大疾病，研究相关发病机理和规律，建立相关疾病预测、预防、早期诊断和个体化治疗的理论、模型和方法，解决重大疾病的发生、发展与转归中的重大科学问题 |
| 13 | 2011 年 | 南京军区总院肾脏病转化医学研究中心 | 已开展多种新药的研发和血液净化设备的研发 |
| 14 | 2011 年 | 广药集团转化医学研究中心 | 以广药集团为主体，联合全国 10 多家医疗单位和科研机构开展"白云山板蓝根颗粒抗病毒机制研究"等项目，对旗下白云山板蓝根颗粒、白云山消炎利胆片等 12 个品种率先开展转化医学研究 |
| 15 | 2011 年 | 新疆生物治疗医学转化中心 | 生物治疗技术医学转化项目的创新开发实验研究以及培养临床治疗用细胞 |
| 16 | 2011 年 | 华中科技大学协和医院转化医学中心 | 打破基础医学与临床医学的屏障等 |
| 17 | 2011 年 | 苏州大学转化医学研究中心 | 从免疫学、干细胞和肿瘤等基础研究入手，充分利用苏州大学及其附属医院研究专长和临床资源，并紧密结合苏州市乃至江苏省的发展优势，实现基础研究向临床诊治新策略和产品的转化 |
| 18 | 2011 年 | 吉林大学转化医学研究院 | 重点致力于在转化医学的模式下，将再生医学和创新药物等研究成果尽快应用到临床，造福人类 |
| 19 | 2011 年 | 西安交通大学第一附属医院转化医学中心 | 设有细胞生物学、分子生物学及病理与图像三大技术平台 |

续表

| 序号 | 成立时间 | 转化医学机构名称 | 机构特色 |
|---|---|---|---|
| 20 | 2011 年 | 陈李济转化医学中心 | 为陈李济产品开发和产品临床需求信息双向传递的通道与转换提供平台 |
| 21 | 2011 年 | 传染病诊治转化医学联合研究中心 | 在防控艾滋病、病毒性乙肝以及新发突发传染病的病原体抗体"绿色"检测领域开展合作,还将针对慢性乙肝个性化治疗、传染病生物样本库建设等开展研究 |
| 22 | 2012 年 | 厦门大学分子影像暨转化医学研究中心 | 目标为建成面向海内外开放的、具有国际一流水平的分子影像学及转化医学创新基地和国际化研究平台 |
| 23 | 2012 年 | 中国–哈佛医学院转化医学联合中心 | 在二型糖尿病、免疫性疾病以及部分恶性肿瘤(肺癌、肝癌、白血病)等疾病的诊断、治疗、预防以及发病机理等方面共同合作开展研究,并在转化医学人才培养和联合培养研究生等方面促进交流与合作 |
| 24 | 2012 年 | 中南大学湘雅国际转化医学联合研究院 | 涉及复杂天然产物的生物合成、结构–活性关系、作用机制和药物新靶标研究等领域 |
| 25 | 2012 年 | 南京医科大学转化医学研究院 | 整合科研资源,发挥学科、人才、科研和高技术平台优势,促进临床与基础的融合发展 |
| 26 | 2012 年 | 南华大学转化医学研究所 | 设有 6 个专业实验室及 2 个省级研发平台 |
| 27 | 2012 年 | 郑州大学附属郑州中心医院转化医学中心 | 以推动医学科研顺利向临床诊疗应用转化,同时运用肿瘤生物免疫细胞疗法、个体化用药的基因学检测等先进的医疗手段为患者服务。 |
| 28 | 2012 年 | 中国科学院四川转化医学研究医院 | 由中国科学院与四川省人民政府共建,依托单位为中国科学院成都生物研究所,立足中国西部丰富的天然药物资源,针对中国西部及长江中上游地区的重大公共卫生与临床医学问题,在基础医学、临床医学和药物研发等领域开展攻关 |
| 29 | 2012 年 | 同济大学附属东方医院干细胞工程转化医学中心 | 实现干细胞科研成果和纳米靶向治疗技术向临床及产业的转化;取得企业对干细胞和纳米靶向治疗产业化、临床实验和临床转化的资金支持;探索我国干细胞领域产、学、研、临床转化四位一体的可行有效模式。 |
| 30 | 2012 年 | 中国科学院北京转化医学研究院 | 把临床医学研究纳入中科院生命科学的研究体系,将形成中航工业医院系统的转化医学研究网络 |
| 31 | 2013 年 | 江苏省心血管病转化医学协同创新中心 | 针对心血管疾病聚力创新,以显著提高疾病防治水平为目标,以转化医学研究为途径,加强基础研究与临床应用的整合,促进多学科交叉,增进校院企融合 |
| 32 | 2013 年 | 暨南大学生物医学转化研究院 | 搭建生物、医学基础科研和临床医学之间的"桥梁";在临床问题之中发现基础研究的课题与研究方向;努力转化基础研究的成果,提高临床诊断治疗水平 |
| 33 | 2013 年 | 广州中医药大学国际中医药转化医学研究所 | 主要研究方向是:中医药早期防治肿瘤的现代机制及转化医学研究;中药防治肿瘤显效及调控机制研究;肿瘤发生机理及新生物标志物研究;新药设计、合成与研发 |
| 34 | 2013 年 | 川北医学院转化医学研究中心 | 主要研究方向为:端粒与肿瘤发生发展的分子机制研究,感染性疾病发病机制及实验室诊断研究和痛风的基础与临床研究 |
| 35 | 2013 年 | 解放军总医院转化医学中心 | 包含前沿创新技术平台、军事医学关键技术平台、临床成果转化平台、科研服务共享平台四大功能,具备研究、开发、转化的一体化支撑条件 |

| 序号 | 成立时间 | 转化医学机构名称 | 机构特色 |
|---|---|---|---|
| 36 | 2014 年 | 昆明理工大学灵长类转化医学研究院 | 以建成国际一流的灵长类转化医学中心为目标，通过产学研结合，努力培育打造具有云南特色和优势的科技创新制高点，促进以非人灵长类动物作为技术平台的生物医学技术研究及其产业化应用 |
| 37 | 2014 年 | 青岛大学转化医学研究院 | 结合"转化"和"精准"特色，阐明从个体发育到组织衰老，从细胞新生到细胞死亡等重要生命活动，下设 7 个研究中心和 2 个技术支撑平台 |
| 38 | 2014 年 | 浙江大学转化医学研究院 | 利用学校的优势工科促进医学的发展，同时以医学的高端需求带动工科的进一步提高 |
| 39 | 2014 年 | 武汉大学中南医院循证与转化医学中心 | 致力于循证医学、证据合成、知识转化、知证决策、临床流行病学的教学与研究工作 |
| 40 | 2014 年 | 郑州大学附属郑州中心医院转化医学中心 | 包括个体化医学检测中心、肿瘤生物治疗中心和实验医学研究中心 |
| 41 | 2015 年 | 陕西中医药大学第二附属医院转化医学中心 | 以恶性肿瘤，遗传性疾病，感染传染性疾病及代谢性疾病为重点，以现代科学研究手段，在临床细胞治疗、个体化用药、遗传性疾病基因检测等领域组织多学科协作攻关，开展临床重大疾病的发病机制及诊断、治疗技术的研究及临床诊疗服务 |
| 42 | 2015 年 | 山西医科大学转化医学研究中心 | 通过建设高水平的生物医学技术平台，形成学校高水平科学研究、人才培养、学术交流的重要基地，转化医学研究和医药科技成果转化的重要平台. |
| 43 | 2015 年 | 大连医科大学医学科学研究院 | 重点针对心血管、糖尿病、肾脏病等严重危害我国人民健康的慢性疾病开展创新研究 |
| 44 | 2015 年 | 中国转化医学联盟 | 将基础医学研究和临床治疗连接起来，临床发现问题，实验室研究问题，然后再应用在临床上 |
| 45 | 2016 年 | 甘肃省人民医院临床研究与转化医学研究所 | 集实验室诊断与临床科研转化为一体的医学研究机构，下设基因组学研究平台、蛋白及代谢组学研究平台、细胞生物学研究平台和大型生物样本信息库 |
| 46 | 2016 年 | 国家分子医学转化科学中心 | 建成国家首个有特色的、先进的分子医学转化科学中心，建立分子医学共性技术体系，达到国际分子医学领域先进水平 |
| 47 | 2016 年 | 四川省中医药转化医学中心 | 全国首个独立建制的中医药转化医学研究机构，承担中医药转化医学研究和临床应用等工作，重点研究领域包括转化药理与新药创制、道地药材品质评价与大品种开发、中医药技术装备与精准医学等 |
| 48 | 2017 年 | 皖南医学院第二附属医院转化医学中心 | 为院内临床科研提供服务，如临床标本的存储、检测以及数据处理 |
| 49 | 2017 年 | 天津大学医学工程与转化医学研究院 | 以重大医学需求为牵引，瞄准国际前沿领域，高起点发展神经科学与工程、临床医学与工程、康复医学与工程、智能医学工程、基础医学与转化医学、组织工程与再生医学、新型医学仪器等与人机交互等相关研究方向 |
| 50 | 2018 年 | 西北妇女儿童医院转化医学中心 | 内设有陕西省基因检测技术应用示范中心、陕西省医学遗传与基因技术工程研究中心、陕西省遗传病（优生与遗传）临床医学研究中心、陕西省妇科疾病临床医学研究、西北妇女儿童医院妇幼健康科学研究中心，主要研究方向为妇幼健康科学 |
| 51 | 2018 年 | 广西中医药大学附属瑞康医院中西医结合转化医学中心 | 以临床需求为导向，实现细胞治疗相关的基础研究成果向临床应用转化的生物医药高科技成果转化平台 |

| 序号 | 成立时间 | 转化医学机构名称 | 机构特色 |
|---|---|---|---|
| 52 | 2018 年 | 山东省现代检验医学研究转化中心 | 开展检验医学的科学技术研究，研究成果转让、转化应用推广、技术咨询、科技服务及相关培训，举办研讨会等学术交流会议，编辑出版相关期刊、杂志 |
| 53 | 2018 年 | 四川省人民医院主动健康与转化医学中心 | 聚焦妇儿至老年全生命周期，将大数据人群医学与临床转化医学的应用性研究方法相结合，搭建起了推动我院临床研究成果转化的全新平台 |
| 54 | 2019 年 | 南昌大学第一附属医院江西省转化医学研究院 | 主要业务范围为生物医药产品研发与转化、医学装备示范应用、医学研究、科技服务、大健康产业服务等 |
| 55 | 2019 年 | 川南医学转化研究院 | 由四川自贸试验区川南临港片区、西南医科大学、泸州市龙驰投资有限公司联合建立，基于新一代基因测序技术、大数据的生物信息学分析技术、基因编辑技术等前沿技术，致力于肿瘤个性化免疫诊疗项目的研发 |
| 56 | 2019 年 | 江苏协合转化医学研究院 | 重点聚焦精准医疗、精准健康和分子诊断领域，推动生物检测监测技术的创新与转化 |
| 57 | 2019 年 | 北京大学分子医学南京转化研究院 | 集基础、转化、前临床研究为一体，秉持从分子到疾病模型到人"一条龙"的研究战略，进行分子机理和转化医学的研究 |
| 58 | 2020 年 | 郑州人民医院转化医学中心 | 承担医院临床诊疗和科技创新任务，遵循"资源共享、开放共用、安全高效"原则，建设临床研究与实验室之间双向转化体系，加快临床研究科技成果转化，提供全方位、专业化的科研服务，为开展高水平转化医学研究提供重要的平台和支撑 |
| 59 | 2020 年 | 贵州医科大学转化医学中心 | 搭建临床与基础研究之间的桥梁，推动基础医学研究成果、尤其是生物医药和免疫学等前沿研究发现向临床疾病诊断与防治新策略的转化 |
| 60 | 2020 年 | 南开大学附属人民医院转化医学研究院 | 由南开大学和天津市人民医院合作共建，旨在立足天津，面向国家重大需求，打造开放创新平台，促进临床医学与基础科研深度融通，服务健康中国战略 |
| 61 | 2020 年 | 天津医科大学肿瘤医院肿瘤精准检测与转化中心 | 集肿瘤基因检测、细胞表型分析、样本收集存储、生物信息解读、大数据处理挖掘和研发转化为一体的综合性创新平台 |
| 62 | 2021 年 | 山东省公共卫生临床中心整合与转化医学中心 | 致力于学科的战略融合创新发展和科研提升战略，发挥临床实验室诊断、科学研究和创新平台在中心长远建设发展中的基础性、引领性作用，努力整合现有科研、学术以及学科资源，优化配置，合理架构 |
| 63 | 2021 年 | 海南医学院第一附属医院乐城临床转化医学中心基地 | 专科主要包括生殖医学、血液内科和介入血管外科 |
| 64 | 2021 年 | 无锡市转化医学研究所 | 依托江南大学附属医院，联合本地区主要医疗卫生机构及市内外相关高校、科研机构、生物医药企业等，形成跨学科、开放、共享的市级转化医学研究基地与高层次转化医学研究人才培养基地 |
| 65 | 2021 年 | 安徽省转化医学研究院 | 安徽省首个转化医学研究机构，将致力于围绕国家和区域医药卫生事业发展需求，瞄准关键技术和关键问题，通过医、理、工交叉融合，建立新机制，搭建新桥梁，打造高水平的转化医学研究实体 |
| 66 | 2022 年 | 湖北医药学院附属襄阳市第一人民医院转化医学中心 | 负责临床科研成果转化，医院公共实验平台协调管理等工作 |

| 序号 | 成立时间 | 转化医学机构名称 | 机构特色 |
|---|---|---|---|
| 67 | 2022年 | 潍坊市第二人民医院转化医学研究中心 | 拥有精准医学实验室、基础医学实验室和医学实验动物研究中心等研究单元。专注于呼吸系统感染疾病的精准检测、肿瘤基因的精准诊断，在肺癌的发病机理研究及成果应用，在呼吸系统疾病研究领域具有学科优势 |
| 68 | 2022年 | 湖北医药学院附属襄阳市第一人民医院转化医学中心 | 负责临床科研成果转化，医院公共实验平台协调管理等工作 |
| 69 | 2022年 | 上海干细胞转化医学工程技术研究中心 | 围绕干细胞筛选与质量鉴定、干细胞规模化制备、干细胞临床前与临床研究等全产业链要素开展科研探索 |
| 70 | 2022年 | 佛山市第一人民医院转化医学研究院 | 专职开展基础医学和转化医学研究的科研机构，下设2个省工程研究中心、6个专病专科类研究所、精准医学中心、中心实验室以及生物样本库 |
| 71 | 2023年 | 成都中医药大学中医药转化医学院 | 为国内首家中医药转化医学院，以中医药理论为指导，以转化医学理论和技术手段为支撑，共同打造高度综合集成、高度开放共享、国内一流国际领先的中医药转化医学平台 |
| 72 | 2023年 | 陆军军医大学第一附属医院7T磁共振转化医学中心 | 充分发挥7T磁共振创新研发优势，由放射科牵头组建，神经外科、神经内科、运动医学中心、内分泌科、妇产科、康复医学科、医学心理科（含958精神心理）等7个科室参与组建的多学科协作平台 |
| 73 | 2024年 | 三明转化医学研究院 | 聚焦生物医药、医疗器械等研发领域，致力打造省内领先具有自主创新的功能性平台和人才集聚地 |
| 74 | 2024年 | 澳门转化医学中心 | 首设四个平台：面向重大疾病诊断的转化医学平台、面向重大疾病治疗的转化医学平台、面向中医药发展的转化医学平台、面向人工智能的转化医学平台 |
| 75 | 2024年 | 重庆市中医药转化医学中心 | 以重庆市中医院为依托，重点围绕研究型学科建设、科研平台建设、疑难疾病诊疗研究、科研服务建设、人才团队建设、成果转化平台建设六大方面进行建设，致力于打造成为西部领先、全国一流的中医药转化医学研究与服务平台 |

### （三）中药监管科学转化及监管促进新机制

在以习近平新时代中国特色社会主义思想为指导，全面贯彻落实党的二十大报告和二十届二中全会精神，全面强化中药监管科学新工具新标准新方法研究、成果转化及学科体系建设，助力打造具有中国特色、符合中药特点、全球领先的中药卓越监管体系等思想指导下，一批致力于中药监管科学研究的中青年专家学者自愿成立中药监管科学研究者联盟（TCM Regulatory Science Coalition，TCMRSC），旨在为致力于中药监管科学研究的专家学者提供一个研究交流平台，推动理论、思想、创新和经验的交流，为中药监管科学发展提供思想动力、智力支持，最终为打造具有中国特色、符合中药特点、全球领先的中药卓越监管科学体系献策献力。TCMRSC成员主要来自于中药相关学科，政、产、学、研、用等多领域，首批成员单位包括国家药监局及直属单位（药品注册管理司、药品监督管理司、科技和国际合作司、中国食品药品检定研究院、药审中心、药典委、药品评价中心、中国健康传媒集团），相关高校及科研单位（清华大学药学院、北京中医药大学、天津中医药大学、清华大学北京市中医药交叉研究所、上海中医药大学附属曙光医院、北京日友好医院药学部、首都医科大学中医药学院、北京中医药大学东直门医院、中国中医科学院中药资源中心、中国医学科学院药物研究所、成都中医药大学附属医院、四川省中医药转化医学中心）。

TCMRSC 围绕"平等自由、开放协作、高效共享、融合创新"的中药监管科学研究者联盟机制开展活动,整合成员多学科交叉研究优势资源,解决中药科学监管所面临的科学问题,协调研究者互相合作,紧密联系,通过开展各项活动凝聚中药监管科学研究共识,促进学科快速发展,助力中药卓越监管体系构建。活动内容包括但不限于专题研讨(闭门会议)、学术交流(开放会议)、政策建议、信息共享、能力提升、国际交流等。2024 年 2 月,TCMRSC 工作机制第一次专题工作会议在天津召开,国家药品监督管理局副局长赵军宁,中国工程院院士张伯礼、陈士林,以及来自中药科研、教学、监管、产业等领域的 30 余名专家、学者围绕"提取物投料"和"濒危药材替代"涉及的中药监管科学问题进行专题研究讨论。TCMRSC 的建立是国家药监局强化药品监管科学体系建设的一项探索实践工作,第一次专题工作会议的召开具有里程碑意义,希望通过群策群力、协同创新,为加快打造中药卓越监管体系,构建中药监管科学研究转化机制贡献力量[47]。

综上,监管科学是转化科学的重要组成部分,重视基础科学研究并将其有效应用至实际情况,贯穿医药产品研发、生产、流通监管的全过程[48]。2020 年 12 月,国家药监局《关于促进中药传承创新发展的实施意见》,提出加强中药监管科学研究,鼓励运用现代科学技术和传统中医药研究方法,深入开展中药监管科学研究,积极推动中药监管理念、制度、机制创新,强化成果转化应用。通过加强对监管科学成果转化管理、组织和协调,采取激励措施支持监管科学成果转化工作,建立和完善成果转化工作体系和机制,明确成果转化各项工作的责任主体,建立完善的监管科学成果转化体系,为中国式现代化药品监管实践提供新工具、新方法和新标准支撑。

(田韦韦 华桦 赵军宁)

# 参考文献

[1]赵军宁. 广义中药学导论:中药大品种与大健康产业发展思路与路径[M]. 上海:上海科学技术出版社,2020.

[2]新华网. 普查显示我国中药资源达 1.8 万余种[EB/OL].(2024-02-23)[2024-04-04]. http://www.news.cn/tech/20240223/d18a2c37968244c9b595f77148a377fc/c.html.

[3]程蒙,杨光,黄璐琦.《中国中药资源发展报告(2019)》综述 – 中药资源发展七十年历程与展望[J]. 中国食品药品监管,2021(3):16-27.

[4]黄璐琦,张小波. 全国中药材生产统计报告(2020 年)[M]. 上海:上海科技出版社,2021.

[5]张文晋,曹也,张燕,等. 中药材 GAP 基地建设现状及发展策略[J]. 中国中药杂志,2021,46(21):5555-5559.

[6]国家统计局. 国家数据[EB/OL].[2024-04-04]. https://www.stats.gov.cn/.

[7]中国医药企业管理协会. 2023 年医药工业运行情况[EB/OL].[2024-04-04]. https://www.cpema.org/uploadfile/2024/0312/20240312080137975.pdf.

[8]国家药品监督管理局. 药品监督管理统计年度数据(2022 年)[EB/OL].(2023-04-19)[2024-04-04]. https://www.nmpa.gov.cn/directory/web/nmpa/zwgk/tjxx/tjnb/20230419090931121.html.

[9]国家中药监管蓝皮书编委会. 2022 国家中药监管蓝皮书[M]. 北京:中国医药科技出版社,2023.

[10]沈建忠,张伯礼. 2022 中医药发展报告[M]. 上海:上海科学技术出版社,2023.

[11]中国食品报. 保健食品产业进入新周期:市场迎扩容 产品不断多元 行业日趋规范[EB/OL].(2023-08-30)[2024-04-04]. https://baijiahao.baidu.com/s?id=1775620876106886952&wfr=spider&for=pc

[12]霍韵滢,吕道飞,许军豪,等. 中药化妆品的研究及应用进展[J]. 广州化工,2021,49(22):22-24.

[13]国家药品监督管理局. 化妆品新原料备案信息[EB/OL].[2024-04-04]. https://www.nmpa.gov.cn/datasearch/search-result.html.

［14］陈前忠，万海刚．兽用中药发展的关键技术及未来市场前景［J］．中国动物保健，2024，26（2）：67-68；70.

［15］前瞻产业研究院．2023年中国中兽药行业市场现状及发展趋势分析 2022年中兽药市场规模将近70亿元［EB/OL］.（2023-05-12）［2024-04-04］. https://bg.qianzhan.com/report/detail/300/230512-016267ba.html.

［16］中国执业兽医网．2022年中国兽药新批准数量及结构分析［EB/OL］.（2023-03-31）［2024-04-04］. http://zgzysy.com/index/news_xq/id/9135.html.

［17］赵军宁，黄璐琦．中药监管科学：发展中的新兴融合科学［J］．中国科学基金，2024，38（3）：396-405.

［18］FDA．Drug Development Tools | DDTs［EB/OL］.（2019-06-13）［2024-04-04］. https://www.fda.gov/drugs/development-approval-process-drugs/drug-development-tools-ddts.

［19］FDA．Medical Device Development Tools（MDDT）［EB/OL］.（2024-04-03）［2024-04-04］. https://www.fda.gov/medical-devices/medical-device-development-tools-mddt.

［20］FDA．Regulatory Science Research Tools［EB/OL］.（2023-05-11）［2024-04-04］. https://www.fda.gov/emergency-preparedness-and-response/mcm-regulatory-science/regulatory-science-research-tools.

［21］赵军宁．我国药品监管科学体系建设与发展前瞻［J］．中药药理与临床，2024，40（2）：3-17.

［22］国家医疗保障局．国家医保局 人力资源社会保障部关于印发《国家基本医疗保险、工伤保险和生育保险药品目录（2022年）》的通知［EB/OL］.（2019-06-13）［2024-04-04］. http://www.nhsa.gov.cn/art/2023/1/18/art_104_10078.html.

［23］中华人民共和国海关总署．海关统计［EB/OL］.［2024-04-22］. http://www.customs.gov.cn/customs/302249/zfxxgk/2799825/302274/index.html.

［24］赵军宁．中药卓越监管体系的构建策略与前景展望［J］．中国食品药品监管，2024（2）：4-15.

［25］唐健元，艾彦伶，孙搏，等．面向中医药高质量发展的中药监管科学概论［J］．科学通报，2023，68（22）：2934-2942.

［26］国家药品监督管理局药品审评中心．药品审评报告［EB/OL］.［2024-04-22］. https://www.cde.org.cn/.

［27］国家药品监督管理局．数据查询［EB/OL］.［2024-04-22］. https://www.nmpa.gov.cn/datasearch/home-index.html?itemId=ff80808183cad75001840881f848179f#category=yp.

［28］国家药典委员会．中华人民共和国药典：一部［S］．2020年版．北京：中国医药科技出版社，2020.

［29］搜狐网．首次颁布的国家中药饮片炮制规范，目前收载61个品种规格［EB/OL］.（2024-01-30）［2024-04-22］. https://www.sohu.com/a/696223769_100333.

［30］国家药品监督管理局．对十四届全国人大一次会议第3324号建议的答复 国药监建〔2023〕53号［EB/OL］.（2024-01-30）［2024-04-22］. https://www.nmpa.gov.cn/zwgk/jyta/rdjy/20230905110518134.html.

［31］中国国家药品监督管理局药品评价中心 国家药品不良反应监测中心．药品不良反应监测年度报告［EB/OL］.［2024-04-22］. https://cdr-adr.org.cn/.

［32］国家药品监督管理局药品评价中心 国家药品不良反应监测中心．药品不良反应监测年度报告［EB/OL］.［2024-04-22］. https://cdr-adr.org.cn/.

［33］黄明，杨丰文，张俊华，等．新时代中药传承创新发展呼唤科学监管［J］．中国中药杂志，2023，48（1）：1-4.

［34］华桦，方清茂，李青苗，等．中药监管科学驱动下的四川中药产业高质量发展新策略［J］．世界科学技术：中医药现代化，2023，25（7）：2241-2247.

［35］刘小辉，王新华，冯琪，等．基于监管科学视角助推江西中药产业创新发展［J］．中国食品药品监管，2020（10）：104-107.

［36］刘昌孝，张铁军，黄璐琦，等．发展监管科学，促进中药产业传承创新［J］．药物评价研究，2019，42（10）：1901-1912.

［37］赵军宁．中药监管科学：助力更高水平的中药科学监管［J］．中国药学杂志，2023，58（9）：749-761.

［38］CHOI D W．Bench to bedside：the glutamate connection［J］．Science，1992，258（5080）：241-243.

［39］GERAGHTY J．Adenomatous polyposis coli and translational medicine［J］．The Lancet，1996，348（9025）：422.

［40］ZERHOUNI E．Medicine．The NIH roadmap［J］．Science，2003，302（5642）：63-72.

［41］赵军宁，戴瑛，华桦，等．中药复方制剂的注册管理与高质量转化［J］．中国药理学与毒理学杂志，2021，35（10）：727.

［42］赵军宁，王海南．转化中医学–中药复方新药创制转化思路与方法［M］．北京：人民卫生出版社，2021.

［43］魏胜利，李大宁，徐安龙．基于中药监管科学创新技术体系破解国家中药类产品集中带量采购难点［J］．中国食品药品监管，2024（1）：108-119.

［44］曾瑾，陈平，刘阳，等．中药复方制剂质量控制与评价的监管科学［J］．中药药理与临床，2024，40（2）：17-22.

［45］张雅娟，张琳，陈俊辉，等．监管科学的学科建设和人才培养［J］．中国食品药品监管，2022（1）：20-31.

［46］毛振宾，林尚雄．打造中国特色的监管科学学科体系、学术体系和话语体系［J］．中国食品药品监管．2020（4）：4-13.

［47］中药监管科学研究者联盟工作机制第一次专题工作会议在津召开［J］．天津中医药，2024，41（4）：483.

［48］时君楠，梁钻姬，赖云锋，等．发展和应用监管科学：中国、美国、欧盟和日本的药品监管机构的经验［J］．中国食品药品监管，2020（5）：38-55.

# 第二节　珍稀濒危药材的新药材发现及替代品研究与科学监管

## 一、珍稀濒危药材现状

### （一）珍稀濒危药材临床价值的不可替代性

珍稀濒危药材，作为中医药体系中的重要组成部分，历经千百年的临床实践与验证，以其独特的药理作用和确切的疗效，在中医药防治重大疾病中发挥着不可替代的作用。根据《国家重点保护野生药材物种名录》、《国家重点保护野生动物名录》（2021年）、《国家重点保护野生植物名录》（2021年）、《中国植物红皮书——稀有濒危植物》及《中国药用植物红皮书》（2022年）等权威资料的统计，我国常用珍稀濒危动物药材（历版《中国药典》收载）有18种（涉及23种濒危动物），如熊胆、羚羊角、穿山甲片、犀角、虎骨、牛黄、豹骨等；2020版《中国药典》收载的常用植物中药材中有71个品种，涉及的83种药用植物野生居群受到极大威胁［基于国际自然保护联盟（IUCN）的评估标准：含野外灭绝（extinct in the wild，EW）、极危（critically endangered，CR）、濒危（endangered，EN）、近危（near threatened，NT）、易危（vulnerable，VU），数据来源于《中国药用植物红皮书》］，如石斛、羌活、刺五加、人参、甘草等，见图22-2-1。这些濒危药材为100余种名优中成药和300余种经典名方的君药或主要药味（如安宫牛黄丸、麝香保心丸、西黄丸、紫雪、云南白药、片仔癀等），其年产值超过1000亿元。另一方面，濒危药材在临床处方中使用频率高，相应的处方具有适应症广、疗效显著、安全性高的特点。濒危药材在中医药防治重大疾病中起着不可替代的关键作用，是中医药产业发展的重要基石[1-5]。

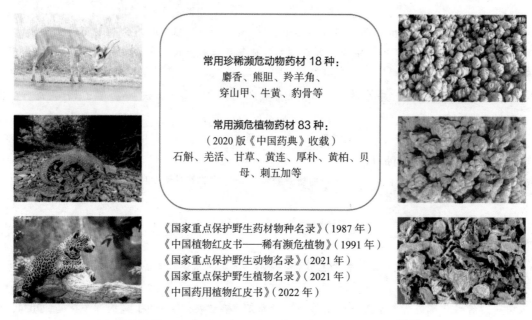

常用珍稀濒危动物药材 18 种：
麝香、熊胆、羚羊角、穿山甲、牛黄、豹骨等

常用濒危植物药材 83 种：
（2020 版《中国药典》收载）
石斛、羌活、甘草、黄连、厚朴、黄柏、贝母、刺五加等

《国家重点保护野生药材物种名录》（1987 年）
《中国植物红皮书——稀有濒危植物》（1991 年）
《国家重点保护野生动物名录》（2021 年）
《国家重点保护野生植物名录》（2021 年）
《中国药用植物红皮书》（2022 年）

图 22-2-1　我国濒危动植物药材资源的严峻现状[4-5]

### （二）珍稀濒危药材的现代科学研究实现其可替代性

随着现代科技的迅速发展，特别是生物技术、合成化学以及药理学的进步，科研人员正致力于探索珍稀濒危药材的替代方案，旨在减少对自然生态的依赖，保障中药资源的可持续利用。一些濒危药材已经实现替代或部分替代。

人工种植与养殖技术：通过栽培技术的优化，部分濒危植物药材已经成功实现了人工种植，如人参、石斛、甘草、三七等药材，不仅提高了产量，还保证了药材质量[6-8]。

人工替代品的研究与开发：随着现代生物技术和化学合成技术的发展，已经成功研制出多种人工替代品，如人工麝香等[9]。这些人工替代品在药理作用和临床疗效等方面与天然药材相似，为满足临床用药需求提供了重要支撑。

尤其是近 10 年来，天然药物化学的各种分离和鉴定技术、药效筛选与评价的分子、细胞和整体动物新技术和方法，合成生物学与基因、蛋白质工程技术的突飞猛进，为全面揭示珍稀濒危药材独特疗效物质的种类、结构、含量和比例提供了技术支撑，通过化学的"穷尽式"研究，阐明珍稀濒危药材的化学基础，经过综合药效评价能够发现独特药效物质，采用合成生物学结合化学、酶工程实现独特特疗效物质的绿色高效制造。最终研制出有效成份种类、结构、含量和比例与原药材一致，药效等同的高技术替代品，达到珍稀濒危药材科学重组和可替代性的目标。

科技创新是驱动珍稀濒危药材替代研究的核心力量，对维护自然生态平衡、确保中医药临床资源的可持续利用及推动中医药行业的绿色发展至关重要。此过程不仅需要横跨多学科的紧密合作，而且呼唤长期的科研投入，以及明确的政策法规来引导和规范，以保证替代材料的安全性、疗效及生态兼容性，实现保护与发展的和谐统一。

### （三）人工替代品研发的紧迫性

面对中医药行业的蓬勃发展与国际化拓展，对珍稀濒危药材的需求激增，而这些资源的自然储备却急剧缩减，部分品种濒临灭绝，供需矛盾尖锐。在 83 种濒危植物药材清单中，仅部分如天麻、黄芪等实现规模化人工种植，余下种类高度依赖有限的野生资源或进口，远不能满足国家医疗保健需求。动物源药材状况更为紧迫，诸如赛加羚羊与中华穿山甲等物种因过度采集已至濒临灭绝，虎骨、犀牛角等已被明令禁止药用。这些药材在中医药体系中具有不可替代的临床价值。

国内层面，人口健康需求增长及社会老龄化加剧，对高质量中医药服务的需求与日俱增。珍稀濒危药材资源的极度匮乏，直接制约了中医药的服务质量和公共健康保障作用。因此，开发高质量的人工替代品，对维护中医药服务体系稳定运行与可持续发展至关重要。

国际层面，生物多样性保护意识的提升促使国际公约加强对濒危物种贸易的监管，中国作为传统医药大国，承受着履行国际承诺、展现生态保护责任感的舆论压力。未解决的资源可持续性问题，可能损害国家形象及国际贸易关系，更加凸显出研发替代品的紧迫性，以响应国际环保标准，保持中医药在全球范围内的正面影响力。

综上，鉴于内需膨胀与国际环保要求，加速推进珍稀濒危药材的人工替代品研发，不仅是缓解资源危机、保障中医药传承与可持续发展的内在要求，也是应对国际挑战、提升国家责任形象的战略选择。

## 二、替代品开发的科学探索与技术路径

### （一）替代品开发的技术思路与方法

#### 1. 传统替代思路

药材的替代问题自古有之。传统上，濒危药材替代主要有以下 3 条途径：①从性味、功能、主治相似的药材中寻找替代品，如水牛角替代犀角，行清热、凉血、解毒之功效；②扩大药用部位以寻求替代使用，如自古即有用人参叶代替昂贵的人参入药的医疗实践；③从动、植物亲缘关系比较接近的药材中寻找替代品，如山羊角、黄羊角替代羚羊角。

以上 3 种传统替代途径在缓解濒危药材资源压力以及中医药的沿袭和发展中均发挥了一定程度的作用。但需要指出的是，一些替代品与正品相比，品质和使用效果差距较大，如水牛角、山羊角等，无法实现等量等效替代。还有一些替代品仍然依赖于野生动植物资源，随着用量的剧增，替代品也逐渐成为濒危药材[10-11]。

#### 2. 基于新兴科学技术的替代思路

近几十年，一些新的濒危药材替代技术得到了快速发展，使得从根本上解决濒危药材的资源供应问题成为可能。其中，主要包括以下 2 种途径。

（1）**人工繁育和人工种养殖技术**　通过这 2 种技术获取资源供应。如人参、三七等濒危植物药材的栽培成功表明该技术是目前解决濒危植物药材来源的主要途径。

（2）**人工替代技术**　在对濒危药材的临床疗效、药理作用和物质组成的系统性研究的基础上，集成运用中药学、化学、合成生物学、酶工程、基因工程、干细胞和类器官等多种技术手段，创造出具有与濒危药材相当或等同治疗特性的替代药材，如人工麝香等。该技术是现阶段解决难以驯化养殖的野生动物药用资源供给的主要途径。随着科学技术的快速发展，当前濒危药材的人工替代正由 20 世纪偏重于功能替代的研发模式转向研发具有高化学成份相似性和功效一致性特征的高还原度替代品的新模式[12]。

### （二）开发濒危药材替代品面临的挑战与机遇

首先，如何确保替代品与正品药材的药效成份一致性及疗效等同性是一项亟待解决的关键挑战。濒危药材中独特疗效物质（具有临床价值的物质）的研究是创制有效成份组成、比例一致、疗效等同的人工替代品的前提和基础。然而，对这一领域的深入研究相对匮乏且难度颇高。主要原因有两方面：①传统中药功效的描述与现代医学术语脱节，当前缺乏能够与传统功效精准匹配的原创性活性筛选和药效评

价方法；②濒危药材功效与其复杂化学成份的相关性尚未完全厘清，尽管对于部分濒危药材的整体药效及其主要单体成份已有一定研究，但缺乏对药材中各类化学成份所起到的药效作用的系统性和整体性阐释，以及对各药效成份之间的相互作用和协同作用的深入研究。因此，加强濒危药材中独特疗效物质的系统性科研攻关，构建科学、全面且系统性的评价体系，建立与之相应的评价标准和技术手段，成为当前研究中的重要课题。

其次，如何实现濒危药材中各类药效成份的高效规模化制造也是人工替代品开发的一项迫切且富有挑战性的任务。主要原因包括：①濒危药材药效物质往往因其独特的结构而无法直接从其他自然资源中获取，即便从现有资源中提取药效成份，也面临提取与分离的技术瓶颈，尤其在规模化应用时常常受限于能耗、收率和环保要求；②许多药效成份尤其是大分子由于其复杂的三维结构、特殊的功能基团以及手性中心的存在，使得化学合成路径冗长且效率低，往往需要大量步骤和高成本投入，在很大程度上制约了化学合成方法在制造濒危药材药效物质中的应用。

尽管面临着上述挑战和困难，有机化学、药物化学、药理学、化学生物学、合成生物学等学科的长足发展及学科间的加速交叉融合为濒危药材独特疗效物质（具有临床价值的物质）和替代品的研究提供了前所未有的良好机遇。一方面，日益丰富多样的分离纯化手段和不断革新的结构表征技术使得濒危药材中的化学成份可以达到尽可能"穷尽式"的研究程度；另一方面，现代生物学的发展可以实现系列的、多维度、多层面的分子、细胞和整体动物模型的构建及评价；最后，通过化学 – 生物学 – 合成生物学的交叉协作，可以完成独特疗效物质的绿色制造和重构再现，进而研制出与天然濒危药材有效成份种类、组成、含量一致，疗效等同的高技术替代品[13]。

## （三）濒危药材替代品开发的探索与成功实践

我国科研界与产业界长期致力于濒危动物药材替代品的研发工作，历经数十年的不懈努力，对诸如麝香、熊胆等珍贵濒危药材的药效物质基础进行了全面解构，明确了其药效成份的具体类别、结构、含量、比例及其与药效之间的内在关联，并以此为基础成功研发出人工麝香和人工熊胆粉等多种高质量的替代品，有力推动了濒危动物药材替代品研究的进程。

### 1. 人工麝香的研发与成功实践

麝香作为一种珍贵的动物源性中药材，其在传统医药中扮演着不可或缺的角色，特别是在诸如安宫牛黄丸、苏合香丸等瑰宝级中成药复方中作为君药，发挥着开窍醒神、活血通络与消肿止痛等功效。然而，因长期过度猎取导致的自然资源枯竭，使得天然麝香资源变得极度稀缺，市场充斥假冒伪劣品，严重威胁到中成药的质量安全与临床疗效。在此背景下，1975 年，由卫生部与中国药材公司联合发起，中国医学科学院药物研究所为主导的跨学科研发团队，在国家科学技术委员会"六·五"攻关等项目的支持下，历经近 40 年不懈探索，成功研发并实现了人工麝香的工业化生产。

人工麝香的研发采取了从分子水平识别核心活性成份、揭示活性成份功能到全面复制的系统研究路径。项目团队首先全面剖析了天然麝香的化学成份谱，揭示了其关键活性物质——抗炎多肽蛋白类成份，精确量化了各成份含量比，为人工合成提供了坚实的科学数据支持。进一步，团队创新设计了一套包含神经内分泌调节、心血管保护、抗炎免疫反应及药酶诱导等在内的 16 种药理模型，首次采用现代药理学方法系统诠释了天然麝香的功效，阐明了麝香作用的科学内涵，为人工麝香的药效评价构建了科学框架。在此基础上，团队不仅成功研发出关键活性物质的替代物"芳活素"，完成了核心原料麝香酮、海可素Ⅰ和Ⅱ的合成，并通过严格实验验证，确保了替代品的安全性、有效性及质量可控性。团队创新性地提出了化学结构相似性、生物活性一致性、物理化学性质接近性以及低毒性的配方原则，基于此设计出独特的人工麝香配方，经临床验证其与天然麝香具有高度的可替代性，并于 1993 年获中药一类新药证书，是卫生部药政局批准的首个一类中药材替代品的新药。

自 1994 年推广以来，人工麝香已在全国 31 个省份的 760 家企业中得到应用，涉及的 433 种中成药中有 431 种采用人工麝香替代，替代率超过 99%，惠及患者人数超过 1 亿，满足了医疗用药需求，保障了含麝香中成药、民族药品种的传承和发展。截止到 2023 年底，人工麝香累积投放市场 260 吨，相当于保护野生麝 7800 万头。每年带动相关制药企业超过 300 亿工业附加值，同时为当地政府解决人员就业，增加政府利税作出了重要贡献。2015 年，该成果荣膺"国家科技进步一等奖"殊荣[14-15]。人工麝香的研发与应用，不仅有效缓解了天然资源的供应瓶颈，为其他濒危药材的替代研究提供了可借鉴的模式，更有力推动了中药现代化进程，显著增强了中医药领域的科技创新能力，是中国乃至全球中药新药研发与珍稀濒危药材资源保护领域的一个标志性成就。

2. 人工熊胆的研究与开发

熊胆，具有清热、平肝、明目的功效，与麝香、牛黄并称三大珍宝动物药。在中医临床实践中，熊胆的应用范围广泛覆盖内科、外科、儿科、耳鼻喉科等多个领域，成为众多经典方剂不可或缺的组成部分。目前，黑熊与棕熊作为熊胆的来源，已被《濒危野生动植物种国际贸易公约》（CITES）分别列入一级和二级保护名单，同时在中国也被列为国家二级保护动物。这一系列保护举措凸显了对熊类保护的国际共识及紧迫性。

鉴于熊胆在中医药领域的独特价值与广泛需求，其市场供给与需求之间的矛盾尤为突出。据原国家食品药品监督管理总局（CFDA）的记录显示，已批准含熊胆成份的中药制剂共有 267 项批准文号，涵盖 87 种不同的中成药产品，年需求熊胆粉总量估算约为 40 吨，主要通过引流方式获得（引流熊胆粉）。然而，引流熊胆粉的使用一直是动物保护议题中的敏感点，饱受伦理争议和批评，加之熊的生存环境、健康状态、地理分布、饲养管理及取胆频次等变量因素，使得市场上熊胆粉质量差异显著，为产品质量控制带来了额外挑战。

鉴于此，开发科学且合乎伦理的熊胆替代品，以及采用先进的科学技术手段来确保熊胆供应链的稳定性和品质一致性，已成为我国当前亟需解决的重大难题。这一努力不仅对促进中药行业的现代化与可持续发展至关重要，也是对生物多样性保护和动物福利原则的积极响应与践行。

中国医学科学院药物研究所的科研团队经过 10 余年的探索，开发出了有效化学成份的种类、结构及含量与熊胆一致，药效等同的人工熊胆粉。人工熊胆粉的研制过程中构建了一套整体、系统的研发策略框架（见图 22-2-2）：首先，基于传统医药学理论建立了综合药效评价体系，系统解读了熊胆传统功效与具体疾病治疗效果间的映射关系；其次，对熊胆化学成份进行了详尽剖析，揭示了其中的独特药效物质及其结构、含量、比例特征，深入探讨了药效物质的构-效关系、量-效关系、组分间相互作用规律以及协同效应；建立酶工程和化学合成技术集成的全新工艺，研制出熊胆中全部药效物质并实现规模化制造，其中熊去氧胆酸等 6 种胆酸类药效物质纯度均在 98% 以上。并运用正交试验法优化配方组合，科学设计出以天然有效成份为基础的最佳配方，并确定了有效成份间的最优配比。在此基础上，通过开展人工熊胆粉与熊胆粉在化学组成、药理药效、药代动力学性质及毒副作用等方面的对比研究，证明了人工熊胆粉在有效成份、药效及安全性等方面均与熊胆药材一致，实现了对天然熊胆药材的科学复刻。目前，人工熊胆粉已顺利完成 I 期和 II 期临床试验，结果显示人工熊胆粉与引流熊胆粉临床等效，安全性相近，不良反应发生率更低，可替代引流熊胆粉使用。基于人工熊胆粉的成功研究经验，构建了濒危动物药材替代品研究的系统化、整体化的研究策略与方法，有望成为开发其他濒危药材替代品的新的研究范式，为濒危药材可持续利用提供宝贵的参考和借鉴[16]。

①全面揭示化学成份的种类、结构和含量

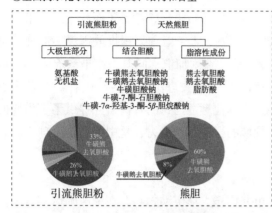

②揭示化学成份与功效相关性，明确药效物质

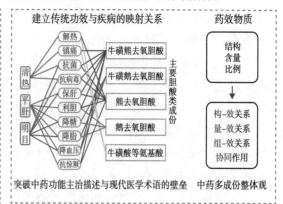

③集成应用酶工程和化学合成技术实现药效物质规模化制造

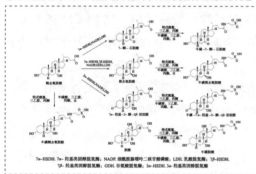

④正交试验优化配方创制出人工熊胆粉

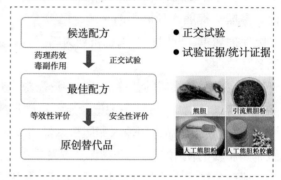

图 22-2-2　人工熊胆粉的研发策略框架

### 3. 牛黄的研究与开发

牛黄具有清心、豁痰、开窍、凉肝、息风、解毒等功效，是重要的珍稀濒危名贵中药材，历代医家与医学典籍中都对其推崇备至、奉为上品。《神农本草经》称其为"世之神物，诸药莫及"；《本草纲目》记载："牛黄久服轻身增体，安魂定魄，辟邪魅，除百疾。"药王孙思邈曰："牛黄辟恶气，除小儿百疾。"安宫牛黄丸、牛黄清心丸、西黄丸、片仔癀等 650 余种经典名方中成药均以牛黄作为主要成份，在新冠疫情期间也多应用。牛作为古代的主要生产资料，役牛一般在 10 年以上，产生牛黄的可能性更大。牛的胆结石几率只有 1‰～2‰，所以十分稀少而珍惜，历来有"千金易得，牛黄难求""一两牛黄，二两黄金"等说法。医药大家陶弘景称"药中之炎，莫过于此"。

目前牛黄种类有 4 种：天然牛黄、培植牛黄、体外培育牛黄、人工牛黄。2012 年国家明确规定，38 个临床急重症用中成药产品不得使用人工牛黄作为替代。鉴于当前役牛大量减少及肉牛生长周期短等大环境下，天然牛黄更为稀缺而珍惜。一方面以仿生技术的培植牛黄研究与开发尤为重要。与其天然属性，二者更为接近。同时还能提升养牛业的综合效益。另一方面，加强体外培育牛黄的研究，提高其品质也非常重要。满足未被满足的政府要求，降低牛黄要求的成本。现存的科学技术完全可以推动牛黄产业的质量发展。

### 4. 濒危药材替代品开发的科学基石

从上述案例中可以看出，濒危药材替代品研究的成功与否有赖于以下几方面的科学基础。

（1）**科学系统的研究理念、策略和新的研究范式**　应在全面揭示濒危药材独特疗效物质的基础上，实现与天然濒危药材有效成份组成、比例一致和疗效等同的替代。

（2）**新型研究技术的集成应用**　其中包括基于组合色谱、离子交换色谱、亲和色谱、排阻色谱等多种色谱的分离技术，基于质谱、核磁共振、X 衍射、中子衍射、冷冻电镜等方法的结构表征技术，基于 SDS-PAGE、HPLC、LC-MS/MS 等的质量控制技术，多维度、跨尺度的多模型药效评价技术，靶点垂钓技术、基因工程技术、蛋白质工程技术和合成生物学技术等。

（3）多学科交叉协作的研究模式　任何一个学科的单打独斗都不可能实现终极目标，建立有机化学、分析化学、天然药物化学、药理学、毒理学、化学生物学、合成生物学等多学科交叉融合的合作机制，才能整合优势资源，激发创新活力，取得原创性的重大突破。

## 三、濒危药材替代品的科学监管实践

### （一）濒危药材监管政策与法规概述

珍稀濒危药材是中医药传承发展的重要物质载体，在防病治病和临床应用中发挥重要作用。随着中医药在全球范围内的不断发展，濒危药材的保护与合理利用问题日益凸显。为此，我国政府高度重视并出台了一系列监管政策与法规，旨在确保濒危药材资源的可持续利用，同时推动中药产业的健康发展。

首先，从国家战略的层面出发，我国政府将中医药的传承与创新发展置于重要地位，并明确了濒危药材保护与替代品研发的战略意义。2019 年，中共中央、国务院《关于促进中医药传承创新发展的意见》发布，其中明确提出"加强珍稀濒危野生药用动植物保护，支持珍稀濒危药材替代品的研究和开发利用"的战略要求。

为了落实这一战略要求，国家药品监督管理局（NMPA）积极行动，于 2023 年 6 月 30 日成立了珍稀濒危药材替代品监管政策与技术要求研究专家工作组。该工作组汇聚了中医临床、中药资源、药学、药理毒理、审评、标准、检验等多个相关领域的顶级专家，共同研究和制定濒危药材替代品研发与审评的监管标准和技术要求。这一举措为濒危药材替代品的研发提供了强有力的政策保障和技术支持。

此外，为了加快濒危药材替代品的研发进程，国家药监局还出台了一系列政策。如，自 2023 年 7 月 1 日起正式实施的《中药注册管理专门规定》，支持珍稀濒危药材替代品的研究和开发利用，对临床定位清晰且具有明显临床价值的新发现的药材及其制剂，或者药材新的药用部位及其制剂，相关新药注册申请实行优先审评审批。这些政策的实施，极大地激发了企业和科研机构研发濒危药材替代品的积极性，推动了相关领域的快速发展。

在监管法规建设方面，也取得了显著进展。2024 年 2 月 5 日，药审中心发布了两份重要的征求意见稿，即《濒危动物类中药材人工制成品研究技术指导原则（征求意见稿）》和《替代或减少已上市中药处方中濒危药味研究技术指导原则（征求意见稿）》。该原则详尽涵盖了药学研究、药理毒理研究和临床研究等多个方面，为濒危药材替代品的研发提供了明确的研究框架和技术路径指导，规范了研发过程中应遵循的基本原则，强调以临床疗效为核心，结合传统中医药理论指导，在产品开发前开展系统性研究以充分揭示其药效物质基础、有效性和安全性，为濒危药材替代品的研发及相关产业的发展提供了明确的引导[17]。

总体而言，我国政府在濒危药材监管政策与法规方面取得了显著成效。通过制定和实施一系列政策措施，不仅保护了珍稀濒危药用资源，也推动了中药产业的可持续发展。未来，随着这些政策的不断完善和落地实施，濒危药材替代品研发领域将迎来更加广阔的发展前景，为人民群众提供更加安全、有效的用药选择，推动中药产业进一步繁荣发展。

### （二）濒危药材替代品审评的基本原则与核心理念

#### 1. 审评的基本原则

药物研发的最终目的是为了满足临床需求，坚持以临床价值为导向是药物研发的基本原则之一。因此，注重对临床价值明确、临床必需、难以实现规模化养殖的濒危药材开展相关研究是这一指导原则的具体体现。这意味着在研发过程中，应优先关注那些具有明确临床价值、临床上急需且难以实现规模化养殖的濒危药材。这些中药材往往具有独特的药理作用和临床疗效，但其资源有限，难以满足日益增长的临床需求。通过人工制成品的研发，可以有效地解决这一问题，为患者提供更多的治疗选择。

"坚持系统研究"是对濒危药材人工制成品研发工作的全面和深入要求，它确保了研发过程的科学性和系统性。通过对濒危药材及其人工制成品的系统研究，深入了解其药效成份、作用机制以及可能的副作用，可以全面评估人工制成品的药效和安全性，为临床用药提供科学依据。

2. 审评的核心理念

（1）鼓励开展针对濒危药材本身的系统研究　旨在全面、深入地了解濒危药材的药用物质基础、药效作用等关键信息，为人工制成品的研发提供坚实的科学基础，具有不可或缺的重要意义。其中，物质基础的研究是濒危药材研究的核心内容之一。这涉及对濒危药材本身的化学成份的类别、结构、含量和比例等的精确地分析和表征。同时，药效作用的研究也是濒危药材研究的重要方面。通过全面的药效学实验，可以评估药材的药效作用、作用机制以及可能的不良反应。这些研究结果可以为人工制成品的研发提供药效评价的依据，确保其在临床应用中具有明确的治疗效果。另外，通过综合分析药材成份的种类、结构、含量、比例等与有效性、安全性的关系，可以更加深入地了解药材的药效特点和潜在风险，为人工制成品的研发提供全面的信息支持。此外，在濒危药材的研究过程中，还应注重样品的选择和质量控制。选择基原、药用部位及质量明确的样品开展研究，可以确保研究结果的准确性和可靠性。

（2）鼓励建立全链条的药学研究体系　指导原则（征求意见稿）中涵盖了从原辅料选择、生产工艺和过程控制、质量研究、稳定性研究到制剂研究的完整链条，确保濒危药材人工制成品从源头到终端的全过程都受到严格的质量控制。其次，指导原则不仅关注最终产品的质量和稳定性，还强调了中间体的研究和控制。这有助于在研发过程中及时发现问题并进行调整，确保整个生产过程的稳定性和可控性。另外，指导原则鼓励采用生物效应检测方法进行质量控制研究，这种方法可以作为有益的补充，更全面地评估产品的药效和安全性，提高产品质量评价的准确性和可靠性。

（3）鼓励技术创新　鼓励在濒危药材人工制成品的研发过程中，积极采用新技术和新方法。这不仅是对中药现代化发展要求的积极响应，也是对传统中药研发模式的创新突破。通过引入新技术和新方法，一方面可以更加深入、全面、准确地研究濒危药材的药效学、毒理学特性，为人工制成品的研发提供更加科学、可靠的依据。例如，在药效学研究方面，可以利用现代生物技术手段，深入研究中药材的有效成份及其作用机制，以揭示其独特的药理作用；在毒理学研究方面，可以利用高通量测序、代谢组学等新兴技术，全面评估人工制成品的毒性风险，确保其安全性。另一方面，现代生物技术在濒危药材药效物质的制造过程中的应用可以显著提高濒危药材人工制成品的生产效率和质量，降低能耗和生产成本，减少对环境的污染。

在鼓励技术创新的同时，指导原则也注重对新技术和新方法的科学性和可行性进行评估。这要求研究者在选择和应用新技术、新方法时，必须充分考虑其适用性、可靠性和稳定性，确保研究结果的有效性和可靠性。此外，指导原则还强调了技术创新与中药特色的结合。这意味着在采用新技术和新方法的同时，需要充分保留和发扬中药的特色和优势。

（4）对比研究与一致性评价　指导原则强调了对濒危药材人工制成品与原药材进行全面、系统的对比研究和一致性评价。要求综合考虑成份对比（种类、含量、比例、结构等）、药理毒理对比以及临床对比等多方面的结果，对人工制成品的质量、安全性和有效性进行综合评价。

首先，从成份种类、含量、比例和结构等方面进行对比研究，是评价人工制成品与原始中药材一致性的关键。濒危药材通常含有多种复杂成份，这些成份在药效上发挥着协同作用。因此，人工制成品需要尽可能复制原始中药材的成份组成，包括主要活性成份和其他成份等。通过对比研究，可以评估人工制成品在成份上与原药材的接近程度，从而初步判断其药效的相似性。其次，对比研究还需要关注成份的含量和比例。不同成份的含量和比例对药效具有重要影响。如果人工制成品在成份含量和比例上与原药材存在显著差异，那么其药效也可能受到影响。此外，结构对比也是评价一致性的重要方面。中药材中的化学成份往往具有复杂的空间结构，这些结构对其生物活性具有关键作用。人工制成品需要确保主要活性成份的空间结构与原药材一致，以确保其在体内能够发挥相同的药效作用。

药理毒理对比研究是评价人工制成品药效和安全性的重要环节。通过对比人工制成品与原药材在药理作用机制、药效强度、作用特点等方面的差异，可以初步判断其是否具有相似的疗效。同时，毒理研究则关注人工制成品是否存在潜在的毒性或不良反应，以及这些毒性的性质和程度。通过系统的药理毒理对比研究，可以为人工制成品的临床应用提供科学依据，确保其在保证疗效的同时，不会带来不必要的风险。

临床对比研究是评价人工制成品疗效和安全性的最直接、最有效的方法。通过设计合理的临床试验，对比人工制成品与原药材在相同或相似适应症下的治疗效果、不良反应发生率等指标，可以直观地评估二者的差异。这种基于实际患者的对比研究，能够更真实地反映人工制成品在临床应用中的表现，为其安全性和有效性提供最有力的证据。

综上所述，对比研究和一致性评价不仅关注人工制成品与原药材在某一方面的相似性，更强调其在多个维度上的整体一致性。这种全面性的要求，有助于确保濒危药材人工制成品在多个关键维度上与原药材保持高度一致，从而保障患者的用药安全和疗效。

### （三）濒危药材监管实践中存在的问题与挑战

#### 1. 管理部门间的监管协同不足

首先，野生动植物的行政主管部门，如农业部和林业局，在濒危药材保护方面扮演着关键角色。然而，中药材的生产经营和使用则涉及到国家发展和改革委员会、国家药监局、国家中医药管理局等多个部门。这种多部门管理的格局，在一定程度上导致了部门间在濒危药材监管中往往难以形成合力。

其次，对于具体的职能管理部门来说，其管理的目标和侧重存在差异。比如，一些管理部门可能更侧重于生态保护和资源可持续利用，而另一些管理部门则可能更关注经济效益和市场需求。这种目标上的差异，使得各部门在制定和执行政策时容易出现分歧，从而影响了濒危药材监管的整体效果。

此外，由于各部门之间的信息孤岛现象普遍存在，导致监管数据无法有效共享和整合。这使得监管工作难以形成全面的视角和准确的判断，也增加了监管成本和难度。

#### 2. 濒危药材资源的保护与利用难以兼顾

濒危药材的监管实践涉及保护与利用两个方面的权衡与协调。然而，当前在濒危药材监管实践中，保护与利用往往难以并重，成为亟待解决的重要问题与挑战。

首先，濒危药材的保护与利用在本质上存在一定的冲突。保护意味着对濒危药材资源进行严格的限制和管理，以确保其可持续利用；而利用则是为了满足市场需求和中医药事业的发展需要。在实践中，过度强调保护可能导致资源的浪费和市场的萎缩，而过度追求利用则可能加速资源的枯竭和生态破坏。因此，如何在保护与利用之间找到平衡点，成为濒危药材监管面临的重要难题。

其次，缺乏有效的保护与利用机制是当前濒危药材监管实践中的另一大问题。目前，尽管有一些法律法规和政策措施对濒危药材的保护和利用进行了规定，但这些机制往往缺乏针对性和可操作性，难以有效指导实践工作。例如，对于濒危药材的采集、加工和使用等环节，缺乏明确的标准和规范，导致实践中存在诸多不确定性和风险。

#### 3. 相关法律法规需进一步健全

在濒危药材的监管实践中，法律法规的健全与完善是确保资源保护与可持续利用的关键所在。尽管在濒危药材保护方面的法规建设已取得显著进展，但关于推动濒危药材科学、合理利用，尤其是促进濒危药材替代的相关法规仍显不足。因此，未来在完善法律法规的过程中，应更加注重平衡保护与利用的关系，加强替代品的研发与应用，确保濒危药材资源的可持续利用和中医药事业的健康发展[18]。

## 四、加强珍稀濒危药材替代品研究与科学监管的对策与建议

### （一）加强部门协调统筹，形成濒危药材监管合力

在濒危药材监管实践中，加强部门间的协调与统筹显得尤为重要。当前，濒危药材的管理涉及农业农村、林业和草原、市场监管、药监等多个部门，各部门间的协作与信息共享对于确保监管工作的有效性和一致性具有关键作用。

为此，应首先建立跨部门协作机制，通过设立专门的协调机构或委员会，促进各部门间的沟通和协作。这种机制可以确保政策制定和执行过程中的连贯性和一致性，避免政策冲突和重复劳动。同时，各部门应明确自身职责，并在协作中积极配合，共同推进濒危药材监管工作的深入开展。

其次，加强信息共享和整合也是提升监管效率的关键。建立统一的监管信息系统，实现各部门间数据的实时共享和互通，有助于及时掌握濒危药材的监管动态，提高监管的准确性和有效性。通过信息共享，各部门可以更好地协同工作，共同应对濒危药材监管中的挑战和问题。

此外，完善工作组织体系，理顺管理职能也是加强部门协调的重要方面。通过进一步明确主管部门及其管理要求，可以避免职能重叠和缺位现象，确保监管工作的顺利进行。同时，各部门应依据自身职责，积极履行监管职责，确保濒危药材的保护与利用工作得到有力推进。

### （二）建立保护与利用并重的濒危药材监管策略

在濒危药材监管的实践中，必须认识到濒危物种的保护和利用并非相互排斥，而是可以相辅相成的。保护是为了确保资源的可持续利用，而合理的利用则可以为保护提供经济和技术上的支持。因此，需要在实践中坚持保护与利用并重的原则，并特别关注科学研究以及替代品研发与应用的重要性。

首先，加强科学研究是提升濒危药材利用效率和附加值的关键。通过对濒危药材的药效成份、药理作用等进行深入研究，不仅可以更全面地了解它们的药用价值，还可以为替代品的研发提供科学依据。这种研究有助于发掘濒危药材的潜在价值，提高其在中医药领域的应用效果，从而减少对原生资源的过度依赖。

其次，探索替代品的研发和应用是减少对原生濒危药材资源依赖的有效途径。通过研发与原生药材药效相近或更优的替代品，可以在满足市场需求的同时，降低对濒危药材的采集压力，保护其生态环境。这不仅可以缓解当前濒危药材资源保护与利用之间的矛盾，还可以推动中医药事业的可持续发展。

此外，需要切实采取措施，支持濒危物种替代品生产企业的技术提升和产量扩大。应加大对替代品研发和生产企业的扶持力度，提供资金、技术和政策上的支持。其次，加强产学研合作，推动科研成果的转化和应用。通过搭建合作平台、建立产学研联盟等方式，促进科研机构、高校和企业之间的紧密合作，加速替代品的研发进程。此外，还应完善相关法规和标准，为替代品的生产和应用提供法律保障和技术支持。

值得注意的是，在替代品研发和应用过程中，还应注重保持中医药的特色和优势。中医药作为我国的传统医学，具有丰富的临床经验和独特的理论体系。在研发替代品时，应充分考虑中医药的用药特点和疗效需求，确保替代品在药效、安全性等方面与原生药材相当或更优。

濒危物种的保护和利用相结合是濒危药材监管实践中的重要原则。通过加强科学研究、探索替代品研发与应用以及支持替代品生产企业的发展，可以实现濒危药材资源的可持续利用和中医药事业的健康发展。这需要政府、科研机构、高校和企业等多方共同努力，形成合力，共同推动我国中医药事业的繁荣与进步。

### （三）完善和健全濒危药材替代品开发与利用的法律法规体系

目前，关于濒危药材替代品开发与利用的法规政策尚不完善，这在一定程度上制约了替代品的研发和推广应用。当前需要进一步完善濒危药材替代品的审评和管理，制定更加科学、合理的审评技术要求[19]。

应当制定或修订专门的法律法规，针对濒危药材替代品的研发、生产、流通、使用等各个环节进行规范。这些法律法规应当明确各方责任和义务，确保替代品的安全性、有效性和可持续性。

建立一个科学、公正、高效的审评机制，对濒危药材替代品进行严格的技术评估和审批。这包括对替代品的安全性、有效性、稳定性等进行全面评价，确保替代品能够满足临床用药的需求。

加强政策支持和激励措施，鼓励和支持濒危药材替代品的研发和应用。这可以包括财政补贴、税收优惠、科研项目支持等措施，以降低企业的研发成本和风险，促进替代品的推广应用。

强化知识产权保护：加强对濒危药材替代品相关知识产权的保护，鼓励企业进行技术创新和研发投入。通过专利、商标等知识产权手段，保护企业的合法权益，提高替代品的市场竞争力。

建立监测和评估体系：建立健全的濒危药材替代品监测和评估体系，对替代品的生产、流通、使用等各个环节进行实时监控和定期评估。通过数据分析和研究，为政策制定和调整提供科学依据。

通过上述措施的实施，可以有效地促进濒危药材替代品的研发和应用，保护生态环境和生物多样性，同时满足人民群众的医疗健康需求。

（庾石山　胡友财　李勇）

## 参考文献

[1]穆帝秀，王清蓉，孙莹，等.中药资源与现代生物技术［J］.中南药学，2017，15（5）：635-638.

[2]陈士林，郭宝林.中药资源的可持续利用［J］.世界科学技术：中医药现代化，2004，6（1）：1-8.

[3]杨世林，张昭，张本刚，等.珍稀濒危药用植物的保护现状及保护对策［J］.中草药，2000，1（6）：401-404.

[4]国家药典委员会.中华人民共和国药典：一部［S］.2020年版.北京：中国医药科技出版社，2020.

[5]黄璐琦，张本刚，覃海宁.中国药用植物红皮书［M］.北京：北京科学技术出版社，2022.

[6]陈东亮，钟楚，简少芬，等.人参种质资源及育种研究进展［J］.贵州农业科学，2020，48（10）：111-116.

[7]李艳冬，赵根，郑鹏华，等.铁皮石斛仿野生贴树栽培技术研究进展［J］.安徽农业科学，2021，49（8）：26-29.

[8]边育红，王丽，张晓雨，等.甘草产业链的现状与技术提升［J］.天津中医药大学学报，2020，39（1）：19-26.

[9]久牧.人工麝香研制及其产业化［J］.中国食品药品监管，2016（4）：62-65.

[10]肖飞，刘秀兰，李亚洲，等.濒危中药替代品的现状及替代途径［J］.医药导报，2014，33（7）：973-975.

[11]李志勇，王均琪，黎彩凤，等.中药新资源的功效与功能定位研究策略［J］.中国中药杂志，2121，46（14）：3455-3464.

[12]马晓晶，郭娟，唐金富，等.论中药资源可持续发展的现状与未来［J］.中国中药杂志，2015，40（10）：1887-1892.

[13]濒危药材代用品研究的科学基础：香山科学会议第713次学术讨论会［EB/OL］.（2022-06-10）［2023-09-26］.https://xssc.ac.cn/waiwangEng/index.html#/xsscEng/detailsEng/f0f902a1a45b2b1dde2c40430a88b3b8.

[14]章菽.人工麝香研制及产业化成果概述［J］.中国医学科学院学报，2014，36（6）：581-582.

［15］朱蔚. 科技攻关与市场转化密切结合的创新典范：人工麝香研制与产业化的成功之路［J］.中国现代中药，2016，18（1）：1-2

［16］LI Yong，HUANG Yuhong. Artificial bear bile：a novel approach to balancing medical requirements and animal welfare［J］. Engineering，2023，DOI：10.1016/j.eng.2023.09.017.

［17］国家药品监督管理局药品审评中心. 关于公开征求《濒危动物类中药材人工制成品研究技术指导原则（征求意见稿）》和《替代或者减去已上市中药处方中濒危药味研究技术指导原则（征求意见稿）》意见的通知［EB/OL］.（2024-02-05）. https://www.cde.org.cn/main/news/viewInfoCommon/ac92e49a13d18de3315a4ef859f48668.

［18］黄璐琦，郭兰萍，桑滨生，等. 我国野生药材资源管理制度的分析及建议［J］.中国中药杂志，2009，34（15）：1879-1885.

［19］瞿礼萍，唐健元，张磊，等. 我国中药注册分类的历史演变、现状与问题［J］.中国中药杂志，2022，47（2）：562-568.

# 第三节　中药注射剂上市后研究评价技术规范与监管

中药注射剂是指遵循中医药理论，结合实践经验，利用先进技术手段从天然药物的单方或复方中提取有效物质精制而成的，可供注入人体的溶液、乳状液、临用前配置为溶液的粉末或浓溶液的灭菌制剂[1]。作为现代药物制药技术与传统中医药相结合的创新成果，中药注射剂是我国中医药文化的重要组成部分，尤其在急症和重症临床治疗领域，正发挥着不可替代的作用。中药注射剂通常由单味或多味中药配伍提取，其化学成份具有复杂和多样性，给药方式具有特殊性。由于传统的用药经验对注射剂处方组成的配伍及配比的指导作用有限，近年来随着药品研制和生产技术的提升，已上市中药注射剂的安全性问题受到行业和公众的高度关注。

国家药监部门长期以来将中药注射剂作为重点监管对象，遵循"三个坚持"原则，即坚持以患者为中心、坚持以临床价值为导向并坚持最严谨的标准，推进并规范药品上市许可持有人开展中药注射剂的上市后研究和综合评价工作，涵盖预期临床价值评估、药学研究、非临床安全性研究、临床有效性和安全性验证及作用机理探究等，进一步规范中药注射剂的研制、生产、经营和使用流程，消除安全隐患，确保公众用药安全。通过开展中药注射剂上市后研究和评价工作，旨在充分验证其安全性、有效性及必要性，进一步提高中药注射剂的安全性和质量可控性，以推动中药注射剂的高质量发展。

## 一、中药注射剂生产使用现状

### （一）中药注射剂的产生及历史沿革

中医药历史绵延数千年，其制剂多为丸、散、膏、丹。中药注射剂是我国独创的一种新剂型，是中医理论与现代制药技术相结合的产物[2]。中药注射剂的临床应用方法以肌内注射为主，静脉注射或静脉滴注次之，个别品种采用穴位注射、病位注射。相较于其他传统中药剂型所经历数千年的演变，中药注射剂仅仅发展了80年。最早的中药注射剂为1941年研制的柴胡注射液，主要用于治疗流行性感冒，它在西药生产和研发受限的抗日战争时期发挥了重要作用，挽救了许多生命[2]，它标志着中药注射剂的诞生（见表22-3-1）。随后在1954年柴胡注射液实现产业化生产，成为我国第一个中药注射液工业化产品。据统计，1980 年中药注射产品数量达到 1400 种。1985 年我国开始实施《药品管理法》，加强对中药注射剂的管理。此后，国家药品监督管理部门陆续出台了一系列政策法规，提升中药注射剂质量，强调对中药注射剂的严格审评审批。2022 年，莲必治注射液退市，成为首个因上市后评价失败而退市的中药注射剂[3]。

**表 22-3-1　中药注射剂的发展简史[1]**

| 时间 | 事件 | 介绍 |
|---|---|---|
| 1941 年 | 柴胡注射液研制成功 | 柴胡注射液标志着中药注射剂的诞生 |
| 1954 年 | 柴胡注射液投入生产（武汉制药厂） | 第一个工业化生产的中药注射剂 |
| 1960—1980 年 | 中药注射剂品种数量急剧增加 | 至 1980 年中药注射剂品种数量达到 1400 种 |
| 1990 年 | 双黄连粉针剂的研制及工业化生产 | 第一个中药粉针剂 |
| 2006 年 | 鱼腥草注射液被紧急喊停 | 在 2006—2008 年，鱼腥草注射剂引起 2282 例不良反应，22 人死亡 |
| 2007 年 | 发布中药及天然药物注射剂基本技术要求 | 安全性、有效性和必要性方面的要求 |
| 2010 年 | 规范和指导中药注射剂安全性再评价的 7 项技术原则 | 涉及非临床研究、临床研究、生产过程、质量控制、企业风险控制能力、收益与风险、风险管理等方面的评价 |
| 2017 年 | 发布了关于深化审评审批制度改革鼓励药品医疗器械创新的意见 | 严格中药注射剂的审评审批 |
| 2020 年 | 《新型冠状病毒肺炎诊疗方案》推荐了用于治疗新冠肺炎的中药注射剂 | 中药注射剂主要用于治疗重症和危重症患者 |
| 2022 年 | 莲必治注射液退出中药市场 | 首个因上市后评价失败而退市的中药注射剂 |

中药注射剂组方上，单味药注射剂略多，约占 56%。1963 年版《中国药典》第一次收录了 4 种成份明确的中药注射剂，归于西药部分；1977 年版《中国药典》收录了 24 种中药注射剂，且首次出现中药复方注射剂。2020 版《中国药典》一部只收载了 5 种中药注射剂，包括止喘灵注射液、灯盏细辛注射液、注射用灯盏花素、注射用双黄连（冻干）、清开灵注射液，收载种类显著下降[4]。通过查阅国家药品监督管理总局网站数据库，系统梳理了中国已上市中药注射剂（不含中药单体成份注射剂）品种分布情况。截至 2024 年 5 月 15 日，我国共有 128 个经国家药监局批准的中药注射剂品种，涉及国药准字号 "Z" 字头批准文号 930 个。根据不同品种对应的生产企业情况，独家生产的中药注射剂品种最多，达到 62 种，占总数的 48.44%。部分品种存在重复现象，2 家生产企业共有 21 种的品种，占比 16.40%。例如，丹参注射液、柴胡注射液、香丹注射液的批准文号数量均超过 50 个，而鱼腥草注射液的批准文号数量更是超过 100 个。已获批中药注射剂品种及数量分布的具体情况见表 22-3-2。

**表 22-3-2　已获批中药注射剂品种及数量分布**

| 批文数量 | 获批品种数量 | 获批品种 |
|---|---|---|
| 102 | 1 | 鱼腥草注射液 |
| 50~100 | 3 | 丹参注射液、柴胡注射液、香丹注射液 |
| 30~50 | 4 | 血塞通注射液、板蓝根注射液、红花注射液、参麦注射液 |

| 批文数量 | 获批品种数量 | 获批品种 |
|---|---|---|
| 10~30 | 10 | 灯盏花素注射液、黄芪注射液、生脉注射液、清开灵注射液、穿心莲注射液、鹿茸精注射液、双黄连注射液、舒血宁注射液、复方当归注射液、茵栀黄注射液 |
| 5~9 | 17 | 银黄注射液、冠心宁注射液、醒脑静注射液、复方大青叶注射液、注射用灯盏花素注射液、刺五加注射液、复方麝香注射液、黄藤素注射液、肿节风注射液、血栓通注射液、白花蛇舌草注射液、参附注射液、丁公藤注射液、清热解毒注射液、注射用双黄连（冻干）等 |
| 2~4 | 31 | 射干抗病毒注射液、蟾酥注射液、野菊花注射液、祖师麻注射液、伊痛舒注射液、去感热注射液、鸦胆子油乳注射液、野木瓜注射液、田基黄注射液、大株红景天注射液、雪莲注射液、鱼金注射液、退热解毒注射液、灯盏细辛注射液、苦木注射液、正清风痛宁注射液、肝炎灵注射液、乌头注射液、复方苦参注射液等 |
| 独家 | 62 | 益母草注射液、银杏内酯注射液、注射用益气复脉（冻干）、岩黄连注射液、复方半边莲注射液、毛冬青注射液、补骨脂注射液、喜炎平注射液、参芪扶正注射液、艾迪注射液、痰热清注射液、香菇多糖注射液、血必净注射液、康莱特注射液、参附注射液、热毒宁注射液、止喘灵注射液等 |

注：数据统计自国家药品监督管理局官网（https://www.nmpa.gov.cn/），截止时间至 2024 年 5 月 15 日。

## （二）中药注射剂的现状及主治疾病分布

中药注射剂作为批准号为"Z"的特殊制剂，主要面向医院市场，在心脑血管疾病、呼吸系统疾病的治疗及肿瘤治疗方面能发挥一定的作用，主要集中于清热、理血、祛瘀、补益等功效[5-6]。与传统的中药剂型相比，中药注射剂具有见效快的优点，适用于急症、重症疾病的治疗。例如，在新冠疫情防控期间，由于缺乏特效药物，喜炎平注射液、血必净注射液、热毒宁注射液等中药注射剂被用于治疗重型气营两燔证、危重型内闭外脱证新冠肺炎患者，疗效显著[7-9]。在肿瘤疾病领域，中药注射剂也发挥了重要作用。例如，华蟾素注射液具有解毒、消肿、止痛的作用，常用于中、晚期肿瘤的治疗。复方苦参注射液具有清热利湿、凉血解毒、散结止痛的功效，适用于癌性疼痛。鸦胆子油乳注射液则用于肺癌及肺癌脑转移、消化道肿瘤的治疗。通过查阅中国知网、PubMed、X-Mol 学术平台中近 5 年内随机对照试验（randomized controlled trial，RCT）的相关文献，分析发现中药注射剂主治疾病主要集中在肿瘤、呼吸、心脑血管和肾病领域，这 4 个领域共占比 79%（见图 22-3-1）。

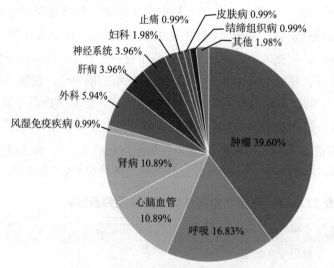

图 22-3-1 中药注射剂在不同病种的发文数量构成图

数据统计自中国知网、PubMed、X-Mol 学术平台中近 5 年内随机对照试验的相关文献。

中药注射剂以其价格低廉和不易产生耐药性的突出优点，在基层医疗卫生机构得到了广泛应用。据 2023 年国家医疗保障局（简称国家医保局）统计，全国通过省级医药集中采购平台网采订单总金额 12793 亿元，比 2022 年增加 2178 亿元。其中，西药（化学药品及生物制品）10224 亿元，中成药 2569 亿元。在网采订单总金额中，医保目录内药品网采订单金额为 11519 亿元，占全部网采订单的 90%，比 2020 年提高 3.5 个百分点[10]。根据市场供应能力和临床需求，国家医保局和人力资源社会保障部印发了 2023 年版《国家基本医疗保险、工伤保险和生育保险药品目录》（简称《医保目录》），收载西药和中成药共 3088 种，西药 1698 种，中成药 1390 种，另含中药饮片 892 种。由此可见，包含中药注射剂在内的中成药，不仅市场规模庞大，而且在保障人民健康安全方面也发挥着不可或缺的作用。

截至 2023 年，《医保目录》中成药部分和协议期内谈判药品（含竞价药品）部分共收载 58 种中药注射剂，药品分类及功能主治情况见图 22-3-2。其中，甲类药品有 15 种，乙类药品有 43 种，绝大部分限二级及以上医疗机构使用（见图 22-3-2A）。按照用药类别情况分为内科、肿瘤、外科和妇科用药 4 种。其中内科用药占中药注射剂的用药比例最高，为 79%，肿瘤用药占 17%（见图 22-3-2B）。在内科用药中，按照中医功能主治分为解表剂，清热剂，温里剂，化痰、止咳、平喘剂，开窍剂，扶正剂，祛瘀剂，祛湿剂（见图 22-3-2C）。以化瘀通脉剂所涵盖的中药注射剂最多，包含灯盏细辛注射液、血塞通注射液等共有 14 种，主要为治疗心脑血管系统疾病的药物。在肿瘤用药中，抗肿瘤药物有 7 种，包含华蟾素注射液、艾迪注射液等。

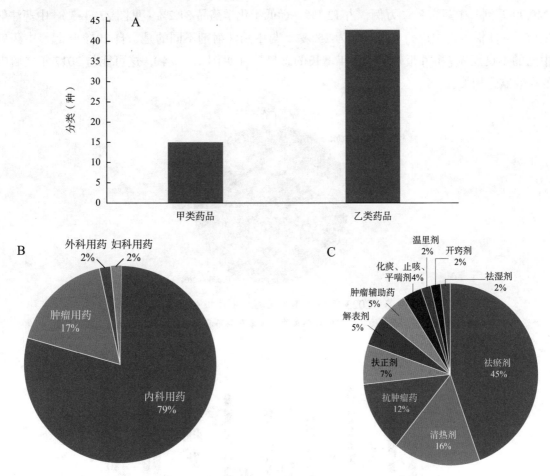

图 22-3-2　2023 年《医保目录》关于中药注射剂药品分类情况

A. 按照药品甲类乙类分类；B. 按照用药类别分类；C. 按照功能主治分类。数据统计自国家医保局人力资源社会保障部印发的《国家基本医疗保险、工伤保险和生育保险药品目录（2023 年）》。

## 二、中药注射剂重点关注问题

### （一）中药注射剂的安全性

#### 1. 不良反应报告

中药注射剂在临床应用中虽然具有独特的优势，但其安全性仍然是需要关注的内容。由于早期对中药注射剂的研究非常有限，临床使用中药注射剂安全问题凸显，不良反应较多，问题不容小觑。据统计，在给药途径中，注射给药占所有不良反应／事件报告的 56.3%[11]，主要累计器官系统为胃肠道系统疾病、皮肤及皮下组织类疾病、全身性疾病及给药部位各种反应。中药注射液引起的不良反应中过敏反应占比最高，具体以过敏样症状、过敏性休克、寒战、发热、呼吸困难，严重可导致死亡，与中药注射剂中存在的有害杂质，如生物大分子、内毒素、热原等有一定关联。例如，2003 年国家药品不良反应监测中心通报了中药注射剂鱼腥草注射液临床应用上的严重不良反应报告，其中有为数不少过敏性休克引起的死亡案例[12-14]。为了有效指导合理用药，保障公众用药安全，国家药品监督管理局自 1999 年起，每年组织编撰药品不良反应监测年度报告。据《国家药品不良反应监测年度报告》显示，在中药不良反应／事件报告中，2016 年中药注射剂报告数为 13.46 万例，占中成药总报告数为 53.2%。2017 年之后，中药注射剂不良反应占比逐年明显下降。2023 年全国药品不良反应／事件报告监测网络共收到怀疑药品 240.90 万例，中药为 8.57 万例，占 12.1%，远低于化学药品 81.2%（见图 22-3-3）。中药注射液的不良反应／事件报告占中成药总报告数为 25.9%。与中药注射剂不同的是，自 2019 年起，中药口服制剂和中药的不良反应／事件报告呈现逐年增长的态势[11]（见图 22-3-4），这可能与 2017 年之后中药注射剂的有效监管相关。

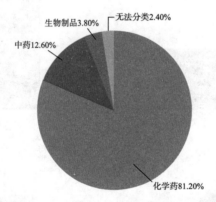

**图 22-3-3　2023 年药品不良反应／事件报告涉及药品类别**

数据来源于国家不良反应监测中心公布的《国家药品不良反应监测年度报告（2023 年）》。

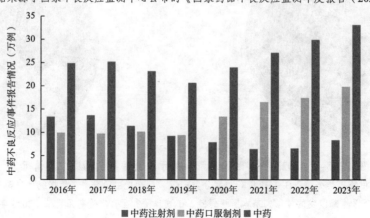

**图 22-3-4　2016—2023 年间中药不良反应／事件报告情况**

数据统计自国家不良反应监测中心于 2016 年至 2023 年公布的《国家药品不良反应监测年度报告》。

2. 原因分析

（1）中药注射剂成份复杂且质量控制难以把控，这可能导致不同批次产品之间的质量不一致，增加了疗效的不确定性和不良反应的发生风险。中药注射剂通常由一种或多种草药提取制成，这些草药中可能含有数百种不同类别、含量各异的化学成份，包括生物碱、皂苷、黄酮、多糖等。每种成份具有不同的活性且可能存在相互作用，难以确定具体的起效成份及其协同作用。同时由于成份的多样性及活性成份含量的差异性，建立统一的质量控制标准变得非常困难。

（2）中药注射剂的适应症和用药指南需要进一步明确，以指导临床医生合理使用，避免不恰当的处方和用药。中药注射剂的适应症需要具体明确，包括其适用的疾病类型、病情阶段以及预期的治疗效果。缺乏明确的适应症可能导致医生在没有充分证据支持的情况下使用这些药物，增加了治疗失败或不良反应的风险。为规范中药注射剂的临床使用，2008 年国家中医药管理局印发了《中药注射剂临床使用基本原则》，明确了适应症、配伍、联合用药等方面的使用原则，对减少中药注射剂不良反应发生发挥了积极作用。尽管有官方的指导原则，但在一些医院，尤其是基层医疗机构，仍存在不合理使用中药注射剂的现象，如超范围使用、超剂量用药或不适当的联合用药，这些做法可能增加不良反应的风险。

（3）中药注射剂的临床研究相对不足，许多产品缺乏大规模、高质量的随机对照试验来验证其疗效和安全性，这限制了其在临床更为广泛的应用。由于缺乏大规模、高质量的 RCT，中药注射剂的疗效和安全性难以得到充分的科学验证，导致人们对中药注射剂的药效和潜在风险缺少认识，影响了公众对其治疗作用的信任程度。另一方面，由于国际医学界对临床试验的质量和标准有严格的要求，中药注射剂的临床研究不足也严重影响了其在全球医疗实践中的认可度和推广，影响中药注射剂国际化的进程。

（4）中药注射剂的不良反应监测和报告系统尚未健全，这对药品使用的安全性和风险评估管理构成了挑战。由于监测体系的不完善，患者用药后发生的不良反应可能无法被及时发现和记录，且信息无法及时反馈给医疗专业人员和公众。这不仅对患者的健康构成潜在风险，也影响了药品安全性的全面评估。同时，不良反应数据的不完整或不准确，会影响对中药注射剂获益 - 风险比的准确判断，进而对临床决策和药品的合理使用造成困扰。

针对中药注射剂存在的以上种种问题，亟需根据临床导向需求建立合理完善的评价与监管体系，制定严格的技术要求，以保证其安全和质量可控，推动中医药学持续发展与进步。

## （二）中药注射剂的监管应对

### 1. 中药注射剂监管难题

国家药监局采用科学的手段加强对中药注射剂的监管，有效地遏制了不良反应的发生率，提升产品的有效性和安全性。然而，从整体角度上，中药注射剂的监管从田间到病房涉及的过程复杂、步骤繁多，科学监管仍然存在困难与挑战。

（1）**质量控制的复杂性**　中药材的产地不同，它的性、味、归经和作用不同，主要活性成份的含量存在着差异，且药材品种混杂，中药材质量参差不齐。2022 年国家药监局、农业农村部、国家林草局、国家中医药局联合发布了《中药材生产质量管理规范》的公告（2022 年第 22 号）（Good Agricultural Practice，GAP），推进中药材规范化生产，保证中药质量。对于实施规范化生产的企业，应当坚持诚实守信，禁止任何虚假、欺骗行为。为了保证中药材质量的稳定与均一性，药材的生产基地应符合 GAP 要求[15]。然而，众多企业和农户种植不规范，生产经营混乱无序，难以形成明显的品牌效应，导致价格、质量、产量出现各种问题。同时，药材的活性成份含量可能因季节、产地、种植方式等因素而有所不同，这进一步增加了中药注射剂标准化的难度，也增加了监管的难度。因此，质量控制管理是中药注射剂的困难之一。

（2）**生产过程缺乏严格管理**　中药注射剂作为直接注射进入体内的高危药品，要求不同批次产品质量具有高度的稳定性和一致性。因此，必须合理优化生产工艺并开展各工艺的质量监管控制工作。传统提取技术存在提取率低、杂质多、时间长、质量不稳定的特点，而传统提纯精制工艺则由于传统的生产工艺粗放导致植物蛋白、色素、鞣制等杂质残留容易引发身体的过敏反应。由于早期缺乏合理的法规，中药注射剂存在对生产工艺要求不严格、记录不详尽的特点，造成中药注射剂的产品质量不稳定，有效性和安全性均无法得到保障，对监管提出挑战[16]。

（3）**临床使用不合理**　中药注射剂以临床为主要应用形式。然而，中药注射剂的临床使用存在不合理的现象，主要体现在辨证施治原则未被严格执行、未按照说明书严格掌握适应症、未掌握用法用量及疗程、与其他药品混合配伍使用问题、临床技术水平不足等问题，造成严重不良反应，损害了人民的健康，这些不合理的使用也对中药注射剂临床合理使用的监管带来一定的挑战[16-19]。

（4）**安全性再评价工作难推进**　由于中药注射剂成份的复杂多样，评估其安全性和有效性必须应用更精细的技术手段，并遵循更严格的质量控制标准。此外，要通过大规模、多中心的 RCT 来确认中药注射剂的疗效和安全性，这不仅需要投入大量的资源和时间，而且在实际操作中可能面临诸多挑战。因此，尽管已有部分中药注射剂生产企业响应国家提升中药注射剂标准的倡议，着手进行上市后安全性再评价的研究，但仍然不少企业尚未根据相关技术要求开展这项工作，这对市场上中药注射液的质量与安全性监管构成了挑战。

2. 中药注射剂的监管政策

由于中药成份的复杂性和注射剂给药方式的特殊性，中药注射剂的安全性问题一直是公众和监管机构关注的焦点。为了应对中药注射剂不良事件频发的状况，自 2009 年起，国家药品监督管理部门相继出台了一系列政策法规，强调严格审批以及重新评估，旨在提升中药注射剂的整体质量。国家食品药品监督管理局在 2010—2011 年间公布了《关于开展中药注射剂安全性再评价工作的通知》。公布了《中药注射剂安全性再评价基本技术要求》和《中药注射剂安全性再评价报送资料要求》，并在 2010 年公布了7 个技术指导原则，包括《中药注射剂安全性再评价生产工艺评价技术原则》《中药注射剂安全性再评价质量控制评价技术原则》《中药注射剂安全性再评价非临床研究评价技术原则》《中药注射剂安全性再评价临床研究评价技术原则》《企业对中药注射剂风险控制能力评价技术原则》《中药注射剂安全性再评价风险效益评价技术原则》《中药注射剂风险管理计划指导原则》。在 2011 年中药注射剂安全性再评价工作的通知中，规定了双黄连注射剂、参麦注射剂、鱼腥草注射液和鱼金注射液生产企业必须按照基本技术要求和 7 个涉及非临床研究、临床研究、生产过程、质量控制、企业风险控制能力、获益与风险、风险管理等方面的评价的技术指导原则，开展相关研究，并按要求报送资料，进行综合评价。

2017 年，中共中央办公厅、国务院办公厅印发了 42 号文《关于深化审评审批制度改革鼓励药品医疗器械创新的意见》，进一步规范中药注射剂上市后研究和评价工作。2019 年新修订的《药品管理法》明确了药品上市许可持有人开展上市后研究和评价的主体责任，要求持有人基于前期工作，加快开展中药注射剂上市后研究与评价工作。

到了 2023 年，药品注册司牵头起草了《关于进一步推进药品上市许可持有人加快开展中药注射剂上市后研究和评价工作的方案》，进一步规范了药学、非临床安全性研究、临床研究等各方面的技术要求和指导原则。通过逐步开展的评价工作，以及学术界和产业界的不断探索和实践，中药注射剂不良事件频发的态势得到有效控制。

## 三、中药注射剂上市后研究和评价

### （一）中药注射剂上市后研究和评价监管的重要意义

中药注射剂在国家基本医疗卫生保健体系中占有重要地位，对我国人民的生命健康作出了显著贡献。与西药相比，中药注射剂由于具有价格和不易产生耐药性的优势，被广泛应用于心脑血管、呼吸道疾病或肿瘤等重症治疗，为患者提供了另一种治疗选择。中药注射剂的市场规模经过进一步调整与优化，部分品种在 2022 年呈现恢复增长的趋势。面对中药注射剂庞大的市场需求和未被满足的医疗需求，需要进行更为细致和全面的规划，同时加强对其保护和提升，以促进中药注射剂行业的高质量发展。开展中药注射剂研究和评价工作并加强监管，对于提升药品的科学性和规范性至关重要。中药注射剂上市后研究和评价的监管对于保障药品安全、提升药品质量、规范药品生产、促进产业发展、完善监管体系等方面都发挥着关键的作用。通过这些措施，可以进一步确保中药注射剂的疗效，增强安全性，满足患者的医疗需求，以促进中药注射液行业乃至整个中医药行业的健康发展。

### （二）中药注射剂上市后研究和评价监管的主要内容

中药注射剂上市后研究和评价对提升中药注射剂的质量、降低不良反应的发生率具有显著的积极作用。根据 2023 年药品注册司牵头起草的《关于进一步推进药品上市许可持有人加快开展中药注射剂上市后研究和评价工作的方案》，中药注射剂上市后研究和评价监管工作主要包含 7 个方面内容，分别是指导思想、工作目标、品种范围、工作思路、实施步骤、鼓励措施、保障措施。主要涉及以下内容。

（1）**强化持有人主体责任**  持有人在整个药品生命周期中承担着保障药品安全的最重要义务，这一责任超越了其他药品管理环节的责任主体，成为药品安全的第一责任人。在研制阶段，持有人应遵守非临床研究和药物临床试验的质量管理规范，确保研制过程的持续合规性。在生产制造方面，持有人需要建立质量管理体系，并对委托生产和销售的企业进行审核，确保其具备相应的技术条件。在药品流通、仓储和运输环节，持有人应建立追溯制度，确保药品的可追溯性。上市后，持有人还需制定风险管理计划，主动开展药品上市后的研究和评价工作，并建立不良反应报告和召回制度[20-21]。例如，康恩贝子公司贵州拜特在发现丹参川芎嗪注射液可能引起严重过敏性休克后，于 2021 年主动注销了该药品。

（2）**进一步加强注册管理**  鉴于中药注射剂成份和制备工艺的复杂性，以及质量控制的难度，国家药监局需按照《药品管理法》及其实施条例的要求，规范药品注册行为，提高新药注册的标准门槛。这包括要求原料药材来源于规范化种植基地、明确中药注射剂开发的必要依据以及具有明确的物质基础和作用机理。

（3）**加大安全风险防控力度**  通过建立不良反应通报制度和加强监测，定期向公众通报不良反应信息，提示用药风险。根据监测结果，监管部门及时要求药品生产企业修订药品说明书或暂停使用相关产品，以保障公众用药安全。例如，在 2006 年"鱼腥草注射液"事件后，相关部门迅速采取紧急措施，暂停了含鱼腥草或新鱼腥草素钠的 7 个中药注射剂的使用和审批，有效控制了风险。后期，在确保安全的情况下，部分品种恢复了使用。此外，监管部门还及时通报了莲必治注射液、清开灵注射液、双黄连注射液等中药注射剂的不良反应，并根据监测结果，要求药品生产企业采取相应措施，以控制用药风险。

（4）**开展安全性再评价工作**  鉴于中药注射剂在临床使用中的安全问题经常受到质疑，并且在中药不良反应中占有较高比例，特别是静脉注射的不良反应发生率较高且后果严重，因此提高中药注射剂在安全性、有效性和必要性方面的监管标准显得尤为迫切。为了应对这些挑战，2009 年国家食品药品监督管理局正式启动了中药注射剂安全性再评价工作[22]。2010 年，为了规范和指导安全性再评价工作，国家食品药品监督管理局组织制定了包括《中药注射剂安全性再评价生产工艺评价》在内的 7 个技术原则。在评价方法上，实施了中药注射剂的"哨点监测"，即通过持续监测其安全性，确保用药安全。

（5）**开展注射剂生产工艺和处方核查工作**  2007 年，国家食品药品监督管理局发布了《关于开展注射剂类药品生产工艺和处方核查工作的通知》（国食药监办〔2007〕504 号），要求药品生产企业严格按照注册申报的生产工艺、处方和药品生产质量管理规范（Good Manufacturing Practice，GMP）要求组织生产。通过这一核查工作，进一步规范了企业在改变工艺和处方时的研究和申报行为，排除了注射剂类药品的质量安全隐患，确保了药品生产的高质量，防止了严重质量事故的发生。同时，医院积极开展处方核查工作。建立多种评价指标，开展中药注射剂专项整治活动，包括对中药注射剂用法用量合理性统计、中药注射剂用法用量与说明书相符情况的检查等。随着临床药师对中药注射剂合理使用的干预，监管效果已显著提升。

中药注射剂上市后研究和评价的监管工作不仅提高了药品的安全性和有效性，而且促进了整个行业的规范化和标准化，为保障公众用药安全和提升中药注射剂的整体质量做出了重要贡献。

### （三）中药注射剂上市后研究和评价的技术要求

#### 1. 中药注射剂的预期临床价值评估

中药注射剂上市后研究和评价工作应当坚持以临床价值为核心导向。持有人需要在现有临床实践证据的基础上，遵循现行的技术要求和方法，全面评估中药注射剂预期的临床价值。通过开展上市后的研究和评价，综合评估产品的风险获益。具有临床价值的中药注射剂应当同时满足以下几个基本条件。

（1）**注射给药途径的必要性**　中医药经过数千年的发展，传统上以口服给药方式为主，这种方式可以通过生理屏障和肝脏首过效应排除潜在的有害物质。中药注射剂能绕过这些屏障直接进入血液，虽然能迅速见效，但也相应增加了产生不良反应的风险。中药注射剂应当是解决口服等其他非注射给药途径不能有效发挥作用时的剂型选择，已有口服给药途径药物能够满足临床治疗需求的，不宜采用注射给药途径；肌肉注射能够满足临床治疗需求的，不宜采用静脉注射。

（2）**功能主治和临床定位的合理性**　中药注射剂的功能主治和临床定位需要明确，给药方案应具体清晰，并与当前科学认识、临床诊疗需求及实践相符，主要应用于不宜采用口服等非注射给药方式的急症、重症、危重症治疗。例如，在《关于印发新型冠状病毒感染诊疗方案（试行第十版）的通知》（国卫办医急函〔2023〕4号）中，国家卫健委推荐了8种中药注射剂用于治疗重型、危重型新冠。

（3）**风险获益评估**　应有充分的研究数据支持该品种临床试验风险获益评估，并且现有数据应显示出无明显的安全性问题。

申请人在开展中药注射剂上市后研究前，应基于上述基本条件开展临床价值评估，符合上述条件者可进一步开展中药注射剂上市后研究和评价。

#### 2. 中药注射剂的质量控制研究

中药注射液作为质量要求最高的剂型之一，相较于其他中药产品，对产品的一致性和可控性有着更为严格的要求。为了提升产品质量，确保中药注射剂的安全性、有效性和质量的稳定性，中药注射剂的上市后研究和评价工作必须遵循最高标准的质量控制。

（1）**原料药质量控制**　原料药质量控制是确保最终产品质量、安全性和有效性的关键环节。中药注射剂的原料主要来源于植物或动物药的提取物，因此，对原料的品种、产地、生长环境和采集时间等进行严格控制是保证产品质量的首要步骤。如果原料药缺乏有效的质量控制，可能会造成药材发霉、变质，甚至引入微生物和毒素等污染，进而引发严重的不良反应。GAP是规范中药材生产与质量管理的基本准则，它涵盖了药材的采集、贮藏、加工等全过程，确保中药材的质量与安全。中药注射剂原料药材应当来源与稳定并符合GAP要求的固定药材基地，以保证药材的质量和可追溯性[23]。例如，一些知名的中药注射剂，如清开灵注射液和疏血通注射液，都拥有固定的药材基地，这些基地遵循GAP标准，从而确保了中药材质量的稳定性和可靠性。

（2）**生产工艺的标准化**　中药注射剂的生产工艺是确保其安全性和有效性的关键因素。早期，由于对制备工艺的记录不够详尽和精确，中药注射剂的生产批次间存在较大的含量差异，这增加了质量控制的复杂性。因此，严格控制中药注射剂的生产过程至关重要，这包括原料药味的预处理、提取、纯化、浓缩、干燥以及注射剂的处方设计、配制、罐装、无菌处理、包装等各个环节。工艺过程、参数、条件及所用设备都将直接影响产品的质量和治疗效果。

建立一个良好的追溯体系对于中药注射液的质量管理非常重要。应构建一个全面的质量控制体系和质量追溯系统，详尽记录药品从生产到上市每个环节，确保在发现任何质量问题时能够迅速进行追溯和处理。如果生产工艺有所变更，生产厂家必须重新开展研究工作，并提供相应的研究资料以证明变更的合理性和安全性。

在中药注射剂在生产过程中，通常会添加一些辅料，以提高有效成份的稳定性和溶解度。然而，这些辅料进入人体后可能会与中药成份发生反应，形成致敏原，从而增加不良反应的风险[24-25]。例如，聚山梨酯-80（又称吐温-80）是一种常用的增溶剂，能够提高中药注射剂中成份的溶解度。在涉及加热的制备工艺中，吐温-80可能会产生毒性降解产物，如2-氯乙醇和甘二醇等。作为多种中药注射剂的增溶剂，吐温-80的使用量需要严格控制，因为过量使用可能会引起过敏反应，如它是鱼腥草注射液的致敏原。因此，生产厂家需要重点关注辅料的安全性，通过科学的研究和严格的质量控制，降低辅料可能带来的安全风险。同时，也应加强对辅料的监测和评估。通过这些措施，以期进一步提升中药注射剂的生产工艺，确保其整体安全性和有效性。

（3）**质量标准的制定**　由于中药注射剂通常由单味种或多味中药组成，其化学成份十分复杂，可能包含数百种同结构的化合物。因此，对其质量控制的要求比单一成份的化学药品更为严格。为了加强中药注射剂的技术研究和质量控制，保障公众用药安全，国家食品药品监督管理局于2007年颁布了《中药、天然药物注射剂基本技术要求》。该文件要求中药注射剂的质量研究应基本清楚其所含成份，并规定多成份注射剂中，经质量研究结构明确成份的含量应不少于总固体的60%、质量标准中所测成份应大于总固体量的80%，且在指纹图谱中体现的结构明确成份，应当不低于已明确成份的90%（简称"689"质控指标）。这一原则显著提高了中药注射剂研发的标准，为安全性再评价提供了重要的科学依据。此外，还需建立涵盖药材、饮片、中间体、制剂的多指标整体质量控制方法，并开展相关性研究。制剂的含量测定等定量检测项目应设定合理的范围，辅料（包括防腐剂）也应建立相应的质量控制方法，并加强与安全性相关的质量研究。通过这些质量控制的研究，可以建立一个全面系统的质量与风险控制体系和质量追溯体系，制定或改进方法与措施以确保不同批次产品的均一性和稳定性，从而保证产品质量的可控性。

3. 中药注射剂的有效性与安全性研究

在中药注射剂的上市后监管中，确保其质量的可控性以及进行风险评估与管理是至关重要的。然而，目前许多中药注射剂的用药指导说明书中并未充分提供用药安全性信息，限制了临床合理用药和风险控制的有效实施。

（1）**临床有效性、安全性研究**　药物的临床有效性和安全性研究是确保其疗效和安全性的核心。由于早期研究水平低和技术条件有限，许多中药注射剂在获批前未经过严格的临床试验。此外，由于缺乏药品监督管理部门批准的用药指导说明，中药注射剂在临床实践中不合理使用的现象较为普遍。首先，用药指导说明书应当包含药物成份、临床用药、注意事项等详细信息，作为合理用药的重要依据。然而，目前中药注射剂的说明书中提供的信息较为有限，难以为临床用药提供充分的指导。其次，中药注射剂的临床应用应遵循中医理论的辨证论治原则。缺乏中医药理论知识的指导可能会导致不良反应的发生。因此，生产厂家应基于《中药、天然药物注射剂基本技术要求》的相关规定，参考国际疾病分类（ICD-11）选择适应症，在保证科学性的前提下，根据具体情况选择适当的评价指标，开展中药注射剂的临床研究和循证医学研究，为中药注射剂的临床应用提供科学依据。由于注射剂用药风险往往大于同类的口服制剂，有效性的客观评价尤为重要，中药注射剂疗效的比较优势更为关键，非临床有效性评价与临床有效性评价形成完全的证据链十分必要。

（2）**非临床安全性研究**　由于绝大多数中药注射剂上市时间较早，上市前未进行全面的非临床安全性评价，毒理学信息缺乏。而毒理学研究在充分暴露毒性、全面了解安全性特点具有重要作用，可为临床合理用药和风险控制提供参考数据。

一般情况下，中药注射剂应提供完整的非临床安全性研究资料，尤其是对于临床研究无法替代的安全性研究内容，或者临床应用中出现严重非预期不良反应时，应开展相关非临床安全性研究。基于现行的技术要求，中药注射剂应进行全面的毒理学研究，包括安全药理学试验、单次给药毒性试验、重复给药毒性试验、遗传毒性试验、生殖毒性试验等。用于计划用于儿童的中药注射剂，在开展儿童人群的安全性再评价临床试验前，应提供幼龄动物得毒理学试验数据。此外，对于临床中发现有非预期严重不良反应的品种，应开展针对性的研究，为临床风险控制提供支持。

4. 中药注射剂的作用机理研究

中药注射剂的作用机理研究，特别是基于靶标和作用机制的研究，是揭示其疗效和安全性的关键，同时也为新药开发指明方向。研究通常涉及对中药注射剂中活性成份的识别，以及这些成份如何与生物体内的分子靶点相互作用。目前市场上的许多中药注射剂缺乏对其作用机理的深入研究。因此，开展基于临床定位的中药注射剂作用机理研究，将有助于为临床合理用药提供支持性信息。

探讨中药注射剂的作用机制，不仅有助于深化对其疗效的理解，而且也为临床用药提供了重要的科学依据。然而，中药注射剂的复杂性意味着其作用机理可能涉及多个成份和多个靶点，因此，深入研究其作用机理需要综合运用药理学、分子生物学、系统生物学等多种学科的方法和技术。通过这些研究，可以更精确地揭示中药注射剂如何调节生物体内的复杂网络，从而为中药现代化和精准医疗合理用药提供支持。

## 四、中药注射剂上市后研究和评价的监管科学与科学监管发展建议

中药注射剂作为中医药现代化的产物，有效性和安全性再评价一直是监管科学研究的重点。监管科学的发展旨在提高药品的监管效能，确保公众用药安全，同时促进中药产业的健康发展。关于中药注射剂上市后研究和评价的监管科学与科学监管发展，有以下几点思考与建议。

（1）**加强基础研究与药效机制探索**　中药注射剂的安全性和有效性是监管科学研究的重点。由于早期审批门槛较低，许多中药注射剂在未经完善的临床研究的情况下被广泛使用，这虽然满足了当时的用药需求，但也暴露出了质量问题。因此，必须从基础研究着手，深入探索中药注射剂的药效成份、药理作用和作用机制。利用高通量筛选、分子生物学、系统生物学等现代科学技术，揭示中药注射剂的复杂成份与疾病治疗之间的关联，为上市后研究和评价提供科学依据。

（2）**建立全面的质量评价体系与加强监管能力**　为了确保中药注射剂的安全性、有效性和稳定性，建议构建一套全面、系统的中药注射剂评价体系，涵盖原料采集、生产工艺、质量控制到非临床研究、临床试验等各个环节。需要更新和完善中药注射剂相关的法规政策，确保与国际接轨，同时符合中医药特点。提升监管人员的专业能力和监管机构的建设，包括在医院定期开展中药注射剂法律法规以及合理使用的相关培训和考试，规范中药注射剂的使用，加强执业道德教育，增强医务人员责任心，减少不良反应的发生，保证患者用药安全。

（3）**重视公众教育与推动国际合作**　加强对公众的中医药知识教育，提高公众对中药注射剂的认识，普及合理用药知识，引导公众正确认识中药注射剂的疗效和风险，促进安全合理用药。增强药品监管的透明度，公开中药注射剂的审批流程、临床试验数据、不良反应报告等信息。鼓励公众参与药品监管，提高公众对中药注射剂的认识和合理使用能力。此外，建立持续的监测和评估机制，定期对已上市的中药注射剂进行安全性和有效性评估，及时发现并处理问题，确保药品的持续合规和安全。加强与国

际药品监管机构的交流与合作，参与国际药品监管标准的制定，提升中药注射剂的国际认可度和竞争力，引入先进的监管理念和技术，提升国内监管科学水平。

通过以上措施，进一步提升中药注射剂再评价的科学监管，确保中药注射剂的安全性和有效性，促进中医药事业的健康发展。

（张卫东　张体灯）

# 参考文献

［1］张兆旺. 中药药剂学［M］. 北京：中国中医药出版社，2003：230-234.

［2］ZHENG W W, WU Y Y, GAO H L, et al. Traditional Chinese medicine injections: where we are after 80-year development［J］. Chin Med, 2022, 17（1）：127.

［3］国家药品监督管理局. 国家药监局关于注销莲必治注射液药品注册证书的公告（2022年第2号）［EB/OL］.（2022-01-11）［2024-06-05］. https://www.nmpa.gov.cn/xxgk/ggtg/ypggtg/ypqtggtg/20220111102101146.html.

［4］张铁军，闫凯境，鞠爱春. 注射用益气复脉（冻干）质量标志物研究［M］. 北京：科学出版社，2023：3-4.

［5］李金玲，薛强，张聪聪，等. 中药注射剂的现状分析及发展前景［J］. 中药与临床，2012，3（3）：60-62.

［6］任钧国，刘建勋. 中药注射剂上市后作用机制研究的思路与方法［J］. 中国现代中药，2018，20（11）：1319-1322；1329.

［7］XING Y, HUA Y R, SHANG J, et al. Traditional Chinese medicine network pharmacology study on exploring the mechanism of Xuebijing Injection in the treatment of coronavirus disease 2019［J］. Chin J Nat Med, 2020, 18（12）：61-71.

［8］高燕菁. 治疗重型和危重型新冠肺炎推荐中药注射剂：血必净［J］. 家庭中医药，2020，27（5）：40-41.

［9］陈莉莉，葛广波，荣艳，等. 中药在新冠肺炎防治中的应用和研究进展［J］. 上海中医药大学学报，2020，34（3）：1-8.

［10］国家医疗保障局. 2023年医疗保障事业发展统计快报［EB/OL］.（2023-05-20）［2024-04-11］. http://www.nhsa.gov.cn/art/2024/4/11/art_7_12348.html.

［11］国家药品监督管理局. 国家药品不良反应监测年度报告（2023）［EB/OL］.（2024-03-26）［2023-05-17］. https://www.nmpa.gov.cn/yaopin/ypggtg/index.html.

［12］郭晓英，施志云. 中药注射剂致死反应的警示［J］. 社区医学杂志，2006（19）：79-80.

［13］吴江英，胡晓丽，李军胜. 鱼腥草注射液致过敏性休克1例［J］. 中国实用医药，2013，8（9）：168.

［14］WANG L, CUI X, CHENG L, et al. Adverse events to Houttuynia injection: A systematic review［J］. J Evid Based Med, 2010, 3（3）：168-176.

［15］董晓旭，付京，倪健. 中药注射剂安全性再评价研究概述［J］. 山东中医药大学学报，2014，38（4）：406-408.

［16］张勇，周燕. 新形势下中药注射剂存在的问题及对策［J］. 中国医院用药评价与分析，2018，18（9）：1176-1178.

［17］刘昌孝，张铁军，黄璐琦，等. 发展监管科学，促进中药产业传承创新［J］. 药物评价研究，2019，42（10）：1901-1912.

［18］裘方剑，李丽丽. 我院中药注射剂不合理使用情况分析与管理对策［J］. 中医药管理杂志，2024，32（4）：57-59.

［19］何俊明，徐闪. 我院病区中药注射剂不合理使用情况分析与管理建议［J］. 中医药管理杂志，2021，29（6）：68-69.

［20］钟露苗，杜娟，邓华，等. 药品上市许可持有人开展中药注射剂安全性主动监测研究设计和质量管理的思考［J］. 中国药物警戒，2022，19（9）：994-998.

［21］李锦连，杨伊凡，谢金平，等. 药品上市许可持有人及相关主体的责权利分析［J］. 中国食品药品监管，2024（2）：42-49.

［22］刘素彦，易艳，于辉，等. 中药注射剂的有效性、安全性及风险控制［J］. 中国食品药品监管，2020（9）：16-29.

［23］吕建伟，张志. 中药注射剂的质量控制及合理应用［J］. 临床合理用药杂志，2021，14（7）：131-132.

［24］邱玲玲，张雯雯. 中药注射液安全性问题及质量控制探析［J］.企业科技与发展，2021（10）：76-78.

［25］易艳，李春英，赵雍，等. 中药注射剂不良反应及类过敏反应研究进展［J］. 中国中药杂志，2021，46（7）：1711-1716.

# 第四节  含马兜铃酸中药安全性评价研究与科学监管

含马兜铃酸中药是指含有马兜铃酸内源性毒性成份的中药材、饮片及中成药。含马兜铃酸中药的安全性问题自 20 世纪 90 年代以来一直备受国内外广泛关注。多年来，国家药监局始终高度重视含马兜铃酸中药的安全性问题，深刻认识到含马兜铃酸中药监管工作的重要性，坚持问题导向和风险防控原则，相继开展了一系列风险防范与监管措施，包括用木通、防己和土木香分别替代含马兜铃酸的关木通、广防己和青木香，将细辛的药用部位由全草修订为根和根茎，严格按照处方药管理含马兜铃、寻骨风、天仙藤和朱砂莲 4 种中药材的中成药品种，并在药品说明书中增加导致肾损害的安全警示信息，持续推进相关药品的标准修订工作，增加马兜铃酸 I 限量检查项，组建含马兜铃酸中药安全性风险控制咨询专家组，加强检查、检验、监测等上市后监管等工作，取得了明显成效，并逐步构建了遵循中医药理论和临床实践，尊重现代医药学研究成果和国内外业界共识，符合中医药使用特点的含马兜铃酸中药安全监管体系。

## 一、含马兜铃酸中药安全性问题背景

含马兜铃酸中药的安全性问题我国最早可追溯到 1964 年，学者吴松寒在《江苏中医》报道"木通所致急性肾功能衰竭二例报告"，文中木通系马兜铃科植物木通马兜铃，但并未引起关注[1]。此外，波斯尼亚、保加利亚、克罗地亚和罗马尼亚等巴尔干地区存在一种独特慢性肾脏疾病，即巴尔干地方性肾病，一直没有找到病因，但为后续证实马兜铃酸致病提供了重要参考[2]。直到 1993 年，比利时学者在《柳叶刀》（《The Lancet》）报道布鲁塞尔地区有女性在服用含中草药减肥药后出现了快速进行性肾纤维化的肾损害事件，并将这种肾病命名为中草药肾病，引起了国内外广泛关注与热议[3]。后续追踪发现这些患者服用的中草药处方中粉防己存在被广防己混用的情况，由于马兜铃酸是广防己的特征性成份，因此推论马兜铃酸为致病成份[4]。世纪交替前后，我国也有因含马兜铃酸的关木通或处方含关木通的中成药（如龙胆泻肝丸）导致类似肾病病例的报道[5-6]。随后，有学者注意到中草药肾病和巴尔干地方性肾病之间的关联，并在一些患者体内检测到马兜铃酸－脱氧核糖核酸（DNA）加合物，以及特征性的腺嘌呤（A）：胸腺嘧啶（T）颠换突变，明确了二者的致病因素为马兜铃酸。随后，我国学者认为中草药肾病是由马兜铃酸引起，因此提议将该病命名为马兜铃酸肾病。2012 年，国际癌症研究机构（International Agency for Research on Cancer，IRAC）基于已有研究证据，将马兜铃酸及含马兜铃酸中药列为 1 类致癌物。2017 年，国际权威期刊《科学—转化医学》（《Science Translational Medicine》）发表论文，认为台湾及亚洲地区肝癌的发生与马兜铃酸及其衍生物广泛相关，且当期杂志以"一种中草药的黑暗面"作为封面[7]。该文章一经发表再次将含马兜铃酸中药的安全性问题推至舆论的风口浪尖。由此可见，含马兜铃酸中药的安全性是近 30 多年以来国际持续关注的热点问题。

## 二、含马兜铃酸中药安全监管现状

### （一）马兜铃酸化学成份与构效关系

马兜铃酸类成份是具有硝基菲结构母核的一类化合物，包括马兜铃酸和马兜铃内酰胺两种结构类型，其中马兜铃内酰胺除天然存在以外，也被认为是马兜铃酸经硝基还原酶还原产生的代谢产物。马兜铃酸典型结构为亚甲二氧基马兜铃酸（见图 22-4-1），包括马兜铃酸 I（马兜铃酸 A）、马兜铃酸 II（马兜铃酸 B）、马兜铃酸 III、马兜铃酸 IIIa（马兜铃酸 C）、马兜铃酸 IV、马兜铃酸 IVa（马兜铃酸 D）等，结构母核上取代基多为羟基和（或）甲氧基，常存在同分异构体[8]。研究表明，马兜铃酸取代基的种类及位置与其毒性关系密切，如马兜铃酸 I 的甲氧基和硝基是其发挥毒性作用的关键基团，若将硝基还原或引入羟基均会降低毒性[9]。

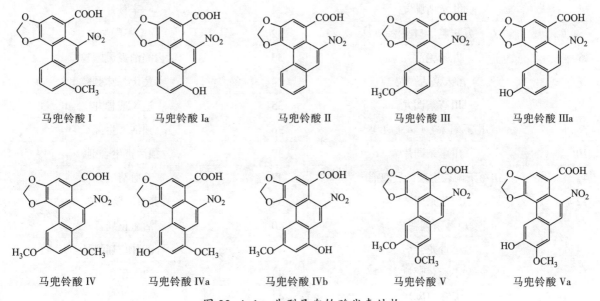

图 22-4-1　典型马兜铃酸代表结构

### （二）含马兜铃酸中药使用现状

马兜铃酸主要存在于马兜铃科马兜铃属和细辛属植物中。目前，我国药品标准收载的中药材品种涉及 24 种，其中马兜铃属药材 14 种，包括大叶青木香、大百解、朱砂莲、九月生（朱砂莲）、天仙藤、马兜铃、防己、汉防己、淮通、木防己、木香马兜铃、大青木香、冕宁防己和寻骨风；细辛属药材 10 种，包括茖叶细辛、乌金七、杜衡、湘细辛、细辛、甘肃细辛、南坪细辛、毛细辛、金耳环和山慈菇。除细辛收载于 2020 年版《中国药典》一部外，其余品种主要收载于地方标准。含马兜铃酸的中成药品种通过多途径交叉检索的方式统计逾 300 种，剂型涉及丸剂、散剂、片剂、胶囊剂、口服液等各种临床常用剂型；处方主要涉及朱砂莲、马兜铃、大青木香、天仙藤、寻骨风和木香马兜铃 6 种马兜铃属药材，以及细辛和杜衡 2 种细辛属药材；其中，以含细辛的中成药最多，高达 247 种，仅 2020 年版《中国药典》一部收载品种即有 53 种（见表 22-4-1）。由此可见，含马兜铃酸中药的品种数目众多，针对其中马兜铃酸类成份的研究也很多[10-29]。从马兜铃酸类成份定性分析结果来看，天仙藤、朱砂莲、寻骨风和马兜铃等马兜铃属药材中含有马兜铃酸 I、II、III、IIIa、IV、IVa、VIIa、马兜铃次酸和马兜铃内酰胺 I 等；细辛、杜衡等细辛属药材中含有马兜铃酸 I、II、IVa 和马兜铃内酰胺 I 等；相关中成药均主要集中于马兜铃酸 I。从马兜铃酸类成份含量测定结果来看，检测指标整体以马兜铃酸 I 为主，马兜铃科不同种属药材及含马兜铃科药材的中成药中所含马兜铃酸成份含量差异悬殊；其中，马兜铃属药材中含量水平可高于细辛属药材几十倍至几百倍；研究相对较多的药材以木香马兜铃和朱砂莲中含量最高，其次为马兜铃和寻骨风，再次为天仙藤，细辛最低。特别指出的是，对于一些含有同一种马兜铃科药材的不同中成药品种而言，马兜铃酸 I 的检出水平也存在显著差异，提示其含量受所含马兜铃科药材处方占比、生产工艺和入药方式等多种因素影响；含马兜铃属药材品种中含量整体明显高于含细辛属药材品种；对同种药材而言，全粉入药的含量高于水煎煮入药。

表 22-4-1　2020 年版《中国药典》一部收载含细辛中成药品种情况

| 编号 | 品种 | 编号 | 品种 |
| --- | --- | --- | --- |
| 1 | 十一味参芪片 | 28 | 克痢痧胶囊 |
| 2 | 十一味参芪胶囊 | 29 | 抗栓再造丸 |
| 3 | 人参再造丸 | 30 | 利鼻片 |
| 4 | 儿童清肺丸 | 31 | 辛芩片 |
| 5 | 九味羌活口服液 | 32 | 辛芩颗粒 |
| 6 | 九味羌活丸 | 33 | 齿痛消炎灵颗粒 |
| 7 | 九味羌活颗粒 | 34 | 参芪十一味颗粒 |
| 8 | 川芎茶调丸 | 35 | 追风透骨丸 |
| 9 | 川芎茶调丸（浓缩丸） | 36 | 独活寄生丸 |
| 10 | 川芎茶调片 | 37 | 独活寄生合剂 |
| 11 | 川芎茶调袋泡茶（袋泡剂） | 38 | 养血清脑丸 |
| 12 | 川芎茶调散 | 39 | 养血清脑颗粒 |
| 13 | 川芎茶调颗粒 | 40 | 活血止痛膏 |
| 14 | 小青龙合剂 | 41 | 消肿止痛酊 |
| 15 | 小青龙颗粒 | 42 | 通天口服液 |
| 16 | 天和追风膏 | 43 | 通关散 |
| 17 | 无烟灸条 | 44 | 寄生追风酒 |
| 18 | 云香祛风止痛酊 | 45 | 暑症片 |
| 19 | 丹桂香颗粒 | 46 | 鼻炎片 |
| 20 | 乌梅丸 | 47 | 鼻炎灵片 |
| 21 | 正天丸 | 48 | 鼻炎舒口服液 |
| 22 | 正天胶囊 | 49 | 鼻炎舒胶囊 |
| 23 | 乌梅丸 | 50 | 镇脑宁胶囊 |
| 24 | 平肝舒络丸 | 51 | 醒脑再造胶囊 |
| 25 | 再造丸 | 52 | 鹭鸶咯丸 |

| 编号 | 品种 | 编号 | 品种 |
|---|---|---|---|
| 26 | 伤痛宁片 | 53 | 宽胸气雾剂（细辛油） |
| 27 | 庆余辟瘟丹 | | |

### （三）安全监管思路与方法

#### 1. 监管策略与原则

马兜铃酸毒性作用的发现源于临床使用含马兜铃酸中药所致的安全性事件，我国相关报道以关木通及处方含关木通的中成药所造成的案例居多，其次为广防己和青木香，主要毒性作用包括大剂量服用所造成的急性中毒，以及长期服用造成的慢性中毒。随着马兜铃酸肾毒性、致突变致癌性作用的不断明确，针对不同马兜铃酸类成份单体的研究相继开展，体内外毒理学研究结果均表明，不同种类马兜铃酸成份的毒性差异较大，有的毒性作用甚至不明显。例如，有研究通过肾上皮细胞毒性比较不同马兜铃酸类似物的构效关系，结果发现马兜铃酸Ⅰ毒性最强，其次为马兜铃酸Ⅱ、Ⅷa、Ⅰa，其余成份未显示明显毒性[30]。体内毒性研究方面，有学者1982年在《毒理学档案》（《Archives of Toxicology》）报道，大鼠给予马兜铃酸（含77.24%马兜铃酸Ⅰ和21.18%马兜铃酸Ⅱ）钠盐能诱导恶性肿瘤，主要发病于泌尿系统和前胃[31]。此外，有研究采用Ames试验对马兜铃酸Ⅰ、Ⅱ、Ⅲ和Ⅳ4种成份的致突变作用进行了对比试验，结果马兜铃酸Ⅰ、Ⅱ在非代谢活化（–S9）和代谢活化（+S9）条件下均显示出较强的致突变作用，且马兜铃酸Ⅱ致突变作用强于马兜铃酸Ⅰ；马兜铃酸Ⅲ和Ⅳ对2株菌株均未显示出明显的致突变作用[32]。马兜铃酸类成份毒性机制研究主要包括内质网应激、氧化应激、细胞凋亡、炎症与间质纤维化、DNA损伤等，研究表明马兜铃酸进入体内后，在硝基还原酶的作用下一部分转化为马兜铃内酰胺，另一部分形成马兜铃内酰胺氮正离子，与DNA中嘌呤核苷酸的环外氨基结合形成马兜铃酸–DNA加合物[8-9]。就马兜铃酸类成份单体而言，其毒性作用各异，并非所有马兜铃酸类成份都具有肾毒性和致突变致癌性。此外，单一马兜铃酸成份的毒性作用不等同于含马兜铃酸中药的毒性作用，换言之，含马兜铃酸中药的毒性不可一概而论。

含马兜铃酸中药的安全性问题与监管一直备受研究人员和监管机构的关注与重视。随着马兜铃酸毒性作用的不断明确，比利时、加拿大、英国、美国、澳大利亚等一些国家相继采取了禁止使用含马兜铃酸相关产品地控制措施；日本对于细辛认为可以继续使用，并通过高效液相色谱法对马兜铃酸Ⅰ进行控制。中药为保障人类健康作出了巨大贡献，具有悠久历史传统和独特理论体系。结合已有毒理学科学，含马兜铃酸中药的安全监管不能完全照搬国外，搞"一刀切"禁止使用的控制措施。含马兜铃酸中药的安全性监管既要遵循中医药理论和临床实践，又要尊重现代医药学研究成果和国内外业界共识，采取分类处理、缓急有别的风险控制原则，在广泛样品筛查的基础上，确保推进方案分类施策依据的准确性，充分体现科学的数据支撑科学的监管，实事求是，制定符合中医药使用特点的风险防控措施。

#### 2. 含马兜铃酸中药的检测与分析方法

（1）**常用检测与分析方法** 随着现代分析仪器与技术的不断发展，含马兜铃酸中药的常用检测与分析方法经历了从经典的薄层色谱法（thin layer chromatography，TLC）到先进的液相色谱法（liquid chromatography，LC）以及液相色谱 – 质谱联用法（liquid chromatography–mass spectrometry，LC–MS）的发展历程，其中液相色谱法和液相色谱 – 质谱联用技术目前在实际应用中最为广泛[8]。马兜铃酸的结构决定其具有典型的紫外吸收特征，因此，液相色谱 – 紫外检测法（liquid chromatography–ultraviolet detection，LC–UV）最为经典常用，检测方法差异主要在于所用色谱柱、流动相、检测波长不同，其中色谱柱以十八烷基键合硅胶色谱柱为主，流动相以甲醇或乙腈 – 含酸或缓冲盐水溶液为主，检测波长为 250~400nm。LC-UV 法主要适用于马兜铃酸成份含量相对较高、干扰较小或通过适当前处理方式可去除干扰的含马兜铃酸中药品种，以中药材或饮片为主。2020 年版《中国药典》一部以及日本药局方（Japanese Pharmacopoeia，JP）XⅧ收载了该方法作为含马兜铃酸中药细辛中马兜铃酸Ⅰ检查的标准方法[33-34]。由于含马兜铃酸中药以中成药为主，这些中成药剂型多样、处方各异、成份复杂，其中可能存在的马兜铃酸类成份含量以微量或痕量水平存在，这些品种难以采用 LC-UV 法实现准确分析，需要借助具有灵敏度高、专属性强、不易受干扰的液相色谱 – 质谱联用法。含马兜铃酸中成药中马兜铃酸成份检测与分析首选基于多反应监测（MRM）模式的液相色谱 – 串联质谱法。该方法也是目前 2020 年版《中国药典》一部处方含细辛品种九味羌活丸项下马兜铃酸Ⅰ检查的方法[33]。为提高马兜铃酸成份离子化效率，通常采用正离子模式，并在流动相中加入一定浓度的铵盐添加剂（如 1~5mmol/L 甲酸铵或乙酸铵的水溶液）。

含马兜铃酸中药在建立液相色谱法或基于质谱 MRM 模式的液相色谱 – 串联质谱法时，均可参考已发布的方法，并进行完整的方法学验证。方法学验证应满足 2020 年版《中国药典》四部通则 9101 分析方法验证指导原则的要求，以保证马兜铃酸能够准确有效地检出。方法学考察及验证内容可包括系统适用性、基质效应考察、提取效率考察、专属性、准确度、精密度（包括重复性、中间精密度和重现性）、检出限、定量限、线性、范围、稳定性、耐用性等。实验室应建立必要的质控手段，保证所建方法测定结果准确。对于液相色谱 – 串联质谱法而言，还需要注意样品测定时，如检出色谱峰的保留时间与对照品一致的，在扣除背景后的质谱图中，所选择的定量离子对和定性离子对两对监测离子对均出现，且所选择的监测离子对峰面积比与浓度相当的对照品监测离子对峰面积比一致（相对比例 >50%，允许 ±20% 偏差；相对比例 20%~50%，允许 ±25% 偏差；相对比例 10%~20%，允许 ±30% 偏差；相对比例 ≤10%，允许 ±50% 偏差），则可判断样品中存在被测马兜铃酸成份。如不能确证，可选用其他监测离子对重新进样确证或选用其他检测方式的分析仪器来确证，如高分辨质谱等手段。此外，基质效应是干扰痕量分析结果准确性的重要因素之一，在分析方法考察中须高度重视。必要时，应建立适宜的供试品溶液净化方法。

（2）**快检技术**　鉴于常用检测与分析方法供试品前处理步骤相对复杂且检测耗时较长，近年来一些前处理简单、灵敏且选择性较好的快检技术不断涌现，包括荧光传感器法、酶联免疫吸附法（enzyme-linked immunosorbent assay，ELISA）、胶体金免疫色谱法（colloidal gold immunochromatography assay，CGICA）和近红外光谱法（near-infrared spectroscopy，NIRS）[35]。其中，荧光传感器法检测原理为荧光猝灭机制，灵敏度高、高效且专属、成本低、操作简单，但具有依赖仪器设备以及共轭聚合物荧光材料在空气中暴露于紫外 – 可见光下不稳定，从而导致准确性低等局限性。ELISA 作为一种免疫学分析方法被认为是食品药品安全、临床诊断和环境监测等领域的金标准方法，常采用间接竞争酶联免疫吸附法（indirect competitive enzyme-linked immunosorbent assay，icELISA），该法可在短时间内处理大量样品，节省时间，但具有依赖于设备、对操作人员要求高以及抗体昂贵等局限性。CGICA 是一种以酶联免疫吸附法、单克隆抗体技术和胶体金免疫技术为基础的新型体外诊断方法，具有结果直观、操作简单、所需样品量少等优势，但只能用于定性或半定量检测。NIRS 是一种快速、无损的分析方法，在药品一致性评价等领域应用较多，但对建模及样品组成要求高且易受外部因素影响。目前，这些快检技术整体处于研究阶段，尚未应用于含马兜铃酸中药的具体监管工作。

3. 监管实践

多年来，国家药监局始终高度重视含马兜铃酸药品的风险防控工作，20 多年来持续采取了一系列安全监管措施。标准制修订方面，一是取消了关木通、广防己和青木香的药用标准，并分别用不含马兜铃酸的木通、防己和土木香替换使用。二是自 2005 年版《中国药典》起将细辛的药用部位由全草修改为根和根茎，并对其中马兜铃酸Ⅰ进行限量控制，规定马兜铃酸Ⅰ不得过 0.001%。三是 2020 年版《中国药典》不再收载马兜铃、天仙藤的药用标准，收载的九味羌活丸、辛芩颗粒品种项下分别增加马兜铃酸Ⅰ限量检查项。四是一直持续推进含马兜铃酸药品的标准修订，增加马兜铃酸Ⅰ限量检查项。限制使用方面主要是对含马兜铃、寻骨风、天仙藤和朱砂莲4种药材的中成药品种严格按照处方药管理，在药品说明书中增加导致肾损害的提示。此外，国家药监局还一直持续开展与加强相关药品上市后专项检查、检验、监测、增加安全警示等工作；2022年组建含马兜铃酸中药安全风险控制咨询专家组，统筹研究含马兜铃酸中药中马兜铃酸控制限度、处置策略等。近年来未监测到马兜铃酸肾病及相关肿瘤报告，监管成效明显。尽管如此，含马兜铃酸药品的安全监管工作关系到公众健康，也关系到中医药高质量发展，仍须高度重视含马兜铃酸中药的潜在用药风险，本着风险防控原则，要继续坚持以问题为导向，持续做好含马兜铃酸药品的安全监管相关工作。

### 三、含马兜铃酸中药的风险评估与监管前瞻

#### （一）风险评估原则

风险评估作为风险分析的一个重要组成部分，为制定风险管理措施提供科学依据。风险评估包括危害识别、危害特征描述（包括剂量-反应评估）、暴露评估和风险特征描述4个步骤，在食品和环境领域应用成熟。随着人们用药安全意识的不断提高，中药安全性问题一直备受关注与重视。中药安全性问题主要来源于内源性毒性物质与外源性有害物质。目前，针对中药农药残留、重金属及有害元素、真菌毒素等外源性有害物质的相应检测平台已逐步趋于完善。在此基础上，通过主要借鉴食品和环境模式，同时考虑到中药自身的特点及消费模式，现已分别采用危害指数法、点评估法分别对重金属及有害元素、农药残留相应暴露风险进行了评估。相对于外源性有害物质，适用于中药内源性毒性物质的风险效益评价体系尚处于探索阶段。

马兜铃酸被世界卫生组织致癌物清单列为1类致癌物，属于国际人用药品注册技术协调会（The International Council for Harmonisation of Technical Requiremenrs，ICH）M7（R1）（《评估和控制药物中DNA反应性（致突变）杂质以限制潜在致癌风险》）指南中提及的第1类已知致突变致癌物[36]。马兜铃酸作为主要存在于马兜铃科马兜铃属和细辛属药材的内源性毒性成份，目前所指引起肾毒性或遗传性的马兜铃酸一词多为马兜铃酸Ⅰ和Ⅱ的混合物[37]。ICH M7中提出遗传毒性杂质的限度控制方法主要包括以下5种：每日允许暴露量（permitted daily exposure，PDE）法、毒理学关注阈值（threshold of toxicology concern，TTC）法、短于终身治疗时长（less than lifetime，LTL）法、含有多个遗传毒性杂质的限度控制方法及遗传毒性杂质的限度控制的特例。其中，PDE法即每日摄入药物中杂质的可接受最大摄入量，适用于有阈值效应的遗传毒性杂质，即超过一定限度时才会产生遗传毒性的杂质；TTC法也称为毒理学关注门槛，是一个默认值，也叫做可接受风险的摄入量，$1.5\mu g/d$的TTC值，是从给定的50%肿瘤发生率（$TD_{50}$）简单线性外推到十万分之一发生率，且采用数据是来自于最敏感物种和最敏感肿瘤部位的$TD_{50}$，即相当于每天摄入$1.5\mu g$的遗传毒性杂质，被认为对于大多数药品来说是可以接受的风险，可使一生中致癌风险小于1/100000，一般的遗传毒性杂质均可按此限度进行控制；LTL法即"短于终身"限度，如患者短期服用药物，则杂质的日摄入量可以高于平均终生日摄入量，根据服用药物的期限，适当放宽杂质控制限度；含有多个遗传毒性杂质的限度控制方法根据TTC指定的可接受摄入量要单独应用于各个杂质，再结合遗传毒性杂质分类及数量分别采取相应控制方法。ICH M7指出其推荐的计算公式主要运用对象是具有基因毒性警示结构以及安全性及毒理不明的物质。如果是药理毒理相关数据已有的情况下，应以临床数据为准，计算出来的理论值仅供参考。目前，国际认可数据库中已有马兜铃酸物质公开的致癌性数据，长期暴露于高出可接受水平的致突变、致癌物如马兜铃酸可能会增加患癌风险。此外，有研究认为可以借鉴环保等领域中有毒有害成份限量标准制定方式，以马兜铃酸为例探

讨了中药毒性成份限量标准制定方法，即首先应根据中药毒性成份的毒理学评价结果，确立毒性成份的无可见有害作用剂量（no observed adverse effect level，NOAEL），最低有害作用剂量（lowest observed adverse effect level，LOAEL）或者基准剂量（bench mark dose，BMD），结合适宜的安全因子，推导并确定每日允许摄入量，然后根据限量标准理论值计算公式，最终确定中药中毒性成份的限量标准[37]。

### （二）发展前瞻

自 20 世纪 90 年代含马兜铃酸中药的安全性事件首次报道以来，随着马兜铃酸毒性作用的不断明确，国际上一些国家对含马兜铃酸中药采取了禁止使用的控制措施。多年来，我国始终高度重视含马兜铃酸中药的安全性问题，近 20 多年围绕标准制修订、限制使用、安全警示等方面相继采取了一系列监管措施，例如 2020 年版《中国药典》一部不再收载马兜铃、天仙藤 2 种马兜铃属药材，含细辛中成药品种九味羌活丸和辛芩颗粒项下收载马兜铃酸 I 检查项等。此外，近年来通过持续组织含马兜铃酸中药专项检验，广泛筛查相关药品，为进一步采取科学、合理的风险防控措施，加强安全监管提供了强有力的技术保障和数据基础。

目前，含马兜铃酸中药不管是所含马兜铃酸类成份还是毒理学研究整体都集中于马兜铃酸 I。现有研究显示不同种类马兜铃酸成份的毒性差异较大，而以马兜铃酸 I 为研究对象的毒理学研究，不能完全代表细辛等中药材以及基于复方配伍的中成药的毒理学研究，应继续收集基于中医药理论和临床实践的科学证据，进一步完善马兜铃酸类成份的安全性控制标准[38-40]。此外，由于内源性毒性成份限量标准制定方法是建立限量标准的前提，而当前缺少统一、明确的限量标准研究方法和（或）指导原则，因此进一步导致马兜铃酸类成份限度制定工作困难重重。为更好地落实"四个最严"要求，进一步防范在用含马兜铃酸中药的安全性风险，除持续推进基础研究外，同时应对马兜铃酸控制采取"避免为主，控制为辅"的策略。含马兜铃酸中成药应严格控制投料药材中马兜铃酸，并通过饮片炮制、制剂工艺过程中采取适当措施尽量去除或减少马兜铃酸，同时需对终端产品进行严格安全性标准控制。随着国家药监局实施中国药品监管科学行动计划以来，中药安全性监管科学发展迅速[41]。对于含马兜铃酸中药而言，安全性风险监管进一步系统深入，覆盖源头、生产加工过程和终端产品的检查、检验、监测和再评价等全的生命周期。对含马兜铃酸中药的安全性监管既要遵循中医药理论和临床实践，又要尊重现代医药学研究成果和国内外业界共识，在广泛样品筛查的基础上，实事求是，制定符合中医药使用特点的最严谨的安全性控制标准，探索构建中国式现代化含马兜铃酸中药安全监管体系，保证用药安全，统筹高水平安全监管，主动服务产业需求，促进产业高质量长远健康发展。

（魏锋　何轶　刘静）

## 参考文献

［1］吴松寒. 木通所致急性肾功能衰竭二例报告［J］. 江苏中医，1964（10）：12-13.

［2］CHAN C K, LIU Y S, PAVLOVIĆ N M, et al. Etiology of Balkan Endemic Nephropathy: an update on aristolochic acids xxposure mechanisms［J］. Chem Res Toxicol, 2018, 31: 1109-1110.

［3］VANHERWEGHEM J L, DEPIERREUX M, TIELEMANS C, et al. Rapidly progressive interstitial renal fibrosis in young women: association with slimming regimen including Chinese herbs［J］. The Lancet, 1993, 341( 8842): 387-391.

［4］MAURICE V, RENÉE V F, PAUL B, et al. Identification of aristolochic acid in Chinese herbs［J］. The Lancet, 1994, 343（8890）: 174.

［5］刘金渊，曾汉基. 大量煎服关木通致急性肾功能衰竭死亡 1 例［J］. 中国中药杂志，1994，19（11）:

692–693.

[6]张印, 窦永起. 服龙胆泻肝丸引起肾毒性1例[J]. 中国中药杂志, 2002, 27（8）：633.

[7]NG A W T, POON S L, HUANG M N, et al. Aristolochic acids and their derivatives are widely implicated in liver cancers in Taiwan and throughout Asia[J]. Sci Transl Med, 2017, 9, eaan6446：1–12.

[8]刘静, 郭日新, 戴忠, 等. 马兜铃酸类成分研究进展[J]. 世界科学技术：中医药现代化, 2019, 21（7）：1280–1286.

[9]杨立国, 乌日拉嘎, 萨其拉吐, 等. 中药肾毒性成分及其毒性机制研究进展[J]. 中草药, 2023, 54（23）：7934–7952.

[10]米士丽. 9种中药材中马兜铃酸类毒性物质的定性与定量研究[D]. 南京：南京中医药大学, 2021.

[11]ZHANG C Y, WANG X, SHANG M Y, et al. Simultaneous determination of five aristolochic acids and two aristololactams in Aristolochia plants by high–performance liquid chromatography[J]. Biomed Chromatogr, 2006, 20：309–318.

[12]YUAN J B, NIE L H, ZENG D Y, et al. Simultaneous determination of nine aristolochic acid analogues in medicinal plants and preparations by high–performance liquid chromatography[J]. Talanta, 2007, 73：644–650.

[13]YUAN J B, LIU Q, ZHU W F, et al. Simultaneous analysis of six aristolochic acids and five aristolactams in herbal plants and their preparations by high–performance liquid chromatography diode array detection–fluorescence detection[J]. J Chromatogr A, 2008, 11, 82：85–92.

[14]YUAN J B, LIU Q, WEI G B, et al. Characterization and determination of six aristolochic acids and three aristololactams in medicinal plants and their preparations by high–performance liquid chromatography–photodiode array detection/electrospray ionization mass spectrometry[J]. Rapid Commun Mass Spectrom. 2007, 21：2332–2342.

[15]英锡相, 袁昌鲁, 曲贤广, 等. 11种中药材及3种中成药中马兜铃酸的测定研究[J]. 辽宁中医杂志, 2003, 30（5）：404.

[16]丁慧, 沈君子, 费文静, 等. UPLC–MS/MS检测马兜铃属药材中4种马兜铃酸的含量[J]. 中国民族民间医药, 2018, 27（18）：38–43.

[17]任华中. HPLC法测定四川朱砂莲生品及不同炮制品中马兜铃酸A含量[J]. 亚太传统医药, 2015, 6（11）：23–25.

[18]周跃华, 周娟, 黄莎莎, 等. 部分马兜铃科药材中马兜铃酸A测定研究[J]. 药物分析杂志, 2008, 28（7）：1075–1080.

[19]郭宁, 赵雍, 孙奕, 等. 朱砂莲中马兜铃酸类成分的UPLC–QTOF–MS/MS定性与定量分析[J]. 中国实验方剂学杂志, 2021, 27（11）：162–170.

[20]李功辉, 陈莎, 邬兰, 等. UPLC–QQQ–MS测定中药材中马兜铃酸I的含量[J]. 中国实验方剂学杂志, 2017, 23（13）：63–65.

[21]韩娜, 路金才, 毕开顺, 等. RP–HPLC法测定14种中药材中马兜铃酸A的含量[J]. 沈阳药科大学学报, 2008, 25（2）：115–118.

[22]HASHIMOTO K, HIGUCHI M, MAKINO B, et al. Quantitative analysis of aristolochic acids, toxic compounds contained in some medicinal plants[J]. J Ethnopharmacol, 1999, 64：185–189.

[23]KONG D Q, GAO H Y, XIN L, et al. Rapid determination of eight aristolochic acid analogues in five Aristolochiaceae plants by ultra–high performance liquid chromatography quadrupole/time–of–flight mass spectrometry[J]. J Chin Pharm Sci, 2015, 24（6）：364–375.

[24]郝旭亮, 倪艳, 李先荣, 等. HPLC测定不同产地和品种细辛药材中马兜铃酸的含量[J]. 中成药, 2006, 28（8）：1209–1210.

[25]宋双红, 色林格, 陈蓓, 等. HPLC法测定4种细辛中马兜铃酸I和细辛脂素[J]. 中成药, 2014, 36（8）：1711–1715.

［26］曾超，刘雪梅，蒙万香，等．HPLC 法测定不同产地细辛药材中马兜铃酸的含量［J］．内科，2013，8（1）：56–57.

［27］张会宗，刘晶，邸子真，等．不同来源细辛属药材中马兜铃酸 A 的定量分析［J］．中国中药杂志，2008，33（22）：2709–2711.

［28］严建业，王元清，王炜，等．细辛中马兜铃酸 A 与黄樟醚的炮制减毒方法研究［J］．中草药，2015，46（2）：216–220.

［29］张翠英，俞捷，刘广学，等．3 种马兜铃酸和 2 种马兜铃内酰胺在北细辛、华细辛及汉城细辛不同部位的分布及含量分析［J］．世界科学技术：中医药现代化，2019，21（7）：1295–1305.

［30］BALACHANDRAN P, WEI F, LIN R C, et al. Structure activity relationships of aristolochic acid analogues：Toxicity in cultured renal epithelial cells［J］. Kidney Int, 2005, 67（5）：1797–1805.

［31］MENG U, LANG W, POCH J A, et al. The carcinogenic action of aristolochic acid in rats［J］. Toxicology, 1982, 51（2）：107–119.

［32］曹易懿，刘倩，奠晶，等．应用 Ames 波动试验比较 4 种马兜铃酸组分的致突变作用［J］．癌变·畸变·突变，2016，28（5）：398–402.

［33］国家药典委员会．中华人民共和国药典：一部［S］．2020 年版．北京：中国医药科技出版社，2020：240–242；501–502.

［34］日本药局方编辑委员会．《日本药局方》XVIII［S］．日本厚生省出版社，2021：1949–1950.

［35］邵鑫，张月，郑雁雪，等．中药中马兜铃酸快速检测及分离技术研究进展［J］．中草药，2022，53（19）：6200–6212.

［36］ICHM7（R1）Assessment and control of DNA reactive（mutagenic）impurities in pharmaceuticals of limit potentialcarcinogenic risk［EB/OL］.（2017–03–31）.

［37］李功辉，陈莎，章军，等．以马兜铃酸为例探讨中药毒性成分限量标准制定方法［J］．中国中药杂志，2017，42（4）：800–804.

［38］梁爱华，高月，张伯礼．含马兜铃酸中药的安全性问题及对策［J］．中国食品药品监管，2017（11）：17–20.

［39］田婧卓，梁爱华，刘靖，等．从马兜铃酸含量影响因素探讨含马兜铃酸中药的风险控制［J］．中国中药杂志，2017，42（24）：4679–4686.

［40］田婧卓，刘素彦，高月，等．论含马兜铃酸中药的风险评估、安全用药与科学监管：马兜铃酸种类不同毒性各异，检控马兜铃酸 I／II 是关键［J］．中国中药杂志，2022，47（14）：3693–3700.

［41］赵军宁．中药监管科学：助力更高水平的中药科学监管［J］．中国药学杂志，2023，58（9）：749–761.

# 第五节　突发公共卫生事件中药研发与科学监管

2020 年新冠疫情爆发，这是人类近百年来全球发生的最严重的一次传染病，这是中华人民共和国成立以来我国遭遇的传播速度最快、感染范围最广、防控难度最大的重大突发公共卫生事件。面对肆虐的病毒，在临床上缺少特效药和有效治疗手段的情况下，中医药早期介入、全程参与，彰显了特色优势，发挥了重要作用，成为此次抗击疫情"中国方案"的一大特色和亮点，全世界对中医药的认同进一步提升。2021 年 5 月 12 日，习近平总书记在河南省南阳市考察时指出，过去，中华民族几千年都是靠中医药治病救人。特别是经过抗击新冠疫情、非典等重大传染病之后，对中医药的作用有了更深的认识。我们要发展中医药，注重用现代科学解读中医药学原理，走中西医结合的道路。

为加快推进抗疫成果转化，国家药监局按照"安全守底线、疗效有证据、质量能保证、审评超常规"的原则，结合中药审评审批制度改革，探索符合中药研发规律和特点的中药注册分类和审评证据体系，高度重视中医药理论、人用经验在疫情防控中的作用和对中药注册审评证据体系的支持作用，建立完善"三结合"中药注册审评证据体系，细化古代经典名方中药复方制剂注册分类，创新"研审联动"的审评模式，批准"三药四方"上市。

## 一、中药传承创新对于疫情等突发公共卫生事件防控的重要性

### 1. 中医药理论与长期临床实践保证中药防疫产品有效、安全与质量控制

（1）**中医药抗疫历史悠久、治疫经验丰富** 中医药防疫治疫已有数千年历史，为人民的生命健康和中华民族的繁衍发展做出了重要贡献。中医药理论来源于中医临床实践，在防治疫病的过程中也逐渐形成了中医疫病理论及治疫辨证论治体系。对传染病的认识西医学侧重于"病原论"，而在中医体系中传染病属于"疫"的范畴，中医学重视人体自身抗病能力，注重调整机体内在平衡并以此为基本出发点，采用因人、因时、因地的变化策略，形成了独特的辨证论治诊疗模式、丰富多样的药物和非药物防治技术手段[1]。大疫必有大医名方，从秦汉时期的《黄帝内经》，到东汉末年张仲景的《伤寒杂病论》，再到明末吴又可的《温疫论》等，这些名医和著作推动了中医学的发展和进步。对抗瘟疫，中医药从未缺席，中医药在天花、麻疹、霍乱、鼠疫等瘟疫以及乙型脑膜炎等传染病防治工作中发挥了显著疗效，屠呦呦研究员从葛洪《肘后备急方》中汲取灵感，发现了青蒿素，挽救了全球数百万人的生命，并因此获得诺贝尔生理学或医学奖[2-5]。

在2003年爆发的强传染性、高致死率的严重急性呼吸综合征（SARS）疫情中，中医治疗手段和中医药的参与有效改善了疾病症状、减轻了副作用；对于2009年在世界范围内爆发的甲型流感病毒的防治，中医的常用方药和中成药也发挥了重要作用；这一次的新冠疫情也不例外，在总结历史上防治疫病规律和方法的基础上，分析新冠的病因病机、治法治则，为中医药防治新冠提供了理论依据，在抗疫临床实践中发现了一批有效方药和中成药[6-7]。

（2）**守正创新，抗疫临床实践为中药防疫产品的安全性、有效性提供证据支持** 从古至今，中医先贤通过总结临床实践经验形成了大量的经典名方和中医药经典古籍。新冠疫情期间，中医药同样发挥了巨大作用，通过总结中医药治疗传染病规律和经验，在深入发掘古典医籍的基础上，针对疫情特点并结合临床实践，筛选出了以"三药四方"为代表的一批有效方药，在缩短病程、降低转重率等方面发挥了重要作用[8]。

在中医药理论指导下，通过总结疫情防控用中药的人用经验数据，形成了支持其转化为中药新药的安全性、有效性的证据[9]。如何将抗疫临床实践形成的人用经验数据转化为高质量的注册审评证据，药品审评中心根据中药特点、遵循中药研发规律，按照中医药理论、人用经验和临床试验"三结合"中药注册审评证据体系要求，结合疫情防控特点，形成了抗疫良药转化为中药新药的审评技术要求，创新性地提出了3.2类的注册路径。

### 2. 审评工作机制创新加速中药防疫产品转化及时性、可及性、可负担性

（1）**程序不减少，标准不降低** 新冠疫情发生以来，国家药监局科学、有序、精准地开展了新冠疫情防控药品应急审批工作。第一时间依法启动了应急审批工作机制，组建了以院士为核心的专家组，迅速集中审评专家力量，制定了抗新冠药物研发技术要求，主动对接服务药物研发单位，助力药物研发提质增速[10]。

疫情越危急，越是要矢志不移坚守职责使命。药品审评中心坚决贯彻落实习近平总书记关于药品监

管工作的系列重要指示批示精神，践行人民至上、生命至上理念，在争分夺秒加快应急审评的同时，始终以科学的精神和严谨的态度落实"四个最严"要求，坚持"程序不减少、标准不降低"，坚决把药物的安全有效作为根本标准，既尊重科学，同时创新审批方法，对于涉及安全、有效、质量可控的问题丝毫不放松，严把药品质量关、安全关[10-11]。药品审评中心严守药物研发安全有效标准，全力加快应急审评审批，建立工作机制，明确上市审评技术标准，确定上市审评工作节点，形成了《新冠药物上市审评工作方案》，并围绕"预审评、注册核查和注册检验、通用名称核准、特别审批专家会、受理、技术审评"等环节制定了工作流程，为应急审批的中药提供了程序保障[12]。

另外，为应对新冠疫情，国家药监局积极指导各地紧急出台医疗机构制剂应急管理的政策，依法依规开展中药民族药医疗机构制剂的备案、审批和调剂使用工作，充分发挥中药医疗机构制剂在疫情防控中的作用。

（2）早期介入，研审联动，全力加速抗疫中药审评　药审中心积极优化审评流程，进一步加强对申请人的技术指导和注册服务，在尊重科学规律、坚持法规程序的前提下，创造性地建立了研审联动工作机制，实行"边研发、边提交、边审评"，最大限度压缩审评审批时间，做到在24小时内完成立项申请的可行性评议工作。

为了加快疫情防控用中药注册申请，药审中心秉持"早期介入、持续跟进、主动服务"的工作要求，积极服务与支持申请人研发，安排专人负责，主动对接申请人，及时研究和答复申请人提出的问题，让研发少走弯路。全天候接受申请人在研发和整理申报资料过程中遇到的问题，通过沟通交流会、邮件、电话等多种方式及时跟踪了解申请人研发进展、研发过程中存在的问题并研究解决，严格把握时间进度，把审评工作落实落细，为疫情防控用药物研发争取到了宝贵时间。为帮助申请人整理特别审批程序注册用研究资料，药审中心制定了《用于新冠肺炎中药注册申请特别审批申报资料要求（试行）》《用于新冠肺炎中药注册申请特别审批技术指导原则（试行）》。

（3）多措并举，为中药应急审评保驾护航

①尊重科学，发挥专家在注册审评中的作用。面对新冠这种前所未知的新型传染病，药品审评中心与各领域专家通力协作，解决审评关注的特定技术问题，为疫情防控药物的科学、快速审评奠定了基础。

按照《国家食品药品监督管理局药品特别审批程序》（局令第21号）和国家药监局新冠疫情应对工作组要求，药审中心先后遴选出37位专家（包含11位院士）组成了特别专家组，对于申请特别审批程序的品种，由特别审批专家组提出是否纳入特别审批程序的明确建议[12-13]。为做好抗疫中药的审评工作，药审中心形成了《古代经典名方中药复方制剂专家审评委员会管理办法（试行）》《古代经典名方中药复方制剂专家审评委员会审评程序与流程》，筹备组建古代经典名方中药复方制剂专家审评委员会并制定了专家审评委员会的组建方案、遴选原则、工作职责与要求等，药审中心于2022年1月28日发布了《古代经典名方中药复方制剂专家审评委员会初选委员名单（第一批）》。通过召开专家审评会对是否满足上市要求进行技术审评。在审评过程中，就遇到的技术难点问题召开专家咨询会听取专家意见，形成共识，充分发挥专家的技术支撑作用。

②检查、检验、药品通用名称核准同步推进。考虑到抗疫形势的需要以及中药抗疫成果转化工作的紧迫性，国家药监局统筹协调推进检查、检验、药品通用名称核准，对于申请特别审批程序的品种实行前置检验和平行检查，确保在正式受理前完成检查、检验工作，为中药抗疫成果转化提供了保障。

## 二、中药监管科学新标准、新方法加速中药防疫产品上市

### 1. "三结合"中药注册审评证据体系的提出与成果转化

2019 年 10 月 26 日，中共中央、国务院《关于促进中医药传承创新发展的意见》对中医药发展作出战略性部署，提出了中医药理论、人用经验、临床试验"三结合"中药注册审评证据体系，强调符合中药研发规律和特点，是中药新药审评的重大变革[14]。2021 年 2 月 9 日，《国务院办公厅印发关于加快中医药特色发展若干政策措施的通知》（国办发〔2021〕3 号）再次对"三结合"中药注册审评证据体系的建立、人用经验对中药注册的支持作用提出了要求，明确要尊重中药研发规律，完善中药注册分类和申报要求；优化具有人用经验的中药新药审评审批；建立"三结合"中药注册审评证据体系，积极探索建立中药真实世界研究证据体系[15]。

"三结合"中药注册审评证据体系彰显中药特色和优势，强调整体观和临床价值为导向，标志着中药审评审批体系的重大历史性变革，为中药创新研发带来了新的动力，破除了"以西律中"评价方式的桎梏。药审中心从中药特点、研发规律和实际出发积极构建"三结合"中药注册审评证据体系，加强对人用经验的规范收集整理，规范申报资料要求，助力中药传承精华，守正创新。人用经验是在临床实践过程中积累形成的，可用于支持中药复方制剂新药的研发决策或注册申请。临床实践的过程也是探索、发现、确认符合中药特点的疗效和临床获益的过程。"三结合"中药注册审评证据体系适合"以患者为中心，以临床价值为导向"的中药新药研发的需求，将药品安全、有效、质量可控的基本要求与中医药理论体系和实践特点有机结合，实现中医有效方药到中药复方制剂的转化，给中药新药提供了一个新的研发路径。

### 2. 创新 3.2 类中药注册分类及技术要求，为疫情防控用中药获批提供注册路径

2020 年 9 月 28 日，国家药监局发布了《中药注册分类及申报资料要求》（2020 年第 68 号），为加强古典医籍精华的梳理和挖掘，促进中药传承发展和中药新药研发，新增了 3 类"古代经典名方中药复方制剂"，并将其细分为"3.1 按古代经典名方目录管理的中药复方制剂（简称 3.1 类）"及"3.2 其他来源于古代经典名方的中药复方制剂（简称 3.2 类）"。3.2 类包括未按古代经典名方目录管理的古代经典名方中药复方制剂和基于古代经典名方加减化裁的中药复方制剂。3 类注册分类的提出进一步深化了《中医药法》第三十条"古代经典名方是指至今仍广泛应用、疗效确切、具有明显特色与优势的古代中医典籍所记载的方剂"的主旨，促进古代经典名方向中药新药转化[16-17]。

《中药注册分类及申报资料要求》中明确指出："古代经典名方中药复方制剂两类情形均应采用传统工艺制备，采用传统给药途径，功能主治以中医术语表述。3.2 类的研制，除进行药学及非临床安全性研究外，还应对中药人用经验进行系统总结，并对药物临床价值进行评估。"通告中明确了 3 类古代经典名方中药复方制剂的总体要求，同时也强调了 3.2 类区别于 3.1 类的特点，即需要对人用经验进行科学总结。不同于 3.1 类有国家发布的古代经典名方关键信息作为依据，3.2 类是基于古代经典名方加减化裁后的中医临床方剂，中医临床实践是其注册申报的关键，因此应加强临床实践所用药物处方、炮制、剂量、制备工艺、剂型、用法用量等相关信息的收集整理，保障申报制剂相关信息与临床实践所用药物一致。

### 3. 科学制定完善中药相关技术指导原则和技术要求

（1）制定《其他来源于古代经典名方的中药复方制剂药学研究技术指导原则（试行）》　如何将抗疫临床实践形成的人用经验数据转化为高质量的注册审评证据，给审评标准的建立带来了巨大的挑战。药品审评中心深入理解"三结合"中药注册审评证据体系的科学内涵，以中药抗疫成果转化实践经验为契机和切入点，完善"三结合"中药注册审评证据体系，积极推动建立完善符合中药特点的技术标准体

系。在审评过程中根据疫情防控特点，形成了抗疫药物药学审评基本要求。

在此基础上，根据古代经典名方特点和相关要求，形成了《其他来源于古代经典名方的中药复方制剂药学专业审评要点（试行）》。"边审评、边研究、边总结"，结合近年来药品审评中心发布的涵盖药材、饮片、制剂等全过程质量控制研究和全生命周期管理的一系列中药研究技术指导原则，撰写形成了《其他来源于古代经典名方的中药复方制剂药学研究技术指导原则（试行）》，并于 2023 年 7 月 25 日正式发布，该指导原则的发布为 3.2 类药学研究提供了思路和方向。对 3.2 类药学研究涉及的主要内容做出详细规定，并结合其自身特点明确需要特殊关注的内容[18]。

（2）制定《基于人用经验的中药复方制剂新药药学研究技术指导原则（试行）》 为丰富和应用"三结合"中药注册审评证据体系，指导中药新药研发，药审中心着力研究建立具有人用经验中药的审评技术标准，并探索如何规范申请人对人用经验数据进行收集整理以作为注册申请的关键证据。人用经验作为注册依据的中药范畴不仅包括来源于古代经典名方、采用传统工艺制备、传统给药途径的 3.2 类中药新药，中医临床实践过程中形成的、具有长期人用历史的临床经验方、民间验方以及获批使用的医疗机构中药制剂等同样有转化为中药新药的需求。在中药抗疫成果转化过程中，药审中心研究总结具有人用经验的 3.2 类新药的审评技术要求，也为进一步构建"三结合"中药注册审评证据体系提供了实践经验，在此基础上，为指导申请人利用人用经验对中医临床经验方、医疗机构中药制剂等进行中药复方制剂新药研发，药审中心制定了《基于人用经验的中药复方制剂新药药学研究技术指导原则（试行）》，于 2023 年 10 月 18 日正式发布。该指导原则对使用人用经验作为注册审评证据的中药复方制剂新药的药学研究内容提出了要求，并强调应基于中医临床实践明确人用经验所用药物的药学关键信息，一般包括处方药味（包括药材基原、药用部位、炮制等）及其用量、辅料、制备工艺、剂型、用法、日用饮片量等；药学关键信息及制剂质量应当与人用经验所用药物基本一致，如发生变更的应进行研究评估[19]。

（3）制定临床相关技术指导原则 为建立完善"三结合"中药注册审评证据体系，药品审评中心通过总结中药抗疫审评经验，制定了一系列临床相关技术指导原则。《基于人用经验的中药复方制剂新药临床研发指导原则（试行）》按照中药特点、研发规律和实际，明确了不同注册分类中药复方制剂新药基于人用经验的临床研发路径，阐述了基于人用经验的临床研究设计基本原则、有效性和安全性评价的基本要求，进一步明确"三结合"中药注册审评证据体系下中药新药的研发策略。《基于"三结合"注册审评证据体系下的沟通交流指导原则（试行）》细化了按照"三结合"中药注册审评证据体系下研发中药复方制剂沟通交流具体情形、资料要求和特殊考虑，用于指导申请人提出临床专业沟通交流申请，促进与申请人共建符合中医药特点的评价方法和技术标准体系。《中药新药复方制剂中医药理论申报资料撰写指导原则（试行）》细化了中医药理论申报资料要求，突出中医药理论在中药注册审评中的作用，重视处方来源与演化历史，规范方解撰写原则，规范和指导"三结合"中药注册审评证据体系下中药新药中医药理论申报资料的撰写。《古代经典名方中药复方制剂说明书撰写指导原则（试行）》对古代经典名方中药复方制剂说明书规范撰写作了明确指导[20-22]。

## 三、疫情防控用中药的科学监管与健康促进

### 1. 批准抗疫"三药四方"上市

"三药"即金花清感颗粒、连花清瘟颗粒和胶囊、血必净注射液，是已上市中成药，基于"三药"在此次疫情中发挥的重要作用和取得的良好临床证据，2020 年 4 月，抗疫"三药"获批新增新冠治疗适应症。

"四方"（清肺排毒汤、化湿败毒方、宣肺败毒方、散寒化湿颗粒）为众多临床专家在抗击新冠疫情临床一线过程中筛选出的有效方药，被列入国家卫生健康委印发的《新型冠状病毒肺炎诊疗方案》，

广泛用于新冠肺炎患者救治。"四方"均由古代经典名方加减化裁而来，具有大量人用经验数据，2021年3月，国家药监局通过特别审批程序应急批准了清肺排毒颗粒、化湿败毒颗粒、宣肺败毒颗粒上市，这是中药注册分类改革后首次按照《中药注册分类及申报资料要求》（2020年第68号）"3.2类其他来源于古代经典名方的中药复方制剂"审评审批的品种，开启了以人用经验证据作为中药新药审评依据的先河。2022年10月，散寒化湿颗粒获批上市。

"三药四方"抗疫成果的转化是三结合中药注册审评证据体系指导中药研发创新的探索，是对高质量的真实世界数据作为注册审评证据的一次生动实践，也是中药注册审评审批改革工作的实践探索，为构建符合中药特点的技术标准体系提供了依据和支持。

2. 推动中药应急审评制度转化

药审中心总结抗疫应急审评过程中"早期介入、研审联动、滚动提交"等宝贵经验，于2023年3月发布了《药审中心加快创新药上市许可申请审评工作规范（试行）》，以制度形式转化、巩固和扩大抗疫成果，鼓励研究和创制新药，满足临床用药需求，主要适用于儿童专用创新药、用于治疗罕见病的创新药以及纳入突破性治疗药物程序的创新药，对前期沟通、受理、审评、检查检验的各个环节制定了详细的工作要求[23]。对外帮助申请人提高申报资料质量、少走弯路，对内强化审评任务管理督导力度，确保创新药第一时间上市惠及患者，保障人民生命安全[12]。

同时，药审中心持续优化中药新药审评工作，将中药抗疫品种应急审评的成功经验固化为"中药新药全程加速"的常态化机制，加强与申请人在研发和审评全过程的沟通交流和技术指导，积极做好中药新药的注册审评和技术服务，如《关于加快古代经典名方中药复方制剂沟通交流和申报的有关措施》明确了申请人可在研发关键节点加强沟通交流，有助于加快古代经典名方中药复方制剂等中药新药研发上市[24]。

3. 完善应急审评技术标准体系

药审中心采取"边审评、边研究、边总结"的工作模式，深入研究并总结中药研发和中药监管的经验和成果，开门问计，调研了解创新研发面临的问题和挑战，调动中医药学界专家资源，汲取中医药院士、国医大师等权威专家智慧力量，充分发挥企业专家生产一线经验丰富的优势，听取产业界和学术界专家的意见和建议，最大程度凝聚行业共识，持续完善审评程序和技术要求，探索建立中药审评标准体系，通过总结疫情防控工作经验，提升了应对重大突发公共卫生事件的应急处置能力和水平，推进药品监管体系和监管能力现代化。

4. 丰富《中药注册管理专门规定》内容

中药有效方剂在疫情防控中的广泛应用所取得的卓越疗效充分体现了人用经验对中药安全性、有效性的支持，《中药注册管理专门规定》（2023年第20号）总结了疫情防控中人用经验的作用并在第十六条作了相关规定："在突发公共卫生事件时，国务院卫生健康或者中医药主管部门认定急需的中药，可应用人用经验证据直接按照特别审批程序申请开展临床试验或者上市许可或者增加功能主治。"为疫情防控、抗疫成果转化提供了新思路。《中药注册管理专门规定》设置"人用经验证据的合理应用"专章，对中药人用经验的具体内涵，作为支持中药安全性、有效性证据的合规性、药学研究要求，以及人用经验证据支持注册申请的情形等进行明确，促进了"三结合"中药注册审评证据体系的加快建立和完善；同时，还明确注册申请人可根据中药人用经验对中药安全性、有效性的支持程度和不同情形，在研制时可选择不同的临床研究路径，将极大地激发中药新药研制的活力[25]。

## 四、总结与展望

中医药在疫情防控中发挥了重要作用，是"中国方案"不可或缺的重要组成部分。"三药四方"抗疫成果的转化不仅满足了人民群众应对疫情的用药需求，还为构建符合中药特点的"三结合"中药注册审评证据体系提供了实践基础，引领了人用经验证据支持注册申请的中药审评重大变革，是中药新药研发新路径的成功探索，激发了中药新药研制的活力。结合疫情防控用中药"边审评、边研究、边总结"的实践经验，对相关法规进行了完善，明确了技术要求并制定了相关技术指导原则。通过总结疫情防控期间形成的工作机制，探索应用于新药审评的可能性，并形成了相关制度规范。

建设中药卓越监管体系永远在路上，在抗击疫情的过程中对中医药的特点和研发规律有了更深刻的认识，进一步促进了符合中药特点的技术标准体系的建立，与此同时将疫情防控中药监管经验转化为应对新发突发传染病防治和公共卫生事件的有效机制，极大地促进了中药新药研发。中药卓越监管体系建设需要尊重中药研发规律和特点，通过中药监管科学研究，不断形成中药监管新工具、新标准、新方法，完善符合中药特点的审评标准体系，促进中药研发创新，推动中医药高质量发展，为推进健康中国建设和更好保障人民健康贡献力量。

（韩炜　郑天骄　吴静义　褚新颖　周植星）

# 参考文献

［1］刘理想，胡镜清，林明欣等. 中医学防控疫病历史回顾与思考［J］. 中国中医基础医学杂志，2020，26（3）：281-284.

［2］李菲菲，吴倩文，顾昱昊等. 中医药防治新冠肺炎疫情现状引发的对中药监管科学的一些思考［J］. 中国食品药品监管，2020（3）：10-21.

［3］包瑜，李楠，马晓北. 基于中医疫病病因说探讨现代传染病的预防与治疗［J］. 四川中医，2023，41（5）：48-53.

［4］马宇博，贾婷婷，张瑞芬，等. 新型冠状病毒感染中医药诊疗思考［J］. 中华中医药学刊，2023，41（2）：19-23.

［5］周凯男，孙帅玲，马晓北. 中医疫病经典防治理论研究现状述评［J］. 环球中医药，2023，16（1）：2-7.

［6］杨满丽，李安，胡紫腾，等. 中医药应对突发公共卫生事件实践与启示［J］. 中国中医基础医学杂志，2023，29（10）：1683-1686.

［7］刘玉超，王玉光，郭建，等. 刘清泉辨治新型冠状病毒感染疫病思路与常用方药探析［J］. 现代中医临床，2023，30（4）：6-11.

［8］国务院新闻办就中医药防治新冠肺炎的重要作用及有效药物举行发布会［EB/OL］.（2020-03-23）［2024-06-03］. https://www.gov.cn/xinwen/2020-03/23/content_5494694.htm.

［9］路遥，王海南. 浅析"三结合"审评证据体系对中药新药转化的作用［J］. 生物医学转化，2022，3（3）：12-14.

［10］国家药监局. 科学有序精准开展新冠肺炎防控药品应急审批工作［EB/OL］.（2020-02-22）［2024-06-05］. https://www.nmpa.gov.cn/yaowen/ypjgyw/ypyw/20200222102901707.html.

［11］李利，焦红. 全力保障疫情防控药品医疗器械上市供应和质量安全［J］. 求是，2020-07.

［12］孔繁圃. 持续深化药品审评审批制度改革以优异成绩迎接党的二十大胜利召开［J］. 中国新药杂志，2022，31（5）：1761-1766.

［13］国家食品药品监督管理局. 国家食品药品监督管理局药品特别审批程序［EB/OL］.（2005-12-01）［2024-06-05］. https://www.gov.cn/ziliao/flfg/2005-12/01/content_114209.htm.

［14］中共中央办公厅 国务院办公厅. 中共中央 国务院关于促进中医药传承创新发展的意见［EB/OL］.（2019-10-26）［2024-06-02］. http://www.gov.cn/zhengce/2019-10/26/content_5445336.htm.

［15］国务院办公厅. 国务院办公厅印发关于加快中医药特色发展若干政策措施的通知（国办发〔2021〕3号）

［EB/OL］.（2021-02-09）［2024-06-02］. https://www.gov.cn/zhengce/zhengceku/2021/02/09/content_5586278.htm?eqid=f34ee49b000f65cc00000002649023e1.

［16］国家药品监督管理局. 国家药监局关于发布《中药注册分类及申报资料要求》的通告（2020年第68号）［EB/OL］.（2020-09-28）［2024-06-02］. https://www.nmpa.gov.cn/xxgk/ggtg/qtggtg/20200928164311143.html.

［17］国家药品监督管理局.《中药注册分类及申报资料要求》政策解读［EB/OL］.（2020-09-30）［2024-06-05］. https://www.nmpa.gov.cn/xxgk/zhcjd/zhcjdyp/20200930164259184.html.

［18］国家药品监督管理局药品审评中心. 国家药监局药审中心关于发布《其他来源于古代经典名方的中药复方制剂药学研究技术指导原则（试行）》的通告（2023年第42号）［EB/OL］.（2023-07-25）［2024-06-05］. https://www.cde.org.cn/main/news/viewInfoCommon /861799feb6f3be49dbc8a365a3eeff0a.

［19］国家药品监督管理局药品审评中心. 国家药监局药审中心关于发布《基于人用经验的中药复方制剂新药药学研究技术指导原则（试行）》的通告（2023年第53号）［EB/OL］.（2023-10-18）［2024-06-05］. https://www.cde.org.cn/main/news/viewInfoCommon/ f7840a316591e68be0a0d9b5a4a66d72.

［20］落楠. 促进中药传承创新与高质量发展：中药审评审批制度改革成效初显［N］. 中国医药报，2022-06-15（3）.

［21］国家药品监督管理局药品审评中心. 国家药监局药审中心关于发布《基于人用经验的中药复方制剂新药临床研发指导原则（试行）》《基于"三结合"注册审评证据体系下的沟通交流指导原则（试行）》的通告（2022年第24号）［EB/OL］.（2022-04-29）［2024-06-07］. https://www.cde.org.cn/main/news/viewInfoCommon/8a1682a8d37494732f7f441dd11f5af6.

［22］国家药品监督管理局药品审评中心. 国家药监局药审中心关于发布《中药新药复方制剂中医药理论申报资料撰写指导原则（试行）》《古代经典名方中药复方制剂说明书撰写指导原则（试行）》的通告（2021年第42号）［EB/OL］.（2021-10-15）［2024-06-06］. https://www.cde.org.cn/main/news/viewInfoCommon/bfe3d71270e186a08fe353664031e1b7.

［23］国家药品监督管理局药品审评中心. 国家药监局药审中心关于发布《药审中心加快创新药上市许可申请审评工作规范（试行）》的通知［EB/OL］.（2020-09-28）［2024-06-04］. https://www.cde.org.cn/main/news/viewInfoCommon/ace377c025ad4f2bbf94790673b2646ehttps://www.cde.org.cn/main/news/viewInfoCommon/ace377c025ad4f2bbf94790673b2646e.

［24］国家药品监督管理局药品审评中心. 国家药监局药审中心关于发布《关于加快古代经典名方中药复方制剂沟通交流和申报的有关措施》的通告［EB/OL］.（2023-11-22）［2024-06-02］. https://www.cde.org.cn/main/news/viewInfoCommon/c95764dacf31f3212c78a49ef9510ce9.

［25］国家药品监督管理局.《中药注册管理专门规定》政策解读［EB/OL］.（2023-02-10）［2024-06-02］. https://www.nmpa.gov.cn/xxgk/zhcjd/zhcjdyp/20230210173935194.html.

# 第六节 中医治未病类中药研发与科学监管

"治未病"思想包含三层内涵：未病先防、既病防变、瘥后防复，即中医药可发挥在人体未病时养生、将病时救萌，或在已病时早治，甚至是预后时调摄的作用，这是中医药预防、治疗、康复和高风险人群保护的全链条临床研究思路[1]。亘古贯今，历代医家在中医药治疗中不断践行并发展着"预防为主，防治结合"的养生保健和疾病干预的理念，将"治未病"、"防重于治"的思想内容贯穿于疾病治疗的全过程[2-3]。"治未病"作为中医药健康管理的主要内容，是目前中药研发的一个重要创新方向，兼具中医药传承与创新的特色[4]。古有冬病夏治、夏病冬治，今有三伏贴、三九贴，这是中医药"治未病"的经典运用。这一理念在西医临床中也被广泛接受，其被认为是预防疾病、降低医疗费用、提高健康水平的重要途径。许多疾病在初期或者潜伏期没有明显症状，如果等到症状出现再进行治疗，往往已经错过了最佳治疗时机，治疗的难度和经济投入将会大大增加。尤其是慢性病，作为当前我国高发病率与高医疗费用支出的主要疾病之一，在预防上加强研发投入更是大势所趋。从我国国情出发，"治未病"具有现实意义。通过总结"治未病"类中药新药评价技术要求和监管实践经验更新现有法规制度和评价标准，更好地服务于医学、科技、社会发展进步需求。

## 一、中医"治未病"类中药研发方向与定位

近年来，我国中药注册分类管理经历了多次重大变革，新的注册分类管理要求不再仅强调物质基础，而是开辟出系统性的具有中医药特色的注册审评路径[5]。药品注册管理制度与中医药特点、规律的深度融合创新，引领中药研发以中医药理论、人用经验与临床试验相结合的"三结合"审评证据体系为指导，并强化客观评价中药安全性、有效性、质量和风险获益综合性能的能力[6-7]。《"健康中国2030"规划纲要》中指出："推进健康中国建设，要坚持预防为主，调整优化健康服务体系，强化早诊断、早治疗、早康复，更好满足人民群众健康需求。以推进健康中国建设，提高人民健康水平为目标。"其中更是强调"发展中医养生保健治未病服务"，鼓励"中医药健康养生文化创造性转化、创新性发展"。中医药的特色与优势也逐渐得到了更充分的发挥，特别是新冠疫情以来，中医药发挥了特殊优势。疫情中"三药三方"的有效应用和相对应的政策突破让研究者们看到了中医药产业驱动与国际化的前景，我国中药新药审批数量不断增加[6]。中医药"治未病"在疫情的预防、治疗及瘥后康复中发挥了不可或缺的作用[8]。

《国务院关于改革药品医疗器械审评审批制度的意见》（国发〔2015〕44号）确立了"以临床价值为导向的药物创新"模式以鼓励研究和创制新药。我国当前的主要矛盾是人民日益增长的美好生活需要和不平衡不充分的发展之间的矛盾，其中与人民密切相关的就是健康需求，"治未病"类中药新药的临床需求将与日俱增。遵循我国卫生与健康工作方针之一"预防为主"，梳理中医"治未病"类中药研发方向（见图22-6-1），不断完善"治未病"类中药技术评价要求，进一步加快研发疗效更好、更安全的新技术、新产品，以更好地满足人民群众的治疗需求更是为大众所期盼。

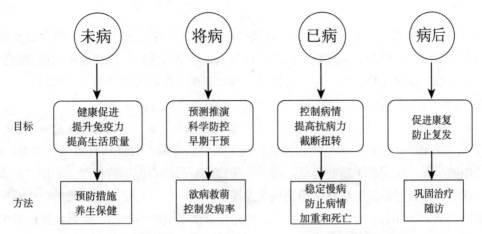

图 22-6-1 中医"治未病"类中药研发方向

### （一）预防为主（未病）

中医讲健康人体着重在于固护正气，注重养护和调摄，达到强身健体、抗衰祛病、延年益寿的效果，使得机体向"正气存内，邪不可干"的状态发展[9]。"治未病"类中药新药强调在掌握疾病发展趋势及规律的基础上，发挥中医药优势把握整体要素与个体差异，在疾病发生前缓慢进展的诱导阶段，提前用药消除致病因素、精准施策，更有效地达到疾病预防、提高生活质量的目的。"未病"的受试者本身并无太多的不适症状，预防性用药的目标是让机体恢复"阴平阳秘"，以阻断相关疾病的发生[10]。本阶段的"治未病"有类于"辨证保健"理论，其是"治未病"的创新展示和实践运用，对中药养生保健药物的研发和应用具有一定的指导意义[11]。开发中药预防性药物，达到减少疾病发生、延缓疾病进展，甚至影响疾病结局的作用，是"治未病"类中药研制的重要思路之一。

在现代医学领域，疫苗的应用是"治未病"的代表。从出生起，个体需接受一系列疫苗接种，如卡介苗、乙肝疫苗、百白破疫苗、麻风疫苗等，以及应对季节性流感的流感疫苗和针对女性宫颈癌的人乳头瘤病毒疫苗（HPV）等。对于尚未感染疾病的人群，开发"治未病"理念的中药制剂，能够通过调节人体免疫系统，增强机体抵抗力，进而达到预防疾病发生的目的。这些中药制剂往往具有益气固表、清热解毒、宣肺化湿等功效，有助于有效增强人体的正气，抵御外邪的侵袭，从而发挥显著的预防作用。例如，针对气虚外感、表虚自汗的经典方剂玉屏风散，便是一个典型的"治未病"类中药制剂，它对体质虚弱者预防感冒具有显著效果。"治未病"类中药制剂的上市，正是以实现"治未病"的预防目标为导向，为公众健康提供了有力的保障。

### （二）早期干预（将病）

对于尚未出现明确西医诊断的"将病"阶段，患者通常会先出现一系列症状，这些症状能够提为推测疾病发生和发展趋势供线索。这种基于细微表现推断疾病的方法，正是中医诊断的核心理念之一："见微知著"。其深层目的在于"治未病"，即通过观察、预测疾病的动态变化，来预防和阻断疾病的进一步发展[12]。基于"见微知著"原理开展"治未病"类中药新药研发，不仅增强药物的时效性和有效性，还为预防和治疗疾病提供了新的思路。在《史记·扁鹊仓公列传》中，有一个广为人知的案例。扁鹊在访问齐国时，通过望诊观察到齐桓侯身体的细微变化，进而预知了潜在的深层疾病。他根据病情发展的不同阶段，即从皮肤表层（腠理）到血脉、肠胃，最终深入骨髓的演变过程，提出了相应的治疗方案，包括汤剂、药熨、针刺、砭石和药酒等。这一案例生动地展示了中医"见微知著"和"治未病"的深刻内涵，强调了早期发现、预测和干预疾病的重要性，为现代医学的疾病预防和治疗提供了宝贵的启示。

随着社会经济的稳步增长、人口结构的变化以及公众健康意识的显著增强，疾病预防及其早期干预策略已成为医疗领域的关键议题。中药新药研发领域焦点正逐渐从疾病治疗转向疾病前期的预防与管理，这为具备"治未病"独特优势的中医药新药提供了研发契机。在疾病确诊前或高风险人群中，实施科学的防控策略，降低高危人群的发病率，是"治未病"的重要实践方向。

在新冠疫情防控工作中，早期发现和早期治疗对于遏制疫情的传播、减缓其恶化趋势以及减轻医疗系统的压力起到了至关重要的作用。这一过程不仅体现了现代医学的及时性和有效性，更为"治未病"在公共卫生事件中的实际应用提供了新的典范。对于未确诊或新冠感染初期的患者，采用"治未病"理念的中药干预，能够发挥显著的缓解症状、控制病情发展的作用。以"新型冠状病毒肺炎中西医结合治疗方案研究（项目编号：2020YFS0013）"为例[13]，研究显示在新冠疫情初期，针对发热门诊中的新冠疑似病例和普通感冒患者（即"将病"状态），在尚未确诊或确诊困难的情况下，采用中药进行截邪退热治疗，能够显著缩短病程、缓解患者症状，并降低感冒患者交叉感染新冠的潜在风险。这一研究成果不仅为中医药在疫情防控中的有效应用提供了科学依据，同时也为"治未病"类中药在临床实践中的广泛应用积累了经验。

此外，对于疾病的防控策略，特别是预防性药物的疗效，还需要经过严格的临床评价和严谨的上市后监管机制来确保。Evusheld（恩适得）是一种单克隆抗体疗法，用于预防免疫功能低下人群感染新冠，曾作为预防性用药被多个国家及地区的监管机构批准。但后续研究表明，暴露在变体中Evusheld可能无法提供预防新冠的保护药效，因此FDA停止了Evusheld的紧急使用授权[14]。这一案例凸显了在"治未病"类药物研发过程中所面临的挑战包括疾病本身的发展和演变趋势的不确定性，要求在药效学研究中持续进行反复评价和确证。在"治未病"中药评价中应充分考虑中药本身具有地多样性和复杂性的内在物质基础，对其有效性、安全性评价及质量控制的复杂性等方面实施全链条监管策略，确保中药研发、生产、流通和使用的全生命周期均受到严格的监管，以保障公众用药的安全和有效。

## （三）截断扭转（已病）

现有治疗措施主要集中在"已病"阶段，如疾病早期的二级预防以及疾病管理期间的三级预防。这些措施对于提升疾病的治愈率、改善患者的生活质量以及降低病死率具有显著效益。此外，中医药在辅助治疗领域也发挥着不可或缺的作用。例如，在肿瘤患者的放、化疗过程中，中医药的辅助治疗可以显著减轻西药带来的副作用，增强患者的免疫功能，甚至有可能延长患者的生存期，并促进疾病的整体康复。在当前的疾病治疗阶段，药物研发、转化评价以及监管实践已经相对成熟。在此基础上，"治未病"类中药应当充分挖掘和发挥中医药的融合创新能力，抓住当前疾病治疗重难点，通过结合中医药的深厚理论、丰富的人用经验以及严谨的临床试验，进一步发展新技术、设定新标准、探索新方法，从而在疾病治疗领域提升风险与获益的综合性能。

针对拥有基础病和慢性病的特殊患者群体，特别是中老年人群中常见的"三高"（高血压、高血脂、糖尿病），治疗策略应着重于疾病血压、血脂、血糖等关键指标的监测与管理，防止疾病进展，减少心血管不良事件和死亡率。这一过程是"治未病"理念在临床慢病实践中的具体体现。以药物迈之灵片为例，其主要成份是欧洲七叶树种子中的提取物七叶皂苷，该药主要用于治疗：①各种原因所致的慢性静脉功能不全，如深静脉血栓形成（deep vein thrombosis，DVT）及血栓性静脉炎后综合征等；②各种原因（如急性下肢DVT）后所致的软组织肿胀、静脉性水肿。这体现了迈之灵片在静脉活性障碍方面"既病防变"的作用[15]。此外，阿司匹林的研发初期主要应用于镇痛和退热治疗，随着医学研究的深入，人们发现阿司匹林抗血小板凝集的特性，这使得阿司匹林具有预防多种心血管疾病（如心肌梗死和脑血栓等）的潜力。目前，阿司匹林已成为心血管疾病二级预防的基石。对已有药物或方剂临床价值的进一步开发，需对现有证据进行整合与分析，进一步评估药物在长期使用或特殊人群中的安全性和耐受性，优化给药方案、适应症等，探索药物在新的疾病领域或治疗场景中的应用潜力。

其次，疾病进程中关注病情轻重、截断扭转病情发展，防止重症化、死亡化，也是临床重点之一。例如，通过有效干预减少脑卒中患者的再次发作风险。在新冠疫情中，对新冠确诊患者分期分型予以中医药辨证论治，能够阻断病情恶化，防止患者病情由轻症转重症、由重症转危重或死亡。这一实践为疫病大流行期间中医药"治未病"疗效提供了有力佐证，更为临床研发"已病防传""既病防变"阶段中药新药提供有效指导[13]。

### （四）瘥后防复（病后）

在疾病后期，"治未病"旨在通过药物治疗促进患者身体机能的恢复，同时注重预防疾病的复发和新疾病的产生。此阶段，巩固治疗、调整生活方式、饮食调养及心理调适等措施占据主要地位，故疾病后期定期随访的情况也当纳入评价体系中。通过定期的医学检查和评估，能够及时捕捉并处理潜在问题，评估药物"瘥后防复"的疗效，同时这些数据也为"治未病"类中药新药研发提供了数据支持。

Durvalumab 是一种 PD-L1 免疫抑制剂，已经获得美国 FDA 的批准，用于治疗Ⅲ期不可手术切除、且在放化疗后病情尚未进展的非小细胞肺癌患者。该药物的主要价值在于其预防复发的效果，即有效延长患者的无进展生存期，并改善患者治疗后的生活质量。其适应症的确立基于药物在肿瘤缓解率和缓解持续时间方面的优异表现，从而加速了药物的审批流程。然而，在药物评价与监管层面，其继续批准还需依赖于后续验证性试验对临床益处的进一步描述和评价[16]，说明了此类"治未病"药物持续评估和随访监测的重要性。

## 二、中医"治未病"类中药评价技术要求

### （一）药物有效性评价指标

#### 1. 主要终点

主要终点指与试验主要目标最具有临床直接相关性的指标，反映相关研究领域中公认的标准[17]。通常选择临床结局指标，即能够反映患者的感觉、功能变化的特征性指标以及与生存状态相关的疾病临床终点如死亡、残疾、功能丧失、心血管事件等[18]。如心脏病主要终点包括死亡和因心力衰竭住院，在试验中药物疗效的终点可以选择比较（药物组和对照组之间）死亡和住院的总数[19]。这一终点指标选择更有利于直接评价药物防控心脏病发作和因心脏问题住院风险的效果。在中医"治未病"类中药研发评价中，临床结局指标能够直接有力评估药物的真实疗效，强化药物对终点事件的防治效果。

#### 2. 替代终点

当临床结局可能需要长时间、高成本来研究时，或者在改善替代终点的临床益处已被充分理解的情况下，可以使用替代终点指标[20]。举例来说，有临床试验表明降低收缩压可以降低中风的风险，因此，替代终点收缩压则代表了中风这一临床结局指标的预测[21]，使得控制中风风险的临床试验能够以较少的人群数量或较少的证据支持得到加速审批。对高危险指数的临床疾病选择合理的药物替代终点进行有效性评价是新药研发中的"治未病"的重要运用。

就新肿瘤药物而言，总生存期（overall survival, OS）的改善是其主要终点"金标准"。然而，考虑该终点指标的时长、难度和花费，FDA 在批准肿瘤药物上市申请时也采用了生存期以外的几个替代终点，如肿瘤缓解率（response rate, RR）、无进展生存期（progression free survival, PFS）、无病生存期（disease free survival, DFS）等[22]。进一步，缓解率的评估还需考虑缓解持续时间（duration of response, DOR）、药物毒性和肿瘤相关症状的缓解情况，持续时间合理的完全缓解（complete response,

CR）也可能代表临床有效性的证据。例如，急性白血病的完全缓解可能与存活率提高、减少感染和输血需求的临床获益相关[23]。此外，如果大部分复发是有症状的或复发和死亡之间相对较长的间隔，DFS 的提高也被认为是治疗的有效终点[22]。合理的替代终点被认为能够预测对患有严重或危及生命疾病的患者的临床益处，有助于将新药研发方向定位在放在控制患者症状与疾病进展、提高患者生存质量上，让更多患者在病情控制、预防结局事件发生率等结局中获益，更充分发挥"治未病"优势，加快新药审批、促进产品开发。

有效性是药物存在和上市的基础，合理选择能够直接反映或预测患者临床受益的指标是评价药物临床疗效的一个关键因素[24]，随着云计算、大数据为代表的数据处理技术快速发展、替代终点的测量工具的更新、临床验证水平的提高以及国际上对药物和生物开发的替代终点资源的推进[20]，在中医"治未病"类中药评价中探索更多更有价值的疗效评价指标或新型生物标志物也是传统中医发挥"治未病"治疗优势的重要突破口（见图 22-6-2），为构建符合中医药特色的"治未病"类中药技术评价体系提供了有力的支持。

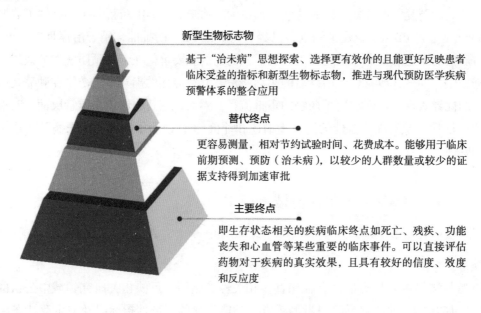

图 22-6-2　药物有效性评价指标

### （二）鼓励"治未病"路径上的慢病新药研发

随着"健康中国"战略的深入实施，人民对健康的关注日益提高，因此，"治未病"类中药的临床需求呈现出显著增长趋势。慢性疾病因其高发病率和难以根治的特性，成为当前医学界面临的世界性难题。当前一级预防等策略并不能从根本上降低慢性疾病的发病率，随着糖尿病和高血压等慢性疾病的发病率逐年上升，其相关的心脑血管并发症如动脉粥样硬化、冠心病、心梗等的发病率也呈现增长趋势，这凸显了我国相关疾病预防控制措施的相对不足，以及"治未病"理念在慢病防控中贯彻的紧迫性[25]。针对亚健康人群或病程长的慢性病患者进行研究，已成为中医"治未病"类中药研发的重要创新方向[26]。

在糖耐量异常、高血压或高血脂临界值阶段，西医往往缺乏有效的药物治疗方案。此时，中医药在这些领域展现出了独特的优势。着重关注亚健康人群的体质偏性进行中药新药研发，强调阻断慢性病、多发病的发生，进而减少高危心脑血管病等重大疾病的发展。通过整体调摄阻断致病因素，维持人体"阴平阳秘"的生理状态，助力提升民众整体健康水平，并有效节约社会医疗资源，缓解老龄化带来的社会负担。

　　一方面，结合社会学、心理学等学科知识改善患者睡眠、减轻压力，研发改善生活方式的药物，进一步降低慢病风险。另一方面，利用现代技术如纳米技术、基因技术等对传统中药进行改进和优化，精准提升其预防和治疗效果。此外，通过多学科交叉融合，如生物医学工程、信息科学等，探索能够实时监测和干预慢病进程的中药新药及配套设备，也是研发转化的重要方向[27]。同时，利用大数据和人工智能技术，对大量患者数据进行精准分析，以开发更符合患者需求和疾病预防要求的药物和治疗方案。

　　"治未病"在中医药新药研发及慢病管理中具有不可替代的指导意义。通过强调预防策略、利用传统中药资源、多学科交叉融合以及考虑个体化等路径，推动慢病新药研发的进展，为患者提供更加精准高效的治疗方法和手段。这需要科研人员不断探索和创新，结合现代医学技术和传统医学智慧，共同推动"治未病"在慢病防治事业中的深入应用和发展。

### （三）打破新药开发必须基于现有疾病名称的限制

　　新药开发的目标往往是针对常见、严重的疾病，如癌症、心血管疾病等。然而，许多罕见病、遗传病等由于患者群体较小，开发新药的经济效益较低，因此往往不被视为新药开发的重点。现有研究大多局限于国际疾病分类第十一修订本（International Classification of Diseases 11$^{th}$ Revision，ICD-11）所定义的疾病范围内。尽管 ICD-11 相较于 ICD-10 更加细化，并且新增"游戏障碍"、独立"紧张症"等疾病，反映了医学界在神经病学等领域认知的深入和重视，以及疾病诊断随医学认知的动态更新。但值得注意的是，疾病名称的更新往往难以与科学认知和临床实践的快速进展保持同步。只有在临床和科研中相对成熟、确切的内容会纳入名册或指导原则中。而当一些临床上棘手、认知不全的病症处于一个科学发现和求证的过程当中时，对其及时的预防和治疗还处于相对空白阶段，此时的研发更具有临床价值。所以作为科学家、研究者、新药开发者，应当将目光聚焦于科学前沿，关注疾病的临床价值，勇于探索医学的未知领域。在新药开发过程中，不仅仅局限于 ICD-11 所定义的疾病名称，而应以满足公众及特殊群体的实际用药需求为目标，不断拓展新药研发的深度和广度。

　　对疾病认识往往随着诊断工具和研究深度的提升而逐渐深化。如西医病名"肺动脉高压"，最初受限于诊断技术和研究水平，其主要被视为一种临床表现，而非独立的疾病。随着医学研究的进展，医学界对其的理解从一种独立的疾病逐渐扩展为包含多种病因的临床综合征，其病因从原发性逐渐发展到多种原因引起的继发性；同时，治疗策略也从针对局部症状的干预，发展为综合考虑潜在心血管和肺部疾病的全面治疗[28]。在这一探索未知的过程中开发药物的目的在于有效控制该类症情，减少临床终点事件的发生，不论其是否有科学严谨的病名或诊断标准。在治疗实践中探索并总结新疾病的发展规律与防控要点，总结证候特点而非疾病概要，抢在疾病进展前进行对证干预，恰恰是中医"治未病"类中药新药研发的重要方向[26]。

　　此外，部分疾病诊断的"金标准"在时效性上有一定缺憾，在临床出现阳性结果时机体已受到明显损害，未能在疾病发展到既定情况前及时进行干预[10]；或因诊断须建立在确有相应"金指标"等病变的基础上，但早期临床症状、体征及实验室检查结果不具有特异性，导致疾病在现代医学诊断及治疗上尚存在一定的延迟和局限。为防止疾病干预时间迟滞、病情失去及时控制的情况发生，开发"治未病"类中药迫在眉睫。研究者须保持敏锐的洞察力和活跃的创新思维，在药物研发初期保持超前的眼界与关注力，预测疾病发展苗头，善于总结并抓住关键，针对性地开发药物。

　　如 ICD-11 中编码为 DB92.Y 的疾病"其他特指的非酒精性脂肪性肝病"，或编码 DB92.Z 的疾病"未特指的非酒精性脂肪性肝病"，其涵盖多系统、复杂病理机制导致的脂肪性肝脏病变，有着高风险和高流行率[29-30]。虽有此诊断病名，但此类疾病缺乏诱因明确的肝病障碍名称，以及阳性诊断的临床"金标准"，又尚无获批的有效治疗药物，故对其的诊断和治疗有着较高的难度和滞后性。随着对此类疾病认识的不断深化，为了避免靶器官的进一步损害，越来越多的关注集中在针对其危险因素与进展指标的用药调控上。诊断重点如身体质量指数（body mass index，BMI）、血浆甘油三酯、胆固醇等，不仅是反映人体从健康状态到疾病病理转化的重要临床指标[31]，对其监测和调控还有助于预防潜在的肝损伤并降低心血管风险。这一防治思路与众多心血管疾病的防治策略相契合，即通过监测血液生物标志物、影像学指标等危险因素进行早期用药干预，防微杜渐，避免靶器官不可逆损害。如临床常用降脂药、降糖药、降压药等，正是通过调控代谢状态防控疾病进展。但此类西药不可避免有一定副作用与局限性。相比之下，中医则可从人体整体状态把握疾病变化规律，不需明确病名、致病物质或病理靶点，通过观察临床早期或进展期的敏感症状、体征和证型，进行更多安全有效、稳定全面的中药新药开发，真正让药物突破疾病诊断局限，最终发挥动态维持人体健康稳态、预防疾病发生和发展的"治未病"作用。

## 三、监管实践与发展前瞻

### （一）散寒化湿颗粒的上市案例

2022 年获批上市的中成药散寒化湿颗粒是中医药在"治未病"道路上探索的重要成果，为预防和治疗寒湿郁肺所致的疫病提供了方案（见图 22-6-3）。其研发和应用过程体现了中医"治未病"的核心理念：武汉疫情早期，在武昌区卫生健康局采用的"中药通治方＋互联网"社区防疫模式应对中，使用该方后新冠患者确诊率显著降低（未病先防）；临床研究中，该方能够显著降低轻型、普通型患者转重率，显著缓解临床症状并缩短病程（既病防变）；此外，它还能显著降低患者复阳风险及后遗症的发生率（愈后防复）。

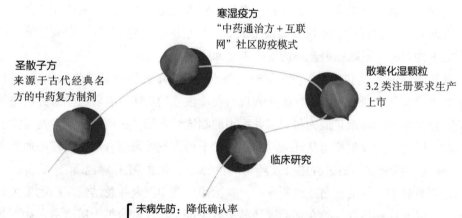

圣散子方
来源于古代经典名方的中药复方制剂

寒湿疫方
"中药通治方＋互联网"社区防疫模式

散寒化湿颗粒
3.2 类注册要求生产上市

临床研究

未病先防：降低确认率
既病防变：降低转重率、症状消失时间，缓解临床症状
愈后防复：降低患者复阳风险、后遗症发生率

图 22-6-3 散寒化湿颗粒上市案例

散寒化湿颗粒对中药"治未病"类中药的上市监管具有指导价值。来源于古代经典名方的"圣散子方"经仝小林院士加减化裁后形成"寒湿疫方"，并在研发、审批和上市过程中严格按照 3.2 类中药注册要求，最终研制开发成为散寒化湿颗粒。经过监管部门对安全性、有效性和质量可控性的严格审查，这一新药为公众提供了安全、有效的用药选择[32]，也为其他古代经典名方转化为"治未病"类中药提供了借鉴和参考，推动了中药"治未病"领域药品审评的规范化发展。

此外，散寒化湿颗粒的临床应用也为"治未病"类中药监管提供了实践案例。在新冠疫情再次爆发时，开展了散寒化湿颗粒治疗新冠随机、对照、开放性临床研究（临床试验注册号：ChiCTR2200058080），通过收集、分析和评价其临床数据，进一步验证了其在缓解临床症状、缩短患者转阴时间及住院时间、提高转阴率等方面的显著疗效。这些研究成果为监管部门制定更加科学合理的监管政策提供了有力支持，为中药"治未病"领域的发展注入了新的活力。实践案例表明，"治未病"类中药研发当以临床价值为导向，开展高质量的人用经验研究，基于科学方法分析确保药物安全性和有效性，获得支持注册的充分证据；同时，优化相关审评审批机制，对于具有明显临床价值的"治未病"类中药新药实行优先审评审批政策，加快药物研发上市，让患者早日获益。

### （二）"治未病"类临床研究案例

在新冠疫情防控工作中研究者开展了一项科技攻关应急项目"新型冠状病毒疫情下的中医药社区防控技术研究"（项目编号：2020YFS0012）[1]。在该项目中，研究者分析疾病的临床特征及其传播特点，并结合传染病传播的三大关键要素：控制传染源、切断传播途径、保护易感人群，在社区层面实施了人群预防性用药策略。该项研究实践通过指导未发病人群服用相应中药，以减少感染发病率、保护潜在人群为治疗目的，为新冠疫情中保护性预防用药给出了科学建议。其良好成效充分证明了中医药与"治未病"在疾病防控中的特色与优势。此外，基于"治未病""瘥后防复"思想，相关研究者开展了针对患者治愈后的中医药康复方案。通过构建基于互联网的非接触式网络医患沟通平台，结合健康指导、龟息调肺功法以及中药和灸法治疗，有效促进了患者机体正气的恢复，显著增强了机体免疫力。

以上案例显示了"治未病"在疾病全程治疗中的独特作用[13]。科学分析疾病特征，结合中医药"治未病"思想科学实施预防性用药策略，是"治未病"类中药新药研发的有效性基础。为进一步提升研发与监管的效能，还需加强医学、公共卫生、社会学等多学科间的深入交流与合作，形成跨部门协同工作的合力，推动中医药精准健康管理和中医"治未病"监管科学研究新范式，构建科学、高效、权威的新型药品监管体系。

### （三）"治未病"类中药发展前瞻

"治未病"类中药在医疗领域展现出了其独特的多元临床价值，包括但不限于其治疗作用、辅助治疗作用、对疾病症状的显著改善、生活质量的提升、使用便捷性以及经济学优势[33-34]。科学规范地评价、监管与引导有助于"治未病"类中药新药在创新生物标志物、创新临床设计方案、突破疾病研究、革新健康管理等领域发挥更大的作用（见图22-6-4）。未来，需要各方共同努力，推动中医药事业的持续健康发展。

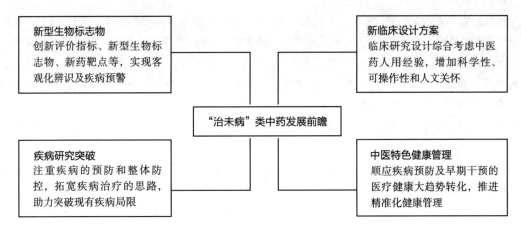

图22-6-4 "治未病"类中药发展前瞻

#### 1. 新型生物标志物

"治未病"类中药评价技术的发展有助于推动传统中医的技术方法革新，实现客观化的疾病辨识和预警机制。通过深入探索并总结该路径下的评价指标、新型生物标志物、新药靶点等，促进传统中医"治未病"理论思想与现代预防医学疾病预警体系的整合应用，推动中药的研发与监管向现代化、智能化方向发展，切实发挥临床治疗价值[35]。

### 2. 新临床设计方案

"治未病"类中药设计中综合考虑了中医药人用经验，增强新临床设计方案的可操作性和推广性，让临床研究试验设计更符合人文关怀和伦理要求；并通过新型生物标志物、新评价指标等的发现，其临床研究设计得到科学创新与拓展空间，进一步确保了科学性和有效性，以满足更严格的监管要求。

### 3. 疾病研究突破

"治未病"与传统疾病诊断和治疗策略的重点不同，其更注重疾病的预防和整体防控，这种理念拓宽了疾病治疗的思路，有望突破现有疾病治疗的瓶颈；更重要的是，"治未病"类中药能够扩大中医药在疾病治疗中的应用范围，扎根中医药创新突破现有基于西医诊断疾病（ICD等）的局限，用"中医先验"而非"西医确诊"引导疾病早干预。

### 4. 中医特色健康管理

通过持续健全并完善中药研发应用与监管体系，推动中药产业更好地适应疾病预防和早期干预的医疗健康趋势，有助于提升中医核心竞争力，推动中医药市场与时俱进、多元发展。同时，将"治未病"类中药研发与监管和现代科学技术相结合，能够为具有中医特色的"治未病"精准化健康管理和干预赋能，切实解决老百姓最基本的慢性病、养生康复等健康问题。

（吕蕊婷　杨忠奇　唐健元）

## 参考文献

［1］唐健元. 新型冠状病毒疫情下的中医药社区防控技术研究［Z］. 四川：成都中医药大学临床医学院，2021-05-14.

［2］闫文士，蒋力生，叶明花. 个体化治未病思想研究［J］. 中国中医基础医学杂志，2018，24（7）：888-889；948.

［3］王林元，王淳，张睿，等. 中医辨证保健概念的提出及理论探讨［J］. 中华中医药杂志，2020，35（3）：1056-1061.

［4］赵军宁，华桦，杨安东，等. 广义中药学概论：从中医"治未病"到中药大健康产业［J］. 中国中药杂志，2018，43（21）：4177-4181.

［5］艾彦伶，张雪涟，万李娜，等. 中药注册与中药创新［J］. 中国食品药品监管，2023（12）：112-119.

［6］赵军宁，黄璐琦. 中药监管科学：发展中的新兴融合科学［J］. 中国科学基金，2024，38（3）：396-405.

［7］马忠明，李同辉，张丰聪. 从历史维度展望中药发展［J］. 中国食品药品监管，2023（3）：16-27.

［8］黄邓军，李玢慧，谷磊，等. 基于"治未病"思想探讨中医传统功法在新冠肺炎预防及康复中的应用［J］. 湖南中医药大学学报，2020，40（10）：1261-1265.

［9］王艳，银洁，田雪飞，等. 中医药助力健康中国战略的价值与实践路径探析［J］. 湖南中医药大学学报，2023，43（7）：1240-1244.

［10］高海宏，吕仕超，王晓景，等. 试论治未病理念在病毒性心肌炎防治中的探讨［J］. 云南中医中药杂志，2018，39（5）：17-19.

［11］田雅娟，陈素红，吕圭源. 辨证保健对中药保健食品开发的启示［J］. 中华中医药杂志，2022，37（9）：5001-5004.

［12］王常松，刘清华. 中医学应该在发展中求生存［J］. 时珍国医国药，2008，19（5）：1254-1256.

［13］谢春光，新型冠状病毒肺炎中西医结合治疗方案研究［D］. 成都：成都中医药大学，2021.

［14］KEAM S J. Tixagevimab + Cilgavimab：First Approval［J］. Drugs，2022，82（9）：1001-1010.

［15］王雅欣，宋鎏烜，李萍. 迈之灵与医用弹力袜对减轻深静脉血栓形成慢性期下肢肿胀的疗效比较［J］. 山西医药杂志，2019，48（14）：1722-1724.

［16］Food and Drug Administration. Label. Imfinzi［DB/OL］.（2017-04）［2024-06-01］. https://www.accessdata.fda.gov/drugsatfda_docs/label/2017/761069s000lbl.pdf.

［17］The International Council for Harmonisation of Technical Requirements for Pharmaceuticals for Human Use（ICH）. Statistical principles for clinical trials E9［EB/OL］.（1998-02-05）［2024-06-01］. https://database.ich.org/sites/default/files/E9_Guideline.pdf.

［18］陈信义，董青，田劭丹，等. 恶性肿瘤中医药维持治疗临床价值与述评［J］. 北京中医药大学学报，2021，44（9）：777-783.

［19］FDA. Multiple Endpoints in Clinical Trials［EB/OL］.（2022-10-20）［2024-06-01］. https://www.fda.gov/drugs/guidances-drugs/guidance-recap-podcast-multiple-endpoints-clinical-trials.

［20］FDA. Surrogate Endpoint Resources for Drug and Biologic Development［EB/OL］.（2018-07-24）［2024-06-01］. https://www.fda.gov/drugs/development-resources/surrogate-endpoint-resources-drug-and-biologic-development.

［21］The International Council for Harmonisation of Technical Requirements for Pharmaceuticals for Human Use（ICH）. Principles for clinical evaluation of new antihypertensive drugs E12A［EB/OL］.（2000-03-02）［2024-06-01］. https://database.ich.org/sites/default/files/E12_Guideline.pdf.

［22］JOHNSON J R, WILLIAMS G, PAZDUR R. End points and United States Food and Drug Administration approval of oncology drugs［J］. J Clin Oncol, 2003, 21（7）：1404-1411.

［23］O'SHAUGHNESSY J A, WITTES R E, BURKE G, et al. Commentary concerning demonstration of safety and efficacy of investigational anticancer agents in clinical trials［J］. J Clin Oncol, 1991, 9（12）：2225-2232.

［24］刘炳林. 药物临床试验中疗效指标的选择［J］. 中国新药杂志，2017，26（18）：2113-2120.

［25］韩露，刘海朝，金昱彤，等. "治未病"构筑中西医结合防控战线：吴以岭院士访谈录［J］. 天津中医药大学学报，2023，42（6）：681-685.

［26］吴文斌，安娜，裴小静，等. 基于"治未病"探讨证候类中药新药的临床研究［J］. 中药药理与临床，2017，33（3）：209-211.

［27］BODENHEIMER T, WAGNER E H, GRUMBACH K. Improving primary care for patients with chronic illness［J］. Jama, 2002, 288（14）：1775-1779.

［28］FISHMAN A P. A century of pulmonary hemodynamics［J］. Am J Respir Crit Care Med, 2004, 170（2）：109-113. DOI: 10.1164/rccm.200402-197OE.

［29］ESLAM M, SANYAL A J, GEORGE J. MAFLD：a consensus-driven proposed nomenclature for metabolic associated fatty liver disease［J］. Gastroenterology, 2020-02-08.

［30］STEFAN N, SCHICK F, HARING H U. Causes, characteristics, and consequences of metabolically unhealthy normal weight in humans［J］. Cell Metab, 2017, 26：292-300.

［31］ESLAM M, NEWSOME P N, SARIN S K, et al. A new definition for metabolic dysfunction-associated fatty liver disease：An international expert consensus statement［J］. J Hepatol, 2020, 73（1）：202-209.

［32］孟培嘉. 康缘药业冲刺"百亿营收"现代中药企业［N］. 中国证券报，2022-11-30（A06）.

［33］杨忠奇，汤慧敏，唐雅琴，等. 指导中药新药研发的理论思考［J］. 中国中药杂志，2021，46（7）：1686-1690.

［34］杨忠奇，高蕊，胡思源，等. 中药人用经验研究专家共识［J］. 中国中药杂志，2022，47（18）：4829-4834.

［35］赵军宁，张翼冠，胡镜清，等. 分子版治未病：基于中医药理学与新一代技术装备的精准中医学发展前瞻［J］. 中药药理与临床，2019，35（4）：2-9.

# 第七节　证候类中药研发与科学监管

## 一、证候类中药注册法规变迁

中药复方制剂中主治为证候的中药复方制剂为证候类中药新药，是最具中医特色的一类新药。证候类中药从政策制定到研究经历了几十年的探索。证候类中药新药的概念初见雏形是在 1987 年，为了促进中药新药的研发，规范中药新药的临床试验，卫生部发布了《20 个病证的中药临床研究指导原则（试行）》，确定研发某疾病某证候的中药新药。1993 年《中药新药临床研究指导原则第一辑》正式发布，该原则将病证内容扩增至 60 个，之后经过不断修订与更新，分别在 1995 年、1997 年和 2002 年发布第二、三、四辑，其中第四辑《中药新药临床研究指导原则（试行）》列举了 18 个系统 79 个疾病，在每一系统中又加深了症证临床试验的理解，是目前中药新药临床试验开展中应用最为广泛的技术指导原则。证候类中药新药的概念基本成形是在 2008 年，国家食品药品监督管理局颁发的《中药注册管理补充规定》中明确指出要研发"主治为证候的中药复方制剂"并规定了该类复方制剂的内涵，"在中医药理论指导下，用于治疗中医证候的中药复方制剂，包括治疗中医学的病或症状的中药复方制剂"。药审中心自 2008 年起即组织相关领域专家召开多次专题研讨会，就证候类中药新药的研发和技术要求进行了专题研究和讨论，并在 2011 年底正式申报"证候类中药新药疗效评价方法研究"项目，国家中医药管理局随即组织专家评审并以国家中医药行业科研专项基金予以立项资助。经过近 8 年的研究，2018 年《证候类中药新药临床研究技术指导原则》颁布，规范了证候类中药新药的定义、处方来源、临床定位、诊断与基本研究思路及试验设计等相关内容，为证候类中药新药临床试验开展有效性、安全性评价提供基础性指导。多年来，在国家相关政策和技术文件的指导下，证候类中药新药研究得以从初步探索向全方位、多学科方向发展，发生了较为显著的变化（见表 22-7-1）。

**表 22-7-1　我国历版《药品注册管理办法》中的中药注册分类**

| 序号 | 分类 | | | | |
| --- | --- | --- | --- | --- | --- |
| | 1999 年《新药审批办法》（局令第 2 号） | 2002 年《药品注册管理办法（试行）》（局令第 35 号） | 2005 年《药品注册管理办法》（局令第 17 号） | 2007 年《药品注册管理办法》（局令第 28 号） | 2020 年《药品注册管理办法》（国家市场监督管理总局令第 27 号） |
| 1 | 1.1 中药材的人工制成品；1.2 新发现的中药材及其制剂；1.3 中药材中提取的有效成份及其制剂；1.4 复方中提取的有效成份 | 未在国内上市销售的从中药、天然药物中提取的有效成份及其制剂 | 未在国内上市销售的从植物、动物、矿物等物质中提取的有效成份及其制剂 | 未在国内上市销售的从植物、动物、矿物等物质中提取的有效成份及其制剂 | 中药注册按照中药创新药、中药改良型新药、古代经典名方中药复方制剂同名同方药等进行分类 |

| 序号 | 分类 | | | | |
|---|---|---|---|---|---|
| | 1999 年《新药审批办法》（局令第 2 号） | 2002 年《药品注册管理办法（试行）》（局令第 35 号） | 2005 年《药品注册管理办法》（局令第 17 号） | 2007 年《药品注册管理办法》（局令第 28 号） | 2020 年《药品注册管理办法》（国家市场监督管理总局令第 27 号） |
| 2 | 2.1 中药注射剂；2.2 中药材新的药用部位及其制剂；2.3 中药材、天然药物中提取的有效部位及其制剂；2.4 中药材以人工方法在动物体内的制取物及其制剂；2.5 复方中提取的有效部位群 | 未在国内上市销售的来源于植物、动物、矿物等药用物质制成的制剂 | 新发现的药材及其制剂 | 新发现的药材及其制剂 | — |
| 3 | 3.1 新的中药复方制剂；3.2 以中药疗效为主的中药和化学药品的复方制剂；3.3 从国外引种或引进养殖的习用进口药材及其制剂 | 中药材的代用品 | 新的中药材的代用品 | 新的中药材的代用品 | — |
| 4 | 4.1 改变剂型或改变给药途径的制剂；4.2 国内异地引种或野生变家养的动植物药材 | 未在国内上市销售的中药材新的药用部位制成的制剂 | 药材新的药用部位及其制剂 | 药材新的药用部位及其制剂 | — |
| 5 | 增加新主治病证的药品 | 未在国内上市销售的从中药、天然药物中提取的有效部位制成的制剂 | 未在国内上市销售的从植物、动物、矿物等物质中提取的有效部位及其制剂 | 未在国内上市销售的从植物、动物、矿物等物质中提取的有效部位及其制剂 | — |
| 6 | 仿制药按 1999 年《仿制药品审批办法》（局令第 5 号）执行 | 未在国内上市销售的由中药、天然药物制成的复方制剂 | 未在国内上市销售的中药、天然药物复方制剂 | 未在国内上市销售的中药、天然药物复方制剂；6.1 中药复方制剂；6.1.1 来源于古代经典名方的中药复方制剂；6.1.2 主治为证候的中药复方制剂；6.1.3 主治为病证结合的中药复方制剂等；6.2 天然药物复方制剂；6.3 中药、天然药物和化学药品组成的复方制剂 | — |

| 序号 | 分类 | | | | |
| --- | --- | --- | --- | --- | --- |
| | 1999 年《新药审批办法》（局令第 2 号） | 2002 年《药品注册管理办法（试行）》（局令第 35 号） | 2005 年《药品注册管理办法》（局令第 17 号） | 2007 年《药品注册管理办法》（局令第 28 号） | 2020 年《药品注册管理办法》（国家市场监督管理总局令第 27 号） |
| 7 | 进口药按 1999 年《进口药品管理办法》（局令第 6 号）执行 | 未在国内上市销售的由中药、天然药物制成的注射剂 | 改变国内已上市销售中药、天然药物给药途径的制剂 | 改变国内已上市销售中药、天然药物给药途径的制剂 | — |
| 8 | — | 改变国内已上市销售药品给药途径的制剂 | 改变国内已上市销售中药、天然药物剂型的制剂 | 改变国内已上市销售中药、天然药物剂型的制剂 | — |
| 9 | — | 改变国内已上市销售药品剂型的制剂 | 已有国家标准的中药、天然药物 | 仿制药 | — |
| 10 | — | 改变国内已上市销售药品工艺的制剂 | — | — | — |
| 11 | | 已有国家标准的中成药和天然药物制剂 | — | — | — |

注：—. 无相关内容。

## 二、证候类中药研究转化和评价现状

自《证候类中药新药临床研究技术指导原则》颁布后，黄连解毒丸、附杞固本膏、补气通络颗粒 3 个证候类中药新药陆续获得新药临床申请。黄连解毒丸是体现中医药"异病同治"思想和最具代表性的中医清热解毒方剂学中的经典名方，具有泻火解毒功效，主治一切实热火毒证，历经 1600 多年临床使用，广泛用于由于实热火毒证引起的各系统的疾病，是典型的证候类中药。2017 年，黄连解毒丸由贵州百灵负责申报，选定了口腔溃疡、急性咽炎及牙龈炎 3 种疾病，通过一项随机、双盲、多中心、安慰剂对照的Ⅱ期临床试验证实黄连解毒丸治疗实热火毒证的有效性优于安慰剂，安全性良好。随后，由于行业对证候药新药研究缺乏技术性指导，Ⅲ期临床试验陷入一段时间的停滞。直到 2024 年黄连解毒丸的Ⅲ期临床试验才进入招募阶段。补气通络颗粒在气虚血瘀证型下选择缺血性脑卒中、冠心病稳定性心绞痛和糖尿病周围神经病变 3 种疾病，以证候评分和疾病量表作为疗效评价方式，目前其多中心、随机、双盲、安慰剂对照的Ⅱ临床试验已结束。附杞固本膏则以肾阳虚证夜尿频多为主要观察症状，以夜间排尿次数为主要终点指标，通过症状积分评价证候疗效，目前其Ⅱ期临床试验还在进行中。

在证候药研发裹足不前的同时，中共中央、国务院《关于促进中医药传承创新发展的意见》强调建立健全符合中医药特点的中药安全、疗效评价方法和技术标准。证候类中药是构建符合中药特点的技术标准评价体系的关键切入点。证候评价是中医辨证论治的重要依据，是赋予证候类中药与化学药、生物药的最大区别之处。但是，证候评价研究长期处于瓶颈。中药复方制剂的 3 种研究模式为"单纯证候""病证结合"和"专病专药"，证候疗效评价应当在前两种模式中占据不可或缺的地位。但由于证候疗效评价方法始终未达成统一认识，在实际运用中显得无足轻重。

目前证候疗效评价方法主要有四级标准法和量表法。根据《中药新药临床研究指导原则》，四级标准法以证候计分的形式进行疗效评价。其内容由代表该证候的若干症状组成（一般被分为主症项和次症项），症状可按无、轻、中、重分为四级，赋予相应分数，其计分方法则是根据在证候诊断中的贡献大小确定其权重，一般主症占有较大权重，以尼莫地平法进行评价，即减分率＝（治疗前积分—治疗后积分）/治疗前积分×100%的公式来计算证候积分的变化量，以此来干预前后疗效判定的依据，因此也称证候积分法。此种方法的弊端是没有将证候的诊断与评价进行区分，且证候计分的分级级差目前仍没有统一的标准，可信度较低，推广面窄。

非此即彼的定性分析难以评价证候的多样性、动态性、模糊性和复杂性等特点。借助现代医学中广泛使用的定量量表也是目前证候疗效评价的主要途径。中医证候量表通常由若干问题和自我评分指标组成而对证候的改善进行定量分析，经过信度效度检验后，具有相对客观性和标准的特点。然而以研究单位或学术团体研制的证候量表主观性较大，赋值缺乏证据支持，并不能在全国范围内获得广泛认同，更遑论被国外学者引用。因此，目前的中医证候疗效评价研究主要集中在量表的研制上。目前常用的量表主要分为两类：普适性证候疗效评价量表和疾病特异性证候疗效评价量表。普适性证候疗效量表可以针对多种疾病下的同一证候进行评价。如血瘀证量表、痰浊证量表、阳虚证量表等，但是临床上疾病的出现大多都是复杂证候，单纯证候量表并不能满足疗效评价。病证结合是当前中医药研究的主流模式。因此，疾病特异性证候疗效评价量表的研制和评价非常广泛。基于疾病的症状及病机要素，来设计了包含多个维度、不同条目的证候评价量表。近年来，还引入了患者报告结局（patient-reported outcome，PRO）量表，将患者自评与医生他评相结合。

但是在实际临床研究中，证候量表和四级标准的使用也充满随意性且不可溯源，造成研究数据质量不高，科研经费浪费。在2015年的"722事件"中，1622个品种撤回和不予批准占比89.4%，这从侧面反映出我国当时对临床研究质量控制力度非常欠缺。经过一系列审评审批改革后，国家药监局规范了中药新药研发框架，并调动了市场主体的积极性。尽管证候评价研究持续了数十年，但依然没有一个可以获得中医界共识的、在临床上通行的疗效评价方法，因此也无法有力地支撑证候类中药的上市。

## 三、证候类中药研制与监管实践

证候药在2002版、2005版和2007版的《药品注册管理办法》中属于第六类复方下"6.1.2 主治为证候的中药复方制剂"。从2020版《药品注册管理办法》到2023年的《中药注册管理专门规定》（简称《专门规定》）中，没有再单独设立证候药，但可以在古代经典名方中药复方制剂下的"3.2 类基于古代经典名方加减化裁的中药复方制剂"中找到证候药的定位。《专门规定》还强调加快推进完善"中医药理论、人用经验和临床试验"三结合的中药审评证据体系，体现中药注册管理的新理念和新思路。以清肺排毒汤为代表的中医药的有效方剂"三方"在新冠疫情期间，即根据人用经验和中医药理论减免Ⅱ期临床试验，及时保障了疫情防控用药的需要。但是在非重大公共卫生事件期间，如何加快证候药的审评审批，目前的监管指导还处于探索阶段。其中，如何规范人用经验支撑证候类中药免临床试验的技术方法是最大挑战。

### 证候类中药的临床研究和评价思路

由于中西医对疾病认知的本质不同，随机对照试验与中医临床实践特点存在结构性矛盾。尽管随机对照试验方法可以观察证候类中药新药的"绝对疗效"，识别出试验药物引起的真正不良反应，但同时也限制了中医干预的优势，削减了个体化诊疗的疗效。在过去十几年的发展中，中药研究始终没有突破传统研究模式的桎梏，存在诸多局限。首先，大部分中药临床疗效研究都基于尼莫地平法，所采用的证候疗效评价量表为主观定性，有诸多可改动的空间，导致中药临床试验结果一直难以令人信服。其次，纳入证候评价的症状繁多，还包括个性化差异较大的舌脉体征，实际并非所有症状的改善都与证候的变化联系密切。尽管可以通过分级赋分法、赋权值法、症状加权积分法等对治疗前后的症状积分变化来评价证候疗效，但证候计分的分级级差一向没有统一的标准。《伤寒论》言："伤寒中风，有柴胡证，但见一证便是，不必悉具"，即在强调临床辨证施治应聚焦主要症状主要矛盾。其三，经典名方或经验方在转化为中成药后，大多按照说明书中一天3次的服药方法使用，与中医临床基于辨证而调整服药时间和用量上有所出入，根据患者个体差异进行处方灵活加减的优势被弱化。其四，证候具有复杂性和动态性，不符合证候发展规律的设计会给研究结果带来偏差。例如，在传统临床试验中疗程的设定往往是固定的，若患者证候发生变化，不能对治疗方案作出的灵活调整，依然沿用固定方药，必然将违反辨证论治的思想，影响临床疗效。

针对证候评价缺乏中医特色、依赖化学药物临床试验标准、评价指标主观、数据采集滞后且质量不高等问题，唐健元教授课题组希望构建一种证候类中药新药的评价思路和方法。通过回顾性研究、前瞻性研究、系统生物学研究方法，形成围绕临床特异性指标、疗效客观测量工具、Biomarkers的多维度疗效评价关键技术，为后续证候类中药研发提供一些参考。

因此，课题组开展了一些创新工作：①基于医院信息系统开展回顾性研究筛选证候临床特异性指标；②从已上市的经典名方入手，针对未解决的临床需求开展临床试验；③在临床试验设计上尽量切合中医"个体化治疗"的临证思维，在疗程设计上体现"中病即止"理论，对比传统中药说明书在服药方式上做一些新的尝试，并通过对患者血液代谢组学分析探索潜在的证候生物标志物；④改变过去长期证依靠证候量表的疗效评价方式，聚焦与证候变化密切相关的主症，将主观定性的症状转化为客观定量的检测指标，结合现代技术优化评价指标的采集并进行远程传输和记录，提高数据记录的准确性和可追溯性。课题组选定肾阳虚证开展前期回顾性研究，并观察桂附地黄丸和金匮肾气丸治疗肾阳虚证的夜尿频多的证候疗效（中国临床试验注册中心试验注册号：Chi-CTR-2300069136；成都中医药大学附属医院伦理批件号：2023KL-010）。

### 1. 基于医疗信息系统开展回顾性研究寻找证候临床特异性指标

生物体受刺激或扰动后，生物学介质中可以检测到细胞、生物化学或分子改变。"有诸内必形诸外"，中医证型涵盖的是某种疾病在某个阶段生理病理性变化状况，包括临床症状、体征，且不同中医证型必然存在反应疾病特征的客观性指标。因此，临床检验检查指标与中医证候具有一定相关性，可以为证候疗效评价做支撑。临床诊疗数据是医学发展的源泉，医院信息系统（Hospital Information System，HIS）是医疗数据的主要来源之一。随着云计算、大数据、物联网等新一代信息技术在医疗信息化领域的深入应用，HIS系统可以在全院实现数据的整合与交互，进行临床科研大数据分析。若能严格控制失访和偏倚，HIS系统数据能在一定程度上体现中医个体化诊疗和辨证论治的特色，为中医证候与现代医学检验指标的相关性探索创造了有利条件。HIS涵盖了患者一般信息、诊断信息、医嘱记录、实验室检查记录等大量原始数据，必然存在信息缺失、噪声、错误或者不规范等情况。为了便于分析，可对中医诊断信息进行规范化；采用提取证候要素的方式对中医证候信息进行规范。其次，可采用ETL（Extraction, Transformation, Loading）软件系统，根据研究目标需求，从HIS数据接口中筛选出需要处理的数据，形成完整规范的Excel表数据，以SPSS等软件进行分析。

唐健元课题组以"肾阳虚"为检索词检索了四川省中医院10年间的门诊数据，共检索出24250个病例，符合纳入条件（诊断为肾阳虚证且基本信息及诊疗信息完整）的病历2232例。分析肾阳虚患者的基本信息，疾病分布，疾病与性别、年龄和阳性检验指标的关系。结果表明，在性别差异上，不同性别的肾阳虚证患者总数未见较大差别；男性患者较女性患者更早出现脏腑兼证；男性肾阳虚证疾病以房事病、痹证、尿频、耳鸣、癃闭为主，女性肾阳虚证患者涉及的疾病以痹证、尿频、月经病、不寐病为主。在年龄差异上，肾阳虚证多见于21~70岁患者，20岁以下患者较少出现肾阳虚症状，70岁以上患者多出现脏腑兼证，单纯肾阳虚证较见；21~50岁肾阳虚患者多见于痹证或房事病，51~80岁肾阳虚患者还多见于尿频。肾阳虚证患者主要有4类检验指标异常：代谢相关指标异常、感染相关指标异常、贫血相关指标异常及乙型肝炎相关指标异常。不同疾病的肾阳虚证患者的阳性检验指标存在明显差异。但由于样本量有限，暂未能精确定位到各个疾病中的特异性临床指标。排除的病历数占筛选总数的90%以上，可以反映出目前医疗系统数据标准化发展的欠缺，诊断术语不规范、数据模块不清晰，导致可供分析的数据质量不高。在后续研究中，课题组拟通过多中心回顾性分析，扩大样本量，借助医疗数据系统获取更准确的证候临床特异性指标。

2. 结合疗效客观化测量工具开展前瞻性研究

桂附地黄丸和金匮肾气丸作为经典名方已在临床应用多年，对于心脑血管疾病、神经系统疾病、代谢性疾病、泌尿系统疾病和生殖系统疾病都具有明确的疗效[1-6]。尤其在泌尿系统疾病中，可以明显减少夜尿频多[7-8]。中华中医药学会2019年发布的《肾阳虚证诊断标准》将夜尿频多定义为夜间睡眠期间排尿次数 ≥ 2次，且夜间的总尿量（包括早晨第一次苏醒后排尿的尿量）较平日增多。患者夜间被迫多次觉醒，可引起睡眠障碍、躯体健康受损、生活质量下降和死亡率增加。据相关流行病学文献报道，每晚夜尿次数达3次以上者平均患病时间 > 75天/年，并会间接升高病死率[9]。从中医学理论角度来看，老年性夜尿频多的关键病机乃肾阳亏虚，气化无力。夜尿频多作为肾阳虚证诊断标准中定位条目的第一条，属于核心主症，相对腰部酸痛、五更泻、性欲降低、畏寒肢冷这些症状而言对患者生活质量的影响更直接和严重，而主症的改善与证候的变化密切相关。其次，夜尿频多更容易进行客观化测量。在以往的临床试验中，夜尿评价的疗效指标如夜尿次数和夜尿量的采集主要依靠患者回忆或日记卡，对患者疾病进程的变化和整个医疗过程的记载较为模糊，无法进行实时追溯；且对老年患者而言有记忆难度。并且，由于证候具有动态性，服药过程中如果出现了变化或证候改善消失后出现其他证候，均需要客观记录。传统诊疗模式中的评价方法无法实现快速响应、实时记录等功能，导致中医药疗效在客观性和稳健性上倍易受质疑。因此，评价指标主观和数据采集滞后是中医药高质量发展需要摆脱的首要问题。

课题组研发的智能计尿器和信息管理系统能部分解决上述问题。患者在筛选期使用智能计尿器（见图22-7-1）采集夜尿基线，在每晚入睡前打开智能计尿器电源，通过蓝色指示灯为确定其处于工作状态，从患者第一次夜间排尿起即使用计尿器，排尿结束后绿色指示灯闪烁表示正在进行数据传输，计算机接收并显示数据上传管理系统，通过后台显示排尿时间和排尿量，研究者即根据后台数据判断患者满足入组标准后进入试验期。该装置在11家社区卫生服务中心使用，减少了临床试验中的指标采集难度，患者满意度较高，更重要的是确保了临床数据的真实性和可追溯性。

采用传感器和5G互联网等技术建立中医药临床治疗评价采集和评价体系，实现临床治疗前后核心评价指标变化的自动记录、实时采集和远程传输，还可减少医患之间的访视次数，提高管理效率。另外，可穿戴设备也可以成为证候药临床研究的重要工具。可穿戴设备因其便携、灵活、智能化在人体生命体征监测及康复治疗等领域已得到了广泛应用。可穿戴设备按其功能可分为两类：一种是对人体功能的延展或缺陷补充，如假肢和智能眼镜等；另一种是对人体生命体征的辅助监测，如心率、血氧监测等[10]。在证候药中药临床实践中，具备监测生命体征和症状改善的可穿戴设备具有积极作用。实时的症状、体征监测有助于把握证候全周期变化并进行疗效评价。

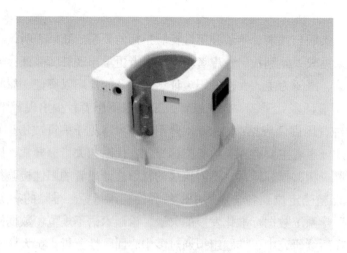

图 22-7-1　智能计尿器

3. 前瞻性研究中给药方案的合理性探索

唐健元课题组在试验设计上尽量体现"个体化治疗"的临证思维。"中病即止"原指用汗、吐、下方法治疗疾病，有效即停，避免矫枉过正，进一步损伤正气。阳虚证患者常使用温阳药加以纠正阴盛阳衰状态，从而达到阴阳平衡。症状改善后，若继续服用温阳药，会造成阳盛甚至阳亢现象。因此，课题组在桂附地黄丸/金匮肾气丸治疗肾阳虚证夜尿频多的试验中采用动态疗程，当患者达到出组标准即停药，并设定最大疗程 8 周，达到时间点后即停药。就期中分析而言，此项设计减少了患者对疗程的畏惧，提高了依从性，减少了不良事件（口腔溃疡）的发生。

基于中医时间医学理论，唐健元课题组在桂附地黄丸/金匮肾气丸常规服用方法上增加了酉时服药的对比。调控昼夜节律分子机制的发现被授予诺贝尔生理或医学奖，使中医时间医学再次进入大众视野。中医学很早就意识到人体生理功能和病理变化都有明显的时间规律。《素问·脏气法时论》有"肝病者，平旦慧，下晡甚，夜半静；心病者，日中慧，夜半甚，平旦静……"，提示临床用药需要重视发病的时间。子午流注理论认为，机体的功能活动以及病理生理改变受自然界气候变化及时日等的影响而呈现出一定的规律性，十二经脉与十二时辰对应。酉时为下午 5 点至 7 点，肾经当令，气血充盈足少阴肾经，有助于该经所络脏腑的功能改善。根据时辰给药，可以获得更好的临床疗效。现代时辰药动学、时辰药理学的研究积累也提供了相关实证依据[11-12]，将用药时间与体内生理节律同步可优化治疗效果。

因此，唐健元课题组拟探究不同给药时间是否会影响桂附地黄丸有效成份在体内吸收和代谢进而影响临床疗效。先以桂附地黄丸浓缩药液给 SD 大鼠灌胃，用高效液相色谱法检测相关成份在灌胃前及灌胃后不同时间点的血药浓度，计算分析其药代动力学参数，探讨各成份在体内的吸收和代谢情况。由实验结果可知，待测成份中苯甲酰乌头原碱、苯甲酰新乌头原碱、马钱苷、莫诺苷、芍药苷在晚上灌胃组的药物吸收利用程度有更好的趋势，苯甲酰次乌头原碱、梓醇在早上灌胃组的药物吸收利用程度有更好的趋势。尽管可能由于样本量较少和仪器精密度不高等原因，导致差异无统计学意义，但仍可为酉时给药提供进一步研究的参考依据。在临床试验中，课题组同时观察桂附地黄丸/金匮肾气丸按照说明书服法和酉时给药治疗肾阳虚证夜尿频多，试验组 1 为早晚各服 1 丸，试验组 2 为晚餐半小时，即晚上 6 点至 7 点间口服 2 丸。目前期中分析显示，桂附地黄丸和金匮肾气丸酉时给药组在减少夜间排尿量、缩短起效时间和总有效率上比常规给药组有更好的疗效趋势，可以表明桂附地黄丸/金匮肾气丸在同等日服剂量下选择酉时给药相比常规给药具有提高临床疗效的可能趋势，目前该临床研究尚未完成，仍在继续。

尽管唐健元课题组已根据中药特点在疗程和给药时间上开展了探索性临床试验，但仍然与完整的中医个体化诊疗模式存在一定差距。例如，中医根据疾病阶段特点对药物剂量的灵活使用由于部分伦理问题限制而无法在临床试验中得到实施。若能在伦理学和技术监管上为中药临床试验提供支持，结合不断发展的临床试验方法学，将有助于挖掘中医诊病优势，形成高级别的循证依据。同时，方法学也是创新证候药中药临床疗效评价体系中需要面临的挑战。近年来，真实世界研究、单病例随机对照试验等研究方法的应用为中医药的疗效及安全性评价贡献了大量证据。临床实践中，慢性病患者通常对治疗的反应差异较大，采用大样本随机对照临床试验时，往往出现无效的情况。大样本随机对照试验反映个体信息不足的缺陷一定程度上限制了其在临床试验中的指导作用，对于重视个体化治疗的中药复方更是如此。这是基于群体研究对象的随机对照试验自身的局限性。而以个体患者自身为研究对象的单病例随机对照或能弥补这种缺陷，是目前开展个体化治疗评估的主要研究方法。适应性设计或主方案设计中，伞式设计、篮式设计可使患者依据疾病特征获得精准治疗、获得更大的入组机会，对于"病证结合"和"以证统病"模式下的证候疗效评价研究亦有可借鉴之处[13]。对复杂证候的研究来说，在期中分析时使用试验期间累积的数据对试验作出相应修改，在证候变化的临界点转入下一段治疗，也更符合中医临床诊疗中的系列方药动态治疗理念。

4. 通过系统生物学挖掘证候生物标志物

桂附地黄丸通过纠正肾阳虚证的阴阳失衡，达到改善症状和体征的目的。通过夜尿频多的客观化测量可以评价桂附地黄丸的证候疗效。在微观层面，药物的起效必然造成机体系统功能的变化，并与证候的改善有内在关联。从生物标志物寻找证候疗效评价指标也是一种新兴的研究思路。系统生物学是表达整体疗效的方法技术体系，其整体、动态观念与中医药理论不谋而合。由上而下的研究层次包括基因组学、转录组学、蛋白质组学、代谢组学和微生物组学，成为沟通现代医学与传统医学的桥梁。代谢组是指细胞、组织、器官或者生物体内的所有小分子代谢物的集合，旨在考察生物体系（细胞、组织等）受到刺激或扰动后，其代谢产物的变化或随时间规律发生的变化[14]。代谢组处于系统生物学的最下游，在一定程度上放大了基因组和蛋白质组的细微功能变化，已成为中医证候基础研究的有效手段。其中，非靶向代谢组学旨在捕获尽可能多的化合物，在识别特征代谢物之前使用其数据集来区分正常和异常情况。因此，非靶向代谢组学的明显优势是能够揭示新的生物标志物，可以用作治疗或预后指标。

既往研究表明，肾阳虚证患者体内存在能量代谢障碍，糖代谢、脂肪代谢、蛋白质和核苷酸代谢紊乱，从而呈现出畏寒怕冷、夜尿多、精神萎靡、反应缓慢性欲衰减等一系列阳热不足的临床病理变化[15]。唐健元课题组采集肾阳虚证患者血液标本进行代谢组学分析，共鉴定到19种差异代谢物，经过通路富集后发现桂附地黄丸可能通过下调 Pyridoxine 干预维生素 B$_6$ 代谢、精氨酸和脯氨酸代谢以及辅助因子的生物合成，可能通过上调 Biopterin、5-Aminopentanoate、Inositol、Gluconolactone 参与叶酸和辅助因子的生物合成、赖氨酸降解、精氨酸和脯氨酸代谢、微生物代谢、半乳糖代谢、抗坏血酸和醛酸盐代谢、肌醇磷酸代谢、微生物代谢、核苷酸糖的生物合成、磷酸戊糖途径以及磷脂酰肌醇信号系统等。由于临床试验还在进行中，目前采集到的血液样本量较小，筛选出的差异代谢物和富集的代谢通路并不多，其中还有多数功能未知的代谢物没有注释到相关代谢通路。从目前结果来看，桂附地黄丸干预肾阳虚证与调整脂肪代谢、能量代谢和氨基酸代谢紊乱有关。

考虑到中医证候的复杂性，多种生物标志物比单一最优的生物标志物更合适。随着组学技术在中医药领域的应用日渐成熟，多种组学整合应用能更全面、更有效地揭示证的本质和规律，基于多组学研究筛选证候标志物已成为新的趋势。例如通过蛋白质组学、代谢组学和微生物组学结合研究，可以发现非小细胞肺癌阴虚内热证患者特异的肠道菌群、蛋白质和代谢物，为临床诊断和治疗提供重要信息[16]。在后面的研究中，应当根据试验情况增加多组学研究，或者通过回顾性研究发现一些证候相关临床指标。同时，新生物标志物的鉴定也是代谢组学需要面临的问题。虽然在质谱情况下可以确定分子式，但数据库没有提供任何匹配或多个匹配。开发和鉴定有用的生物标志物是长期和艰巨的，生物标志物的效用也必须在Ⅲ期临床试验中通过不同人群和种族群体中的交叉验证来认证，需要长期持续的研究投入。

本研究可以为肾阳虚证候标志物提供一些参考。

## 四、总结与展望

《中药注册管理专门规定》为中药疗效结局指标提供了多维度体系参考，并再次强调构建"三结合"（中医药理论、人用经验和临床试验相结合）审评证据体系。在政策大力引导下，证候药研发迎来新机遇，同时也面临评价技术和监管实践方面的新挑战。现有中医疗效评价工具，使得相关中医临床试验的结局评价过于依赖现代生物医学指标，或因证候层面疗效评价指标的主观性而产生一定偏倚，从而影响了中医临床实践指南的证据质量。现代医学的疗效评价指标包括症状体征、实验室和其他检查等，该系列指标适应现代医学干预措施的特点。但中医干预措施的主体是辨证论治思想指导下的系列处方使用，应构建适应证候类中药评价技术，以完善中医特色 RCT 等临床研究模式。唐健元教授课题组通过观察具备证候药属性的已上市中成药桂附地黄丸和金匮肾气丸治疗肾阳虚证主症夜尿频多，探索了证候类中药的疗效评价模式，形成围绕症状客观测量工具、生物标志物和临床特异性指标的多维度疗效评价构建思路。

构建"具象化"中医证候新药临床技术评价体系是中医药行业一直以来的美好愿景。随着现代社会科学技术的快速发展，现代信息技术、生物工程技术以及人工智能技术等新技术、新设备、新方法在中医领域的研发与应用逐渐增多。这一愿景将会越来越接近现实。如何运用现代社会科学技术将传统主观证候的发展变化构建成客观效应指标，如何通过现代化中医药疗效评价的测量工具去构建具有中医药特色的评价方法，都是中医药临床研究和评价体系中值得思考的重要环节。在政策上，我国药品注册法规始终秉持开放包容的态度鼓励证候药研发突出重围。《证候类中药新药临床研究技术指导原则》正文内容中的每一个原则性要求都可以随着后续研究的不断深入，进一步丰富和发展为更详实具体的技术标准。值得注意的是，尽管从证候药临床试验的细枝末节上可挖掘出源源不断的创新点，但是在实际操作过程中应稳扎稳打、循序渐进，在每个研究中专注回答好一个问题，避免因毕其功于一役的设想增加试验开展难度和试验结果的偏倚。行业学者应始终保持客观求实的态度，促进构建符合中医药特点的临床研究和技术评价标准体系，使过誉者祛魅，使怀疑者释戈，带领中医药产生更大的科技、经济、社会和国际效应。

（梁丹　唐健元）

## 参考文献

［1］张成明，詹根龙，徐庆，等. 苓桂术甘汤合桂附地黄丸加减治疗脑动脉供血不足性眩晕临床研究［J］. 新中医，2023，55（16）：10-15.

［2］吕昌迎. 桂附地黄丸加血府逐瘀汤对卒中后帕金森综合征的影响［J］. 内蒙古中医药，2023，42（10）：28-29.

［3］彭文达，李浪波，陈凯. 附桂地黄丸联合小剂量优甲乐对甲状腺功能减退症患者 FT3、FT4 及 TSH 的影响［J］. 中医药导报，2016，22（12）：77-79.

［4］夏康，莫君甫，吴朝奎，等. 桂附地黄丸治疗肾阳虚型特发性少弱精子症的临床疗效［J］. 重庆医学，2022，51（14）：2419-2422.

［5］柴晓晖. 桂附地黄丸结合普适泰治疗女性尿道综合征115例［J］. 上海中医药杂志，2012，46（10）：55-56.

［6］张丽萍，王芬，王锐，等. 金匮肾气丸对2型糖尿病合并亚临床甲状腺功能减退患者胰岛素抵抗的影响［J］. 现代中西医结合杂志，2023，32（7）：974-978.

［7］杨世文，吴国伟. 桂附地黄丸联合索利那新治疗老年良性前列腺增生合并膀胱过度活动症的效果［J］. 河南医学研究，2021，30（17）：3209-3211.

［8］朱晓光，朱玲玲. 金匮肾气丸加味治疗成人夜尿症 90 例临床观察［J］. 新中医，2011，43（7）：45-46.

［9］Di BELLO F, NAPOLITANO L, ABATE M, et al. "Nocturia and obstructive sleep apnea syndrome: A systematic review"［J］. Sleep Med Rev, 2023, 69: 101787.

［10］HUGHES A, SHANDHI M M H, MASTER H, et al. Wearable devices in cardiovascular medicine［J］. Circ Res, 2023, 132（5）: 652-670.

［11］DONG D, YANG D, LIN L, et al. Circadian rhythm in pharmacokinetics and its relevance to chronotherapy［J］. Biochem Pharmacol, 2020, 178: 114045.

［12］BICKER J, ALVES G, FALCÃO A, et al. Timing in drug absorption and disposition: The past, present, and future of chronopharmacokinetics［J］. Br J Pharmacol, 2020, 177（10）: 2215-2239.

［13］CHOW S C. Adaptive clinical trial design［J］. Annu Rev Med, 2014, 65: 405-415.

［14］NIELSEN J. Systems biology of metabolism［J］. Annu Rev Biochem, 2017, 86: 245-275.

［15］CHEN R, WANG J, ZHAN R, et al. Integrated systems pharmacology, urinary metabonomics, and quantitative real-time PCR analysis to uncover targets and metabolic pathways of the You-Gui pill in treating Kidney-Yang deficiency syndrome［J］. Int J Mol Sci, 2019, 20（15）: 3655.

［16］钱祥，马冠君，陈卓，等. 基于系统生物学的非小细胞肺癌阴虚内热证多组学联合分析研究［J］. 中华中医药杂志，2021，36（11）：6790-6795.

# 第八节　中药区域协调发展与科学监管

中药监管的全球融合与协调至关重要。一方面，中药监管全球融合与协调可以提升中药的质量和安全性，促进国际标准的制定和实施，增强中药在国际医药市场的认可度和竞争力。通过建立统一的监管标准和共享监管信息，各国能够更加有效地促进中药在全球范围内的应用和推广。另一方面，中药监管全球融合与协调可以推动中药产业的全球化发展，促进各国传统中药产业的转型升级和中药科研技术的创新发展，通过共同探索中药天然药物监管科学新工具、新标准、新方法，推动监管协调逐步转化为国际标准规则，促进各国之间在中药领域扩大商贸合作。

粤港澳大湾区兼具先行先试的改革开放窗口优势和辐射全球的国际化区位优势。广东经济发展水平全国领先，香港拥有高度国际化、法治化的营商环境以及遍布全球的商业网络，是全球最自由经济体之一。澳门在葡语国家商贸合作服务平台的作用不断强化，多元文化交流的功能日益彰显。港澳与大湾区内地文化同源、人缘相亲、民俗相近，优势互补，在推动生物医药产业发展方面具有良好合作基础。粤港澳三地生物医药产业创新要素和产业布局齐全，拥有一批具有影响力的高等院校、科研机构和生物医药企业，在创新、转化、制造和商贸等方面具备坚实基础，形成了以广州、深圳、珠海和中山先发引领，佛山、东莞、肇庆、江门、惠州各具特色，香港、澳门联通全球的生物医药产业格局，创新发展、集聚发展和跨越发展基础优势显著[1]。

粤港澳大湾区在中药全球化中起到了特殊的作用。首先，大湾区拥有丰富的中药资源和深厚的中药产业基础，是中药研发、生产和出口的重要基地。其次，大湾区得天独厚的地理位置和开放的经济环境使其成为连接中国内地与国际海外市场的桥梁，有助于推动中药的国际化进程。此外，大湾区内的香港和澳门作为国际化城市，拥有先进的医疗体系和广泛的国际联系，能够为中药的国际标准化和市场准入提供重要支持。通过发挥大湾区的区位和资源优势，可以进一步加快推动中药产业的创新和发展，提升中药在全球市场的竞争力和影响力。

## 一、粤港澳大湾区药品监管协作的背景

建设粤港澳大湾区，是习近平总书记亲自谋划、亲自部署、亲自推动的国家战略，是党中央立足全局和长远发展作出的重大谋划，关系国家发展大局，关系粤港澳三地人民福祉，意义重大，影响深远。粤港澳大湾区包括香港特别行政区、澳门特别行政区和广东省广州市、深圳市、珠海市、佛山市、惠州市、东莞市、中山市、江门市、肇庆市等 9 个城市[2]，总面积 5.6 万平方千米，2023 年粤港澳大湾区经济总量突破 14 万亿元，以不到全国 0.6% 的国土面积，创造了全国 1/9 的经济总量[3]。

粤港澳大湾区作为中国经济发展的重要引擎，近年来在医药产业方面取得了显著进展。与世界其他著名湾区如旧金山湾区、东京湾区以及纽约大都会区相比，大湾区在医药产业的发展规模、技术实力、以及中药科学监管等方面都有其独特的优势和特点。

大湾区在生物医药、医疗设备、中药产业等多个领域快速发展。广州、深圳、香港等城市拥有大量的医药企业和研究机构，形成了一个综合性强、协同效应显著的医药产业集群。特别是中药产业，大湾区凭借丰富的药材资源和深厚的中医药文化基础，逐渐成为中药研发和生产的重要基地。旧金山湾区是全球生物技术和医药研发的核心区域，尤其在生物技术和制药领域处于世界领先地位。拥有众多世界知名的生物医药公司，如基因泰克（Genentech）、吉利德科学（Gilead Sciences）等，以及顶尖的学术机构如斯坦福大学和加州大学旧金山分校。湾区的医药产业以高科技和创新为主要驱动力，生物医药研发实力雄厚，市场规模庞大。东京湾区是日本医药产业的核心区域，聚集了众多大型制药公司，如武田药品、安斯泰来（Astellas）、第一三共（Daiichi Sankyo）等。东京湾区在药品研发、生产和销售方面具有强大的实力，并且在生物技术、基因工程、再生医学等前沿领域有显著的进展。纽约湾区是美国乃至全球重要的医药产业中心之一。这里集中了辉瑞（Pfizer）、默克（Merck）、百时美施贵宝（Bristol-Myers Squibb）等世界顶尖的制药公司，以及强大的学术研究资源，如哥伦比亚大学、纽约大学等。纽约在药品研发、临床试验、医疗服务等方面具有全球领先的地位。

作为国际著名湾区，旧金山湾区在生物技术和基因工程领域的技术实力最为雄厚，东京湾区在再生医学和精准医疗方面也有独特的优势，而纽约湾区则在制药和临床试验领域占据重要地位。相比之下，大湾区在生物医药和中药领域均有显著的技术优势。广州和深圳拥有大量的生物医药企业，致力于抗体药物、疫苗、基因治疗等前沿技术的研发。香港则凭借其国际化的环境和法律体系，为医药产业的技术创新和国际合作提供了重要支持。

总体而言，粤港澳大湾区在中药产业和现代医药产业方面都具备独特的优势，特别是中药产业在全球化进程中的重要地位。与国际著名湾区相比，大湾区在规模和发展速度上具有较大潜力，但在技术创新和监管体系完善方面仍需进一步努力，特别是在高端研发能力和国际化程度上与旧金山湾区和东京湾区相比仍有差距。未来，大湾区需要进一步加强大湾区的一体化建设，提升自身的创新能力和国际竞争力，通过借鉴旧金山湾区、东京湾区和纽约湾区的成功经验，大湾区有望在全球医药产业竞争中占据更有利的位置。

粤港澳大湾区的一体化建设为粤港澳三地药品监管协作提供了合作的平台，有利于推动在药品监管政策、技术标准等方面的统一和互认。一方面，大湾区的国际化水平高，科技创新资源丰富，为中药监管在国际合作和交流方面提供便利桥梁，为中药监管的现代化和信息化建设提供先进技术支持。但另一方面，粤港澳三地在法律体系、行政管理、药品监管政策和标准等方面存在差异，由于经济和医疗资源

在大湾区内部的分布不均，药品监管的能力和效率也存在区域差异，这对实现区域内中药监管的统一和协调提出了挑战。药品监管作为保障公共健康和医药安全的重要环节，其重要性不言而喻。建立粤港澳大湾区药品监管协作机制，将进一步强化粤港澳三地中药监管领域的交流与合作，提升区域内有效防范和应对药品突发安全事件能力，保障公众用药安全，促进区域内中药产业高质量发展。

### （一）打造粤港澳大湾区、建设世界级城市群的历史性机遇促进中药监管创新发展

粤港澳大湾区建设的世界级城市群，是在新时代中国特色社会主义伟大事业中的重要组成部分。粤港澳大湾区建设作为国家战略，被赋予了深化改革开放的重要使命，旨在打造成为高质量发展示范地、中国式现代化的引领地，以及新发展格局的战略支点。

粤港澳大湾区作为中国改革开放的前沿，拥有深厚的经济基础和开放的文化传统，加之地处珠三角，具有连接内地与国际市场的独特区位优势。在全球经济一体化背景下，粤港澳大湾区通过与香港、澳门的深度合作，以及与国际标准的对接，可成为参与全球经济治理、促进全球经济健康发展的重要力量。大湾区聚集了一批国内外顶尖的科研机构、高校和企业，通过深化科技创新合作，可形成国际科技创新中心，推动科学技术转化为现实生产力。粤港澳大湾区的建设，是在"一国两制"方针指导下，探索区域融合发展的新模式，通过规则衔接、机制对接，可为其他地区提供可复制、可推广的经验。

粤港澳大湾区建设为粤港澳中药产业发展提供了历史性的机遇。一方面，粤港澳大湾区连接国内外市场，可以为中药的国际化提供便利。借助香港的贸易网络和国际化优势，以及澳门的葡语系国家联系，中药产品可以更容易地进入国际市场。另一方面，粤港澳大湾区汇集了多种文化，这为中药文化的传播和中药产品的市场拓展提供了有利条件。最后，粤港澳大湾区聚集了大量的资本和人才，可以为中药行业的创新发展提供强有力的支持。随着经济的发展和科技的进步，粤港澳大湾区内的中药产业有望抓住机遇实现转型升级，从传统的药材种植和初级加工，向现代化、高附加值的产品研发和深加工方向发展。

粤港澳大湾区的发展规划不仅为中药监管的创新演进提供了蓝图，也为国际合作铺设了道路。通过利用技术进步、拥抱标准化，以及促进跨境合作，大湾区有望在提升中医药在全球舞台的地位、应对全球化挑战、开拓新机遇中发挥关键作用。

### （二）粤港澳三地中药走出去的地缘和历史优势促进中药监管创新发展

粤港澳大湾区在探索中药走出去方面具有独特的历史优势和地缘优势，形成了推动中药国际化的重要力量，推动中药监管创新发展。

首先，广州与香港之间的药材贸易历史悠久，自古以来就是中药材的重要集散地。早在明清时期，广州作为中国南方的主要港口城市，通过"十三行"贸易系统，将中药材通过海上丝绸之路输送到世界各地。香港作为中转站，发挥了至关重要的作用。香港凭借其优越的地理位置和国际化的商业环境，成为中药材进出口的枢纽。这种历史优势不仅奠定了坚实的贸易基础，也培养了丰富的市场经验和完善的贸易网络。

其次，粤港澳大湾区在中药走出去方面地缘优势显著，作为中国与东南亚国家的桥梁，促进了中药的国际化进程。大湾区不仅地理位置优越，交通便利，而且拥有广泛的市场网络和强大的经济支撑。特别是香港和澳门，这两个特别行政区拥有高度开放的经济体系和健全的法律体系，为中药的国际贸易提供了保障。此外，香港的中药材标准（HKCMMS）和香港中药材认证制度（HKCMMI）在确保药材质量和安全方面发挥了重要作用。这些地缘优势使得粤港澳大湾区在推动中药走出去方面具备了得天独厚的条件。

此外，香港在药材及中成药出口方面积累了丰富的经验，深受海外华人的认可，为中药的国际化提

供了宝贵的借鉴。首先，香港高度重视质量控制和标准化，通过严格的质量检测和认证程序，确保药材和中成药的安全性和有效性。其次，香港利用其国际化的金融和法律体系，为中药企业提供了广泛的国际市场平台和资源支持。通过参与国际展览会和贸易洽谈会，香港中药企业积极开拓国际市场，推广中药文化和产品。此外，香港与国际知名科研机构的合作，开展中药的科学研究和临床试验，提升了中药的国际认可度。通过这些成功经验，香港不仅推动了中药的国际化进程，也为粤港澳大湾区在全球中药市场中的地位奠定了坚实基础。

综上，粤港澳大湾区凭借其深厚的历史底蕴、显著的地缘优势和丰富的国际贸易经验，在中药走出去的过程中发挥着关键作用。广州和香港在中药材贸易中的历史优势，以及香港在中药及中成药出口中的成功经验，为大湾区中药产业的国际化提供了宝贵的资源和有力的支持。粤港澳大湾区在中药走出去方面具有独特的优势，这些优势为中药的全球化和监管创新发展提供了有力的支持。

### （三）粤港澳三地中药科学监管发展历史促进中药监管创新发展

中药是粤港澳大湾区的传统优势产业，具有重要的经济和文化价值。中药监管在大湾区的重要性不言而喻。粤港澳三地中药科学监管形成了久远的发展历史（见图22-8-1）。在粤港澳大湾区的早期，中药的管理主要基于传统经验和地方性的规范。由于缺乏统一的药品标准和质量控制机制，中药的质量和疗效往往因地而异，依赖于药材商和医师的个人经验。这一时期，中药药物监管更多的是一种自发形成的市场监督，缺少系统性的法律法规支持。

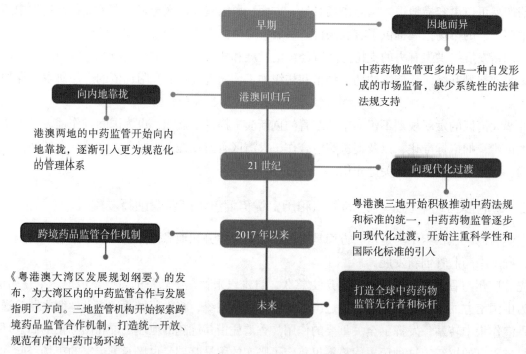

图 22-8-1　粤港澳大湾区中药科学监管发展历史

随着香港和澳门于1997年和1999年分别回归祖国，两地的中药监管开始向内地靠拢，逐渐引入更为规范化的管理体系。特别是进入21世纪后，粤港澳三地开始积极推动中药法规和标准的统一，以保障中药的安全性、有效性和质量一致性。这一阶段，中药药物监管逐步向现代化过渡，开始注重科学性和国际化标准的引入。

2017年，《粤港澳大湾区发展规划纲要》的发布，为大湾区内的中药监管合作与发展指明了方向。规划纲要不仅提出了加强粤港澳三地医药卫生领域合作的目标，也强调了推进中药国际化和现代化的重要性。为此，三地的监管机构开始探索跨境药品监管合作机制，旨在打造统一开放、规范有序的中药市场环境。

近年来,粤港澳大湾区通过建设粤港澳大湾区中医药高地、建设广东省国家中医药综合改革示范区、实施粤港澳大湾区药品医疗器械监管创新发展工作方案等举措,在中药药物监管领域推出了一系列创新政策和实践探索,加速中药产业在粤港澳大湾区融合发展,促进中药在大湾区内的流通和使用,更好地满足粤港澳大湾区居民用药需求。同时,大湾区还致力于中药标准化和国际化工作,通过制定统一的药品标准和质量评价体系,提升中药产品的国际竞争力。

粤港澳大湾区的中药药物监管历史背景,不仅反映了从传统到现代的转变过程,也预示着中药产业在全球化背景下的发展前景和中药科学监管的发展态势。随着粤港澳三地合作的不断深化,粤港澳大湾区有望成为全球中药药物监管的先行者和标杆。

### (四)粤港澳大湾区中药科学监管体系中的关键问题与挑战

粤港澳大湾区的药品监管政策旨在保障公众用药安全,提升药品监管效能。粤港澳三地在药品监管方面均有相应的法律法规和政策措施,如内地《药品管理法》、香港《中医药条例》和澳门《中药药事活动及中成药注册法》等,这些法律法规对药品的生产、流通、销售和使用等环节进行了规范,确保了药品的质量、安全和有效性。在药品监督管理方面,大湾区各地区都有明确的监管机构和职责。例如,内地设有国家药监局,香港有医务卫生局和卫生署,澳门有药品监督管理局,这些机构负责药品的审批、注册、监督和管理等工作,确保药品的质量、安全和有效性。尽管大湾区各地区的药品监管政策已相对完善,但仍面临一些挑战和问题(见图22-8-2)。

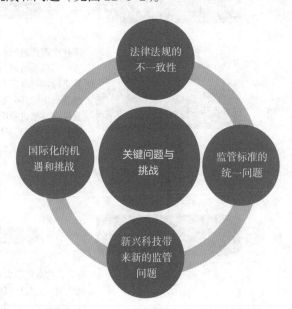

图 22-8-2 粤港澳大湾区中药科学监管体系中的关键问题与挑战

1. 法律法规的不一致性

粤港澳大湾区药品监管协作所面临的首要挑战之一是三地在法律法规上的差异性。香港和澳门作为特别行政区,其药品监管体系和标准在某些方面与内地存在显著不同。例如,香港《中药规例》对中成药生产 GMP 并未强制执行,与内地在药品生产质量管理规范的某些具体条款上可能有所差异。法规不一致性增加了跨境药品流通和监管的难度,尤其是在中药注册、质量控制标准和审批流程上。

2. 监管标准的统一问题

与法律法规的不一致性相伴随的是监管标准的统一问题。不同的监管体系往往采用不同的质量标准和生产要求,这对于旨在推动区域一体化的大湾区而言,是一个不小的挑战。例如,中药的质量控制标准和评价方法在三地可能会有所不同,部分药品通用名还存在同名异方和同方异名的情形,这对于打造统一开放的大湾区医药市场构成了阻碍。统一监管标准不仅能够促进中药的流通和交易,还能提升产品的整体质量和安全性。

3. 新兴科技带来新的监管问题

粤港澳大湾区聚集了大量的资本和中药产业人才，推动着中药行业的快速创新发展。新型药品和技术不断涌现，使中药监管面临着新的挑战。这些新型药品的研发和生产过程与传统药品有所不同，需要更加严格的监管和审批流程。此外，药品监管机构还需要不断更新知识和技能，以应对新型药品的监管需求。

4. 国际化的机遇和挑战

粤港澳大湾区作为中国对外开放和与国际领先技术交流合作的重要窗口，在国际视野下，通过比较美国、欧盟药品监管现状，可以看出我国在药品监管信息化建设、药品分类管理、医药产品国际化、药品监管非政府组织建设方面与发达国家存在一定差距。这些差距提示我国中医药监管策略需借鉴国际成功经验，同时结合国内实际情况，探索具有中国特色的中药监管策略。

（五）发挥粤港澳三地优势和特色，合力推进粤港澳大湾区中药监管创新发展的顶层设计

粤港澳大湾区中药科学监管体系建设，从顶层设计上将维护国家药品医疗器械监管体制和尊重港澳监管机制差异有机结合起来，发挥三地优势和特色，推动粤港澳监管机制对接，促进药品医疗器械创新发展，合力推进粤港澳大湾区中药产业深度融合和生产制造产业升级，逐步建成全国中药产业创新发展示范区和国际一流湾区（见图 22-8-3）。

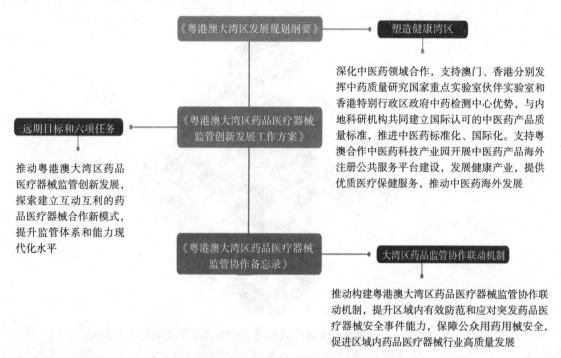

图 22-8-3　粤港澳大湾区中药科学监管创新发展的顶层设计

按照《粤港澳大湾区发展规划纲要》的总体要求，国家药监局等部门联合印发《粤港澳大湾区药品医疗器械监管创新发展工作方案》，提出在粤港澳大湾区实行药品医疗器械创新监管方式和合作模式，坚持一国为本、用好两制之利，将内地药品监管体制与港澳监管体制进行有效对接，进一步完善粤港澳药品监管制度衔接机制，促进我国药品监管体系和监管能力现代化水平的整体提升，维护人民群众用药用械安全，让改革发展成果惠及全体粤港澳居民，使粤港澳大湾区居民获得感、幸福感、安全感更加充实、更有保障、更可持续。

随后，广东省人民政府牵头建立广东省内及与港澳特别行政区政府之间的协作机制，具体落实国家有关粤港澳大湾区药品医疗器械监管创新发展工作。在国家药监局指导下，广东省药品监督管理局同港

澳药品监管等部门也逐步建立粤港澳三地药品监管协作机制，共同研究确定协作重要事项，定期通报药品监管情况等。

## 二、粤港澳大湾区药品监管协作机制的确立

2023 年 3 月，广东省药品监督管理局、香港医务卫生局和澳门药物监督管理局完成《粤港澳大湾区药品医疗器械监管协作备忘录》的签署，旨在强化粤港澳大湾区药械监管领域的交流与合作，推动构建粤港澳大湾区药品医疗器械监管协作联动机制，提升区域内有效防范和应对突发药品医疗器械安全事件能力，保障公众用药用械安全，促进区域内药品医疗器械行业高质量发展。根据《粤港澳大湾区药品医疗器械监管协作备忘录》的内容，粤港澳大湾区药品医疗器械监管协作的要点可以总结为以下几个方面（见图 22-8-4）。

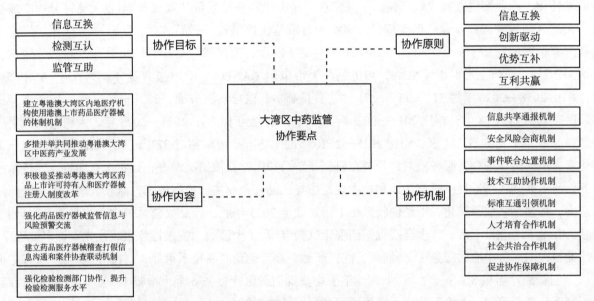

图 22-8-4　粤港澳大湾区中药监管协作要点

协作目标：全面准确贯彻"一国两制"方针，强化粤港澳三地药品医疗器械监管领域的交流与协作，完善创新合作机制，有效对接三地监管体制，以实现"信息互换、检测互认、监管互助"为目的，支撑国际一流湾区和世界级城市群的建设。

协作原则：包括合作互动、创新驱动、优势互补、互利共赢四个方面。强调各协作方在平等地位和权利的基础上，加强沟通交流，确保信息互通，充分发挥各方监管优势和特色，提升协作的积极性和主动性，推动建立联动监管工作格局，促进粤港澳大湾区生物医药产业高质量发展。

协作内容：主要包括建立粤港澳大湾区内地医疗机构使用港澳上市药品医疗器械的体制机制、共同推动粤港澳大湾区中医药产业发展、推动药品上市许可持有人和医疗器械注册人制度改革、强化药品医疗器械监管信息与风险预警交流、建立药品医疗器械稽查打假信息沟通和案件协查联动机制、强化检验检测部门协作等。

协作机制：包括信息共享通报机制、安全风险会商机制、事件联合处置机制、技术互助协作机制、标准互通引领机制、人才培育合作机制、社会共治合作机制及促进协作保障机制等。这些机制旨在加强三地之间药品医疗器械监管工作的信息对接、共享监管信息、提出改进意见，形成工作合力，提高监管效能。

粤港澳大湾区药品医疗器械监管协作聚焦于建立一个全面、协同、高效的监管体系，通过强化三地

之间的合作与交流，实现药品医疗器械监管工作的互联互通和互利共赢，保障公众用药用械安全，同时促进区域内药品医疗器械行业的高质量发展。

### 三、粤港澳大湾区药品监管协作机制的实践与成效

#### （一）国家药监局药品和医疗器械审评检查大湾区分中心建设和成效

粤港澳大湾区是我国生物医药产业聚集的重要区域，设立国家药监局药品和医疗器械审评检查大湾区分中心（简称大湾区分中心）是贯彻落实国家区域战略在大湾区推进更高起点深化改革和更高层次对外开放等战略部署和发展规划的重要举措，是对药品监管改革创新和药品监管能力建设的强化支持。

大湾区分中心作为国家药监局的直属单位，是药监部门服务支持大湾区发展战略的前哨站，是主动融入大湾区经济社会发展规划，着力成为服务医药产业创新发展的孵化平台，在加快推进大湾区药品创新成果转化、产业聚集方面成效凸显。一是实现产品申报和获批数量"双提升"。自大湾区分中心成立后，大湾区药物和医疗器械注册受理量、审批通过数量快速增长。药品方面，2021—2023 年，广东省新获国家批准的药品 319 个，相比 2018—2020 年的 149 个，数量翻番；2021—2023 年，新药临床试验申请（IND）、新药上市申请（NDA）和仿制药上市申请（ANDA）的申报数量分别为 656、61 和 540件，相比 2018—2020 年的 316、35 和 271 件，数量翻番。医疗器械方面，2021—2023 年，广东省获批创新医疗器械器械 18 个，相比 2018—2020 年的 7 个，增幅为 185%；2021—2023 年，大湾区内三类医疗器械企业年平均数量 244 家，相比 2018—2020 年的 127 家，增幅超过 92%。二是加速创新药械成果转化。大湾区分中心创新服务机制，开展在研创新新药和医疗器械情况调查，聚集重点项目，通过靠前服务、研审联动，精准提供政策法规和技术规范指导，提高企业注册申报效率，激发大湾区生物医药创新活力，加速创新成果转化，推动创新产品上市。截至 2023 年底，药品大湾区分中心共服务 96 个创新药品，其中 6 个获批上市，25 个已获批新药临床试验申请，3 个已纳入突破性疗法或优先审评审批程序；医疗器械大湾区分中心共服务 51 个创新、优先产品，参与创新产品技术审评 15 件，近 3 年广东省年平均认定创新医疗器械 8.3 个（增幅 24%），年平均获批创新医疗器械 6 个（增幅 185%）。三是加速推动大湾区医药产业聚集。大湾区分中心坐落于河套深港科技创新合作区，从筹建到正式运行，充分利用地缘优势发挥平台效应，吸引药品企业落户大湾区。目前，大湾区内地已经形成以广州和深圳为核心，珠海、佛山与中山等城市协同发展的生物医药产业城市群，集聚了大量上市企业及优质创新资源，并拥有广州科学城生物产业基地、深圳国家生物产业基地、粤澳合作中医药科技产业园等多个重点生物医药产业集聚区。

大湾区分中心建设正逐步强化粤港澳大湾区药品医疗器械监管，不断增强大湾区内药品医疗器械企业和有关研发机构的创新力和竞争力，加快推动大湾区和国家药品医疗器械监管创新改革，将为大湾区加快建成国内领先、国际一流的生物医药产业发展高地，引领驱动产业高质量发展提供强有力的技术支撑。

#### （二）FHH 永久秘书处落户澳门

成立于 2002 年的 FHH 主要致力于草药药物的质量、疗效和安全性研究，推动传统草药在西太平洋地区的发展和协调。FHH 的创始成员包括中国、中国香港、澳大利亚、日本、韩国、新加坡、越南 7个国家和地区。2022 年，中国澳门作为观察员参加了 FHH 会议，并在 2023 年正式申请成为 FHH 成员，其后，澳门成功争取 FHH 同意将其永久秘书处设立在澳门大学。

根据《粤澳深度合作区总体规划》及《澳门特别行政区第二个五年规划（2021—2025）》，中医药产业是澳门三大新兴产业之一，是推动澳门经济适度多元化的重要战略部署。粤港澳大湾区药品监管协作

的实践推动了澳门中药产业的发展，通过加强与内地在中药监管和产业上的对接，澳门得以加快中药的研发和产业化，促进澳门中药在全球市场的推广和应用。在此基础上，澳门大学在中药研究和标准化方面不断取得成就，并建立了中药质量研究国家重点实验室，为 FHH 的落户奠定了基础。澳门成为 FHH 成员且 FHH 永久秘书处落户澳门，是澳门政府推动经济多元化和发展中药产业的战略成效。FHH 作为一个技术论坛，致力于促进传统和草药药物的协调与发展，其常设秘书处的设立将对增强粤港澳大湾区在国际中药领域的地位和影响力具有重要的意义。一方面，促进澳门成为中药国际标准制定的重要协调平台，进一步提升其在全球中药产业中的地位。此举不仅有利于推动澳门的经济多元化，还为澳门中药产业的发展提供了强大的支持和推动力，预计将带来长期的经济和社会效益。另一方面，FHH 的国际平台和影响力将有助于粤港澳大湾区在全球草药药物标准化和质量控制方面发挥更大的作用。通过 FHH 的国际平台，粤港澳大湾区的中药研发和制造能力将得到进一步提升，并进一步促进大湾区中药在全球的推广和应用。

### （三）粤港澳大湾区药品监管协作会议顺利举办

粤港澳大湾区药品监管协作会议是在国家药监局的指导下，粤港澳三地药品监管部门共同组织召开的协作会议，旨在加强粤港澳三地在药品监管领域的合作与交流。2023 年 10 月 25 日，第一届粤港澳大湾区药品监管协作会议通过共同讨论监管机制创新、风险信息通报、中药湾区标准建设等议题，有力促进粤港澳大湾区药品监管体系的一体化发展（见图 22-8-5）。会上，国家药监局、粤港澳三地药品监管部门分别发言，共同总结了过去 3 年粤港澳大湾区药品医疗器械监管创新发展工作取得的成效，交流分享了内地和港澳药品监管的最新动态，并共同谋划了粤港澳大湾区药品监管创新发展下一阶段的重点工作任务。同时，以此次会议为新的起点，粤港澳三地药品监管部门将建立粤港澳大湾区药品监管协作的年度会议机制，以加强粤港澳三地在药品监管方面建立更加紧密的合作关系。

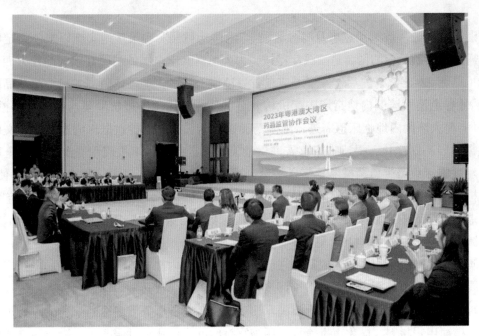

图 22-8-5 2023 年粤港澳大湾区药品监管协作会议在珠海横琴顺利召开

粤港澳大湾区药品监管协作会议围绕内地及港澳药品监管情况，共同深入研讨了包括药品注册管理、医疗器械监管、中药全生命周期管理等多个方面的监管进展，涉及从法规和技术标准体系建设到审评审批机制优化的全方位内容，旨在构建一个科学严谨、透明高效的粤港澳大湾区药品监管工作机制，以推动粤港澳监管机制对接，促进粤港澳大湾区医药产业共同发展。审议通过《粤港澳大湾区药品医疗器械监管风险信息通报工作指南（试行）》和《中药湾区标准建设工作方案》，为粤港澳大湾区药品监管创新发展提供了相应工作指引，会议强调加强粤港澳三地共同参与国际交流合作的重要性，体现了协作会议机制在促进粤港澳大湾区药品监管一体化工作中的积极推动作用。通过会议也可以看出，粤港澳三地在药品监管协作的重点集中在药品监管法规与标准的统一、跨境药品监管合作机制的建立、药品监管信息化建设的推进、中药标准化与国际化的努力等方面。特别是，粤港澳大湾区通过建立药品监管风险信息通报机制和中药标准建设工作方案，进一步明确了监管合作的关键领域和具体实施步骤，为三地药品监管体系的建设与完善提供了有效的合作平台和具体路径。

总的来说，粤港澳大湾区药品监管协作会议不仅为粤港澳三地药品监管部门提供了一个面对面交流的平台，而且通过分享监管信息、谋划协作重点、审议制度文件等方式，为构建更加高效、开放和协调的粤港澳大湾区药品监管体系夯实了基础。后续通过定期召开协作会议，粤港澳三地药品监管机构将能够更好地研究解决粤港澳大湾区药品监管中的共性问题，比如药品质量控制标准、药品注册审评要求等，推动粤港澳大湾区药品监管策略和标准的统一，以提升药品监管体系和监管能力现代化水平。

### （四）粤港澳大湾区药械监管创新发展 6 项重点任务全面实现阶段工作目标

2020 年 11 月，国家市场监督管理总局、国家药监局等部门联合印发了《粤港澳大湾区药品医疗器械监管创新发展工作方案》，提出分两个阶段实现总体目标以及"港澳药械通""加快国家药监局药品和医疗器械审评检查大湾区分中心建设""支持在横琴粤澳合作中医药科技产业园发展中医药产业""在粤港澳大湾区开展药品上市许可持有人医疗器械注册人制度改革"等 6 项重点任务[4]。在国家药监局的指导下，粤港澳三地药品监管单位紧密合作形成工作合力，积极探索药品医疗器械监管创新模式，相关政策落实取得了一系列工作成效，其中工作方案提出的 6 项重点任务全面实现了阶段工作目标，惠港惠澳政策红利得到有效释放，有力推动湾区产业融合发展在药品医疗器械领域率先取得实质性突破。具体如下。

一是"港澳药械通"政策加速惠及湾区居民。"港澳药械通"政策落地实施以来，指定医疗机构引进的临床急需已在港澳上市的创新药品医疗器械，为大湾区乃至全国的居民在疾病治疗方面带来了实实在在的便利（见图 22-8-6）。先后印发了《广东省粤港澳大湾区内地临床急需进口港澳药品医疗器械管理暂行规定》《粤港澳大湾区内地指定医疗机构非首次使用临床急需进口港澳药品医疗器械申报指南》《关于建立粤港澳大湾区内地临床急需进口港澳药品医疗器械预审品种数据库的通告》等文件，并建立预审品种数据库，不断优化、提速临床急需进口港澳药品医疗器械审批流程。严格落实全过程监管及追溯管理，建立临床急需进口药械监管信息平台，涵盖采购、进口、通关、贮存、配送、使用各环节，压实医疗机构临床用药用械安全风险的主体责任。截至 2023 年底，港澳药械通共批准指定医疗机构 19 家，发布粤港澳大湾区内地临床急需进口港澳药品医疗器械目录 5 批，审批药械共 56 种，其中药品 28 种，医疗器械 28 种，获益患者 4462 人次。

二是港澳已上市传统外用中成药经简化注册审批陆续获准内地上市。国家药监局委托广东省药品监督管理局开展港澳已上市外用中成药进口审评审批，简化外用中成药进口注册流程，缩短外用中成药进口上市审批时间，这是国家药监局顺应港澳民众用药习性，靠前服务港澳医药企业的重要举措。通过调整审批事权、精简申报材料、简化审批流程、压缩审批时间、优化审批服务等举措，为港澳传统中药融入大湾区内地市场发展提供了更多便利。截至 2023 年底，已有 11 个外用中成药通过该政策获批内地注册上市，其中澳门 2 个，香港 9 个。澳门地区也首次实现有本地生产中成药获批内地注册上市。

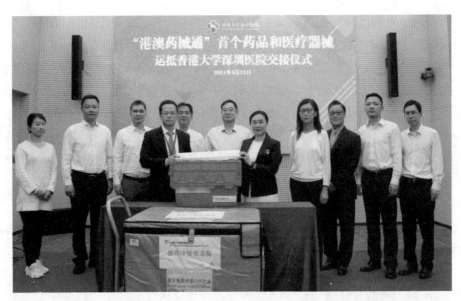

图 22-8-6　"港澳药械通"首个药品和医疗器械抵达香港大学深圳医院

　　三是港澳药械跨境委托生产政策助力大湾区一体化发展。为进一步推动粤港澳大湾区医药产业融合发展，国家药监局发布《支持港澳药品上市许可持有人在大湾区内地9市生产药品实施方案》，在粤港澳大湾区开展药品上市许可持有人制度改革，支持港澳药品上市许可持有人将持有的药品在粤港澳大湾区内地9市符合条件的企业生产。政策首创"港澳持有＋湾区内地生产"管理模式，充分发挥湾区内地医药制造优势，为港澳药品生产赋能，加速推动湾区医药产业形成互补互动的产业链条，实现湾区医药产业协同发展。2023年7月，香港地区持有的维生素C泡腾片和麝香活络油2个品种实现"港药粤产"，顺利在湾区内地投产并上市销售（见图22-8-7）。

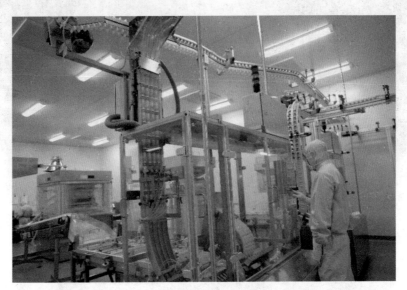

图 22-8-7　港澳药品上市许可持有人在大湾区内地生产的首个药品正式投产上市

　　四是药械审评检查大湾区分中心为湾区发展聚势赋能。2020年12月23日，国家药监局药品审评检查大湾区分中心和医疗器械技术审评检查大湾区分中心在深圳挂牌成立（见图22-8-8），这是国家药监局支持粤港澳大湾区、深圳先行示范区建设和深圳综合改革试点的重要举措。经过3年发展，药品审评检查大湾区分中心进一步拓宽了分中心药品审评业务范围，承接了湾区内药品补充申请、仿制药申请、仿制药一致性评价申请等审评工作，并与广东省药品监督管理局联合开展药品审评事前事中沟通指导和相关检查工作，建立药品上市后变更共性技术问题研讨工作机制，实施湾区医药产业发展调研及技术培训等，逐渐成为助力湾区药品创新的核心引擎之一，不断为湾区药品创新发展和产业聚集蓄力赋能。截至 2023 年底，药品审评检查大湾区分中心共承接 2325 个受理号的审评任务，其中区域内新药审评任务共 387 个，已完成 353 个受理号的参审审评，各审评专业均 100% 在时限内完成参审任务。

五是横琴粤澳深度合作区中医药产业加速发展。在横琴新区建设发展中医药等澳门品牌工业是促进澳门经济适度多元化发展的重要方向。作为《粤澳合作框架协议》下的首个落地项目，2011 年正式启动的"粤澳合作中医药科技产业园"，是推动澳门经济适度多元化和促进粤澳中医药产业发展的载体，为包括澳门在内的企业入园发展创造良好的发展环境。为加快提升横琴发展中医药产业的综合实力和竞争力，国家药监局支持广东省药品监督管理局、国家药监局南方医药经济研究所与横琴粤澳合作中医药科技产业园联合成立了粤港澳中医药政策与技术研究中心（见图 22-8-9），共同开展中医药标准和国际交流策略等政策和技术研究，将横琴粤澳合作中医药科技产业园作为中医药的重要"出海港口"，推动中医药标准化、现代化、国际化发展。截至 2024 年第一季度，横琴粤澳合作中医药科技产业园已有注册企业 217 家，其中澳门企业 71 家，并建设有国家中医药服务出口基地、中医药产品海外注册公共服务平台（横琴）、澳门药物监督管理局产业园服务中心、粤澳医疗机构中药制剂中心等系列服务平台，累计成功协助湾区共 19 款药械产品在巴西和莫桑比克等葡语系国家注册上市。当前，在国家和广东省相关职能部门的支持下，横琴新区已逐步形成集中医药专业公共服务平台、科技研发创新集群、专业孵化平台于一体的完善产业链条。

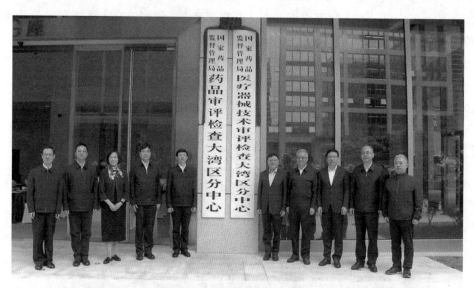

图 22-8-8　国家药品监督管理局药品审评检查大湾区分中心挂牌成立

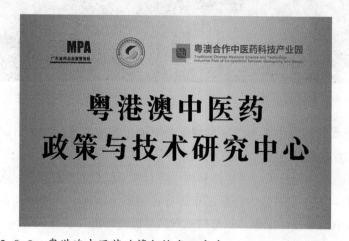

图 22-8-9　粤港澳中医药政策与技术研究中心于 2020 年 8 月正式揭牌

六是粤港澳三地医疗和用药等民生公共服务逐渐衔接融合。为满足横琴粤澳深度合作区居住的澳门居民用药需求，经国家药监局批复同意，广东省药品监督管理局与省卫生健康委员会等部门于2023年8月联合发布了《关于支持在横琴粤澳深度合作区使用澳门地区已上市部分药品的工作方案》。方案规定合作区内为澳门居民提供基础医疗服务的指定医疗机构，允许提供给澳门居民使用澳门已上市部分药品，相关药品目录由广东省药品监督管理局、广东省卫生健康委员会会同澳门药物监督管理局审核确定并动态调整。与此同时，大湾区内地医疗机构中药制剂顺利实现首次跨境至澳门使用。立足广东省中医院和澳门镜湖医院医疗合作需求，结合粤澳两地较好地缘优势和民众用药习惯，广东省出台《广东省医疗机构中药制剂跨境至澳门医疗机构使用工作试点方案》，支持将具有岭南特色的首批6个医疗机构中药制剂跨境调剂至澳门使用（见图22-8-10），实现让内地优质的中医药服务更好地惠及澳门居民。

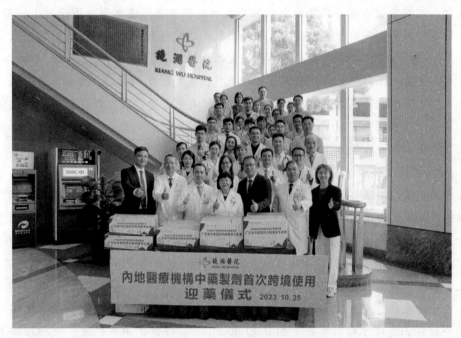

图 22-8-10　内地中药医院制剂首次成功跨境至澳门使用

## （五）粤港澳大湾区药品监管协作机制的相关案例

"港澳药械通"政策、"岭南名方"遴选和中药湾区标准制定是粤港澳大湾区药品监管创新发展的重要探索，这些政策举措的实施旨在促进湾区内药品流通和监管合作，提升药品监管效率和效果。以下通过具体的案例，展示这些政策实施的效果及其对监管创新发展的具体影响。

案例1　"港澳药械通"助力健康湾区建设

"港澳药械通"是经国务院授权，允许临床急需、已在港澳上市的药品，以及临床急需、港澳公立医院已采购使用、具有临床应用先进性的医疗器械，经广东省人民政府批准后，在粤港澳大湾区内地符合条件的医疗机构使用，打通了创新药械快速进入内地的通道，实现三方面创新突破。一是成功探索粤港澳药械合作新模式，切实解决大湾区内地工作生活的港澳同胞及内地居民临床急需用药用械需求，为大湾区乃至全国百姓带来更高效、更优质、更便利的医疗服务。二是有力推进大湾区医疗服务质量一体化，有效带动药械供给侧创新升级，促进大湾区药品医疗器械研发、生产、流通等方面的创新联动。三是创新粤港澳药品监管协作机制，实施临床急需进口品种全程监管，相关药械得以快速在大湾区内地临床使用，满足大湾区公众用药需求。2023年2月22日，中山大学附属第一医院、广东省人民医院、广州希玛林顺潮眼科医院等14家综合性和专科医院获批成为第二批指定医疗机构。"港澳药械通"政策落地以来，进一步满足人民群众多种医疗需求，切实提升了受惠患者及其家庭的幸福感、安全感、获得感。

案例2 "岭南名方"遴选推动医院制剂向中药新药转化

"岭南名方"遴选工作是广东省药品监督管理局联合省医疗保障局、省中医药管理局在全国率先以三医联动方式启动的一项中医药综合改革工作。广东省医疗机构中药制剂在全国具有特色优势，通过开展广东省医疗机构制剂"岭南名方"遴选工作，挖掘广东省具有独特优势和丰富人用经验的医疗机构中药制剂品种，逐步建立"岭南名方"品种库，并以此作为医疗机构与药品监管部门、科研院所、产业界推动中医药产业化的平台，加快推动岭南地区中药产业高质量发展。其主要经验和做法有三点：一是规范遴选程序。先后发布了《广东省医疗机构制剂"岭南名方"遴选标准》和《广东省医疗机构制剂"岭南名方"申报指南》，组织和指导医疗机构申报。二是有序组织遴选。开展对申报制剂的资料审核及试评初选入围品种，组织中医临床及药学专家开展正式初选评分并遴选制剂入围终选，随后组织由院士、国医大师、全国名中医及岐黄学者等组成终选评委团队，通过一人一票，评选出复康宁胶囊、助孕丸和清金得生片等3个品种为首批"岭南名方"品种，贞术调脂胶囊、心阳片等5个品种为"岭南名方"孵育品种。三是大力支持入选制剂发展。发布《关于对广东省医疗机构制剂"岭南名方"入选制剂给予有关支持的通知》，对"岭南名方"品种提供医疗机构制剂调剂监管、医疗保障、中医药立项管理等多方面帮扶支持。通过"岭南名方"的遴选，有利于探索构建"名医－名方－名药"的中药创新发展新路径，并以评选"岭南名方"品种为标杆，逐步打造出"岭南名方"的金招牌。

案例3 中药湾区标准助力打造大湾区中药品牌

中药湾区标准建设是加强粤港澳三地中药标准融合互通的一项重要举措，中药湾区标准的制定不仅关系到三地中药产品流通的规则衔接，也关系到三地中药标准管理体系机制的对接。在国家药监局指导下，广东省药品监督管理局与香港医务卫生局、澳门药物监督管理局共同制定了《粤港澳大湾区中药标准建设工作方案》，成立粤港澳大湾区中药标准专家委员会，专家委员会委员由广东省药品监督管理局、香港医务卫生局、澳门药物监督管理局联合提名，以粤港澳三地中医药领域的国家药典委员共24名专家组成，主要负责开展中药湾区标准的评审工作。2023年12月7日，粤港澳大湾区中药标准专家委员会第一次工作会议在珠海横琴顺利召开（见图22-8-11）。会议评选出广陈皮、化橘红等6个首批纳入粤港澳大湾区中药标准工作的品种。中药湾区标准的制定，不仅有利于互促粤港澳三地中药标准制定水平和检验能力提升，而且将有利于以标准打造粤港澳大湾区中药质量品牌，促进湾区中药"走出去"。

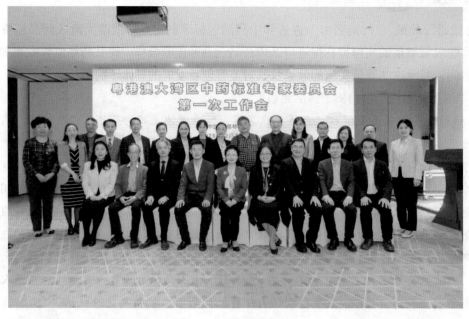

图22-8-11 粤港澳大湾区中药标准专家委员会第一次工作会议在珠海横琴召开

### 四、粤港澳大湾区药品监管协作的展望

当前，粤港澳大湾区药品监管已基本建立了湾区内地医疗机构使用港澳上市药品医疗器械的体制机制，指定医疗机构基本具备为港澳提供高水平的医疗用药用械条件；建设有粤港澳大湾区内地与港澳地区药品医疗器械研发、生产、流通和使用的"软联通"机制，积极稳妥开展港澳外用中成药审评审批、港澳药品医疗器械在大湾区内地生产等试点工作；建立有国家药品医疗器械技术支撑机构，促进粤港澳大湾区医药产业快速健康发展；凭借粤港澳大湾区的国际化区位优势，逐步推进中医药标准化、现代化、国际化。通过 FHH 等国际平台，粤港澳大湾区将进一步发挥在中药监管全球化合作与国际协调机制中的影响力，包括推动制定统一的中药质量标准和国际认证体系，确保产品质量一致，提升国际市场信任度；利用领先的中医药科研资源和技术优势，推动国际合作与研究，不断提升中药的科学基础和疗效验证等。

展望 2035 年，粤港澳大湾区药品监管将进一步建立完善粤港澳大湾区药品医疗器械监管协调机制，为港澳和大湾区内地居民提供便利的药品医疗器械产品及服务；打造粤港澳大湾区医药产业高水平科技创新平台，实现粤港澳大湾区医药产业深度融合和药品医疗器械生产制造产业升级，建成全国医药产业创新发展示范区和宜居宜业宜游的国际一流湾区[4]。

随着粤港澳三地药品监管协作机制的完善，特别是在加强跨境监管合作与信息共享、利用智能科技手段提升中药监管效率等方面的发展，未来粤港澳大湾区将有望进一步发挥其在中药监管全球化合作与国际协调中的重要作用，包括率先打造出全球领先的中药卓越监管体系；率先推广中药监管科学新工具、新标准、新方法；引领推动国际标准准则，扩大中药在国际市场上的应用等。

（黄志宏）

## 参考文献

［1］国家药品监督管理局. 关于《粤港澳大湾区药品医疗器械监管创新发展工作方案》政策解读［EB/OL］.（2020-11-25）［2024-06-05］. https://www.nmpa.gov.cn/xxgk/zhcjd/zhcjdzh/20201111094231196.html.

［2］粤港澳大湾区发展规划纲要［M］. 北京：人民出版社，2019.

［3］新华网. 粤港澳大湾区经济总量突破 14 万亿元，综合实力再上台阶［EB/OL］.（2024-04-01）［2024-06-03］. http://www3.xinhuanet.com/20240401/7cdf6af35b834e9983f4bf916f9431c8/c.html.

［4］国家药品监督管理局. 市场监管总局等部门关于印发《粤港澳大湾区药品医疗器械监管创新发展工作方案》的通知［EB/OL］.（2020-11-25）［2024-06-05］. https://www.nmpa.gov.cn/xxgk/fgwj/gzwj/gzwjzh/20201020145834142.html.

# 第九节　中药品种保护与科学监管

## 一、监管需求

中药品种保护制度是指我国药品管理基于中药特殊性创设的一种行政保护制度。1992 年 10 月 14 日，国务院令第 106 号发布《中药品种保护条例》（简称《条例》），于 1993 年 1 月 1 日起实施，这标志着我国正式建立了具有中国特色的中药品种保护制度。《条例》在保护中药生产企业合法权益、提高中药品种质量、鼓励中药科技进步和创新等促进中药事业发展方面发挥了重要作用。

《条例》的实施有效地规范了中药行业的同品种生产厂家过多、低价竞争、质量参差不齐、创新不足的现象，创造了较好的社会效益。研究表明，中药品种保护制度已经成为政府对整个中药行业经济发展适度市场干预，以生产权为形式来引导经济活动，促进市场适度竞争，保护消费者权益[1]，实施产业政策的有力武器。

### （一）产生背景

中药品种保护制度是在中国改革开放、融入国际市场，努力加入世界贸易组织的背景下产生的[2]。

1978 年 12 月，中共十一届三中全会作出把党和国家的工作重心转移到经济建设上来，实行对内改革、对外开放的重大国策，揭开了中国共产党和中国经济发展史上的新篇章。改革开放预示着建立社会主义市场经济体制的启动。

1979 年 1 月，时任中国副总理邓小平同志率领中国代表团赴美国访问并签署了中美恢复邦交后的第一个政府间合作协定《中华人民共和国政府和美利坚合众国政府科学技术合作协定》。当年 7 月 1 日，两国在北京签订《中美贸易关系协定》，并在协定中加入"知识产权保护条款"。

1984 年 3 月 12 日，第六届全国人民代表大会常务委员会第四次会议通过《中华人民共和国专利法》。但是，对"药品和用化学方法获得的物质"不授予专利权，只对这些产品的生产方法授予专利权。随着国内外形势的变化，1992 年 9 月我国对《专利法》作了第一次修改，将"药品和用化学方法获得的物质"纳入授予专利权的范围，大大促进了化合物药物的市场保护。虽然我国当时的化学工业整体水平还比较低，将"药品和用化学方法获得的物质"纳入专利保护将制约我国的仿制药生产。但是，我国有着丰富的中药资源，可以充分发挥中药产业的优势并从中开发新药，尽快走上自主研发的道路，从而增强我国医药行业在国际上的竞争能力。

1992 年 10 月 14 日，为了保持并增强我国中药产业的潜在优势，规范中药行业的市场秩序，提高中药的产品质量和市场竞争力，国务院发布《条例》，奠定了中药品种保护制度的基本架构。

### （二）立法进程

经过 30 年的实践，中药产业无论在市场秩序、药品质量，还是生产规模和盈利能力都发生了显著的提升，中药品种保护制度日益完善（见图 22-9-1）。在《条例》的基础上，通过部门规章和规范性文件等形式不断完善中药品种保护制度，从而形成了具有中国特色的、有利于中药产业发展的、快速提升中国制药产业竞争能力的专门法律制度[3]。

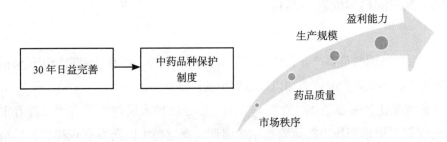

图 22-9-1　中药品种保护制度日益完善

1. 制度体系初步建立阶段：1993 年至 1998 年

自 1994 年 2 月 6 日发布第 1 号国家中药品种保护公告以来，中药保护品种在生产企业中产生了积极影响，保护品种的药品质量和经济效益稳定提高，有效遏制了中药低水平仿制的势头，大力促进了中药产业的集约化、规模化和规范化生产[4]。

1995 年 2 月 13 日，国务院办公厅《关于国家中药品种保护工作中同品种管理等问题的复函》（国办函〔1995〕15 号）明确了同品种保护的相关政策问题。

1996 年 4 月 16 日，国务院办公厅发布了《关于继续整顿和规范药品生产经营秩序加强药品管理工作的通知》（国办发〔1996〕14 号），要求不得审批、仿制已申请中药品种保护并正处于受理审评期间的中药品种，明确了中药品种保护与药品注册制度之间的关系。

2. 技术审评体系不断健全阶段：1999 年至 2003 年

2000 年国家药品监督管理局发布了"关于国家中药保护品种延长保护期有关管理工作的通知"，对中药保护品种延长保护期的工作做出具体规定。

2001 年，新修订的《药品管理法》第 36 条明确规定，国家实行中药品种保护制度。这使得作为行政保护措施的中药品种保护制度得以获得法律的授权。

2003 年，为提高中药品种保护的技术门槛，规范技术要求，对中药保护品种申报资料项目及要求进行了明确和细化，进一步规范了技术审评工作。

3. 品种保护工作全面规范提升阶段：2003 年至 2021 年

为加强中药品种保护管理工作，鼓励创新，促进提高，保护先进，保证中药品种保护工作的科学、公正和规范，从 2004 年开始，对中药品种保护法规进行了全面梳理，逐步提高了中药品种的药学和临床等技术要求，加强了临床研究的现场核查工作，于 2009 年 2 月国家食品药品监督管理局正式发布实施《中药品种保护指导原则》，进一步提高了中药品种保护的技术门槛、保护了原研企业的利益、减少了可能引起的同品种管理纠纷，为引导企业正确申报、技术审评部门科学严格技术审评、监管部门规范审批提供了强有力的制度基础，中药品种保护工作正在迎来一个新的发展阶段。标志着中药保护由起初的治乱到鼓励创新促进提高的重大转变[5]。

4. 修订完善阶段：2022 年—至今

《条例》实施 30 年期间，我国药品监管制度、行业管理体制、产业发展环境等均发生了深刻变化，《条例》的实施与中药监管和产业发展新形势已不相适应，国家药监局以习近平新时代中国特色社会主义思想为指引，带领中药保护委积极谋划改革、完善中药品种保护制度。期间不断开展专项课题研究、实地调研、专家及相关企业部门座谈等基础工作，作出总体部署。在药品注册司和法规司的带领下，于 2022 年底发布了《条例》草案征求意见稿。

### （三）中药品种保护的科学问题和监管需求

#### 1. 科学问题

医药产业始终是世界各国的重要产业，中药是中国为数不多的、具有资源和知识优势的、可以有效参与国际竞争的医药产业，也是我国应当加以重点保护的民族产业。

中药作为优秀传统文化的重要载体，在促进文明互鉴、维护人民健康等方面发挥着重要作用。在2019年，习近平总书记对中医药作出的重要指示中强调，要遵循中医药发展规律，传承精华，守正创新，加快推进中医药现代化、产业化，坚持中西医并重，推动中医药和西医药相互补充、协调发展，推动中医药事业和产业高质量发展，推动中医药走向世界，充分发挥中医药防病治病的独特优势和作用，为建设健康中国、实现中华民族伟大复兴的中国梦贡献力量。在党的二十大报告中，习近平总书记指出人民健康是民族昌盛和国家强盛的重要标志，要深化医药卫生体制改革，促进医保、医疗、医药协同发展和治理，促进中医药传承创新发展。

2020年11月，习近平在中央全面依法治国工作会议上指出，"坚定不移走中国特色社会主义法治道路"。中国特色社会主义的本质之一就是坚持从我国基本国情出发，坚持以人为本，坚持实事求是，按照党和国家的战略部署和重大决策，适应经济社会发展的客观需要，来制定法律法规或修改法律法规。所以，我们要对中药产业的市场规制予以单独的规定，并且要给与传承、发展、创新中药产品的企业相应的市场利益，以维持中国作为传统医药保有大国的地位。

《药品管理法》（2019年）始终对中药采取特殊规制，如"国家保护野生药材资源和中药品种，鼓励培育道地中药材""建立和完善符合中药特点的技术评价体系，促进中药传承创新""未实施审批管理的中药材和中药饮片除外"；第六十条中"城乡集市贸易市场可以出售中药材，国务院另有规定的除外"等，都体现了中药管理的特殊性。并建立了药品研发、注册、生产、经营、使用以及上市后再评价与风险控制的药品全生命周期监管体系。针对中药产业高质量发展制度完善需要，《条例》聚焦于推动已上市中药可持续发展，对中药产业具有积极的促进作用，是贯彻《药品管理法》和国家政策的具体措施和制度保障，是丰富已上市中药品种科学内涵、促进质量提升的有效机制。从新药研制和临床应用的时间期限来看，中保制度定位在药品上市后的时间阶段，在提升已上市药品质量方面具有不可替代的作用，是我国药品监管制度不可或缺的重要组成部分。

中保制度针对中药行业的自身规律，同时也是目前我国中药产业重要支持措施，受保护者按要求开展上市后临床研究，积累临床使用的高质量循证证据，动态评估药品临床价值等，使药品在药效和品质方面高于同类品种，形成了中药品种提高、保护、再提高、再保护的良性循环，在加强中药全生命周期管理等方面形成中药上市后监管的有力工具。持续保护中药保护品种证书持有者合法权益，促进中药传承创新，推动中药高质量发展。

《条例》有效地规范了中药行业的同品种生产厂家过多、低价竞争、质量参差不齐、创新不足的现象，创造了较好的社会效益。研究表明，中药品种保护制度已经成为政府对整个中药行业经济发展适度市场干预，以生产权为形式来引导经济活动，促进市场适度竞争，保护消费者权益。

从全球角度看，各国都对自己国家鼓励和重视的产业给予市场上的特殊保护，都实施了相应的药品行政保护制度。中国是中药的原创国，中药是我国独特的卫生资源、潜力巨大的经济资源、具有原创优势的科技资源、优秀的文化资源和重要的生态资源，在经济社会发展全局中有着重要价值和作用。中保制度是兼顾了传承、保护创新和合理市场竞争的法律制度。

我国鼓励以临床价值为导向的中药研制创新，《条例》对中药新药给予保护，体现了对申请人在创新方面付出的合理回报，符合国际惯例。同时《条例》还将在今后的修订中增加对古代经典名方目录管理的中药复方制剂、具有独特传统炮制技术的传统特色的中药饮片等给与"专用标识"保护，更是体现了其对中药的传承保护。

因此有必要通过修订完善《条例》进一步实现"完善药品管理，推动我国制药企业的科技进步、开发临床安全有效的新药和促进中药品参与国际医药市场竞争""加快推动中药产业高质量发展"之目的。

2. 监管需求

中药品种保护制度针对中药行业产品质量问题以及传统名优品种的保护问题，设置了中药品种保护的基本思想，不仅对申请中药品种保护的条件作出了明确规定，也要求获得中药保护品种后所承担的义务以及违反法律规定擅自仿制生产的法律责任。为确保法律责任的设置具有科学性、合法性和可操作性，《条例》中设置了"保密性规定"和"禁止仿制规定"，并设置了相应的法律责任。从法律文本的体系性和法律机制的合理性方面看，《条例》所建立的从社会经济整体出发，从行业可持续发展角度来搭建中药品种保护机制具有一定的合理性。从实际效果看，《条例》有效保护了中药品种保护权利人的权利，规范了中药市场的秩序，体现了公平公正的原则。

中药品种保护制度已经发展成为国家对特定领域经济活动进行适当干预和管理的法律制度。《条例》的出台并实施，是中国改革开放的必然，是药品监管中国特色的具体体现。实施30年来，在保护中药生产企业的合法权益，提高中药品种的质量，促进中药事业的发展等方面发挥了积极作用，但由于国内外经济形势的发展和变化，企业经济模式和产业结构的改变，在给中药品种保护制度带来新的机遇和要求的同时，在司法实践中也出现了诸多的问题和挑战，需要全社会的支持和自身的改革与完善。

## （四）中药保护品种的监管实践与成效

1993年1月1日，《条例》正式实施，实践证明，实施中药品种保护制度是我国药品监督管理工作尊重国情和中药特色的具体体现，与国际药品保护惯例也是一致的。30年来中药品种保护制度取得了显著成就。中药品种保护制度的实施产生了下列影响[5]。

1. 整顿了中成药市场经营秩序，规范行业发展

1993年之前，中成药企业盲目仿制以及低水平重复，衍生出药品粗制滥造、药材资源浪费并短缺、市场竞争无序等现象，严重阻碍了中药产业的正常发展。据统计，当时"蛇胆川贝液"的批准文号多达163件，安宫牛黄丸的批准文号多达152件，牛黄解毒片的批准文号多达540件，复方丹参片的批准文号多达700件。国家保密品种"六神丸"仅处方就有12个，生产企业达数十家。《条例》实施后作为规范中药市场竞争秩序的法律机制，有效地抑制了同品种生产企业的低质竞争。

截至2024年2月底，我国有关部门共受理7153个次的中药品种（见图22-9-2），发布155批次的《国家中药保护品种》公告（见图22-9-3），颁发了4739个中药品种保护证书，涉及1815个中药品种实施了中药品种保护，中止了1770个同品种生产批准文号的效力。这些举措极大地解决了中药品种的低水平重复问题，全面地保护了原研企业和优势品种企业的核心技术和合法权益，提高了中药研制单位及生产企业开发中药新品种、提升药品质量的积极性，推动了中成药在中医药医疗保障体系中供给侧改革，使我国的中药生产逐步走上了良性循环的发展轨道。中药品种保护制度已经成为政府有效干预中药市场秩序的法律制度，积极维护了我国中药产业的可持续发展和良性竞争[6]。

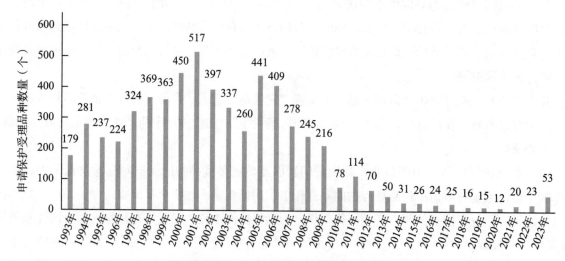

图 22-9-2　申请保护受理品种情况
数据来自于中药品种保护信息管理系统统计。

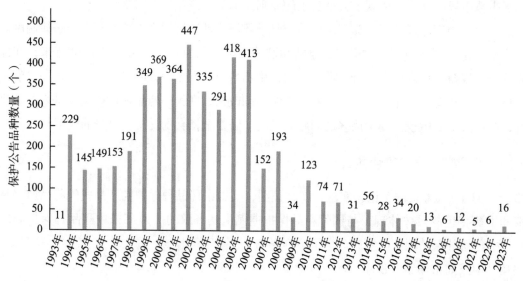

图 22-9-3　保护公告品种情况
数据来自于中药品种保护信息管理系统统计。

**2. 提高了中药保护品种在市场上的声誉**

中药品种保护制度是选取疗效独特、质量优良的产品并给与一定时间的产品生产权，企业因而可以大大提高中药保护品种的市场效应。在原卫生部颁布的《关于贯彻执行国务院〈中药品种保护条例〉做好中药品种保护工作的通知》［卫药发（1992）第 69 号］中指出，"对我部批准的中药保护品种和解除保护的中药品种，我部将在《健康报》《医药信息论坛报》和《中国药事》上发布公告"。这一措施客观上起到了彰显中药保护品种市场影响力的作用，有利于企业对中药保护品种的市场声誉宣传[4]。

据统计[7]，2010 年发布的中药企业品牌百强榜中，中药保护品种生产企业占到 90%（见图 22-9-4）。2015 年中成药工业企业法人单位利润总额 100 强企业名单，前 20 名中有 14 家是中药保护品种生产企业（见图 22-9-5）。

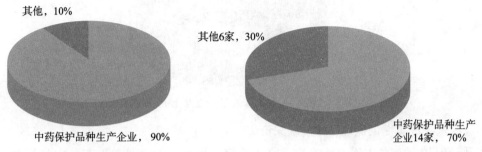

图 22-9-4 中药工业企业品牌百强榜[7]  图 22-9-5 百强中药工业企业前 20 名[7]

### 3. 产生了较好的社会整体效益和行业经济效益

根据统计数据[7]，1990 年我国年产值超亿元的大中型中药企业仅有 3 家，《条例》实施后，1994 年末产值超亿元的中药生产企业达到 16 家，1995 年增加到 48 家，1997 年发展到 53 家，1999 年增加到 107 家，2006 年达到了 114 家，产值平均增幅为 60%（见图 22-9-6）。1993 年中成药工业产值为 138.7 亿元，1996 年达到 235 亿元，2005 年达到 1221.85 亿元，2016 年达到 6700 亿元（见图 22-9-7）。2021 年年收入在 35 亿以上的上市企业前 20 家中，有在保护期内或曾经保护的品种涉及企业有 17 家（见图 22-9-8）。从上述数据可以看出，1993 年《条例》实施以后，中药工业总产值逐步增长，到 2009—2016 年间有了一个质的飞跃，这些品种的出现不断增强了中药企业参与国际竞争的能力，促进我国传统医药的潜在优势向竞争优势有效转化，呈现出我国中药产业的经济实力逐步增强的过程。

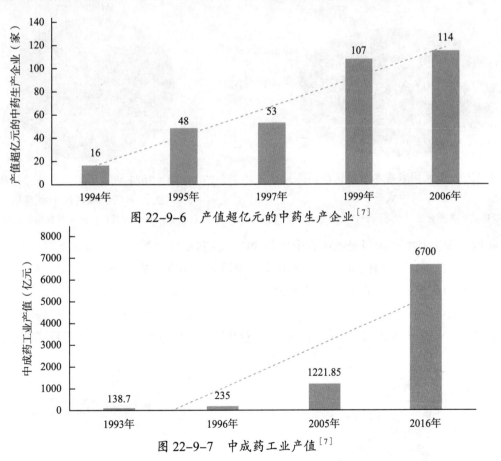

图 22-9-6 产值超亿元的中药生产企业[7]

图 22-9-7 中成药工业产值[7]

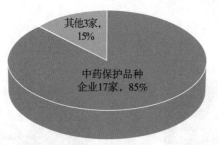

图 22-9-8　2021 年年收入在 35 亿以上的上市企业前 20 家

**4. 为国家医疗改革提供保障，体现临床价值及可及性**

中药品种保护制度在实施中始终注重临床价值的发挥，尤其是在发布《中药品种保护指导原则》后，进一步明确了中药保护品种在审评审批中的临床评价标准。要求申请一级保护品种的临床资料应能证明其对某一疾病在治疗效果上取得重大突破性进展，或用于预防和治疗特殊疾病；申请二级保护品种的临床资料应能证明具有显著临床应用优势，或对某一主治疾病、证候或症状的疗效优于同类品种。这些机制使得中药保护品种在临床的价值大大增加，《国家基本医疗保险药品目录》和《国家基本药物目录》对中药保护品种的收录情况极好地说明了这一点。

2019 版《国家基本医疗保险药品目录》中共有中成药 1321 个（含民族药 93 个）。经统计，其中有 754 个中成药属于曾经被保护或者正在保护的中药品种，占全部医保目录中中成药的 57%（见图 22-9-9）。2022 版《国家基本医疗保险药品目录》有中成药 1374 个。保护期内有 62 个中保被纳入 2022 版医保目录（见图 22-9-10）。

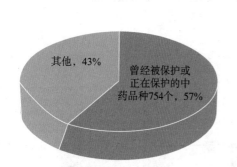

图 22-9-9　2019 版《国家基本医疗保险药品目录》中的中成药

数据根据已公开数据与中药保护数据对比统计所得。

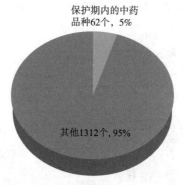

图 22-9-10　2022 版《国家基本医疗保险药品目录》中保护期内的中成药

数据根据已公开数据与中药保护数据对比统计所得。

2009 年版《国家基本药物目录》中有中成药 307 个，其中曾经被保护或者正在保护的中药保护品种占 50%（见图 22-9-11）；2012 年版《国家基本药物目录》中有中成药 203 个，其中属于曾经被保护或者正在保护的中药保护品种占 60%（见图 22-9-12）；2018 年版《国家基本药物目录》内有中成药 271 个，其中有 129 个中成药属于曾经被保护或者正在保护的中药品种，占 2018 版基药目录内中成药的 48%（见图 22-9-13），可以看出，中药保护品种对我国的医疗卫生事业改革中发挥了其支撑作用。

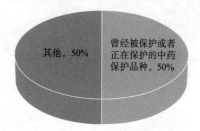

图 22-9-11　2009 版《国家基本药物目录》内的中成药

数据根据已公开数据与中药保护数据对比统计所得。

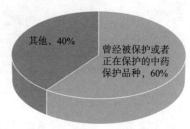

图 22-9-12　2012 版《国家基本药物目录》内的中成药

数据根据已公开数据与中药保护数据对比统计所得。

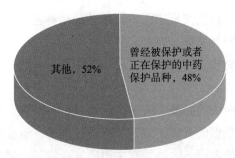

图 22-9-13　2018 年版《国家基本药物目录》内的中成药

数据根据已公开数据与中药保护数据对比统计所得。

**5. 建立了具有中药发展特点的药品质量改进提高机制**

《条例》专门针对中药行业的自身规律，支持优秀品种在市场存续，药品生产企业必需按要求从原、辅料质量控制及管理、生产工艺、药品使用说明书修订等诸多方面进行大量的工作，对已上市品种进行的质量标准提高和药理、毒理、临床方面的试验研究，能够弥补已上市品种缺乏系统科研资料的缺陷，提升传统中成药品种的科技含量，通过申报中药保护品种使药品在药效和品质方面高于同类品种，从而实现用药的安全和有效，增强中药品种的市场竞争力。还通过固定产地和中药材基原，促使中药保护品种企业日益规范中药材种植和中药饮片加工管理，从源头控制保证了中药保护品种质量。中药企业利用中药保护品种生产线所具有的先进的制药技术和现代工艺流程，促进中药企业积极对保护品种改进技术、提高品种质量，实现传承与创新的有机结合。

因此，从新药研制和临床应用的时间期限来看，中药品种保护制度定位在药品上市后的时间阶段，在提升已上市药品质量，加强中药全生命周期管理等方面具有不可替代的作用，形成了中药品种提高、保护、再提高、再保护的发展机制。这一发展机制有力推动了中药品种二次开发，为中药现代化探索了一条发展道路，为保护和促进传统中医药发展建立了一套改进提高机制。

## 二、中药保护品种的技术审核要求

根据《条例》《中药品种保护指导原则》中药品种保护审核主要包括一般要求、初次保护要求、同品种保护要求和延长保护要求[8]。

### （一）一般要求

（1）符合《条例》第六条规定的品种，可以申请一级保护。

①对特定疾病有特殊疗效，是指对某一疾病在治疗效果上能取得重大突破性进展。例如，对常见病、多发病等疾病有特殊疗效；对既往无有效治疗方法的疾病能取得明显疗效；或者对改善重大疑难疾病、危急重症或罕见疾病的终点结局（病死率、致残率等）取得重大进展。

②相当于国家一级保护野生药材物种的人工制成品是指列为国家一级保护物种药材的人工制成品；或目前虽属于二级保护物种，但其野生资源已处于濒危状态物种药材的人工制成品。

③用于预防和治疗特殊疾病中的特殊疾病，是指严重危害人民群众身体健康和正常社会生活经济秩序的重大疑难疾病、危急重症、烈性传染病和罕见病。如恶性肿瘤、终末期肾病、脑卒中、急性心肌梗死、艾滋病、传染性非典型肺炎、人禽流感、苯酮尿症、地中海贫血等疾病。

用于预防和治疗重大疑难疾病、危急重症、烈性传染病的中药品种，其疗效应明显优于现有治疗方法。

（2）符合《条例》第七条规定的品种，可以申请二级保护。

①对特定疾病有显著疗效，是指能突出中医辨证用药理法特色，具有显著临床应用优势，或对主治的疾病、证候或症状的疗效优于同类品种。

②从天然药物中提取的有效物质及特殊制剂，是指从中药、天然药物中提取的有效成份、有效部位制成的制剂，且具有临床应用优势。

（3）凡存在专利等知识产权纠纷的品种，应解决纠纷以后再办理保护事宜。

（4）企业应保证申报资料和数据的真实、完整、规范、准确。试验资料应注明出处、完成日期、原始档案存放处，印章应与试验单位名称一致，并有主要研究者签字，试验数据能够溯源。

（5）临床试验负责单位应为国家药物临床试验机构，研究的病种应与其认定的专业科室相适应，参加单位应为三级甲等医院。二级甲等医院可参加以广泛应用的安全性评价为目的的临床研究。

（6）试验过程应符合国家食品药品监督管理局①发布的各项质量管理规范的要求，试验原始资料应保存至保护期满。

（7）申请企业应具备良好的生产条件和质量管理制度，生产设备、检验仪器与申报品种的生产和质量检验相匹配，并具有良好的信誉。

（8）国家中药品种保护审评委员会在必要时可以组织对申报资料的真实性进行现场核查，对生产现场进行检查和抽样并组织检验。

（9）中药保护品种生产企业在保护期内应按时按要求完成改进意见与有关要求的各项工作。

## （二）初次保护要求

（1）初次保护申请，是指首次提出的中药品种保护申请；其他同一品种生产企业在该品种保护公告前提出的保护申请，按初次保护申请管理。

（2）申报资料应能说明申报品种的可保性，并能客观全面地反映中药品种生产工艺、质量研究、安全性评价、临床应用等方面的情况。

（3）申报品种一般应完成监测期、注册批件及其他法律法规要求的研究工作。

（4）申报品种由多家企业生产的，应由原研企业提出首次申报；若质量标准不能有效控制产品质量的，应提高并统一质量标准。

（5）综述资料包括临床、药理毒理和药学等内容的概述，并说明适用条款及申请级别的理由。

（6）临床资料

①申请一级保护品种的临床资料应能证明其对某一疾病在治疗效果上取得重大突破性进展，或用于预防和治疗特殊疾病。

②申请二级保护品种的临床资料应能证明其有显著临床应用优势，或对主治的疾病、证候或症状的疗效优于同类品种。

③临床试验设计应科学合理，尤其要注意评价指标公认性、对照药的合理性及足够样本量。一般应选择阳性对照，阳性对照药的选择应遵循"公认、同类、择优"的原则，并详细说明选择依据，必要时选择安慰剂对照。应进行与阳性对照药比较的优效性检验，或在确认申报品种有效性的前提下体现其与阳性对照药的优势。试验的样本数应符合统计学要求，且试验组病例数一般不少于300例；多个病证的，每个主要病证病例数试验组一般不少于60例。

在安全性评价中，应注重常规安全性观察，如三大常规检查、肝肾功能、心电图检查等，以及与品种自身特点和主治适应症有关的特殊安全性观察，如含有配伍禁忌品种、前期研究提示有特殊毒性品种、注射剂等。

---

① 现为国家药品监督管理局。

（7）药学资料

①原料应有法定标准，并且内容完整、项目齐全，必要时还应有较完善检测项目。

多基原药材应明确其基原，主要药味应明确产地，有相对稳定的供货渠道，并有相关证明性材料；注射剂原料药必须固定基原和产地，提供相应的保障措施。

以中药饮片投料的应提供炮制方法及标准，直接购买中药饮片的，还应明确生产企业及供货渠道。

②应提供详细的生产工艺（原料前处理、提取、纯化、浓缩、干燥、制剂成型等全过程）、主要工艺参数及质量控制指标、工艺流程图和工艺研究资料。工艺研究资料应能说明现行生产工艺的合理性，并提供工艺过程中各个环节所采取的质量保障措施。

③申报品种必须是执行国家正式药品标准的品种，药品标准应能有效地控制药品质量，注射剂标准中必须建立指纹图谱和安全性检查项目，且应有近3年企业质量检验情况汇总表及省级药品检验机构的检验报告，以说明质量标准的执行情况。

④单味药制剂的主要药效成份应清楚，并应有相应的专属性质量控制方法。

（8）改变剂型的品种应有试验资料证明其先进性和合理性。改变剂型的普通制剂，应与原剂型比较，证明其在药物稳定性、吸收利用、可控性、安全性、有效性或患者顺应性等方面具有的特点与优势。

改成缓释制剂、控释制剂、靶向制剂等，应与普通制剂比较，证明其在药物释放、生物利用度、有效性或安全性等方面具有的特点与优势。

改变剂型品种还应具有显著临床应用优势，或对主治疾病、证候或症状的疗效优于同类品种。

（9）对传统中成药进行重大工艺改进的品种，与原品种及同类品种比较必须在服用剂量、制剂稳定性、质量标准可控性、有效性或安全性等方面具有明显优势，并提供相关资料。

工艺改进的品种还应具有显著临床应用优势，或对主治疾病、证候或症状的疗效优于同类品种。

（10）处方中含有十八反、十九畏等配伍禁忌药味，含有重金属的药味，毒性药材（系列入国务院《医疗用毒性药品管理办法》的毒性中药材），其他毒性药材日服用剂量超过药典标准，炮制品或生品的使用与传统用法不符以及临床或文献报道有安全性隐患药味的品种，应有试验资料证实其用药安全性。

（11）申报中药注射剂品种保护的，其各项技术要求不得低于现行中药注射剂的注册要求，尤其是安全性研究资料必须是在国家认定的GLP实验室进行，并有不良反应检索报告。

（12）中药、天然药物和化学药品组成的复方制剂应有中药、天然药物、化学药品间药效、毒理相互影响（增效、减毒或互补作用）的比较性研究和临床试验资料，以证实其组方合理性。

（13）申请企业应提出在保护期内对品种改进提高计划及实施的详细步骤。如进一步完善生产过程控制，提高完善质量标准，加强基础和临床研究，完善药品说明书等。

①生产用原料药材需明确和固定产地。

②进一步研究生产全过程中影响产品质量的关键环节及技术参数，完善生产过程的质量控制和质量管理。

③进行质量标准提高和完善研究，增强检测项目的专属性，研究建立与功能主治及安全性相关的检测指标，并按国家药品标准修订程序完成标准修订工作。

④进一步开展临床和基础研究，进行更大范围的临床观察，完善使用说明书，指导药物合理应用。如应针对品种特点和现有研究资料的不足，明确主治范围、药物相互作用、特殊人群的应用、安全性评价、量效关系、作用机理、药物的体内过程、不良反应、使用禁忌、注意事项等。

### （三）同品种保护要求

（1）同品种，是指药品名称、剂型、处方都相同的品种。同品种保护申请，是指初次保护申请品种公告后，其他同品种生产企业按规定提出的保护申请。

（2）已受理同品种申请的品种，由国家中药品种保护审评委员会组织有关专家及相关单位人员进行同品种质量考核。同品种质量考核包括现场检查、抽样和检验三方面的内容。

根据工作需要，可以委托省级食品药品监管部门进行现场检查和抽样。

①现场检查：现场检查是以被考核品种执行的国家标准为依据，对该品种生产的全过程进行检查。

②抽样：按国家食品药品监督管理局制定的《药品抽样指导原则》，在企业的成品仓库抽取 3 批样品，抽样量应为全检量的 3 倍，必要时也可在市场购买并由企业确认。

申报品种含多个规格的，可以抽取主要生产的一种规格，质量标准中涉及定性、定量的还应抽取相应的适量药材。

③检验：抽取的样品由国家中药品种保护审评委员会委托中国药品生物制品检定所或省级药品检验所按申报品种执行的国家药品标准进行检验。

### （四）延长保护期要求

（1）延长保护期申请，是指中药保护品种生产企业在该品种保护期届满前按规定提出延长保护期的申请。

（2）申请延长保护的品种应能证明其对主治的疾病、证候或症状较同类品种有显著临床疗效优势。

（3）申请企业应按改进意见与有关要求完成各项工作并提交相关资料。

（4）延长保护期的品种在临床、药理毒理、药学等方面应较保护前有明显改进与提高，如生产用药材和饮片基原明确、产地固定，工艺参数明确，过程控制严格，质量标准可控完善，主治范围确切，药品说明书完善等。对有效成份和有效部位制成的制剂，其量效关系、作用机理和体内代谢过程应基本清楚。

（5）申请企业应提出在延长保护期内对品种改进提高的详细计划及实施方案。

## 三、基于监管科学的中药品种保护制度完善与修订思路

中国的特色之一是中国的传统医药，党中央、国务院多次颁布文件，指出要促进中药传承创新发展，加快中医药特色发展，保护中医药的原始优势和资源优势，提升中国医药企业参与国际竞争的能力。根据中国国情和行业发展规律，修订完善《条例》，可以使之成为中药企业提高质量的动力，促进中药产业的整体发展，成为有中国特色的法律制度[9]。

### （一）存在问题与挑战

《条例》已实施 30 年，期间我国药品监管制度、行业管理体制、产业发展环境等均发生了深刻变化，《条例》的实施与中药监管和产业发展新形势已不相适应，面临多项挑战和问题[3]。

#### 1. 存在问题

（1）在《条例》实施中，相关质量标准提高与药品说明书修订等需在注册环节变更等内容，多在保护期间由企业自行开展，由于检查力度较弱，这种后置的变更，往往进展较慢或者实施不力，相关上市前研究资料也需要申请人在申请中药品种保护时再次提供，同时《条例》也未规定保护期间中药保护品种退出的情形，因此在药品注册环节及全生命周期管理体系中作用较弱，存在衔接、保护期内品种缺乏有效的退出机制等保护机制待完善问题。

（2）《条例》仅适用于中成药、中药人工制成品等，中药品种保护守正创新客体范围窄，没有涉及到中药饮片，不利于中药全产业链的发展[10]。

（3）《条例》实施中抑制了中成药低水平重复仿制，但也因中止同品种批准文号带来了限制公平竞争问题。

**2. 监管挑战**

原有立法主旨和背景已不适用于现有药品监管体制，原有"治乱"等立法因素及举措与现今发展的要求不相适应，保护的配套支持政策不足，保护手段和措施日渐丧失原有的激励作用，企业没有申报动力，满足现有生产现状，同时受到专利、数据保护等制度的影响，在保护激励作用缩小后，导致业界认识逐渐淡化，因此中药行业发展和市场监管迫切需要有利于中医药传承创新、增强企业市场竞争力的法律法规。

### （二）《条例》进一步修订的必要性

**1.《条例》修订是贯彻落实党中央、国务院促进中药事业发展决策部署的必然要求**

中药作为优秀传统文化的重要载体，在促进文明互鉴、维护人民健康等方面发挥着重要作用。在2019年，习近平总书记对中医药作出的重要指示中强调，要遵循中医药发展规律，传承精华，守正创新，加快推进中医药现代化、产业化，坚持中西医并重，推动中医药和西医药相互补充、协调发展，推动中医药事业和产业高质量发展，推动中医药走向世界，充分发挥中医药防病治病的独特优势和作用，为建设健康中国、实现中华民族伟大复兴的中国梦贡献力量。在党的二十大报告中，习近平总书记指出人民健康是民族昌盛和国家强盛的重要标志，要深化医药卫生体制改革，促进医保、医疗、医药协同发展和治理，促进中医药传承创新发展。

2009年3月17日，中共中央、国务院印发《关于深化医药卫生体制改革的意见》，2015年12月22日，国务院发布《关于新形势下加快知识产权强国建设的若干意见》（国发〔2015〕71号），2016年12月25日，第十二届全国人大常委会第二十五次会议通过《中华人民共和国中医药法》，2019年8月26日第十三届全国人民代表大会常务委员会第十二次会议通过新修改的《中华人民共和国药品管理法》，2020年6月1日，《中华人民共和国基本医疗卫生与健康促进法》实施，2021年02月09日，国务院办公厅印发《关于加快中医药特色发展若干政策措施的通知》（国办发〔2021〕3号）等对中医药的发展提出了新的要求。目前中药领域的监管还缺乏对中药材资源有效管理的法律机制、药品终端检测方法难以有效控制产品质量、激励企业自觉提升产品质量的机制不足等方面的问题。我国应当根据国内外情势的需要，对《条例》进行及时修订，使之成为中药企业提高质量的动力，促进中药产业的整体发展，继续成为有中国特色的法律制度。

2009年，国务院《关于扶持和促进中医药事业发展的若干意见》（国发〔2009〕22号），明确将完善中药品种保护制度作为扶持和促进中医药事业发展的保障措施。

2016年，国务院印发的《中医药发展战略规划纲要（2016—2030年）》，将推动修订《条例》列为保障措施之一。

2019年，中共中央、国务院《关于促进中医药传承创新发展的意见》提出大力推动中药质量提升和产业高质量发展，建立与公立医院药品采购、基本药物遴选、医保目录调整等联动机制，促进产业升级和结构调整等明确意见。

2021年1月22日，国务院办公厅印发《关于加快中医药特色发展若干政策措施的通知》（国办发〔2021〕3号）第七条（二十四）项中明确"探索将具有独特炮制方法的中药饮片纳入中药品种保护范围。"

2021年6月，《全国人民代表大会常务委员会执法检查组关于检查＜中华人民共和国中医药法＞实施情况的报告》中明确提出："强化中药品种保护"等建议。

2022年3月，国务院办公厅《关于印发"十四五"中医药发展规划的通知》（国办发〔2022〕5号）

第三条主要任务中明确提出："探索将具有独特炮制方法的中药饮片纳入中药品种保护范围。"

2022年12月，中华人民共和国最高人民法院发布《最高人民法院关于加强中医药知识产权司法保护的意见》提出加强中药品种保护。依法保护中药保护品种证书持有者合法权益，促进完善中药品种保护制度，鼓励企业研制开发具有临床价值的中药品种，提高中药产品质量，促进中药市场健康有序发展。

党中央、国务院把中药品种保护制度列为中医药事业发展的保障措施。因此有必要对《条例》的实施状况进行分析梳理和评估，为进一步修法做好准备。

2.《条例》修订是中药产业高质量发展的需要

《药品管理法》（2019年）建立了药品研发、注册、生产、经营、使用以及上市后再评价与风险控制的药品全生命周期监管体系。针对中药产业高质量发展制度完善需要，《条例》聚焦于推动已上市中药可持续发展，对中药产业具有积极的促进作用，是贯彻《药品管理法》和国家政策的具体措施和制度保障，是丰富已上市中药品种科学内涵、促进质量提升的有效机制。从新药研制和临床应用的时间期限来看，中保制度定位在药品上市后的时间阶段，在提升已上市药品质量方面具有不可替代的作用，是我国药品监管制度不可或缺的重要组成部分。

中保制度针对中药行业的自身规律，同时也是目前我国中药产业重要支持措施，受保护者按要求开展上市后临床研究，积累临床使用的高质量循证证据，动态评估药品临床价值等，使药品在药效和品质方面高于同类品种，形成了中药品种提高、保护、再提高、再保护的良性循环，在加强中药全生命周期管理等方面形成中药上市后监管的有力工具。此外，《中药品种保护条例（草案送审稿）》（简称《条例（草案送审稿）》）通过设定与标准管理相适应的药品注册标准提高、完善药品说明书、标签等受保护者义务，规定受理与公示要求，以及明确相关部门责任等条款，进一步加强了该制度与中药全生命周期注册管理的密切联系，持续保护中药保护品种证书持有者合法权益，促进中药传承创新，推动中药高质量发展。

3.《条例》修订是鼓励中药传承创新的需要

从全球角度看，各国都对自己国家鼓励和重视的产业给予市场上的特殊保护，都实施了相应的药品行政保护制度。中国是中药的原创国，中药是我国独特的卫生资源、潜力巨大的经济资源、具有原创优势的科技资源、优秀的文化资源和重要的生态资源，在经济社会发展全局中有着重要价值和作用。中保制度是兼顾了传承、保护创新和合理市场竞争的法律制度。

我国鼓励以临床价值为导向的中药研制创新，《条例（草案送审稿）》对中药新药和首家增加儿童用药人群且疗效确切的中成药、"新"的中药饮片等情形给予保护。体现了对申请人在创新方面付出的合理回报，符合国际惯例。同时《条例（草案送审稿）》还增加了对古代经典名方目录管理的中药复方制剂、具有独特传统炮制技术的传统特色的中药饮片等给与"专用标识"保护，更是体现了其对中药的传承保护。

## （三）修订思路

法治是国家进行社会管理的核心内容，也是实现国家政治生活合理性的基础，所以，任何法律都要根据国家经济和社会的发展状况而及时修订，才是法律符合时代特征并保持其最有效性和生命力的基础要求。习近平总书记在2019年对中医药工作作出重要指示，要遵循中医药发展规律，传承精华，守正创新，加快推进中医药现代化、产业化，坚持中西医并重，推动中医药和西医药相互补充、协调发展，推动中医药事业和产业高质量发展，推动中医药走向世界，充分发挥中医药防病治病的独特优势和作用，为建设健康中国、实现中华民族伟大复兴的中国梦贡献力量。因而，《条例》的修订工作应当以习近平新时代中国特色社会主义思想和重要指示精神为指导，深入贯彻落实党的二十大报告精神，坚持

1016

"守正与创新结合、保护与提高并举、监管与引导并重"基本原则。

### 1.总体思路

《条例》修订坚持"守正与创新结合、保护与提高并举、监管与引导并重"基本原则。一是鼓励中药创新，建立以临床价值为导向的评估路径，综合运用循证医学等方法，彰显中药特色；二是加强中药全生命周期管理，充分发挥中药保护制度对中药全生命周期监管的正向激励作用，积极引导中药保护品种证书持有者开展上市后研究和评价，大力推动中药质量安全提升和产业可持续、高质量发展；三是坚持医保、医疗、医药协同发展和治理，建立与基本药物遴选、医保目录调整等联动机制，促进产业升级和结构调整；四是坚持问题导向，针对中药品种保护实践中的突出问题，结合中药产业新发展形势，完善制度设计。

### 2.具体修订工作思路

（1）坚持以解决中药品种保护实践中的突出问题为导向。吸收实践中证明成熟的做法，突出中医药特色，鼓励创新，促进提高，保护先进，发挥其对中药创新药、中药改良型新药以及古代经典名方中药复方制剂等中药品种的保护作用，激励、引导中药保护品种证书持有者积极开展中药的上市后评价，持续改进产品质量、积累高质量循证证据。通过调整保护形式，破解了原《条例》同品种保护产生的药品批准文号效力中止、恢复等次生问题。

（2）坚持与药品注册管理体系相衔接、与国家有关政策法规相衔接、与专利保护制度相衔接。将中药品种保护制度纳入中药全生命周期的注册管理之中；探索增加保护品种范围，将具有独特炮制方法的中药饮片纳入保护范围；探索与基本药物遴选、医保目录调整及支付等国家医药政策形成联动；发挥中药品种保护与专利保护的协同保护作用，加大对中药的保护力度[11]。

（3）坚持以人民为中心的发展思想，体现权利与义务对等的要求。认真贯彻落实中共中央、国务院《关于促进中医药传承创新发展的意见》等文件精神，守正创新，促进中药传承创新发展。同时，严格中药全生命周期监管，明确中药保护品种持有者或生产企业的权利与义务，建立中药品种保护退出机制，落实"四个最严"。

## （四）预期目标

### 1.建立以临床价值为导向，促进中药传承创新的激励机制

中保制度建立了推动产业高质量发展，促进中药传承创新，鼓励研发的完整机制。不但对具有临床价值的独家的创新中药予以10年或7年的市场独占保护，而且对增加儿童用药人群、增加功能主治以及用于防治严重危及生命或者严重影响生存质量的疾病，且与现有治疗手段相比有足够证据表明具有明显临床优势的改变已上市中药品种给药途径、剂型的中成药等进行市场独占保护，同时给予相关的激励对接政策，国务院药品监督管理部门、卫生健康主管部门、中医药主管部门、医疗保障部门协调联动，建立针对中药新药研发和审批的"产、学、研、用"联动机制，加强政策、资金、项目的协同配套和支持力度，符合条件的，在基本药物目录遴选和医保目录调整中优先支持，促进中药保护品种的使用，保障公众用药需求，促进中药产业健康发展。

### 2.引导和促进中药品种开展上市后研究和评价，推动中药产业高质量发展

中保制度是完善已上市中药品种质量的有效机制，《条例》修订有利于推动已上市中药品种高质量发展。

中药品种要获得国家行政保护，药品生产企业必需按要求从原、辅料质量控制及管理、生产工艺、产品质量标准、药品说明书修订等诸方面开展大量的工作，使药品在药效和品质方面高于同品种。对已上市品种进行的质量标准提高和药理、毒理、临床方面的试验研究，有助于提升传统中成药品种的科技含量，增强中药品种的市场竞争力。因此，《条例》修订后，必将继续督促企业提升已上市药品的质量，

促进已上市中药品种高质量发展。

《条例》修订以促进已上市中药品种持续性提高为目的，通过建立已上市中药品种提高、保护、再提高、再保护的机制，实现中药产业高质量发展。目前 10000 余个已上市中药品种中，绝大多数品种是过去数十年中在不同法律和药品注册制度、技术审评标准条件下审批上市的，通过中保制度，可以促进这些品种继续开展系统的再研究，弥补上市前研究的不足，更好服务于临床需要。

**3. 维护中药保护品种证书持有者的合法权益**

《条例》修订以满足临床、患者需求的优势为指导，保护中药保护品种证书持有者合法权益，促进中药传承创新，推动中药产业高质量发展，对显著提高质量、提升临床价值、彰显特色的中药品种实行保护，充分体现了以人民为中心的发展思想，以及社会主义市场经济的特色和优势。《条例》作为规范中药市场竞争秩序的法律机制，还肩负有效抑制同品种生产企业的低质竞争，合理利用药材资源，为中药供给侧改革提供有效手段的重要目的。

（贺强　马双成）

# 参考文献

［1］李先元，陈玉文.《中药品种保护条例》实施的现状、问题及改进建议［J］. 中国医药导报，2008（20）：118-120.

［2］李广乾. 中药品种保护制度的发展历程与现状分析［J］. 国务院发展研究中心调查研究报告专刊，2014（26）：28.

［3］贺强，马双成. 中药品种保护条例实施30年回顾［J］. 中国药学杂志，2023，58（24）：2209-2212.

［4］陈广耀，李先元，龙继红. 谈中药品种保护制度对中药行业发展的带动作用［J］. 中国医药科学，2013，3（23）：46-48.

［5］陈广耀. 国家中药品种保护制度的建立与完善［J］. 中国医药科学，2011，1（7）：11-13.

［6］刘春，韦晓瑜，董润生. 从《中药品种保护指导原则》看中药品种保护制度的发展［J］. 中国药事，2009，23（9）：861-863；877.

［7］同济大学上海国际知识产权学院课题组. 中药品种保护制度实施状况的成效研究报告（内部委托研究）［R］. 2021-06.

［8］国家药品监督管理局. 关于印发中药品种保护指导原则的通知（国食药监注〔2009〕57号）［EB/OL］.（2009-02-03）. https://www.nmpa.gov.cn/xxgk/fgwj/gzwj/gzwjyp/20090203120001961.html.

［9］李美英，李先元. 我国中药饮片管理法规标准体系［J］. 中国食品药品监管，2021（6）：32-39.

［10］贺强，马双成. 中药品种保护条例修订完善的思路探讨［J］. 中国药学杂志，2023，58（24）：2213-2216.

［11］康琪，杨男，宋民宪，等. 基于专利、地理标志和非物质文化遗产保护视角的中药饮片法律保护现状与对策研究［J］. 中草药，2023，54（13）：4404-4412.

附篇

# 编写记事

20世纪以来，人们开始认识到知识进步和科技创新在解决传统社会所面临的贫困、疾病、残疾等问题的同时，也带来了"风险社会"暴露出的威胁、不确定性、不受控性。公共决策学者最早提出了应对所面临的客观风险的监管新工具、新方法和新模式，这便是"监管科学"思想出现的初期萌芽。但监管科学在学术界和监管机构长期存在分歧、争议和多种定义。

1970年，美国国家环境保护局（EPA）Alan Moghissi在一份未标注日期的内部备忘录中，最早提出"监管科学（Regulatory Science）"一词，用于描述该机构制定法规所用的科学。

2006年8月，全国食品药品监督管理座谈会在"科学发展观"战略思想指导下提出"科学监管"概念，这是药监部门主动依据客观事实、客观规律和使用实证方法进行合理有效监管。

2010年2月，美国食品药品管理局（FDA）"公共卫生的高级监管科学（Advancing Regulatory Science for Public Health）"提出了迄今被公众较为广泛接受的监管科学的定义和架构，将监管科学定义为研发新工具、新标准和新方法，以评估受FDA监管的产品的安全性、有效性、质量和性能的科学。此后，我国学界开始关注和介绍国际监管科学概念和研究进展，并通过全球监管科学研究机制（Global Coalition for Regulatory Science Research，GCRSR）及年度性国际会议"监管科学全球峰会"（The Global Summit on Regulatory Science，GSRS）加强与国际先进监管机构监管科学的交流与合作。

2013年7月19日，中国药品监督管理研究会（China Society for Drug Regulation，CSDR）成立，由国家食品药品监督管理总局主管。首任会长由国家食品药品监督管理局原局长邵明立担任。

2016年12月25日，第十二届全国人民代表大会常务委员会第二十五次会议审议通过《中华人民共和国中医药法》，自2017年7月1日起施行。

2017年8月15日，中国工程院向国家食品药品监督管理总局提交《药品监管科学发展战略研究报告》。该报告由杨胜利等7位院士及数十位来自高校、研究院所、产业界的专家学者共同参与，提出启动中国监管科学支撑体系、设立国家专项、培养建立监管科学专业人才队伍、改革监管机制等建议。

2018年1月19日，国家食品药品监督管理总局印发《国家食品药品监督管理总局重点实验室总体规划（2018—2020年）的通知》，国家药品监督管理局据此分两批建设局药品监管重点实验室116家，其中中药研究领域27家。

2018年4月10日，清华大学"中药研究院""药品监管科学研究院"成立。

2019年4月30日，国家药品监督管理局发布《关于实施中国药品监管科学行动计划的通知》，明确3项重点任务：建设3~5家药品监管科学研究基地；启动一批监管科学重点项目；推出一批药品审评与监管新制度、新工具、新标准、新方法。据此分两批建设药品监管科学研究基地14家，其中中药领域2家；启动"以中医临床为导向的中药安全评价研究""中药有效性安全性评价及全过程质量控制研究"等监管科学重点项目。"中药监管科学"一词首次随着监管科学重点项目实施在官方文件中出现。此后，"中药监管科学"开始作为关键词出现在经过同行评审学术期刊的公开发表论文中。

2019年6月27日，国家药品监督管理局与北京中医药大学联合共建的国家药品监督管理局中药监管科学研究院启动建设。

2019 年 7 月 3 日，国家药品监督管理局与中国中医科学院联合共建的国家药品监督管理局中药监管科学研究中心启动建设。

2019 年 8 月 26 日，第十三届全国人民代表大会常务委员会第十二次会议表决通过《中华人民共和国药品管理法》(1984 年 9 月 20 日第六届全国人民代表大会常务委员会第七次会议通过，2001 年 2 月 28 日第九届全国人民代表大会常务委员会第二十次会议第一次修订，根据 2013 年 12 月 28 日第十二届全国人民代表大会常务委员会第六次会议《关于修改〈中华人民共和国海洋环境保护法〉等七部法律的决定》第一次修正，根据 2015 年 4 月 24 日第十二届全国人民代表大会常务委员会第十四次会议《关于修改〈中华人民共和国药品管理法〉的决定》第二次修正，2019 年 8 月 26 日第十三届全国人民代表大会常务委员会第十二次会议第二次修订）。自 2019 年 12 月 1 日起施行。

2020 年 1 月 22 日，国家市场监督管理总局令第 27 号公布《药品注册管理办法》，自 2020 年 7 月 1 日起施行。

2020 年 1 月 22 日，国家市场监督管理总局令第 28 号公布《药品生产监督管理办法》，自 2020 年 7 月 1 日起施行。

2020 年 7 月，杨悦编著《美国药品监管科学研究》由中国医药科技出版社出版。

2020 年 9 月 24 日，国家药品监督管理局与北京大学战略合作签约暨北京大学国家药品医疗器械监管科学研究院揭牌仪式在北京大学举行。

2020 年 9 月 28 日，国家药品监督管理局印发《中药注册分类及申报资料要求》，明确中药是指在我国中医药理论指导下使用的药用物质及其制剂。中药注册按照中药创新药（中药复方制剂，从单一植物、动物、矿物等物质中提取得到的提取物及其制剂，新药材及其制剂）、中药改良型新药（改变已上市中药给药途径的制剂，改变已上市中药剂型的制剂，中药增加功能主治，已上市中药生产工艺或辅料等改变引起药用物质基础或药物吸收、利用明显改变的）、古代经典名方中药复方制剂（按古代经典名方目录管理的中药复方制剂，其他来源于古代经典名方的中药复方制剂）、同名同方药等进行分类，前三类均属于中药新药。中药注册分类不代表药物研制水平及药物疗效的高低，仅表明不同注册分类的注册申报资料要求不同。天然药物是指在现代医药理论指导下使用的天然药用物质及其制剂，参照中药注册分类。

2020 年 12 月 21 日，国家药品监督管理局发布《关于促进中药传承创新发展的实施意见》，提出加强中药监管科学研究，积极推动中药监管理念、制度、机制创新，强化成果转化应用。

2021 年 6 月 24 日，国家药品监督管理局发布《关于实施中国药品监管科学行动计划第二批重点项目的通知》。

2021 年 9 月，赵军宁、王海南主编《转化中医学——中药复方新药创制转化思路与方法》入选"中国医学学术原创精品图书出版工程"，人民卫生出版社出版。2023 年获"世界中医药学会联合会中医药国际贡献奖著作奖"一等奖。

2022 年 1 月 13 日，"中药配方颗粒国家标准体系初步建立"被中华中医药学会评为"2021 年度中医药十大学术进展"。

2022 年 3 月 17 日，国家药品监督管理局、农业农村部、国家林业和草原局、国家中医药管理局印发《中药材生产质量管理规范》。

2022 年 6 月 28 日，国家药品监督管理局组建由中医药领域和其他相关学科领域的院士、国医大师以及资深专家组成的中药管理战略决策专家咨询委员会（组长：孙咸泽理事长，副组长：张伯礼院士、黄璐琦院士、王辰院士）。在战略决策专家咨询委员会专门成立"含马兜铃酸类成份中药安全风险控制专家工作组（组长：刘良院士）""中药材 GAP 专家工作组（组长：黄璐琦院士）""珍稀濒危中药材替代品监管政策与技术要求专家工作组（组长：陈士林院士）""中药注射剂再评价专家工作组（组长：张伯礼院士）"等。

2022 年 7 月 14~15 日，首届国家中药科学监管大会在北京召开，赵军宁作题为"传承精华 守正创新 努力构建具有中国特色的中药监管科学新体系"的主旨报告。举行《2021 国家中药监管蓝皮书》首发式。酝酿策划《中药监管科学研究——理论、方法与实践（暂定名）》编撰工作，拟定编写提纲初稿。

2023 年 1 月 3 日，国家药品监督管理局发布《关于进一步加强中药科学监管 促进中药传承创新发展的若干措施》，要求大力发展中药监管科学，全面加强中药全产业链质量管理、全过程审评审批加速、全生命周期产品服务、全球化监管合作、全方位监管科学创新，向纵深推进中国式现代化药品监管实践和具有中国特色的中药科学监管体系建设。

2023 年 1 月 15 日，完成《中药监管科学研究——理论、方法与实践（暂定名）》编写提纲第一次修订，初步确定编委会、编写提纲、人员分工、进度安排等事项。

2023 年 2 月 10 日，国家药品监督管理局发布《中药注册管理专门规定》。该专门规定是介于《药品注册管理办法》和系列药品研制技术指导原则之间的规范性文件，内容既涉及中药注册方面的行政管理事务，又涉及中药审评审批专业技术内容，对中药人用经验的合理应用以及中药创新药、中药改良型新药、古代经典名方中药复方制剂、同名同方药等注册分类的研制原则和技术要求进行了明确。

2023 年 2 月 25 日，"学术研究助力'三结合'中药注册审评证据体系构建"被中华中医药学会评为"2022 年度中医药十大学术进展"。

2023 年 3 月 15 日，中国食品药品检定研究院、国家药品监督管理局药品审评中心、国家药典委员会等单位组建"药品监管科学全国重点实验室"获批建设。

2023 年 3 月 25 日，赵军宁研究员在 2021—2022 年中药质量与安全风险防控论坛作"中药监管科学：如何实现更高水平的中药监管"大会报告。

2023 年 3 月 27 日，赵军宁研究员在国家自然科学基金委第 331 期双清论坛（用现代科学解读中医药学原理，北京）作"中药监管科学：亟待发展的新兴融合科学"主题报告。

2023 年 3 月 28 日，赵军宁研究员在中国中药产业高质量发展论坛（北京）作"从监管科学到科学监管：中药产业高质量发展新策略"大会报告。

2023 年 4 月 1 日，中国药品监督管理研究会中药监管研究专业委员会获准成立。赵军宁研究员在第六届中国药品监管科学大会作"中国药品监管的科学化进程与前景展望"主旨报告。

2023 年 4 月 4 日，赵军宁研究员在庆祝《中国药学杂志》创刊 70 周年专门撰文"中药监管科学：助力更高水平的中药科学监管"，首次对中药监管科学（TCM Rugulatory Science，TCMRS）进行定义并阐述其科学内涵，拓展监管科学全新的应用领域和中西医融合发展新学科。

2023 年 4 月 13 日，中国药学会监管科学与国际规范专业委员会获准成立。

2023 年 5 月 22 日，赵军宁研究员在首届全国药学学科高质量发展论坛（南京）作"加强药品监管科学体系建设，培育药监领域国家战略科技力量"大会报告。

2023 年 6 月 4 日，国家药品监督管理局药品注册司组织研究、完成《中药监管科学发展战略研究报告》。课题成员：胡镜清、王停、杨悦、唐健元、宋海波、曲建博、马双成、宋宗华、李博、华桦、徐文慧、刘洋、张泽栋、郝佳梦、李朝峰、艾彦伶、梁丹、瞿礼平。课题组织：赵军宁、王海南、于江泳。

2023 年 7 月 5 日，国务院新闻办公室就"强化药品监管 切实保障人民群众用药安全"举行新闻发布会，中药监管进入全方位科学监管新阶段。

2023 年 7 月，赵军宁研究员主编《中国中药监管政策法规与技术指引》由中国医药出版社出版发行。

2023 年 7 月 14 日，国家药品监督管理局发布《中药饮片标签管理规定》。自 2024 年 8 月 1 日起施行，其中保质期的标注自 2025 年 8 月 1 日起施行。

2023 年 7 月 18 日，第二届国家中药科学监管大会在上海召开，赵军宁研究员作"中国式现代化中药科学监管体系构建与实践"主旨报告。举行《中国中药监管政策法规与技术指引》《2022 国家中药监管蓝皮书》首发式。同时期召开的重要会议包括"国家药监局中药管理战略决策专家咨询委员会全体会议""国家药典委员会中药相关专业委员会全体会议""中药监管科学研究——中药新药审评审批新工具新标准新方法研讨会""中药科学监管大会中药监管科学平行论坛"等。

2023 年 7 月 31 日，国家药品监督管理局印发《全面强化药品监管科学体系建设实施方案》，强化新时期监管科学体系战略性、前瞻性、系统性布局和建设，标志着我国药品监管科学研究和科学体系建设进入新的发展阶段。

2023 年 9 月 9 日，赵军宁研究员在中国药学大会（南京）作"中国药品监管科学体系建设及其在创新产品监管中的作用"主旨报告。

2023 年 9 月 27 日，赵军宁研究员等在意大利帕尔马出席第十三届全球监管科学峰会（GSRS）并作大会特邀报告"Scientific Process of Drug Regulation in China"，与美国 FDA 国家毒理研究中心（NCTR）专家讨论中美药品监管科学合作及中药复方监管问题。

2023 年 11 月 4 日，赵军宁研究员在中国药学会监管科学与国际规范专业委员会成立大会暨第一届监管科学与国际规范大会（上海）作"执法监管、科学监管与智慧监管——论监管科学对我国药品监管事务的作用"大会报告。

2023 年 11 月 20 日，国家药品监督管理局药品审评中心举办"中药监管科学研究——中药新药审评审批新工具、新标准、新方法研讨会"，赵军宁研究员作"发展中药监管科学 - 中医药传承创新背景下的主动变革性措施"专题报告。

2023 年 11 月 25 日，赵军宁研究员在第九届中医药发展与科学大会（吉林通化）作"全面强化具有中国特色的中药科学监管体系建设"特邀报告。

2023 年 12 月 2 日，"中药新药审评理念革新推动一批代表性新药获批"入选中华中医药学会《新时代中医药标志性科技成果（2012—2022）》。

2023 年 12 月 4 日，国家药品监督管理局综合司印发《中药全链条监管工作协调会商机制工作方案》。

2023 年 12 月 9 日，赵军宁研究员在中国中药产业高质量发展大会（北京）作"新时期我国中药科学监管体系的构建与实践"大会报告。

2023 年 12 月 23 日，赵军宁研究员在中国药学会第二十三届中国药师周大会（成都）作"新型科学高效权威药品监管体系推动医药高质量研发及生产创新"大会报告。

2023 年 12 月 25 日，"中药科学监管开创新局面"入选《中国医药报》"2023 年度中国医药十大新闻"。

2024 年 1 月 9 日，全国药品监督管理工作会议在北京召开。提出加快打造具有中国特色、符合中药特点、全球领先的中药卓越监管体系。建立中药监管科学研究转化新机制。继续推进《关于进一步加强中药科学监管 促进中药传承创新发展的若干措施》落实。

2024 年 1 月 13 日，赵军宁研究员在中国中药协会 2023 中药质量与安全风险防控大会（北京）作"加速构建全球领先的中药卓越监管体系"大会报告。

2024 年 1 月 22 日，国家药品监督管理局根据《全面强化药品监管科学体系建设实施方案》，启动新一轮"药品监管科学体系建设重点项目"。中药及监管科学共性问题研究包括"医疗机构中药制剂价值与风险评价模型研究""《国家中药材质量规范》编制示范研究""中药监管科学重点科技问题及关键路径研究""服务于中药监管的新工具新方法转化认定程序研究""中药监管科学学科体系建设""新技术新方法在中药质量控制中的应用""具有中医药特点的中药药效学评价方法及技术指导原则""中药临床用药风险评估处置方法与应用研究""真实世界数据支持儿童用药药物警戒工作开展的方法研究""药品监管科学学科体系知识研究"等。

2024 年 1 月 23 日，国家药品监督管理局发布《中药注册管理专门规定》，加快推进完善中医药理论、人用经验和临床试验相结合（"三结合"）的中药审评证据体系，加速中药新药研发和产业发展。被《中国中医药报》评为"2023 年度十大最具影响力和新闻价值的中医药新闻"。

2024 年 1 月 26 日，中药监管科学研究机制讨论会议在北京召开。研究讨论探索建立中药监管科学研究者联盟工作机制以及《中药监管科学研究——理论、方法与实践（暂定名）》编写提纲，正式确定书稿名称为《中药监管科学》，完成编写提纲修订稿，明确责任人、任务分工及进度安排，拟定出版单位为中国健康传媒集团中国医药科技出版社。

2024 年 2 月 6 日，完成《中药监管科学》编写提纲第二次修订。

2024 年 2 月 26 日，中药监管科学研究者联盟工作机制第一次专题工作会议（TCM Regulatory Science Coalition，TCMRSC 24-1）在天津召开。国家药品监督管理局副局长赵军宁，中国工程院院士张伯礼、陈士林，以及来自中药科研、教学、监管、产业等领域的 30 余名专家、学者参加会议。现代中药创制全国重点实验室主任张伯礼院士主持会议。本次会议是推动中药监管科学研究的一次探索，围绕"提取物投料"和"濒危药材替代"涉及的中药监管科学问题进行专题研究讨论，庾石山教授、张俊华教授作引导发言，与会专家围绕相关主题发表观点。

2024 年 2 月 27 日，2024 年全国中药注册管理和质量安全监管工作会议在天津召开。会议主要任务是研究安排 2024 年中药全链条监管重点任务，凝心聚力，砥砺前行，加快打造具有中国特色、符合中药特点、全球领先的中药卓越监管体系。

2024 年 3 月 22 日，国家药品监督管理局中药监管科学研究及监管事务团队成果"中药监管科学体系初步构建及转化应用"，体现了学术研究对建立具有中国特色、符合中药特点、全球领先的中药卓越监管体系提供的重要支撑作用，入选中华中医药学会"2023 年度中医药十大学术进展"。

2024 年 3 月 25 日，《中药监管科学》编撰工作进展研讨会在北京召开，各章节负责人及代表、中国健康传媒集团代表参会。

2024 年 5 月 9 日，国家药品监督管理局、国家中医药管理局发布《地区性民间习用药材管理办法》，自 2024 年 11 月 1 日起执行。

2024 年 6 月 10 日，完成《中药监管科学》第一次审稿、第二次审稿以及稿件修订、审核。

2024 年 6 月 12 日，《中药监管科学》集体审稿会在北京召开，各章节负责人参加会议。

2024 年 6 月 18 日，赵军宁研究员等在美国华盛顿与 54 年前"监管科学"一词首次提出者、95 岁高龄的美国监管科学研究所（RSI）创始人 Alan Moghissi 博士以及 RSI 现任主席 Dennis McBride 教授等进行监管科学专题交流。

2024 年 7 月 9 日，《中药标准管理专门规定》正式发布，于 2025 年 1 月 1 日起施行。

2024 年 7 月 14 日，《中药监管科学》第二次集体审稿会（终审）在北京召开，完成《中药监管科学》所有稿件第三次修订、审核。

2024 年 8 月，《中药生产监督管理专门规定（征求意见稿）》。

2024 年 8 月，唐健元主编、赵军宁主审高等院校"十四五"创新教材《中药监管科学》由人民卫生出版社出版发行，供中医学、中西医结合、中药学等专业使用。

2024 年 8 月 29 日，第三届国家中药监管科学大会在北京召开，赵军宁研究员作题为"加快构建中药卓越监管体系"主旨报告。举行《中药监管科学》《中药监管政策法规与技术指引（中英双语版）》《2023 国家中药监管蓝皮书》首发式。

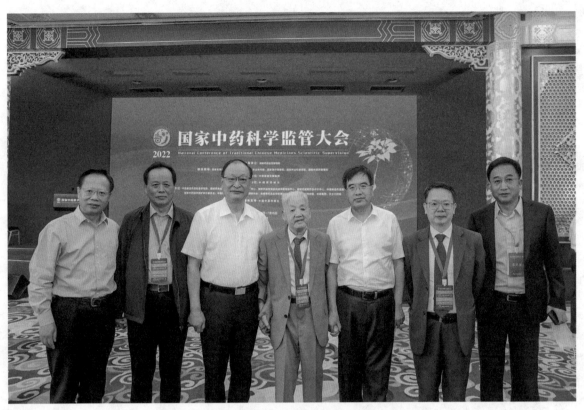

2022 年 7 月 14~15 日，首届国家中药科学监管大会在北京召开
（左起：秦怀金、仝小林、王国强、路志正、徐景和、赵军宁、吴少祯）

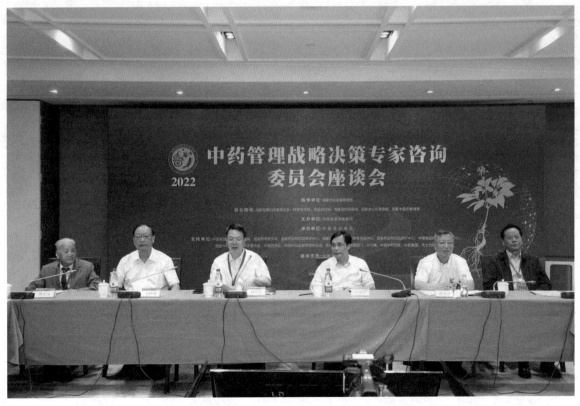

2022 年 7 月 14 日，国家药品监督管理局中药管理战略决策专家咨询委员会第一次全体会议在北京举行
（左起：路志正、王国强、赵军宁、黄璐琦、孙咸泽、仝小林）

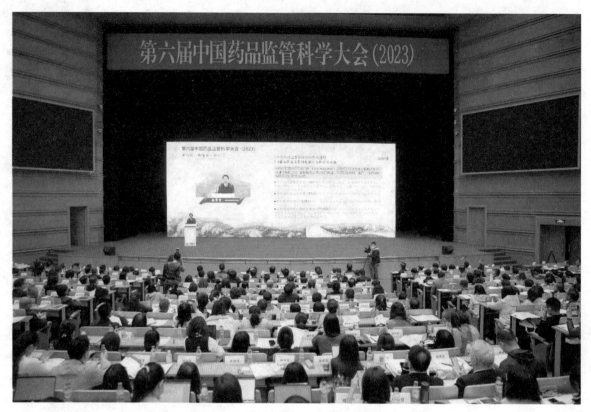

2023 年 4 月 1 日，第六届中国药品监管科学大会在北京召开

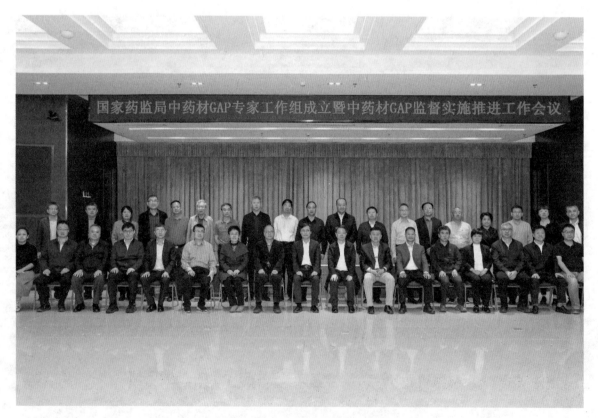

　　2023 年 5 月 4 日，国家药品监督管理局中药材 GAP 专家工作组成立暨中药材 GAP 监督实施推进工作会议在北京召开

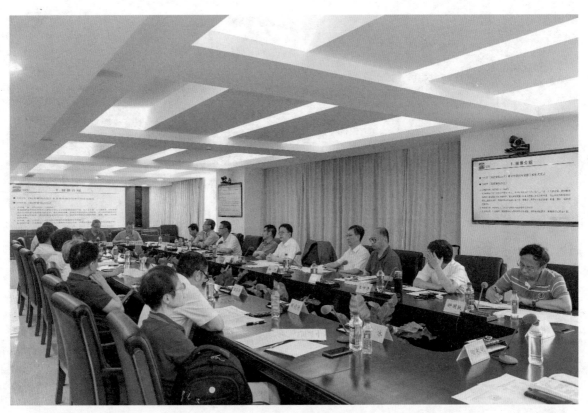

2023 年 6 月 30 日，国家药品监督管理局珍稀濒危中药材替代品监管政策与技术要求研究专家工作组成立暨专家研究座谈会在北京召开

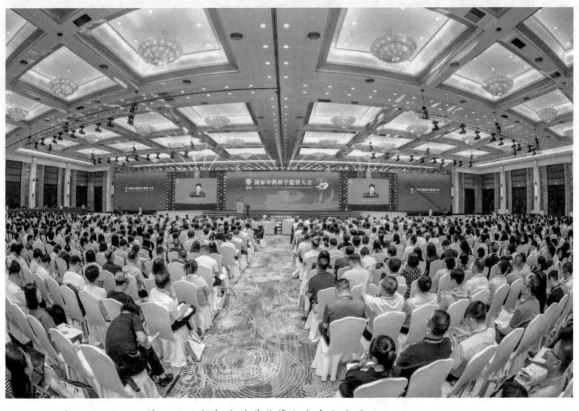

2023 年 7 月 18 日，第二届国家中药科学监管大会在上海召开

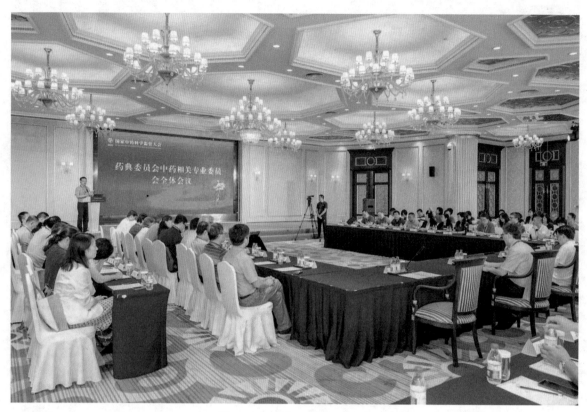

2023 年 7 月 19 日，国家药典委员会中药相关专业委员会全体会议在上海召开

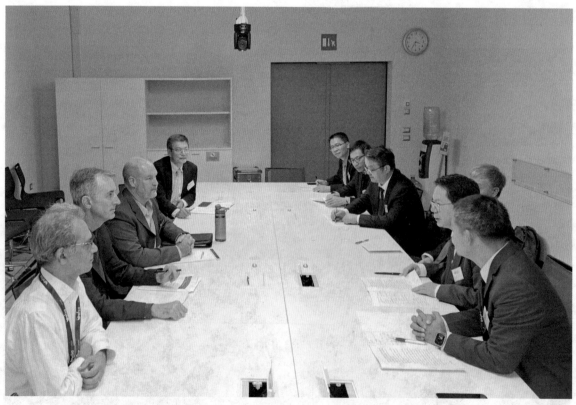

　　2023 年 9 月 27 日，赵军宁等在意大利帕尔马与美国 FDA 国家毒理研究中心（NCTR）主任 Tucker Patterson、副主任 Denny Skiles、生物信息学与生物统计学部门主管 Weida Tong 及纳米技术部门主管 Anil Patri 专家讨论中美药品监管科学合作及中药复方监管

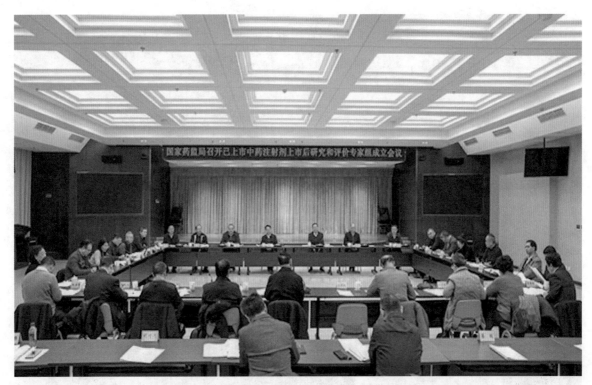

2023 年 12 月 18 日，国家药品监督管理局召开已上市中药注射剂上市后研究和评价专家工作组成立会议

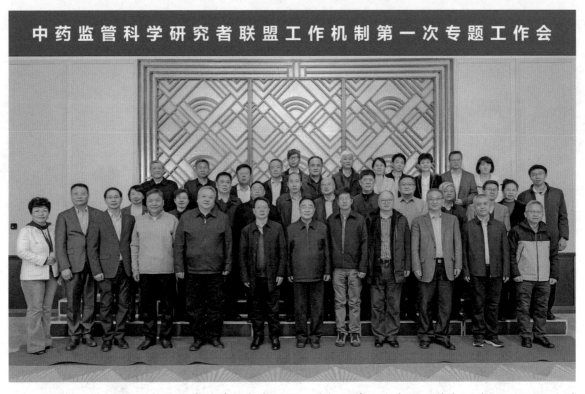

2024 年 2 月 26 日，中药监管科学研究者联盟工作机制第一次专题工作会议（TCMRSC 24-1）在天津召开

（左起：王磊、张胜昔、张俊华、高月、钱忠直、程翼宇、李萍、周思源、周水平、王喜军、王峥涛、肖小河、赵军宁、果德安、王勇、张卫东、张伯礼、宋海波、屠鹏飞、陈士林、宋新波、孙晓波、黄芳华、王海南、刘雳、王停、谢晓余、马双成、庾石山、于江泳、刘春、华桦、魏锋、马秀璟、阳长明、海程玮）

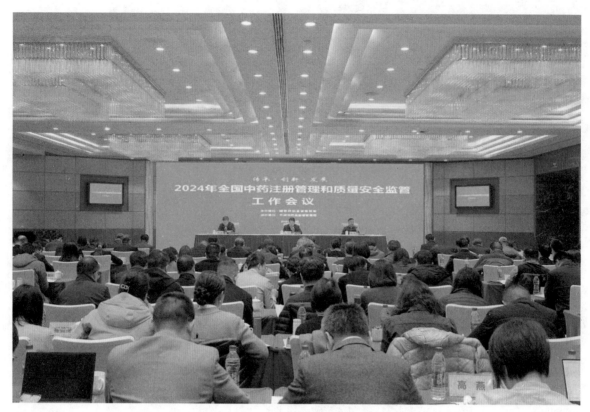

2024年2月27日，2024年全国中药注册管理和质量安全监管工作会议在天津召开

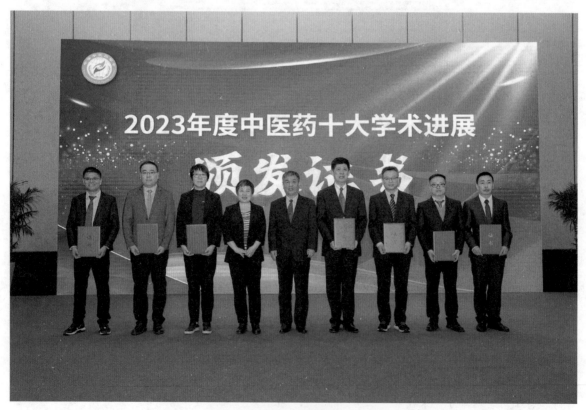

2024年3月22日，国家药品监督管理局中药监管科学研究及监管事务团队"中药监管科学体系初步构建及转化应用"入选中华中医药学会"2023年度中医药十大学术进展"

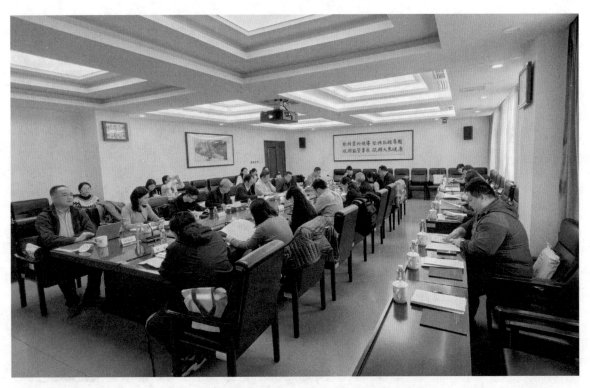

2024 年 3 月 25 日,《中药监管科学》方案修订讨论及推进会在北京召开

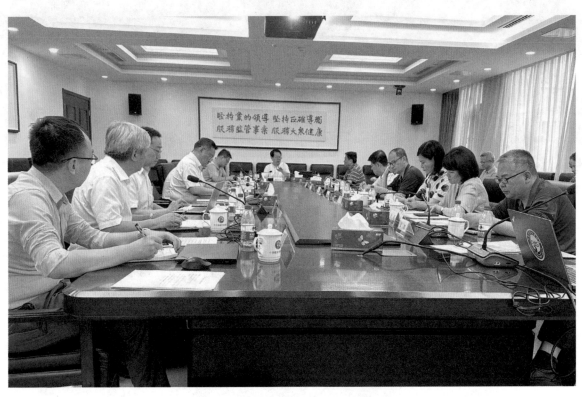

2024 年 6 月 12 日,《中药监管科学》主要编撰人员集体审稿会在北京进行

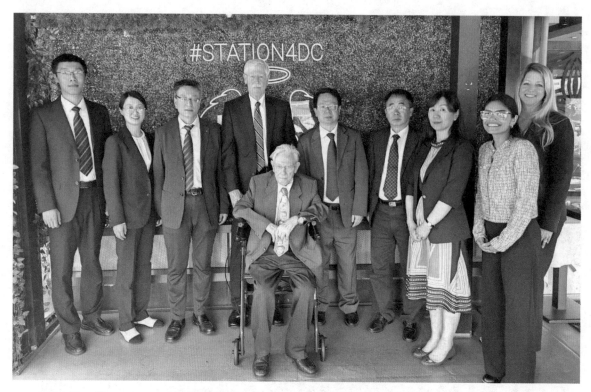

2024 年 6 月 18 日，赵军宁等在美国 Washington D.C. 与 54 年前"监管科学"一词首次提出者、95 岁高龄的美国监管科学研究所（RSI）创始人 Alan Moghissi 博士以及 RSI 现任主席 Dennis McBride 教授等交流

（左起：海程玮、潘晶晶、于江泳、Dennis McBride、Alan Moghissi、赵军宁、秦晓岑、杨志敏、Nishit Sahay、Carolyn Wixson McBride）

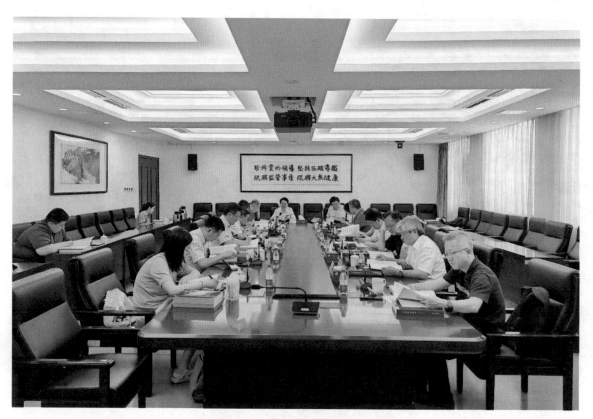

2024 年 7 月 14 日，《中药监管科学》主要编撰人员第二次集体审稿会（终审）在北京进行

# 关于防范利益冲突的声明

中药监管科学（TCM Regulatory Science，TCMRS）作为药品监管部门倡导的、处在快速发展中的中西医融合科学，具有典型的"先实践，后科学"的特点。《中药监管科学》作为首部中药监管科学领域学术专著，旨在立足交叉学科前沿，整合监管机构、大学、科研机构、医疗机构、产业界等多方资源，全面总结近年来我国中药监管科学理论、工具、标准、方法的重大成果和最新进展，构筑中药科技创新与中药科学监管的桥梁及应用转化新机制，探索中西医融合发展新范式和新路径，加快中药新技术、新产品研发上市，推进实现高水平中药安全监管和高质量中医药传承创新。

《中药监管科学》编写酝酿及编委会成立时，充分考虑到来自政府部门、高等院校、科研机构、企业、学会等参与编写的每个成员的学术背景、服务单位、专业水平以及正在承担的任务，确认所有参与编写成员的经验和专业知识可以保证本书编写的质量和权威性。与此同时，本书所有参与编写人员一致同意声明：本书撰写内容均未涉及其他人或组织的利益，未发现有潜在的利益冲突，并保障写作过程中的公正透明。

特此声明。

《中药监管科学》编委会
2024 年 7 月 8 日